LEHRBUCH DER ALLGEMEINEN HUMANGENETIK

VON

FRIEDRICH VOGEL

DR. MED., PRIVATDOZENT FÜR HUMANGENETIK
AN DER FREIEN UNIVERSITÄT BERLIN

MIT 333 ABBILDUNGEN UND 1 FARBTAFEL

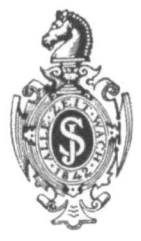

SPRINGER-VERLAG
BERLIN · GÖTTINGEN · HEIDELBERG
1961

ISBN-13: 978-3-642-87296-9   e-ISBN-13: 978-3-642-87295-2
DOI: 10.1007/ 978-3-642-87295-2

HANS NACHTSHEIM

GEWIDMET

Vorwort

Als der Verlag vor knapp drei Jahren an mich mit der Aufforderung herantrat, ein Lehrbuch der Humangenetik etwa in Charakter und Umfang des Lehrbuches der Physiologie von REIN/SCHNEIDER zu schreiben, hatte ich zunächst ernstliche Bedenken. Von vornherein stand für mich fest, daß es unmöglich ist, die *spezielle* Humangenetik in diesem Rahmen einigermaßen befriedigend darzustellen. Dafür ist das vorliegende Material zu umfangreich, zu weit verstreut und in der Qualität zu ungleich. Dazu kommt, daß ein derartiger, methodisch sauberer Versuch den gesetzten Umfang wesentlich hätte überschreiten müssen. Er ist heute nur auf der Basis eines von vielen Autoren verfaßten Handbuches durchführbar.

So kam für mich von vornherein nur ein Lehrbuch der *allgemeinen* Humangenetik in Frage. Hier schien mir — trotz des in seiner Art hervorragenden Buches von STERN — im deutschsprachigen Bereich eine genügend ausführliche und in die Tiefe führende Darstellung zu fehlen. Aber sind nicht auch die allgemein-humangenetischen Probleme so vielfältig verzweigt und reichen sie nicht in so viele verschiedene Nachbarwissenschaften hinein, daß selbst dieses Vorhaben für einen einzelnen undurchführbar geworden ist? Mein verehrter, langjähriger früherer Chef, Herr Professor NACHTSHEIM, war es, der mir zuredete, trotz dieser Bedenken den Versuch zu wagen. Ihm ist es zu danken, daß mir die notwendige Muße blieb. In ungezählten Gesprächen wie durch seine Arbeit vermittelte er mir immer erneute Anregungen.

Ziel meiner Darstellung ist es, allgemein-genetische Voraussetzungen, Denkmethoden und allgemein wichtige Ergebnisse der menschlichen Vererbungslehre darzustellen. Insbesondere sollte hervortreten, welche Art von Schlüssen man auf Grund der vorliegenden Daten ziehen darf und welche nicht. Der ganzen Eigenart des Gebietes entspricht es, daß die Darstellung weniger dogmatisch und mehr kritisch zu sein hat als in methodisch stärker verfestigten Wissenschaftszweigen; wie etwa der „klassischen" Physik. Ergebnisse wurden deshalb möglichst nur in Zusammenhang mit der Frage genannt: Wie ist man zu ihnen gelangt? Unter welchen Voraussetzungen und mit welchen Einschränkungen gelten sie? Auf die *Methoden* legten wir besonderen Wert. Dabei erwies es sich als notwendig, eine besondere Einführung in die Erbstatistik zu geben. In der Genetik arbeitet man in großem Umfange mit Wahrscheinlichkeitsaussagen. Mathematik und insbesondere Wahrscheinlichkeitslehre gehört auch heute noch nicht zum Ausbildungsprogramm jedes Mediziners und Biologen. So mußte dieses Kapitel einen wenigstens notdürftigen Unterbau allgemeiner Prinzipien der Wahrscheinlichkeitslehre und Statistik erhalten. Statistische Erwägungen finden sich außerdem in den meisten anderen Kapiteln. Es sollte mir leid tun, wenn Mediziner und Biologen sich dadurch von der Lektüre zurückhalten ließen. Für ein vertieftes Verständnis humangenetischer Probleme ist die Wahrscheinlichkeitslehre und Statistik genauso notwendig wie die Differentialrechnung für die Physik. Deshalb kann auch ein Lehrbuch hier so wenig „leicht lesbar" sein wie ein Physiklehrbuch. Im übrigen wird an Mathematik weniger vorausgesetzt, als der durchschnittliche Abiturient einer deutschen höheren Schule im Unterricht kennengelernt hat.

In den anderen Nachbarwissenschaften der Humangenetik, wie Anatomie, Physiologie, Physiologische Chemie, Entwicklungsphysiologie usw. sind bei Medizinern und Biologen schon viel eher Vorkenntnisse vorhanden; auf eine genauere Darstellung der Methodik konnte (und mußte) deshalb verzichtet werden. Größten Wert legten wir jedoch auf die Darstellung solcher Ergebnisse der experimentellen Genetik, die an methodisch leichter zugänglichen Objekten, wie Tieren, Pflanzen und Mikroorganismen gewonnen wurden, die aber zum Verständnis der Verhältnisse beim Menschen unabdingbar notwendig sind. Humangenetik als Wissenschaft ist nur als integrierender Bestandteil der gesamten Vererbungslehre lebensfähig.

Sollten die *allgemeinen Grundlagen* der Humangenetik dargestellt werden, so konnte dies nur mit Hilfe *spezieller Beispiele* geschehen. Bei der Auswahl und der Darstellung dieser Beispiele bemühten wir uns, dem Leser ein möglichst lebendiges Bild von dem Denkvorgang zu geben, der zu dem betreffenden Ergebnis führte. Enge Anlehnung an die betreffenden Originalarbeiten erschien uns hier als der beste Weg. Dabei bemühten wir uns einerseits, nach unserer Meinung grundlegende, „klassische" Arbeiten auszuwählen. Auf der anderen Seite brachten wir mehrere Beispiele aus unserer eigenen Arbeit und Erfahrung; letzteres nicht, weil wir sie etwa auch für „klassisch" hielten, sondern einfach deshalb, weil wir hier die Probleme selbst am besten überblicken.

Zwei Gebiete sind es vor allem, auf denen in den letzten Jahren besondere Fortschritte erzielt wurden: die biochemische oder, wie man auch sagt, „molekulare" Genetik (als Analyse der Genwirkung) und die Populationsgenetik mit der Analyse der Mutation und der natürlichen Selektion. Hier mußte deshalb der Schwerpunkt unserer Darstellung liegen. Gerade bei der Analyse der natürlichen Selektion etwa im Bereich der Hämoglobin-Varianten oder der AB0-Blutgruppen zeigt es sich, wie eng sich diese beiden Arbeitsgebiete miteinander verzahnen.

Gleichzeitig zeigen diese Problemkreise, in wie hohem Grade die Humangenetik aufgehört hat, nur „angewandte" Forschung zu sein, und wie sie für entscheidende Fragen der Genetik in die erste Reihe bei der Bearbeitung von Grundlagen-Problemen getreten ist.

Eng mit der Populationsgenetik hängt die Frage zusammen: Welche Aussichten ergeben sich für die biologische Zukunft des Menschen? Auch hier mußten wir versuchen, durch kritische Analyse der verschiedenen Aspekte des Problems eine Antwort zu finden. Gerade hier zeigt sich: Vererbungslehre des Menschen ist nicht ein Forschungsgebiet von esoterischem, nur akademischem Interesse. Sie befaßt sich im Gegenteil mit den Grundfragen unseres Lebens und unserer Zukunft. Das gilt besonders ausgeprägt auf dem Gebiet der Medizin. Im Kapitel über Phänogenetik finden sich Beispiele dafür, wie die Verfeinerung der Diagnostik und die Erweiterung unserer therapeutischen Möglichkeiten humangenetische Grundkenntnisse beim Arzt einfach zwingend erfordern, wenn er für den Patienten schicksalhafte therapeutische Chancen nicht versäumen will.

Darüber hinaus aber geht es jeden Menschen an, auf welchen biologischen Grundlagen sein körperliches und auch sein geistig-seelisches Leben ruht. Ob die Menschheit noch eine Zukunft hat, die Entscheidung darüber hängt mehr und mehr nicht von unseren Trieben und ihrer Durchsetzung im „Kampf ums Dasein" ab, sondern sie ist unserer Vernunft anheimgegeben. Darin liegt unsere Chance, aber auch unsere ungeheure Gefährdung.

Eine der wichtigsten Voraussetzungen für vernünftiges Handeln ist Wissen und speziell Wissen um unsere eigene biologische Grundlage. Das Wort Goethes aus den Wahlverwandschaften: „Das eigentliche Studium der Menschheit ist der Mensch" wird zum Ausdruck einer unabdingbaren Notwendigkeit.

Professor Dr. G. G. WENDT, Doz. Dr. H. BAITSCH und Dipl.-Math. D. STROBEL sahen einzelne Teile dieses Buches kritisch durch und gaben mir wertvolle Anregungen. Dr. W. FUHRMANN hat das ganze Manuskript kritisch durchgearbeitet. Dr. W. HELMBOLD danke ich für die Erlaubnis, teilweise von ihm verfaßte Partien eines gemeinsamen Handbuchartikels über Blutgruppen und normale Blutmerkmale zu verwenden. Für Fehler, die sicher zahlreich vorhanden sein werden, bin ich allein verantwortlich; ich bitte um entsprechende Hinweise. Fräulein I. PAEPRER schrieb das ganze Manuskript und half bei Zusammenstellung des Registers und der Bibliographie sowie beim Lesen der Korrekturen. Fräulein E. SCHALT und Herr cand. med. GERICKE waren bei den Abbildungen behilflich.

Dem Verlag habe ich für die sorgfältige Herstellung und das große Entgegenkommen gegenüber meinen teilweise sehr anspruchsvollen Wünschen bezüglich des Bildmaterials und der Ausstattung zu danken.

Berlin-Dahlem, im Januar 1961

FRIEDRICH VOGEL

Inhaltsverzeichnis

I. Zur Geschichte der Humangenetik

Ein allgemeines Wissen darüber, daß Merkmale und Eigenschaften sich vererben, ist in der Menschheit eigentlich schon immer vorhanden gewesen. Bei den griechischen Ärzten und Philosophen finden sich nicht nur einzelne Beobachtungen, sondern vor allem auch theoretische Betrachtungen über Vererbungsvorgänge und sogar eugenische Schlußfolgerungen.

In den Hippokratischen Schriften steht der Satz[1]: „Vom Samen behaupte ich aber, daß er vom gesamten Körper, und zwar von den festen Teilen sowohl wie von den weichen, wie auch von dem gesamten Feuchten im Körper abgesondert wird... Der Samen geht von dem gesamten Körper aus, gesunder von gesunden Teilen, kranker von kranken Teilen. Wenn nun von den Kahlköpfigen Kahlköpfige, von den Blauäugigen Blauäugige, von den Schielenden Schielende in der Regel gezeugt werden und bei anderen körperlichen Gebrechen dasselbe Gesetz obwaltet, was hindert da, daß von Langköpfigen Langköpfige gezeugt werden?"

Dieser bemerkenswerte Passus enthält nicht nur einige Beobachtungen über Vererbung normaler und krankhafter körperlicher Merkmale, sondern auch eine Vererbungstheorie, die Panspermielehre, die annimmt, das Sperma werde aus allen Teilen des Körpers, gesunden und kranken, gebildet. Eine ähnliche Auffassung findet sich auch bei ANAXAGORAS (etwa 462–432 v. Chr. in Athen)... „denn in demselben" (animalischen) „Samen seien Haare, Nägel, Venen und Arterien, Sehnen und Knochen enthalten, freilich unsichtbar infolge der Kleinheit ihrer Teilchen; wenn sie aber wüchsen, sonderten sie sich allmählich voneinander, denn, so sagte er, wie könnte aus Nichthaar Haar und aus Nichtfleisch Fleisch werden?"[2]

Anders ARISTOTELES, der eine sehr ausführliche Vererbungstheorie entwickelt[1]. Er glaubt an einen qualitativ verschiedenen Anteil des Männlichen und des Weiblichen bei der Zeugung. Das Männchen gebe den Anlaß zur Bewegung, das Weibchen aber steuere den Stoff bei, etwa wie der Zimmermann aus dem Holz die Bettstelle machte. „Wenn der Antrieb des Männchens stärker ist, wird er ein Männchen hervorbringen und nicht ein Weibchen und ein Kind, das dem Erzeuger gleicht und nicht der Mutter" und umgekehrt. „Daher gleichen meistenteils die Knaben dem Vater, die Mädchen der Mutter." Überwiegt aber z. B. der Bewegungstrieb, der vom männlichen *Prinzip* ausgeht, nicht jedoch der von dem männlichen *Individuum* ausgehende Impuls, so entsteht ein Knabe, der der Mutter ähnlich ist usw. Diese Vorstellungen sind in die Gesamtauffassung des ARISTOTELES über das Ringen der Entelechie mit den Möglichkeiten des Stoffes eingebettet.

Man wird BARTHELMESS recht geben, wenn er schreibt: „Der Gesamteindruck der Zeugnisse jenes Kulturkreises ist zweifellos der, daß die Griechen in ihren gereiften Geistern der Problematik der Vererbung näher kamen als ihren Phänomenen."

Praktische Schlußfolgerungen aus dem allgemeinen Wissen über die Tatsache der Vererbung als solche zieht der Sophist KRITIAS. „Ich beginne mit der Herkunft des Menschen. Wie könnte dieser ein Wesen besten und stärksten Leibes werden?

---

[1] Zitiert nach BARTHELMESS.
[2] Fr. 10 (Scholien des GREGOR V. NAZIANZ, vgl. CAPELLE).

Wenn sein Erzeuger sich" (vorher körperlich) „übte und kräftig äße und seinen
Körper abhärtete und auch die Mutter des künftigen Kindes ihren Körper stählte
und übte."[1] Verständlich ist dabei der Kurzschluß von der Vererbung erworbener
Eigenschaften.

Ausführlich äußerte sich PLATO[2] über die Aufgabe, durch überlegte Gatten-
wahl Kinder zu erzeugen, die sich einmal zu körperlich und sittlich hochstehenden
Persönlichkeiten entwickeln werden. Es heißt[3]: „Fremder: Und freilich handeln sie
(die Menschen) nach gar keinem richtigen Grunde, wenn sie, nur der augenblick-
lichen Bequemlichkeit nachgebend, mit denen sich gefallen, die ihnen ganz ähnlich
sind und die Unähnlichen nicht leiden mögen . . . Die Sittsamen und Bescheidenen
suchen wiederum ihre Gemütsart, heiraten . . . nur von solchen und geben ihre
Töchter auch wiederum nur an solche aus. Ebenso macht es auch das tapfere Geschlecht und geht seiner Natur nach, obwohl beide hiervon ganz das Gegenteil tun
sollten. . . . Weil die Tapferkeit, wenn sie viele Geschlechter hindurch, ohne sich
mit der besonnenen Natur vermischt zu haben, wieder erzeugt wird, anfänglich
zwar sich durch Kräftigkeit hervortut, am Ende aber ganz in Tollheiten aus-
schlägt . . . Und wiederum die schamhafte Seele, wenn sie sich ganz unvermischt
mit mannhafter Keckheit viele Geschlechter hindurch erzeugt, muß träger werden,
als recht ist, und damit endigen, ganz und gar zu verkümmern." Und im Staat[4]
sieht PLATO für die „Wächter" nicht nur den Gemeinbesitz an den Frauen und die
öffentliche Erziehung der Kinder vor, sondern die Besten beider Geschlechter sollen
Kinder erzeugen, und diese Kinder sollen mit Sorgfalt erzogen werden. Dagegen
will er die Kinder der Schlechteren ausgesetzt wissen.

Dagegen DEMOKRIT[5]: „Es werden mehr Menschen durch Übung tüchtig als
durch ihre ursprüngliche Anlage." Hier (wie an anderen Stellen) taucht also bereits
das Erbe-Umwelt-Problem auf.

Die mittelalterliche Literatur bietet nicht viele Hinweise. Die naturwissenschaft-
lich- empirische Betrachtungsweise, die den Menschen der Neuzeit vor den übrigen
Menschen auszeichnet, setzte sich zunächst bei der Erforschung der anorganischen
Welt und erst später in der Biologie durch. Auf MALPIGHI (1628—1694) geht die
Präformationslehre zurück, die besagt, der Organismus sei im Ei in winziger, aber
vollständiger Gestalt präformiert und brauche nur noch zu wachsen. Nach Entdeckung der Spermatozoen (1677 fast gleichzeitig durch LEEUWENHOEK, VAN HAM
und HARTSOEKER) wurde zunächst nicht die Präformationslehre verworfen, sondern viele glaubten, das junge Individuum sei im Spermium präformiert und werde
von der Mutter nur ernährt. Zwischen den „Ovisten" und den „Spermatisten"
(Animalkulisten) tobte lange Zeit der Streit. Es ist ein Verdienst von C. F. WOLFF
(1759), diese Lehre angegriffen und die Notwendigkeit weiterer empirischer Forschungen betont zu haben.

Experimentelle Untersuchungen über Vererbungsvorgänge bei Pflanzen, die
den Ansatz MENDELs vorbereiteten, führten GAERTNER (1772—1850) und KOEL-
REUTER (1733—1806) durch.

Auch in der Medizin besonders des ausgehenden 18. und des beginnenden
19. Jahrhunderts finden sich einzelne Hinweise dafür, daß gut beobachtende Forscher manche Gesetzmäßigkeiten in der Vererbung von Krankheiten richtig
erfaßten. Nur zwei Namen sollen genannt werden: JOSEPH ADAMS (1756 bis 1818)

---

[1] KRITIAS' Fragment 32, zu seiner Schrift „Von der Staatsverfassung der Spartaner",
CAPELLE S. 378.
[2] Politikos Kap. 44—48.
[3] 310e und folgende.
[4] Politeia, 459a ff.
[5] Fragment 242, vgl. CAPELLE S. 461.

veröffentlichte 1814 ein Buch mit dem Titel: "A treatise on the supposed hereditary properties of diseases based on clinical observations." Dieses Buch sollte als Grundlage für die eugenische Beratung dienen. Folgende Erkenntnisse sind noch heute bemerkenswert[1]:

1. ADAMS unterscheidet klar zwischen angeborenen, familiären (recessiven) und erblichen (dominanten) Merkmalen.

2. Er weiß, daß bei recessiven Erbleiden die Eltern häufig blutsverwandt sind.

3. Erbkrankheiten können sich in verschiedenem Alter manifestieren; sie müssen nicht bei Geburt vorhanden sein.

4. Es gibt erbliche Krankheitsdispositionen, die nur unter entsprechenden Umwelteinflüssen zur manifesten Erkrankung führen. Gefahr für den Nachwuchs besteht aber auch dann, wenn der Träger der krankhaften Erbanlage nicht selbst manifest erkrankt.

5. Es gibt intrafamiliäre Korrelationen des Erkrankungsalters, die bei der Erbprognose verwendet werden können.

6. Klinisch identische Krankheiten können eine verschiedene genetische Grundlage haben.

7. Eine größere Häufigkeit von Erbkrankheiten in isolierten Bevölkerungen kann durch Inzucht bedingt sein.

8. Wegen der verminderten Fortpflanzung Erbkranker würden die Erbkrankheiten mit der Zeit völlig verschwinden, wenn man nicht annähme, daß sie von Zeit zu Zeit bei Kindern gesunder Eltern neu auftreten (Mutationen!).

Die Einstellung ADAMS' zu eugenischen Maßnahmen war kritisch; er forderte die Einrichtung von Erbkranken-Registern.

C. F. NASSE (1778—1851; zuletzt Professor in Marburg) erkannte 1820 richtig eines der wichtigsten formalen Merkmale des geschlechtsgebundenen-recessiven Erbganges bei der Bluterkrankheit. Nachdem er einige Kasuistik aus der Literatur wie aus eigener Beobachtung angeführt hat, schreibt er: „Alle Nachrichten über solche Familien, bei denen eine erbliche Neigung zu Blutungen gefunden wird, sind nun zunächst darüber einstimmig, daß die Bluter jedesmal nur Personen von männlichem Geschlecht sind; alle erwähnen dies ausdrücklich. Die Frauen aus jenen Familien übertragen von ihren Vätern her, auch wenn sie an Männer aus anderen, mit jener Neigung nicht behafteten Familien verheiratet sind, ihren Kindern die Neigung; an ihnen selbst und überhaupt an einer weiblichen Person jener Familien äußerte sich eine solche Neigung niemals." NASSE erwähnt dann Beobachtungen, nach denen ein Teil der Söhne solcher Frauen von Blutungen völlig frei bleibt. Dann schildert er ausführlich und auch nach unserer heutigen Kenntnis im wesentlichen zutreffend die Symptomatik, wobei er besonders auch auf das Vorkommen von „Gicht" hinweist; unter dieser Bezeichnung verbergen sich die als Blutergelenke bekannten Veränderungen, die durch häufige Blutungen in das Gelenk mit nachfolgender bindegewebiger Organisation des Hämatoms zustande kommen.

Eine typische, umfangreiche Familienbeobachtung nach Forschungen, die der Arzt KRINER auf NASSEs Veranlassung hin durchführte, bildet das Kernstück von NASSEs ausführlicher Monographie.

Die eigentlich systematische Erforschung der Vererbung des Menschen beginnt jedoch erst im Jahre 1865. Sie knüpft sich an zwei Namen: den des englischen Aristokraten FRANCIS GALTON (1822—1911) und den des österreichischen Augustinerpaters JOHANN GREGOR MENDEL (1822—1884). Ihre beiden grundlegenden Arbeiten seien hier genauer besprochen:

---

[1] Nach MOTULSKY (1958, 1959; dort weiteres historisches Material).

F. Galton ließ 1865 unter dem Titel "Hereditary genius and character" zwei kurze Aufsätze erscheinen. Der erste von ihnen beginnt[1]: „Die Einwirkungskraft des Menschen auf das Leben der Tiere, alle Formvarietäten zu produzieren, die er wünscht, ist enorm groß. Es scheint, als ob die physische Beschaffenheit zukünftiger Generationen unter der Hand des Züchters fast so formbar wäre wie Lehm. Es ist meine Absicht, zu zeigen — und zwar deutlicher als es jedenfalls nach meiner Kenntnis bisher versucht wurde —, daß geistige Qualitäten ebenfalls kontrollierbar sind.

Über die Vererbung von Begabungen scheinen merkwürdige Mißverständnisse zu bestehen. So nimmt man häufig an, die Kinder bedeutender Männer seien dumm; Vererbung bedeutender intellektueller Fähigkeiten erfolge von der mütterlichen Seite her; ein Sohn erhalte in der Regel alle Begabung in einer Familie. Meine eigenen Untersuchungen führten mich zu diametral entgegengesetzten Schlußfolgerungen. Ich finde, daß Begabung in sehr bemerkenswertem Umfange vererbt wird und daß ganze Familien, die aus Begabten bestehen, häufiger sind als solche, in denen nur ein Mitglied begabt ist."

Nachdem Galton betont hat, wie wenig wir über die Vererbungsgesetze beim Menschen wissen, und einige Gründe anführt, weshalb ihr Studium so schwierig ist (u. a. langsame Generationenfolge), glaubt er doch zu dem Schluß berechtigt zu sein: Die physischen Merkmale der Körperform, Physiognomie usw. sind weitgehend erblich, wie die häufige Ähnlichkeit zwischen Eltern und Kindern zeigt. Züchtungen auf Intelligenz bei Tieren wurden jedoch noch nicht durchgeführt, so daß ein direkter Beweis für Erblichkeit auch beim Tier nicht möglich ist. Beim Menschen hängen Talent und Charakter von vielen, noch unklaren Bedingungen ab; der ganze Charakter kann sich ändern, wenn eine dieser Bedingungen sich ändert.

Nun schildert Galton seine eigenen statistischen Erhebungen. Seine Methode besteht darin, daß er verschiedene Biographiensammlungen durcharbeitet und untersucht, wie häufig die in diesen Sammlungen genannten Personen miteinander verwandt sind. Tab. 1 ist die zusammenfassende Originaltabelle nach Galton: Diese Zahlen sind in der Tat ganz erstaunlich hoch und jedenfalls wesentlich höher, als man bei zufälliger Verteilung erwarten sollte.

Tabelle 1. *Hervorragende Männer und ihre Verwandtschaftsbeziehungen* (nach Galton 1865)

Zahl der Fälle		Vorkommen von nahen männlichen Verwandten	Prozentsätze	
			Bedeutender Vater hatte bedeutenden Sohn	Bedeutender Mann hatte bedeutenden Bruder
605	Alle Männer von „originellem" Verstand (original mind) aus allen Berufsschichten zwischen 1453 und 1853 (n. Sir T. Phillips)	1 v. 6 Fällen	6 mal v. 100	2 mal v. 100
85	Lebende Berühmtheiten (nach Walfords' "Men of the times" Buchstabe A)	1 v. 3½ Fällen	7 mal v. 100	7 mal v. 100
391	Maler aller Zeiten (Bryan's Dict. A)	1 v. 6 Fällen	5 mal v. 100	4 mal v. 100
515	Musiker (Fety's Dict. A)	1 v. 10 Fällen	6 mal v. 100	3 mal v. 100
54	Lordkanzler (n. Lord Campbell)	1 v. 3 Fällen	16 mal v. 100	4 mal v. 100
41	"Senior classics" (Beste in den klassischen Sprachen) Cambridge	1 v. 4 Fällen	(zu jung)	10 mal v. 100
	Durchschnittswerte:	1 v. 6 Fällen	8 mal v. 100	5 mal v. 100

[1] Englischer Originaltext Galton S. 157.

GALTON ist sich der Fehlerquellen einer derartigen Erhebung vollauf bewußt. Insbesondere betont er, daß Reichtum und hohe Stellung des Vaters die Startbedingungen des Sohnes verbessern — besonders auffällig bei Staatsmännern und Generälen. Deshalb legt er besonderen Wert auf die Befunde bei Wissenschaftlern und Schriftstellern, bei denen diese Fehlerquelle wenig oder gar nicht ins Gewicht fällt. Auch bei ihnen jedoch ist die Zahl der berühmten Verwandten groß. Besonders deutlich wird das bei den Lordkanzlern, den obersten Juristen des Landes; denn die Jurisprudenz bietet allen Studenten im wesentlichen die gleichen Aufstiegsmöglichkeiten. Dennoch hatten besonders viele Lordkanzler hervorragende nahe Verwandte; die Söhne von zwei von ihnen erreichten sogar das gleiche hohe Amt.

GALTON schließt aus seinen Erhebungen auf einen sehr hohen Einfluß der Vererbung auf die geistige Begabung. Nachdem er u. a. auf soziologische Hindernisse hingewiesen hat, die die Eheschließung und Fortpflanzung gerade der Begabtesten und Erfolgreicheren erschweren, entwirft er die Utopie einer Gesellschaft, „in welcher man ein System wettbewerbsmäßiger Prüfung für Mädchen wie für junge Männer ausbildete, das jede wichtige Eigenschaft von Geist und Körper enthält und in der jährlich eine große Summe dazu bestimmt wird, solchen Ehen eine Aussteuer zu geben, von denen zu erwarten ist, daß die aus ihnen hervorgehenden Kinder einmal zu hervorragenden Staatsdienern heranwachsen werden". GALTON malt dann eine Zeremonie aus: Der Oberbeauftragte dieses Aussteuerfonds hält zehn „tief errötenden" jungen Männern eine Rede, in der er ihnen mitteilt, die Kommission habe sie als die besten befunden und jedem von ihnen eine zu ihm passende Frau ausgesucht; sie gebe ihnen eine Aussteuer und zahle die Ausbildung ihrer Kinder.

In dieser kurzen Mitteilung bereits klingen die beiden gegensätzlichen Grundmotive an, die GALTON's Lebenswerk fortan beherrschen: Das eine Motiv ist die Anwendung exakter statistischer Methoden auf das Problem der Vererbung, die Haltung des Wissenschaftlers, die sich in dem Satz ausdrückt: „Allgemeinen Eindrücken soll man niemals trauen. Wenn sie lange bestehen, entwickeln sie sich leider zu festen Lebensregeln und schreiben vor, was richtig ist und nicht in Frage gestellt werden darf. Deshalb hassen und verabscheuen alle, die sich nicht an direkte Untersuchungen gewöhnt haben, die Statistik. Sie können den Gedanken nicht ertragen, daß ihre geheiligten Eindrücke kühl nachgeprüft werden. Aber es ist der Stolz des Wissenschaftlers, sich über derartige Vorurteile zu erheben, Methoden anzustreben, mit deren Hilfe der Wert von Meinungen festgestellt werden kann, und sich so weit selbst zu bemeistern, um alles das voller Verachtung aufzugeben, was auch immer sich als unwahr erweist."

In diesem Sinne schufen GALTON und sein Schüler K. PEARSON die Grundlagen für die statistische Analyse genetischer Beziehungen. Mit seinem Werk "The history of twins as a criterium of the relative powers of nature and nurture" (London 1876) wurde GALTON der Begründer der Zwillingsforschung. Mit dem Galton-Laboratory in London schuf er die auch heute noch führende Forschungsstätte seines Faches in der Welt.

Daß er seine Forschungen gerade in dem geistig-seelischen Bereich begann, zeigt die philosophische Wurzel all unseres Bemühens um die Genetik des Menschen: das „γνῶθι σεαυτόν"[1].

Die empirische humangenetische Forschung beginnt also mit GALTON im Zentrum des Problems. Sie wurde später mit steigendem Erfolg ihrer Analysen in der Regel immer mehr von diesem Zentrum abgedrängt, und man kann fast sagen:

---

[1] Erkenne Dich selbst (Inschrift am Apollotempel zu Delphi).

Je exakter die Ergebnisse unserer Wissenschaft wurden, desto weniger Bezug hatten sie meist zu diesem existentiellen Antrieb des Forschens. Erst in letzter Zeit scheint die Anwendung neuer physiologischer Methoden zu einem vertieften Verständnis der Erbanlagen, die den Menschen als geistig-seelisches Wesen bedingen, zu führen.

Aus diesem existentiellen Antrieb seines Forschens heraus muß man nun das zweite, zunächst scheinbar so völlig andere Grundmotiv seines Lebenswerkes verstehen: Den utopischen Gedanken, durch bewußte Züchtung die Qualität der Menschheit zu verbessern. Unsere Generation hat erfahren, wohin es führen kann, wenn man derartige Utopien in die Wirklichkeit umzusetzen versucht. Wir können die vorgeschlagenen Methoden nur bestenfalls grotesk und lächerlich finden — selbst wenn man von sofort auftauchenden Einzelproblemen wie der Frage, welche Eigenschaften nun als besonders wertvoll anzusehen sind, einmal absieht. Das Problem der Eugenik jedoch, d. h. der genetischen Zukunft der Menschheit und unserer Möglichkeiten, auf sie einzuwirken, — dieses Problem, das GALTON als erster klar erkannt hat, steht noch heute vor uns und ist infolge der Umwälzungen der letzten 50 Jahre dringlicher als je zuvor.

Beginnt mit dem Werke GALTON's die wissenschaftliche Erforschung der Vererbung beim Menschen, so legen MENDELs im gleichen Jahre veröffentlichte Untersuchungen den Grundstein zur Erkenntnis der primären Vorgänge bei der Vererbung überhaupt. Nach einer Pause von 35 Jahren erst 1900 durch CORRENS, DE VRIES und v. TSCHERMAK wiederentdeckt, bildeten sie den Ausgangspunkt für die Entwicklung der experimentellen Genetik bis zu ihrer jetzigen Höhe und Differenziertheit. Doch schon 1902 wurden die Mendelschen Gesetze durch BATESON und GARROD zum ersten Male auf den Menschen angewandt, und die humangenetische Forschung erhielt durch sie einen entscheidenden Antrieb und teilweise eine ganz neue Richtung. Ob man nicht wenigstens zunächst zu sehr auf MENDEL und zu wenig auf GALTON (jedenfalls auf den GALTON der statistischen Analyse und vorsichtigen Interpretation) blickte — das ist eine andere Frage.

Doch zu MENDELs Arbeit „Versuche über Pflanzen-Hybriden". Diese Ergebnisse wurden ebenfalls 1865 zuerst vorgetragen, und zwar auf einer Sitzung der Naturforschenden Gesellschaft in Brünn am 8. Februar.

MENDEL erhielt die Anregung für seine Versuche durch Beobachtungen an Zierpflanzen, bei denen er durch künstliche Befruchtung versucht hatte, neue Farbvarianten zu erzielen. Dabei war ihm die Regelmäßigkeit aufgefallen, mit der bestimmte Hybridformen immer wiederkehrten. Er suchte nun nach einer Pflanze, die 1. konstant differierende Merkmale besaß, 2. deren Hybriden während der Blütezeit vor der Einwirkung jedes fremden Pollens leicht geschützt werden können, und die 3. in den nachfolgenden Generationen voll fruchtbar sind. Er schreibt: „Um die Beziehungen zu erkennen, in welchen die Hybridformen zueinander selbst und zu ihren Stammarten stehen, erscheint es als notwendig, daß die Glieder der Entwicklungsreihe in jeder einzelnen Generation vollständig der Beobachtung unterzogen werden."

Bei Vorversuchen erwiesen sich verschiedene Erbsenarten als besonders günstig. 22 von ihnen wurden für die Versuche ausgewählt. „Werden zwei Pflanzen, welche in einem oder mehreren Merkmalen konstant verschieden sind, durch Befruchtung verbunden, so gehen die *gemeinsamen* Merkmale unverändert auf die Hybriden und ihre Nachkommen über; je zwei *differierende* hingegen vereinigen sich an der Hybride zu einem neuen Merkmale, welches gewöhnlich an den Nachkommen denselben Veränderungen unterworfen ist. Diese Veränderungen für je zwei differierende Merkmale zu beobachten und das Gesetz zu ermitteln, nach welchem dieselben in den aufeinanderfolgenden Generationen eintreten, war die

Aufgabe des Versuches. Derselbe zerfällt daher in ebenso viele einzelne Experimente, als konstant differierende Merkmale an den Versuchspflanzen vorkommen." Es wurden nur alternativ verteilte Merkmale ausgewählt, nicht solche, bei denen der Unterschied zwischen den Ausgangsarten und dem fraglichen Merkmal auf einem „Mehr- oder- weniger" beruht.

Die Ergebnisse. 1. Die F_1-Generation[1]: „Jedes von den Hybridenmerkmalen gleicht dem einen der beiden Stamm-Merkmale entweder so vollkommen, daß das andere der Beobachtung entschwindet, oder ist demselben so ähnlich, daß eine sichere Unterscheidung nicht stattfinden kann ... In der weiteren Besprechung werden jene Merkmale, welche ganz oder fast unverändert in die Hybride-Verbindung übergehen, ... als *dominierende* und jene, welche in der Verbindung latent werden, als *recessive* bezeichnet."

Ferner wurde gezeigt, daß es „völlig gleichgültig ist, ob das dominierende Merkmal der Samen- oder der Pollenpflanze angehört; die Hybridenform bleibt in beiden Fällen genau dieselbe".

2. „Die erste Generation der Hybriden" (Kreuzung der F_1-Bastarde untereinander). Ein Teilergebnis für zwei ausgewählte Merkmale (Samen rund oder kantig; Albumen gelb oder grün) zeigt die Tab. 2:

Im ersten Versuch wurden insgesamt von 253 Hybriden 7942 Samen erhalten. Darunter waren 5474 rundliche, 1850 kantig-runzlige. Es ergibt sich ein Verhältnis 2,96 : 1. Beim zweiten Versuch (Färbung des Albumens) ergaben 258 Pflanzen 8023 Samen, dann 6022 gelbe und 2001 grüne. Es ergibt sich ein Verhältnis 3,01 : 1. „In dieser Generation treten neben den dominanten Merkmalen auch die recessiven in ihrer vollen Eigentümlichkeit wieder auf, und zwar in dem entschieden ausgesprochenen Durchschnittsverhältnis 3 : 1."

3. „Die zweite Generation der Hybriden" (Kreuzungen in der F_2). „Jene Formen, welche in der ersten Generation den recessiven Charakter erhalten, variieren in der zweiten Generation in bezug auf diesen Charakter nicht mehr, sie bleiben in ihren Nachkommen konstant. Anders verhält es sich mit jenen, welche in der ersten Generation das dominierende Merkmal besitzen. Von diesen geben zwei Teile Nachkommen, welche in dem Verhältnis 3 : 1 das dominierende und recessive Merkmal an sich tragen, somit genau dasselbe Verhalten zeigen wie die Hybridformen; nur ein Teil bleibt mit dem dominierenden Merkmal konstant." Das gleiche gilt für die weiteren Generationen. Kreuzt man in ihnen immer nur die gleichen Phänotypen miteinander, dann vermehren sich die beiden *Homozygoten*[1] auf Kosten der *Heterozygoten*[2], und in der n-ten Generation ergibt sich das Verhältnis $A : Aa : a = 2^n - 1 : 2 : 2^n - 1$. MENDEL hat hier also nebenher, was meist wenig beachtet wird, einen wichtigen populationsgenetischen Sonderfall beschrieben.

Nun folgen Ergebnisse über „die Nachkommen der Hybriden, in welchen mehrere differierende Merkmale verbunden sind". Wir können uns ganz kurz fassen; MENDEL entdeckte hier das Unabhängigkeitsgesetz.

Tabelle 2. *Versuche* MENDELs *(Teilergebnis) (Kreuzung zwischen F_1-Bastarden)*

Pflanze	1. Versuch Gestalt des Samens		2. Versuch Färbung des Albumens	
	rund	kantig	gelb	grün
1	45	12	25	11
2	27	8	32	7
3	24	7	14	5
4	19	10	70	27
5	32	11	24	13
6	26	6	20	6
7	88	24	32	13
8	22	10	44	9
9	28	6	50	14
10	25	7	44	18

---

[1] 1. Nachkommen-Generation.
[2] Homozygot = reinerbig; heterozygot = mischerbig.

Alle diese Ergebnisse führten MENDEL zu den folgenden Schlußfolgerungen:
Bemerkenswert ist, daß unter den Nachkommen der Hybriden konstante Formen
auftreten. Solche werden aber allgemein nur dann gebildet, wenn die beiden elterlichen Keimzellen gleichartig sind. „Da die verschiedenen konstanten Formen
an einer Pflanze, ja in einer Blüte derselben erzeugt werden, erscheint die Annahme
folgerichtig, daß in den Fruchtknoten der Hybriden so vielerlei Keimzellen ... und
in den Antheren so vielerlei Pollenzellen gebildet werden, als konstante Kombinationsformen möglich sind ... In der Tat läßt sich ... zeigen, daß diese Annahme vollständig ausreichen würde, um die Entwicklung der Hybriden in den einzelnen
Generationen zu erklären, wenn man zugleich voraussetzen dürfte, daß die verschiedenen Arten von Keim- und Pollenzellen ... durchschnittlich in gleicher Anzahl
gebildet werden."

Diese Annahme wurde nun noch weiter experimentell geprüft, und zwar wurde
die Kreuzung AB×ab (Aa Gestalt rund-kantig, Bb Albumen gelb-grün) verwendet. Dann wurden die folgenden künstlichen Befruchtungen durchgeführt
(Rückkreuzungen):

1. Die Hybride AaBb mit den Pollen von AB
2. Die gleiche Hybride mit den Pollen von ab
3. AB mit den Pollen der Hybride
4. ab mit den Pollen der Hybride.

Aus diesen Versuchen mußten, wenn die Hypothese richtig war, die folgenden
Formen hervorgehen, und zwar in gleicher Häufigkeit:

1. AABB, AABb, AaBB, AaBb
2. AaBb, Aabb, aaBb, aabb
3. AABB, AABb, AaBB, AaBb
4. AaBb, Aabb, aabb, aabb.

Das Ergebnis war:

1. 98 ausschließlich runde gelbe Samen
2. 31 runde gelbe, 26 runde grüne, 27 kantige gelbe, 26 kantige grüne Samen.
3. 94 ausschließlich runde gelbe Samen.
4. 24 runde gelbe, 25 runde grüne, 22 kantige gelbe, 27 kantige grüne Samen.

Dieses Ergebnis stimmt mit dem auf Grund der Hypothese erwarteten genau
überein. „Es ist daher ... die Annahme gerechtfertigt, daß die Erbsenhybriden
Keim- und Pollenzellen bilden, welche ihrer Beschaffenheit nach in gleicher Anzahl
allen konstanten Formen entsprechen, welche aus der Kombinierung der durch
Befruchtung vereinigter Merkmale hervorgehen.

Die Verschiedenheit der Formen unter den Nachkommen der Hybriden sowie
die Zahlenverhältnisse, in welchen dieselben beobachtet werden, finden in dem
eben erwiesenen Satze eine hinreichende Erklärung. Den einfachsten Fall bietet
die Entwicklungsreihe für je zwei differierende Merkmale. Diese Reihe wird bekanntlich durch den Ausdruck: A + 2Aa + a bezeichnet, wobei A und a die Formen
mit den konstant differierenden Merkmalen und Aa die Hybridgestalt beider
bedeuten. Sie enthält unter drei verschiedenen Gliedern vier Individuen. Bei der
Bildung derselben werden Pollen- und Keimzellen von der Form A und a durchschnittlich zu gleichen Teilen in die Befruchtung treten, daher jede Form zweimal,
da vier Individuen gebildet werden. Es nehmen demnach an der Befruchtung teil:

die Pollenzellen A + A + a + a;
die Keimzellen A + A + a + a.

Es bleibt ganz dem Zufalle überlassen, welche von den beiden Pollenarten sich
mit jeder einzelnen Keimzelle verbindet. Indessen wird es nach den Regeln der

Wahrscheinlichkeit im Durchschnitte vieler Fälle immer geschehen, daß sich jede Pollenform A und a gleich oft mit jeder Keimzellform A und a vereinigt; es wird daher eine von den beiden Pollenzellen A mit einer Keimzelle A, die andere mit einer Keimzelle a bei der Befruchtung zusammentreffen und ebenso eine Pollenzelle a mit einer Keimzelle A, die andere mit a verbunden werden.

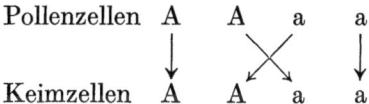

Das Ergebnis der Befruchtung läßt sich dadurch anschaulich machen, daß die Bezeichnungen für die verbundenen Keim- und Pollenzellen in Bruchform angesetzt werden, und zwar für die Pollenzellen über, für die Keimzellen unter dem Striche. Man erhält in dem vorliegenden Falle:

$$\frac{A}{A} + \frac{A}{a} + \frac{a}{A} + \frac{a}{a}$$

Bei dem ersten und vierten Gliede sind Keim- und Pollenzellen gleichartig, daher müssen die Produkte ihrer Verbindung konstant sein, nämlich A und a; bei dem zweiten und dritten hingegen erfolgt abermals eine Vereinigung der beiden differierenden Stamm-Merkmale, daher auch die aus diesen Befruchtungen hervorgehenden Formen mit der Hybride, von welcher sie abstammen, ganz identisch sind. Es findet demnach eine wiederholte Hybridisierung statt. Daraus erklärt sich die auffallende Erscheinung, daß die Hybriden imstande sind, nebst den beiden Stammformen auch Nachkommen zu erzeugen, die ihnen selbst gleich sind; $\frac{A}{a}$ und $\frac{a}{A}$ geben beide dieselbe Verbindung Aa, da es, wie schon früher angeführt wurde, für den Erfolg der Befruchtung keinen Unterschied macht, welches von den beiden Merkmalen der Pollen- oder Keimzelle angehört. Es ist daher:

$$\frac{A}{A} + \frac{A}{a} + \frac{a}{A} + \frac{a}{a} = A + 2Aa + a. \text{``}$$

Das Geniale an MENDELs Arbeit scheint uns in zwei Punkten zu liegen:

1. Er vereinfachte den Versuchsansatz, indem er die Fälle der Merkmalskombinationen in alternative Merkmalspaare ordnete, zunächst ihr Verhalten im einzelnen untersuchte und dann erst zu komplizierteren Kombinationen überging.

2. Bei der Auswertung der Versuche begnügt er sich nicht mit qualitativen Feststellungen, sondern er zählte die einzelnen Typen. Das setzte ihn in den Stand, die hinter den Phänomenen liegende statistische Gesetzmäßigkeit zu erkennen und richtig zu deuten.

Auch nach den Arbeiten von GALTON und MENDEL und vor der Anwendung der Mendelschen Gesetze auf den Menschen durch BATESON und GARROD finden sich in der medizinischen Literatur in zunehmender Zahl Einzelbeobachtungen „erblichen" und „familiären" Vorkommens von Krankheiten und Mißbildungen. Im Bereich der Neurologie spielte jetzt besonders der Begriff der „Degeneration" eine Rolle. Es wurde über das Phänomen der „Antizipation" spekuliert: man glaubte, beobachtet zu haben, daß Krankheiten zunächst in leichterer Form und spät im Leben auftreten, um in den folgenden Generationen immer früher und schwerer in Erscheinung zu treten. Die große Mehrzahl der Humangenetiker ist jetzt der Auffassung, daß es sich dabei um ein statistisches Kunstprodukt handelt (vgl. die Dystrophia myotonica, Kap. III, 5a).

Die „Gegenwart" der humangenetischen Forschung beginnt aber erst mit der erwähnten Arbeit von GARROD (1902), deren Besprechung deshalb das historische Kapitel abschließen möge:

GARROD erinnert zunächst an die Isolierung der Homogentisinsäure aus dem Urin von Patienten mit Alkaptonurie[1] durch WOLKOW und BAUMANN[2].

Als wesentliches Ergebnis der Untersuchungen dieser und späterer Untersucher konstatiert er: „... daß, soweit wir wissen, eine Person entweder eine eindeutige Alkaptonurie aufweist oder dem Normaltyp entspricht, d. h. daß sie entweder mehrere Gramm Homogentisinsäure/Tag ausscheidet oder überhaupt keine. Daß sie in Spuren oder in graduell ansteigenden oder sich vermindernden Mengen aufgetreten wäre, wurde noch niemals beobachtet". Dazu kommt als zweites wesentliches Merkmal, „daß die Besonderheit in der großen Mehrzahl der Fälle angeboren ist". Drittens wird betont: „Die Anomalie kann bei zwei oder mehr Brüdern und Schwestern auftreten, deren Eltern normal sind und unter deren Vorfahren nichts von ihrem Vorkommen berichtet wurde." Die von GARROD zusammengestellten Familienbeobachtungen sind in Tab. 3 wiedergegeben.

Tabelle 3. *Befallene und gesunde Geschwister in Geschwisterschaften mit Alkaptonurie in verschiedenen Familien*

Laufende Nr.:	Gesamtzahl der Geschwister	Alkaptonurie	Normal
1	14	4	10
2	4	3	1
3	7	3	4
4	2	1	1
5	2	2	0
6	1	1	0
7	10	1	9
8	5	2	3
9	3	2	1
Insgesamt:	48	19	29

Viertens weist GARROD darauf hin, daß von 10 Familien die Eltern sechsmal Vetter und Kusine ersten Grades waren, während er die Häufigkeit der Vetternehen in England zur gleichen Zeit auf höchstens 3% schätzt. Auf der anderen Seite treten aber Kinder mit Alkaptonurie nur in einer winzigen Minderzahl aller Vetternehen auf. Daraus folgert er: „Wir haben keinen Grund anzunehmen, daß die Blutsverwandtschaft der Eltern für sich allein ein Zustandsbild wie die Alkaptonurie bei den Nachkommen hervorrufen kann; sondern wir müssen die Erklärung eher in irgendeiner Besonderheit der Eltern suchen, die über Generationen latent bleiben kann, aber die größte Chance hat, sich bei den Nachkommen aus der Verbindung von zwei Mitgliedern einer Familie, in welcher sie übertragen wird, zu manifestieren." Dann folgt der Hinweis auf die von MENDEL entdeckten Vererbungsgesetze und darauf, *das gefundene Verhalten sei am ehesten mit dem von MENDEL so genannten recessiven Erbgang verträglich*. GARROD bezieht sich hier auf eine Bemerkung von BATESON u. SAUNDERS[3], denen er sein Material vorgelegt hatte: „Wir bemerken, daß die Ehe von Vettern und Kusinen 1. Grades genau die Bedingungen dafür erfüllt, daß sich ein seltenes und in der Regel recessives Merkmal am wahrscheinlichsten manifestieren kann, denn Vetter und Kusine 1. Grades werden häufig Träger ähnlicher Gameten sein." Nachdem GARROD sodann einige Literaturangaben u. a. über mögliche Entstehung der Alkaptonurie kritisch diskutiert hat, schreibt er weiter: „Die Auffassung, die Alkaptonurie sei ein Naturspiel (‚sport‘) oder eine Abart des Stoffwechsels, wird zweifellos wesentlich an Gewicht gewinnen, wenn man zeigen kann, daß sie nicht ein isoliertes Beispiel einer chemischen Anomalie ist, sondern daß es andere Zustände gibt, die vernünftigerweise in die gleiche Kategorie gestellt werden können." Er nennt als Beispiele den Albinismus und die Cystinurie. Sodann schreibt er: „Kann es nicht gut sein, daß andere derartige chemische Anomalien existieren, die nicht von ins Auge fallenden Besonderheiten begleitet sind" (wie die drei eben genannten), „und die nur durch chemische

---

[1] Zur Biochemie dieser Anomalie vgl. Kap. VII, 5c.
[2] Hoppe-Seylers Z. physiol. Chem. 15, 228 (1891).
[3] Report to the evolution committee of the Royal Society Nr. 1, S. 133 (1902).

Analyse entdeckt werden können?" Und weiter: „Wenn es wirklich zutrifft, daß wir es bei der Alkaptonurie und anderen erwähnten Zustandsbildern mit individuellen Besonderheiten des Stoffwechsels und nicht mit dem Ergebnis von Krankheitsprozessen zu tun haben, dann bietet sich natürlich der Gedanke an, *es handle sich hier um Extrembeispiele für Variationen im chemischen Verhalten, die in geringerem Ausmaße wahrscheinlich überall vorhanden sind* und daß genauso, wie niemals zwei Individuen der gleichen Art sich im Körperbau völlig gleichen, auch die chemischen Vorgänge in ihnen niemals genau gleich ablaufen." Das äußere sich z. B. in ihrem verschiedenen Verhalten gegenüber Infektionserregern und Pharmaka.

Die Arbeit von GARROD enthält die folgenden Erkenntnisse:

1. Ob eine Person eine Alkaptonurie aufweist oder normal ist, ist Sache einer klaren Alternative. Übergangsformen gibt es nicht. — Diese Voraussetzung für das Diskutieren einfacher Erbgangshypothesen (alternative oder doch bimodale Verteilung) wurde oft vergessen und fand erst vor nicht so langer Zeit wieder die nötige Beachtung — und auch bei weitem nicht überall (vgl. Diskussion Kap. III, 6).

2. Die Anomalie ist angeboren.

3. Sie tritt familiär auf, und zwar bei Geschwistern; die Eltern sind merkmalsfrei.

4. Die Eltern sind besonders häufig Vetter und Kusine 1. Grades.

Die beiden letztgenannten Tatsachen werden — in Anschluß an BATESON — durch das Vorliegen eines recessiven Erbganges nach MENDEL gedeutet und als für diesen Erbgang bei seltenen Merkmalen charakteristisch erkannt. Darin, daß die Bedeutung der elterlichen Blutsverwandtschaft gerade bei seltenen Merkmalen betont wird, kann man eine Vorausahnung populationsgenetischer Zusammenhänge erblicken.

5. Es wird betont, daß es außer der Alkaptonurie noch mehrere derartige chemische „Naturspiele" geben dürfte; Albinismus und Cystinurie werden als Beispiele genannt. Damit ist die Konzeption der "inborn errors of metabolism", um einen späteren Ausdruck GARRODs zu gebrauchen, geboren.

6. Es wird vermutet, diese „Naturspiele" seien nur besonders auffällige Extremfälle; feinere chemische Unterschiede zwischen den Menschen seien so häufig, daß keine Person in ihrem Chemismus der anderen ganz gleiche. Wir werden sehen, in wie hohem Maße sich diese Voraussage bewahrheitete.

So brachte die Arbeit von GARROD nicht nur die erste Anwendung der Mendelschen Gesetze auf den Menschen, sondern sie enthält darüber hinaus schon wesentliche methodologische und sachliche Einsichten, auf denen sich wichtige Teile der modernen Humangenetik und besonders der Genetik biochemischer Merkmale aufbauen. Mit ihr beginnt die Gegenwart unserer Wissenschaft. Deshalb sei der geschichtliche Teil unserer Darstellung hier abgeschlossen.

Über die Erweiterung seiner Konzeption durch GARROD selbst bis zur letzten Auflage seines Buches "Inborn errors of metabolism" (1923) und über die weitere Erforschung der von ihm unter diesem Namen zusammengefaßten Anomalien vgl. KNOX (1958).

II. Die stofflichen Grundlagen der Vererbung

1. Keimzellbildung und Befruchtung beim Menschen

Ein neuer Mensch entsteht, wenn eine Eizelle seiner Mutter durch eine Samenzelle seines Vaters befruchtet wird. Diese befruchtete Eizelle nennt man Zygote.

Eizelle und Samenzelle sind beim Menschen wie bei den höheren Tieren und Pflanzen sehr verschieden gebaut und entwickeln sich auch in verschiedener Weise.

Nach der Keimbahnlehre von WEISMANN und BOVERI sind die zukünftigen Keimzellen schon bei den ersten Furchungsteilungen festgelegt; sie werden also in direkter Linie (Keimbahn) von Generation zu Generation weitergegeben. Es ist sehr schwer, diese Lehre streng zu beweisen; Untersuchungen an verschiedenen Objekten (vgl. STARCK) sprechen jedoch in ihrer Mehrzahl dafür, daß sie tatsächlich zutrifft. Die ersten menschlichen Urkeimzellen wurden bei einem etwa drei Wochen alten Keimling im Dottersackepithel nahe der Allantoisanlage nachgewiesen. Sie sind amöboid beweglich und wandern offenbar in der hinteren Rumpfwand in die Gonadenanlage ein.

Beim weiblichen Individuum entwickeln sie sich dort zu Oogonien. Nach herrschender Lehrmeinung (vgl. STARCK) ist ihre Bildung um die Geburt herum abgeschlossen; man rechnet mit einer Gesamtzahl von etwa 400000—500000 Oogonien. Bei Entstehung aus einer Urgeschlechtszelle und regelmäßiger dichotomischer Teilung könnten sie in 19 Teilungsschritten entstehen ($2^{19} = 524288$). Von ihnen werden jedoch, wenn man die fortpflanzungsfähige Lebensperiode der Frau zu 30—35 Jahren und das Jahr zu 12 Menstruationscyclen ansetzt, nur etwa 360 bis 420 befruchtungsfähig.

Die Oogonien werden zunächst zu Oocyten (Primärfollikeln), von denen z. Z. der Pubertät einige beginnen, sich zu Sekundärfollikeln zu entwickeln. Von ihnen wächst nun im Regelfall nur einer zu etwa Kirschgröße heran; es erfolgt der Follikelsprung (Ovulation), durch den die reife Eizelle in die Bauchhöhle gelangt; dort wird sie vom Tubenostium aufgenommen. Die reife Eizelle des Menschen hat einen Durchmesser von $120—150\mu$; sie ist eine der größten menschlichen Zellen und makroskopisch gerade noch sichtbar.

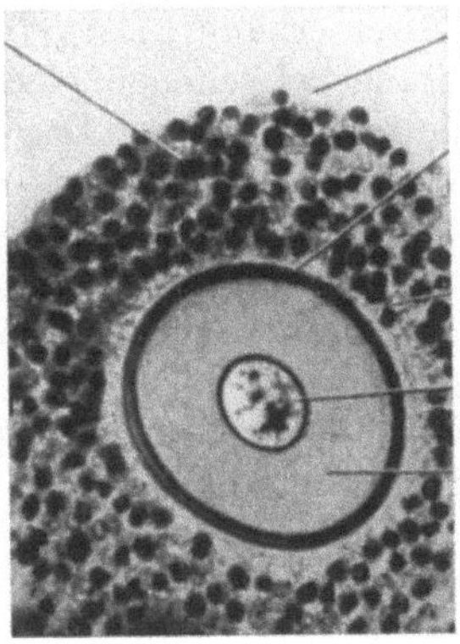

Abb. 1. Eizelle (Oocyte) aus einem Graafschen Follikel des menschlichen Ovars. Die Oocyte ist von der Zona pellucida und den Epithelzellen des Cumulus oophorus umgeben. Sie hat einen Durchmesser von 120—150 μ (n. STARCK 1955)

Anders verläuft die Bildung der männlichen Gameten. Die Urkeimzellen werden hier zu Spermatogonien, die sich lebhaft vermehren. Mit der Pubertät beginnt die Spermiogenese, die — wenn auch abgeschwächt — bis ins hohe Alter anhalten kann. Einige der Teilungsprodukte entwickeln sich dann zu Spermatocyten (Spermiocyten 1. Ordnung), und aus ihnen entstehen durch Teilung Präspermatiden, Spermatiden und Spermien. Im einzelnen erfolgt diese Differenzierung nach dem Schema Abb. 2 (nach ROOSEN-RUNGE).

Die menschliche Spermie ist im Vergleich zur Eizelle sehr klein (etwa 50 μ); ihre Gestalt ist durch die Notwendigkeit bedingt, die Eizelle durch aktive Bewegung aufzusuchen. Dazu befähigt sie ein Schwanzfaden. Der Kopf entspricht im wesentlichen dem Zellkern, das Kopf und Schwanz verbindende Mittelstück enthält Cytoplasma und vor allem die Mitochondrien. Die durchschnittliche Zahl der Spermien in einem Ejakulat (3—4 cm³) wird auf 300000000 geschätzt. Schon aus dieser Zahl geht hervor, daß die Gesamtzahl der im Leben gebildeten Spermien die Zahl der Oogonien um Größenordnungen übertrifft. Ferner erfolgt die Teilung sicher nicht dichotomisch, sondern in bivalenten Teilungen. Deshalb ist auch die Zahl der Zellteilungen von der ersten Urgeschlechtszelle bis zur reifen Spermie

wesentlich höher als bei der Eizelle, und sie steigt — im Gegensatz zum weiblichen Geschlecht — im Laufe des geschlechtsreifen Lebens weiter an.

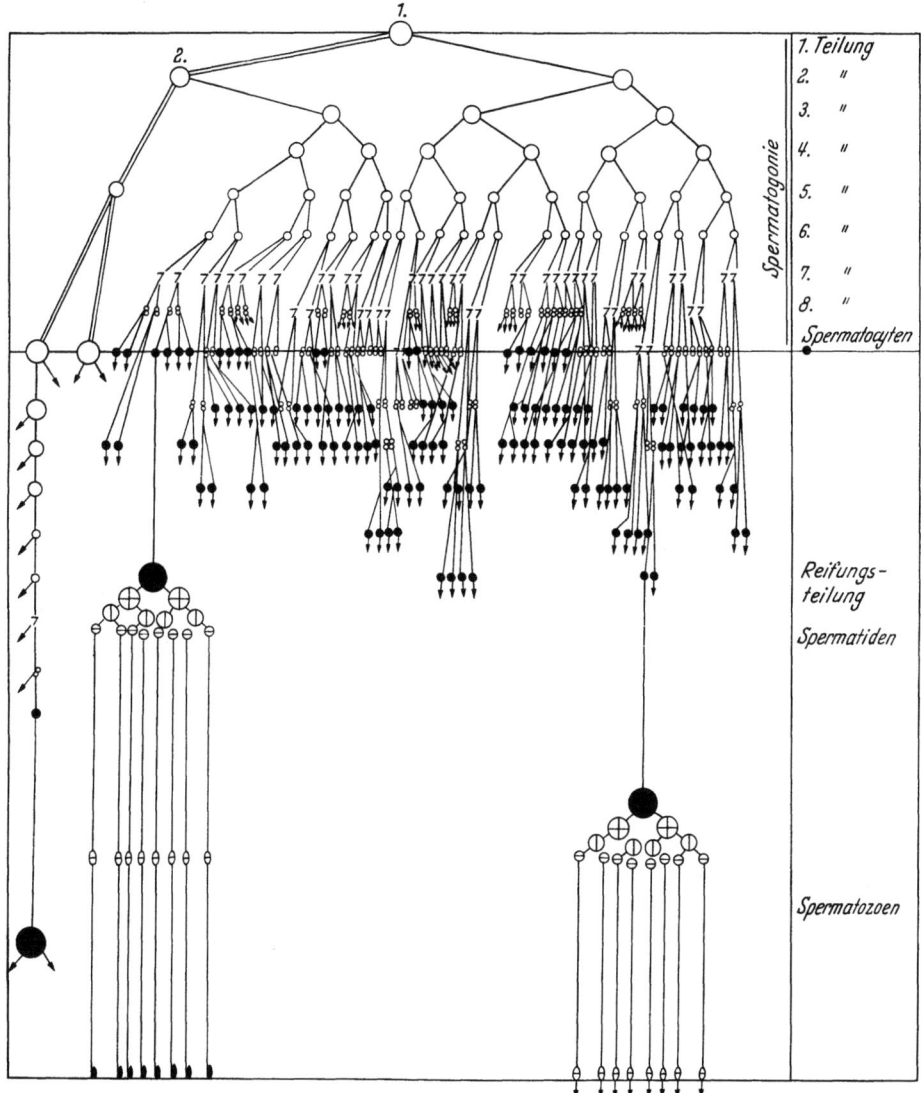

Abb. 2. Schematische Darstellung des Ablaufes der Spermiogenese beim Menschen (n. ROOSEN-RUNGE 1952). Man
beachte insbesondere die bivalenten Teilungen der Spermatogonien 1 und 2, aus denen einerseits je eine neue
Stammspermatogonie (Stammzelle) (linke Seite, doppelt gezogene Linie), andererseits eine solche Spermatogonie
hervorgeht, deren Nachkommen nun unmittelbar in die Spermiogenese eingehen

Das Leben der Zygote beginnt mit der Befruchtung des Eies durch das Spermium. Dabei verschmelzen die beiden Kerne zu einem einzigen. Diese beiden Kerne
enthalten als wesentlichsten Bestandteil die Träger der von den Eltern auf das
Kind übertragenen Erbanlagen, die Chromosomen. Enthielten sie die volle
Anzahl der elterlichen Chromosomen, dann müßte somit der Zygotenkern die
doppelte Zahl enthalten. Da aber alle anderen Körperzellen direkt oder indirekt
durch einfache mitotische Teilung aus dieser ersten Zelle entstehen, müßte das
Kind in allen seinen Körperzellen doppelt so viele Chromosomen enthalten wie
jedes seiner Eltern, und so weiter von Generation zu Generation.

Um diesen unmöglichen Zustand zu vermeiden, muß irgendwann die Zahl der Chromosomen auf die Hälfte reduziert werden. Das geschieht im Verlauf von zwei Teilungen, die die Geschlechtszellen bei ihrer Reifung durchmachen. Man spricht

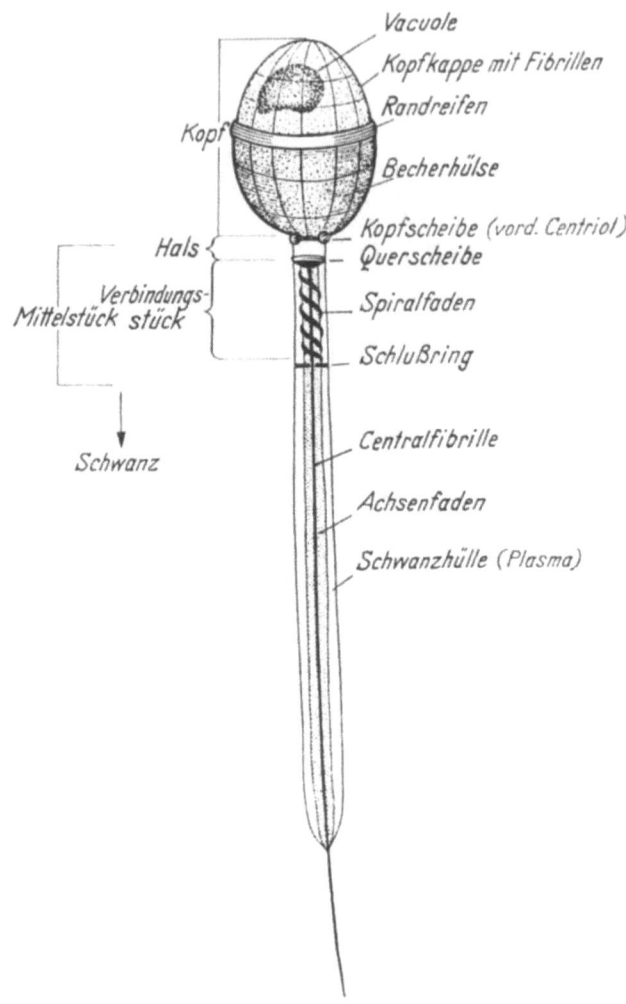

Abb. 3. Schema der menschlichen Spermie (n. STIEVE, aus STARCK 1955)

deshalb von den ,,Reifungsteilungen''. Der relativ komplizierte cytologische Vorgang, durch den die Chromosomenzahl im Endeffekt auf die Hälfte reduziert wird, wird ,,Meiose'' genannt. Seine Analyse gehört zu den großen Leistungen der Biologie kurz vor der Wiederentdeckung der Mendelschen Gesetze. Die Meiose ist die andere der beiden Säulen, auf denen die Chromosomentheorie der Vererbung ruht.

Auf der Abb. 4 wird dargestellt, was prinzipiell bei der Meiose geschieht: Zunächst legen sich je zwei Chromosomen gleicher Gestalt und Größe zusammen. Man nennt solche Chromosomen, die sich in der Meiose paaren, ,,homologe'' Chromosomen. — Dann teilen sich die beiden Partner der Länge nach; nur die *Kinetochore* bleiben vereinigt. Demnach liegen nun vier homologe Einheiten nebeneinander vor.

In diesem Stadium geschieht etwas sehr merkwürdiges: Zwei von den vier Untereinheiten legen sich über Kreuz (sie bilden ein *Chiasma*). Auf Grund genetischer Befunde bei Drosophila melanogaster (vgl. Kap. III, 5 b) schloß TH. H. MORGAN: Sie tauschen dabei Stücke aus. Er sprach von *"Crossing over"*. An Chromosomen, die aus besonderen Gründen verschieden geformt waren, konnte C. STERN diesen Stückaustausch später auch direkt nachweisen. Neben einfachem Crossing over beobachtet man seltener auch ein doppeltes und ein mehrfaches; hier sind verschiedene Kombinationsmöglichkeiten gegeben.

Nach dem Crossing over teilt sich die Zelle nun zweimal, nicht jedoch die Chromosomen. Dadurch entstehen vier Zellen, von denen jede die Hälfte der ursprünglichen Chromosomenzahl enthält. Diese vier Zellen sind in der Spermiogenese gleich groß; aus ihnen entstehen vier Spermien, von denen je zwei (die aus der zweiten Reifungsteilung hervorgehen) genetisch gleich sind. Anders verläuft die Oogenese: Hier entstehen schon bei der ersten Reifeteilung zwei sehr ungleich große Partner, die Oocyte und ein Polkörperchen. Zwei weitere Polkörperchen werden in der zweiten Reifungsteilung gebildet; eines durch abermalige ungleiche Teilung der Oocyte, ein weiteres durch Teilung des ersten Polkörperchens. Aus der Zell-„Tetrade", die aus einer Meiose hervorgeht, entsteht also nur eine reife Oocyte.

In Abb. 4 sind die verschiedenen väterlichen und mütterlichen Chromosomen besonders gekennzeichnet. Man sieht: Sie verteilen sich zufällig auf die beiden Tochterzellen der ersten Reifungsteilung. Sind nur

Abb. 4a u. b. Schema der Meiose: Paarung der homologen Chromosomen, Tetradenbildung und zwei Reifungsteilungen. a Die beiden Chromosomen von jedem Elternteil gelangen in die gleiche Keimzelle. b Die beiden Chromosomen von jedem Elternteil gelangen in verschiedene Keimzellen. Crossing over ist in diesem Schema nicht berücksichtigt (Schema nach WAGNER u. MITCHELL 1955)

zwei Chromosomenpaare vorhanden (nennen wir sie einmal A_1, A_2, B_1, B_2), dann gibt es vier verschiedene Arten von Gameten: A_1B_1, A_1B_2, A_2B_1, A_2B_2. Bei drei Chromosomenpaaren gibt es schon $2^3 = 8$ verschiedene Arten von Gameten: $A_1B_1C_1$, $A_1B_1C_2$, $A_1B_2C_1$, $A_1B_2C_2$, $A_2B_1C_1$, $A_2B_1C_2$, $A_2B_2C_1$, $A_2B_2C_2$.

Allgemein: Bei n Chromosomenpaaren kann ein Individuum 2^n verschiedene Gameten bilden. Da der Mensch 23 Chromosomenpaare besitzt, kann er $2^{23} = 8\,388\,608$ verschiedene Arten von Gameten bilden. Da der andere Elternteil die gleiche Anzahl von Gameten bilden kann, ergeben sich für die chromosomale Zusammensetzung der Zygote $2^n \times 2^n$ oder beim Menschen $2^{23} \times 2^{23} = 2^{46}$ Möglichkeiten; eine astronomische Zahl. Dabei ist dieser Wert noch erheblich unterschätzt. Berücksichtigt ist nicht, daß die Zahl der verschiedenen Gameten noch durch Crossing over vermehrt wird.

Die Natur erreicht also durch die Meiose zweierlei:

1. Die Chromosomenzahl in den Gameten wird auf die Hälfte der Chromosomenzahl in der Zygote vermindert. Dabei ist jedoch gewährleistet, daß jede Gamete von jedem Paar homologer Chromosomen eines erhält.

2. Der Bestand an Erbanlagen wird von Generation zu Generation immer wieder neu durchmischt; es entsteht eine überaus große Variationsbreite an Kombina-

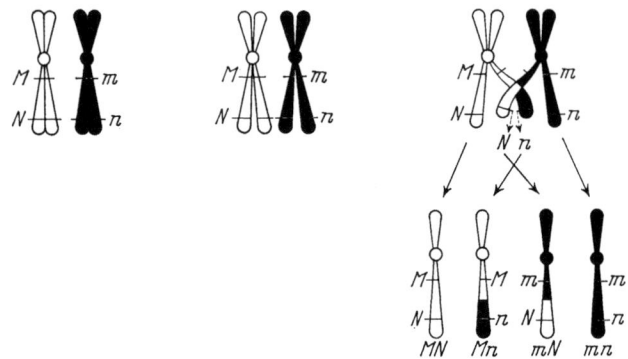

Abb. 5. Crossing over und Faktorenaustausch. (Schema nach WAGNER u. MITCHELL 1955)

tionen der verschiedenen Erbanlagen. Daß die Herstellung dieser Variationsbreite in der Evolution von Vorteil gewesen sein muß, darauf deutet die Einschiebung eines so komplizierten Prozesses wie des Crossing over hin. Außerdem spricht dafür, daß höher entwickelte Formen im allgemeinen, wenn auch keineswegs ohne Ausnahme, mehr Chromosomen besitzen als weniger entwickelte.

2. Die Chromosomen des Menschen

Nachdem wir die allgemeinen Grundlagen der Meiose und Keimzellenbildung beim Menschen besprochen haben, wollen wir uns nun den Trägern der Erbanlagen, den Chromosomen, zuwenden. Zunächst besprechen wir die Chromosomenzahl; dann gehen wir zu den Tatsachen über, die über Gestalt und Aufbau der Chromosomen bekannt sind. Wir beschränken uns dabei hier auf den Bereich des Normalen; die durch Chromosomenaberrationen bedingten Mißbildungen werden in Kap. VI, 1 abgehandelt.

Bis vor wenigen Jahren war man der Meinung, der Mensch habe 48 Chromosomen, 23 Autosomenpaare sowie bei Männern ein X- und Y-Chromosom, bei Frauen zwei X-Chromosomen. — Diese Meinung ging auf Untersuchungen zurück, die T. S. PAINTER in den 20er Jahren an Spermatogonienmitosen durchführte. Bei dieser Gelegenheit konnte PAINTER übrigens auch zum ersten Male die wichtigsten Stadien der menschlichen Spermatogenese darstellen und zeigen, daß die Reifung der Keimzellen beim Menschen in derselben Weise erfolgt wie bei Tieren und Pflanzen, nämlich in einer Meiose.

Seine Ergebnisse über die Chromosomenzahl wurden durch eine Anzahl weiterer Autoren immer wieder bestätigt, und so bedeutete es eine kleine Sensation, als TJIO und LEVAN (1956) behaupteten, die tatsächliche Chromosomenzahl des Menschen betrage 46, 22 Autosomenpaare sowie bei Frauen 2 X-Chromosomen und bei Männern ein X- und ein Y-Chromosom. Hielten TJIO und LEVAN noch für möglich, daß dieses Ergebnis durch irgendeine Besonderheit ihres Untersuchungsmaterials (in Gewebskulturen gehaltene Lungenfibroblasten von vier Embryonen) bedingt sein könnte, so sprachen schon FORD und HAMERTON im gleichen Jahr die Vermutung aus, die früheren Untersucher hätten sich eben geirrt.

Nun muß es dem Außenstehenden, der nicht mit den Untersuchungsmethoden und ihren Schwierigkeiten vertraut ist, fast unglaubwürdig erscheinen, daß ein derartiger Irrtum sich so viele Jahre lang hat halten können. Betrachtet man aber Abbildungen von Präparaten, die mit den früher üblichen Untersuchungsmethoden[1] gewonnen wurden (Abb. 6), dann überrascht es einen eher, daß man durch ihr Studium überhaupt zu einem Wert kommen konnte, der dem tatsächlichen doch immerhin sehr ähnlich war.

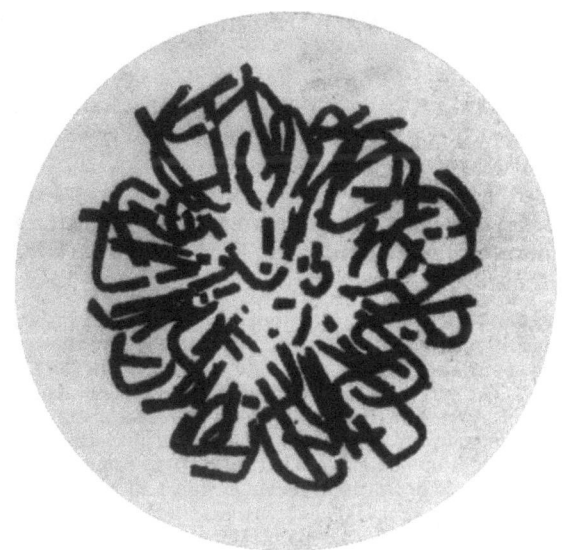

Abb. 6. Darstellung der menschlichen Chromosomen in der Mitose nach einer früher üblichen Technik (n. STERN 1959)

TJIO und LEVAN wurden ihre Untersuchungen durch einen wesentlichen Fortschritt in der Untersuchungstechnik erleichtert: T. C. HSU hatte an Gewebskulturen entdeckt, daß hypertonische Lösungen in vitro den Spindelapparat der sich teilenden Zellen zunächst anschwellen lassen und dann auflösen. Dabei werden die Chromosomen, die sonst in der Metaphasenplatte dicht gedrängt sind, auseinander gestreut und liegen isoliert.

Nach HSU und POMERAT (1953) behandelte man die Zellen aus der Gewebszucht vor der Fixierung 20 min lang mit einer hypotonischen Salzlösung. Die Chromosomenkonturen werden allerdings dabei meist verwaschen und unscharf. Deshalb verbesserten TJIO und LEVAN die Methode, indem sie die hypotonische Lösung nur ein bis zwei Minuten lang auf die lebenden Zellen einwirken

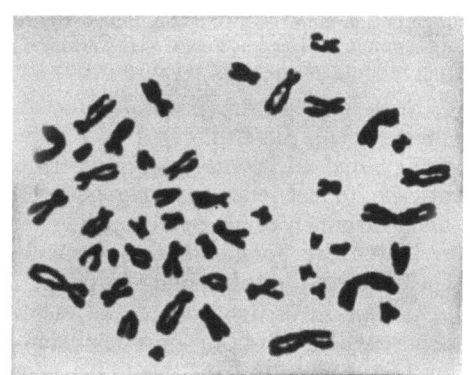

Abb. 7. Darstellung der menschlichen Chromosomen in der Mitose nach moderner Technik (n. TJIO u. LEVAN 1956)

ließen, nachdem sie diese Zellen mit Colchicin vorbehandelt hatten. Colchicin hat nämlich die bemerkenswerte Eigenschaft, daß es die Kernteilung in der Metaphase blockiert. Dadurch sammelt sich im Präparat eine größere Anzahl von Mitosen an. — Außerdem bewirkt es eine stärkere Kontraktion der Chromosomen.

---

[1] PAINTER z. B. zerteilte das Keimdrüsengewebe und fixierte es sofort in Pikrinsäure-Formal-Eisessig, bettete es in Paraffin ein, fertigte 4—11 μ starke Schnitte an und färbte mit Eisenhämatoxylin.

Die mit dieser Methode erhaltenen Präparate (Abb. 7) lassen nun eine einwandfreie Zählung zu.

Andere Autoren verwendeten abweichende Methoden. So verzichtet LEJEUNE auf den Gebrauch des Colchicins und erhält auf diese Weise zwar insgesamt nicht so viele, aber besonders wenig gestörte Mitosen. Unter den angewandten Methoden sei noch die von FORD, JACOBS u. LAJTHA (1958) besonders erwähnt.

Diese Autoren gewannen Knochenmarkszellen durch Sternalpunktion. Diese Zellen wurden für etwa 7 Std in Kultur gebracht, zu der für die letzten zwei Stunden Colchicin hinzugegeben wurde. Sie wurden nach Einwirkung des hypertonischen Schockes nach FEULGEN[1] gefärbt und im Quetschpräparat untersucht. — Beim Versuchstier kann man sich die Prozedur vereinfachen, indem man dem Tier eine gewisse Zeit vor der Entnahme des Knochenmarkes eine Colchicinlösung injiziert. Neuerdings untersucht man auch Leukocyten aus dem strömenden Blut.

Die Zahl der gesunden Individuen, die man bisher untersuchte, beträgt inzwischen weit über 100, und immer wieder fand man die Chromosomenzahl 46. Sie wurde bei einigen Personen auch an Keimdrüsengewebe bestätigt. Nur die Ergebnisse eines Autors weichen in bisher noch unerklärter Weise von denen der übrigen ab. KODANI berichtete mehrfach über das Vorkommen von 48 oder auch von 47 Chromosomen. Er untersuchte die Spermatogonien und Spermatocyten I von Personen, die wegen Nebenhodenentzündung operiert worden waren. Von insgesamt 35 Japanern hatten 13 46 Chromosomen, 21 48 und einer 47 Chromosomen. Von 8 an Prostata operierten Weißen hatten 7 46, einer 48 Chromosomen. Worauf diese abweichenden Ergebnisse zurückgehen, insbesondere ob sie vielleicht mit den besonderen Eigenschaften des Untersuchungsmaterials zusammenhängen, das ist noch unbekannt. Jedenfalls macht man es sich wohl zu leicht, wenn man sie einfach mit technischen Fehlern erklärt. Wenn sich die Befunde bestätigen sollten, dürfte es sich doch auf jeden Fall um genetisch inaktive überzählige Chromosomen handeln. Auffällig bleibt dann immer noch, daß meist zwei oder gar keins vorzukommen scheinen, nur sehr selten jedoch eines, während man nach dem Hardy-Weinbergschen Gesetz (vgl. Kap. III, 2) erwarten sollte, daß die Personen mit einem überzähligen Chromosom die häufigsten wären. STERN führt als mögliche Parallele den Befund von MÜNTZING an überzähligen Chromosomen eines Grases (Poa alpina) an. Hier kamen in den Pollen-Mutterzellen verschiedener Exemplare 2—8 überzählige Chromosomen vor, wobei die geraden Zahlen gegenüber den ungeraden überwogen. Eine mögliche Erklärung ergibt sich nach MÜNTZING durch die Annahme, überzählige Chromosomen zeigten in früheren Entwicklungsstadien eine besondere Neigung zu nondisjunction (Ausbleiben der Trennung zwischen zwei homologen Chromosomen z. B. während der Meiose, in diesem Falle aber in der Mitose. — Über Mißbildungen durch nondisjunction vgl. Kap. VI, 1).

Noch mehr als die Chromosomenzahl interessiert uns der Aufbau der Chromosomen. Schon die früheren Untersuchungen waren zu einer gewissen Einteilung gelangt, und auch von den Forschern, die mit den modernen Methoden arbeiten, entwickelte fast jeder seine eigene Systematik. In ihrem wesentlichen sachlichen Inhalt stimmen diese Systematiken jedoch recht gut überein. In Denver (1960) erreichten die Fachleute eine Einigung über die Nomenklatur. Danach unterscheidet man die folgenden Gruppen:

Gruppe 1—3. Große Chromosomen mit nahezu medianen Centromeren (Kinetochoren). Die drei Chromosomen sind leicht voneinander zu unterscheiden durch ihre Größe und die Lage des Centromeres.

Gruppe 4—5. Große Chromosomen mit submedianen Centromeren. Die beiden Chromosomen sind schwer zu unterscheiden, doch ist Chromosom 4 ein wenig länger.

Gruppe 6—12. Mittelgroße Chromosomen mit submedianen Centromeren. Das X-Chromosom ähnelt den längeren Chromosomen dieser Gruppe, besonders dem Chromosom 6, von dem es schwer zu unterscheiden ist. Diese Gruppe ist die einzige, in der die Identifikation individueller Chromosomen größere Schwierigkeiten macht.

---

[1] Spezial-Färbmethode für Nucleinsäuren.

Gruppe 13—15. Mittelgroße Chromosomen mit nahezu terminalen Centromeren („akrozentrische Chromosomen"). Chromosom 13 hat einen deutlichen Satelliten an dem kurzen Arm. Chromosom 14 hat einen kleinen Satelliten an dem kurzen Arm. Kein Satellit ist am Chromosom 15 nachgewiesen.

Gruppe 16—18. Ziemlich kurze Chromosomen mit nahezu medianen (bei Chromosom 16) oder submedianen Centromeren.

Gruppe 19—20. Kurze Chromosomen mit nahezu medianen Centromeren.

Gruppe 21—22. Sehr kurze akrozentrische Chromosomen. Chromosom 21 hat einen Satelliten an seinem kurzen Arm. Das Y-Chromosom ist diesen Chromosomen ähnlich.

Diese Gruppierung wurde der Abb. 8 zugrunde gelegt.

In Tab. 4 sind die gleichen Chromosomen noch einmal in ihren genauen Maßen dargestellt. Dabei ist die Länge der Autosomen in % der Gesamtlänge des haploiden[1] Autosomensatzes gegeben. Weil sie mögliche Unterschiede im Verhalten verschiedener Zellen automatisch kompensiert, ist diese Maßzahl besonders geeignet. — Wir verwendeten dabei die Messungen von CHU und GILES (1959); die der übrigen Autoren weichen nicht wesentlich davon ab; eine Übersicht findet sich bei NACHTSHEIM (1960).

Über die feinere Struktur von menschlichen Chromosomen liegen ebenfalls schon Untersuchungen vor. Damit wir ihre Ergebnisse verstehen können, müssen wir jedoch etwas weiter ausholen und uns wenigstens in groben Umrissen diejenigen Tatsachen ins Gedächtnis zurückrufen,

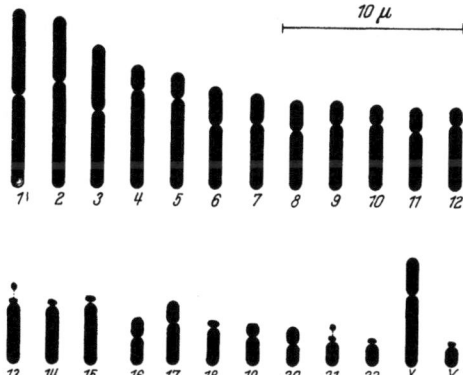

Abb. 8. Die menschlichen Chromosomen, nach Größe und Form geordnet (n. CHU u. GILES 1959). Gemäß der Vereinbarung von Denver (vgl. Text) wurden folgende Umstellungen in der Abbildung vorgenommen: Die Reihenfolge 13, 14, 15 entspricht der ursprünglichen 14, 15, 13; 16, 17, 18 entspricht der ursprünglichen 17, 16, 18

Tabelle 4. *Beschreibung der menschlichen Chromosomen nach Länge und Arm-Index (Verhältnis des langen zum kürzeren Arm). — Die Länge ist in % der Gesamtlänge des haploiden Autosomensatzes wiedergegeben (n. CHU u. GILES, auf Grund der Denver Vereinbarungen modif.)*

Bezeichnung d. Chromosoms	Länge in % der Gesamtlänge des haploiden Satzes	Arm-Index	Lage des Kinetochores[2]
1	9,53 ± 0,02	1,07 ± 0,00	M
2	9,15 ± 0,05	1,48 ± 0,01	M
3	7,60 ± 0,14	1,16 ± 0,01	M
4	6,57 ± 0,30	2,89 ± 0,03	S
5	6,10 ± 0,05	3,17 ± 0,22	S
6	5,88 ± 0,10	1,77 ± 0,07	M
7	5,45 ± 0,03	1,89 ± 0,10	M
8	4,90 ± 0,00	1,65 ± 0,07	M
9	4,90 ± 0,00	2,40 ± 0,23	S
10	4,72 ± 0,00	2,31 ± 0,12	S
11	4,55 ± 0,03	2,12 ± 0,10	S
12	4,46 ± 0,05	3,13 ± 0,31	S
13	3,43 ± 0,04	9,67 ± 0,27	A
11	3,34 ± 0,06	11,94 ± 1,80	A
15	3,60 ± 0,03	9,53 ± 0,57	A
16	2,79 ± 0,06	1,60 ± 0,06	M
17	3,17 ± 0,04	2,07 ± 0,04	S
18	2,58 ± 0,04	3,75 ± 0,43	S
19	2,32 ± 0,09	1,95 ± 0,18	M (S)
20	2,02 ± 0,06	1,28 ± 0,03	M
21	1,59 ± 0,08	6,83 ± 0,17	A
22	1,25 ± 0,06	6,00 ± 0,00	A
X		2,05 ± 0,14	S (M)
Y		5,00 ± 0,00	A

[1] Haploid nennt man den einfachen, diploid den doppelten Chromosomensatz. Beim Menschen beträgt die haploide Zahl 23, die diploide 46.

[2] Es bedeutet: M = Kinetochore in oder nahe der Mitte gelegen, S = Kinetochore subterminal gelegen, A = Kinetochore fast terminal gelegen (Akrozentrische Chromosomen).

die über den Aufbau der Chromosomen bei solchen Arten bekannt wurden, wo sie leichter zu analysieren sind.

Mit der Einführung des Elektronenmikroskops befinden sich unsere Auffassungen auch hier im Fluß. Der Aufbau eines Chromosoms, wie er sich aus Untersuchungen mit dem Lichtmikroskop zu ergeben schien, ist in Abb. 9 (n. HEITZ, 1935) dargestellt. Man sieht einen spiraligen Doppelfaden, das Chromonema, der verschieden dicke Punkte enthält, die Chromomeren. Das ganze ist von einer Matrix umgeben. Außerdem sind bestimmte Regionen vorhanden, die sich durch besondere Eigenschaften auszeichnen. Hier ist vor allem der Spindelfaser-Ansatzpunkt (Kinetochore) zu nennen. Daneben gibt es sekundäre Konstriktionen, und besonders auffällig sind Bereiche, die sich in der Interphase[1] anders verhalten als der größte Teil der Chromosomen: Dieser verteilt sich nämlich auf den Zellkern, so daß die Zusammengehörigkeit und Struktur verwischt wird. Die oben genannten Bereiche bleiben jedoch eng gepackt. Man bezeichnet sie als Heterochromatin (in Gegensatz zu dem häufigeren Euchromatin).

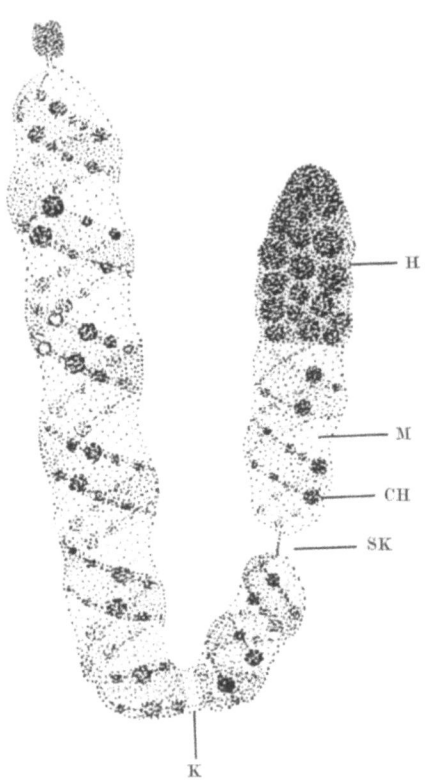

Abb. 9. Aufbau eines Chromosoms, wie es auf Grund von Untersuchungen mit dem Lichtmikroskop vermutet wurde (n. HEITZ 1935, aus RIS 1957) H = Heterochromatin; M = Matrix; K = Kinetochore; CH = Chromomer; SK = Sekundär-Konstriktion

Bei experimenteller Prüfung an besonders gut zugänglichen Versuchstieren erwiesen sich die heterochromatischen Anteile als besonders arm an Genen. So enthält ein volles Drittel des X-Chromosoms von Drosophila melanogaster, dem Haustier der älteren experimentellen Genetik, nur ein einziges bekanntes Gen, das für "bobbed" (verkürzte Borsten), während in den restlichen Dritteln mehr als 100 andere Gene liegen. „Bobbed" ist gleichzeitig das einzige X-chromosomale Gen von Drosophila, das ein Allel im Y-Chromosom besitzt. Dieses enthält außer „bobbed" nur einige wenige Faktoren, die mit der Fruchtbarkeit von Männchen zu tun haben. Das fast genleere Drittel des X-Chromosoms und das Y-Chromosom von Drosophila melanogaster aber bestehen aus Heterochromatin.

Besonders gut eigneten sich die Riesenchromosomen aus den Speicheldrüsen der Dipteren (vieler Insekten, u. a. auch Drosophila) für eine kombinierte genetisch-cytologische Analyse (Abb. 10). Sie sind wesentlich länger gestreckt als gewöhnliche Chromosomen und weisen eine gestreifte Struktur auf, in der intensiv färbbare Streifen sich mit weniger intensiv färbbaren abwechseln. Diese Struktur gilt aber nur für die euchromatischen Anteile. Die heterochromatischen Partien, die bei den Speicheldrüsen-Chromosomen wesentlich weniger stark vergrößert sind, legen sich bei Drosophila zu einer einzigen unstrukturierten Masse, dem Chromozentrum, zusammen. Mit veranlaßt durch diesen Befund haben besonders unvor-

---

[1] Zeit zwischen den Zellteilungen.

sichtige Untersucher zeitweise in den intensiv gefärbten Streifen die Gene, in den wenig oder gar nicht gefärbten Zwischenzonen eine verbindende Substanz gesehen.

Die Analyse der Chromosomenstruktur mit Hilfe des Elektronenmikroskops hat unsere Vorstellungen über den Aufbau der Chromosomen vertieft und teilweise verändert, ohne daß sich allerdings schon jetzt ein entsprechend schönes Schema

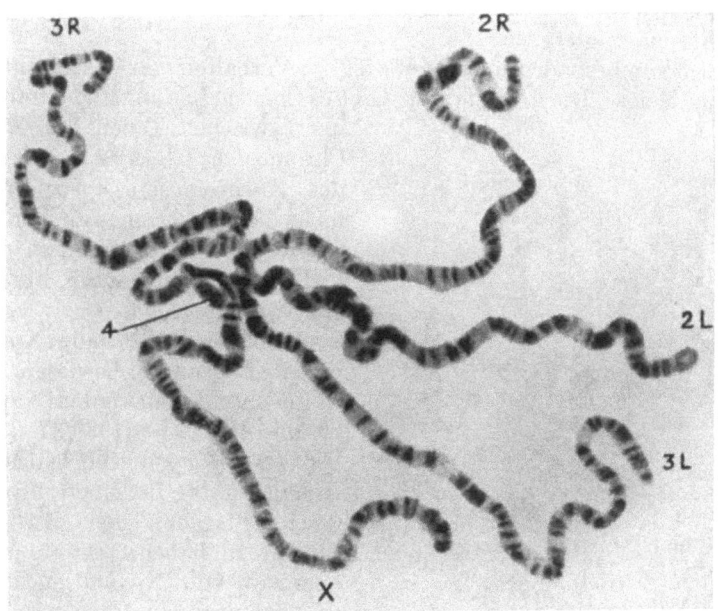

Abb. 10. Riesenchromosomen von Drosophila melanogaster (n. SWANSON 1957)

zeichnen ließe, wie das der Abb. 9 (vgl. RIS 1957, 1959). Zunächst einmal erwies sich die „Matrix" als ein Kunstprodukt, das offenbar durch Schrumpfung der Chromosomen beim Fixieren bedingt ist. Das Chromonema ist offenbar nicht ein einzelner Faden, sondern ein Bündel von Fibrillen, die im üblichen somatischen Kern einen Durchmesser von etwa 200 Å aufweisen, in der Spermie jedoch auf etwa 40 Å zurückgehen. Dieses Bündel ist offenbar je nach dem Funktionszustand des Zellkernes mehr oder weniger stark gewunden und in vielfachen Windungen aufgeknäuelt. Durch die stark und schwach färbbaren Banden der Speicheldrüsen-Chromosomen laufen die Fäden in Längsrichtung hindurch; in den stark färbbaren Banden sind sie jedoch enger gepackt und stärker zusammengewunden. — Worin sich das Heterochromatin vom Euchromatin funktionell unterscheidet, das scheint noch nicht völlig geklärt zu sein. Jedenfalls enthält es die gleichen Mikrofibrillen wie die euchromatischen Regionen.

Die Speicheldrüsen-Chromosomen enthalten offenbar wesentlich mehr parallel laufende Fibrillen als gewöhnliche Chromosomen, und diese Fibrillen sind wesentlich gestreckter.

Wir kehren zu den Chromosomen des Menschen zurück. Heterochromatische Anteile wurden auch bei ihnen beschrieben, so von TJIO u. PUCK (1958) für einen ziemlich großen Teil des Y-Chromosoms und von KODANI (1957) für den gesamten kürzeren Arm des X-Chromosoms. Ein entsprechendes färberisches Verhalten zeigen nach KODANI zwei kürzere Bereiche der Autosomen E und I nach seiner Nomenklatur.

Im Pachyten-Stadium in der Vorphase der Meiose soll ein Chromosom (L nach KODANI) 22 Chromomeren von verschiedener Größe besitzen, die eine spezifische Reihenfolge zeigen[1].

Ein besonderes Interesse haben die Beobachtungen über das Verhalten von Chromosomen während der Meiose, insbesondere über Chiasmata. Denn wo Chiasmata sichtbar sind, findet Crossing over statt (Kap. III, 5b). FORD u. HAMERTON zählten in 23 Zellen durchschnittlich 56 Chiasmata pro Zelle. Die größeren Chromosomenpaare wiesen 5 Chiasmata auf, während die kleineren öfter nur ein einziges Chiasma zeigten.

Genetisch von besonderem Interesse ist das Verhalten von Geschlechtschromosomen in der Meiose. Die Frage lautet: Gibt es Chiasmabildung und damit Crossing over zwischen Teilen des X- und Y-Chromosoms? Daß es wesentliche Teile des X-Chromosoms geben muß, die nicht dem Y-Chromosom homolog sind, wird cytologisch vor allem durch die viel größere Länge des X-Chromosoms, genetisch durch das relativ häufige Vorkommen des vollständig X-chromosomalen Erbganges bewiesen. Wie wir weiter unten sehen werden (Kap. III, 1d), glaubte HALDANE (1936/37 und später), bei verschiedenen erblichen Merkmalen Anhaltspunkte für einen unvollständig geschlechtsgebundenen Erbgang gefunden zu haben, was ein homologes Segment von X- und Y-Chromosom und demnach eine Chiasmabildung und Crossing over voraussetzt. Bei anderen Objekten gibt es so etwas tatsächlich; wir erinnern nur an das schon erwähnte Gen „bobbed" bei Drosophila.

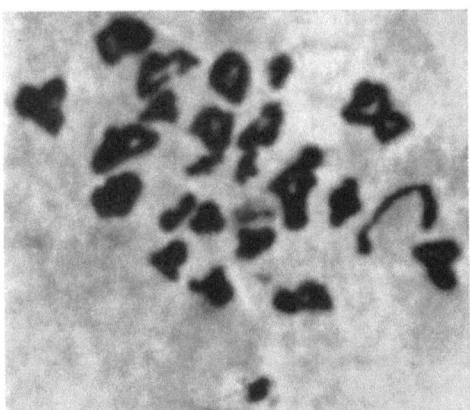

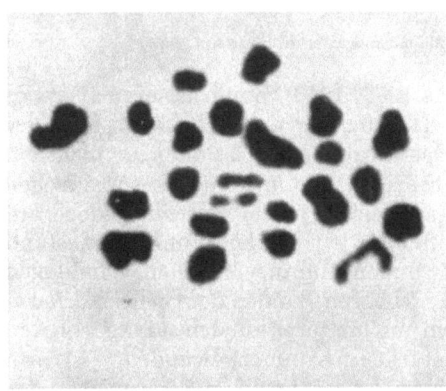

Die Frage der Chiasmabildung zwischen X- und Y-Chromosom hat lebhafte Kontroversen hervorgerufen. MATTHEY (1957) hat auf Grund umfangreicher eigener Erfahrung die Literatur kritisch gesichtet. Er kommt zu dem Ergebnis, daß eine Chiasmenbildung weder zwischen X- und Y-Chromosom des Menschen, noch bei einem anderen Säuger bisher bewiesen wurde. Im Gegenteil: Die Befunde sprechen dafür, daß sie nicht vorkommt. Auch ein früher behaupteter Fall bei der Ratte[2] (Rattus norvegicus) ließ sich nicht bestätigen.

Abb. 11a u. b. Gepaarte Chromosomen bei der ersten Reifeteilung in menschlichem Hodengewebe. a Bei einem japanischen Mann (KODANI 1957). b Bei einem englischen Mann. In beiden Abbildungen rechts sind hakenförmig terminal verbundene und nicht gepaarte X- und Y-Chromosomen zu sehen (n. STERN 1958)

Besonders genannt zu werden verdienen die Befunde von L. SACHS (1953/54). Er zeigte ebenfalls, daß die Meiose des X- und Y-Chromosoms von der sonstigen Meiose ganz verschieden ist: Nach seiner Schilderung sind sie in einem Geschlechtsbläschen gelagert und paaren sich nicht.

---

[1] SCHULZ u. ST. LAURENCE 1949; KODANI 1957.
[2] KOLLER und DARLINGTON 1934.

Nach KODANI (Abb. 11 a) und ganz ähnlich nach FORD u. HAMERTON(Abb. 11 b) ist der kürzere Arm des Y-Chromosoms mit dem kürzeren (heterochromatischen) Arm des X-Chromosoms terminal verbunden.

Wir verlassen die morphologische Betrachtung der Chromosomen als Träger der Erbanlagen, um uns der Frage nach der chemischen Beschaffenheit und Struktur des "genetischen Materials" in den Chromosomen zuzuwenden.

3. Die biochemischen Grundlagen der Vererbung

Nachdem wir jetzt die Chromosomen als Träger der Erbanlagen kennengelernt haben, fragen wir uns weiter: Welches sind die wesentlichen chemischen Bestandteile der Chromosomen? Welche von ihnen tragen die spezifische „Information" von einer Generation auf die nächste?

Gerade auf diesem Gebiet der Genetik waren in den letzten Jahren ganz außerordentlich rasche Fortschritte zu verzeichnen, und es sind besonders die Ergebnisse der Mikrobengenetik (Untersuchungen an Bakterien, Viren und Pilzen), denen wir hier ganz wesentliche Erkenntnisse verdanken. Diese Untersuchungen führten zu einer engen Verbindung von Genetik und Biochemie.

Trotz der großen Unterschiede im „Phänotyp" sind doch die grundlegenden Vorgänge im Aufbau, in der Vermehrung und in der Funktionsweise des genetischen Materials bei den höheren Lebewesen bis zum Menschen hin die gleichen wie bei den Mikroorganismen. Aus verschiedenen Gründen lassen sich jedoch die prinzipiell wichtigen Tatsachen an Mikroorganismen wesentlich besser studieren. Deshalb sollen auch in diesem Rahmen wenigstens einige der für unsere heutigen Vorstellungen entscheidenden Grundversuche besprochen werden.

Wir fragen uns: Welche Vorstellungen macht man sich jetzt über den chemischen Aufbau und die Struktur des genetischen Materials? Das führt zu der spezielleren Frage: Welche Eigenschaften muß eine Struktur besitzen, damit sie als Träger von Erbanlagen in Betracht kommt?

1. Sie muß in der Lage sein, sich unter Wahrung ihrer Spezifität zu vermehren. Aus einer befruchteten Keimzelle entstehen ja die Millionen Zellen des ausgewachsenen Individuums, die den gleichen Erbanlagen-Bestand enthalten.

2. Diese erste Eigenschaft wird begrenzt durch die zweite: Von Zeit zu Zeit kommen auch Änderungen einzelner Erbanlagen (Mutationen; vgl. Kap. VI) vor.

3. Die Struktur muß Informationen enthalten, die sie befähigen, den Phänotyp zu formen.

Durch einige einfache Überlegungen[1] lassen sich alle chemischen Bestandteile des Zellkerns praktisch sicher als ungeeignet ausschließen mit Ausnahme von dreien: dem Protein (Eiweiß), der Ribonucleinsäure (RNS) und der Desoxyribonucleinsäure (DNS).

Nachdem man früher zunächst an das Protein gedacht hatte, sind heute die Fachleute mit wenigen Ausnahmen darüber einig, daß bei Bakterien, allen höheren Lebewesen und bei einem Teil der Viren, z. B. den T-Phagen von E. coli, die Desoxyribonucleinsäure (DNS) das genetisch wirksame Prinzip ist. Einige Pflanzenviren machen eine Ausnahme; hier hat die Ribonucleinsäure (RNS) diese Funktion. Der prominenteste Vertreter dieser Gruppe ist das Tabakmosaik-Virus.

Die Hypothese von der Rolle der DNS, von CASPERSSON und BRACHET zuerst mit gewichtigen Gründen vertreten, wurde in den letzten Jahren besonders durch

---

[1] So kommen z. B. nur solche Makromoleküle in Frage, die in allen Typen von Zellen vorhanden sind, sich aus einer Mindestzahl (etwa 3) verschiedener Elemente zusammensetzen, und selbst durch einen Mechanismus gebildet werden, der die exakte Reihenfolge dieser Elemente sichert (vgl. SPIEGELMAN 1957).

Experimente der Mikrobengenetiker stark gestützt. Ich nenne nur zwei Gruppen von Versuchen:

1. Es ist möglich, reine DNS von einem Bakterienstamm auf Individuen eines anderen Stammes zu übertragen und damit erbliche Eigenschaften des „Spenders" beim „Empfänger" hervorzurufen. Dieser Effekt, den man auch als „Transformation" bezeichnet, wurde von GRIFFITH (1928) an Pneumokokken entdeckt; Individuen der ungekapselten R-Form wurden in die gekapselte S-Form durch Zugabe abgetöteter Bakterien dieser S-Form umgewandelt. AVERY u. Mitarb. (1944)

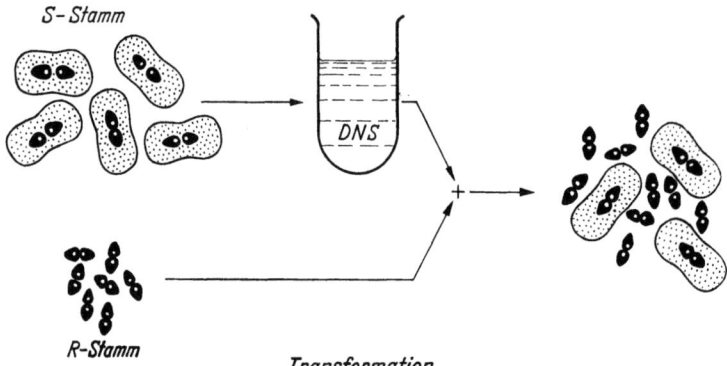

Abb. 12. Transformation: Übertragung der genetisch bedingten Fähigkeit zur Kapselbildung durchTransformation auf Individuen eines nicht kapselbildenden Stammes bei Pneumococcus (Schema nach KAUDEWITZ 1959)

zeigten, daß das transformierende Agens DNS ist (Abb. 12). Seither ist diese Transformation bei einer ganzen Reihe erblicher Merkmale einer größeren Anzahl von Bakterienarten gelungen[1].

In den letzten Jahren wird sogar vereinzelt über angeblich gelungene Transformationen bei höheren Tieren (z. B. Enten[2]; Hühnern[3]) durch Injektion von DNS beim Jungtier berichtet. Die Befunde sind jedoch schwer oder gar nicht reproduzierbar, hängen offenbar von noch unbekannten Nebenbedingungen ab und sind schwer zu deuten.

2. Die zweite Gruppe von Versuchen betrifft das Verhalten der DNS und des Proteins bei Bakteriophagen. Der jetzt schon klassische Versuch von HERSHEY und CHASE (1952) sei kurz geschildert: Das Protein des Coli-Phagen T 2 wurde mit S^{35} markiert, der DNS-Anteil in einem Parallelversuch mit P^{32}. Dann ließ man den Phagen auf das Bacterium einwirken; er injizierte seinen DNS-Inhalt, die zurückbleibenden Hüllen wurden entfernt, und man ließ es zur Lysis[4] kommen. In den nun untersuchten Phagenpartikeln ließ sich ein großer Teil (40%) des P^{32} nachweisen, in den Phagenpartikeln des Parallelversuches jedoch nur sehr wenig S^{35}. Demnach war die DNS in das Bacterium injiziert worden, aber das Protein war draußen zurückgelassen. Trotzdem blieb die genetische Spezifität des Phagen erhalten. Zunächst nahm man daran Anstoß, daß nur 40% der Phagen-DNS zurückgewonnen wurde. Neuere Untersuchungen lassen es jedoch als wahrscheinlich erscheinen, daß der Verlust durch experimentelle Eingriffe im Laufe der Messungen bedingt war (HERSHEY u. BURGI 1959).

Es gibt noch eine ganze Reihe weiterer Argumente für die Rolle der DNS als genetisches Material. Wir nennen nur die folgenden: Die Chromosomen selbst enthalten DNS als Hauptbestandteil; daneben sind Histone und Proteine vorhanden. Der mengenmäßige Anteil von DNS steht nach der Meinung der Mehrzahl der

---

[1] Literatur bei WACKER 1959.
[2] BENOIT u. Mitarb. 1957.
[3] STROUN 1958.
[4] Auflösung des Bacteriums und Freisetzung des Phagen.

Autoren in der Regel in einer festen Beziehung zu der Zahl der Chromosomen in der Zelle. Er ist z. B. verdoppelt in Zellen, die einen doppelten Chromosomensatz aufweisen; die „tetraploid" sind. Dagegen ist er z. B. in Spermien etwa halbiert. Wie Untersuchungen mit radioaktiv markierten Elementen (z. B. dem Stickstoff N^{15}) zeigten, verhält sich DNS stoffwechselmäßig in der reifenden Zelle sehr inaktiv; es ändert also seine Zusammensetzung nicht oder kaum.

An der Bedeutung der DNS als spezifischer Träger genetischer Information darf demnach heute nicht mehr gezweifelt werden. Trotz mancher Einwände ist es auch wohl sehr wahrscheinlich, daß nur DNS genetische Informationen von Generation zu Generation überträgt. Keineswegs sicher kann man dagegen sein, daß alle DNS im Zellkern diese Funktion hat. Damit wächst für uns das Interesse an der Frage: Wie ist die DNS chemisch aufgebaut?

D(—)-Ribose   D-(—)-2-Desoxyribose

Pyrimidindasen: Cytosin   Uracil (Laktimform)   Thymin

Purinbasen: Adenin   Guanin

Nucleinsäuren (DNS und RNS) ganz allgemein sind Makromoleküle, die sich aus drei Bausteinen zusammensetzen: Der Phosphorsäure, einer Pentose und bestimmten cyclischen Basen. Diese drei Bestandteile finden sich im Verhältnis 1:1:1. Bei der DNS (Desoxyribonucleinsäure) findet sich als Pentose die Desoxyribose, bei der RNS (Ribonucleinsäure) ist sie durch die Ribose ersetzt. Die vier in der DNS enthaltenen Basen sind: Adenin, Guanin, Thymin, Cytosin. Dagegen enthält RNS anstatt von Thymin Uracil. Ein Phosphatrest verbindet jeweils zwei Zucker durch Esterbindung, und zwar die C-Atome 3 und 5, während die Base am C-Atom 1 sitzt (Abb. 13). Weitere Probleme wirft die Frage auf: Wie setzt sich das „Polynucleotid"-Makromolekül aus diesen „Mononucleotiden" zusammen?

Ist es möglich, ein Modell auszudenken, das nicht nur mit den experimentell bekannten Tatsachen in Einklang steht, sondern auch die vorhin genannten Ansprüche erfüllt, sich also selbst identisch reproduzieren kann, einen plausiblen Mutationsmechanismus nahelegt und Informationen für die Ausbildung des Lebewesens in Gestalt und Funktion bereitstellt?

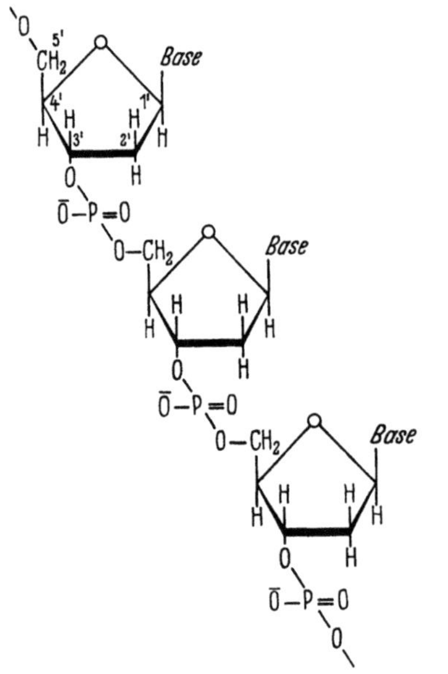

Ein Modell, das diese Ansprüche im wesentlichen, wenn auch mit kleinen Schönheitsfehlern erfüllt, und das sich bis jetzt mit den meisten experimentellen Daten verträgt, entwarfen WATSON u. CRICK (1953). Wie die physikalisch-chemische Analyse mit den verschiedenen Methoden ergibt, besteht die DNS aus langen Fasern, die etwa 20 Å dick sind.

Röntgendiagramme dieser Fasern zeigten neben der Tatsache, daß DNS in zwei Formen vorkommt — Struktur A und B, die erstere mit weniger Wasser als die zweite —, vor allem, daß die Faser sich aus zwei Untereinheiten zusammensetzt. Diese Untereinheiten scheinen nicht gerade nebeneinander herzulaufen, sondern sich umeinander herumzuwinden.

Abb. 13. Aufbau der Polynucleotidkette des DNS-Moleküles: Verbindung der Desoxyribose-Reste durch Phosphorsäure-Moleküle (n. OVEREND u. PEACOCKE 1957)

Analysierte man die Zusammensetzung der DNS chemisch, so fand man, daß etwa so viel Adenin wie Thymin und so viel Guanin wie Cytosin (+ 5-Methylcytosin) vorhanden war.

Auf Grund dieser und einiger weiterer Argumente schlugen WATSON und CRICK eine Struktur vor, die in Abb. 14 dargestellt ist (nach WATSON u. CRICK 1953). Dabei bedeuten die breiten Bänder alternierende Sequenzen von Phosphat und Zucker, die sie verbindenden Sprossen sind Basenpaare. Und zwar läßt sich zeigen, daß aus sterischen Gründen nur immer zwei Basen zusammenpassen: entweder Adenin und Thymin oder Guanin und Cytosin (Abb. 15 nach WATSON u. CRICK). Damit wäre genau die Forderung erfüllt, die sich aus dem gleich häufigen Vorkommen zusammengehöriger Basen ergibt.

Die Reihenfolge der Basenpaare in der Struktur ist freigestellt, sie ist praktisch das einzige, worin sich verschiedene DNS unterscheiden kann, und man wird zu dem Gedanken gedrängt, in dieser Reihenfolge liege die genetische Spezifität beschlossen. Wir kommen darauf zurück, wollen aber zunächst zwei andere Aspekte des Modells behandeln:

1. Wie wir sahen, muß das genetische Material nicht nur Informationen übertragen, sondern sich auch selbst identisch reproduzieren und sich gelegentlich ändern können.

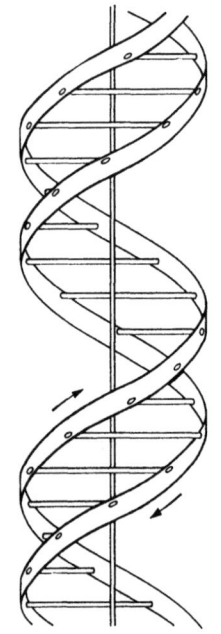

Abb. 14. Modell vom Aufbau des DNS-Moleküls (n. WATSON u. CRICK 1953). Zur Erklärung vgl. den Text

Gerade die Struktur des Watson-Crick-Modells legt nun einen auf den ersten Blick sehr eleganten

Selbstreproduktionsmechanismus nahe (Abb. 16 nach BEADLE). Die Wasserstoff-
bindungen zwischen den Basen könnten aufgelöst werden, die beiden Halbketten
könnten aus freien Nucle-
otiden je eine neue Halb-
kette anbauen, wobei sich
aus sterischen Gründen
wieder nur die passenden
Basen zusammenfinden
würden, und es wären aus
einer Doppelkette zwei
gleiche entstanden.

Befaßt man sich im
einzelnen mit diesem Re-
duplikationsmechanismus,
dann gerät man doch sehr
bald in Schwierigkeiten,
die mit der Spiralisierung
der Struktur zusammen-
hängen. Wie soll man sich
die Entspiralisierung vorstellen, die ja mit der
Verdoppelung einhergehen
muß? Die ursprüngliche
Vorstellung von WATSON
u. CRICK ist in Abb. 17
(nach DELBRÜCK u. STENT
1957) dargestellt; hier wird
ein gleichzeitiges Entspi-
ralisieren und Verdoppeln
angenommen. Die Schwie-
rigkeit ist, daß die ganze
Struktur sich dabei sehr
schnell drehen muß. Andere
Modelle sind entworfen
worden, die wir hier nicht
im einzelnen diskutieren
wollen[1].

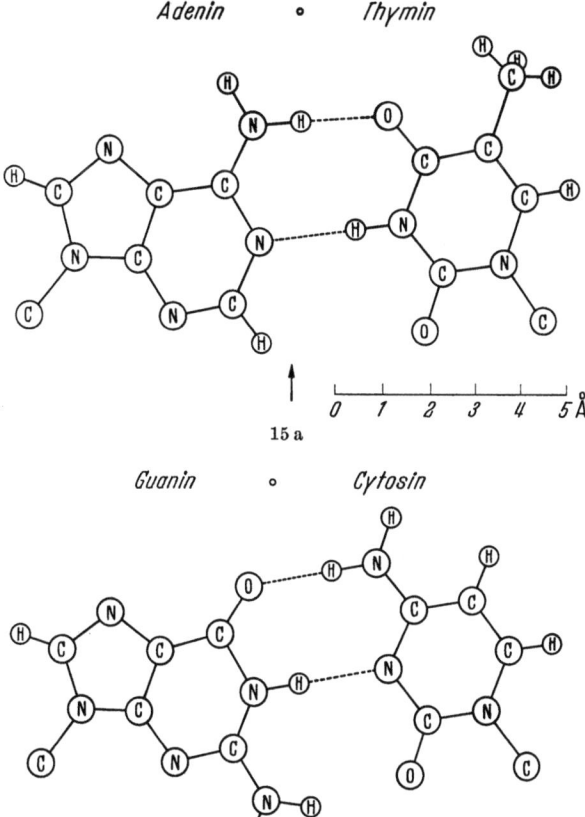

Abb. 15 a u. b. Aus sterischen Gründen passen nur jeweils zwei Basen
zusammen: Adenin und Thymin (a) oder Guanin und Cytosin (b) (n.
WATSON u. CRICK 1953)

Nach der Veröffentlichung des
Watson-Crick-Modells versuchte
man verschiedentlich, experimentell zu prüfen, ob dieser
vorgeschlagene Reduplikations-
mechanismus tatsächlich vorhanden ist. Besonders elegant,
und auch im Ergebnis überzeugend, sind die in vitro-Experi-
mente von LEHMAN u. Mitarb.

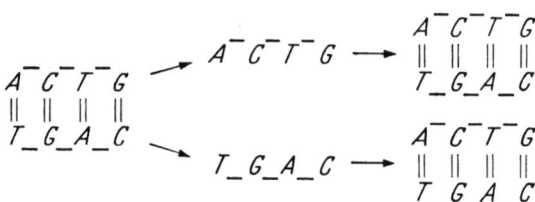

Abb. 16. Schema für die Selbstreproduktion der Watson-Crick-
Struktur (n. BEADLE 1957)

(1958). Man setzte einem Gemisch von Desoxyribonucleosid-Triphosphat, also
von kleinen DNS-Bausteinen, hochpolymere DNS von E. coli und von Aerobacter
aerogenes zu und fand, daß diese DNS sich nun tatsächlich reduplizierte. Und

---

[1] Kritische Übersicht bei DELBRÜCK u. STENT (1957).

zwar war das Verhältnis der Basenpaare Adenin — Thymin zu Guanin — Cytosin gleich der Ausgangs-DNS, aber unabhängig vom Verhältnis unter den Nucleosid-Bausteinen. Damit ist modellmäßig gezeigt: DNS kann sich wirklich identisch reduplizieren.

Diese Arbeit wurde im Rahmen der Untersuchungen von KORNBERG u. Mitarb. durchgeführt, denen die Entdeckung eines Enzyms gelang, mit dessen Hilfe DNS synthetisiert werden kann. Zur Synthese ist jedoch immer die Anwesenheit einer kleinen Menge fertiger DNS, eines Primers, erforderlich. Diese Arbeiten sind theoretisch für die Frage der Entstehung des Lebens überhaupt von überragender Bedeutung. Zusammen mit parallel ausgeführten Arbeiten von OCHOA u. Mitarb., denen die Synthese von RNS gelang, wurden sie 1959 durch die Verleihung des Nobelpreises ausgezeichnet[1].

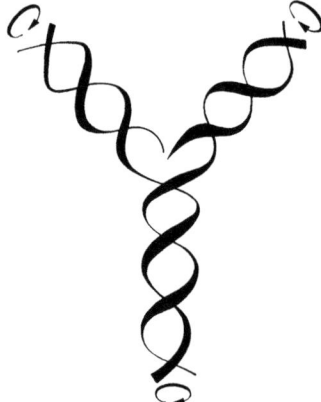

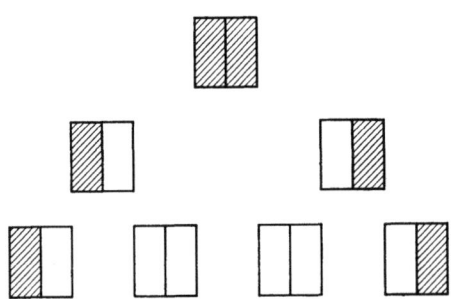

Abb. 17. Der von WATSON u. CRICK vorgeschlagene Mechanismus für die Selbstreproduktion der DNS (n. DELBRÜCK u. STENT 1957)

Abb. 18. Das Experiment von MESELSON u. STAHL (Inkorpo-
ration von schwerem Stickstoff N^{15} bei E. coli), ▩ bedeutet Gehalt an N^{15}, ☐ bedeutet Gehalt an gewöhnlichem Stickstoff N^{14}

Unter den zahlreichen Arbeiten zur Frage, ob die Reduplikation nach dem von WATSON u. CRICK vorgeschlagenen Prinzip vonstatten geht, d. h. ob die Doppelkette sich in komplementäre Einzelketten aufspaltet und jede sich als ganzes das passende Komplement synthetisiert, seien nur die Experimente von MESELSON und STAHL (1958) an E. coli genannt. Sie ließen die Bakterien in ihre DNS den schweren Stickstoff N^{15} einbauen, verpflanzten sie auf ein Medium, das nur den normalen Stickstoff N^{14} enthielt, und wandten dann eine Sedimentierungsmethode an, die es gestattete, DNS-Fraktionen auf Grund sehr geringer Gewichtsunterschiede zu trennen. Das Ergebnis zeigt Abb. 18 (nach MESELSON u. STAHL). Wie man sieht, wird die schwere DNS in der ersten Generation halbiert; von da an bleibt sie unverändert erhalten, findet sich aber nur jeweils bei einem der beiden Partner, die aus einer Teilung hervorgehen. Das ist genau das, was man auf Grund der Watson-Crick-Reduplikation erwarten sollte.

Überraschenderweise zeigten Untersuchungen von TAYLOR u. Mitarb. (1958) mit radioaktiv markierter DNS an Wurzelspitzen der Bohne Vicia faba ein ganz ähnliches Ergebnis: auch hier halbiert sich die markierte Einheit bei der ersten Teilung und wird von da an unverändert weitergegeben. Dieses Ergebnis ist deshalb überraschend, weil die Chromosomen höherer Lebewesen um Größenordnungen umfangreicher sind als die DNS-Moleküle und weil sie sich sicher aus vielen DNS-Fäden zusammensetzen, wie wir oben sahen. TAYLOR schlägt auch eine Struktur für die Chromosomen vor; sie enthält zwei aufeinanderliegende Lamellen von

---

[1] Es ist uns hier leider nicht möglich, auf Einzelheiten einzugehen. Lit. vgl. KORNBERG (1960).

DNS-Molekülen, die zusammen einen doppelwandigen Schlauch bilden. Dieser Schlauch sei dann wieder spiralisiert. Aber das ist natürlich noch ganz hypothetisch).

Überhaupt gehört der Übergang von der Größenordnung der DNS-Moleküle zur Größenordnung der Chromosomen noch zu den wichtigsten ungelösten Problemen. Das gilt nicht nur für die Reduplikation, sondern, um es vorwegzunehmen, auch für den vorgeschlagenen Mutationsmechanismus und nicht minder für die Genfunktion.

Wir kommen jetzt zum zweiten Punkt. Das ist der vom Watson-Crick-Modell nahegelegte *Mutationsmechanismus.*

Wie wir sahen, wird die genetische Spezifität durch die Reihenfolge der Basenpaare erreicht. Dabei ist angenommen, jede Base käme nur in der häufigsten tautomeren Form vor. Nun kann es aber sein, daß sie auch einmal in eine seltenere Form übergeht. Wenn das gerade während der Reduplikation geschieht, wird z. B. Adenin nicht Thymin, sondern Cytosin anlagern (Abb. 19). Bei der nächsten Paarung wird Adenin, das nun seine wahrscheinlichere Konfiguration wiedererlangt hat, Thymin anbauen, das Cytosin aber baut Guanin an, und die Mutation als Änderung eines

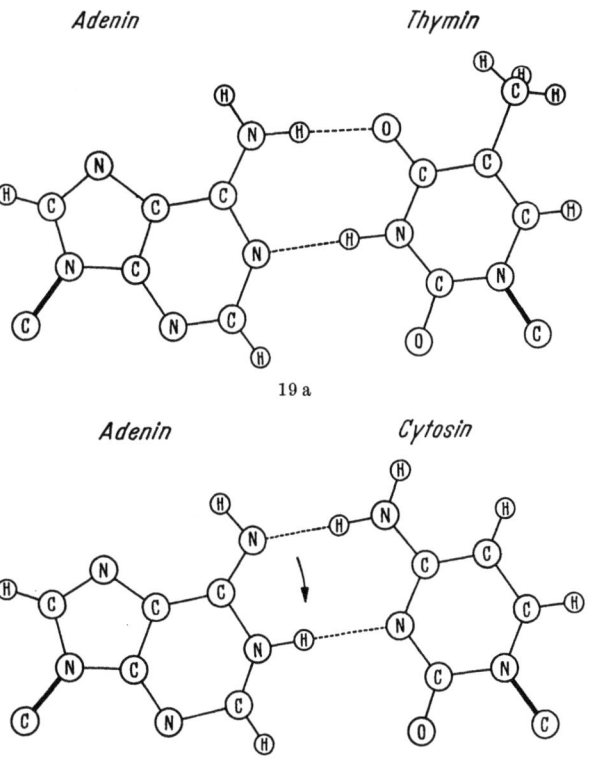

19 a

19 b

Abb. 19 a u. b. Ein möglicher Mutationsmechanismus: Paarung von Adenin (*a*) wie gewöhnlich mit Thymin, (*b*) mit Cytosin, nachdem ein H-Atom eine andere, weniger wahrscheinliche Stelle im Adenin-Molekül eingenommen hat (n. WATSON u. CRICK 1953)

Basenpaares ist eingetreten. Eine derartige Mutation wäre demnach ein Fehler in der Selbstreproduktion des genetischen Materials. Nun sind wir sicher: Es gibt nicht nur einen einzigen Mutationsmechanismus. Schon lange sind neben den „Punktmutationen" die mikroskopisch sichtbaren „Chromosomenmutationen" bekannt.

Andererseits sprechen bestimmte Befunde an Bakteriophagen (vgl. Kap. VI, 4) dafür, daß vielleicht die kleinste mutable Einheit wirklich nur höchstens wenige Nucleotidpaare groß sein könnte, vielleicht sogar nur die Größe eines einzigen Nucleotidpaares besitzt (BENZER). Außerdem hatten Versuche zur Mutationsauslösung mittels spezifischer chemischer Substanzen Erfolg, die entweder konkurrierend für die normalerweise vorkommenden Basen in die DNS eintreten können (u. a. 5-Bromouracil) oder an diesen Basen spezifische Veränderungen hervorzurufen in der Lage sind, wie salpetrige Säure.

Diese Befunde, die weiter unten im Kapitel über chemische Mutagenese genauer behandelt werden sollen, sprechen sehr dafür, daß der genannte Mutationsmechanismus durch Fehler in der Selbstreproduktion des genetischen Materials ("copy error") tatsächlich wichtig ist.

Zusammenfassend läßt sich sagen: Das Watson-Crick-Modell ist bisher nur eine Hypothese, jedoch eine, die sich bereits jetzt als sehr fruchtbar erwiesen hat. Daß die vorgeschlagene Struktur den Tatsachen im wesentlichen entspricht, wird heute allgemein angenommen. Es scheint auch erwiesen zu sein, daß Mutationen durch Einbau anderer als der normalerweise „passenden" Basen vorkommen. Am ungeklärtesten ist dagegen noch der genaue Mechanismus der Reduplikation. Insbesondere gibt es neben den genannten Ergebnissen, die den von WATSON und CRICK vorgeschlagenen Mechanismus zu bestätigen scheinen, andere, an Bakteriophagen gewonnene, die ihm widersprechen. Hier sind noch viele Widersprüche zu lösen.

Wie wir schon kurz erwähnten, ist eines der wichtigsten ungelösten Probleme der Übergang von der Größenordnung des DNS-Doppelfadens (1 Å = 1 Millionstel mm) zur Größenordnung der Chromonemata. Weisen sie eine ähnliche Struktur auf, wie TAYLOR sie vorschlug, etwa indem ein umfangreiches Bündel gleicher Elemente nebeneinanderliegt? Und wie ist dann eine Mutation als "copy error" zu denken? Oder ist im Chromosom wirklich nur ein einfacher, sehr langer, vielfacher spiralisierter Watson-Crick-Faden vorhanden?

Diese offenen Fragen sollen das Kapitel über die chemische Beschaffenheit und Struktur des genetischen Materials beenden.

Das weitere, eng damit zusammenhängende Problem, auf welche Weise diese Struktur genetische Information von Generation zu Generation weiterträgt und wie diese Information den Phänotyp des Individuums spezifisch formt — dieses Problem wird im Kapitel über die Wirkung der Gene abgehandelt werden.

III. Formale Genetik des Menschen

1. Die Mendelschen Erbgänge

a) Die Mendelschen Regeln beim Menschen

Die grundlegende Arbeit MENDELs wurde bereits ausführlich besprochen. Es ist üblich, ihre wesentlichsten Erkenntnisse in Form der drei „Mendelschen Gesetze" etwa folgendermaßen zu formulieren:

1. Eine Kreuzung zwischen zwei in einem Faktor oder Gen reinerbig (homozygot) verschiedenen Individuen führt zu einer F_1-Generation, deren Individuen alle für den betreffenden Faktor mischerbig sind, deren Genotyp also gleich ist (*Uniformitätsgesetz*). Dabei ist es ohne Belang, welcher der beiden Homozygoten der männliche und welcher der weibliche Teil ist (*Reziprozitätsgesetz*).

2. Kreuzt man diese Heterozygoten der F_1-Generation untereinander, so sind die F_2-Nachkommen nicht gleich, sondern es spalten verschiedene Genotypen heraus: Etwa die Hälfte ist wieder heterozygot, während je $1/4$ homozygot sind, also den beiden Elterntypen entsprechen. Während sich dieser Vorgang (Aufspaltung 1 : 2 : 1) bei folgenden Kreuzungen der Heterozygoten unter sich wiederholt, züchten die beiden homozygoten Typen rein weiter (*Spaltungsgesetz*). Wie wir sahen (S. 6f.), deutete MENDEL dieses Ergebnis richtig, indem er die Bildung von zwei verschiedenen Gameten im Verhältnis 1 : 1 bei den Heterozygoten annahm (*Gesetz der Reinheit der Gameten*).

3. Kreuzt man Typen, die sich in mehr als einem Faktor voneinander unterscheiden, dann vererbt sich jedes einzelne Genpaar nach dem 2. Mendelschen Gesetz. Die „Allele" jedes Genlocus werden unabhängig voneinander vererbt. *(Gesetz der Neukombination der Gene.)*

Dieses dritte Mendelsche Gesetz gilt nur eingeschränkt oder gar nicht, wenn „*Genkoppelung*" vorliegt (vgl. Kap. III, 5 b).

Das formale Grundprinzip aller genetischen Forschung sind die drei Mendelschen Gesetze, besonders das zweite.

Bereits in den vorangegangenen Kapiteln wurde hier viel vorweggenommen und als bekannt vorausgesetzt, was wir nun im Zusammenhang darstellen wollen.

Der Mensch hat 46 Chromosomen, 44 Autosomen und das X- und Y-Chromosom. Die Autosomen bilden 22 Gruppen mit je zwei homologen Chromosomen; letztere werden während der Meiose voneinander getrennt. Eine menschliche Gamete enthält also 22 Autosomen, sie ist „haploid". Bei der Befruchtung vereinigen sich die Zellkerne der väterlichen und der mütterlichen Gamete zur Zygote, die wieder 44 Autosomen enthält, also „diploid" ist.

Der Mensch gehört zu den Lebewesen mit genotypischer Geschlechtsbestimmung. Sie erfolgt durch das X- und das Y-Chromosom. Während Frauen zwei X-Chromosomen haben, besitzen Männer ein X- und ein Y-Chromosom. Bei der Meiose verhalten sich die beiden X-Chromosomen bzw. das X- und das Y-Chromosom, was die formal-genetische Folge angeht, wie ein Autosomenpaar. Daraus ergibt sich, daß die Eizellen nach der Meiose alle zusätzlich zu den 22 Autosomen ein X-Chromosom tragen, während von den Spermien die eine Hälfte ein X-, die andere Hälfte ein Y-Chromosom trägt.

Nennen wir ein „homologes" Genpaar AA′, so sind folgende Kombinationen von Eltern möglich:

1. AA × AA

		väterliche Gameten:	
		A	A
mütterliche	A	1/4 AA	1/4 AA
Gameten:	A	1/4 AA	1/4 AA

(Analog: Kreuzung A′A′ × A′A′)

2. AA × AA′

		väterliche Gameten:	
		A	A′
mütterliche	A	1/4 AA	1/4 AA′
Gameten:	A	1/4 AA	1/4 AA′
		1/2 AA	1/2 AA′

Es ergibt sich:
(Gleich: Kreuzung AA′ × AA)
(Analog: Kreuzung AA′ × A′A′)

3. AA′× AA′

		väterliche Gameten:	
		A	A′
mütterliche	A	1/4 AA	1/4 AA′
Gameten:	A′	1/4 AA′	1/4 A′A′

Es ergibt sich: 1/4 AA + 1/2 AA′ + 1/4 A′A′

4. AA × A′A′

		väterliche Gameten:	
		A′	A′
mütterliche	A	1/4 AA′	1/4 AA′
Gameten:	A	1/4 AA′	1/4 AA′

(Gleich: A′A′× AA).

Die Ergebnisse der Kreuzungen für autosomale Gene können wir folgendermaßen zusammenfassen:

1. Aus der Kreuzung zweier Homozygoter des gleichen Allels gehen nur Homozygote des gleichen Allels hervor.

2. Aus der Kreuzung eines Homozygoten und eines Heterozygoten des gleichen Allels gehen Homozygote und Heterozygote im Verhältnis 1:1 hervor.

3. Die Nachkommen aus der Kreuzung zwischen zwei Heterozygoten der gleichen Allele gehören zu je einem Viertel den beiden homozygoten Typen an; die Hälfte ist wieder heterozygot. Das Aufspaltungsverhältnis lautet also 1:2:1.

4. Aus der Kreuzung zweier Homozygoter verschiedener Allele gehen nur Heterozygote hervor.

Da von allen, von beiden Geschlechtern im Laufe des Lebens gebildeten Keimzellen nur eine in erster Näherung zufällige, winzige Stichprobe zur Befruchtung gelangt, sind diese Zahlenverhältnisse nicht genau, sondern nur innerhalb der Zufallsabweichungen erfüllt.

Für die Kreuzungsanalyse ist die Möglichkeit 1 in der Regel uninteressant; eine Ausnahme wird uns bei Besprechung des autosomal-recessiven Erbganges beschäftigen. Auch der Fall 4 ist weniger wichtig. Im Vordergrund unserer Betrachtung stehen die Fälle 2 und 3.

Daß die obengenannte Gesetzmäßigkeit zutrifft, sieht man beim Menschen am besten an häufigen Genen, bei denen alle drei Phänotypen sich deutlich und einwandfrei voneinander unterscheiden. Man spricht von „intermediären" oder im Falle der Blutgruppen, wo der Heterozygote kein Zwischending zwischen den Homozygoten ist, sondern beide Merkmale kombiniert aufweist, von „kombinantem" Verhalten (LENZ). Beispiele sind die MN-Blutgruppen und die Haptoglobine. Die Grundlagen der Blutgruppenserologie sind in Kap. III, 3, die Haptoglobine in Kap. VII, 3 f genauer erläutert.

In vielen Fällen jedoch entsprechen den drei Genotypen nur zwei Phänotypen: Der Heterozygote ist gleich dem einen Homozygoten oder ähnelt ihm doch sehr stark. In diesem Falle nennt man

Tabelle 5. *Familienuntersuchungen 1929—1952 zur Genetik der MN-Blutgruppen (etwas gekürzt)* (n. WIENER u. Mitarb. 1953)

Paarungstyp	Zahl der Familien	Typen der Kinder			Insgesamt
		M	N	MN	
M × M	153	326	0	(1)	327
M × N	179	(1)	0	376	377
N × N	57	0	106	0	106
MN × M	463	499	(1)	473	973
MN × N	351	(3)	382	411	796
MN × MN	377	199	196	405	800
	1580	1028	685	1666	3379

dasjenige Allel, das den Phänotyp des Heterozygoten bestimmt, nach MENDELs Vorschlag „*dominant*", während man das andere, das nur im homozygoten Zustande einen phänotypischen Effekt hat, als „*recessiv*" bezeichnet.

In diesem Sinne wurde der Dominanzbegriff von MENDEL eingeführt. Inzwischen hat er aber besonders in der Humangenetik einen Bedeutungswandel durchgemacht, an dem vorüberzugehen unrealistisch wäre.

Aus Gründen, die wir weiter unten genauer kennenlernen werden, konnte man einfache Erbgänge zunächst an Anomalien, also meist an „*Erbkrankheiten*" leichterer oder schwererer Art aufzeigen. Diese Anomalien pflegen aber jede für sich sehr selten zu sein. So kommt es, daß praktisch alle beobachteten Kreuzungen mit dominanten Anomalien dem zweiten Typ angehören, also Kreuzungen Aa×aa sind[1].

---

[1] In der üblichen Weise bezeichnen wir das dominante Allel mit einem großen, das recessive mit einem kleinen Buchstaben.

Aus ihnen gehen aber heterozygote und recessive Kinder im Verhältnis 1 : 1 hervor; Homozygot-dominante jedoch werden nicht beobachtet. — Daraus folgt, daß man bei all diesen „dominanten" Anomalien die Homozygot-dominanten fast nie kennt. Man weiß also gar nicht, ob sie wirklich mit dem Heterozygoten übereinstimmen. Im Gegenteil: Manchmal hat man Grund anzunehmen oder man weiß sogar, daß sie in viel höherem Maße abnorm sind als die Heterozygoten.

Wir werden weiter unten eine Reihe derartiger Fälle kennenlernen.

Strenggenommen müßte man hier von intermediärem Erbgang sprechen, was jedoch nicht geschieht. Wir empfehlen deshalb folgende Bezeichnungsweise:

„Als recessiv sollen alle diejenigen Mutanten gelten, bei denen die Heterozygoten nur schwer oder gar nicht von der Normalform unterscheidbar sind. Als dominant sollen alle diejenigen Mutanten gelten, bei denen die Heterozygoten deutlich von der Normalform abweichen. Die Abtrennung intermediärer Gene scheint unzweckmäßig, da recessiv und dominant im reinsten Sinne nur selten auftretende Grenzfälle sind" (NACHTSHEIM, SCHICK u. v. VERSCHUER 1937).

b) Beispiele für autosomal-dominanten Erbgang

Definieren wir den Dominanzbegriff so, dann fällt es uns nicht schwer, aus der humangenetischen Literatur eine große Anzahl von typischen Stammbäumen mit dominanten Erbgang und den verschiedensten erblichen Anomalien herauszufinden.

Das erste Beispiel, welches beschrieben wurde, ist die Sippe von FARABEE (1904) mit Kurzfingrigkeit (Abb. 20). Außer dieser Sippe sei ein weiteres Beispiel

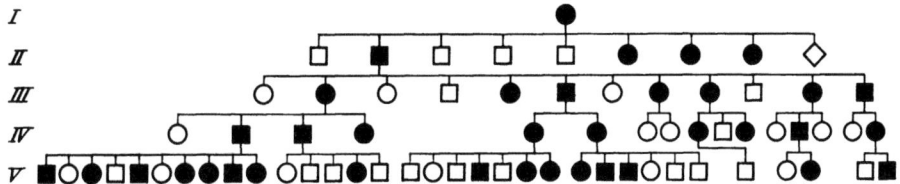

Abb. 20. Stammbaum mit Kurzfingrigkeit (n. FARABEE 1904): erster Nachweis eines autosomal-dominanten Erbganges beim Menschen

gezeigt, die Sippe von HEDGEKATTI (1939) mit einer der eindrucksvollsten erblichen Anomalien, Spalthand und Spaltfuß (Abb 21a, b;). In diesen Sippen können wir folgendes feststellen:

1. Die Übertragung erfolgt immer von einem der Eltern auf etwa die Hälfte der Kinder. Unter den Kindern befallener Eltern ist das Verhältnis Befallener zu Gesunden im Durchschnitt 1 : 1.

2. Kinder von Merkmalträgern, die von dem Merkmal frei sind und einen Gesunden heiraten, haben ausschließlich gesunde Kinder.

3. Die Übertragung ist unabhängig vom Geschlecht der Eltern, d h. sie erfolgt genauso häufig vom Vater wie von der Mutter und auf die Söhne ebenso oft wie auf die Töchter.

Allerdings gelten diese Regeln in aller Strenge nur dann, wenn das betreffende Gen vollständige Penetranz zeigt. Bleibt bei einzelnen seiner Träger die Manifestation aus, dann sind die Merkmalträger gegenüber dem 1 : 1-Verhältnis vermindert, und es werden Generationen übersprungen, oder es treten mehrere Merkmalträger als Kinder gesunder Eltern auf. Man spricht von „unvollständiger Dominanz". Beim Menschen, aber auch beim Versuchstier sind derartige Manifestationsschwankungen außerordentlich häufig (vgl. Kap. VII, 1 b).

Nun kommt es aber auch bei nach der oben gegebenen Definition dominant erblichen Anomalien von Zeit zu Zeit vor, daß zwei Heterozygote, also zwei

Personen, die phänotypisch erkrankt sind, einander heiraten. Die Chance dafür ist besonders groß bei Verwandtenehen, weil Blutsverwandte einen Teil ihrer Erbanlagen gemeinsam haben. Wir haben es dann nicht mit dem Kreuzungstyp 2 zu tun, der sonst für seltene dominante Merkmale typisch ist, sondern es liegt der Kreuzungstyp 3 vor, den wir jetzt etwas anders schreiben wollen als auf S. 31:

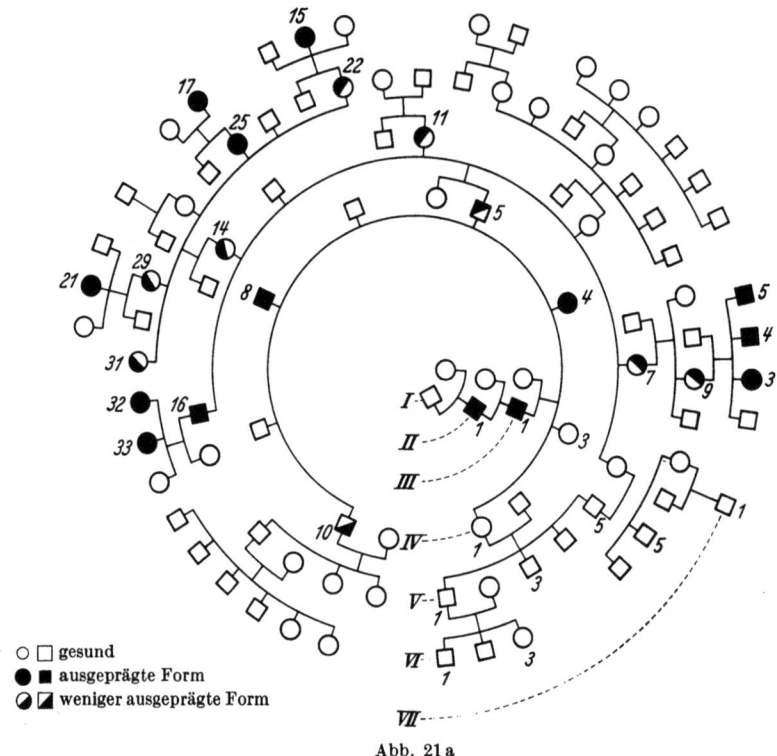

Abb. 21 a

Abb. 21 a u. b. Beispiel für autosomal-dominanten Erbgang: Spalthand und Spaltfuß. Abb. 22a zeigt den Stammbaum. Dabei weisen mit ■ bezeichnete Personen die Anomalie an allen vier Extremitäten in ausgeprägter Form auf. Mit ◥ bezeichnete Personen dagegen zeigen die Anomalie zwar auch an allen vier Extremitäten; die Hände jedoch sind etwas weniger mißbildet. Abb. 22 b zeigt einige Familienangehörige. Die Großmutter re. ist V-14, ihre beiden Töchter (links und Mitte) sind VI,22 und VI,25; das befallene Kind (links) ist VII 17. das merkmalsfreie Kind (Mitte) VII, 14

Wir bezeichnen das dominante Allel mit einem großen und das recessive Allel mit einem kleinen Buchstaben. Die Kreuzung lautet dann: Aa × Aa. Aus ihr gehen die drei Genotypen im Verhältnis $1/_4$ AA : $1/_2$ Aa : $1/_4$ aa hervor.

Das letzte Viertel (aa) enthält das krankhafte Gen nicht. Die Hälfte ($1/_2$ Aa) ist heterozygot; ein Viertel jedoch ($1/_4$ AA) ist homozygot. Demnach gibt uns dieser (sehr seltene) Kreuzungstyp in $1/_4$ der Kinder Aufschluß über die Beschaffenheit der Homozygoten dominanter Gene.

In der Erbpathologie des Menschen ist eine Reihe von Beispielen für derartige Kreuzungen bekannt, in denen man teilweise mit Sicherheit, in anderen Fällen doch mit hoher Wahrscheinlichkeit annehmen kann, daß tatsächlich Homozygote herausgespalten sind. Eine Auswahl von ihnen wollen wir jetzt betrachten.

Ein sehr eindrucksvolles Beispiel ist die Pelger-Anomalie der Leukocyten. Bei dieser, soweit wir bisher wissen, harmlosen Anomalie zeigen die Leukocytenkerne nicht die gewöhnliche Segmentierung, sondern sie zeigen in der Regel nur zwei Segmente, die in besonders typischen Fällen etwa gleich groß und rund sind. Das Chromatin ist grobschollig, pyknotisch. Kennt man das Merkmal nicht, dann besteht die Gefahr, daß man es mit der Segmentierungshemmung („Linksverschiebung") verwechselt, die ein typisches Symptom vieler Infektionen ist und dann auf eine beschleunigte Regeneration der Leuko-

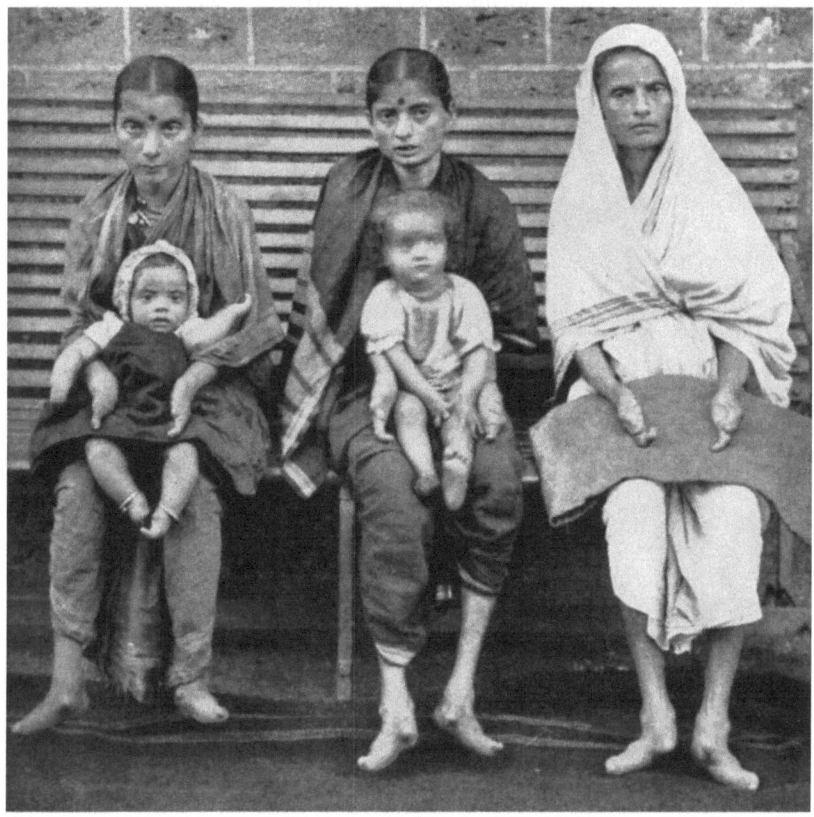

Abb. 21b

cyten hindeutet. Man spricht auch von einem „pseudoregenerativen Blutbild" (Abb. 22). Die Pelger-Anomalie ist nach der eben gegebenen Definition ein typisches dominantes Erbmerkmal: Wo man die Eltern von Merkmalsträgern untersuchen konnte, zeigte — (bis auf wenige Untersuchungen, die als Neumutationen gedeutet wurden, — vgl. Kap. VI) — ein Elternteil ebenfalls die Pelger-Anomalie, und unter Geschwistern wie unter Kindern fand sich ein Verhältnis 1 : 1 (vgl. Abb. 23).

Nun traf es sich glücklich, daß die gleiche Anomalie auch beim Kaninchen gefunden wurde (UNDRITZ). Nichts lag näher, als bei diesem Versuchstier die homozygoten Pelger durch Kreuzung zweier Heterozygoter untereinander zu züchten (NACHTSHEIM). Das erwies sich jedoch als schwierig: Diese Homozygoten zeigten eine leidige Neigung, schon vor der Geburt abzusterben. Endlich gelang es jedoch, einige lebendgeborene Junge zu gewinnen und diese Tiere durch sorgfältige Pflege für meist nur kurze Zeit am Leben zu erhalten. Sie wiesen einige bemerkenswerte Besonderheiten auf:

Zunächst ist die Form und Beschaffenheit der Leukocyten bemerkenswert. Die Neutrophilen sind alle rund oder gebuchtet. Andere Zellen kommen nicht vor. Das Chromatin ist äußerst grobschollig, so daß die wenigen vorhandenen, groben Schollen entfernt an eine Segmentierung erinnern können, wenn man die Kernmembran nicht beachtet (Abb. 24a). Das Schema Abb. 25 (nach NACHTSHEIM

3*

1950) stellt die genetischen Beziehungen mit den typischen Kernformen übersichtlich zusammen.

Die Kernverklumpung erstreckt sich neben den Granulozyten auch auf diejenigen Elemente, die schon normalerweise rund sind, wie Lymphozyten und

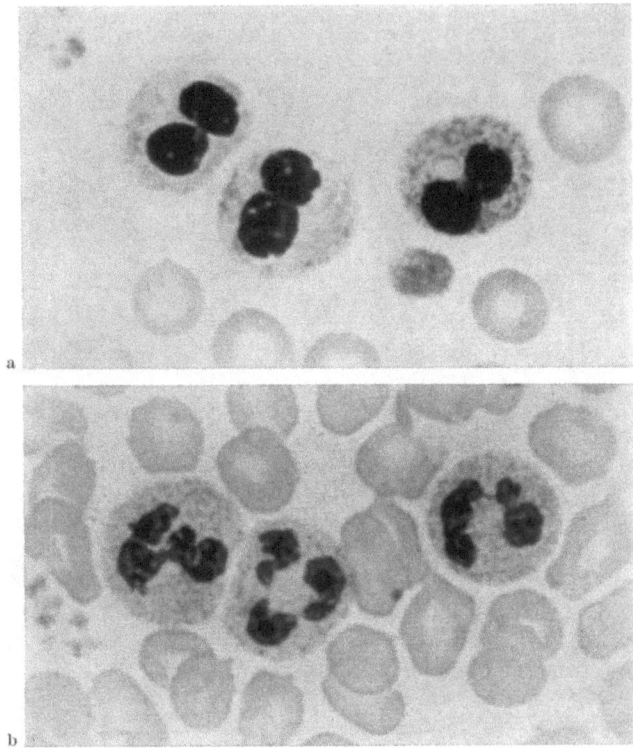

Abb. 22a u. b. Pelger-Zellen (a) im Vergleich zu normalen Leukocyten (b). Man sieht deutlich die plumpere Form des Kernes und das gröbere Chromatin

Plasmazellen. Neben der Anomalie des Blutes findet sich im Überpelger-Phänotyp des Kaninchens noch eine Reihe weiterer Symptome: Sie sind schon bei Geburt die leichtesten unter ihren Wurfgeschwistern. Die nachgeburtliche Entwicklung

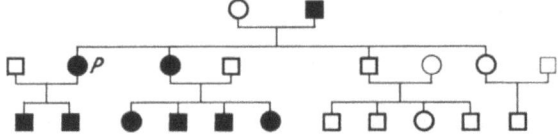

Abb. 23. Stammbaum mit Pelger-Anomalie (n. NACHTSHEIM)

verläuft verzögert (Abb. 26). Das auffälligste Merkmal sind jedoch die stark mißbildeten Extremitäten. Es besteht eine Chondrodysplasie, die nicht nur die Röhrenknochen, sondern u. a. auch die Rippen betrifft. Dadurch wird der Brustkorb verengt, *und das verursacht den Tod der meisten bis zur Geburt überlebenden Tiere.*

Auf Grund dieser Befunde äußerte NACHTSHEIM die Vermutung, der homozygote Pelger-Mensch werde ein dem Überpelger-Kaninchen ähnliches Blutbild

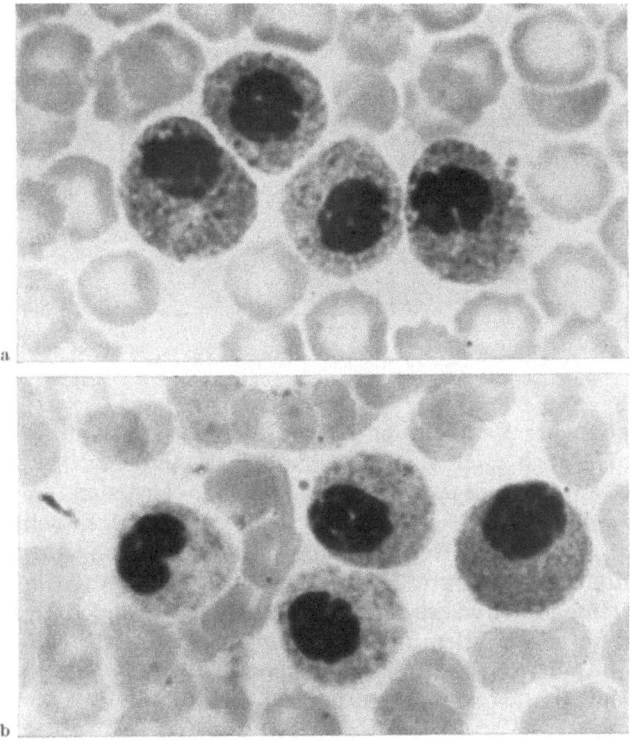

Abb. 24a u. b. Leukocyt des homozygoten Pelgers (Überpelger) a beim Kaninchen, b beim Menschen

und darüber hinaus auch schwere Veränderungen des Skeletsystems aufweisen, möglicherweise sogar immer vor der Geburt absterben.

Im Jahre 1952 fanden zwei holländische Ärzte den ersten homozygoten Pelger-Menschen. Das Kind fand sich in einer Sippe holländischer Zigeuner und ent-

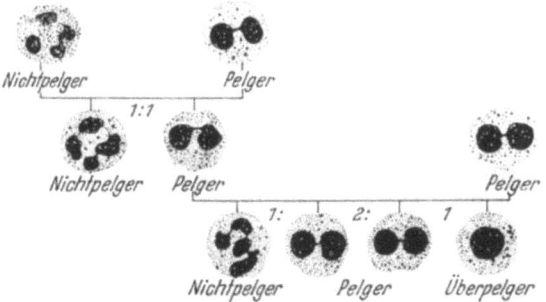

Abb. 25. Schematische Darstellung der genetischen Verhältnisse bei der Pelger-Anomalie (n. NACHTSHEIM 1950)

stammte, wie uns nicht überrascht, einer Blutsverwandten-Ehe. Vater und Mutter waren Vetter und Kusine 1. Grades (Abb. 27).

Bei ihm bestätigte sich die Voraussage NACHTSHEIMs nur zum Teil; die Granulo-cyten waren zu 94% genauso beschaffen wie beim Überpelger-Kaninchen (Abb. 24b). Irgendwelche Skeletanomalien fanden sich dagegen nicht. Epileptische Anfälle und eine langsame Entwicklung sind offenbar ein Zufallsbefund, zumal sich Zeichen

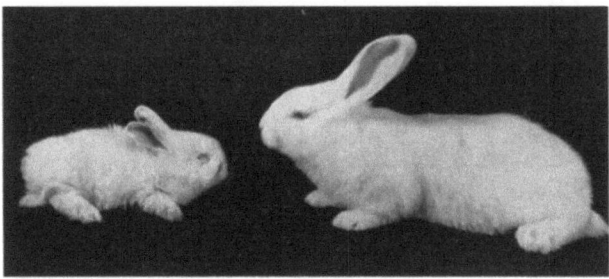

Abb. 26. Überpelger-Kaninchen neben einem normalen Wurfgeschwister. Man sieht deutlich den Zwergwuchs und die Mißbildung der Extremitäten

abnormer psychischer Veranlagung auch in der übrigen Familie fanden. — In-zwischen wurden noch zwei weitere menschliche Überpelger bekannt, bei denen allerdings die Familienuntersuchung aus äußeren Gründen nur unvollständig durchgeführt werden konnte oder gar ganz fehlte. Beide waren vollständig gesund.

Auch sonst gibt es eine Reihe von Beispielen. Das wahrscheinlich erste ver-danken wir MOHR und WRIEDT (1919). Aus einer Verwandtenehe zwischen zwei Personen, die eine Brachydaktylie (Kurzfingrigkeit) mäßigen Grades aufwiesen, ging ein Kind hervor, bei dem nicht nur Finger und Zehen fehlten, sondern das außerdem noch multiple Skeletmißbildungen aufwies. Das Kind starb mit einem Jahr. Eine Schwester zeigte dagegen nur den leichteren Defekt der Eltern.

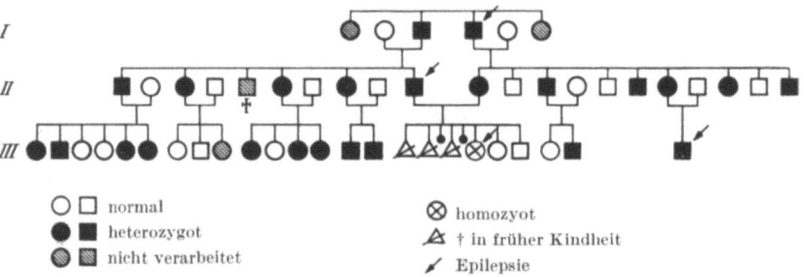

Abb. 27. Stammbaum des ersten menschlichen Überpelgers (n. HAVERKAMP-BEGEMANN u. VAN LOCKEREN-CAMPAGNE 1952)

Ein anderes Beispiel ist die Sippe von SNYDER u. DOAN (1944). Zwei Träger einer gutartigen dominant erblichen Form der Teleangiektasie[1] hatten ein Kind mit multiplen, schweren inneren und äußeren Teleangiektasien. Dieses Kind starb mit $2\frac{1}{2}$ Monaten an unkontrollierbaren Blutungen.

JOHNSON u. FALLS (1949) beobachteten eine Ehe zwischen zwei Trägern einer milden Form der Epidermolysis bullosa[2]. Zwei von 8 Kindern zeigten das Syndrom in besonders schwerer Form.

---

[1] Erweiterung der Blutcapillaren.
[2] Blasenbildung der Epidermis.

WELANDER (1957) beschrieb eine Sippe mit einer besonderen Form von Atrophie der distalen Extremitäten-Muskeln. Von den 16 Kindern eines Elternpaares, von denen beide diese relativ leichte Erkrankung aufwiesen, zeigten drei einen atypischen und besonders schweren Befall: Es waren auch die langen Flexoren und die proximale Muskulatur des Hüftgürtels befallen, und die Erscheinungen wurden früh im Leben sichtbar.

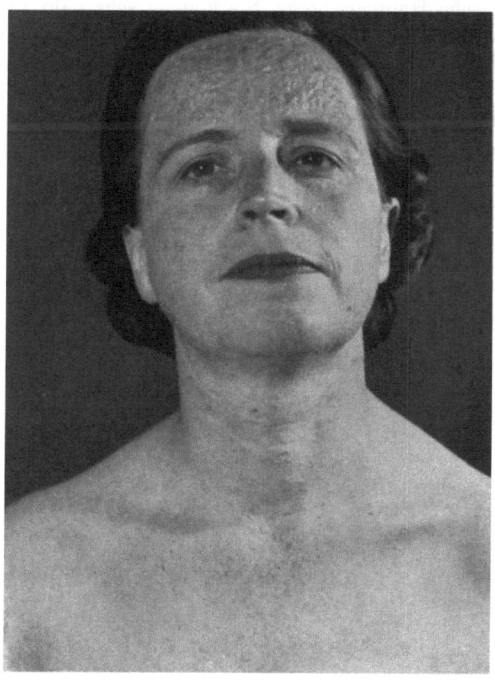

Beim Epithelioma adenoides cysticum (BROOKE) treten im Gesicht hautfarbene hirsekorn- bis linsengroße Knötchen auf; es kommen jedoch am übrigen Körper auch isolierte größere oder kleinere Tumoren vor. Normalerweise zeigt das Leiden einen typisch dominanten Erbgang. In einer von GAUL (1953) beschriebenen Sippe findet sich eine Patientin, deren Eltern beide das Krankheitsbild aufweisen (Abb. 28). Das klinische

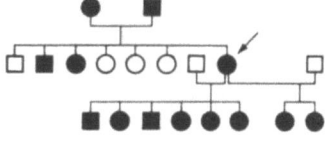

Abb. 28a   Abb. 28b

Abb. 28a u. b. a Epithelioma adenoides cysticum (BROOKE) (Beob. Dr. DORN). b Stammbaum mit Epithelioma adenoides cysticum (n. GAUL)

Bild bei dieser Patientin ist wesentlich ausgeprägter als bei den übrigen befallenen Familienangehörigen. Da ihre 8 Kinder aus zwei Ehen sämtlich das Merkmal aufweisen, ist für sie selbst Homozygotie auch genetisch sehr wahrscheinlich.

In allen diesen Beispielen wird eines deutlich: *Bei „dominanten" Erbleiden nach der oben gegebenen Definition des Dominanz-Begriffes scheint es eher die Regel zu sein, daß die Homozygoten eine Anomalie höheren Grades aufweisen als die Heterozygoten.* Sie kann u. U. sogar mit dem Leben unvereinbar sein, also einen Letalfaktor darstellen (vgl. Kap. VII, 1a); notwendig ist das jedoch nicht.

c) Beispiele für autosomal-recessiven Erbgang

Wenn die Heterozygoten nicht oder nur schwer, vielleicht unter Verwendung besonderer Untersuchungsmethoden von den normalen Homozygoten unterscheidbar sind, spricht man von *recessivem Erbgang*. Während bei selteneren, dominanten Erbleiden fast alle beobachteten Kreuzungen dem Typ 2 angehören, haben wir es bei autosomal-recessiven Merkmalen in der überwiegenden Mehrzahl der Fälle mit Kreuzungen des 3. Typs zu tun. Es sind also Kreuzungen Aa × Aa. Wie wir aber sahen, gehen aus der Kreuzung zweier Heterozygoter die drei Genotypen in dem Verhältnis 1 : 2 : 1 hervor. Da der Heterozygote vom dominanten Normaltyp nicht zu unterscheiden ist, finden wir also unter den Kindern $^1/_4$ Merkmalsträger.

Ein recessives Erbleiden ist das Xeroderma pigmentosum, eine sehr schwere, zum Tode führende Hautkrankheit. Bei ihr entstehen nach Belichtung vornehmlich an den Händen und im Gesicht lokalisierte Erytheme, denen Hyperpigmentierungen im gleichen Bereich folgen. Das 3. Stadium besteht in der Entwicklung atrophischer Herde z. B. an der Nase, den Ohren, den Augenlidern. Die erkrankten Hautpartien zeigen infolge der gleichzeitig auftretenden Teleangiektasien ein buntfleckig-scheckiges Aussehen. Nach längerem Bestehen nimmt das narbig-atrophische Stadium eine unebene, warzenähnliche Beschaffenheit an; schließlich entwickeln sich aus diesen Hyperkeratosen typische Hautcarcinome. Sie können sehr bald zu Verstümmelungen, Metastasen, Kachexie und zum Exitus führen. Abb. 29 b zeigt einen Stammbaum, bei dem ein Kind gesunder Eltern das Merkmal trägt.

Besonders häufig sind die heterozygoten Eltern von recessiven Merkmalsträgern wie hier miteinander verwandt. Meist haben sie dann das recessive Gen

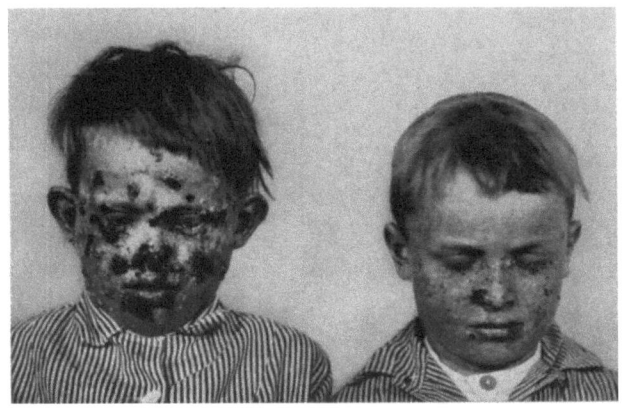

Abb. 29a

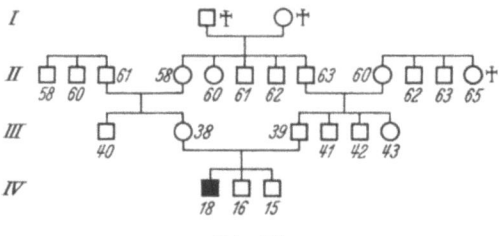

Abb. 29b

Abb. 29a u. b. a Patienten mit Xeroderma pigmentosum. b Stammbaum mit Xeroderma pigmentosum (n. DORN 1959)

von dem gleichen Vorfahr erhalten. Man kann auch umgekehrt die Häufigkeit eines recessiven Gens in der Bevölkerung aus der Anzahl der Verwandtenehen unter den Eltern von Merkmalsträgern berechnen. Weiter unten ist diese Frage genauer dargestellt.

Sehr häufig sind aber die Träger recessiver Anomalien auch die einzigen erkrankten Mitglieder ihrer gesamten Familie. Das ist leicht erklärlich und geradezu zu erwarten, wenn man zweierlei berücksichtigt:

1. Die Wahrscheinlichkeit für jedes Kind aus der Kreuzung zweier Heterozygoter, homozygoter Merkmalsträger zu werden, beträgt nur $1/_4$. Durchschnittlich jedes 4. Kind ist krank, die übrigen drei sind gesund und unauffällig.

2. In westeuropäischen Bevölkerungen überwiegen z. Z. die Ein- und Zweikinderfamilien.

Für manche Ärzte, die sich nicht speziell mit den Problemen der Humangenetik befaßt haben, ist erfahrungsgemäß schwer zu verstehen, daß eine Anomalie auch erblich sein kann, wenn bei der Mehrzahl ihrer Träger keine weiteren Fälle in der Verwandtschaft auffindbar sind.

Nun gehen aber nicht alle recessiven Merkmalsträger aus Kreuzungen des dritten Typs hervor. Auch alle drei anderen Typen werden gelegentlich beobachtet.

Besonders beweisend für Recessivität sind Kreuzungen des Typs 1, also Ehen zwischen zwei Homozygoten. Es ist dies der obengenannte Ausnahmefall, bei dem dieser Kreuzungstyp einmal wichtig wird. Trifft nämlich die Hypothese zu, daß beide Eltern homozygot-recessiv für das gleiche Gen sind, so dürfen aus ihrer Verbindung nur recessive Kinder hervorgehen. Ein derartiges Beispiel zeigt Abb. 30 (nach SNYDER). Tatsächlich sind alle Kinder aus der Ehe zweier Albinos ebenfalls Albinos. TREVOR-ROPER (1952) dagegen berichtete über eine Ehe zwischen zwei Albinos, aus der drei normal pigmentierte Kinder hervorgingen. Wenn die Kinder nicht alle illegitim sind, ist damit bewiesen, daß die Eltern für verschiedene Albi-

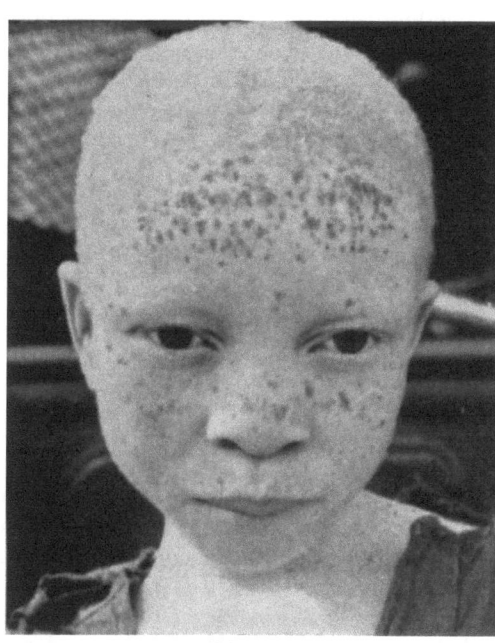

Abb. 30a

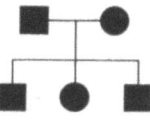

Abb. 30b

Abb. 30a u. b. a Albinismus (n. BARNICOT). b Ehe zwischen zwei Albinos, aus der nur Albino-Kinder hervorgehen (n. SNYDER 1947)

nismus-Gene homozygot sind. M. a. W.: Offenbar gibt es mehr als einen Genlocus für Albinismus. Es liegt, wie man sagt, „*Heterogenie*" vor (vgl. Kap. VII, 1 d).

Daß trotz der Seltenheit recessiver Erbleiden doch immer wieder Ehen zwischen Merkmalsträgern beobachtet werden, hat seinen Grund in der alten Weisheit „Gleich zu Gleich gesellt sich gern". Man spricht auch von *Paarungssiebung* (phenotypic assortative mating, vgl. Kap. VIII).

Gelegentlich gibt es auch Kreuzungen vom Typ 2, wenn ein recessiver Merkmalsträger einen Heterozygoten heiratet. Genetisch haben wir es genau mit der bei Dominanz vorkommenden Situation zu tun; die Tatsache, daß in unserem Falle der recessive Homozygote die Anomalie trägt, die uns interessiert, ist für die Analyse ohne Belang. So wundern wir uns nicht, unter den Kindern ein 1 : 1-Verhältnis zu finden.

Wir sehen also zweierlei: 1. Ein Elternteil ist befallen. 2. Unter den Kindern kommen Merkmalsträger und Gesunde im Verhältnis 1 : 1 vor. Genau das gleiche war aber bei Dominanz der Fall! In dieser Verlegenheit hilft es uns nur wenig, daß für solche Situation die Bezeichnung „*Pseudodominanz*" gefunden wurde. Zum Glück sind derartige Ehen sehr selten, so daß meist die genetische Situation für ein Merkmal schon geklärt sein wird, wenn man eine derartige Sippe findet. Auch in einem solchen Falle kann es jedoch schwer oder gar unmöglich sein, Heterogenie mit Vorhandensein eines anderen, dominanten Gens für den gleichen Phänotyp auszuschließen, es sei denn, man hätte eine Methode, die es gestattet, die Heterozygoten des fraglichen recessiven Gens zu erkennen (vgl. Kap. VII, 8 a).

Ein Beispiel dafür, wie man sich hier irren kann, ist die *Alkaptonurie*, eine relativ harmlose Stoffwechselanomalie, die deshalb berühmt ist, weil GARROD an ihrem Beispiel sein Konzept der "inborn errors of metabolism" entwickelte (vgl. S. 9). An ihm wurde der recessive Erbgang beim Menschen zuerst erkannt, und die seit 1902 immer wieder publizierten zahlreichen Beobachtungen bestätigten diesen Erbgang.

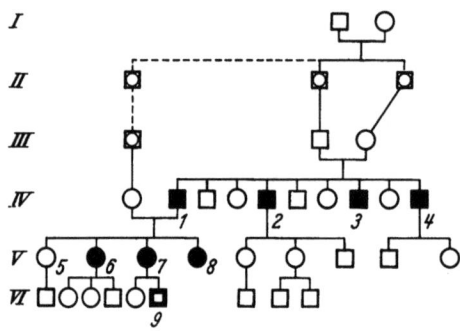

Abb. 31. Stammbaum mit scheinbar dominanter Form der Alkaptonurie (n. MILCH u. MILCH 1956). Vgl. aber den Text!

Nun berichteten einige Autoren 1956 über eine phänotypisch nicht unterscheidbare, offenbar dominant erbliche Form (Abb. 31). Diese Beobachtung erregte damals berechtigtes Aufsehen; schien doch Heterogenie selbst für eine derart spezifische erbliche Störung nachgewiesen zu sein. Kürzlich mußten die gleichen Autoren nun ihren Befund widerrufen. Bei weiterer Untersuchung der Familienzusammenhänge hatte sich herausgestellt, daß in Wirklichkeit die typische, recessiv erbliche Alkaptonurie vorlag. Nur war infolge verschiedener Ehen zwischen Verwandten (Homozygoten und Heterozygoten) das Phänomen der Pseudodominanz aufgetreten und hatte zu einem Irrtum geführt, der jedem hätte unterlaufen können. Dabei sei unbestritten, daß in anderen Fällen wirklich eine dominante Form der Alkaptonurie beobachtet wurde.

Es bleibt der vierte Kreuzungstyp zu betrachten. Nicht selten kommt es vor, daß ein recessiver Merkmalsträger einen Homozygot-Normalen heiratet. Wie wir sahen, gehen aus einer solchen Ehe nur heterozygote Kinder hervor. Mit anderen Worten: Alle Kinder sind phänotypisch normal. Das recessive Allel jedoch wird von ihnen an die folgenden Generationen weitergegeben.

Fassen wir zusammen: Bei recessiven erblichen Anomalien ist meist bei gesunden Eltern $^1/_4$ der Kinder befallen. Blutsverwandtschaft der Eltern ist häufig. Wir dürfen hinzufügen, daß man außerdem noch gelegentlich Merkmalsträger in der Seitenverwandtschaft findet. — In selteneren Fällen beobachtet man auch die für andere Kreuzungstypen charakteristischen Situationen, wie wir sie oben darstellten.

Aus dem Gesagten geht schon hervor, daß es wesentlich schwieriger ist, einen recessiven Erbgang wirklich nachzuweisen und gegen andere Möglichkeiten abzugrenzen, als dies bei Dominanz der Fall war. Um die letzte Jahrhundertwende herum, als die Bevölkerung noch relativ seßhaft zu sein pflegte und die meisten Familien sehr viele Kinder hatten, waren diese Schwierigkeiten noch nicht so groß wie in unserem Zeitalter, das durch Zweikindersystem, umfangreiche freiwillige und unfreiwillige Bevölkerungsbewegungen und Atomisierung der Familie gekennzeichnet ist.

Um so mehr Bedeutung gewinnt eine andere Arbeitsrichtung, die sich zum Ziel setzt, auch bei Heterozygoten recessiver Anomalien gewisse, zunächst nicht grob auffällige Besonderheiten nachzuweisen. Betrachten wir wieder die Kreuzungstypen und die aus ihnen resultierenden Aufspaltungsziffern, so wird uns klar, wie wichtig ein derartiger Nachweis nicht nur für die genetische Analyse, sondern auch für die praktisch-eugenische Beratung sein müßte. Sind doch z. B. aus den Ehen zweier Heterozygoter doppelt so viele Heterozygote wie homozygot erkrankte Kinder zu erwarten.

Da man sich jedoch bei der Erkennung der Heterozygoten weitgehend biochemischer Methoden bedient, wird diese Arbeitsrichtung im Rahmen der Phänogenetik des Menschen in Kap. VII, 8a abgehandelt werden.

d) Die geschlechtsgebundenen Erbgänge

Der Mensch gehört zu den Lebewesen mit genotypischer Geschlechtsbestimmung. Männer und Frauen unterscheiden sich genotypisch dadurch voneinander, daß Männer ein X- und ein Y-Chromosom aufweisen, während Frauen zwei X-Chromosomen haben. Jede fruchtbare Ehe entspricht somit einer Mendelschen Rückkreuzung vom Typ 2:

		väterliche Gameten:	
mütterliche		X	Y
Gameten:	X	1/4 XX	1/4 XY
	X	1/4 XX	1/4 XY
Gesamt:		1/2 XX ♀ + 1/2 XY ♂	

Demnach wäre zu erwarten, daß aus allen Ehen im Durchschnitt gleich viel Jungen wie Mädchen hervorgehen. In Wirklichkeit ist das nicht ganz der Fall: Im Durchschnitt werden auf 100 Mädchen etwa 106—107 Knaben geboren. Es gibt eine Reihe von Hinweisen dafür, daß das Geschlechtsverhältnis der zunächst angelegten Zygoten noch wesentlich mehr zugunsten der männlichen Früchte verschoben ist (vgl. Kap. VII, 1a).

Ein Gen, das auf einem der beiden Geschlechtschromosomen gelegen ist, muß einen ganz anderen Erbgang aufweisen als ein autosomales Gen. Dieser Erbgang läßt sich leicht aus dem Schema der Geschlechtsbestimmung durch den XY-Mechanismus ableiten.

α) Vollständig geschlechtsgebunden-recessiver Erbgang

Die größte praktische Bedeutung hat der geschlechtsgebunden-recessive Erbgang. Schon lange vor der Entdeckung MENDELs war er den Ärzten bekannt, und seine wesentlichsten Merkmale wurden in Form der sog. Nasseschen Regel richtig formuliert.

Ist ein Gen im X-Chromosom lokalisiert, so sind folgende Kreuzungen möglich:

1. AA ♀ × A ♂. — Hier haben alle Kinder den Phänotyp A. Für uns ist der Fall praktisch ohne Bedeutung. — Auch der analoge Fall der Kreuzung aa ♀ × a ♂ gewann keine Bedeutung.

2. AA ♀ × a ♂. — Alle Söhne einer solchen Kreuzung tragen das dominante Gen A von der Mutter. Sie sind phänotypisch gesund. Alle Töchter jedoch sind heterozygot Aa. Bei einem recessiven Merkmal sind sie zwar selbst gesund, können aber das recessive Gen a auf ihre Nachkommen übertragen. Bei der analogen Kreuzung aa ♀ × A ♂ sind alle Söhne Merkmalsträger (a), während alle Töchter heterozygot (Aa) sind.

3. Aa ♀ × A ♂. — Dieser Fall ist bei recessiven Mutationen der weitaus wichtigste. Alle Töchter einer solchen Ehe sind gesund. Die Hälfte von ihnen ist dabei heterozygot. Auch von den „hemizygoten" Söhnen bekommt die Hälfte das a-Allel von der Mutter. Seine Wirkung wird aber nicht, wie bei den Schwestern, durch das vom Vater kommende kompensiert, und so manifestiert sich bei ihnen das Merkmal. — Die analoge Kreuzung Aa × a ist bei Recessivität selten; unter den männlichen Kindern führt sie wieder zu einem Verhältnis 1:1, und unter den weiblichen ebenfalls.

Fassen wir die Hauptmerkmale des geschlechtsgebunden-recessiven Erbganges noch einmal zusammen: *Merkmalsträger sind in der Regel und bei seltenen Merkmalen fast immer nur die Männer. Übertragung erfolgt jedoch, von Merkmalsträgern ausgehend, nur über die gesunden Töchter, und zwar über alle, und, wenn keine Neumutationen vorliegen, über die Hälfte der gesunden Schwestern. Unter den Söhnen dieser ,,Konduktoren'' findet sich durchschnittlich ein 1:1-Verhältnis zwischen Gesunden und Merkmalsträgern.*

Streng genommen ist die Vererbung vom Merkmalsträger über gesunde Töchter auf befallene Enkel nicht für X-chromosomalen Erbgang beweisend; es könnte

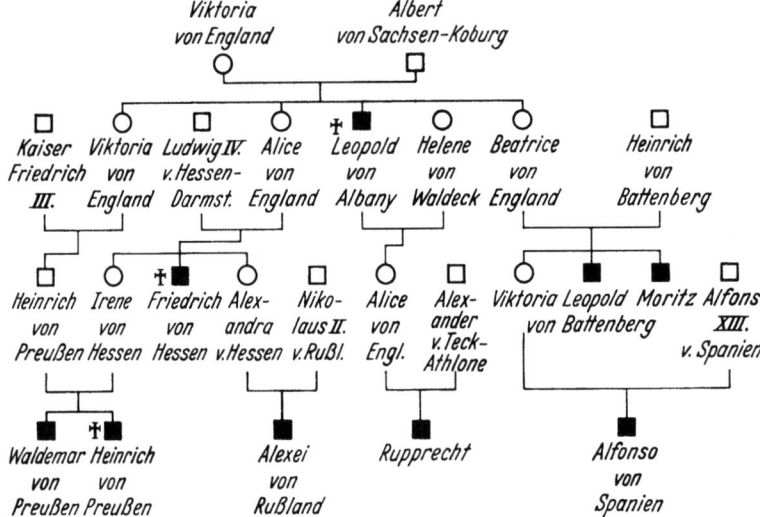

Abb. 32. Die Bluterkrankheit in der Sippe der europäischen Herrscherhäuser im 19. und 20. Jahrhundert. Konduktorin war die Königin Viktoria von England. Die mit † Bezeichneten starben an dem Leiden

sich auch um einen autosomalen Faktor mit Geschlechtsbegrenzung handeln. Beweisend ist jedoch die Tatsache, daß alle Söhne befallener Väter gesund sind.

Ein berühmtes Beispiel für geschlechtsgebunden-recessiven Erbgang bieten die *Hämophilie*-Formen. Sie wurden vor allem dadurch auch in Laienkreisen weithin bekannt, daß in den europäischen Fürstenhäusern unter den männlichen Nachkommen der Königin Viktoria von England Bluter in größerer Anzahl auftraten.

Auch wir wollen eine typische Bluter-Sippe zeigen (Abb. 32). Ein anderes geschlechtsgebunden-recessives Erbleiden ist die Frühform der Beckengürtelform der Dystrophia musculorum progressiva (Abb. 33). Allerdings ist hier, streng genommen, die Hypothese eines autosomalen Faktors mit geschlechtsbegrenzter Wirkung nicht mit Sicherheit auszuschließen, da die männlichen Merkmalsträger das fortpflanzungsfähige Alter nicht erreichen.

Auch in diesen Fällen gibt es theoretisch noch eine Möglichkeit, die Frage nach der Lokalisation auf dem X-Chromosom zu untersuchen; man kann prüfen, ob *Koppelung* mit einem häufigen X-chromosomalen Locus besteht. Praktisch kommt hier nur die Rotgrünblindheit in Frage. Entsprechende Untersuchungen an einer Sippe, in der beide Merkmale vorkamen, führten PHILIP, WALTON und SMITH (1956/57) durch. Die Maximum-likelihood-Schätzung für die Rekombinationswahrscheinlichkeit liegt bei 0,26 ± 0,11[1]. Wegen der Kleinheit der Stichprobe sollte die Abweichung von mehr als 2 s von der Hypothese der Unabhängigkeit in ihrer

---

[1] Für eine genauere Diskussion vgl. das Kapitel über Koppelung (Kap. III, 5 b).

Bedeutung nicht überschätzt werden; immerhin spricht der Befund mehr für X-chromosomalen Erbgang (Koppelung), wenn auch die Hypothese der Unabhängigkeit, wie sie in autosomalem Erbgang mit geschlechtsbegrenzter Manifestation,

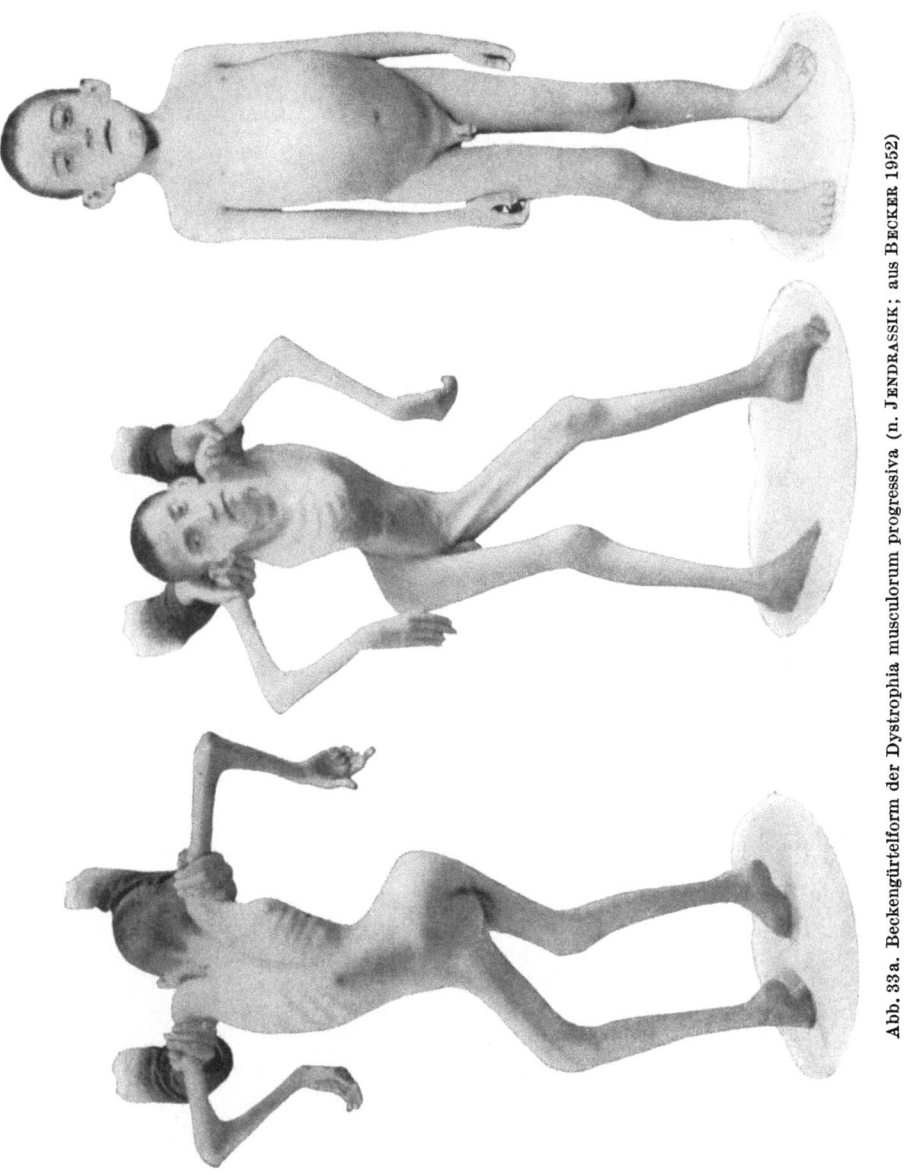

Abb. 33a. Beckengürtelform der Dystrophia musculorum progressiva (n. JENDRASSIK; aus BECKER 1952)

aber auch bei weit entfernter Lokalisation auf dem X-Chromosom zu erwarten wäre, nicht mit Sicherheit auszuschließen ist.

Ein weiteres, ebenfalls berühmtes Beispiel stellen die Störungen des Farbensehens (Rotgrünblindheit) dar. Die Rotgrünblindheit soll im Kapitel über Multiple Allelie (III, 4 c) genauer besprochen werden. Sie muß aber deshalb auch bei der Besprechung der einzelnen Erbgänge schon erwähnt werden, weil sie die einzige bei uns häufige X-chromosomal recessive Anomalie ist. Das hat zur Folge, daß man bei ihr eine größere Anzahl von verschiedenen Kreuzungstypen beobachten kann (Abb. 34), während bei seltenen Merkmalen wie den Hämophilien fast nur die Kreuzungstypen A ♂ × Aa ♀ und a ♂ × AA ♀ vorkommen. Das hängt mit der verschiedenen Häufigkeit männlicher und weiblicher Merkmalsträger bei dem X-chromosomal

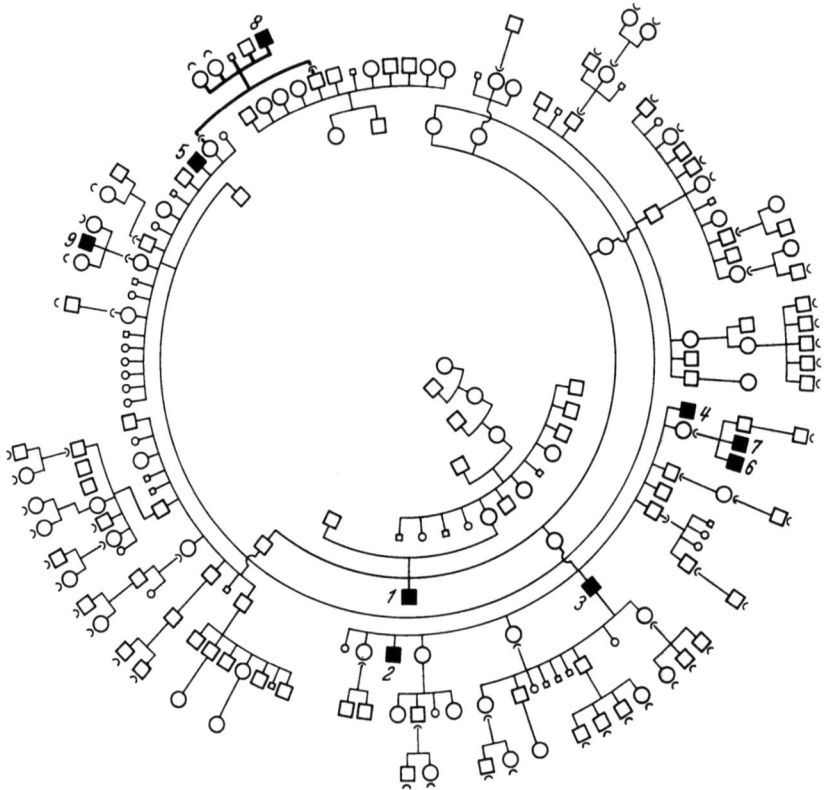

Abb. 33 b. Stammbaum mit diesem Leiden, X-chromosomal recessiver Erbgang (n. BECKER 1953)

recessiven Erbgang zusammen. Den Erörterungen aus dem Kapitel „Populationsgenetik" (VIII) vorgreifend sei diese verschiedene Häufigkeit hier begründet: Damit ein männlicher Merkmalsträger entsteht, genügt es, daß in seinem einzigen X-Chromosom das Allel a vorhanden ist. Eine Frau dagegen muß das Allel a von ihren beiden Eltern erhalten; sie muß es in beiden X-Chromosomen besitzen, um Merkmalsträgerin zu werden. Ohne hier schon eine genauere Begründung aus der Wahrscheinlichkeitsrechnung geben zu wollen, glauben wir doch, daß anschaulich sofort klar ist: Die Chance, daß ein seltenes Ereignis, sagen wir ein Gewinn im Zahlenlotto, bei der gleichen Person zweimal hintereinander eintritt, ist wesentlich geringer als die Chance, daß es einmal eintritt.

So kommt es, daß die Träger seltener X-chromosomal recessiver Erkrankungen in aller Regel Männer sind. Ja, mehr noch: Bei den meisten von ihnen weiß man gar nicht, welches der Phänotyp der weiblichen Homozygoten ist. Bei der Hämophilie z. B. glaubten zunächst manche Forscher, die weiblichen Homozygoten seien nicht lebensfähig, und sie stürben schon vor der Geburt ab; das Gen wirkte demnach bei Frauen als recessiver Letalfaktor. Inzwischen beobachtete man jedoch einige weibliche Bluter. Das Krankheitsbild unterschied sich nicht von dem, welches wir von männlichen Blutern her kennen. Einen typischen Stammbaum zeigt die Abb. 35). Es wundert uns nicht, daß die Ehe der Eltern der beiden Bluterinnen auch hier wieder eine Verwandtenehe ist. Die Eltern sind sogar doppelt Vetter und Kusine 1. Grades.

Wir halten fest: *Die Träger seltener X-chromosomal-recessiv-erblicher Merkmale sind in ihrer großen Mehrzahl Männer.* Daraus wird gelegentlich geschlossen, das

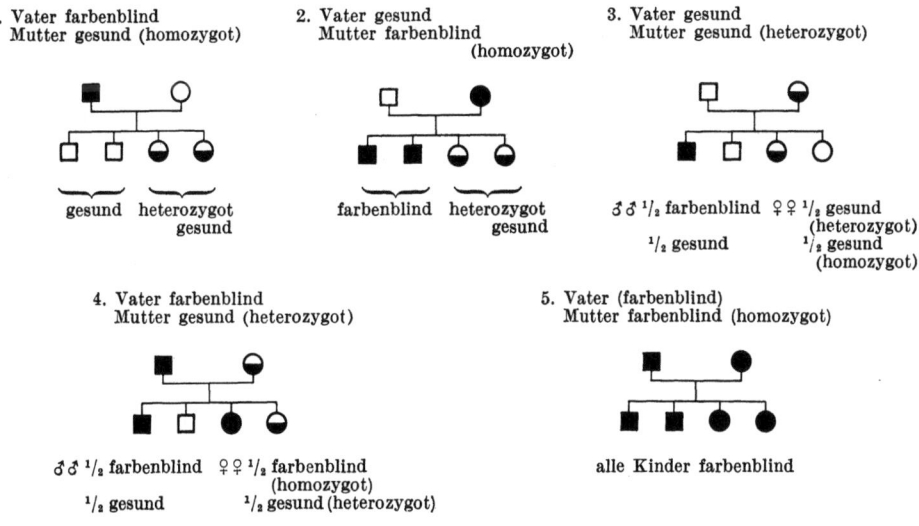

Abb. 34. Verschiedene Kreuzungstypen bei Rotgrünblindheit (schematische Darstellung)

Vorkommen eines erblichen Merkmales vorwiegend bei Männern lasse an sich schon auf einen X-chromosomal recessiven Erbgang schließen. Dieser Schluß ist jedoch unberechtigt; man muß immer nachprüfen, ob die oben beschriebenen typischen formalen Merkmale dieses Erbganges vorhanden sind. Im anderen Falle liegt nur eine „*geschlechtsbegrenzte Manifestation*" vor.

β) Geschlechtsgebundendominanter Erbgang

Seine wesentlichsten Merkmale sind:

Unter den Merkmalsträgern finden sich sowohl Männer als auch Frauen. Alle Söhne befallener Männer sind jedoch merkmalsfrei, und auch ihre Kinder sind gesund. Dafür sind alle Töchter von männlichen Merkmalsträgern und die Hälfte ihrer Schwestern

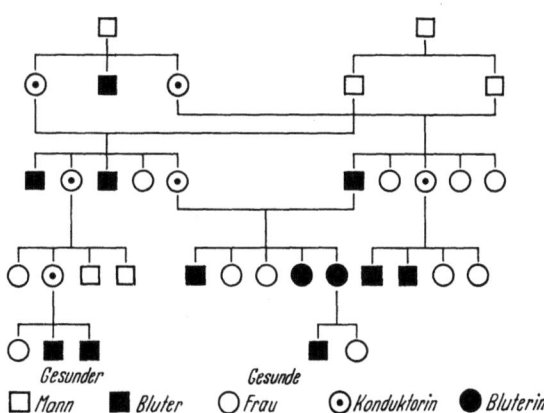

Abb. 35. Stammbaum mit Ehe zwischen einem Bluter und einer Konduktorin. Unter den Kindern befinden sich zwei weibliche Bluter. Die Eltern sind doppelt Vetter und Cousine 1. Grades (n. POLA u. SVOJITKA 1957)

ebenfalls Merkmalsträger. Unter den Kindern der weiblichen Merkmalsträger findet sich eine 1:1-Aufspaltung wie bei autosomal-dominantem Erbgang, also ohne Rücksicht auf das Geschlecht.

Also: *männliche Merkmalsträger können das Merkmal nur von der Mutter ererbt haben*; unter ihren Geschwistern findet sich ein 1:1-Verhältnis ohne Rücksicht auf das Geschlecht. Weibliche Merkmalsträger können das Merkmal vom Vater wie von der Mutter ererbt haben.

Unter den Kindern befallener Männer befinden sich nur befallene Töchter und nur gesunde Söhne.

Betrachten wir nicht die Familie, sondern die Bevölkerung, so gilt, — (normale Fruchtbarkeit der Merkmalsträger vorausgesetzt) —, daß die Zahl der weiblichen Merkmalsträger etwa doppelt so groß ist wie die Zahl der männlichen.

Aus dieser Darstellung ist bereits ersichtlich, daß es bei Vorliegen von spärlichem Krankengut schwierig sein kann, den geschlechtsgebunden-dominanten von dem autosomal-dominanten Erbgang eindeutig abzugrenzen. Immerhin gibt es doch eine Reihe von sehr eindrucksvollen Beispielen. Das unseres Wissens erste von ihnen verdanken wir SIEMENS (1925); es handelt sich um ein Hautleiden, die *Keratosis follicularis spinulosa cum ophiasi* (Abb. 36).

Man findet eine Hyperkeratose der Follikelmündungen vornehmlich im Gesicht sowie im Nacken, an den Unterarmen und Handrücken, die zur Bildung von konischen gelben oder bräunlichen Hornstacheln führt. Die feinen stachelförmigen Haarbalgverhornungen führen zum partiellen oder totalen Verlust der Wimpern, Augenbrauen oder des Kopfhaares und haben so Lichtscheu, Blepharitis, Ektropion und Hornhauttrübungen zur Folge.

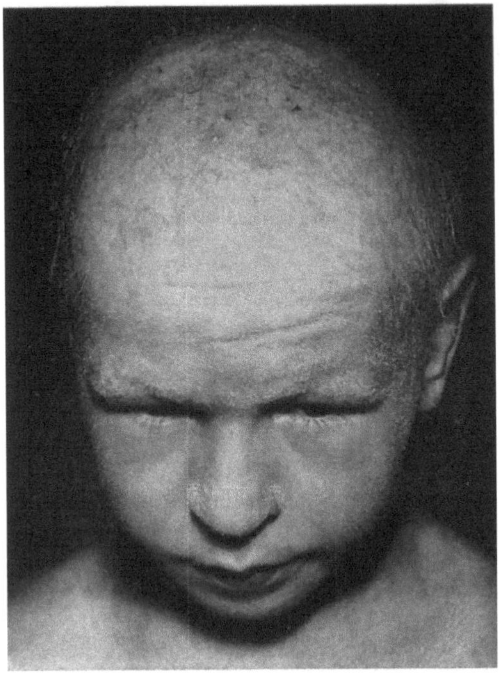

Während die zuletzt beschriebenen Symptome nur bei Knaben

Abb. 36a. Keratosis follicularis spinulosa cum ophiasi (Beobachtung von DORN)

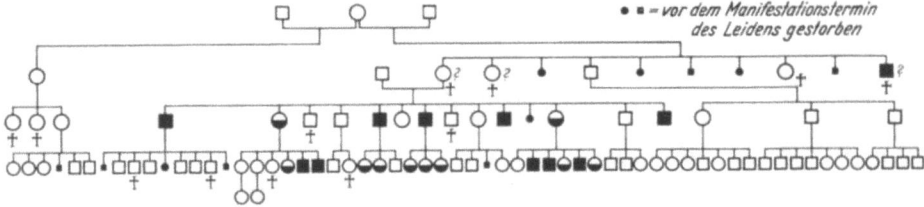

Abb. 36b. Stammbaum von SIEMENS (1925). Die mit ◕ bezeichneten weiblichen Merkmalsträger zeigen die Anomalie in milderer Form als die männlichen Merkmalsträger

auftreten, beschränkt sich die Erkrankung bei Mädchen auf den follikulären Befall des Gesichtes, des Nackens, der Unterarme und der Handrücken. Bei diesem Leiden wie auch bei den sonst bekannten X-chromosomal-dominanten Störungen des Menschen sind die männlichen Merkmalsträger wesentlich stärker befallen als die weiblichen. Wenn man bedenkt, daß bei letzteren das normale Allel wenigstens in einfacher Dosis vorhanden ist, während es den Männern ganz fehlt, so wundert man sich nicht darüber. Schon eher ist es erstaunlich, daß die heterozygoten Frauen überhaupt phänotypische Abweichungen zeigen, da doch die gesunden, hemizygoten Männer auch mit dem Normalallel in einfacher Dosis auskommen. Dieses Problem wird uns in dem Kapitel über die Genwirkung näher beschäftigen.

HALDANE (1937)[1] machte bei einer bestimmten Form von Zahnschmelzhypoplasie darauf aufmerksam, daß hier sehr wahrscheinlich ebenfalls X-chromosomaler Erbgang vorliege. Seine Annahme wurde von SCHULZE und LENZ (1952) bestätigt; SCHULZE (1956) beschrieb noch fünf weitere derartige Sippen.

Eine dritte geschlechtsgebunden-dominante Anomalie ist der erbliche Pendelnystagmus[2]. Hier hatte schon KITAHARA (1929; zit. n. WAARDENBURG 1953) X-chromosomalen Erbgang angenommen. WAARDENBURG (1953) konnte nun zeigen, daß diese Annahme für die große Mehrzahl der Stammbäume zutrifft, wobei die Manifestation bei den Frauen verschieden stark ist. Einzelne bleiben allerdings übrig, die nur mit autosomalem Erbgang erklärbar sind. Über einen besonders umfangreichen Stammbaum mit X-chromosomal-dominant vererbtem Nystagmus berichteten HANHART und FRACCARO (1954).

Als viertes Beispiel nennen wir eine gegenüber den üblichen Dosen von Vitamin D resistente Rachitisform mit Hypophosphatämie (WINTERS u. Mitarb. 1957). Die Abb. 37 zeigt die Sippentafel. Man sieht: Alle 11 Töchter befallener Männer leiden selbst an Rachitis oder zeigen einen niedrigen Blutphosphatspiegel. Dagegen sind alle 10 Söhne von männlichen Merkmalsträgern gesund. Die erkrankten Frauen haben gesunde und erkrankte Söhne und Töchter. Die Wahrscheinlichkeit, daß bei autosomalem Erbgang 7 befallene Männer zufällig gerade 11 befallene

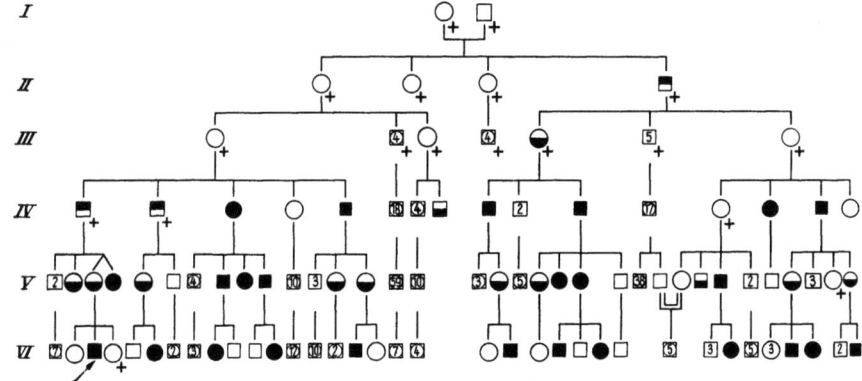

Abb. 37. Sippe mit X-chromosomal dominant erblicher Hypophosphatämie und Rachitis (n. WINTERS u. Mitarb. 1957). ◪ niedriger Serumphosphatspiegel, ■ Rachitis und niedriger Serumphosphatspiegel, † verstorben

Töchter und 10 gesunde Söhne hätten, liegt unter 1:10000. Auch bei dieser Sippe zeigen die männlichen Hemizygoten schwerere Symptome als die weiblichen Heterozygoten.

Ein fünftes Beispiel ist der in Kap. VII genauer behandelte Mangel an dem Enzym Glucose-6-Phosphat-Dehydrogenase; das Gen ist u. a. bei Negern und im Mittelmeergebiet häufig und führt zur hämolytischen Reaktion nach Genuß bestimmter Medikamente (Primaquine, Sulfa-Drogen) und Nahrungsmittel (Saubohne vicia faba)[3]. An diesem Merkmal läßt sich besonders deutlich die Zwischenstellung der Heterozygoten zwischen den männlichen Hemizygoten und den Gesunden beider Geschlechter veranschaulichen.

Betrachtet man die X-chromosonal erblichen Merkmale des Menschen, so fällt auf, daß sich besonders viele Störungen darunter befinden, bei denen das Auge hauptsächlich oder mitbeteiligt ist. Das gleiche wurde schon von GRÜNE-BERG bei Drosophila melanogaster festgestellt: Auch dort rufen X-chromosomale

---

[1] Auf Grund einer Sippe von BAMPTON (1914).
[2] Vgl. FRANCESCHETTI 1950; WAARDENBURG 1953.
[3] Für die genetischen Befunde vgl. BROWNE 1957; CHILDS u. Mitarb. 1958.

Mutationen besonders häufig Anomalien des Auges hervor. Möglicherweise zeichnet sich hier etwas wie eine über den Rahmen des Gens hinausgehende Funktionseinheit des Chromosoms ab (vgl. hierzu Kap. III, 4).

γ) Die Frage des Y-chromosomalen (holandrischen) Erbganges beim Menschen

Am leichtesten zu verstehen ist das Verhalten eines auf dem Y-Chromosom lokalisierten Faktors. Nur Männer besitzen ein Y-Chromosom, und es wird vom Vater an alle seine Söhne weitergegeben. Das gleiche gilt auch für eine Y-chromosomale Mutation: Sie kann nur vom Vater auf die Söhne übergehen; dafür müssen sie aber alle Söhne bekommen. Den Erbgang einer derartigen Mutation nennt man deshalb auch „holandrisch". Bis vor wenigen Jahren hätte man die Frage, ob es einen solchen Y-chromosomalen Erbgang beim Menschen gibt, bedenkenlos mit ja beantwortet und auf die in vielen Lehrbüchern abgebildeten Beispiele des „Stachelschweinmenschen", der Hypertrichose der Ohren usw. verwiesen. Es ist ein Verdienst von C. STERN (1957; vgl. auch PENROSE und STERN 1958), alle bisher behaupteten Fälle anhand der Originalliteratur kritisch überprüft zu haben. Das Resultat war überraschend; es blieb kein wirklich gesicherter Fall übrig; nur bei einigen wenigen ist die Möglichkeit, Y-chromosomaler Erbgang könne vorliegen, nicht ohne weiteres von der Hand zu weisen.

Eines der Merkmale, bei denen Y-chromosomaler Erbgang noch ernsthaft diskutiert werden könnte, ist das Keratoma dissi-

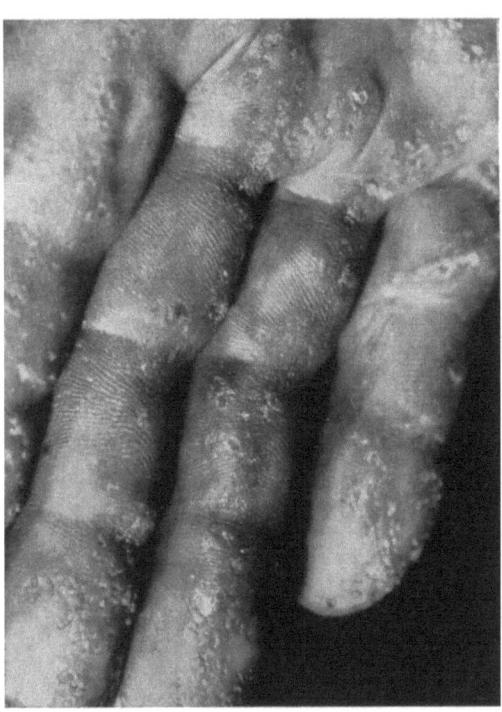

Abb. 38 a

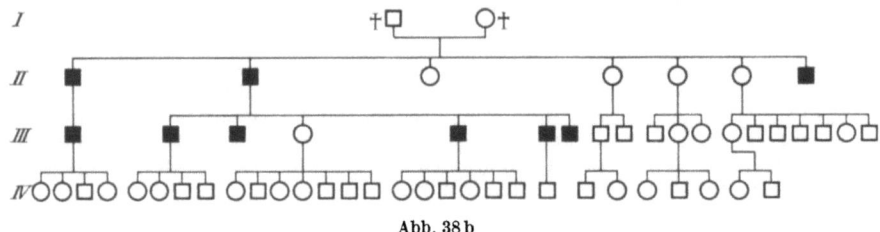

Abb. 38 b

Abb. 38 b. Stammbaum mit Keratoma dissipatum palmare et plantare, einer fleckförmigen Verhornungsanomalie der Handflächen und Fußsohlen (n. BRAUER) 38 a Abb. n. TÜNTE

patum palmare et plantare (BRAUER). Der in Abb. 38 gezeigte Stammbaum läßt die formalen Merkmale des Y-chromosomalen Erbganges sehr deutlich erkennen; für sich allein würde er auch durchaus beweisend sein, da die Wahrscheinlichkeit, daß die gleiche Verteilung bei autosomal-dominantem Erbgang auftritt, nur gering ist[1].

Trotzdem wird man in der Beurteilung sehr vorsichtig sein müssen, solange keine weiteren Stammbäume derselben Anomalie beobachtet sind, die den gleichen Erbgang aufweisen. Einmal gibt es Angaben über eine phänotypisch ununterscheidbare autosomal-dominante Form, und dann ist der Stammbaum darüber hinaus aus den vielen bisher publizierten Stammbäumen mit dominant erblichen Anomalien eben nach dem extrem verschobenen Geschlechtsverhältnis ausgelesen. Es ist aber eine ganz einfache logische Regel, daß Ereignisse, die eine geringe Wahrscheinlichkeit haben, deshalb doch vorkommen. Sie treten eben nur selten ein.

Blieb die Suche nach Mutationen, die im Y-Chromosom lokalisiert sind, bisher auch ohne eindeutig positives Ergebnis, so besagt das selbstverständlich nicht, daß es keine Funktion hat. Neuerdings fand man, daß es für die Geschlechtsbestimmung wichtig ist. So sind Personen, die nur ein X- aber kein Y-Chromosom aufweisen (X0-Typ), phänotypisch überwiegend weiblich (Ullrich-Turner-Syndrom). Menschen mit dem vollen weiblichen Satz von zwei X-Chromosomen und einem Y-Chromosom dagegen sind überwiegend männlich (Chromatin-positives Klinefelter-Syndrom). Die Chromosomenaberrationen beim Menschen werden in Kap. VI, 1 genauer besprochen.

δ) Die Frage des unvollständig geschlechtsgebundenen Erbganges beim Menschen

Von unvollständig geschlechtsgebundenem Erbgang spricht man, wenn X- und Y-Chromosom neben dem Anteil, in dem sie verschieden sind, der also keine homologen Genloci enthält, (dem *Differentialsegment*), auch einen Anteil enthalten, der homologe Genloci enthält *(homologes Segment)*. In einem solchen Falle findet dann nämlich crossing-over im Bereich des homologen Segmentes statt. In diesem Segment gelegene Genloci können etwa vom X-Chromosom auf das Y-Chromosom oder umgekehrt übergehen. Das hat zur Folge, daß die formalen Merkmale des geschlechtsgebundenen Erbganges nicht rein herauskommen, sondern — je nach der crossing-over-Häufigkeit zwischen dem betreffenden locus und dem Differentialsegment — mehr oder weniger verwischt sind.

Tatsächlich sind derartige Fälle bei Versuchstieren beschrieben, zuerst bei Fischen (Cyprinodonten)[2], später auch bei der Ratte, bei der X- und Y-Chromosom ein homologes Segment besitzen sollten[3]. Dieser Befund erwies sich allerdings später als wahrscheinlich unzutreffend (vgl. MATTHEY 1957; Disk. S. 22) Man muß HALDANE (1936/37) zustimmen, wenn er sich berechtigt fand, das Problem auch beim Menschen zu diskutieren. Aus seiner sehr geistreichen genetischen Beweisführung sei hier nur das „direkte" Argument bei recessivem Erbgang wiederholt. Wir nehmen ein Gen a an, das im ersten Augenblick als autosomalrecessiv erscheint, aber auf unvollständig geschlechtsgebundenen Erbgang untersucht werden soll. Unter der Nachkommenschaft haben wir folgende Häufigkeiten zu erwarten: Siehe nachfolgende Tabelle.

Meistens ist uns unbekannt, ob der Vater $\left(\dfrac{XA}{Ya}\right)$ oder $\left(\dfrac{Xa}{YA}\right)$ ist. — Bei selteneren recessiven Genen jedoch geht ein beträchtlicher Teil der Merkmalsträger aus Verwandtenehen hervor. In diesem Falle ist es — außer bei einer Ehe zwischen Onkel und Nichte — möglich, die genetische Beschaffenheit des Vaters abzuleiten. So ist

---

[1] Die Söhne der letzten Generation sind noch nicht im Manifestationsalter.
[2] AIDA 1921, 1930.
[3] KOLLER u. DARLINGTON (1934).

er fast mit Sicherheit $\left(\dfrac{XA}{Ya}\right)$, wenn er mit seiner Frau über seinen Vater verwandt ist. Geht die Verwandtschaft dagegen über seine Mutter, so ist er sehr wahrscheinlich $\left(\dfrac{XA}{Yy}\right)$.

Eltern	♂		♀	
	gesund	Merkmals-träger	gesund	Merkmals-träger
$\left(\dfrac{Xa}{XA}\right)♀ \times \left(\dfrac{XA}{Ya}\right)♂$	$1 + \chi^1$	$1 - \chi$	$2 - \chi$	χ
$\left(\dfrac{XA}{Xa}\right)♀ \times \left(\dfrac{Xa}{YA}\right)♂$	$2 - \chi$	χ	$1 + \chi$	$1 - \chi$

Gegenüber dieser Methode bestehen bestimmte Bedenken: Vor allem bringt die Beschränkung auf Blutsverwandtenehen einen großen Verlust an Zahlenmaterial mit sich. Dazu kommt, daß man ja die genotypische Beschaffenheit des Vaters nur erschließt, nicht direkt kennt. Dieses Argument gewinnt an Gewicht, wenn man bedenkt, daß viele derartige Sippen in kleineren Isolaten beobachtet werden, wo es durchaus nicht unwahrscheinlich ist, daß der Vater das gleiche Gen von einer anderen Seite erhielt.

Die Schätzung von χ erfolgt so: Nennen wir b und d die Zahl der befallenen Kinder von verschiedenem bzw. gleichem Geschlecht mit demjenigen väterlichen Großelternteil, durch den die Eltern miteinander verwandt sind, und a und c diejenigen gesunden Kinder von verschiedenem bzw. gleichem Geschlecht, so erhalten wir zwei verschiedene Schätzungen für χ:

1. $\chi = \dfrac{d}{b+d}$ $I^2: \dfrac{(b+d)^3}{b \times d}$

2. $\chi = \dfrac{2a-c}{a+c}$ $I : \dfrac{(a+c)^3}{9ac}$.

Diese beiden Schätzungen kann man dann kombinieren.

Die direkte Methode kann bei den in Tab. 6 aufgeführten Sippen angewandt werden:

Wir erhalten: $a = 10$, $b = 12$, $c = 6$, $d = 5$. Daraus ergibt sich nach oben genannten Formeln aus b und d die Schätzung:

Tabelle 6. *Xeroderma pigmentosum, direkte Methode*

a) Verwandtschaft über die Mutter des Vaters

Fall	♂		♀	
	gesund	befallen	gesund	befallen
Hahn . . .	0	0	4	2
Löw	?	2	?	0
Monthus . .	2	0	0	2
Stainer . . .	1	1	0	0
Taylor . . .	?	0	?	3
Insgesamt: .	3	3	4	7

b) Verwandtschaft über den Vater des Vaters

Fall	♂		♀	
	gesund	befallen	gesund	befallen
Forster . . .	2	1	1	0
Klein	3	4	2	0
Kren	?	0	?	1
Siemens. . .	1	0	0	1
Insgesamt: .	6	5	3	2

$$\chi = 0{,}2941, \qquad I = 81{,}88.$$

Aus a und c berechnet lautet sie:

$$\chi = 0{,}8750, \qquad I = 7{,}59.$$

---

[1] $\chi = $ Crossing-over-Wahrscheinlichkeit zwischen dem Genlocus und dem Differentialsegment. Zur Erklärung vgl. die Diskussion in Kap. III, 5.

[2] Information = Kehrwert der Varianz V (vgl. Kap. IV, 2).

Die endgültige Schätzung lautet:

$$\chi = 0,3545 \pm 0,1058 \ .$$

Sie weicht um $1,4\sigma$ von der Nullhypothese ($\chi = 0,5$) in der erwarteten Richtung ab.

Neben dem Xeroderma pigmentosum, bei dem ihm auch der mittels eines indirekten Argumentes erhaltene Befund für unvollständig geschlechtsgebundenen Erbgang zu sprechen schien, prüfte HALDANE noch eine Anzahl anderer dominant und recessiv erblicher Anomalien (Achromatopsie; Oguchische Erkrankung; recessive spastische Paraplegie; Epidermolysis bullosa dystrophica, Retinitis pigmentosa, dominante und recessive Form) mit scheinbar positivem Erfolg. Auf Grund der geschätzten Crossing-over-Werte zwischen diesen Genloci und dem Differentialsegment konstruierte er sogar eine hypothetische Chromosomenkarte des homologen Segmentes von X- und Y-Chromosom. Diese Chromosomenkarte wurde seitdem immer wieder in den verschiedensten Büchern abgebildet; — leider oft ohne den Hinweis, auf wie schwachen Füßen die Hypothese des homologen Segmentes von X- und Y-Chromosom und des unvollständig geschlechtsgebundenen Erbganges beim Menschen steht.

Denn von Anfang an widersprachen zahlreiche Genetiker der Auffassung von HALDANE. Man muß ja bedenken: um die signifikant abweichenden Befunde für die Retinitis pigmentosa zu erhalten, mußte eine größere Zahl dominanter Leiden durchgesehen werden; in einigen von vielen Fällen aber ist ein schwach signifikantes Ergebnis aus rein statistischen Gründen zu erwarten, wenn tatsächlich die Nullhypothese (Abwesenheit von Koppelung) zutrifft.

MORTON (1957) unterzog das ganze Problem einer erneuten Prüfung. Er weist vor allem darauf hin, daß das oben erwähnte indirekte Argument es nicht gestattet, Koppelung mit dem X-Chromosom von geschlechtsbegrenzter Manifestation abzugrenzen. Eine erneute Berechnung nach der direkten Methode unter Verwendung der Sequenzanalyse ergab, daß die bisherigen Daten noch nicht ausreichen, um eine Entscheidung zu treffen.

Dazu kommen nun die sehr gewichtigen cytologischen Argumente, die auf S. 22 genauer behandelt sind, und nach denen es beim Menschen und den übrigen daraufhin untersuchten Säugern überhaupt keine Chiasmabildung zwischen X- und Y-Chromosom gibt. Mit anderen Worten: Es findet kein Faktorenaustausch zwischen ihnen statt. Es gibt offenbar kein homologes Segment.

So ist der unvollständig geschlechsgebundene Erbgang beim Menschen höchst zweifelhaft geworden.

e) Die Häufigkeit der verschiedenen Erbgänge bei Mensch und Tier

Auf den ersten Blick scheint zwischen Mensch und Versuchstier ein ganz erheblicher Unterschied in der relativen Häufigkeit dominanter und recessiver Mutationen zu bestehen. So stehen nach DOBZHANSKY (1949; zit. nach NACHTSHEIM 1954) von bekannteren Mutationen bei Drosophila melanogaster mehr als 200 recessive nur 13 dominanten gegenüber. Das sind nur 6,1%. HUTT (1949; zit. nach NACHTSHEIM 1954) zählt 40 recessive Gene des Haushuhns auf und 28 dominante, d. h. 44%, den höchsten beim Tier bekannten Prozentsatz dominanter Gene. Nach GRÜNEBERG (1952) verhalten sich von 74 mutierten Genen der Hausmaus 57 recessiv, 17 dominant (= 23%). Beim Kaninchen wurden neben 32 mutierten recessiven Genen nur 6 dominante (= 15,8%) beobachtet. In all diesen Fällen wurden Serien multipler Allele nur einfach berechnet.

Beim Menschen hingegen ist das Verhältnis umgekehrt, wie aus folgender, für die am besten genetisch bekannten Organsysteme aufgestellter Tabelle hervorgeht (Tab. 7).

Man sieht, daß von den 166 autosomalen Leiden nur 43, d. h. noch keine 26%, recessiv sind.

Die Gründe für dieses Verhalten sind sicher mannigfaltig. Wichtig sind zunächst medizinisch-diagnostische Gesichtspunkte. Der Mensch ist nun einmal das Lebewesen, welches wir morphologisch und physiologisch am besten kennen und auch am genauesten beobachten. So nehmen wir an ihm Defekte wahr, die uns beim Versuchstier mit Sicherheit entgehen würden. Man denke etwa daran, welchen Problemen wir uns gegenübergestellt sähen, sollten wir eine Farben- oder Nachtblindheit bei Drosophila oder, sagen wir, eine Klinodaktylie[1] selbst bei einem Kaninchen diagnostizieren! Derartige Gene könnten wir am Versuchstier nur dann erkennen, wenn sie homozygot auftreten, sofern sie dann sehr viel allgemeinere und schwerere Defekte zur Folge hätten. Wir würden also die betreffenden Gene als recessiv betrachten.

Tabelle 7. *Erbgänge menschlicher Erbleiden* (n. NACHTSHEIM 1954)

Organsystem	Autosomal dominant	recessiv
Hautsystem	32	9
Nervensystem	14	9
Sinnesorgane	31	17
Stützgewebe	31	5
Kreislaufsystem	15	3
	123	43
	74,10%	25,90%

Wir sahen aber auf S. 34 ff.: In den Fällen, in welchen man bisher ausnahmsweise einmal Homozygote von nach der üblichen Definition dominanten Erbleiden beobachten konnte, waren sie wesentlich schwerer befallen als die Heterozygoten.

Dieser Unterschied in der phänotypischen Erkennbarkeit erblicher Anomalien dürfte sehr wahrscheinlich allein schon ausreichen, um den genannten Unterschied zwischen Mensch und Tier hervorzurufen. Ob noch weitere Gründe herangezogen werden müssen, ist zweifelhaft. Immerhin seien noch die folgenden Erklärungsmöglichkeiten erwähnt:

Die eine von ihnen werden wir weiter unten näher kennenlernen (Kap. VIII), wenn wir uns mit der Abnahme recessiver Anomalien in unserer modernen Bevölkerung auf Grund des Rückganges der Inzucht befassen (HALDANE 1939). Hier sei nur hervorgehoben, daß es in der jetzigen westeuropäischen Bevölkerung nur etwa 5% der Zahl von Homozygoten für schädliche recessive Gene gibt, die es gäbe, wenn das genetische Gleichgewicht zwischen Selektion und Mutation nicht durch den plötzlichen Rückgang der Inzucht gestört wäre. Es liegt nicht fern zu vermuten, daß aus diesem Grunde manche recessive Anomalie einfach noch nicht bekannt sein mag, weil sie so extrem selten vorkommt.

Die zweite Erklärungsmöglichkeit ist populationsgenetischer Natur, und indem wir sie anführen, greifen wir streng genommen unserem Gedankengang vor. Der russische Humangenetiker LEVIT wandte sie zuerst auf den Menschen an. FISHER (1929; 2. Aufl. 1958; S. 52—76) gab eine Erklärung dafür, daß die meisten bei allen möglichen Lebewesen auftretenden Mutationen recessiv sind. Diese Erklärung würde gleichzeitig der Tatsache gerecht, daß in der Regel die schwereren Formen recessiv, die leichteren dominant sind. Nach FISHERs Meinung hätten sich die Populationen auf dem Wege der Selektion in ihrem Genbestand derartig an die in ihnen regelmäßig auftretenden Mutationen angepaßt, daß sie in der Lage wären, ihre Wirkungen jedenfalls im heterozygoten Zustand zu kompensieren, sie also gleichsam recessiv zu machen. — LEVIT glaubt nun, beim Menschen sei für viele der dominanten Mutationen mit unvollständiger Penetranz dieser Prozeß noch nicht restlos abgeschlossen. Er laufe auch deshalb verlangsamt ab, weil die Selektion sich gegen diese Gene beim Menschen nicht mehr in voller Stärke auswirke. Eine andere Erklärung, die LEVIT einer Mitteilung von MULLER verdankt, kommt praktisch auf das gleiche heraus: Es könne sein, daß eine derartige Anpassung bereits einmal

---

[1] Biegung des kleinen Fingers nach innen.

bestanden habe, die aber jetzt im Rückgang begriffen sei. Mit Recht machte HALDANE (1939) gegen diese Hypothese geltend, daß die natürliche Selektion gegen eine ganze Reihe dominanter Anomalien in Wirklichkeit sehr scharf gewesen sei und immer noch sei.

Diese Überzahl dominanter Erbleiden gilt nur für autosomale Gene. Bei den geschlechtsgebundenen Genen dreht sich das Verhältnis um; hier sind die recessiven in der Überzahl. Das bleibt auch so, wenn wir für die Anerkennung eines geschlechtsgebundenen Erbganges strenge Maßstäbe anlegen. — Diese Tatsache spricht sehr für die Hypothese von HALDANE (1939), daß man vielleicht einen merklichen Teil der autosomal-recessiven Gene noch gar nicht kennt. Allerdings muß man noch zwei Tatsachen berücksichtigen: Einerseits kann es durchaus sein, daß man diese oder jene, jetzt als geschlechtsgebunden-recessiv bezeichnete Anomalie als unvollständig-dominant bezeichnen würde, wenn sie autosomal wäre und man nur die Heterozygoten kennen würde. Man denke nur an die Gerinnungsdefekte, die sich bei manchen Konduktoren der Hämophilien nachweisen lassen!

Dazu kommt, daß es schwierig sein kann, geschlechtsgebunden-dominanten Erbgang wirklich sicher nachzuweisen. So ist es durchaus möglich, daß manche Mutationen, die wir als autosomal-dominant ansehen, in Wirklichkeit geschlechtsgebunden sind. Gerade in neuerer Zeit war es ja möglich, eine ganze Reihe von Mutationen als X-chromosomal dominant zu identifizieren (vgl. S. 48f).

f) Genetische Situationen, die durch eine einfache Erbgangsannahme nicht zu erklären sind

Wenn es auch sehr selten ist, so kommt es doch gelegentlich vor, daß die eine oder andere Sippe ein Bild bietet, das mit Hilfe einer einfachen Erbgangsannahme ohne zusätzliche Hypothesen nicht zu erklären ist. Sieht man sich einer solchen Situation gegenübergestellt, so wird man zunächst sehr genau prüfen, ob die Abweichung nicht vorgetäuscht sein könnte. Vielleicht hat der Beobachter etwa einen Teil der gesunden Verwandten als „uninteressant" weggelassen, ohne das besonders zu vermerken? Oder liegen aus anderen Gründen besondere Auslesebedingungen vor?

In den meisten Fällen wird sich bei einiger Sorgfalt zeigen lassen, daß man es mit einem statistischen Kunstprodukt zu tun hat. Nur in wenigen Fällen versagt diese Erklärung, und man muß wirklich mit einer Ausnahme rechnen.

Wir bringen ein Beispiel. Die Abb. 39 zeigt die berühmte Cuniersche Sippe mit „Farbenblindheit" (nach STERN u. WALLS

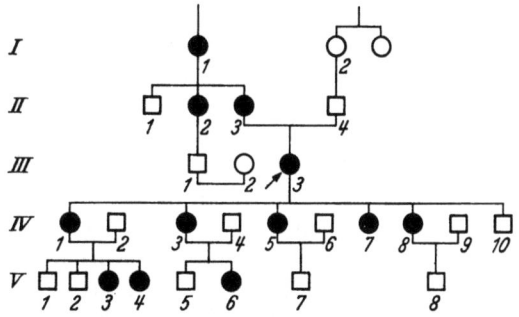

Abb. 39. Eine Sippe mit angeborener Störung des Farbensehens (n. CUNIER, aus STERN u. WALLS 1957). Für die Erklärung vgl. den Text

1957). Das Merkmal wurde durch vier Generationen hindurch an alle 11 weiblichen Nachkommen einer farbenblinden Frau weitervererbt. Man braucht nicht lange zu überlegen, um herauszufinden, daß dieses Verhalten sich auf den üblichen Wegen nicht deuten läßt.

Neuerdings wurde die Cunier-Sippe durch STERN u. WALLS (1957) auf Grund der Originalliteratur erneut diskutiert. Zunächst ergibt sich aus den von CUNIER sehr sorgfältig mitgeteilten ophthalmologischen Befunden: Es lag nicht eine der üblichen Farbsehstörungen vor, weder eine der normalerweise X-chromosomal vererbten Formen, noch eine Tritoform, noch auch eine Achromatopsie. Dagegen muß angenommen werden, daß wir es mit einem besonderen erblichen Syndrom zu tun haben. Seine wesentlichen Symptome sind offenbar: Eine angeborene Katarakt, eine graubraune Verfärbung der Iris und eine Schwäche in der Unterscheidung von Rot und Blau.

Sind wir demnach nicht mehr zu der Annahme gezwungen, der mutierte locus liege auf dem X-Chromosom, so werden verschiedene Hypothesen möglich. STERN und WALLS zitierten hier besonders die Auffassung HALDANES (1932), es könne ein extranucleärer Vererbungsmechanismus vorliegen und die Manifestation könne auf das weibliche Geschlecht beschränkt sein. So wurde bei Drosophila bifasciata die Vererbung eines extranucleären Agens beschrieben, das bei allen Weibchen unschädlich ist, die Männchen aber fast alle oder alle abtötet (MAGNI 1952; MORIWAKI u. KITAGAWA 1954).

Die ausführliche problemgeschichtliche Darstellung bei STERN u. WALLS (1957) ist sehr lesenswert; sie zeigt, wie vorsichtig man im Zitieren aus zweiter Hand und in der Interpretation von entsprechenden Mitteilungen sein muß.

2. Das Hardy-Weinbergsche Gesetz

Bisher betrachteten wir die Mendelschen Aufspaltungsziffern immer in den möglichen Kreuzungstypen getrennt voneinander. Eine sehr wichtige weitere Frage ist jedoch die folgende:

Welches sind die Konsequenzen aus den Mendelschen Gesetzen für die relative Häufigkeit bestimmter Gene und Genotypen — und damit auch für die Häufigkeit von Phänotypen — in Bevölkerungen? Mit diesem Problem befaßt sich ein besonderer Zweig der Genetik, den man als Populationsgenetik bezeichnet. Dieses Arbeitsgebiet wird an späterer Stelle (Kap.VIII) ausführlicher behandelt werden. Hier soll nur das „Grundgesetz" der Populationsgenetik, das „Hardy-Weinberg-Gesetz", vorausgenommen werden, da wir es für das Verständnis der multiplen Allelie benötigen. Wir beschränken uns dabei bewußt auf den einfachsten Fall; für die komplizierteren Zusammenhänge verweisen wir auf Kap.VIII.

Das Hardy-Weinberg-Gesetz wurde von HARDY und WEINBERG unabhängig voneinander und auf verschiedenen Wegen etwa gleichzeitig im Jahre 1908 gefunden. Zunächst für den Sonderfall eines locus mit zwei Allelen formuliert, besagt es[1]:

Betragen die Genhäufigkeiten zweier Allele in einer bestimmten Bevölkerung p für ein Allel A und q für das andere Allel A' ($p + q = 1$), und erfolgt die Eheschließung und Kindererzeugung ohne Rücksicht darauf, welche beiden Allele die Partner besitzen, dann treten in der F_1-Generation die Genotypen AA, AA' und A'A' in der relativen Häufigkeit $(p + q)^2 = p^2 + 2pq + q^2$ auf, d. h. entsprechend einer zufälligen Kombination aller vorhandenen Gene A und A' in Paaren zu je zwei (vgl. Kap. IV, 2). Dieses Verhältnis bleibt in den folgenden Generationen gleich, wenn p und q nicht durch andere, zusätzliche Einflüsse verändert werden.

Warum besteht diese Gesetzmäßigkeit? Um uns das klarzumachen, gehen wir zunächst von einer etwas unrealistischen Annahme aus. Wir nehmen an, im gleichen Bereich lebten zwei Bevölkerungen gleicher Kopfzahl, sagen wir Kasten, von denen die eine homozygot für die Blutgruppe M, die andere homozygot für die Blutgruppe N wäre. Die Gene für M und N sind zwei Allele; die beiden Homozygoten haben den Phänotyp M und N, die Heterozygoten den Phänotyp MN. — Nun sollen auf einmal die Heiratsrestriktionen zwischen den beiden Kasten aufgehoben werden, und es soll in Zukunft gar keine Rolle für die Eheschließung mehr spielen, welcher der beiden Kasten der Partner früher angehört hat. Dann werden

---

[1] Für eine Erweiterung auf mehrere Allele vgl. das Kapitel über multiple Allelie, Kap. III, 4.

sich die Ehepartner jedenfalls bezüglich des Kasten-Merkmals MN-Blutgruppen nach den Gesetzen des Zufalls zusammenfinden; die Häufigkeiten entsprechen den Angaben der Tab. 8a.

Nun läßt sich errechnen, in welcher relativen Häufigkeit die Genotypen der Kinder aus diesen Ehen hervorgehen werden. Dabei haben wir in diesem Falle nur die Kreuzungstypen 1 und 4 (vgl. S. 31) zu berücksichtigen. Außerdem setzen wir anstatt 50% 0,5, anstatt 25% 0,25 ein (Tab. 8b).

Dieses ist bereits das gesuchte Hardy-Weinberg-Verhältnis für den Sonderfall $p = q = 0,5$. Denn wir hatten ja angenommen, die beiden homozygoten Ausgangsbevölkerungen seien gleich stark und trügen jede genau zur Hälfte zur gemischten Bevölkerung bei. Daraus ergibt sich, daß die Genhäufigkeiten p und q der Gene M und N in der neu entstandenen Mischbevölkerung auch gleich häufig sein müssen; beide sind 0,5, und $2 \cdot 0,5 = 1$. Betrachten wir aber die Genotyphäufigkeiten, so fällt sofort ins Auge: $p^2 = (0,5)^2 = 0,25$; $2pq = 2 \cdot 0,5 \cdot 0,5 = 0,5$; $q^2 = (0,5)^2 = 0,25$. In dieser ersten Generation ist also das Hardy-Weinberg-Gleichgewicht erfüllt. Wir betrachten nun die nächste Generation:

Tabelle 8a. *Häufigkeit verschiedener Ehetypen*

Frauen	Männer	
	50% MM	50% NN
50% MM 50% NN	25% MM × MM 25% MM × NN	25% MM × NN 25% NN × NN

Insgesamt also: 25% MM × MM, 50% MM × NN, 25% NN × NN.

Tabelle 8b

Kreuzungstypen	Typen der Kinder		
	MM	MN	NN
0,25 MM × MM	0,25 MM	—	—
0,5 MM × NN	—	0,5 MN	—
0,25 NN × NN	—	—	0,25 NN

Insgesamt ergibt sich demnach:
0,25 MM × 0,5 MN + 0,25 NN.

Tabelle 9. *Ehetypen in der nächsten Generation*

Frauen	Männer		
	0,25 MM	0,5 MN	0,25 NN
0,25 MM 0,5 MN 0,25 NN	0,0625 MM × MM 0,125 MM × MN 0,0625 MM × NN	0,125 MM × NN 0,25 MN × MN 0,125 MN × NN	0,0625 MM × NN 0,125 MN × NN 0,0625 NN × NN

Berücksichtigt man, daß es gleichgültig ist, ob etwa der Vater MM und die Mutter NN oder der Vater NN und die Mutter MM ist, und stellt man entsprechend die Ehetypen zusammen, so ergibt sich:

$$0,0625 \text{ MM} \times \text{MM},$$
$$0,25 \quad \text{MM} \times \text{MN},$$
$$0,25 \quad \text{MN} \times \text{MN},$$
$$0,25 \quad \text{MN} \times \text{NN},$$
$$0,125 \quad \text{MM} \times \text{NN},$$
$$0,0625 \text{ NN} \times \text{NN}.$$

Es treten also 6 verschiedene Typen von Ehen auf.

Nach den Mendelschen Gesetzen sind aus diesen Ehetypen nun die folgenden Kinderzahlen zu erwarten: Siehe Tab. 10.

Auch in dieser Generation ist also das gleiche Verhältnis $p^2 + 2pq + q^2$ (für den Sonderfall $p = q = 0,5$) wieder abgeleitet.

Tabelle 10

Ehetyp	MM	MN	NN
MM × MM	$0,0625 \cdot 1 = 0,0625$	—	—
MM × MN	$0,25 \cdot 0,5 = 0,125$	$0,25 \cdot 0,5 = 0,125$	—
MN × MN	$0,25 \cdot 0,25 = 0,0625$	$0,25 \cdot 0,5 = 0,125$	$0,25 \cdot 0,25 = 0,0625$
MN × NN	—	$0,25 \cdot 0,5 = 0,125$	$0,25 \cdot 0,5 = 0,125$
MM × NN	—	$0,125 \cdot 1 = 0,125$	—
NN × NN	—	—	$0,0625 \cdot 1 = 0,0625$
Summe	0,25	0,5	0,25

Nun interessiert uns aber auch der allgemeinere Fall, daß p und q nicht gleich sind. Es ist jedoch leicht, die obige Ableitung auch für diesen Fall zu wiederholen:

Tabelle 11

Ehetyp	Häufigkeit	Kinder MM	Kinder MN	Kinder NN
MM × MM	p^4		p^4	
MM × MN	$4p^3q$	$0,5 \cdot 4p^3q = 2p^3q$	$0,5 \cdot 4pq = 2p^3q$	—
MN × MN	$4p^2q^2$	$0,25 \cdot 4p^3q^2 = p^2q^2$	$0,5 \cdot 4p^2q^2 = 2p^2q^2$	$0,25 \cdot 4p^2q^2 = 2p^2q^2$
MN × NN	$4pq^3$	—	$0,5 \cdot 4pq^3 = 2pq^3$	$0,5 \cdot 4pq^3 = 2pq^3$
MM × NN	$2p^2q^2$	—	$2p^2q^2$	—
NN × NN	q^4	—	—	p^4

Es ergibt sich für MM: $p^4 + 2p^3q + p^2q^2$.

Hier läßt sich p^2 ausklammern, und es ergibt sich für MM: $p^2(p^2 + 2pq + q^2)$.

Das ergibt insgesamt: $p^2(p + q)^2$, und da $p + q = 1$, so folgt: $p^2 \cdot 1^2 = p^2 \cdot 1 = p^2$

Entsprechend ergibt sich für MN: $2pq$, für NN: q^2. Insgesamt also wieder: $p^2 + 2pq + q^2$, wie es das Hardy-Weinberg-Gesetz fordert, und wie wir es schon für den Sonderfall abgeleitet haben ($p = q = 0,5$).

Die oben gegebene Ableitung ist natürlich alles andere als elegant. Deshalb sei hier zum Vergleich für Freunde eleganter mathematischer Beweisführung noch der Gedankengang von HARDY (1908) wiedergegeben.

HARDYs Brief an die Herausgeber von Science beginnt mit den Worten: „Ich zögere, in eine Diskussion über Angelegenheiten einzugreifen, über die ich keine Fachkenntnis besitze..[1]." Der äußere Anlaß seines Briefes war, daß PUNNETT ihn mit einem Einwand von YULE gegen die Anwendung der Mendelschen Gesetze beim Menschen befaßt hatte. Nach YULEs Meinung hätte der dominante Erbgang der Kurzfingrigkeit (vgl. S. 33) zur Folge, daß mit der Zeit $^3/_4$ aller Menschen kurzfingrig werden müßten. HARDY schreibt dazu:

„Es ist aber nicht schwierig, zu beweisen, daß diese Auffassung grundlos ist. Nehmen wir an, Aa sei ein Paar von Mendel-Merkmalen, A sei dominant, und in jeder Generation betrage das Zahlenverhältnis der rein Dominanten (AA), der Heterozygoten (Aa) und der rein Recessiven (aa) $p : 2q : r$. Nehmen wir endlich an, die Zahlen seien ziemlich groß, so daß Paarungen als zufällig zustandekommend angesehen werden können — die Geschlechter seien auf die drei Typen gleich verteilt, und alle seien gleich fruchtbar. Dann genügt etwas Mathematik vom Multiplikationstafel-Typ, um zu zeigen, daß die Zahlen in der nächsten Generation lauten werden:

$$(p + q)^2 : 2(p + q)(q + r) : (q + r)^2,$$

wofür wir sagen können: $p_1 : 2q_1 : r_1$.

Die interessante Frage lautet: Unter welchen Bedingungen wird diese Verteilung die gleiche sein wie in der vorigen Generation? Man sieht leicht ein, daß die Bedingung dafür lautet: $q^2 = pr$. Und da $q^2 = p_1r_1$ unabhängig von den Werten p, q und r, wird die Verteilung in jedem Fall nach der 2. Generation unverändert die gleiche sein."

Dieses Argument wollen wir uns genauer klarmachen:

---

[1] "I am reluctant to intrude in a discussion concerning matters of which I have no expert knowledge."

Zunächst sehen wir ein, daß die Gleichung richtig ist. Sie kann aus der Tabelle abgeleitet werden, wenn man die Genhäufigkeit $p = (p + q)$ nach HARDYs Bezeichnung, die Genhäufigkeit $q = (q + r)$ setzt. Was wir wissen wollen, ist die Bedingung, unter der $(p + q)^2 = p$, $2(p + q)(q + r) = 2q$ wird. Automatisch wird in diesem Falle auch $(q + r)^2 = r$; denn es handelt sich um die Ergänzung zu 1. Man kann etwa so rechnen:

$$\begin{cases} (p + q)(p + q) = p \\ 2(p + q)(q + 1 - p - 2q) = 2q \end{cases}$$

$$\begin{cases} p + q = \dfrac{p}{p + q} \\ p + (1 - p - 2q) = \cdot \dfrac{q}{p + q} \end{cases}$$

$$\frac{p + q}{p} = \frac{q + (1 - p - 2q)}{q}$$

$$p + q = \frac{p(q + 1 - p - 2q)}{q}$$

$$q = \frac{p(q + 1 - p - 2q)}{q}$$

$$q^2 = p(1 - p - 2q) = \text{(nach Definition)} \; pr.$$

Daß die Beziehung $q_1^2 = p_1 r_1$ erfüllt ist, läßt sich wieder aus der Gleichung für die 1. Generation entnehmen; wenn wir die dort gefundenen Werte $(p + q)^2$ für p_1 und $(q + r)^2$ für r_1 sowie $(p + q)(q + r)$ für q' einsetzen und uns der Rechenregel $(a \cdot b)^2 = a^2 \cdot b^2$ erinnern.

Er hat damit bewiesen, daß im vorliegenden Fall zweier autosomaler Allele das Zahlenverhältnis $p^2 + 2pq + q^2$ in der ersten Generation der Panmixie eintritt und für die zukünftigen Generationen erhalten bleibt.

Nachdem er das am Beispiel der Brachydaktylie noch einmal anschaulich demonstriert hat, zeigt er, daß leichtere zufällige Abweichungen in den Phänotyphäufigkeiten in der folgenden Generation die Tendenz haben, sich wieder auszugleichen, und er weist darauf hin, daß bei fehlender Panmixie kompliziertere Verhältnisse auftreten können.

Doch zurück zu unserer Diskussion:

Die wichtigsten *Einschränkungen*, die für die Gültigkeit des Hardy-Weinberg-Gleichgewichtes gelten, sind:

1. Kein Genotyp darf vor dem anderen einen *Selektionsvorteil* haben. — Ist ein solcher Selektionsvorteil (vgl. Kap. VIII) vorhanden, dann bleiben die Genhäufigkeiten nicht gleich, und das Verhältnis der Genotypen in der Bevölkerung ist nach Einwirkung der Selektion verschoben.

2. Die Ehen müssen unabhängig vom Genotyp des Partners zustande kommen. Man spricht von „*Panmixie*" oder (in der englischsprachigen Literatur) von "random mating". Daß diese Voraussetzung erfüllt ist, leuchtet ein bei Merkmalen wie den Blutgruppen. Denn noch niemand wird sich seinen Ehepartner nach seinen AB0- oder MN-Blutgruppen ausgesucht haben; bei dieser Entscheidung pflegen andere Gesichtspunkte im Vordergrund zu stehen. Sobald wir aber in den Bereich derartiger Gesichtspunkte kommen, wird natürlich die Annahme der Panmixie hinfällig. Das beginnt schon bei der Körpergröße. Große Männer sind im Durchschnitt eher geneigt, große Frauen zu heiraten, als kleine Männer; ist es einmal anders, so überrascht uns das, und wir reagieren mit einem Lächeln. Man spricht von „*positiver Paarungssiebung*" (positive assortative mating). Auch bei dem so komplexen Funktionsgefüge, das wir als „Intelligenz" bezeichnen und mit dem „Intelligenz-Quotienten" (I. Q. vgl. Kap. X) messen, müssen wir mit einer starken positiven Paarungssiebung rechnen. Dagegen dürfte es charakterologische Merkmale geben, in denen „Gegensätze sich anziehen", so daß eine *negative Paarungssiebung* ("negative assortative mating") zustandekommt.

Ein praktisch wichtiger Sonderfall der positiven Paarungssiebung ist die *Heirat zwischen Blutsverwandten*.

Fehlen der Panmixie führt für sich allein nicht zu einer Verschiebung der Genhäufigkeiten p und q, wohl aber zu einem Abweichen der Genotypen-Häufigkeiten vom Verhältnis $p^2 + 2pq + q^2$. Positive Paarungssiebung führt zu einer Vermehrung der beiden Homozygoten auf Kosten des Heterozygoten, negative Paarungssiebung führt dagegen zu einer Vermehrung der Heterozygoten.

3. Verschieden starke *Mutationsraten* in den beiden möglichen Richtungen müssen für sich allein eine Änderung der Genhäufigkeiten zur Folge haben.

4. Da ferner die menschlichen Bevölkerungen nicht unendlich groß sind, die in jeder Generation zur Befruchtung gelangenden Keimzellen demnach nur eine Stichprobe von endlicher Größe aus dem Gesamtkollektiv der durch die Elterngeneration produzierten Keimzellen darstellen, sind die Genhäufigkeiten wie auch die Genotypen-Häufigkeiten von Generation zu Generation *Zufallsabweichungen* unterworfen. Die Anfangsgründe der Theorie dieser Zufallsabweichungen werden in Kap. VIII, 5 abgehandelt.

5. Das Hardy-Weinberg-Gesetz in der oben dargestellten Form gilt nur für autosomalen Erbgang. Bei X-chromosomalen Erbgang stellen sich die Gleichgewichte [(Genotypen $p + q$ bei ♂♂, $(p + q)^2$ bei ♀♀] zwar auch ein, jedoch nicht in der ersten Generation der Panmixie (vgl. Kap. VIII, 1).

Angesichts der obengenannten Einschränkungen in der Gültigkeit des Hardy-Weinbergschen Gesetzes ist es eine Frage von großem wissenschaftlichem Interesse: Inwieweit stimmen Daten zur Häufigkeit von Genen und Genotypen, die wir aus verschiedenen menschlichen Populationen auf empirischem Wege gewonnen haben, mit den Häufigkeitsverhältnissen überein, die wir auf Grund dieses Gesetzes erwarten? Diese Frage kann man praktisch vor allem an solchen erblichen Merkmalen prüfen, die einerseits häufig sind, und bei denen auf der anderen Seite ein einfacher Mendelscher Erbgang und eine klare 1:1-Beziehung zwischen Genotyp und Phänotyp besteht. Praktisch sind das die Blutgruppen und einige Varianten der Serum-Proteine.

3. Allgemeines über Blutgruppen und Blutfaktoren und eine Anwendung des Hardy-Weinbergschen Gesetzes

An dieser Stelle ist es vielleicht angebracht, einige allgemeine Bemerkungen über die Grundlagen der Blutgruppenserologie einfließen zu lassen; denn lange Zeit waren die Blutgruppen die einzigen häufigen und „normalen" Merkmale des Menschen, bei denen ein monomerer Mendelscher Erbgang überzeugend nachgewiesen werden konnte, und an ihnen entwickelte sich vor allem das populationsgenetische Denken in der Humangenetik.

Grundlage der Blutgruppen ist die Antigen-Antikörper-Reaktion. Sie tritt ein, wenn ein spezifischer Antikörper mit dem zu ihm passenden Antigen unter geeigneten Bedingungen zusammentrifft. Diese Reaktion kann sich in vivo und in vitro abspielen. Das direkte Ergebnis ist zunächst die Bindung von Antigen und Antikörper mittels spezifischer Reaktionsgruppen. Der weitere Ablauf ist von den Eigenschaften von Antigen und Antikörper sowie dem Reaktionsmilieu abhängig. So kann es zur Agglutination (Zusammenballung), zur Lyse (z. B. Hämolyse) oder zur Blockierung (vgl. unten) kommen, sofern die Antigene an Zellen fixiert sind. Gelöste Antigene können zur Präzipitierung (Ausfällung) oder zur Blockierung der spezifischen Reaktionsgruppen führen.

Von einem „Vollantigen" spricht man, wenn es nach Zuführung in einen Organismus, der es nicht selbst besitzt, diesen zur Bildung von Abwehrstoffen (Antikörpern) veranlaßt.

Es besteht entweder als ganzes aus einem spezifischen Eiweißkörper (Protein), oder die Reaktionsgruppen „Haptene" sind an einen Proteinkörper gebunden.

Dabei besitzt der Proteinträger die Antikörper stimulierende Wirkung, während das Hapten die Spezifität des Antikörpers bedingt.

In der Blutgruppenserologie interessieren insbesondere die Antigene der Erythrocyten. Beim Menschen kommen eine ganze Reihe von ihnen vor, von denen 9 (bzw. 11)[1] genauer untersucht und als Blutgruppensysteme geordnet wurden. Das bekannteste ist das AB0-System (vgl. Kap. III, 4a), welches schon 1900 von LANDSTEINER auf Grund besonders einfacher Verhältnisse entdeckt wurde.

Die serologisch aktiven Substanzen sind jedoch nicht nur an Erythrocyten, sondern auch an anderen Blutzellen (Leukocyten; Thrombocyten) und Zellen der Gewebe nachzuweisen. Dabei variiert die Verteilung der Blutgruppenantigene im Organismus für die einzelnen Systeme.

Neben den alkohollöslichen Blutgruppenantigenen in Blutkörperchen und Geweben treten auch wasserlösliche blutgruppenaktive Substanzen im Blutplasma und den Exkreten (Speichel, Urin, Cystenflüssigkeit bei Ovarialcysten usw.) auf.

Antikörper sind Proteine, die auf Grund ihrer spezifischen Struktur mit Antigenen reagieren können. In der Regel werden sie als „Immunantikörper" auf einen Antigenreiz hin gebildet; seltener treten sie als „Normalantikörper" im Blutplasma auf. Zur zweiten Gruppe gehören die Isoantikörper des AB0-Systems. Jeder Mensch der Gruppe 0 besitzt im Serum Anti-A und Anti-B, jeder Mensch der Gruppe A besitzt Anti-B, jeder Mensch der Gruppe B besitzt Anti-A. Aus diesem Grunde wurde das AB0-System als erstes von allen Blutgruppensystemen entdeckt. Worauf die Isoantikörper im AB0-System zurückzuführen sind, ist nicht bekannt; nach der u. E. am besten begründeten Theorie gehen sie auf frühkindliche Sensibilisierung mit Mikroorganismen (u. a. Colibakterien) zurück[2]. Danach wären die Isoantikörper eigentlich auch Immunantikörper.

Auch in der Blutgruppenkunde ist es aber die Regel, daß Antikörper als „Immunantikörper" nach Sensibilisierung eines Organismus mit Blutkörperchen gebildet werden, die ein dem Organismus ursprünglich fremdes Antigen enthalten.

Die Immunantikörper gehören überwiegend zur γ-Globulin-Fraktion des Serums (vgl. Kap. VII, 3). Sie werden in den Plasmazellen bzw. ihren Vorläufern gebildet. Welche strukturelle Eigentümlichkeit im einzelnen die Spezifität der Antikörper bedingt, ist noch umstritten[3].

Es gibt zwei in ihrer Reaktionsweise verschiedene Gruppen von Antikörpern: Bivalente und univalente (blockierende) Antikörper. Haben wir es mit Erythrocyten-Antigenen zu tun, so führen bivalente Antikörper zur Agglutination (Abb. 40),

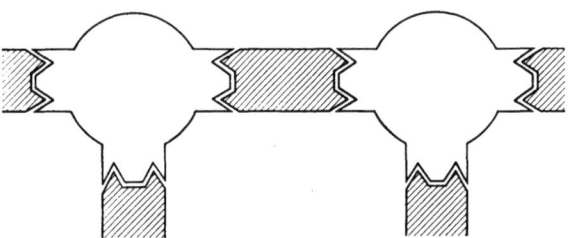

Abb. 40. Schematische Darstellung der Agglutination durch bivalente Antikörper: Jedes Antikörper-Molekül hat zwei aktive Gruppen, die mit je einer komplementären aktiven Gruppe an der Oberfläche zweier Erythrocyten reagieren. Dadurch kommt es zu einem aus Erythrocyten und Antikörper-Molekülen bestehenden Netzwerk

d. h. jeder Antikörper hat mindestens zwei aktive Gruppen. Er verbindet zwei Erythrocyten miteinander; es ergibt sich ein Netzwerk von Erythrocyten und Antikörper-Molekülen. — Die Antikörper der zweiten Gruppe sind univalent (Abb. 41). Sie besetzen zwar die aktiven Gruppen an der Erythrocyten-Oberfläche, führen aber für sich allein nicht zur Verklumpung. Ihre Einwirkung kann auf zwei verschiedenen Wegen erkannt werden. 1. Läßt man auf die Erythrocyten,

---

[1] Vgl. RACE u. SANGER 1958; VOGEL u. HELMBOLD 1961.
[2] Vgl. PETTENKOFER u. Mitarb. 1960.
[3] Vgl. PAULING 1940. HAUROWITZ 1959; Lit. bei SCHULTZE 1959; LEDERBERG 1959.

nachdem sie schon mit einem univalenten Antikörper reagiert haben, nun einen bivalenten Antikörper einwirken, so kommt es nicht zu einer Reaktion. Die aktiven Gruppen an der Erythrocyten-Oberfläche sind „blockiert". Daher spricht man auch von „blockierenden" Antikörpern. 2. Fügt man dem Reaktionsgemisch einen hochmolekularen Stoff zu oder behandelt man die Erythrocyten mit Fermenten (Trypsin, Papain), dann kommt es auch bei Anwesenheit univalenter („inkompletter", „blockierender") Antikörper zu einer Reaktion[1].

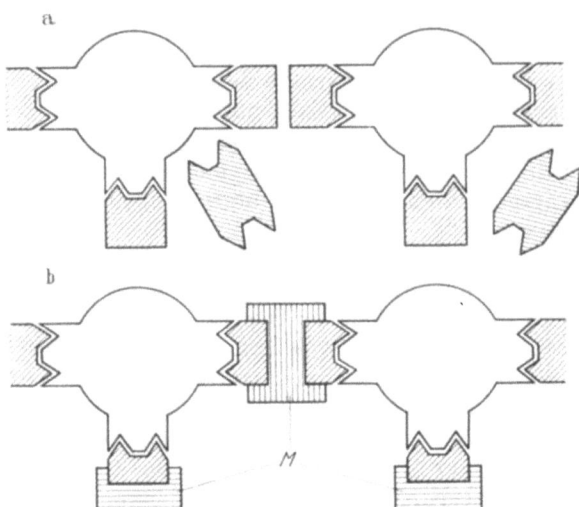

Abb. 41a u. b. a Schematische Darstellung der Wirkung blockierender Antikörper. Die aktiveren Gruppen werden durch univalente Antikörper besetzt. Dadurch wird die Reaktion mit den später zugeführten bivalenten Antikörpern verhindert (Blockierung). Eine Agglutination tritt nicht ein. b Agglutination durch univalente (blockierende) Antikörper in Gegenwart hochmolekularer Substanzen (*M*)

Die Mehrzahl der in der Blutgruppentechnik gebrauchten Antikörper ist bivalent.

Wie eine Agglutinationsreaktion aussieht, zeigt die Abb. 42 im MN-System makroskopisch, die Abb. 43a im mikroskopischen Bild. Abb. 43b zeigt dagegen, wie nicht agglutinierte Erythrocyten mikroskopisch aussehen.

Doch zurück zu unseren populationsgenetischen Betrachtungen. Als erstes Beispiel betrachten wir die MN-Blutgruppen. Diese Blutgruppen wurden von LANDSTEINER u. LEVINE (1927/28) entdeckt. Sie beschrieben ihre Entdeckung folgendermaßen:[2]

„Unsere ersten Beobachtungen machten wir in Experimenten mit einem Vorrat Anti-Mensch-Blut-Immunseren von Kaninchen. Unter 41 Seren fanden wir vier, die nach Absorption mit einem menschlichen Blutmuster immer noch Agglutinine enthielten, die auf den größten Teil der Blute aller vier (AB0)-Gruppen noch wirkten, während andere Blute nicht agglutiniert wurden. Die Tests erwiesen die Existenz einer agglutinablen Eigenschaft,

Abb. 42. Makroskopisches Aussehen einer Agglutinations-Reaktion im MN-System

[1] Für Einzelheiten der Technik vgl. VOGEL u. HELMBOLD 1961.
[2] LANDSTEINER u. LEVINE 1928; Übersetzung v. PROKOP in RACE und SANGER 1958.

die den Isoagglutininen A und B nicht verwandt war und sich von den letzteren darin unterschied, daß in dem menschlichen Serum kein entsprechendes

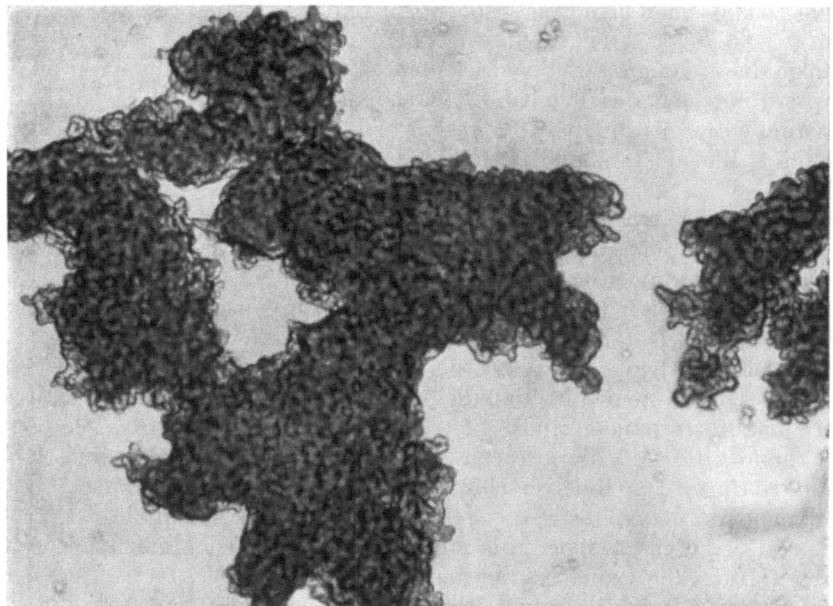

Abb. 43 a

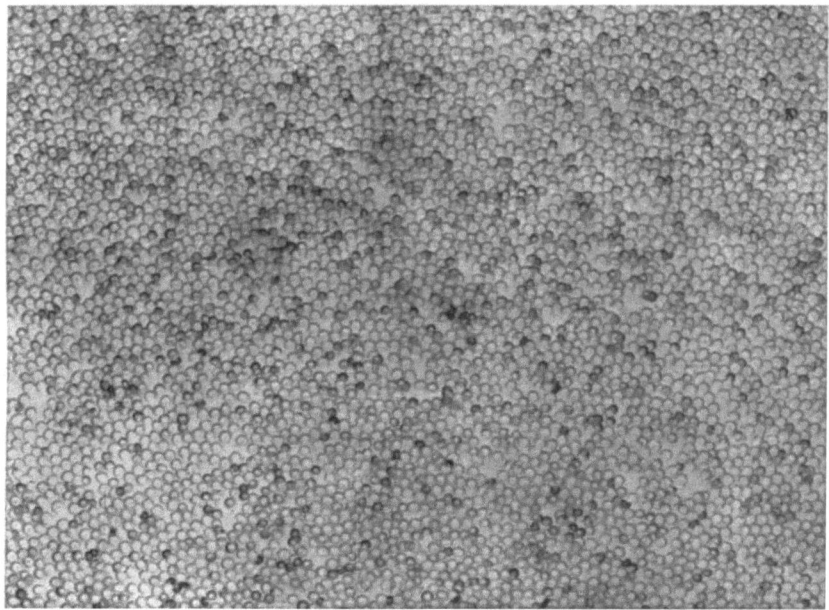

Abb. 43 b

Abb. 43a u. b.   a Agglutination im MN-System unter dem Mikroskop. b Zum Vergleich: nicht agglutinierte
Erythrocyten

Isoagglutinin gefunden wurde. Naturgemäß bemühten wir uns, Immunseren
mit der besonderen beschriebenen Eigenschaft zu produzieren, indem wir

Kaninchenblut injizierten, das die neue Qualität, die vielleicht mit M zu bezeichnen ist, besaß. Dies erwies sich als ziemlich schwierig, weil nur wenige Kaninchen wirksame, für M spezifische Seren produzierten. Wir erhielten jedoch durch Immunisierung einer genügend großen Anzahl von Tieren verschiedene dieser Seren.

Einige dieser Immunseren entwickelten eine unterschiedliche Wirkung. Nach Absorption mit Blut des Typs M+'' (nachdem also die Anti-M-Eigenschaft aus dem Serum entfernt worden war), ,,reagierte der Abguß intensiv und selektiv mit bestimmten Blutmustern und enthüllte damit eine zweite agglutinable Eigenschaft (N)''.

Diesen Teil der Arbeit von LANDSTEINER u. LEVINE zitieren wir deshalb wörtlich, weil hier zum ersten Male der Weg beschritten wurde, der zur Darstellung eines neuen Blutgruppensystems führte.

Daß die übrigen 8 (oder vielleicht 10, Kap. VII, 8 b) jetzt bekannten Blutgruppen Systeme so viele Jahre später entdeckt wurden als das AB0-System[1], hat ja seinen besonderen Grund: Der wesentliche Unterschied zwischen dem AB0-System und den übrigen Systemen ist, daß die AB0-Agglutinine im Serum normalerweise und regelmäßig vorhanden sind.

So konnten die AB0-Blutgruppen ohne besondere Vorbereitung einfach durch Zusammenbringen von Blut verschiedener Menschen entdeckt werden.

Ganz anders bei den übrigen Systemen. Bei ihnen bestand das größte Problem darin, Anti-Seren zu gewinnen, die mit einem spezifischen Blutgruppen-Antigen reagierten. Hier gab es zunächst nur den Weg über den Tierversuch: Tiere wurden durch wiederholte Injektionen von Blut sensibilisiert in der Hoffnung, Anti-Seren zu gewinnen. Aus diesen Anti-Seren mußten dann zunächst durch Absorption die Anteile entfernt werden, die gegen schon bekannte Blutgruppen-Eigenschaften gerichtet waren; das waren bei Entdeckung des MN-Systems nur die AB0-Gruppen.

Blieb nach dieser Absorption ein Serum übrig, das einen Teil der untersuchten Erythrocyten agglutinierte, einen anderen Teil aber nicht, dann bestand Aussicht darauf, daß man eine neue Blutgruppen-Eigenschaft gefunden hatte.

Auf diesem Wege wurde neben dem MN-System auch das P-System und das Rh-System entdeckt. Inzwischen fand man aber heraus, daß es beim Menschen Fälle gibt, die durch Schwangerschaft oder Bluttransfusion gegen bestimmte Antigene sensibilisiert wurden und dann selbst Antikörper bilden. Die neueren Systeme entdeckte man auf diesem Wege, d. h. durch genaue Analyse von Fällen, bei denen es zu einer Sensibilisierung und infolgedessen zu einer Schwangerschaftskomplikation, z. B. der Geburt erythroblastotischer Kinder (vgl. Kap. III, 4d), oder zu zunächst unverständlichen Transfusionszwischenfällen gekommen war.

Wie gesagt, gehört zum Nachweis eines neuen Systems vor allem der Beweis, daß die gefundene Agglutination nicht auf eines der bisher bekannten Systeme zurückgeführt werden kann. Dieser Beweis war beim MN-System noch einfach zu führen; damals mußte nämlich nur das AB0-System ausgeschlossen werden. Mit jedem neu entdeckten System wird es jedoch mühsamer: Immer mehr bekannte Systeme sind auszuschließen.

Als nächster Schritt der Analyse folgt nun der Nachweis der Erblichkeit. Hier zeigten sich beim MN-System einfache Verhältnisse. Wie schon aus der Tab. 5 S. 32 hervorging, ist für den MN-Polymorphismus ein Genpaar verantwortlich; die beiden Homozygoten MM und NN haben den Phänotyp M bzw. N, der Heterozygote MN hat den Phänotyp MN.

---

[1] Entdeckung des AB0-Systems durch K. LANDSTEINER 1900, des MN- und P-Systems durch LANDSTEINER u. LEVINE 1927.

Wir kehren nun zum Hardy-Weinberg-Gesetz zurück. Trifft es zu, so müssen unabhängig von den Genhäufigkeiten p für M und q für N die drei Genotypen überall in dem Verhältnis:

$$p^2 MM : 2pq MN : q^2 NN$$

vorhanden sein. Wir wollen diese Beziehung an einer umfangreichen Auswahl von Bevölkerungen mit verschiedenen relativen Häufigkeiten der Gruppen M, MN und N prüfen.

Dabei geraten wir jedoch zunächst in eine Verlegenheit: Wir kennen zwar die Häufigkeiten der Genotypen in den betreffenden Bevölkerungen, nicht jedoch die Genhäufigkeiten p von M und q von N. Dazu verhilft uns jedoch in diesem Falle eine sehr einfache Überlegung. Wir wissen ja: Jeder Mensch der Gruppe M hat zwei Gene M, jeder Mensch der Gruppe MN hat je ein Gen M und N und jeder Mensch der Gruppe N hat zwei Gene N. Insgesamt besitzt aber jeder Mensch zwei Gene vom Typ M oder N. p als das Verhältnis der Gene M zur Gesamtzahl der Gene M und N ergibt sich also aus der Formel:

$$p = \frac{2M + MN}{2(M + MN + N)} \quad \text{oder durch 2 gekürzt:} \quad p = \frac{M + 1/2\,MN}{M + MN + N}.$$

Entsprechendes gilt für die Genhäufigkeit q von N:

$$q = \frac{N + 1/2\,MN}{M + MN + N}.$$

Man zählt also die Gene M und N einfach und vergleicht sie mit der Gesamtzahl der Gene M + N. Deshalb nennt man die obenerwähnte Methode auch die *Genzählmethode*. Sie sei an einem Beispiel erläutert:

RACE u. SANGER (1958) geben die folgenden Häufigkeiten für 1279 Engländer aus London, Oxford und Cambridge:

M	MN	N	Insgesamt
363	634	282	1279

$$p = \frac{363 + 1/2 \cdot 634}{1279} = 0,5317 \; ; \qquad q = \frac{282 + 1/2 \cdot 634}{1279} = 0,4683 \; ;$$

$$p^2 = 0,2827 \, , \quad 2pq = 0,4980 \, , \quad q^2 = 0,2193 \, .$$

Dieses sind die Genotypenhäufigkeiten auf 1 bezogen, die sich aus der durch Zählung gewonnenen Genhäufigkeiten p und q ergeben. Um sie mit den gefundenen Genotypenhäufigkeiten vergleichen zu können, müssen wir sie mit 1279 multiplizieren. Es ergeben sich die Erwartungswerte:

Für Gruppe M = 361,6
Für Gruppe MN = 636,9
Für Gruppe N = 280,5.

Diese Zahlen stimmen sehr gut, aber doch nicht ganz genau mit den gefundenen Zahlen überein. Diese kleine Abweichung überrascht uns aber nicht: Die untersuchten Patienten sind ja nur eine zufällig entnommenen Stichprobe aus der Gesamtbevölkerung. Zufallsabweichungen von den erwarteten Werten sind also zu erwarten. Solche Zufallsabweichungen würden wir aber auch dann finden, wenn wir eine ganze Bevölkerung, etwa die Millionenbevölkerung des Landes Dänemark oder gar alle Menschen der Welt untersuchen würden: Denn die lebende Menschheit ist ja aus einer relativ kleinen Stichprobe von Keimzellen hervorgegangen, die aus den Keimzellen der entsprechenden Generation in hier durchaus brauchbarer erster Näherung zufällig entnommen wurde. Wir müssen also eines der statistischen Verfahren anwenden, die wir in Kap. IV kennenlernen werden.

Unsere Frage lautet: Wenn in der Bevölkerung ein Hardy-Weinberg-Gleichgewicht vorliegt, mit welcher Wahrscheinlichkeit haben wir dann bei einer Stichprobe von der Größe $n = 1279$ mit einer Abweichung wie der gefundenen von den erwarteten Werten oder mit einer noch größeren Abweichung zu rechnen? Auf dieses Problem wendet man mit Vorteil das χ^2-Verfahren an. Die entsprechenden Formeln finden sich im Kapitel über statistische Methoden in Kap. IV. 5a

Tabelle 12. *Häufigkeit der MN-Phänotypen in % in verschiedenen Bevölkerungen der Welt (unter den gefundenen Ziffern in Klammern die Erwartungswerte)*

Bevölkerung	M	MN	N	Insgesamt	p(M)
Europäer:					
Norweger	30,81 (29,92)	49,03 (49,56)	20,79 (20,52)	34 309	0,5470
Schweden	33,97 (33,68)	48,13 (48,71)	17,90 (17,61)	4000	0,5804
Finnen (Westfinnland)	39,84 (39,42)	45,88 (46,73)	14,28 (13,85)	3145	0,6278
Belgier	28,87 (29,21)	50,35 (49,67)	20,77 (21,12)	3100	0,5405
Franzosen	30,28 (30,16)	49.27 (49,52)	20,45 (20,33)	4151	0,5491
Schweizer (Zürich)	29,28 (28,87)	48,90 (49,72)	21,82 (21,41)	4225	0,5373
Deutsche (Württemberger)	28,43 (28,48)	49,88 (49,77)	21,68 (21,74)	2578	0,5337
Tschechen	28,45 (28,61)	50,05 (49,76)	21,47 (21,63)	4038	0,5349
Polen	35,52 (35,57)	48,26 (48,14)	16,23 (16,29)	3100	0,5965
Nichteuropäer:					
Ewe (Neger; Goldküste)	28,49 (32,73)	57,44 (48,96)	14,07 (18,31)	853	0,5721
Vadnagara Nagar Nagar Brahman (Inder)	49,50 (49,70)	42,00 (41,60)	8,50 (8,70)	200	0,7050
Japaner	28,50 (29,16)	51,00 (49,68)	20,50 (21,16)	400	0,5400
Australier (Ureinwohner)	11,09 (8,84)	37,29 (41,79)	51,62 (49,37)	649	0,2974
Papua-Neger	1,13 (0,78)	15,49 (16,17)	83,38 (83,04)	355	0,0887
Eskimo (West-Grönland)	66,17 (66,67)	30,97 (29,96)	2,86 (3,37)	733	0,8165
Ramah-Navaho-Indianer (USA)	84,49 (84,07)	14,40 (15,24)	1,11 (0,69)	361	0,9169

In dem hier vorliegenden konkreten Beispiel ergibt sich:

$$\chi^2 = \frac{[361,6 - 363]^2}{361,6} + \frac{[636,9 - 634]^2}{636,9} + \frac{[280,5 - 282]^2}{280,5} = 0,027\ .$$

Dafür findet sich in der Tafel 5. ein P für 2 Freiheitsgrade $P = 0,985$: Nach der Formel in Kap. IV, 5 a errechnet sich:

$$\chi^2_M = \frac{[0,2193\ 363 - 0,2490\ 634 - 0,2827\ 282]^2}{0,2827 \cdot 0,2193 \cdot 1279} = 0,027\ ;$$

d. h. das Ergebnis entspricht (zufällig) genau dem der ersten Prüfung. Daraus folgt: $\chi^2_F = \chi^2 - \chi^2_M = 0$. Die Übereinstimmung ist also sehr gut.

In der Tab. 12 ist eine ganze Reihe von empirischen Daten über MN-Verteilung und über die Häufigkeit des Allels M in den verschiedenen Bevölkerungen der Welt enthalten (alle Angaben nach MOURANT 1954). Die Angaben sind etwas willkürlich mit der Absicht ausgelesen, Beispiele für Bevölkerungen mit sehr verschiedenen MN-Häufigkeiten aufzunehmen. Dabei wurden große Serien gegenüber kleineren bevorzugt.

Worauf es uns ankommt, ist der Vergleich zwischen den auf Grund des Hardy-Weinberg-Gesetzes erwarteten und den tatsächlich gefundenen relativen Häufigkeiten der Phänotypen M, MN und N. Man sieht leicht: Diese Übereinstimmung ist allgemein erstaunlich gut. Sie wird in der Regel desto besser, je größer die Kopfzahl der untersuchten Bevölkerungen ist.

Damit nicht der Eindruck aufkommt, diese gute Übereinstimmung sei eine Besonderheit der MN-Blutgruppen, sei sie noch an einem anderen Beispiel demonstriert: Das sind die Haptoglobingruppen. Diese Haptoglobine werden wegen ihrer großen Bedeutung für die Theorie der primären Genwirkung in Kap. VII,3 f. ausführlich behandelt. Hier sei nur kurz erwähnt: Es handelt sich um bestimmte Fraktionen der Serum-Proteine, die sich mit Hilfe einer besonderen Trennungsmethode, der Stärkegel-Elektrophorese, darstellen lasesn. In menschlichen Bevölkerungen besteht ein Polymorphismus; mit wenigen, uns hier nicht interessierenden Ausnahmen lassen sich die Menschen nach ihren Haptoglobin-(Hp-)Gruppen in drei Typen einteilen: 1—1, 2—1, 2—2. Wie umfangreiche Familienuntersuchungen verschiedener Autoren übereinstimmend ergaben, ist ein Paar alleler

Tabelle 13 *gibt eine Auswahl von Daten zur Verteilung der Hp-Gruppen*[1]

Bevölkerung	1—1	2—1	2—2	Insgesamt	p (Hp¹)
Europäer:					
Dänen	328 (327,4)	967 (982,1)	751 (736,6)	2046	0,40
Finnen	129 (115,2)	386 (409,7)	374 (364,1)	889	0,36
Franzosen	62 (65,0)	202 (194,9)	142 (146,2)	406	0,40
Nichteuropäer:					
Neger in Liberia	327 (318)	232 (247,6)	55 (48,1)	614	0,72
Eskimos	32 (42,6)	202 (181)	182 (192,4)	416	0,32

[1] Nach VOGEL u. HELMBOLD, etwas verändert.

Gene für diesen Polymorphismus verantwortlich; 1—1 und 2—2 sind die beiden Homozygoten, 2—1 die Heterozygoten.

Wieder lassen sich also die drei Genotypen voneinander unterscheiden, und zur Berechnung der Genhäufigkeit der Gene Hp^1 und Hp^2 kann man das oben dargestellte Genzählverfahren anwenden.

Wie die Tabelle zeigt, ist auch hier die Übereinstimmung der gefundenen mit den erwarteten Werten angesichts der wesentlich kleineren Zahlen recht gut[1].

Mit diesem Beispiel sei das Kapitel über das Hardy-Weinberg-Gesetz abgeschlossen. Später, im Rahmen der Populationsgenetik werden wir auf dieses Gesetz zurückzukommen haben.

4. Multiple Allelie

Bisher taten wir so, als ob an jedem Genlocus nur zwei verschiedene Zustände möglich wären, d. h. als ob es nur jeweils zwei *Allele* gäbe. In Wirklichkeit muß man jedoch in der Regel damit rechnen, daß mehr als zwei Allele in der Bevölkerung vorkommen. Untersuchungen an verschiedenen Versuchstieren haben das über jeden Zweifel hinaus erwiesen. Man spricht in solchen Fällen von ,,*multipler Allelie*".

Ihre leicht ableitbaren formalen Charakteristika sind:

1. Bei einem Individuum können nur zwei aus einer Serie multipler Allele vorhanden sein, weil ja nur zwei homologe Chromosomen da sind.

2. Zwischen ihnen kann kein Crossing-over vorkommen, da sie definitionsgemäß an homologen Loci liegen.

Dieser Definition der multiplen Allelie liegt der rein formal gemeinte Genbegriff JOHANNSENS zugrunde, bei dem man das Chromosom gleichsam als eine Perlenkette auffaßte, in der die Gene wie verschiedenartige, unteilbare Perlen hintereinander aufgereiht sind. Schon in dem Kapitel über die Biochemie der Gene sahen wir jedoch, daß wir heute mit dem Begriff des Gens die Vorstellung von einem ausgedehnteren Abschnitt der DNS verbinden. Nun ergaben Untersuchungen besonders an Mikroorganismen, von denen man besonders große Individuenzahlen in einem Experiment vereinigen kann: *Auch Gene sind unterteilbar.*

Nur sind die dabei vorkommenden Crossing-over-Wahrscheinlichkeiten sehr gering, — so gering, daß man sie z. B. beim Menschen praktisch vernachlässigen kann.

Auf der anderen Seite ergab die genetische Feinanalyse an derartigen, der experimentellen Forschung zugänglichen Objekten: Auch über die Grenzen eines Gens hinaus kommen offenbar Funktionseinheiten höherer Ordnung in den Chromosomen vor. So wurde wiederholt beobachtet, daß Gene benachbart sind, die eine nahe verwandte physiologische Funktion aufweisen. Solche Gene würden beim Menschen formalgenetisch als Allele erscheinen, da die zur Analyse zur Verfügung stehenden Individuenzahlen relativ gering sind.

All diese neueren Ergebnisse über Aufbau und Funktion der Gene sollen an späterer Stelle abgehandelt werden. Hier befassen wir uns zunächst mit der multiplen Allelie im klassischen Sinne. Wir tun dies aber mit einer reservatio mentalis: Es bleibt uns bewußt, daß wir uns dabei auf einer recht groben und vorläufigen Stufe der Analyse bewegen.

a) Die AB0-Blutgruppen

Die bekanntesten Beispiele für multiple Allelie sind die AB0-Blutgruppen, die im Jahre 1900 durch K. LANDSTEINER entdeckt wurden.

---

[1] Die Prüfung der Übereinstimmung mit Hilfe des χ^2-Verfahrens sei dem Leser als Übung anempfohlen.

Wie wir sahen (S. 61), ist die wesentlichste Besonderheit der AB0-Blutgruppen
das Vorkommen von Isoantikörpern. Sie haben die Transfusionszwischenfälle zur
Folge, durch die die Aufmerksamkeit der Ärzte zuerst auf die serologischen Unterschiede gelenkt wurde: Infundiert man z. B. einen Menschen mit Gruppe 0 Blut
von einem Träger der Gruppe A, dann werden die zugeführten Erythrocyten durch

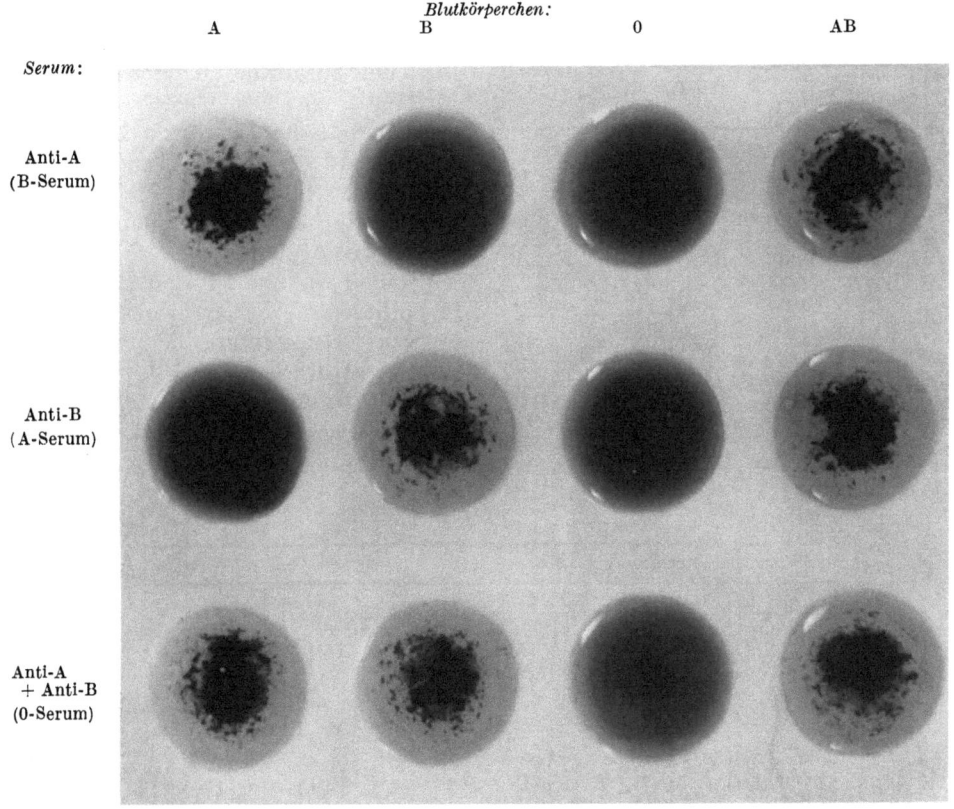

Abb. 44. Agglutination im AB0-System

das im Serum vorhandene Anti-A agglutiniert, und es kommt zu schweren Krankheitserscheinungen, u. a. Verstopfung der Nierencapillaren durch verklumpte
Blutkörperchen usw.

Die Abb. 44 zeigt die Reaktion im AB0-System.

Die erste genetische Theorie dieses Blutgruppen-Systems entwickelten v. DUN-
GERN und HIRSZFELD (1910). Sie nahmen zwei unabhängige Genpaare (A, 0; B, 0)
an, von denen die einzelnen Blutgruppen kontrolliert werden sollten. F.BERNSTEIN
(1925) prüfte die Hirszfeldsche Hypothese, erwies sie als falsch und fand die richtige Erklärung. Sein Gedankengang ist auch methodengeschichtlich besonders
interessant, so daß er hier etwas genauer referiert werden soll:

Der nächstliegende Weg, die obenerwähnte Hirszfeldsche Hypothese zu prüfen,
geht über Familienuntersuchungen. Unterschiede in den Phänotypen der Kinder,
die aus den verschiedenen Paarungstypen hervorgehen, zwischen der Hypothese
zweier loci und der von BERNSTEIN aufgestellten Alternativhypothese dreier Allele
am gleichen locus sind jedoch nur in Ehen zu erwarten, in denen mindestens ein
Elternteil der Gruppe AB angehört (Auftreten von 0-Kindern nach der Hypothese

der zwei loci; Fehlen von 0-Kindern nach der 3-Allelen-Hypothese; Tab. 14). Nun ist jedoch die Gruppe AB die seltenste, und deshalb kommen auch Ehen von AB-Personen relativ selten zur Beobachtung. Dazu kam, daß seinerzeit über einzelne angebliche 0-Kinder mit einem AB-Elternteil berichtet worden war, wobei es sich einesteils um Fehlbestimmungen, zum anderen Teil um illegitime Kinder handeln dürfte.

Tabelle 14. *Vergleich der beiden Theorien zur Erblichkeit der A-B-0-Blutgruppen* (Aus: WIENER, Blood Groups and Transfusion. 3. Aufl. Thomas 1943)

| Eltern | Gruppen von Kindern, erwartet nach der Theorie der | |
	Zwei Faktoren-Paare[1]	Multiplen Allelie
1. 0 × 0	0	0
2. 0 × A	0, A	0, A
3. 0 × B	0, B	0, B
4. A × A	0, A	0, A
5. A × B	0, A, B, AB	0, A, B AB
6. B × B	0 B	0, B
7. 0 × AB	(0), A, B, (AB)	A, B
8. A × AB	(0), A, B, AB	A, B, AB
9. B × AB	(0), A, B, AB	A, B, AB
10. AB × AB	(0), A, B, AB	A, B, AB

Um so höher ist es zu bewerten, daß BERNSTEIN trotzdem die richtige Hypothese finden und begründen konnte. Er benutzte ein populationsgenetisches Argument:

Stellen wir uns auf den Boden der Hypothese von den zwei loci (v. DUNGERN u. HIRSZFELD), nennen p die Häufigkeit des Gens A, $1 - p = p'$ die Häufigkeit von a, q die Häufigkeit von B und $1 - q = q'$ die Häufigkeit von b!

Dann gelten für 0, A und B die folgenden Häufigkeitsbeziehungen in der Bevölkerung:

Phänotyp	Genotyp	Häufigkeit
0	aabb	$(1-p)^2(1-q)^2 = p'^2 q'^2$
B	aaBB	$(1-p)^2 q^2$
	aaBb	$2(1-p)^2 q(1-q)$ $\Big\} = p'^2(1-q'^2)$
A	AAbb	$p^2(1-q)^2$
	Aabb	$2p(1-p)(1-q)^2$ $\Big\} = (1-p'^2)q'^2$
AB	AABB	$p^2 q^2$
	AaBB	$2p(1-p)q^2$
	AABb	$2p^2 q(1-q)$
	AaBb	$2p(1-p)\,2q(1-q)$ $\Big\} = (1-p'^2)(1-q'^2)$

Daraus ergeben sich die Beziehungen:

$$\bar{0} \cdot \overline{AB} = \bar{A} \cdot \bar{B}$$

Infolge von: $\bar{A} + \overline{AB} = 1 - p'^2$

$\bar{B} + \overline{AB} = 1 - q'^2$ die folgende Gleichung:

$$(\bar{A} + \overline{AB} \cdot (\bar{B} + \overline{AB}) = \overline{AB} .$$

($\bar{A}$, $\bar{B}$ = Erwartungswerte).

Diese Beziehungen lassen sich jedoch prüfen. Diese Prüfung ergab — und ergibt auch weiterhin auf Grund neuerer Daten — daß $(\bar{A} + \overline{AB}) \cdot (\bar{B} + \overline{AB}) > \overline{AB}$ und $\bar{0} \cdot \overline{AB} < \bar{A} \cdot \bar{B}$. Die Unterschiede sind so groß, daß sie sich durch Zufallsabweichungen nicht erklären lassen. Dagegen läßt sich zeigen, daß die Verteilung in allen bisher untersuchten Bevölkerungen ausgezeichnet mit der Hypothese übereinstimmt, daß wir es mit einer Serie von 3 Allelen *A*, *B* und *0* zu tun haben, von denen *A*

---

[1] Die eingeklammerten Werte bedeuten: Fehlen der Gruppe bei beobachteten Ergebnissen.

und B dominant über 0 sind, während A und B sich nebeneinander nachweisen lassen, d. h. sich „kombinant" verhalten.

Um das Bernsteinsche Argument verstehen zu können, müssen wir zunächst wieder zu dem Hardy-Weinbergschen Gesetz zurückkehren. Wir hatten es bisher nur für den Fall zweier Allele behandelt und gesehen: Kommen die Allele mit Häufigkeiten p und q vor ($p + q = 1$), dann treten die Genotypen in den Häufigkeiten $p^2 + 2pq + q^2$ in Erscheinung. Nun läßt sich jedoch zeigen, daß eine entsprechende Beziehung zwischen Genhäufigkeit und Genotyphäufigkeit auch bestehen muß, wenn mehr als zwei Allele vorhanden sind. Nennen wir n Allele $p_1, p_2 \cdots p_n$, dann gilt für die relative Häufigkeit der Genotypen: $(p_1 + p_2 \cdots + p_n)^2$. Wir betrachten nun den Sonderfall von drei Allelen A, B und 0 mit den Frequenzen p, q und r. Die Genotypen haben die Häufigkeit:

$$(p + q + r)^2 = p^2\,AA + 2pq\,AB + 2pr\,A0 + q^2\,BB + 2qr\,B0 + r^2\,0 \,.$$

Von nun an folgen wir Bernstein[1]:

„Für die zwei Klassen" (Phänotypen) „ergeben sich die Wahrscheinlichkeiten:

$$0 = 00 \qquad B = B0 + BB \qquad A = A0 + AA \qquad AB = AB$$
$$r^2 \qquad\quad 2qr + q^2 \qquad\qquad 2pr + p^2 \qquad\qquad 2pq$$

Hiernach ist:
$$0 + A = (r + p)^2,$$
$$0 + B = (r + q)^2, \text{ also}$$

$$(1) \qquad q = 1 - \sqrt{0 + A}$$
$$(2) \qquad p = 1 - \sqrt{0 + B}$$
$$(3) \qquad r = \sqrt{0}$$

und damit die Relation:
$$1 = p + q + r = 1 - \sqrt{0 + B} + 1 - \sqrt{0 + A} + \sqrt{0} \,."$$

Diese Bezeichnung läßt sich nun auf Grund der Verteilung der AB0-Phänotypen in den verschiedenen Bevölkerungen der Erde nachprüfen: Errechnet man die Genhäufigkeiten für p, q und r nach den oben gegebenen Formeln, dann ist das Kriterium für die Richtigkeit der Hypothese, daß $p + q + r = 1$ ist.

Dieses Ergebnis hat aber außerdem noch zur Voraussetzung, daß bezüglich der AB0-Blutgruppen Panmixie (vgl. S. 59) herrscht. Oder umgekehrt ausgedrückt: Ergäbe $p + q + r$ nicht 1, so brauchte das nicht dafür zu sprechen, daß die Hypothese falsch wäre. Es könnte auch darauf zurückgehen, daß bezüglich dieser Blutgruppen keine Panmixie herrschte.

Schon bei dem von Bernstein selbst untersuchten umfangreichen Material war die Übereinstimmung jedoch vorzüglich, und das hat sich bei den riesigen Mengen von Daten, die man über AB0-Blutgruppen bei fast allen Bevölkerungen der Welt sammelte, immer wieder bestätigt.

Ein einziges Beispiel soll die Berechnungsmethode erläutern:

In Berlin fanden Helmbold u. Prokop (1958) die folgenden Blutgruppenhäufigkeiten:

Untersuchte Personen n	A	B	0	AB
21104	9123 (43,2287%)	2987 (14,1537%)	7725 (36,6044%)	1269 (6,0131%)

---

[1] Wir ersetzen seine Phänotyp-Bezeichnungen, z. B. $\overline{A}$ durch A, seine Genbezeichnungen A, B und R durch die jetzt üblichen A, B und 0.

Danach errechnet sich nach der Bernsteinschen Formel:

$$p = 1 - \sqrt{0{,}366\,044 + 0{,}141\,537} = 0{,}2785$$
$$q = 1 - \sqrt{0{,}366\,044 + 0{,}432\,287} = 0{,}1065$$
$$r = \sqrt{0{,}366\,044} = 0{,}6050 \; .$$

Es ergibt sich: $p + q + r = 0{,}9990$.

Man sieht bereits: Die Übereinstimmung mit dem erwarteten Wert 1 ist hervorragend. Trotzdem sind wir jedoch an einem statistischen Test interessiert, der diese Übereinstimmung noch einmal exakt nachprüft. Zweckmäßig wendet man wieder das χ^2-Verfahren an, und zwar in einer Version, die Stevens (1950) angegeben hat. Die Formel lautet:

$$(4) \quad \chi^2_{(m=1)} = 2n\,(1 + r/p\,q)\,D^2 .$$

Dabei gilt $D = 1 - (p + q + r)$.

Im vorliegenden Fall errechnet sich:

$$\chi^2_{(m=1)} = 0{,}88 \; ;$$

mit anderen Worten, der gefundene Wert ist sehr gut mit der genetischen Hypothese der multiplen Allelie und mit der Annahme von Panmixie bezüglich der AB0-Blutgruppen in der untersuchten Berliner Bevölkerung vereinbar.

Wie Bernstein in einer zweiten Arbeit angab, kann man die Differenz D auch zweckmäßig dafür verwenden, um die nach den Formeln (1) bis (3) berechneten Genhäufigkeiten auf den Wert $p + q + r = 1$ zu adjustieren.

Wir nennen die errechneten Werte p', q', r' und korrigieren sie nach der Formel:

$$(5) \quad p = p'\,(1 + D/2)$$
$$(6) \quad q = q'\,(1 + D/2)$$
$$(7) \quad r = (r'^2 + D/2)\,(1 + D/2) \; .$$

Es ergibt sich in dem vorstehenden Beispiel:

$$p = 0{,}2875\,(1 - 0{,}0005) = 0{,}2874$$
$$q = 0{,}1065\,(1 - 0{,}0005) = 0{,}1064$$
$$r = (0{,}56050 - 0{,}0005)\,(1 - 0{,}0005) = 0{,}6042 \; .$$

Natürlich muß man zur χ^2-Prüfung nach Formel 4 die nicht adjustierten Werte von p, q und r, also p', q' und r' verwenden.

Unversehens haben wir auf die Weise nicht nur die Übereinstimmung der AB0-Phänotypen-Verteilung mit der Bernsteinschen Hypothese geprüft, sondern auch eine Methode gewonnen, mit der wir die Genhäufigkeiten p, q und r schätzen können. Wir erinnern uns, daß diese Schätzung uns bei den MN-Blutgruppen keine Kopfschmerzen bereitete, da man dort die Allele M und N jedes einzeln auszählen kann. Das ist bei p, q und r nicht möglich. Der Grund ist, daß A und B dominant über 0 sind. Deshalb kann man den Genotyp AA nicht von dem Genotyp $A0$ und dem Genotyp BB nicht von dem Genotyp $B0$ unterscheiden. Die Formeln von Bernstein helfen uns aus der Verlegenheit. Sie haben sich auch als die besten für diesen Zweck herausgestellt; von späteren Autoren angegebene Formeln erwiesen sich als weniger genau. Übertroffen wird die Bernsteinsche Methode theoretisch nur von der Schätzung nach dem Maximum likelihood-Prinzip (Kap. IV, 4), die aber wesentlich umständlicher ist. Dazu ist der Unterschied zwischen beiden Methoden im Endergebnis vernachlässigungswert gering[1].

---

[1] Diskussion u. a. bei Helmbold u. Prokop 1958.

Ergänzend sei bemerkt, daß wir in der Zwischenzeit noch ein viertes Allel am AB0-locus kennengelernt haben, A_2. Die Allelenserie besteht nunmehr aus den Allelen A_1, A_2, B, 0. A_1 ist dominant über A_2, A_2 über 0, B über 0. A_1 und B sowie A_2 und B verhalten sich kombinant. A_2-Zellen reagieren mit Anti-A-Seren in abgeschwächter Form[1].

b) Ein weiteres Beispiel für multiple Allelie: Die erblichen Hämoglobin-Varianten

Ein zweites Beispiel für multiple Allelie beim Menschen sind die Hämoglobin-Varianten A, S und C. Wegen ihrer großen Bedeutung für die Theorie der primären Genwirkung werden diese Hb-Varianten an anderer Stelle ausführlich besprochen (Kap. VII, 4). Hier nur so viel: Seit 1910 kennt man eine Form der hämolytischen Anämie, bei der die Erythrocyten entweder schon in vivo Sichelform annehmen, oder doch unter Sauerstoffabschluß dazu gebracht werden können, sich so zu konfigurieren. Auffälligerweise beobachtete man diese Erkrankung zunächst nur ebi Negern und erst viel später auch bei wenigen anderen Bevölkerungen, wie Türken, Griechen, Weddoiden in Indien und einigen Bewohnern Arabiens. Wie die Analyse von zahlreichen Stammbäumen ergab, sind die Patienten mit Sichelzell-Anämie homozygot für ein Gen S, dessen Heterozygote klinisch gesund sind, obwohl man unter Sauerstoffabschluß auch ihre Erythrocyten dazu bringen kann, Sichelgestalt anzunehmen.

Biochemische Untersuchungen von PAULING u. Mitarb. (1949) klärten die Ursache dieser Anämie auf: Bekanntlich besteht das Hämoglobin aus zwei Bausteinen: Dem Häm, also einem mit bestimmten Seitenketten substituierten Porphyrinring, der Eisen gebunden hat, und einer Eiweißkomponente. Diese Eiweißkomponente war bei den Patienten mit Sichelzell-Anämie verändert, was sich in einer veränderten Wanderungsgeschwindigkeit im elektrischen Feld (bei der sog. „Elektrophorese", vgl. Kap. VII) äußerte. Inzwischen wissen wir auch genau, worin der Unterschied zwischen normalem Hämoglobin A und Sichelzell-Hb (Hb S) chemisch besteht; darauf soll jedoch erst weiter unten eingegangen werden.

Die Patienten mit Sichelzell-Anämie sind homozygot und haben nur Hb S, die homozygot Gesunden haben Hb A. Die Sichelzell-Heterozygoten dagegen besitzen Hb A und Hb S in etwas wechselndem Verhältnis, meist Hb S um 40%, Hb A um 60%.

Man mußte nun annehmen, daß in jedem Fall beide Eltern eines Patienten mit Sichelzell-Anämie das Sichelzell-Merkmal aufweisen müßten, und daß man in ihrem Blut Hb S neben Hb A nachweisen konnte. In der Regel war das auch der Fall. Diese Regel hatte jedoch Ausnahmen:

Bei einigen Patienten mit schwerer hämolytischer Anämie zeigte nur ein Elternteil Hb S neben Hb A, der andere Elternteil zeigte anstatt von Hb S ein weiteres Hämoglobin, das bei $P_H = 8{,}4$ noch wesentlich langsamer zur Anode wanderte als Hb S, das sich also von Hb A noch wesentlich stärker unterschied. Bei genauerer Untersuchung stellte sich dann heraus, daß das Hämoglobin der Patienten selbst nicht ausschließlich aus Hb S bestand, sondern sich aus Hb S und Hb C zusammensetzte.

Die Abb. 45 zeigt fünf Familien, in denen Hb S, Hb C und Hb A vorhanden sind.

Man sieht:

1. Jede Person besitzt nur höchstens zwei der drei verschiedenen Typen. Es ist keine Person dabei, die etwa Hb A, S und C aufwiese.

---

[1] Für eine genauere Diskussion vgl. RACE u. SANGER 1958; VOGEL u. HELMBOLD 1961. Dort auch Angaben über die seltenen A-Varianten.

2. In den fünf Stammbäumen kommen die folgenden beiden Ehetypen vor:
a) Heterozygote S/A und Heterozygote C/A.
b) Heterozygote C/A und Homozygote A/A.

Aus dem Ehetyp a) gingen die folgenden Kinder hervor: 4 A/C : 1 A/S : 5 A/A :
2 S/C. (Wenn man die Probanden S/C nicht mitzählt). Insgesamt haben also 6
Kinder Hb C, 6 haben es nicht.

Nur eine einzige Ehe dagegen gehört sehr wahrscheinlich dem Typ b an. Aus
ihr gingen zwei Kinder des Typs A/A, zwei Kinder des Typs A/C hervor.

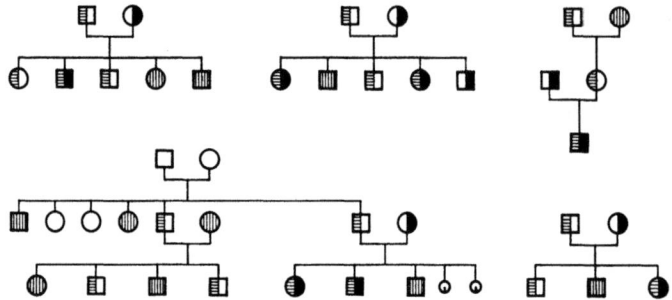

Abb. 45. 5 Familien, in denen HbS, HbC und HbA vorhanden sind (n. NEEL, KAPLAN u. ZUELZER 1953). ◐ HbS,
⊞ HbC, ⊕ kein abnormes Hb, ○ Hb nicht bekannt. Vgl. auch die Erklärung im Text

Diese Ergebnisse beweisen, daß Hb C durch ein Gen in heterozygotem Zustand
hervorgerufen wird, genau wie Hb S und Hb A. In Zusammenhang damit spricht
die Tatsache, daß alle untersuchten Patienten höchstens zwei verschiedene Hb-
Typen aufweisen, keiner hingegen drei, und daß alle Daten mit der Annahme verträglich sind, kein Patient habe von einem Elternteil mehr als ein Hb ererbt, dafür,
daß die Gene für Hb A, S und C Allele am gleichen locus sind. Inzwischen wurde
eine Reihe weiterer Familien bekannt, die diese genetische Hypothese vollauf
bestätigten.

Später lernte man eine ganze Reihe weiterer Hb-Varianten kennen, die in aller
Regel ebenfalls in heterozygotem Zustande erkennbar sind (Kap. VII, 4). Die Auf-
fassung lag nahe, diese Varianten entsprächen weiteren Allelen am gleichen locus.
Das Problem ist jedoch noch strittig.

c) Ein drittes Beispiel: Die Rotgrünblindheit
Das Problem des Feinbaues der Gene und der Pseudoallelie

Als drittes wollen wir einen Fall betrachten, in dem die Annahme der multiplen
Allelie nur teilweise bestätigt wurde. Das ist die *Rotgrünblindheit*[1].

Die Netzhaut enthält zwei verschiedene Arten von Sinneszellen, die Stäbchen
und die Zapfen. Die Stäbchen, die in ihrer Überzahl in der Netzhautperipherie
gelegen sind, dienen dem farblosen „*Dämmerungssehen*". Sie sind auch für die
Dunkelanpassung des Auges verantwortlich.

Die Zapfen dagegen dienen dem *Tagessehen* und damit auch dem farbigen
Sehen.

Den adäquaten Reiz für das menschliche Auge stellen elektromagnetische Wellen eines ganz bestimmten, relativ eng umschriebenen Wellenlängen-Bereiches
(etwa 400—700 mμ) dar. Wir sprechen vom *sichtbaren Licht*. Je nach der Wellenlänge nehmen wir das Licht in verschiedenen Farben wahr:

---

[1] Es erscheint uns notwendig, an dieser Stelle wenigstens in großen Zügen auf unsere Vorstellungen von der Physiologie des Sehens einzugehen. Für Einzelheiten vgl. REIN/SCHNEIDER
„Physiologie des Menschen".

Farblose Lichteindrücke (Sonnenlicht usw.) werden durch ein Gemisch von Strahlen verschiedener Wellenlängen ausgelöst. Je „homogener" ein Licht ist, d. h. je einheitlicher die Wellenlänge der verwendeten Strahlenart, um so stärker ist die Sättigung des Farbtones. Rein spektrale Lichter besitzen demnach maximale Sättigung. — Die „Helligkeit" der Farbeindrücke dagegen wird durch die Intensität des einfallenden Lichtes bestimmt.

Die nächstliegende Frage ist die nach dem zugrunde liegenden *physikalisch-chemischen Mechanismus*. Haben wir es etwa mit einer Vielzahl von Mechanismen zu tun, die jeweils für die einzelnen Wellenlängen-Bereiche charakteristisch sind?

Tabelle 15 (nach REIN)

Wellenlänge in mμ	Farbtöne
687	Rot
650	Orange
590	Gelb
527	Grün
486	Blau
400	Violett

Oder lassen sich die Phänomene auf einen einfacheren Nenner bringen?

Einen Hinweis gab die Analyse der Mischlichter. Es gibt Lichterscheinungen, die nicht durch homogene Spektrallichter hervorzurufen sind. Vor allem sind hier die Purpurtöne zu nennen, die bei einer Mischung von spektralem Rot und Violett auftreten. Wie wir sahen, ist auch „Weiß" ein Mischlicht.

Daneben ist es auch möglich, bestimmte Spektralfarben durch Mischung anderer monochromatischer Lichter herzustellen. So entsteht Orange durch die Mischung von langwelligem Rot und kurzwelligem Gelb, Gelbgrün aus Grün und Gelb, ja sogar Gelb aus Rot von 670,8 mμ und Grün von 525 mμ und Blau aus Violett von 400 mμ und Grün von 525 mμ.

Daß die Mischung aller Spektrallichter Weiß ergibt, wurde schon gesagt. Weiß kann aber auch durch Mischung von jeweils nur zwei Farbtönen, so z. B. Gelb und Blau; Purpurrot und Grün hervorgerufen werden. Man nennt Farben, die sich zu Weiß (Farblos) ergänzen, „Komplementärfarben".

Diese Verhältnisse sind in dem folgenden Schema zusammengefaßt (nach REIN).

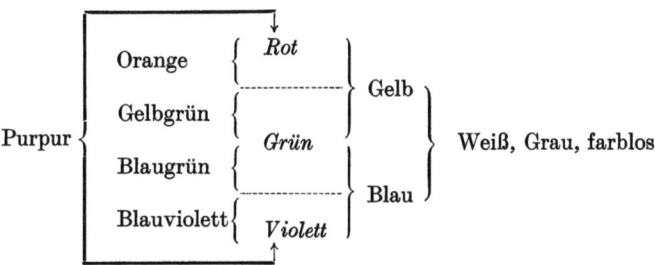

Demnach lassen sich offenbar letzten Endes alle bekannten Farbeindrücke und auch die farblosen Lichteindrücke aus drei Grundkomponenten durch Mischung herstellen. Diese Grundkomponenten sind Rot, Grün und Violett. Eine sehr gute Übersicht über diese Verhältnisse gibt das „Farbendreieck" nach J. v. KRIES (Abb. 46).

Die rein psychologische Feststellung, daß durch drei Grundkomponenten in wechselnden Anteilen alle farbigen und farblosen Lichterscheinungen erschöpfend dargestellt werden können, führte zur *Theorie des trichromatischen Sehens* (YOUNG u. HELMHOLTZ). Im Zäpfchenapparat der Netzhaut kann man sich drei Elementarmechanismen denken, von denen der eine bei Erregung die Empfindung rot, der zweite die Empfindung grün, der dritte violett ergibt (Abb. 47).

Jeder dieser Mechanismen hätte ein Empfindlichkeitsmaximum bei einer bestimmten Wellenlänge, würde jedoch auch bei anderen Wellenlängen angesprochen, wenn auch desto schwächer, je weiter diese Wellenlängen von seinem optimalen Bereich entfernt sind. Durch Kombination der den Grundfarben entsprechend starken Erregungen der drei Mechanismen entständen dann die Farbtöne, die wir wahrnehmen. *Die Befunde an den verschiedenen Typen der Farbsehstörungen scheinen diese Hypothese zu be-*

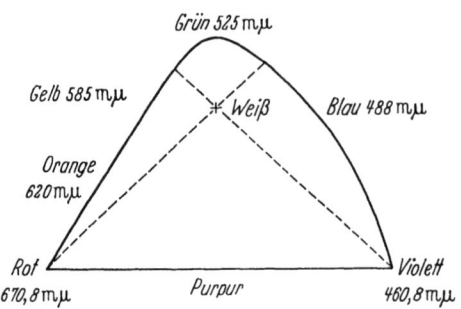

Abb. 46. Farbendreieck nach J. v. KRIES. An den Ecken die drei Lichter, aus denen sich sämtliche überhaupt denkbaren Farbeindrücke mischen lassen. Im Innern liegt der Punkt „Weiß". Alle Linien, welche durch diesen Punkt gezogen werden, zeigen in ihren Schnittpunkten mit den Dreiecksseiten diejenigen Farben an, welche bei der Mischung Weiß bzw. Farblos ergeben. Das umgekehrte Teilungsverhältnis dieser Verbindungslinien durch den Weißpunkt gibt zugleich die Menge an, die von jeder der beiden Farben zu verwenden ist, um wirklich farbloses Mischlicht zu erhalten (n. REIN 1942)

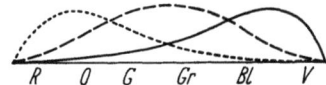

Abb. 47. Schematische Darstellung der Young-Helmholtzschen Farbentheorie. Jeder der drei Elementarmechanismen [Rotmechanismus (- - - - - -), Grünmechanismus (— — —) und Blauviolett-Mechanismus (————)] spricht maximal auf einen bestimmten Wellenlängen-Bereich an. Wenn alle drei gleich stark erregt werden, entsteht der Eindruck „farblos". Das ist aber u. U. auch möglich bei Einwirkung von nur zwei Lichtern

stätigen. Sie lassen sich nämlich am einfachsten und zwanglosesten durch den Ausfall je eines dieser Mechanismen erklären.

Hier interessieren uns vor allem die beiden häufigen Störungen, die man unter dem Namen „Rotgrünblindheit" zusammenfaßt, weil sie beide zur Verwechslung von Rot und Grün führen. Auf Tafel 1 ist dargestellt, wie die *Rotblinden (Protanopen)* und wie die *Grünblinden (Deuteranopen)* das Farbenspektrum sehen. Die beiden Spektralbereiche sind im übrigen ziemlich ähnlich; der am meisten auffallende Unterschied ist die Verkürzung des Spektrums im Rotbereich bei den Protanopen: Sie sehen rote Farbeindrücke ganz dunkel. Neben den beiden ausgeprägten Störungen des Grün- und Rotsinnes (Deuteranopie und Protanopie) gibt es auch weniger ausgeprägte Störungen, die man als *Grünschwäche (Deuteranomalie)* bzw. *Rotschwäche (Protanomalie) bezeichnet.* Außerdem gibt es noch je eine dritte Form, die zwischen der Farbschwäche und der Farbenblindheit liegt, und die man als extreme Deuteranomalie bzw. extreme Protanomalie bezeichnet.

Die Diagnose erfolgt mit Hilfe sog. „pseudoisochromatischer" Tafeln (z. B. ISHIHARA) oder (genauer) am „Anomaloskop", wo der Patient sich selbst Farbeindrücke aus Einzellichtern mischt.

Tabelle 16. *Häufigkeit der Farbsehstörungen* (n. WAALER 1927; aus SORSBY 1951)

Störung	Häufigkeit in %	
	♂♂ (n = 9049)	♀♀ (n = 9072)
Protanopie:	0,88 } 1,92	— } 0,033
Protanomalie: . . .	1,04	0,033
Deuteranopie: . . .	1,03 } 6,09	0,011 } 0,401
Deuteranomalie: . .	5,06	0,39
„Rotgrünblind": . .	8,01	0,434

Die beiden Formen der Rotgrünblindheit sind relativ häufig. Die Daten einer der bekanntesten Bevölkerungsuntersuchungen gibt Tab. 16 wieder (n. WAALER 1927). Andere Angaben stimmen mit denen von WAALER im wesentlichen überein.

Zunächst fällt uns auf: Alle vier Typen sind *bei Männern wesentlich häufiger* (zusammen etwa 8%) als bei Frauen (zusammen etwa 0,434%). Ein solcher Häufig-

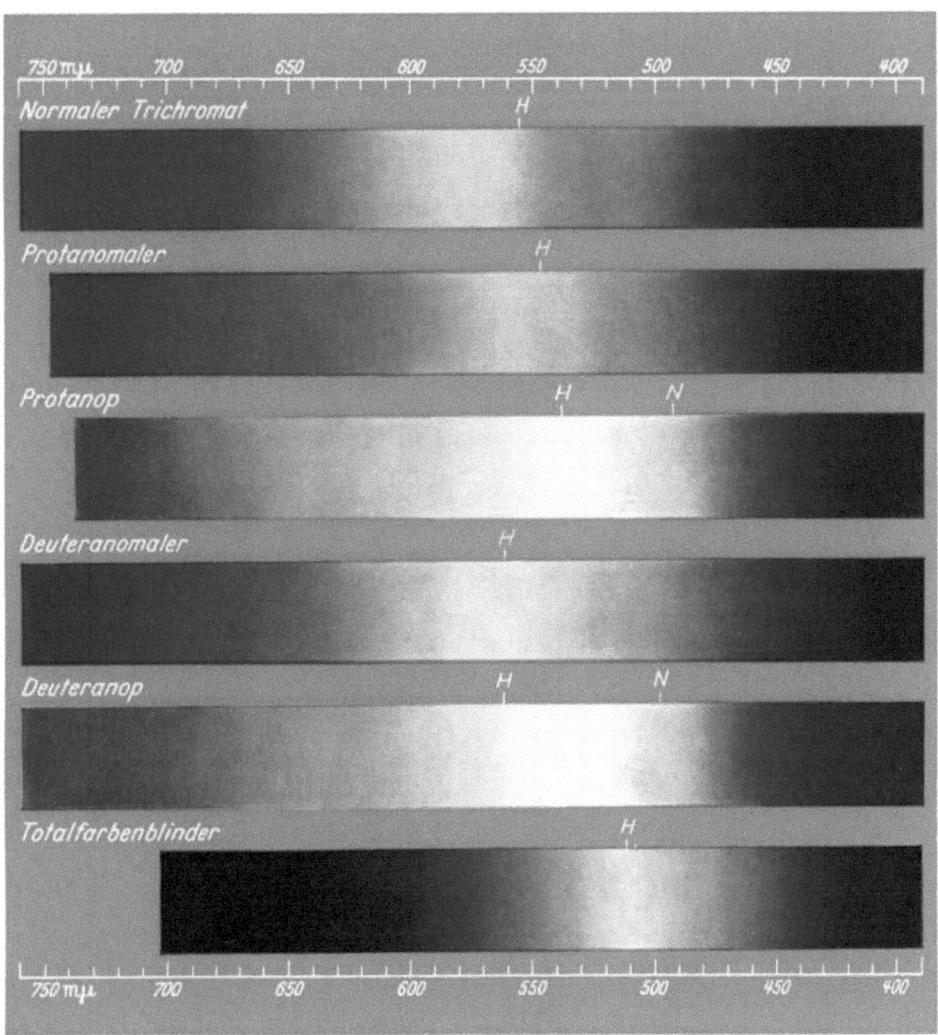

Darstellung des Farbeindruckes, der bei verschiedenen Typen von Farbenblinden durch die Wellenlängen des sichtbaren Lichtes ausgelöst wird. *H* ist der Punkt größter Helligkeit; *N* ist der neutrale Punkt (farbloser Lichteindruck). (Nach I. SCHMIDT, in Lehrbuch der Physiologie: W. TRENDELENBURG, Gesichtssinn, 2. Aufl. Berlin-Göttingen-Heidelberg: Springer 1961).

keitsunterschied ist ein charakteristisches Merkmal des geschlechtsgebunden-recessiven Erbganges: Wie wir auf S. 43 f. sahen, gibt es bei seltenen X-chromoso-malen Mutationen überhaupt praktisch nur männliche Merkmalsträger.

Bei der Farbenblindheit ist der Häufigkeitsunterschied nicht extrem groß. Nach dem Hardy-Weinberg-Gesetz müssen sich unter Männern die Merkmals-träger in der Häufigkeit q, unter Frauen in der Häufigkeit q^2 finden. Auf Grund der Daten von WAALER ergäbe sich, wenn wir die Häufigkeit des Gens für Protanomalie q_P, des Gens für Protanopie q_p, das Gen für Deuteranomalie q_D und das Gen für Deuteranopie q_d nennen:

Man sieht: Angesichts der sehr kleinen Zahl von weiblichen Farbsehstörungen, auf der die Prozentangaben beruhen, ist die Übereinstimmung befriedigend.

Tabelle 17. *Genhäufigkeiten für Farbstörungs-Gene*

Allel	Genhäufigkeit auf Grund der Daten bei ♂♂	Erwartete Phänotyp-häufigkeit bei ♀♀ auf Grund der Daten bei ♂♂	Gefundene Phänotyp-häufigkeiten bei ♀♀
q_P	0,0104	0,0001082	0,00033
q_p	0,0088	0,0000770	—
q_D	0,0506	0,002560	0,0039
q_d	0,0103	0,0001061	0,00011

Natürlich ist das kein ausreichender Beweis für einen X-chromosomal recessiven Erbgang. Diesen Beweis lieferten jedoch ausgedehnte Familienuntersuchungen, unter denen die von HORNER (1876) besonders bemerkenswert ist; denn schon HORNER konstatierte, daß der gleiche Erbgang vorliegt wie bei der Hämophilie: Männer erkranken, während phänotypisch gesunde Frauen das krankhafte Gen übertragen.

Darüber hinaus liegen jetzt zahlreiche Befunde vor, die uns einen Einblick *in das Verhältnis der genannten Mutationen zueinander* gestatten. Wir wissen ins-besondere:

1. Innerhalb einer Reihe (Deuteranopie-Deuteranomalie-normales Farben-sehen; Protanopie-Protanomalie, normales Farbensehen) kann eine Frau immer nur maximal zwei verschiedene Mutationen auf ihre Söhne übertragen. Da diese Gene aber hemizygot vorhanden sind und sich deshalb im Phänotyp manifestieren, bedeutet das: *Innerhalb einer Reihe kann eine Mutter nur zwei verschiedene Typen von Söhnen aufweisen.* Ist der eine Sohn z. B. deuteranop, der andere deuteranomal, dann kann kein normalsichtiger Sohn auftreten. Das entsprechende gilt für die Protanopie-Reihe.

Damit ist bewiesen, daß jeweils innerhalb dieser Reihen multiple Allelie vorliegt. *Mit anderen Worten, wir haben es mit zwei Allelenserien mit je drei Allelen zu tun:*

Deuteranopie — Deuteranomalie — Normalsichtigkeit

Protanopie — Protanomalie — Normalsichtigkeit.

Ob noch weitere Allele, etwa für extreme Deuteranomalie oder für extreme Protanomalie hinzukommen, oder ob diese Phänotypen etwa durch Modifikations-gene zustandekommen, ist, soviel uns bekannt ist, noch nicht endgültig geklärt. Wir wollen uns an dieser Stelle damit begnügen, die je drei gesicherten Allele zu betrachten.

2. Dazu kommt: Hat eine Mutter einen deuteranopen Sohn und einen normal-sichtigen Sohn, dann ist sie selber normalsichtig. Hat sie z. B. einen deuteranopen und einen deuteranomalen Sohn, dann ist sie deuteranomal. *Mit anderen Worten, das Normal-Allel ist dominant über die beiden anderen; das Allel für die weniger stark ausgeprägte Störung ist dominant gegenüber dem für die stärker ausgeprägte Störung, aber recessiv gegenüber dem Normaltyp.* Ein ähnliches Verhältnis zwischen Dominanz und Recessivität findet man verschiedentlich auch bei Allelenserien, die am Ver-suchstier analysiert wurden, so bei den Allelenserien von Drosophila melanogaster,

die sich am eindrucksvollsten in Abstufungen der Augenfarbe äußerst, oder bei der Albinoserie der Laboratoriums-Nagetiere (vgl. NACHTSHEIM 1959). Die Bedeutung dieser Dominanzreihe für unsere Auffassung über die Theorie der Genwirkung wird weiter unten besprochen werden.

3. Besonders interessant sind die Befunde aus Familien, in denen beide Typen von Farbsehstörungen zusammen vorkommen. Derartige Familien gestatten Aussagen *über das Verhältnis der beiden Allelenserien zueinander.*

Wir nennen zunächst die Befunde bei Müttern von Söhnen, die verschiedene Typen von Farbsehstörungen aufweisen[1].

1. Protanop-deuteranop. Fall GÖTHLIN: Mutter mit zwei protanopen und zwei deuteranopen Söhnen. Untersuchungen am Anomaloskop wegen schlechtem Virus unmöglich. Mit pseudoisochromatischen Tafeln ließ sich nur so viel sagen, daß weder Protanopie noch Deuteranopie vorlag.

2. Protanomal-deuteranomal. Fall BRÜNNER: Mutter mit protanomalen und deuteranomalen Söhnen. Vollkommen farbentüchtig (Untersuchungsmethoden nicht angegeben). — Fall WIELAND: Mutter eines extrem protanomalen Sohnes und einer deuteranomalen Tochter. Vater der Tochter deuteranomal. Die Mutter könnte demnach auch protanomal-deuteranop sein. Phänotypisch normal farbentüchtig (Anomaloskop und Ishihara).

3. Protanop-deuteranomal. Fall WAALER: Frau mit deuteranomalem Vater und protanopem Sohn. Ishihara und Anomaloskop vollkommen normal. — Zwei Fälle von WAALER: Mutter mit einem protanopen und einem deuteranomalen Sohn. Ishihara normal, am Anomaloskop geringgradige Verbreitung der absoluten Einstellungsbreite zum Grün. — Fall KONDO: Frau mit drei protanopen und einem extrem deuteranomalen Sohn.

Demnach haben Frauen, die für zwei Gene verschiedener Reihen heterozygot sind, in der Regel ein normales oder doch annähernd normales Farbsehvermögen. Eine Ausnahme vgl. unten.

Ein gleiches Ergebnis hatten Untersuchungen an weiblichen Patienten, deren Genotyp man nicht aus der Beschaffenheit ihrer Kinder, sondern aus der ihrer Eltern erschließen kann.

Zwei derartige Familien seien hier genauer betrachtet[2]:

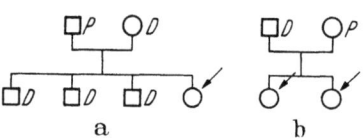

a   b

Abb. 48a u. b. Zwei Familienbeobachtungen, in denen normalsichtige Töchter aus der Ehe zweier farbengestörter Eltern hervorgingen (n. FRANCESCHETTI u. KLEIN)

Der eine Stammbaum sieht folgendermaßen aus (Abb. 48a):

Vater protanop, Mutter deuteranop, drei Söhne ebenfalls deuteranop, eine Tochter völlig normal farbentüchtig. Die Tochter muß vom Vater das X-Chromosom mit dem Protanopie-Gen, von der Mutter ein X-Chromosom mit dem Deuteranopie-Gen erhalten haben. Sie ist also für beide Gene heterozygot.

Der zweite Stammbaum sieht folgendermaßen aus: (Abb. 48b)

Vater deuteranop, Mutter protanop, beide Mädchen, soweit es die Prüfung angesichts ihres jugendlichen Alters gestattet, normal farbentüchtig. — Auch diese beiden Kinder müssen doppelt heterozygot sein.

Diese Befunde legen eine ganz bestimmte genetische Deutung sehr nahe:

Wir haben es mit zwei unabhängigen Allelenserien zu tun, deren jede drei Allele aufweist. Eine Allelenserie bedingt die Störung der Protoreihe, die andere die Störungen der Deuteroreihe. Frauen, die heterozygot an beiden loci sind, müssen dann den dominanten Phänotyp aufweisen, also normalsichtig sein. Auffällig blieb aber zunächst, daß die Söhne doppelt heterozygoter Frauen alle farbengestört sind, während man zwischen zwei unabhängigen, auf dem X-Chromosom gelegenen loci Crossing-over und damit nicht so selten das Auftreten farbentüchtiger Söhne erwartet hätte.

Deshalb diskutierten einige Autoren (WAALER, JUST, LENZ) sehr geistreich eine andere Möglichkeit: Nach ihrer Meinung sind Proto- und Deuteroallele das Ergeb-

---

[1] Angaben nach W. JAEGER 1951.
[2] Nach FRANCESCHETTI und KLEIN 1957.

nis von Mutationsschritten am gleichen Locus, aber in einander entgegengesetzten Richtungen, und das Zusammenwirken von zwei Allelen aus je einer der beiden Reihen schafft einen Ausgleich zum Normaltyp, etwa wie die Addition von +1 und −1 0 ergibt.

Nun ist die Zahl der Söhne derartiger Frauen bisher noch sehr gering, und so kann es durchaus sein, daß zufällig noch kein durch Crossing-over entstandener normalsichtiger Sohn beobachtet wurde. Trotzdem muß man WAALER, JUST und LENZ zustimmen, wenn sie ein zufälliges Zusammentreffen dieser beiden physiologisch so eng miteinander verwandten Mutationen auf dem X-Chromosom für nicht sehr wahrscheinlich halten und eher geneigt sind, einen engeren Zusammenhang zu vermuten. Nur läßt sich die Vorstellung von den „entgegengesetzten" Mutationsschritten sehr schwer mit den Vorstellungen vereinigen, die man sich heute von der primären Genwirkung macht.

Dagegen legen diese Vorstellungen ein anderes, allerdings von den obengenannten mit genetischer Methode nicht trennbares Modell nahe: *Das Vorhandensein verschiedener, aber eng benachbarter Gene mit verwandter Funktion.* Schon zu Beginn dieses Kapitels erwähnten wir, daß es der experimentellen Genetik in den letzten Jahren gelungen ist, gewisse Feinstrukturen im Aufbau der Erbanlagen vor allem mit Hilfe der Rekombinationsanalyse an besonders großen Individuenzahlen auszuarbeiten. Nunmehr erscheint uns der Zeitpunkt gekommen, näher auf die Ergebnisse einzugehen.

Schon 1930 unterschied STERN Allele und nicht-allele, aber absolut gekoppelte Gene. Es leuchtet ein, daß in dieser Definition der klassische Allelie-Begriff bereits verlassen ist, da er sich ja nur auf das formale Kriterium „absolute Koppelung", d. h. homologer locus, stützte. STERN beschrieb damals: „Wir werden ... den Standpunkt einnehmen, daß ... viele alternative Mendel-Einheiten mit unähnlicher Wirkung absolut gekoppelte nicht allele Gene darstellen, und daß die multipelalternativen Mendel-Einheiten mit ähnlicher Wirkung multiple Allele sind." Ferner meint er, daß „von nicht-allelen gekoppelten Genen im allgemeinen qualitativ verschiedene Primärreaktionen ausgehen, während allele Gene im allgemeinen dieselben Primärreaktionen in quantitativ abgestufter Form aufweisen". — In den letzten Jahren sind Beobachtungen gemacht worden, die diese Aufteilung in zwei verschiedene Arten von multipler Allelie zu bestätigen scheinen. Zwei Tatsachen sind es vor allem, die unser Wissen hier erweitert haben: eine formal-genetische und eine physiologische. Einmal erkannte man, daß Crossing-over innerhalb von echten Allelen wie zwischen „absolut gekoppelten Genen" doch vorkommt, wenn auch mit einer sehr geringen Wahrscheinlichkeit. Crossing-over ließ sich auch in solchen Fällen nachweisen, wo man zuvor an echte Allelie gedacht hatte. Außerdem konnte ein *Cis-Trans-Effekt* gezeigt werden, d. h. wenn zwei Defektmutationen nebeneinander auf dem gleichen Chromosom lagen, war das Tier phänotypisch normal, wenn sie aber auf homologen Chromosomen lagen, war ein Defekt sichtbar.

Ein Beispiel zeigt die Abb. 49. Es handelt sich um zwei Mutationen im 2. Chromosom von Drosophila melanogaster, das dominante S (Star) und das recessive ast (asteroid).

Diese beiden Mutationen verhalten sich bei grober Analyse wie Allele; analysiert man jedoch ein größeres Material, dann stellt sich heraus, daß Crossing-over vorkommt, wenn es auch sehr selten ist (0,02 Morgan-Einheiten, d. h. 0,02%).

Der Genotyp S ast/++, d. h. der Typ, bei welchem die Mutationen S und ast durch Crossing-over ins gleiche Chromosom gelangt sind, sieht phänotypisch genauso aus wie der Typ S+/++, d. h. das Auge ist etwas kleiner als gewöhnlich und hat eine etwas rauhe Oberfläche (Abb. 49a). Wegen der Dominanz von S ist zwar in diesem Falle in Cis-Stellung ein

gewisser phänotypischer Effekt vorhanden, der jedoch verhältnismäßig geringfügig ist. Der
Genotyp S+/+ast dagegen, bei dem sich die Mutationen S und ast auf verschiedenen homologen Chromosomen und also in Trans-Stellung befinden, zeigt viel weitergehende Veränderungen (Abb. 49b): Das Auge ist sehr klein und rauh, und außerdem ist die Venenzeichnung auf
den Flügeln abnorm.

Dieses Beispiel ist — wie andere bei Drosophila (vgl. Lewis 1951) — nicht auf
biochemischer Basis analysiert. Man sprach deshalb früher einfach von „Positions-
effekten". Die Untersuchung von Pilzen wie Aspergillus nidulans, sowie von
Bakterien und Bakteriophagen brachte hier weiteren Aufschluß: Man beobachtete
häufig genetische Rekombination auch innerhalb von Bereichen, die eine klare
funktionelle Einheit bildeten, indem sie für die Bildung eines spezifischen Enzyms
verantwortlich waren. Der Cis-
Trans-Effekt, wo er beobachtet werden konnte, erwies sich
als typisch für Rekombination
innerhalb eines derartigen
„funktionellen Gens". Das ist
auch leicht erklärlich: Liegen
beide Mutationen in Cis-Stellung, dann ist ein vollständig
intaktes physiologisches Gen
erhalten; die Enzymsynthese
kann dort ungehindert vonstatten gehen. Liegen die
Mutationen in Trans-Stellung,
dann sind beide homologen
Gene beschädigt. (Literatur
bei Pontecorvo 1958).

*Man wird also zu der An-
nahme gedrängt, daß das, was
man früher als Gen (kleinste
Einheit der Rekombination,
der Mutation und der Funktion)
angesehen hat, durch Rekombination unterteilbar ist.* Das
Problem ist nun jeweils, so
hohe Individuenzahlen zu
untersuchen, daß auch kleine
Rekombinationswerte nach-
gewiesen werden können. Besonders weit wurde die Rekombinationsanalyse beim
Phagen T4 von E. coli getrie-
ben (Benzer 1957). Nach
Benzers Berechnungen muß
man annehmen, daß die Re-
kombinations-Einheit („Re-
con") nur weniger Nucleotide
groß ist. Fast genauso klein ist offenbar die kleinste mutable Einheit („Muton").
Die funktionelle Einheit dagegen, d. h. nach seiner Definition der Abschnitt des
genetischen Materials, innerhalb dessen man einen Cis-Trans-Effekt bekommt
(„Cistron") ist offenbar wesentlich größer, wenn auch wahrscheinlich sehr

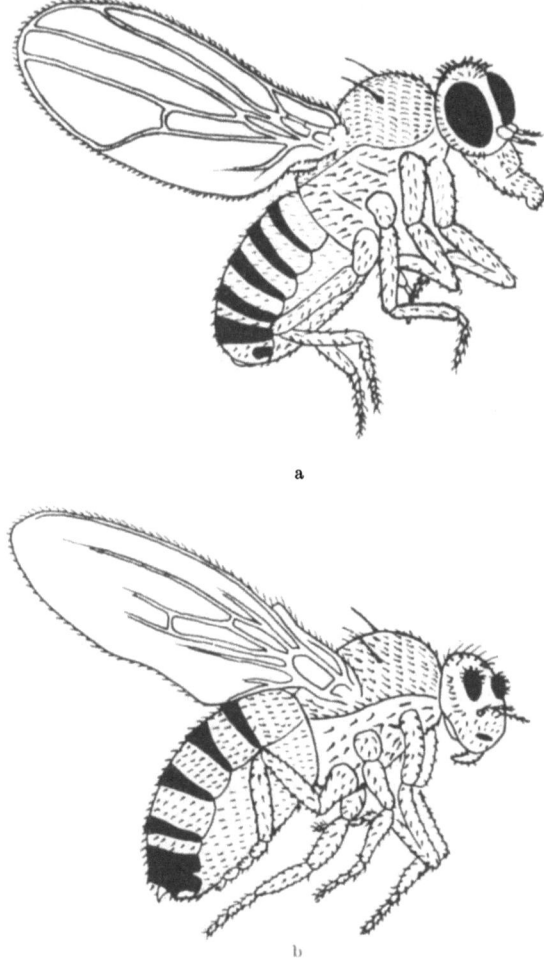

Abb. 49a u. b. Cis-Trans-Effekt bei den Mutationen S (Star) und
ast (asteroid) von Drosophila melanogaster. a S, ast/++ (Cis-
Stellung), b S+/+ast (Trans-Stellung) (n. Lewis 1951)

verschieden groß. Nach PONTECORVO kann er hunderte oder gar tausende von
Recons enthalten. Es entspricht dem „physiologischen Gen".

Man spricht von *Pseudoallelie* oder auch von Semiallelie. Aber auch außerhalb
des Bereiches eines „Cistron" fanden sich bestimmte, wenn auch nicht regelmäßig
vorkommende Gesetzmäßigkeiten in der Anordnung der Gene zueinander. So sind
Beispiele bekannt (Übersicht bei PONTECORVO 1958), daß Gene, die eng verwandte
Funktionen haben, sich auch im Rekombinationstest als eng gekoppelt erwiesen.

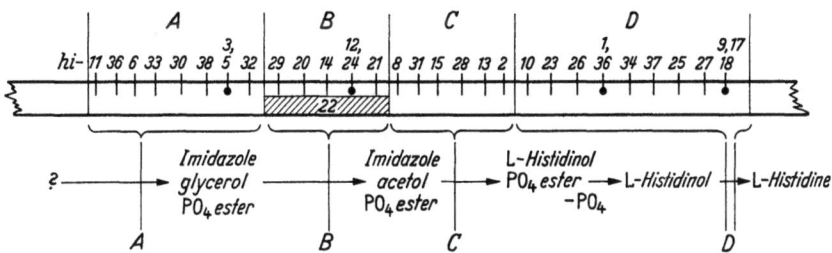

Abb. 50. Schematische Darstellung des Histidin-locus von Salmonella typhimurium (Aus: KAUDEWITZ 1959)

Ein Beispiel ist der Histidin-locus bei Salmonella typhimurium (Abb. 50). Hier
werden mehrere aufeinanderfolgende Schritte in der Synthese der Aminosäure
Histidin durch Gene gesteuert, die in der Reihenfolge dieser Schritte nebeneinander lokalisiert sind. Selbstverständlich ist das nicht immer so; wahrscheinlich
sind sogar in der Mehrzahl der Fälle Gene mit verwandter Funktion ganz unabhängig voneinander lokalisiert. Andrerseits machen es aber Berechnungen von
PONTECORVO extrem unwahrscheinlich, daß die bisher gefundenen Lagebeziehun-
gen zufällig zustande gekommen sind.

Wir fragen uns nun, ob man nicht wenigstens vermutungsweise Rückschlüsse
auf die Beziehung der loci für *Proto- und Deuterostörung* zueinander ziehen kann.
Unsere erste Vermutung ist, es könne sich um verschiedene Mutationen innerhalb
des gleichen „Cistrons" handeln. Ein Blick auf die obenerwähnten Familienbeobachtungen belehrt uns, daß das nicht der Fall sein kann. Wir betrachten z. B.
das Mädchen in Abb. 48a. Wie wir sahen, muß es das Protanopie-Allel vom Vater,
ein Deuteranopie-Allel von seiten der Mutter bekommen haben. Es steht demnach
fest, daß es dem Typ $p+/+d$ angehört. Nicht einmal Crossing-over könnte zur Erklärung eines Typs $pd/++$ herangezogen werden: Das einzelne X-Chromosom des
Vaters besitzt kein homologes Chromosom, mit dem Crossing-over stattgefunden
haben könnte, und die X-Chromosomen der Mutter enthalten beide das Gen d, so
daß Crossing-over nichts daran ändern konnte, daß das Kind von ihr ein Chromosom +d ererbt haben mußte. Entsprechendes gilt von den beiden Schwestern in
Abb. 48b. Trotzdem sind alle drei Mädchen phänotypisch gesund und normalsichtig. Es findet sich also kein Cis-Trans-Effekt.

Fällt somit die Erklärung durch Pseudoallelie fort, so bleibt doch die weitere
durch *eng gekoppelte loci mit verwandter Funktion*. In der Tat erscheint sie nicht nur
deshalb plausibel, weil es angesichts von 23 Chromosomenpaaren schon etwas
merkwürdig wäre, wenn gerade zwei funktionell so eng verwandte loci rein zufällig
auch noch im gleichen Chromosom lokalisiert wären. Sie wird auch nahegelegt
durch die schon erwähnte Tatsache, daß noch keine normal farbentüchtigen Söhne
von Frauen beobachtet wurden, die außerdem zwei verschiedene Typen von farbsehgestörten Söhnen aufwiesen.

STERN (1959) glaubt, ein populationsgenetisches Argument für diese Hypothese anführen
zu können. Er meint mit Recht: Wenn die beiden loci unabhängig voneinander wären, dann
hätte man nicht so selten Patienten zu erwarten, die beide Mutationen trugen, d. h. die etwa

sowohl protanop als auch deuteranop oder auch sowohl protanop als auch deuteranomal usw. wären. Diese Patienten dürften unter Männern gar nicht so selten sein: Bei einer Genhäufigkeit $q_P + q_p \approx 0,02$ und einer Häufigkeit $q_D + q_d \approx 0,06$ müßten die Häufigkeit der doppelt Hemizygoten $0,06 \cdot 0,02 \approx 0,0012$ betragen, d. h. $1,2^0/_{00}$. Stern meint nun, in Wirklichkeit seien solche doppelt Hemizygoten noch nicht gefunden worden, was gegen Unabhängigkeit spreche.

Wir möchten glauben, bei eng gekoppelten Genen sei eher mit einer überzufälligen Häufung von doppelt heterozygoten Männern zu rechnen, da man das gelegentliche Auftreten „breiter" Mutationen (Kap. VI, 4) erwarten müßte. Aber die Frage kann nicht entschieden werden, solange man sich nicht darüber klar ist, welchen Phänotyp diese Doppelthemizygoten haben müßten. Dieser Phänotyp ist tatsächlich aus der Dreikomponentenlehre schwer abzuleiten. Der einzige ganz eindeutige und ins Gewicht fallende Unterschied zwischen Proto-Störung und Deutero-Störung ist ein zusätzliches Merkmal: Das Farbenspektrum bei der Proto-Störung ist auf der roten Seite verkürzt (vgl. Tafel 1).

Demnach ist die Auffassung möglicherweise berechtigt, die doppelt Hemizygoten seien den Patienten mit Proto-Störung gleich oder doch so ähnlich, daß sie mit Hilfe der üblichen Untersuchungsmethoden nicht oder nur schlecht von ihnen unterschieden werden könnten und deshalb der Aufmerksamkeit bisher entgangen seien[1].

Im übrigen sei nicht verschwiegen, daß in der Genetik der Farbsehstörungen noch ungelöste Probleme verborgen sind. Das Problem, ob die extreme Protanomalie und die extreme Deuteranomalie durch eigene Allele bedingt sind, erwähnten wir schon. Hier sei eine Sippenbeobachtung Jaegers erwähnt (1951), die sehr schwer zu deuten ist und nur die allgemeine Aussage zuläßt, daß irgendwelche Beziehungen zwischen den loci für Proto- und Deuterostörung bestehen dürften.

Den Stammbaum zeigt Abb. 51. Der Proband IV,7 wies eine Deuteranomalie auf. IV,8 dagegen hat eine eindeutige Protanopie. Ihr Vetter IV,9 hat eine Deuteranomalie. Die Mutter der beiden erstgenannten Patienten (III,4) muß demnach d$+$/$+$p sein; derartige Patienten sind, wie wir sahen, in der Regel voll farbentüchtig. Der Bruder III,5 ist protanop; die Schwester (III,6) kann genetisch entweder D$+$/$+$p, oder D$+$/$+$$+$ sein, d. h. sie muß von ihrem Vater die Kombination D$+$ ererbt haben, die sie auch an ihren Sohn IV,9 weitergab. Von ihrer Mutter kann sie die Kombinationen $+$p oder $+$$+$ erhalten haben.

Nun zum Phänotyp der beiden Frauen III,4 und III,6.

Zunächst betrachten wir III,6, die den relativ einfacheren Befund bietet. Überraschenderweise zeigte sie eine eindeutige, typische Protanopie. Daneben besteht auch eine gewisse Schwäche des Blau-Gelb-Sinnes (Farbamblyopie und hochgradige Farbasthenopie).

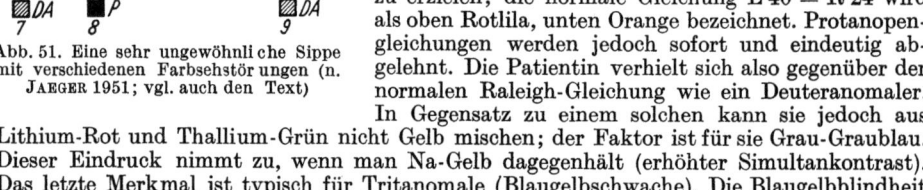

Abb. 51. Eine sehr ungewöhnliche Sippe mit verschiedenen Farbsehstörungen (n. Jaeger 1951; vgl. auch den Text)

Noch ungewöhnlicher war der Befund bei IV,4, die — im Gegensatz zu ihrer Schwester — niemals Schwierigkeiten gehabt hatte, Rot und Grün zu unterscheiden. Bei ihr war am Anomaloskop überhaupt kein Gleichung zu erzielen; die normale Gleichung L 40 = R 24 wird als oben Rotlila, unten Orange bezeichnet. Protanopengleichungen werden jedoch sofort und eindeutig abgelehnt. Die Patientin verhielt sich also gegenüber der normalen Raleigh-Gleichung wie ein Deuteranomaler. In Gegensatz zu einem solchen kann sie jedoch aus Lithium-Rot und Thallium-Grün nicht Gelb mischen; der Faktor ist für sie Grau-Graublau. Dieser Eindruck nimmt zu, wenn man Na-Gelb dagegenhält (erhöhter Simultankontrast). Das letzte Merkmal ist typisch für Tritanomale (Blaugelbschwache). Die Blaugelbblindheit ist eine extrem seltene Störung, die autosomal-dominant vererbt wird (vgl. Kalmus 1955). Auch die übrigen, hier nicht genannten Befunde bei der Patientin lassen jedoch eine gewisse Schwäche des Blaugelbsinnes erkennen.

Eine befriedigende theoretische Erklärung der Befunde ist bisher noch nicht möglich. Sie gelingt noch am ehesten für III, 6, die offenbar vom Typ D$+$/$+$p und nicht D$+$/$+$$+$) ist und bei der sich ausnahmsweise das Gen für Protanopie im heterozygoten Zustande manifestiert hat. Eine leichte Manifestation von Farbsehstörungen bei Frauen, die durch farbentüchtige Söhne als heterozygot ausgewiesen sind, wurden von Zeit zu Zeit beschrieben[2].

---

[1] Diese Deutung wie manche andere Anregung zu diesem Kapitel verdanke ich Herrn Professor Dr. Jaeger (Heidelberg).
[2] Vgl. I. Schmidt 1934, 1943.

Ganz atypisch bleibt jedoch der Fall III, 4, und das, obwohl die beiden gleichen X-Chromosomen vorhanden sind wie bei III, 6. Besonders auffällig ist die Störung des Blaugelbsinnes, die einer Tritanomalie sehr ähnlich ist und die im übrigen vielleicht — leider haben die Untersuchungen bei ihr nicht mit der gleichen Genauigkeit ausgeführt werden können — auch bei III, 6 vorhanden sind. JAEGER denkt an die Möglichkeit, bei den beiden Frauen könnte zufällig gleichzeitig eine Tritanomalie vorliegen. Das erscheint uns zwar möglich, aber nicht sehr wahrscheinlich; denn Tritostörungen sind extrem selten. Noch wissen wir nicht genug über den Mechanismus der primären Genwirkung bei den Farbsehstörungen, um diesen Fall wirklich befriedigend erklären zu können. Er wurde trotzdem so genau genannt, damit klar wird: Es gibt auch hier Situationen, die wir noch nicht deuten können. Und allgemeiner: *Die Erbgangsanalyse führt immer wieder auf Probleme, die mit rein genetischer Methodik nicht lösbar sind und vielleicht erst auf dem Wege phänogenetischer Forschungen einmal zugänglich sein werden. Mit anderen Worten: Wir müßten erst etwas mehr über die biochemischen Mechanismen der Farbsehstörungen wissen.*

d) Die Genetik der Rhesus-Blutgruppen

Ein Merkmal gibt es, bei dem die Analyse den Aufbau eines Genlocus mit hoher Wahrscheinlichkeit noch wesentlich gründlicher hat klären können: Das sind die Rhesus-(Rh-)Blutgruppen.

Sie wurden 1939/40 entdeckt. LEVINE u. STETSON (1939) konnten im Serum einer Frau, die von einer macerierten Totgeburt entbunden war und u. a. Transfusionen von ihrem Ehemann erhalten hatte, einen besonderen Antikörper nachweisen. Von 104 0-Bluten reagierten nur 21 mit dem Serum negativ. Ein Zusammenhang zum AB0-, MN- oder P-System bestand offenbar nicht.

LANDSTEINER u. WIENER (1940) konnten nach Immunisierung von Kaninchen mit Blutkörperchen von Rhesus-Affen ein Immunserum gewinnen, das mit den Blutkörperchen von 39 Menschen (von 45) eine positive Reaktion ergab. Sie sprachen vom „Rhesus-Faktor".

Wie sich später herausstellte, war der von LEVINE u. STETSON beschriebene Faktor mit dem Rhesusfaktor identisch.

Seine große praktische Bedeutung wurde deutlich, als man Transfusionszwischenfälle[1] und insbesondere die schon lange bekannte Neugeborenenerythroblastose[2] auf Unverträglichkeiten in diesem Faktor zurückführen konnte:

Mit dem Rhesus-Antikörper reagieren etwa 85% aller Blute von Weißen. Wie sich bald herausstellte, gehören die Rh-positiven dem homozygoten Rh/Rh und dem heterozygoten Rh/rh-Typ an. Die rh-negativen Blute gehören dem homozygoten rh/rh-Typ an. Das Allel Rh ist demnach dominant über das Allel rh.

Heiratet nun ein Rh-positiver Mann eine rh-negative Frau, so werden entweder alle Kinder aus einer derartigen Ehe heterozygot Rh/rh sein. Das ist dann der Fall, wenn der Vater homozygot Rh/Rh ist (Kreuzungstyp 4, S. 31). Oder der Vater ist heterozygot Rh/rh; dann wird durchschnittlich die Hälfte der Kinder heterozygot Rh/rh sein. Die andere Hälfte ist homozygot rh/rh (Kreuzungstyp 2, S. 31).

Während der Schwangerschaft mit einem Rh-positiven Kinde' kommt es nun in manchen Fällen vor, daß die Mutter gegenüber dem Kinde sensibilisiert wird und beginnt, AntiRh+-Antikörper zu bilden. Die Antikörper-Bildung geht nicht so rasch vonstatten, daß das erste Rh-positive Kind selbst noch geschädigt werden könnte. Kommt es aber zu einer weiteren Schwangerschaft mit einem Rh-positiven

---

[1] WIENER u. PETERS 1940.
[2] LEVINE, KATZIN u. BURNHAM 1941; LEVINE, BURNHAM, KATZIN u. VOGEL 1941; LEVINE, VOGEL, KATZIN u. BURNHAM1941.

Kinde, so gehen die bei der ersten Schwangerschaft gebildeten Antikörper durch die Placenta hindurch auf den Föten über und greifen seine Blutzellen an. Die verschieden schweren Reaktionsformen des kindlichen Organismus faßt man unter dem Namen „Erythroblastosis fetalis" zusammen. Die wichtigsten Manifestationsformen sind folgende:

1. Am leichtesten verläuft eine hämolytische Anämie.
2. Die bei der Hämolyse freiwerdenden großen Mengen an Gallenfarbstoffen können eine schwere Gelbsucht hervorrufen, den „Icterus gravis neonatorum".

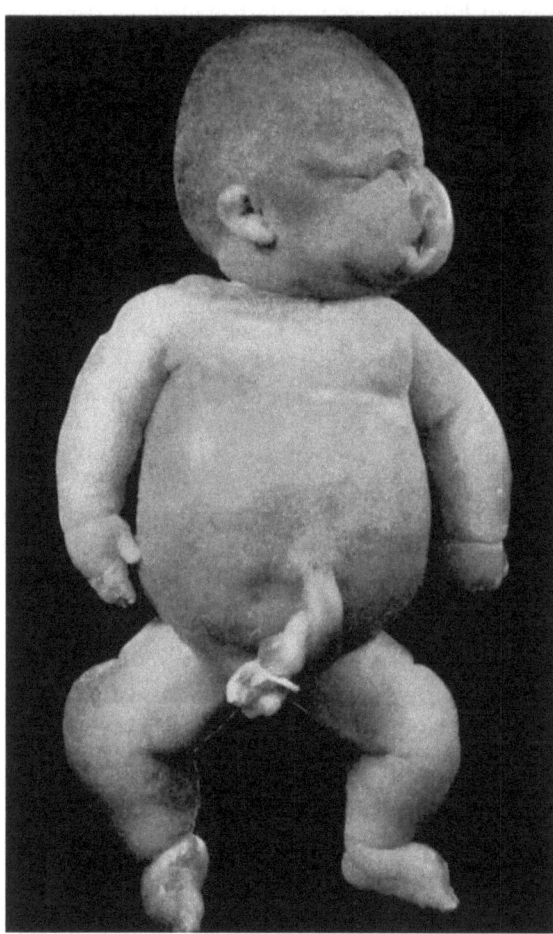

Abb. 52. Hydrops universalis auf Grund von Rh-Unverträglichkeit. Man sieht deutlich, wie alle Gewebe von Flüssigkeit durchtränkt sind (Aus: POTTER)

3. Die schwerste Erkrankungsform ist der „Hydrops universalis" (Abb. 52). Er führt meist zum Tode[1].

Die Schwere der Erkrankung hängt ab vom Ausmaß der Anämie zur Zeit der Geburt, von der Menge und der Reaktionsfähigkeit der im kindlichen Kreislauf verbliebenen mütterlichen Antikörper und von der Qualität der Erythropoese.

Die Therapie der Wahl ist heute die Austauschtransfusion[2], wobei Rh-negatives Blut zugeführt wird, das durch die mütterlichen Antikörper nicht geschädigt werden kann. Auf diesem Wege wird ein großer Teil (n. DIAMOND 1958 über 95%) der gefährdeten Kinder gerettet. Bei hohem Antikörpertiter der Mutter wird die Geburt auch häufig vorzeitig eingeleitet.

Auch für Kinder, die nicht im akuten Stadium sterben, bestehen noch beträchtliche Gefahren. So werden durch die Vermehrung der Gallenfarbstoffe das Gehirn und besonders die Stammganglien geschädigt („Kernikterus"). Die Folge sind beträchtliche neurologische Ausfälle und Störungen der geistigen Entwicklung.

Wie wir sahen, finden sich unter den Weißen etwa 85% Rh-Positive, 15% Rh-negative. Daraus folgt: Von den 15% Rh-negativen Frauen bekommen 85% einen

[1] Literatur zur Klinik der Erythroblastose u. a. bei SCHWENZER 1953, s. auch PICKLES 1949; WIENER u. WEXLER 1950; MOLLISON, MOURANT u. RACE 1952; WOLF 1955; MARTIUS 1956; ROBERTS 1959, SPEISER 1959.
[2] DIAMOND 1947; WIENER, WEXLER u. HURST 1949; vgl. auch WALKER 1959.

Rh-positiven Mann. Insgesamt leben also etwa 13% aller Frauen in einer „unverträglichen" Ehe. Zum Glück kommt es jedoch bei längst nicht allen von ihnen zu einer Sensibilisierung. Man rechnet etwa damit, daß nur 2—5% aller Rh-unverträglichen Ehen zu einer Sensibilisierung führen.

In der Regel besteht (wenn nicht etwa Transfusionen mit unverträglichem Blut vorausgegangen sind) erst von der 2. Schwangerschaft an eine Gefahr. Sie steigt allerdings mit zunehmender Zahl der Schwangerschaften an. Man sollte deshalb bei allen Rh-unverträglichen Ehen im Laufe jeder Schwangerschaft den Antikörper-Spiegel bei der Mutter überwachen.

Nur am Rande sei vermerkt, daß außer im Rh-System auch in anderen Blutgruppensystemen Sensibilisierungen möglich sind. Im AB0-System führten sie allerdings vorwiegend zu Fehlgeburten und nur seltener zu einer Erythroblastose. Die populationsgenetischen Aspekte der Rh- und AB0-Unverträglichkeit werden in Kap. VIII, 2 besprochen.

Neben der praktisch-medizinischen gewann der Rh-locus aber auch eine erhebliche theoretische Bedeutung. Die serologisch-genetische Analyse erbrachte wesentliche Aufschlüsse über seine Feinstruktur. — Ursprünglich kannte man nur Rh-positive und rh-negative Menschen. Doch schon 1941 gelang es WIENER, einen anderen Antikörper nachzuweisen, der mit den Zellen von 70% aller Menschen reagierte und sich mit dem ursprünglichen Rh-Faktor als korreliert erwies (Rh′ n. WIENER). Ein weiterer mit Rh korrelierter Faktor wurde 1943 entdeckt[1]. Diese drei Faktoren finden sich in allen möglichen Kombinationen — und was besonders wichtig ist: Diese Kombinationen werden als solche unverändert vererbt. (Ein Beispiel in Abb. 71, im Kapitel III, 5b über Genkoppelung.) WIENER stellte damals die Hypothese auf, die serologischen „Faktoren" seien Eigenschaften von „Agglutinogenen", und diese Agglutinogene würden durch je ein Allel aus einer Serie multipler Allele bedingt (Abb. 53a). Die Agglutinogene unterscheiden sich also dadurch, daß sie die verschiedenen „Faktoren" in verschiedener Kombination enthalten. — Dieses Beschreibungsschema des Rh-locus ist so allgemein gehalten, daß es tatsächlich alle späteren Befunde aufzunehmen vermochte, und manche Forscher halten mit WIENER heute noch daran fest, daß man mehr über den Aufbau des Rh-locus nicht sagen könne.

Es ist die geniale Leistung von R. A. FISHER, die Analyse über dieses Stadium hinausgeführt zu haben. Er ging von der Entdeckung eines Antikörpers

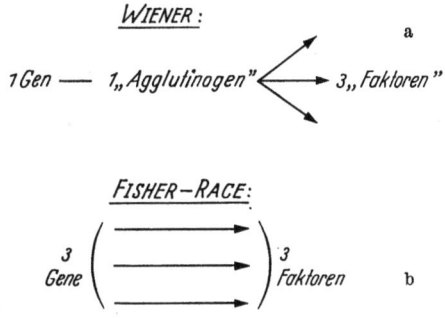

Abb. 53a u. b. Auffassungen über die Struktur des Rh-locus: a nach WIENER, b nach FISHER u. RACE

aus, der sich zu Anti-Rh′ als komplementär erwies[2] (Anti-Hr). Alle Menschen mit verschwindenden Ausnahmen besitzen entweder Rh′ oder Hr oder beide Antigene. Personen, die beide Antigene besaßen, vererbten sie niemals zusammen auf das gleiche Kind und es kommt auch nie vor, daß sie keines von ihnen auf ein Kind vererben. Sondern jedes Kind erhielt entweder eine oder die andere Eigenschaft.

FISHER und — ihm folgend — RACE deuteten diese Befunde, indem sie für die komplementären Antigene ein Paar von Allelen annahmen. Sie nannten es C/c. Analog dazu postulierten sie ein Allelenpaar D/d für die ursprünglichen Faktoren

---

[1] WIENER u. SONN; RACE, TAYLOR, BOORMAN u. DODD.
[2] LEVINE, BURNHAM, KATZIN u. VOGEL (1941); LEVINE (1943); RACE u. TAYLOR (1943).

Rh+ und rh- und ein drittes Allelenpaar E, e für den obengenannten dritten Faktor. Es ergibt sich das Schema (Abb. 53b).

Um die gemeinsame Vererbung zu erklären, nahmen sie an, die drei Genloci seien eng gekoppelt, und ihre Reihenfolge sei $D - C - E$.

Diese Hypothese sagte das Auffinden der komplementären Antigene d und e voraus. Diese Voraussage ging für e in Erfüllung[1] (Abb. 54), nicht jedoch für d.

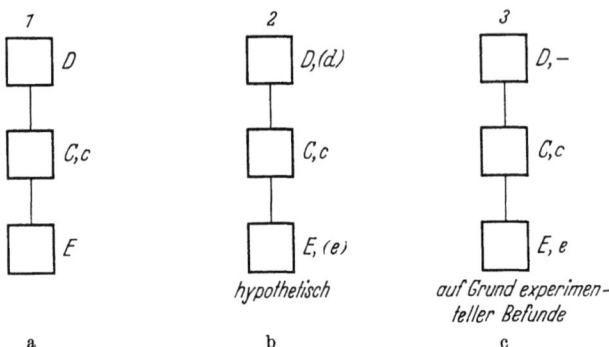

Abb. 54a—c. a Auf Grund des Standes von 1941, b Auf Grund der Hypothese von FISHER u. RACE vorausgesagte Antigene, c e tatsächlich entdeckt, c nicht aufgefunden

Ein überzeugendes Anti-d gibt es nicht; der Bereich d enthält offenbar keine spezifische, zur Antigenbildung führende Information.

Damit sind die Hauptantigene des Rh-Systems gegeben, und wir fragen uns: Welche Argumente sprechen für eine lineare Anordnung der entsprechenden Informationsbereiche im Rh-Genkomplex oder, wie man sagt „Chromosom" und für eine bestimmte Reihenfolge?

FISHER zog hier ein populationsgenetisches Argument heran. In der englischen Bevölkerung gibt es drei Häufigkeitsgrade der Rh-Chromosomen-Frequenzen (Tab. 18). FISHER äußerte nun die Vermutung, die selteneren Kombinationen könnten durch gelegentliches Crossing over aus den häufigeren entstanden sein (Abb. 55). Ist die Reihenfolge $D–C–E$, dann können alle 4 Kombinationen der zweiten Häufigkeitsstufe aus den drei häufigsten Typen entstanden sein. Nicht jedoch CdE. Dazu wäre Einbeziehung eines Chromosoms zweiter Ordnung erforderlich (Abb. 56). Die Theorie erklärt also die Seltenheit von CdE auf sehr

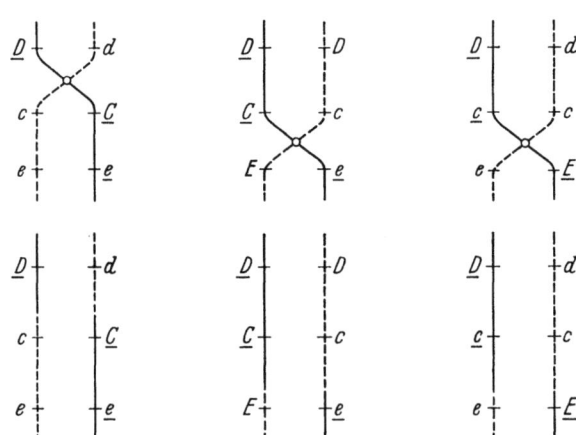

Abb. 55. Vermutete Entstehung der seltenen Rh-Chromosomen durch Crossing over aus den häufigeren (n. RACE u. SANGER 1958)

befriedigende Weise. Weiter: Bei jedem Crossing-over aus dem auf der einen Seite Cde, CDE oder cdE hervorgeht, muß auf der anderen Seite cDe entstehen. Daraus folgt: Die Häufigkeit der drei anderen zusammen müßte mit dieser Häufigkeit identisch

---

[1] Entdeckung von Anti-e durch MOURANT (1945).

sein. Wirklich ergab eine Zusammenstellung[1] für cDe 0,0257 und für $Cde + cdE + CDE$ 0,0241.

Daß die Reihenfolge der loci $D—C—E$ ist, schließt man daraus, daß cdE im Verhältnis zu der Kombination cDE/cde, aus der es durch Crossing-over zwischen D und E entstanden sein müßte, wesentlich häufiger ist als Cde im Verhältnis zur Kombination CDe/cde (Crossing-over zwischen C und D) und CDE im Verhältnis zu CDe/cDE (Crossing-over zwischen C und E).

Befunde in Bevölkerungen, die von der englischen in den Rh-Genhäufigkeiten stark abweichen, passen sich überwiegend — allerdings nicht ausschließlich — der gleichen Erklärung an. (Literatur bei RACE u. SANGER).

Tabelle 18. *Häufigkeitsgrade der Rh-,,Chromosomen" in England* (nach RACE und SANGER)

	Chromosom:	Häufigkeit
1. Ordnung	CDe, cde, cDe	$\geqq 12\%$
2. Ordnung	cDe, cdE	$< 3\%$
	Cde, CDE	
3. Ordnung	CdE	sehr selten

Bis hierhin haben wir es mit einer interessanten, aber doch weitgehend spekulativen Arbeitshypothese zu tun. Wir fragen: Gibt es weitere serologische Argumente, die für eine lineare Anordnung der Informationsbereiche und insbesondere für die Reihenfolge $C—D—E$ sprechen?

a) Hier ist zunächst der Typ $—D—$ zu nennen, der in einzelnen Fällen beschrieben wurde[2].

Bei ihm sind die Informationsbereiche für C, c und E, e vollständig ausgefallen, und es ist nur der Bereich für D übrig geblieben. Es liegt sehr nahe anzunehmen, der gleiche ,,Unfall" habe die beiden fehlenden Bereiche getroffen, und daraus läßt sich der plausible Schluß ableiten, diese gemeinsam betroffenen Abschnitte lägen auch nebeneinander. Dagegen läßt sich schwer vorstellen, daß ein dazwischenliegendes Stück (D) stehen geblieben sein soll.

b) Weitere serologische Argumente lassen sich aus anderen genetischen und serologischen Sonderfällen ableiten[3]. Besonders aufschlußreich ist der Fall Crosby[4].

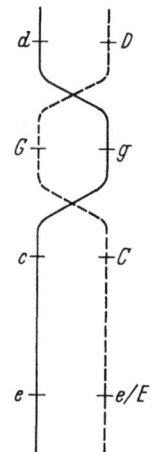

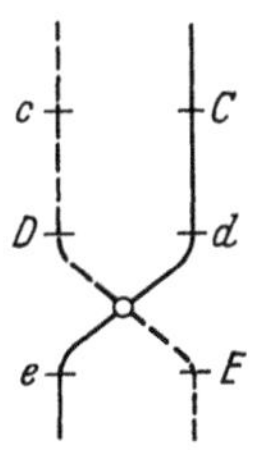

Der Antikörper Anti-G reagiert mit allen C-positiven und/oder D-positiven Blutkörperchen. Eine Ausnahme bilden Mitglieder der Familie Crosby. Hier ergibt Anti-G auch eine Reaktion mit Rh-negativen Bluten, sofern das Crosby-Chromosom vorliegt. So reagiert die Probandin zwar mit Anti-G-Serum, nicht jedoch mit Anti-D oder Anti-C.

Das Antigen G steht also in engstem Zusammenhang mit den Faktoren C und D. Es reagiert insbesondere mit Anti-CD-Seren. Dagegen wird es nur ausnahmsweise vom cde-Chromosom kontrolliert.

Abb. 56. Entstehung der Kombination DcE durch Crossing over unter Einbeziehung eines ,,Chromosoms" 2. Ordnung

Abb. 57. Vermutetes Entstehen des Crosby-Chromosoms durch doppeltes Crossing over (n. HELMBOLD 1959)

HELMBOLD (1959) erklärte diesen Befund folgendermaßen: Es läßt sich leicht vorstellen, daß die Chromosomenregion zwischen D und E eine kontinuierliche

---

[1] RACE u. SANGER (1958).

[2] RACE, SANGER u. SELWYN (1950/51); WALLER, SANGER u. BOBBIT (1953); BUCHANAN u. McINTYRE (1956); BUCHANAN (1956); HACKEL (1957).

[3] N. HELMBOLD (1959); vgl. auch VOGEL u. HELMBOLD (1961).

[4] ALLEN u. TIPPETT (1958).

Kette von genetischem Informationsmaterial darstellt, und daß die Information für G von dem Zwischenstück $D-C$ stammt. Dieses Zwischenstück könnte durch doppeltes Crossing-over (Abb. 57) auf das cde-Chromosom gelangt sein.

Trifft diese Auffassung zu, dann bestätigt das Crosby-Chromosom die Nachbarschaft von D und C genauso, wie der $(-D-)$-Typ die Nachbarschaft von C und E bestätigt.

Zusammengenommen sind die Befunde nur mit der Reihenfolge $D-C-E$ verträglich.

Nun könnte man sagen: Auch für das Crosby-Chromosom sind noch andere Erklärungen möglich. Wir fragen uns deshalb: Gibt es serologische Beweise auch

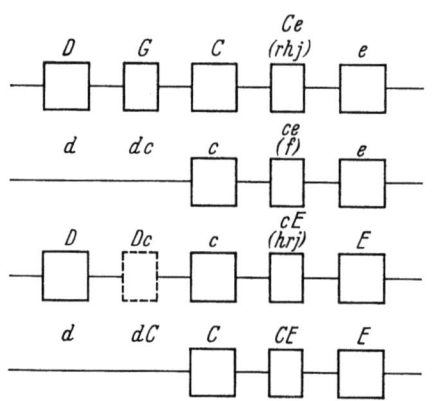

Abb. 58. Vermuteter Aufbau des Rh-Genkomplexes mit eingezeichneten Zwischenloci (n. HELMBOLD 1959, verändert)

für die übrigen, möglichen Zwischenbereiche zwischen D, C und E? Diese Beweise liegen tatsächlich in erstaunlicher Vollständigkeit vor. So gibt es Seren für den Nachweis der Zwischenstücke Ce[1], ce(f)[2] und cE[3]. Neuerdings gibt es auch ein Anti-CE-Serum (DUNSFORD pers. Mitt.). Ordnet man diese Befunde im Sinne der oben ausgeführten Auffassungen in ein DCE-Chromosomenschema ein, so ergibt sich die Abb. 58. Berücksichtigt man, daß der Abschnitt d keine Information enthält, dann wurden bisher Antiseren für alle Zwischen-Antigene gefunden mit Ausnahme des Anti-Dc-Serums. Diese Antikörper können jedoch nur bei dC-Homozygoten auftreten, die mit Dc immunisiert werden. Diese Kombination aber ist äußerst selten.

Diese Befunde ordnen sich alle einheitlich und zwanglos in die Reihenfolge $D-C-E$ ein; nicht weniger als 5 Zwischenloci lassen sich auf diese Weise identifizieren. Dagegen sind keine Antiseren bekannt, die etwa in ähnlicher Weise auf ein Antigen zu beziehen wären, das eine Zwischenstellung zwischen dem loci für D und E einnehmen könnte.

Das Rh-Gen besteht demnach offenbar aus einer kontinuierlichen Kette von Informationsbereichen, die ganz bestimmte, antigen wirksame chemische Gruppierungen kontrollieren. Das Zentrum eines Bereiches enthält die Information für eine Gruppierung, die besonders ausgeprägt antigen wirksam ist und etwa als D-Antigen imponiert. Dazwischen liegen weniger markante Bereiche, — die „Zwischenloci".

Der Rh-Bereich läßt sich mit serologischer Methodik in linear angeordnete Teilbereiche aufgliedern.

Eine noch feinere Unterteilung deutet sich jetzt im D-Bereich an. Es wurde nämlich in Einzelfällen beobachtet, daß D-Personen ein Anti-D bildeten. Sie besitzen offenbar nur ein Teil-D. Entsprechende „defekte" D vererben sich, wie z. B. für das D^{Cor} bewiesen wurde: Mit dem von Mrs. Cor gebildeten Anti-D reagierten 400 D-positive Blute ausnahmslos, nicht dagegen die Erythrocyten ihres Bruders und ihrer Schwester, obwohl sie nach den üblichen Kriterien ebenfalls D-positiv waren.

---

[1] ROSENFIELD u. HABER (1958); rh$_i$ genannt.
[2] ROSENFIELD, VOGEL, GIBBEL, SANGER u. RACE (1953).
[3] ROSENFIELD und HABER (1958); Bezeichnung hr$_i$.

Es erhebt sich die Frage: Haben wir es mit Untereinheiten eines einzigen „Cistron" oder physiologischen Gens oder mit verschiedenen eng gekoppelten physiologischen Genen mit verwandter Funktion zu tun? Hier gerät man in die Schwierigkeit, daß der Cis-Trans-Effekt für recessive Mutationen definiert wurde (Manifestation in Trans-Stellung). Tatsächlich werden aber die Rh-Antigene nicht recessiv vererbt. Es ist deshalb schwierig, tierexperimentelle Befunde mit Rh-Befunden zu vergleichen. Immerhin steht so viel fest: Wie auch gewisse fragliche quantitative Unterschiede in der Reaktion zu deuten sein mögen[1] — qualitativ nachweisen lassen sich die Antigenspezifitäten alle, — unabhängig von ihrer Anordnung zueinander. Auf den ersten Blick scheint dieses Ergebnis darauf hin zu deuten, daß wir es mit einer Reihe von eng gekoppelten Genen mit verwandter Funktion, nicht mit einem einzigen funktionellen Gen zu tun haben. Hier ist jedoch Vorsicht geboten: Die Beispiele aus der experimentellen Genetik wurden auf Grund der *Genfunktionen* analysiert, z. B. auf Grund biochemisch spezifizierter Wachstumstypen bei Mikroorganismen. Von einer „Funktion" der Rh-Faktoren — wissen wir jedoch gar nichts, obwohl unwahrscheinlich ist, daß der liebe Gott diese Lipoproteide nur zur Freude des Genetikers und zum Leide der Pädiater geschaffen hat. Mit serologischer Methodik weisen wir vielmehr das (direkte oder indirekte) Genprodukt nach — ganz unabhängig von seiner möglichen Funktion. Solange wir sie nicht kennen, können wir die Frage, ob wir es mit einem oder mehreren „funktionellen Genen" zu tun haben, nicht beantworten.

Uns kam es darauf an zu zeigen, daß es durch serologische Analyse des Phänotyps gelingt, auf die Reihenfolge genetischer Information innerhalb eines engen Bereiches im genetischen Material des Menschen zu schließen.

Zum Abschluß des Rh-Kapitels sei betont: Die hier vorgetragene Auffassung über den Aufbau des Rh-locus ist nicht die einzig mögliche. Es ist nur eine wissenschaftliche Theorie, wenn sie auch allerdings nach unserer Auffassung eine wohlbegründete ist. Der direkte Beweis für den Feinbau eines Genlocus kann auf Grund von Daten aus menschlichen Bevölkerungen überhaupt nicht erbracht werden. Dazu sind die untersuchten Individuenzahlen zu gering. Beim Rh-locus wäre der Nachweis eines Crossing-over als direkter Beweis anzusehen. Kommt Crossing-over aber nur in einem Fall von mehreren tausend vor, dann ist es sehr schwer, etwaige Neumutationen, technische Bestimmungsfehler usw. abzugrenzen. Die humangenetische Analyse steht hier an einer prinzipiellen Grenze ihres Auflösungsvermögens; es sei denn, es würden völlig neue und unerwartete Methoden herangezogen.

5. Das Gen im Genverband

a) Wechselwirkung zwischen den Genen

Bisher befaßten wir uns mit der genetischen Analyse zunächst von solchen Merkmalen, die durch Unterschiede in einem Gen bedingt sind.

Schon die Besprechung der einfachen Erbgänge führte uns jedoch zu der Erkenntnis, daß die einzelnen Gene in ihrer Wirkung durch andere Gene beeinflußt werden können.

Besonders im Tierexperiment läßt sich zeigen, daß die phänotypischen Wirkungen von Mutationen sehr stark von dem „*Genmilieu*" oder dem "genetic background" abhängig zu sein pflegen. Eine Methode, die dadurch bedingte Variabilität auszuschließen, ist das Züchten von Inzuchtstämmen. Durch Kreuzungen zwischen nahe verwandten Tieren (etwa Geschwistern) erreicht man allmählich im Laufe

---

[1] RACE, SANGER, LEVINE, MCGEE, VAN LOGHEM, VAN DER HART u. CAMERON (1954); HELMBOLD (1959).

vieler Generationen, daß ein derartiger Stamm für den größten Teil seiner Gene
gleich und in der Regel homozygot wird.

Während das Genmilieu in diesem Sinne noch ein relativ diffuser Begriff ist,
nähern wir uns schon konkreteren Vorstellungen, wenn wir feststellen können, daß
die *Penetranz* oder *Expressivität* (Kap. VII, 1b) einer bestimmten Mutation durch
einen anderen, ebenfalls einfach mendelnden Faktor verändert, „*modifiziert*" wird,
oder wenn zwischen zwei wohldefinierten loci eine ebenso klar definierte Wechselwirkung besteht.

Finden wir die Expressivität beeinflußt, so sprechen wir von einem „*Modifikationsgen*".

Unterdrückt ein Faktor, der selbst ebenfalls einen phänotypischen Effekt hat,
einen anderen derart, daß dieser sich überhaupt nicht manifestiert, so spricht man
von „*Epistase*" bzw. „*Hypostase*". Der erste Faktor verhält sich gegenüber dem
zweiten *epistatisch*, der zweite gegenüber dem ersten *hypostatisch*. Es gibt aber auch
Fälle von Wechselwirkung, die durch keinen der beiden obengenannten Begriffe
ausreichend genau beschrieben werden. So können durch das Zusammenwirken
von Mutationen an verschiedenen loci ganz neue Phänotypen zustande kommen.
Das bekannteste Lehrbuchbeispiel aus der experimentellen Genetik ist die Ausbildung des Hahnenkammes, die durch BATESON u. PUNNETT analysiert wurde.

Der Wyandotte-Hahn hat einen Kamm, den man als „Rosenkamm" bezeichnet (Abb. 59).
Brahma-Hähne haben den Erbsen-Kamm, Leghorn und verwandte Rassen den „einfachen"
Kamm. Jede dieser Kammformen läßt sich von Generation zu Generation rein weiterzüchten.
Wie Kreuzungen zwischen Tieren aus dem Rosenkamm-Stamm und Tieren aus dem Stamm
mit einfachem Kamm zeigten, ist der Rosen-Kamm dominant. Auch der Erbsen-Kamm ist
dominant über den einfachen Kamm. Kreuzt man dagegen Tiere aus dem Rosenkamm-Stamm
mit solchen aus dem Erbsenkamm-Stamm, so weisen alle Tiere einen vorher nicht beobachteten
Typ auf, den Walnuß-Kamm. Noch erstaunlicher war das Ergebnis, wenn man diese F_1-Tiere
nun untereinander kreuzte: In der F_2-Generation fanden sich nicht nur Tiere mit Rosen-,
Erbsen- und Walnuß-Kamm, sondern auch solche mit einfachem Kamm. Die Zahlenverhältnisse waren die folgenden: 9/16 Walnuß-, 3/16 Rosen-, 3/16 Erbsen- und 1/16 einfacher Kamm.
Dieses Aufspaltungsverhältnis steht in vollem Einklang mit der folgenden genetischen
Hypothese: Die Kammform wird durch zwei Genpaare beeinflußt. Tiere mit Rosenkamm haben
die Genformel RRpp, Tiere mit Erbsenkamm haben die Genformel rrPP. Der Walnuß-Kamm
entsteht durch Zusammenwirken der beiden dominanten Gene R und P in homozygoter und
in heterozygoter Form. Dagegen entsteht ein einfacher Kamm, wenn die recessiven Allele p
und r beide in homozygoter Form vorhanden sind.

Ein Beispiel dafür, daß ein qualitativ neueres Merkmal in der oben beschriebenen Weise durch Zusammenwirken zweier Gene entsteht, konnte bisher beim Menschen noch nicht analysiert werden. Das hängt mit den besonderen Schwierigkeiten der genetischen Analyse am Menschen und insbesondere mit der Unmöglichkeit
des Kreuzungsexperimentes zusammen. Da er prinzipiell wichtig ist, wollten wir
trotzdem nicht darauf verzichten, diesen Fall zu erwähnen.

Für die beiden obengenannten speziellen Typen der Wechselwirkung, die Bedeutung von *Modifikationsgenen* und die *Epistase*, finden sich dagegen beim Menschen Beispiele.

Wenden wir uns zunächst den Modifikationsgenen zu! Es gibt verschiedene
Hinweise auf ihre Wirkung. So beobachtet man gelegentlich in größeren Sippen,
in denen eine autosomal-dominante erbliche Anomalie vorkommt, daß die Expressivität nicht nur von Individuum zu Individuum stark schwankt, sondern daß
auch die Unterschiede zwischen näher Verwandten geringer sind als zwischen entfernter Verwandten. Natürlich kann das oft Zufall sein; aber allzu fern liegt es
sicher nicht, auch an die Wirkung von Modifikationsgenen zu denken.

Wesentlich präziser läßt sich ihre Wirkung jedoch bei Blutgruppen-Systemen
analysieren, weil wir hier mit einer besonders klaren Beziehung vom Genotyp zum

Phänotyp zu tun haben, und weil auch die phänotypische Auswirkung eines Genotypes besonders gut meßbar ist.

So wurden im AB0-System Phänotypen bekannt, die auf die Wirkung von Modifikationsgenen zurückgehen. Das bekannteste von ihnen ist die Tatsache, daß

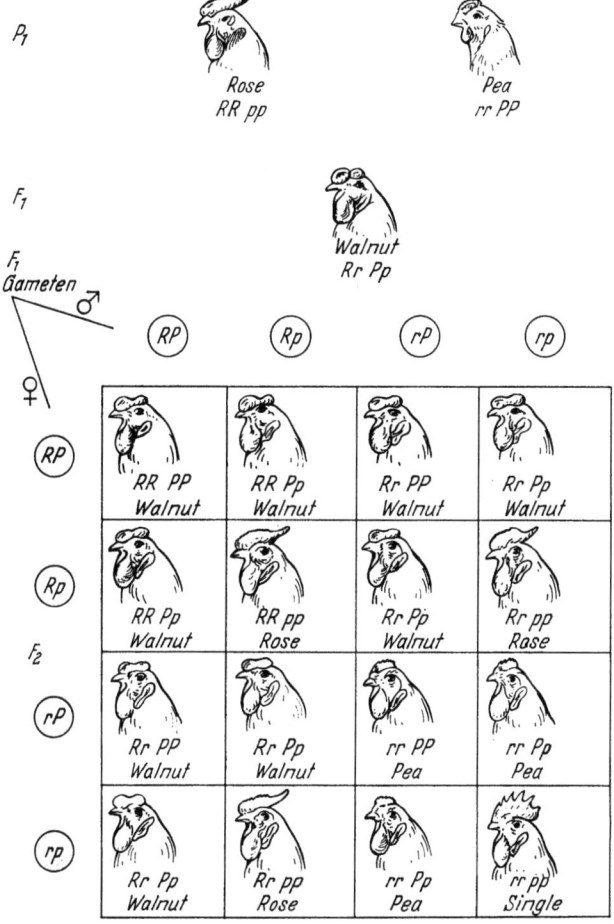

Abb. 59. Kreuzung zwischen Rassen, die einen Rosenkamm, und solchen, die einen Erbsenkamm aufweisen: Nachweis zweier Allelenpaare, deren Wechselwirkung zum Auftreten eines ganz neuen Phänotyps führt (n. SINNOT, DUNN, DOBZHANSKY 4. Auflage)

das Auftreten oder Fehlen der spezifischen Antigene im Speichel von einem einfach mendelnden Faktor (Se, se) abhängt[1].

Personen, die für das Gen se homozygot sind, scheiden die AB0-Substanzen nicht im Speichel und in den übrigen Körperflüssigkeiten aus. Sie sind „Nichtausscheider“. Dagegen sind Personen des Genotyps Se Se und Sese Ausscheider. Ausscheidung verhält sich also dominant gegenüber Nichtausscheidung. Umgekehrt: Das recessive Gen se unterdrückt die Ausscheidung der AB0-Substanz; es ist also ein Modifikationsgen der AB0-Allele. In der experimentellen Genetik nennt man die spezielle Gruppe von Modifikatoren, die die Wirkung anderer Gene unterdrücken, auch Suppressor-Gene. Auf eines von ihnen werden wir später zurückkommen, wenn wir die Theorie der primären Genwirkung besprechen.

---

[1] Literatur bei RACE u. SANGER 1958; VOGEL u. HELMBOLD 1961.

Im AB0-System wurden sogar zwei (seltene) Suppressor-Gene bekannt, die das Auftreten von AB0-Antigenen an den Erythrocyten selbst unterdrücken:

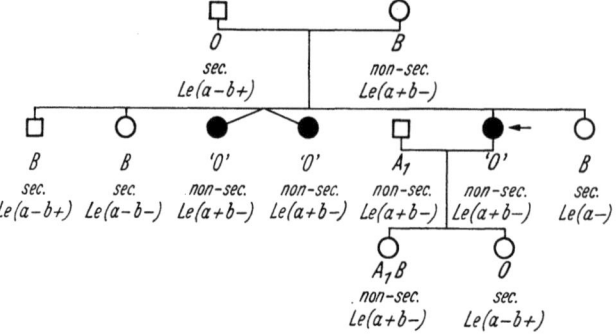

Abb. 60. Familie, in der der „Bombay"-Phänotyp vererbt wird (n. RACE u. SANGER 1958)

BHENDE u. Mitarb. (1952) entdeckten einen „Bombay" genannten Phänotyp. Hier wurden die Erythrocyten weder durch Anti-A, noch durch Anti-B oder Anti-H agglutiniert, während die Erythrocyten von Patienten der Gruppe 0 sonst eine starke Reaktion mit Anti-H-Serum aufweisen. Das Serum enthielt Anti-A, Anti-B und Anti-H.

Später ließ sich an einer anderen Familie nachweisen, daß die betreffenden Personen an sich normale Gene des AB0-Systems haben, daß deren Manifestation jedoch durch ein Hemmungs-Gen unterdrückt wird[1]. Das geht aus der Sippentafel deutlich hervor (Abb. 60): Eine Frau (II, 6) zeigt selbst den Bombay-Phänotyp, hat jedoch an ihre erste Tochter das Gen B weitergegeben.

Man bezeichnet das beteiligte Genpaar als Xx, wobei nach dieser Hypothese der Genotyp xx den Bombay-Phänotyp hervorruft, und zwar ganz offenbar durch

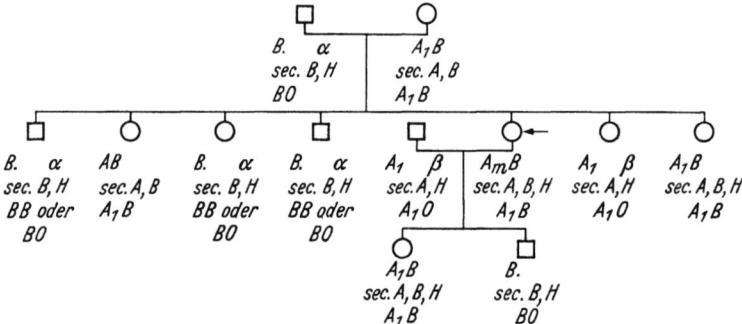

Abb. 61. Familie, in der Faktor y erblich ist (n. RACE u. SANGER 1958). Modifikation des Blutgruppen-Antigens A_1

Unterdrückung des Antigens B. Auch auf Grund einiger weiterer Sippen ist noch nicht zu entscheiden, ob xx neben B und H auch A unterdrückt (RACE u. SANGER 1958).

Ein weiteres sehr seltenes Gen (y), das in homozygotem Zustand nur die Manifestation der A-Eigenschaft unterdrückt, beschrieben WEINER u. Mitarb. (1957). Den Stammbaum zeigt die Abb. 61. Hier ist deutlich zu sehen: *Die Suppressor-Wirkung beeinflußt nur das Antigen A_1, nicht aber das Antigen B* (Der mit → gekennzeichnete Patient hat kein A-Antigen an den Blutkörperchen; er scheidet aber A-Substanz im Speichel aus).

---

[1] LEVINE, ROBINSON, CELANO, BRIGGS u. FALKINBURG 1955.

Eine ähnlich klare Beziehung zwischen Genotyp und Phänotyp wie bei den Blutgruppen findet sich auch bei den von SMITHIES beschriebenen Serum-Protein-gruppen, den Haptoglobien. Und auch hier gibt es offenbar seltene Modifikationsgene, die die Bildung der Haptoglobinfraktionen unterdrücken und die somit zum Fehlen der Hp-Banden im Elektrophoresedia-gramm (Ahaptoglobinämie) führen.

Als Beispiel sei eine Familienbeobach-tung von SUTTON u. Mitarb. (1959) an-geführt (Abb. 62). Neben der erblichen Ahaptoglobinämie gibt es auch umwelt-bedingte Formen, die z. B. bei Krankheiten auftreten. Über sie wurde besonders bei hämolytischen Anämien, bei Hepatitis und Lebercirrhose berichtet. Auch bei der erblichen Form wurden die Hp-Banden

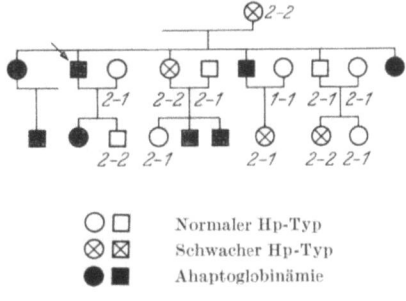

Abb. 62. Erbliche Ahaptoglobinämie.
Familienbeobachtung n. SUTTON (1959)

nicht zu allen Zeiten vollständig unterdrückt, sondern können bei wiederholten Unter-suchungen gelegentlich, wenn auch in schwacher Ausprägung, in Erscheinung treten[1].

Bei anderen, der direkten Analyse weniger gut zugänglichen Merkmalen ist man auf einen mehr indirekten Weg angewiesen. Uns soll hier zunächst der Nachweis *geschlechts-begrenzender Modifikatoren* beschäftigen[2].

Als erster versuchte HALDANE (1941) die Wirkung solcher Gene an den von BELL (1934) gesammelten Familien mit erblichem Veitstanz (Chorea Huntington) nachzuweisen. An dieser Stelle wollen wir jedoch nicht HALDANE, son-dern HARRIS (1947/49) folgen, der diese Zu-sammenhänge bei den multiplen cartilaginären Exostosen untersuchte.

Dieses Krankheitsbild geht auf eine Störung in der Entwicklung des Knorpel-Knochensystems zu-rück (Abb. 63). Im Bereich der Epiphysenknorpel treten Knochengeschwülste (Exostosen) auf. Meist finden sich mehrere von ihnen an verschiedenen Körperstellen, wobei diejenigen Epiphysen bevorzugt sind, deren Knochenkerne am frühesten auftreten und die einen größeren Anteil am Wachstum des Ge-samtknochens haben. Beim Humerus findet man sie z. B. häufiger an der proximalen als an der distalen Epiphyse, bei Radius und Ulna umgekehrt häufiger an der distalen Fuge.

Die meisten dieser Exostosen bilden sich im Wachstumsalter; einzelne wurden jedoch schon bei Neugeborenen festgestellt. Je nach ihrer Lage können sie auf Nerven und Gefäße drücken sowie Schmerzen und Deformierungen verursachen.

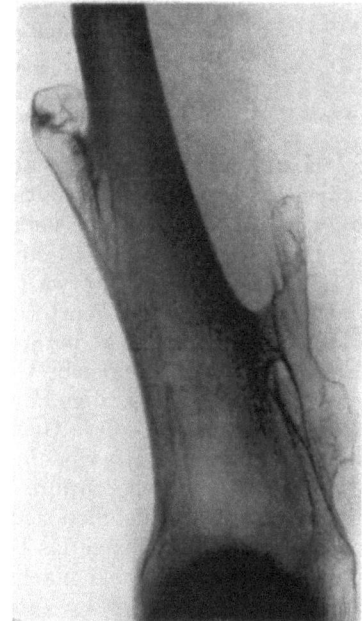

Abb. 63. Multiple cartilaginäre Exostosen.
Röntgenbild n. COCCHI (1952)

STOCKS und BARRINGTON (1925) sammelten 1124 Literaturfälle. Bei 727 von ihnen konnte ein Vorkommen der Anomalie bei Verwandten und Vorfahren nach-gewiesen werden. Sie verteilten sich auf 163 Familien. Wie deutlich aus den

---

[1] SUTTON u. Mitarb. 1959; GALATIUS-JENSEN 1958.

[2] Man spricht von geschlechtsbegrenzter Modifikation, wenn sich die Wirkung von Modi-fikationsgenen nur auf ein Geschlecht auswirkt. Derartige Gene nennt man „geschlechts-begrenzende" Modifikationsgene.

Sippentafeln hervorgeht, ist der Erbgang einfach dominant; allerdings scheint die Penetranz nicht ganz vollständig zu sein.

Bereits STOCKS und BARRINGTON jedoch bemerkten einige schwer erklärbare Tatsachen:

1. Die Anomalie ist bei Männern durchschnittlich häufiger als bei Frauen: Unter 1028 Fällen befanden sich 760 Männer und 312 Frauen; das Geschlechtsverhältnis beträgt 69,66%. Darin besteht kein Unterschied zwischen den sicher erblichen und den übrigen Fällen.

2. Daß ein Mann das Merkmal übertragen konnte, ohne es selbst aufzuweisen, ist nicht gesichert. In mehreren Fällen jedoch übertrugen es Frauen, obwohl sie nicht selbst befallen waren.

3. In der Nachkommenschaft befallener Männer sind befallene Söhne relativ häufiger als unter den Kindern von Müttern, die die Anomalie tragen. Auch für die Großeltern gilt das gleiche: Ist der Großvater betroffen, so sind öfter die männlichen Enkel die Merkmalsträger, wie folgende Tabelle erkennen läßt:

Tabelle 19. *Geschlechtsverhältnis bei bestimmten Typen der Übertragung*

Weg der Übertragung:	Geschlechtsverhältnis (%-♂♂)
→ ♂ → ♂ → (Wenigstens zwei aufeinander folgende ♂♂)	71,11 ± 3,22
→ ♂ → (Mindestens ein Mann)	65,18 ± 2,41
→ ♂ → ♀→ } (Ein Mann und eine Frau)	
→ ♀ → ♂→ }	65,6 ± 3,9
→ ♀ → (Mindestens eine Frau)	57,38 ± 4,26
→ ♀ → ♀→ (Wenigstens zwei aufeinanderfolgende ♀♀)	53,33 ± 6,14
→ ♀→ ♀→ ♀→ (Wenigstens drei aufeinanderfolgende ♀♀)	(42,8)

HARRIS machte es sich zur Aufgabe zu untersuchen, ob etwa für den Unterschied im Geschlechtsverhältnis, der aus der Tab. 19 ersichtlich ist, *geschlechtsbegrenzende Modifikatoren* verantwortlich zu machen seien.

Dazu mußte zunächst einmal die Manifestationswahrscheinlichkeit berechnet werden. Sie war bei ♂♂ etwa 1 und lag bei ♀♀ wesentlich und statistisch gesichert darunter. Mit anderen Worten: das Gen manifestiert sich bei jedem heterozygoten Mann, aber längst nicht bei jeder heterozygoten Frau. — Damit ist zugleich eine Erklärung für das ungleiche Geschlechtsverhältnis in der Bevölkerung gewonnen.

Ist diese unvollständige Penetranz nun durch Modifikationsgene hervorgerufen, so folgt daraus, daß diese Gene bei allen nicht befallenen Frauen vorhanden sein müssen, von denen wir wissen, daß sie Genträger sind. Da diese Frauen aber auch die Modifikationsgene an ihre Kinder weitergeben, so muß unter diesen ebenfalls ihre Wirkung festzustellen sein. Mit anderen Worten: In der Nachkommenschaft solcher Frauen muß sich das Fehlen manifester weiblicher Merkmalsträger besonders deutlich bemerkbar machen. Das läßt sich nachprüfen (Tab. 20) .

Tabelle 20

Eltern	befallene Kinder	
	♂♂	♀♀
gesunde Männer × weibliche Merkmalsträger	50	41
gesunde Männer × gesunde Frauen, die aber Überträger sind . . .	28	8

$$\chi^2 = 5,675 \qquad P_{(m=1)} = 0,014$$

Es besteht also ein signifikanter Unterschied: Gerade unter den Kindern nicht befallener Mütter befinden sich besonders wenig Töchter, die die Anomalie haben.

Wir betrachten noch ein anderes Argument: Wenn das Gen sich tatsächlich bei allen Männern, aber nur bei einem Teil der Frauen manifestiert und wenn die Ursache dafür Modifikationsgene mit geschlechtsbegrenzender Wirkung sind, dann ergeben sich daraus noch andere Konsequenzen, die man nachprüfen kann:

Alle Merkmalsträger in den Sippen lassen sich in folgende vier Gruppen einordnen:

1. Vater Merkmalsträger, Mutter normal.
2. Vater normal, Mutter Merkmalsträger.
3. Vater normal, Mutter auch, man weiß aber, daß sie das Gen übertragen hat.
4. Eltern beide gesund; man weiß aber nicht, wer der Überträger ist.
5. Vater und Mutter unbekannt.

Wenn die Hypothese zutrifft, dann folgt daraus, daß die übergroße Mehrzahl in Klasse 4 tatsächlich aus Fällen besteht, bei denen die gesunden Mütter die Überträger sind. Von allen bekannten Geschwisterschaften aber muß bei autosomal dominantem Erbgang etwa die Hälfte das Gen vom Vater, die andere Hälfte es von der Mutter erhalten haben. Mit anderen Worten: Die Zahl der Elternpaare in Klasse 1 muß mit ihrer Anzahl in Klasse 2, 3 und 4 zusammen etwa übereinstimmen. Außerdem müßten die Kinder aus den Klassen 3 und 4 ein viel höheres Geschlechtsverhältnis zeigen als die aus Klasse 2.

Zur Prüfung dieser Hypothese stellte HARRIS also Geschwisterschaften mit mindestens zwei Merkmalsträgern, nach den Gruppen geordnet, zusammen[1].

Tabelle 21

Eltern aller Geschwisterschaften mit mindestens zwei befallenen Kindern	Anzahl
Klasse 1, Vater +, Mutter —	74
2, Vater —, Mutter +	26
3, Vater —, Mutter —, aber sicherer Überträger	10
4, Vater —, Mutter —	37
5, unbestimmt	8

74 Geschwisterschaften der Klasse 1 stehen 73 Geschwisterschaften der Klassen 2—4 gegenüber. Eine bessere Übereinstimmung mit dem erwarteten 1 : 1-Verhältnis ist nicht möglich.

Jetzt betrachten wir das andere Argument.

Tabelle 22

Eltern	befallene Kinder		
	♂♂	♀♀	
Klasse 1, Vater +, Mutter —	141	64	
2, Vater —, Mutter +	36	33	
3, Vater —, Mutter —, aber sicherer Überträger	21	6	♂♂ 123;
4, Vater —, Mutter —	66	29	♀♀ 68
5, unsicher	13	9	
Insgesamt	277	141	

Vergleicht man die erste Klasse mit den drei anderen zusammen, so ergibt sich — in Übereinstimmung mit unserer Hypothese — kein signifikanter

---

[1] Eine Beschränkung auf diese Geschwisterschaften ist nötig, denn es wurden nur *Familien* mit mindestens 2 Merkmalsträgern aufgenommen. Verwendet man aber Geschwisterschaften mit nur 1 Befallenen, so wird der andere Befallene sehr oft der Vater sein. Eine Verzerrung durch Vermehrung von Gruppe 1 entsteht.

Unterschied. Beim Vergleich von Klasse 2 mit den Klassen 3 und 4 jedoch ergibt sich ein deutlich signifikanter Unterschied ($\chi^2 = 7{,}214$; $P_{(m=1)} = 0{,}007$), wie auf Grund der diskutierten Hypothese zu erwarten war.

Die gefundenen Daten stimmen also mit dieser Hypothese überein. Spezifizieren wir sie nun noch näher, indem wir annehmen, es gebe nur ein derartiges Modifikationsgen! Was folgt daraus? — Es ergibt sich, daß aus den Ehen zwischen gesunden Männern und gesunden weiblichen Überträgern (Klassen 3 und 4) alle Mütter das Modifikationsgen tragen, dazu aber noch ein Teil der Väter, je nachdem, wie häufig es in der Bevölkerung ist. Das Gen würde also auf mehr als die Hälfte der Kinder übertragen werden. Daraus folgt, daß es bei etwas mehr als der Hälfte der Töchter die Manifestation unterbände oder daß die Zahl männlicher Merkmalsträger unter den Kindern mehr als doppelt so hoch sein müßte als die der weiblichen. Auch diese Erwartung finden wir bestätigt. In den Klassen 3 und 4 ist das Geschlechtsverhältnis 87 ♂♂ : 35 ♀♀.

Man kann den Gedankengang nun noch weiter ausspinnen, indem man sich etwa bemüht, die Genhäufigkeit für diesen Faktor zu bestimmen oder eine Analyse mit Hilfe von Geschwisterpaaren durchzuführen. Wir wollen uns das hier schenken. Auch liegt uns daran zu betonen, daß das Ergebnis von HARRIS uns noch nicht über jeden Zweifel hinaus gesichert zu sein scheint. So ist z. B. vorläufig die Alternativhypothese sehr schwer auszuschließen, daß zwei phänotypisch gleiche Formen vorkommen, die sich nur darin unterscheiden, daß die Penetranz im weiblichen Geschlecht verschieden hoch ist.

Auf einen anderen Aspekt der Wirkung von Modifikationsgenen wies PENROSE (1936) hin: Entsteht eine dominante Neumutation für ein schweres Erbleiden — sagen wir für die tuberöse Sklerose —, so wird der Merkmalsträger in der Regel nicht oder nur sehr ungenügend in der Lage sein, sich fortzupflanzen. Die Mutation stirbt rasch wieder aus. Besitzt diese Person aber zufällig ein Modifikationsgen, das bewirkt, daß die Erkrankung bei ihr in weniger schwerer Form zum Ausdruck kommt, so hat sie mehr Chancen, sich fortzupflanzen; es kann eher sein, daß in einer Familie mehrere Merkmalsträger auftreten. Daraus läßt sich die bei der tuberösen Sklerose beobachtete Tatsache erklären, daß sporadische Fälle durchschnittlich schwerer erkrankt zu sein pflegen als solche, bei denen die Erblichkeit sicher nachgewiesen ist. Daß das nicht die einzige mögliche Erklärung ist, sei nur angemerkt.

Nach FISHER kommt als mögliche Erklärung für eine Umwandlung dominanter Mutationen in recessive im Laufe der Evolution eine Anhäufung von Modifikationsgenen in Betracht, durch die die Manifestation dieser Mutation bei Heterozygoten immer mehr verringert wird (vgl. S. 54). Demnach würde sich der Genotyp mit der Zeit an die immerwieder auftretenden schädlichen Mutationen anpassen.

Epistase

Nun betrachten wir ein Beispiel von *Epistase*. Der Unterschied epistatisch wirkender Gene zu den oben besprochenen Modifikations- und Suppressorgenen besteht darin, daß man bei diesen außer der Modifikationswirkung keine weiteren Genwirkungen kennt. Ein epistatisches Gen dagegen ist außer seinem Einfluß auf das andere „hypostatische" Gen noch durch eine davon ganz unabhängige, eigene Wirkung charakterisiert. Wir betrachten ein Beispiel:

MOURANT entdeckte 1946 im Serum einer Frau einen neuen Antikörper, der etwa 25% der untersuchten Blutproben Erwachsener agglutinierte. In den folgenden Jahren fand man eine Vielzahl weiterer Seren mit der gleichen Spezifität. Man nannte den entsprechenden Phänotyp Lewis (a+), abgekürzt Le (a+). Die Familiendaten scheinen zunächst mit der Hypothese vereinbar zu sein, daß das Gen *Le*^{a} recessiv erblich sei, eine für ein Blutgruppenmerkmal ungewöhnliche Situation.

Nun entdeckte GRUBB 1948, daß engere Beziehungen zwischen dem Lewis^a-Antigen und der Eigenschaft der AB0-Ausscheidung im Speichel bestehen. Insbesondere erwies es sich bei Personen mit dem AB0-Sekretormerkmal als unmöglich, das Le^a-Antigen im Blut nachzuweisen. Die verschiedenen Kontroversen über die genetische Interpretation dieses Tatbestandes brauchen uns hier nicht zu interessieren; wahrscheinlich wurden sie überholt durch die Entdeckung von CEPPELLINI und SINISCALCO (1955), daß sich das Le^a-Antigen auch bei manchen Sekretor-Fällen zwar nicht im Blut, aber im Speichel nachweisen läßt, wenn auch in abgeschwächter Form. Berücksichtigt man diese Tatsache bei der genetischen Analyse, so gelangt man zu dem Ergebnis, daß beide Merkmale durch zwei unabhängige Genpaare *Le, le* und *Se, se* bedingt sind. Was den Nachweis im Blut anbetrifft, so ist *Se* epistatisch über *Le*, d. h. *Le* wird durch Anwesenheit von *Se* an der Manifestation gehindert.

Mit anderen Worten: *Der Phänotyp Le (a+) kann an den Erythrocyten nur dann auftreten, wenn die Person gleichzeitig homozygot se/se ist.* Unseres Wissens ist dies der einzige, wirklich typische und gesicherte Fall von Epistase, der beim Menschen analysiert werden konnte[1].

Modifikation durch das andere Allel

Nun sei noch eine ganz besondere Art von Modifikation besprochen. Die modifizierende Wirkung geht hier nicht von anderen Genloci, *sondern von dem anderen Allel am gleichen Genlocus* aus. Das erste Beispiel sei wieder der Genetik der Blutgruppen entnommen und zwar der Genetik der Rh-Faktoren. An anderer Stelle (S. 83 f.) stellten wir die Rh-Faktoren genauer dar; hier soll nur so viel zum Verständnis gesagt werden: Der Rh-locus gliedert sich offenbar im wesentlichen in drei Informationsbereiche, die jeweils in den alternativen Formen *C, c; E, e* und *D* vorkommen können, wobei das Antigen D (Rh+) entweder vorhanden ist oder fehlt, während das alternative Antigen d nicht gefunden wurde.

Nun findet man gelegentlich Blute, die mit einem Anti-D-Serum nicht eine der in der Regel vorhandenen Alternativen — entweder deutlich positive oder aber ganz und gar negative Reaktion — sondern eine abgeschwächt positive Reaktion aufweisen. Man nimmt hier einen Faktor für ein Antigen D^u an, der dem Faktor für D allel sei.

Für einen großen Teil aller D^u-Fälle mag diese Interpretation auch zutreffen. Durch genaue quantitative Bestimmungen konnte jedoch gezeigt werden, daß diese Abschwächung der Reaktion in mehreren Sippen, die D^u enthielten, nur bei denjenigen Familienmitgliedern beobachtet wurde, bei denen außerdem die Kombination *Cde* vorhanden war. Fünf derartige Familien zeigt die Abb. 64. Die Abschwächung der Reaktion in Anwesenheit von *Cde* tritt sehr gut hervor.

Das zweite Beispiel, welches wir betrachten wollen, ist ein dominantes Erbleiden, die *Dystrophia myotonica* (CURSCHMANN-STEINERT)[2].

Dieses Leiden ist durch zwei verschiedene Arten von Veränderungen an der Muskulatur gekennzeichnet. Einerseits besteht eine *myotonische Störung:* Während die erste intendierte Bewegung meist normal verläuft, tritt nach dieser Bewegung eine motorische Starre ein, die sich dann bei Wiederholung allmählich löst. Ein kräftiger Faustschluß z. B. kann nur ganz allmählich geöffnet werden.

Diese myotonische Reaktion befällt bei einer anderen dominant erblichen Erkrankung, der Myotonia congenita THOMSEN, die gesamte Skeletmuskulatur. Bei der uns hier interessierenden Dystrophia myotonica dagegen sind nur bestimmte Muskelgruppen befallen, so am häufigsten die Fingerbeuger am Unterarm. Deshalb ist das Leiden schon am Händedruck der Kranken zu

---

[1] Für eine genauere Diskussion und Begründung dieser Hypothese gegenüber sonst herangezogenen Deutungen vgl. RACE u. SANGER (1958).

[2] Die folgende Krankheitsschilderung vor allem nach BECKER

erkennen. — Außerdem sind vor allem die kleinen Handmuskeln, die Kaumuskulatur und die Zunge beteiligt. Die Arme sind häufiger als die Beine und die distalen Muskelgruppen häufiger als die proximalen betroffen.

Im Gegensatz zur Thomsenschen Erkrankung finden sich jedoch neben der myotonischen Störung auch *dystrophische Veränderungen* an der Muskulatur. Der Muskelschwund bevorzugt ebenfalls bestimmte Muskelgruppen. Fast regelmäßig ist der Musculus orbicularis oculi, levator palpebrae und M. orbicularis oris geschwächt. Das gleiche gilt für den M. sternocleidomastoideus und die Nackenmuskulatur: In schweren Fällen kann der Kopf nicht aufrecht gehalten werden. An den Unterarmen sind vor allem die Extensoren betroffen, während die Flexoren myotonisch gestört sind. — Die Beine sind nicht so regelmäßig beteiligt; an ihnen sind besonders die Peronaeus-Gruppe und die kleinen Fußmuskeln gefährdet.

Neben der Muskulatur ist auch die Fettgewebstrophik betroffen. Daneben findet sich bei Männern fast regelmäßig eine Stirnglatze.

Das Symptom, das viele Kranke das erste Mal zum Arzt führt, ist die myotonische Katarakt. Im Beginn zeigen sich teils weiße, teils glitzernde Trübungspunkte in der hinteren Corticalis der Linse in gleichmäßig diffuser Anordnung, die sich später zu einer Rosette verdichten. Außerdem entwickelt sich langsam eine Atrophie der Keimdrüsen. Im fortgeschrittenen Stadium kommen häufig psychische Veränderungen vor. Die Patienten haben dann ein charakteristisches Aussehen, für das CURSCHMANN den Ausdruck „Jammergestalt" prägte (Abb. 65).

Das Leiden schreitet fort; eine beträchtliche Zahl der Kranken wird vorzeitig invalide, und die durchschnittliche

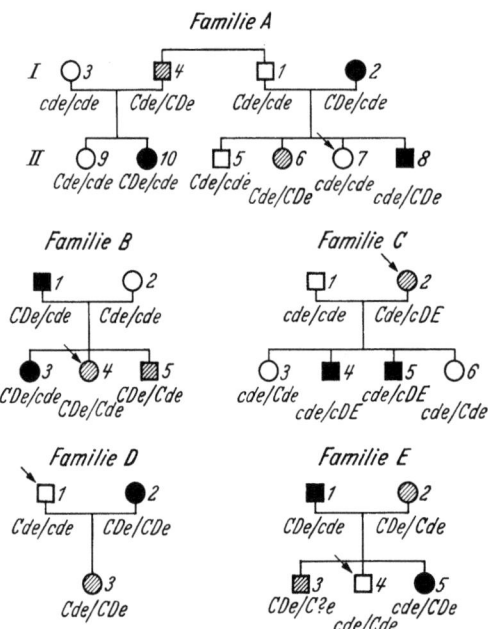

Abb. 64. Modifizierende Wirkung des anderen Allels am gleichen Genlocus bei den Rh-Faktoren: ● D-positives Blut mit normaler Reaktionsstärke bei Titration mit mehreren Anti-D-Seren. ◉ D-positives Blut mit signifikant verminderter Reaktionsstärke (Dᵘ-Variante). ○ D-negatives Blut. Im Genotyp der Nachkommen steht die vom Vater ererbte Kombination voran (n. CEPPELLINI, DUNN u. TURRI 1955)

Lebenserwartung ist herabgesetzt. Häufig sterben die Patienten vor dem 50. Lebensjahr an interkurrenten Erkrankungen, vor allem der Atmungsorgane.

Bei dieser Erkrankung zeigt sich nun eine besonders große Variabilität des Alters beim Erkrankungsbeginn und der Schwere der Erkrankung. BELL (1947) stellte eine größere Zahl von Stammbäumen aus der Literatur zusammen und fand:

Die in früheren Generationen aufgetretenen Fälle zeigen meist eine in der Mitte des Lebens sichtbar werdende Katarakt, die oft das einzige Symptom bleibt, während in den folgenden Generationen sehr häufig Myotonie mit Muskeldystrophie und Schwachsinn auftritt. Das Alter, in dem die ersten Symptome sichtbar werden, liegt bei den Kindern durchschnittlich wesentlich früher als bei den Eltern, was auch einem schwereren Verlauf entspricht.

Diese Stammbäume scheinen also ein Phänomen zu zeigen, das in der medizinischen Literatur über Erbkrankheiten der vormendelistischen Ära eine große Rolle spielt: die *Antizipation*. Man glaubte beobachtet zu haben, daß erbliche Störungen im Laufe der Generationen immer früher im Leben des Individuums auftreten und immer schwerere Formen annehmen. Diese Vorstellung der Antizipation hängt sehr eng mit dem Begriff der Degeneration zusammen, wie ihn vor allem LOMBROSO verstand.

WEINBERG (1913) war der erste, der zeigte, daß es sich in der überwiegenden Mehrzahl der Fälle um einen statistischen Trugschluß handelte: In der Elterngeneration pflegten vor allem diejenigen Merkmalsträger Kinder zu haben, bei denen das Merkmal sich erst spät manifestierte. Personen, bei denen sich das Leiden schon früh im Leben manifestierte, pflegten eben deshalb kinderlos zu bleiben. Da man sie aber in der Regel über die Kinder-generation erfaßte, manifestierte sich das Merkmal bei den Kindern tatsächlich durchschnittlich eher, ohne daß diesem Befund irgendeine biologische Bedeutung zuzumessen wäre. Für die Katarakt, bei der die An-gaben über Antizipation in der Literatur am häufigsten sind, machte EHLING (1957) wahrscheinlich, daß eine exogen bedingte starke Schwankung des Manifesta-tionsalters die beobachteten Fälle von Antizipation erklärt. Es wurde nämlich auch das entgegengesetzte Phänomen, eine „*Postposition*", bei der gleichen Kataraktform beobachtet.

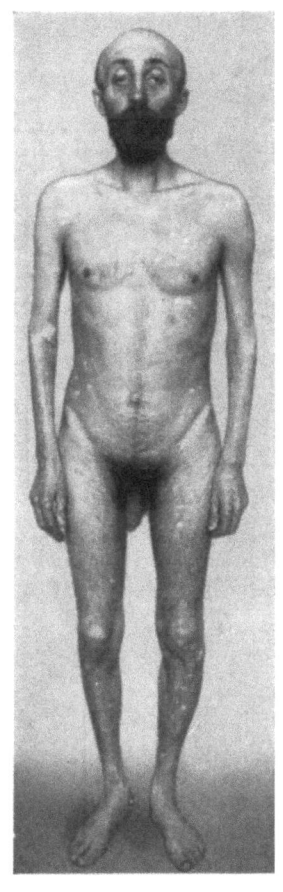

Doch zurück zur Dystrophia myotonica und zur Analyse des von BELL gesammelten Materials durch PENROSE:

Der Korrelationskoeffizient zwischen dem Aus-bruchalter von *Eltern* und *Kindern* beträgt $r = 0,32 \pm 0,13$. Er ist also relativ *niedrig*. Dagegen be-steht unter *Geschwistern* eine ziemlich erhebliche Korrelation im Ausbruchsalter $(r = + 0,66)$. Ge-schwister sind also in bezug auf die Schwere der Erkrankung *sehr ähnlich*.

Um eine vernünftige genetische Hypothese auf-stellen zu können, müssen folgende Ausleseformen berücksichtigt werden:

1. Selektion erkrankter Eltern, bei denen die Krankheit spät auftritt: Die anderen gelangten we-niger stark zur Fortpflanzung (vgl. oben).

2. Selektion erkrankter Kinder, bei denen die Krankheit früh auftritt. — Das kann z. B. sein, wenn man die Probanden aus Kinderkrankenhäusern nimmt oder wenn man von besonders schweren Fällen ausgeht.

3. Selektion von Familien mit gleichzeitiger Er-krankung von Eltern und Kindern. — Dieser Selek-tionstyp hat einen sehr starken Effekt. Er ist ver-ursacht durch die Tatsache, daß Untersuchungen sich

Abb. 65. Dystrophia myotonica, fortgeschrittenes Krankheitsbild. Man beachte die Facies myopa-thica (n. CURSCHMANN, aus BECKER 1952)

nur über einen bestimmten Zeitraum zu erstrecken pflegen. Eltern und Kinder, die beide innerhalb dieses Zeitraumes erkranken, haben besonders große Chancen, erfaßt zu werden. In solchen Fällen aber erkrankt der Vater oder die Mutter — auf das eigene Leben bezogen — 25 bis 30 Jahre später als das Kind. Umgekehrt vergehen zwischen dem Krankheitsausbruch bei Eltern und Kindern 50—60 Jahre, wenn die Kinder entsprechend später befallen werden. Solche Familien aber haben nur wenig Aussicht, bei der Untersuchung erfaßt zu werden.

4. Schwache Korrelation in dem Zeitpunkt des Krankheitsausbruches zwischen Eltern und Kindern. — Es liegt auf der Hand, daß kein Raum für einen Anti-zipationseffekt bleibt, wenn diese Korrelation sehr stark ist.

5. Im allgemeinen starke Variabilität im Ausbruchsalter.

Nun kehren wir zur Dystrophia myotonica zurück und betrachten die Ver-teilungstafel für den Krankheitsausbruch bei Eltern und Kindern (Tab. 23). Wir

sehen, daß die Gruppe am stärksten besetzt ist, in der das Erkrankungsalter von
Eltern und Kindern gerade um 20—40 Jahre differiert. Diese Altersgruppe muß
aber vorwiegen, wenn die Möglichkeit 3 vorliegt, wenn also Familien mit gleichzeitiger Erkrankung von Eltern und Kindern vor allem beobachtet wurden. Ermöglicht wird diese Vortäuschung der Antizipation dadurch, daß die Korrelation im
Erkrankungsalter zwischen Eltern und Kindern so besonders gering ist.

Tabelle 23. *Krankheitsausbruch bei der Dystrophia myotonica*
(n. PENROSE 1948)

		Kinder					
Jahre	0	10	20	30	40	50	Insgesamt
50	—	4	3	2	—	—	9
40	8	5	5	—	—	—	18
30	3	9	1	1	—	—	14
20	3	1	—	—	—	—	4
10	2	4	—	—	—	—	6
0	—	—	—	—	—	—	—
Insgesamt	16	23	9	3	—	—	51

(Eltern — in left margin)

Damit ist eine vernünftige Erklärung für die vorgetäuschte Antizipation gefunden worden. Noch nicht erklärt ist jedoch die Tatsache, daß die Korrelation
zwischen Geschwistern sich als so wesentlich enger erweist. Teilweise ist auch
sie durch verschiedene Auslesefehler zu erklären (vgl. PENROSE 1948).

Trotzdem bleibt der Unterschied zur Eltern-Kind-
Korrelation zu deuten. Die einfachste Annahme ist hier
die, daß die schwere Erkrankung nicht nur von dem
mutierten Gen, sondern *auch von dem Normalallel abhängig ist*. Dieses Allel aber können erkrankte Kinder
niemals von dem Erkrankten, sondern immer nur von
dem gesunden Elternteil bekommen haben (Abb. 66). So
muß die Korrelation mit dem erkrankten Elternteil, was
die modifizierende Wirkung dieses Allels betrifft, immer 0
sein. Auf der anderen Seite aber haben erkrankte Geschwister die Chance von 50%, das gleiche normale Gen
an diesem locus zu besitzen; denn sie können von dem
gesunden Elternteil entweder beide das eine Allel, nennen
wir es a_1, oder beide das andere a_2, oder beide verschiedene Allele bekommen haben. Die Wahrscheinlichkeit,
daß beide a_1 haben, beträgt $1/_2 \times 1/_2 = 1/_4$ und daß beide
a_2 haben, ebenfalls $1/_2 \times 1/_2 = 1/_4$.

Betrachten wir diese Hypothese etwas genauer und
nennen wir das dominante, die Krankheit bedingende Gen
A! Der Genotyp Aa_1 bedinge ein schweres Krankheits-

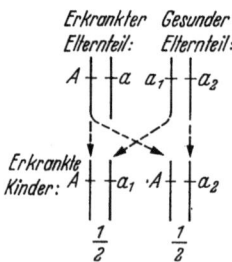

Erkrankter Gesunder
Elternteil: Elternteil:

Erkrankte
Kinder:

Abb. 66. Die erkrankten Kinder des Trägers eines dominanten Erbmerkmales (Genotyp A/a) erhalten ausnahmslos
von diesem das Allel A. Kein
erkranktes Kind kann deshalb
mit ihm das Allel a gemeinsam haben. Dagegen erhält
die eine Hälfte von ihnen das
Allel a_1, die andere Hälfte
das Allel a_2 von dem gesunden Elternteil. Daraus folgt,
daß die erkrankten Heterozygoten das Normalallel (a_1
oder a_2) mit der Hälfte ihrer
erkrankten Geschwister
gemeinsam haben

bild mit Ausbruch im 15. Lebensjahr, während die Krankheit bei Aa_2 sich
erst mit 45 Jahren manifestiere. Ferner nehmen wir an, daß alle Familien erfaßt
werden, wenn die Zeit der Erkrankung 30 Jahre auseinander liegt, und daß es
nicht gelingt, solche Familien zu erkennen, bei denen der Abstand 60 Jahre
beträgt.

Es läßt sich zeigen, daß unter dieser Voraussetzung genau die Korrelations-koeffizienten zwischen Eltern und Kindern einerseits und zwischen Geschwistern auf der anderen Seite zu erwarten sind, die man tatsächlich findet.

Bei neueren Untersuchungen an den nordirischen Sippen mit Dystrophia myotonica konnte LYNAS (1957) die Ergebnisse von PENROSE nur teilweise bestätigen. Die Korrelation im Erkrankungsalter zwischen Eltern und Kindern verschwindet nur dann, wenn man die Katarakt nicht berücksichtigt. LYNAS deutet ihre Ergebnisse so: Vielleicht betrifft die Modifikation des Normalallels die anderen Symptome des Snydroms, nicht aber die Katarakt[1]. Ähnliche Verhältnisse (Modifikation durch das Normalallel) liegen möglicherweise auch beim Nagel-Patella-Syndrom (RENWICK 1956) vor.

Mit diesem Beispiel seien die Betrachtungen über die Wechselwirkungen zwischen den Genen abgeschlossen. Die Zahl der am Menschen wirklich befriedigend analysierten Fälle ist noch gering, obwohl derartigen Wechselwirkungen bei der Integration der Einzelgenwirkungen zum Gesamtgefüge des Organismus sicher eine überragende Bedeutung zukommt. *Hier liegen große Zukunftsaufgaben der genetischen Analyse.*

b) Genkoppelung und Genaustausch

Das dritte Mendelsche Gesetz besagt, daß die Aufspaltung für zwei verschiedene Genpaare A a und B b unabhängig voneinander erfolgt, so daß sich die verschiedenen Typen der Zygoten AABB, AaBB, aaBB usw. zufällig kombinieren können, wie es sich in der üblichen Weise darstellen läßt. Wir zeigen den einfachsten Fall, die Rückkreuzung des doppelt Heterozygoten mit dem doppelt Recessiven:

Vater: Phänotyp AB,		Mutter Phänotyp a b	
Väterliche Gameten:	AB	Ab	aB	a b
Mütterliche Gameten: a b	AaBb 1/4	Aabb 1/4	aaBb 1/4	aabb 1/4

Da die Gametentypen gleich häufig sind, sind auch die vier entstehenden Typen von Zygoten, also von Nachkommen, gleich häufig. Entsprechend, wie wir es hier für die Rückkreuzung des doppelt Heterozygoten mit dem doppelt Recessiven darstellten, liegen die Verhältnisse etwa bei Kreuzung des doppelt Heterozygoten mit einem anderen doppelt Heterozygoten.

Sehr bald nach Wiederentdeckung der Mendelschen Gesetze, im Jahre 1906, fanden BATESON, SAUNDERS u. PUNNETT bei der Wicke Lathyrus odoratus eine *Ausnahme* von dieser Regel. Es stellte sich heraus, daß bestimmte Kombinationen von Erbanlagen wesentlich häufiger vorkamen, als es der Erwartung entsprochen hätte, während andere wieder wesentlich seltener waren. Zwei Möglichkeiten gab es: Entweder trat die elterliche Kombination von Merkmalen, in unserem Beispiele etwa AB (Vater) oder ab (Mutter) häufiger unter den Nachkommen auf, als man erwartet hätte, d. h. wesentlich mehr als ein Viertel von ihnen waren AB und wesentlich mehr als ein Viertel waren ab — oder gerade die beiden anderen Typen waren vermehrt, so daß eine Überzahl von Nachkommen den Phänotyp Ab oder aB hatte, also in der Kombination der Merkmale von den Eltern abwich. Die Verhältnisse lassen sich an unserem Beispiel folgendermaßen verdeutlichen:

---

[1] Nur der Vollständigkeit halber sei erwähnt, daß KLEIN (1958) auf Grund seines Schweizer Materials am Vorliegen einer echten Antizipation festhält. Analysiert man sein Material jedoch genau, dann paßt es sich gut der PENROSESCHEN Vorstellung an (P. E. BECKER, pers. Mitteilung).

Väterliche Gameten:	AB	Ab	aB	ab
Mütterliche Gameten: ab	AaBb	Aabb	aaBb	aabb
Phänotyp	AB	Ab	aB	ab
Zahlenverhältnis, 1. Fall:	$1/2-\chi/2$	$\chi/2$	$\chi/2$	$1/2-\chi/2$
Zahlenverhältnis, 2. Fall:	$\chi/2$	$1/2-\chi/2$	$1/2-\chi/2$	$\chi/2$

Man kann auch sagen, daß im ersten Falle A und B eine besonders enge Bindung zueinander zeigen oder eine Anziehungskraft aufeinander ausüben, da sie häufiger, als wir es erwartet hätten, zusammen weitergegeben werden. Im zweiten Falle dagegen scheint eine Art Abstoßung zwischen ihnen vorzuliegen; sie werden besonders selten zusammen weitergegeben. BATESON u. Mitarb. nannten diese Anziehung *coupling*, die Abstoßung *repulsion*.

MORGAN (1910) erkannte, daß es sich bei coupling und repulsion im Grunde um ein und dasselbe handelte, und deutete beides auf Grund der Chromosomentheorie der Vererbung. Er führte den Begriff *linkage (Koppelung)* ein. Seitdem wissen wir, daß solche Gene in ihrem Verhalten zueinander vom dritten Mendelschen Gesetz abweichen, die gemeinsam auf einem Chromosom lokalisiert sind. Kreuze ich z. B., wie oben gezeigt, einen doppelt Heterozygoten AaBb mit einem doppelt Recessiven, so werden unter den Kindern die Typen AbBb (AB) und aabb (ab) dann gegenüber der Erwartung vermehrt sein, wenn bei dem doppelt heterozygoten Elter A und B auf dem *gleichen* Chromosom liegen $\left(\text{Genformel: } \dfrac{AB}{ab}\right)$. Wir erhalten das Phänomen des coupling. Liegt jedoch bei dem doppelt heterozygoten Elter A und B auf den *homologen* Chromosomen, so daß die Genformel lautet $\dfrac{Ab}{aB}$, so sind die obengenannten Typen vermindert; dagegen zeigt sich eine Vermehrung von Individuen, die genetisch aaBb oder Aabb sind, also im Phänotyp von ihren Eltern abweichen; wir sprechen von repulsion. — Wäre die Koppelung vollständig, so sollte man immer nur zwei Typen von Nachkommen erwarten. In Wirklichkeit findet man jedoch in den allermeisten Fällen auch die anderen beiden Typen, wenn auch in geringerer Anzahl. MORGAN erklärte dies durch Stückaustausch zwischen den homologen Chromosomen in der Meiose während des Crossing-over. Darüber hinaus erkannte er, daß die Häufigkeit dieses Austausches davon abhängig ist, wie weit zwei Genorte auf einem Chromosom voneinander entfernt liegen. Bekanntlich gelang es ihm und seinen Schülern und Nachfolgern mit Hilfe dieser Erkenntnis, bei Drosophila melanogaster eine Fülle von Genen zu lokalisieren und so umfangreiche Chromosomenkarten auszuarbeiten. Der Triumph seiner Methode wurde offenbar, als 1933/34 HEITZ und BAUER sowie PAINTER die Riesenchromosomen in den Speicheldrüsen der Dipteren (S. 21, Abb. 10) in ihrer Bedeutung erkannten und man nun vieles von dem, was bisher nur indirekt erschlossen war, direkt sehen konnte.

Auch an anderen Objekten hat man inzwischen Koppelungsgruppen festgestellt.

Das am besten in dieser Richtung untersuchte Säugetier ist die Maus. So konnten GREEN u. DICKIE (1959) insgesamt 18 Koppelungsgruppen zusammenstellen, innerhalb derer bis zu 12 verschiedene loci bekannt sind.

Wir sind berechtigt zu schließen, daß es sich um ein allgemein verbreitetes biologisches Prinzip handelt und daß es auch beim Menschen Genkoppelung und Rekombination geben muß.

Wie wir wissen, hat der Mensch $2 \times 23 = 46$ Chromosomen, davon $2 \times 22 = 44$ Autosomen sowie das X- und das Y-Chromosom. Also haben wir mit 22 autosomalen

Koppelungsgruppen sowie mit im X- und im Y-Chromosom lokalisierten Genen zu rechnen.

Vergleicht man das, was wir über Koppelungsgruppen beim Menschen bis jetzt wissen, mit dem oben Gezeigten bei verschiedenen Objekten des experimentellen Genetikers, so erkennt man, wie weit wir hier noch zurück sind. Das sei schon jetzt vorausgeschickt. Zunächst möchte man glauben, daß das an der relativ hohen Chromosomenzahl des Menschen liegt. Zweifellos erschwert auch sie die Analyse. Der eigentliche Grund aber ist ein anderer: Der Kreuzungsversuch, die via regia des genetischen Experimentators, ist beim Menschen nicht möglich. Weder können wir bestimmte Mutanten beliebig züchten, um die Lokalisation des betreffenden locus zu prüfen, noch können wir sie nach Gefallen kreuzen. Ja, in den meisten Fällen kennen wir nicht einmal den Genotyp, sofern wir ihn nicht aus dem Phänotyp erschließen können.

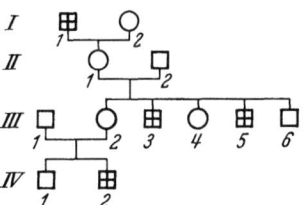

Abb. 67. Stammbaum mit Farbenblindheit und Hämophilie. Ein Kreuz bedeutet das Vorliegen zweier Störungen bei der gleichen Person (n. MADLENER 1928, aus STERN 1955)

Der einfachste Fall liegt vor, wenn man zwei Gene betrachtet, von denen das eine autosomal, das andere geschlechtsgebunden ist. Koppelung ist natürlich unmöglich.

Ebenfalls einfach liegen die Dinge, wenn beide Gene vollständig geschlechtsgebunden sind. Natürlich sind sie dann auch miteinander gekoppelt. Man kann aus Stammbäumen, in denen zwei derartige Störungen vorkommen, erkennen, ob die Mutationen im gleichen (coupling) oder im homologen X-Chromosom vorhanden sind (repulsion). Ein Genkomplex, der sich sehr gut für derartige Untersuchungen eignet, ist der für die Rotgrünblindheit; denn Mutationen in diesem Bereich sind in knapp 10% aller X-Chromosomen vorhanden (vgl. S. 76).

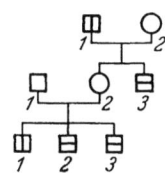

Abb. 68. Stammbaum mit Farbenblindheit und Hämophilie (n. BIRCH 1937, aus STERN 1955). [I] Hämophilie; [≡] Farbenblindheit

Deshalb ist auch das Zusammentreffen mit anderen geschlechtsgebunden-recessiven Mutationen, wie der Hämophilie, nicht allzu unwahrscheinlich. Wir zeigen einige derartige Stammbäume.

In Abb. 67 sieht man, daß alle Bluter gleichzeitig rotgrünblind sind und alle Gesunden ein normales Farbsehvermögen besitzen. Es liegt auf der Hand, daß beide Mutationen im gleichen Chromosom lokalisiert sein müssen. Dagegen sind bei der Familie in Abb. 68 alle Bluter normalsichtig, während die Gesunden rotgrünblind sind: Die Mutationen liegen in verschiedenen Chromosomen. Besonders auffällig ist der Befund in der Sippe (Abb. 69). Hier hat eine Mutter 4 Söhne, die alle 4 Kombinationsmöglichkeiten aufweisen; einer ist Bluter und rotgrünblind, einer ist Bluter und normalsichtig, einer ist blutgesund und rotgrünblind, und der vierte ist vollständig gesund. In diesem Falle besitzen wir keine Information über das Farbsehvermögen der männlichen Vorfahren der Mutter. Es gibt aber nur zwei Möglichkeiten: Entweder sie trug beide Mutationen in einem X-Chromosom, dann müssen die Befunde bei den Söhnen

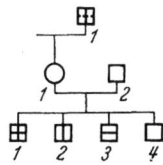

Abb. 69. Crossing over in einer Familie mit Farbenblindheit und Hämophilie. [⊞] beide Störungen, [I] Hämophilie, [≡] Farbenblindheit, [⊞] Hämophilie; Farbensehvermögen nicht bekannt (n. RATH 1938, aus STERN 1955)

2 und 3 durch Crossing-over erklärt werden, oder sie trug die Mutationen in verschiedenen X-Chromosomen. In diesem Falle muß man bei 1 und 4 Crossing-over annehmen.

Steht einmal eine größere Anzahl von Beobachtungen derartiger Sippen zur Verfügung, so liegt es nahe zu untersuchen, wie häufig Crossing-over ist, also festzustellen, wie eng die beiden loci gekoppelt sind.

Das Problem scheint zunächst einfach zu lösen zu sein. Wie wir sahen, kann man ja aus den Stammbäumen entnehmen, wie oft die beiden Gene in der ursprünglichen Anordnung von einer Generation auf die andere weitergegeben werden und wie oft Crossing-over erfolgt sein muß. Haben wir z. B. 40 mögliche Fälle, von denen bei 30 die ursprüngliche Anordnung erhalten blieb, während in 10 Fällen Crossing-over erfolgte, so werden wir die Rekombinationswahrscheinlichkeit auf $^1/_4 = 25\%$ setzen und folgern, daß die beiden loci etwa 25 Morgan-Einheiten voneinander entfernt auf dem X-Chromosom liegen werden.

Aus verschiedenen Gründen genügt uns diese einfache Schätzung nicht. Zunächst nutzt man so nicht alle Information aus, die in den Sippentafeln enthalten ist. Zudem ist z. B. nicht berücksichtigt, daß Crossing-over auch einmal vorgetäuscht sein kann, weil ein Merkmalsträger das eine der beiden Gene zufällig von einem anderen Vorfahr erhalten hat. Auch die Frage der Neumutation muß in Betracht gezogen werden. — Dann aber interessiert uns, wie genau unsere Schätzung ist. Diese Frage ist deshalb besonders wichtig, weil zur Prüfung nur relativ wenige Stammbäume zur Verfügung stehen.

HALDANE und SMITH (1947) haben das Problem behandelt. Ihre Gedankengänge sind zwar über diese spezielle Fragestellung hinaus methodologisch von hohem Interesse; die mathematische Ausarbeitung ist jedoch so verwickelt, daß an dieser Stelle darauf verzichtet werden muß, sie eingehend darzustellen.

Das Prinzip kann man etwa folgendermaßen formulieren: Für jede beobachtete Sippe läßt sich die Wahrscheinlichkeit finden, daß sie so und nicht anders in der Bevölkerung auftreten konnte. Diese Wahrscheinlichkeit ist ein Polynom, in dem der Rekombinationswert χ enthalten ist. Man kann nun einen Quotienten bilden aus dem gefundenen P und dem P, das man erwarten würde, wenn keine Koppelung vorläge, d. h. wenn $\chi = ^1/_2$ wäre. Dieser Quotient hat in den Grenzen der Zufallsabweichungen den Wert 1, wenn keine Koppelung vorliegt. Liegt Koppelung vor, so wird er entsprechend dem wirklichen Rekombinationswert verschoben sein.

Mit Hilfe dieses Gedankenganges errechneten HALDANE und SMITH für Rotgrünblindheit und Hämophilie anhand von 17 Stammbäumen der Literatur[1] einen Rekombinationswert von 9,5% mit einer Wahrscheinlichkeit von $^9/_{10}$, daß der wahre Wert zwischen 5 und 20% liegt.

Ein wichtiger Einwand ist gegen die Schätzung für Hämophilie und Rotgrünblindheit möglich. Wir wissen inzwischen, daß weder für die eine noch für die andere Störung nur ein einziger locus verantwortlich ist: Wir kennen die beiden geschlechtsgebunden-recessiven Hämophilieformen A und B (Faktor VIII- und Faktor-IX-Mangel, vgl. Kap. VII, 5 d), und es ist uns außerdem bekannt, daß für die Protanopie/Protanomalie und Deuteranopie/Deuteranomalie zwei verschiedene loci verantwortlich sind, da die doppelt heterozygoten Frauen normalsichtig sind (vgl. S. 74 f.). Wie wir uns jedoch schon klarmachten, liegen die beiden loci für Rotgrünblindheit wahrscheinlich sehr eng benachbart; sie gehören in die Gruppe der eng gekoppelten Gene mit verwandter Funktion. Das gleiche könnte aber auch für die loci für Faktor VIII- und Faktor-IX Mangel zutreffen. Darauf deutet vor allem hin, daß in diesem Bereich vielleicht „breite" Mutationen beobachtet wurden, die beide loci betrafen (vgl. Kap. VI, 4).

Anhand einer sehr umfangreichen Sippe mit angeborener X-chromosomaler Nachtblindheit, in der ebenfalls Deuteranopie vorkam, wurde die Rekombinationswahrscheinlichkeit für diese beiden Merkmale auf zwischen 40 und 50% geschätzt (WHITE 1940; statistischer Anhang von HALDANE).

---

[1] BELL u. HALDANE 1937; HOOGVLIET 1942; BIRCH 1937; MADLENER 1928; RIDDELL 1946; RATH 1938.

Ein weiteres X-chromosomales Merkmalspaar, für das eine Untersuchung über die Rekombinationswahrscheinlichkeit vorliegt, ist die Rotgrünblindheit und die frühe Beckengürtelform der Muskeldystrophie (Typ Duchenne). Hier errechneten PHILIP, WALTON u. SMITH (1956/57) eine Rekombinationswahrscheinlichkeit von 0,26 ± 0,11 %. Eine Schätzung bei diesem Merkmal ist von besonderer Bedeutung für seine genetische Theorie. Zwar scheint sein Erbgang auf den ersten Blick eindeutig X-chromosomal recessiv zu sein. Der endgültige Beweis ist jedoch aus den Familiendaten deshalb nicht zu ersehen, weil die männlichen Merkmalsträger sich nicht fortpflanzen. Wir wissen also nicht, ob wirklich alle ihre Söhne merkmalsfrei sein würden. Demnach bleibt autosomal-dominanter Erbgang mit völliger Beschränkung der Manifestation auf das männliche Geschlecht ebenfalls möglich. — Diese Hypothese scheidet jedoch aus, wenn man Koppelung mit einem der sicher X-chromosomalen loci, z. B. mit dem für Rotgrünblindheit, nachweisen kann. Dieser Nachweis ist nur in positiver, nicht aber in negativer Richtung möglich: Findet sich ein Rekombinationswert, der gesichert unter 0,5 (dem bei Unabhängigkeit erwarteten Wert) liegt, dann ist X-chromosomaler Erbgang bewiesen. Ein Rekombinationswert, der nicht gesichert von 0,5 abweicht, braucht jedoch nicht auf eine Lokalisation des Gens auf einem anderen Chromosom hinzuweisen. Er kann auch auftreten, wenn das Gen zwar auf dem X-Chromosom, aber in größerem Abstand von dem Testlocus gelegen ist. — Dieser Gesichtspunkt gilt für alle Koppelungsuntersuchungen.

Betrachten wir nun wieder das Ergebnis von PHILIP u. Mitarb., so scheint es den X-chromosomalen Erbgang auf den ersten Blick eindeutig zu bestätigen: Der Rekombinationswert 0,5 liegt eben außerhalb der doppelten Standarddeviation. Gerade bei Koppelungsuntersuchungen stellt man jedoch an die statistische Sicherung von Ergebnissen besonders hohe Anforderungen, und deshalb drücken die Autoren selbst sich noch vorsichtig aus. Man wird sagen dürfen: Das Ergebnis hat X-chromosomalen Erbgang überaus wahrscheinlich gemacht; für die endgültige Sicherung jedoch sind weitere entsprechende Beobachtungen erforderlich.

Es ergibt sich die dringende Forderung: *Bei jeder Sippe mit einem X-chromosomalen Merkmal, besonders bei der Muskeldystrophie, aber auch — wegen der Frage der Beziehung der Typen A und B zueinander — bei der Hämophilie sollte man das Farbensehen untersuchen.*

Wir erwähnten oben die umfangreiche Chromosomenkarte der Maus. Nun fragen wir uns: Ist es auf Grund dessen, was wir wissen, möglich, den Anfang einer solchen Chromosomenkarte für das X-Chromosom aufzustellen?

Nehmen wir einmal an, wir wüßten sicher, daß

a) die loci für Hämophilie und Farbenblindheit etwa 10 Morgan-Einheiten und

b) die loci für Nachtblindheit und Farbenblindheit etwa 50 Morgan-Einheiten auseinanderliegen! Dann gibt es folgende zwei Möglichkeiten: Einmal kann der Hämophilielocus zwischen den beiden anderen liegen (Abb. 70a), oder er kann auf der anderen Seite des einen liegen (Abb. 70b). Eine Entscheidung zwischen diesen Möglichkeiten wäre nur dann zu fällen, wenn man auch den Rekombinationswert zwischen N und H kennen würde. Wegen der Seltenheit beider Störungen besteht aber kaum die Aussicht, derartige Sippen zu beobachten.

Wir sehen also: Den Anfang einer Chromosomenkarte mit der Lokalisation der drei loci zueinander können wir noch nicht konstruieren. Das bleibt auch dann unmöglich, wenn wir den locus für die Muskeldystrophie hinzunehmen.

Abb. 70a u. b. Schematische Darstellungen für die beiden Möglichkeiten der Lokalisation der drei loci für Hämophilie, Farbensehstörung und Nachtblindheit zueinander

α) Autosomale Genkoppelung

In manchen Familien, besonders in größeren, läßt sich auch autosomale Genkoppelung ohne weiteres aus den Stammbäumen ableiten. So zeigt Abb. 71 eine Familie mit Aufspaltung für Elliptocytose (ovale Form der Erythrocyten) und den Rh-locus. Man sieht hier deutlich: Alle Familienmitglieder mit Elliptocytose haben bis auf eines den Rh-Komplex CDe. Ihre Geschwister dagegen haben jeweils andere Rh-Komplexe. Man ist in diesem Fall berechtigt zu schließen, daß in dieser

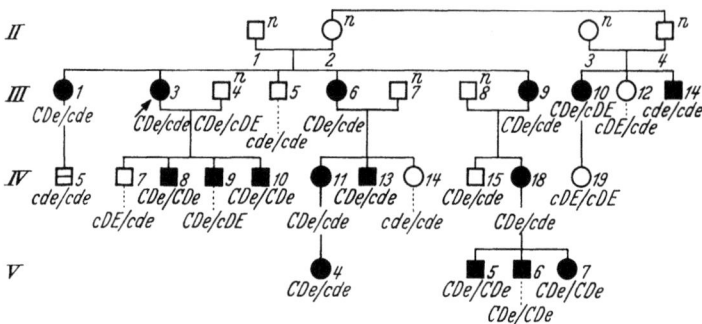

Abb. 71. Autosomale Genkoppelung zwischen dem Rh-locus und einem locus für Elliptocytose. III, 14 ist offenbar das Ergebnis eines Crossing over. Sonst geht das Gen für Elliptocytose mit der Kombination CDe einher (n. LAWLER u. SANDLER 1954)

Familie der Genkomplex für CDe und das Gen für Elliptocytose auf dem gleichen Chromosom lokalisiert sind oder daß — allgemeiner ausgedrückt — dieses Gen für Elliptocytose mit dem Rh-locus gekoppelt ist.

So einfach liegt das Problem jedoch meist nicht. Einmal stehen meist nicht umfangreiche Stammbäume für die Analyse zur Verfügung, sondern nur Kleinfamilien, die aus einem Elternpaar mit Kindern bestehen. Zweitens ist bei weniger enger Koppelung das Ergebnis auch nicht so leicht zu erkennen, wenn wir größere Stammbäume zur Verfügung haben.

Es tritt insbesondere eine Schwierigkeit auf: *Die chromosomale Beschaffenheit der untersuchten Individuen ist meist unbekannt.* Man weiß in der Regel nicht, ob ein doppelt Heterozygoter $\left(\frac{aB}{Ab}\right)$ oder $\left(\frac{AB}{ab}\right)$ ist. Da man bei zufälliger Verteilung der Gene in der Bevölkerung erwarten muß, daß beide Typen etwa gleich häufig vorkommen, ergibt sich folgendes Bild: (χ = Rekombinationswahrscheinlichkeit).

Ist eine Person doppelt heterozygot $\left(\frac{AB}{ab}\right)$, so bildet sie Keimzellen im folgenden Verhältnis:

$$\begin{array}{cccc} AB & Ab & aB & ab \\ \dfrac{1-\chi}{4} & \dfrac{\chi}{4} & \dfrac{\chi}{4} & \dfrac{1-\chi}{4} \end{array}$$

Ist der doppelt Heterozygote dagegen $\left(\frac{Ab}{aB}\right)$, so bildet er Keimzellen in dem Verhältnis:

$$\begin{array}{cccc} AB & Ab & aB & ab \\ \dfrac{\chi}{4} & \dfrac{1-\chi}{4} & \dfrac{1-\chi}{4} & \dfrac{\chi}{4} \end{array}$$

Fassen wir unter der berechtigten Annahme, daß beide Typen von Heterozygoten gleich häufig sind, die Typen von Keimzellen zusammen, so erhalten wir:

$$\begin{array}{cccc} AB & Ab & aB & ab \\ \dfrac{1}{4} & \dfrac{1}{4} & \dfrac{1}{4} & \dfrac{1}{4} \end{array}$$

Das heißt: Betrachtet man, wie den üblichen Kreuzungen im Drosophila-Experiment entspricht, alle Ehen von doppelt Heterozygoten mit den doppelt Recessiven, so findet man, *daß unabhängig von χ alle vier Typen von Kindern stets gleich häufig sind.* Auf diesem einfachen Wege also läßt sich Koppelung nicht nachweisen. Es sind kompliziertere Methoden notwendig. Man muß ein anderes Kriterium finden, mit dem es gelingt, die Fälle „Koppelung" und „Unabhängigkeit" voneinander zu unterscheiden. *Dieses Kriterium muß unabhängig von der Genformel der doppelt Heterozygoten sein.*

Eine Tatsache wird von allen Methoden ausgenutzt: Wenn man die Kinder etwa aus den Ehen beider Typen von doppelt Heterozygoten mit doppelt Recessiven, aber auch aus den anderen möglichen Ehetypen alle Kinder zusammenzählt, dann erhält man zwar, wie wir sahen, keine Abweichung der Gesamt-Aufspaltungsziffern in irgendeiner Richtung. Aber die *Verteilung* der Kinder auf diese Geschwisterschaften ist bei Koppelung anders, als sie es bei freier Rekombination wäre: In Ehen von $\left(\dfrac{AB}{ab}\right)$ Personen werden besonders viele Kinder die Kombination der Merkmale wie ihre Eltern aufweisen, während in Ehen von $\left(\dfrac{aB}{Ab}\right)$ Personen besonders viele Kinder die Merkmale in neuer Kombination zeigen werden. Bei zufälliger Kombination jedoch, wie wir sie finden, wenn keine Koppelung vorliegt, werden die Typen auch zufällig verteilt sein.

Das Problem ist herauszufinden, wie man diese Abweichung in der Verteilung der Typen innerhalb der Geschwisterschaften messen und zur Feststellung der Koppelung und Berechnung der Rekombinationswahrscheinlichkeit ausnützen kann.

BERNSTEIN (1931 und 1933) gab als erster eine derartige Methode an, die darin besteht, daß man — (bei Rückkreuzung des doppelt Heterozygoten mit dem doppelt Recessiven) — für jede Familie das Produkt: (ABab + abab) × (Abab + aBab) bildet. Sind in einer Geschwisterschaft z. B. zwei doppelt Heterozygote, zwei doppelt Recessive, ein für das Allel A heterozygotes und ein für das Allel B heterozygotes Kind vorhanden, so lautet das Produkt $(2 + 2) \times (1 + 1) = 8$.

Dieser Ausdruck hat den Erwartungswert $\chi \times (1 - \chi) \times s \times (s - 1)$ ($s =$ Zahl der Geschwister). Das bedeutet, daß er *unabhängig ist von der Beschaffenheit des doppelt heterozygoten Elternteiles,* wie man auch leicht versteht, wenn man beachtet, daß er ganz symmetrisch gebaut ist: Entweder stehen die cross-overs in der ersten Klammer und die non-crossovers in der zweiten: Fall $\left(\dfrac{aB}{Ab}\right)$, oder umgekehrt: Fall $\left(\dfrac{AB}{ab}\right)$. Der Wert des Produktes aber wird natürlich nicht dadurch beeinflußt, ob ich den Inhalt der ersten Klammer vergrößere und dafür den der zweiten verkleinere oder umgekehrt. Um zu unserem Beispiel zurückzukehren: 2×4 ist genauso 8 wie 4×2. Aber beide unterscheiden sich von 3×3. Analoge Produktformeln lassen sich auch für andere Kreuzungstypen angeben, so z. B. für die Kreuzung zweier doppelt Heterozygoter, für die Kreuzung eines doppelt mit einem einfach Heterozygoten usw.

Dieses Verfahren von BERNSTEIN wurde deshalb hier geschildert, weil es das Prinzip derartiger Methoden besonders einfach und deutlich hervortreten läßt. Daß man es jedoch jetzt nicht mehr anwendet, hat den Grund, daß inzwischen kompliziertere, aber wirksamere Methoden entwickelt wurden.

Die Aufgabe, vor die wir uns gestellt sehen, ist eine dreifache: Erstens wollen wir wissen, ob Koppelung vorliegt oder nicht. Haben wir sie nachgewiesen, so fragen wir zweitens nach der Rekombinationswahrscheinlichkeit. Und drittens interessiert uns die Frage, ob das vorliegende Material in bezug auf die Koppelung homogen oder heterogen ist. Mit anderen Worten: Wir möchten wissen, ob die in Frage stehenden Merkmale bei allen untersuchten Sippen auf gekoppelten Genen beruhen, oder nur bei einem Teil von ihnen. Gerade diese letzte Frage ist wichtig; denn es ist mit ihrer Hilfe manchmal möglich zu prüfen, ob für ein bestimmtes Merkmal *Heterogenie* vorliegt (Kap. VII, 1 d). Ein eindrucksvolles Beispiel wird uns weiter unten begegnen.

Die jetzt angewandten Methoden sind in ihrer Ausarbeitung zu kompliziert, als daß wir uns an dieser Stelle genauer mit ihnen befassen könnten. Jedoch sollen sie im folgenden wenigstens kurz genannt werden.

1. Die u-scores von FISHER-FINNEY (vgl. FINNEY 1940—1942). Sie gehen direkt auf das ursprüngliche Verfahren BERNSTEINs zurück, sind sehr ausführlich tabelliert und eignen sich für ein großes Material von Familien, die aus jeweils einem Elternpaar nebst Kindern bestehen. Dieses Verfahren wird u. a. von RACE u. SANGER sowie MOHR als Standardmethode verwendet, obgleich bei kleinerem Material u. U. eine Überschätzung der Signifikanz von Ergebnissen, die für Koppelung sprechen, möglich ist.

2. Das sequenzanalytische Verfahren von MORTON (1955, 1956, 1957; STEINBERG u. MORTON 1956). Dieses Verfahren wurde ebenfalls relativ ausführlich tabelliert, wenn auch nicht so ausführlich wie die u-scores. Obwohl man Zweifel hegen kann, ob die zugrunde liegende Annahme über die Methode der Materialgewinnung (man sammelt so lange Daten, bis sich ein signifikantes Ergebnis für eine von zwei Alternativmöglichkeiten ergibt) bei den Datensammlungen für Koppelung erfüllt ist — die Größe der Stichprobe ist hier viel mehr von äußeren Umständen abhängig, und man wird andererseits wohl in jedem Falle so viele Daten zu gewinnen suchen, wie diese Umstände gestatten —, so ist das Verfahren doch besonders bei kleiner Stichprobengröße sehr wirksam. Es kann auch angewandt werden, wenn größere Familien für die Analyse zur Verfügung stehen (vgl. MORTON 1956). C. A. B. SMITH (1959) gab ein Verfahren an, wie man auf Grund der von MORTON errechneten Tafeln in sehr einfacher Weise — ohne den Weg über die Sequenzanalyse — Koppelungsberechnungen einschließlich einer Berechnung der Rekombinationswahrscheinlichkeit durchführen kann.

3. Nach unserem Urteil etwa gleichwertig und ebenfalls bei größeren Stammbäumen anwendbar sind die Verfahren von C. A. B. SMITH, das Maximum-likelihood-Verfahren unter Verwendung der Stammbaumwahrscheinlichkeiten, welches durch HALDANE und SMITH (1947) auf die Frage der Rekombinationswahrscheinlichkeit zwischen den loci für Hämophilie und Farbenblindheit angewandt wurde, — und das „Gen-Zähl-Verfahren" (SMITH 1956/57), durch LAWLER u. Mitarb. (1956/57) auf die Koppelung zwischen Nagel-Patella-Syndrom und AB0-Blutgruppen angewandt.

4. Steht nur Material aus einer Generation (Geschwistergruppen) für die Analyse zur Verfügung, dann kann man das Geschwisterpaar-Verfahren von PENROSE mit Vorteil anwenden (letzte Fassung mit Erweiterung für abgestufte Merkmale: PENROSE 1953/54).

Wir kommen zu den Ergebnissen der bisherigen Koppelungsuntersuchungen. In fünf Fällen wurde bisher autosomale Genkoppelung mit einiger Sicherheit nachgewiesen. Diese Fälle sind in Tab. 24 zusammengestellt.

Einige Worte seien zu den untersuchten Merkmalen gestattet. Bei der Elliptocytose sind die Erythrocyten nicht, wie sonst, rund, sondern oval geformt. Manchmal zeigen sie eine gewisse erhöhte Neigung zur Hämolyse; in der Regel sind jedoch keine krankhaften Erscheinungen vorhanden. Die (seltene) Anomalie ist autosomal-dominant erblich.

Bei dem ebenfalls dominant erblichen Nagel-Patella-Syndrom finden sich Nagelveränderungen bis zum völligen Fehlen der Nägel, besonders am Daumen, manchmal auch am Zeigefinger, weniger häufig an den übrigen Fingern. Am Skelet sieht man Verformungen des Kniegelenkes mit Hypoplasie oder völligem Fehlen der Patella. Dazu kommen Anomalien der Ellenbogengelenke mit Verbildung des distalen Humerusendes und des Radiusköpfchens sowie Becken-

Tabelle 24. Bisherige Ergebnisse zur autosomalen Genkoppelung

Lfd. Nr.	Autoren und Jahr	Land	Merkmale	Methodik	P_0	c[1]	Bemerkungen
1.	MOHR 1951, 1954	Dänemark	Lu(a) Secretor-locus	a) u-scores (FINNEY) b) Geschwisterpaar-Methode	10^{-7}—10^{-9}	a) 0,084 b) 0,082	
2.	CHALMERS u. LAWLER 1953; GOODALL u. Mitarb. 1953/54; LAWLER u. Mitarb. 1954	England	Rh-loci Elliptocytose	Einfaches Auszählen d. Fälle v. Crossing-over aus d. Stammbäumen		0,102-0,1497	Heterogenität wurde nachgewiesen; dieser Wert trifft nur für einen Teil d. Sippen zu, während die anderen keine Koppelung zeigen
	MORTON 1956	England Japan usw.	Rh-loci Elliptocytose	z-scores (Sequenzanalyse)	10^{-7}	0,033±0,023	
3.	RENWICK u. LAWLER 1955	England	Autosomal dominant erbl. Onycho-Osteodysplasie, AB0	a) Methode von HALDANE/SMITH b) Geschwisterpaar-Methode	1,65×10^{-9} 10^{-8}—10^{-9}	0,104±0,032 0,072	Kein sicherer Anhalt für Heterogenität des Materials
	RENWICK, LAWLER u. WILDERVANCK 1957	England	Autosomal dominant erbl. Onycho-Osteodysplasie, AB0	c) Vergrößertes Material; Gen-Zählmethode von C.A.B. SMITH	10^{-10}	0,107±0,028	Kein sicherer Anhalt für Heterogenität
	LAWLER u. Mitarb. 1958	England	Autosomal dominant erbl. Onycho-Osteodysplasie, AB0	Vergrößertes Material	10^{-10}	0,096±0,024	Kein Anhalt für Heterogenität
4.	LEES, LAWLER, RENWICK u. THODAY 1958	England	Anonychie mit Ektrodaktylie, Lutheran	Auszählen an einer Familie. Berechnung d. Wahrscheinlichk. für $\chi = 0,5$	$0,003 < P < 0,016$	0	
5.	HÖSLI, HÄSSIG u. FRANCESCHETTI (1956)	Schweiz	Autosomal-dominante, unkomplizierte Ptosis; MNSs	Geschwisterpaar-Methode; direkte Analyse eines sehr großen Stammbaumes			Diese 5. Koppelung wurde bisher sehr unzureichend publiziert. Herr Dr. HÖSLI gestattete dem Verf. jedoch einen Einblick in seinen sehr umfangreichen Stammbaum. Koppelung erscheint sehr wahrscheinlich

[1] Schätzung von χ

veränderungen mit Bildung von „Beckenhörnern", die der Rückfläche des Os ilium aufsitzen[1].

Die Fingernägel fehlen auch bei dem Syndrom der Anonychie mit Ektrodaktylie (Spalthandbildung); (LEES u. Mitarb. 1957). Bei der autosomal-dominant erblichen, unkomplizierten Ptosis hängen die Augenlider beiderseits von Geburt an herunter; um die dadurch bedingte Sehstörung auszugleichen, heben die Patienten den Kopf an und zeigen eine charakteristische Haltung.

Der gegen das Lutheran-(Lu^a-)Blutgruppen-Antigen gerichtete Antikörper wurde 1945/46 entdeckt[2], der komplementäre Anti-Lu^b-Antikörper erst 1956[3]. Die beiden Antikörper werden offenbar durch ein kombinantes Genpaar Lu^a/Lu^b bestimmt. Der Phänotyp Lu(a+) fand sich unter 1373 Engländern 105mal (7,65%), woraus sich eine Genhäufigkeit für $Lu^a = 0,039$ errechnete.

Am besten gesichert sind unserer Meinung nach die Koppelung zwischen dem Rh-locus und der Elliptocytose sowie zwischen den AB0-Blutgruppen und dem Nagel-Patella-Syndrom. Besonders bemerkenswert ist, daß die relativ enge Koppelung (3,3 ±2,8% Rekombinationswahrscheinlichkeit zwischen dem locus für Elliptocytose und dem Rh-Komplex) nur bei einem Teil der untersuchten Sippen vorhanden ist. (Unter den 7 größten Stammbäumen zeigen 4 Koppelung, 3 Unabhängigkeit.) Dieses Ergebnis läßt sich nur so interpretieren, daß der Phänotyp „Elliptocytose" durch mindestens zwei verschieden lokalisierte dominante Gene hervorgerufen wird. Mit anderen Worten: *es wurde Heterogenie* (Kap. VII, 1d) *nachgewiesen*.

Die Koppelung des Secretor-locus mit dem Lutheran-System (ursprünglich war der eine locus als Lewis angesprochen worden, die hier gegebene Interpretation ergibt sich aus der später erfolgten Klärung der Genetik des Lewis-Systems; vgl. dazu die Darstellung über Epistase auf S. 96), — wird etwas in ihrer Zuverlässigkeit beeinträchtigt durch die Tatsache, daß der Großteil der Information aus nur drei Familien stammt, von denen eine besonders viel beiträgt. Trotzdem wird man auch diesen Fall als einigermaßen gesichert ansehen.

Die Annahme einer Koppelung zwischen Lutheran und Anonychie mit Ektrodaktylie beruht bisher nur auf einer einzigen Sippe und ist deshalb unsicher. Sollte sie sich bestätigen, so würde man für ein Autosom drei loci kennen (Secretor; Lutheran; Anonychie). Da keine Koppelung des letzgenannten locus mit AB0 besteht, kann die Anonychie mit Ektrodaktylie trotz einer gewissen phänotypischen Ähnlichkeit keinem Allel des Nagel-Patella-Syndroms entsprechen.

Wesentlich zahlreicher als die positiven sind auf diesem Gebiet die negativen Ergebnisse. Wir wollen sie an dieser Stelle nicht im einzelnen referieren[4], möchten aber betonen, daß gerade in dieser Frage auch negative Ergebnisse wichtig sind und publiziert werden sollten.

Vergleichen wir das Ergebnis über autosomale Genkoppelung etwa mit den Chromosomenkarten der Maus oder gar von Drosophila melanogaster, so zwingt sich uns die Erkenntnis auf, daß wir *gerade erst am Anfang stehen*. Unser positives Wissen über Koppelungsgruppen ist mehr als bescheiden. Dabei ist — trotz der relativ schwierigen Methodik — die Zahl der Untersuchungen beim Menschen nicht gering. Wie leicht einzusehen, führten jedoch die meisten von ihnen zu einem negativen Ergebnis. Das besagt keinesfalls, daß wir nun wenigstens sicher wüßten, daß derartige loci auf verschiedenen Chromosomen liegen. Diese Schluß-

[1] Literatur bei WILDERVANCK (1950); PFÄNDLER u. COTTET (1951); RÖCKERATH (1951); WEDLER u. WELSH (1952).

[2] CALLENDER, RACE u. PAYCOC 1945; CALLENDER u. RACE (1946).

[3] CUTBUSH u. CANARIN (1956).

[4] Übersicht bei MOHR (1954), GATES (1954).

folgerung ist selbst dann nicht gestattet, wenn schon sehr großes Material vorliegt, wie bei AB0 und MN. Koppelung mit einer Rekombinationswahrscheinlichkeit von über 50% ist eben prinzipiell direkt nicht von Unabhängigkeit zu unterscheiden, sondern kann nur erkannt werden, wenn beide loci sich als mit einem gemeinsamen dritten gekoppelt erweisen.

β) Die Bedeutung von Koppelungsuntersuchungen bei genetisch noch nicht genau analysierten Merkmalen

Ein wesentlicher Teil aller Koppelungsuntersuchungen am Menschen wurde an Merkmalen durchgeführt, die genetisch noch nicht einwandfrei analysiert sind. Bekanntlich sind ja gerade die „normalen" Varianten der Körperform oder der Pigmentverteilung polygen bedingt. Ihre Verteilung in der Bevölkerung ist kontinuierlich, während eine direkte Erbgangsanalyse alternative oder doch bimodale (bzw. trimodale) Verteilung voraussetzt (Kap. III, 6). Gerade Koppelungsuntersuchungen, so wird gesagt, könnten in diesen Fällen vielleicht auf einem Umwege dazu führen, daß man Hauptgene isoliere, auf die wenigstens ein wesentlicher Teil der Variabilität in dem betreffenden Merkmal zurückgeführt werden könnte: Fände man nämlich die für Koppelung mit einem Testfaktor sprechenden formalen Charakteristika, so könnte man schließen, daß dieser Effekt eben durch ein gekoppeltes Hauptgen hervorgerufen sei.

An sich ist dieser Gedankengang sicher richtig. Die praktischen Schwierigkeiten bei der Beurteilung konkreter Befunde sind jedoch außerordentlich groß. Einmal pflegt man unter dieser Fragestellung eine große Anzahl von Merkmalspaaren zu untersuchen; ganz mit Recht, denn bei 22 Autosomenpaaren hat man nur so Aussicht, etwas zu finden. In diesem Falle aber muß man geradezu erwarten, daß rein zufällig ein kleiner Teil der errechneten Daten außerhalb der Signifikanzgrenze liegt. Wählt man z. B. eine Signifikanzgrenze von 5%, so liegen eben durchschnittlich 5% aller Bestimmungen zufällig im signifikanten Bereich.

Dazu kommt, daß es eine ganze Reihe von Alternativmöglichkeiten gibt, durch die Koppelung vorgetäuscht werden kann (vgl. unten) und die bei genetisch schlecht definierten Merkmalen nur sehr schwer oder gar nicht auszuschließen sind, vor allem auch aus folgendem Grunde:

Eines der wesentlichsten formalen Merkmale der Koppelung ist, daß die beiden, den gekoppelten Genen entsprechenden Phänotypen zwar innerhalb der Geschwisterschaften, nicht aber in der Bevölkerung korreliert sind. Dabei wird eine Bevölkerung vorausgesetzt, in der Panmixie herrscht. Diese Voraussetzung trifft für unsere Verhältnisse etwa bei den Blutgruppen im ganzen zu. Bei den äußerlich sichtbaren Merkmalen der Körperform und Pigmentierung ist das nicht der Fall; hier muß man in mehr oder weniger hohem Grade mit Paarungssiebung (assortative mating) rechnen, wodurch Merkmalskorrelationen in der Bevölkerung bedingt werden können. In einem solchen Falle also würde man auch, wenn wirklich Koppelung vorliegt, trotzdem eine Korrelation in der Bevölkerung zu erwarten haben. Damit wird es nun schon ausgesprochen schwierig, Koppelung gegen *Pleiotropie* und gegen *physiologische Wechselwirkung* abzugrenzen. Gerade mit diesen beiden Alternativmöglichkeiten aber muß man in besonders hohem Maße rechnen.

Es gibt jedoch eine empirische Möglichkeit, sich wenigstens ein grobes Bild davon zu machen, ob die Hypothese der Koppelung zutreffen könnte:

Man kann verschiedene derartige Untersuchungen an verschiedenen Bevölkerungen miteinander vergleichen und festzustellen suchen, ob gefundene Abweichungen von der Nullhypothese in Richtung und Ausmaß etwa übereinstimmen. So wird es wenigstens möglich sein, zufällige Abweichungen auszuscheiden.

Für die beiden größten dieser Untersuchungen[1] soll ein Vergleich hier durchgeführt werden (nach GATES 1954).

Tabelle 25. *Vergleich der Ergebnisse von Koppelungsuntersuchungen nach* KLOEPFER *und* TAILLARD *(nach* GATES *1954)*

Merkmalspaar	KLOEPFER	TAILLARD
	Abweichung von der Nullhypothese in $\chi^2(m = 1)$	
Abstehende Ohren und Fingerlänge (relative Länge des 2. und 3. Fingers)	10,7	0,031
Abstehende Ohren und Augenfarbe	47,20	2,58
Abstehende Ohren und Ohrengröße	3,58	17,05*
Abstehende Ohren und Ohrläppchen	0,03	9,55
Fingerlänge und Augenfarbe	4,04	2,58
Fingerlänge und Ohrläppchen	10,00	8,19*
Fingerlänge und Haarwirbel	0,88	4,39
Fingerlänge und Händigkeit	0,06	6,04
Ohrgröße und Schmecken von PTC	23,01	11,12*
Ohrgröße und Zungerollen	0,59	21,30
Ohrgröße und Ohrläppchen	1,81	6,21
Schmecken von PTC und Zungerollen	5,40	0,93
Schmecken von PTC und Ohrläppchen	(7,40)	4,13
Schmecken von PTC und Haarform	0,07	4,33
Rothaarigkeit und Strabismus	11,26	3,74*
Rothaarigkeit und Haarwirbel	14,1	0,23
Dunkelheit des Haares und Zungerollen	0,66	2,50
Zungerollen und Augenfarbe	14,26	2,50
Haarwirbel und Strabismus	4,76	0,39
Händigkeit und Ohrläppchen	0,00	5,37
Händigkeit und Augenfarbe	0,05	4,45
Augenfarbe u. Behaarung der mittleren Fingerglieder	0,04	8,04

$$\chi^2(m = 1) : \quad 4 \qquad 6 \qquad 8$$
$$P \qquad \approx \ 0{,}05 \approx 0{,}015 \approx 0{,}005$$

Man sieht, daß der Vergleich nicht gerade ermutigend ausfällt; nur in den wenigen, mit einem * versehenen Fällen läßt sich bei wohlwollender Betrachtung so etwas wie eine Übereinstimmung erkennen. Meistens besteht eine deutliche Diskrepanz, die sogar groteske Formen annehmen kann.

Einer der vier Fälle, in denen die Daten von KLOEPFER und TAILLARD übereinstimmen, wurde später im Rahmen einer ähnlich orientierten Untersuchung durch HOWELLS u. SLOWEY (1956) nachgeprüft; das Ergebnis war negativ.

Dieses Beispiel zeigt uns, wie vorsichtig man beim Deuten derartiger Befunde sein muß.

Wir selbst möchten glauben, daß man sich prinzipiell eine bestimmte Beschränkung auferlegen sollte: Wenn man schon genetisch unzureichend definierte Merkmale auf Koppelung untersucht, etwa in der Hoffnung, auf diese Weise ihre genetische Analyse weiterzutreiben, dann sollte man als Testfaktoren nur genetisch wirklich einwandfrei definierte Merkmale heranziehen. Auf die Prüfung von zwei unzureichend definierten Faktoren gegeneinander ganz zu verzichten, ist vorläufig sicher das allerbeste.

γ) Faktoren, die Koppelung vortäuschen können

Soeben erwähnten wir bereits einige Situationen, die Koppelung vortäuschen können. Ihre Kenntnis ist für die praktische Analyse überaus wichtig. Deshalb

---

[1] KLOEPFER 1947; TAILLARD 1951.

sollen sie hier noch einmal im Zusammenhang besprochen werden. Die wichtigsten
von ihnen sind in der Tab. 26 zusammengestellt[1]:

Die rassische Isolierung können wir ganz kurz abhandeln. Sie ruft Merkmalskorrelationen in der Bevölkerung, aber nicht in der Geschwisterschaft hervor. Es
war ein früher weitver-
breiteter Irrtum zu glau-
ben, daß Merkmalskor-
relationen in der Bevöl-
kerung aus Koppelung
erklärt werden könnten.
Eine nur oberflächliche
Betrachtung der dem
Koppelungsphänomen
zugrunde liegenden Tat-
sachen zeigt jedoch, daß
das nicht der Fall ist.
Gekoppelte Gene kom-
men ja gleich oft im
coupling-, wie im re-
pulsion-Stadium   vor.

Tabelle 26. *Verschiedene Typen von Beziehungen zwischen zwei
Merkmalen, durch die Koppelung vorgetäuscht werden könnte*
(nach MOHR 1954)

	Korrelation	
	in der Bevölkerung	in der Geschwisterschaft
Unabhängigkeit	0	0
Rassische Isolierung	$+$	0
Pleiotropie	$+$	$+$
Physiologische Wechselwirkung	$\pm$	$\pm$
Allelie	$-$	$-$
„Symmetrische familiäre Begrenzung"	0	$+$ oder $-$
Genkoppelung	0	$+$ oder $-$

Eine Verwechslung zwischen rassischer Isolierung und Koppelung sollte es daher
nicht geben. Es sei jedoch darauf hingewiesen, daß diese Regel in einem bestimmten Sonderfall Ausnahmen kennt (RIPE 1954): Mischen sich zwei Bevölkerungen, die sich in zwei gekoppelten Genen unterscheiden, so werden sich diese
Gene nicht wie bei Unabhängigkeit sofort zufällig in der Mischlingsbevölkerung
verteilen, sondern je nach der Enge der Koppelung werden die ursprünglichen
Kombinationen in der F_1, F_2 ... usw. zunächst noch die Tendenz zeigen, gemeinsam aufzutreten, wenn diese Tendenz auch infolge des wiederholten Crossing-
over von Generation zu Generation abnimmt. Untersucht man also diese Mischlingsbevölkerung nur wenige Generationen nach der Vermischung, so wird man
tatsächlich Merkmalskorrelationen finden, die auf Koppelung beruhen — aber
mit diesem Sonderfall braucht man praktisch nicht oft zu rechnen.

Eine wirkliche Verwechslung ist dagegen bei der *Pleiotropie* möglich, d. h. wenn
ein locus die verschiedenen betrachteten Merkmale bedingt. Dieser Fall würde zu
einem für Koppelung hochgradig signifikanten Ergebnis führen. Es würde aber
sicher auffallen, daß das repulsion-Stadium gegenüber dem coupling-Stadium bei
den Eltern der Geschwisterschaften so selten ist, d. h. daß die Merkmale praktisch
immer in der ursprünglichen Kombination bei den Kindern gefunden werden.
Außerdem würde man die Merkmalskorrelation in der allgemeinen Bevölkerung
bemerken. — Immerhin mahnt uns diese Möglichkeit zur Vorsicht: Man muß an
sie denken.

Ganz ähnlich liegen die Verhältnisse bei der physiologischen Wechselwirkung.

Auch der Fall der Allelie bedarf keiner besonderen Erklärung; eine Verwechslung mit Koppelung läßt sich bei einiger Sorgfalt leicht vermeiden.

In allen drei Fällen läßt sich Koppelung einfach dadurch ausschließen, daß
man die Korrelation in der Bevölkerung prüft.

Die letzte Möglichkeit wurde als „*symmetrische familiäre Begrenzung*" bezeichnet. Obwohl
man ihre praktische Bedeutung nicht kennt — sie ist theoretisch ad hoc konstruiert —, muß
sie etwas genauer betrachtet werden, da Koppelung auf diese Weise besonders täuschend
nachgeahmt werden könnte.

---

[1] Nach MOHR 1954, der eine Zusammenstellung von PENROSE etwas abwandelte.

„Symmetrische familiäre Begrenzung" wird definiert als Einfluß eines dritten Faktors, der sich so auswirkt, daß in der Bevölkerung, aber nicht in der Geschwisterschaft die verschiedenen Aspekte des ersten Faktors unabhängig von denen des zweiten zu sein scheinen.

An einem einfachen Modell soll gezeigt werden, was damit gemeint ist: A nennen wir ein Gen mit schwankender Manifestation, und als MN seien die beiden Allele eines locus bezeichnet, der auf einem anderen Chromosom liegt als Aa. Der Effekt von MN sei folgender: Bei männlichen MM-Personen sei A immer manifestiert, bei MN-Männern betrüge die Penetranz $1/2$, bei NN-Männern manifestiere sich das Gen nie. Dagegen sei bei weiblichen MM-Individuen A niemals manifestiert, bei MN in der Hälfte der Fälle, bei NN immer. M und N seien in der Bevölkerung gleich häufig. Dann wäre die Häufigkeit von A bei ♂♂ und ♀♀ in der Bevölkerung gleich groß, d. h. es fände sich keine Korrelation mit dem Geschlecht. Dagegen fände sich in einigen Geschwisterschaften eine positive Korrelation zwischen männlichem Geschlecht und A, in anderen eine negative. Dadurch würde teilweise geschlechtsgebundener Erbgang vorgetäuscht werden können.

HARRIS (1948) zeigte, daß derartige Korrelationen zwischen Geschlecht und Krankheit, die in einigen Familien positiv, in anderen wieder negativ sind, bei menschlichen Erbleiden so oft vorkommen, daß teilweise geschlechtsgebundener Erbgang in all diesen Fällen unwahrscheinlich ist. MOHR (1954) hält für möglich, daß hier ein dem obengenannten ähnlicher Effekt eine Rolle spielen könnte.

Es kann möglich sein, „symmetrische familiäre Begrenzung" von Koppelung zu unterscheiden, wenn man die Verteilung der Kinder mit der der Eltern vergleicht. So wäre in dem oben ausgeführten hypothetischen Falle ein Überschuß von befallenen Kindern zu erwarten, die das gleiche Geschlecht wie der befallene Elternteil aufweisen. Das dürfte bei wirklicher teilweise geschlechtsgebundener Vererbung nicht der Fall sein. Für andere Möglichkeiten zur Unterscheidung vgl. MOHR 1954.

δ) Die Bedeutung von Untersuchungen zur Genkoppelung beim Menschen

Die Bedeutung von Koppelungsuntersuchungen z. B. bei Drosophila lag darin, an einem besonders geeigneten Objekt allgemeinere Gesetzmäßigkeiten ein für alle Male modellmäßig zu klären. Es ist nun nicht selbstverständlich, wenn auch sehr naheliegend, anzunehmen, daß für den Menschen die gleichen Gesetze gelten; trotzdem ist schon der Nachweis als solcher nicht ohne Interesse, daß das wirklich zutrifft. Angesichts der bekannten Neugier des Menschen sich selbst gegenüber möchte er darüber hinaus auch im einzelnen wissen, wie die loci auf seine Chromosomen verteilt sind; selbst wenn er mit diesem Wissen weiter gar nichts anfangen kann.

Er kann aber etwas damit anfangen. Zunächst theoretisch: Hat man Koppelung eines bestimmten einfach mendelnden Merkmals, etwa eines Erbleidens, mit einem Testfaktor nachgewiesen, so ist weiter die Frage zu untersuchen, ob eine Reihe von Familien mit Bezug auf diese Koppelung homogen ist, d. h. ob der Nachweis der Koppelung nur auf einigen wenigen dieser Familien beruht, oder ob er in den Grenzen des Zufalles auf alle zurückgehen kann. Setzt man voraus, daß das Testmerkmal wirklich einen einzigen, wenn auch vielleicht komplex gebauten locus repräsentiert — woran z. B. bei den Blutgruppen nicht zu zweifeln ist — und findet man, daß die Familien nicht homogen bezüglich der Koppelung sind, so kann man daraus schließen, daß nicht in allen diesen Familien eine Mutation des gleichen locus das Erbleiden verursacht hat.

Die Koppelungsuntersuchung macht es also möglich, *Heterogenie* nachzuweisen. Da menschliche Erbleiden meist jedes für sich sehr selten sind und es daher sehr unwahrscheinlich ist, daß man verschiedene, in den Symptomen ähnliche Typen in einer Sippe findet, ist sie tatsächlich oft die einzige Methode, die es in solchen Fällen möglich macht, Heterogenie nicht nur zu vermuten, sondern zu beweisen und etwa gegen multiple Allelie abzugrenzen.

Das bisher einzige, klassische Beispiel ist der Nachweis der Heterogenie für die Elliptocytose, der MORTON (1956) mit Hilfe der engen Koppelung mit den Rh-loci, die sich bei einem Teil der Sippen nachweisen ließ, gelang.

Jedoch auch für die Erbprognostik in der Familie, also für ein zentrales eugenisches Problem, kann die Koppelungsuntersuchung großen Wert gewinnen. Betrachten wir als Beispiel die Chorea Huntington!

Wie wir weiter unten genauer sehen werden, hat sie die tückische Eigenschaft, sich erst im späteren Leben zu manifestieren. Nehmen wir an, ein junger Mann wolle heiraten; sein Vater sei jedoch an Chorea Huntington erkrankt. Die Braut möchte nun wissen, ob ihr Zukünftiger ebenfalls erkranken wird oder nicht. Bisher können wir nur sagen, daß er die Wahrscheinlichkeit $1/2$ habe zu erkranken. Wüßten wir aber, daß etwa das Huntington-Gen mit dem Testfaktor T/t eng gekoppelt ist mit einer Rekombinationswahrscheinlichkeit von, sagen wir, $\chi = 0,05$, so brauchten wir nur die Familie auf diesen Faktor hin zu untersuchen, um folgende Frage zu klären:

1. Hat der Sohn das gleiche Allel des Testfaktors wie der Vater?
2. Sind die beiden Faktoren, das Huntington-Gen und der Testfaktor, im Stadium des coupling $\left(\dfrac{\text{HT}}{\text{ht}}\right)$ oder der repulsion $\left(\dfrac{\text{Ht}}{\text{hT}}\right)$?
3. Wissen wir sicher, daß der Vater im Testfaktor heterozygot ist (bei Dominanz Vorhandensein mindestens eines recessiven Kindes)?
4. Wie ist die genetische Beschaffenheit der Mutter im Testfaktor?

Sind die Fragen 2 und 3 einwandfrei zu beantworten und ist es ausgeschlossen, daß der Sohn das gleiche Allel von der Mutter erhalten hat, so kann man der Braut auf ihre Frage eine sehr präzise Auskunft geben. Ist der Vater z. B. $\left(\dfrac{\text{HT}}{\text{ht}}\right)$, der Sohn aber tt, so hat er mit 95% Wahrscheinlichkeit die Aussicht, gesund zu bleiben. Ist der Sohn hingegen Tt, so hat er 95% Wahrscheinlichkeit zu erkranken.

Wie man sieht, haben wir den günstigen Fall herausgesucht. Es gibt aber auch Fälle, in denen man gar nichts sagen kann, wenn z. B. der Vater homozygot, sagen wir MM ist, und der Sohn MN, oder wenn der Vater heterozygot ist, man aber nicht entscheiden kann, ob im coupling- oder im repulsion-Stadium. In anderen Fällen kann das Problem verwickelter werden, wenn man z. B. die Wahrscheinlichkeit heranzieht, daß eine Person im T homozygot oder heterozygot ist.

Dazu kommt noch die andere Schwierigkeit: Wir sahen oben, daß für ein so eindeutig definiertes Merkmal wie die Elliptocytose Heterogenie nachgewiesen wurde. Das ist auch leicht zu erklären: Es dürfte sich um zwei verschiedene Mutationen handeln, die in die gleiche Genwirkkette eingegriffen haben. Im Kapitel Phänogenetik sehen wir, wie kompliziert solche Genwirkketten aufgebaut sind (Kap. VII). Erhalten wir nun die Aufgabe, in einer bestimmten Familie für die dort vorkommende Mutation anhand von Testfaktoren die genetische Prognose zu stellen, so können wir in vielen Fällen nicht entscheiden, ob es sich wirklich um die gleiche Mutation handelt, für die an anderen Familien diese oder jene Koppelungsbeziehung gefunden wurde, oder ob etwa Heterogenie vorliegt.

Unter Umständen kann die Lage bei X-chromosomalen Merkmalen weniger verwickelt sein, da wir hier wenigstens die Tatsache der Koppelung sicher wissen. Ein berühmtes Beispiel betrifft die Hämophilie mit dem Testfaktor der Rotgrünblindheit (nach HALDANE u. SMITH 1947; HOOGVLIETs Familie A):

Die Frau III, 6 (Abb. 72) ist praktisch sicher $\dfrac{t+}{+h}$ wie sich außerdem mit Hilfe des Wahrscheinlichkeitsverhältnisses (HALDANE u. SMITH 1947) näher zeigen läßt. Sie heiratete einen Deuteranopen und hatte 5 Töchter, von denen eine extrem deuteranomal war, während die anderen ein normales Farbsehvermögen aufwiesen. Daraus ergibt sich, daß die deuteranomale Tochter je ein Gen für Farbenblindheit vom Vater wie von der Mutter erhielt; dagegen bekamen die anderen vier nur

eines vom Vater. Man kann schließen, daß die farbenblinde Tochter bei einer
Rekombinationswahrscheinlichkeit von 0,1 die Wahrscheinlichkeit 0,9 hat, auch

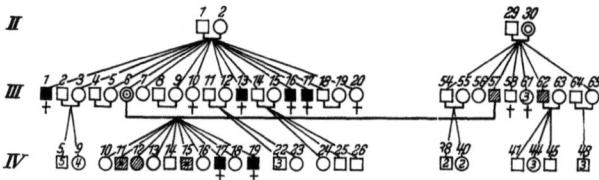

Abb. 72. Familie mit Hämophilie ■ und Rot-Grün-Blindheit ▨. Vgl. den Text (n. HOOGVLIET 1942)

das Gen h zu tragen, während diese Wahrscheinlichkeit bei ihren Schwestern nur
0,1 beträgt. Es ist anzunehmen, daß sich mit dem Fortschreiten unseres Wissens
diese Beispiele vermehren lassen werden.

6. Bedingungen und Grenzen der Erbgangsanalyse beim Menschen. Multifaktorielle Vererbung

Alle genetischen Betrachtungen, die wir bisher anstellten, sei es die Analyse
von Erbgängen einschließlich der multiplen Allelie, oder seien es auch populationsgenetische Grundlagen wie das Hardy-Weinberg-Gesetz, — alles das setzte voraus, daß man wie MENDEL bei seinen Erbsenkreuzungen eindeutige 1 : 1-Beziehun-
gen zwischen einzelnen Genen und phänotypischen Merkmalen herstellen konnte.
Nun gibt es eine Anzahl von erblichen Merkmalen beim Menschen, die diese Voraussetzung erfüllen, und die deshalb immer wieder als Beispiele herangezogen
werden. Unter solchen häufigen, „normalen" Merkmalen, die wir oben schon
erwähnten, sei nur an die MN- und AB0-Blutgruppen und an die Haptoglobin-
Gruppen erinnert.

Unter den krankhaften erblichen Besonderheiten kennt man mehrere hundert,
für die sich ein einfacher, „monomerer" Erbgang plausibel machen läßt. Wir lernten
oben eine Reihe von Beispielen kennen, die sich beliebig vermehren ließen.

Alle diese Anomalien mit sehr wenigen, aber besonders interessanten Ausnah-
men haben die eine Eigenschaft gemeinsam, daß sie jede für sich sehr selten sind.
Nebenbei bemerkt, sind sie alle zusammengenommen keineswegs so selten. Der
Arzt begegnet ihnen schon und muß sie dann kennen.

Doch es gibt ja auch häufigere Erkrankungen und Mißbildungen der verschiedenen Art, und auch bei ihnen liegt vielfach eine genetische Ursache oder Teilursache mehr oder weniger deutlich auf der Hand. Und das gleiche gilt für die
vielen normalen Merkmale der Körperform wie Größe, Proportionen, Gesichtsausdruck („das Kind ist dem Vater wie aus dem Gesicht geschnitten"), Haarform,
Haarfarbe, Hautfarbe usw. Das hat zur Folge, daß man nach der Wiederentdeckung der Mendelschen Gesetze auch bei solchen Merkmalen immer wieder versucht hat und noch heute mancherorts versucht, gefundene Zahlenproportionen
mit Mendelschen Aufspaltungsziffern zu vergleichen und diesen oder jenen Erbgang zu konstatieren. Und doch verliert man auf keinem Gebiet der Genetik den
sicheren Boden der Tatsachen so leicht unter den Füßen und segelt frisch-fröhlich
auf das Meer unbeweisbarer Vermutungen hinaus, wie hier. Noch viel zu oft wird
eine sorgfältige beschreibende Analyse der Beziehungen, die in bestimmten Merkmalen zwischen Verwandten bestehen, durch den Versuch verdunkelt, die Befunde
in das Prokrustesbett der Mendelschen Gesetze zu pressen. Vielfach scheint noch
immer der Eindruck zu bestehen, eine genetische Analyse sei erfolglos verlaufen,
wenn sie nicht zum Nachweis monomerer Erbgänge oder gar zur Identifikation

von Genen geführt habe. Das war es, was wir meinten, als wir auf S. 6 schrieben, die Humangenetiker hätten vielfach zu viel auf MENDEL und nicht genug auf GALTON geblickt.

Deswegen — und weil leider auch in der Fachliteratur in dieser Frage noch teilweise falsche oder doch unklare Auffassungen herrschen — wollen wir nun mit besonderer Sorgfalt die logischen Voraussetzungen prüfen, die für die Diskussion von Mendel-Hypothesen beim Menschen erfüllt sein müssen.

Wir betrachten zunächst die *Stufen der Erbgangsanalyse* beim Menschen.

Ziel der Erbgangsanalyse ist es, einen bestimmten Phänotyp zu einem Genotyp in Beziehung zu setzen. Man kann es noch spezieller formulieren: Ein bestimmter Unterschied in der Ausprägung eines Merkmals soll auf einen entsprechenden Unterschied in der Struktur des genetischen Materials, also der DNS-Moleküle in den Chromosomen, zurückgeführt werden. Das Ziel ist, den Merkmalsunterschied auf den Unterschied innerhalb eines bestimmten funktionellen Gens zu beziehen oder gar Aussagen über die nähere Lokalisation und Art der Änderung (ein oder mehrere Basenpaare in der Watson-Crick-Struktur betroffen?) zu gewinnen. An diesem Ziel sollte man die Ergebnisse der Erbgangsanalyse messen. Der Übersichtlichkeit halber wollen wir hier mehrere formale Stufen unterscheiden, zu denen die Analyse führen kann, bzw. die das Ergebnis noch von dem obengenannten Endziel trennen.

a) Oberste bisher erreichte Stufe der Analyse

Das Ziel ist fast erreicht; es liegt bereits im Bereich begründeter und prinzipiell prüfbarer Arbeitshypothesen.

Das beste Beispiel sind hier die Hämoglobin-Varianten (Kap. VII, 4). Wir haben Grund anzunehmen, daß die primäre Funktion der DNS-Kette darin besteht, als Code für Aminosäuren-Sequenzen zu dienen und so unter Zwischenschaltung von Ribonucleinsäure (RNS) spezifische Proteine aufzubauen. Demnach ist es das Ziel der Analyse vom Phänotyp her, monomer bedingte genetische Unterschiede auf entsprechende Unterschiede in der Aminosäuren-Sequenz spezifischer Proteine zurückzuführen. Das gelang bisher bei den obengenannten Hb-Varianten; sie unterscheiden sich primär nur dadurch, daß sich an einer bestimmten Stelle des Globin-Halbmoleküls u. a. bei Hb A Glutaminsäure, bei Hb S Valin und bei Hb C Lysin findet (INGRAM 1957, HUNT u. INGRAM 1958)[1]. Die Folgerung ist zwingend, daß es sich um echte Allele handelt, m. a. W. daß die Änderung im gleichen funktionellen Gen (Cistron) an derselben Stelle (im gleichen Muton) liegt. Darüber hinaus erscheint die Hypothese INGRAMs, zugrunde liege die Änderung in einem einzigen Basenpaar der Watson-Crick-Struktur, zwar nicht zwingend bewiesen, aber plausibel.

b) Die zweite Stufe

Wir treten nun gleichsam eine Stufe zurück und treffen auf der zweiten Stufe solche Erbmerkmale an, bei denen wir zwar über die Stelle der Mutation innerhalb des Gens nichts aussagen können, aber Grund haben anzunehmen, daß wirklich *ein individuelles Gen erfaßt ist.* Folgende Möglichkeiten scheinen uns vor allem gegeben zu sein:

1. Elektrophoretisch oder immunologisch oder mit anderen Methoden der Proteinchemie erfaßbare spezifische Proteine erweisen sich als in ihrer Ausprägung von einfachen Gendifferenzen in alternativer Weise abhängig. Beispiele sind die Hämoglobine mit Ausnahme von A, S, C, D und E, bei denen die Analyse im Begriff ist, zur ersten Stufe vorzudringen, ferner die Haptoglobine und Transferrine

---

[1] Vgl. die ausführliche Diskussion in Kap. VII, 4.

(Kap. VII, 3). In diesem Zusammenhang ist an erbpathologischen Merkmalen die X-chromosomal recessive Hämophilie (Kap. VII, 5c) zu nennen.

2. Ein besonders wichtiger Teil der spezifischen Proteine, die das genetische Material durch seinen Informationsgehalt determiniert, dient dem Organismus als Apoenzyme und macht spezifische Reaktionen im intermediären Stoffwechsel möglich (Kap. VII, 5). Erfaßt man also einen spezifischen genetischen Block und zeigt, daß bei einer erblichen Variante, die einen einfachen (in diesem Falle meist recessiven) Erbgang zeigt, ein bestimmter Reaktionsschritt durch den Ausfall eines spezifischen Enzyms unmöglich geworden ist, — und hat man dann fernerhin andere biochemische Erklärungen (Kap. VII, 5) ausgeschlossen, so darf man ebenfalls auf eine Änderung in einem bestimmten, individuellen Gen schließen. Beispiele sind u. a. die biochemisch verschiedenen, recessiv erblichen Formen der Glykogen-Speicherkrankheit und die Galaktosämie.

3. In die gleiche Kategorie gehören als praktisch besonders wichtiges Beispiel die Fälle, in denen man Antigen-Profile mit Hilfe spezifischer Antikörper nachweisen kann. Hier kann auf die Beziehungen Gen-Antigen-Antikörper und ihre biochemische Grundlage nicht eingegangen werden. Es genügt der Hinweis, daß man auch hier individuelle Genloci in der Hand hat und sogar in Grenzen über ihre innere Struktur Aufschluß gewinnen kann.

Nur die Ergebnisse, die auf dieser zweiten Stufe gewonnen wurden, lassen sich mit den Ergebnissen der Genanalyse bei den gut untersuchten Versuchsobjekten der experimentellen Genetik wie bei der Taufliege Drosophila melanogaster, der Maus, dem Mais usw. wirklich vergleichen. Zwar war es bei diesen Mutationen in der überwiegenden Mehrzahl der Fälle nicht möglich, ein spezifisches Protein oder einen Enzymdefekt nachzuweisen oder eine serologisch nachweisbare Antigen-Differenz aufzuzeigen. Dafür bietet jedoch die Methode der Rekombinationsanalyse mit Hilfe des Kreuzungsexperimentes reichlichen Ersatz, denn sie ermöglicht eine sehr genaue *Lokalisation der Genloci* in ihrer Stellung zueinander und damit eine Identifikation individueller loci. Dagegen müssen wir uns bisher beim Menschen in der großen Mehrzahl der Fälle mit der Analyse *auf einer niederern Stufe* zufriedengeben.

c) Die Analyse auf der dritten Stufe

Auf der nächstniederen Stufe treffen wir solche Merkmale an, bei denen eine Analyse des Phänotyps bis in die Nähe der primären Genwirkung nicht möglich war. Wir müssen hier von einem relativ weit abgeleiteten Phänotyp her auf den Genotyp schließen. Trotzdem sind einige Charakteristika vorhanden, die es uns erlauben, auf Mutationen an einzelnen Genloci und auf *monomeren Erbgang* zu schließen. Diese dritte Stufe haben die meisten Forscher vor allem im Auge, wenn sie an Erbgangsanalysen denken. Sie muß daher besonders ausführlich besprochen werden, und die Voraussetzungen für eine Analyse auf dieser Stufe sind besonders sorgfältig zu prüfen.

Am einfachsten liegen die Dinge bei den *seltenen Merkmalen*, die sich qualitativ deutlich und zweifelsfrei von der Variationsbreite im Bereich des Normalen unterscheiden bzw. bei Rückführung auf quantitative Messungen eine deutliche alternative Verteilung erkennen lassen. Als Beispiel zeigen wir hier die Verteilung der Phenylalaninkonzentration im Serum von Patienten mit Phenylketonurie im Vergleich zur Normalbevölkerung[1] (Abb. 73). Als anderes Beispiel, bei dem das Unterscheidungs-Merkmal nicht so deutlich quantifizierbar ist, sei die Pelger-Anomalie

---

[1] Dabei sei hier einmal davon abgesehen, daß die Phenylketonurie durch Nachweis des spezifischen Enzymdefektes (UDENFRIEND u. COOPER 1952) auf die Stufe 2 gehoben wurde.

der Leukocyten genannt; ein drittes Beispiel ist die Elliptocytose. Bei Merkmalen der genannten Art ist die Zurückführung auf einen monomeren Erbgang aus folgenden Gründen einfach:

Sie sind selten, und praktisch alle Merkmalsträger stammen nur aus ganz bestimmten Kreuzungstypen:

Bei autosomal-dominantem Erbgang ist es die Rückkreuzung mit dem recessiven Homozygoten Aa × aa. Jeweils ein Elternteil und die Hälfte der Kinder tragen das Merkmal.

Bei recessivem Erbgang findet sich vor allem die Kreuzung zwischen den Heterozygoten Aa × Aa. Das Ergebnis ist ein klares 1 : 3-Verhältnis zwischen Merkmalsträgern und Gesunden unter den Geschwistern; die Eltern sind merkmalsfrei. Dazu kommt aus bekannten Gründen (Kap. VIII, 4) die Vermehrung der Verwandtenehen unter den Eltern, die desto stärker ist, je seltener das Merkmal auftritt. Daß auch andere

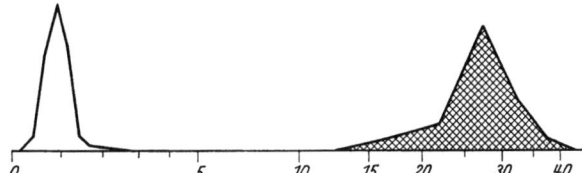

Abb. 73. Höhe des Phenylalanin-Spiegels im Blutplasma bei Gesunden (links) und Patienten mit Phenylketonurie (rechts) in mg-% (n. PENROSE 1951)

Kreuzungen (Aa × aa; aa × aa) vorkommen können, wurde bereits erwähnt. Wir nannten als Beispiel die Annahme einer dominanten Form der Alkaptonurie durch MILCH und MILCH (1957) und die von den gleichen Autoren gefundene Erklärung durch Pseudodominanz (1959).

Bei X-chromosomal-recessivem Erbgang wiegen die ♂ ♂ unter den Merkmalsträgern stark vor (q gegenüber q² bei den ♀ ♀; die gesunden Mütter haben befallene männliche Verwandte. Söhne erben das Gen nicht vom Vater.

Diese Kriterien erschienen besonders früher einigen Forschern als ausreichend, nicht nur einen monomeren Erbgang anzunehmen, sondern auch für alle beobachteten Mutanten mit gleichem Phänotyp und gleichem Erbgang das gleiche individuelle Gen verantwortlich zu machen. Sie verwechseln dabei eine Analyse auf der dritten Stufe mit einer Analyse auf der zweiten Stufe.

Der Schluß ist jedoch in dieser Allgemeinheit unberechtigt; in manchen Fällen dürfte er zwar, sozusagen „zufällig", richtig sein. In anderen Fällen erwies er sich jedoch bei genauerer Analyse als falsch. Wir kennen verschiedene Wege, auf denen auch bei gleichem Erbgang und gleichem Phänotyp Heterogenie nachgewiesen wurde:

1. Ein Phänotyp wird mit speziellen biochemischen Methoden soweit analysiert, daß man spezifische Proteine oder Enzymdefekte nachweist. Die Analyse wird von Stufe 3 auf Stufe 2 gehoben, und damit erweist sich als heterogen, was vorher einheitlich erschien. Beispiele sind die Aufspaltung der X-chromosomalen Hämophilie in den Typen A und B (Faktor VIII- und Faktor IX-Mangel) sowie die Gliederung der autosomal-recessiven Glykogenspeicherkrankheit in mehrere Unterformen, die durch verschiedene genetische Blocks in der gleichen Genwirkkette verursacht sind (Kap. VII, 5).

2. Auch auf dem Wege der einfachen Erbgangsanalyse läßt sich Heterogenie in einem Spezialfall nachweisen, wenn nämlich bei recessivem Erbgang die Kinder aus einer Ehe zweier homozygoter Merkmalsträger nicht ebenfalls Merkmalsträger, sondern normal sind. Es ist das Verdienst MÜHLMANNs, schon 1930 auf diesem Wege Heterogenie für die Taubstummheit nachgewiesen zu haben (Kap. VII, 1d).

3. Ein anderer genetischer Weg für den Nachweis von Heterogenie ist die Kopplungsanalyse. Zeigt sich in einem Teil der Familien Koppelung mit einem der

bekannten Markierungsgene, die auf der zweite Stufe analysiert sind, besonders mit einem Blutgruppen-Faktor, dann darf man angesichts der Zahl und Länge der menschlichen Chromosomen den Schluß, dieser Teil der Familien weise Mutationen im gleichen individuellen Gen auf, als plausibel ansehen. Das bisher einzige, auf diesem Wege analysierte Beispiel ist die Elliptocytose, bei der MORTON (1956) relativ enge Koppelung mit dem Rh-Komplex für einen Teil der Sippen zeigen konnte, während die übrigen offenbar nicht mit dem Rh-Komplex gekoppelt sind. Hier ist das Gen, das in der Nähe des Rh-Komplexes liegt, gleichsam indirekt auf die Stufe 2 gehoben worden (vgl. S. 110).

Die zweite, wesentlich kleinere Gruppe von Merkmalen; die auf Stufe 3 analysiert sind, zeigt folgende Eigenschaften:

1. *Beide Phänotypen sind häufig*, so daß man nicht sagen kann, welcher von beiden dem „Wildallel" und welcher dem mutierten Allel entspricht. Diese Häufigkeit bringt es mit sich, daß auch Kreuzungen zwischen Recessiven immer wieder beobachtet werden und so — in Abwesenheit von Kindern mit dominantem Phänotyp aus solchen Kreuzungen — auf einen individuellen Genlocus geschlossen werden kann.

2. Die Phänotypen sind jedoch nicht alternativ verschieden; sie sind auch quantitativ nicht so deutlich unterschieden, daß man jedes Individuum eindeutig dem einen oder dem anderen zuordnen kann. Sondern es gibt einen Bereich, in dem sich die den beiden Genotypen entsprechenden Verteilungen der Phänotypen überschneiden. Mit anderen Worten: durch die Mutation wird der Mittelwert der Verteilung verschoben; *die gemeinsame Verteilung der den beiden Genotypen entsprechenden Phänotypen ist „bimodal"* (bzw. trimodal usw., wenn eine größere Anzahl als zwei voneinander unterscheidbare Typen vorkommt). Das klassische Beispiel für diesen Typ ist *das Bitterschmecken von PTC* (Phenyl-Thioharnstoff).

$$
\begin{array}{c}
H \\
| \\
C \\
\end{array}
$$

HC═C—NH—C—NH$_2$
‖　　　　‖
HC　CH　S
╲ ╱
C
|
H

Für den bitteren Geschmack ist die Konfiguration $= N-C-$ entscheidend
$\overset{\shortmid}{\underset{S}{\shortparallel}}$
(HARRIS u. KALMUS 1950).

Nun entdeckte bereits Fox (1931), daß nicht alle Menschen diese Substanz als „bitter" empfinden. Eine nicht unbeträchtliche Minderheit empfindet sie als fast ganz geschmacklos. Man begann bald, verfeinerte Methoden anzuwenden, indem man die Versuchspersonen abgestufte Verdünnungsreihen der gelösten Substanz schmecken ließ. Die am besten ausgearbeitete Methode dieser Art ist die von HARRIS und KALMUS (1950; vgl. auch KALMUS 1957/58). Abb. 74 zeigt die Verteilung der Versuchspersonen nach ihrer Fähigkeit, PTC zu schmecken. Dabei ist auf der Ordinate die Zahl der Personen, auf der Abszisse der Schwellenwert für PTC, d. h. die schwächste Lösung, die noch geschmeckt wurde, aufgetragen. Dabei enthält die Lösung Nr. 1 1,3 g/l Wasser, Lösung Nr. 2 die Hälfte davon, Lösung Nr. 3 $\frac{1}{2} \cdot \frac{1}{2} = \frac{1}{4}$ usw.[1].

Man sieht deutlich die bimodale Verteilung mit den beiden Maxima bei 9 (Schmecker) und bei 2 (Nichtschmecker). Der Überschneidungsbereich ist jedoch nicht unwesentlich.

---

[1] HARRIS u. KALMUS (1950).

Umfangreiche Familienuntersuchungen verschiedener Autoren zeigten, daß das Schmecken von PTC von einem einfach mendelnden Faktor abhängt; Nichtschmecken ist dabei recessiv gegenüber Schmecken.

Es ist eine gute Regel, die von der englischen Schule aufgestellt worden ist (vgl. u. a. PENROSE 1954) und einen vor groben Fehlern in den meisten Fällen bewahrt: Bei *häufigen Merkmalen soll man einen monomeren Erbgang nur dann diskutieren, wenn die untersuchte Variable meßbar ist und in der Bevölkerung eine bimodale Verteilung aufweist.*

Ausnahmen von dieser Regel können in zwei verschiedenen Richtungen vorkommen. Einmal kann es sein, daß eine bimodale Verteilung (bzw. eine Verteilung mit mehreren Maxima) vorgetäuscht wird. Das geschieht besonders oft dann, wenn sich eine Verteilung, die an sich nur ein Maximum hat, mit einem irgendwie gearteten *Schwellenwert*-(threshold-) Effekt verbindet. Diese Schwellenwert-Effekte werden weiter unten im Rahmen des multifaktoriellen Erbganges genauer abgehandelt werden.

Daneben ist es aber auch möglich, daß zwei Verteilungen sich so zu einer einzigen verbinden, daß die Bimodalität nicht mehr (oder nicht mehr deutlich) zu erkennen ist; etwa weil die beiden Mittelwerte im Verhältnis zur Variationsbreite in der phänotypischen Manifestation der beiden Genotypen nicht weit genug auseinanderliegen. Ein Beispiel ist die Verteilung der Elektrolytausscheidung bei normalen Homozygoten und (in diesem Falle auf anderem Wege genetisch gesicherten) Heterozygoten für die recessiv erbliche Mucoviscidosis (Kap. VII, 8a).

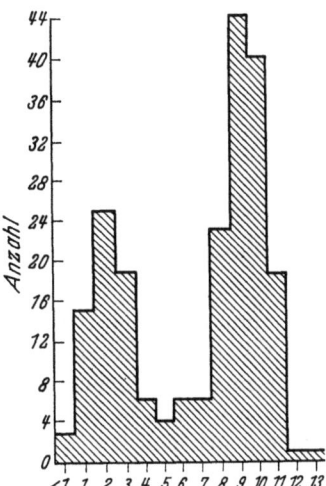

Abb. 74. Verteilung der Schwellenwerte für das Schmecken von PTC auf Grund der Untersuchung von 212 Studenten (n. KALMUS 1957/58; Abb. leicht verändert)

HARRIS und SMITH (1948) unterzogen die Bedingungen, unter denen die Kombination zweier Normalverteilungen zu einer bimodalen Verteilung führt, einer genaueren Prüfung. Unter ihren Ergebnissen seien nur die folgenden herausgehoben:

1. Zwei Normalverteilungen mit gleicher Varianz kombinieren sich nur dann zu einer bimodalen Verteilung, wenn die Differenz der Mittelwerte mindestens doppelt so groß ist wie die gemeinsame Standarddeviation.

2. Auch bei ungleicher Varianz entsteht eine bimodale Kurve, wenn die Differenz der beiden Mittelwerte etwa das Doppelte oder ein Vielfaches der gleichen Größenordnungen der kleineren Standarddeviation ist.

3. Sind die beiden Mittelwerte nicht genügend weit voneinander entfernt, damit eine bimodale Verteilung entstehen kann, so kann u. U. eine „bitangentiale" Verteilung einen Hinweis auf die Entstehung aus zwei Verteilungen geben (Abb. 75). Sie tritt bei gleicher Varianz auf,

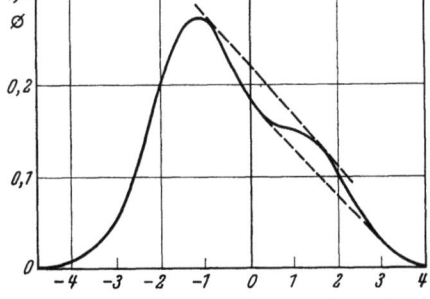

Abb. 75. Schema einer „bitangentialen" Verteilung (n. HARRIS u. SMITH 1948)

wenn die beiden Verteilungen nicht in zu verschiedenem Verhältnis miteinander gemischt werden. — Solche bitangentialen Kurven sind in der Praxis sehr schwer zu beurteilen: Einmal sind empirisch vorkommende Variable fast nie wirklich ideal normal verteilt, und zweitens sind bei den oben zitierten Betrachtungen Zufallsschwankungen nicht berücksichtigt.

Wir halten fest: *Das Vorliegen einer Verteilung mit einem Maximum beweist nicht, daß kein monomerer Erbgang vorliegt. Es nimmt uns so die Möglichkeit, ihn von multifaktoriellen Modellen abzugrenzen.*

Zweifel an der Bimodalität einer Verteilung können besonders dann auftreten, wenn die beiden Typen sehr verschieden häufig sind; oder, um eine konkrete Zahl zu nennen, wenn der eine weniger als etwa 10% der Häufigkeit des anderen aus-macht. Eine solche Verteilung würde in der Bevölkerung etwa wie Abb. 76 aussehen. Man kann dann im Zweifel sein, ob das kleinere Maximum wirklich echt ist und eine genetische Ursache hat. Es könnte auch zustande gekommen sein:

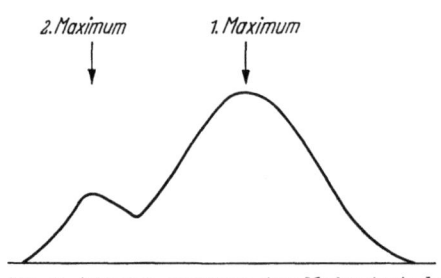

Abb. 76. Bimodale Verteilung eines Merkmales in der Bevölkerung. Der eine der beiden vorkommenden Typen ist wesentlich häufiger als der andere (allgemeines Schema)

1. durch Zufallsabweichungen,
2. durch „Stauchung" der Verteilung an dieser Seite etwa infolge irgendeines Schwellenwert-Effektes. Diese Möglichkeit wird man besonders im Auge haben müssen, wenn das zweite Maximum etwa bei dem Wert 0 liegt (vgl. weiter unten). — Die erste Frage kann durch Vergleich mit anderem, entsprechend geprüftem Material geklärt werden, die zweite begreiflicherweise nicht.

Hier ermöglicht es in günstig gelagerten Fällen die *Familienuntersuchung*, zu einem deutlichen Ergebnis zu kommen, wenn dominanter Erbgang vorliegt.

Untersucht man die Familien von Personen, die im Bereich des 2. Maximums liegen, so spricht das Zusammentreffen folgender Kriterien im größten Teil der Familien für einen monomeren Erbgang.

1. Deutlich bimodale bzw. alternative Verteilung zwischen den beiden Typen innerhalb der Geschwisterschaften, wobei die im Bereich des 1. Maximums liegenden Geschwister wie in der Bevölkerung verteilt sind.

2. Die gleiche Verteilung unter den Eltern mit der zusätzlichen Bedingung, daß mindestens ein Elternteil ebenfalls den durch das 2. Maximum gekennzeichneten Phänotyp aufweist.

3. 1:1-Verhältnis in den Geschwisterschaften mit einem Elternteil dieses Typs, 3:1-Verhältnis in den Geschwisterschaften, wo beide Eltern ihn aufweisen.

Bei dem obengenannten multifaktoriellen Modell mit Stauchung oder Schwellenwert würde man folgende Merkmale erwarten:

1. Die im Bereich des 1. Maximums liegenden Geschwister weisen ebenfalls eine Verteilung auf, die von der Verteilung in der Bevölkerung in Richtung auf das 2. Maximum abweicht.

2. Unter den Elternpaaren sind relativ häufig solche zu erwarten, die beide noch im Bereich des 1. Maximums liegen, wenn auch in Richtung auf das 2. Maximum hin.

Man wird allerdings beim Anwenden des obengenannten Argumentes Vorsicht walten lassen; denn einzelne Familien, bei denen *zufällig* die genannten Voraussetzungen zusammentreffen, sind auch bei multifaktoriellem Erbgang zu erwarten, besonders wenn Schwellenwert-Effekte, Dominanz oder/und Epistase hinzukommen. Man wird also sehr darauf achten, daß man die zu untersuchenden Familien auslesefrei erfaßt, und man wird die Hypothese der Zufälligkeit besonders prüfen müssen.

Ein Beispiel, wie sich auf diesem Wege monomerer (autosomal-dominanter) Erbgang aufzeigen ließ, ist das sehr α-Wellen-arme bzw. α-Wellen-freie *Niederspannungs-Elektroencephalogramm* (VOGEL u. GÖTZE 1959).

Das *Elektroencephalogramm* (EEG) des Menschen wurde 1929 von H. BERGER entdeckt. Mit Hilfe bestimmter Verstärker gelingt es, charakteristische, meist rhythmische elektrische Potentialschwankungen durch den intakten Schädel hindurch vom Gehirn abzuleiten und in Form von Kurvenzügen aufzuzeichnen. Diese Potentialschwankungen haben in der grauen Substanz ihren Ursprung.

In der Regel leitet man das EEG gleichzeitig von verschiedenen (meist 8 bis 16) Punkten des Schädels ab. Der Patient sitzt dabei ruhig und hält die Augen geschlossen. — Um Spannungsdifferenzen ableiten zu können, muß man jeweils zwei Punkte miteinander verbinden. Der eine von ihnen ist in der Regel auf der Schädelkonvexität gelegen, als zweiten Punkt kann man entweder einen mehr oder wenigen neutralen Bezugspunkt, etwa das Ohr (unipolare Ableitungen) wählen, oder man wählt einen anderen Punkt auf der Schädelkonvexität (bipolare Ableitungen).

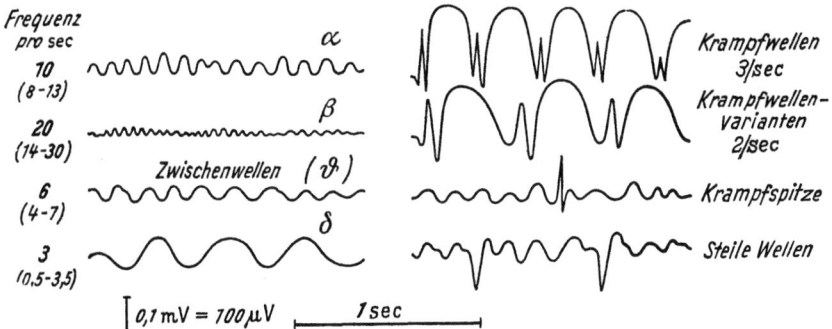

Abb. 77. Verschiedene, im menschlichen EEG vorkommende Frequenzen und ihre Bezeichnung (aus JUNG 1952)

Das Ruhe-EEG des gesunden Erwachsenen setzt sich aus einigen wenigen Wellentypen zusammen (Abb. 77), unter denen die α-Wellen (8—13/sec) besonders auffallen. Sie sind meist occipital am deutlichsten ausgeprägt. Daneben beobachtet man oft amplitudengroße β-Wellen (über 13/sec) und einzelne ϑ- oder Zwischenwellen (4—7/sec). Diese wenigen Elemente können aber so verschieden ausgeformt sein und sich miteinander auch auf so verschiedene Art und Weise kombinieren, daß ein Vergleich mit der Handschrift möglich ist: Sozusagen jeder Mensch hat sein eigenes, persönliches EEG. Dagegen bleibt das EEG des einzelnen, gesunden Menschen unter Standardbedingungen über längere Zeit hin konstant und ist oft ein unverwechselbares persönliches Merkmal (Ruhe-EEG-Kurven in Kap. V, 6).

Durch bestimmte Belastungen (Sinnesreize; längere Zeit dauernde forcierte Atmung; bestimmte Pharmaka) gelingt es, das Ruhe-EEG weitgehend abzuändern. Nach Ende der Einwirkung stellt sich nach kurzer Zeit das persönliche Ruhe-EEG wieder her. Auch im Schlaf treten charakteristische EEG-Veränderungen auf.

Im Laufe der Kindheit und Jugend entwickelt sich das EEG von trägen und unregelmäßigen Formen bis zum endgültigen Bilde hin, das spätestens mit 19 Jahren erreicht ist. Diese Entwicklung verläuft sehr verschieden schnell, und die intraindividuelle Variabilität ist im Kindesalter besonders groß.

Es sind zahlreiche EEG-Veränderungen bekannt, die durch allgemeine oder lokalisierte Schädigungen des Gehirnes verursacht werden. Das EEG spielt bei der Diagnose dieser Gehirnschäden eine erhebliche Rolle.

Wie hier schon vorausgenommen sei, ist die individuelle Ausprägung und Entwicklung des normalen menschlichen EEG praktisch ausschließlich genetisch bedingt. Zwillingsuntersuchungen, die zu diesem Ergebnis führten, sind in Kap. V, 6. genauer dargestellt.

Doch zu den Familienuntersuchungen über die Erblichkeit des Niederspannungs-EEG!

Dieser EEG-Typ hat in unserer Bevölkerung eine Häufigkeit von etwa 7%. In seiner typischen Ausprägung zeigt er folgende Merkmale:

a) Die occipitalen α-Wellen fehlen vollständig oder sind doch nur an wenigen Stellen angedeutet und zeigen dann nur eine äußerst geringe Amplitude.

b) Demzufolge kann das ganze EEG in allen Ableitungen vollkommen flach aussehen. Häufig findet man jedoch besonders über den vorderen Abschnitten des Kopfes und auch über den temporalen Hirnabschnitten eine sehr spannungsgeringe und in der Frequenz unregelmäßige Wellentätigkeit. Sie verändert sich nicht beim Öffnen der Augen, während ein normaler α-Rhythmus beim Augenöffnen verschwindet. Bei Jugendlichen zwischen 12 und 20 Jahren kann sie etwas spannungsaktiver sein und besteht dann oft aus unregelmäßigen ϑ-Wellen (4—7/sec), wie sie auch sonst in dieser Altersgruppe häufig sind.

c) Wie gesagt, tritt beim Augenöffnen — ganz in Gegensatz zu dem üblichen α-EEG — keine sichtbare Reaktion ein. Dagegen werden in vielen Fällen — nicht in allen — unmittelbar nach Augenschluß für meist ganz kurze Zeit α-Wellen sichtbar.

Man wird sich zunächst bemühen, ein Maß zu finden, mit dessen Hilfe man den Unterschied zwischen der normalen occipitalen α-Wellen-Bildung und dem Niederspannungs-EEG quantitativ erfassen kann. Hier bietet sich der sog. ,,α-Index'' an, der gemessen wird als:

$$I = \frac{\text{Zahl der } \alpha\text{-Wellen in 10 sec}}{\alpha\text{-Grundrhythmus} \times 10} .$$

Das heißt, man berechnet den prozentualen Anteil der occipitalen Ableitungsstrecke, der von α-Wellen besetzt ist.

Die Verteilung dieses Maßes innerhalb der Geschwisterschaften von 30 Familien, die durch VOGEL und GÖTZE untersucht wurden, zeigt die Abb. 78. Wie man sieht, zeigt die Verteilung zwei Maxima, von denen das eine bei 0, das andere etwa bei 60—80% gelegen ist.

Bereits diese Verteilung scheint auf den ersten Blick sehr stark für einen monomeren Erbgang zu sprechen. Bei genauerer Betrachtung enthüllt sich jedoch ein Schönheitsfehler: Das eine Maximum liegt bei 0. Wie wir sahen, kann es zu solchen Verteilungen kommen, wenn eine eingipflige Verteilung an einer Seite *gestaucht* ist, d. h. in diesem Falle, wenn etwa eine *Schwelle* überschritten werden muß, damit es überhaupt zu einer Bildung von α-Wellen kommt.

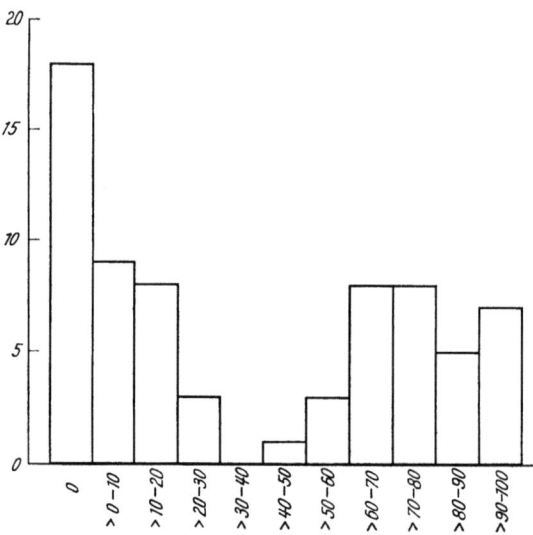

Abb. 78. Verteilung der α-Indices in 30 Geschwisterschaften aus Familien mit Niederspannungs-EEG (n. VOGEL u. GÖTZE 1959)

Wir wollen uns deshalb umsehen, ob es noch mehr Argumente für einen monomeren Erbgang gibt:

Wir betrachten die Verteilung bei den Eltern (Abb. 79) und insbesondere den Teil der Verteilungen sowohl bei den Eltern, als auch bei den Geschwistern, der im Bereich oberhalb des Minimums gelegen ist, bei dem also unter der Hypothese

eines monomeren und, wie wir vorwegnehmen, dominanten Erbganges anzunehmen ist, daß diese Personen kein Gen für eine Spannungsreduktion besitzen.

Wir erwarten hier eine Verteilung der α-Indices, die der
in der Durchschnittsbevölkerung (ohne die Patienten mit
Niederspannungs-EEG) ent-
spricht

Die Verteilungen stimmen,
wie sich zeigen läßt, tatsächlich
relativ gut überein. Bei multifaktorieller Vererbung mit
Schwellenwert-Effekt hätte
man unter den Geschwistern
eine Verschiebung nach links
(zu niedrigeren Werten hin)
erwartet.

Nun wenden wir uns den
Eltern der untersuchten Geschwisterschaften zu und kommen zu folgendem Ergebnis:

Insgesamt wurden 10 voll-
ständige Familien über befallene Geschwister erfaßt. In

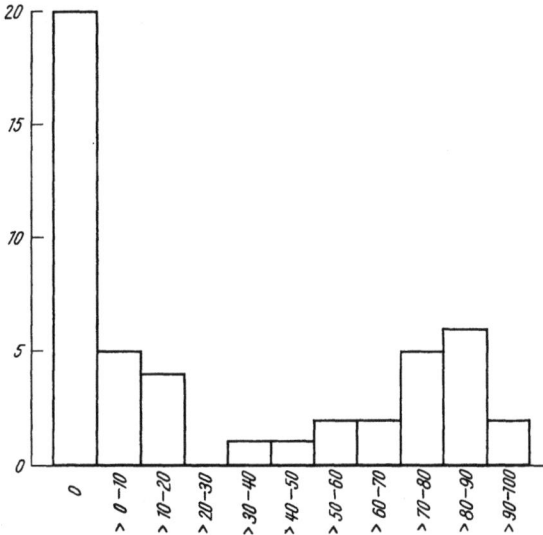

Abb. 79. Verteilung der α-Indices unter den Eltern von 30
Familien mit Niederspannungs-EEG (n. VOGEL u. GÖTZE 1959)

allen 10 Familien hatte mindestens ein Elternteil ebenfalls ein Niederspannungs-
EEG. (In 4 Familien waren es sogar beide Eltern.) Dazu kommen noch 4 Familien,
in denen nur ein Elternteil untersucht wurde. Zwei der vier untersuchten Eltern
haben ein Niederspannungs-EEG.

Die Verteilung des α-Index unter den Eltern im Gesamtmaterial zeigt die
Abb. 79. Die Verteilung sieht der unter den Geschwisterschaften sehr ähnlich und
ist vor allem ebenfalls eindeutig bimodal.

Dieser Befund bei den Eltern spricht ganz deutlich für einen monomeren, und
zwar autosomal-dominanten Erbgang. Die korrigierten Aufspaltungsziffern legen
den einfach-dominanten Erbgang ebenfalls nahe, wenn auch die Zahl der Merkmalsträger etwas (wenn auch nicht signifikant) unter dem Erwartungswert liegt.
(Für Einzelheiten vgl. VOGEL u. GÖTZE 1959.)

Tabelle 27. *30 Familien, in denen das Niederspannungs-EEG auftrat*

Kreuzungstyp	Zahl der Familien	Niederspann. EEG	α-EEG	Insgesamt
Über Geschwister erfaßt: Nr. (Aa × Aa)	4	9	2	11
Über Geschwister erfaßt: a) Beide Eltern bekannt Aa × aa b) Ein Elternteil unbek. Aa × ?	6 4	11 6	9 3	20 9
Über ein Elternteil erfaßt: a) Beide Eltern bekannt Aa × aa b) Ein Elternteil bekannt Aa × ?	13 3	8 3	15 2	23 5

Bei X-chromosomalem Erbgang wird diese Art des Argumentierens etwas
schwieriger, bleibt aber auch noch möglich. Mutatis mutandis gelten die für den

dominanten Erbgang dargestellten Kriterien. Die Besonderheiten der Verteilung lassen sich jedoch gelegentlich bei ♂♂ (2 Maxima) deutlicher erkennen als bei ♀♀ (3 Maxima). Ein Beispiel ist die geringe Glutathion-Stabilität bei erblichem Mangel an Glucose-6-Phosphat-Dehydrogenase (vgl. Kap. VII, 5).

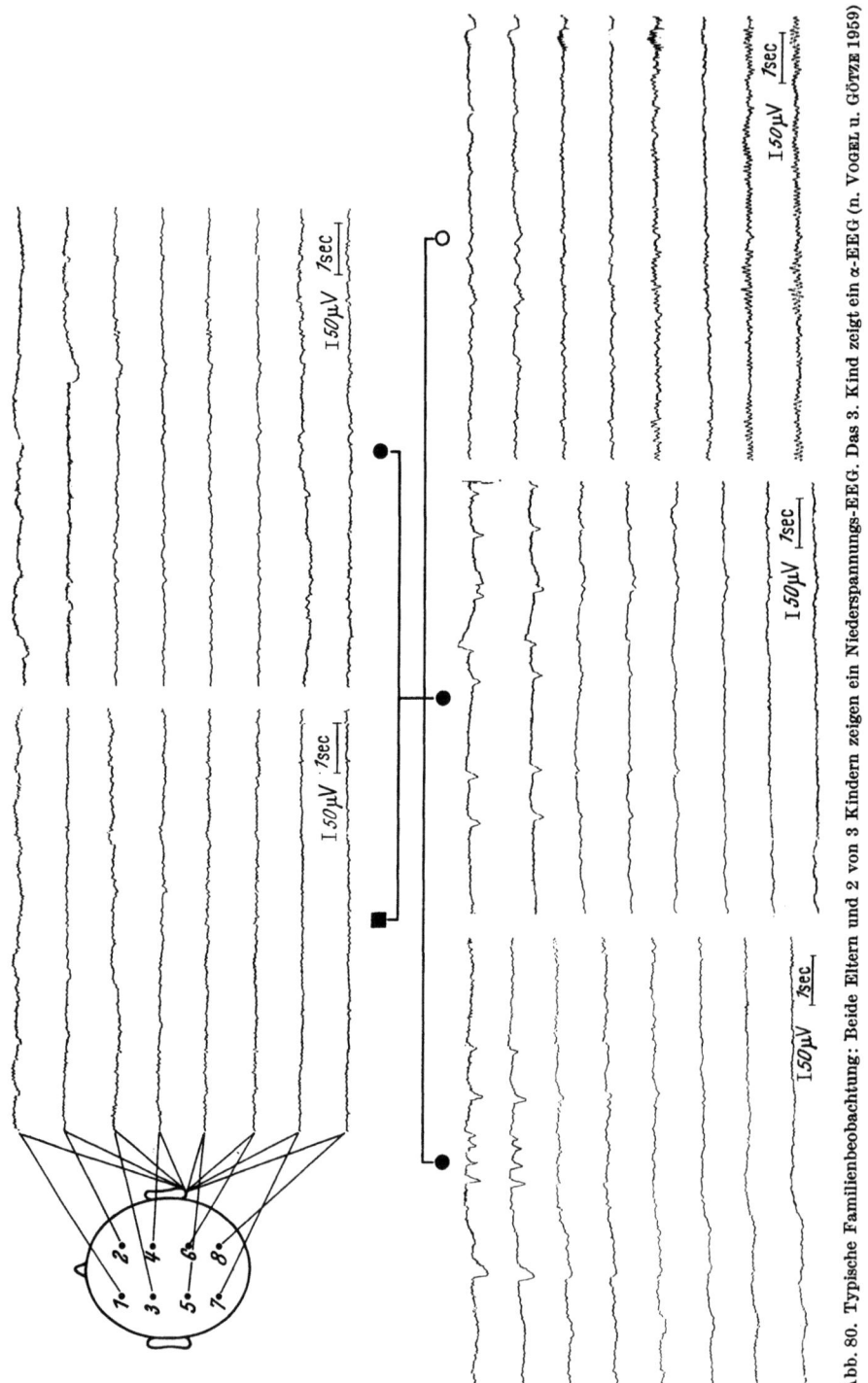

Abb. 80. Typische Familienbeobachtung: Beide Eltern und 2 von 3 Kindern zeigen ein Niederspannungs-EEG. Das 3. Kind zeigt ein α-EEG (n. VOGEL u. GÖTZE 1959)

Bei autosomal-recessivem Erbgang wird die Abgrenzung gegenüber multifaktoriellen Modellen praktisch sehr schwierig, zumal bei mäßig häufigen Merkmalen, wie wir sie hier im Auge haben, auch die Verwandtenehen unter den Eltern nicht mehr wesentlich vermehrt sind.

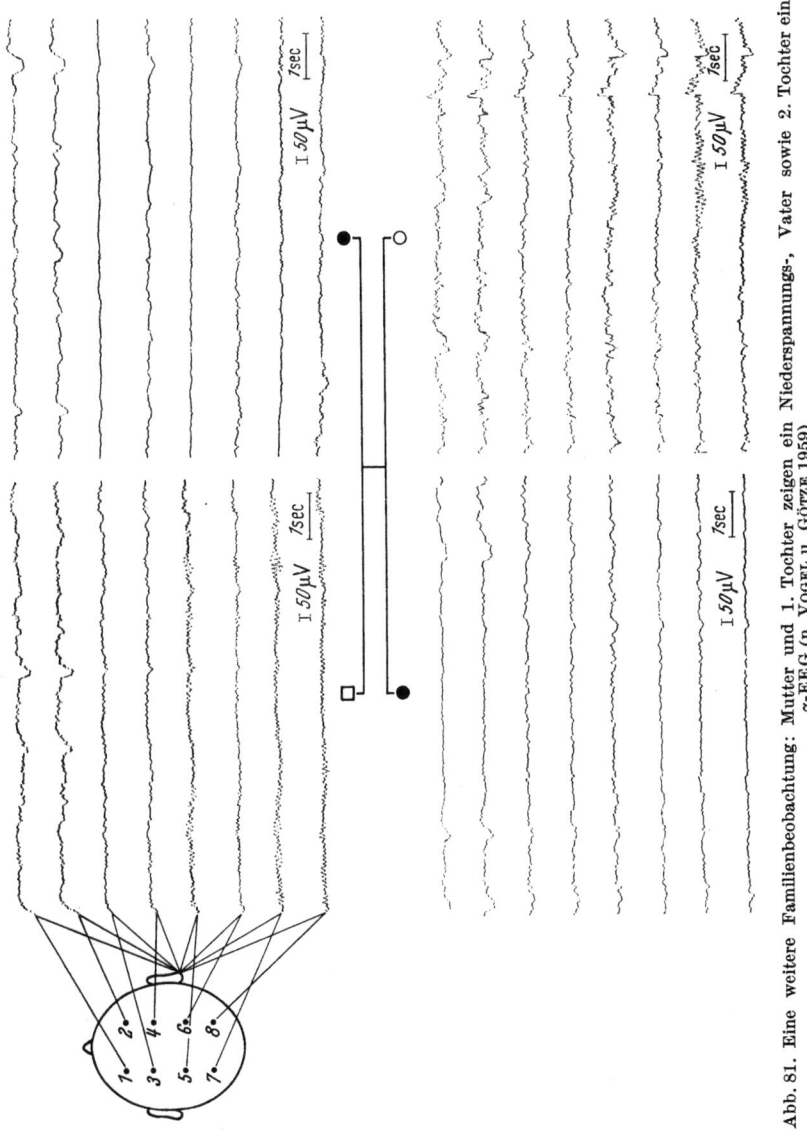

Abb. 81. Eine weitere Familienbeobachtung: Mutter und 1. Tochter zeigen ein Niederspannungs-, Vater sowie 2. Tochter ein α-EEG (n. VOGEL u. GÖTZE 1959)

Diese Fälle leiten uns über zu einem praktisch wesentlich häufiger vorkommenden Fall, der gewissermaßen eine Kombination der obengenannten Fälle darstellt: Die Phänotypen sind nicht quantitativ, sondern qualitativ verschieden, und es ist eine alternative Entscheidung darüber möglich, ob ein Individuum dem einen oder dem anderen Typ angehört. Die Differenz der Phänotypen entspricht jedoch offenbar nicht genau der Differenz der Genotypen. Am bekanntesten ist hier die „unvollständige Penetranz", d. h. der mutierte Genotyp zeigt manchmal den „normalen" Phänotyp. Beim dominanten Erbgang werden gelegentlich

Generationen übersprungen, und unter den Geschwistern zeigen die gemäß der Ausleseform korrigierten Aufspaltungsziffern Abweichungen vom 1 : 1-Verhältnis.

Es kommt auch das Umgekehrte vor: Der „normale" Genotyp kann in Ausnahmefällen den an sich der Mutation entsprechenden Phänotyp hervorbringen (Phänokopie).

Die meisten in der speziellen Erbpathologie analysierten dominanten Gene zeigen unvollständige Penetranz[1]. Bei seltenen Merkmalen und relativ hoher Penetranz ist es trotzdem möglich, einen vorhandenen monomeren Erbgang zu erkennen. Schwierig ist es bei häufigeren Merkmalen, z. B. bei Krankheiten, besonders, wenn noch eine stärkere Umweltlabilität hinzukommt, und es wird viel zu wenig beachtet, daß *die familiäre Verteilung der Merkmalsträger sich hier genauso gut durch multifaktorielle Modelle mit Schwellenwert-Effekt erklären läßt.* Die Hypothese „dominanter Erbgang mit unvollständiger Penetranz und schwankender Expressivität" ist auf eine Fülle der verschiedensten Situationen besonders in der speziellen Erbpathologie anwendbar und wird fast immer angewendet, ohne daß man sich vorher fragt, ob nicht auch andere Erklärungsmöglichkeiten bestehen. Eine schwerwiegende Fehlerquelle ist dabei die „*Interessantheitsauslese*": Stammbäume, die so ungefähr die Deutung mit Hilfe dieses gummiartig dehnbaren Modells zulassen, werden publiziert; andere mit ganz uncharakteristischer Verteilung der Merkmalsträger oder gar sporadische Fälle bleiben unveröffentlicht. Daran ändert nichts, daß dieses Modell sicher oft zutreffen wird.

In sehr vielen Fällen ist aber die Annahme „unvollständiger Penetranz" nicht geeignet, Erkenntnis zu beschreiben, sondern dient nur dazu, unsere Unkenntnis zuzudecken. Sie täuscht eine Analyse auf der 3. Stufe da vor, wo in Wirklichkeit nur eine Analyse auf der 4. Stufe (vgl. unten) möglich ist. Man sollte diese Annahme deshalb mit großer Vorsicht und Kritik verwenden. Uns erscheint sie noch am ehesten dort sinnvoll, wo nur gelegentlich einmal die Manifestation bei einem Träger des Gens ausbleibt. Je häufiger diese Fälle werden, desto fragwürdiger wird jedoch der Begriff, und wenn nicht ganz besondere Umstände vorliegen, möchten wir selbst zu größter Zurückhaltung raten, wenn Penetranzwerte von 50% und darunter zur Debatte stehen.

d) Die Analyse auf der vierten Stufe

Es liegt offenbar ein „multifaktorielles" System vor, aus dem sich Einzelfaktoren nicht analysieren lassen.

Wir treten jetzt eine weitere Stufe zurück. Die phänotypische Variabilität ist jetzt so undurchsichtig geworden, daß die Wirkung einzelner Mutationen nicht mehr herauszuerkennen ist. Auch auf dieser Stufe sind noch genetische Aussagen möglich.

Hier sollen die allgemeinen Merkmale multifaktorieller Modelle behandelt werden, soweit ihr Verständnis notwendig ist, um monomeren Erbgang von ihnen abzugrenzen, insbesondere um zu zeigen, *wo sie monomeren Erbgang vortäuschen können.*

Das einfachste mögliche Modell ist gekennzeichnet durch Zusammenwirken von mehreren Genpaaren mit gleicher additiver Wirkung dergestalt, daß die Ausbildung der Variablen graduell variiert und nur von der relativen Zahl der „positiven" zu den „negativen" Allelen abhängt, wobei die „positiven" Allele jeweils das Maß nach der einen Seite, die „negativen" Allele es nach der anderen Seite hin verschieben. Dabei nehmen wir zusätzlich an, der Effekt aller dieser Gene sei

---

[1] Daneben zeigen sie auch variable Expressivität. Das beeinflußt die hier dargestellten Erwägungen nicht, sofern die Variationsbreite außerhalb des Bereiches des „Normalen" liegt. Überschneidet sie sich damit, so gilt das über b) und c) Gesagte.

gleich stark, d. h. der Grad der Ausprägung sei nur von der relativen Anzahl der positiven und negativen Allele abhängig. Nennen wir z. B. die beteiligten Genpaare A, a; B, b; C, c; D, d usw., dann soll es z. B. für den Phänotyp gleichgültig sein, ob der Genotyp AABBccdd ... oder AaBbCcDd ... oder aabbCCDD usw. ist. Da wir dieses Modell additiv wirkender Gene mit quantitativ abgestuftem Effekt im folgenden noch von anderen Seiten behandeln werden, sei hier gleich betont, daß es eine *Abstraktion und Vereinfachung* darstellt. In Wirklichkeit muß man natürlich immer damit rechnen, daß die Wirkungen der einzelnen Gene, die ein multifaktorielles System bedingen, *ungleich stark und auch qualitativ verschieden* sind. Das obengenannte Modell erlaubt aber Voraussagen, die bei der Analyse vieler quantitativ abgestufter Merkmale überraschend gut eintreffen, so daß es erlaubt erscheint, seine theoretischen Aspekte zunächst einmal etwas genauer zu untersuchen. Man wird sich nur hüten müssen, es zu überfordern, indem man allzu spezielle Schlußfolgerungen darauf aufbaut.

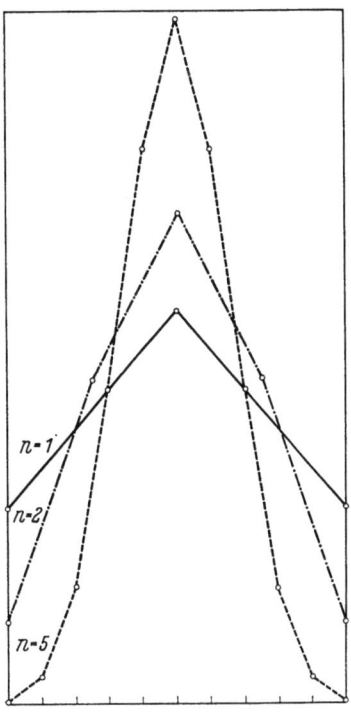

Abb. 82. Verteilung der Genotypen; Entwicklung des Binoms $(p + q)^{2n}$ bei $p = q$ $= 0{,}5$ für 1, 2 und 5 Genpaare ($n = 1, 2, 5$). Dabei ist gleiche Bevölkerungszahl (gleicher Inhalt der unter der Kurve liegenden Flächen) angenommen

Ein Problem, das zunächst einer wenigstens größenordnungsmäßigen Bearbeitung zugänglich zu sein scheint, lautet: Wie groß ist die Zahl derartig additiv wirkender Genpaare, die an der phänotypischen Ausprägung eines Merkmalskomplexes beteiligt sind?

Bei n Genpaaren und einer Genhäufigkeit $p = q = 0{,}5$ für das „positive" und das „negative" Allel ergibt sich die Verteilung der verschiedenen Ausprägungsklassen nach der binomischen Formel $(p + q)^{2n}$ (Kap. IV, 2). Für den speziellen Fall $p = q = 0{,}5$ sind die Verhältnisse für 1, 2 und 5 Genpaare dargestellt (Abb. 82). Man sieht: Der wesentliche Unterschied ist der, daß die Mittelklassen im Verhältnis zu den Seitenklassen desto stärker besetzt sind, je höher die Zahl der beteiligten Genpaare ist. Man könnte glauben, daraus ließe sich ein Kriterium für die Zahl der an der Ausprägung eines Maßes beteiligten Genpaare ableiten, indem man eine empirische Verteilung mit den verschiedenen theoretischen Verteilungen vergliche. Mit einem solchen Vergleich macht man jedoch u. a. die Voraussetzung, jedes Gen trage an den Rändern der Verteilung gleich viel zur quantitativen Ausprägung des Merkmals bei wie im Mittelbereich. Demgegenüber steht die ganz allgemeine — und biologisch oft plausible — Hypothese, im Randbereich lasse sich eine weitere Abweichung in der gleichen Richtung auch durch zusätzliche Faktoren schwerer verwirklichen als im Mittelbereich. Dieses Argument liegt z. B. bei der Hautfarbe auf der Hand: Schwärzer als schwarz kann kein Neger sein, auch wenn noch so viele Faktoren hinzukommen.

Als praktisches Beispiel betrachten wir das Problem, von wievielen Genpaaren die Färbung und insbesondere der Dunkelheitsgrad der Haut abhängig ist (vgl. STERN 1953).

Bevor eine quantitative Behandlung möglich ist, muß erst ein anderes Problem gelöst werden: Wie sollen wir die Hautfärbung messen? Hier gibt es verschiedene Möglichkeiten, von denen keine recht befriedigt. Der Analyse von STERN liegt ein Verfahren zugrunde, das von DAVENPORT angegeben wurde. Er verwendete einen Farbenkreis mit vier farbigen Segmenten (schwarz, rot, gelb und weiß), den er in Drehung versetzte. Durch Mischung der vier Farben in verschiedenem Verhältnis konnte er dann jede beliebige Farbabstufung der Haut erzeugen. Die Methode wurde von TODD und von GORER (1921) verbessert, indem sie als Maß der Dunkelheit die Summe der schwarzen Segmente $+59\%$ des roten Segmentes vorschlugen, da das Rot dieses Segmentes 59% Schwarz enthalte. Dieses Dunkelheitsmaß verwendeten die amerikanischen

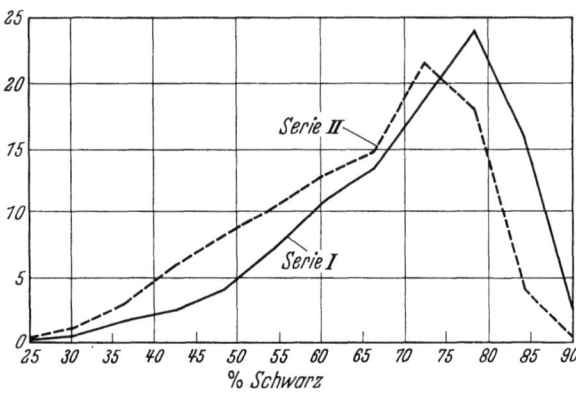

Autoren, auf deren Angaben sich STERN in seiner Analyse stützt. Seine Verteilung in zwei Serien amerikanischer Neger, der von BARNES (1929, 2391 Individuen) und der von HERSKOVITS u. Mitarb. (1930, 2710 Individuen) zeigt die Abb. 83.

Abb. 83. Verteilung der Hautfarben in zwei Serien amerikanischer Neger, der von BARNES (1929; 2391 Personen) und der von HERSKOVITS u. Mitarb. (1930; 2710 Personen) (aus STERN 1953)

Die Verteilung ist etwas schief; das Maximum ist nach der „dunklen" Seite hin verschoben. Das entspräche der auch auf Grund anderer Untersuchungen bekannten stärkeren Beimischung von Negern gegenüber der von Weißen bei den amerikanischen „Negern". STERN nimmt an, daß etwa 70% der Erbanlagen in dieser Bevölkerung aus einer ursprünglichen Negerbevölkerung, dagegen etwa 30% aus der weißen Bevölkerung her stammen.

Nehmen wir weiter vereinfachend an, die ursprüngliche Negerbevölkerung sei für die „positiven" Gene A, B, C ... usw. homozygot gewesen, die weiße Bevölkerung jedoch für ihre „negativen" Allele a, b, c ... usw., dann ergibt sich die Verteilung der Genotypen nach der Formel: $(0{,}7 + 0{,}3)^{2n}$. Das Ergebnis zeigt die Abb. 84 (n. STERN), und zwar für $n = 2$ bis $n = 7$, $n = 10$ und $n = 20$. Wie man sieht, stimmt die auf Grund der Modelle mit 4, 5 und 6 Genpaaren aufgestellte Verteilungskurve relativ gut mit der empirisch gefundenen Verteilung überein; die Modelle, die 10—20 Genpaare annehmen, dagegen weniger gut.

Die Betrachtung gilt, wie gesagt, nur für den Fall, daß die Wirkung aller beteiligten Gene additiv und in allen Bereichen gleich stark ist. Schon eine „Stauchung der Skala" in den Randbereichen, die gerade für die Hautpigmentierung, wie wir sahen, sehr plausibel ist, läßt dieses Argument unwirksam werden.

Dazu kommt ein weiteres Argument: Das Merkmal „Hautpigmentierung" und die untersuchte Bevölkerung von amerikanischen „Negern" stellen insofern einen Sonderfall dar, als die möglichen Grenzen der Verteilung einmal logisch durch das Gegensatzpaar Schwarz-Weiß, dann aber auch empirisch durch den Vergleich mit den beiden Ausgangspopulationen, die wir ja vereinfachend als homozygot für die Gene A, B, C ... bzw. a, b, c ... angesehen hatten, gegeben sind. Bei den anderen „normalen" Merkmalen, die durch derartige multifaktorielle Systeme mit additiver Wirkung bedingt sein dürften, wie der Körpergröße und überhaupt allen „normalen" meßbaren Merkmalen des Menschen in Gestalt und Funktion, ist es nicht möglich, den Gesamtrahmen derart zu bestimmen, und es wird deshalb meist ein vergebliches Unterfangen sein, Modelle mit vielen und mit wenigen additiv wirkenden Genen voneinander zu trennen.

Daraus folgt: Wir werden der Analyse bei derartigen Merkmalen *ein allgemeineres Ziel setzen müssen.* Zu diesem Zweck betrachten wir zunächst die Verteilung der Pigmentierungsstufen in den untersuchten Bevölkerungen und vergleichen sie mit der Verteilung der Geschmacksempfindlichkeit für P.T.C. (Abb. 74). Der wesentlichste Unterschied ist, daß die zuletzt genannte Verteilung zwei Maxima hat, während die erstere nur ein Maximum aufweist.

Ferner ersehen wir aus Abb. 82: Je höher die Zahl der angenommenen Genpaare ist, desto mehr nähert sich die Form der Verteilung einem Typ an, den wir im statistischen Teil kennenlernen werden: der „Normalverteilung" (Kap. IV,2). Das gilt auch für ungleiche Genhäufigkeiten p und q, wie in Abb. 84 die Kurven für $n = 10$ und $n = 20$ besonders gut zeigen.

Während wir also oben zwei- und mehrgipflige Verteilungen oder, noch besser, eine deutliche Trennung in phänotypische Alternativtypen als typisch für den monomeren Erbgang erkannten, erscheint nun eine eingipflige Verteilung, die sich der Normalverteilung annähert, als das typische Kennzeichen der „additiven Polygenie", wie man dieses Modell auch bezeichnet.

Diese Schlußfolgerung ist zwar teilweise sicher richtig, muß jedoch ebenfalls im Einzelfall mit Vorsicht und Kritik gehandhabt werden. Einerseits entsteht eine eingipflige Verteilung, die der Normalverteilung ähnlich ist, nicht nur auf Grund von additiver Polygenie. Sie folgt auch aus einer Fülle anderer genetischer Modelle der verschiedensten Art, vorausgesetzt, daß eine größere Zahl verschiedener Erbanlagen an der Ausbildung des Merkmales mitwirkt, m. a. W. daß ein „multifaktorielles System" vorliegt. Die spezielleren Eigenschaften dieses Systems sind daraus nicht zu entnehmen. Ja, strenggenommen kann ein monomerer Erbgang auf Grund einer eingipfligen Verteilung nicht einmal ausgeschlossen werden; denn wie wir sahen, tritt eine mehrgipflige Verteilung nur auf, wenn die Mittelwerte der Homozygoten im Verhältnis zu ihren Varianzen einen gewissen Mindestabstand aufweisen.

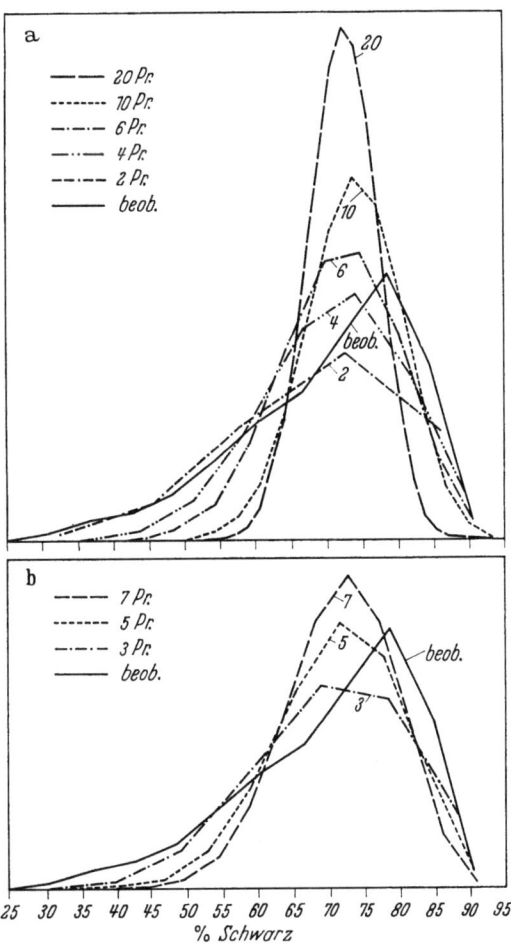

Abb. 84. Vergleich der tatsächlichen Verteilung der Hautfarben bei amerikanischen Negern mit der theoretisch erwarteten Verteilung unter der Voraussetzung reiner Additivität. Verschiedene Annahmen über die Zahl der beteiligten Genpaare (n. STERN 1953)

Praktisch wird man jedoch in der Regel nicht fehlgehen, wenn man von einer eingipfligen, der Normalverteilung ähnlichen Verteilung auf das Vorliegen eines multifaktoriellen genetischen Systems schließt. Da man im übrigen meist zu viel auf MENDEL und zu wenig auf GALTON blickt, wird nur selten oder nie ein multifaktorielles System da angenommen, wo in Wirklichkeit ein einfacher Erbgang vorliegt und auf Grund der vorhandenen Daten durch genetische Analyse erfaßbar wäre.

Viel häufiger ist der umgekehrte Fehler: Einfache Erbgangshypothesen werden da diskutiert, wo in Wirklichkeit nur der Schluß auf ein multifaktorielles System erlaubt ist. Deshalb seien einige der häufigsten hierbei unterlaufenden Denkfehler hier diskutiert und an Beispielen dargestellt:

Eine alternative oder bimodale Verteilung wird durch die Meßmethode vorgetäuscht

Voraussetzung für die wissenschaftliche Beurteilung von quantitativen Merkmalsunterschieden ist, daß man sie messen kann. Der Wahl der Meßmethode muß man daher größte Aufmerksamkeit zuwenden; denn durch Wahl eines alternativen Kriteriums, wo eine quantitativ genaue Messung möglich wäre, kann man sich u. U. eine alternative Verteilung da vortäuschen, wo die zugrunde liegende biologische Variable eine eingipflige Verteilung zeigt. Ein bewußt trivial gewähltes Beispiel möge das erläutern: Teile ich alle Männer in Deutschland danach ein, ob sie über oder unter 1.67 m groß sind, dann habe ich zwei alternative Klassen, die Großen und die Kleinen, und der Schluß liegt nun sehr nahe, Großwuchs und Kleinwuchs sei durch ein unvollständig dominantes Genpaar bedingt. Es würden sich Familiendaten finden lassen, die diesen Schluß zu bestätigen scheinen. Daß er trotzdem falsch ist, braucht hier nicht näher begründet zu werden. Trotzdem findet man diese Schlußweise nicht so selten. Zwei Beispiele folgen:

1. Ein offenbar alternativ verteiltes Merkmal ist die Fähigkeit, die Zunge um die Längsachse zu rollen. Manche Menschen können es, andere nicht. Auf Grund von Familienuntersuchungen glaubten einige Autoren, für diesen Merkmalsunterschied ein Genpaar verantwortlich machen zu können.

Zwillingsuntersuchungen[1] hatten das folgende Ergebnis: Unter 92 eineiigen Zwillingspaaren waren bei 62 Paaren beide Paarlinge in der Lage, die Zunge zu rollen. Bei 14 fehlte beiden Paarlingen diese Fähigkeit. Von den übrigen 16 Paaren jedoch konnte der eine Paarling die Zunge rollen, der andere nicht. Demnach waren von 92 eineiigen Zwillingspaaren immerhin 16 „diskordant". Unter 83 zweieiigen

Tabelle 28. *Ergebnisse von 27 Familien (Zwillings-familien; bei EZ wurde jedoch nur Paarling 1 berücksichtigt)*

Ehetyp	Zahl der Ehen	Kinder +	Kinder −	Zahl der Kinder
+ × +	12	29	5	34
+ × −	13	22	14	36
− × −	2	5	3	8
	27	51	22	78

Paaren dagegen erwiesen sich 30 als diskordant, während bei 44 beide Paarlinge die Zunge rollen konnten, bei 9 Paarlingen jedoch die Fähigkeit vollkommen abging. Familienuntersuchungen führten zu dem in Tab. 28 zusammengefaßten Ergebnis.

Insbesondere sei auf den Ehetyp — × — hingewiesen. 5 von 8 Kindern gehörten dem Typ + an. Das spricht ganz entschieden gegen ein recessives Gen für —; wäre diese Hypothese richtig, müßten alle Kinder dem Typ — angehören

So zeigten die Zwillings- und Familienbefunde zwar eine Beteiligung genetischer Faktoren. Da aber auch ein nicht unbeträchtlicher Teil der EZ diskordant war, sind offenbar nicht nur genetische Faktoren beteiligt.

Das gab Veranlassung, die alternative Verteilung des Merkmales etwas genauer zu betrachten. Es stellte sich heraus, daß das Rollen der Zunge auf dem Zusammenwirken zweier verschiedener Muskelgruppen und Funktionen beruht.

1. Durch die Zungenmuskulatur werden die Ränder der Zunge angehoben (Abb. 85a, b).
2. Die angehobenen Zungenränder werden durch die Lippen zusammengedrückt.

Die Fähigkeit, die Zungenränder mehr oder weniger anzuheben, erwies sich aber als durchaus kontinuierlich verteilt und hängt offenbar u. a. von der Dicke der Zunge im Verhältnis zu ihrer Breite ab. Dazu kommt noch die mehr oder weniger große Geschicklichkeit der einzelnen Person, die mehr oder weniger stark und manchmal überhaupt kaum sichtbar aufgerichteten Zungenränder zusammenzudrücken.

Die scheinbar sicher alternative Verteilung eines Merkmales in der Bevölkerung erwies sich also bei nur etwas genauerer Analyse als vorgetäuscht; in Wirklichkeit lag eine durchaus kontinuierliche Verteilung vor, wie wir sie auch von den meisten anderen „normalen" Merkmalen des Menschen kennen.

---

[1] Vgl. Vogel 1957.

2. *Das zweite Merkmal, das wir betrachten, ist ein Merkmal in der Struktur der Iris*[1]. Im Erscheinungsbild der Iris (Abb. 86) sieht man deutlich zwei Zonen: die schmalere Innenzone und die breitere Außenzone. Die Grenze zwischen beiden bildet eine mehr oder weniger deutlich gezahnte Linie, die „Iriskrause". Von ihr aus fällt die Irisoberfläche einerseits zum inneren

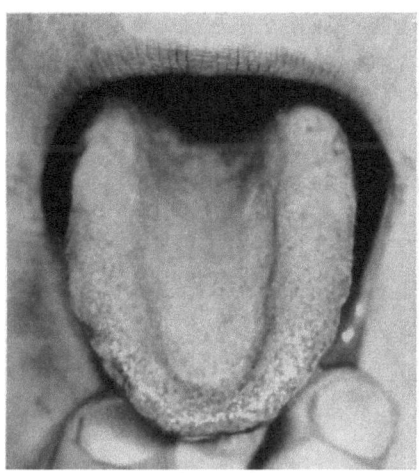 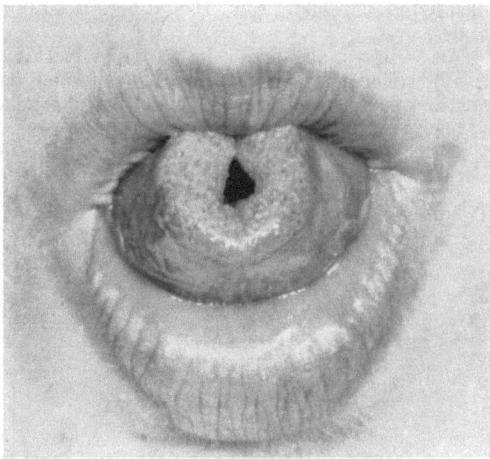

Abb. 85a   Abb. 85b

Abb. 85a u. b. Aufstellen der Zungenränder a ohne, b mit Hilfe der Lippen, bei einer Person, die die Fähigkeit ohne Hilfe der Lippen in sehr hohem Grade besitzt (n. VOGEL 1957)

Pupillarrand, andererseits zum äußeren Ciliarrand ab. Die Lage der Krause und damit das Breitenverhältnis zwischen Innen- und Außenzone ist sehr variabel; ebenso ihre Form, die glatt oder gezackt sein kann.

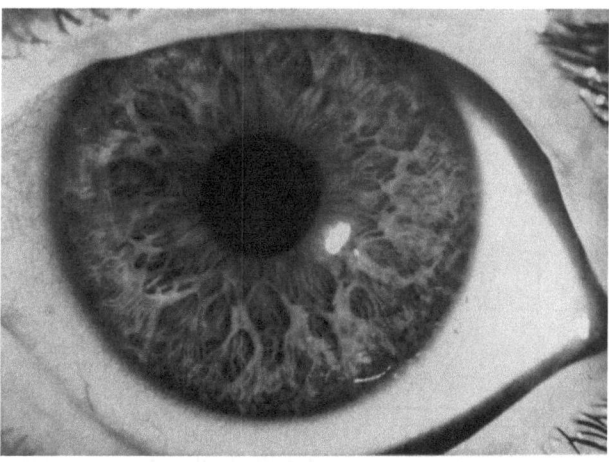

Abb. 86. Beispiel für eine Augeniris

Neben der Lage und Form der Krause gibt es noch andere Variable der Irisstruktur, die nur zu verstehen sind, wenn man sich den Aufbau der Iris vergegenwärtigt. Sie besteht aus den folgenden Schichten:

1. Der vorderen Grenzschicht (Vorderblatt), die außerordentlich verschieden dicht ist und stellenweise Löcher (Krypten) aufweisen kann, durch die man die Gefäßschicht hindurchsieht. Auch dieses Merkmal variiert außerordentlich stark.

―――――――

[1] Die folgende Beschreibung in Anlehnung an WENINGER (1940).

2. Der Muskelgefäßschicht (Hinterblatt), die aus korkenzieherartig gewundenen radiären Gefäßen, Bindegewebe usw. besteht.

3. Der hinteren Grenzschicht, die die Fasern des M. dilatator pupillae enthält, und

4. dem Pigmentepithel.

Die vorderen Schichten, insbesondere die vordere Grenzschicht, können sehr verschieden vollständig ausgebildet sein. Davon hängt es ab, ob viele, wenige oder keine „Krypten" vorhanden sind.

Als weiteres, ebenfalls sehr variables Merkmal sind die Kontraktionsfurchen zu nennen.

Wir sollen uns hier nur mit der Lage der Krause beschäftigen. Dieses Merkmal wurde neuerdings zum Gegenstand einer für uns lehrreichen, im übrigen in der Befunderhebung offenbar sehr sorgfältigen Familienuntersuchung gemacht[1].

Nach WAARDENBURG unterscheidet man für die Lage der Krause 6 Typen: C_1 (Krause liegt über dem ciliaren Sphincterrand), C_2 (Krause liegt näher an der Pupille; die Innenzone ist sehr

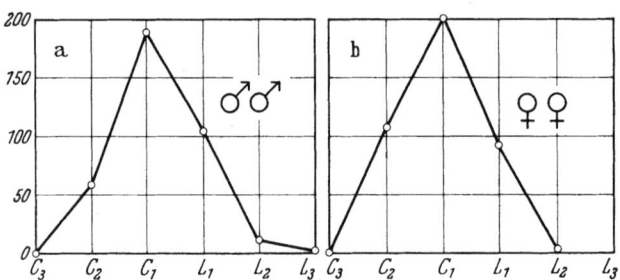

Abb. 87a u. b. Verteilung der Typen der Iriskrause bei 400 ♂♂ und 360 ♀♀ (Daten von RITTER 1958)

klein), C_3 (Krause liegt über dem Pupillarrand), L_1 (Variation von der Mittellage nach der anderen Seite; der ciliare Rand des M. Sphincter wird gerade sichtbar), L_2 (die Krause tritt noch weiter zurück und liegt fast über der Mitte der Iris), L_3 (Krause noch mehr nach ciliar gerückt). Die Typen C_3 und L_3 wurden praktisch nicht gefunden. Für die übrigen wurde eine Serie von 4 Allelen postuliert, die für die Ausprägung verantwortlich seien. Wir wollen das Argument überprüfen und beginnen mit der Variabilität in der Bevölkerung:

Die Abb. 87a, b zeigen die Verteilung der Typen bei 400 ♂♂ und 360 ♀♀. Soviel man bei der groben Klassifizierung sagen kann, ist diese Verteilung eingipflig, das Maximum liegt bei C_1.

Nun fragt es sich, ob die genannten Typen scharf alternativ trennbar sind, d. h. ob der die zugrunde liegende Variable bedingende embryologische Vorgang, die Atrophie der Iridopupillarmembran, in diskontinuierlichen Stufen oder kontinuierlich variiert bzw., wenn letzteres der Fall ist, ob sich in der Häufigkeitsverteilung bei feinerer Unterteilung mit Hilfe von Messungen eine mehrgipflige Verteilungskurve gewinnen läßt.

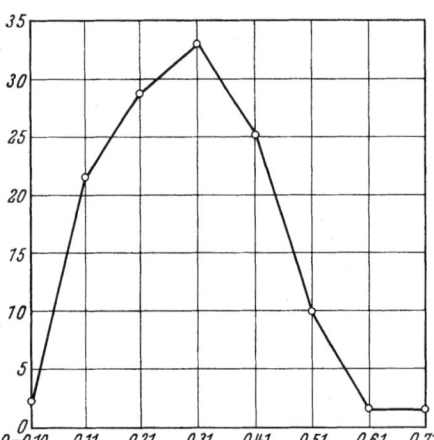

Abb. 88. Verteilung des Verhältnisses der Breite der Innenzone zur Breite der Außenzone bei 127 Berliner Zwillingen

Wir verwenden zu diesem Zweck ein anderes Material (Zwillinge) und messen das Verhältnis der Breite der Innenzone zur Breite der Außenzone an Photographien. Um ein einheitliches Material zu bekommen, messen wir immer am linken Auge den äußeren waagerechten Abstand vom ciliaren Irisrand bis zum Pupillarrand. Bei eineiigen Zwillingen verwenden wir nur Paarling 1. Das Ergebnis zeigt die Abb. 88. Man sieht: Die Verteilung ist kontinuierlich und hat nur ein Maximum.

Worin lag nun der Fehlschluß der zitierten Arbeit? Ganz offenbar darin: Die angewandten Klassifikationskriterien, die zur Einteilung in die genannten 6 Typen

---

[1] RITTER (1959).

führten, ergeben sich gar nicht direkt aus der Lage der Iriskrause selbst, sondern aus ihrem Verhältnis zu mehr oder weniger willkürlich gewählten äußeren Bezugspunkten, vor allem dem Pupillarrand und dem M. Sphincter pupillae. Die Einteilung in die genannten 6 Typen ist zwar für die Beschreibung sicher praktisch und sinnvoll; als Grundlage für eine genetische Klassifikation eignet sie sich jedoch genauso wenig wie etwa die Einteilung in „große" (über 1.67 m) und „kleine" (unter 1.67 m) Menschen für die genetische Analyse der Körpergröße.

Die Wahl des Maßstabes täuschte hier das Vorliegen von Alternativtypen vor.

Wir kommen weiter unten auf dieses Merkmal zurück und besprechen dort die Familienbefunde.

Da wir uns bis jetzt nur mit dem Kriterium der Verteilung von Merkmalen in der Bevölkerung befaßt haben, müssen wir jedoch nun einige theoretische Betrachtungen über die Familienbefunde bei multifaktoriellem Erbgang einschieben. Als einfachstes Beispiel betrachten wir das Modell der *additiven Polygenie*, wie wir es oben erläutert haben. Bevor wir dieses Modell in allgemeinen Begriffen abhandeln, befassen wir uns mit dem einfachsten möglichen Spezialfall: den zweier gleich stark und additiv wirkender Genpaare A, a (Häufigkeit p_1, q_1) und B, b (Häufigkeit p_2, q_2). Es sind folgende Genotypen möglich (Tab. 29).

Für den Spezialfall ergibt sich die Binomialverteilung der Form $(0,5 + 0,5)^4$, die wir schon oben kennenlernten und die wir nun noch einmal auf Grund dessen, was wir über das Hardy-Weinberg-Gesetz wissen, abgeleitet haben.

Wir betrachten nun die Ehetypen und das Aufspaltungsverhältnis unter den aus ihnen

Tabelle 29. *Genotypen und Phänotypen bei additiver Polygenie und zwei Genpaaren*

Phänotyp	Genotyp	Häufigkeit	$p_1 = p_2 = q_1 = q_2 = 0,5$
+4	AA BB	$p_1^2 \, p_2^2$	0,0625
+2 (+3 −1)	AA Bb	$p_1^2 \, 2 p_2 q_2$	0,125 } 0,25
	Aa BB	$2 p_1 q_1 \, p_2^2$	0,125
0	AA bb	$p_1^2 \, q_2^2$	0,0625
	aa BB	$q_1^2 \, p_2^2$	0,0625 } 0,357
(+2 −2)	Aa Bb	$2 p_1 q_1 \, 2 p_2 q_2$	0,25
−2 (+1 −3)	Aa bb	$2 p_1 q_1 \, q_2^2$	0,125 } 0,25
	aa Bb	$q_1^2 \, 2 p_2 q_2$	0,125
−4	aa bb	$q_1^2 \, q_2^2$	0,0625
			1,000

hervorgehenden Kindern. Die Analyse ist wegen der großen Zahl der möglichen Verbindungen etwas mühsam; die Ergebnisse sind in Tab. 30 zusammengefaßt.

Aus den Genotypen der Tabelle ergeben sich unter der Voraussetzung der gleichen additiven Wirkung der Gene die verschiedenen möglichen Phänotypen, wie sie Tab. 31 zeigt. Diese Tabelle läßt schon einige sehr wichtige Eigenschaften unseres Modells erkennen, von denen die folgenden am meisten hervorstechen.

1. Alle entstehenden Verteilungen haben im Prinzip die gleiche Form wie die Ausgangsverteilung, d. h. sie sind symmetrisch und eingipflig.

2. Sind die Eltern gleich, dann ist der Mittelwert der Kinder genau gleich dem Typ der beiden Eltern. Sind die Eltern verschieden, liegt der Mittelwert der Kinder genau zwischen den Mittelwerten der Eltern.

3. Die Variationsbreite unter den Kindern ist desto größer, je stärker die beiden Eltern heterozygot sind. Sie ist z. B. am größten in der Kreuzung 0 × 0, dagegen gleich 0 in den Kreuzungen +4 × +4, −4 × −4 und auch +4 × −4.

4. Der Mittelwert der Kinder aller Personen eines Phänotyps (z. B. die Kinder aller Personen des Typs +4) weicht genau halb so stark von dem Bevölkerungs-Mittelwert ab wie der Phänotyp dieser Gruppe von Eltern (z. B. beträgt der Phänotyp der Kinder aller Eltern vom Typ +4 durchschnittlich +2).

Nun ist das oben betrachtete Modell sehr speziell und, da wir nur zwei Genpaare angenommen haben, besonders einfach. Trotzdem erwies sich die Analyse als überaus umständlich. Um den allgemeinen Fall (*n* Genpaare) zu betrachten, müssen wir die Methodik wechseln.

Tabelle 30. *Ehetypen, ihre Häufigkeit und das Aufspaltungsverhältnis unter den Kindern bei zwei additiven Genpaaren und* $p_1 = p_2 = q_1 = q_2 = 0{,}5$

Ehetyp	Häufigkeit	AA BB	AA Bb	Aa BB	AA bb	aa BB	Aa Bb	Aa bb	aa Bb	aa bb
AABB × AABB	0,003906	1	—	—	—	—	—	—	—	—
AABB × AABb	0,015625	0,5	0,5	—	—	—	—	—	—	—
AABB × AaBB	0,015625	0,5	—	0,5	—	—	—	—	—	—
AABB × AAbb	0,00781	—	1	—	—	—	—	—	—	—
AABB × aaBB	0,00781	—	—	1	—	—	—	—	—	—
AABB × AaBb	0,03125	0,25	0,25	0,25	—	—	0,25	—	—	—
AABB × Aabb	0,015625	—	0,5	—	—	—	0,5	—	—	—
AABB × aaBb	0,015625	—	—	0,5	—	—	0,5	—	—	—
AABB × aabb	0,00781	—	—	—	—	—	1	—	—	—
AABb × AABB	0,015625	0,25	0,5	—	0,25	—	—	—	—	—
AABb × AaBB	0,03125	0,25	0,25	0,25	—	—	0,25	—	—	—
AABb × AAbb	0,015625	—	0,5	—	0,5	—	—	—	—	—
AABb × aaBB	0,015625	—	—	0,5	—	0,5	—	—	—	—
AABb × AaBb	0,0625	0,125	0,25	0,125	0,125	—	0,25	0,125	—	—
AABb × Aabb	0,03125	—	0,25	—	0,25	—	0,25	0,25	—	—
AABb × aaBb	0,03125	—	—	0,25	—	—	0,5	0,25	—	—
AABb × aabb	0,015625	—	—	—	—	—	0,5	0,5	—	—
AaBB × AaBB	0,015625	0,25	—	0,5	—	0,25	—	—	—	—
AaBB × AAbb	0,015625	—	0,5	—	—	—	0,5	—	—	—
AaBB × aaBB	0,015625	—	—	0,5	—	0,5	—	—	—	—
AaBB × AaBb	0,0625	0,125	0,125	0,25	—	0,125	0,25	—	0,125	—
AaBB × Aabb	0,03125	—	0,25	—	—	—	0,5	—	0,25	—
AaBB × aaBb	0,03125	—	—	0,25	—	0,25	0,25	—	0,25	—
AaBB × aabb	0,015625	—	—	—	—	—	0,5	—	0,5	—
AAbb × AAbb	0,003906	—	—	—	1	—	—	—	—	—
AAbb × aaBB	0,00781	—	—	—	—	—	1	—	—	—
AAbb × AaBb	0,03125	—	0,25	—	0,25	—	0,25	0,25	—	—
AAbb × Aabb	0,015625	—	—	—	0,5	—	—	0,5	—	—
AAbb × aaBb	0,015625	—	—	—	—	—	0,5	—	0,5	—
AAbb × aabb	0,00781	—	—	—	—	—	—	1	—	—
aaBB × aaBB	0,003906	—	—	—	—	1	—	—	—	—
aaBB × AaBb	0,03125	—	—	0,25	—	0,25	0,25	—	0,25	—
aaBB × Aabb	0,015625	—	—	—	—	—	0,5	—	0,5	—
aaBB × aaBb	0,015625	—	—	—	—	0,5	—	—	0,5	—
aaBB × aabb	0,00781	—	—	—	—	—	—	—	1	—
AaBb × AaBb	0,0625	0,0625	0,125	0,125	0,0625	0,0625	0,25	0,125	0,125	0,0625
AaBb × Aabb	0,0625	—	0,125	—	0,125	—	0,25	0,25	0,125	0,125
AaBb × aaBb	0,0625	—	—	0,125	—	0,125	0,25	—	0,25	0,125
AaBb × aabb	0,03125	—	—	—	—	—	0,25	0,25	0,25	0,25
Aabb × Aabb	0,015625	—	—	—	0,25	—	—	0,5	—	0,25
Aabb × aaBb	0,03125	—	—	—	—	—	0,25	0,25	0,25	0,25
Aabb × aabb	0,015625	—	—	—	—	—	—	0,5	—	0,5
aaBb × aaBb	0,015625	—	—	—	—	0,25	—	—	0,5	0,25
aaBb × aabb	0,015625	—	—	—	—	—	—	—	0,5	0,5
aabb × aabb	0,003906	—	—	—	—	—	—	—	—	1

Wir betrachten zunächst ein Genpaar A, a, dessen Heterozygoten den phänotypischen Effekt α aufweisen, während der eine Homozygote (AA) den Effekt 2α, der andere (aa) den Effekt 0 hat. Der Heterozygote steht also in der Mitte zwischen den beiden Homozygoten.

Der Mittelwert des betreffenden Maßes in der untersuchten Bevölkerung kann etwa folgendermaßen abgeleitet werden:

$$E = \frac{p_2(2\alpha) + 2pq(\alpha)}{p^2 + 2pq + q^2} = \frac{2q(p+q)}{(p+q)^2} \text{ , und, da } p+q=1: \ E_x = 2\alpha p \ .$$

Daraus errechnet sich die Varianz V nach der Formel:

$$V_x = E(x^2) - (E_x)^2$$

$$V_x = \frac{4\alpha^2 p^2 + 2pq\alpha^2}{(p+q)^2} - (2\alpha p)^2 = 2pq\alpha^2 \ .$$

Den Wert α kann man hier auch als den Beitrag eines Gens A bei der Ausprägung des Merkmals x auffassen. V_x bezeichnet man auch als die genetische Varianz einer Population. Von dieser Betrachtung ausgehend ist es nun leicht, den allgemeineren Fall von n Genpaaren mit den Genhäufigkeiten $p_i = p_1, p_2 \ldots p_n$ für die Gene $A_i = A_1, A_2 \ldots A_n$ und $q_i = q_1$, $q_2 \ldots q_n$ für die Gene $a_i = a_1, a_2 \ldots a_n$ zu betrachten. Es gibt

$$E_x = 2\alpha \sum_{(i=1 \to n)} p_i,$$

$$V_x = 2\alpha^2 \sum p_i q_i \ .$$

Auch die folgenden Betrachtungen, die wir hier der Einfachheit halber nur für ein Genpaar durchführen, haben entsprechend für n Genpaare Gültigkeit.

Wir betrachten nun die Beziehungen zwischen Eltern und Kindern sowie zwischen Geschwistern. Wir setzen $\alpha = 1$, so daß der genotypische Wert der Homozygoten AA = 2, der der Heterozygoten = 1 und der der Homozygoten aa = 0 wird.

Für die weitere Analyse stellen wir uns noch einmal die Häufigkeit der Eltern-Kind-Kombinationen in einer panmiktischen Bevölkerung zusammen:

Tabelle 31. *Verteilung der Kinder*

	+4	+2	0	−2	−4
	AA BB	AA Bb Aa BB	AA bb aa BB Aa Bb	Aa bb aa Bb	aa bb
+4 × +4	1				
+4 × +2	0,5	0,5			
+4 × 0	0,1666	0,6667	0,1666		
+4 × −2		0,5	0,5		
+4 × −4			1		
+2 × 2	0,25	0,5	0,25		
+2 × 0	0,09575	0,40425	0,40425	0,09575	
+2 × −2		0,25	0,5	0,25	
+2 × −4			0,5	0,5	
0 × 0	0,02859	0,2234	0,4960	0,2234	0,02859

Diese Häufigkeiten kann man sich z. B. folgendermaßen klarmachen: Die Häufigkeit von AA-Müttern unter allen Müttern beträgt p^2. Jedes ihrer Kinder bekommt ein A-Gen. Die Wahrscheinlichkeit, daß dieses A-Gen mit einem anderen A-Gen zusammentrifft, beträgt p. Es gibt jedoch: $p^2 \cdot p = p^3$. Entsprechendes gilt für die übrigen Typen.

Die Gesamtverteilung beträgt bei beiden Generationen $p^2 + 2pq + q^2$, wie das ja auch auf Grund des Hardy-Weinberg-Gesetzes selbstverständlich ist. Nennen wir die Variable bei den Eltern x, die bei den Kindern x', dann gilt auf Grund der oben abgeleiteten Formeln 32: $\bar{x} = \bar{x}' = 2p$, $V_x = V_{x'} = 2pq$.

Die Kovarianz zwischen Eltern und Kindern kann aus den verschiedenen Zahlen der Tab. 32 gefunden werden.

Tabelle 32. *Häufigkeit von Mutter-Kind-Kombinationen in der Bevölkerung*

Mutter	Kinder			
	AA	Aa	aa	
AA	p^3	p^2q	—	p^2
Aa	p^2q	pq	p^2q	$2pq$
aa	—	pq^2	q^3	q^2
	p^2	$2pq$	q^2	

Die Kovarianz zweier Verteilungen ist ganz allgemein definiert:

$$\text{Cov}_{x_1 x_2} = E(x_1 \cdot x_2) - \bar{x}_1 \bar{x}_2 \ .$$

Dabei ist $E(x_1 x_2)$ definiert als: $\sum x_{1,i} x_{2,i} P(x_{1,i} \cdot x_{2,i}) \ .$

Die Werte $x_{1,i}$ und $x_{2,i}$ entsprechen jeweils der Gradausprägung des Merkmals (in unserem Falle 2, 1, 0), die Werte $P(x_{1,i}; x_{2,i})$ den entsprechenden Fächern in Tab. 32, so $P(2,2)$ dem Wert p^3. Daraus folgt nun:

$$\text{Cov}_{xx'} = 4p^3 + 4p^2q + pq - (2p)^2 = pq .$$

Daraus läßt sich der Korrelationskoeffizient r_{EK} zwischen einem Elternteil und den Kindern entnehmen:

$$r_{EK} = \frac{\text{Cov}(xx')}{\sigma x \, \sigma x'} = \frac{pq}{2pq} = 0,5 .$$

Dieses wichtige Ergebnis, das von FISHER (1918) abgeleitet wurde, wollen wir festhalten:

In einer panmiktischen Bevölkerung und bei additiver Wirkung der Gene ist ein Korrelationskoeffizient 0,5 zwischen Eltern und Kindern zu erwarten.

Auf ähnlichem Wege läßt sich zeigen, daß zwischen Vollgeschwistern unter den gleichen Voraussetzungen ebenfalls ein Korrelationskoeffizient 0,5 besteht.

Diese Resultate sind von den Genhäufigkeiten p_i, q_i unabhängig. Verwickelter werden die Verhältnisse, wenn A mehr oder weniger vollständig dominant gegenüber a ist. Insbesondere sind die Korrelationskoeffizienten nicht mehr unabhängig von den Genhäufigkeiten, und die Korrelation zwischen Eltern und Kindern ist nicht mehr gleich hoch wie die zwischen Geschwistern, sondern — abgesehen von dem Fall $q = 1$ — niedriger.

Wieder nennen wir die gemessene phänotypische Ausprägung eines Merkmales x. Dann liegt bei rein additiver Wirkung der Mittelwert der Kinder genau zwischen den Mittelwerten der Eltern. Liegt dagegen Dominanz vor, dann ist der Mittelwert der Kinder mehr oder weniger in Richtung auf den Mittelwert der Eltern mit dem mehr dominante Gene enthaltenden Genotyp verschoben.

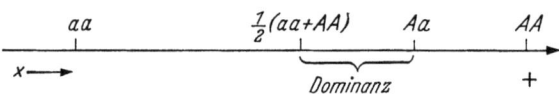

Abb. 89. Schematische Darstellung der Wirkung von Dominanz auf die quantitative Ausprägung des Maßes x in Abhängigkeit von einem Genpaar A, a

Für ein Genpaar Aa sei das schematisch an der Abb. 89 erläutert. Die Abweichung der Heterozygoten von dem genau in der Mitte zwischen den Homozygoten gelegenen Wert wird als Maß für die beteiligten Dominanzbeziehungen verwendet.

Die Aufteilung der Varianz in additive genetische Varianz, Dominanz-Varianz und peristatisch bedingte Varianzanteile spielt eine große Rolle bei quantitativ-genetischer Analyse von Merkmalen, die in der Tierzucht eine praktische Bedeutung haben, wie Fleischertrag und Milchleistung von Kühen, Legeleistung von Hühnern usw. In der Erbbiologie des Menschen fanden diese Prinzipien noch keine ausgedehnte Anwendung, wenn man von der Zwillingsforschung absieht, die aber nur eine Abtrennung der genetischen von der peristatischen Variabilität gestattet, und selbst das nur in Grenzen. Die in der Zwillingsforschung angewandten Methoden werden wir weiter unten besprechen. (Vgl. FALCONER 1960; MATHER 1948.)

Wir wollen nun nur noch einige weitere Folgen von Dominanzabweichungen betrachten. Wie wir schon sahen, sind Kinder ungleicher Eltern dem Elternteil, der nach der dominanten Seite hin variiert, ähnlicher als demjenigen, der nach der recessiven Seite hin variiert. Wie verhalten sich nun Kinder von gleichen oder sehr ähnlichen Eltern? Sie werden stärker nach der recessiven als nach der dominanten Seite von ihnen abweichen. Entspricht der Phänotyp beider Eltern mehr dem recessiven Extremtyp, dann werden die Kinder nicht oder wenig in Richtung auf den Bevölkerungsmittelwert variieren; entspricht der Phänotyp beider Eltern mehr dem dominanten Extremtyp, dann werden die Kinder stärker zum Bevölkerungsmittelwert hin variieren.

Nicht so selten wird aus einem derartigen Verhalten auf ein Genpaar oder eine Allelenserie usw. geschlossen. Das ist jedoch ganz unberechtigt: Alle möglichen Hypothesen mit einseitigem Überwiegen von Dominanz zeigen dieses Verhalten. Ja, es ist dazu nicht einmal Dominanz über die anderen Allele innerhalb der gleichen Allelenserien erforderlich. Es genügt auch ein Überwiegen von + -Genen bestimmter loci über die − -Gene anderer loci, d. h. ein Verhalten, das man als *Epistase* bezeichnet. Dominanz- und Epistase-Effekte lassen sich hierbei nicht trennen. Allenfalls kann man aus der schwächeren oder stärkeren Tendenz zum Herausspalten von Extremtypen aus den Ehen von Mitteltypen darauf schließen, ob eine größere oder kleinere Zahl von Genen beteiligt ist. Hier muß aber wieder an die Stauchung der Skala im Bereich der Extremwerte erinnert werden, die das Bild erheblich verwischen kann.

Wir vergleichen nun an einigen Beispielen von genetischen Untersuchungen an kontinuierlich verteilten Merkmalen die empirischen Befunde mit den auf Grund der oben dargestellten Erwägungen erwarteten.

Als erstes betrachten wir das Ergebnis einer der „klassischen" Untersuchungen von FRANCIS GALTON: Seine Erhebung über die Erblichkeit der Körpergröße[1]. Er untersuchte 204 Elternpaare mit 928 erwachsenen Kindern. Eine methodische Schwierigkeit lag zunächst darin, daß Frauen in der Regel kleiner sind als Männer. GALTON ging ihr aus dem Wege, indem er alle Maße von Frauen mit 1,08 multiplizierte; denn in seinem Material waren die Männern durchschnittlich 1,08mal größer.

Nach dieser Korrektur bestimmte er für jedes Elternpaar den Mittelwert: nämlich $1/2 \, (\male + 1{,}08 \, \female)$.

Das Ergebnis seiner Untersuchungen ist in der folgenden Tab. 33 zusammengefaßt. Man sieht auf den ersten Blick: Es besteht eine Korrelation zwischen den Elternmittelwerten und den Mittelwerten der Kinder. Größere Eltern haben im Durchschnitt größere Kinder als kleinere Eltern.

Tabelle 33. *Körpergröße von Eltern und erwachsenen Kindern* (n. GALTON, aus: JOHANNSEN 1909)

Eltern-Mittelwert	Größe der Kinder in inches. (1 inch = 2,54 cm)							
	60,7	62,7	64,7	66,7	68,7	70,7	72,7	74,7
64	2	7	10	14	4	—	—	—
66	1	15	19	56	41	11	1	—
68	1	15	56	130	148	69	11	—
70	1	2	21	48	83	66	22	8
72	—	—	1	7	11	17	20	6
74	—	—	—	—	—	—	4	—
	5	39	107	255	287	163	58	14

Gliedern wir das gleiche Material etwas anders und betrachten wir die Mittelwerte der Kinder in Abhängigkeit vom Elternmittel, so erhalten wir die folgende Tabelle:

Tabelle 34 (nach JOHANNSEN 1926)

Elternmittel	64,5	65,5	66,5	67,5	68,5	69,5	70,5	71,5	72,5
Mittlere Größe d. Kinder	65,8	66,7	67,2	67,6	68,3	68,9	69,5	69,9	72,2

[1] Daten aus JOHANNSEN 1909; 1926.

Wir vergleichen dieses Resultat mit dem, welches wir uns oben am Beispiel eines einzigen Genpaares ableiteten. Dabei fällt uns eine Abweichung auf: Wir hatten gesagt: Der Mittelwert der Kinder liegt bei additiver Vererbung genau in der Mitte zwischen den Werten der beiden Eltern. Daraus müßte man folgern, daß der Eltern-Mittelwert genau gleich dem Kinder-Mittelwert sei. Nach Tab. 34 ist das offenbar nicht der Fall. Anstatt dessen ergibt sich ganz klar folgende Beziehung: Liegt der Eltern-Mittelwert oberhalb des Bevölkerungs-Mittelwertes, dann ist der Mittelwert der Kinder geringer. Liegt der Eltern-Mittelwert aber unterhalb des Bevölkerungs-Mittelwertes, dann ist der Mittelwert der Kinder höher. Ganz allgemein weicht er also vom Eltern-Mittelwert in Richtung auf den Bevölkerungs-Mittelwert hin ab. Genauer gesagt: Die Nachkommen weichen durchschnittlich nur $2/_3$ so weit vom Bevölkerungs-Mittelwert ab wie die Eltern.

Dies ist das Galtonsche „Regressionsgesetz", der „Rückschlag zur Mitte". Er läßt sich auch bei anderen in ähnlicher Weise kontinuierlich verteilten Merkmalen nachweisen. Wodurch ist er verursacht?

Seine Ursache ist, daß die Körpergröße nicht nur durch genetische Faktoren bedingt ist, sondern daß Umweltfaktoren daran mitwirken. Ein Mensch wird eben sehr groß, wenn nicht nur die Erbanlagen, sondern zusätzlich noch Umweltfaktoren in der gleichen Richtung wirken. Diese zusätzliche Wirkung fällt aber bei seinen Kindern großenteils weg. Daher der Rückschlag zur Mitte.

Als zweites betrachten wir ein Merkmal, von dem wir bereits oben sagten, daß es ebenfalls kontinuierlich verteilt ist und daß diese Verteilung ein Maximum aufweist. Das ist die Lage der Iriskrause.

Als Vorfrage bleibt zu klären, inwieweit es sich überhaupt um ein erbliches Merkmal handelt oder ob evtl. Umweltwirkungen von größerer Bedeutung sind. Zwillingsbefunde ergeben jedoch eine große Ähnlichkeit zwischen eineiigen Zwillingen bei deutlichen Unterschieden bei zweieiigen. Damit ist erwiesen, daß das Maß äußerst „umweltstabil" ist.

Für die genetische Interpretation wichtig sind die Familienbefunde. Wir entnehmen der obengenannten Arbeit die Tab. 35. (für die Begriffe vergl. oben).

Tabelle 35. *Lage der Iriskrause bei Eltern und Kindern*

Ehetyp	Zahl der Familien	Typen bei den Kindern				Insgesamt
		C_2	C_1	L_1	L_2	
$C_2 \times C_2$	1	4	—	—	—	4
$C_2 \times C_1$	15	35	42	—	—	77
$C_2 \times L_1$	9	11	4	18	—	33
$C_1 \times C_1$	14	9	52	—	—	61
$C_1 \times L_1$	16	3	32	43	—	78
$C_1 \times L_2$	1	—	2	—	2	4
$L_1 \times L_1$	3	—	8	4	—	12
$L_1 \times L_2$	1	—	—	5	3	8
	60	62	140	70	5	277

Übersetzt man sich die gegebene Klassifikation ins quantitative, so zeigt sich:

a) Bei Kreuzungen ähnlicher Eltern ähneln die Kinder in der Regel den Eltern ebenfalls. In den folgenden Kreuzungen sind die Eltern nicht mehr als eine Stufe auseinander: 1, 2, 4, 5, 7, 8.

In Fällen, in denen die Kinder aus solchen Ehen über die durch die Eltern gegebene Variationsbreite hinausgehen, geschieht das ausnahmslos in Richtung auf eine geringere Atrophie hin (20 von 240 Kindern).

b) Bei Kreuzungen von Eltern, die mehr als 2 Stufen voneinander getrennt sind (Nr. 3, 6), geht keines der 37 Kinder noch über die elterlichen Typen hinaus; 33 Kinder entsprechen einem der Elterntypen, davon 20 dem Elternteil mit stärkerer, 13 dem Elternteil mit geringerer Atrophie; 4 liegen dazwischen.

Ein „Rückschlag zur Mitte" ist — wenigstens soweit uns dieses Material Auskunft gibt — nicht zu bemerken: ein Zeichen dafür, daß die Lage der Iriskrause mehr oder weniger ausschließlich durch genetische Faktoren bedingt sein dürfte.

Die Ergebnisse sprechen am ehesten für einen multifaktoriellen Erbgang, wobei die einzelnen Gene sich jedoch offenbar nicht ausschließlich additiv-intermediär verhalten, sondern die Gene für stärkere Atrophie gegenüber denjenigen für geringere Atrophie deutlich dominant oder epistatisch sind. Eine Identifikation einzelner Genloci oder eine Aussage über die Anzahl der beteiligten loci oder verschiedenen Zustände an einem locus (Allele) ist nicht möglich.

Eine alternative Merkmalsverteilung und ein monomerer Erbgang wird durch einen Schwellenwert-Effekt vorgetäuscht

Wie wir oben sahen, kann eine alternative Merkmalsverteilung und ein monomerer Erbgang durch eine falsche Wahl der Meßmethode vorgetäuscht werden. Als Beispiel lernten wir die Lage der Iriskrause kennen. Um es richtig verstehen zu können, mußten wir daher einen wenn auch sehr kurzen und nicht besonders tiefschürfenden Exkurs in die Theorie der multifaktoriellen Vererbung unternehmen.

Jedoch schon bei dem anderen Beispiel, das wir betrachteten, der Fähigkeit, die Zunge um die Längsachse zu rollen, begegnete uns eine Erscheinung, der eigentlich ein anderer biologischer Tatbestand zugrunde liegt. Das Kriterium rollen — nicht rollen ist ja wirklich alternativ, und um die zugrunde liegenden kontinuierlich verteilten Variablen (Anheben der Zungenränder; Zusammendrücken der Ränder mit dem Munde) zu erkennen, mußten wir eine kleine funktionelle Analyse durchführen.

Damit durch sekundäre Umstände eine andere Alternativmöglichkeit zustande kommen konnte, mußte eine kontinuierlich verteilte Variable zunächst eine *Schwelle* überschreiten.

Das führt uns zu dem besonders in der Erbpathologie häufiger Merkmale grundsätzlich wichtigen und praktisch überaus häufig zutreffenden Modell des *multifaktoriellen Erbganges mit Schwellenwert-Effekt.*

Wahrscheinlich ist dieser Erbgang, betrachtet man alle Krankheiten zusammen, an deren Entstehung genetische Faktoren einen größeren Anteil haben, der *weitaus häufigste.* Trotzdem wird er oft übersehen, und Befunde, die eindeutig auf ihn hinweisen, werden in Richtung auf einfache Erbgänge hin mißdeutet.

1. Die einfachste Möglichkeit ist hier, daß zur Verwirklichung des Phänotyps eine gewisse Mindestmenge von in einer Richtung additiv wirkenden Genen

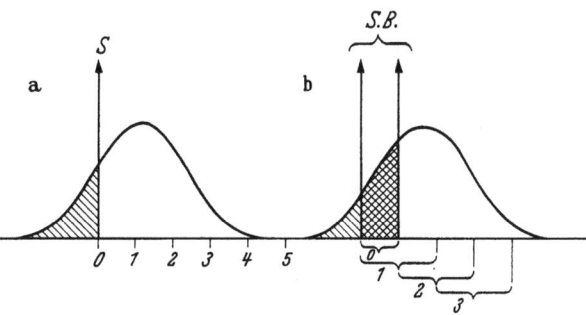

Abb. 90a u. b. Schwellenwerteffekt, schematische Darstellung. a Es ist ein gewisses Mindestmaß einer (hier normal verteilten) Variablen erforderlich, damit die Schwelle S überschritten wird und es zur Manifestation des durch die X-Achse symbolisierten Phänotyps (Wert > 0) kommt. Werte der Variablen, die unterhalb von 0 liegen, führen zu dem Phänotyp 0. Der Schwellenwert ist also scharf abgegrenzt. b Es besteht ein Schwellenbereich (SB), innerhalb dessen es von Zufälligkeiten der verschiedenen Art abhängt, ob ein bestimmter Wert der ursprünglichen Variablen eine Manifestation der abhängigen Variablen zur Folge hat oder nicht. Die Klammern an den Ziffern deuten an, daß die abhängige Variable durch die unabhängige in ihrer Ausbildung nicht absolut, sondern nur in einem bestimmten Bereich festgelegt ist

erforderlich ist. Anderenfalls hat die Variable den Wert 0 (Abb. 90). Dadurch kann eine diskontinuierliche, z. B. bimodale Verteilung vorgetäuscht werden. Eine solche Möglichkeit mußte z. B. ausgeschlossen werden, bevor wir als verbreitetste genetische Grundlage des Niederspannungs-EEG beim Menschen einen einfach autosomal-dominanten Erbgang diskutieren konnten (vgl. S. 125). An sie ist grundsätzlich in allen Fällen zu denken, wenn ein Maß bis zum Wert 0 variieren kann. Man denke etwa an das Auftreten von Sommersprossen, den Grad der Kryptenbildung in der Iris, die Ausbildung des Kinngrübchens, den Grad der Wellung des Haares usw.

2. Eine andere Möglichkeit, die sich von der obengenannten häufig nur im Fehlen von Messungen im + Bereich unterscheidet, ist die umschlagende Variation: Oberhalb der Schwelle entsteht der Phänotyp +, unterhalb von ihr der Phänotyp —. Solche Alternativen können sein: Vorhandensein oder Fehlen eines überzähligen Fingers, Sterben an einer Infektion oder ihre Überwindung, ganz allgemein Gesundheit oder Krankheit.

Der Schwellenwert kann dabei scharf definiert sein; meist wird jedoch ein mehr oder weniger breiter Grenzbereich vorhanden sein, innerhalb dessen es — bei genetischer Variabilität — in Abhängigkeit von mehr oder weniger zufälligen Umwelteinflüssen zu einem Umschlagen in der einen wie in der anderen Richtung kommen kann.

3. Besonders in die Irre führen können einen solche Merkmale, bei denen die Variable oberhalb einer Schwelle die Tendenz zeigt, sich selbst durch einen circulus vitiosus zu steigern. Als Beispiel sei der Blutdruck genannt: Eine Erhöhung schädigt die Niere und den Kreislauf, dadurch kommt es zu einer weiteren Erhöhung usw. Dadurch können bimodale Verteilungen besonders täuschend nachgeahmt werden (vgl. EDWARDS 1960).

In glücklich gelagerten Fällen läßt sich neben dem diskontinuierlich verteilten Phänotyp auch die kontinuierliche Variable zeigen, und man kann die Beziehung zwischen beiden nachweisen.

GRÜNEBERG (1951)[1] analysierte ein solches System bei der Maus. Im Gebiß von Mäusen vom CBA-Inzuchtstamm fehlt der 3. Molar öfters; bei 133 von 744 Tieren wurde mindestens einer unter den vier 3. Molaren vermißt. Beim C 57 Black-Stamm dagegen war er praktisch immer (bei 863 von 864 Tieren) vorhanden. In Kreuzungen zwischen beiden Stämmen stellte sich heraus, daß kein einfacher Erbgang vorlag, obwohl das Merkmal (Zahn vorhanden oder fehlend) eine klar alternative Verteilung aufweist.

Nun zeigte sich, daß bei den Tieren des CBA-Stammes, die den dritten Molaren aufwiesen, dieser Molar durchschnittlich wesentlich kleiner war als bei Tieren des C 57 Black-Stammes (Abb. 91 aus GRÜNEBERG 1952).

In diesem Inzuchtstamm variiert also die Zahngröße offenbar bis zu einer Mindestgröße, bei der ein Schwellenwert erreicht wird. Unterhalb dieses Schwellenwertes fehlt der Zahn ganz. Der Schwellenwert ist hier nicht starr abgegrenzt, sondern es ist

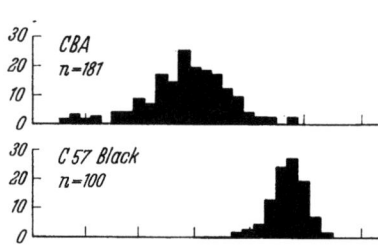

Abb. 91. Größenverteilung des 3. unteren Molaren bei zwei Mäusestämmen: CBA-Stamm (oben) und C57 Black-Stamm (unten). Das Schema stellt also die kontinuierlich verteilte Variable dar

eher ein breiter Schwellenbereich, in dem der Zahn auftreten oder fehlen kann. GRÜNEBERG spricht von „quasi-kontinuierlicher Variation". Die Variabilität erweist sich in diesem Falle innerhalb des Stammes als vor allem durch Umweltfaktoren bedingt, was nicht verwundert, da es sich um Inzuchtstämme, also um genetisch praktisch einheitliches Tiermaterial handelt. Die genetische Grundlage durch multifaktorielle Vererbung geht vor allem aus dem sehr starken Unterschied zu dem anderen Inzuchtstamm hervor. Angesichts der großen genetischen Verschiedenheiten, die in menschlichen Bevölkerungen vorhanden sind, wird man — neben Umweltwirkungen — mit einer wesentlich größeren Bedeutung dieser genetischen Unterschiede bei Schwellenwert-Phänomenen rechnen müssen. Entsprechende multifaktoriell bedingte Mißbildungen wurden bei Säugetieren schon vor längerer Zeit analysiert.

---

[1] Andere Beispiele bei GRÜNEBERG 1952.

Wie gesagt, liegt in dem oben angegebenen Beispiel ein ausgesprochen günstiger Sonderfall vor: In den meisten Fällen ist uns im Phänotyp nur die diskontinuierliche Phase gegeben, während die kontinuierliche Phase der Analyse verborgen bleibt. Die einfachste und allgemeinste der möglichen Alternativen ist das Gegensatzpaar: gesund — krank.

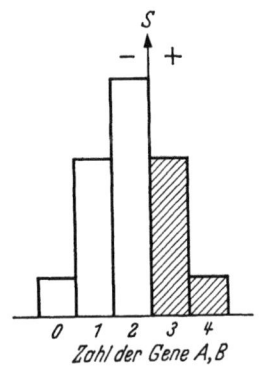

Abb. 92. Multifaktorielle Vererbung mit Schwellenwerteffekt: Phänotyp — ☐ und + ▨ in Abhängigkeit von der Zahl der Gene A, B in der Bevölkerung bei Panmixie

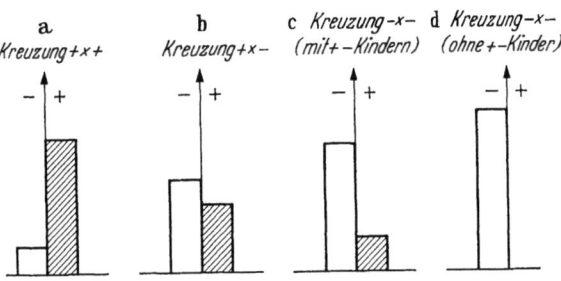

Abb. 93. a—d Relative Anzahl der Kinder + und — aus vier verschiedenen Kreuzungstypen unter Voraussetzung des in Abb. 92 dargestellten genetischen Modells (Zahlenwert aus Spalte 3 der Tab. 36)

Wir müssen uns deshalb fragen: Mit welcher Art von Familienbefunden haben wir bei einem multifaktoriellen genetischen Modell zu rechnen, wenn ein Schwellenwert vorhanden ist?

Wir kehren wieder zu unserem Modell zweier Genpaare A, a; B, b zurück und nehmen nun zusätzlich an, bei 0, 1 und 2 Genen des Typs + (A oder B) trete der Effekt —, bei drei und vier Genen des Typs + trete der Effekt + ein (vgl. Abb. 92). Ferner seien alle Genhäufigkeiten $p_1 = p_2 = q_1 = q_2 = 0,5$.

Dann ergeben sich folgende relativen Häufigkeiten der Typen + und — für die Kinder verschiedener Elternkombinationen.

Tabelle 36

Elterntyp	Relative Anzahl	Typ der Kinder	
		+	—
+ × + ...	0,09766	0,84	0,16
+ × —	0,4297	0,418	0,582
— × — + Kinder spalten heraus.	0,2500	0,2031	0,7969
— × — + Kinder spalten nicht heraus	0,2226	—	1

Wie wir schon an diesem einfachen Modell sehen, ist das Ergebnis von dem bei monomerem, dominantem Erbgang erwarteten erschreckend schwer zu unterscheiden.

Im Kreuzungstyp + × + finden sich unter den Kindern 84% + und 16% —. Das ist eine Zahl, die der bei dominantem Erbgang sehr nahe kommt, wenn man annimmt, daß ein Teil der Merkmalsträger homozygot für das dominante Allel wäre.

In dem Kreuzungstyp + × — dagegen findet sich bei dem multifaktoriellen Modell ein Erwartungswert 0,418, während der gleiche Erwartungswert bei dominantem Erbgang weit über 0,5 liegt, denn man muß ja bei einem derart häufigen Merkmal damit rechnen, daß ein nicht wesentlicher Teil der +Eltern homozygot für das dominante Gen ist.

Demnach wird ein 1:1-Verhältnis nicht genau durch ein multifaktorielles Modell nachgeahmt, und diese Regel gilt allgemein: *Ein klarer dominanter Erbgang mit 1:1-Verhältnis unter den Kindern und Befall eines Elternteiles von jedem befallenen Kind wird durch ein diskutables multifaktorielles Modell nicht nachgeahmt.*

Nun sind aber gerade unter den dominanten Erbanomalien diejenigen, bei denen die Dominanz wirklich vollständig ist, in der Minderzahl. Bei vielen und gerade bei den häufigen unter ihnen finden sich nicht nur häufig Geschwisterschaften, deren beide Eltern merkmalsfrei sind, sondern das 1:1-Verhältnis ist ebenfalls nicht vollständig erreicht. *Gerade in diesen Fällen wird man sich sehr kritisch fragen müssen, ob denn die einfache Erbganghypothese wirklich sinnvoll begründbar, d. h. von der Hypothese des multifaktoriellen Erbganges mit Schwellenwert-Effekt abgrenzbar ist.*

Ganz besonders vorsichtig wird man in dem nun zu betrachtenden Fall sein: Es kommen häufig Geschwisterschaften vor, bei denen beide Eltern gesund sind, aber unter diesen Geschwistern ist die Erkrankungswahrscheinlichkeit geringer als in den Familien mit einem befallenen Elternteil. Zwar ist auch hier die Hypothese denkbar, die Manifestation des dominanten Gens werde durch gerade in dieser Familie mendelnde Modifikationsgene oder allgemein durch den genetischen Hintergrund unterdrückt. Gerade bei häufigen Merkmalen ist jedoch die multifaktorielle Hypothese viel wahrscheinlicher und plausibler.

Als Ergänzung sei in unserem Modell noch die durchschnittliche Merkmalshäufigkeit in der Gesamtbevölkerung) errechnet. Sie läßt sich leicht aus dem Pascalschen Dreieck entnehmen und beträgt:

$$\frac{1+4}{1+4+6+4+1} = 0,31 \ .$$

Das Verhältnis Belastung bei dem betreffenden Verwandtschaftsgrad/Belastung der Durchschnittsbevölkerung beträgt für Eltern 0,43 / 0,31 = 1,39, für Geschwister: 0,42 / 0,31 = 1,35.

Bisher betrachteten wir nur den Sonderfall zweier Genpaare Aa, Bb. Uns interessiert aber vor allem, ob die hierfür abgeleiteten Ergebnisse prinzipiell auch für den allgemeineren Fall (n additiv wirkende Genpaare) zutreffen. Das ist tatsächlich der Fall. Eine entsprechende mathematische Ableitung verdanken wir PENROSE (1953), dem wir jetzt folgen wollen.

Das mathematische Argument von PENROSE kann hier nicht wiederholt werden. Wir wollen nur auf das an dieser Stelle wichtige Ergebnis hinweisen. Dabei nennen wir K das Verhältnis der Erkrankungswahrscheinlichkeiten zwischen den betrachteten Verwandten und der Durchschnittsbevölkerung. Man muß bedenken: K ist um so größer, je geringer die Häufigkeit des Merkmals ist. K = 1 kommt bei einem erblichen Merkmal nur vor, wenn alle Individuen einer Bevölkerung den Phänotyp + aufweisen. Demnach bedeutet die Abhängigkeit in der Belastung der verschiedenen Verwandtschaftsgrade von K eine Abhängigkeit von der Häufigkeit des Merkmals in der Bevölkerung.

Tabelle 37 (nach PENROSE 1953)

K	Einzelnes intermediäres Gen	Einzelnes dominantes Gen		Multiple additive Gene
	Eltern oder Geschwister	Eltern oder Kinder	Geschwister	Eltern oder Geschwister
1,0	1,000	1,000	1,000	1,000
1,5	0,333	0,455	0,483	0,384
2,0	0,200	0,311	0,324	0,239
3,0	0,111	0,190	0,195	0,115
5,0	0,059	0,109	0,109	0,048
10,0	0,027	0,052	0,052	0,015

Intermediärer Erbgang bedeutet in diesem Falle nach der Definition von PENROSE, daß sich das Merkmal bei allen Homozygoten. aber nur bei der Hälfte der Heterozygoten manifestiert.

Man sieht also: Die Erkrankungswahrscheinlichkeit ist auch bei multiplen additiv wirkenden Genen für Eltern und Geschwister gleich und außerdem im Bereich unterhalb $K = 10$ der bei Vorliegen eines einzelnen dominanten oder intermediären Gens sehr ähnlich.

Die Situation scheint für die Analyse nicht sehr günstig zu sein. Zum Glück aber können noch zusätzliche Argumente herangezogen werden, zu denen wir jetzt übergehen wollen. Das erste Argument lernten wir schon in dem oben betrachteten speziellen Fall der beiden Genpaare A, a; B, b kennen: *Die Belastungsziffer unter Geschwistern, deren beide Eltern gesund sind, ist bei multifaktoriellem Erbgang wesentlich geringer als die Belastung in Geschwisterschaften, bei denen ein Elternteil ebenfalls befallen ist.* Es leuchtet unmittelbar ein, daß dieses Argument auch zutreffen muß, wenn beliebig viele Genpaare vorhanden sind; denn ein Elternpaar − − wird auf jeden Fall durchschnittlich weniger Gene + auf die Kinder übertragen als ein Elternpaar +, −.

Das zweite zusätzliche Argument bieten Zwillingsuntersuchungen. Bei einem dominanten Gen mit einer Penetranz von, sagen wir, 0,5 und bei der meist gegebenen Voraussetzung der Probandenauslese $k = 0$ (Kap. IV, 5b) muß sich unter eineiigen Zwillingen in der Hälfte der Fälle Konkordanz finden, bei zweieiigen Zwillingen dagegen in etwa einem Viertel der Fälle. Oder allgemein: Die Konkordanzziffer bei EZ wäre etwa doppelt so hoch wie die Konkordanzziffer bei ZZ.

Bei multifaktoriellem Erbgang dagegen muß das Verhältnis zwischen der Konkordanz bei EZ und ZZ höher sein. Bei EZ ändert sich nichts daran, daß sie alle Gene, die das Merkmal beeinflussen, gemeinsam haben müssen. Das Konkordanz-Diskordanz-Verhältnis ist also nur von der Umweltmodifizierbarkeit des Merkmals abhängig. Formal ausgedrückt: Es hängt nur davon ab, ob der Schwellenbereich sehr schmal ist (hohe Konkordanz) oder breiter ist (schwächere Konkordanz). ZZ dagegen haben nicht mehr Gene gemeinsam als gewöhnliche Geschwister. Ihre Konkordanzziffer wird bei multifaktoriellem Erbgang unter der Hälfte der Konkordanzziffer bei EZ liegen. *Ist demnach die Konkordanz bei EZ wesentlich höher als bei ZZ −* PENROSE gibt als Faustregel eine mehr als viermal so hohe Konkordanz bei EZ gegenüber ZZ an −, *dann muß man an einen multifaktoriellen Erbgang denken.*

Natürlich hat auch diese Regel ihre Einschränkungen; z. B. muß man bei einem einfach recessiven Erbleiden ebenfalls eine höhere Konkordanz bei EZ gegenüber ZZ erwarten. Aber praktisch wird dieser Erbgang kaum Anlaß zu Verwechslungen geben.

Es ist fast allgemein bekannt, daß die beiden zuletzt genannten Kriterien − Unterschied im Befall der Geschwister in Familien mit oder ohne befallene Eltern und stärkerer Konkordanzunterschied zwischen EZ und ZZ − gegen die *alleinige* Wirkung eines unvollständig dominanten Gens sprechen. Meist hilft man sich dann, indem man sagt, die Manifestation eines Hauptgens werde durch Nebengene beeinflußt. Man macht sich jedoch dabei nicht klar, daß das eigentlich hypothetische Moment in dieser Erklärung das Hauptgen ist und daß genau das gleiche Bild entsteht, wenn die beteiligten Gene alle gleich starke Wirkung haben.

Auf der anderen Seite ist aber auch, wie schon gesagt, das Modell der additiven Polygenie eine Abstraktion. In Wirklichkeit muß man natürlich damit rechnen, daß die einzelnen beteiligten Gene das Merkmal verschieden stark beeinflussen. Es besteht immer die Aussicht − und es muß das Fernziel der Forschung bleiben −, mit Hilfe zusätzlicher Methoden in die Phänogenetik des Merkmals einzudringen, sich dem Bereich der primären Genwirkung zu nähern und einzelne Gene aus dem multifaktoriellen Komplex zu isolieren. Wir werden weiter unten derartige Beispiele kennenlernen. Zuvor wollen wir jedoch ein praktisches Beispiel für die genetische Analyse multifaktorieller Vererbung kennenlernen. Wir wählen ein Hautleiden, die Psoriasis (*Schuppenflechte.*)

Die Psoriasis ist eine der häufigsten Hautkrankheiten. Das kennzeichnende Symptom ist der mit perlmutterartig glänzenden, lamellösen Schuppen bedeckte trockene Fleck oder das gerötete, leicht erhabene Knötchen. Die Flecke zeigen eine sehr verschiedene Größe und Verteilung. Einerseits findet sich der disseminierte Typus mit zahlreichen, über den ganzen Körper verstreuten kleineren oder größeren, streifenförmigen Herden. Bei anderen Patienten dagegen findet man nur wenige oder gar nur einen einzigen Herd. Insgesamt kann die Erkrankung sehr verschieden schwer verlaufen: Manche Menschen zeigen nur für kurze Zeit einzelne wenig ausgeprägte Herde, andere dagegen leiden ihr Leben lang unter schwersten Krankheitserscheinungen (Abb. 94).

Dem Leiden liegt eine Verhornungsstörung des Epithels (Parakeratose) zugrunde; die physiologischen Ursachen dieser Störung sind bis jetzt trotz vieler Einzelbefunde und Hypothesen noch unbekannt.

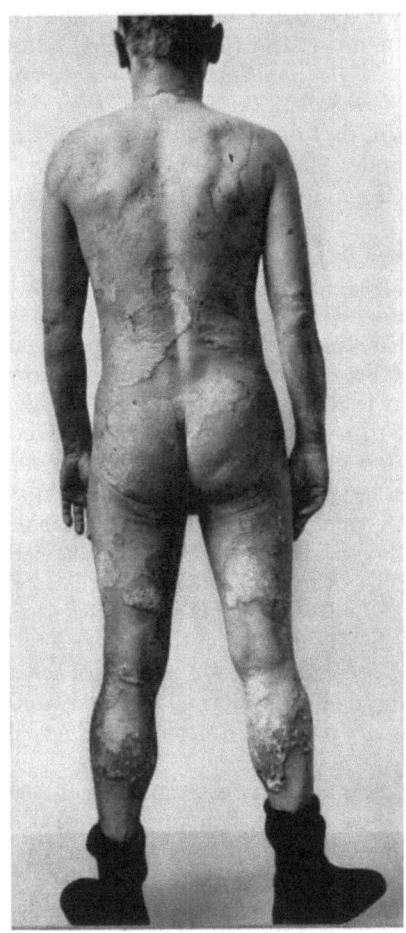

Abb. 94. Psoriasis (Abb. n. Dr. Dorn)

Befunde über die Erblichkeit der Psoriasis sind außerordentlich zahlreich. Sie bestehen jedoch meist in Einzelbeobachtungen, aus denen eine teilweise imponierende Häufung von Psoriatikern in bestimmten Familien abzulesen ist. Wie wir sahen, vereinfachen sich bei verschiedenen Erbleiden durch das fast ausschließliche Vorkommen bestimmter Kreuzungstypen die Verhältnisse so stark, daß derartige Einzelbeobachtungen eine klare Vorstellung über die genetische Grundlage dieser Leiden vermitteln. Nicht so bei häufigen Leiden und insbesondere dann nicht, wenn neben genetischen Faktoren auch Umweltfaktoren die Manifestation beeinflussen. Hier helfen nur Untersuchungen an großen, auslesefrei, d. h. ohne Rücksicht auf das Vorhandensein erkrankter Verwandter gewonnenen Serien von Patienten[1].

Derartige Serienuntersuchungen sind nun bei der Psoriasis — wie bei allen anderen Krankheiten mit ähnlicher Problematik — wesentlich dünner gesät als Einzelmitteilungen. Immerhin — es gibt sie, und sie lassen bestimmte Schlüsse zu.

Unter den Familienerhebungen ragen die drei Serien von Hoede (1931), Romanus (1945), sowie Steinberg, Becker, Fitzpatrick, Kierland (1951) an Umfang und Sorgfalt der Behandlung hervor (Tab. 38). Hoedes Serie enthält 539 auslesefrei gewonnene Fälle der Universitäts-Hautklinik Würzburg.

Romanus (1945) ging von Patienten aus, die vor 1922 zum ersten Male beobachtet wurden. Er begann 1943 mit der Nachuntersuchung und konnte zu diesem Zeitpunkt noch 768 von 1417 Patienten nachuntersuchen; 438 waren tot, 211 nicht auffindbar. Die 768 Patienten, auf denen die Erhebung beruht, stellen

---

[1] Zur Methodik derartiger Untersuchungen vgl. Kap. 4, 6.

demnach eine Auslese vor allem nach Überleben eines Zeitraumes von 21 Jahren, also nach früher Manifestation des Leidens dar.

STEINBERG u. Mitarb. (1951) gehen von 464 aufeinanderfolgenden (auslesefrei gewonnenen) Patienten der Mayo-Klinik aus. Leider konnte nur ein Teil der Verwandten selbst untersucht werden, so daß die Belastungsziffer eher zu niedrig liegt, wie die Autoren selbst betonen.

Tabelle 38. *Serienuntersuchungen bei Psoriasis*

	Zahl der Probanden	Beide Eltern Psoriasis	Ein Elternteil Psoriasis	Beide Eltern gesund	Zahl der befallenen Geschwister, deren beide Eltern befallen waren	Zahl der befallenen Geschwister (ein Elternteil befallen)	Zahl der befallenen Geschwister (beide Eltern gesund)
1. HOEDE 1931	537	2	88 16,4%	449	0/1	38/346 11,0%	78/1742 4,5%
2. ROMANUS[1] 1945	768	0	121 16,5%	509[2]	0	215/2401[3] 8,95%	
3. STEINBERG u. Mitarb.	464	0	55 11,8%	409	0	18/200 (9%)	40/1630 (2,45%)

Diese Serien stimmen in ihren Ergebnissen erstaunlich gut überein: *Etwa 5—10% der Eltern von Psoriatikern sind ebenfalls befallen, und unter den Geschwistern ist die Belastung etwa gleich hoch. Wenn ein Elternteil erkrankt ist, liegt die Belastung bei Geschwistern etwa doppelt so hoch, als wenn beide Eltern gesund sind.*

Neben den Familienbefunden sind die Zwillingsbefunde für die genetische Interpretation wichtig:

Insgesamt wurden 26 eineiige Zwillingspaare mit Psoriasis beschrieben. Von ihnen verhielten sich 16 konkordant (beide Paarlinge wiesen eine Psoriasis auf), während die restlichen 10 diskordant waren. Unter den Konkordanten gab es solche mit sehr ähnlicher Lokalisation und Schwere der Erscheinungen, aber auch Fälle, bei denen deutliche Unterschiede, besonders auch bezüglich des Zeitpunktes und der Schwere der Erkrankung bestanden.

Ein Fall sei hier geschildert[4]: Von 69 jährigen weiblichen EZ, die immer zusammenlebten, hatte der eine Paarling vor 5 Jahren angeblich erstmalig für mehrere Monate eine typische Psoriasis im Bereich des Bauches, an den Streckseiten der Ellenbogen und auf dem behaarten Kopf. Die Erscheinungen waren z. Z. der Untersuchung vollständig abgeklungen. Dagegen wies die Zwillingsschwester z. Z. der Untersuchung eine einzige kleinfingergroße, aber typische Efflorescenz an der Außenseite des linken Fußes auf, die nach ihrer Angabe erst seit kurzer Zeit sichtbar war. Man sieht also, welche Unterschiede in der Manifestation bei konkordanten EZ auftreten können.

Von den eineiigen Zwillingen wenden wir uns nun den zweieiigen zu. Von 16 Paaren verhielten sich 14 diskordant und nur zwei konkordant.

Das Verhältnis K/D ist also bei EZ 3/2, bei ZZ 1/7. Die Konkordanzziffer liegt demnach bei EZ um etwa das Zehnfache höher als bei ZZ. Man könnte meinen, das Verhältnis bei EZ sei u. U. durch eine Auslese zugunsten konkordanter Paare verschoben, da hier vor allem Literatur-Kasuistik ausgewertet werde. Teilweise mag

---

[1] Bei ROMANUS sind die Häufigkeiten unter den Geschwistern nicht danach aufgegliedert, ob Eltern krank oder gesund waren. Dafür wurden auch Kinder untersucht und in 13% psoriatisch gefunden: 96/1118=8,59% aller Kinder; 52/401=13,0% aller Kinder über 30 Jahren.

[2] Bei den restlichen 38 Patienten lagen aber keine Angaben über die Eltern vor.

[3] Da es sich um nach der Probandenmethode errechnete Zahlen handelt, in einzelnen Geschwisterschaften aber mehr als ein Proband vorhanden war, dürfte die wahre Zahl der beobachteten Geschwister etwas darunter liegen.

[4] Eigene Beobachtung; vgl. VOGEL und DORN.

das auch der Fall sein; auf der anderen Seite enthält die Übersicht mehrere Fälle, die offenbar in auslesefreien Serien beobachtet wurden. Jedenfalls dürfte der starke Konkordanz-*Unterschied* zwischen EZ und ZZ schon reell sein. Auf der anderen Seite zeigt die nicht so seltene Diskordanz bei EZ die dem Dermatologen auch sonst bekannte Bedeutung von Umweltfaktoren für die Manifestation des Leidens.

Vergleichen wir die Ergebnisse der Familien- und Zwillingsuntersuchungen mit unseren theoretischen Erwägungen über multifaktorielle Vererbung mit Schwellenwert-Effekt, dann fällt uns die hervorragende *Übereinstimmung* auf, die zwischen den Voraussagen dieses Modells und den empirischen Befunden besteht.

1. Die Erkrankungshäufigkeit unter den nächsten Verwandten der Merkmalsträger ist gegenüber dem Bevölkerungsdurchschnitt wesentlich erhöht. Als Ergänzung muß an dieser Stelle erwähnt werden, daß man in Westeuropa und Amerika ungefähr mit 1% Psoriatikern rechnet. Der *K*-Wert nach PENROSE

$$\frac{\text{Erkrankungshäufigkeit unter Verwandten}}{\text{Erkrankungshäufigkeit in der Bevölkerung}}$$

liegt bei Eltern und Geschwistern von Psoriatikern zwischen 5 und 10.

2. Geschwister solcher Patienten, unter deren Eltern sich ein Merkmalsträger befindet, sind etwa doppelt so häufig erkrankt wie Geschwister von Patienten, deren beide Eltern merkmalsfrei sind.

3. Eineiige Zwillinge sind ungefähr zehnmal so häufig konkordant wie zweieiige. Zwar ist die Zahl besonders der zweieiigen Zwillinge, auf denen diese Angabe beruht, sehr gering; das Konkordanz-Diskordanz-Verhältnis bei ihnen stimmt jedoch mit dem bei Geschwistern gefundenen sehr gut überein.

Zum Vergleich betrachten wir nun die Hypothese, die bis jetzt für diese Krankheit noch meist in der Literatur vertreten ist: Wir hätten es mit einem dominanten Gen mit etwa 20% Penetranz zu tun.

Diese Hypothese ist, wie man leicht sieht, *nicht ohne zusätzliche Hilfshypothesen* mit den Tatsachen vereinbar:

Insbesondere erklärt sie nicht, wieso die Erkrankungshäufigkeiten unter Geschwistern von Patienten, die auch einen erkrankten Elternteil haben, so viel größer ist als unter Geschwistern von Patienten, deren beide Eltern merkmalsfrei sind.

Als Hilfshypothese bietet sich die Wirkung von „Nebengenen" sofort an. Diese „Nebengene" müßten dann aber nicht nur überaus häufig, sondern auch außerordentlich wirksam sein.

Ebenfalls nur durch häufige und sehr wirksame Nebengene wäre der starke Unterschied zwischen EZ und ZZ zu erklären. Dazu kommt, daß ein einzelnes dominantes Gen für Psoriasis in der Bevölkerung eine erhebliche Häufigkeit haben müßte. Bei einer Häufigkeit der Heterozygoten von $2pq = 5 \times 1\%$ betrüge sie etwa 2,5%. Das ist natürlich möglich, wenn die nicht manifesten Genträger irgendeinen noch unbekannten Selektionsvorteil haben. Es wäre aber für eine Anomalie ungewöhnlich.

So kommen wir zu dem Schluß: Die Befunde stimmen am ehesten mit der Auffassung überein, die genetische Grundlage der Psoriasis sei multifaktorielle Vererbung in Verbindung mit einem Schwellenwert-Effekt. Dabei ist der Schwellenwert offenbar nicht scharf begrenzt, sondern es besteht ein breiter Schwellenbereich, innerhalb dessen die Manifestation des Leidens von Umwelteinflüssen beeinflußt werden kann.

Wie wir sahen, ergab sich diese Schlußfolgerung aus der Analyse von auslesefrei gewonnenen Serien. Trotzdem sind Untersuchungen über einzelne große

Stammbäume, in denen ein Gen für Psoriasis einen mehr oder weniger typischen dominanten Erbgang zu zeigen scheint, nicht ganz wertlos. Man weiß allerdings nicht recht, was man mit ihnen anfangen soll. Einerseits sind sie natürlich das Produkt einer Interessantheits-Auslese: Unter den vielen Beobachtungen an Psoriatikern werden gerade die veröffentlicht, in deren Familien sich weitere Kranke gerade zufällig so anordnen, daß das Bild eines dominanten Erbganges über mehrere Generationen hin entsteht. Auf der anderen Seite kann es aber doch sein, daß in manchen Fällen einzelne vielleicht sehr seltene besonders ausgeprägte Mutationen aus dem multifaktoriellen System für einen großen Teil der Abweichungen in einer bestimmten Familie verantwortlich sind, ohne daß man das bisher beweisen kann, da keine für diese Mutation und diese Familie charakteristischen phänotypischen Besonderheiten sichtbar sind, die gerade diese Psoriasis vor einer anderen auszeichnen würden.

Teilweise gefördert durch die Einführung neuerer Untersuchungsmethoden ist es in einer Reihe von Fällen gelungen, klar mendelnde Krankheitseinheiten aus dem Gewirr multifaktorieller Systeme zu isolieren. Wir nennen nur diejenigen Störungen, die auf Grund ihrer biochemischen Besonderheiten aus der großen Gruppe der erblichen Intelligenzdefekte isoliert werden konnten (vgl. Kap. VII).

Ein Beispiel soll hier genauer besprochen werden. Familienbefunde, die (neben der überwiegenden Bedeutung von nichterblichen Faktoren) auf die Mitwirkung multifaktorieller Vererbung hindeuten, wurden bei verschiedenen Krebsformen gefunden. Deshalb hätte man den Befund in der Familie (Abb. 95, mehrere Fälle von Oesophagus-Ca) an sich zwar auffällig gefunden, denn

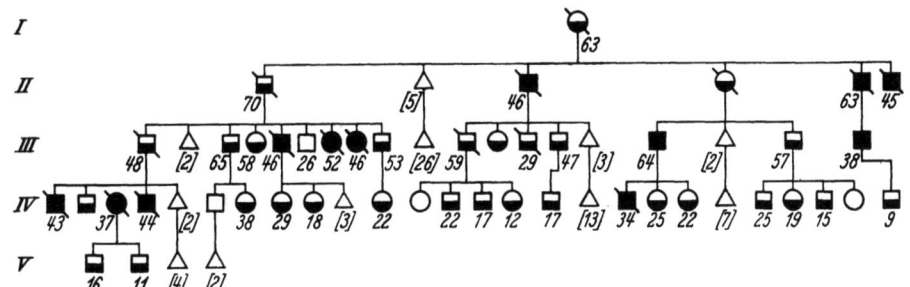

Abb. 95. Stammbaum mit dominantem Erbgang einer Sonderform des Keratoma palmare et plantare und Oesophagus-Ca. ▫ = Keratoma palmare et plantare; ■ Keratoma palmare et plantare und Oesophagus-Ca (n. HOWEL-EVANS u. Mitarb. 1958)

das Oesophagus-Ca gehört nicht zu den häufigen Ca-Formen. Wahrscheinlich aber hätte man sich doch mit dem Gedanken zufriedengeben müssen, die Familie sei eine von vielen und die starke Anhäufung von Ca-Fällen sei zufällig zustande gekommen.

Ein anderes Symptom beweist uns jedoch, daß hier wirklich eine Sonderform vorliegt, die einfach dominant erblich ist. Dieses Symptom ist eine besondere Form des Keratoma palmare et plantare.

Das Keratoma palmare et plantare gehört zu den häufigsten derjenigen erblichen Hautkrankheiten, die einen einfach dominanten Erbgang zeigen. Seine Häufigkeit in der Bevölkerung wird auf etwa 1 : 40000 geschätzt. In dieser Familie — und noch in einer weiteren Familie, die wie die erste aus Liverpool stammt und wahrscheinlich mit ihr verwandt ist — fand sich jedoch eine Form, die von dem üblichen Typ in einigen klinischen Merkmalen abweicht (Abb. 96). Während bei der häufigeren Form die Verhornungen schon kurz nach der Geburt sichtbar werden, treten sie bei dem Typ, der in diesen beiden Familien beobachtet

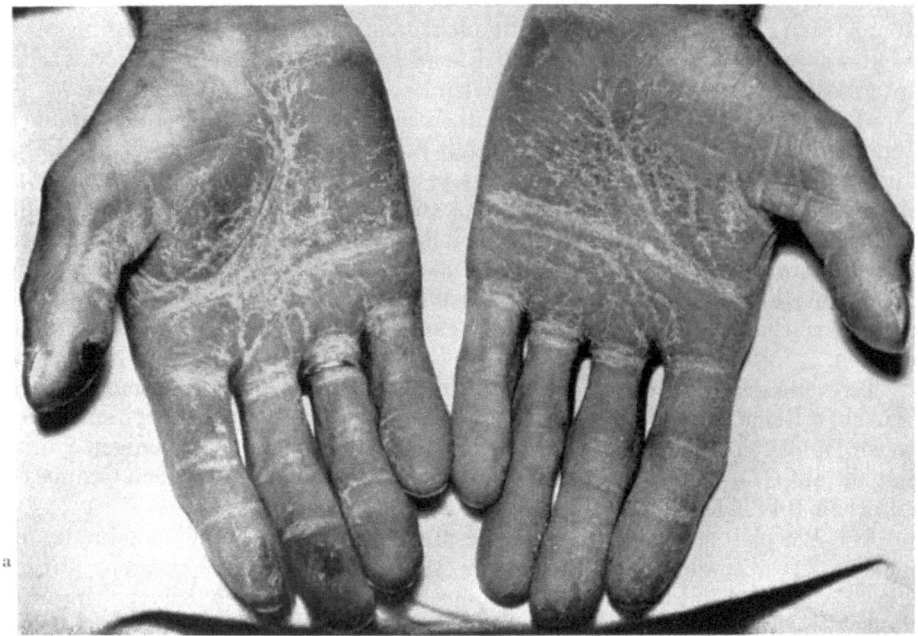

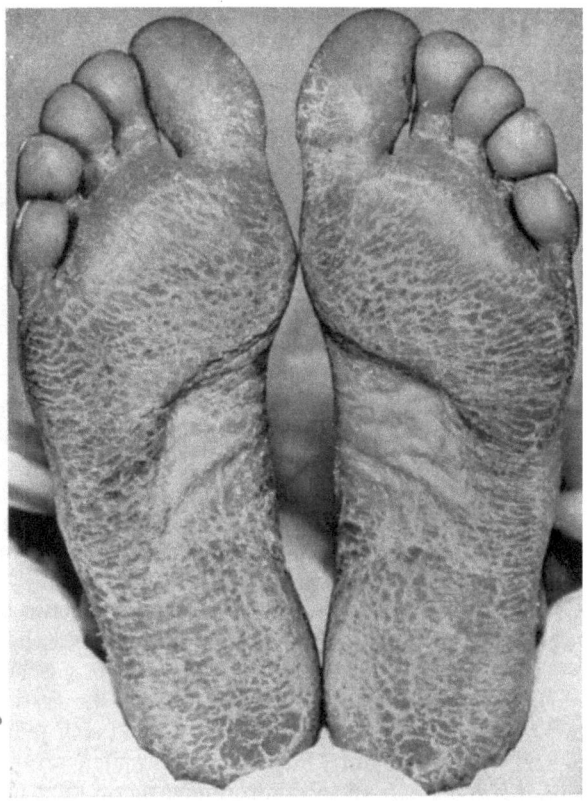

Abb. 96. Sonderform des Keratoma palmare et plantare (n. HOWEL-EVANS u. Mitarb. 1958)

wird, erst zwischen dem 13. und 15. Lebensjahr auf. Sie erweisen sich auch als
deutlich umweltabhängiger. Insbesondere zeigen sich bei der Arbeit häufiger
schmerzhafte Fissuren, während die Hauterscheinungen bei Ruhe (z. B. Bett-
ruhe nach Operation) auffällig stark zurückgehen.

In den beiden Familien liegt demnach ein besonderes dominantes Gen vor, das
relativ früh an der Haut der Handflächen und Fußsohlen zur Bildung von charakteristischen Hyperkeratosen führt, während es wesentlich später zur Bildung eines
Oesophagus-Ca kommt. Hätte dieses Gen nicht „zufällig" neben der Wirkung auf
den Oesophagus noch die auf den ersten Blick davon ganz unabhängige Wirkung
auf die Verhornung der Hand- und Fußsohlen — seine Erkennung wäre uns schwer
oder ganz unmöglich. Sicher gibt es unter den vielen Genen, die für die Ausprägung multifaktorieller Systeme und für das Überschreiten von Schwellenwerten
verantwortlich sind, auch einige, die in einzelnen Familien als einfach mendelnde
Gene für die Ausprägung des krankhaften Phänotyps vorwiegend oder gar ausschließlich verantwortlich sind. So gibt es z. B. zahlreiche seltene einfach mendelnde
Gene, die verschiedene Formen von Klein- und Zwergwuchs hervorrufen (Übersicht u. a. bei GREBE 1959). Die Normalallele dieser Gene haben demnach alle
etwas mit der Ausbildung der „normalen" Körpergröße zu tun. Sie gehen in das
multifaktorielle System ein, das die genetische Variabilität der Körpergröße im
Bereich des Normalen verursacht.

Damit beschließen wir das Kapitel über die Diskussion einfacher Erbgangshypothesen beim Menschen. Jedoch auch in den folgenden Kapiteln werden wir
uns oft auf dieses Kapitel beziehen und die in ihm enthaltenen Aussagen nach verschiedenen Richtungen ergänzen müssen.

IV. Die Grundlagen der Wahrscheinlichkeitslehre und Statistik und ihre Anwendung in der Humangenetik[1]

Die Meiose läßt — in Abwesenheit von sekundären Störfaktoren — die Keimzellen ganz genau in derjenigen relativen Häufigkeit entstehen, die man auf Grund
der Mendelschen Gesetze erwarten sollte. Aus einer diploiden Spermatocyte kurz
vor den Reifeteilungen, die an einem bestimmten locus die beiden Allele A und a
in homologen Chromosomen aufweist, entstehen genau je zwei haploide Spermien
mit dem Allel a und zwei Spermien mit dem Allel A. Gelangten alle Spermien
eines bestimmten Mannes zur Befruchtung und würde keine dieser befruchteten
Zygoten vor der Geburt absterben, dann fände sich unter seinen Kindern ein Aufspaltungsverhältnis von genau 1 : 1 für diese beiden Allele; für irgendwelche Abweichungen von diesem Verhältnis wäre keine Ursache. Als Objekte, bei denen
eine derartige Analyse in der Genetik möglich ist, kennt man etwa die Hefen
oder den Schimmelpilz *Neurospora crassa*, der uns später bei Besprechung der biochemischen Genetik wieder begegnen wird. In der Entwicklung dieser Pilze gibt es
ein Stadium, in welchem die durch die Befruchtung entstandene diploide Phase
eben zur haploiden Phase reduziert wurde und alle vier Teilungsprodukte in bestimmter Anordnung nebeneinanderliegen, einzeln entnommen und haploid weiter-
gezüchtet werden können. Man spricht von einer „*Tetradenanalyse*". Sie ergibt
bei Mendelscher Aufspaltung im Regelfall genau die nach MENDEL erwarteten
Zahlenverhältnisse. Irgendwelche Betrachtungen über Wahrscheinlichkeitslehre
sind hier überflüssig (Abb. 97).

Anders bei höheren Tieren und Pflanzen einschließlich des Menschen. Aus
dem Kollektiv der durch jedes Individuum im Laufe seines Lebens gebildeten

---

[1] In der Darstellung der Grundlagen folgen wir W. FELLER (1949).

Keimzellen gelangt nur eine winzige Stichprobe zur Befruchtung. Rechnen wir mit 4 Kindern, dann beträgt die Wahrscheinlichkeit für eine Eizelle, befruchtet zu werden, etwa $^4/_{400\,000} = ^1/_{100\,000} = 1 \times 10^{-5}$. Wegen der viel höheren Zahl von

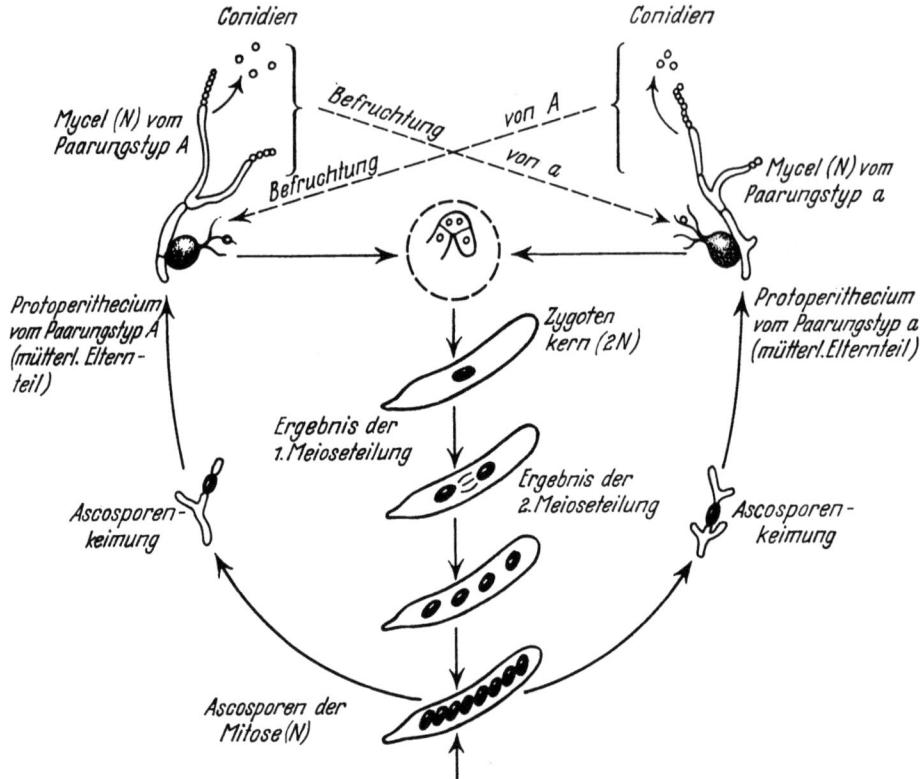

Abb. 97. Lebenscyclus des Schimmelpilzes Neurospora crassa. In der Mitte ist die Meiose gezeigt. Nach ihrem Abschluß liegen die haploiden Ascosporen in regelmäßiger Reihenfolge im Ascus-Sack (n. WAGNER u. MITCHELL 1955)

Spermien ist diese Wahrscheinlichkeit für eine Spermie noch um Größenordnungen geringer. Welche der vielen Keimzellen nun zur Befruchtung gelangt, — das ist Sache des Zufalles. Es ist insbesondere, wie zunächst generell angenommen werden soll, und wie auch praktisch in den allermeisten Fällen zutrifft, unabhängig von dem Genotyp dieser Keimzelle.

Daß diese Regel Ausnahmen hat, zeigt vor allem das primäre Geschlechtsverhältnis nach der Befruchtung. Es werden zunächst wesentlich mehr Knaben- als Mädchen-Zygoten angelegt (vgl. Kap. VII, 1a). Da in der Meiose beim Manne gleich viele Spermien mit Y- wie mit X-Chromosom gebildet werden, haben somit die Y-Spermien eine höhere Wahrscheinlichkeit, zur Befruchtung zu gelangen, als die X-Spermien. Worauf dieser Unterschied beruht, das ist bisher nicht bekannt.

Aber immerhin, wie fast alle Erfahrungen zeigen, scheinen jedenfalls Unterschiede in einzelnen Genen die Befruchtungswahrscheinlichkeit der Keimzellen in aller Regel nicht wesentlich zu beeinflussen.

Daraus folgt: Für die Verteilung der Genotypen unter denjenigen Keimzellen, die zur Befruchtung gelangen, gelten die Gesetze der *Wahrscheinlichkeitstheorie*. Die Mendelschen Regeln sind nicht genau erfüllt; die empirischen Werte zeigen „statistische" Abweichungen von den erwarteten Werten. Um diesen Zusammenhang zu verstehen, muß man die Grundlagen der Wahrscheinlichkeitstheorie und mathematischen Statistik beherrschen.

Der moderne Mensch ist auch im täglichen Leben mehr oder weniger gewöhnt, in statistischen Begriffen zu denken; er hat so einen intuitiven Hintergrund, der es ihm erleichtert, die Grundbegriffe der Wahrscheinlichkeitslehre zu verstehen. So wird es jedem Leser leichtfallen einzusehen, daß das folgende Argument falsch ist:

Eine Frau hatte schon immer den Wunsch geäußert, sie wolle mindestens vier Kinder haben. Nach der Geburt des Dritten jedoch entsteht eine lange Pause, die die Großmutter veranlaßt, doch einmal vorsichtig bei ihrer Tochter nachzufragen, ob sie es sich mit den vier Kindern anders überlegt habe, oder welche Gründe sonst ... Antwortet die Tochter: ,,Ja, weißt Du, an sich hätte ich gern auch jetzt noch vier Kinder. Aber ich habe in der Zeitung gelesen, daß jedes vierte Kind, das geboren wird, ein Chinese ist. Und ein Chinesenkind, — das möchte ich nun gar nicht gerne haben.‘‘

Vielen Lesern wird es auch leichtfallen, die folgende Überlegung als falsch zu erkennen, wenn der Fehler hier auch nicht ganz so offen zutage liegt:

Ein Elternpaar kommt zum Arzt, weil es bereits zwei Kinder hat, die Albinos sind. Es ist nun ängstlich geworden und will wissen, wie groß die Chance für das dritte Kind ist, wieder ein Albino zu werden. Dem Arzt ist bekannt, daß der Albinismus eine recessive Erbkrankheit ist und daß in einer Ehe zweier phänotypisch gleicher, heterozygoter Eltern ein Aufspaltungsverhältnis 3 Gesunde : 1 Kranker zu erwarten ist. Er weiß auch, daß Geschwisterschaften mit 3 kranken und keinem gesunden Kind nur sehr selten vorkommen. Demgemäß sagt er den Eltern: ,,Da ihr schon zwei kranke Kinder habt, ist die Chance, daß auch das dritte Kind krank wird, nur verschwindend gering. Nun sind erst einmal die gesunden Kinder an der Reihe!‘‘

1. Die Grundlagen der Wahrscheinlichkeitsrechnung

Im täglichen Leben verwendet man das Wort ,,Wahrscheinlichkeit‘‘ oft in unbestimmtem Sinne. So sagt man: ,,Wahrscheinlich werde ich dieses Jahr an die See fahren‘‘ oder ,,wahrscheinlich ist X der Mörder des Y‘‘. Der mathematische Wahrscheinlichkeitsbegriff hat einen exakteren Sinn. Er bezieht sich immer auf ein sehr oft wiederholtes Gedankenexperiment. Ein solches Experiment kann verschiedene Ergebnisse haben. Diese verschiedenen Ergebnisse bilden den ,,*Merkmalsraum*‘‘[1]. Wir betrachten Beispiele:

Die Gegenstände a, b, c und d sollen beliebig angeordnet werden. 24 verschiedene Anordnungen sind möglich: $abcd$, $abdc$, $acbd$, $acdb$, ... $dcab$, $dcba$. Der Merkmalsraum besteht demnach aus 24 Punkten. Das Ereignis $A = a$ an erster Stelle kann beschrieben werden, indem wir die 6 Merkmalspunkte zusammenstellen, in dem es auftritt: $abcd$, $abdc$, $acbd$, $acdb$, $adbc$, $adcb$. Nun betrachten wir die entsprechenden Ereignisse B, C und D, die die Eigenschaft haben sollen, daß b, c und d an 2., 3. und 4. Stelle stehen. Das Ereignis B besteht aus den Punkten $abcd$, $abdc$, $cbad$, $cbda$, $dbac$, $dbca$. Zwei Punkte sind A und B gemeinsam, nämlich $abcd$ und $abdc$. Wenn eine dieser beiden Möglichkeiten vorliegt, dann sagen wir, beide Ereignisse seien eingetreten.

Bei der Anordnung $abcd$ dagegen sind alle vier Ereignisse A, B, C und D eingetreten.

Ein anderes Beispiel ist das Werfen einer Münze. Es bestehen die beiden Möglichkeiten Adler (A) oder Zahl (Z). Werfen wir die Münze dreimal, dann besteht der Merkmalsraum aus 8 Punkten: AAA, AAZ, AZA, ZAA, ZAZ, ZZA, AZZ, ZZZ. Das Ereignis ,,2 oder mehr A‘‘ enthält die ersten vier Punkte, das Ereignis ,,genau eine Zahl‘‘ die Punkte 2, 3 und 4.

Alle Wahrscheinlichkeiten, die wir fortan betrachten, werden auf einen derartigen konkreten Merkmalsraum bezogen sein, auch wenn wir ihn nicht im einzelnen bezeichnen werden. Das heißt: Jeder Aussage liegt ein Gedankenexperiment zugrunde, für dessen Ausgang eine bestimmte begrenzte Zahl von Möglichkeiten

---

[1] Bezeichnung nach v. Mises; im Englischen "sample space"; vgl. Feller.

besteht. Ein Ereignis definieren wir als eine bestimmte Gruppe von Merkmalspunkten im Merkmalsraum.

Jedem Ereignis A entspricht das Ereignis $\overline{A}$ (A ist nicht eingetreten). $\overline{A}$ ist das Komplementärereignis oder die Negation von A.

Betrachten wir nun 2 Ereignisse A und B, dann sind die in Abb. 98 angeführten Möglichkeiten gegeben:

Entweder: A und B sind *beide* eingetreten (AB) oder *entweder A oder B* ist eingetreten ($A \cup B$). Das Ereignis AB enthält alle Merkmalspunkte, die A und B gemeinsam sind. Schließen A und B einander aus, dann gilt: $AB = 0$. $A\overline{B}$ umfaßt alle Punkte, die zwar A, aber nicht B zugehören, $\overline{A}B$ umfaßt die Punkte, die zwar B, aber nicht A zugehören, und $\overline{A}\overline{B}$ umfaßt die weder B noch A zugehörigen Punkte.

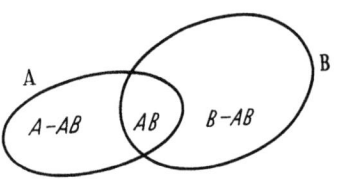

Abb. 98. Überschneidungen und Differenzen von Ereignissen (n. FELLER)

Wieder betrachten wir unser Beispiel (S. 153). Das Ereignis AB ist definiert durch die Bedingungen, daß a den 1. Platz und b den 2. Platz einnimmt. Es umfaßt somit die beiden Punkte *abcd* und *abdc*. Das Ereignis $A \cup B$ enthält die 10 Punkte *abcd, abdc, acbd, acdb, adbc, adcb, cbad, cbda, dbac, dbca*. Das Ereignis $A\overline{B}$ besteht aus den Punkten *acbd, acdb, adbc, adcb*.

Die gleiche Betrachtung, die wir hier über zwei Ereignisse A, B anstellen, kann man auch für beliebig viele Ereignisse A, B, C ... erweitern.

Nun ist aber noch eine weitere Beziehung zwischen A und B möglich, die in Abb. 99 kurz dargestellt sei.

Es ist möglich, daß A nur eintreten kann, wenn B ebenfalls eingetreten ist, daß A also B voraussetzt. Wir schreiben $A \subset B$.

Wir werden nun die Wahrscheinlichkeitsregeln in solchen Merkmalsräumen betrachten, die eine begrenzte Zahl von Merkmalspunkten enthalten.

Dabei gehen wir von der folgenden Übereinkunft aus:

In einem Merkmalsraum mit den Merkmalspunkten E_1, E_2 ... sei mit jedem Punkt E_i eine Zahl verbunden, die wir seine Wahrscheinlichkeit $Pr\{E_i\}$ nennen, und die nicht negativ ist. Es gelte die Beziehung:

$$(1) \qquad Pr\{E_1\} + Pr\{E_2\} \ldots = \Sigma\, Pr\{E_i\} = 1\,.$$

Dabei kann das einzelne Glied $Pr\{E_i\}$ auch die Wahrscheinlichkeit 0 haben.

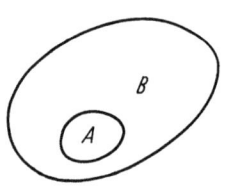

Abb. 99. A ist in B enthalten (vgl. den Text)

Zu unserer vorigen Betrachtung zurückkehrend definieren wir nun: *Die Wahrscheinlichkeit $Pr\{A\}$ jedes Ereignisses A ist die Summe der Wahrscheinlichkeiten aller in A enthaltenen Merkmalspunkte.*

Aus der Gl. (1) ergibt sich zwingend:

$$(2) \qquad 0 \leq Pr\{A\} \leq 1\,.$$

Wir betrachten nun wieder die Ereignisse A und B. Um die Wahrscheinlichkeit dafür zu berechnen, daß das Ereignis $A \cup B$ eintritt (A oder B oder beide), müssen wir alle Merkmalspunkte zählen, die in A oder B enthalten sind (Abb. 98, in der Doppelfigur). Diese Merkmalspunkte dürfen wir jedoch nur je einmal zählen. Würden wir A und B einfach addieren, dann wären die Punkte vom Bereich AB zweimal gezählt. Diese Doppelzählung müssen wir korrigieren. Daraus ergibt sich die Rechenregel

$$(3) \qquad Pr\{A \cup B\} = Pr\{A\} + Pr\{B\} - Pr\{AB\}\,.$$

Beispiel: Eine Münze wird zweimal geworfen. Der Merkmalsraum enthält die vier Punkte AA, AZ, ZA, ZZ. Jeder von ihnen hat die Wahrscheinlichkeit $1/_4$. A und B seien die Ergebnisse, „Adler beim ersten und beim zweiten Wurf". Dann besteht A aus den beiden Fällen AA und AZ, B aus den Fällen AA und ZA. $A\,U\,B$ enthält die Fälle AA, AZ und ZA, $A B$ den Punkt AA. Es ergibt sich für die Wahrscheinlichkeit

$$Pr\,\{A\,U\,B\} = \frac{1}{2} + \frac{1}{2} - \frac{1}{4} = \frac{3}{4}\,.$$

Schließen sich die beiden Ereignisse A und B aus, dann wird $Pr(A\,B) = 0$, und es gilt: $Pr\,\{A\,U\,B\} = Pr\,\{A\} + Pr\,\{B\}$. Diese Erwägungen gelten auch für n Ereignisse $A_1 \ldots A_n$.

Nach dieser allgemeinen Betrachtung über den Wahrscheinlichkeitsbegriff in seiner Beziehung zum Merkmalsraum wenden wir uns nun der *Kombinatorik* zu, wie wir sie für unsere spezielleren genetischen Probleme benötigen. Wir haben es in der Regel mit einem Merkmalsraum zu tun, dessen Merkmalspunkte gleich wahrscheinlich sind. Um die Wahrscheinlichkeit $Pr\,\{A\}$ herauszubekommen, hat man demnach nur die Zahl der Punkte in A durch die Gesamtzahl der Punkte des Merkmalsraumes zu dividieren. Das wird durch die Regeln der Kombinatorik erleichtert. Einige dieser Regeln sind:

1. Aus m Elementen $a_1 \ldots a_m$ und n Elementen $b_1 \ldots b_n$ kann man mn verschiedene Paare von Elementen a_i und b_i bilden. Diese Regel läßt sich erweitern auf viele Gruppen a_i, $b_i \ldots x_i$. Sind die Elemente a_i, $b_i \ldots x_i$ in den Häufigkeiten $n_1, n_2 \ldots n_r$ vorhanden, dann beträgt die Zahl der Kombinationen $n = n_1 \cdot n_2 \ldots n_r$.

2. Wir betrachten ein Kollektiv von n Elementen $a_1, a_2 \ldots a_n$ und bezeichnen jede geordnete Anordnung von r Elementen als eine Stichprobe der Größe r. Es gibt hier zwei Möglichkeiten. 1. Stichprobenentnahme mit Ersatz des entnommenen Elementes; 2. Stichprobenentnahme ohne Ersatz des entnommenen Elementes. Im ersten Falle wird jedes Element aus dem vollständigen Kollektiv entnommen; es kann demnach in der Stichprobe mehr als einmal vorkommen.

Im zweiten Falle kann jedes Element in der Stichprobe nur einmal auftreten, und die Stichprobengröße r hat eine obere Begrenzung in der Größe n des Kollektivs: $r \leqq n$.

Im ersten Fall (Entnahme mit Ersatz) bestehen für die Entnahme jedes der r Elemente n Möglichkeiten. Die Anzahl der möglichen Stichproben beträgt demnach n^r. Im zweiten Falle bestehen n Möglichkeiten, für die Wahl des 1., $n - 1$ Möglichkeiten für die Wahl des 2. Elementes usw. Die Gesamtzahl der Möglichkeiten beträgt somit: $(n)_r = n(n - 1) \ldots (n - r + 1)$.

Bisher war von den Wahrscheinlichkeiten nicht die Rede; in der Regel gilt jedoch, daß jede Stichprobe oder Größe r die gleiche Wahrscheinlichkeit hat. Man spricht deshalb auch von einer zufälligen Stichprobe[1]. Jede dieser Stichproben hat die Wahrscheinlichkeit $\frac{1}{n^r} = n^{-r}$ im ersten Fall und $\frac{1}{(n)_r}$ im zweiten Fall.

Ist r verglichen mit n sehr klein, dann wird $(n)_r$ fast gleich n^r. Man kann den praktischen Berechnungen den Fall 1 zugrundelegen, obwohl der Fall 2 eigentlich zutrifft. Ein Beispiel ist die Stichprobe von Gameten, die beim Menschen aus der Gesamtzahl der Gameten zur Befruchtung gelangt.

Wenn $r = n$ wird, dann ist eine Stichprobenentnahme ohne Wiederholung gleich einem Ordnen der n Elemente in eine bestimmte Reihenfolge. Wie wir sahen, ist die Zahl der möglichen Anordnungen: $(n)_n = n(n - 1) \ldots 3 \cdot 2 \cdot 1$.

Anstatt von $(n)_n$ benutzen wir die übliche Bezeichung $n!$ (n-Fakultät). Die Anzahl der verschiedenen Möglichkeiten, n Elemente zu ordnen, ist $n!$

---

[1] Random sample.

Nun sei $r < n$, und die Stichprobenentnahme erfolge wieder ohne Ersatz. Dann gibt es $(n)_r$ verschiedene Stichproben der Größe r. In jeder dieser Stichproben können die r Elemente auf $r!$ verschiedene Weise angeordnet werden. Es sind also $r!$ verschiedene Stichproben vorhanden, die die gleichen Elemente enthalten. Vernachlässigen wir die Reihenfolge, dann werden diese $r!$ Elemente ununterscheidbar, und die Anzahl der unterscheidbaren Anordnungen wird: $\dfrac{(n)_r}{r!}$. Diesen Wert nennt man den *Binomialkoeffizienten:*

$$\binom{n}{r} = \frac{(n)_r}{r!} = \frac{n(n-1)\ldots(n-r+1)}{1\cdot 2\ldots(r-1)\cdot r} .$$

Es ergibt sich die Regel: *Aus einem Kollektiv von n Elementen kann eine Stichprobe der Größe $r \leq n$ auf $\binom{n}{r}$ verschiedene Weise entnommen werden, wobei zwei Stichproben dann als verschieden betrachtet werden, wenn die eine mindestens ein Element enthält, das der anderen fehlt.*

Man kann $\binom{n}{r}$ auch schreiben: $\dfrac{n_r}{r!\,(n-r)!}$.

Daraus ergibt sich: $\binom{n}{r} = \binom{n}{n-r}$.

Es errechnet sich: $\binom{n}{n} = 1$.

$\binom{n}{0}$ erscheint zunächst sinnlos; aus der oben abgeleiteten Beziehung ergibt sich jedoch: $\binom{n}{0} = 1$.

Indem wir aus den n Elementen eine Stichprobe der Größe r entnehmen, teilten wir diese n Elemente gleichsam in eine Gruppe der Größe r und eine Gruppe der Größe $(1 - r)$ auf. Der Binomialkoeffizient $\binom{n}{r}$ gab uns an, auf wievielen verschiedenen Wegen eine solche Aufteilung möglich ist. Nun kann man aber die n Elemente auch in mehr als zwei Gruppen aufteilen, z. B. in k Gruppen, die wir $r_1, r_2, r_3 \ldots, r_k$ nennen wollen. Es ergibt sich die folgende Formel für die Anzahl der verschiedenen Möglichkeiten:

(4)
$$\frac{n!}{r_1!\,r_2!\ldots r_k!} \quad {}^{1}$$

Den Wert (4) bezeichnen wir als Multinomialkoeffizienten.

Diese Grundbegriffe der Kombinatorik werden nun für die verschiedenen Probleme angewandt, die in der Wahrscheinlichkeitslehre auftreten. Es ist an dieser Stelle nicht möglich, diese Anwendungen im einzelnen zu betrachten; es würde den Rahmen dieser Darstellung sprengen. Wahrscheinlichkeitstheoretische Gedankengänge einfacher Art kehren an verschiedenen Stellen dieses Buches wieder. Wir gehen zur Besprechung der wichtigsten *Verteilungen* über, die bei der Analyse genetischer Daten eine Rolle spielen.

2. Die wichtigsten Verteilungen

a) Die Binomialverteilung

Nunmehr betrachten wir ein spezielles Gedankenexperiment: Wir führen wiederholt und unabhängig voneinander den gleichen Versuch aus, für dessen Ausgang es nur zwei alternative Möglichkeiten gibt. Für jede dieser alternativen Mög-

---

[1] Auf den prinzipiell einfachen Beweis dieser Beziehung soll hier verzichtet werden. Vgl. W. FELLER.

lichkeiten besteht eine durch den ganzen Versuch hin gleichbleibende Wahrscheinlichkeit. Da außer den beiden Alternativmöglichkeiten keine dritte besteht, ergänzen sich die beiden Wahrscheinlichkeiten notwendig zu 1. Man nennt die eine von
ihnen p, die andere q; $p + q = 1$. Der Merkmalsraum jedes Einzelversuches besteht
somit aus 2 Punkten, nennen wir sie E (Erfolg) und F (Fehler). Der Merkmalsraum
eines n mal wiederholten Versuches enthält 2^n Punkte, d. h. 2^n mögliche Reihen-
folgen der beiden Ausgänge E und F. Da die Versuche unabhängig voneinander
sind, da also der folgende Versuch unternommen wird, ohne daß man den Ausgang des vorhergehenden berücksichtigte, multiplizieren sich die Ergebnisse[1]. Die
Wahrscheinlichkeit $Pr\ \{EEFEF \ldots FFE\} = ppqpq \ldots qqp$.

Ein praktisches Beispiel für einen derartigen Versuch ist die Aufeinanderfolge
von Kindern bei Elternpaaren, die einem bestimmten Mendelschen Kreuzungstyp
entsprechen. Aus dem Kreuzungstyp 2 (S. 31), der Rückkreuzung des Heterozygoten mit dem einen Homozygoten, können z. B. 2 Sorten von Kindern hervorgehen: Heterozygote und Homozygote. Für jede dieser beiden Möglichkeiten
besteht die Wahrscheinlichkeit $1/_2$. In drei-Kinderfamilien bestehen z. B. die folgenden Möglichkeiten (K = krank; G = gesund):

$$KKK$$
$$KKG$$
$$KGK$$
$$GKK$$
$$KGG$$
$$GKG$$
$$GGK$$
$$GGG$$

Jede dieser 8 Möglichkeiten hat die gleiche Wahrscheinlichkeit $\dfrac{1}{2} \cdot \dfrac{1}{2} \cdot \dfrac{1}{2} = \dfrac{1}{8}$.

Wir blicken nun auf das zu Anfang erwähnte Beispiel einer falschen eugenischen Beratung zurück. Der Arzt hatte einem Elternpaar mit zwei Albino-Kindern
gesagt, ihre Chance, ein weiteres Albino-Kind zu bekommen, sei sehr gering. Dieser
Arzt hatte nicht berücksichtigt, daß die Befruchtung verschiedener Eier durch
verschiedene Spermien genau dem genannten theoretischen Modell entspricht und daß daher der folgende Versuch vom Ausgang der vorangegangenen
unabhängig ist. Mit anderen Worten: Bei jedem weiteren Kind besteht die Wahrscheinlichkeit $1/_4$, daß es ein Albino wird. Natürlich hat der Arzt recht, wenn er
sagt, die Wahrscheinlichkeit, daß alle drei Kinder Albinos würden, sei insgesamt
sehr gering. Sie beträgt $\left(\dfrac{1}{4}\right)^3 = \dfrac{1}{64}$ aller derartigen Familien. Trotzdem beträgt für
alle Familien, die schon zwei Albino-Kinder haben $\left(\dfrac{1}{16}\right.$ aller Kreuzungen zwischen zwei Heterozygoten$\left.\right)$, die Wahrscheinlichkeit, daß das dritte Kind auch ein
Albino wird, unverändert $1/_4$. ($1/_{16} \cdot 1/_4 = 1/_{64}$).

Man wird hier zunächst mit Recht einwenden, es handele sich um ein rein
theoretisches, mathematisches Modell, und ob es praktisch zutreffe, das müßte erst
erwiesen werden. Darauf läßt sich antworten: Daß dieses Modell zutrifft, wurde an
überwältigendem Material empirisch geklärt. Es ist darüber hinaus auch einleuch-
tend, wenn man den Mechanismus der Keimzellbildung beispielsweise beim Menschen betrachtet: Es gibt gar keine Möglichkeit, wie etwa die genetische Beschaffenheit der zufällig bei dem vorigen Kind zur Befruchtung gelangten Keimzellen
die Bildung der weiteren Keimzellen bei einem der Eltern beeinflussen sollte.

---

[1] Diese Multiplikationsregel für die Wahrscheinlichkeit des gemeinsamen Eintretens
unabhängiger Ereignisse gehört zu den praktisch wichtigsten Rechenregeln der Wahrscheinlichkeitsrechnung.

Doch zurück zu unserem mathematischen Modell:

Häufig sind wir bei einem derartigen Versuch nur an der *Gesamtzahl* der Ereignisse interessiert, nicht aber an ihrer *Reihenfolge*. Oder um unser Beispiel zu betrachten: Die drei Fälle *KKG*, *KGK* und *GKK* sowie die drei Fälle *KGG*, *GKG* und *GGK* sind uns gleichwertig. Im ersten Fall interessiert uns nur, daß zwei Ereignisse *K* und ein Ereignis *G* eintrat, und im zweiten Falle ist uns nur wichtig, daß ein Ereignis *K*, aber zwei Ereignisse *G* eintraten. Allgemein kann die Zahl der Ereignisse *K* bzw. *G* 0, 1, 2 ... *n* betragen, wenn *n* die Zahl der Versuche ist. Bei *n* Versuchen gibt es also $(n + 1)$ mögliche Ausgänge (z. B. $K = 0 \ldots n$). Unser Problem lautet: *Wie groß sind die Wahrscheinlichkeiten für diese verschiedenen Möglichkeiten des Versuchs-Ausganges?*

Die Antwort ergibt sich für das obengenannte spezielle Beispiel leicht aus dem bereits Gesagten. Wie wir sahen, sind die 8 Möglichkeiten für das Auftreten von *K* und *G* gleich wahrscheinlich. Betrachten wir nun den Fall $G = 0$. Er ist ganz offenbar nur durch die Anordnung *KKK* repräsentiert und hat daher die Wahrscheinlichkeit 1/8. Auf der anderen Seite ist auch der Fall $G = 3$ nur durch eine Anordnung vertreten, nämlich die Reihenfolge *GGG*. Auch dafür gilt demnach die Wahrscheinlichkeit 1/8. Anders die beiden Zwischenwerte $G = 1$ und $G = 2$. Jede von ihnen ist, wie wir sahen, durch drei verschiedene Möglichkeiten vertreten, die einander ausschließen und von denen jede die Wahrscheinlichkeit 1/8 hat. Demnach gilt für die Fälle $G = 1$ und $G = 2$ je die Wahrscheinlichkeit 3/8.

Das gleiche wollen wir nun für den allgemeinen Fall (*n* Versuche, Wahrscheinlichkeiten *p* und *q*) ableiten. Das Ereignis „*n* Versuche führen in *k* Fällen zu dem Ergebnis *G* und in $1 - k$ Fällen zu dem Ergebnis *K*", hat so viele verschiedene Möglichkeiten einzutreten, wie *k* Buchstaben *G* in verschiedener Weise auf *n* Plätze verteilt werden können. Das Ereignis enthält $\binom{n}{k}$ Punkte und jeder Punkt hat, wie wir sahen (S. 157) die Wahrscheinlichkeit $p^k q^{1-k}$. Daraus ergibt sich die Wahrscheinlichkeit *P*, daß unter *n* Versuchen *k* zu dem Ergebnis *G*, $1 - k$ zu dem Ergebnis *K* führen.

$$(5) \qquad P = \binom{n}{k} p^k q^{1-k}.$$

Daraus ergeben sich auch die Grenzfälle.

$$P_{G=0} = \binom{n}{0} p^0 q^n = 1 \cdot q^n \qquad \text{und:}$$

$$P_{G=n} = \binom{n}{n} p^n q^0 = 1 \cdot p^n.$$

Die Zahl von Ereignissen *G* in einem solchen Versuch nennt man eine *statistische Variable*. Die Gl. (5) gibt die *Verteilung* dieser Variablen an. In diesem speziellen Falle haben wir es mit der *Binomialverteilung* zu tun. Der Name dieser Verteilung kommt daher, daß (5) das *k*te Glied der Entwicklung des Binoms $(p + q)^n$ darstellt. Die Summe dieser Glieder ergibt zusammen die Wahrscheinlichkeit $(p + q)^n = 1$, wie das auch zu erwarten ist.

Die Binominalverteilung hat gerade in der Genetik eine überragende Bedeutung. Wir wollen zunächst einige einfache Anwendungen betrachten:

1. In einer Geschwisterschaft von 5 Kindern, die über einen erkrankten Elternteil erfaßt wurde (warum dieser Hinweis wichtig ist, werden wir weiter unten sehen), sind alle 5 Kinder ebenfalls Träger der Erbkrankheit. Ist diese Zahl mit der Hypothese zu vereinbaren, daß ein Aufspaltungsverhältnis 1 : 1 vorliegt, wie wir es bei dominantem Erbgang erwarten?

Um diese Frage beantworten zu können, fragen wir zunächst anders: Wenn wirklich für jedes Kind die Wahrscheinlichkeit 1/2 besteht, das dominante Gen zu bekommen, wie groß ist dann die Wahrscheinlichkeit, daß alle 5 Kinder es bekommen? Die Antwort fällt leicht: Die gesuchte Wahrscheinlichkeit beträgt $\binom{n}{n} p^5 q^0 = p^5 = \left(\frac{1}{2}\right)^5 = \frac{1}{32}$. Das heißt: in $\frac{1}{32}$ aller Geschwisterschaften, in denen die Wahrscheinlichkeit $1/2$ für das Auftreten eines Merkmales besteht, werden alle 5 Kinder das Merkmal tragen. Für unsere ursprüngliche Frage ist es jedoch nicht nur sinnvoll, die Abweichung in der einen Richtung zu betrachten.

Wir müssen allgemeiner sagen: *Wie groß ist die Wahrscheinlichkeit, daß eine derartig extreme (oder eine noch extremere) Abweichung vom erwarteten 1 : 1-Verhältnis auftritt, wenn der Geschwisterschaft die Wahrscheinlichkeit 1/2 zugrunde liegt?* Das heißt wir müssen neben dem Extremfall, daß alle 5 Kinder Merkmalsträger sind, auch den logisch genauso zu beurteilenden Fall in die Betrachtung einbeziehen, daß alle 5 Kinder merkmalsfrei sind. Dieser Fall hat die Wahrscheinlichkeit $q^n = \frac{1}{32}$. Insgesamt lautet also die Antwort auf unsere Frage: Bei einer Grundwahrscheinlichkeit von $1/2$ und einer Kinderzahl von 5 besteht eine Wahrscheinlichkeit von $\frac{2}{32} = \frac{1}{16}$ dafür, daß entweder alle Kinder Merkmalsträger sind oder keines von ihnen.

Wie wir später sehen werden (IV, 3), ist diese Wahrscheinlichkeit nicht klein genug, um uns zu einer sicheren Ablehnung der zugrundeliegenden genetischen Hypothese zu veranlassen.

2. Ein ganz ähnliches Problem tritt etwa auf, wenn man sich fragt, ob bestimmte Stammbäume mit autosomal-dominantem Erbgang verträglich sind, oder ob nicht viel eher ein anderer, etwa X-chromosomal-dominanter Erbgang angenommen werden muß. Wir betrachten zwei Beispiele.

Alternativhypothese des X-chromosomal dominanten Erbganges: Auf S. 49 betrachteten wir einen Stammbaum, dessen männliche Mitglieder an einer therapieresistenten Rachitis litten, während bei den Frauen eine Anomalie des Blutchemismus (Hypophosphatämie) auftrat. *Wie groß ist die Wahrscheinlichkeit für das Auftreten dieses Stammbaumes, wenn der Erbgang in Wirklichkeit autosomal-dominant ist?*

Information zu dieser Frage ergeben nur die Kinder erkrankter Männer; unter den Kindern erkrankter Frauen ist — genau wie beim autosomal-dominanten Erbgang — eine 1 : 1-Aufspaltung zwischen Kranken und Gesunden unabhängig vom Geschlecht zu erwarten. Väter dagegen geben ihr X-Chromosom nur an die Töchter weiter, dafür aber an alle Töchter. Das Y-Chromosom erhalten nur die Söhne, aber alle Söhne. Demnach muß ein X-chromosomal-dominantes Merkmal, wenn die Mutter gesund ist, nur bei den Töchtern erkrankter Männer auftauchen, bei ihnen jedoch ohne Ausnahme. Auch bei autosomal-dominantem Erbgang aber kann es einmal zufällig vorkommen, daß alle Töchter krank, alle Söhne gesund sind. Um zu entscheiden, ob in einem bestimmten Stammbaum wirklich X-chromosomal-dominanter Erbgang vorliegt, müssen wir zeigen, daß ein Zufallsbefund bei autosomal-dominantem Erbgang extrem unwahrscheinlich ist. Zu diesem Zweck wenden wir die Binomialverteilung an. In dem Stammbaum (Abb. 37) finden sich 7 Väter, deren 11 Töchter ausnahmslos an Rachitis leiden oder einen verminderten Phosphatspiegel zeigen. Die Wahrscheinlichkeit für 11 erkrankte Töchter beträgt $q^{11} = \left(\frac{1}{2}\right)^{11}$. Die Wahrscheinlichkeit für die ebenfalls vorhandenen 10 gesunden Söhne beträgt $p^{10} = \left(\frac{1}{2}\right)^{10}$. Demnach ergibt sich für die Wahrscheinlichkeit, daß beide Ereignisse zusammentreffen:

$$Pr\{AB\} = Pr\{A\} \cdot Pr\{B\} = q^{11} \cdot p^{10} = \left(\frac{1}{2}\right)^{21}.$$

Es errechnet sich: $\frac{1}{2\,097\,152}$.

Die Wahrscheinlichkeit für das Auftreten eines solchen Stammbaumes bei autosomal-dominantem Erbgang ist demnach sehr gering. X-chromosomal dominanter Erbgang kann als erwiesen gelten.

Zur Frage des Y-chromosomalen Erbganges: Auf S. 50 betrachteten wir einen Stammbaum mit einer bestimmten Hautkrankheit (Keratoma dissipatum Brauer). Hier sind alle Söhne Merkmalsträger, alle Töchter dagegen merkmalsfrei. Wie groß ist die Wahrscheinlichkeit, daß dieser Stammbaum bei autosomal-dominantem Erbgang auftritt?

Bei Y-chromosomalem Erbgang ist — gerade umgekehrt wie bei X-chromosomal-dominantem Erbgang — zu erwarten, daß alle Söhne erkrankter Männer wieder erkrankt sind, die Töchter jedoch nicht.

In dieser Familie finden sich in Generation III 6 Söhne von Patienten. Sie alle tragen das Merkmal. Eine Tochter dagegen zeigt es nicht. Auch in der Geschwisterschaft der Generation II finden sich nur befallene Söhne (3), während die 4 Töchter merkmalsfrei sind. Es errechnet sich:

$$Pr\ \{AB\} = q^9 \cdot p^5 = \left(\frac{1}{2}\right)^{14} = \frac{1}{16\,384}\ .$$

Auch hier ist demnach die Wahrscheinlichkeit, daß dieser Stammbaum bei autosomal-dominantem Erbgang zufällig auftritt, sehr gering. Man muß jedoch vorsichtig sein: Es besteht nämlich ein sehr deutlicher Unterschied zu dem zuvor diskutierten Fall. Weitere Stammbäume mit dem gleichen Merkmal, die etwa auf autosomalen Erbgang hinweisen können, sind dort nicht bekannt. Für das letztgenannte Merkmal dagegen beobachtete man eine Reihe von Familien mit phänotypisch ununterscheidbaren Erscheinungen, bei denen aber an dem autosomal-dominanten Erbgang kein Zweifel ist[1]. Demnach ist der Stammbaum wahrscheinlich gerade nach Vorliegen der typischen Merkmale des Y-chromosomalen Erbganges aus einer unbestimmten Zahl von Beobachtungen ausgesucht. Die Berechnung der Wahrscheinlichkeit ist demnach irreführend; solange keine weiteren, ähnlichen Beobachtungen vorliegen, wird man den Schluß auf Y-chromosomalen Erbgang mit großer Skepsis betrachten müssen (vgl. auch die Diskussion S. 50, 51).

In unserem Beispiel S. 159 lernten wir schon einen einfachen statistischen Test kennen. Wie wir uns zugeben müssen, befriedigt dieser statistische Test in seinem Ergebnis doch nicht ganz: 5 Kinder in einer Geschwisterschaft empfinden wir schon als ziemlich viel. Mindestens haben besonders in westeuropäischen Bevölkerungen die allermeisten Familien weniger als 5 Kinder. Und trotzdem war selbst die extremste mögliche Abweichung vom 1 : 1-Verhältnis noch in einer nicht zu vernachlässigenden Zahl von Fällen$\left(\frac{2}{32}\right)$ zu erwarten. Es erhebt sich die Frage: Wie kann ich eine Abweichung überhaupt feststellen? Die Antwort ist sehr einfach: Ich muß nicht nur eine, sondern viele Geschwisterschaften betrachten, in denen das Merkmal mit einer Wahrscheinlichkeit 1/2 herausspalten kann. Dafür wird jedoch das Verfahren mit Hilfe der Binomialverteilung sehr rasch viel zu umständlich. Zwar ist es immer noch relativ leicht möglich, die extremen Binomialkoeffizienten p^n, q^n zu errechnen; schwieriger wird es jedoch schon, wenn die weniger extremen dazukommen und nun die Ausdrücke $\binom{n}{k} = \frac{n!}{k!\,(n-k)!}$ errechnet werden müssen. Bei der praktischen Ausarbeitung statistischer Teste benutzt man deshalb einen Ausweg, indem man bestimmte Parameter, die sog. *Potenzmomente* einführt.

Bevor wir uns jedoch mit der Berechnung dieser Parameter befassen, wollen wir noch einen sehr einfachen, aber für ein anderes genetisches Problem sehr

---

[1] Ein Beispiel bei TÜNTE (1959).

brauchbaren Test kennenlernen, der nur die Binomialverteilung voraussetzt und doch sehr interessante Anwendungen gestattet.

Der Vergleich zweier kleiner Häufigkeitsziffern bei seltenen Ereignissen

Ein sehr häufiges statistisches Problem lautet: In zwei Versuchsreihen beobachtete ich ein bestimmtes Ereignis in verschiedener Häufigkeit. Ist das Ergebnis mit der Annahme verträglich, daß dem Auftreten des Ereignisses in beiden Versuchen die gleiche Grundwahrscheinlichkeit zugrunde liegt ?

In der Regel verwendet man zur Lösung derartiger Probleme das χ^2-Verfahren, das wir weiter unten kennenlernen werden (vgl. S. 172). Dieses Verfahren setzt jedoch voraus, daß das Ereignis in beiden Stichproben mindestens fünfmal eingetreten ist. Bei geringeren Zahlen wird es mehr und mehr ungenau.

Treten in derartigen Versuchen geringere Zahlen als 5 auf, so kann das im wesentlichen zwei Gründe haben: Entweder die Gesamtzahl des Versuches ist sehr gering. Das kann z. B. in der Zwillingsforschung vorkommen, wenn man bei einem sehr seltenen Merkmal Konkordanz und Diskordanz bei ein- und zweieiigen Zwillingen vergleicht, und es sind nun einmal nur wenige Zwillingspaare aufzutreiben, von denen mindestens ein Paarling das Merkmal trägt. — In solchen Fällen bedient man sich mit Vorteil des sog. „exakten Verfahrens" nach R. A. Fisher (vgl. unten).

Das fragliche Ereignis, dessen Häufigkeit in zwei Versuchen wir vergleichen wollen, kann aber auch so selten sein, daß einfach deshalb die Zahl 5 nicht erreicht wird, obwohl an sich sehr große Versuchsreihen zur Verfügung stehen. Das kommt z. B. in der *Mutationsforschung* vor. Derartig seltene Ereignisse sind in der gleichen Stichprobe auch sehr angenähert unabhängig voneinander, und man kann deshalb die Binomialverteilung mit Vorteil heranziehen. Beträgt die Summe der beiden Versuchsreihen $N = N_1 + N_2$, und ist das Auftreten des seltenen Ereignisses in ihnen gleich wahrscheinlich, dann hängt die Wahrscheinlichkeit p (Auftreten des Ereignisses in der 1. Versuchsreihe) und q (Auftreten des Ereignisses in der 2. Versuchsreihe) nur von der relativen Größe von N_1 und N_2 ab. Sind N_1 und N_2 gleich, dann ist auch zu erwarten, daß das seltene Ereignis in beiden Reihen gleich häufig auftritt. Allgemein gilt: $p = \dfrac{N_1}{N}$, $q = \dfrac{N_2}{N}$. Nennen wir $n = i_1 + i_2$ die Gesamtzahl nen Ereignisse in beiden Versuchen, dann lautet die Wahrscheinlichkeit dafür, daß es in der 2. Stichprobe k mal oder seltener eintritt:

$$P = \left(\frac{N_1}{N}\right)^n + \binom{n}{1}\left(\frac{N_1}{N}\right)^{n-1}\left(\frac{N_2}{N}\right) + \binom{n}{2}\left(\frac{N_1}{N}\right)^{n-2}\left(\frac{N_2}{N}\right)^2 \ldots . \binom{n}{k}\left(\frac{N_1}{N}\right)^{n-k}\left(\frac{N_2}{N}\right)^k$$

Diese Werte lassen sich im Einzelfall leicht errechnen; sie sind in Tab. 39 (S. 162) für eine Wahrscheinlichkeit von 0,025 und für eine Reihe von Größenverhältnissen zwischen N_1 und N_2 zusammengestellt[1]. In dieser Form handelt es sich um einen *einseitigen Test*, d. h. es wird geprüft, wie häufig man mit einer so extremen oder noch extremeren Abweichung in dieser *einen* Richtung zu rechnen hat. Deshalb wurde der Tafel auch die Wahrscheinlichkeit 0,025 zugrunde gelegt, während man gewöhnlich eine Wahrscheinlichkeit von 0,05 als „*Signifikanzgrenze*" anerkennt. Wir bringen ein praktisches Beispiel:

Nachtsheim fand in Berlin unter 22 648 nicht miteinander verwandten Personen 18 Träger der Pelger-Anomalie der Leukocyten (vgl. S. 34f.). Ebbing fand im Münsterland unter 12 086 ebenfalls nicht verwandten Schulkindern 3 Pelger. $N_2/N_1 = \dfrac{22\,648}{12\,086} = 1,874$. Für $i_1 = 3$, $N_2/N_1 = 1,8$ finden wir als obere Grenze $i_2 = 18$ noch knapp mit der Annahme verträglich, beide

---

[1] Nach Vogel (1959). Der Test als solcher wurde von Pätau (1946) gegeben, nachdem ihn schon Bartlett kurz erwähnt hatte.

Tabelle 39. *Werte von i_2 und P in Abhängigkeit von N_2/N_1 (u. G. = untere Grenze, o. G. = obere Grenze)*

N_2/N_1

i_1	1,0 u. G.	1,0 o. G.	1,2 u. G.	1,2 o. G.	1,4 u. G.	1,4 o. G.
0	–	5 6	–	6 7	–	6 7
		0,031 0,016		0,026 0,014		0,039 0,023
1	0	7 8	0	8 9	0	9 10
		0,035 0,020		0,036 0,022		0,037 0,024
2	0	9 10	0	11 12	0	12 13
		0,033 0,019		0,025 0,016		0,030 0,020
3	0	11 12	0	13 14	0	14 15
		0,029 0,018		0,026 0,017	0,072	0,035 0,024
4	0	12 13	0	15 16	0	17 18
	0,063	0,038 0,025	0,043	0,025 0,017	0,030	0,026 0,018
5	0		0 1		0 1	
	0,031		0,019 0,072		0,013 0,049	
6	0 1		0 1		1 2	
	0,016 0,063		0,009 0,038		0,024 0,061	
7	0 1		1 2		1 2	
	0,008 0,035		0,019 0,053		0,011 0,032	
8	1 2		1 2		2 3	
	0,020 0,055		0,010 0,029		0,016 0,038	
9	1 2		2 3		3 4	
	0,011 0,033		0,016 0,038		0,021 0,042	

N_2/N_1

i_1	1,6 u. G.	1,6 o. G.	1,8 u. G.	1,8 o. G.	2,0 u. G.	3,0 u. G.	4,0 u. G.
0	–	7 8	–	8 9	–	–	–
		0,033 0,021		0,029 0,019			
1	0	11 12	0	12 13	0	0	0
		0,025 0,017		0,026 0,018			
2	0	13 14	0	15 16	0	0	0
		0,035 0,024		0,029 0,020		0,063	0,040
3	0	16 17	0	18 19	0	0 1	0 1
	0,057	0,031 0,022	0,046	0,029 0,021	0,037	0,016 0,051	0,008 0,027
4	0 1	19 20	0 1		0 1	1 2	2 3
	0,022 0,076	0,027 0,019	0,016 0,058		0,012 0,045	0,016 0,038	0,017 0,033
5	0 1		1 2		1 2	2 3	4 5
	0,008 0,034		0,024 0,061		0,018 0,046	0,013 0,027	0,020 0,033
6	1 2		1 2		2 3	4 5	
	0,015 0,041		0,010 0,028		0,020 0,042	0,020 0,034	
7	2 3		2 3		3 4		
	0,020 0,044		0,013 0,029		0,020 0,039		
8	3 4		3 4		4 5		
	0,023 0,045		0,014 0,029		0,019 0,035		
9	4 5		4 5		5 6		
	0,025 0,045		0,014 0,028		0,017 0,031		

Stichproben seien Grundgesamtheiten entnommen, in denen für das Vorkommen der Pelger-Anomalie die gleiche Grundwahrscheinlichkeit bestehe.

Mit diesem „*nichtparametrischen Test*" sei die Betrachtung über die Ableitung der Binomialverteilung und damit über die Grundlagen der Wahrscheinlichkeits-lehre abgeschlossen. Wir wenden uns nun den speziellen statistischen Methoden zu.

b) Die Potenzmomente in der Binomialverteilung, Poisson-Verteilung. Normalverteilung

Wie wir sahen, ist die Binomialverteilung ein relativ komplizierter Ausdruck; sie wird in der Regel und besonders, wenn die Zahlen etwas größer werden, unhandlich, wenn man sie einem statistischen Test zugrunde legen will. Deshalb hat man sich bemüht, sie erstens durch einige wenige, relativ handliche Werte zu beschreiben, und darüber hinaus Näherungsformeln zu schaffen, die sie unter bestimmten Bedingungen praktisch fehlerfrei annähern und sich doch leicht handhaben lassen.

Wir betrachten zunächst, wie man die Verteilung durch einige wenige *Parameter* beschreiben kann.

α) Der Erwartungswert

Der einfachste unter diesen *Parametern* ist der Erwartungswert oder Mittelwert. Wenn n_k Familien genau $k_{(k=0\,\to)}$ Kinder haben, dann ist die Gesamtzahl der Familien:

$$n = n_0 + n_1 + n_2 \ldots + \text{ und die Gesamtzahl der Kinder:}$$

$$m = n_1 + 2\,n_2 + 3\,n_3 \ldots \text{ usw. Die durchschnittliche Zahl der Kinder/Familie}$$
ist m/n.

Was hier für den jedem geläufigen Fall der Häufigkeitsziffern auseinandergesetzt wurde, gilt genauso auch für Wahrscheinlichkeiten:

X sei eine statistische Variable, die die Werte x_1, x_2 annehmen kann und deren Wahrscheinlichkeiten $f(x_1)$, $f(x_2)$ ... betragen. Der Erwartungswert von X ist definiert als:

$$(6) \qquad E(X) = \sum x_k\, f(x_k)^1.$$

Die besondere praktische Nützlichkeit von $E(X)$ geht aus der folgenden Eigenschaft hervor:

Wenn X_1, $X_2 \ldots X_n$ statistische Variable mit Erwartungswerten sind, dann gibt es einen Erwartungswert für ihre Summe. Dieser Erwartungswert ist die Summe der einzelnen Erwartungswerte. Es gilt:

$$(7) \qquad E(x_1 + \ldots + x_n) = E(x_1) + \ldots + E(x_n)\,.$$

Neben dieser Summenregel gibt es auch eine Multiplikationsregel, die jedoch nur wesentlich eingeschränkter gültig ist. Wenn X und Y *voneinander unabhängige* Variable mit Erwartungswerten sind, dann ist ihr Produkt eine Variable mit Erwartungswert, und es gilt die Formel:

$$(8) \qquad E(XY) = E(X)E(Y)\,.$$

Diese Formel gilt aber, wie gesagt, nur für zwei voneinander unabhängige Variable. $E(X^2)$ z. B. ist von $(E(X))^2$ in der Regel verschieden.

Als Beispiel betrachten wir die Binomialverteilung. S_n sei die Anzahl von positiven Ausgängen (S) in n Einzelversuchen. Wie wir sahen, hat S_n die Binomialverteilung, Formel (5), S. 158. Auf Grund dieser Formel gilt: $S_n = \sum\limits_k P(n; k; p)$, d. h. die Summe der möglichen Zahlen von G, multipliziert mit den Wahrscheinlichkeiten dafür, daß diese Zahlen auftreten. Als Erwartungswert ergibt sich:

$$(9) \qquad E(S_n) = n\,p\,.$$

Dieses Ergebnis kann auf folgende einfache Weise bewiesen werden:

---

[1] Diese Ableitung gilt nur für den (uns hier allein interessierenden) Fall, daß die Serie konvergiert. Divergiert sie, dann ist kein endlicher Erwartungswert vorhanden.

X_k sei die Zahl der Ereignisse G beim k-ten Versuch. Diese statistische Variable kann nur den Wert 0 oder 1 annehmen, wofür die Wahrscheinlichkeiten q und p bestehen. Demnach gilt:

$$E(X_n) = 0 \cdot q + 1 \cdot p = p \, ,$$

und es folgt:

$$S_n = X_1 + X_2 + \ldots X_n$$

und nach der Formel (9):

$$E(S_n) = \sum_{k=1 \to n} E(X_k) = n\,p \, .$$

β) Die Varianz

Wir betrachten wieder unsere ursprüngliche Varable X mit der Verteilung $f(x_i)$. Nun kann man neben dem Erwartungswert $E(X)$ auch Erwartungswerte $E(X^r) = \sum x_i^r f(x_i)$ betrachten, wobei r eine positive ganze Zahl ist. Diese Werte $E(X^r)$ bezeichnet man als *Potenzmomente*. Wir wollen an dieser Stelle nur das zweite Moment betrachten, obwohl das dritte und vierte (,,skewness" und ,,kurtosis"; im Deutschen: ,,Schiefe" und ,,Exzeß") in Sonderfällen eine Rolle bei der Beschreibung von Verteilungen spielen können.

Wir definieren: X sei eine statistische Variable, deren Erwartungswert $E(X) = \mu$ und deren zweites Moment $E(X^2) = \mu^2$ ist. Dann bezeichnen wir den folgenden Ausdruck als Varianz von X:

$$(10) \qquad V(X) = E[(X - \mu)^2] = E(X^2) - \mu^2 .$$

Die Quadratwurzel der Varianz nennt man die Standarddeviation von X.

Für die Binomialverteilung gilt:

$$(11) \qquad V = n\,p\,q \, . \qquad \text{Auf eine Ableitung sei hier verzichtet.}$$

γ) Die Covarianz

X und Y seien zwei Variable im gleichen Merkmalsraum. Dann sind $X + Y$ und XY auch Variable. Wir wollen $V(X + Y)$ errechnen. Dazu führen wir den Begriff der Covarianz ein. Ist die gemeinsame Verteilung von X und Y $\{p(x_i, y_k)\}$, dann ist der Erwartungswert von XY gegeben durch:

$$(12) \qquad E(XY) = \sum_{i,k} x_i y_k p(x_i y_k) \, .$$

Außerdem sind natürlich die beiden Einzel-Erwartungswerte $\mu_x = E(X)$ und $\mu_y = E(Y)$ vorhanden. Die Variablen $X - \mu_x$ und $Y - \mu_y$ haben den Erwartungswert 0. Für ihr Produkt gilt nach der Additionsregel, Formel (7):

$$(13) \quad E[(X - \mu_k)(Y - \mu_y)] = E(XY) - \mu_x E(Y) - \mu_y E(X) + \mu_x \mu_y = E(XY) - \mu_x \mu_y .$$

Wir definieren: Die Covarianz von X und Y ist:

$$(14) \qquad \mathrm{Cov}(X, Y) = E[(X - \mu_x)(Y - \mu_y)] = E(XY) - \mu_x \mu_y .$$

Nun wissen wir aber aus der Formel 8:

Sind die beiden Variablen X und Y unabhängig voneinander, dann ist:

$$E(XY) = E(X)\,E(Y) = \mu_x \mu_y .$$

Daraus folgt nach Formel 14:

Sind X und Y unabhängig voneinander, dann ist ihre Covarianz 0.

Die Varianz einer Summe

Nun lernen wir eine *Grundregel der Statistik* kennen.

Sind $X_1, X_2 \ldots X_n$ Variable mit Varianzen $V_1, V_2 \ldots V_n$ und ist $S_n = X_1 + X_2 \ldots + X_n$, dann gilt:

$$V(S_n) = \sum_{k=1}^{n} V_k + 2 \sum_{i,k} \mathrm{Cov}(X_i, X_k) \, .$$

Dabei enthält die zweite Summe $\binom{n}{2}$ Paare (X_i, X_k). Diese Formel vereinfacht sich, wenn die Variablen unabhängig voneinander sind und die Covarianz $= 0$ wird, zu:

(15) $$V(S_n) = V_1 + V_2 \ldots + V_n.$$

Die Varianzen addieren sich also. Diese Eigenschaft ist es vor allem, die die Varianz zu einem so überaus bequemen Maß zur Charakteristik einer Verteilung macht und die ihr neben dem Erwartungswert die praktische Hauptbedeutung verliehen hat.

Auf einen Beweis dieser Regel sei hier verzichtet; es sei auf die statistischen Standardbücher verwiesen.

δ) Verteilungen, die unter besonderen Umständen als Annäherungen an die Normalverteilung verwendet werden können

Nachdem wir die ersten beiden Potenzmomente in ihren allgemeinen Grundlagen und ihre Anwendung auf die Binomialverteilung besprochen haben, wenden wir uns jetzt denjenigen Verteilungen zu, die als bequeme Annäherungen an die Binomialverteilung verwendet werden.

Die Poisson-Verteilung

Bei vielen praktischen Problemen ist zwar die Versuchszahl n groß, p jedoch sehr klein, und das Produkt

$$m = n\,p$$

hat eine mäßige Größe. In diesen Fällen benutzt man mit Vorteil eine Näherungsformel für $P(k; n; p)$, die von POISSON abgeleitet wurde.

(16) $$P(k; n; p) \approx \frac{m^k}{k!} e^{-m}.$$

Das ist die Poisson-Verteilung[1].

Ein inzwischen schon klassisch gewordenes Beispiel für die Übereinstimmung eines seltenen Ereignisses mit der Poisson-Verteilung verdanken wir BORTKEVICH[2]. Die Tab. 40 zeigt die Todesfälle durch Hufschlag, die innerhalb der 10 Armeekorps der deutschen Armee im Laufe von 20 Jahren pro Armeekorps vorgekommen sind. Insgesamt liegen also 200 Einzelstichproben vor. Man sieht, die gefundenen Werte stimmen mit den auf Grund der Poisson-Verteilung erwarteten hervorragend überein.

Auch die Poisson-Verteilung hat ihren Erwartungswert und ihre Varianz. Auf eine Ableitung sei hier verzichtet. Erwartungswert und Varianz haben beide den Wert m. Daß sie gleich sind, ist ein besonderer Vorteil dieser Verteilung.

Abb. 100 (n. KOLLER 1940) zeigt die Poisson-Verteilung für verschiedene Werte von m.

Tabelle 40. *Vergleich der Todesfälle durch Hufschlag/Jahr in 20 Jahren bei 10 Armeekorps mit der Poisson-Verteilung* (nach BORTKEVICH)

Zahl der Todesfälle/Jahr und Armeekorps	Beobachtete Häufigkeit	Auf Grund der Poisson-Verteilung erwartete Häufigkeit
0	109	108,67
1	65	66,29
2	22	20,22
3	3	4,11
4	1	0,63
5	—	0,08
6	—	0,01

---

[1] Die Poisson-Verteilung ist in den Biometrika Tables vertafelt für verschiedene Werte von k und m.

[2] Zitiert nach FISHER.

Die Normalverteilung

Eine noch wesentlich größere theoretische und praktische Bedeutung als die Poisson-Verteilung hat eine andere Näherungsfunktion der Binomialverteilung, die *Normalverteilung*.

Je größer n wird, desto mehr nähern sich die Klassenhäufigkeiten der Formel

$$(17) \qquad df = \frac{1}{\sigma \sqrt{2\pi}} \; e^{\frac{-(x-\mu)^2}{2\sigma^2}} \; dx \quad \text{an.}$$

Dabei ist $x - \mu$ der Abstand der Beobachtung x vom Mittelwert μ, σ die Standarddeviation, oder wie wir auf S. 164 sahen, die Wurzel der Varianz, e die Basis

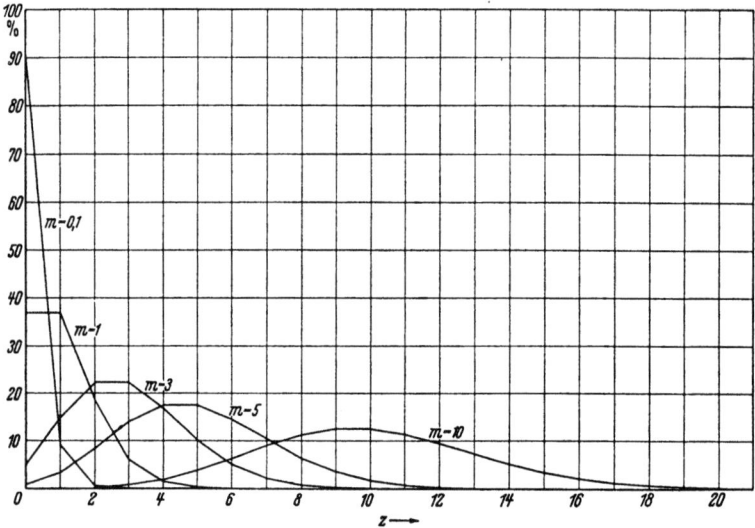

Abb. 100. Gestalt der Poisson-Verteilung für die Erwartungswerte $m = 0,1; 1; 3; 5; 10$ (n. KOLLER 1940)

des natürlichen Logarithmen und dx ein infinitesimal kleiner Beobachtungsabschnitt am Punkt x. Der wesentliche Unterschied der Normalverteilung zur Binomialverteilung ist, daß sie eine *kontinuierliche Verteilung* darstellt, während die Binomialverteilung eine *diskrete Verteilung ist*. Das heißt die Normalverteilung enthält keine diskreten Wahrscheinlichkeiten für 0, 1, 2 ... n Ereignisse G.

Der Gesamtbereich der Normalverteilung, dem bei der Binomialverteilung der Gesamtbereich entspricht, den der Ausdruck $(p + q)^n$ umfaßt, wird umschrieben durch den Ausdruck:

$$(18) \qquad \frac{1}{\sigma \sqrt{2\pi}} \int\limits_{-\infty}^{+\infty} e^{\frac{-(x-\mu)^2}{2\sigma^2}} \; dx \; .$$

Die Gestalt dieser Verteilung zeigt die Abb. 101 (n. KOLLER). Hier kann durch Vergleich mit der Binomialverteilung für $n = 20$ die Güte der Anpassung verglichen werden. Bei nicht so kleinem m nähert sich auch die Poisson-Verteilung der Normalverteilung sehr gut an, wie die Abb. 100 (n. KOLLER) deutlich zeigt.

Diese Normalverteilung enthält die beiden Parameter μ und σ, die wir oben schon kennenlernten. Sie spielt in der praktischen Statistik eine überragende Rolle und liegt den meisten statistischen Testen zugrunde, die sich in aller Regel je nach der Fragestellung in verschiedener Weise dieser beiden Parameter bedienen. Eine Ausnahme machen die sog. nichtparametrischen Teste, die sich direkt wahrscheinlichkeitstheoretischer Argumente bedienen. Ein Beispiel: — Vergleich zweier kleiner Häufigkeitsziffern bei seltenen Ereignissen — sahen wir auf S. 161[1].

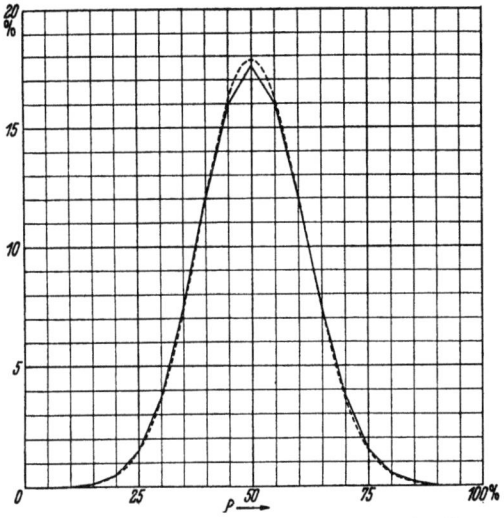

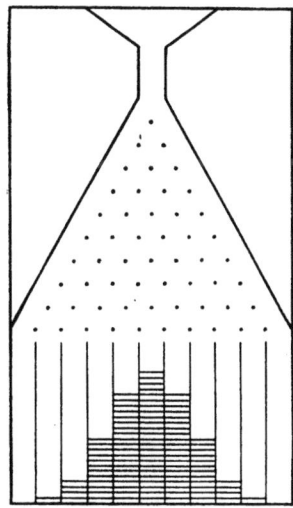

Abb. 101. Binomialverteilung (——) und ihre Annäherung durch die Normalverteilung für $p = q = 0,5$, $n = 20$

Abb. 102. Galtonsches Brett

Darüber hinaus stellte sich überraschenderweise heraus, daß *sehr viele* (nicht alle!) *biologische Variable eine Verteilung aufweisen, die der Normalverteilung ähnlich ist.* Insbesondere sind das solche Merkmale, die von einer großen Zahl (genetischer wie peristatischer) Einflüsse abhängig sind. Das wird durch die Abb. 102 veranschaulicht: Sie zeigt das sog. Galtonsche Brett. Man läßt von oben viele Kugeln durch mehrere Reihen von Nägeln laufen, die die in Abb. 102 gezeigte Anordnung aufweisen. Die Kugeln treffen von Reihe zu Reihe auf einen Nagel auf und werden mit gleicher Wahrscheinlichkeit in den beiden möglichen Richtungen abgedrängt. Endlich finden sie sich in den unteren Fächern in den der Binomialverteilung entsprechenden Häufigkeiten. Je enger man die einzelnen Fächer gestaltet und je mehr Fächer man aufstellt, desto mehr nähert sich die Binomialverteilung der Normalverteilung an.

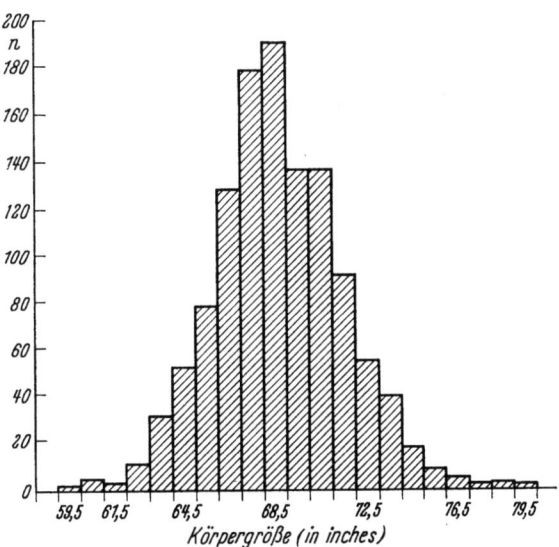

Abb. 103. Verteilung der Körpergrößen von 1164 Männern (aus: FISHER). Man beachte die Ähnlichkeit der Form der Verteilungskurve mit der Normalverteilung (Abb. 101)

Ein Beispiel zeigt die Abb. 103. Hier sind die Körpergrößen von Männern mit der Normalverteilung verglichen.

---

[1] Für nichtparametrische Tests vgl. SIEGEL.

Bevor wir die verschiedenen Gruppen von statistischen Testen näher betrachten, die auf der Normalverteilung beruhen, müssen wir ihre Eigenschaften näher betrachten.

Die Normalverteilung besitzt zunächst eine Symmetrieachse. Diese Symmetrieachse liegt im Erwartungswert oder Mittelwert μ, der gleichzeitig der häufigste Wert der Verteilung ist.

Betrachtet man den Kurvenverlauf, so sieht man zu beiden Seiten der Symmetrieachse einen Wendepunkt, an dem die Kurve aufhört, steiler zu werden, und im Gegenteil wieder einen flacheren Verlauf nimmt. Diese Wendepunkte liegen in der Entfernung σ von der Symmetrieachse entfernt. Wie wir sahen, bezeichnet man $\sigma = \sqrt{V}$ als die *Standarddeviation*.

Betrachten wir die durch Integration der Gl. (18) von $-\infty$ bis $+\infty$ erhaltenen Gesamtfläche der Normalverteilung, so enthält der Raum zwischen $\mu \pm \sigma$ 68,26% des Gesamtinhaltes, der Raum zwischen $\mu \pm 2\sigma$ 95,44% des Gesamtinhaltes, der Raum zwischen $\pm 3\sigma$ 99,77% des Gesamtinhaltes.

3. Statistische Tests

Auf diesen Eigenschaften der Normalverteilung beruhen nun die verschiedenen *statistischen Tests*. Bei ihrer allgemeinen Behandlung müssen wir uns hier ganz kurz fassen; es sollen im wesentlichen nur diejenigen Tests behandelt werden, die man in der humangenetischen Forschung dauernd praktisch braucht.

Wir betrachten zunächst den Vergleich von empirisch gewonnenen Daten mit einer Erbgangshypothese. Ein Beispiel lernten wir schon auf S. 159 kennen, als wir uns fragten: Ist das Auftreten von 5 Merkmalsträgern und 0 Gesunden in einer Geschwisterschaft von 5, die über einen heterozygoten Elternteil erfaßt war, verträglich mit der Annahme, daß bei den Eltern der Kreuzungstyp (Aa × aa) und somit für das Auftreten jedes Merkmalsträgers die Wahrscheinlichkeit 1/2 besteht? Wir bedienten uns dabei direkt der Binomialverteilung.

Nun betrachten wir ein anderes Beispiel. Auf S. 33 ist der Stammbaum mit Brachydaktylie abgebildet, an dem Farabee (1904) zum ersten Male den dominanten Mendelschen Erbgang beim Menschen demonstrierte. Unter den Kindern von Merkmalsträgern befinden sich 36 Merkmalsträger, 33 Merkmalsfreie. Schon gefühlsmäßig neigen wir zu der Auffassung: Das 1:1-Verhältnis dürfte hier sehr gut erfüllt sein. Wir wollen diese Meinung nun nachprüfen. Wir stellen die konkrete Frage: Wenn unsere Hypothese zutrifft und wenn in diesen Geschwisterschaften für jedes Kind die Wahrscheinlichkeit 1/2 besteht, das Gen für Kurzfingrigkeit zu erhalten, — wie groß ist dann die Wahrscheinlichkeit dafür, daß in einer Stichprobe von $n = 36 + 33 = 69$ Versuchen eine Abweichung von dem erwarteten Wert 1/2 eintritt, die so groß ist wie oder größer als die gefundene Abweichung?

Wie wir sahen, beträgt die Varianz der Binomialverteilung npq, in unserem Fall $69 \cdot 0,5 \cdot 0,5 = 17,25$. Daraus errechnet sich: $\sigma = \sqrt{17,25} = 4,153$. Die Differenz d zwischen erwartetem und gefundenem Wert ist: $|36 - 34,5| = |1,5|$. Es ergibt sich: $\chi = \dfrac{1,5}{4,153} = 0,361$. χ liegt also wesentlich unter 1; die Differenz ist wesentlich kleiner als σ. In Abb. 104a schlagen wir die gesuchte Wahrscheinlichkeit nach; sie beträgt $P = 0,72$. Mit anderen Worten: Das Ergebnis liegt weit innerhalb des Bereiches der möglichen Zufallsabweichungen. Oder umgekehrt ausgedrückt: Es stimmt ausgezeichnet mit der diskutierten genetischen Hypothese überein.

In diesem Falle besteht kein Zweifel darüber, daß man die Abweichung von der Hypothese des dominanten Mendelschen Erbganges als nicht signifikant ansehen kann. Nun kommen jedoch auch stärkere Abweichungen vor, bei denen man eher im Zweifel sein kann, ob sie noch zufällig bedingt sind. Es ist hier mehr oder weniger eine Sache der Konvention, bei welchem Wert von P man sich entschließt,

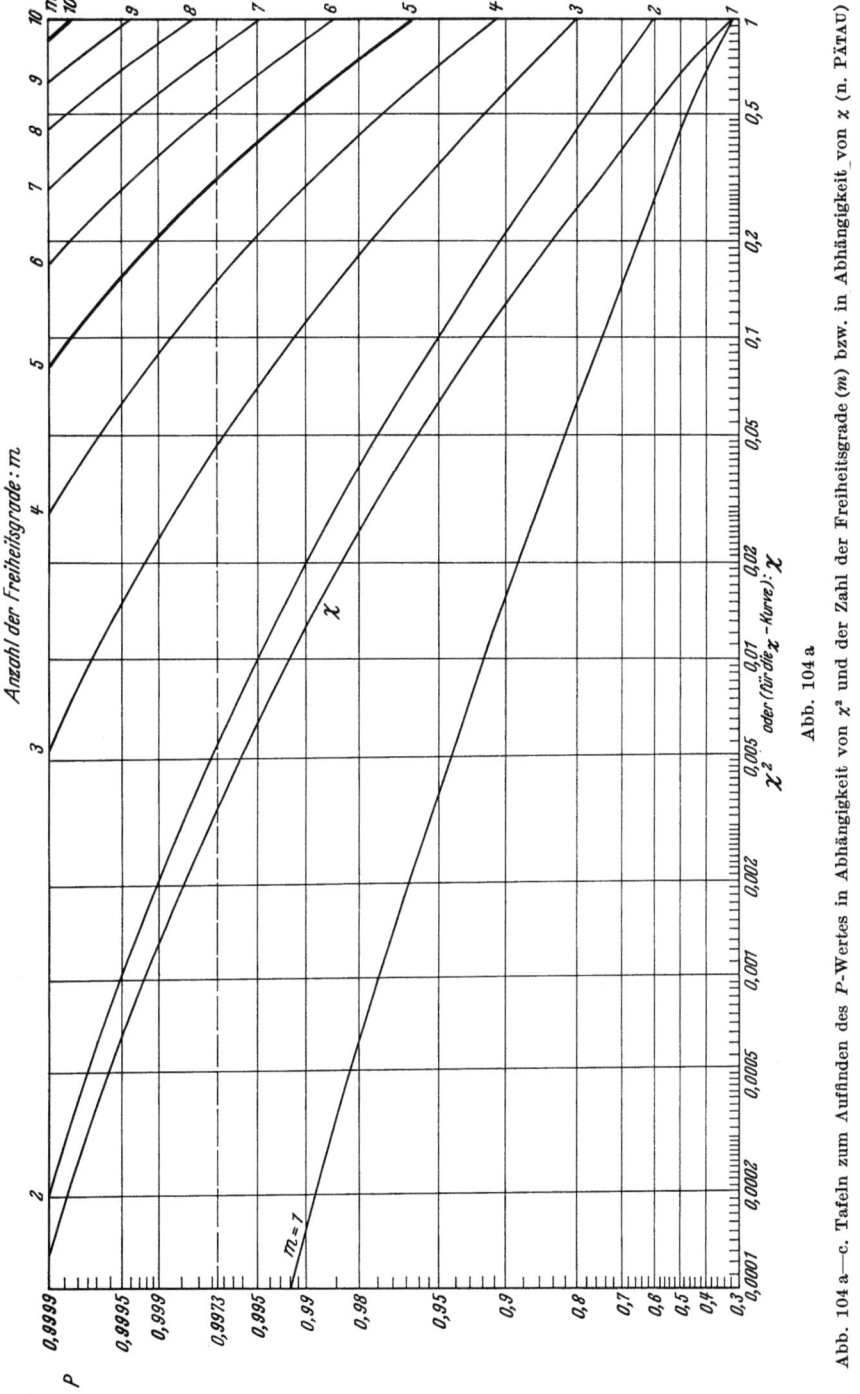

Abb. 104 a

Abb. 104 a—c. Tafeln zum Auffinden des P-Wertes in Abhängigkeit von χ^2 und der Zahl der Freiheitsgrade (m) bzw. in Abhängigkeit von χ (n. PÄTAU)

eine echte Abweichung von der zu prüfenden Hypothese anzunehmen. Ein sehr strenges Kriterium ist die sog. 3 σ-*Regel*, nach der man eine echte Abweichung

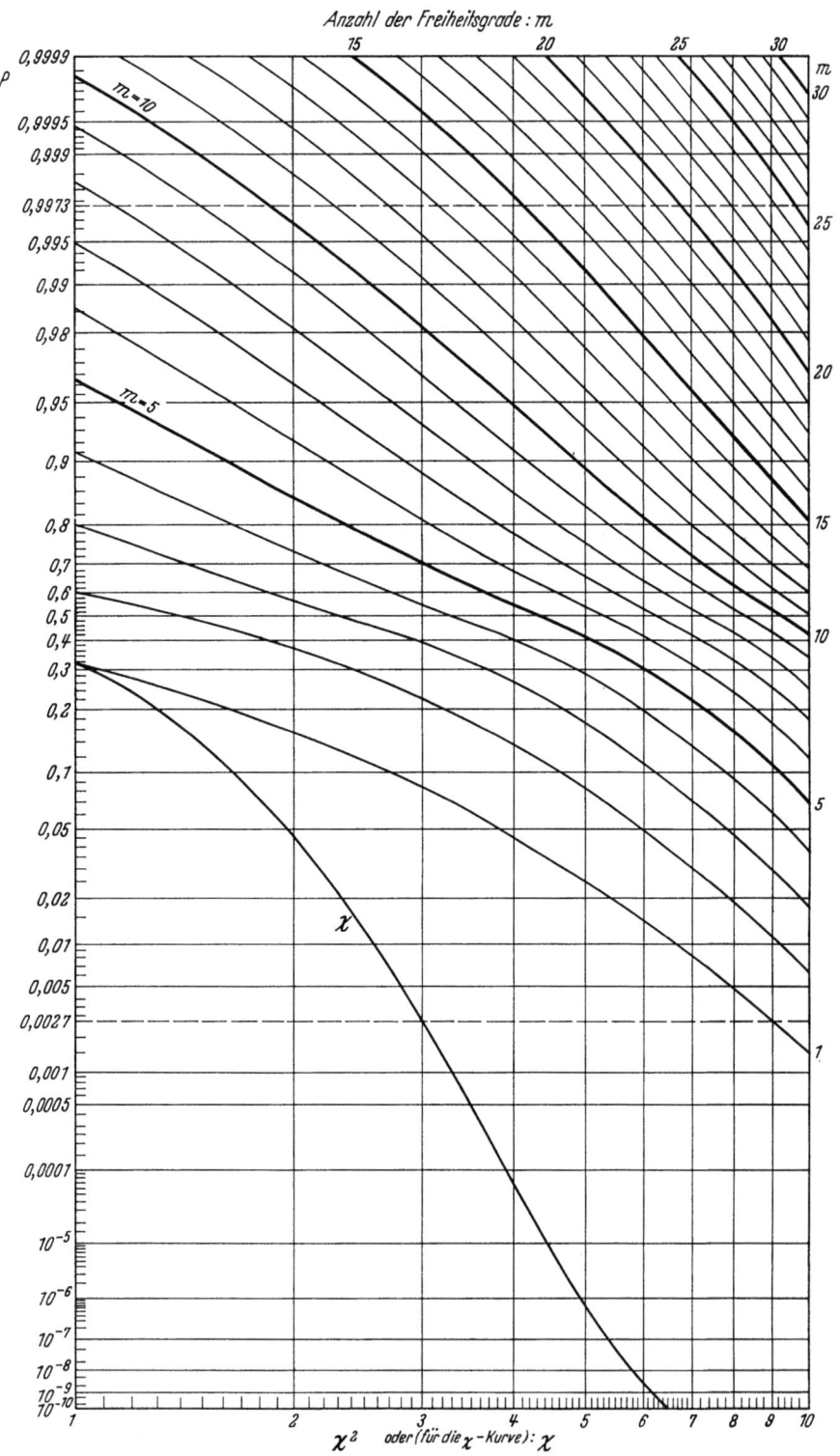

Abb. 104 b

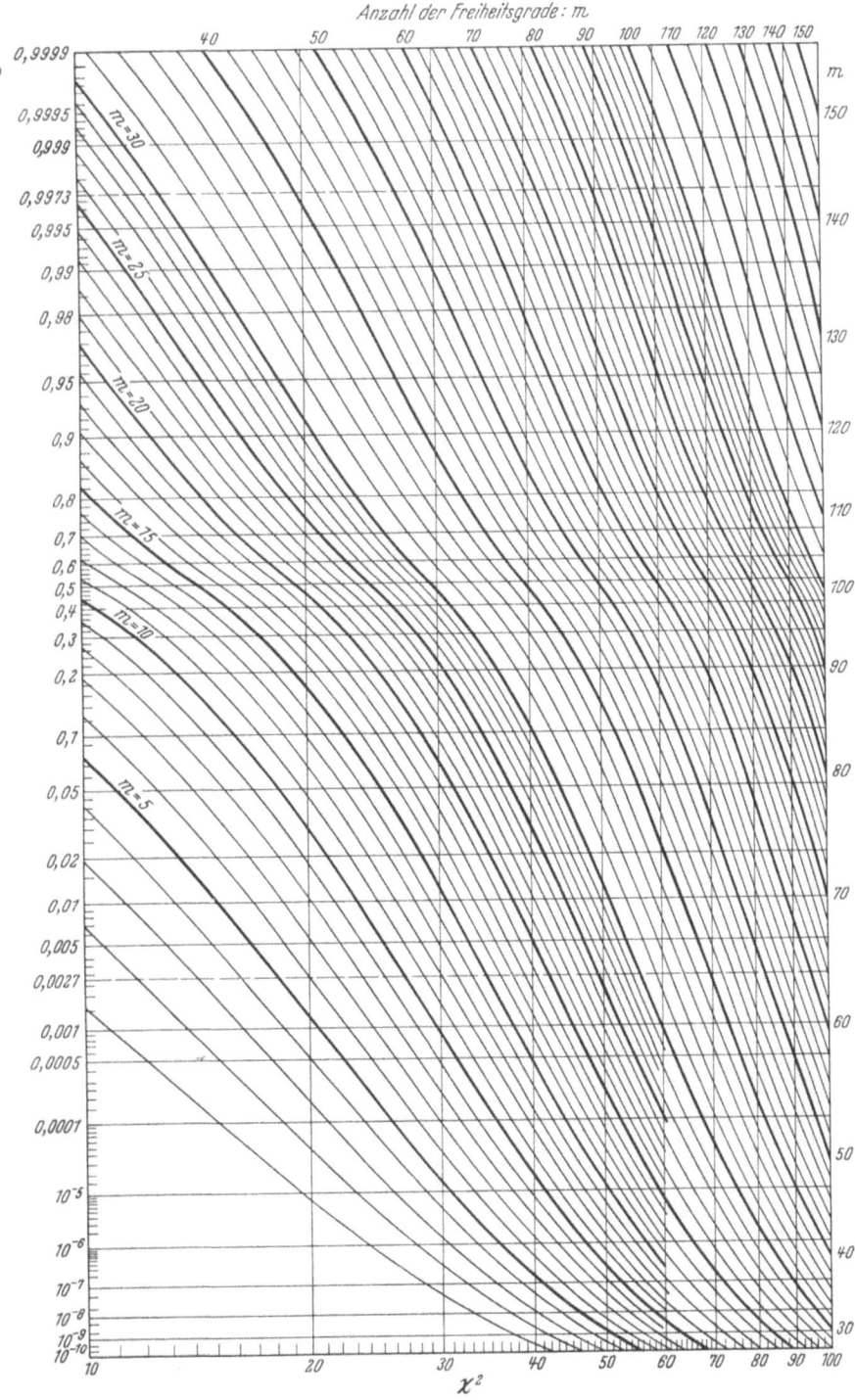

Abb. 104 c

Tabelle 41.

Kreuzungstyp	MM	MN	NN	Einzel-χ^2
MM × MN	$\dfrac{[MM - 0,5\,(MM + MN)]^2}{0,5\,(MM + MN)} +$	$\dfrac{[MN - 0,5\,(MM + MN)]^2}{0,5\,(MM + MN)} +$	—	$= \chi^2(m = 1)$
MN × MN	$\dfrac{[MN - 0,25\,(MM + MN + NN)]^2}{0,25\,(MM + MN + NN)} +$	$\dfrac{[MN - 0,5\,(MM + MN + NN)]^2}{0,5\,(MM + MN + NN)} +$	$\dfrac{[NN - 0,25\,(MM + MN + NN)]^2}{0,25\,(MM + MN + NN)}$	$= \chi^2(m = 2)$
MN × NN	—	$\dfrac{[MN - 0,5\,(MN + NN)]^2}{0,5\,(MN + NN)} +$	$\dfrac{[NN - 0,5\,(MN + NN)]^2}{0,5\,(MN + NN)}$	$= \chi^2(m = 1)$
				Summe: $\chi^2(m = 4)$

nur annimmt, wenn $P \leq 0,0027$. Meist wird man aber eine Abweichung schon dann als *signifikant* bezeichnen, wenn $P \leq 0,01$, während man von *schwacher Signifikanz* spricht, wenn $P \leq 0,05$. Manche Autoren geben auch einfach den P-Wert an und überlassen die Beurteilung dem Leser selbst. In manchen Fällen wird einer möglichen Hypothese nur *eine einzige* vernünftige Alternativhypothese gegenüberstehen, oder alle möglichen Alternativhypothesen liegen in der *gleichen Richtung*. Ein Beispiel ist der oben (S. 159) genauer geschilderte Fall, bei dem es um die Entscheidung autosomal-dominanter oder geschlechtsgebunden-dominanter Erbgang geht. Die Abweichung von den bei autosomalem Erbgang erwarteten Geschlechtsverhältnis von Merkmalsträgern und Gesunden unter den Kindern erkrankter Männer kann hier nur in der Richtung liegen, daß alle Söhne gesund und alle Töchter krank sind. Man spricht von einer „*einseitigen Alternativhypothese*". Wenn in einem solchen Falle die Abweichung von der ursprünglichen Hypothese in der Richtung liegt, die auf Grund der Alternativhypothese erwartet werden müßte, ist es logisch berechtigt, das P zu halbieren, indem man sagt: Die Wahrscheinlichkeit für eine zufällige Abweichung *in der von der Alternativhypothese vorausgesagten Richtung* beträgt $P_{\text{einseitig}} = P/2$.

a) Das χ^2-Verfahren als Methode zum Vergleich von Häufigkeitsziffern

In vielen Fällen wird man nicht nur 2, sondern mehrere Klassen miteinander zu vergleichen haben. Man denke etwa an den Kreuzungstyp 3 (Kreuzung zweier Heterozygoter), aus dem die beiden Homozygoten und der Heterozygote im Verhältnis $1 : 2 : 1$ hervorgehen. Hier gibt es also, wenn alle drei Genotypen voneinander zu unterscheiden sind, auch drei phänotypische Klassen. Unsere Aufgabe ist es, die Phänotypen-Häufigkeiten dieser drei Klassen mit den Häufigkeiten zu vergleichen, die auf Grund der Erbgangshypothese zu erwarten sind. Man hat für derartige Vergleiche das χ^2-Verfahren entwickelt. Seine theoretischen Grundlagen sollen hier nicht genauer behandelt werden; hier sei nur gesagt, daß es ebenfalls auf der Normalverteilung beruht. Demnach würde ein χ^2-Test bei dem oben erwähnten Beispiel zu dem gleichen Ergebnis führen wie der dort verwendete χ-Test.

Am gebräuchlichsten ist für den hier behandelten Typ von Aufgaben die folgende Form:

$$(19) \qquad \chi^2 = \sum \frac{(E - B)^2}{E} \,.$$

Dabei ist E die auf Grund der Hypothese erwartete Zahl von Beobachtungen in der betreffenden Klasse, B die Zahl der tatsächlich eingetroffenen Beobachtungen. Im vorliegenden Beispiel haben wir die beiden Klassen der Merkmalsträger und der Gesunden zu vergleichen. Es ergibt sich:

$$\chi^2_{(m\,=\,1)} = \frac{(36 - 34,5)^2}{34,5} + \frac{(33 - 34,5)^2}{34,5} = 0,13 \,.$$

Den Wert für P (Wahrscheinlichkeit für das Auftreten einer gleichgroßen oder noch größeren Abweichung) ist aus der Fluchtlinientafel (Abb. 104) abzulesen. In diesem Falle ergibt sich: $P = 0,72$. Um diesen Wert zu finden, mußten wir die Fluchtlinie für $m = 1$ (1 Freiheitsgrad) verfolgen. Die Zahl der Freiheitsgrade gibt an, auf wieviele verschiedene Weisen ich die Klassenhäufigkeit verändern kann, ohne die Gesamtsumme der Beobachtungen zu ändern. Im vorliegenden Falle ist die Häufigkeit der 2. Klasse durch jede Änderung in der 1. Klasse eindeutig festgelegt. Daher beträgt die Zahl der Freiheitsgrade $m = 1$. Allgemein liegt sie bei derartigen Vergleichen mehrerer Klassen mit ihren Erwartungswerten in der Regel um 1 unterhalb der Klassenzahl.

Als zweites betrachten wir ein etwas komplizierteres Beispiel. Im Arbeitskreis von WIENER wurde eine große Anzahl von Familien auf ihre MN-Blutgruppen hin untersucht. Das Ergebnis zeigt die Tab. 42.

Die auf Grund der genetischen Hypothese erwarteten Werte ergaben sich aus der zu prüfenden genetischen Hypothese. So ist z. B. beim Ehetyp MN $\times$ N (Kreuzungstyp 2, S. 31) zu erwarten, daß 1/2 der Kinder M, die andere Hälfte N ist.

Es ergibt sich das folgende Rechenschema (Tab. 41).

Die übrigen Kreuzungstypen (MM $\times$ MM; MM $\times$ NN; NN $\times$ NN) brauchen selbstverständlich nicht mit analysiert zu werden, da in ihnen keine Aufspaltung zu erwarten ist.

Tabelle 42. *Vergleich der erwarteten und gefundenen Ziffern für MN-Daten von* WIENER *u. Mitarb.* 1953)[1]

Kreuzungs- typ	MM	MN	NN	χ^2	m
MM $\times$ MN	$\dfrac{(499-486)^2}{486}$	$\dfrac{(473-486)^2}{486}$	—	0,6954	1
MN $\times$ MN	$\dfrac{(199-200)^2}{200}$	$\dfrac{(405-400)^2}{400}$	$\dfrac{(196-200)^2}{200}$	0,1475	2
MN $\times$ NN	—	$\dfrac{(411-396,5)^2}{396,5}$	$\dfrac{(382-396,5)^2}{396,5}$	1,0606	1
				1,9035	4
				$P = 0,76$	

---

[1] Die offenbar unmöglichen Kinder wurden weggelassen.

Dieses Beispiel zeigt uns einen Vorteil des χ^2-Verfahrens: In der rechten Spalte finden sich Einzel-χ^2-Werte. Sie lassen sich zu einem Gesamt-χ^2 addieren. Dabei addieren sich auch die Freiheitsgrade.

Findet man Übereinstimmung in den erwarteten Werten, dann ist die Analyse abgeschlossen. Findet man keine Übereinstimmung, dann ergeben die Einzel-χ^2 einen Hinweis darauf, in welchem Kreuzungstyp die Übereinstimmung fehlt. Es lassen sich dann spezielle Hypothesen (z. B. Heterosis) weiter untersuchen, etwa indem man die Heterozygoten mit den beiden Homozygoten zusammen vergleicht usw.

Die Rechnung lautet in unserem Falle (Tab. 42).

Man sieht: Die gefundenen Werte stimmen mit den erwarteten ideal überein.

Ein anderes Beispiel ist der Vergleich der Häufigkeiten von Genotypen in einer Bevölkerung mit den auf Grund des Hardy-Weinbergschen Gesetzes erwarteten Ziffern. Hier rechnet man nach der Formel:

$$\chi^2 = \frac{(p^2, \text{ also MM, erwartet} - p^2 \text{ gefunden})^2}{p^2 \text{ erwartet}}$$
$$+ \frac{(2pq, \text{ also MN, erwartet} - 2pq \text{ gefunden})^2}{2pq \text{ erwartet}}$$
$$+ \frac{(q^2, \text{ also NN erwartet} - q^2 \text{ gefunden})^2}{q^2 \text{ erwartet}}$$

$P_{(m=2)}$, also für 2 Freiheitsgrade, wird in der Tafel nachgeschlagen.

Unter Umständen empfiehlt es sich, dieses χ^2 noch weiter zu zerlegen, da wir in ihm ja zwei Komponenten prüfen[1].

In der Form:

$$\chi^2_M = \frac{(q^2 \text{MM} - pq \text{MN} + p^2 \text{NN})^2}{p^2 q^2 n}$$

prüft man die *Durchmischungsannahme*. Das heißt man prüft, ob die beobachteten Häufigkeiten mit den auf Grund des Hardy-Weinbergschen Gesetzes erwarteten übereinstimmen, d. h. ob Panmixie besteht. Beide homozygoten Typen werden gemeinsam mit den Heterozygoten verglichen; das χ^2_M hat nur einen Freiheitsgrad, und die Prüfung ist genauer.

Man kann nun noch weiter rechnen:

$$\chi^2 - \chi^2_M = \chi_F \cdot$$

Letzteres prüft nur die Übereinstimmung der Phänotypen mit ihren Erwartungswerten nach Ausschaltung des Störfaktors einer unvollständigen Durchmischung.

Eine andere, in ihrem logischen Aufbau ähnliche und praktisch ebenfalls sehr wichtige Zerlegung von χ^2 liegt den sog. „Heterogenitätstesten" zugrunde. Ein Rechenbeispiel findet sich in Kap. VIII, 2 j (Beziehungen zwischen Blutgruppen und Magen-Ca). Die dort angewandte Formel für Errechnung der Einzel-χ^2 im Vierfelderschema ist weiter unten beschrieben (IV 3 c).

Bei einer anderen Art von Problemen muß man nicht empirische Häufigkeitsziffern mit Erwartungswerten vergleichen, die durch eine Hypothese vorgegeben sind, sondern man hat zwei empirisch gegebene Gruppen von Häufigkeitsziffern miteinander zu vergleichen. Die Frage lautet dann einfach: Sind die vorliegenden Daten mit der Annahme verträglich, daß das in Frage stehende Ereignis in den einander entsprechenden Klassen beider Reihen gleich häufig ist ? Man kann natürlich so vorgehen, daß man zunächst die Erwartungswerte in den Klassen ermittelt und dann die gefundenen Werte in der oben gegebenen Weise mit ihnen vergleicht.

---

[1] Nach MATHER (1951), modifiziert.

Einfacher läßt sich jedoch die folgende von FISHER angegebene Umformung handhaben:

$$(20) \qquad \chi^2 = \frac{1}{n_1 n_2} \sum_i \frac{(z_{1,i} n_2 - z_{2,i} n_1)^2}{z_{1,i} z_{2,i}} \,.$$

Dabei ist n_1 die Summe der ersten Gruppe von Häufigkeitsziffern, n_2 die Summe der zweiten Gruppe von Häufigkeitsziffern, $z_{1,i}$ sind die einzelnen Häufigkeitsziffern der 1. Gruppe, $z_{2,i}$ die der zweiten Gruppe.

Als Beispiel vergleichen wir die Häufigkeit des Retinoblastoms, des für das Kindesalter typischen bösartigen Augentumors, in den verschiedenen Bevölkerungen der Welt (Tab. 43).

Tabelle 43. *Häufigkeit des Retinoblastoms in verschiedenen Bevölkerungen[1]*

Bevölkerung	Gesamtzahl der Geburten[2]	Darunter Fälle von Retinoblastom	Autoren	$z_{1,i}$	$z_{2,i}$	$\dfrac{(z_{1,i} n_2 - z_{2,i} n_1)^2}{z_{1,i} + z_{2,i}}$
England (London)	1 799 331	59	PHILIP u. SORSBY (zit. n. FALLS u. NELL 1951)	1 799 272	59	$19{,}867 \cdot 10^8$
USA (Staat Michigan)	1 054 985	52	FALLS u. NEEL 1951	1 054 933	52	$6{,}749 \cdot 10^8$
Deutschland (Berlin-Brandenburg)	1 376 000	48	VOGEL 1954	1 375 952	48	$6{,}475 \cdot 10^8$
Schweiz	1 850 000	85	BÖHRINGER 1956	1 850 915	85	$7{,}333 \cdot 10^8$
USA (Staat Ohio)	2 934 247	126	MACKLIN 1960	2 934 121	126	$2{,}795 \cdot 10^8$
Summe:	9 014 563	370		$n_1 = 9 014 193$	$n_2 = 370$	$43{,}219 \cdot 10^8$

$n_1 \cdot n_2 = 33{,}353 \cdot 10^8$; $\chi^2 = 1{,}296$.

Da dem Vergleich 5 Klassen zugrunde lagen, beträgt die Zahl der Freiheitsgrade $5 - 1 = 4$. In der Tafel finden wir: $P = 0{,}73$. Wir dürfen schließen, daß das Retinoblastom in den 5 untersuchten Bevölkerungen gleich häufig ist.

Diese $n \times 2$-Tafel ist ein Sonderfall der $n \times m$-Tafel, d. h. einer Tafel mit n Spalten und m Zeilen. Dort beträgt die Zahl der Freiheitsgrade $(n-1)(m-1)$. Die Erwartungswerte in den einzelnen Klassen errechnet man unter der Annahme, daß sich alle Werte der n Spalten gleichmäßig auf die m Zeilen verteilen und umgekehrt, d. h. für das Fach i, k (i Zeile, k Spalte) nach der Formel:

$$(21) \qquad E_{i,k} = \frac{M_i N_k}{N}$$

wobei M_i und N_k die Randsummen in den Klassen m_i und n_k darstellen, N die Gesamtzahl aller Beobachtungen.

---

[1] Nach MATSUNAGA (1959) liegt die Häufigkeit in Japan bei 1 : 22 326 Überlebenden des 1. Lebensjahres, also in der gleichen Größenordnung.

[2] In den Serien aus Deutschland und Ohio nicht die Geburt, sondern die Überlebenden des 1. Lebensjahres.

b) Die Beschreibung und der Vergleich von Messungsreihen

Während wir bisher nur *Häufigkeitsziffern* verglichen, wenden wir uns nun dem Vergleich von *Messungsreihen* kontinuierlich verteilter Variabler zu. Wie wir sahen (S. 163 f.), lassen sich Verteilungen allgemein durch einige Maßzahlen charakterisieren. Das gilt auch für empirisch gefundene Verteilungen, etwa solche von Körpermaßen. Vor allem sind Mittelwert und Varianz für eine solche Charakterisierung wichtig. Prinzipiell sind allerdings nur Normalverteilungen durch Mittelwert und Varianz eindeutig beschrieben. Kleinere Abweichungen von der Normalverteilung sind allerdings nicht so schwerwiegend, als daß man nicht mit diesen beiden Parametern auskäme. Dabei kennen wir in der Regel diese Parameter nicht von vornherein, sondern wir müssen sie aus der vorliegenden Verteilung *schätzen*. Derartige *Schätzungen von Parametern* nennt man in der englischen Literatur „*statistics*". Man hat sich daran gewöhnt, die Schätzungen auch in der Schreibweise von den Parametern selbst zu unterscheiden, indem man lateinische anstatt griechischer Buchstaben verwendet. So bezeichnet man den Mittelwert mit μ, seine Schätzung mit m (häufiger $\bar{x}$). Die Varianz nennt man σ^2, ihre Schätzung s^2.

Der Mittelwert einer empirisch gegebenen Verteilung errechnet man nach der Formel:

$$(22) \qquad m = \bar{x} = \frac{\Sigma x_i}{n}.$$

Dabei sind x_i die einzelnen Meßwerte, n ihre Gesamtzahl. Die Varianz errechnet man nach der Formel:

$$(23) \qquad s^2 = \frac{\Sigma (x_i - \bar{x})^2}{n-1}.$$

Wie wir sahen, sind diese Werte aus der vorliegenden empirischen Verteilung geschätzt. Je nach der Zahl der zugrunde liegenden Meßwerte für diese Schätzungen sind sie mit einem Unsicherheitsfaktor behaftet: Würde man eine große Zahl von Messungsreihen aus der gleichen Grundgesamtheit entnehmen und auf Grund jeder dieser Messungsreihen die Parameter der Grundgesamtheit schätzen, so würden diese Schätzungen gesetzmäßig voneinander abweichen; sie würden ebenfalls eine *Verteilung* aufweisen. Es läßt sich zeigen, daß die so errechneten Mittelwerte bei einer entsprechenden großen Zahl von Schätzungen normal verteilt sind, und zwar auch dann, wenn die Verteilung des Maßes als solchen nicht normal ist. Die Verteilung der Mittelwerte von fortwährend entnommenen Stichproben ist durch den Erwartungswert m und die Varianz $s_m^2 = \dfrac{s^2}{n}$ gekennzeichnet.

Man fügt s_m häufig dem Mittelwert in der Form $m \pm s_m$ hinzu. Bei großem n strebt auch die Verteilung von s_m asymptotisch einer Normalverteilung zu. Bei kleinerem n dagegen folgt sie einer anderen, der t-Verteilung. Wir kommen weiter unten darauf zurück.

Für die praktischen Rechnungen beim Schätzen der obengenannten Parameter wurde eine Anzahl von Schemata angegeben[1]. Bei Gebrauch eines elektrischen Tischrechners erhält man s^2 besonders leicht nach der Formel:

$$(24) \qquad (\Sigma x_i^2 - n\bar{x}^2) \frac{n}{n-1}.$$

Bei sehr zahlreichen Messungen empfiehlt es sich, eine Klasseneinteilung zu treffen und an Stelle der einzelnen x_i-Werte zur Errechnung von Mittelwert und Varianz die Klassenmittel mit den Klassengrößen zu multiplizieren. In diesem Falle wird das Ergebnis genauer, wenn man die „Sheppardsche Korrektur" anwendet und

---

[1] Für Einzelheiten sei auf die statistischen Standardlehrbücher verwiesen.

$\frac{b}{12}$ von s^2 abzieht (b = Klassenbreite). s_m muß jedoch vor Abzug dieses Zusatzgliedes errechnet werden. Man erleichtert sich die Rechnung noch weiter, indem man die Klassen mit den Zahlen 0, +1, +2, ... −1, −1 ... usw. benennt, mit diesen Werten rechnet und erst zum Schluß in die Ausgangsskala zurückverwandelt.

Bei der Berechnung der Varianz, wenn nicht die Formel (24) angewandt wird, ist es praktisch, nicht vom Mittelwert, sondern von einer in der Nähe liegenden ganzen Zahl A auszugehen. Man rechnet nach der Formel:

$$(25) \qquad s^2 = \frac{1}{n-1} \cdot \sum (x_i - A)^2 - (A - \bar{x})^2 \,.$$

Während die bisher genannten Berechnungen nur der *Beschreibung* empirischer Verteilungen dienten, wenden wir uns nun dem *Vergleich* derartiger Verteilungen zu.

Das einfachste Problem dieser Art lautet: Stammen zwei Messungsreihen aus Grundgesamtheiten mit dem gleichen Mittelwert? Zur Prüfung dieser Frage machen wir aus methodischen Gründen den Umweg über die 0-Hypothese: Wenn zwei unabhängig voneinander gewonnene Messungsreihen aus Grundgesamtheiten mit dem gleichen Mittelwert gewonnen wurden, wie groß ist dann die Wahrscheinlichkeit, daß ihre Mittelwerte so weit wie in den beiden zu vergleichenden Messungsreihen oder noch weiter voneinander abweichen? Man rechnet nach der Formel:

$$s^2_{\text{Differenz}} = s^2_{m_1} + s^2_{m_2} \,.$$

Dabei sind $s^2_{m_1}$ und $s^2_{m_2}$ die Varianzen der Mittelwerte.

Meist ist einem an der allgemeinen Frage gelegen: Wenn zwei Messungsreihen aus der gleichen Grundgesamtheit (Mittelwert und Varianz gleich) gewonnen sind, wie groß ist dann die Wahrscheinlichkeit, daß ihre Mittelwerte so weit wie in den beiden Messungsreihen oder noch weiter voneinander entfernt sind? Man rechnet nach der Formel:

$$(26) \qquad s^2_{\text{Differenz}} = \frac{s^2_x}{n_2} + \frac{s^2_y}{n_1} \,,^1$$

wobei s^2_x die Varianz der ersten, s^2_y die Varianz der zweiten Messungsreihe darstellt.

Bei großen Messungsreihen (etwa über 30) erfolgt die Signifikanzprüfung (Nachschlagen von P) mit Hilfe der Normalverteilung durch Errechnung von χ (Abb. 104.)

$$(27) \qquad \chi = \frac{\bar{x} - \bar{y}}{s_{\text{Diff.}}}$$

Bei kleinen Messungsreihen muß P in der Tafel für t (Abb. 105a, b) nachgeschlagen werden.

In den obengenannten Fällen verglichen wir zwei Messungsreihen miteinander. Häufig tritt jedoch die Aufgabe an einen heran, mehrere Messungsreihen miteinander zu vergleichen. Man kann natürlich mit Hilfe der obengenannten Formeln jede einzelne mit allen anderen vergleichen. Das ist jedoch überaus umständlich. Einen wesentlichen Vorteil bietet hier die *Varianzanalyse* nach R. A. FISHER, die deshalb zu den verbreitetsten der gegenwärtig gebräuchlichen statistischen Standardverfahren gehört. Ein weiterer großer Vorteil ist, daß sie relativ mühelos gestattet,

---

[1] Die genannte ist eine Näherungsformel. Die genaue Formulierung lautet:

$$s^2_{\text{Diff.}} = \frac{(x - \bar{x})^2 + (y - \bar{y})^2}{n_1 + n_2 - 2} \left(\frac{1}{n_1} + \frac{1}{n_2} \right).$$

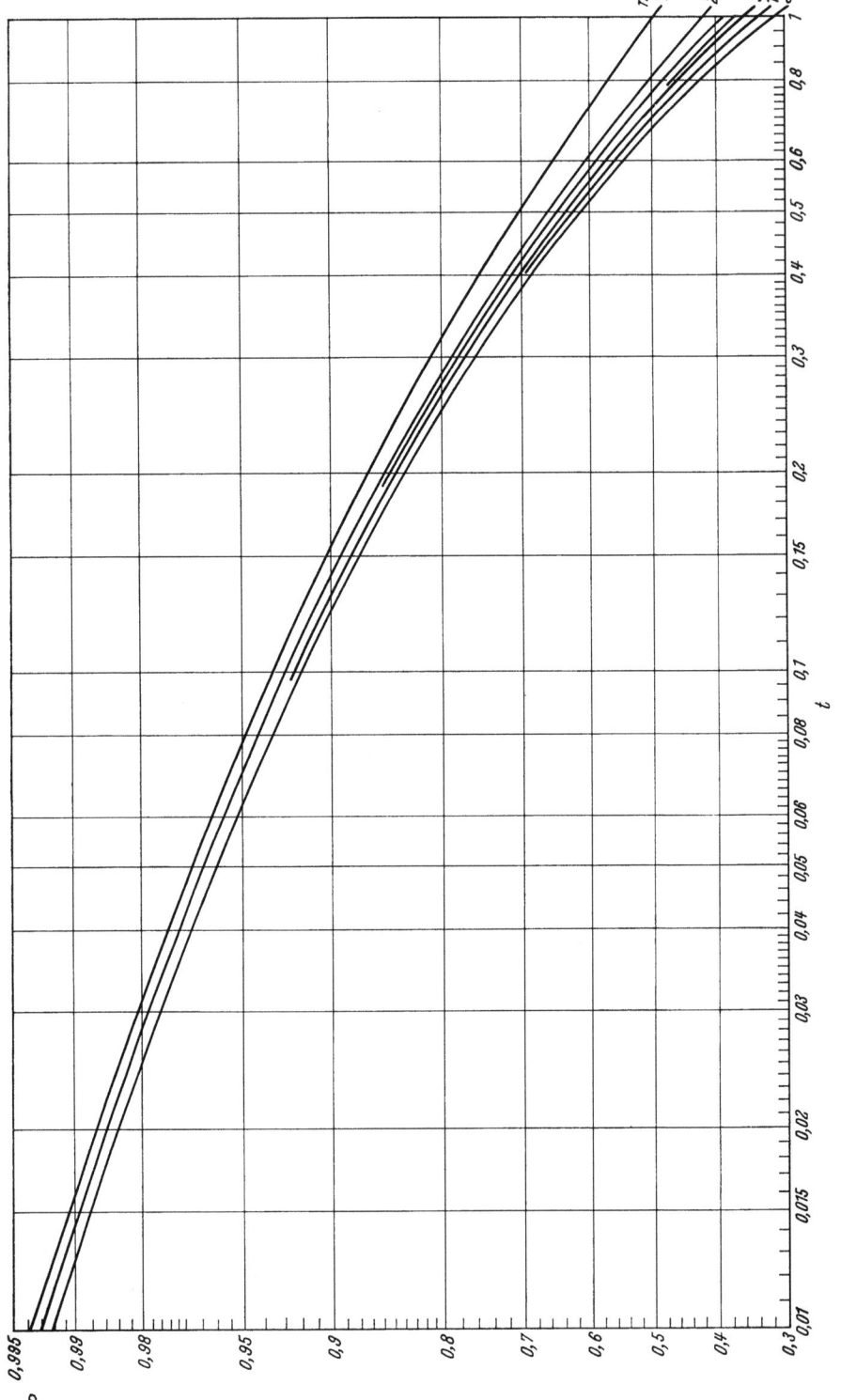

Abb. 105 a

Abb. 105 a—b. Tafeln zum Auffinden der *P*-Werte in Abhängigkeit von *t* und der Zahl der Freiheitsgrade (*m*) (n. Pátau)

ein Material nach verschiedenen Gesichtspunkten zu klassifizieren[1]. Der Vergleich zweier Messungsreihen ist ein Sonderfall der Varianzanalyse und kann auch mit

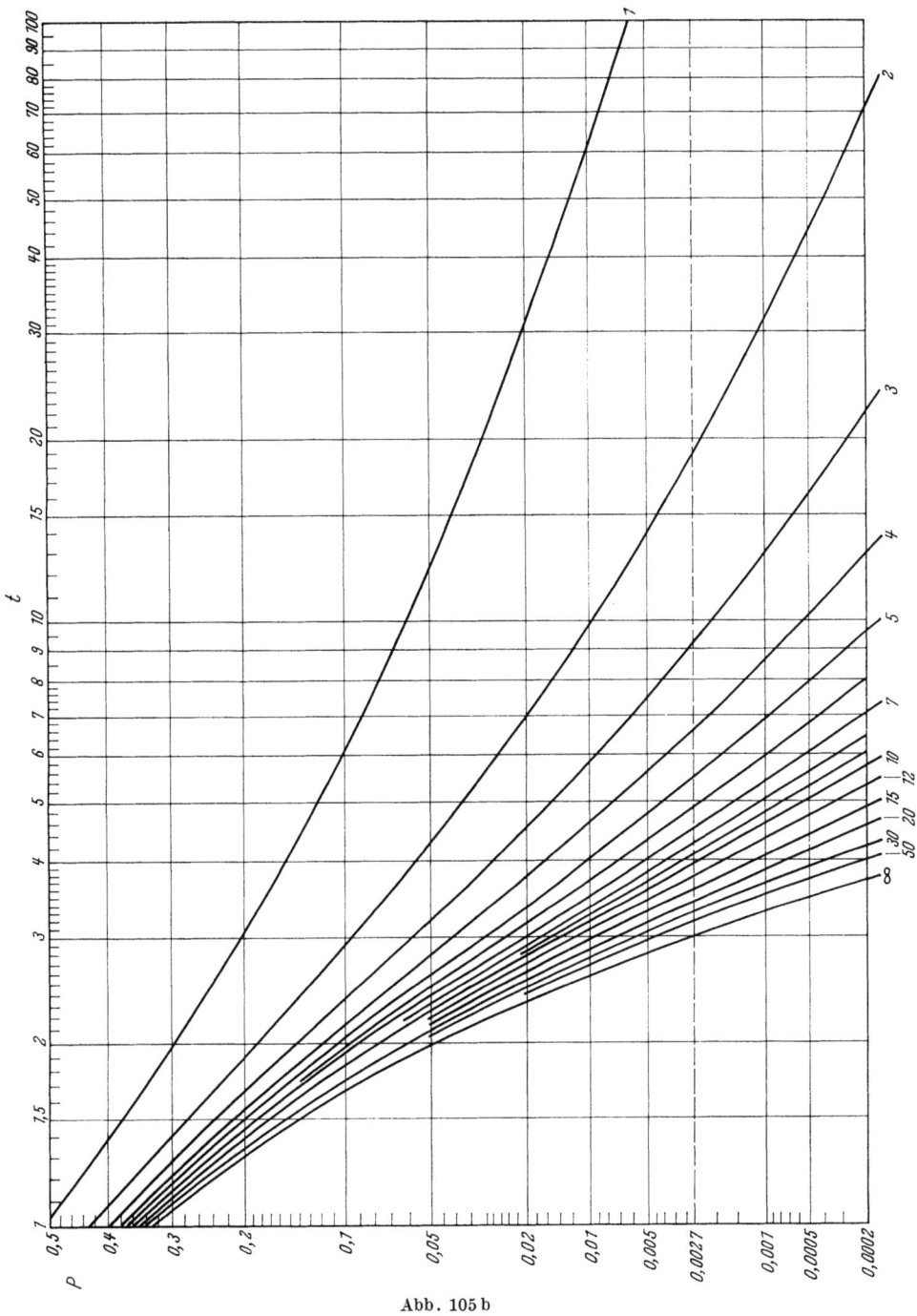

Abb. 105 b

---

[1] Es ist an dieser Stelle nur möglich, die allerersten Anfangsgründe der Varianzanalyse zu behandeln. Vgl. im übrigen MATHER (1946); RAO (1952); LeRoy (1960) u. v. a. Rechenanleitungen bei P. O. JOHNSON (1950).

12*

dem untengenannten Schema erfolgen. Wir geben hier nur die Rechenschemata für einfache Varianzanalysen zusammen mit einem Rechenbeispiel.

1. Gleiche Klassengröße. (Jede Messungsreihe setzt sich aus n Werten zusammen.)

Tabelle 44. *Schema der Varianzanalyse bei gleicher Gruppengröße*

	Zahl der Freiheitsgrade	Summe der Abweichungsquadrate	s^2
Zwischen den Gruppen:	$r-1 = m_1$	$n \sum (\bar{x}_i - \bar{x})^2$	$s_1^2 = \dfrac{n \sum (\bar{x}_i - \bar{x})^2}{r-1}$
Innerhalb der Gruppen:	$r(n-1) = m_2$	$\sum_{i,k} (x_{i,k} - \bar{x}_i)^2$	$s_2^2 = \dfrac{\sum_{i,k} (x_{i,k} - \bar{x}_i)^2}{r(n-1)}$

Dabei ist r = Zahl der Gruppen, n = Zahl der Beobachtungen zu jeder Gruppe (die Gruppengrößen sind als gleich angenommen), $\bar{x}_i$ = die Mittelwerte der Gruppen, $\bar{x}$ = der Gesamtmittelwert aller Beobachtungen, $x_{i,k}$ die Einzelwerte jeder Gruppe $(k = 1 \to n)$, s_1^2 = die Schätzung der Varianz zwischen den Gruppen, s_2^2 = die Schätzung der Varianz innerhalb der Gruppen. Man prüft nun, ob $s_1^2 = s_2^2$. Man errechnet $F = \dfrac{s_1}{s^2}$, wobei jeweils der größere der beiden Werte durch den kleineren zu dividieren ist. Aus der Fluchtlinientafel (n. KOLLER 1940) läßt sich ersehen, ob die Abweichung auf der 1%-Stufe signifikant ist oder nicht (Abb. 106).

In vielen Fällen sind die Stichprobengrößen der einzelnen Gruppen jedoch verschieden. Dann sieht das anzuwendende Schema etwas anders aus:

Tabelle 45

	Zahl der Freiheitsgrade	Summe der Abweichungsquadrate	s^2
Zwischen den Gruppen	$r-1 = m_1$	$\sum_i n_i (\bar{x}_i - \bar{x})^2$	$s_1^2 = \dfrac{\sum_i n_i (\bar{x}_i - \bar{x})^2}{r-1}$
Innerhalb der Gruppen	$N-r = m_2$	$\sum_{i,k} (x_{i,k} - \bar{x}_i)^2$	$s_2^2 = \dfrac{\sum_{i,k} (x_{i,k} - \bar{x}_i)^2}{N-r}$

Dabei ist N die Gesamtzahl aller Beobachtungen, n_i die Zahl der Beobachtungen in der Gruppe i.

Es folgt ein Rechenbeispiel mit ungleichen Stichprobengrößen in den Klassen. VOGEL und WENDT (1956) verglichen den α-Grundrhythmus im Elektroencephalogramm bei Kindern und Jugendlichen verschiedener Konstitutionstypen. Die untersuchten Personen wurden zunächst nach dem Konstitutionstyp in 3 Gruppen gegliedert: Leptosome (75), Pykniker (51) und Athletiker (41). Dazu kamen 27, die nicht eindeutig klassifiziert werden konnten und deshalb nicht in der Analyse verwendet wurden. Die Mittelwerte der drei Gruppen sind: $\bar{x}_L = 10,21$ (Wellen/sec), $\bar{x}_P = 10,46$, $\bar{x}_A = 10,34$, $\bar{x} = 10,31$. Es ergibt sich das folgende Schema:

Tabelle 46

	Freiheitsgrade	Abweichungsquadrate	s^2
Zwischen den Gruppen	2	2,2212	1,1106
Innerhalb d. Gruppen	164	204,6540	1,2479

$F = 1,1236$, $P > 0,01$, wie ein Blick auf die Tafel 106 lehrt. Aus dem Ergebnis der Varianzanalyse ist es leicht, den Intraklass-Korrelationskoeffizienten ϱ zu berechnen (ein Beispiel in Kap. V, 5). Es sei angemerkt, daß die Varianzanalyse in der oben gegebenen Form nur angewandt werden darf, wenn die untersuchten

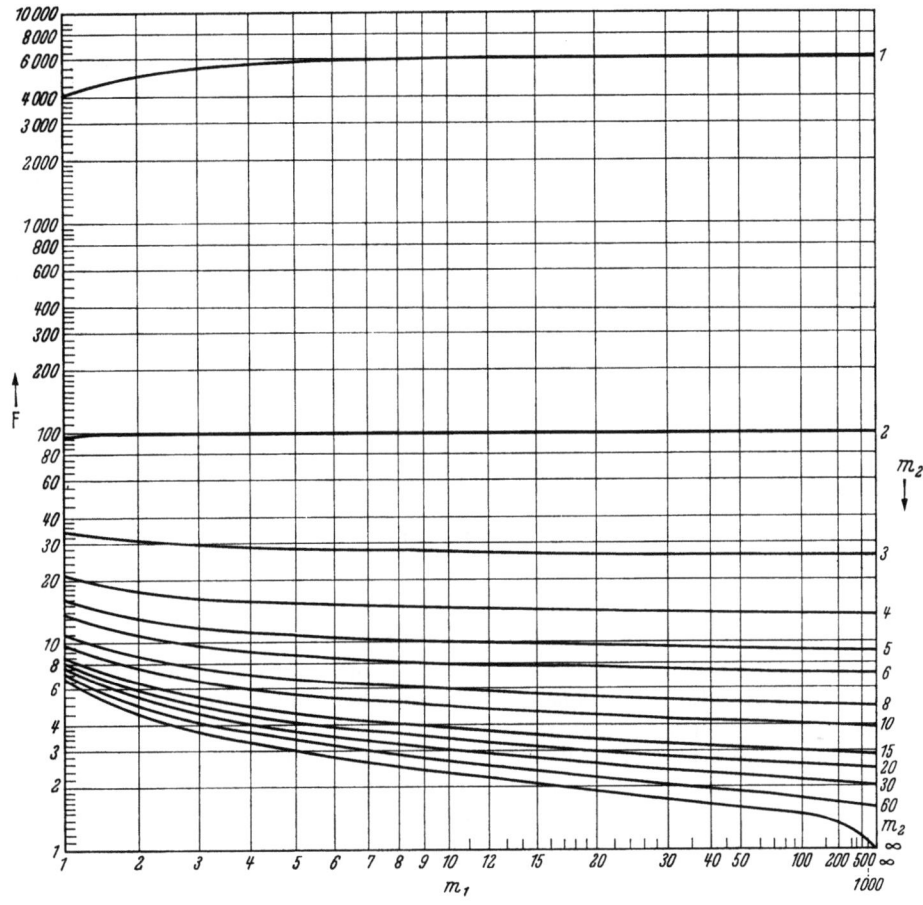

Abb. 106. Tafel der F-Verteilung (n. KOLLER 1940)

Meßwerte einigermaßen normal verteilt sind. Andernfalls kann man sie häufig so transformieren, daß eine Normalverteilung künstlich hergestellt wird[1]. Es ist vorsichtshalber zu bemerken, daß die Tafel Abb. 106 für m_1 und m_2 nicht symmetrisch ist.

c) Die Untersuchung von Zusammenhängen

Sehr oft taucht auch in der Humangenetik die Frage auf: *Sind zwei Größen voneinander unabhängig oder zeigen sie einen Zusammenhang?*

Man kann zwei verschiedene Arten von Zusammenhängen unterscheiden. Einmal gibt es streng *funktionale Zusammenhänge*. Ein solcher ist z. B. durch die Gleichung $y = x^2$ ausgedrückt. Hier gehört zu jedem Punkt auf der y-Achse ein ganz bestimmter Punkt auf der x-Achse. Trägt man alle möglichen Punkte in ein Koordinatennetz ein, so erhält man als graphischen Ausdruck dieser Funktion eine Linie, in unserem Falle eine Parabel.

---

[1] Literatur u. a. bei E. WEBER.

Ganz anders bei einem *statistischen Zusammenhang*. Hier ist einem Punkt auf der y-Achse nicht ein bestimmter Punkt auf der x-Achse zugeordnet. Es können ihm eine ganze Anzahl von Punkten auf der x-Achse zugeordnet sein, die bestimmte Wahrscheinlichkeiten haben. Ein statistischer Zusammenhang besteht dann, wenn die Wahrscheinlichkeitsverteilung der Punkte auf der x-Achse in Abhängigkeit von der Lage der zugehörigen Punkte auf der y-Achse verschieden ist.

Die statistische Analyse gliedert sich in die folgenden Teilfragen:

1. Besteht überhaupt ein Zusammenhang zwischen den Variablen x und y?
2. Wie eng ist dieser Zusammenhang?

Das einfachste und zugleich häufigste Problem dieser Art läßt sich mit dem „*Vierfelderschema*" behandeln. Man teilt ein Beobachtungsmaterial nach zwei Gesichtspunkten in je zwei Klassen ein (A und nicht A; B und nicht B; ein Beispiel: EZ und ZZ; bezüglich eines Merkmales konkordant oder diskordant). Das Schema hat die folgende Form:

Tabelle 47

	A	Nicht A	Summe:
B	a	b	$a + b = n_1$
Nicht B	c	d	$c + d = n_2$
Summe:	$a + c = n_3$	$b + d = n_4$	$a + b + c + d = n$

Man führt den Häufigkeitsvergleich mit Hilfe des χ^2-Verfahrens durch nach der Formel:

$$(28) \qquad \chi^2 = \frac{(ad - bc)^2 \cdot n}{n_1 \cdot n_2 \cdot n_3 \cdot n_4}.$$

Die Zahl der Freiheitsgrade ist 1; denn wenn man nur eine Klassengröße verändert und die Randgrößen n_1 bis n_4 erhalten bleiben sollen, sind die anderen drei Klassengrößen eindeutig festgelegt.

Diese Prüfung erfordert, daß die Zahlen in allen 4 Klassen nicht allzu klein sind. Sinkt die Klassengröße wesentlich unter 10, so überschätzt der Test etwas die Signifikanz des Ergebnisses. Es empfiehlt sich dann, die Yatessche Korrektur anzuwenden:

$$(29) \qquad \chi^2 = \frac{(ad - bc - 0,5\, n)^2\, n}{n_1 \cdot n_2 \cdot n_3 \cdot n_4}.$$

Allerdings wird dadurch χ^2 etwas überkompensiert.

Wird die Zahl der Beobachtungen noch kleiner und sinken insbesondere die Klassenhäufigkeiten z. T. unter 5, dann wird das χ^2-Verfahren auch mit Korrektur zu ungenau. Man verwendet das exakte Verfahren nach R. A. FISHER und rechnet nach der Formel:

$$(30) \qquad \frac{n_1!\, n_2!\, n_3!\, n_4!}{n!} \sum_i \frac{1}{a_i!\, b_i!\, c_i!\, d_i!}.$$

Tabelle 48.

	Konkordant	Diskordant	
EZ	10	3	13
ZZ	2	15	17
	12	18	30

Dabei werden unter i die gegebene und die unter Erhaltung der Randsummen möglichen, noch extremeren Vierfelder-Tafeln summiert. Ein Beispiel[1]:

J. LANGE beobachtete 30 Zwillingspaare mit mindestens einem kriminellen Paarling. Sie verteilten sich folgendermaßen auf EZ und ZZ:

---

[1] Vgl. S. KOLLER (1940).

Es sind nur die folgenden beiden extremeren Tafeln möglich:

11	2
1	16

und

12	1
0	17

Es ergibt sich[1]:

$$P = \frac{13!\,17!\,12!\,18!}{30!} \left[\frac{1}{10!\,3!\,2!\,15!} + \frac{1}{11!\,2!\,1!\,16!} + \frac{1}{12!\,1!\,0!\,17!} \right] = 0{,}00047.$$

Ein Zusammenhang (Überwiegen der Konkordanz bei *EZ*) ist also erwiesen.

In vielen Fällen soll ein Zusammenhang in einem Material geprüft werden, das nicht nur in $2 \cdot 2$, sondern in wesentlich mehr Alternativen zerfällt. Meist will man hier nicht nur feststellen, ob ein Zusammenhang besteht, sondern man will auch messen, wie eng er ist. Auf S. 164 lernten wir bereits die Covarianz als Ausdruck des Zusammenhanges zwischen zwei Variablen kennen. Aus mehr historischen als logischen Gründen hat sich der Korrelationskoeffizient r mehr in die praktische statistische Arbeit eingebürgert. Er ist definiert als:

$$(31) \qquad \varrho = \frac{\mathrm{Cov}\,(x,\,y)}{\sigma_x \cdot \sigma_y}.$$

Man errechnet ihn aus der Formel:

$$(32) \qquad r = \sum_i \frac{(x_i - \bar{x})(y_i - \bar{y})}{n\,s_x \cdot s_y}.$$

Die praktische Rechnung kann man sich erleichtern, indem man 1. für beide Variable eine Klasseneinteilung trifft, 2. nicht von den Mittelwerten, sondern von den ihnen am nächsten liegenden ganzzahligen Werten aus rechnet und diese Abweichung durch folgende Anwendung der Formel korrigiert:

$$(33) \qquad r = \sum_i \frac{(x_i - A)(y_i - B) - n(A - \bar{x})(B - \bar{y})}{n \cdot s_x \cdot s_y}.$$

Dabei sind A und B die ganzzahligen Werte in der Nähe der Mittelwerte. Wir bringen ein Beispiel:

Auf S. 139 betrachteten wir eine Korrelation (n. GALTON) zwischen Körpergrößen-Mittelwerten der Eltern und Körpergrößen der Kinder. An dieser Tabelle stellten wir jetzt die Berechnung des Korrelationskoeffizienten dar:

In Tab. 49 sind die Daten noch einmal aufgeführt. Den Mittelwert der Kinderpopulation nennen wir $\bar{x}$, den der Eltern-Mittelwert-Population nennen wir $\bar{y}$. Es errechnet sich: $\bar{x} = 68{,}085$, $\bar{y} = 68{,}386$. Wir setzen ein: $A = 68{,}7$, $B = 68$. Außerdem führen wir eine vorläufige Skala ein, nach welcher wir A und $B = 0$ und die Abweichungen der einzelnen Klassen von A und B als -1, -2, $+1$, $+2$ ... usw. bezeichnen.

Die $\sum (x_i - A)(y_i - B)$ Produkte aus Klassenabweichungen und Beobachtungszahlen errechnet sich zu 446. Davon muß $n\,(A - \bar{x})(B - \bar{y})$ abgezogen werden. Es lautet (unter Berücksichtigung der Tatsache, daß die Klassengröße = 1 gesetzt wird):

$928 \cdot 0{,}308 \cdot - 0{,}184 = -52{,}89$. Daraus errechnet sich der Zähler: $498{,}89$. Für den Nenner ergibt sich, wenn man ebenfalls die Klassenbreite = 1 setzt, $s_x = 1{,}292$, $s_y = 0{,}9263$, $n \cdot s_x \cdot s_y = 1110{,}53$. Daraus errechnet sich: $r = 0{,}449$. r variiert

---

[1] $0! = 1$; $n!$ ist in den Pearson-tables vertafelt. Der Test ist in den Biometrika Tables vertafelt.

Tabelle 49. *Korrelation zwischen Körpergröße der Eltern (Mittelwert) und der Kinder.* (Daten nach GALTON, vgl. S. 139, Tab. 33)

	60,7	62,7	64,7	66,7	68,7	70,7	72,7	74,7	$x = 68,085$	
64	+269 / 2	7	10	14	4	0	0	0 —13	37	—2
66	1	15	19	56	41	11	1	—	144	—1
68	1	15	56	130	148	69	11	—	430	0
70	1	2	21	48	83	66	22	8	251	+1
72	0	0	1	7	11	17	20	6	62	+2
74	—118							4 / +308	4	+3
$\bar{y} = 68,368$	5 —4	39 —3	107 —2	255 —1	287 0	163 +1	58 +2	14 +3	928	

zwischen —1 und +1. Bei $r = 0$ besteht kein Zusammenhang zwischen den Variablen. $r = 1$ und $r = -1$ bedeuten, daß ein strenger funktioneller Zusammenhang vor-

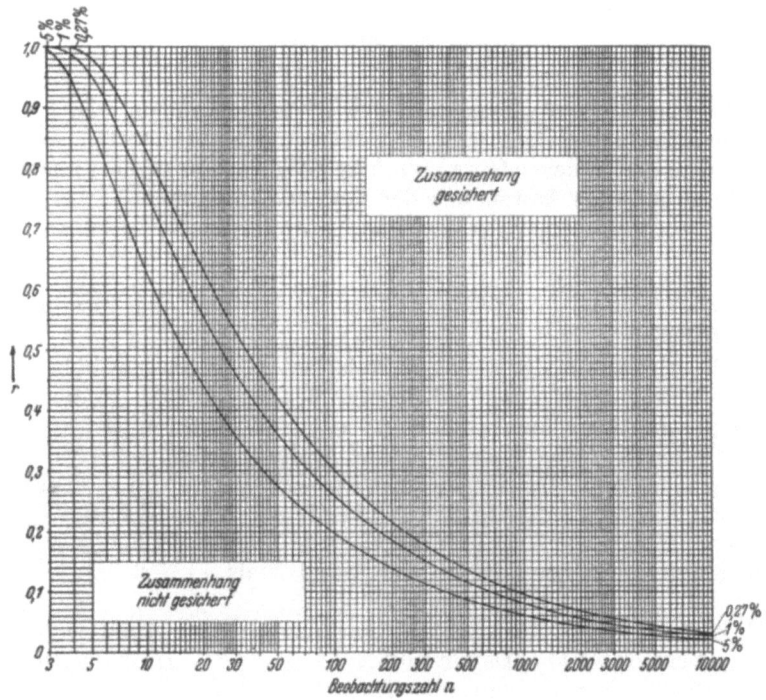

Abb. 107. Sicherungsgrenzen (0,27%, 1%, 5%) für den Korrelationskoeffizienten von r (n. KOLLER 1940)

handen ist. Bei positivem r ist y erhöht, wenn x erhöht ist; bei negativem r ist y erniedrigt, wenn x erhöht ist.

Um beurteilen zu können, ob r statistisch signifikant von 0 abweicht, verwendet man die Tafel (Abb. 107) n. KOLLER.

Wir prüfen, ob das oben bestimmte $r = 0,449$ gesichert ist, indem wir bei $n \approx 900$ in das Diagramm eingehen. Der Punkt 0,449 liegt weit oberhalb der Sicherungsgrenze.

Wegen des weit verbreiteten Gebrauches von r seien einige Bemerkungen über seine Deutung gestattet.

Zunächst bedeutet eine Korrelation zwischen x und y nicht immer, daß ein sachlicher Zusammenhang zwischen den beiden Variablen besteht. Sie können auch gemeinsam von einer dritten Größe abhängig sein. Das gilt besonders, wenn man etwa Veränderungen miteinander korreliert, die beide in der gleichen Zeit ablaufen. Das „klassische" Beispiel dafür ist die Korrelation zwischen dem Rückgang der besetzten Storchenhorste und dem Geburtenrückgang in Westeuropa.

Der Korrelationskoeffizient ist ein rein formales Maß für die Beziehung zweier Variablen zueinander; ob diese Beziehung trivial ist oder ob sie biologische Relevanz besitzt, das muß durch zusätzliche Untersuchungen geklärt werden.

Wie wir auf S. 138 sahen, haben genetische Unterschiede in einer Bevölkerung Korrelationen zwischen Verwandten zur Folge. Das bedeutet aber nicht unbedingt, daß Korrelationen zwischen Verwandten genetische Unterschiede in den betreffenden Merkmalen beweisen. Sie können auch durch Umweltunterschiede bedingt sein; denn Verwandte leben durchschnittlich unter ähnlicheren Umweltbedingungen als Nichtverwandte.

Die Regression

Während der Korrelationskoeffizient die Beziehungen zweier Variabler zueinander untersucht, prüft der Regressionskoeffizient den Einfluß der einen Variablen auf die durchschnittliche Größe der anderen. Die Aufgabe besteht darin, eine Gerade:

$$(34) \qquad y = a + b x$$

so durch eine Zahl von Beobachtungen mit den Koordinaten $(x_i; y_i)$ zu legen, daß sie sich der Lage der Beobachtungspunkte möglichst gut anpaßt. Dabei ist a der Ausgangspunkt der Geraden auf der y-Achse bei $x = 0$, b das Maß für ihren Anstieg; eben der Regressionskoeffizient. Man verwendet die „Methode der kleinsten Quadrate". Man wählt die Gerade so, daß die Quadrate der senkrechten Abweichungen aller Punkte von ihr ein Minimum bilden. Auf die Ableitung sei hier verzichtet, es ergeben sich die Beziehungen:

$$(35) \qquad b = \frac{\Sigma x_i y_i - \dfrac{1}{n} \Sigma x_i \, \Sigma y_i}{\Sigma x_i^2 - \dfrac{1}{n} (\Sigma x_i)^2}$$

$$(36) \qquad a = \frac{1}{n}(\Sigma y_i - b \, \Sigma x_i)$$
$$= \bar{y} - b\,\bar{x}\,.$$

Der Regressionskoeffizient b läßt sich auch aus r errechnen nach der Formel:
$b = r \cdot \dfrac{\sigma y}{\sigma x}$. Berechnet man die Regression von x auf y, so ergibt sich $b' = r \dfrac{\sigma x}{\sigma y}$

$$(37) \qquad \sigma_b = \frac{\delta_y}{\delta_x} \sqrt{\frac{1 - r^2}{n - 2}} \;;\;\; \sigma_{b'} = \frac{\sigma x}{\sigma y} \sqrt{\frac{1 - r^2}{n - 2}}\,.$$

4. Die Schätzung von Parametern mit Hilfe des Maximum-likelihood-Verfahrens

Wir lernten schon oben das Problem kennen, daß man bestimmte Parameter nicht a priori kennt, sondern aus einer empirisch gegebenen Verteilung von

Variablen, z. B. Meßwerten, schätzen muß. Wir schätzten z. B. Mittelwert und Varianz. Das Problem taucht immer wieder in der statistischen Arbeit auf, und häufig scheint es logisch zunächst verschiedene Wege zu geben, einen Parameter zu schätzen. Die Schätzungen brauchen nicht genau miteinander übereinzustimmen, und wir stehen dann vor der Frage: Welche von ihnen ist die beste? Welche sollen wir vorziehen? Nach FISHER erwarten wir von einer Schätzung, daß sie *"consistent" (passend)* ist. Das trifft zu, wenn sie sich mit Zunahme der Beobachtungszahl an den zu schätzenden Parameter immer mehr annähert. Andernfalls wäre sie gar keine Schätzung dieses Parameters, sondern nur eine willkürliche Annahme. Dazu muß sie *"sufficient" (erschöpfend)* sein, d. h. sie muß den größtmöglichen Erkenntniswert liefern. Durch Berechnen einer weiteren statistischen Meßzahl darf es nicht möglich sein, bezüglich der zu untersuchenden Eigenschaft zusätzliche Erkenntnisse aus dem Material herauszuholen. Drittens soll sie *"efficient" (wirksam)* sein, d. h. sie soll die größtmögliche Information aus dem Material herausholen. Das zeigt sich darin, daß sie eine möglichst kleine Varianz hat. Die relative *"efficiency"* einer Schätzung wird gemessen, indem man die kleinere Varianz durch die größere dividiert[1].

Die universellste Methode für die Schätzung von Parametern ist die *Maximum likelihood-Methode* (R. A. FISHER[2]). Sie hat vor allem den Vorteil, in der Regel die im Vergleich zu anderen Möglichkeiten wirksamste Schätzung zu liefern. Ihren Grundgedanken kann man etwa folgendermaßen umschreiben:

Man nimmt an, es sei gerade diejenige Gruppe von Ereignissen eingetreten, die auf Grund des Parameters p die größte Wahrscheinlichkeit habe. Oder m. a. W.: Die zugrunde liegende Verteilung habe gerade bei den gefundenen Werten ein Maximum. — Natürlich trifft diese Annahme in der Regel nicht zu; sie ist aber schon intuitiv plausibler und dürfte im Durchschnitt weniger von der Wirklichkeit abweichen, als jede zahlenmäßig bestimmte andere Annahme. Die Maximum likelihood-Schätzung ist in der Regel die wirksamste.

Zunächst ein einfaches Beispiel: Die Wahrscheinlichkeit für das Eintreffen von n_1 Ereignissen mit der Wahrscheinlichkeit p und $n - n_1$ Ereignissen mit der Wahrscheinlichkeit $1 - p$ ist:

$$(38) \qquad L = \frac{n!}{n_1!\,(1 - n_1)!}\, p^{n_1}(1 - p)^{(n - n_1)}{}^3 .$$

Um dasjenige p zu finden, für das diese Verteilung ein Maximum aufweist, muß ich nach den Regeln der Differentialrechnung nach p differenzieren und die so gewonnene 1. Ableitung = 0 setzen. Aus Gründen der Bequemlichkeit differenziere ich nicht den Ausdruck selbst, sondern seinen natürlichen Logarithmus. Es ergibt sich die Likelihood-Gleichung:

$$(39) \qquad \log L = \log \frac{n!}{n_1!\,(n - n_1)!} + n_1 \log p + (n - n_1) \log (1 - p)$$

und:

$$\frac{d\,(\log L)}{d\,p} = \frac{n_1}{p} - \frac{n - n_1}{1 - p} = 0\,^4 .$$

Daraus errechnet sich: $p = \dfrac{n_1}{n}$, ein Wert, auf den wir in diesem Fall wohl auch intuitiv gekommen wären. Nach n_1 aufgelöst bedeutet das: $n_1 = n\,p$, d. h. im Falle der Binomialverteilung ist der wahrscheinlichste Wert von n_1 gleichzeitig der Erwartungswert.

Nun wollen wir die Varianz errechnen. Aus Gründen, die hier nicht auseinandergesetzt werden können, ergibt sie sich aus dem Kehrwert der mit —1 multiplizierten 2. Ableitung

---

[1] Definitionen nach E. WEBER (1957).
[2] Für die Normalverteilung wurde sie schon von GAUSS entwickelt.
[3] Vgl. die Binomialverteilung.
[4] Das erste Glied fällt beim Differenzieren weg.

durch Einsetzen des Maximum likelihood-Wertes von p. Im vorliegenden Fall:

$$\frac{d^2(\log L)}{dp^2} = -\frac{n_1}{p^2} - \frac{n - n_1}{(1-p)^2}$$

$$\frac{1}{s^2} = I = \frac{n^2}{n_1} + \frac{n^2}{n - n_1}, \quad s^2 = \frac{n_1(n - n_1)}{n^3}.$$

Der letzte Wert würde sich auch ergeben, wenn man nach der Formel:

$$\sigma^2 = \frac{p(1-p)}{n} \text{ gerechnet und für } p = \frac{n_1}{n} \text{ für } q = (1-p) = \frac{n - n_1}{n} \text{ eingesetzt hätte.}$$

Wir wählen nun eine etwas allgemeinere Formulierung[1]:

x sei eine statistische Variable, deren Verteilung nur von p abhänge. Das sei durch den Ausdruck $f(x; p)$ angedeutet. Nehmen wir nun an, aus der Grundgesamtheit aller x werde eine Stichprobe von der Größe n entnommen. Dann ist die Wahrscheinlichkeit für jede mögliche Stichprobe:

$$(40) \qquad L = f(x_1; p)\, f(x_2; p)\, f(x_3; p) \ldots f(x_n; p) = \prod_{i=1}^{n} f(x_i; p).$$

Diese Funktion nennen wir die Likelihood-Funktion. Ihr natürlicher Logarithmus wird nun nach p differenziert und $= 0$ gesetzt.

$$(41) \qquad \frac{d(\log) L}{dp} = 0.$$

Die Varianz dieser Schätzung ergibt sich durch Bilden der zweiten Ableitung und Einsetzen des in der ersten Ableitung gefundenen Erwartungswertes (allgemeines Symbol E):

$$(42) \qquad \frac{1}{s^2} = I = -E\left(\frac{d^2 \log L}{dp^2}\right),$$

$\frac{1}{s^2}$ wird auch als *Information* von p (I_{pp}) bezeichnet.

Diese Gesetzmäßigkeiten sollen im folgenden Kapitel auf konkrete genetische Probleme angewandt werden.

5. Die Schätzung genetischer Parameter und Prüfung genetischer Hypothesen

Bereits im vorangegangenen Kapitel lernten wir eine Reihe von einfachen Beispielen kennen für die Anwendung von Gedankengängen und Methoden aus der Wahrscheinlichkeitslehre und Statistik auf humangenetische Probleme, und auch in verschiedenen anderen Kapiteln dieses Buches sind statistische Methoden abgehandelt, so im Kapitel über Genkoppelung (S. 101) und über die Zwillingsmethode. Es gibt jedoch zwei Gruppen von Problemen, die so allgemein verbreitet sind und so häufig wiederkehren, daß sie im Zusammenhang abgehandelt zu werden verdienen. Das sind:

a) Die Schätzung von Genhäufigkeiten.

b) Die Errechnung von Aufspaltungsziffern und Prüfung von Mendelschen Erbgangshypothesen.

a) Die Schätzung von Genhäufigkeiten

Das erste Problem taucht besonders bei häufigen Merkmalen wie den Blutgruppen auf. Wir betrachten zunächst den einfachsten möglichen Fall: Es seien zwei Allele vorhanden, und die drei möglichen Phänotypen kämen in der Häufigkeit $p^2 : M$; $2pq : MN$; $q^2 : N$ vor. Wir haben vor uns eine Stichprobe von Individuen mit den drei Phänotypen und wollen die Genhäufigkeit p (bzw. $q = 1 - p$) schätzen. Dazu hilft uns das Maximum likelihood-Verfahren. Wir nennen n die Stichprobengröße, n_M, n_{MN} und n_N die Häufigkeit der einzelnen Phänotypen.

---

[1] Vgl. NEEL u. SCHULL (1954).

Es ergibt sich nach (38, 39)[1]

$$L = \frac{n!}{n_M! \, n_{MN}! \, n_N!} \, (p^2)^{n_M} \, (2\,pq)^{n_{MN}} \, (q^2)^{n_N} \, .$$

$$\log L = \log \frac{n!}{n_M! \, n_{MN}! \, n_N!} + n \log p^2 + n_{MN} \log 2\,pq + n \log q^2 .$$

Nun wird differenziert und die 1. Ableitung = 0 gesetzt. Dabei wird berücksichtigt, daß $q = 1 - p$. Es ergibt sich für p:

$$(43) \qquad\qquad p = \frac{2\,n_M + n_{MN}}{2\,n} \, .$$

Dies ist der gleiche Wert, den wir erhalten hätten, wenn wir die Gene einfach gezählt hätten (vgl. S. 65). Die Genzählmethode ergibt also die optimale Schätzung. — Wir errechnen nun nach der Formel (42) die Varianz:

$$\frac{d^2(\log L)}{d\,p^2} = -\frac{2\,n_M + n_{MN}}{p^2} - \frac{2\,n_N + n_{MN}}{(1 - p)^2} \, .$$

Wir setzen den Erwartungswert für p ein und erhalten:

$$\frac{d^2(\log L)}{d\,p^2} = -\frac{2\,n}{p(1 - p)} \, .$$

$$(44) \qquad\qquad \sigma_p^2 = \frac{p(1 - p)}{2\,n} \, .$$

Die Genzählmethode ist auch dann optimal, wenn das Hardy-Weinberg-Gleichgewicht nicht gegeben ist. Wie man die Panmixie-Annahme mittels von χ^2 prüft, wurde auf S. 174 auseinandergesetzt.

Da wir sehen, daß das Genzählverfahren optimale Werte liefert, rechnen wir einfach nach der Formel (43) und bestimmen die Varianz nach (44).

Komplizierter wird das Problem, wenn Dominanz vorliegt, d. h. wenn der Heterozygote mit dem einen Homozygoten im Phänotyp übereinstimmt. Hier muß man bei der Schätzung der Genhäufigkeit von den Homozygoten des recessiven Allels ausgehen. Ihre Häufigkeit beträgt q^2. Ein Beispiel ist der Diego-Faktor, ein Blutfaktor, der bei den Indianern und Ostasiaten relativ häufig ist, in den meisten europäischen Bevölkerungen und bei Negern jedoch nicht vorkommt (vgl. unten). Die Menschen zerfallen in zwei Gruppen, solche, deren Erythrocyten mit dem Di^a-Serum reagieren (Di(a+)) und solche, die mit Anti-Di^a-Serum nicht reagieren (Di(a−)). Das Merkmal ist dominant erblich. Es ergibt sich die folgende Rechnung:

$$q \text{ (Häufigkeit des Gens für Di(a−))}$$

$$(45) \qquad\qquad = \sqrt{\frac{Di(a-)}{Di(a+) + Di(a-)}}$$

$$p = \text{Häufigkeit von } Di^a = 1 - q$$

$$(46) \qquad\qquad V = \frac{1 - q^2}{4[Di(a+) + Di(a-)]} \, .$$

Eine andere Möglichkeit der Schätzung gibt es in diesem Falle nicht; wir haben hier keine Möglichkeit, die Durchmischungsannahme zu prüfen.

Natürlich wäre es auch möglich, auf diesem Wege (etwa nur unter Berücksichtigung der MM-Homozygoten) p und q im MN-Fall zu berechnen. Die Schätzung wäre sogar "consistent"; denn mit der Größe der Zahl von Beobachtungen

---

[1] Entsprechend dem Multimonialkoeffizienten.

würde sie sich dem wirklichen Wert annähern. Dagegen ist sie nicht voll "efficient", wie ein Vergleich der beiden Varianzen zeigt:

$$\frac{q(1-q)}{2N} \text{ ist kleiner als } \frac{1-q^2}{4N}.$$

Die beiden Standarddeviationen sind in Abb. 108 (n. NEEL u. SCHULL) für verschiedene Werte von q miteinander verglichen.

Es muß auch intuitiv einleuchten, daß die letztgenannte Schätzung für die MN-Blutgruppen schlechter ist als die Genzähl-methode: Wir haben ja dabei von unserem Wissen über die Zahl der Heterozygoten keinen Gebrauch gemacht. Eine Information, die uns zur Verfügung gestanden hätte, haben wir nicht ausgenutzt.

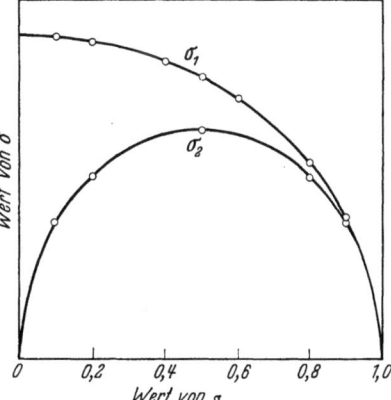

Abb. 108. Standarddeviationen für verschiedene Werte von q: σ_1 bei Schätzung nur aus den Homozygoten; σ_2 bei Verwendung des Gen-Zählverfahrens (n. NEEL u. SCHULL 1954)

Komplizierter wird die Berechnung, wenn mehr als 2 Allele vorliegen, wie etwa bei den AB0-Blutgruppen. STEVENS (1938, 1950, 1952) gab den ML-Ansatz an. Ein genaues Rechenschema findet sich bei HELMBOLD und PROKOP (1958); es wurde von LIEBRICH (pers. Mitteilung) vereinfacht. — Schon STEVENS fand jedoch, daß die ML-Schätzung von der Schätzung mit Hilfe des korrigierten Bernstein-Verfahrens praktisch nicht abweicht. Nach BERNSTEIN rechnet man folgendermaßen:

(47) $$p' = 1 - \sqrt{B+0} \qquad\qquad p = p'(1 + D/2)$$

(48) $$q' = 1 - \sqrt{A+0} \qquad\qquad q = q'(1 + D/2)$$

(49) $$r' = \sqrt{0} \qquad\qquad\qquad r = (r + D/2)(1 + D/2).$$

Dabei ist D die Differenz zwischen der Summe $p' + q' + r'$ und 1.

Wir prüfen die Übereinstimmung der Blutgruppenhäufigkeit mit dem Erwartungswert auf Grund des Hardy-Weinbergschen Gesetzes wieder. Als Kriterium verwendet man nach STEVENS (1950) die Differenz D. Es gilt:

(50) $$\chi^2_{(m=1)} = 2N(1 + r'/p'q') D^2.$$

Die Tatsache, daß die Bernsteinsche Formel praktisch genau den ML-Wert ergibt, erlaubt es, auch die aus ML-Gleichungen errechneten Varianzen anzuwenden. Sie ergeben sich besonders nach DE GROOT (1956):

$$n = \text{„Populationsgröße“}$$

(51) $$Vp = \frac{p}{8n}\left(4 - 3p + \frac{pr}{pq+r}\right)$$

(52) $$Vq = \frac{q}{8n}\left(4 - 3q + \frac{qr}{pq+r}\right)$$

(53) $$Vr = Vp + Vq - \frac{pq}{4n}\left(4 - \frac{pq}{pq+r}\right).$$

Die Erweiterung der Bernsteinschen Formel bei Trennung von A_1 und A_2 ergibt sich sinngemäß.

Noch kompliziertere Verhältnisse treten eigentlich nur bei den Rh-Blutgruppen auf. Eine Ableitung der Schätzformel bietet keine prinzipiellen Schwierigkeiten, ist jedoch im einzelnen sehr kompliziert und kann hier nicht dargestellt werden. MOURANT (1954) gibt sehr ausführliche Rechenanleitungen. Sich nach seinen Vorschlägen zu richten, ist auch deshalb vorteilhaft, weil die meisten in seinem Buch zusammengefaßten Rh-Daten nach der gleichen Methode errechnet wurden[1].

---

[1] Ein ausführliches Referat der von MOURANT empfohlenen Methoden findet sich bei VOGEL u. HELMBOLD

b) Die Schätzung von Aufspaltungsziffern und die Prüfung der Übereinstimmung mit Mendelschen Erbgangshypothesen

Dieses Problem ist das zweite von allgemeiner Bedeutung, welches an den Humangenetiker heranzutreten pflegt. Einfachere Probleme dieser Art wurden bereits im allgemeinen statistischen Kapitel besprochen. So betrachteten wir auf S. 168 den berühmten Stammbaum von FARABEE über Kurzfingrigkeit daraufhin, ob das unter Kindern beobachtete Aufspaltungsverhältnis mit dem theoretisch erwarteten 1 : 1-Verhältnis übereinstimmt. Bei einem anderen Stammbaum (S. 159) prüften wir, ob das gefundene Verhältnis von Kranken zu Gesunden unter den Söhnen und Töchtern erkrankter Väter noch mit der Annahme eines autosomal-dominanten Erbganges vereinbar ist oder ob man etwa einen X-chromosomal-dominanten Erbgang annehmen muß.

Meist liegt in der Humangenetik das Problem nicht so einfach. Vor allem gilt das für den autosomal-recessiven Erbgang; denn hier besteht das für die Analyse zur Verfügung stehende Material meist aus einzelnen Geschwisterschaften, die — bei seltenen Merkmalen, wie z. B. Erbkrankheiten — über einen Merkmalsträger *(Probanden)* erfaßt sind. Dadurch werden in das Material ganz bestimmte *systematische Abweichungen* hineingetragen, die man bei der statistischen Analyse wieder ausmerzen muß.

Dazu kommt, daß das zur Analyse zur Verfügung stehende Material sehr oft genetisch nicht einheitlich ist: Phänotypisch ähnliche Formen mit verschiedenem Erbgang kommen gemischt vor; Neumutationen können vorhanden sein, und dazu kommen phänotypisch ähnliche nicht erbliche Formen. Auch exogene Formen können einmal infolge familiär einwirkender umweltbedingter Noxen unter Familienangehörigen gehäuft vorkommen.

Dazu kommen die vielen Erbkrankheiten, bei denen die Penetranz nicht vollständig ist oder die offenbar keinen einfachen Erbgang haben, sondern einen multifaktoriellen Erbgang mit Schwellenwerteffekt. Bei ihnen sind wir an einer möglichst verzerrungsfreien Schätzung der Wahrscheinlichkeit für das Auftreten der gleichen Erkrankung bei Geschwistern und Kindern usw. der Probanden interessiert.

All diese Gesichtspunkte soll die genetisch-statistische Analyse von Familiendaten berücksichtigen.

α) Das Prüfen einer Erbgangshypothese bei häufigen Merkmalen, wenn jedem Genotyp ein besonderer Phänotyp entspricht

Dieser Fall ist der einfachste. Beispiele sind die MN-Blutgruppen oder Haptoglobin-Typen. Man untersucht hier meist eine zufällige Stichprobe von Familien auf das Merkmal hin. Demzufolge entstehen keine Auslesefehler irgendwelcher Art. Da man jeden Genotyp am Phänotyp des Individuums direkt erkennen kann, ist es möglich, die empirisch gefundenen Aufspaltungsziffern direkt mit den auf Grund der Mendelschen Gesetze errechneten Erwartungswerten in den verschiedenen möglichen Kreuzungstypen zu vergleichen. Auf S. 173 wurde am Beispiel der MN-Blutgruppen dargestellt, wie man diesen Vergleich zweckmäßig durchführen kann.

β) Autosomal-dominanter Erbgang bei häufigen Merkmalen

Hier werden die Verhältnisse bereits schwieriger. Man muß nämlich berücksichtigen, daß sich die Aufspaltungsziffern etwa der Kreuzung der Phänotypen A und a aus den zwei Kreuzungen AA × a und Aa × a zusammensetzen, ohne daß wir im Einzelfall immer entscheiden könnten, welchem der beiden Typen eine bestimmte Familie angehört. Im ersten Fall hätten wir zu erwarten, daß alle Kinder heterozygot Aa sind; im zweiten Fall dagegen rechnen wir mit einem Verhältnis 1 für Aa : 1 für aa. Eine Auslese nach irgendwelchen unter den Kindern auftretenden Phänotypen dagegen erfolgt in der Regel nicht; die untersuchten Familien stellen eine zufällige Stichprobe aus der Gesamtheit aller Familien dar.

Die Methode der Wahl entwickelte C. A. B. SMITH[1]. Wir zeigen ihre Anwendung am Beispiel des Lewis-Faktors im Speichel (Diskussion vgl. S. 96).

Dabei nennen wir Le den Phänotyp Le(a+) im Speichel, nl den Phänotyp Le(a—) im Speichel.

Zunächst die theoretische Grundlage:

Unter allen Ehen Le × Le beträgt die Wahrscheinlichkeit des Auftretens einer Familie der Klasse a (nur Kinder mit dem Phänotyp Le; dabei sind: s = Zahl der Kinder in einer Geschwisterschaft; m_s = Gesamtzahl der Familien mit s Kindern und recessiven Kindern; n_s = Gesamtzahl der Familien mit s Kindern):

$$(54) \qquad P = \frac{(1+q)^2 - 4q^2 \left[1 - \left(\frac{3}{4}\right)^s\right]}{(1+q)^2}.$$

Die Wahrscheinlichkeit für das Auftreten einer Familie der Klasse b (auch recessive Kinder vorhanden) lautet:

$$1 - P = \frac{4q^2 \left[1 - \left(\frac{3}{4}\right)^s\right]}{(1+q)^2}.$$

Gesamtzahl der Familien a: $= \Sigma\, n_s P$.
Gesamtzahl der Familien b: $= \Sigma\, n_s (1 - P)$

$$\sigma = \sqrt{n_s P(1 - P)}\ .$$

Für die Gesamtzahl der Kinder Le ergibt sich:

$$(55) \qquad \Sigma\, m_s \left[s - \frac{\frac{1}{4}s}{1 - \left(\frac{3}{4}\right)^s} \right].$$

Dagegen ist die Gesamtzahl der Kinder nl (recessiver Phänotyp)

$$(56) \qquad \Sigma\, m_s \frac{\frac{1}{4}s}{1 - \left(\frac{3}{4}\right)^s}$$

und:

$$(57) \qquad \sigma = \sqrt{\Sigma\, m_s \left\{ \frac{\frac{1}{16}(s^2 + 3s)}{1 - \left(\frac{3}{4}\right)^s} - \frac{\frac{1}{16}s^2}{\left[1 - \left(\frac{3}{4}\right)^s\right]^2} \right\}}$$

Ehen Le · nl:
Wahrscheinlichkeit für eine Familie der Klasse a:

$$(58) \qquad P = \frac{p + 2^{1-s}q}{p + 2q}.$$

Wahrscheinlichkeit für eine Familie der Klasse b:

$$(59) \qquad 1 - P = \frac{(2 - 2^{1-s})q}{p + 2q}.$$

Gesamtzahl der Familien der Klasse a: $\Sigma\, n_s P$
Gesamtzahl der Familien der Klasse b: $\Sigma\, n_s (1 - P)$

$$\sigma = \sqrt{n_s P(1 - P)}\ .$$

Gesamtzahl der Kinder Le:

$$(60) \qquad \Sigma\, m_s \left(s - \frac{\frac{1}{2}s}{1 - 2^{-s}} \right).$$

---

[1] 1955; vgl. den Anhang zu CEPPELLINI und SINISCALCO 1955; SMITH 1956; dort Tafeln.

Gesamtzahl der Kinder nl:

$$(61) \qquad \Sigma\, m_s \frac{\frac{1}{2}s}{1 - 2^{-s}}$$

$$(62) \qquad \sigma = \sqrt{\Sigma\, m_s \left\{ \frac{\frac{1}{4}(s + s^2)}{1 - 2^{-s}} - \left(\frac{\frac{1}{2}s}{1 - 2^{-s}} \right)^2 \right\}}.$$

Das Beispiel (nach CEPPELLINI u. SINISCALCO 1955):

Die Genhäufigkeit q des recessiven Gens beträgt in diesem Fall $q = 0,3566$. Sie wurde von CEPPELLINI u. SINISCALCO aus einer größeren Bevölkerungs-Stichprobe errechnet.

Tabelle 50. *Kreuzungen Le × Le*

s	Zahl der Familien		Insges.	Verteilung der Kinder in Klasse b	
	a) ohne recessive Kinder	b) mit recessiven Kindern		Le	nl
1	1	2	3	0	2
2	20	6	26	6	6
3	18	3	21	5	4
4	8	2	10	6	2
5	3	0	3	0	0
6	3	0	3	0	0
7	1	0	1	0	0
Beobachtet	54	13		17	14
Erwartet	56,051	10,949		15,326	15,674

Differenz: 2,051   1,674
$\sigma = 3,008$ 1,538
$\dfrac{\text{Differenz}}{\sigma} = 0,687$; $P = 0,50$ $1,088$; $P = 0,28$

Tabelle 51. *Kreuzungen Le × nl*

s	Zahl der Familien		Insges.	Verteilung der Kinder in Klasse b	
	a) ohne recessive Kinder	b) mit recessiven Kindern		Le	nl
1	0	0	0	—	—
2	3	2	5	2	2
3	3	2	5	1	5
4	1	3	4	5	7
5	0	1	1	3	2
6	0	0	0	—	—
7	0	1	1	5	2
11	0	1	1	4	7
Beobachtet	7	10	17	20	25
Erwartet	0,200	7,800		20,902	24,098

Differenz: 2,200   0,902
$\sigma = 2,045$ 3,044
$\dfrac{\text{Differenz}}{\sigma} = 1,045$; $P = 0,29$ $0,297$; $P = 0,77$

Es findet sich also völlige Übereinstimmung zwischen Beobachtung und Erwartung.

Hier ist vielleicht ein Hinweis angebracht: Die Übereinstimmung des erwarteten mit dem gefundenen Wert hängt in diesem Falle neben dem Zutreffen der Erbgangshypothese noch von einer anderen Voraussetzung ab. Das ist die Annahme, daß die Bevölkerung in bezug auf das Merkmal gut durchmischt ist und daß es weder direkt noch indirekt einen Einfluß auf die Wahl des Ehepartners ausübt. Mit anderen Worten: *Es muß Panmixie herrschen.* Trifft diese Voraussetzung nicht zu, so kann das Ergebnis auch bei zutreffender Erbgangshypothese negativ sein.

γ) Die Prüfung für ein seltenes dominantes Merkmal

Dieser Fall ist ein Grenzfall des oben beschriebenen. Je kleiner die Genhäufigkeit p wird, desto seltener werden die Homozygoten AA (p^2), und wenn es genügend klein ist, kann man sie vernachlässigen. Praktisch alle Paarungen werden also Rückkreuzungen Aa × aa sein, und unter den Kindern sind die Typen Aa und aa im Verhältnis 1 : 1 zu erwarten. Das ist der Fall bei der Fülle der erblichen Anomalien und Krankheiten, die Gegenstand der Sippentafel-Forschung waren und immer noch sind und die den quantitativ größten Teil der humangenetischen Literatur ausmachen. Meistens sind hier die Homozygoten AA gar nicht bekannt; insbesondere weiß man nicht, ob sie wirklich wie die Heterozygoten beschaffen sind, und deshalb ist es strenggenommen nicht berechtigt, von Dominanz zu sprechen. Indessen — der Ausdruck hat sich eingebürgert, und es wird nicht möglich sein, ihn wieder zu entfernen.

In der Regel geht man bei der Untersuchung nicht von einer Population aus und sucht dann nach Merkmalsträgern, wie das oben für häufige Merkmale dargestellt wurde. Dieses Verfahren wäre hier sehr zeitraubend und umständlich. — Sondern man beginnt die Erhebung bei Merkmalsträgern, die man etwa als Patienten usw. beobachtet hat, und untersucht nun die Familie. Das bringt *systematische Fehler* in die Zahlenverhältnisse hinein, deren Ausschaltung unten besprochen werden wird. Bei dominanten Merkmalen jedoch erfaßt man besonders gern mehrere Generationen und auch die entferntere Verwandtschaft; die Fehler sind oft zu vernachlässigen.

Ein Beispiel dieser Art ist die obenerwähnte Sippentafel von FARABEE über Kurzfingrigkeit. Wie wir auf S. 168 sahen, stimmt das gefundene Zahlenverhältnis sehr gut mit dem erwarteten 1 : 1-Verhältnis überein.

Ähnlich verhält es sich bei der Analyse des Spaltungsverhältnisses bei geschlechtsgebunden-recessivem Erbgang, nur daß hier das 1 : 1-Verhältnis unter den Söhnen heterozygoter Frauen zu erwarten ist und die typischen Charakteristica dazukommen, die im Kapitel über das Gen im Erbgang genauer behandelt sind.

δ) Die Prüfung bei häufigen recessiven Merkmalen

Dies ist theoretisch der gleiche Fall wie der der häufigen dominanten Merkmale. Nur unser Interesse hat sich nach der anderen Seite hin verlagert: Besonders wichtig werden hier die Paarungen aa × aa: Treten überhaupt phänotypisch dominante Individuen auf, so kann das Gen entweder nicht vollständig recessiv sein (ein Elternteil muß Aa sein), oder es handelt sich um verschiedene Gene (Heterogenie) — oder die Vaterschaft stimmt nicht. Meist aber sind die unten diskutierten Auslesefehler zu berücksichtigen.

ε) Die durch das Material bedingte Auslese und ihre Berücksichtigung bei der Prüfung von Erbgangshypothesen, besonders bei recessiven Merkmalen

Die Methodendiskussion zu diesem Thema war lange Zeit besonders heftig, und die Literatur ist entsprechend umfangreich[1]. Wir beschränken uns hier darauf, die nach unserer Meinung zweckmäßigsten Verfahren zu schildern[2].

Zunächst zu den verschiedenen Typen der Auslese:

a) Die Familienauslese. Es werden alle Merkmalsträger in einer bestimmten, relativ abgeschlossenen Bevölkerung erfaßt. Die Erfassung erfolgt für die einzelnen Merkmalsträger unabhängig voneinander, d. h. der zweite erkrankte Fall in der Geschwisterschaft wäre mit Sicherheit auch dann erfaßt worden, wenn der erste gesund geblieben wäre. Eine derartige Gesamterhebung ist z. B. dann möglich, wenn ein Merkmal in jedem Falle zu ärztlicher Behandlung führen muß und alle Ärzte alle Merkmalsträger an eine bestimmte Stelle melden: Sei es nun, daß ein gesetzlicher Meldezwang besteht, oder daß bestimmte Institute eine Enquête in einem abgeschlossenen Gebiete durchführen mit dem Ziel, alle Merkmalsträger zu erfassen.

Der Auslesefehler ist hier besonders leicht zu verstehen. Selbstverständlich verteilen sich die erfaßten Personen nur auf solche Geschwisterschaften, die mindestens einen Merkmalsträger enthalten. In den allermeisten Fällen werden sie außerdem bei recessivem Erbgang aus Paarungen Aa × Aa hervorgegangen sein; die wenigen Ausnahmen, bei denen ein Elternteil aa ist, behandelt man zweckmäßig getrennt.

Man hat daher in den Geschwisterschaften ein 1 : 3-Verhältnis zu erwarten. Das gilt jedoch für die gesamte Nachkommenschaft aller Aa × Aa-Paarungen der vorigen Generation. Unter diesen Ehen sind aber solche, die zufällig nur gesunde Kinder haben, obwohl auch bei ihnen jedes Kind die Wahrscheinlichkeit 1/4 gehabt hätte, zu erkranken. Diese Familien sind gewissermaßen „noch einmal davongekommen". Da sie aber auf dem obengenannten Wege nicht erfaßt werden, findet sich in den übrigen ein Überschuß über die erwarteten 25% hinaus. Da die Typen der Geschwisterschaften nach der Formel

$$\sum_{s=1}^{\infty} (p+q)^s n_s$$

(s = Zahl der Kinder in einer Familie; n_s = Zahl der Familien mit s Kindern; p = Wahrscheinlichkeit für ein Kind, das Merkmal zu tragen; q = deren Gegenwahrscheinlichkeit; in diesem Falle $p = 0{,}25$; $q = 0{,}75$) binomial verteilt sind, ergibt sich, daß ein Anteil von

$$\sum_{s=1}^{\infty} q^s n_s$$

Geschwisterschaften nicht erfaßt wird. Ein Beispiel soll dies anschaulich machen (nach F. LENZ):

Wir betrachten alle aus zwei Kindern bestehenden Geschwisterschaften, die aus Aa × Aa-Ehen hervorgegangen sind. Es sind:

$$\frac{1}{16} \qquad\qquad \frac{6}{16} \qquad\qquad\qquad \frac{9}{16}$$

●   ● ● ● ● ●   ○ ○ ○   ○ ○ ○   ○ ○ ○
‾   ○ ○ ○   ○ ○ ○   ○ ○ ○   ○ ○ ○   ○ ○ ○

---

[1] Zusammenfassungen u. a. bei LUDWIG u. BOOST 1940; KOLLER 1940; BAILEY 1951/52; KAELIN 1955; MORTON 1958, 1959.

[2] Wenn wir dabei nicht näher auf die neueste, formal beste Variante von MORTON (1958/59) eingehen, so hängt das mit ihrer großen mathematischen Kompliziertheit zusammen, die dem nicht speziell mathematisch Vorgebildeten leicht die Übersicht über die logische Begründung der einzelnen durchgeführten Schritte verlieren läßt. Wir glauben, daß das hier geschilderte Vorgehen in den meisten Fällen zu befriedigenden Ergebnissen wird; für kompliziertere Situationen sei auf MORTON sowie MORTON u. Mitarb. (1959) ausdrücklich hingewiesen.

$\frac{9}{16}$ der Geschwisterschaften würden also aller Beobachtung entgehen. Unter den restlichen 7/16 findet sich eine Geschwisterschaft mit 2 Merkmalsträgern neben 6 mit je nur einem Merkmalsträger. Insgesamt beträgt das Verhältnis zwischen Merkmalsträgern und Gesunden in ihnen nicht 1 : 3, sondern 4 : 3, d. h. man muß sogar mit mehr Kranken als Gesunden rechnen. Bei Geschwisterschaften mit nur einem Kind, die über einen Merkmalsträger erfaßt wurden, wird der gleiche Auslesefehler besonders deutlich sichtbar. Er äußert sich darin, daß natürlich alle erfaßten Geschwister auch Merkmalsträger sind.

Umgekehrt wird die Abweichung vom 1 : 3-Verhältnis desto geringer, je mehr Geschwister vorhanden sind; denn da q unter 1 liegt, wird q^s desto geringer, je größer s ist.

b) Die Probanden-Auslese. Das zweite, ebenfalls häufige Ausleseverfahren ist das, bei dem man vom Probanden ausgeht, ohne jedoch alle Träger des Erbmerkmals in einer bestimmten, relativ abgeschlossenen Bevölkerung vollständig zu erfassen. Diese Ausleseform ist in der klinisch-genetischen Forschung außerordentlich häufig. Praktisch handelt es sich oft um alle Merkmalsträger eines Musterungsjahrganges, um alle im Laufe einer bestimmten Zeit in bestimmten Krankenhäusern Beobachteten usw. Hier tritt ein weiterer systematischer Fehler auf, der in der gleichen Richtung liegt wie der obengenannte: Für Familien mit mehreren Merkmalsträgern ist es wahrscheinlicher, in dem Krankengut vertreten zu sein, als für solche mit weniger Merkmalsträgern. Dadurch tritt ein Überschuß an Merkmalsträgern unter allen Geschwistern auf, der noch zu dem oben beschriebenen hinzukommt. Auch dieser Überschuß muß mit speziellen Methoden korrigiert werden.

Warum dieser Fehler entsteht, läßt sich an einem einfachen Beispiel anschaulich darstellen (nach S. KOLLER 1940).

Nehmen wir an, die Probanden würden z. B. bei der Musterung eines Jahrganges gewonnen. Von allen Familien mit, sagen wir, drei Kindern, von denen eines zu dem gemusterten Jahrgang gehört und in denen Merkmalsträger vorhanden sind, werden alle diejenigen bei der Musterung erfaßt, bei denen alle Kinder Merkmalsträger sind. Dagegen wird von den Familien mit nur einem erkrankten Kind nur 1/3 erfaßt, da der Merkmalsträger mit gleicher Wahrscheinlichkeit zufällig dem untersuchten wie auch 2 anderen Jahrgängen angehören kann.

Die gleiche Erwägung gilt mutatis mutandis etwa auch für die Patienten eines Krankenhauses.

Die weiter unten behandelten Korrekturmethoden können hier nur für den Fall Zuverlässigkeit beanspruchen, daß die Wahrscheinlichkeit für eine Person, erfaßt zu werden, *unabhängig davon ist, ob schon ein oder mehrere Geschwister erfaßt sind oder nicht.* Diese Voraussetzung mag etwa bei einer Musterungs-Untersuchung gegeben sein; sie dürfte jedoch bei der praktisch viel wichtigeren Erforschung über Krankenhaus-Patienten sehr häufig nicht zutreffen. Oft z. B. wird es für ein weiteres Kind wahrscheinlicher sein, erfaßt zu werden, als es für das erste war. Wurde z. B. ein Kind erfolgreich behandelt, so werden die Eltern geneigter sein, auch ein zweites, wenn es erkrankt, der gleichen Klinik anzuvertrauen.

Jedoch auch der entgegengesetzte Fall ist möglich. So erfaßte z. B. P. E. BECKER (1953) alle Träger der geschlechtsgebunden-recessiven Frühform der Dystrophia musculorum progressiva in Baden. Er hatte ernsthafte Gründe anzunehmen, daß die Erfassung für Südbaden vollständig war. Trotzdem aber wurden Brüder, die als zweite usw. in der Geschwisterschaft erkrankten, in der Regel nicht direkt als Probanden (über Kliniken usw.), sondern über den ersterkrankten Bruder erfaßt. Dies lag daran, daß die Eltern mit dem Ersterkrankten fast immer zum Arzt gingen, dabei aber bemerkten, daß trotz lästiger Untersuchungen und Therapieversuche kein ins Gewicht fallender Erfolg erzielt wurde. So scheuten sie davor zurück, ein weiteres erkranktes Kind in der Klinik oder beim Arzt vorzustellen.

13*

c) Andere Auslesefehler. Neben den oben dargestellten korrigierbaren Auslese-
fehlern gibt es auch solche, die nicht korrigierbar sind. Sehr häufig wird z. B. versucht, eine Erbgangshypothese auf Grund von Sammelkasuistiken aus der Literatur zu diskutieren. Dieses Verfahren führt bei autosomal-dominantem und geschlechtsgebunden-recessivem Erbgang erfahrungsgemäß zu ganz brauchbaren
Ergebnissen. Anders jedoch bei autosomal-recessivem Erbgang. Hier werden Familien mit vielen betroffenen Geschwistern wesentlich mehr Chancen haben, veröffentlicht zu werden, als solche, bei denen nur eine oder zwei Personen betroffen
sind. Diese *„Interessantheitsauslese"* durch Publikation großer Geschwisterschaften
mit sehr vielen Merkmalsträgern war in den ersten Jahrzehnten unseres Jahrhunderts sehr wesentlich stärker wirksam als heute — einmal wegen der damals
üblichen, viel größeren Kinderzahlen, dann aber auch, weil recessive Erbleiden,
die heute entdeckt werden, sehr selten zu sein pflegen und weil in der Regel auch
einzelne Merkmalsträger interessante klinische und biochemische Befunde zu bieten pflegen.

Diese Auslese ist praktisch nur zu vermeiden durch Veröffentlichung bzw.
Sammlung von Material ohne Rücksicht auf eindrucksvolle Häufung von Merkmalsträgern und durch entsprechende Vorsicht beim Heranziehen von Literatur-
material zur statistischen Prüfung. — Es liegt auf der Hand, daß eine mathematische Korrektur unmöglich ist, da hier keine einfachen und nachvollziehbaren
Gesetzmäßigkeiten zugrunde liegen.

Man sieht, die Methode zur Prüfung eines Aufspaltungsverhältnisses in Geschwisterschaften hängt entscheidend davon ab, wie diese Geschwisterschaften
gewonnen wurden. Daraus ergibt sich, daß die Methode der Gewinnung bei jedem
Material genau angegeben sein sollte. *Vor allem muß immer wieder betont werden,
daß die Probanden besonders gekennzeichnet werden müssen.* Außerdem sind aber
auch Angaben darüber wesentlich, ob aus den Umständen zu vermuten ist, daß die
Erfassung des ersten Probanden in der Familie auf die Erfassung späterer Probanden Einfluß gehabt haben könnte.

Wenn die Verhältnisse es irgend gestatten, wird man jedoch *die Gesamterhebung
für ein relativ abgeschlossenes Gebiet* anstreben. Bei einer echten Familienauslese
kann man nämlich am ehesten hoffen, eine gute Übereinstimmung mit dem Erwartungswert bzw. eine zuverlässige Schätzung für p zu erhalten.

d) Die wichtigsten für die Analyse zur Verfügung stehenden Methoden. Für
unser Problem stehen zwei im Ansatz verschiedene statistische Verfahren zur
Verfügung: *Prüf- und Schätzverfahren.* Bei den Prüfverfahren lautet die Frage:
*Stimmen die Zahlenverhältnisse innerhalb der Fehlerbreite des Zufalles mit denen
überein, die man unter der Voraussetzung einer bestimmten Erbgangshypothese erwarten sollte?*

Das Prüfverfahren für die Familienauslese verdanken wir F. BERNSTEIN (1929).
Es besteht einfach daraus, daß man die Erwartungswerte nach der auf Grund des
Obengesagten (S. 194) leicht verständlichen Formel $E_r = s\, n_s\, \dfrac{p}{1-q^s}$ für die Zahl
der Merkmalsträger r mit der Zahl der in den n_s Geschwisterschaften der Größe s
tatsächlich gefundenen Merkmalsträger vergleicht. Die Werte $\dfrac{p}{1-q^s}\, s$ und ihre
Varianzen enthält Tab. 52a für die Paarungen Aa × aa (1 : 1-Verhältnis) und
Aa × Aa (3 : 1-Verhältnis).

Dabei bedeutet „$k = 1$", daß eine Familienauslese im oben beschriebenen
Sinne vorliegt; „$r_{\min} = 1$" besagt, daß die Analyse auf alle Geschwisterschaften
mit mindestens einem Merkmalsträger ausgedehnt wird.

Ein entsprechendes Prüfverfahren kann man auch anwenden, wenn eine Probandenauslese vorliegt[1]. Wir betrachten hier nur einen extremen Grenzfall: Während bei der Familienauslese jeder Merkmalsträger Proband ist ($k = 1$), nehmen wir jetzt an, in jeder Geschwisterschaft befinde sich nur ein Proband ($k = 0$). Dann gelten entsprechend andere Erwartungswerte, die mit ihren Varianzen in Tab. 52b zusammengefaßt sind.

Ein Beispiel für die Anwendung findet sich weiter unten.

Tabelle 52a. *Erwartete Zahl von Merkmalsträgern bei Geschwisterschaft für die Erbgangshypothesen $p = 0,25$ (Kreuzung zwischen zwei Heterozygoten) und $p = 0,5$ (Kreuzung zwischen einem Homozygoten und einem Heterozygoten)*

$k = 1$; $r_{min} = 1$

| | $p = 0,25$ | | | | | $p = 0,50$ | |
s	$E_s(r)$	$V_s(r)$	$E_s(r/s)$	s	$E_s(r)$	$V_s(r)$	$E_s(r/s)$
2	1,1429	0,1225	0,5714	2	1,3333	0,2222	0,6667
3	1,2973	0,2630	0,4324	3	1,7143	0,4898	0,5714
4	1,4629	0,4200	0,3657	4	3,1333	0,7822	0,5333
5	1,6389	0,5918	0,3278	5	2,5806	1,0822	0,5161
6	1,8248	0,7759	0,3041	6	3,0476	1,3787	0,5079
7	2,0196	0,9702	0,2885	7	3,5276	1,6666	0,5039
8	2,2225	1,1724	0,2778	8	4,0157	1,9449	0,5020
9	2,4327	1,3802	0,2703	9	4,5088	2,2147	0,5010
10	2,6492	1,5917	0,2649	10	5,0049	2,4780	0,5005
11	2,8713	1,8053	0,2610	11	5,5027	2,7366	0,5002
12	3,0981	2,0196	0,2582	12	6,0015	2,9919	0,5001
13	3,3291	2,2335	0,2561	13	6,5008	3,2452	0,5001
14	3,5635	2,4464	0,2545	14	7,0004	3,4972	0,5000
15	3,8008	2,6575	0,2534	15	7,5002	3,7484	0,5000
16	4,0405	2,8667	0,2525	16	8,0001	3,9991	0,5000

Tabelle 52b. *Erwartungswerte und Varianzen für die Zahl von Merkmalsträgern bei Probandenauslese mit $k = 0$*

$k = 0$; $r_{min} = 1$

| | $p = 0,25$ | | | | | $p = 0,50$ | |
s	$E_s(r)$	$V_s(r)$	$E_s(r/s)$	s	$E_s(r)$	$V_s(r)$	$E_s(r/s)$
2	1,2525	0,1875	0,6250	2	1,5000	0,2500	0,7500
3	1,5000	0,3750	0,5000	3	2,0000	0,5000	0,6667
4	1,7500	0,5625	0,4375	4	2,5000	0l7500	0,6250
5	2,0000	0,7500	0,4000	5	3,0000	1,0000	0,6000
8	2,2500	0,9375	0,3750	6	3,5000	1,2500	0,5833
7	2,5000	1,1250	0,3571	7	4,0000	1,5000	0,5714
8	2,7500	1,3125	0,3438	8	4,5000	1,7500	0,5625
9	3,0000	1,5000	0,3333	9	5,0000	2,0000	0,5556
10	3,2500	1,6875	0,3250	10	5 5000	2,2500	0,5500
11	3,5000	1,8750	0,3182	11	6,0000	2,5000	0,5455
12	3,7500	2,0625	0,3125	12	6,5000	2,7500	0,5417
13	4,0000	2,2500	0,3077	13	7,0000	3,0000	0,5385
14	4,2500	2,4375	0,3036	14	7,5000	3,2500	0,5357
15	4,5000	2,6250	0,3000	15	8,0000	3,5000	0,5333
16	4,7500	2,8125	0,2969	16	8,5000	3,7500	0,5312

Diesen Prüfverfahren liegt eine sehr spezielle Fragestellung zugrunde. Die Frage lautet: Stimmen die gefundenen Zahlenverhältnisse mit den auf Grund einer bestimmten Erbgangshypothese erwarteten Verhältnissen überein?

---

[1] Gewichtsmethode von Lenz (1929).

In vielen, wenn nicht den meisten praktisch vorkommenden Fällen wird man zunächst mit einer viel allgemeineren Frage an das Problem herangehen. Sie lautet: *Welches ist die unverzerrte Aufspaltungsziffer in den betreffenden Geschwisterschaften?* Man bemüht sich also, eine möglichst genaue *Schätzung* des Aufspaltungsverhältnisses p zu gewinnen. Das älteste bekannte Schätzverfahren dieser Art ist die „*Geschwistermethode*" von WEINBERG (1912). Bei ihr bestimmt man, von jedem Merkmalsträger innerhalb einer Geschwisterschaft ausgehend, die relative Anzahl von Merkmalsträgern und Gesunden unter seinen Geschwistern. Bei der Kreuzung Aa × aa muß so das Verhältnis 1 : 1, bei der Kreuzung Aa × Aa das Verhältnis 3 : 1 herauskommen. Das Pendant zur Geschwistermethode für den Fall der Probandenauslese ist die Probandenmethode. Hier geht man nur von den als Probanden erfaßten Merkmalsträgern aus und zählt Kranke und Gesunde unter ihren Geschwistern. Im Falle $k = 0$ (nur ein Proband in jeder Geschwisterschaft) wurden demnach die Geschwister (unter Ausschluß des Probanden) nur einmal gezählt, während die Methode im Falle $k = 1$ (alle Merkmalsträger sind auch Probanden) in die Geschwistermethode übergeht: Alle Geschwisterschaften werden (jeweils unter Ausschluß eines Kranken) so oft ausgezählt, wie sie Kranke enthalten.

Diese Schätzungen mit Geschwister- und Probandenmethode konvergieren tatsächlich mit größer werdender Stichprobengröße auf den Parameter p hin: Sie geben eine richtige, unverzerrte Schätzung. Die Verfahren sind also "consistent". Es wurde jedoch schon früh erkannt, daß sie nicht voll wirksam ("efficient") sind. Deshalb ist das Maximum-likelihood-Verfahren auch hier die Methode der Wahl. Für die Familienauslese wurde es von HALDANE (1932) ausgearbeitet. Wir entscheiden uns jedoch nicht für die ursprüngliche Fassung von HALDANE, in der die likelihood-Gleichung durch Iteration aufgelöst werden mußte, sondern ziehen die von FINNEY (1947—49) und KAELIN (1955) vorgeschlagene Form der „*gewogenen scores*" vor, denn sie ist wesentlich bequemer zu handhaben, wenn man die von KAELIN berechneten Tabellen (S. 199f.) verwendet. Wieder geben wir die Berechnungsmethode für die obengenannten zwei Extremfälle an: Familienauslese ($k = 1$) und Probandenauslese ($k = 0$). Während man unter der Annahme $k = 1$ das höchste $\hat{p}$ ($\hat{p}$ = Schätzung von p) errechnet, ergibt sich unter der Annahme $k = 0$ das niedrigste.

Für die mathematische Ableitung sei auf KAELIN verwiesen. Wir dürfen uns auf die Formeln selbst beschränken. Für jede Geschwisterschaft errechnet man einen Wert (den „gewogenen score")

(63)
$$W_s Y_s = \frac{r - e}{pq} - B_s.$$

Dabei ist $W_s = \dfrac{1}{V_s}$, und für e und die Korrekturgröße B_s gilt:

$$\begin{cases} k = 1\,; \; e = 0\,, \; B_s = \dfrac{s^2 pq^{s-2}}{(1 - q^s)^2}\,, & W_s = \dfrac{s}{pq}\, \dfrac{1 - q^s - spq^{s-1}}{(1 - q^s)^2} \\[2ex] k = 0\,; \; e = 1\,, \; B_s = 0 & W_s = \dfrac{s - 1}{pq}\,. \end{cases}$$

Das Ziel ist, einen Wert $\hat{p}$ derart zu finden und einzusetzen, daß der Quotient aus der Summe der scores $\Sigma\, Y_s W_s$ und der Summe der Gewichte $\Sigma\, W_s$ wieder $\hat{p}$ ergibt. Man beginnt also die Rechnung mit einem $\hat{p}$, das man bei Probandenauslese etwa aus der $\dfrac{\text{Zahl der Merkmalsträger (ohne Probanden)}}{\text{Zahl aller Geschwister (ohne Probanden)}}$ schätzt und das bei Familienauslese über diesem Wert liegen wird. Der Wert $\dfrac{W_s Y_s}{W_s}$ ergibt dann ein $\hat{p}$, das dem ML-Wert schon näher liegt.

Im einzelnen ist das Verfahren etwas verschieden, je nachdem, ob wir es mit den Fällen $k = 0$ oder $k = 1$ zu tun haben: Bei $k = 0$ sind $e = 1$ und $B_s = 0$; W_s läßt sich sehr leicht errechnen. Bei der Iteration setzt man den gefundenen $\hat{p}$-Wert in die Gleichung ein. Für $k = 1$ lassen sich W_s und B_s aus den Tabellen 53 und 54 entnehmen.

Ist der Quotient höher als das eingesetzte $\hat{p}$, so führt man nun die Rechnung erneut mit dem darüberliegenden Tabellenwert für $\hat{p}$ durch. Ist der Quotient niedriger, so rechnet man mit dem darunterliegenden Wert. Hat man nun $\hat{p}$ zwischen zwei um 0,05 auseinanderliegenden Werte $\bar{p}$ und $\underline{p}$ eingeschlossen, so kann man es

Tabelle 53. *Korrekturgrößen B_s und Gewichte W_s für die Anwendung der Methode der Scores*

$$r_{min} = 1,\ k = 1*$$
und
$$r_{min} = 2,\ k = 0$$

(bei Ersetzung von s durch $s - 1$ und r durch $r - 1$)

s	$p = 0,05$		$p = 0,10$		$p = 0,15$		$p = 0,20$	
	B	W	B	W	B	W	B	W
2	21,039	11,073	11,080	6,156	7,792	4,583	6,173	3,858
3	21,016	22,510	11,029	12,709	7,707	9,600	6,047	8,188
4	20,984	34,310	10,958	19,654	7,589	15,038	5,875	12,967
5	20,942	46,471	10,868	26,986	7,442	20,882	5,664	18,163
6	20,892	58,992	10,758	34,697	7,266	27,113	5,417	23,739
7	20,832	71,871	10,631	42,777	7,065	33,708	5,142	29,651
8	20,764	85,105	10,486	51,216	6,841	40,641	4,845	35,856
9	20,687	98,692	10,324	60,002	6,597	47,885	4,532	42,308
10	20,602	112,628	10,147	69,121	6,337	55,412	4,211	48,962
11	20,507	126,909	9,956	78,558	6,063	63,191	3,887	55,775
12	20,405	141,533	9,751	88,300	5,780	71,193	3,566	62,706
13	20,294	156,494	9,534	98,330	5,489	79,389	3,251	69,721
14	20,175	171,788	9,307	108,630	5,195	87,749	2,947	76,789
15	20,049	187,411	9,069	119,186	4,899	96,247	2,658	83,881
16	19,914	203,358	8,824	129,978	4,605	104,857	2,384	90,976

s	$p = 0,25$		$p = 0,30$		$p = 0,35$		$p = 0,40$	
	B	W	B	W	B	W	B	W
2	5,224	3,483	4,614	3,295	4,198	3,229	3,906	3,255
3	5,049	7,480	4,379	7,149	3,891	7,061	3,514	7,158
4	4,815	11,948	4,073	11,489	3,506	11,386	3,041	11,545
5	4,533	16,833	3,717	16,230	3,075	16,077	2,540	16,241
6	4,214	22,071	3,331	21,279	2,631	21,008	2,053	21,090
7	3,872	27,598	2,934	26,545	2,200	26,069	1,613	25,974
8	3,517	33,347	2,544	31,947	1,802	31,172	1,236	30,814
9	3,160	39,258	2,173	37,416	1,449	36,257	0,926	35,568
10	2,810	45,274	1,831	42,898	1,146	41,282	0,680	40,220
11	2,476	51,530	1,525	48,356	0,893	46,228	0,491	44,772
12	2,162	57,445	1,255	53,762	0,686	51,088	0,350	49,235
13	1,872	63,531	1,022	59,103	0,521	55,865	0,246	53,623
14	1,609	69,585	0,825	64,372	0,392	60,566	0,171	57,952
15	1,373	75,592	0,660	69,568	0,292	65,203	0,118	62,235
16	1,164	81,543	0,524	74,697	0,216	69,785	0,080	66,485

* Gekürzt nach FINNEY, 1947/1949, aus: KAELIN 1955.

Tabelle 53 (Fortsetzung)

s	$p = 0{,}45$ B	W	$p = 0{,}50$ B	W	$p = 0{,}55$ B	W	$p = 0{,}60$ B	W
2	3,700	3,363	3,556	3,556	3,459	3,843	3,401	4,252
3	3,205	7,417	2,939	7,837	2,697	8,434	2,465	9,246
4	2,639	11,925	2,276	12,516	1,938	13,330	1,618	14,408
5	2,075	16,661	1,665	17,315	1,301	18,217	0,980	19,416
6	1,568	21,448	1,161	22,059	0,826	22,944	0,558	24,174
7	1,144	26,177	0,778	26,665	0,501	27,478	0,302	28,711
8	0,811	30,795	0,504	31,118	0,293	31,844	0,157	33,093
9	0,560	35,287	0,318	35,435	0,167	36,088	0,080	37,377
10	0,379	39,665	0,196	39,648	0,093	40,250	0,039	41,605
11	0,251	43,948	0,118	43,785	0,050	44,360	0,019	45,804
12	0,164	48,157	0,070	47,871	0,027	48,439	0,009	49,986
13	0,106	52,312	0,041	51,924	0,014	52,501	0,004	54,160
14	0,068	56,429	0,024	55,956	0,007	56,553	0,002	58,330
15	0,043	60,519	0,014	59,974	0,004	60,599	0,001	62,499
16	0,027	64,592	0,008	63,985	0,002	64,643	—	66,666

s	$p = 0{,}65$ B	W	$p = 0{,}70$ B	W	$p = 0{,}75$ B	W	$p = 0{,}80$ B	W
2	3,377	4,824	3,381	5,635	3,413	6,827	3,472	8,681
3	2,235	10,339	1,996	11,830	1,741	13,932	1,463	17,072
4	1,313	15,830	1,025	17,740	0,756	20,409	0,514	24,398
5	0,704	21,011	0,475	23,189	0,294	26,301	0,160	31,060
6	0,352	25,880	0,204	28,300	0,106	31,867	0,046	37,445
7	0,167	30,531	0,083	33,222	0,036	37,288	0,013	43,735
8	0,077	35,055	0,033	38,051	0,012	42,652	0,003	49,996
9	0,034	39,511	0,012	42,840	0,004	47,995	0,001	56,249
10	0,015	43,935	0,005	47,613	0,001	53,332	0,000	62,500
11	0,006	48,343	0,002	52,379	—	58,666	—	68,750
12	0,003	52,743	0,001	57,142	—	64,000	—	75,000
13	0,001	57,141	0,000	61,904	—	69,333	—	81,250
14	0,000	61,538	0,000	66,667	—	74,667	—	87,500
15	0,000	65,934	0,000	71,429	—	80,000	—	93,750
16	—	70,330	—	76,190	—	85,333	—	100,000

s	$p = 0{,}85$ B	W	$p = 0{,}90$ B	W	$p = 0{,}95$ B	W
2	3,558	11,861	3,673	18,365	3,819	38,191
3	1,155	22,250	0,812	32,465	0,428	62,716
4	0,306	31,028	0,144	44,289	0,038	84,171
5	0,072	39,134	0,023	55,531	0,003	105,260
6	0,015	47,041	0,003	66,663	0,000	126,316
7	0,003	54,898	0,000	77,777	—	147,368
8	0,001	62,744	0,000	88,889	—	168,421
9	0,000	70,588	0,000	100,000	—	189,474
10	0,000	78,431	0,000	111,111	—	210,526
11	—	86,275	—	122,222	—	231,579
12	—	94,118	—	133,333	—	252,632
13	—	101,961	—	144,444	—	273,684
14	—	109,804	—	155,556	—	294,737
15	—	117,647	—	166,667	—	315,789
16	—	125,490	—	177,778	—	336,842

Tabelle 54. *Korrekturgrößen B_s und Gewichte W_s für die Anwendung der Methode der Scores*

$$r_{min} = 2, \ k = 1$$

s	$p = 0,05$ B	$p = 0,05$ W	$p = 0,10$ B	$p = 0,10$ W	$p = 0,15$ B	$p = 0,15$ W	$p = 0,20$ B	$p = 0,20$ W
3	42,093	7,510	22,194	4,252	15,638	3,228	12,426	2,774
4	42,074	15,272	22,150	8,790	15,563	6,783	12,311	5,923
5	42,048	23,290	22,092	13,623	15,461	10,676	12,154	9,459
6	42,016	31,566	22,017	18,757	15,331	14,916	11,953	13,391
7	41,977	40,105	21,926	24,196	15,172	19,508	11,709	17,721
8	41,931	48,910	21,818	29,947	14,985	24,457	11,422	22,446
9	41,878	57,982	21,693	36,013	14,768	29,763	11,095	27,559
10	41,818	67,326	21,552	42,399	14,523	35,426	10,729	33,045
11	41,751	76,944	21,393	49,105	14,251	41,443	10,329	38,886
12	41,676	86,839	21,217	56,135	13,951	47,806	9,898	45,058
13	41,595	97,012	21,024	63,488	13,626	54,507	9,440	51,534
14	41,506	107,467	20,814	71,165	13,277	61,534	8,962	58,283
15	41,409	118,205	20,587	79,164	12,905	68,874	8,468	65,272
16	41,305	129,228	20,344	87,482	12,513	76,511	7,963	72,467

s	$p = 0,25$ B	$p = 0,25$ W	$p = 0,30$ B	$p = 0,30$ W	$p = 0,35$ B	$p = 0,35$ W	$p = 0,40$ B	$p = 0,40$ W
3	10,560	2,560	9,375	2,480	8,588	2,493	8,058	2,583
4	10,393	5,551	9,142	5,456	8,269	5,557	7,629	5,825
5	10,165	8,984	8,825	8,935	7,840	9,188	7,060	9,698
6	9,876	12,864	8,426	12,908	7,310	13,352	6,379	14,124
7	9,527	17,181	7,954	17,345	6,700	17,986	5,622	18,993
8	9,124	21,919	7,421	22,204	6,035	23,006	4,835	24,169
9	8,672	27,049	6,842	27,426	5,341	28,317	4,060	29,519
10	8,179	32,536	6,232	32,945	4,646	33,820	3,331	34,924
11	7,654	38,337	5,609	38,689	3,974	39,423	2,675	40,290
12	7,107	44,404	4,989	44,587	3,345	45,045	2,105	45,552
13	6,548	50,687	4,387	50,574	2,774	50,624	1,625	50,675
14	5,986	57,134	3,816	56,592	2,267	56,117	1,235	55,645
15	5,432	63,698	3,284	62,592	1,829	61,496	0,924	60,466
16	4,892	70,332	2,797	68,537	1,457	66,749	0,682	65,151

s	$p = 0,45$ B	$p = 0,45$ W	$p = 0,50$ B	$p = 0,50$ W	$p = 0,55$ B	$p = 0,55$ W	$p = 0,60$ B	$p = 0,60$ W
3	7,710	2,749	7,500	3,000	7,404	3,358	7,407	3,858
4	7,139	6,258	6,744	6,876	6,406	7,718	6,094	8,849
5	6,399	10,455	5,799	11,479	5,219	12,811	4,631	14,518
6	5,547	15,199	4,765	16,576	4,006	12,281	3,262	20,365
7	4,648	20,309	3,745	21,910	2,907	23,801	2,146	26,029
8	3,769	25,601	2,823	27,260	2,005	29,151	1,330	31,348
9	2,963	30,918	2,049	32,475	1,323	34,230	0,785	36,311
10	2,264	36,145	1,437	37,481	0,840	39,029	0,444	40,986
11	1,684	41,215	0,978	42,259	0,516	43,590	0,243	45,458
12	1,224	46,102	0,649	46,832	0,308	47,969	0,129	49,799
13	0,871	50,808	0,420	51,235	0,180	52,222	0,067	54,062
14	0,608	55,354	0,267	55,510	0,103	56,391	0,034	58,280
15	0,418	59,766	0,167	59,692	0,058	60,508	0,017	62,473
16	0,283	64,074	0,103	63,809	0,032	64,592	0,008	66,653

Tabelle 54 (Fortsetzung)

s	$p = 0,65$ B	W	$p = 0,70$ B	W	$p = 0,75$ B	W	$p = 0,80$ B	W
3	7,506	4,563	7,701	5,580	8,000	7,111	8,418	9,566
4	5,778	10,376	5,427	12,474	5,004	15,451	4,467	19,910
5	4,013	16,710	3,357	19,572	2,662	23,435	1,946	28,978
6	2,538	22,929	1,855	26,167	1,242	30,462	0,732	36,633
7	1,481	28,713	0,936	32,099	0,524	36,675	0,247	43,454
8	0,809	34,024	0,439	37,509	0,205	42,407	0,077	49,907
9	0,418	38,963	0,195	42,594	0,076	47,903	0,023	56,222
10	0,207	43,657	0,083	47,507	0,027	53,299	0,006	62,492
11	0,099	48,208	0,034	52,335	0,009	58,655	0,002	68,748
12	0,046	52,680	0,013	57,124	0,003	63,996	0,000	74,999
13	0,021	57,112	0,005	61,898	0,001	69,332	0,000	81,250
14	0,009	61,525	0,002	66,664	0,000	74,666	0,000	87,500
15	0,004	65,928	0,001	71,428	0,000	80,000	0,000	93,750
16	0,002	70,327	0,000	76,190	—	85,333	—	100,000

s	$p = 0,85$ B	W	$p = 0,90$ B	W	$p = 0,95$ B	W
3	8,980	13,923	9,722	23,148	10,700	52,197
4	3,762	27,219	2,829	41,422	1,598	82,559
5	1,249	37,814	0,631	54,875	0,178	105,078
6	0,353	46,659	0,119	66,538	0,017	126,298
7	0,089	54,800	0,020	77,756	0,001	147,367
8	0,021	62,721	0,003	88,885	0,000	168,421
9	0,005	70,583	0,000	99,999	0,000	189,474
10	0,001	78,430	0,000	111,111	0,000	210,526
11	—	86,274	—	122,222	—	231,579
12	—	94,118	—	133,333	—	252,632
13	—	101,961	—	144,444	—	273,684
14	—	109,804	—	155,556	—	294,737
15	—	117,647	—	166,667	—	315,789
16	—	125,490	—	177,778	—	336,842

durch lineare Interpolation errechnen. $\hat{p}$ errechnet sich aus dem Schnittpunkt der beiden Geraden

$$y = x \quad \text{und} \quad y = \frac{p - \bar{p}}{\underline{p} - \bar{p}} (x - \bar{p}) + \bar{p}.$$

Die rechten Seiten werden gleichgesetzt und die Gleichung wird nach x aufgelöst. Die Varianz $V\hat{p}$ erhält man aus der Formel:

(64)
$$\frac{1}{V\hat{p}} = W\hat{p} = \frac{(\hat{p} - \underline{p})\,\overline{W} - (\hat{p} - \bar{p})\,W}{\bar{p} - \underline{p}}.$$

Weiter unten werden wir die Rechnung an einem praktischen Beispiel darstellen.

Bisher betrachteten wir beim Prüf- wie beim Schätzverfahren nur die Fälle $k = 0$ und $k = 1$. Nun kommt es jedoch auch vor, daß zwar nicht alle Kranken als Probanden erfaßt sind, daß sich jedoch in mehreren Geschwisterschaften mehr als ein Proband findet. Auch für diese Möglichkeit sind Methoden entwickelt worden[1]. Da diese Methoden jedoch voraussetzen, daß

---

[1] BAILEY (1951/52); MORTON (1959); letzterer, indem er zusätzlich die Information darüber zur Schätzung heranzieht, wie oft die einzelnen Probanden bei der Erhebung erfaßt wurden.

die Wahrscheinlichkeit für die Erfassung unabhängig davon ist, ob schon ein Geschwister als Proband erfaßt wurde, ist es meist sehr zweifelhaft, ob ihre Anwendung logische Berechtigung hat. In vielen Fällen wird man sich damit begnügen müssen — und auch begnügen können—, mit Hilfe von Schätzungen unter der Annahme $k = 0$ und $k = 1$ für $\hat{p}$ eine obere und eine untere Grenze festzulegen.

Hat man ein sehr großes Material zur Verfügung, so kann man unter Opferung eines Teils dieses Materials noch auf einem anderen Wege weiterkommen:

Man beschränkt sich bei der Untersuchung auf die Geschwisterschaften derjenigen Probanden, *die das ersterkrankte Kind in der Geschwisterschaft* sind. Diese Personen unterliegen alle einer durch die Behandlung eines anderen Kindes nicht beeinflußten einheitlichen Erfassungswahrscheinlichkeit. Dadurch wird außerdem verhindert, daß die Erkrankung mehrerer Kinder die Erfassungswahrscheinlichkeit der Probanden überhaupt verändert; die Probandenauslese wird automatisch mit korrigiert. *Man hat sich künstlich eine echte Familienauslese geschaffen.*

Um anschaulich zu machen, daß die Zahl der erkrankten Geschwister wirklich die Erfassungswahrscheinlichkeit des Probanden nicht verändert, kehren wir wieder zu unserem Musterungsjahrgang zurück.

Wir sagten, daß alle Familien mit drei Kindern erfaßt würden, bei denen ein Kind dem gemusterten Jahrgang angehört und alle drei Merkmalsträger sind. Von diesen wird aber nur bei einem Drittel der Proband an erster, jedoch bei einem Drittel an zweiter und bei einem weiteren Drittel an dritter Stelle in der Geschwisterschaft stehen. Nur das erste Drittel würde bei der Erstprobandenmethode verwendet. — Von den Familien mit einem Merkmalsträger wird, wie wir sahen, ebenfalls ein Drittel erfaßt, nämlich das Drittel, bei dem der Merkmalsträger gerade dem gemusterten Jahrgang angehört. Hier ist aber der einzige Erkrankte selbstverständlich auch immer der erste. — Beide Typen von Familien unterliegen also quantitativ der gleichen Auslese.

Für eine etwas mehr formale Ableitung vgl. S. KOLLER (1940), von dem diese „*Erstprobanden-Methode*" angegeben wurde.

Die so ausgelesenen Familien kann man dann mit den für Familienauslese gegebenen Methoden ($k = 1$) bearbeiten.

c) Weitere statistische Probleme, die bei der Prüfung von Erbgangshypothesen aufzutreten pflegen

Die obengenannten Methoden geben für sich allein ein befriedigendes Resultat, wenn wir es mit einem genetisch einheitlichen Merkmal zu tun haben und ein einfacher Mendelscher Erbgang vorliegt. Dann ergibt das Prüfverfahren Übereinstimmung zwischen erwartetem und gefundenem Wert, und das Schätzverfahren liefert eine Schätzung, die von der erwarteten Aufspaltungsziffer (0,25 bzw. 0,5) nur in den Grenzen des Zufalles abweicht. Es erhebt sich die weitere Frage:

Haben wir es mit einem einzelnen Gen zu tun oder müssen wir mehrere Gene mit gleichem Erbgang annehmen; m. a. W. liegt Heterogenie vor? Diese Frage ist indessen nur in Sonderfällen entscheidbar[1], so z. B. bei recessivem Erbgang, wenn Ehen zwischen zwei Merkmalsträgern beobachtet werden. Ist bei allen Patienten das gleiche Gen homozygot vorhanden, dann müssen alle Kinder aus derartigen Ehen ebenfalls das Merkmal tragen. Gesunde Kinder aus Ehen zwischen zwei Kranken beweisen also Heterogenie (oder das Vorkommen phänotypisch unterscheidbarer exogener Typen, also Phänokopien).

Ein weiteres Argument für Heterogenie kann bei recessivem Erbgang aus der relativen Häufigkeit der *Verwandtenehen*, insbesondere der *Vetternehen 1. Grades,* gewonnen werden. Wie wir sehen werden (Kap. VIII, 4), sind die Verwandtenehen unter den Eltern von Trägern recessiver Erbmerkmale gegenüber dem Bevölkerungsdurchschnitt vermehrt. Diese Vermehrung ist um so stärker, je seltener das betreffende Gen ist. Findet man also Verwandtenehen wesentlich häufiger unter den

---

[1] Über Heterogenie vgl. Kap. VII, 1 d.

Eltern, als der Merkmalshäufigkeit in der Bevölkerung entspricht, so ist u. U. der Schluß berechtigt, wir hätten es nicht mit einem relativ häufigen recessiven Gen, sondern mit mehreren, dafür jedes für sich entsprechend selteneren Genen zu tun. Bei diesem Schluß ist allerdings Vorsicht am Platze; man wird ungern den Nachweis der Heterogenie allein auf ihn stützen[1].

Die bisherigen Methoden bezogen sich auf den Fall, daß die vorliegenden Daten eine befriedigende Übereinstimmung etwa mit der Hypothese des recessiven Erbganges erbrachten. Nun kann es aber auch vorkommen, daß etwa das errechnete p weit unterhalb des Erwartungswertes bleibt. Die Gründe dafür können dann vielfältiger Art sein. So kann das Material sich z. B. aus einem *Gemisch von erblichen Fällen und nicht erblichen Phänokopien* zusammensetzen. In der Regel dürfen wir annehmen, daß diese Phänokopien sporadisch vorkommen. Theoretisch ist natürlich auch möglich, daß sie sich infolge familiär einwirkender exogener Noxen auch einmal familiär häufen können (Pseudovererbung). Wir werden dieser Frage im Kapitel über die Vererbung psychischer Eigenschaften wieder begegnen (Kap. X). Die Analyse wird dann sehr schwierig, wenn nicht unmöglich; als Kriterium kann man z. B. die Reihenfolge von Merkmalsträgern und Gesunden in den Geschwisterschaften heranziehen: Bei erblichen Merkmalen muß sie zufällig sein, während bei familiär einwirkenden exogenen Noxen eher zu vermuten ist, daß die Merkmalsträger in Gruppen von aufeinanderfolgenden Personen auftreten. Es gibt hier statistische Prüfmethoden, die auf der Theorie der "runs" basieren[2].

Möglicherweise bietet die Fanconi-Anämie hier ein Beispiel (WEICKER 1959). Sie wurde von FANCONI (1927) beschrieben und besteht aus einer progredienten und therapieresistenten aplastischen Anämie mit Granulocytopenie und Thrombopenie, Minderwuchs, Melaninpigmentierung vor allem der bedeckten Körperpartien, Hypo- und Aplasien im Bereich des radialen Strahls einer oder beider Hände und Unterarme sowie Mißbildungen und Hypoplasien im Urogenitalbereich. Dazu kommen gelegentlich Mikrocephalie, Mikrophthalmie, Strabismus convergens, Hyperreflexie und Syndaktylie.

Das Syndrom ist sehr eindrucksvoll und kaum zu übersehen; insgesamt wurden in den letzten Jahren etwa 130 Fälle publiziert, von denen WEICKER 117 seinen Betrachtungen zugrunde legte.

Man war bisher allgemein der Meinung, das Syndrom sei durch ein einfach mendelndes recessives Gen bedingt. Die Merkmalsträger stammten von gesunden und häufig blutsverwandten Eltern ab.

In den Geschwisterschaften standen jedoch 117 Merkmalsträgern nur 137 Gesunde gegenüber. Diese Zahl ist sehr hoch, wie sich aus der Anwendung von Korrekturverfahren ersehen ließ. Außerdem konnte WEICKER zeigen: Die Reihenfolge der Merkmalsträger und Gesunden ist nicht zufällig; die Merkmalsträger sind überzufällig häufig in geschlossenen Gruppen aufeinanderfolgender Geschwister angeordnet. — Unter den ersten Kindern dagegen waren die Merkmalsträger gegenüber $p = 0,25$ nicht vermehrt.

Die Befunde sind schwer zu deuten; mit Vorsicht kann man vielleicht daran denken, daß die erste Schwangerschaft mit einem Merkmalsträger die Mutter irgendwie — vielleicht auf dem Wege über eine Inkompatibilität — so beeinflußt, daß in nachfolgenden Schwangerschaften auch Heterozygote das Syndrom manifestieren. Aber diese Erklärung ist rein hypothetisch. Recessiver Erbgang ohne zusätzliche Einwirkung eines weiteren, unbekannten Faktors erscheint jedenfalls unwahrscheinlich[3].

Doch wir wollen diesen Spezialfall unberücksichtigt lassen und nehmen an, Phänokopien träten als sporadische Fälle in Erscheinung. Sie sind also die einzigen Kranken in ihren Geschwisterschaften. Daraus folgt, daß in einem gemischten Beobachtungsgut die Geschwisterschaften mit gerade *einem* Merkmalsträger gegenüber der Erwartung auf Grund der Binomialverteilung vermehrt sein werden[4].

---

[1] Vgl. die Diskussion Kap. VII, 1 d.

[2] Zwei Varianten für den Gebrauch bei Familienmaterial finden sich bei VOGEL (1957).

[3] Leider sind die Daten bisher nur in sehr unzureichender Form und mit teilweise angreifbarer statistischer Methodik publiziert. Die Abweichungen von dem bei einfacher Recessivität Erwarteten sind jedoch offenbar sehr stark.

[4] Für das Folgende vgl. HALDANE (1947—1949).

Liegt eine Familienauslese vor, dann muß die Häufigkeit der Ehen mit nur einem erkrankten Kind unter allen Ehen mit der Kinderzahl s betragen:

$$(65) \qquad E = \binom{s}{r} \frac{p^r q^{s-r}}{1 - q^s} \, n_s = \frac{s \, p \, q^{s-1} \, n_s}{1 - q^s}.$$

Diese Erwartungswerte kann man nun errechnen, indem man den für p geschätzten Wert (S. 198, Formel 63) einsetzt. Man summiert nun über die Erwartungswerte und vergleicht mit den gefundenen Daten etwa mit Hilfe von χ^2.

Diese Formel vereinfacht sich im Falle der Probandenauslese mit $k = 0$ zu:

$$(66) \qquad E_s = q^{s-1} n_s.$$

Auch hier wird der nach Formel (63) errechnete Wert für $q = 1 - p$ eingesetzt und mit dem gefundenen Verhältnis verglichen. Ein Beispiel folgt unten.

Eine derartige Abweichung kann nicht vorkommen, wenn wir es mit einem vollständig dominanten Merkmal zu tun haben: Dort erkennen wir die nicht erblichen Fälle bereits daran, daß die Eltern beide merkmalsfrei sind. Schon eher muß man mit ihr rechnen, wenn die Penetranz des Gens nicht vollständig ist[1]. Dann muß die Methode uns helfen, diejenigen Familien, wo das Gen bei einem der Eltern vorhanden ist, sich aber nicht manifestierte, von solchen abzugrenzen, bei denen es beiden Eltern fehlt. Gerade bei dominanten Merkmalen muß man sehr damit rechnen, daß eine Überzahl sporadischer Merkmalsträger über den nach der Binomialverteilung erwarteten Wert hinaus nicht auf Phänokopien, sondern auf Neumutationen zurückzuführen ist. Noch komplizierter wird das Problem, wenn sowohl Neumutationen als auch Phänokopien vorkommen. In diesem Fall muß man zusätzliche, populationsgenetische Untersuchungen anstellen und evtl. das Vorkommen des Merkmals bei den Kindern derartiger sporadischer Fälle prüfen (vgl. die Diskussion über die Genetik des Retinoblastoms, Kap. VI, 2).

Eine besondere Bedeutung gewinnt die Methode, wenn wir Anlaß haben, recessiven Erbgang zu vermuten und wenn das gefundene p nicht mit dem erwarteten Wert 0,25 übereinstimmt.

Nehmen wir einmal an, wir hätten eine Schätzung von $p < 0,25$ erhalten, und die Analyse mit der obengenannten Methode hätte ergeben, daß die Zahl der Geschwisterschaften mit nur einem Merkmalsträger gegenüber der Erwartung erhöht ist. Wir schließen daraus, daß neben den erblichen Fällen Phänokopien vorkommen. Nun sind wir aber daran interessiert festzustellen, wie hoch p unter den sicher erblichen Fällen ist. Zweckmäßig beschränken wir uns bei der Schätzung auf diejenigen Geschwisterschaften, in denen mindestens zwei Merkmalsträger vorhanden sind. Die entsprechenden Formeln weichen von den bei Schätzung auf Grund von Familien mit mindestens einem Merkmalsträger gültigen ab; wir verzichten jedoch auf ihre Wiedergabe; denn W_s und B_s sind für $k = 1$ in Tab. 54 vertafelt. Man setzt wieder in die Formel (63) ein und rechnet wie auf S. 198 dargestellt. Für $k = 0$ verwendet man die Tab. 53, ersetzt nur s durch $s - 1$ und r durch $r - 1$. Ein Rechenbeispiel findet sich weiter unten.

Die Berücksichtigung des mütterlichen Alters und der Geburtenordnung

Man weiß, daß angeborene Störungen, bei denen die Frage der Erblichkeit zur Debatte steht, gelegentlich bei Kindern vorkommen, deren Mütter älter sind als der Durchschnitt, wenn es sich um Phänokopien handelt. Eine Beziehung zum mütterlichen Alter spricht aber natürlich gegen einen einfachen Erbgang mit vollständiger Penetranz. Es kann also sinnvoll sein, zu untersuchen, ob die Merkmalsträger besonders oft als Kinder älterer Mütter auftreten. Einen derartigen Vergleich

---

[1] Über unvollständige Penetranz vgl. Kap. VII, 1 b.

lernen wir in Kap. VI, 1 am Beispiel der mongoloiden Idiotie kennen. Man kann jedoch ein anderes Kriterium verwenden, das aus dem Material selbst mit Sicherheit hervorgeht und mit dem mütterlichen Alter hoch korreliert ist. Das ist die *Stellung der Merkmalsträger in der Geburtenfolge*. Es sind verschiedene Methoden zum Nachweis dieses „*Geburtenordnungs-Effektes*" angegeben worden; uns hat sich das genaue und einfache Haldane-Smith-Verfahren[1] besonders bewährt.

A = Summe der Geburtenordnungen der befallenen Kinder, s = Zahl der Kinder und r = Zahl der Merkmalsträger in einer Geschwisterschaft. Dann gilt für den Erwartungswert für 6 A, der leichter wiederzugeben ist als der für A, und bei Klassifikation aller Geschwister:

$$(67) \qquad\qquad 6\,A = 3\,r(s+1)\,,$$

$$(68) \qquad\qquad \sigma^2_{6A} = 3\,r(s+1)\,(s-r)\,.$$

Bei unvollständiger Klassifikation werden die Ausdrücke komplizierter; es sei auf das Original verwiesen.

Die obengenannten Erwartungswerte und Varianzen finden sich in Tab. 55 (nach HALDANE u. SMITH). Ein Rechenbeispiel findet sich in Kap. VI, 3.

Häufig kommt es vor, daß ein Merkmal nach zwei Gesichtspunkten klassifizierbar ist, die miteinander korreliert sind, und daß uns daran liegt, zu erkennen, welcher dieser beiden Gesichtspunkte biologisch entscheidend ist. So kann die Häufigkeit einer Mißbildung sowohl mit dem Alter der Mutter als auch mit der Geburtenfolge korreliert sein. Natürlich sind aber diese beiden Werte wieder untereinander korreliert; denn ältere Mütter haben im Durchschnitt schon mehr Geburten hinter sich als jüngere Mütter. Eine genauere Diskussion der in diesem Falle angewandten Methoden müssen wir uns hier versagen[2]. Ein Beispiel (Abhängigkeit der Frequenz von Zwillingsgeburten vom Alter der Mutter und der Geburtenordnung) findet sich in Kap. V, 1 d.

d) Ein Beispiel für die Durchführung einer Erbgangsanalyse an großem Material: die Taubstummheit

Nachdem wir oben den Gedankengang bei der genetischen Analyse eines gegebenen Materials von Familienbeobachtungen (Eltern-Kinder-Familien; relativ seltene krankhafte Merkmale) kennengelernt haben, wollen wir uns nun diese sehr theoretischen Ableitungen an einem Beispiel praktisch verdeutlichen. Um möglichst viele verschiedene Methoden durchzuführen, gehen wir dabei etwas umständlicher vor, als man es bei einer Analyse sonst täte.

A. C. STEVENSON u. E. A. CHEESEMAN (1955) führten eine Gesamterhebung aller Fälle von *Taubstummheit* in Nordirland durch. Sie stellten 613 lebende Taubstumme fest, die taub geboren oder sehr früh ertaubt waren, und erhielten außerdem Kenntnis von 85 bereits verstorbenen taubstummen Personen.

Materialerfassung. Die Taubstummen sind meist wegen der notwendigen Fürsorge, Spezialschulen usw., bei entsprechenden Institutionen vollständig erfaßt. Wenn man, wie die Verfasser es taten, sich außerdem noch an jeden Arzt wendet, so kann man mit Recht annehmen, daß jede Person festgestellt wurde. Einige wenige wurden trotzdem über erkrankte Verwandte erfaßt. Auch hier jedoch fanden sich schon in den Fürsorgeakten usw. entsprechende Hinweise. So sind im oben definierten Sinne alle Merkmalsträger als Probanden anzusehen. Eine gute Kontrolle ist möglich durch die Tatsache, daß die meisten Personen mehrfach auf verschiedenen Wegen erfaßt wurden. *Wir haben es demnach mit einer Familienauslese zu tun.*

---

[1] HALDANE u. SMITH (1947—1949).

[2] Vgl. u. a. PENROSE (1957); dort auch viel Literatur.

Tabelle 55. *Erwartungswerte (Zahlen) und Varianzen (gewöhnliche Zahlen) von 6 A in vollständigen Geschwisterschaften*

r \ s	1	2	3	4	5	6	7	8	9	10	11	12	13	14	15	16	17	18	19
2	9 / 9	18 / 0	—	—	—	—	—	—	—	—	—	—	—	—	—	—	—	—	—
3	12 / 24	24 / 24	36 / 0	—	—	—	—	—	—	—	—	—	—	—	—	—	—	—	—
4	15 / 45	30 / 60	45 / 45	60 / 0	—	—	—	—	—	—	—	—	—	—	—	—	—	—	—
5	18 / 72	36 / 108	54 / 108	72 / 72	90 / 0	—	—	—	—	—	—	—	—	—	—	—	—	—	—
6	21 / 105	42 / 168	63 / 189	84 / 168	105 / 105	126 / 0	—	—	—	—	—	—	—	—	—	—	—	—	—
7	24 / 144	48 / 240	72 / 288	96 / 288	120 / 240	144 / 144	168 / 0	—	—	—	—	—	—	—	—	—	—	—	—
8	27 / 189	54 / 324	81 / 405	108 / 432	135 / 405	162 / 324	189 / 189	216 / 0	—	—	—	—	—	—	—	—	—	—	—
9	30 / 240	60 / 420	90 / 540	120 / 600	150 / 600	180 / 540	210 / 420	240 / 240	270 / 0	—	—	—	—	—	—	—	—	—	—
10	33 / 297	66 / 528	99 / 693	132 / 792	165 / 825	198 / 792	231 / 693	264 / 528	297 / 297	330 / 0	—	—	—	—	—	—	—	—	—
11	36 / 360	72 / 648	108 / 864	144 / 1008	180 / 1080	216 / 1080	252 / 1008	288 / 864	324 / 648	360 / 360	396 / 0	—	—	—	—	—	—	—	—
12	39 / 429	78 / 780	117 / 1053	156 / 1248	195 / 1365	234 / 1404	273 / 1365	312 / 1248	351 / 1053	390 / 780	429 / 429	468 / 0	—	—	—	—	—	—	—
13	42 / 504	84 / 924	126 / 1260	168 / 1512	210 / 1680	252 / 1764	294 / 1764	336 / 1680	378 / 1512	420 / 1260	462 / 924	504 / 504	546 / 0	—	—	—	—	—	—
14	45 / 585	90 / 1080	135 / 1485	180 / 1800	225 / 2025	270 / 2160	315 / 2205	360 / 2160	405 / 2025	450 / 1800	495 / 1485	540 / 1080	585 / 585	630 / 0	—	—	—	—	—
15	48 / 672	96 / 1248	144 / 1728	192 / 2112	240 / 2400	288 / 2592	336 / 2688	384 / 2688	432 / 2592	480 / 2400	528 / 2112	576 / 1728	624 / 1248	672 / 672	720 / 0	—	—	—	—
16	51 / 765	102 / 1428	153 / 1989	204 / 2448	255 / 2805	306 / 3060	357 / 3213	408 / 3264	459 / 3213	510 / 3060	561 / 2805	612 / 2448	663 / 1989	714 / 1428	765 / 765	816 / 0	—	—	—
17	54 / 864	108 / 1620	162 / 2268	216 / 2808	270 / 3240	324 / 3564	378 / 3780	432 / 3888	486 / 3888	540 / 3780	594 / 3564	648 / 3240	702 / 2808	756 / 2268	810 / 1620	864 / 864	918 / 0	—	—
18	57 / 969	114 / 1824	171 / 2565	228 / 3192	285 / 3705	342 / 4104	399 / 4389	456 / 4560	513 / 4617	570 / 4560	627 / 4389	684 / 4104	741 / 3705	798 / 3192	855 / 2565	912 / 1824	969 / 969	1026 / 0	—
19	60 / 1080	120 / 2040	180 / 2880	240 / 3600	300 / 4200	360 / 4680	420 / 5040	480 / 5280	540 / 5400	600 / 5400	660 / 5280	720 / 5040	780 / 4680	840 / 4200	900 / 3600	960 / 2880	1020 / 2040	1080 / 1080	1140 / 0
20	63 / 1197	126 / 2268	189 / 3213	252 / 4032	315 / 4725	378 / 5292	441 / 5733	504 / 6048	567 / 6237	630 / 6300	693 / 6237	756 / 6048	819 / 5733	882 / 5292	945 / 4725	1008 / 4032	1071 / 3213	1134 / 2268	1197 / 1197

Der *Sippenbefund* wurde bei einem persönlichen Besuch des Arztes oder eines ''social field worker'' erhoben und dann, soweit möglich, durch objektive Unterlagen untermauert. — Hier wird zweifellos von den orthodoxen Verfahren, sich nur auf objektive Unterlagen zu stützen, abgewichen. Bei einer derartigen Gesamterhebung, bei der ohnehin jeder Merkmalsträger auf einem oder mehreren Wegen erfaßt wird, ist dieses Vorgehen sicher zu vertreten — zumal in Nordirland bei den Bewohnern kein Interesse an der Dissimilation erkrankter Familienmitglieder vorausgesetzt zu werden braucht.

An objektiven Unterlagen standen vor allem auch die bis ins vorige Jahrhundert zurückreichenden Aufzeichnungen der Spezialschulen über Familienbefund, Blutsverwandtschaft der Eltern usw. zur Verfügung.

Das erste Ergebnis war, daß es in Nordirland 613 lebende Taubstumme gab, also 45 auf 100 000 Einwohner.

Klinische Aspekte. Die klinische Untersuchung der Merkmalsträger verfolgt zwei Ziele: Einmal versucht man, die Kenntnisse über Pathogenese und Symptomatik zu vertiefen; diese Frage soll uns hier nicht beschäftigen. — Daneben aber weiß man, daß auch Umweltschäden in früher Kindheit Taubstummheit zur Folge haben können, z. B. Encephalitis, Meningitis, Otitis media usw. Diese Formen von den erblichen abzugrenzen, ist also das zweite Ziel. Der klinische Befund erlaubt eine solche Abgrenzung — auch bei genauer, z. B. audiometrischer Analyse — oft nicht. Mit Hilfe der Anamnese ist es jedoch möglich, 183 lebende und zwei verstorbene Fälle als sehr wahrscheinlich umweltbedingt abzutrennen. Natürlich wurden diese Fälle in die weiter unten folgende genetische Analyse nicht mit aufgenommen. Ob damit alle umweltbedingten Fälle erfaßt sind, werden wir weiter unten sehen.

Genetische Analyse. Bei der genetischen Analyse der Daten muß man zunächst folgende Familientypen unterscheiden:

1. Eltern: taubstumm × taubstumm
2. Eltern: taubstumm × gesund
3. Eltern: gesund × gesund

Wir befassen uns zunächst mit der dritten Gruppe, die auch am zahlreichsten vertreten ist. Da wir auf Grund unserer bisherigen erbpathologischen Kenntnis die Vermutung hegen, die Taubstummheit sei in aller Regel ein recessives Erbleiden, und da uns die Überzahl der Familien mit gesunden Eltern diese Hypothese zu bestätigen scheint, wenden wir leichtsinnigerweise zunächst das auf S. 196 beschriebene Prüfverfahren an. Da eine Familienauslese vorliegt, benutzen wir die Erwartungswerte und Varianzen der Tab. 52. Das Ergebnis zeigt die Tab. 56.

Tabelle 56. *Ehen Aa × Aa — Prüfung der Aufspaltung für Taubstummheit nach der a priori-Methode*

s	Gesamtzahl der Geschwisterschaften	Merkmalsträger		V
		Erwartet	Gefunden	
22	35	$35 \times 1{,}143 = 40{,}005$	40	4,270
3	39	$39 \times 1{,}297 = 50{,}583$	50	10,257
4	34	$34 \times 1{,}463 = 49{,}742$	41	14,280
5	35	$35 \times 1{,}639 = 57{,}365$	48	20,720
6	49	$49 \times 1{,}825 = 89{,}425$	68	38,024
7	34	$34 \times 2{,}020 = 68{,}680$	57	32,980
8	33	$33 \times 2{,}223 = 73{,}359$	69	38,676
9	15	$15 \times 2{,}433 = 36{,}495$	32	20,700
10	6	$6 \times 2{,}649 = 15{,}894$	10	9,552
11	3	$3 \times 2{,}871 = 8{,}613$	6	5,415
12	4	$4 \times 3{,}098 = 12{,}392$	10	8,080
13	1	$1 \times 3{,}329 = 3{,}329$	1	2,234
	288		505,882	432	205,118

Daraus folgt:

$$\sigma = 14{,}32 \quad \chi = \frac{73{,}882}{14{,}32} = 5{,}159 \quad P \approx 10^{-6} - 10^{-7}.$$

Das Ergebnis ist also mit der Hypothese eines einfachen recessiven Erbganges nicht ohne zusätzliche Annahmen vereinbar. Es sind zu wenig Merkmalsträger vorhanden.

Wir bereuen nun unseren Leichtsinn, der uns veranlaßte, das Prüfverfahren anzuwenden; denn wir stehen mit dem negativen Ergebnis da, ohne wenigstens eine Schätzung von p zu besitzen. So bleibt uns nichts übrig, als nun das Schätzverfahren anzuwenden. Hätten wir uns gleich dazu entschlossen, dann hätten wir mit dem negativen Ergebnis zugleich auch die Schätzung von p gehabt.

Wir setzen vorläufig: $p = 0{,}20$, $q = 0{,}80$.

Nach Formel (63) S. 198 ergibt sich:

$$W_s Y_s = \frac{432}{0{,}2 \cdot 0{,}8} - 35 \cdot 6{,}173 - 39 \cdot 6{,}047 - 34 \cdot 5{,}875 - 35 \cdot 5{,}664 - 49 \cdot 5{,}417 -$$
$$- 34 \cdot 5{,}142 - 33 \cdot 4{,}845 - 15 \cdot 4{,}532 - 6 \cdot 4{,}211 - 3 \cdot 3{,}887 - 4 \cdot 3{,}566 -$$
$$- 1 \cdot 3{,}251 = 1127{,}554 .$$

$$W_s = 35 \cdot 3{,}858 + 39 \cdot 8{,}188 + 34 \cdot 12{,}967 + 35 \cdot 18{,}163 + 49 \cdot 23{,}739 + 34 \cdot 29{,}651 +$$
$$+ 33 \cdot 35{,}856 + 15 \cdot 42{,}308 + 6 \cdot 48{,}962 + 3 \cdot 55{,}775 + 4 \cdot 62{,}706 + 1 \cdot 69{,}721 = 6401{,}205 .$$

Daraus ergibt sich: $p = \dfrac{1127{,}556}{6401{,}205} = 0{,}17615 .$

Dieser Wert liegt also noch wesentlich unter dem angenommenen $p = 0{,}20$, und es bleibt uns nicht erspart, die gleiche Rechnung für $p = 0{,}15$, $q = 0{,}85$ zu wiederholen. Es ergibt sich[1]:

$$Y_s W_s = 1290{,}674 , \quad W_s = 7197{,}210 , \quad p = \frac{Y_s W_s}{W_s} = 0{,}17933 .$$

Nun folgt Interpolation:

$$y = x ; \quad y = \frac{0{,}17933 - 0{,}17615}{0{,}20 - 0{,}15} (x - 0{,}15) + 0{,}17615 .$$

Es ergibt sich durch Gleichsetzung der rechten Seiten:

$$x = \hat{p} = 0{,}1779 .$$

Diesen Wert benutzen wir nun, um nach der Formel (64) die Varianz auszurechnen:

$$\frac{1}{V} = W = \Sigma W_s = (0{,}1779 - 0{,}20) \cdot 7197{,}210$$
$$- (0{,}1779 - 0{,}15) \, 6401{,}205 - 0{,}05 = 6753{,}0$$
$$V = 0{,}00014808$$
$$s = \sqrt{V} = 0{,}01217$$

Das Endresultat lautet also: $\hat{p} = 0{,}1779 \pm 0{,}01217$.

Diesen Wert verwenden wir nun, um nach der Formel (65), S. 205 zu berechnen, *ob die Zahl der Geschwisterschaften mit nur einem Merkmalsträger gegenüber der Erwartung vermehrt ist.* Dazu müssen zunächst die Werte $E_s = \dfrac{s \, p \, q^{s-1} n_s}{1 - q^s}$ für die verschiedenen n_s errechnet und summiert werden:

Tabelle 57. *Nachprüfung, ob die Geschwisterschaften mit einem Merkmalsträger gegenüber der Erwartung vermehrt sind*

s	Merkmalsträger					> 1	n_s
	1	2	3	4	5		
1	21						
2	30	5				5	35
3	30	7	2			9	39
4	29	3	2			5	34
5	26	5	4			9	35
6	35	9	5			14	49
7	18	11	3	2		16	34
8	15	9	3	3	3	18	33
9	7	4	1	1	2	8	15
10	4	1		1		2	6
11	1	1	1			2	3
12	2		1		1	2	4
13	1					0	1
	198					90	288

$$\Sigma_s E_s = 0{,}903 \cdot 35 + 0{,}894 \cdot 39 + 0{,}831 \cdot 34 + 0{,}730 \cdot 35 + 0{,}643 \cdot 49 + 0{,}566 \cdot 34 +$$
$$+ 0{,}499 \cdot 33 + 0{,}440 \cdot 15 + 0{,}386 \cdot 6 + 0{,}330 \cdot 3 + 0{,}295 \cdot 4 + 0{,}259 \cdot 1 = 198{,}838 .$$

Die gefundenen Werte zeigt die Tab. 57.

Wie man sieht, wurden auch genau 198 Geschwisterschaften mit nur einem Kranken beobachtet. *Es besteht also — eigentlich zu unserer Überraschung — kein Unterschied zwischen gefundenem und erwartetem Wert;* aus dem Material ist kein

---

[1] Auf eine genaue Wiedergabe der Rechnung sei hier verzichtet, und es sei dem Leser überlassen, das Resultat nachzuprüfen.

Hinweis dafür zu gewinnen, daß die Geschwisterschaften mit nur einem Merkmalsträger vermehrt vorkommen. Eine Erklärung für die Verminderung von p gegenüber 0,25 läßt sich also auf diesem Wege nicht gewinnen.

Aus dem oben Errechneten läßt sich nun natürlich entnehmen, daß auch die Zahl der Geschwisterschaften mit mehr als einem Kranken genau der Erwartung bei $p = 0,178$ entspricht; es ist also sinnlos, bei ihnen allein p zu schätzen, wir würden nicht zu einem anderen Wert kommen.

Trotzdem läßt der Verdacht keine Ruhe, die Verminderung von p könnte auf die Beimischung nicht erblicher Phänokopien zurückzuführen sein. Um ihn noch von einer anderen Seite her zu prüfen, schätzen wir p in einer Gruppe von Familien, wo die Anomalie fast sicher genetisch bedingt ist, nämlich in den Geschwisterschaften, *deren Eltern blutsverwandt* sind. Die entsprechende Aufgliederung gibt Tab. 58.

Die Rechnung im einzelnen wollen wir uns schenken; es ergibt sich:

$$\hat{p} = 0,269 \pm 0,038 \, .$$

Auf einmal ist also die Übereinstimmung mit dem erwarteten Wert 0,25 sehr gut! Dieses Ergebnis berechtigt uns zu dem Schluß: Die Verminderung von p im Gesamtmaterial dürfte doch durch Beimischung von Fällen anderer Herkunft, wahrscheinlich von exogenen Fällen, bedingt sein!

Bis hierher betrachteten wir nur den Kreuzungstyp 3 (Aa × Aa), der hier die Mehrzahl aller Familien stellt. Nun wenden wir uns den übrigen Kreuzungstypen zu; zunächst den Ehen zwischen zwei Taubstummen (Tab. 59).

Tabelle 58. *Geschwisterschaften aus Blutsverwandtenehen*

s	Merkmalsträger 1 2 3 4 5					n_s	Merkmalsträger	gesund	alle Kinder
1	4					4	4	0	4
2	4	1				5	6	4	10
3	3	1				4	5	7	12
4	1	1				2	3	5	8
5	1	1	1			3	6	9	15
6		2	1			3	7	11	18
7	1	4		1		6	13	29	42
8	1	2			1	4	10	22	32
9		1	1			2	5	13	18
10	1			1		2	5	15	20
12	1					1	1	11	12

Tabelle 59. *Geschwisterschaften aus Ehen zwischen zwei Taubstummen mit mindestens einem Merkmalsträger*

Größe der Geschwisterschaft s	Zahl der Geschwisterschaften mit r Merkmalsträgern						Zahl der Geschwister		
	1	2	3	4	5	Insges.	krank	gesund	Insges.
1	2					2	2	—	2
2	3	1				4	5	3	8
3	1		1			2	4	2	6
4				1		1	4	—	4
5									
6									
7					1	1	5	2	7
8									
9					1	1	5	4	9
Insgesamt:	6	1	1	1	2	11	25	11	36

Wäre die Taubstummheit immer durch ein und dasselbe recessive Gen bedingt, dann müßten alle Kinder aus Ehen zwischen zwei Taubstummen ebenfalls taubstumm sein. Wie wir sehen, ist das keineswegs der Fall. Wir haben 11 Geschwisterschaften, in denen mindestens ein taubstummes Kind auftrat. Nur bei 5 von ihnen sind alle Geschwister taubstumm, während bei 6 neben Taubstummen auch normal hörende Kinder vorkommen. Daneben berichten STEVENSON u. CHEESEMAN, *daß nicht weniger als 21 Ehen zwischen zwei Taubstummen beobachtet wurden, die ausschließlich gesunde Kinder hatten (insgesamt 53).* Diese Ehen sind mit der Annahme eines einzelnen recessiven Gens nicht vereinbar. Auf Grund der beiden Typen von Ehen zwischen zwei Taubstummen mit ausschließlich taubstummen und mit ausschließlich gesunden Kindern würde man geneigt sein zu schließen, daß es mehrere recessive Gene für Taubstummheit gibt. Sind beide Eltern zufällig homozygot für das gleiche Gen, dann sind alle Kinder taubstumm. Sind die Eltern jedoch homozygot für verschiedene Gene, dann sind alle Kinder doppelt heterozygot und haben normales Hörvermögen.

Auf Grund des von 0,25 abweichenden Aufspaltungsverhältnisses in den Geschwisterschaften aus Ehen zwischen zwei Gesunden drängt sich uns noch eine andere Erklärung auf: *Vielleicht ist einer der Eltern an einer exogenen Form erkrankt?* Dann würde es nicht überraschen, daß die Kinder gesund sind. Um diese Hypothese zu prüfen, muß man fragen: Finden sich in den Familien dieser Eltern zusätzliche Hinweise darauf, daß es sich um eine erbliche Form handelt? Als derartige Hinweise könnten wir z. B. werten: Erkrankung von Geschwistern oder anderen Verwandten oder Blutsverwandtschaft der Eltern. Tatsächlich stellt sich heraus, daß in nicht weniger als 12 dieser 21 Ehen derartige Hinweise für beide Partner vorhanden sind; bei 5 weiteren finden sie sich für einen Partner. Damit ist erwiesen, daß die gesunden Kinder aus Ehen zweier Taubstummer wenigstens großenteils nicht durch exogene Erkrankung eines der Eltern erklärbar sind. Somit spricht der Befund sehr für Heterogenie.

Damit ist aber der Gehalt an Informationen noch nicht erschöpft, die die Ehen zwischen zwei Taubstummen uns bieten. Denn wir berücksichtigten noch nicht die dritte Gruppe, nämlich diejenigen, bei denen sowohl taubstumme als auch gesunde Kinder auftraten. Es sind dies immerhin 6 Ehen mit 11 gesunden und 14 taubstummen Kindern. Sie sind weder durch Ehen zwischen zwei Homozygoten verschiedener recessiver Gene noch durch Ehen zwischen zwei Homozygoten des gleichen recessiven Gens, noch durch Beteiligung exogener Typen erklärbar. Die nächstliegende Erklärung ist: *Es gibt neben den recessiven Formen auch dominant erbliche Formen.* Mindestens einer der beiden Partner in den 6 Ehen ist an einer dominanten Form erkrankt.

Bevor wir diese Hypothese näher prüfen, wenden wir uns auf der Suche nach zusätzlichen Informationen dem dritten möglichen Ehetyp, den Ehen zwischen einem Taubstummen und einem Gesunden, zu.

Es fanden sich insgesamt 45 derartige Ehen mit mindestens einem Kind. Bei 39 von ihnen wurden nur gesunde Kinder beobachtet (insgesamt 102). Diese 39 Ehen sind mit der Hypothese vereinbar, bei dem erkrankten Elternteil liege eine recessiv erbliche Form vor; denn aus einer Paarung AA × aa (Typ 5) müssen ausschließlich phänotypisch Gesunde Aa hervorgehen. Information zu der Frage, ob wir es mit einem oder mehreren recessiven Genen zu tun haben, bieten diese Familien naturgemäß nicht.

Tabelle 60. *Ehen taubstumm × gesund mit mindestens einem taubstummen Kind*

s_r	Zahl der Geschwisterschaften mit r Taubstummen						Zahl der Geschwister		
	1	2	3	4	5		taubstumm	gesund	Insges.
2	2					2	2	2	4
3		1				1	2	1	3
4			2			2	6	2	8
7			1			1	3	4	7
	2	1	3			6	13	9	22

Außerdem aber finden sich die 6 in Tab. 60 zusammengefaßten Ehen, in denen auch taubstumme Kinder auftraten.

Wir schätzen für diese 6 Familien $\hat{p}$ nach Formel (63) für $k = 1$: $0,549 \pm 0,119$. Wie sind diese 6 Ehen zu erklären? Zunächst liegt auf der Hand, daß wir es mit einer Kreuzung vom Typ 2 (Aa × aa) zu tun haben: Nur dieser Typ ergibt ein

1 : 1-Verhältnis. Im vorliegenden Falle enthält der Typ 2 jedoch zwei Möglichkeiten in sich: Einmal kann die Mutation, die zur Taubstummheit geführt hat, dominant sein. Dann ist der erkrankte Elternteil heterozygot Aa, der gesunde homozygot aa. Oder das krankhafte Gen kann recessiv sein. Dann muß der kranke Elternteil homozygot aa, der phänotypisch Gesunde dagegen heterozygot sein. Die 6 Ehen lassen zwischen den beiden genannten Möglichkeiten nicht entscheiden. Man könnte zwar die Zahl 6 von 45 für das zufällige Auftreten einer Ehe zwischen einem Homozygoten und einem Heterozygoten etwas hoch finden. Dabei ginge man aber von der Annahme der Panmixie aus. Sie trifft bei den Ehen Taubstummer nicht zu, wie schon die große Zahl von Ehen zwischen zwei Taubstummen beweist. Diese Kranken verkehren mit Vorliebe untereinander, und es wäre durchaus plausibel anzunehmen, sie heirateten vermehrt normal hörende Geschwister ihrer Leidensgenossen.

Weitere Folgerungen wären aus der Verwandtschaft der erkrankten Elternteile, besonders von ihren Eltern her, zu gewinnen. Sind beide Eltern gesund, so spricht das für recessiven Erbgang mit „Pseudodominanz" (S. 41); ist ein Elternteil erkrankt, so läßt das auf Dominanz schließen.

Immerhin läßt das vorliegende Material aus diesem Kreuzungstyp, wenn man es mit den Kindern aus Ehen zwischen zwei Taubstummen zusammennimmt, das Vorkommen von (wesentlich selteneren) dominant erblichen Typen neben den recessiven wahrscheinlich erscheinen. Alternativhypothesen wie eine Manifestation bei Heterozygoten recessiver Formen etwa infolge erhöhter Anfälligkeit gegenüber exogenen Noxen oder auch kompliziertere Hypothesen wie Manifestation (vielleicht mit unvollständiger Penetranz) bei gewissen Typen von doppelt Heterozygoten verschiedener recessiver Gene usw. lassen sich jedoch nicht ausschließen und auch auf Grund des publizierten Materials nicht voneinander abgrenzen.

Wir sind nun daran interessiert zu erfahren, ein wie großer Anteil aller Taubstummen an einer dominanten Form erkrankt ist, wenn wir einmal die obengenannten komplizierteren Hypothesen vernachlässigen. Für eine Schätzung stehen uns hier vor allem die Ehen zwischen zwei Taubstummen zur Verfügung. Etwa 35% von ihnen bringen gesunde und kranke Kinder hervor; bei ihnen müßte ein Partner an einem dominanten Typ erkrankt sein. Daraus errechnen sich etwa 20% dominante Formen. Eine gleiche Schätzung ergäbe sich auch aus den Ehen zwischen einem Taubstummen und einem Gesunden. Die 11 Geschwisterschaften jedoch gehören nur zu 8 getrennten Familien; bei drei war eine taubstumme Person in einer Geschwisterschaft als Kind, in einer anderen als Elternteil gewählt. Dadurch vermindert sich die Schätzung der Häufigkeit dominanter Typen auf etwa 15%. Diese Schätzung ist naturgemäß sehr grob.

Macht man sich den Standpunkt zu eigen, es gäbe dominante Typen, dann ergibt sich auch für das verminderte $\hat{p}$ in den Paarungen gesund × gesund (S. 209) eine zusätzliche Erklärung: Unter den Kranken, die die einzigen Merkmalsträger in ihrer Geschwisterschaft sind, könnten sich nicht nur exogene Fälle, also Phänokopien, befinden, sondern auch Neumutationen für die dominanten Gene. Denn wir müssen annehmen, daß die Taubstummen besonders früher, als es noch keine Spezialschulen usw. gab, die heute ihre soziale Einordnung erleichtern, in der Fortpflanzung gegenüber den Gesunden benachteiligt waren. Daraus läßt sich aber schließen, daß der Verlust an Genen durch Neumutationen ausgeglichen sein muß (Kap. VI, 2). Wie groß war dieser Verlust? Das führt uns auf die Populationsgenetik des Merkmals.

Die Populationsgenetik des Merkmals. Zunächst zur Fruchtbarkeit der Merkmalsträger in Vergleich zu Normalpersonen:

Es stellt sich heraus, *daß tatsächlich sowohl die Häufigkeit von Eheschließungen, als auch die durchschnittliche Kinderzahl vermindert ist.* Diese Verminderung ist jedoch nicht sehr stark; die Beweisführung im einzelnen ist kompliziert und soll uns hier nicht interessieren. Das Ergebnis legt den Schluß nahe, daß sich eine gewisse Anzahl von Neumutanten unter den sporadischen Merkmalsträgern befindet; wie groß diese Zahl ist, das kann auch nicht annähernd geschätzt werden; vor allem deshalb nicht, weil wir gerade bei der Taubstummheit begründeten Anlaß zu der Vermutung haben, der Selektionswert des Merkmales habe sich in den letzten Jahrzehnten aus sozialen Gründen (Schulen, Fürsorge usw.) erheblich geändert. Auf eine Mutationsratenschätzung muß deshalb verzichtet werden[1].

Nun zur Häufigkeit des Merkmals und zu dem Vorkommen von Verwandtenehen:

Zur Vervollständigung der Analyse sei hier ein Gedankengang angeschlossen, zu dessen Verständnis das in Kap. III, 2 über Genhäufigkeiten und das in Kap. VIII, 4 über die Bedeutung der Blutsverwandtenehen bei recessivem Erbgang Gesagte erforderlich ist.

Wie wir sahen, deutete die Tatsache, daß ein großer Teil der Kinder aus den Ehen aa × aa gesund war, darauf hin, daß Heterogenie vorliegt. Dieses Argument wird durch Beobachtungen an Blutsverwandtenehen unterstützt. Ist q die Genhäufigkeit des recessivem Gens, c die Häufigkeit der Vetternehen 1. Grades in der Bevölkerung, so ist die theoretische Häufigkeit der Vetternehen 1. Grades unter den Eltern von Merkmalsträgern

$$k = \frac{c \, \dfrac{q}{16} \, (1 + 15q)}{(1-c)^2 + c \, \dfrac{q}{16} \, (1 + 15q)} = \frac{c(1 + 15q)}{16q + c(1-q)}.$$

Man kann an dieser Stelle mit STEVENSON und CHEESEMAN eine vereinfachte Fassung dieser Formel verwenden, wenn man für die Berechnung von q^2 nur diejenigen Merkmalsträger heranzieht, die nicht aus Verwandtenehen stammen. Man ersetzt im Nenner $q^2(1-c)$ durch q^2 und verzichtet im Zähler und Nenner auf den Summanden $\dfrac{15}{16} q^2$. Dann wird $k = \dfrac{c}{16q + c}$.

Im vorliegenden Material ist $q^2 = 0{,}00027$. Wenn $c = 0{,}1\%$ ist, wird $k = 0{,}38\%$, für $c = 1{,}0\%$ wird es $3{,}66\%$. Da der tatsächliche Wert von c für Nordirland zwischen $0{,}1$ und $0{,}4\%$ liegt, sind die gefundenen $6{,}3\%$ Vetternehen 1. Grades nicht mit der Annahme eines einzigen recessiven Gens vereinbar; dieses Ergebnis spricht ebenfalls für Heterogenie.

Allerdings müßte dieses Argument für sich allein mit Vorsicht behandelt werden. Es beruht nämlich auf der Voraussetzung der *Panmixie.* Durch die Isolate, die in menschlichen Bevölkerungen vorhanden sind, kann ein ähnlicher Effekt hervorgerufen werden, wenn die recessiven Gene eine ungleiche Verteilung zeigen. Für das Verständnis sei auf die ausführliche Diskussion Kap. VII, 1 d verwiesen.

Zusammenfassende Betrachtung. Vergegenwärtigen wir uns noch einmal rückblickend die genetische Analyse des Merkmales!

Das Material entstammt einer Gesamterhebung, die mit Sicherheit praktisch alle angeborenen oder in früher Kindheit erkrankten Taubstummen Nordirlands enthält.

Die klinische Untersuchung zeigt u. a., daß ein kleinerer Teil dieser Fälle auf Grund der Anamnese und des erhobenen Befundes als exogen bedingt angesehen

---

[1] Zur Frage der Mutationsratenschätzung der recessiven Form und bei recessiven Erbleiden im allgemeinen vgl. die Diskussion Kap. VI, 2.

werden kann. Aus Vorgeschichte und Symptomatik können jedoch nicht in jedem Falle die exogenen Fälle von den erblichen abgetrennt werden. Zunächst also werden alle Fälle als erblich angesehen, bei denen nicht aus dem Gesamtbefund irgendwie hervorgeht, daß sie umweltbedingt sind.

Nun werden die Nachkommenschaften der verschiedenen Ehetypen analysiert. Dabei fällt zunächst auf, daß die Schätzung für p unter Kindern aus allen Ehen zwischen zwei Gesunden unterhalb des bei recessivem Erbgang erwarteten Wertes $p = 0,25$ liegt. Da wir vermuteten, daß diese Verminderung durch sporadische Fälle wenigstens teilweise exogenen Ursprunges (Phänokopien) bedingt ist, prüften wir das Material auf Heterogenität, indem wir die gefundenen Zahlen von Geschwisterschaften mit gerade einem Kranken mit der auf Grund der Binomialverteilung erwarteten Zahl dieser Geschwisterschaften verglichen. Überraschenderweise ergab sich kein Unterschied. Dagegen errechneten sich aus denjenigen Geschwisterschaften, deren Eltern blutsverwandt waren, ein $\hat{p}$, das mit dem Erwartungswert bei recessivem Erbgang gut übereinstimmte. Dieses Ergebnis legt den Schluß nahe, daß sich im Gesamtmaterial — trotz des wahrscheinlich zufällig negativem Ausfalles des Heterogenitätstestes — sporadische Fälle anderen Ursprungs befinden.

Weiterhin fiel uns auf, daß unter den Kindern aus Ehen zweier Kranker eine große Zahl Gesunder sind. Da dies auch dann der Fall ist, wenn man solche Eltern betrachtet, die aus Verwandtenehen stammen, oder bei denen Erblichkeit aus anderen Gründen nachgewiesen wurde, kann geschlossen werden, daß es nicht durch exogen erkrankte Eltern bedingt ist und daß nicht ein einziges recessives Gen vorhanden ist, sondern Heterogenie vorliegt.

Das Auftreten gesunder und kranker Kinder in 6 Ehen legt den Gedanken an eine zusätzliche Rolle dominanter Erbanlagen oder an das Zusammenwirken mehrerer Gene verschiedener loci in einer Minderzahl der Fälle nahe. In gleicher Richtung deuten Ehen zwischen Kranken und Gesunden: Bei einigen von ihnen traten gesunde und kranke Kinder auf. Man kann auf dominantem Erbgang (oder eine kompliziertere Situation) bei größenordnungsmäßig etwa 15—20% aller Fälle schließen, während Recessivität bei, grob geschätzt, 2/3 anzunehmen ist und der Rest sich aus sporadischen Fällen zusammensetzen dürfte, wobei der relative Anteil exogener Phänokopien und dominanter Neumutationen schwer abzuschätzen sein dürfte.

Daß Heterogenie vorliegt, wird bestätigt durch einen Vergleich der gefundenen Häufigkeit von Vetternehen 1. Grades unter den Eltern von Taubstummen mit dem angesichts der Frequenz des Merkmals in der Bevölkerung unter Voraussetzung eines einzigen Gens erwarteten Wert.

Wir haben es also mit einem wenigstens in der Mehrzahl der Fälle autosomalrecessivem Merkmal zu tun. Man muß jedoch mehrere verschiedene recessive loci annehmen; es liegt Heterogenie vor. Daneben gibt es auch Hinweise, die einen an außerdem vorhandene, seltenere dominante Gene denken lassen. Darüber hinaus kommen exogene Fälle (Phänokopien) vor, die sich phänotypisch noch nicht von den erblichen Fällen unterscheiden lassen[1].

---

[1] Bei der Analyse zogen wir neben den Daten von STEVENSON u. CHEESEMAN auch die Betrachtungen von SLATIS (1958) heran. Die Arbeit von STEVENSON u. CHEESEMAN enthält noch wesentliche klinische Aspekte, die — zusammen mit den Ergebnissen anderer Autoren — in Zukunft zum Ausgangspunkt weitergehender klinisch-genetischer Analysen dienen werden. Sie wurden oben, da es uns nur auf die formal-genetische Analyse ankam, weggelassen. — Ferner sei auf die Arbeit von CHUNG, ROBISON u. MORTON (1959) verwiesen. Diese Autoren gelangen auf Grund des gleichen Materials zu teilweise noch viel weitergehenden und bestimmteren Schlußfolgerungen, etwa über die relative Häufigkeit der dominanten und recessiven Typen und über die zu ihnen gehörenden Mutationsraten. Unseres Erachtens sind diese Folgerungen mit großer Vorsicht zu behandeln.

6. Die Analyse von Familiendaten bei Merkmalen, bei denen mit einfachem Erbgang nicht gerechnet werden kann

Die im vorigen Kapitel abgehandelten Methoden dienen vorwiegend zur genetischen Analyse solcher Merkmale, bei denen man mit dem Vorliegen einfacher Erbgänge rechnen kann, bei denen also eine Analyse auf der 3. Stufe (vgl. S. 118) möglich erscheint. Methoden zur Berechnung von Genhäufigkeiten werden sogar ganz vorwiegend bei Merkmalen verwandt, bei denen die Analyse auf die 2. Stufe gehoben wurde. Als Beispiel nennen wir die Blutgruppen.

Bei vielen, und zwar gerade bei häufigen und in der Medizin praktisch wichtigen Krankheiten bestehen bestimmte Schwierigkeiten, die eine derartige Lösung des Problems verhindern:

1. Die Krankheit ist nicht in jedem Fall eindeutig zu diagnostizieren. Es gibt Grenzfälle, bei denen man zweifelhaft sein kann, ob sie dem betreffenden Krankheitsbild zuzuordnen sind oder nicht. Formal ausgedrückt: Die Verteilung der Kranken und Gesunden in der Bevölkerung ist nicht eindeutig alternativ (Beispiel: Schizophrenie — schizoide Psychopathie).

2. Wir wissen entweder aus der allgemein-ärztlichen Erfahrung oder aus speziell daraufhin angelegten Untersuchungen (Zwillingsmethode!), daß die Erbanlage nicht der einzige pathogenetische Faktor ist, sondern daß ganz bestimmte Umweltfaktoren die Manifestation begünstigen. Man denke an den Rückgang des Diabetes mellitus in der Notzeit nach dem Kriege! — Hierher gehören auch Infektionskrankheiten, bei denen die Exposition gegenüber dem Erreger ein bekannter ätiologischer Faktor ist, während wir außerdem noch Grund haben, eine zusätzliche erbliche Disposition zu vermuten. (Beispiele: Tuberkulose; Lepra, Poliomyelitis.)

3. Die Krankheit ist so häufig, daß eine gewisse Häufung von Merkmalsträgern in manchen Familien rein zufällig zu erwarten ist (Beispiel: viele Carcinome).

4. Es besteht auf Grund unserer Kenntnis der Pathogenese die Vermutung, daß es sich nur um einen Symptomenkomplex handelt, der aus verschiedenen Ursachen entstehen kann (Beispiel: Krampfsyndrom).

In all diesen Fällen dürfen wir nicht erhoffen, daß den betreffenden Krankheiten, Ergebnissen eines hochkomplexen Ursachengefüges, ein einfacher genetischer Tatbestand zugrunde liegt. Trotzdem lassen sich zunächst zwei praktisch wichtige Fragen beantworten: 1. Welche Aussicht haben nahe oder entferntere Verwandte solcher Kranker, ebenfalls an dem Leiden zu erkranken, und ist diese Aussicht höher als in der durchschnittlichen Bevölkerung? 2. Wie hoch ist der Anteil der Erbanlage bei der Ausbildung dieser Krankheit, und welches sind die Manifestationsbedingungen? Beide Fragen hängen eng miteinander zusammen und zeigen Überschneidungen.

Zwei Methoden bieten sich an: Die *Berechnung möglichst unverzerrter Belastungsziffern für bestimmte Verwandtschaftsgrade* von Merkmalsträgern dient zur Lösung des ersten Problems. Dagegen bedient man sich der *Zwillingsmethode* für das zweite. Beide Methoden kommen praktisch-medizinischen Bedürfnissen sehr stark entgegen. Die Zwillingsmethode wird in einem späteren Kapitel ausführlich besprochen werden (Kap. V). Hier befassen wir uns mit den Methoden zur verzerrungsfreien Berechnung von empirischen Belastungsziffern bei den verschiedenen Verwandtschaftsgraden von Probanden, die das betreffende Merkmal tragen.

In reiner Form wurden diese Methoden wohl zuerst in der Erbpathologie zur Lösung von Problemen bei der Genetik der Psychosen (z. B. Schizophrenie) angewandt[1]. Damals legte man aus praktisch-eugenischen Gründen sehr viel Wert auf die Beantwortung der Frage: Wie hoch ist die Erkrankungschance bei den Kindern von Patienten? Die Festlegung derartiger Belastungsziffern erlaubte eine „*empirische Erbprognose*", — etwa im Gegensatz zu einer theoretischen Erbprognose, die man stellen kann, wenn ein monomerer Mendelscher Erbgang nachgewiesen ist. So beträgt die theoretische Erbprognose für das Kind des Trägers eines seltenen, vollständig dominanten Erbleidens 50%. Der Gedankengang bei der empirischen Erbprognose dagegen lautet etwa so: Auf Grund von statistischen Erhebungen größeren Umfanges habe ich die Erfahrung gemacht, daß von Kindern von Patienten mit der Krankheit X ein Anteil von Y-% ebenfalls diese Krankheit bekommt. Daraus schließe ich, daß für weitere Kinder der gleichen Krankengruppe ebenfalls die Chance von Y-% besteht, die Krankheit X zu bekommen.

Es liegt auf der Hand, daß sich der Gedankengang nach den verschiedensten Richtungen hin fortsetzen läßt. So läßt sich der *genetische Zusammenhang verschiedener Krankheiten* beurteilen. Man kann z. B. fragen: Sind in der Verwandtschaft von Schizophrenen die manisch-Depressiven vermehrt und umgekehrt? — Oder man gliedert in Unterformen auf und fragt, ob diese etwa auch genetisch verschieden sind. So z. B. konnte man bei der Schizophrenie feststellen, daß nicht etwa im Erbkreis von Katatonen nur Katatone, im Erbkreis von Hebephrenen nur Hebephrene und im Erbkreis von Paranoiden nur Paranoide vorkommen, sondern daß diese drei Syndrome „einander vertreten" können (Schulz 1934; Luxenburger 1939). Damit war bewiesen, daß sie eine gemeinsame genetische Ursache haben.

Die Methode der empirischen Erbprognose erscheint auf dem ersten Blick überaus einfach; man sollte jedoch nicht für möglich halten, wie viele *Fehlerquellen* es bei exakter Durchführung zu vermeiden gilt.

a) Die Gewinnung des Ausgangsmaterials

Nehmen wir an, es läge uns daran, Untersuchungen zur empirischen Erbprognose einer bestimmten, relativ häufigen Krankheitsgruppe aufzustellen. Das heißt, es interessiert uns die Frage, ob in der Nachkommenschaft und Verwandtschaft dieser Kranken die gleiche Krankheit häufiger auftritt als in der Durchschnittsbevölkerung. Wir müssen also unser Ausgangsmaterial Jahrgängen entnehmen, die jetzt schon Kinder haben, welche das gefährdete Alter hinter sich gebracht haben. Damit dieses Ausgangsmaterial auslesefrei ist, wählt man am besten etwa alle einschlägigen Patienten, die in einem bestimmten Zeitraum in bestimmten Kliniken oder Anstalten *aufgenommen* wurden. Wenn man z. B. statt dessen alle Fälle auswählt, die in der Zeit überhaupt in der Krankenanstalt waren, so kann man z. B. bei sehr verschieden langem Krankheitsverlauf eine Auslese nach Chronizität der Fälle erreichen. Wenn wir von Aufnahmen einer oder mehrerer Krankenanstalten sprechen, so muß betont werden, daß bereits darin ein Auslesemoment in den verschiedensten Richtungen liegen kann. Es ist nicht gleichgültig, ob es sich um eine staatliche Heil- und Pflegeanstalt oder um ein teueres privates Sanatorium handelt; in beiden Fällen wird gegenüber dem durchschnittlichen Kranken, der uns ja interessiert, eine Auslese nach sozialer Herkunft der Patienten auftreten. Manche Krankheiten führen auch unter verschiedenen sozialen Bedingungen verschieden oft zur Asylierung.

Ideal ist die Erfassung aller Merkmalsträger in einem bestimmten abgeschlossenem Bereich, z. B. Land. Generell jedoch wird man sagen dürfen, daß sich systematische

---

[1] Hoffmann (1921); in reiner Form, d. h. ohne Diskussion von Erbgangshypothesen, B. Schulz (1926).

Auslesefehler, von welchem Material man auch ausgeht, fast nie vermeiden lassen werden. Es kommt darauf an, sie im Auge zu behalten und bei der Deutung der Ergebnisse zu berücksichtigen.

Die diagnostischen Kriterien sind von Krankheit zu Krankheit sehr verschieden; allgemeine Richtlinien lassen sich kaum geben. Allgemein wird man das Merkmal so abgrenzen, wie es nach bisherigem Wissen biologisch am sinnvollsten erscheint.

Wichtig ist jedoch, *daß das Ausleseprinzip unabhängig von der zu untersuchenden genetischen Fragestellung ist.* Falsch wäre es also etwa, nur solche Fälle zu berücksichtigen, bei denen man positive Angaben in der Familienanamnese findet, oder das Krankengut um solche Fälle zu vermehren, die zwar nicht in dem gewählten Zeitraum aufgenommen wurden, über die man aber Nachricht durch erkrankte Kinder hat, die später in der gleichen Anstalt beobachtet wurden.

b) Die Erhebung des Sippenbefundes

Das *Ziel* steht fest: Es soll über die Beschaffenheit der zu untersuchenden Verwandten möglichst genaue Auskunft gewonnen werden. Die *Methoden* zur Erreichung dieses Zieles dagegen variieren von Merkmal zu Merkmal sehr stark. Persönliche Erfahrung bzw. das gründliche vergleichende Studium der Arbeiten erfahrener Untersucher müssen hier allgemeine Regeln weitgehend ersetzen. Auf der anderen Seite gilt aber, daß jeder, der sich mit Geduld und Einfühlungsvermögen in die besondere Problematik eines bestimmten Krankheitsbildes hineinarbeitet, sehr rasch selber merkt, wie er zu zuverlässigem Material gelangen kann.

Hat man die Familie erfaßt, so gilt es, zunächst ohne Rücksicht auf Krankheiten eine möglichst vollständige Aufnahme der interessierenden Verwandtschaftsgrade zu erreichen. Es ist erstrebenswert, diese Angaben anhand amtlicher Belege nachzuprüfen und zu vervollständigen.

Nach Beendigung dieser Vorarbeiten kann man daran gehen, den Sippenbefund in bezug auf die interessierenden Krankheiten aufzunehmen.

Das älteste und am weitesten verbreitete Verfahren ist die *Familienanamnese.* Man fragt die Kranken oder, wenn sie nicht mehr am Leben sind, ihre zunächst greifbaren Verwandten für jede einzelne Person der Sippentafel nach den interessierenden Merkmalen aus. Es ist wichtig, daß man dabei nicht schlechthin fragt: „Sind in Ihrer Familie schon einmal ähnliche Krankheiten aufgetreten?", sondern daß man Person für Person durchgeht und getrennt notiert, ob der Befragte etwa weiß, daß ein bestimmter Onkel gesund ist, oder ob er die Verbindung mit ihm verloren hat und daher nicht unterrichtet ist.

Die Methode basiert auf dem Urteil von Laien und ergibt nur mehr oder minder ungenauen Aufschluß. Sie ist daher gelegentlich mehr als nötig in Mißkredit geraten und wird z. T. sehr heftig kritisiert[1]. ENGEL (1942), eine Mitarbeiterin von CURTIUS, hat einmal für eine Reihe interner und neurologischer Leiden die Ergebnisse der beim Patienten erhobenen Familienanamnese mit denen der Nachuntersuchung verglichen (Tab. 61). Man sieht, daß nur ein Bruchteil aller Merkmalsträger erfaßt wurde. Dieses Resultat darf uns nicht dazu veranlassen, das Kind mit dem Bade auszuschütten und die ganze Methode als wertlos zu erklären. In vielen Fällen ist sie im Gegenteil ganz unentbehrlich. Es kann z. B. sein, daß bestimmte Krankheitssymptome nur ganz vorübergehend auftreten und nicht zu ärztlicher Behandlung führen, wie z. B. Heuschnupfen, oder daß man an psychischen Merkmalen und Verhaltensweisen interessiert ist, die etwa auf eine schizoide Psychopathie hinweisen. Auch wenn man dann den Menschen selbst untersucht, wird man oft

---

[1] Unter anderem GUTZEIT u. LEHMANN (1940).

über das Vorliegen einer solchen nicht so gut entscheiden können, wie nach An-
hören möglichst vieler verschiedener Verwandter.

Tabelle 61. *Vergleich zwischen bei Patienten erhobener Familienanamnese und Nachuntersuchung*

	Durch die Untersuchung		Durch die Anamnese	
	n	%	n	%
Tuberkulose und Geschlechtskrankheiten	114	7,05	28	1,70
Tumoren.	43	2,61	14	0,85
Gelenkrheumatismus, Stoffwechsel- und Blutdrüsenerkran-				
kungen	398	24,19	55	3,40
Herz- und Gefäßerkrankungen	223	13,52	49	2,97
Krankheiten der Atmungsorgane	138	8,37	54	3,28
Krankheiten der Verdauungsorgane	294	17,80	98	5,94
Krankheiten der Harn- und Geschlechtsorgane	131	7,95	44	2,67
Allergische Krankheiten	710	43,16	59	3,58
Psychopathen und Trinker	103	6,65	50	3,04
Psychosen	16	0,97	4	0,24
Epilepsie.	12	0 73	5	0,30
Schizophrenie	8	0,48	8	0,48
Schwachsinn	42	2,55	8	0,48
Neurologische Erkrankungen	68	4,13	13	0,79
Neuropathische Stigmen	279	16,89	79	4,81

MACKLIN (1954) betont, daß die Männer meist wenig und unzuverlässig über
ihre Angehörigen zu berichten vermögen. Dagegen gibt es in vielen Familien
Frauen, die überaus gut Bescheid wissen. Nach unseren Erfahrungen ist in vielen
Fällen die *Großmutter mütterlicherseits* am besten über die verschiedenen Angehörigen unterrichtet.

Es empfiehlt sich, die zu Befragenden nach einer kurzen, persönlich gehaltenen Mitteilung
in ihren Wohnungen aufzusuchen. Besonders, wenn sie etwa in entlegenen Dörfern wohnen,
pflegen sie sich durch den Besuch geehrt zu fühlen und sind zu Auskünften wesentlich eher
geneigt, als wenn man sie etwa mit einer im Geschäftston abgefaßten Postkarte in eine Klinik
zitiert hätte.

Zur Ergänzung dessen, was man auf dem obengenannten Wege in Erfahrung
bringen konnte, gehört, wo es die Verhältnisse irgend gestatten, *die persönliche
ärztliche Untersuchung aller erreichbaren Personen*. Nur diese Methode verspricht
Ergebnisse, die über jeden Zweifel erhaben sind.

Ob man die ärztliche Untersuchung im Hause der betreffenden Personen oder besser in
einer Klinik durchführt, ist von Merkmal zu Merkmal verschieden. Wichtig ist, daß sie Ver-
trauen zum Untersucher gewinnen, und es ihm gelingt, begreiflich zu machen, daß alles, was
geschieht, einem wichtigen wissenschaftlichen Ziel dient und vor allem der ärztlichen Schweige-
pflicht unterliegt.

Die dritte Hauptkategorie von Informationen sind die objektiven Unterlagen.
Meist handelt es sich um Arztberichte, Krankengeschichten, Totenscheine usw.
Gerade bei Untersuchungen mit der speziellen Fragestellung der empirischen Erbprognose spielen diese Unterlagen eine wichtige Rolle; sind doch die Probanden
oft zum Zeitpunkt der Untersuchung schon verstorben. Natürlich muß auch hier
mit der nötigen Kritik vorgegangen werden. Zum Beispiel können sich diagnostische Kriterien geändert haben, die Führung von Krankengeschichten kann an
Sorgfalt zu wünschen übriglassen, und was der Fehlerquellen mehr sind.

Ein besonderes Kapitel sind die Totenschein-Diagnosen. Hier wird von praktischen Ärzten, die meist an allem anderen, nur nicht an der Statistik interessiert
sind, oft in kaum noch verantwortbarer Weise jede Sorgfalt außer acht gelassen.

Wie wir sahen, kommt es nicht nur darauf an, wie hoch die absoluten Belastungsziffern für die verschiedenen Verwandtschaftsgrade sind, sondern um zur Frage der Erblichkeit Stellung nehmen zu können, muß man auch wissen, ob sie höher sind als bei dem Bevölkerungsdurchschnitt.

Man möchte glauben, diese Frage sei relativ leicht zu beantworten, da meist zuverlässige Statistiken vorlägen. Bei kritischer Betrachtung stellt sich aber fast immer heraus, daß diese Hoffnung trügerisch ist. Wenn überhaupt Statistiken vorliegen, so entstammen sie entweder einer anderen Bevölkerung oder einer anderen Zeit, oder die diagnostischen Kriterien sind andere, oder das Zahlenmaterial unterliegt sonstigen Auslesebedingungen.

Nur solche Daten jedoch erlauben einen zuverlässigen Vergleich, die möglichst genau den gleichen Auslesebedingungen unterliegen. Eine Idealforderung ist die, für jede Serie eine entsprechende Vergleichsserie zu untersuchen. Wegen des Arbeitsaufwandes ist das oft undurchführbar; man kann dann für verschiedene Serien, die etwa im geographischen Bereich eines Institutes nach den gleichen Gesichtspunkten untersucht werden, dieselbe Vergleichsserie verwenden.

Wo nimmt man sie nun her? Alles mögliche ist da versucht worden. Zum Beispiel hat man Patienten chirurgischer Unfallstationen verwendet. Oft zeigten sie dann eine andere Verteilung auf Altersklassen und soziale Schichten. Dieser Fehler ist umgehbar, wenn man für jeden Patienten der Ausgangsserie einen, sagen wir, chirurgischen Unfallpatienten so aussucht, daß er in allen Kriterien, die ein durch Auslese verzerrtes Bild ergeben könnten, also etwa Alter, Geschlecht, Herkunft usw. möglichst genau mit ihm übereinstimmt[1].

Die Erwägungen, die zur Auswahl einer Kontrollserie für psychiatrisches Krankengut führten, seien kurz dargestellt[2]: Zunächst läge es nahe, die Ehegatten der Geisteskranken zu verwenden. Diese stellten aber in zwei Hinsichten eine Auslese dar: Einmal sind sie verheiratet, und zum zweiten haben sie jemanden geheiratet, der entweder geisteskrank war oder erst später wurde, also zur Zeit seiner Eheschließung vielleicht schon ein Sonderling war. — Wer einen Sonderling heiratet, gerät aber auch selbst in den Verdacht, ein solcher zu sein.

Nun sagte man: Nehmen wir Leute, deren Geistesstörung sicher exogen ist! Nehmen wir Paralytiker! — Diese jedoch stellen ebenfalls eine gewisse Auslese dar, sind doch die Menschen auf Grund verschiedener Lebensführung nicht alle gleichmäßig der Gefahr ausgesetzt, eine Lues zu aquirieren und eine Paralyse zu entwickeln! Anders liegen die Dinge bei den Ehegatten der Paralytiker. Sie kommen dem Bevölkerungsdurchschnitt schon recht nahe. Allerdings kommt da wieder ein anderes Auslesemoment ins Spiel: Sie sind verheiratet. — Man ging also noch einen Schritt weiter und verwendete schließlich die Geschwister der Ehegatten der Paralytiker.

Um zuverlässige Ergebnisse zu erhalten, muß man die Vergleichsserie mit der gleichen Sorgfalt untersuchen, wie die Ausgangsserie. Praktisch verdoppelt sich dadurch der Arbeitsaufwand. Daß das viele Untersucher davor zurückschrecken läßt, eine Vergleichsserie in Angriff zu nehmen, ist klar.

Wir möchten daher hier ein anderes Verfahren vorschlagen, das bei gleichem Effekt gestattet, den Aufwand ganz wesentlich zu verringern.

Zwei Untersucher sollten sich zusammentun und zwei Merkmale untersuchen, die eine möglichst ähnliche Verteilung nach Alter, Geschlecht, sozialer Stellung sowie Auslesebedingungen etwa bei Krankenhausaufnahme zeigen, sonst aber nach allem, was wir wissen, möglichst wenig miteinander zu tun haben. Dann kann das Krankengut für das eine Merkmal gleichzeitig als Kontrolle für das andere dienen. Obwohl nun alle Personen nach beiden Gesichtspunkten zu untersuchen sind, ist die Arbeitsersparnis doch ganz wesentlich. Es muß natürlich vorausgesetzt werden, ist aber leicht zu erreichen, daß beide Untersucher eng zusammenarbeiten, sich vor allem genau auf die beiderseitigen diagnostischen Kriterien einigen und laufend ihre Erfahrungen austauschen.

---

[1] Im Englischen spricht man von "matching" der Kontrollen.
[2] LUXENBURGER (1928); für andere Vergleichsserien siehe PANSE (1935), DITTEL (1937).

Das Risiko, daß anscheinend völlig unzusammenhängende Merkmale sich plötzlich doch als genetisch zusammengehörig erweisen, muß man in Kauf nehmen.

Bei Spezialproblemen ist es u. U. möglich, die Daten der Todesursachenstatistik zu Vergleichszwecken heranzuziehen. Als Beispiel sei die Arbeit von PENROSE, MACKENZIE u. KARN (1947—1949) genannt, in der diese Autoren das Mitwirken genetischer Faktoren beim Mamma-Ca nachwiesen.

c) Die Materialverarbeitung

Nun wird das Material nach Verwandtschaftsgraden und Diagnosen zusammengestellt; man gewinnt die rohen Belastungsziffern für die einzelnen Kategorien. Wenn die Krankheit, um die es sich handelt, von Geburt an vorhanden ist, und die Merkmalsträger nicht eher starben als der Bevölkerungsdurchschnitt, dann stellen diese Ziffern schon das gesuchte Endergebnis dar. Als Beispiel sei der Klumpfuß genannt. Ganz ähnlich liegen die Dinge, wenn etwa ein Leiden jedesmal in einem ganz bestimmten Lebensalter auftritt. Personen, die dieses Alter noch nicht erreicht haben, sind für unsere Betrachtung uninteressant, da wir nicht wissen, ob sie etwa noch erkranken werden. Die Belastungsziffern werden für diejenigen berechnet, die den Gefährdungspunkt überschritten haben. Angenommen, das Merkmal wäre Eklampsie bei der ersten Schwangerschaft! Dann könnte die vergleichende Berechnung nur von solchen Frauen ausgehen, die bereits mindestens einmal schwanger waren.

In den meisten praktisch vorkommenden Fällen jedoch ist eine längere Gefährdungsperiode vorhanden, wie z. B. bei der Schizophrenie etwa zwischen dem 15. und dem 45. Lebensjahr. Man wird sich zwar, wenn möglich, bemühen, die Untersuchung so anzulegen, daß ein großer Teil der Personen das Gefährdungsalter bereits überschritten hat; meist jedoch ist das nicht möglich. Es bedarf eines Korrekturverfahrens. Die Frage lautet: Wie hoch ist die Wahrscheinlichkeit, daß eine Person (z. B. das Kind eines Schizophrenen), ihrerseits an Schizophrenie erkrankt, wenn sie das Ende des Gefährdungsalters erlebt? Eine sehr ausführliche Diskussion und Angabe zahlreicher Methoden für die verschiedenen möglichen Fälle findet sich bei KOLLER (1940). Hier wollen wir uns auf einige praktische Hinweise beschränken.

Das abgekürzte Verfahren von WEINBERG

Zunächst wird die Gefährdungsperiode auf Grund aller klinischen Erfahrungen an großem Material festgelegt. Alle Patienten, die vor Beginn dieser Periode aus der Beobachtung ausgeschieden sind[1], werden gar nicht gezählt, alle, die während dieser Periode ausgeschieden sind, ohne zu erkranken, werden halb, und alle, die nach Schluß derselben noch gesund sind, werden voll als Gesunde gezählt. Beispiel: Angenommen, unter den Kindern von Schizophrenen fänden sich neben 50 Merkmalsträgern 200 Gesunde, davon 100 im Alter über 45, 100 zwischen 15 und 45. Das Erkrankungsalter der Schizophrenie läge für die große Mehrzahl der Fälle zwischen dem 15. und dem 45. Lebensjahr[2]. Dann ist die Bezugsziffer $200 - \dfrac{1}{2}$

$\cdot\, 100 + 50 = 200$; die Erkrankungswahrscheinlichkeit beträgt $\dfrac{50}{200} = 25\%$.

---

[1] Daß Personen aus der Beobachtung ausscheiden, kann verschiedene Gründe haben: Einmal können sie sterben, oder sie ziehen fort und werden unauffindbar. Bei Abschluß einer Untersuchungsreihe scheiden alle erfaßten Personen aus der Beobachtung aus.

[2] Schon die einfache Berechnung des Mittelwertes und der Verteilung des Erkrankungsalters für eine bestimmte Krankheit bringt u. U. ganz unerwartete Probleme mit sich. Für die Diskussion anhand eines besonders instruktiven und auch praktisch-eugenisch wichtigen Falles (Chorea Huntington) vgl. WENDT u. Mitarb. (1959).

Die Rechnung erfolgt hier also nach der Formel:

$$(69) \qquad \frac{m_2}{L} = \frac{m_2}{L_2 - \frac{1}{2} A_2}$$

$L_2 =$ Gesamtzahl der Beobachteten am Ende der Belastungsperiode (einschließlich der Merkmalsträger),

$m_2 =$ Zahl der Merkmalsträger,

$A_2 =$ Zahl der in der Belastungsperiode gesund Ausgeschiedenen,

$L \;=$ korrigierte Bezugsziffer.

Man sieht sofort, daß dieses Verfahren überaus grob ist. Es gibt in der Regel nur dann ein richtiges Resultat, wenn die Erkrankungswahrscheinlichkeit die ganze Gefährdungszeit über gleich ist, d. h. wenn die relative Zahl der Kranken linear ansteigt.

Besser ist die Methode von STRÖMGREN (1935), auf der aufbauend KOLLER (1940) und neuerdings NYHOLM und HELWEG-LARSEN (1954) das Problem sehr eingehend diskutiert haben.

Es sei auf KOLLER (1940) verwiesen. Weiter unten werden wir eine einfache, bei großem Material anwendbare Methode an einem Beispiel kennenlernen.

d) Ein Beispiel: Berechnung von Belastungsziffern und empirische Erbprognose bei der Schizophrenie

Nachdem wir nun die Erfassungs- und Bearbeitungsmethoden geschildert haben, wollen wir das Gesagte an einem praktischen Beispiel verdeutlichen:

Wir benutzen dazu eine der größten und bedeutendsten Untersuchungen, die von KALLMANN (1938) über die Genetik der Schizophrenie.

Die Symptomatik der unter diesem Namen zusammengefaßten Gruppe von Geistesstörungen ist so vielgestaltig, daß sie in diesem Rahmen nicht abgehandelt werden kann; es sei auf die psychiatrischen Lehrbücher verwiesen. Jedenfalls weisen sie mehrere der Merkmale auf, die wir oben (S. 215) als hinderlich für das Diskutieren einfacher Erbgangshypothesen besprachen: Die diagnostischen Kriterien sind nicht eindeutig klar; sie schwanken von Schule zu Schule. Auf Grund von Zwillingsuntersuchungen wissen wir, daß zwar die Erbanlagen an der Ausbildung des Merkmales beteiligt sind; denn EZ sind wesentlich häufiger konkordant als ZZ (Tab. 63).

Ein nicht unerheblicher Anteil von EZ ist jedoch diskordant. Dadurch ist bewiesen, daß die betreffenden Erbanlagen sich in einem Teil ihrer Träger nicht manifestieren. — Außerdem ist die Krankheitsgruppe ziemlich häufig. — Doch zu der genannten Erhebung:

Als Probanden wählte KALLMANN alle in der Heil- und Pflegeanstalt Herzberge bei Berlin von 1893—1902 aufgenommenen Schizophrenie-Fälle, soweit die Krankengeschichten vorhanden waren. Das einzige sonstige Auslesekriterium war die absolut sichere Schizophrenie-Diagnose, die für das gesamte Krankengut nach Auswertung aller Unterlagen vom gleichen Untersucher gestellt wurde. Es waren 1087 Fälle, 647 weibliche und 440 männliche.

Bei der Nachuntersuchung der Probanden und ihrer Familien — (Kinder, Enkel, Urenkel; Geschwister und Halbgeschwister; deren Kinder; — soweit möglich, auch Mitteilungen über Probandeneltern) — paßte man sich an die Gegebenheiten des einzelnen Falles an. Zunächst wurden die Familien durch eine Hilfskraft aufgesucht und von der Absicht des Verfassers in Kenntnis gesetzt. Dabei wurde ihnen freigestellt, ob sie und sonstige Verwandte zur Untersuchung in die Anstalt kommen wollten, oder ob sie einen Hausbesuch wünschten. Im letzten Falle wurde angestrebt, möglichst viele andere Verwandte dazu einzuladen. In diesem besonderen Falle zogen es die meisten Personen vor, nach Herzberge zu fahren; wahrscheinlich scheuten sie Aufsehen bei der Nachbarschaft.

Die Angaben und Befunde wurden durch alle Arten von objektiven Unterlagen, die nur zu bekommen waren, untermauert. Insgesamt erfaßte man auf diese Weise 13851 Personen.

Die Auswertung der Befunde und ihre Diskussion nimmt bei KALLMANN mehrere hundert Seiten ein; wir müssen uns darauf beschränken, das für unsere Frage wesentlichste hier darzustellen.

Zunächst betrachten wir die Belastungsziffern für alle Verwandtschaftsgrade mit Schizophrenie und schizoider Psychopathie (Tab. 62). Sie wurden aus den rohen Ziffern mit Hilfe des abgekürzten Verfahrens nach WEINBERG (vgl. S. 221) gewonnen unter Annahme einer Manifestationsperiode vom 15. bis zum 45. Lebensjahr, d. h. die Zahl der Personen in dieser Altersgruppe, die gesund aus der Beobachtung ausschied, wurde beim Ermitteln der Bezugszahl zur Hälfte in Rechnung gesetzt. Dagegen beträgt die Häufigkeit der Schizophrenie in der Durchschnittsbevölkerung 0,8—0,9%.

Tabelle 62. *Belastungsziffern für die verschiedenen Verwandtschaftsgrade* (nach KALLMANN)

Verwandtschafts-grad	Gesamtzahl der Personen über 15 Jahre	Erwartung für Schizophrenie				Häufigkeit der schizoiden Psychopathie %
		Gesamtmaterial		klinische Untergruppen		
		Mindestzahlen %	korrigierte Zahlen %	Kerngruppe %	Randgruppe %	
				(korrigierte Zahlen)		
Kinder	1000	13,9	16,4	20,9	10,4	32,6
Enkel.	543	2,9	4,3	5,1	2,9	22,8
Großenkel . .	29	—	—	—	—	3,4
Geschwister . .	2581	7,5	11,5	12,9	8,9	10,5
Halbgeschwister	101	6,4	7,6	7,6	—	7,9
Neffen u. Nichten	1654	1,9[1]	3,9	4,7	3,4	6,2

Tabelle 63. *Erwartung der Schizophrenie für die Paarlinge von schizophrenen Zwillingsprobanden* (aus: v. VERSCHUER 1959)

Autor	Jahr der Ver-öffentlichung	Anzahl der Paare		Konkordanz in %	
		zweieiig	eineiig	bei den Zweieiigen	bei den Eineiigen
LUXENBURGER . .	1930	60	21	3,3	66,6
ROSANOFF	1934	101	41	10,0	67,0
ESSEN-MÖLLER . .	1941	24	7	16.7	71,4
SLATER	1951	115	41	14,0	76,0
KALLMANN	1952	685	268	14,5	86,2

Außerdem wendet KALLMANN noch die allgemein im Versicherungswesen gebrauchte Methode nach WEINBERG an, die dieser für die Morbiditätsstatistik darstellte[1]. Wir wollen diese Rechnung ebenfalls durchführen, betonen aber, daß sie nur für großes Material zu richtigen Ergebnissen führt. Bei kleineren Zahlen muß man sich bemühen, die Gefährdung der Altersgruppen aus anderen Quellen zu entnehmen; man benutzt das durch KOLLER vereinfachte Strömgren-Verfahren.

KALLMANN folgend, verwenden wir das Produkt-Verfahren in der von WEINBERG angegebenen Form (Tab. 64); etwas anders behandelt man einen Teil der gleichen Tafel bei dem „Rückrechnungsverfahren" (KOLLER 1940).

In die erste Spalte werden alle Personen eingetragen, die zu Beginn der Altersperiode merkmalsfrei vorhanden waren. Die zweite Spalte enthält diejenigen, welche während der Altersperiode aus der Beobachtung ausgeschieden sind. Dieses Ausscheiden kann mehrere

---

[1] Das außerdem von KALLMANN verwendete Ilse-Verfahren verspricht in Sonderfällen richtige Ergebnisse.

Gründe haben: Einmal können sie an Schizophrenie erkranken, zum zweiten können sie gestorben sein, und drittens können sie gesund aus der Beobachtung ausgeschieden sein: Entweder weil sie, etwa wegen Auswanderung, der Beobachtung entzogen sind, oder aber, weil sie sich zum Termin der Untersuchung erst innerhalb dieser Altersgrenze befinden.

In der dritten Spalte findet sich die Zahl der Merkmalseintritte. Sie enthält also eine, wenn auch die wichtigste Untergruppe der Spalte 2.

In der vierten Spalte lesen wir die korrigierte Gesamtzahl der Altersgruppe. Die Korrektur wurde wie bei dem oben geschilderten abgekürzten Verfahren von WEINBERG ausgeführt, indem die während des Zeitraumes ausgeschiedenen Personen halb in Rechnung gesetzt wurden.

In der fünften Spalte findet sich die Zahl der in dem Zeitraum gesund gebliebenen Personen; sie errechnet sich aus der Differenz der Werte in Spalte 3 und 4.

Spalte 6 enthält nun das Verhältnis der gesund gebliebenen zu allen Angehörigen der Altersgruppe. Das Produkt all dieser Verhältnisse über alle Altersgruppen ist die Wahrscheinlichkeit, gesund zu bleiben; sie beträgt in diesem Falle 0,867. Ihre Gegenwahrscheinlichkeit 0,133% ist also die gewünschte Erkrankungswahrscheinlichkeit.

Tabelle 64. *Genaue Alterskorrektur der Belastungsziffer für Probandenkinder* (nach KALLMANN, etwas verändert)

Alters-gruppe	Zahl der beobachteten Personen	Zahl der aus der Beobachtung ausscheidenden Personen	Zahl der Merkmalsein-tritte	Korrigierte Gesamtzahl (Mitte der Gruppe)	davon erkranken nicht	Verhältnis der nicht Erkrankten zur Gesamtzahl der Gruppe
0— 9	2000	971	0	1514,5	1514,5	1
10—14	1029	29	3	1016,0	1013,0	0,9973
15—19	1000	50	33	991,5	958,5	0,9667
20—24	950	100	27	913,5	886,5	0,9704
25—29	850	123	19	798,0	779,0	0,9762
30—34	727	141	16	664,5	648,5	0,9759
35—39	586	92	10	545,0	535,0	0,9817
40—44	494	137	1	426,0	425,0	0,9977
45—49	357	109	2	303,5	301,5	0,9934
50—59	248	175	0	160,5	160,5	1
60—69	73	65	0	40,5	40,5	1
70—79	8	8	0	4,0	4,0	1

Produkt der letzten Spalte: 0,867 = 1 — 0,133

Nun wurde das Krankengut aber noch wesentlich mehr untergliedert, je nachdem, ob die Eltern, Ehepartner usw. schizophren oder schizoid waren und ob der Proband der einzige Erkrankte in seiner Geschwisterschaft war oder nicht.

Aus dieser ins einzelne gehenden Analyse konnte vor allem gefolgert werden:

1. Der schizophrenen Erkrankung liegen Erbanlagen zugrunde. Aus ihrem Zusammenspiel mit fördernden und hemmenden somatischen Faktoren können verschiedene Phänotypen entstehen. Diese klinischen Variationen gestatten eine Differenzierung der Schizophrenie in Kernformen (Katatonie und Hebephrenie) und Randformen (paranoide Schizophrenie und einfache Form).

2. Die Erkrankungsaussichten sind für Verwandte von Patienten mit einer Kernform wesentlich größer. — Dieses Ergebnis wurde neuerdings von MITSUDA (1956) bestätigt und erweitert. — Die verschiedenen Formen kommen jedoch in den gleichen Familien vor. Sie „vertreten" sich. Die Grundanlage scheint also einheitlich zu sein.

3. Kinder von Schizophrenen haben, alle zusammengenommen, eine gegenüber der Durchschnittsbevölkerung ums 19fache erhöhte Aussicht, ebenfalls schizophren zu sein. Die gleiche Chance ist für Enkel, Neffen und Nichten immer noch etwa 5fach erhöht. — Bei der Gelegenheit sei erwähnt, daß sich für KALLMANN die Untersuchung einer eigenen Vergleichsserie deshalb erübrigte, weil zur gleichen Zeit PANSE (1935) an der gleichen Bevölkerung eine entsprechende Vergleichsserie unter der gleichen Fragestellung untersuchte.

4. Das nach den vom Verfasser angewandten Kriterien diagnostizierte Schizophrenie-Krankengut ist einheitlich; es besteht kein Grund zu vermuten, daß in ihm exogene Erkrankungen mit schizophrener Symptomatik in einer ins Gewicht fallenden Zahl verborgen sind. — Dieses Argument fußt auf der Tatsache, daß Probanden ohne erkrankte Geschwister in ihrer Nachkommenschaft nicht weniger Kranke aufweisen als solche mit erkrankten Geschwistern. — Exogene Fälle müßten ja nicht nur ausschließlich gesunde Geschwister, sondern auch gesunde Nachkommen haben.

5. Kinder, deren Eltern beide schizophren sind, haben die Chance von 68,1%, es ebenfalls zu werden.

Wie wir oben sahen, kann die Methode der empirischen Erbprognose auch zur Prüfung der Frage herangezogen werden, ob andere Krankheiten in der Verwandtschaft vermehrt vorkommen. Dieses Problem untersuchte KALLMANN für eine ganze Reihe von Krankheiten. Er fand eine sehr enge Beziehung zur Tuberkulose. Die Belastung liegt hier in Schizophrenen-Familien weit über der im Bevölkerungsdurchschnitt; bei Untergliederung des Krankengutes und Aufschlüsselung nach Verwandtschaftsgraden zeigt sich, daß sie mit der Schizophrenie-Belastung genau parallel geht.

Die praktisch-eugenisch sehr wichtigen Ergebnisse KALLMANNs zur Fertilität der Merkmalsträger und ihrer Verwandten und zur Wirksamkeit eugenischer Maßnahmen seien hier nur erwähnt. Zur Methode der empirischen Erbprognose gehören sie nicht direkt dazu. — Die Fertilität der Schizophrenen und ihrer engeren Verwandten ist gegenüber der Durchschnittsbevölkerung wesentlich herabgesetzt; bei den Kranken selbst — mit Ausnahme der Paranoiden — liegt sie zum größten Teil in der Zeit vor Ausbruch der Psychose, was für den eugenischen Effekt einer Unfruchtbarmachung manifest Kranker nicht gerade gute Aussichten eröffnet.

Mit diesem Beispiel seien die Betrachtungen zur Methodik der Analyse von Familiendaten abgeschlossen. Eine ausführliche Diskussion der Daten zur Vererbung der Schizophrenie u. a. bei LUXENBURGER (1939) u. VERSCHUER (1959).

7. Der Gang der Erbgangsanalyse beim Menschen

Nachdem in den Kapiteln über Erbgänge und über humangenetische Methoden schon an verschiedenen Stellen Erwägungen geschildert wurden, die im Laufe einer genetischen Analyse anzustellen sind, scheint es vielleicht angebracht, sie noch einmal der Reihe nach anzuführen.

Genetische Analysen sind nicht schlechthin dort durchführbar, wo erbliche Merkmale vorhanden sind. Durch das genetische Material mehr oder weniger eindeutig determiniert, also erblich, ist schließlich der gesamte Organismus in Gestalt und Funktion. Erblich sind z. B. alle die Merkmale, die das Säugetier von der Pflanze oder vom Bacterium unterscheiden (und diejenigen, die ihnen gemeinsam sind). Erbliche Merkmale, die allen Mitgliedern einer systematischen Gruppe, sagen wir einer Art, gemeinsam sind, wurden wenigstens bisher nur ausnahmsweise Gegenstand der genetischen Analyse. Diese richtet sich praktisch ausschließlich auf solche Merkmale, für die Unterschiede *innerhalb* einer Art bestehen — Unterschiede, die, wie wir annehmen dürfen, genetisch bedingt sind. Allerdings wird in Zukunft gerade die moderne biochemische Genetik in manchen, besonders glücklich gelagerten Fällen auch Aussagen über die genetische Bedingtheit von Unterschieden zwischen den Arten gestatten. Hoffnungsvolle Ansätze finden sich bei Blutgruppen und Serum-Protein-Varianten.

Der erste Schritt in der genetischen Analyse ist demnach die Feststellung der Variabilität. Hier sind zwei verschiedene Situationen zu unterscheiden.

A. Alternierende Variabilität: Es sind zwei oder mehrere, streng voneinander unterschiedene Typen vorhanden. Diese Typen sind bei einer Person das ganze Leben hindurch konstant. Beispiele sind die Blutgruppen, aber auch erbliche Enzymdefekte wie die Galaktosämie oder morphologische Eigentümlichkeiten wie die Aniridie.

Wenn es sich um ein häufiges Merkmal handelt, fragt man zunächst ganz allgemein nach seiner Erblichkeit und sucht diese Frage durch vergleichende Untersuchungen an ein- und zweieiigen Zwillingen zu beantworten. Hohe Konkordanz bei EZ in Vergleich zu ZZ spricht für Erblichkeit.

Bei vielen häufigen Merkmalen dieser Art (Blutgruppen!) erübrigt sich dieser Schritt der Analyse; die Familienuntersuchungen beantworten die Frage nach der Erblichkeit als solcher gleich mit; hier sind Zwillingsuntersuchungen nur eine willkommene Bestätigung. Bei sehr seltenen Merkmalen wie den meisten spezifischen Enzymdefekten scheitert der Versuch einer Zwillingsuntersuchung daran, daß zufällig keine Zwillingspaare beobachtet werden.

Einen hohen und eigenständigen Erkenntniswert hat die Zwillingsmethode bei alternativ verteilten Merkmalen dann, wenn die Familienbefunde offenbar keinen monomeren Erbgang erkennen lassen.

Die Analyse von Familiendaten führt häufig zu dem Ergebnis auf der dritten Stufe (Festlegung eines monomeren Erbganges), manchmal — bei häufigen Merkmalen — auch zu einem Ergebnis auf der zweiten Stufe (Identifikation eines individuellen Gens). Sicher ist das jedoch nicht; ein multifaktorieller Erbgang mit Schwellenwert-Effekt ist ebenfalls möglich.

Bei häufigen Merkmalen ohne Dominanz geht man in der erbstatistischen Bearbeitung nach dem χ^2-Verfahren in der auf S. 173 geschilderten Weise vor. Bei Dominanz verwendet man das auf S. 191 geschilderte Verfahren nach C. A. B. SMITH (1955/56). Stimmen beobachtete und erwartete Werte miteinander überein, ist die Analyse in der Regel beendet[1]. Stimmen sie nicht überein, so muß man nach der Ursache der Abweichung suchen. Hier lassen sich keine festen Regeln geben; bei Blutgruppen wird man etwa an vorgeburtliche Selektion durch Mutter-Kind-Unverträglichkeit (Kap. VIII, 2 i) denken, bei anderen Merkmalen liegt der Gedanke an ein gelegentliches Ausbleiben der Genmanifestation nahe usw. Im übrigen gewinnen gerade im Falle der Abweichung von den erwarteten Aufspaltungsziffern Zwillingsuntersuchungen einen besonderen Erkenntniswert.

Bei selteneren Merkmalen läßt es sich nicht vermeiden, daß das untersuchte Familienmaterial bestimmte, durch die Materialauslese bedingte Verzerrungen enthält. Das ist auch nicht tragisch, vorausgesetzt, daß man das Ausmaß dieser Verzerrungen von vornherein kennt und festlegt. Die genauesten Ergebnisse sind zu erwarten, wenn man alle Merkmalsträger in einer größeren, relativ abgeschlossenen Bevölkerung erfaßt, d. h. wenn eine echte *Familienauslese* vorliegt. Eine *Probandenauslese* bietet nur dann relativ einfache Verhältnisse, wenn in jeder Familie nur ein Proband vorhanden ist ($k = 0$ nach KAELIN). Anderenfalls ist der Versuch, einigermaßen genaue Aufspaltungsziffern zu erhalten, in der Regel aussichtslos.

Die Wahl der statistischen Methode richtet sich nun nach dem Ergebnis einer vorläufigen Inspektion des Materials. Diese Inspektion soll uns folgende Fragen beantworten:

1. *Ist das Material phänotypisch einheitlich* oder lassen sich verschiedene Typen voneinander abtrennen ? Bei dem Versuch einer solchen Abtrennung ist nicht nur der Status z. Z. der Untersuchung, sondern auch die Art des Beginns (Angeboren ?

---

[1] Wenn nicht andere Indizien darauf hindeuten, daß die Übereinstimmung nur zufällig war.

Beginn in welchem Lebensalter?) und des Verlaufs (langsam oder rasch, progredient? stationär?) zu berücksichtigen[1].

2. *Ist das Material genotypisch einheitlich?* Diese Frage wird in der Regel nur insoweit zu beantworten sein, als man prüfen kann, ob sich etwa verschiedene Erbgänge nebeneinander nachweisen lassen. — Ist das Material offenbar genetisch nicht einheitlich, dann erhebt sich die weitere Frage:

3. *Finden sich Beziehungen zwischen genotypischen und phänotypischen Unterschieden?* Zeigt es sich z. B., daß Personen, in deren Familien ein bestimmter Erbgang vorkommt, sich auch phänotypisch von anderen unterscheiden[2]?

Wenn die obengenannten Fragen geklärt sind, beginnt die statistische Analyse der Familiendaten. Haben sich genotypisch und phänotypisch verschiedene Typen herauskristallisiert, so wird auch die statistische Analyse getrennt durchgeführt.

Wie wir sahen (S. 196), kann man Prüf- und Schätzverfahren verwenden. Manche ziehen das Schätzverfahren in jedem Falle vor. Wegen der allgemeineren Bedeutung der Antwort, die es auf die gestellte Frage gibt, hat dieser Standpunkt viel für sich; und wir teilen ihn deshalb prinzipiell. In einfach gelagerten Sonderfällen dagegen wird man mit dem rechnerisch einfacheren Prüfverfahren auskommen. Das gilt z. B., wenn die übrigen formalen Charakteristica des autosomaldominanten Erbganges (Übertragung des Merkmales immer von einem Elternteil) erfüllt sind und kein Hinweis auf eine wesentlich verminderte Penetranz (Überspringen einer Generation) beobachtet wird. Selbstverständlich ist das Verfahren zur Korrektur einer Familien- oder Probandenauslese nur in solchen Geschwisterschaften anzuwenden, die auch nach diesem Auslesetyp gewonnen wurden. Bei Geschwisterschaften, die — ohne Rücksicht darauf, ob unter den Kindern Merkmalsträger vorhanden waren oder nicht — über einen befallenen Elternteil erfaßt wurden, kann ohne weitere Korrektur auf das Vorliegen eines 1 : 1-Verhältnisses geprüft werden.

In der Regel jedoch werden wir das Schätzverfahren anwenden. Bei dem Beispiel S. 206 war das Prüfverfahren ein unnötiger Arbeitsgang. Stimmen die gefundenen Werte mit den auf Grund der sonstigen formalen Merkmale vermuteten Erbgangs-Hypothesen überein, so gibt man sich zufrieden. Stimmen sie nicht überein, so sucht man die Ursache. Liegt insbesondere der gefundene Schätzwert unter dem Erwartungswert, so wendet man den auf S. 205 geschilderten Heterogenitätstest an, um zu prüfen, ob Geschwisterschaften mit nur einem Merkmalsträger vermehrt sind. Ist das der Fall, so kann es verschiedene Ursachen haben: Spricht das Material sonst für recessiven Erbgang, dann ist vor allem an phänotypisch gleiche *nichterbliche Formen (Phänokopien)* zu denken. Liegt etwa X-chromosomal recessiver Erbgang oder dominanter Erbgang mit unvollständiger Penetranz vor, dann muß man vor allem *Neumutationen* ins Auge fassen. Daneben können aber natürlich ebenfalls Phänokopien vorkommen. Weitere Möglichkeiten der Analyse ergeben sich aus dem Einzelfall und sollen hier nicht allgemein abgehandelt werden. Ganz allgemein nennen wir nur den Begriff: *Populationsgenetik.* Er enthält die Fragen: Genhäufigkeit? Mutationsrate? Fortpflanzung und Selektionswert? Inzucht und Verwandtenehen? Es sei auf die betreffenden Kapitel verwiesen.

Einen besonderen Hinweis verdient jedoch auch an dieser Stelle das genetische Modell einer multifaktoriellen Vererbung mit Schwellenwert-Effekt. Auf die

---

[1] Man hat kürzlich versucht, auch die Trennung nach derartigen Merkmalen gemeinsam mit der Trennung nach genetischen Merkmalen mit Hilfe statistischer Methoden (Diskriminanzanalyse) durchzuführen. Vgl. CHUNG u. MORTON (1959).

[2] Ein Musterbeispiel für eine derartige Analyse unter kombinierter Verwendung klinischer und genetischer Daten gab P. E. BECKER (1953; 1957) für die Muskeldystrophien.

sorgfältige Prüfung dieser Hypothese in Gegenüberstellung zur Hypothese eines monomeren Erbganges ist besonders zu achten.

B. Bisher erwähnten wir nur den Fall einer einfachen *alternativen* Verteilung zwischen den Merkmalen. Sehr häufig ist diese Verteilung jedoch mehr oder weniger *kontinuierlich*. Eine sehr große Gruppe stellen hier die „normalen", morphologischen und physiologischen Merkmale dar (Beispiele: Körpergröße, Blutdruck). Bei ihnen kommt es zunächst darauf an, geeignete *Meßmethoden* zu finden. Bei physiologischen Merkmalen folgt dann die Frage: Ist das Merkmal bei der einzelnen Person in der Zeit konstant? Erst nach Klärung dieser Vorfragen kann die eigentliche Analyse beginnen. Man beginnt sie, indem man die Verteilung des Maßes in der Bevölkerung untersucht. Dabei spricht eine Verteilung mit einem Maximum gegen einen monomeren Erbgang oder macht es doch unmöglich, ihn zu erkennen. Eine Verteilung mit mehreren Maxima, etwa eine bi- oder trimodale Verteilung dagegen (vgl. S. 120f.) legt einen monomeren Erbgang nahe, beweist ihn aber natürlich noch nicht.

Eine überragende Bedeutung für die Frage der Erblichkeit derartiger kontinuierlich verteilter Merkmale hat die *Zwillingsmethode*. Insbesondere wenn die Verteilung des Merkmales nur ein Maximum aufweist, wenn man also nicht mit einem monomeren Erbgang zu rechnen hat, kommt ihr der erste Erkenntniswert zu.

Die weitere Familienanalyse folgt den oben unter A gegebenen Richtlinien, wenn die Verteilung des Maßes einen monomeren Erbgang vermuten läßt (Beispiel: das Schmecken von Phenylthiocarbamid PTC, vgl. S. 121). Im anderen Falle bleibt nur eine Analyse auf der 4. Stufe (vgl. S. 128) übrig. Wir müssen dabei prüfen, ob etwa die beteiligten Genwirkungen den Eindruck der reinen Additivität erwecken oder aber ob Dominanzeffekte sich andeuten.

Ein weiterer, sehr häufiger Fall, der in diese Kategorie gehört, ist die Art von Krankheiten, bei denen die diagnostischen Kriterien nicht scharf sind (Beispiel: Schizophrenie). Hier ist es natürlich oft nicht möglich, eine Meßmethode anzuwenden, oder die Meßmethode führt nicht zu einer eindeutigen Trennung: Bei welchem Blutzuckerspiegel beginnt der Diabetes?

In diesen Fällen ist die Krankheit oft nicht ausschließlich erblich bedingt, sondern das Ergebnis eines komplizierten Zusammenspieles von Erbe und Umwelt. Für die Angrenzung ihres relativen Anteiles hat die Zwillingsmethode eine überragende Bedeutung. Bei der Analyse von Familiendaten geht man nach den im Kapitel 6 gegebenen Gesichtspunkten vor. Im übrigen entspricht die Berechnung der empirischen Belastungsziffern für die Geschwister der Probanden der Maximum likelihood-Schätzung von p im Spezialfall $k = 0$ genau, nur daß letztere dazu die Varianz liefert.

Wenn die Anomalie häufig ist und auf der anderen Seite die Belastungsziffern bei Verwandten relativ niedrig liegen, kommt dazu noch der Vergleich der Erkrankungshäufigkeit dieser Verwandten mit der Durchschnittsbevölkerung des gleichen Gebietes.

Damit sei der Überblick über den Gedankengang bei der Erbgangsanalyse abgeschlossen; weitere, mehr ins einzelne gehende Gesichtspunkte finden sich in den vorhergehenden Kapiteln.

V. Die Zwillingsmethode

Im Rahmen der Betrachtungen über die Erblichkeit von Merkmalen, für die eine einfache Erbgangshypothese nicht diskutiert wird, erwähnten wir immer wieder eine besondere Methode der humangenetischen Forschung: *Die Zwillingsmethode*. Sie soll nunmehr im Zusammenhang dargestellt werden. Um es vorwegzunehmen: *Sie ist die allgemeinste Methode zur Prüfung der Frage, ob und in wie hohem Grade Merkmalsunterschiede beim Menschen durch genetische Unterschiede bedingt sind.* Nach einer Hochflut von Zwillingsarbeiten, besonders in den 30er Jahren, schlug das Pendel in der letzten Zeit eher nach der entgegengesetzten Seite hin aus, und man ist vielerorts — auch unter guten Humangenetikern — geneigt, die große Bedeutung dieser Methode zu unterschätzen. Eine gewisse Skepsis mag ausgelöst worden sein dadurch, daß man mancherorts zunächst die Möglichkeiten der Zwillingsmethode überschätzt und entsprechende Untersuchungen nicht mit der nötigen Kritik ausgeführt hat. Das geht jedoch nicht zu Lasten der Methode, sondern zu Lasten der Untersucher, die sie nicht richtig anwandten und ihre Möglichkeiten nicht ausschöpften. Denn wie jede andere wissenschaftliche Arbeitsmethode enthüllt auch diese nur dann ihren vollen Wert, wenn man sich einerseits der Grenzen ihrer Aussagefähigkeit bewußt bleibt, sie aber auf der anderen Seite auch bis an diese Grenzen ausschöpft.

Nach allgemeiner Übereinkunft wird ihre Entdeckung GALTON (1876) zugeschrieben, der auch — wissentlich oder unwissentlich im Anschluß an SHAKESPEARE[1] — den Begriff "nature and nurture" prägte. WAARDENBURG bezweifelte kürzlich mit guten Gründen, daß GALTON das Problem wirklich schon erkannt habe. Vor allem fehlten ihm zwei Voraussetzungen: Er kannte MENDELs Entdeckung nicht, und er wußte sehr wahrscheinlich nicht, daß es eineiige, also erbgleiche, und zweieiige, also erbungleiche, Zwillinge gibt. Letztere Tatsache war nämlich erst kurz zuvor (1874) von CAMILLE DARESTE erkannt und vor der Soc. d'Anthropologie vorgetragen worden.

LENZ (1950) kommt wohl den Tatsachen am nächsten, wenn er meint, GALTON habe zwar eine intuitiv richtige Vorstellung, aber noch keine klar begründete Erkenntnis vom Wert der Zwillingsmethode gehabt. Dabei ist es nicht ohne Reiz, daß es gerade ihm, der so wenig von der Intuition hielt ("General impressions are never to be trusted"), passieren mußte, daß er etwas sehr Wesentliches intuitiv richtig erfaßte, aber nicht exakt richtig deutete.

Der nächste, der die Zwillingsmethode anwandte, war POLL (1914). Er scheiterte aber noch daran, daß es keine Methode gab, eineiige von zweieiigen Zwillingen mit absoluter Sicherheit zu unterscheiden.

Nach POLL wurden vereinzelte Zwillingspaare immer wieder beschrieben, jedoch war immer noch die Frage der Eiigkeitsdiagnose unsicher. Theoretisch glaubte man, in der Eihautdiagnose ein geeignetes Kriterium in der Hand zu haben; eine Annahme, die sich jedoch später, als geeignetere Kriterien vorlagen, nicht vollauf bestätigte, da es sich herausstellte, daß ein beträchtlicher Teil der eineiigen Paare dichorisch ist.

Erst mit den Arbeiten von SIEMENS (1924) und besonders mit seinem Vortrag in München 1923 trat die Wendung ein. Die Leistung von SIEMENS ist eine dreifache (vgl. SIEMENS 1952):

1. Er wies darauf hin, daß es praktisch mit Hilfe der Schulen durchaus möglich ist, zum Zwecke der Untersuchung der Erblichkeit eines normalen Merkmales so große Zwillingsserien zu bekommen, daß man Ergebnisse auf statistischer Basis erwarten kann.

2. Vor allem aber zeigte er — und das ist wohl seine bedeutendste Erkenntnis —, daß es ein einwandfreies Verfahren der Eiigkeitsdiagnose gibt. Während man sich bis dahin vergeblich bemüht hatte, EZ von ZZ an Einzelmerkmalen zu unterscheiden, zeigte SIEMENS, daß man *möglichst viele verschiedene Merkmale* an den Zwillingen untersuchen muß, um zu einer eindeutigen Trennung zu kommen. Je mehr

---

[1] Im „Sturm" sagt Prospero von Caliban: "A devil, a born devil, on whose nature nurture can never stick" (zit. nach WAARDENBURG).

Merkmale man heranzieht, die alle für sich zwar im Durchschnitt bei EZ ähnlicher sind als bei ZZ, im Einzelfall aber abweichen können, desto unwahrscheinlicher wird eine Fehlklassifikation, desto sicherer also das Ergebnis.

3. Die dritte Leistung von SIEMENS war, daß er vorschlug, nicht nur die eineiigen, sondern auch die zweieiigen Paare zu untersuchen. Letztere sind genetisch nicht ähnlicher als gewöhnliche Geschwister. Durchschnittlich die Hälfte ihrer Erbanlagen hat also die gleiche Herkunft. Dagegen sind sie, wie die EZ, gleich alt und in der Regel vergleichbaren Umwelteinflüssen ausgesetzt. Sind sie also in einem Merkmal verschiedener als EZ, so kann daraus geschlossen werden, daß diese Verschiedenheit durch Unterschiede in der Erbanlage für dieses Merkmal bedingt ist.

So beginnt mit diesen drei Gedanken von SIEMENS, die dann von anderen Forschern[1] erweitert worden sind, die moderne Zwillingsforschung.

1. Die gedanklichen Grundlagen und die Biologie der Mehrlingsgeburten

Wie aus dem oben Gesagten schon hervorgeht, liegt der Zwillingforschung die Erkenntnis zugrunde, daß eineiige Zwillinge aus einer Teilung der gleichen Zygote hervorgegangen sind, also gleiche Erbanlagen haben.

Eine Gruppe derartiger aus einer Zygote hervorgegangener, also erbgleicher Individuen nennt der Genetiker einen *Klon*. Da die Erbanlagen — abgesehen von einigen beim Menschen noch hypothetischen Denkmöglichkeiten — bei Individuen eines Klons gleich sind, müssen Unterschiede zwischen ihnen durch Umweltwirkungen im weitesten Sinne bedingt sein. *Will man also wissen, ob und in wie hohem Grade ein Merkmal durch die Erbanlage bedingt bzw. durch die durchschnittlich einwirkenden Umweltfaktoren modifikabel ist, so stellt man fest, ob und in wie hohem Grade es bei EZ gemeinsam (konkordant) vorkommt.* Wie wir sahen, dienen die ZZ dabei zum Vergleich. Ob dieser Schluß in jedem Falle berechtigt ist und wo Irrtumsmöglichkeiten verborgen liegen, werden wir weiter unten sehen.

Zuvor müssen wir uns jedoch wenigstens in Kürze mit der *Biologie des Zwillingsphänomens* als solchem beschäftigen.

a) Die Entstehung zweieiiger Zwillinge

Bei den meisten Säugetieren (u. a. Nagern, Carnivoren, einigen Huftieren) ist jede Geburt eine Mehrlingsgeburt: In einem Ovulationsakt werden vom Ovar mehrere Eier ausgestoßen *(Polyovulation)*. Jedes dieser Eier kann durch ein Spermium befruchtet werden; nicht immer jedoch entwickeln sich alle Zygoten auch weiter. Bei den höheren Huftieren wie dem Pferd und dem Rind, bei den Primaten und natürlich auch beim Menschen wird in der Regel nur ein Ei bei der Ovulation freigesetzt. Diese Regel kennt jedoch gelegentliche Ausnahmen. Treten etwa zwei Eier innerhalb des gleichen Ovulationscyclus aus dem Ovar aus und werden beide befruchtet, dann entstehen zwei Zygoten aus verschiedenen Eiern durch Befruchtung mit verschiedenen Spermien. Die aus diesen Zygoten heranwachsenden Individuen sind demnach genetisch nicht ähnlicher als gewöhnliche Geschwister. Man spricht von *zweieiigen (dizygoten) Zwillingen (ZZ)*. Auf entsprechende Weise können durch Polyovulation auch höhere Mehrlingsgeburten entstehen, so z. B. dreieiige Drillinge, viereiige Vierlinge usw.

---

[1] U. a. DAHLBERG 1926; LUXENBURGER 1928; NEWMAN, vgl. NEWMAN, FREEMAN u. HOLZINGER 1937; v. VERSCHUER 1925, 1926, 1927 usw.

Wenn wir sagten, zweieiige Zwillinge seien sich genetisch nicht ähnlicher als gewöhnliche Geschwister, so bedeutet das auch, daß sie nicht unbedingt den gleichen Vater haben müssen. Hat eine Frau zum Zeitpunkt der Ovulation kurz nacheinander mit zwei Männern Verkehr, dann können die Eier auch von Spermien dieser beiden Männer befruchtet werden. Man spricht von ,,*Superfecundatio*". Ein derartiger, genetisch eindeutig gesicherter Fall sei hier genauer geschildert[1]:

Das Zwillingspärchen stand z. Z. der Untersuchung im 25. Lebensjahr. Der gesetzliche Vater war ein Jude, die Mutter eine Nichtjüdin. Da in Österreich gerade zu jener Zeit das tausendjährige Reich ausgebrochen war, sollten die Zwillinge von dem ,,Makel" befreit werden, einen jüdischen Vater zu haben. Zu diesem Zweck besann sich die Mutter auf einen Fehltritt mit einem nichtjüdischen Manne gerade z. Z. der Konzeption dieses Zwillingspaares und machte geltend, die Kinder seien nicht von dem gesetzlichen Vater, sondern von diesem Manne gezeugt worden. Im Wege des erbbiologischen Gutachtens sollte die Abstammung geklärt werden. Alle fünf Personen standen für die Untersuchung zur Verfügung. GEYER bestimmte deshalb die AB0- und MN-Blutgruppen und führte gleichzeitig einen erbbiologisch-anthropologischen Merkmalsvergleich durch.

Es ergab sich der folgende Blutgruppenstatus:

gesetzlicher Vater:	B, MM
angeblicher Vater:	A, MN
Mutter:	0. MM
Zwillingsbruder:	B, MM
Zwillingsschwester:	A, MN

Das bedeutet: 1. Ausschluß des gesetzlichen Vaters als Vater der Zwillingsschwester, da weder er noch die Mutter das Gen *A* besitzt.

2. Darüber hinaus Ausschluß des gesetzlichen Vaters auch noch aus dem Grunde, weil weder er noch die Mutter das Gen *N* besitzt.

3. Ausschluß des angeblichen Vaters als Vater des Zwillingsbruders, weil weder er noch die Mutter den Faktor *B* besitzt.

Da die Frau glaubhaft angibt, mit keinem dritten Mann in der fraglichen Zeit Verkehr gehabt zu haben, bliebe praktisch nur die Möglichkeit übrig, daß der Zwillingsbruder zu dem gesetzlichen Vater, die Schwester zu dem angeblichen Vater gehört. Dieses Ergebnis wurde durch den erbbiologischen Merkmalsvergleich glänzend bestätigt: Die Zwillinge ähneln ihren Vätern in vielen Merkmalen überzeugend stark. — Übrigens ist eine Superfecundatio bei Tieren mit regelmäßiger Polyovulation (z. B. Schweinen) wohlbekannt.

b) Die Entstehung eineiiger Zwillinge

Von unserem Standpunkt aus wesentlich interessanter ist die Entstehung eineiiger Zwillinge. Sie stellen sozusagen das Extremstadium der Doppelbildungen dar, und deshalb werden bei Tieren, bei denen es zur Bildung eineiiger Zwillinge kommt, auch Doppelbildungen geringen Ausmaßes beobachtet. Ihre verschiedenen Typen sind in Abb. 109 zusammengestellt.

Das Entstehen eineiiger Mehrlinge ist bei einigen primitiven Säugern, den Gürteltieren, die Regel, kommt aber auch bei höheren Säugern gelegentlich vor (als Ausnahme). Das bekannteste Beispiel ist das Rind. Hier liegen zahlreiche Statistiken über die Häufigkeit von Mehrlingsgeburten vor, die von 0,35 % bis 4,6 % aller Geburten reichen[2]. Die Angaben, wie groß der Anteil eineiiger Zwillinge ist, schwanken etwa zwischen 1 und 6 %.

Jedoch auch bei anderen Säugern wurden eineiige Zwillingspaare beobachtet, so bei Ratten, Mäusen, Ziegen, Schafen, Pferden usw.

Besonders bekannt wurden die Experimente von SPEMANN. Ihm gelang es, eineiige Zwillinge und auch unvollständige Doppelbildungen künstlich herzustel-

---

[1] Nach E. GEYER 1940.
[2] Literatur bei GEDDA 1951.

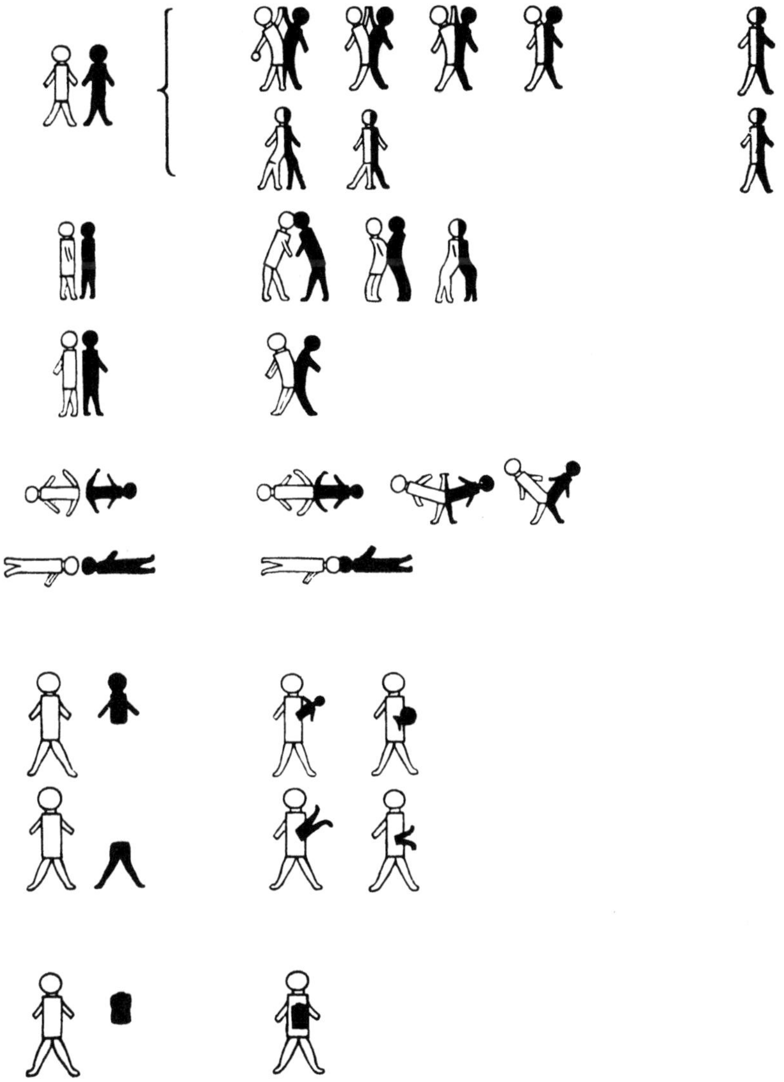

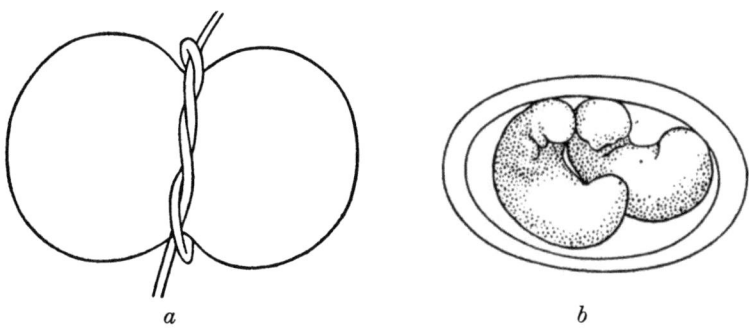

Abb. 109. Die verschiedenen Typen der Doppelbildungen aus einer Zygote bis zur Entstehung eineiiger Zwillinge hin (n. WILDER, aus STARCK 1955)

Abb. 110. Völlige Durchtrennung des Zweizellenstadiums und Entstehen zweier selbständiger, voll ausgebildeter Embryonen

len, indem er frühe Furchungsstadien künstlich mehr oder weniger vollständig durchtrennte. Die Abb. 110 zeigt schematisch die vollständige Durchtrennung des Zweizellen-Stadiums und das Ergebnis: Zwei selbständige, voll ausgebildete Embryonen. SPEMANN arbeitete vor allem an Amphibien, z. B. am Streifenmolch.

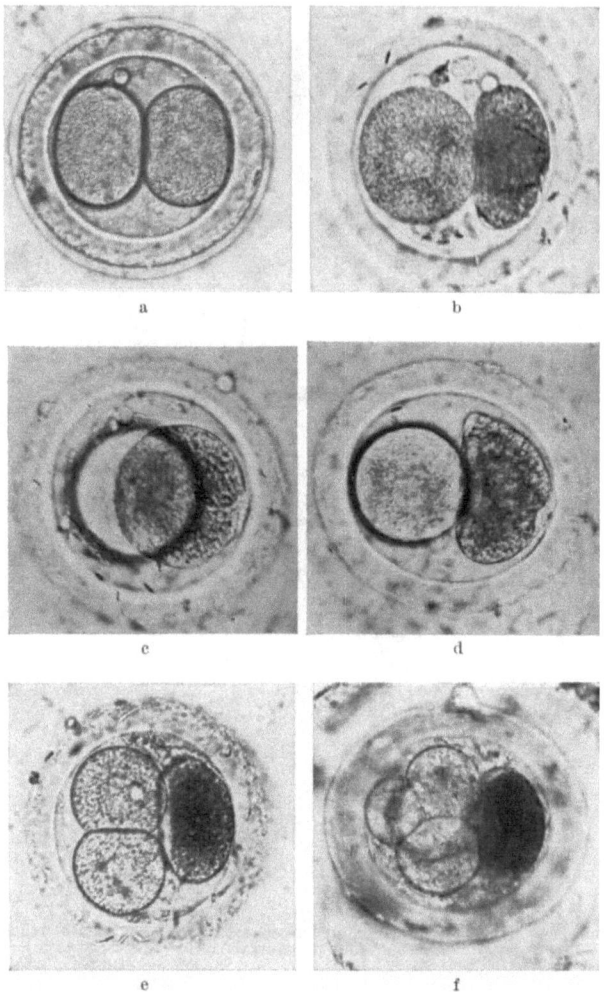

Abb. 111a—f. Abtötung einer Blastomere und weitere Entwicklung beim Kaninchen. a Normales Zweizellen-Stadium; b rechte Blastomere zwei Stunden nach dem rechtsseitigen Anstich; lebende Blastomere abgerundet, hell durchscheinend wie in a, tote Blastomere dunkel; c Ei etwas gedreht, tote Blastomere in Aufsicht, um den Anstich zu zeigen. d Ein anderes Ei; Stichkanal durch die Zona pellucida. e Furchungsbeginn der überlebenden 1/2-Blastomere des gleichen Eies wie b, e. f Vierzellstadium einer überlebenden 1/2-Blastomere. Photos nach dem Leben, 175fache Vergrößerung (n. SEIDEL 1959)

Der erste, der vergleichbare Untersuchungen ausgeführt hatte, war W. ROUX (1888) gewesen, der das Experiment in die Embryologie eingeführt hatte. Durch Einstich einer Nadel zerstörte er eine Zelle im Zweizellstadium beim Frosch. Aus der unbeschädigten Zelle entstand ein halber Embryo. ROUX hatte prüfen wollen, ob die *Präformationslehre* (Entfaltung von im Ei vorgebildeten Teilen bei der Ontogenese) oder die *Epigenese-Lehre* (Abhängigkeit der einzelnen Entwicklungsphasen voneinander) zutraf. Sein Ergebnis schien für die Präformationslehre zu sprechen. Schon bald darauf jedoch konnte DRIESCH beim Seeigel durch Schütteln mit verdünntem Seewasser einzelne Zellen aus frühem Furchungsstadium isolieren und aus ihnen typische, vollentwickelte Larven gewinnen. Um seinen Ausdruck zu gebrauchen: „*Die prospektive Potenz*" dieser Zellen ist größer als ihre „*prospektive Bedeutung*". Dieser Schluß wurde durch die schon genannten Ergebnisse SPEMANNs glänzend bestätigt. SPEMANN fand heraus, warum ROUX zunächst ein entgegengesetztes Resultat erhielt: Er hatte die beschädigte Zelle nicht entfernt, und sie störte die Entwicklung der unbeschädigten Zelle.

Beim Kaninchen glückte F. SEIDEL (1959) wiederholt ein entsprechender Versuch: Er entnahm Zweizell-Stadien aus der Tube eines Kaninchens und tötete durch Nadelstich eine Zelle ab. Dann implantierte er den Keim in den Eileiter eines durch Begattung mit einem vasektomierten Bock scheinträchtig gewordenen Kaninchens. Bekanntlich wird ja die Ovulation beim Kaninchen durch den Orgasmus provoziert. Deshalb ist es möglich, Eier zu gewinnen, deren Alter nach dem Follikelsprung man ganz genau kennt (Abb. 111).

Die überlebende Zelle entwickelt sich dann regelrecht weiter und bildet ein normales Individuum. Operiert man implantierte Eier in bestimmten Abständen aus dem Uterus heraus, dann kann man die Phasen der Regulation zum Ganzkeim hin genau verfolgen. In verschiedenen Fällen ließ SEIDEL diese Entwicklung auch zum Abschluß kommen und gewann auf diese Weise künstlich „eineiige Zwillinge", wobei allerdings von jedem Zwillingspaar nur ein Paarling überlebte.

Einer dieser Versuche sei hier genauer geschildert: Einer $28^3/_4$ Std. vorher von einem Alaska-Bock belegten Alaska-Häsin wurden 9 Eier im Zweizellstadium entnommen. Diese Eier wurden an einer Blastomere angestochen, und man implantierte vier von ihnen einer scheinträchtig gemachten Klein-Chinchilla-Häsin.

Nach einer Tragzeit von 32 Tagen warf sie vier Junge, zwei Häsinnen und zwei Böckchen (Abb. 112).

Da die Tiere, wie man an der Fellfärbung sieht, von der Wirtsmutter genetisch verschieden waren, ist sicher, daß sie wirklich aus den implantierten Blastomeren stammten.

Ausgetragene Kaninchen aus Vierzell-Stadien wurden nicht gewonnen; $8-8^1/_2$-tägige Embryonen sind zwar etwas kleiner als normal, zeigen aber harmonische Formen.

Besonders interessant ist eine Mißbildung, die bei einem Zweizellenstadien-Versuch auftrat. Dieses Tier, das normal ausgetragen

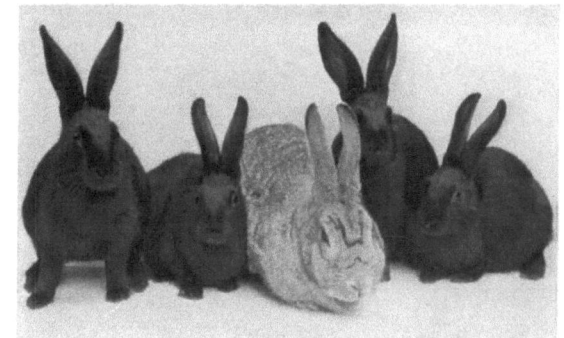

Abb. 112. Vier aus im Zweizellstadium entnommenen Zellen, also aus hellen Blastomeren gezogene Alaska-Kaninchen mit ihrer Klein-Chinchilla-„Stiefmutter"

wurde, zeigte eine starke Asymmetrie mit verschiedenen Fehlbildungen der linken Körperhälfte, die auf eine schwächere Entwicklung des Mesoderms der linken Körperseite zurückzuführen sind.

Durch welche Einflüsse die spontane Trennung der frühen Furchungsstadien zustande kommt, der eineiige Mehrlinge ihr Entstehen verdanken, ist unbekannt. Ebenso scheint nicht genau bekannt zu sein, bis zu welchem Stadium die Zellen beim Säuger ihre universelle prospektive Potenz beibehalten. Beim Seeigelkeim gelang es, ganze Individuen auch aus Zellen des 8-Zellen-Stadiums zu züchten.

Verschiedentlich wurden Befunde diskutiert, nach denen sich bei menschlichen eineiigen Zwillingen eine Spiegelbildlichkeit als Ausdruck der Herkunft aus verschiedenen Keimhälften finden soll. Eine solche Spiegelbildlichkeit in vielen Fällen ist jedoch rein zufällig zu erwarten; erfahrene Zwillingsforscher, unter ihnen v. VERSCHUER (1959), glauben nicht an das häufige Vorkommen einer echten, durch die Teilung der Zygoten bedingten Spiegelbildlichkeit. Immerhin läßt der obenerwähnte Befund SEIDELs daran denken, daß eine durch die Teilung der Zygote bedingte, echte Spiegelbildlichkeit in einzelnen Fällen zustande kommen könnte.

Wie wir sahen, braucht die Trennung der Zygote nicht zu zwei vollständig selbständigen Individuen zu führen. Auch unvollständige Teilungen kommen vor. Soweit sie zu nicht lebensfähigen Doppelmißbildungen oder auch zu Teratomen führen, sollen sie uns hier nicht weiter beschäftigen; der Hinweis auf die Abb. 109 mag genügen. Erwähnt zu werden verdienen jedoch die lebenstüchtigen Doppelmißbildungen, d. h. diejenigen Zwillingspaare, die durch eine Gewebsbrücke miteinander verbunden sind. Am berühmtesten wurden die „siamesischen Zwillinge" Chang und Eng (1811—1874) (Abb. 113). Sie wurden in Thailand als Söhne eines chinesischen Vaters und einer halb chinesischen, halb thailändischen Mutter geboren. Mit 18 Jahren wurden sie nach USA gebracht und lebten davon, daß man sie als Sehenswürdigkeiten bestaunte. Später heirateten sie zwei Schwestern und hatten zahlreiche Kinder, Eng 12 und Chang 10. Sie ließen sich in Carolina nieder und pflanzten Tabak. Mit 61 Jahren bekam Chang einen apoplektischen Insult und starb zwei Jahre später an den Folgen einer Bronchitis. Eng, der bis dahin völlig gesund gewesen war, überlebte ihn nur um zwei Stunden.

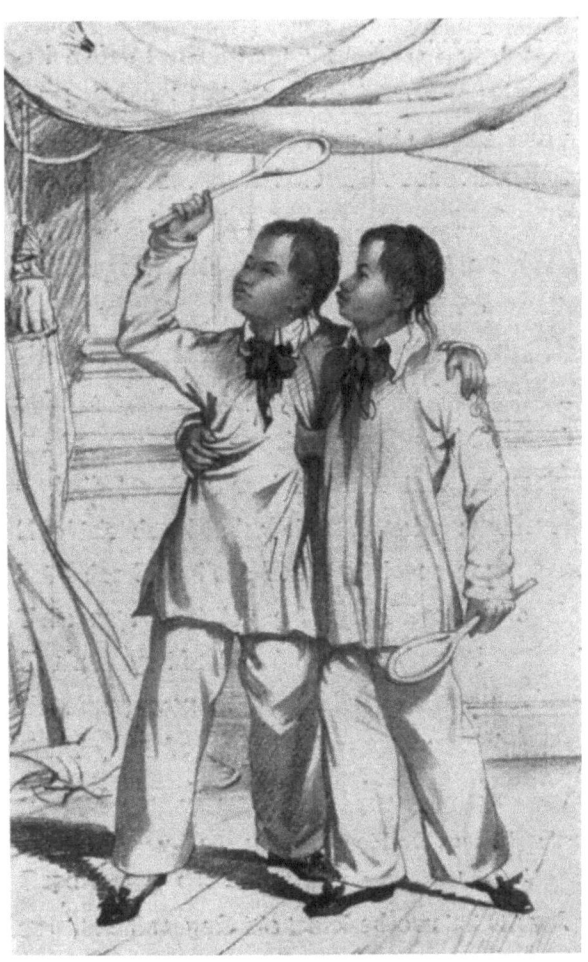

Abb. 113. Die siamesischen Zwillinge Chang und Eng im Alter von 18 Jahren (n. HOLLÄNDER, aus LOTZE 1937)

Chang und Eng waren durch einen Gewebsstrang von etwa 10 cm Durchmesser miteinander verbunden, der etwa vom unteren Sternalrand bis oberhalb des Bauchnabels reichte und ihnen relativ freie Bewegung gestattete. Wie sich jedoch bei der Sektion herausstellte, enthielt dieser Gewebsstrang einen Schlauch von Lebergewebe.

Außer derartigen *Thorakopagen* wurden andere Typen von Doppelmißbildungen beschrieben; *Pygopagen* mit gemeinsamem Enddarm erreichten mehrfach ein normales Lebensalter. Eines der bekanntesten Beispiele sind die u. a. von NEWMAN (1931) und CUMMINS (1936) beschriebenen, 1911 geborenen Schwestern Daisy und Violet Hilton aus Boston, die u. W. noch leben. Ein anderes berühmtes Beispiel sind die tschechischen Schwestern Rosa und Josepha Blažek (1878—1922). Rosa wurde schwanger und gebar ein gesundes Kind. Während der Schwangerschaft hatte Josepha ihre Periode bis 8 Wochen vor der Niederkunft der Schwester. Nur Rosa bemerkte die Kindsbewegungen, und nur sie fühlte Wehen unter der Geburt. Dagegen empfanden beide Schwestern die Schmerzen beim Durchtritt des Kopfes durch die gemeinsame Vulva. Beide zeigten nach der Geburt Milchsekretion, Rosa allerdings stärker als Josepha.

Diese Beispiele stehen für relativ viele. Mit der Verfeinerung der chirurgischen Kunst gelingt es immer häufiger, siamesische Zwillinge in früher Kindheit zu trennen.

c) Häufigkeit der Mehrlingsgeburten

In Tab. 65 sind einige Angaben über die Häufigkeit von Mehrlingsgeburten in verschiedenen Bevölkerungen der Welt zusammengestellt. Wie man sieht, finden sich erhebliche Unterschiede. Der auffälligste unter ihnen ist ihre Seltenheit bei ostasiatischen Bevölkerungen, besonders in Japan, aber auch in Venezuela.

Daneben findet sich in Europa ein gewisser Gradient von Norden nach Süden; im Norden sind die Zwillingsgeburten etwas häufiger. Ein entsprechender Nord-Süd-Gradient läßt sich z. B. auch innerhalb Italiens beobachten: Während in Süditalien etwa 1,2—1,3% aller Geburten Mehrlingsgeburten sind, sind es im Nordosten des Landes 1,4—1,6% (allerdings beträgt diese Zahl im äußersten Nordosten nur 1,1—1,2%).

Nach STRANSKOV findet sich auch ein Unterschied zwischen weißen und schwarzen Menschen der USA: Bei den Schwarzen fanden sich 1922—1936 1,433% Mehrlingsgeburten, bei den Weißen dagegen nur 1,129%.

Tab. 65. *Häufigkeit der Mehrlingsgeburten in den verschiedenen Bevölkerungen der Welt*

Bevölkerung	$^0/_{00}$ Mehrlingsgeburten	Verhältnis Einzelgeb./Mehrlingsgeburten
1.Europäische Bevölkerungen		
Schweden (1901—1910)	15,0	65,6
Schweden (1926—1935)	14,2	69,0
Dänemark (1901—1910)	14,2	69,0
Dänemark (1926—1935)	15,9	61,7
Finnland (1901—1910)	14,1	70,0
Finnland (1926—1935)	14,5	67,9
Bulgarien (1901—1910)	14,3	69,0
Bulgarien (1926—1935)	11,7	84,7
Deutschland (1901—1910)	12,9	76,6
Deutschland (1926—1935)	12,1	81,6
Italien (1901—1910)	11,8	83,6
Italien (1926—1935)	12,9	76,7
Frankreich (1901—1910)	11,0	89,8
Frankreich (1926—1935)	10,7	91,8
Ungarn (1901—1910)	12,5	79,0
Ungarn (1926—1935)	11,3	86,9
Spanien (1926—1934)	8,9	111,0
USA (1929—1935)	11,7	84,0
Kanada (1945—1948)	11,1	89,0
Australien (1926—1935)	10,6	92,0
2. Bevölkerungen gemischter u. nichteuropäischer Abstg.		
Chile (1926—1935)	19,0	51,0
Uruguay (1926—1934)	10,0	101,8
Venezuela (1927—1929)	3,4	294,0
Japan (1929—1935)	3,6	276,0
Chinesen auf Formosa (1936)	3,4	294,0

Da Mehrlingsgeburten höherer Ordnung nur außerordentlich selten vorkommen, kann man die obengenannten Prozentzahlen gleichzeitig als Prozentzahlen der Zwillingsgeburten betrachten. An dieser Zahl interessiert uns nun weiterhin: Wie groß ist das Verhältnis von eineiigen und zweieiigen Zwillingen? Das wirft die Frage auf: *Wie unterscheidet man EZ von ZZ?*

Wie wir schon erwähnten, verwendet man hier den polysymptomatischen Merkmalsvergleich nach SIEMENS. Nun ist es aber praktisch unmöglich, in einer großen Bevölkerung alle Zwillingspaare mit dieser Methode zu untersuchen. Auf der anderen Seite kommt es uns bei einer derartigen statistischen Fragestellung nicht darauf an, jedes einzelne Paar richtig zu klassifizieren, sondern wir wollen nur etwas über die Größenordnung dieses Verhältnisses wissen. Gibt es eine Möglichkeit, sie zu errechnen, ohne daß man die Paare im einzelnen untersucht?

Wie WEINBERG zeigte, besteht diese Möglichkeit:

Wie wir wissen, haben EZ immer das gleiche Geschlecht, während ZZ wie gewöhnliche Geschwister zufällig gleich- oder verschiedengeschlechtig sein können. (Wir wollen in Zukunft die gleichgeschlechtigen zweieiigen Zwillinge als ZZ, die verschiedengeschlechtigen zweieiigen Zwillinge als PZ bezeichnen.)

Das Verhältnis von ZZ zu PZ hängt nur von der Wahrscheinlichkeit p für Knabengeburten in der betreffenden Bevölkerung ab, (die etwas über 0,5 liegt; vgl. Kap. VII, 1 a) und beträgt $\dfrac{p^2 + q^2}{2pq}$. Daraus ergibt sich für das Verhältnis $\dfrac{EZ}{ZZ + PZ}$

$$= V = 2pq\,\frac{g}{v} - p^2 - q^2;\ (g = \text{Zahl der gleichgeschlechtigen Paare},\ v = \text{Zahl der verschiedengeschlechtigen Paare}).$$

Da man für praktische Zwecke $p = q = 0,5$ ansetzen kann, ergibt sich:

$V = 0,5\,\dfrac{g}{v} - 0,5$, oder für den Prozentsatz der EZ:

$$\frac{EZ}{EZ + ZZ + PZ} \cdot 100 = \frac{g - v}{EZ + ZZ + PZ} \cdot 100 \ .$$

Dieser Prozentsatz wurde für eine Reihe von Bevölkerungen bestimmt (vgl. Tab. 66).

Tab. 66. *Prozentsatz der EZ*

Bevölkerung	% EZ	Bevölkerung	% EZ
England u. Wales (WATERHOUSE 1950)	28,6	Italien (MCARTHUR 1953)	30,1
Amerikan. Weiße (GUTTMACHER 1950)	34,6	Japaner (KOMAI u. FUKUOKA 1936)	61,5
Amerikan. Neger (GUTTMACHER 1950)	29,1	Chinesen (Singapore) (MILLIS 1959)	61,5

Wie die wenigen Angaben dieser Tabelle bereits zeigen und wie sich im wesentlichen auch aus der Betrachtung größerer Statistiken ergibt, verhält sich die Häufigkeit der EZ-Geburten unter allen Zwillingen *umgekehrt wie die Häufigkeit der Zwillingsgeburten unter allen Geburten*. Darüber hinaus läßt sich zeigen: Eineiige Zwillinge werden in allen Bevölkerungen etwa gleich häufig geboren. Die deutlichen Häufigkeitsunterschiede in den Zwillingsgeburten im allgemeinen sind im wesentlichen auf die zweieiigen Zwillinge zurückzuführen. Besonders deutlich zeigt sich das beim Vergleich zwischen Japan und Europa.

Tab. 67. *Häufigkeit von Zwillings- und Mehrlingsgeburten in einigen Ländern* (n. STOCKS 1952)

Typ der Geburten	England und Wales insgesamt	1938—1947 %	Kanada insgesamt	1945—1948 %	USA insgesamt	1931—1935 %
Einzelgeburt . . .	6 620 794	98,8	1 323 684	98,9	10 725 786	98,8
Zwillingsgeburt . .	81 133	1,2	14 918	1,1	126 401	1,2
Drillingsgeburt . .	667	0,001	142	0,001	1253	0,001
Vierlingsgeburt . .	14		4		19	

Für die Häufigkeit der übrigen Mehrlingsgeburten gilt näherungsweise HELLINs Regel: Setzt man die Häufigkeit der Zwillingsgeburten $1/a$, so beträgt die der Drillingsgeburten $1/a^2$, die der Vierlingsgeburten $1/a^3$, die der Fünflingsgeburten $1/a^4$. Einige ausgewählte empirische Daten zeigt die Tab. 67 (nach STOCKS 1952). Unter den Mehrlingsgeburten sind verschiedene

Kombinationen von Ein-, Zwei- und Dreieiigkeit möglich: So waren die berühmten Dionne-Fünflinge aus Kanada eineiig[1]. Man hat versucht, diese Verhältnisse statistisch genauer zu analysieren (McArthur u. Ford 1937; Jenkins u. Gwin 1940), worauf hier jedoch nicht eingegangen sei.

d) Häufigkeit von Zwillingsgeburten in Abhängigkeit vom Alter der Mutter und von der Geburtenordnung

Wie wir sahen, bestehen deutliche geographische und auch rassische Unterschiede in der Häufigkeit der Zwillingsgeburten. Jedoch auch innerhalb der gleichen Bevölkerung hat nicht jede Frau die gleiche Chance, einem Zwillingspaar das Leben zu schenken. Diese Chance variiert offenbar vor allem in Abhängigkeit von zwei Gruppen von Faktoren: Dem Alter der Mutter und der mit diesem Alter hoch korrelierten Stellung der Geburt in der Geburtenreihenfolge — und darüber hinaus in Abhängigkeit von genetischen Faktoren.

Hier soll zunächst die Abhängigkeit vom Alter der Mutter und der Geburtenreihenfolge betrachtet werden.

Ältere Frauen und Frauen mit vielen Kindern haben ganz allgemein eine wesentlich höhere Chance, Zwillinge zu bekommen, als jüngere Frauen und Frauen mit wenig Kindern.

Diese Tatsache entdeckte Duncan bereits im Jahre 1864/65, und sie wurde seitdem wiederholt zum Gegenstand eingehender statistischer Analysen gemacht, besonders eingehend durch Weinberg (1901, 1909). Als Beispiel betrachten wir hier die Analyse der Zwillingsgeburten in Italien 1949 und 1950, wie sie N. McArthur (1953/54) durchführte. Wir folgen dieser Analyse auch deshalb etwas genauer, weil derartige Analysen (Prüfung der Abhängigkeit einer Häufigkeitsziffer von zwei Variablen wie Alter der Mutter und Geburtenordnung) in der Humangenetik häufiger vorkommen.

Die Häufigkeit von EZ- und ZZ-Geburten nach Altersklassen der Mütter und Geburtenreihenfolge geordnet findet sich in den Tab. 68, 69.

Tabelle 68. *Häufigkeit von EZ-Geburten in Italien 1949, 1950.* Häufigkeit pro 1000 Schwangerschaften bei allen Altersgruppen und Geburtenordnungen. In Klammern die Standarddeviation

Alter der Mütter	Geburtenordnung						Alle Geburtenordnungen
	1	2	3	4 oder 5	6, 7 oder 8	9 oder mehr	
20	3,8 (0,3)	4,1 (0,7)	7,7 (2,9)	22,9 (13,1)	—	—	3,89 (0,25)
20—24	3,4 (0,1)	3,1 (0,2)	4,8 (0,4)	3,9 (0,6)	—	—	3,39 (0,09)
25—29	3,9 (0,1)	3,7 (0,1)	3,1 (0,2)	4,0 (0,2)	4,3 (0,7)	—	3,72 (0,08)
30—34	3,4 (0,2)	4,0 (0,2)	3,9 (0,2)	3,4 (0,2)	3,8 (0,3)	0,7 (0,5)	3,66 (0,11)
35—39	4,7 (0,4)	4,5 (0,3)	3,0 (0,3)	4,6 (0,2)	4,1 (0,2)	4,0 (0,5)	4,15 (0,12)
40+	4,6 (0,8)	5,4 (0,8)	2,6 (0,5)	4,0 (0,4)	4,0 (0,3)	4,6 (0,4)	4,08 (0,18)
Summe:	3,67 (0,08)	3,73 (0,09)	3,52 (0,12)	4,01 (0,12)	4,01 (0,16)	4,13 (0,29)	3,73 (0,05)

Die EZ- und ZZ-Häufigkeiten wurden aus dem Geschlechtsverhältnis nach dem oben geschilderten Weinbergschen Differenzverfahren errechnet. Die Standarddeviationen sind in Klammern gesetzt. Der Analyse liegt ein Material von mehr als 1 800 000 Geburten mit 22 625 Zwillingsgeburten zugrunde.

Wir betrachten zunächst die Tab. 68, die die Häufigkeit der eineiigen Zwillingsgeburten enthält. Bei Betrachtung der Ziffern findet sich vielleicht ein gewisser Häufigkeitsanstieg sowohl mit dem Alter der Mutter als auch — innerhalb der gleichen Altersgruppen — mit der Geburtenordnung. Immerhin finden sich gewisse

---

[1] Eine umfangreiche Tabelle der bisher beschriebenen Fünflingsgeburten bei Gedda 1951.

Unterschiede zwischen einzelnen Gruppen. Eine statistische Analyse mit Hilfe des χ^2-Verfahrens, der man die absoluten Ziffern zugrundelegt, wie sie die Tab. 68 enthält, ergibt den Wert $\chi^2 = 118{,}74$. Die Zahl der Freiheitsgrade beträgt 28. (Einige der höheren Klassen wurden zusammengefaßt.) Es ergibt sich $P = 10^{-10}$. Die Erwartungswerte dafür wurden durch Multiplikation der Klassengrößen mit dem durchschnittlichen Anteil der EZ-Schwangerschaften (3,73%) errechnet. Die Randsäulen enthalten die Verteilung über die Altersklassen ohne Berücksichtigung der Geburtenordnung ($\chi^2_{m=5} = 31{,}563$; $P = 10^{-5}$) und der Geburtenreihenfolge ohne Berücksichtigung des Alters ($\chi^2_{m=5} = 14{,}308$; $P = 0{,}015$). Dabei schält sich eine deutliche Beziehung heraus: *Die Häufigkeit eineiiger Zwillinge ist offenbar am geringsten in der Altersgruppe der 20—24jährigen, am häufigsten in der Gruppe der 35—39jährigen. Danach sinkt sie wieder ab.*

Tabelle 69. *Häufigkeit von ZZ-Geburten in Italien 1949, 1950.* Häufigkeit pro 1000 Schwangerschaften bei allen Altersgruppen und Geburtenordnungen. In Klammern die Standarddeviation

Alter der Mütter	Geburtenordnung						Alle Geburtenordnungen
	1	2	3	4 oder 5	6, 7 oder 8	9 oder mehr	
20	2,2 (0,2)	2,3 (0,5)	6,6 (2,7)	—	—	—	2,27 (0,19)
20—24	4,9 (0,1)	5,3 (0,2)	5,4 (0,4)	9,1 (1,0)	21,4 (7,5)	—	5,17 (0,11)
25—29	6,6 (0,2)	6,7 (0,2)	9,1 (0,3)	10,0 (0,4)	12,7 (1,2)	8,2 (5,7)	7,50 (0,11)
30—34	10,2 (0,4)	9,9 (0,4)	11,7 (0,4)	13,3 (0,4)	15,3 (0,7)	16,8 (2,4)	11,81 (0,19)
35—39	11,1 (0,6)	10,6 (0,5)	13,2 (0,5)	15,1 (0,4)	16,2 (0,5)	19,4 (1,0)	14,30 (0,22)
40+	8,7 (1,1)	7,4 (0,9)	7,1 (0,8)	9,8 (0,6)	9,9 (0,5)	9,9 (0,6)	9,39 (0,28)
Summe:	6,09 (0,10)	7,21 (0,13)	9,90 (0,20)	12,55 (0,22)	14,24 (0,30)	13,82 (0,52)	8,76 (0,07)

Ein gewisser, wenn auch nicht so deutlicher Einfluß der Geburtenreihenfolge läßt sich ebenfalls darstellen, und zwar erscheinen die späteren Geburten (über 4) leicht bevorzugt.

Im übrigen ist der ganze Effekt nicht sehr ausgeprägt; der Einfluß von mütterlichem Alter und Geburtenordnung auf die Häufigkeit der Geburt eineiiger Zwillinge ist relativ gering. Frühere Untersucher neigten sogar zu der Meinung, es bestehe keine Beziehung.

Wesentlich deutlicher kommt die Beziehung der ZZ-Häufigkeit zu den beiden Variablen heraus (Tab. 69). Sie steigt mit dem Alter der Mutter erheblich an (von 2,27 ⁰/₀₀ bei den unter 20jährigen bis zu 14,30 ⁰/₀₀ bei den 35—39jährigen), fällt aber über 40 wieder etwas ab. *Frauen im Alter von 35—39 Jahren haben demnach eine über fünfmal höhere Chance, zweieiige Zwillinge zu bekommen, als Frauen unter 20.* Daneben findet sich in allen Altersklassen ein regelmäßiger Anstieg mit der Zahl der vorangegangenen Geburten; diese Regel zeigt auf den ersten Blick zwei Ausnahmen. Die eine, ein Abfall bei den Frauen von 25—29 Jahren mit 9 und mehr Kindern, dürfte mit Sicherheit durch den Fehler der kleinen Zahl vorgetäuscht sein, während eine gewisse Vermehrung unter den Erstgeburten der Frauen von 30 Jahren an schon eher reell sein dürfte.

In den wesentlichen Punkten stimmt das bei den ZZ gewonnene Ergebnis mit dem anderer Untersucher überein. Das gilt insbesondere auch für den Abfall bei den über 40jährigen.

e) Häufigkeit der Zwillingsgeburten in Abhängigkeit von genetischen Faktoren

Schon der obenerwähnte Rassenunterschied wies uns darauf hin, daß für das Auftreten von Zwillingsgeburten und insbesondere von Geburten zweieiiger Zwillinge auch genetische Faktoren von Bedeutung sein dürften.

Tatsächlich gibt es verschiedene weitere Befunde, die das ebenfalls nahelegen. So haben Frauen, die einmal Zwillinge geboren haben, eine erhöhte Chance, noch mehr Zwillinge zu bekommen.

Frauen mit vielen Mehrlingsgeburten wurden verständlicherweise oft bestaunt, und so liegt in der Literatur eine reiche Kasuistik vor[1]. So berichtete GEISSLER im Jahre 1896 über eine Ärztin namens Mary Austin, die im Laufe von 33 Ehejahren 44 Kindern das Leben schenkte, darunter 13 Zwillingspaaren und 6 Drillingsgruppen. Ihre Schwester soll 26 Kinder, eine andere Schwester 41 Kinder gehabt haben. Dieser Bericht steht nicht allein da. Trotzdem sind derartige Befunde natürlich extrem selten. Allerdings, so selten, daß sie rein zufällig zustande gekommen sein könnten, sind sie nun wieder nicht. Das lehrt eine einfache wahrscheinlichkeitstheoretische Betrachtung, die man auf Grund der Angaben der Tab. 67 über die Häufigkeit von Mehrlingsgeburten anstellen kann und die wir dem Leser als Übung überlassen.

Einen genaueren Einblick kann man jedoch nur durch systematische Familienuntersuchungen an auslesefreien Serien von Eltern mit Zwillingskindern gewinnen. Derartige Untersuchungen führte WEINBERG schon 1902 als erster durch. Seine Ergebnisse sind in Tab. 70 zusammengefaßt.

Tabelle 70. *Untersuchungen von* WEINBERG *über die Vererbung der Neigung zu Zwillingsgeburten*

Untersuchte Verwandte von Zwillingsmüttern	Mütter von gleichgeschlechtigen Zwillingen			Mütter von verschiedengeschlechtigen Zwillingen		
	Fälle	Geburten	Mehrlingsgeburten	Fälle	Geburten	Mehrlingsgeburten
Mütter	579	3970	61	254	1848	45
Schwestern	575	2579	55	201	1022	24
Töchter	833	3430	44	323	1464	27
Gesamtzahl der untersuchten weibl. Verwandten	1987	9979	160	778	4334	96

In den untersuchten Familien kamen EZ (errechnet nach der Differenzmethode) 1 : 88, ZZ in einer Häufigkeit 1 : 44 vor. Aus den Befunden schloß WEINBERG auf genetische Faktoren bei der Entstehung von ZZ, nicht aber bei der Entstehung von EZ. Seine Ergebnisse konnte er 1909 an größerem Material bestätigen.

Die Ergebnisse WEINBERGS wurden später vor allem von DAHLBERG kritisiert, und verschiedene Autoren führten ähnliche Untersuchungen durch, die hier nicht im einzelnen besprochen werden sollen. Insgesamt geht jedoch aus ihnen hervor, daß genetische Faktoren bei der Entstehung von Zwillingsschwangerschaften beteiligt sind, und zwar bei der Entstehung von ZZ wie auch vielleicht — wenn auch nicht so deutlich hervortretend — bei EZ. Ein einfacher Erbgang tritt jedoch nicht hervor; — Angaben über die Verursachung der Zwillingsschwangerschaft durch ein recessives Gen, die man gelegentlich liest, entbehren jeder ausreichenden Grundlage. Wahrscheinlich dürfte auch hier eine multifaktorielle Vererbung mit Schwellenwerteffekt vorliegen. Dabei ist nicht ausgeschlossen, daß extreme Varianten wie die oben zitierte durch sehr seltene Mutationen bedingt sind.

Nachdem wir uns die biologischen Grundlagen der Mehrlingsgeburten beim Menschen kurz vergegenwärtigt haben, gehen wir nun zur *Zwillingsmethode als Arbeitsmethode der humangenetischen Forschung* zurück.

2. Die Diagnose der Eiigkeit

Am Beginn jeder Zwillingsuntersuchung steht die Gewinnung des Zwillingsmaterials. Da hier aber je nach dem speziellen Forschungsziel ganz verschiedene

---

[1] Vgl. GEDDA 1951.

Methoden angewandt werden können, soll die Materialgewinnung weiter unten besprochen werden. — Dann folgt die Diagnose der Eiigkeit.

Nach SIEMENS verwendet man den polysymptomatischen Merkmalsvergleich. Die Methode ist aus theoretischen Gründen kritisiert worden[1]. Man wirft ihr vor, sie beruhe auf einem Kreisschluß: Erst klassifiziere man alle ähnlichen Paare als EZ, dann stelle man voller Erstaunen fest, daß die EZ ähnlicher seien als ZZ. Die logische Berechtigung dieser Einwände soll hier nicht diskutiert werden. Fest steht, daß die Entwicklung über sie hinweggegangen ist. Als immer mehr Blutgruppen, von denen man ja weiß, daß sie monomere Merkmale mit 100% Penetranz sind, zur Zwillingsdiagnose mit herangezogen wurden, war dies das experimentum crucis für den polysymptomatischen Ähnlichkeitsvergleich. Er hat es glänzend bestanden: *Wo die Eiigkeitsdiagnosen erfahrener Untersucher nachgeprüft wurden, konnten sie in keinem Falle als falsch erwiesen werden*[2]. Den Grund für die Zuverlässigkeit dieser Methode sehen wir in folgendem:

Die überaus große Fülle der Kombinationen von Erbanlagen hat das zur Folge, was wir Individualität nennen: Jeder Mensch ist auch morphologisch einzigartig und unwiederholbar.

Dieses Individuelle ist in Maß und Zahl nicht immer auszudrücken; es ist jedoch dem unbefangen schauenden Auge erkennbar und unterscheidbar.

Eineiige Zwillinge haben die gleichen Erbanlagen. Das besagt nicht, daß die Einzelheiten der morphologischen Ausprägung ganz gleich sind. Diese sind ja ein Produkt aus der Wirkung von Erbe und Umwelt. Es besagt aber, daß allen Merkmalen die gleichen Entwicklungstendenzen zugrunde liegen, und daß deshalb durch die endgültige Form hindurch der ursprünglich gleiche Bauplan sichtbar ist. Wenn man sich nacheinander in die zu untersuchenden Einzelmerkmale vertieft, so bedeutet das nicht schlechthin, daß man Ähnlichkeiten additiv aufeinander häuft. Wer so vorgeht, untersucht schlecht. — Sondern es heißt, daß man sich, von immer wieder neuen Teilaspekten ausgehend, in das Ganze der Gestalt einfühlt. Der Merkmalsvergleich ist also seinem Wesen nach ein intuitives Verfahren. Damit soll aber nicht gesagt sein, daß man es bei seiner Durchführung an Gewissenhaftigkeit und Selbstkritik fehlen lassen darf.

Im Rahmen des Merkmalsvergleiches zieht man zunächst möglichst viele Merkmale heran, von denen man weiß, daß sie durch einfach mendelnde Gene bedingt sind und daß jedem Genotyp ein bestimmter Phänotyp streng zugeordnet ist. Die Prototypen derartiger Merkmale sind die verschiedenen Blutgruppensysteme. Dazu kommen die Serum-Proteinvarianten, wie Haptoglobine, Gm-Gruppen und Transferrine. Ein nachgewiesener Unterschied in nur einem dieser Merkmale beweist uns, daß das betreffende Paar nicht eineiig sein kann. Man hat ausgerechnet[3], daß es auf Grund der zahlreichen jetzt bekannten Blutgruppenantigene und anderer einfach mendelnder häufiger Merkmale jetzt theoretisch bei etwa 98% der ZZ möglich ist, infolge Diskordanz in einem dieser Faktoren Eineiigkeit auszuschließen. Das könnte manchem den Schluß nahelegen — und einige Forscher neigen zu diesem Schluß —, man könne sich ausschließlich auf die Labormethoden verlassen und auf eine Nachprüfung der Diagnose durch den polysymptomatischen Ähnlichkeitsvergleich unter Verwendung von Merkmalen der Physiognomie und des Körperbaues verzichten. *Wir möchten vor einem solchen Verzicht warnen.* Je mehr Laboruntersuchungen man durchführt, desto mehr wächst — auch bei äußerster Sorgfalt — die Gefahr technischer Irrtümer.

---

[1] STOCKS 1930/31; GOTTSCHICK 1937 a, b; HUG 1952 u. a.
[2] Unter anderem SCHIFF u. v. VERSCHUER 1933; Lit. bei GEDDA 1951.
[3] JUEL-NIELSEN, NIELSEN u. HAUGE 1958.

Dagegen liegt der hohe Wert dieser Untersuchungen darin, daß sie dem Untersucher, besonders dem weniger geübten, erlauben, sich selbst zu kontrollieren, ob er den polysymptomatischen Merkmalsvergleich beherrscht.

Der Merkmalsvergleich als solcher ist kaum allgemeingültig darzustellen; die Liste der von uns untersuchten Merkmale, die wir mit wenig Änderungen vom Kaiser-Wilhelm-Institut für Anthropologie (Prof. v. VERSCHUER) übernahmen, soll nur einen Hinweis geben:

Wir untersuchen: Haarfarbe, Haarform, Haardichte, Haarwirbel, Begrenzung des Haupthaares von vorn und von hinten; Länge, Dichte, Farbe der Augenbrauen, Form des Brauenhaarbogens, Richtung des Haarstriches und Wirbelbildung, Abstand zwischen den Brauen; Länge, Breite und Form der Augenwimpern; Weite, Form und Achse der Lidspalte; Augenfarbe; struktureller Aufbau der Iris; Pigmentverteilung, Ringe und Flecken; Schielstellung; Kopfumfang, größte Länge des Kopfes, größte Breite des Kopfes, kleinste Stirnbreite, Jochbogenbreite, Unterkieferwinkelbreite, morphologische Gesichtshöhe, Form des Hinterhauptes, Höhe und Breite der Nase, Wangenrötung, Sommersprossen und sonstige Merkmale der Haut sowie die Papillarleisten der Finger und Hände. Dazu kommen verschiedene Merkmale des Kopfes (z. B. Ohr, vgl. QUELPRUD 1932) sowie des übrigen Körpers, wie Größe und Gewicht, Verteilung der Muskulatur und der Fettpolster, Form der Hände und Füße usw.

Eine weitere Möglichkeit bietet die Transplantation von Haut, die nur bei EZ auf die Dauer angeht. Auch über erfolgreiche Überpflanzung anderen Gewebes, z. B. aus der Schilddrüse, oder gar die Übertragung einer ganzen Niere, wenn bei dem einen Paarling die Nierenfunktion hoffnungslos darniederlag, wurde berichtet. (Literatur bei SCHÖNE 1956a, b; v. HARNACK u. Mitarb. 1958.)

Wenn nicht besondere Verhältnisse vorliegen, ist die Diagnose bei genügend eingehender Betrachtung mit Sicherheit zu stellen. Ob man sie direkt als Diagnose der Eineiigkeit oder per exclusionem über die Feststellung der Zweieiigkeit anlegt (BREITINGER 1952), dürfte weitgehend Temperamentsache sein.

Eine genaue Darstellung des Verfahrens in der von ihm entwickelten Version findet sich bei v. VERSCHUER[1].

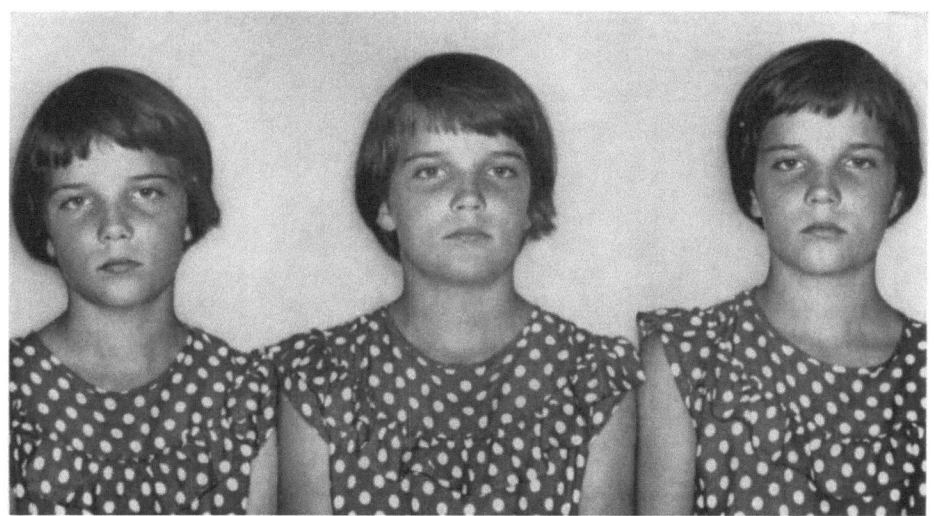

Abb. 114. Eineiige Drillinge im Alter von 10 Jahren

Die Abb. 114—117 zeigen eine typische eineiige Drillingsgruppe im Alter von 10 Jahren. Die Aufnahmen der Augen und Nasenböden sollen nur Beispiele darstellen für die Art der Ähnlichkeiten, die man zu erwarten hat. Dagegen sieht man

---

[1] DIEHL u. v. VERSCHUER 1933.

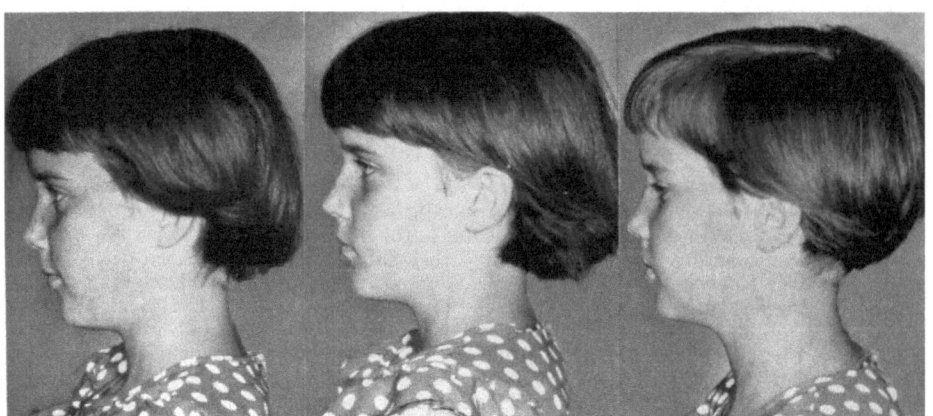

Abb. 115. Die gleichen im Profil

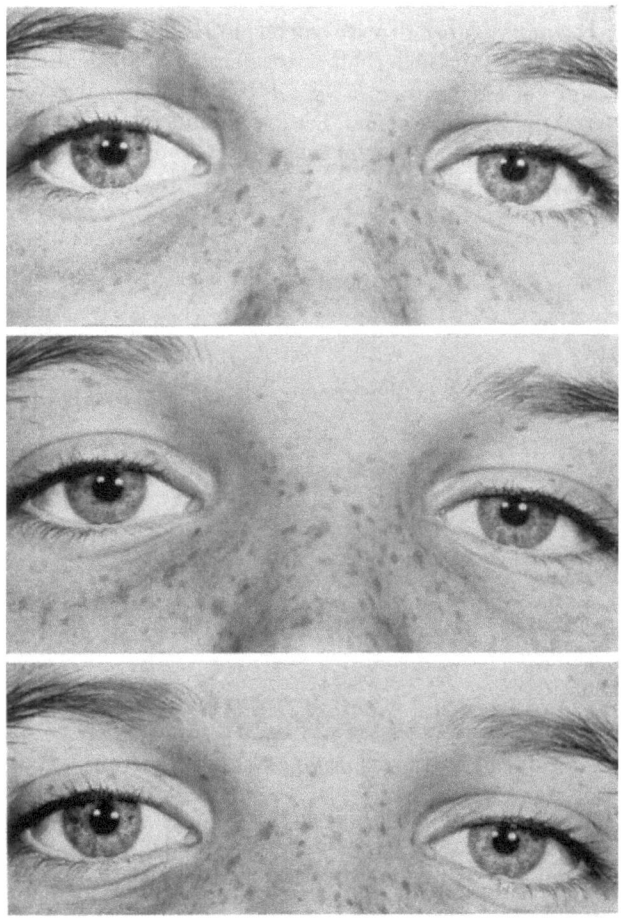

Abb. 116. Augenpartie der eineiigen Drillinge. Man beachte die Sommersprossen!

in Abb. 118, wie unähnlich ein EZ auf den ersten Blick wirken kann. Der Unterschied ist hier durch eine Vergrößerung der Tonsilla pharyngica und den damit

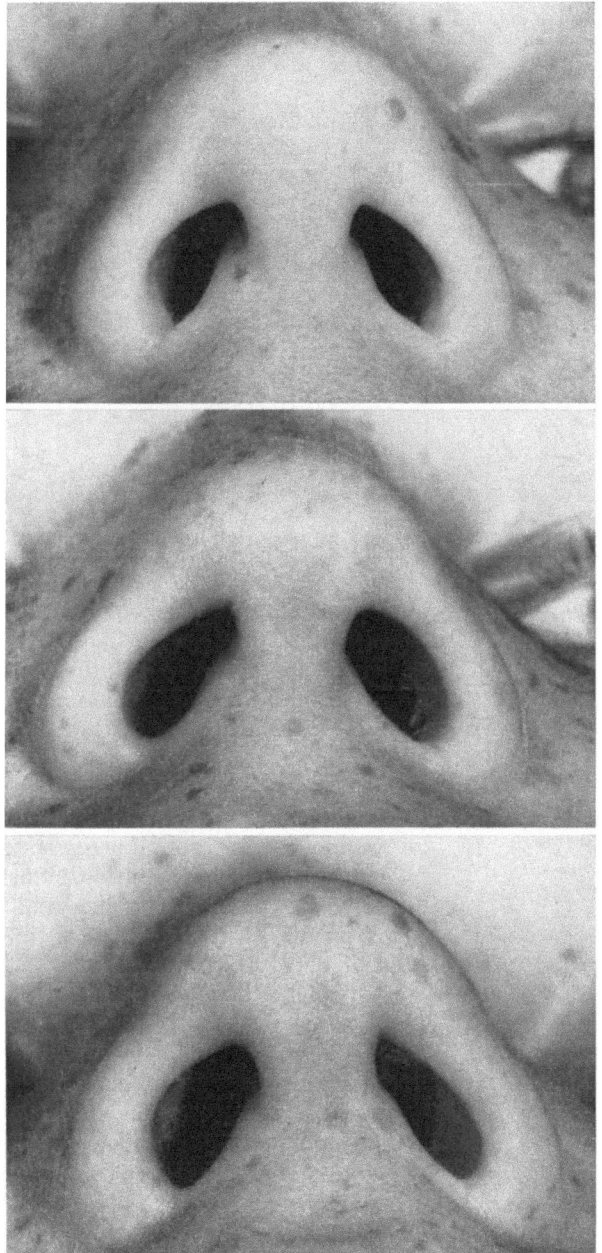

Abb. 117. Nasenböden der eineiigen Drillinge

oft verbundenen hohen Gaumen verursacht. Nach unseren Erfahrungen ist diese Ursache für eine relative Diskordanz von EZ gerade im Gesichtsausdruck nicht selten verantwortlich zu machen.

16*

Wie weit die Unähnlichkeit bei EZ in schwer pathologischen Fällen gehen kann, zeigt Abb. 119 (nach GREBE 1952).

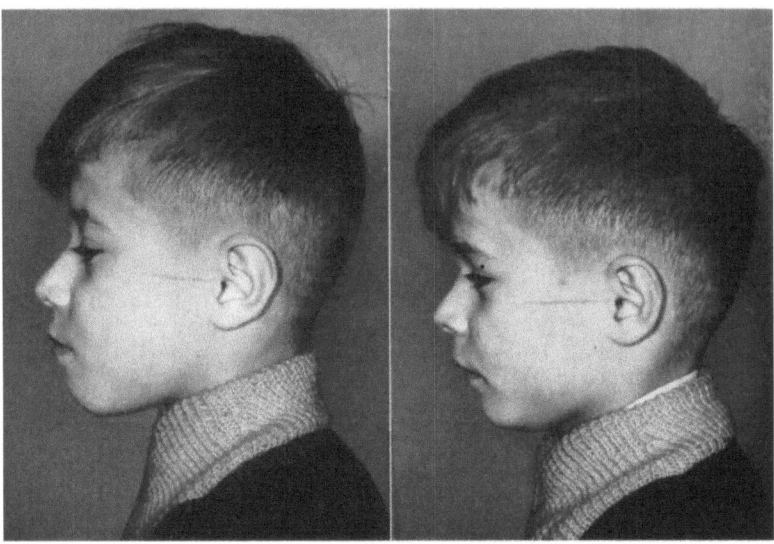

Abb. 118. Eineiige Zwillinge mit etwas unähnlicher Physiognomie. Die Unähnlichkeit ist hier durch eine Vergrößerung der Tonsilla pharyngica und den damit verbundenen hohen Gaumen bei Paarling I bedingt

Abb. 120 zeigt dagegen ein sehr ähnliches ZZ. Es sei hinzugefügt, daß dieses Paar auch in allen Maßen überaus ähnlich war, und nur kleine morphologische Differenzen die Unterscheidung erlaubten.

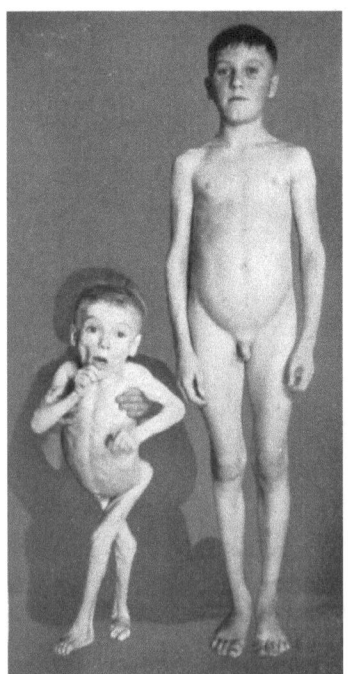

In manchen Fällen kann es erwünscht sein, eine mathematische Methode zur Eiigkeitsdiagnose zu besitzen. Das ist besonders dann der Fall, wenn man aus äußeren Gründen nicht beide Paarlinge gemeinsam untersuchen kann, wenn der eine von ihnen verstorben ist, aber ein ausführlicher Blutfaktorenstatus vorliegt, wenn ein Paarling völlig mißbildet ist oder wenn die Zwillinge sich noch im Säuglingsalter befinden, wo ein morphologischer Merkmalsvergleich schwieriger ist.

Zahlreiche Verfahren sind angegeben worden[1], auf deren Klassifikation und genauere Diskussion hier aber verzichtet werden soll, da sie in den meisten Fällen überflüssig sind. Muß eine Untersuchung einmal so angelegt werden, daß man eines dieser Verfahren anwenden muß, so erscheint uns das von SMITH und PENROSE (1955) am besten.

Abb. 119. 10jährige EZ mit diskordantem Zwergwuchs. Der Zwerg (II) lernte nie laufen und sprechen. Er wies eine röntgenologisch besonders auffällige, schwere allgemeine Skeletentwicklungsstörung auf und starb kurz nach der Untersuchung. Bei dem unauffällig erscheinenden Bruder bestand ein doppelseitiges Iriskolobom, das bei dem Zwerg fehlte (n. GREBE 1959)

---

[1] STOCKS 1930/31; ESSEN-MÖLLER 1938; BREITINGER 1952; SMITH U. PENROSE 1955 u. a.

Wenn man die relative Wahrscheinlichkeit beurteilen will, daß ein Zwillingspaar eineiig oder zweieiig ist, muß man zunächst die Grundwahrscheinlichkeit für jeden der beiden Typen festlegen. In Europa ist der Anteil eineiiger Paare annähernd 30%.

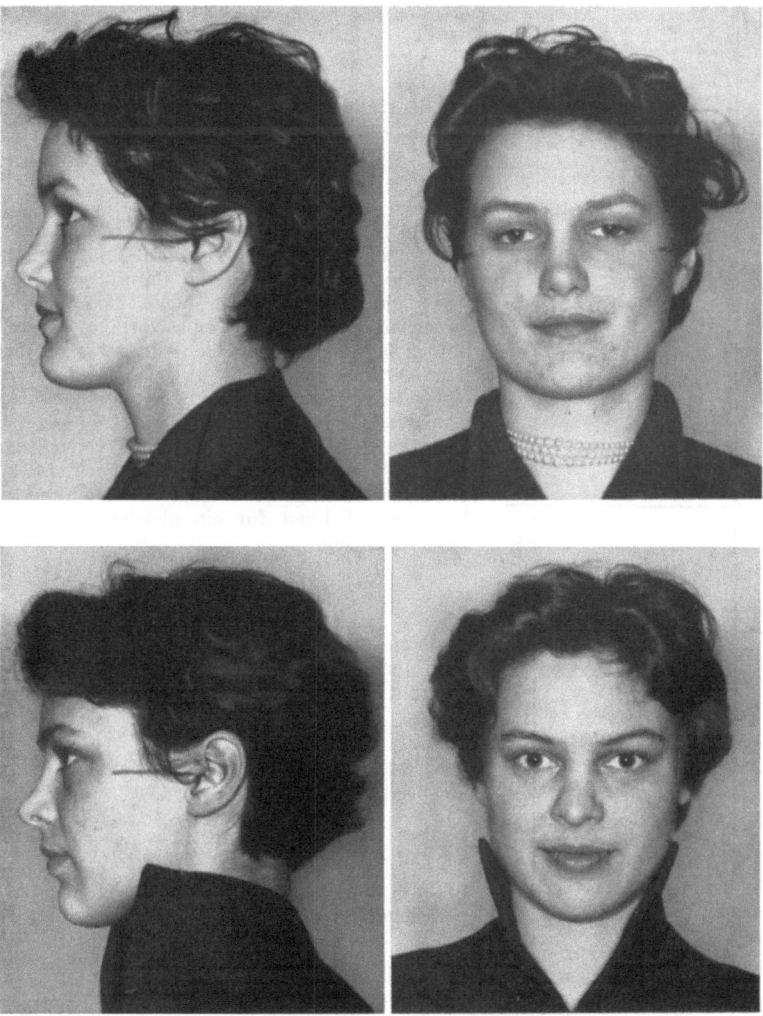

Abb. 120. 19 jährige ZZ mit auffallend starker Geschwisterähnlichkeit

Wir können also das Verhältnis 2,33 : 1 (70 : 30) als die relative Anfangswahrscheinlichkeit $p_0 D$ bezeichnen, daß ein Zwillingspaar zweieiig ist. Sie ändert sich, sobald wir irgend etwas über die Merkmale dieses Paares wissen.

Nun benötigen wir Information über die Häufigkeit von Unterschieden zwischen Messungen eines bestimmten Merkmales bei EZ und ZZ. Man kann diese Unterschiede auf folgendem, ganz allgemeinem Schema eintragen:

Tabelle 71. *Verteilung von Unterschieden zwischen Paarlingen eines Zwillingspaares für ein bestimmtes Merkmal (in willkürlich gewählten Einheiten)*

	0	1	2	3 ... n	Insgesamt
EZ:	m_0	m_1	m_2	$m_3 \ldots m_n$	m
ZZ:	d_0	d_1	d_2	$d_3 \ldots d_n$	d

Tabelle 72

Geschwisterpaar	Genotypisch				Phänotypisch			
	AA	Aa	aa	Gesamt	Geschwisterpaar A	a	A	a	Gesamt
AA	$\frac{1}{4}p^2(1+p)^2$	$\frac{1}{2}p^2q(1+p)$	$\frac{1}{4}p^2q^2$	p^2	$p(1+q)-\frac{1}{4}pq^2(3+q)$	$\frac{1}{4}pq^2(3+q)$			$p(1+q)$
Aa	$\frac{1}{2}p^2q(1+p)$	$pq(1+pq)$	$\frac{1}{2}pq^2(1+q)$	$2pq$	$\frac{1}{4}pq^2(3+q)$				
aa	$\frac{1}{4}p^2q^2$	$\frac{1}{2}pq^2(1+q)$	$\frac{1}{4}q^2(1+q)^2$	q^2		$\frac{1}{4}q^2(1+q)^2$			q^2
Gesamt	p^2	$2pq$	q^2	1	$p(1+q)$	q^2			1

Diese Verteilung kann auf verschiedenen Wegen gewonnen werden, z. B. aus einem größeren, bereits klassifizierten Zwillingsmaterial.

Wenn nun ein Unterschied von n Einheiten zwischen den Maßen von Paarling I und Paarling II eines Zwillingspaares für ein bestimmtes Merkmal gefunden wurde, so kann eine solche Tafel benutzt werden, um die relative Wahrscheinlichkeit dafür zu erhalten, daß das Paar zweieiig ist, wenn man nur dieses Merkmal zur Beurteilung heranzieht. Diese neue Wahrscheinlichkeit lautet:

$$p_1D = \frac{d_n \cdot m}{m_n \cdot d} .$$

Bei Merkmalen wie den Blutgruppen, in denen eineiige Zwillinge immer konkordant sind, vereinfacht sich diese Formel wesentlich, da unter der Voraussetzung $i > 0$ gilt: $m_i = 0$. Das heißt, daß jede Differenz zwischen den Paarlingen eines Zwillingspaares beweist, daß es sich um ZZ handelt. Anders, wenn das Paar in dem Merkmal gleich ist.

Haben die Zwillinge z. B. gleiches Geschlecht, dann ist die relative Wahrscheinlichkeit abhängig von dem Verhältnis der ZZ gleichen und verschiedenen Geschlechtes zueinander. Es sind aber etwa 50% aller ZZ gleichgeschlechtig. So beträgt die kombinierte relative Wahrscheinlichkeit für ein gleichgeschlechtiges Paar, zweieiig zu sein,

$$p_0D \cdot p_1D = \frac{70}{30} \cdot \frac{50}{100} = \frac{35}{30} .$$

Nun kann man die Daten für jede beliebige Anzahl von Merkmalen in dieser Weise kombinieren, woraus entsteht:

$$pD = p_0D \cdot p_1D \cdot p_2D \dots$$

Die Gesamtwahrscheinlichkeit, daß ein Paar zweieiig ist, beträgt

$$\frac{pD}{(1+pD)} ,$$

und die Wahrscheinlichkeit, daß es eineiig ist, dementsprechend

$$\frac{1}{(1+pD)} .$$

Dieses Prinzip kann man nun auf die Blutgruppen anwenden; es ist in jedem Falle nur nötig, den Wert d_0/d zu errechnen, da $m_0/m = 1$ ist, jede Differenz in m also ausschließt, daß es sich um EZ handelt. Die Wahrscheinlichkeiten sind einfach zu erhalten, wenn die Genhäufigkeiten in der Bevölkerung bekannt sind und man den Phänotyp der Eltern kennt.

Zum Beispiel kann eine 0 × B-Ehe, wenn keine 0-Kinder da sind, *00 × 0B* oder *00 × BB* sein. Sind die Zwillinge B, so beträgt die Wahrscheinlichkeit 0,5424 konkordant zu sein, wenn sie ZZ sind und nicht 0,5, wie es für eine Ehe *00 × 0B* zuträfe.

Meist sind jedoch die elterlichen Blutgruppen unbekannt. In einem solchen Falle kann man die p_iD berechnen, wenn man die Häufigkeit der verschiedenen Kombinationen in Geschwisterpaaren bei der Bevölkerung kennt.

Die Methode soll an einem Beispiel dargestellt werden. Wir nehmen zwei Allele A und a mit der Häufigkeit p und q an. Die Tabelle der Geschwisterpaare erhält man, in dem man alle Kreuzungstypen zusammenstellt und festlegt, wie groß die Zahl der Geschwisterpaare ist, die in jede Klasse fällt (vgl. Tab. 72). Die relative Chance eines Zwillingspaares, zweieiig zu sein, wenn es etwa die Kombination AA, AA aufweist, ergibt sich durch Division der Kinder in der AA, AA-Zelle durch die Gesamtzahl der AA-Kinder. Es ergibt sich die Tabelle 73.

Tabelle 73. *Relative Wahrscheinlichkeit von ZZ für zwei Allele*

Genotypisch		Phänotypisch	
Beide Paarlinge	Relative Wahrscheinlichkeit von ZZ	Beide Paarlinge	Relative Wahrscheinlichkeit von ZZ
AA	$\dfrac{1}{4}(1+p)^2$	A	$1 - \dfrac{1}{4}q^2(3+q)/(1+q)$
Aa	$\dfrac{1}{2}(1+pq)$		
aa	$\dfrac{1}{4}(1+q)^2$	a	$\dfrac{1}{4}(1+q)^2$

In den folgenden Tabellen sind die Berechnungen ausgeführt unter Annahme englischer Genhäufigkeiten; die Zahlen dürften auch auf deutsche Verhältnisse in guter Näherung zutreffen.

1. ABO-System:
   Genhäufigkeiten: $A_1 = 0{,}208959$
   $A_2 = 0{,}069649$
   $B = 0{,}061166$
   $0 = 0{,}660226$

2. MNSs:
   Genhäufigkeiten: $MS = 0{,}247172$
   $Ms = 0{,}283131$
   $NS = 0{,}080208$
   $Ns = 0{,}389489$

Tabelle 74. *Relative Wahrscheinlichkeit von ZZ, wenn die ABO-Blutgruppen die gleichen sind*

Beide Paarlinge	Relative Wahrscheinlichkeit von ZZ	
0	0,6891	
A_1	0,6470	0,6945
A_2 A	0,4824	
B	0,4741	
A_1B	0,3239	0,3435
A_2B AB	0,2849	

Tabelle 75. *Relative Wahrscheinlichkeit von ZZ, wenn die MNSs-Blutgruppen die gleichen sind*

Anti-M, -N, -S, -s Seren stehen zur Verfügung		Anti-M, -N, -S Seren stehen zur Verfügung	
Beide Paarlinge	Relative Wahrscheinlichkeit von ZZ	Beide Paarlinge	Relative Wahrscheinlichkeit von ZZ
MMSS	0,3888	MS	0,5161
MMSs	0,4176		
MMss	0,4116	MsMs	0,4116
MNSS	0,3417	MNS	0,5044
MNSs	0,4556		
MNss	0,4733	MsNs	0,4733
NNSS	0,2915	NS	0,4138
NNSs	0,3831		
NNss	0,4827	NsNs	0,4827

3. Rh:
   Chromosomenhäufigkeit: $CDe = 0{,}4076$
   $cde = 0{,}3886$
   $cDE = 0{,}1411$
   $cDe = 0{,}0257$
   $C^w De = 0{,}0129$
   $cdE = 0{,}0119$
   $Cde = 0{,}0098$
   $CDE = 0{,}0024$

Tabelle 76. *Relative Wahrscheinlichkeit von ZZ, wenn die Rh-Blutgruppen die gleichen sind*

Beide Paarlinge							
Phänotyp						Wahrscheinlichster Phänotyp	Relative Wahrscheinlichkeit von ZZ
Reaktion mit Anti-							
C + Cᵂ	c	D	E	Cᵂ	e		
—	+	—	—	—	+	cde/cde	0,4821
—	+	+	—	—	+	cDe/cde	0,3684
—	+	—	+	—	+	cdE/cde	0,3522
—	+	—	+	—	—	cdE/cdE	0,2500
—	+	+	+	—	—	cDE/cDE	0,3321
—	+	+	+	—	+	cDE/cde	0,4179
+	+	—	—	—	+	Ced/cde	0,3512
+	+	+	—	—	+	CDe/cde	0,5400
+	+	+	—	+	+	CᵂDe/cde	0,3599
+	+	—	+	—	+	cdE/Cde	0,2735
+	+	+	+	—	+	CDe/cDE	0,4241
+	+	+	+	—	—	cDE/CDE	0,2853
+	+	+	+	+	+	CᵂDe/cDE	0,2943
+	—	—	—	—	+	Cde/Cde	0,2500
+	—	+	—	—	+	CDe/CDe	0,5021
+	—	+	—	+	+	CᵂDe/CDe	0,3657
+	—	+	+	—	+	CDe/CDE	0,3546
+	—	+	+	—	—	CDE/CDE	0,2500
+	—	+	+	+	+	CᵂDe/CDEz	0,2500

Tabelle 77. *Gen-, Genotyp- und Phänotyphäufigkeit für das P, Lutheran, Duffy, Kidd und Nichtausscheider (Lewis) System*

System	Gen	Häufigkeit	Genotyp	Häufigkeit	Phänotyp	Häufigkeit
P	*P*	0,4901	PP Pp	0,2402 0,4998	P+	0,7400
	p	0,5099	pp	0,2600	P—	0,2600
Lutheran	*Luᵃ*	0,0390	LuᵃLuᵃ LuᵃLuᵇ	0,0015 0,0750	Lu(a+)	0,0765
	Luᵇ	0,9610	LuᵇLuᵇ	0,9235	Lu(a—)	0,9235
Kell	*K*	0,0522	KK Kk	0,0027 0,0990	K+	0,1017
	k	0,9478	kk	0,8983	K—	0,8983
Duffy	*Fyᵃ*	0,4102	FyᵃFyᵃ FyᵃFyᵇ	0,1683 0,4839	Fy(a+)	0,6521
	Fyᵇ	0,5898	FyᵇFyᵇ	0,3479	Fy(a—)	0,3479
Kidd	*Jkᵃ*	0,4982	JkᵃJkᵃ JkᵃJkᵇ	0,2482 0,5000	Jk(a+)	0,7482
	Jkᵇ	0,5018	JkᵇJkᵇ	0,2518	Jk(a—)	0,2518
Nichtausscheider	Nichtausscheider	0,4731	Nichtaussch. Nichtaussch.	0,2238	Nichtaussch. Le(a+)	0,2238
	Ausscheider	0,5269	N.-A. Auss. Auss.Auss.	0,4986 0,2776	Ausscheider Le(a—)	0,7762

Für P, Lu, Kell, Duffy, Kidd und Lewis-Sekretor errechnen sich die Daten leicht. Die Wahrscheinlichkeiten ergeben sich aus Tab. 78.

Ein Beispiel soll uns das Gesagte verdeutlichen: Das weibliche Zwillingspaar A (eigene Beobachtung) hat den Blutgruppenstatus B, Cc, Dee, pp, MNs.

Wie groß ist die Wahrscheinlichkeit, daß es sich um ein ZZ handelt?

$$p_0 D = 2{,}3333$$
$$p_1 D \text{ (Geschlecht)} = 0{,}5000$$
$$p_2 D \text{ (AB0)} = 0{,}4741$$
$$p_3 D \text{ (MNS)} = 0{,}5044$$
$$p_4 D \text{ (CcDEe)} = 0{,}5400$$
$$p_5 D \text{ (Pp)} = 0{,}5699$$

Es ergibt sich: $pD = \Pi p_i D = 0{,}0859$.
Daraus folgt: $P = 0{,}0791$.

Bei Heranziehung dieser Blutfaktoren ist es also nicht möglich, mit ausreichender Sicherheit auszuschließen, daß es sich um ein ZZ handelt.

Nachdem wir die Biologie der Zwillingsschwangerschaft und die Methoden der Eiigkeitsbestimmung besprochen haben, wenden wir uns nunmehr der Zwillingsmethode als Arbeitsmethode der humangenetischen Forschung zu.

Tabelle 78. *Relative Wahrscheinlichkeit von ZZ, wenn P, Lutheran, Kell, Duffy, Kidd und Nichtausscheider (Lewis) Phänotypen die gleichen sind*

System	Beide Paarlinge	Relative Wahrscheinlichkeit von ZZ
P	P+	0,8489
	P—	0,5699
Lutheran	Lu(a+)	0,5337
	Lu(a—)	0,9614
Kell	K+	0,5448
	K—	0,9485
Duffy	Fy(a+)	0,8036
	Fy(a—)	0,6319
Kidd	Jk(a+)	0,8532
	Jk(a—)	0,5638
Nichtaussch. (o. Lewis)	Nichtausschei. Le(a+)	0,5425
	Ausscheider Le(a—)	0,8681

3. Die Untersuchung auf Erblichkeit bei alternativ verteilten Merkmalen, z. B. Krankheiten

Hier ist die Aufgabe der Zwillingsmethode eine dreifache: Einmal kann aus dem Unterschied in der Konkordanz zwischen EZ und ZZ geschlossen werden, ob die Erbanlage beim Entstehen des Merkmales eine Rolle spielt. Zum zweiten läßt sich aus dem Verhältnis der konkordanten zu den diskordanten EZ die *Manifestationswahrscheinlichkeit* dieser Erbanlage abschätzen, und drittens ist es möglich, durch vergleichende Analyse der diskordanten EZ-Paare einen von Merkmal zu Merkmal mehr oder weniger genauen Einblick in die *Manifestationsbedingungen* des Merkmals zu erhalten. Im bisherigen Verlauf der Zwillingsforschung standen die beiden ersten Gesichtspunkte ganz im Vordergrund der Aufmerksamkeit. Wir haben jedoch den Eindruck, daß sich das Interesse jetzt mehr auf das dritte Problem verlagert, *auf die möglichst genaue Fixierung und Analyse von Diskordanzen*[1].

Drei verschiedene Wege der Forschung sind zu unterscheiden (LUXENBURGER 1940): die Zwillingskasuistik, die Sammelkasuistik und die Untersuchung statistisch einwandfrei gewonnener Serien.

Die Kasuistik ist die älteste und zugleich anspruchsloseste Methode in der Zwillingspathologie. Das Gesamtmaterial ist inzwischen überaus stark angewachsen (vgl. GEDDA 1951). Sie hat zunächst die Aufgabe, Hinweise zu geben und größer angelegte Untersuchungen zu veranlassen. Darüber hinaus wird sie von manchen Forschern mit einer gewissen Geringschätzung angesehen. LUXENBURGER (1940) möchte ihr nur noch das Verdienst zuerkennen, daß sie die Ergebnisse der statistischen Untersuchung veranschauliche und verlebendige. WEITZ (1942/43) dagegen betont stärker ihren selbständigen Erkenntniswert, besonders auch bei selteneren Erkrankungen, wo es fast unmöglich wird, die für statistische Schlüsse

---

[1] Unter anderem GEYER 1940; GREBE 1952; VOGEL 1958.

ausreichenden Serien zusammenzubekommen. Als Beispiel erwähnt WEITZ, daß
wir unsere Kenntnis von der vorwiegenden Umweltbedingtheit der Syringomyelie
vor allem den (damals) kasuistisch mitgeteilten vier diskordanten EZ verdanken.

Wir stimmen mit ihm dahingehend überein, daß der Wert der Kasuistik besonders auf dem Gebiet der *Diskordanzanalyse* liegt[1].

Gerade bei seltenen Erkrankungen, deren Erbgang nicht klar definiert ist,
können jedoch auch einzelne konkordante EZ-Paare von großem Erkenntniswert
sein.

Zusammenfassend wollen wir betonen, daß die Zwillingskasuistik, wenn man
sich der Grenzen ihrer Erkenntnismöglichkeiten bewußt bleibt, eine sehr wertvolle
Methode sein kann. Gerade auch bei seltenen Krankheiten und Merkmalen sollte
daher jedes eineiige Zwillingspaar, das beobachtet wird, veröffentlicht werden;
besonders auch die diskordanten.

Dies gilt vor allem auch bei Paaren, die nicht wegen ihres Merkmales, sondern aus anderen
Gründen, z. B. im Rahmen einer zu anderen Zwecken unternommenen Forschung an einer
Serie ,,normaler" Zwillinge zur Beobachtung gelangten. Derartige Paare sind nämlich auslese-
frei gewonnen und können daher später jeder Serie angeschlossen werden.

Bald jedoch wird das Bedürfnis auftauchen, aus den kasuistischen Mitteilungen
verallgemeinernde Schlüsse durch Vergleich mit dem von anderen am gleichen
Krankheitsbild Beobachteten zu ziehen. Dabei ist es gleichgültig, ob man das
Material aus der Literatur sammelt, oder etwa an einer Klinik im Laufe der Zeit
anhäuft (,,planmäßige Sammelkasuistik" LUXENBURGER 1940). Es liegt jedoch
auf der Hand, daß derartige Schlüsse sich auf diejenigen Punkte beziehen müssen,
zu deren Erkenntnis die Einzelkasuistik beitragen kann. Zu allgemeineren Aussagen über Diskordanzursachen, abortives Auftreten von Merkmalen und leichte
Abweichungen von der Norm beim ,,gesunden" Partner (z. B. Dysrhythmie im
EEG oder leichte Provozierbarkeit von Anfällen beim gesunden Paarling eines
Krampfkranken; PASSOUANT u. Mitarb. 1954) sowie Einzelheiten der Pathoplastik
bei konkordanten Paarlingen usw. wird man also ohne weiteres gelangen dürfen.

Dagegen darf man hier nicht die Frage nach der Manifestationswahrscheinlichkeit stellen. Diese kann nur durch die unten geschilderten auslesefreien Serien
beantwortet werden! Ihnen gleichzusetzen sind allerdings Sammelkasuistiken aus
auslesefrei erhaltenen Fällen (vgl. oben).

Das Paradebeispiel (WEITZ 1942/43) für die Verzerrung, die man hier mit einer
gewöhnlichen Sammelkasuistik erhalten kann, gab LUXENBURGER (1939) für die
Geisteskrankheiten (Tab. 79).

Tabelle 79. *Konkordanz und Diskordanz bei EZ und ZZ für Schizophrenie in Abhängigkeit von
der Art der Materialgewinnung*

	Eineiige		Zweieiige		Unbestimmbare		Zusammen	
	konk.	disk.	konk.	disk.	konk.	disk.	konk.	disk.
Einzelkasuistik	91	9	40	60	72	28	82	18
Planmäßige Sammelkasuistik . .	92	8	—	100	53	47	56	44
Lückenlose Serien	64	36	—	100	11	89	19	81

Einschränkend sei bemerkt, daß dieses schlechte Ergebnis für neuere Zwillings-
literatur vermutlich nicht mehr zuträfe, da sich in letzter Zeit immer mehr der
Brauch durchsetzt, auch diskordante EZ zu publizieren, während zu Anfang der

---

[1] Als Beispiel sei ein eineiiges Zwillingspaar genannt, bei dem ein Paarling an einer Pick-
schen Krankheit litt (nach BECKER 1948). Auf die gründliche Analyse und Diskussion dieses
Falles sei hier besonders hingewiesen.

Zwillingsforschung die Aufmerksamkeit sich begreiflicherweise fast ausschließlich auf die konkordanten Paare konzentrierte. Ursache der Abweichung ist ja immer diese „Interessantheitsauslese!".

Nur die Untersuchung auslesefreier Serien gestattet es jedoch, durch vergleichende Untersuchungen an EZ und ZZ quantitativen Aufschluß über die Fragen der Erbbedingtheit und der Manifestationswahrscheinlichkeit zu gewinnen.

Die größten praktischen Schwierigkeiten pflegen bei der *Materialgewinnung* zu liegen. Die meisten Krankheiten sind trotz allem in der Bevölkerung nicht eben häufig. Dazu kommt, daß nur etwa jeder 50. Mensch einer Zwillingsgeburt entstammt. Oft sind außerdem die Paarlinge früh verstorben.

Schon aus diesem Grunde ist es meist unmöglich, unbeschränkt repräsentative Stichproben zu gewinnen. Eine solche läge beispielsweise vor, wenn man etwa zunächst alle in Deutschland lebenden Zwillingspaare erfassen und dann versuchen würde, herauszufinden, bei wievielen Partnern einmal eine Schizophrenie vorhanden war. Eine derartige Untersuchung wird z. Z. in Dänemark durchgeführt.

Ähnlich, wenn auch weniger mühevoll, dafür aber weniger zuverlässig ist die Methode der Materialgewinnung von WEITZ (1942/43). Er ging von einer kleinen Anzahl von Zwillingspaaren aus und befragte sie systematisch nach allen ihnen bekannten Zwillingen. Mit Paaren, deren Adressen auf diesem Wege neu gewonnen waren, wurde das gleiche Verfahren wiederholt so lange, bis nur noch bereits bekannte Paare gewonnen wurden. WEITZ meint, sein Vorgehen berge keine unkontrollierbaren Auslesen nach bestimmten Krankheiten usw. in sich, da man bei Personen außerhalb der eigenen Familie von Krankheiten in der Regel nichts wisse.

Er räumt aber ein, daß seine Methode nicht geeignet sei, in begrenzter Zeit ein möglichst großes Material für eine bestimmte Krankheit zu erfassen.

In diesem Fall untersucht man eine *begrenzt repräsentative Serie* (LUXENBURGER). Man geht etwa folgendermaßen vor: Zunächst verschafft man sich eine Stichprobe von Kranken des zu untersuchenden Merkmals, z. B. alle in Deutschland während eines bestimmten Zeitraumes in Kliniken Aufgenommenen. Dabei ist zu beachten, daß man wirklich alle Fälle erfaßt, also keine Auslese etwa nach dem Bekanntsein eines Zwillingsgeschwisters treibt. — Gleichzeitig mit Namen, Adresse, Diagnose, Aufnahmetermin usw. läßt man sich den Geburtsort dieser Personen mitteilen. Dann fragt man bei den verschiedenen Standesämtern für jeden Kranken nach, ob er einer Zwillingsgeburt entstammt.

Zweifellos ist diese Methode immer noch ungemein mühsam. Dazu kommt die übereinstimmende Erfahrung aller Untersucher, daß das Zahlenmaterial aus allen möglichen Gründen weit unter die zunächst erwarteten Zahlen zusammenzuschmelzen pflegt. Man kann also „die Netze nicht weit genug auswerfen" (LUXENBURGER 1940). Dem steht die harte Tatsache gegenüber, daß eine mit einwandfreier Methodik durchgeführte Untersuchung für die obengenannten Probleme mehr Information bietet als 5 mit schlechter Methodik ausgeführte.

Es kommt ja immer darauf an, daß man nicht vorher in den Topf hineintut, was man hinterher darin zu finden hofft. Fragt man aber etwa in den Krankenhäusern nach Personen, von denen bekannt ist, daß sie Zwillinge sind, so werden sie besonders dann bekannt sein, wenn der zweite Paarling auch erkrankt war und an der gleichen Stelle behandelt wurde.

Das obengeschilderte Verfahren ist manchmal aus äußeren Gründen nicht durchführbar. Erstrebenswert wäre es deshalb, in die Krankenblattvordrucke jedesmal die Frage aufzunehmen: Ist der Patient Zwilling? Das ist in Berlin auf Anregung v. VERSCHUERs zum großen Teil durchgeführt; die in den städtischen Krankenanstalten üblichen Krankenblattvordrucke enthalten diese Frage.

Durch diese einfache Frage wird der ganze Arbeitsaufwand der Anfrage bei den Standesämtern erspart. Allerdings wird man nur Material verwenden können, bei dem sie wirklich vollständig beantwortet ist, da man sonst wieder mit der Auslese nach Konkordanz rechnen muß.

Wenn aus äußeren Gründen eine auslesefreie Erfassung unmöglich ist, so muß man die Art der Auslese möglichst genau angeben und vor allem auf Fragestellungen verzichten, die auslesefreies Material voraussetzen. Die Lösung anderer Probleme dagegen kann man durchaus angreifen; sie sind die gleichen, wie wir sie bei der Sammelkasuistik kennenlernten. Der Materialgewinnung folgt die Klassifikation der Paare nach Konkordanz oder Diskordanz und der Vergleich der relativen Konkordanzhäufigkeit bei EZ und ZZ.

Die Prüfung, ob die konkordanten EZ signifikant über den konkordanten ZZ liegen, erfolgt zweckmäßig mittels des Vierfelderschemas (vgl. S. 182), und zwar, wenn die Zahlen groß genug sind (alle 4 Klassen 5 oder höher), mittels des χ^2-Verfahrens (S. 182).

Bei kleineren Zahlen eignet sich das exakte Verfahren von FISHER (vgl. S. 182).

Bei häufigeren Merkmalen wird man gelegentlich das Bedürfnis haben, alle drei Klassen ($++$, $+-$, $--$) miteinander zu vergleichen. Das ist ebenfalls mittels des χ^2 möglich; sinnvollerweise vergleicht man dabei die beiden konkordanten Klassen gemeinsam mit der diskordanten.

Wir kommen jetzt zu der eigentlichen Konkordanzrechnung. Die Frage lautet: Wie groß ist die Manifestationswahrscheinlichkeit bei den Genotypen, bei denen es unter den herrschenden Umweltbedingungen zur Manifestation kommen kann?

Wir stellen hier nur das Paarlingsverfahren nach LUXENBURGER für vollständige Erfassung und Probandenauslese dar:

Bezeichnet man die positiv-konkordanten eineiigen Paare mit k, die diskordanten mit d und die negativ konkordanten (als Unbekannte) mit x, so gilt:

$$d = 2\sqrt{kx}, \quad \text{also } x = \frac{d^2}{4k}.$$

Die Zahl aller manifestierten Genotypen im Zwillingskollektiv ist, wie eine einfache Überlegung lehrt, $2k + d$, die Zahl aller Genotypen $2k + d + 2x + d = 2(k + d + x)$. Demnach ist das Verhältnis der manifestierten zu allen Genotypen, d. h. die Manifestationswahrscheinlichkeit:

$$M = \frac{2k + d}{2(k + d + x)}$$

$x = \dfrac{d^2}{4k}$ eingesetzt ergibt:

$$M = \frac{2k + d}{2\left(k + d + \dfrac{d^2}{4k}\right)} = \frac{2k}{2k + d} = \frac{1}{1 + \dfrac{d}{2k}}.$$

Es läßt sich also aus der Zahl der erfaßten positiv-konkordanten und der diskordanten Paare M unmittelbar und sehr einfach errechnen.

Die einfache Formel gilt jedoch nur unter der Voraussetzung, daß alle in Frage kommenden positiv konkordanten Paarlinge unmittelbar, d. h. nicht auf dem Umweg über einen mit dem Merkmal behafteten Ausgangspaarling erfaßt werden. Dies wird nur ausnahmsweise der Fall sein. In der Regel trifft es lediglich auf einen Teil der konkordanten zu. Es liegt vielmehr eine Probandenauslese vor. Diese kann ebenfalls korrigiert werden.

Bei Merkmalen, die eine längere Gefährdungsperiode haben, muß auch noch eine Alterskorrektur einbezogen werden. Für diese und die sonst möglichen Berechnungen vgl. LUXENBURGER 1940.

Von manchen Autoren wird der Wert dieser genauen Berechnung der Manifestationswahrscheinlichkeit stark angezweifelt. Vor allem muß man ja berücksichtigen, daß durch die zahlreichen Korrekturfaktoren erhebliche und nicht mehr wirklich kontrollierbare Zufallsschwankungen in die Zahlen hineinkommen. Wichtig ist vor allem die Prüfung des Unterschiedes zwischen EZ und ZZ und daneben die Erkenntnis, daß die Manifestationswahrscheinlichkeit eines Merkmales nicht der Konkordanzziffer, sondern ihrer Quadratwurzel entspricht, daß Merkmale also in höherem Grade erblich sind, als man bei Betrachtung des Verhältnisses $++/+--$ unter EZ zunächst vermuten möchte.

4. Beispiel einer Zwillingsuntersuchung bei einem alternativ verteilten, pathologischen Merkmal: Die Zwillingstuberkulose[1]

Um den Gang der Untersuchung an einem praktischen Beispiel zu veranschaulichen, folgen wir DIEHL, v. VERSCHUER und MITSCHRICH auf dem Wege, der sie zur Analyse des Verhältnisses von Erbe und Umwelt bei der Tuberkuloseerkrankung führte. Dieses Beispiel wird uns Gelegenheit geben, auch eine Reihe oben nicht im einzelnen aufgeführter praktischer Gesichtspunkte zu erörtern.

Bei der Materialgewinnung wurde zunächst die obenbeschriebene Methode von LUXENBURGER (begrenzt repräsentative Stichprobe) angewandt und in der Lungenheilstätte des einen Verfassers über die zuletzt aufgenommenen 5000 Patienten beim Standesamt des Geburtsortes Erkundigung eingezogen. Als man sich jedoch bemühte, dem Schicksal der 80 dabei gefundenen Zwillingspaare nachzugehen, stellte sich heraus, daß ein großer Teil verzogen oder unauffindbar war oder die Untersuchung ablehnte. Die Verfasser schließen, daß die Methode sich für eine Großstadt wie Berlin und eine Krankheit wie die Tuberkulose nicht bewährt hat. Sie beschritten daher zwei andere Wege: 1. Eine Reihe von Tuberkulosekrankenhäusern und Heilanstalten nahmen die Frage, ob der Patient Zwilling sei, in ihre Krankenblattvordrucke auf. Wir sahen oben, daß dieser Brauch sich in Berlin erhalten hat. 2. Eine Anzahl von Tuberkulosefürsorgestellen forschte in ihrem Arbeitsbereich nach, welche der von ihnen betreuten Patienten einer Zwillingsgeburt entstammten.

Daneben wurde im Laufe der Untersuchung eine Reihe von anderen Zwillingspaaren durch interessierte Ärzte ermittelt. Das Ergebnis zeigt Tab. 80[2].

Man sieht: Die erfolgreiche Methode der Materialgewinnung kann nach den äußeren Umständen schwanken. Man muß also elastisch sein und den methodischen Ansatz ändern können, darf aber dabei nicht das Ziel, — Vermeidung einer Auslese nach Konkordanz, — aus den Augen verlieren.

Daneben sind diejenigen Paare, welche man auf nicht einwandfreiem Wege dazugewinnt, keineswegs ganz unnütz; nur muß man die Art der Auslese angeben und die Schlußfolgerungen entsprechend vorsichtig ziehen.

Tabelle 80

	Auslesefreie Serienfälle	Einzelkasuistische Fälle	Summe
EZ	45	35	80
ZZ + PZ	118	7	125

Die so gewonnenen Zwillingspaare wurden dann am Ort ihrer Fürsorgestelle untersucht. Die persönliche Untersuchung wurde, so weit es möglich war, durch objektive Unterlagen untermauert. Bei der Tuberkulose liegen die Verhältnisse hier besonders günstig, da vor allem Röntgenaufnahmen eine genaue Verfolgung gestatten.

Nun kommen wir zur Auswertung der Befunde. Wir sahen generell, daß man die Paare in konkordante und diskordante einteilt. In diesem besonderen Falle wurde die Einteilung noch verfeinert. Man unterschied stark und schwach konkordante (C, c) sowie stark und schwach diskordante Paare (D, d). Der Entscheidung zwischen C und c wurden verschiedene Merkmale, wie Beginn der Erkrankung, Lokalisation, Verlauf und Endzustand zugrunde gelegt.

---

[1] DIEHL u. v. VERSCHUER 1933/36; MITSCHRICH 1956.
[2] Umgerechnet aus den Originaltabellen, Zwillingstuberkulose II.

	$++$	$+-$	
EZ	52	28	80
ZZ + PZ	31	94	125
	83	122	205

Von 80 EZ zeigten 52 (65 %) konkordantes Verhalten, während dies bei 125 ZZ und PZ nur 31 mal (25 %) der Fall war. Wir prüfen den Unterschied mittels des obenbeschriebenen Verfahrens:

$$\chi^2 = \frac{(52 \cdot 94 - 28 \cdot 31)^2 \cdot 205}{80 \cdot 125 \cdot 83 \cdot 122} = 32,72; \; P_{(m=1)} = \; < 10^{-10}.$$

Damit ist erwiesen, daß ein Unterschied besteht, und wir dürfen schließen, daß an der Entstehung der Tuberkuloseerkrankung die Erbanlage wesentlich beteiligt ist.

Unterstützt wird das Ergebnis noch durch den Vergleich der Extremklassen C und D. Jetzt wird die Vierfeldertafel:

	C	D
EZ	15	5
ZZ + PZ	1	46

Die Berechnungen beziehen sich auf alle Paare, die auslesefrei und die mit kasuistischer Auslese gewonnenen; in diesem Falle jedoch zeigte sich beim Vergleich der beiden Kategorien, daß die Auslese sich praktisch nicht störend auswirkte.

Wir kommen nun zur Berechnung der Manifestationswahrscheinlichkeit. In den Originalarbeiten findet sie sich nicht, und wir sagten auch, daß sie umstritten sei; sie soll hier in der einfachsten Form dargestellt werden:

$$M = \frac{2k}{2k+d} = \frac{2 \times 52}{2 \times 52 + 28} = \frac{104}{132} = 0,788.$$

Nun gelangen wir zum vielleicht wesentlichsten Teil der Arbeit, der Analyse der Manifestationsbedingungen. Hier kommt es bei der Tuberkulose nicht nur darauf an zu zeigen, welche Einflüsse zur erstmaligen Erkrankung geführt haben, sondern das Ziel ist, das Widerspiel zwischen Organismus und Krankheit möglichst genau vergleichend über möglichst lange Zeit hin zu verfolgen. Die einzelnen Gesichtspunkte, auf die hier geachtet wurde, können nicht in extenso dargestellt werden. Es muß genügen, die Ergebnisse zu resumieren.

Einmal zeigte sich: Die Tuberkulose-Frühformen wiesen eine deutlich größere Variabilität zwischen EZ auf als die Spätformen.

Dann konnte nachgewiesen werden, daß bei den diskordanten EZ der kranke Paarling eine wesentlich günstigere Prognose zu haben pflegt als bei konkordanten EZ. Man darf daraus schließen, daß zwar die Infektion und der Erkrankungsbeginn durch Zufälligkeiten bedingt sind, der Verlauf aber vor allem von der Erbanlage abhängt. Das Vorkommen diskordanter EZ zeigt jedoch, daß für Auftreten und Verlauf der Erkrankung auch Umweltfaktoren eine Bedeutung haben.

Die genauere Analyse dieser Umweltbedingungen zeigte: Die „allgemeine Umwelt" (Ansteckung; Wohnung; Arbeit; Ernährung usw.) kann für einen Teil dieser diskordanten Erkrankungen verantwortlich gemacht werden. Wichtig sind außerdem manchmal Traumen, Infektionskrankheiten, besonders Pertussis, Grippe und Pneumonie — sowie Geburt und Wochenbett.

Auch bei solchen konkordanten Paaren mit Spätformen, die eine graduell etwas verschiedene Ausprägung zeigen, lassen sich teilweise die für diese Unterschiede verantwortlichen Umweltbedingungen aufzeigen.

Dagegen kam bei ZZ auch dann völlig verschiedenes Verhalten vor, wenn die Umweltbedingungen genau gleich waren.

Etwa 25 Jahre später wurden 40 EZ und 62 ZZ erneut untersucht. Hier bestätigten sich die obengenannten Ergebnisse für den Gesamtverlauf der Erkrankung: Daß beide Paarlinge an Tuberkulose starben, kam nur bei EZ vor; daß von diskordanten Zwillingspaaren der erkrankte Paarling starb, ereignete sich nur bei ZZ.

Gleichzeitig ließ sich jedoch der Erfolg therapeutischer Maßnahmen und die Wirkung anderer Umweltfaktoren daran demonstrieren, daß bei 6 konkordanten EZ ein Paarling gesund wurde, obwohl der andere verstarb.

Zur Ergänzung und Erweiterung des oben Gesagten sei hier eine Tab. 81 eingefügt, in der v. VERSCHUER (1958) die Ergebnisse von Zwillingsuntersuchungen an auslesefreien Serien bei solchen Krankheiten zusammenstellte, die in den Bereich des Internisten fallen. Für die Tuberkulose enthält diese Zusammenstellung außer der obenbesprochenen Serie von v. VERSCHUER u. Mitarb. noch andere Serien, bei deren Bearbeitung man zu prinzipiell den gleichen Ergebnissen gelangte. Im übrigen ergibt sich die Interpretation der Tabelle im wesentlichen von selbst. Hier sei nur auf den großen Unterschied im Konkordanz-Diskordanz-Verhältnis zwischen den beiden Krankheitsgruppen Tuberkulose und Krebs hingewiesen. Dieser Unterschied kann eigentlich nur so interpretiert werden: *Während für die Tuberkulose genetische Faktoren von großer Bedeutung sind, treten sie beim Krebs gegenüber der Umwelt zurück.*

Tabelle 81. *Auslesefreie Zwillingsserien*

	EZ-Paare		ZZ-Paare		Konkordanz in %	
	Anzahl	davon konkordant	Anzahl	davon konkordant	EZ	ZZ
Endemischer Kopf . . .	36	25	49	35	69,5	71,4
Silikose	28	25	26	14	89,3	54,8
Angeborene Herzfehler . .	31	2	23	1	6,5	4,4
Erworbene Herzfehler . .	30	5	42	3	16,7	7,1
Krebs	196	34	546*	59	17,4	10.8
Ulcus ventriculi	72	18	84	9	25,0	10,7
Cholelithiasis	49	13	62	4	26,6	6,5
Rheumatische Arthritis .	137	39	147	12	28,4	8,2
Bronchialasthma	39	13	54	3	33,3	5,6
Coronarsklerose	21	4	47	4	19,0	8,5
Essentielle Hypertension .	34	17	35	8	53,0	21,8
Tuberkulose	381	202	843*	187	51,6	22,2
Diabetes mellitus	67	38	77	10	56,8	13,0
Thyreotoxikose	49	23	64	2	47,0	3,1
Summe	1170	458	2099	351	39,1	17,5

* Einschließlich der verschiedengeschlechtigen Paare, sonst wurden nur gleichgeschlechtige Paare gezählt.

5. Die Untersuchung auf Erblichkeit bei kontinuierlich verteilten, häufigen, meßbaren Merkmalen (Beispiel: anthropologische Maße)

Bei diesen Merkmalen soll meist die Frage geprüft werden, *in wie hohem Grade ihre Variabilität in der Bevölkerung durch die Erbanlage oder die Umwelt bedingt ist.* Voraussetzung für eine sinnvolle Prüfung ist somit, daß in der Bevölkerung wirklich eine Variabilität vorhanden ist.

Eine weitere Voraussetzung ist, daß das Merkmal eindeutig meßbar ist. Das erscheint selbstverständlich; jedoch liegt hier z. B. bei psychologischen Merkmalen eine der hauptsächlichen Schwierigkeiten vor. Diskussionen der Zwillingsmethode werden gerade dort oft zu Diskussionen der Meßverfahren[1].

Die praktisch am häufigsten untersuchten meßbaren Merkmale sind die anthropologischen Maße. Für die Materialgewinnung gelten die oben bei alternativen Merkmalen angeführten Gesichtspunkte. Meist wird man es jedoch leichter haben, da es sich, wie gesagt, in der Regel um häufige Merkmale handelt. So wird man bestrebt sein, eine unbegrenzt repräsentative Stichprobe zu untersuchen. Dieses Ziel ist jedoch nicht immer zu erreichen, zumal man ja auf die freiwillige Mitarbeit der Zwillinge angewiesen ist. Auf jeden Fall erhält man also eine Auslese nach Bereitwilligkeit, sich untersuchen zu lassen; inwieweit sie mit einer Verzerrung bezüglich des Merkmales verbunden sein könnte, muß in jedem Falle erneut untersucht werden.

Der Gang der Analyse richtet sich nur nach den besonderen Eigenschaften des zu untersuchenden Merkmals. Wir möchten zwei Gruppen von Merkmalen unterscheiden:

1. Morphologische Merkmale, die in der Zeit im wesentlichen konstant bleiben bzw. sich nur in großen Zeiträumen verändern. Ein typisches derartiges Maß ist die Körpergröße.

2. Funktionelle Merkmale, die in der Zeit auch bei der Einzelperson und unter normalen Bedingungen in gewissen Grenzen schwanken. Als Beispiele nennen wir etwa den Blutdruck oder die Aminosäurenausscheidung im Urin.

Wir betrachten den ersten Fall. Hier kann man zunächst, um einen allgemeinen Eindruck über das Ausmaß der Erbbedingtheit einer Variablen zu bekommen, deskriptiv vorgehen.

Hier ist vor allem das Verfahren der prozentualen Abweichung vom Mittelwert nach v. VERSCHUER zu nennen. Man kann die Formel schreiben:

$$\varepsilon_m = \frac{\sum \frac{d}{z_1 + z_2} 100}{n}.$$

Dabei bedeuten: ε_m = prozentuale Abweichung
d = Differenz zwischen den Zwillingen
z_1, z_2 = Maße von Paarling 1 und 2
n = Zahl der Paare

Man kann die oben betrachteten Mittelwerte bilden, oder man kann auch die Einzelabweichungen für eine Reihe von Zwillingspaaren nebeneinander betrachten, wie v. VERSCHUER das für eine Reihe von Paaren durchführte (Abb. 121).

Der Vergleich der beiden Abbildungen zeigt nicht nur eine absolut viel stärkere Abweichung vom Mittelwert bei den Körpergewichten gegenüber den Körpergrößen. Darüber hinaus ist auch erkennbar: EZ sind bezüglich ihres Körpergewichtes nicht sehr viel ähnlicher als ZZ. In der Körpergröße dagegen sind sie ganz erheblich ähnlicher. Daraus kann geschlossen werden, daß unter den Bedingungen, die in der untersuchten Bevölkerung herrschten, Erbunterschiede an der Ausprägung von Differenzen in der Körpergröße wesentlich stärker und Umweltunterschiede wesentlich weniger beteiligt sind, als das beim Gewicht der Fall ist. Die Körpergröße ist unter unseren Lebensbedingungen ein relativ umweltstabiles, das Gewicht ein relativ umweltlabiles Maß. Wir formulieren hier bewußt vorsichtig. Es wäre z. B. unseres Erachtens nicht gerechtfertigt, einfach zu sagen: Die Körpergröße ist unter allen Umständen vor allem genetisch bedingt und umweltstabil. Diese Aussage gilt nur für die jetzt und bei uns verwirklichten Umweltbedingungen. Daß ihre Änderung auch erhebliche Veränderungen der Körpergröße zur Folge haben kann, darauf sei schon hier hingewiesen. Im Zusammenhang mit der Frage, warum die durchschnittliche Körpergröße in vielen Bevölkerungen in

---

[1] WILDE 1941; LENZ 1941/43 u.v.a.

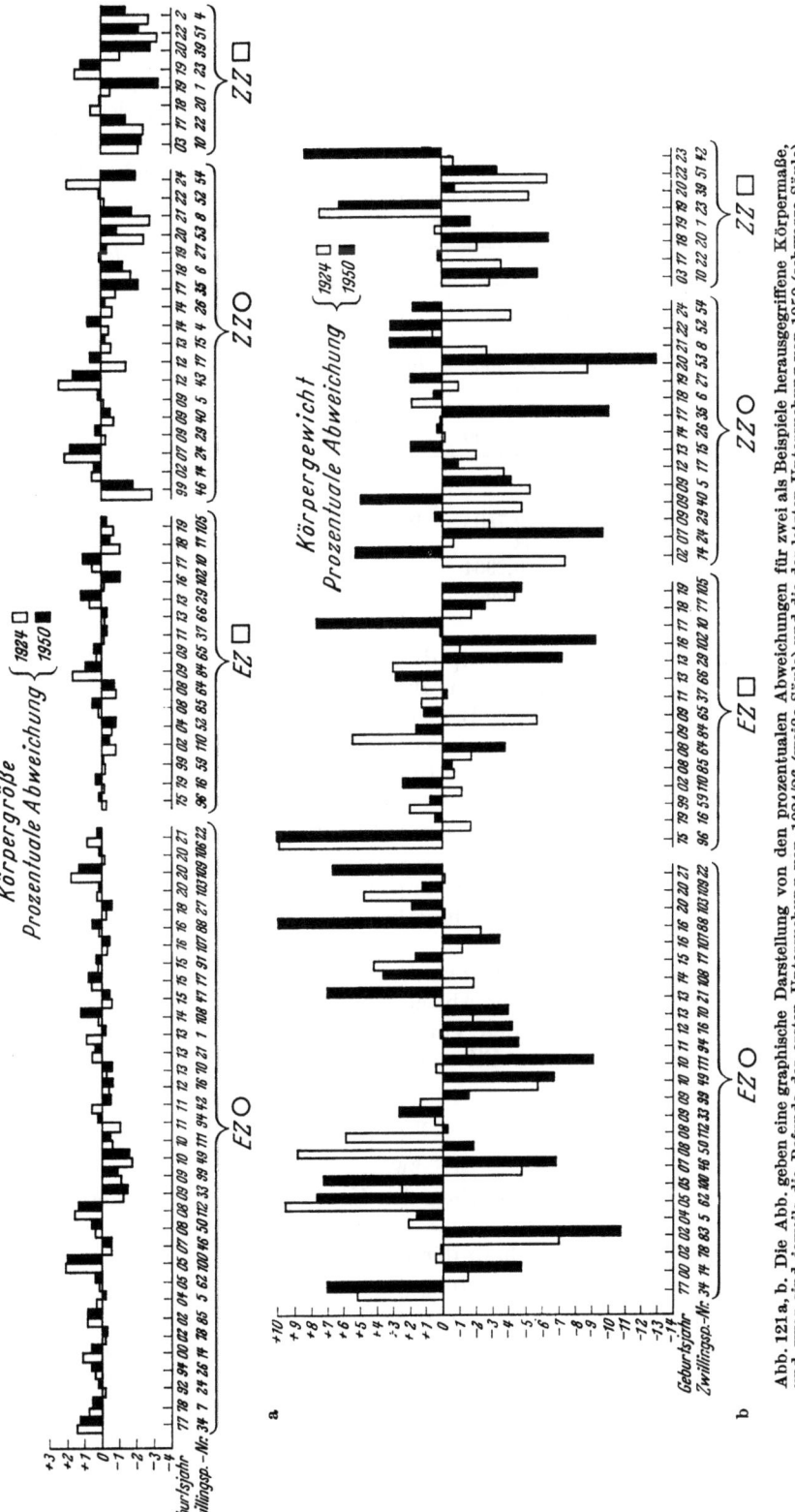

Abb. 121a, b. Die Abb. geben eine graphische Darstellung von den prozentualen Abweichungen für zwei als Beispiele herausgegriffene Körpermaße, und zwar sind jeweils die Befunde der ersten Untersuchung von 1924/26 (weiße Säule) und die der letzten Untersuchung von 1950 (schwarze Säule) nebeneinandergestellt. Liegt die Säule oberhalb der 0-Linie, so hatte bei der betreffenden Untersuchung der erste Paarling das größere Maß gegenüber dem zweiten; liegt die Säule unterhalb der 0-Linie, so hatte bei der betreffenden Untersuchung der II. Paarling das größere Maß gegenüber dem 1. Aus der Höhe der Säule kann die Größe der Differenz der Paarlinge und aus der Richtung der Säule das Verhältnis der beiden Paarlinge zueinander abgelesen werden. Die vier Zwillingsgruppen sind nebeneinander angeordnet, innerhalb jeder Zwillingsgruppe die einzelnen Paare nach dem Lebensalter; das Geburtsjahr ist jeweils unten vermerkt

den letzten etwa 100 Jahren so stark zugenommen hat, kommen wir darauf zurück.

Doch zurück zur Analyse der Zwillingsdaten! Wie schon gesagt, gestattet das obengenannte Verfahren nur einen allgemeinen Überblick. Man sollte jedoch nach Möglichkeit eine genaue statistische Analyse anstreben. Die erste Frage, die sie beantworten soll, lautet in der Regel: *Sind EZ in dem untersuchten Maß signifikant ähnlicher als ZZ?* Der Prüfung legt man zweckmäßig wieder die Differenzen d zwischen den einzelnen Paaren zugrunde. Das weitere Vorgehen ist nun Geschmacksache. Man kann zunächst einen einfachen Mittelwertsvergleich (S. 177) durchführen. Eingebürgert hat sich jedoch ein zweckmäßigeres Verfahren: die Varianzanalyse. Das Prinzip dieser Methode wurde oben schon dargestellt; ihre Anwendung soll an einem praktischen Beispiel gezeigt werden.

Tabelle 82. *Varianzanalyse für die Gesamtleistenzahl* (Vergleich von EZ und ZZ mit den Populationen)

	EZ	ZZ
Innerhalb der Paare Summe der Abweichungs- quadrate	4284,500	105864,500
Freiheitsgrade	34	66
s^2	126,0147	1604,0076
s	11,2256	40,0501
Zwischen den Paaren Summe der Abweichungs- quadrate	154119,780	284473,220
Freiheitsgrade	33	65
s^2	4670,2964	4376,5111
s	68,3396	66,1552

Wir wählen hier die Arbeit von S. B. HOLT über Untersuchungen an 100 Zwillingspaaren über die Vererbung der „Gesamtleistenzahl" der Papillarleisten an den Fingern. Das Ergebnis zeigt Tab. 82 (nach HOLT).

Man vergleicht die Variabilität zwischen EZ mit der Gesamtvariabilität der EZ-Population und die Variabilität zwischen ZZ mit der Gesamtvariabilität der ZZ-Population.

Dabei bedeutet:

Summe der Abweichungsquadrate innerhalb der Paare $= 1/2$ (Summe der Differenzen der Paare).

Summe der Abweichungsquadrate zwischen den Paaren $=$ Gesamtsumme der Abweichungsquadrate $-$ Summe der Abweichungsquadrate innerhalb der Paare.

Diese Art der Rechnung hat den Vorteil, daß man aus ihr den Intraclass-Korrelationskoeffizienten zwischen EZ einerseits und ZZ andrerseits entnehmen kann. Es ergibt sich:

$$r = \frac{s_M^2}{s_M^2 + s_W^2} \, .$$

Dabei ist: $s_M^2 = 1/2$ (Varianz zwischen den Klassen $-$ Varianz innerhalb der Klassen)

$s_W^2 =$ Varianz innerhalb der Klassen.

Es ergibt sich für EZ: $r = 0,95 \pm 0,02$;

für ZZ: $r = 0,46 \pm 0,10$.

Vergleicht man die beiden Korrelationskoeffizienten und ihre mittleren Fehler miteinander, so findet man, daß ein signifikanter Unterschied besteht, wenn auch der Gebrauch von s bei Korrelationen mit Vorsicht erfolgen soll.

Diese Korrelationen lassen nun einen Vergleich mit den für ein größeres Familienmaterial erhaltenen Werten zu, wobei sich herausstellt, daß die Korrelation zwischen ZZ genau so hoch ist wie die zwischen gewöhnlichen Geschwistern. Wie wir sahen, spricht $r \approx 0,5$ zwischen Geschwistern und — wie ebenfalls errechnet wurde — zwischen Eltern und Kindern für das Modell der *additiven Polygenie* (S. 138).

Schon die letztgenannte Art der Berechnung enthält einen weiteren Schritt, nämlich den größenordnungsmäßigen Vergleich der Abweichungen zwischen EZ und ZZ. Man ist geneigt, nicht nur die Frage zu prüfen: Besteht ein Unterschied zwischen EZ und ZZ? Sondern man will auch wissen: Wie groß ist die Differenz von ZZ im Vergleich zu der von EZ? Welche Schlüsse läßt dieser Vergleich für die relative Bedeutung von Erbe und Umwelt bei der Ausprägung eines Merkmales zu? Zur Prüfung dieser Fragen sind noch andere Methoden angegeben worden, von denen wir nur die von DAHLBERG (1942) in der genaueren Ausarbeitung von VOGEL und WENDT (1956) hier anführen wollen.

Die Frage nach dem Verhältnis von Erbe und Umwelt läßt sich folgendermaßen präzisieren: Wie groß ist das Verhältnis (R) von erblich bedingter zu umweltbedingter Variabilität in der untersuchten Bevölkerung? Als Maß der Variabilität wählen wir die Streuung s.

Es nützt nun nichts, die Gesamtstreuung in der Bevölkerung zu erfahren, da dieses Maß Variabilität enthält, die in diesem Zusammenhang nicht interessiert, wie z. B. solche, die durch Alters- und Geschlechtsunterschiede hervorgerufen ist. Wir können also unsere Frage so formulieren: Wie groß ist das Verhältnis von Erbe und Umwelt bei der Variabilität des zu untersuchenden Maßes bei der Bevölkerung gleichen Alters und gleichen Geschlechts?

Nachfolgend geben wir zunächst eine Zusammenstellung der einzelnen Beziehungen.

s_{E1} = erblich bedingte Streuung unter Geschwistern
s_{E2} = erblich bedingte Streuung unter Fremden
s_{U1} = umweltbedingte Streuung unter Geschwistern
s_{U2} = umweltbedingte Streuung unter Fremden
s_{EZ} = gemessene Streuung bei EZ
s_{ZZ} = gemessene Streuung bei ZZ
s_{F} = Streuung durch Meßfehler
s_{KP} = gemessene Streuung bei nicht verwandten Gleichaltrigen gleichen Geschlechtes
n_{EZ} = Zahl der eineiigen Zwillingspaare
n_{ZZ} = Zahl der zweieiigen Zwillingspaare
n_{KP} = Zahl der aus der Bevölkerung kombinierten Paare.

Von den EZ wissen wir, daß sie erbgleich sind, daß also die gemessene Variabilität umweltbedingt ist, soweit sie nicht auf Meßfehlern beruht. Es gilt:

$$s_{EZ}^2 = s_{U1}^2 + s_{F}^2,$$
$$s_{ZZ}^2 = s_{E1}^2 + s_{U1}^2 + s_{F}^2.$$

Da in diesen beiden Gleichungen s_{EZ}^2 und s_{F}^2 aus den empirischen Daten bekannt sind, kann ich die beiden Unbekannten errechnen. Es ergibt sich:

$$s_{U1}^2 = s_{EZ}^2 - s_{F}^2 \tag{1}$$

und

$$s_{E1}^2 = s_{ZZ}^2 - (s_{EZ}^2 - s_{F}^2) - s_{F}^2$$

oder

$$s_{E1}^2 = s_{ZZ}^2 - s_{EZ}^2. \tag{2}$$

Daraus folgt:

$$R_1^2 = \frac{s_{ZZ}^2 - s_{EZ}^2}{s_{EZ}^2 - s_{F}^2}$$

oder

$$R_1 = \sqrt{\frac{s_{ZZ}^2 - s_{EZ}^2}{s_{EZ}^2 - s_F^2}} \qquad (3)$$

Diese Formel in etwas vereinfachter Form (ohne Berücksichtigung von s_F^2) wurde von DAHLBERG zur Berechnung des Verhältnisses Erbe—Umwelt verwendet. Nun haben wir es aber sowohl bei der erblich bedingten wie bei der umweltbedingten Streuung nur mit einer solchen unter Geschwistern zu tun (LENZ, v. VERSCHUER 1927, DAHLBERG 1942). Beide sind dem Bevölkerungsdurchschnitt gegenüber vermindert — ob im gleichen Ausmaße, muß zunächst dahingestellt bleiben und dürfte von Merkmal zu Merkmal verschieden sein. Ein richtiges Maß für die umweltbedingte Streuung läßt sich nur gewinnen durch Vergleich eineiiger, aber in verschiedener Umwelt aufgewachsener Paare (Lit. vgl. GEDDA). Doch auch hier bestehen verschiedene Bedenken. Einmal stellen derartige Paare keine auslesefreie Stichprobe aus allen EZ dar, da sie oft unehelich geboren sind, und zum anderen werden sie in den seltensten Fällen wirklich zufällig auf die möglichen Umwelten verteilt werden. Meist werden sie in ähnliche soziologische Bedingungen hineinadoptiert oder leben unter Sonderbedingungen, wie z. B. in Waisenhäusern.

Man kann in der Regel annehmen, daß die Umweltbedingungen, die die Ausbildung anthropologischer Maße beeinflussen, z. B. Ernährung und körperliche Betätigung, bei EZ und ZZ wenigstens in jugendlichem Alter relativ gleich sind.

Unter dieser Annahme wird dann s_{U2} in diesem Falle nicht sehr von s_{U1} abweichen. Dagegen weicht s_{E2} sicher erheblich von s_{E1} ab. Mit R_1 wird daher der Anteil der Erbanlage unterschätzt werden.

Wenn man anstatt der ZZ als Vergleich nicht verwandte Paare gleichen Alters und gleichen Geschlechtes bildet, so gilt für diese Paare:

$$s_{KP}^2 = s_{E2}^2 + s_{U2}^2 + s_F^2 .$$

Analog dem Vorgehen bei den ZZ erhalten wir die beiden Gleichungen:

$$s_{E2}^2 = s_{KP}^2 - s_{U2}^2 - s_F^2$$

und

$$s_{U1}^2 = s_{EZ}^2 - s_F^2 . \qquad (4)$$

Und unter der Voraussetzung $s_{U1}^2 \leqq s_{U2}^2$ gilt:

$$s_{E2}^2 \leqq s_{KP}^2 - (s_{EZ}^2 - s_F^2) - s_F^2$$

oder

$$s_{E2}^2 \leqq s_{KP}^2 - s_{EZ}^2 . \qquad (5)$$

Daraus folgt:

$$R_2 \leqq \sqrt{\frac{s_{KP}^2 - s_{EZ}^2}{s_{EZ}^2 - s_F^2}} . \qquad (6)$$

Wir haben also zwei Verhältnisse, R_1 und R_2, erhalten, durch die beide die gestellte Frage nicht genau beantwortet wird. In unserem Falle, bei anthropologischen Messungen, haben wir ein Recht anzunehmen, daß der wahre Werte zwischen den beiden gefundenen R-Werten liegt, und zwar näher an R_2 heran. Eine genauere Aussage ist auf Grund von derartigem Zwillingsmaterial aus formalen Gründen prinzipiell unmöglich.

Die Berechnung der Parameter:

Es sind zu errechnen: s_{EZ}^2, s_{ZZ}^2, s_{KP}^2, s_F^2, $\bar{x}_{EZ}$. Dazu stehen zur Verfügung die $\sum_{k=1}^{n_{EZ}} x_{1\,i}$, $x_{2,i}$ Maße des ersten und 2. Paarlings der n_{EZ} EZ-Paare, die $\sum_{i=1}^{n_{ZZ}} x_{1,i}$, $x_{2,i}$ Maße des 1. und 2. Paarlings der n_{ZZ} ZZ-Paare, die $\sum_{k=1}^{n_{KP}} x_{1,i}$, $x_{2,i}$ Maße des 1. und 2. Paarlings der n_{KP} nicht verwandten Paare, sowie die N_F Freiheitsgrade der Kontrollmessungen zur Berechnung des Meßfehlers.

s_{EZ}^2: Es gilt allgemein

$$s^2 = \frac{\sum (x - \bar{x})^2}{n - 1} .$$

In unserem Falle ist $n = 2$ und $\bar{x} = \dfrac{x_1 + x_2}{2}$.

$$(x_{1,i} - \bar{x}_i)^2 = (x_{2,i} - \bar{x}_i)^2 = \frac{d_{\text{EZ},i}}{2},$$

also

$$s_i^2 = \frac{2 \left(\dfrac{d_{\text{EZ}}}{2} \right)^2}{1} = \frac{d_{\text{EZ}}^2}{2}$$

und

$$\frac{1}{n_{\text{EZ}}} \sum s_i^2 = s_{\text{EZ}}^2 = \frac{\sum d_{\text{EZ}}^2}{2 n_{\text{EZ}}} \tag{7}$$

Analog errechnet sich:

$$s_{\text{ZZ}}^2 = \frac{d_{\text{ZZ}}^2}{2 n_{\text{ZZ}}} \tag{8}$$

und

$$s_{\text{KP}}^2 = \frac{d_{\text{KP}}^2}{2 n_{\text{KP}}} \ . \tag{9}$$

Es fehlt noch s_{F}^2, die Varianz der Meßfehler. Sie wird am zweckmäßigsten errechnet, indem man bei einer kleinen Zahl von Personen wiederholte Messungen ausführt und aus den Abweichungen dieser Messungen voneinander die Varianz errechnet.

Diese R-Werte stellen natürlich nur eine Möglichkeit dar, das Problem zu behandeln. Sehr häufig wird — in Anschluß an entsprechende Betrachtungen in der Tierzucht — auch die „Heritabilität" berechnet, die etwas anders definiert ist: Während durch R das Verhältnis der erblich bedingten zur umweltbedingten Variabilität bei der Ausprägung eines Merkmales geschätzt wird, wobei der tatsächliche Wert, wie wir sahen, zwischen R_1 und R_2 liegen dürfte, schätzt h^2 das Verhältnis des Quadrates der erblich bedingten Variabilität zum Quadrat der Gesamtvariabilität. Genau wie R zwischen R_1 und R_2 liegt, liegt h^2 zwischen

$$h_1^2 = \frac{s_{\text{ZZ}}^2 - s_{\text{EZ}}^2}{s_{\text{ZZ}}^2 - s_{\text{F}}^2} \quad \text{und} \quad h_2^2 = \frac{s_{\text{KP}}^2 - s_{\text{EZ}}^2}{s_{\text{KP}}^2 - s_{\text{F}}^2} \ .$$

Dieses Maß ist zweifellos abstrakter als die R-Maße, was ein Nachteil ist. Dem steht als Vorteil gegenüber, daß es sich in mancher Beziehung rechnerisch leichter handhaben läßt.

Im Anschluß an die Methoden der Populationsgenetik quantitativer Merkmale kann man die mathematische Interpretation von Zwillingsdifferenzen noch wesentlich mehr ins einzelne treiben.

Man kann auch die Analyse weitertreiben, indem man prüft, ob systematische Unterschiede in der Ausprägung eines Maßes zwischen EZ und ZZ vorhanden sind usw. Eine solche Prüfung ist z. B. in der Analyse von HOLT (vgl. Tab. 82) bereits enthalten, weil hier die Unterschiede unter EZ zunächst mit der Variabilität innerhalb der EZ-Population verglichen werden. Die Einzelheiten einer solchen Analyse sollen hier nicht dargestellt werden; man wird ja hier nach den Besonderheiten des untersuchten Merkmales, des gegebenen Materials usw. variieren[1].

Einige R-Werte für verschiedene *Körpermaße* zeigt Abb. 122 (auf Grund der Daten von VOGEL u. WENDT 1956).

Auch bei der Analyse derartiger morphologischer Daten braucht man sich jedoch nicht auf den Vergleich von EZ und ZZ und die Berechnung von R- oder h^2-Werten zu beschränken. Man kann in manchen Fällen einen Schritt weitergehen und die Ursachen von Diskordanzen bei EZ näher zu analysieren suchen. Als Beispiel diene uns eine Untersuchung über die Erblichkeit der Kronenbreiten des ersten und zweiten oberen Schneidezahnes ($\underline{1}|\,\underline{1},\,\underline{2}|\,\underline{2}$) und des ersten unteren Backenzahnes ($\overline{6}|\,\overline{6}$)[2] auf Grund von Messungen an Zahnabdrücken von 86 EZ

---

[1] Vgl. dazu u.a. LEROY (1957); die Diskussion zwischen LEROY u. VOGEL (1957).
[2] VOGEL u. REISER (1960).

und 77 ZZ (Altersgruppen wie oben). Zunächst wurden die obengenannten Parameter berechnet (s. Tab. 83).

Ein Maß, welches uns noch nicht begegnete, ist R_0. Hier wurden die Seitendifferenzen bei einer Person in gleicher Weise mit den Differenzen bei EZ ver-

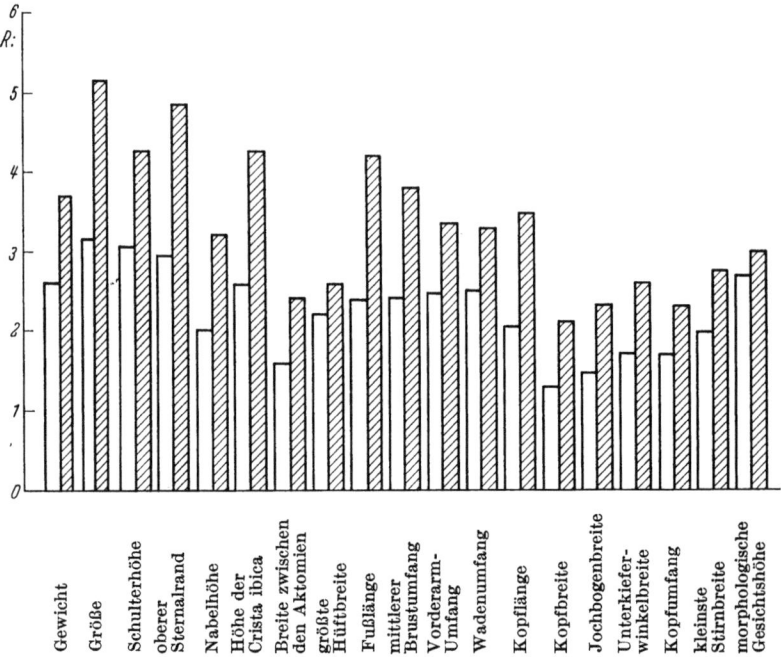

Abb. 122. Einige R-Werte für verschiedene Körpermaße. Der Abbildung liegen Berechnungen von VOGEL u. WENDT (1956) auf Grund von 87 EZ und 83 ZZ im Alter von 6 bis zu etwa 30 Jahren zugrunde. $R_1 = \square$; $R_2 = \blacksquare$

glichen, wie man mit R_1 EZ und ZZ vergleicht. R_0 ist also ein Maß für die Unterschiede der homologen Zähne zwischen rechter und linker Seite bei einer Person in Vergleich zu den Unterschieden gleichseitiger Zähne bei EZ.

Aus Tab. 83a ergibt sich:

1. Der Erblichkeitsanteil ist am größten bei $\underline{1|}$; er nimmt über $\overline{6|}$ zu $\underline{2|}$ ab.
2. Die Unterschiede zwischen EZ sind erheblich größer als die Unterschiede zwischen beiden Seiten einer Person (hohe Werte in R_0).

Tabelle 83. *Werte von R und h² (Zahnbreiten)*

Zahn	R_1	h_1^2	R_2	h_2^2	R_0
$\underline{1|}\underline{|1}$	1,74	0,7517	2,604	0,8715	7,268
$\underline{2|}\underline{|2}$	1,177	0,5551	1,888	0,7810	1,101
$\overline{6|}\overline{|6}$	1,178	0,5795	1,900	0,7826	6,636

Dieser Unterschied bei EZ im Verhältnis zur Ähnlichkeit der beiden Seiten einer Person ist das Problem bei der Diskordanzanalyse. Die Frage lautet: 1. Betreffen die Unterschiebe bei EZ alle Zähne im wesentlichen in gleicher Weise ? Das heißt, wenn etwa Zahn $\underline{1|}$ bei Paarling 1 kleiner ist, gilt das gleiche dann in der Regel auch für Zahn $\overline{6|}$? 2. Lassen sich Beziehungen zu Differenzen in den Körpermaßen, etwa Größe, Geburtsgewicht, Unterkieferwinkelbreite und Jochbogenbreite auffinden ?

Die Einzelheiten der Analyse wollen wir uns an dieser Stelle schenken. Sie ergab: Es besteht offenbar keine Korrelation zwischen den Unterschieden heterologer Zähne bei EZ. Sind z. B. bei Paarling 1 die Zähne $\underline{1}|\,|\underline{1}$ gegenüber Paarling 2 bevorzugt, so besagt das also nicht, daß etwa auch die Zähne $\overline{6}|\,|\overline{6}$ einen Vorteil haben.

Dieser Befund zusammen mit der engen Beziehung zwischen den homologen Zähnen einer Person läßt sich zwanglos erklären, wenn man berücksichtigt, daß die Zahnanlagen für homologe Zähne sich gleichzeitig bilden, während die Anlagen für heterologe Zähne zu verschiedenen Zeiten entstehen.

Die Umweltunterschiede, die den wesentlichen Teil der Differenzen bei EZ hervorrufen, werden zwar offenbar in verschiedenen Teilen des Kiefers gleichzeitig wirksam; sie schwanken jedoch zwischen EZ-Paarlingen in der Zeit mehr oder weniger zufällig. Man wird hier etwa an Schwankungen in der O_2-Versorgung der Feten usw. denken müssen.

Andererseits deutet sich aber eine Beziehung zwischen Zahnmaßen und den übrigen Körpermaßen an: Derjenige EZ-Paarling, dessen Zähne die größeren sind, ist häufig auch in den anderen verglichenen Körpermaßen der größere.

6. Zwillingsuntersuchungen über die Erblichkeit einer physiologischen Variablen: Die Erblichkeit des normalen Elektroencephalogramms (EEG)

Wir gehen nun über zum zweiten, obenerwähnten Fall; *zur Prüfung des Erblichkeitsanteiles bei physiologischen Funktionen.* Auch hier muß man natürlich zunächst die Frage untersuchen: Sind EZ in dem Merkmal ähnlicher als ZZ ? In der großen Mehrzahl der Fälle wird die Antwort „Ja" lauten. Damit ist jedoch der Gang der Untersuchung nicht abgeschlossen, sondern ihr wesentlicher Teil beginnt erst.

Die Frage, die es nun zu klären gilt, lautet: *Sind die bei EZ gefundenen Unterschiede echt, oder sind sie nur durch die Versuchsbedingungen vorgetäuscht ?* Dabei muß man zwei Punkte bedenken: Einmal hat jede physiologische Untersuchungsmethode eine gewisse Ungenauigkeit. Wegen dieses Meßfehlers würden vergleichende Messungen bei EZ selbst dann einen Unterschied ergeben, wenn die untersuchte Variable in jedem Augenblick ganz gleich wäre. Noch wichtiger ist aber ein anderer Gesichtspunkt: Praktisch alle physiologischen Funktionen sind im Laufe der Zeit aus verschiedenen Gründen gewissen Schwankungen unterworfen. Der Blutdruck ist nicht alle Tage und von morgens bis abends gleich hoch, die Pulsfrequenz wechselt etwas usf. Mit der Messung erfasse ich nur einen ganz kleinen zeitlichen Ausschnitt; Unterschiede bei EZ können durchaus im Schwankungsbereich für eine einzelne Person liegen, *also durch den Stichprobencharakter der Untersuchung bedingt sein.*

Meist wird es nicht notwendig sein, diese beiden Fehlerquellen genau gegeneinander abzuwägen; es ist aber allerdings notwendig, festzustellen, ob die gefundenen Unterschiede bei EZ nur durch sie bedingt sind, oder aber, ob sie einer echten Verschiedenheit entsprechen.

Dazu wird es in den meisten Fällen nötig sein, die EZ unter gleichen Bedingungen wiederholt zu untersuchen; ein einfacher rechnerischer Ansatz mit Hilfe des Vierfelderschemas gestattet die Entscheidung:

	1. Versuch: Meßwert von Paarling I höher	1. Versuch: Meßwert von Paarling II höher
2. Versuch: Meßwert von Paarling I höher	*a*	*b*
2. Versuch: Meßwert von Paarling II höher	*c*	*d*

Sind a und d signifikant vermehrt, so beweist das einen echten Unterschied. Dabei ist es ratsam, bei der 2. Untersuchung die Bedingungen für die Paarlinge, sofern sie nicht ganz gleich gehalten werden können, umzukehren. Habe ich z. B. den Blutdruck beim ersten Male zuerst bei Paarling I gemessen, so beginne ich bei der Wiederholung mit Paarling II.

Wenn sich ein konstanter Unterschied herausgestellt hat, so wird man sich bemühen, für ihn Ursachen zu finden. Allgemeine Richtlinien sind hier schwierig zu geben, da jeder Fall anders liegt. Wichtig ist, daß man überhaupt erkennt, daß es mit der Feststellung, EZ seien ähnlicher als ZZ, nicht getan sein darf. Der weitere Gang der Analyse ergibt sich dann von Fall zu Fall.

Als Beispiel betrachten wir die Untersuchung der Erblichkeit des normalen Elektroencephalogramms (VOGEL 1958)[1]. Das EEG zeigt bei einer Person unter Standardbedingungen eine eindrucksvolle Konstanz, von Mensch zu Mensch aber eine große Variabilität. Außerdem entwickelt es sich von Geburt bis etwa zum 19. Lebensjahr von trägen und unregelmäßigen Formen bis zu einem relativ regelmäßigen Bild mit vorherrschenden Schwankungen von 10/sec.; diese Entwicklung läuft von Mensch zu Mensch in sehr verschiedenem Rhythmus und wechselnder Geschwindigkeit ab. Im Schlaf treten ganz charakteristische Veränderungen des Hirnstrombildes auf, an denen sich u. a. die Schlaftiefe genau erkennen läßt.

Zwillingsuntersuchungen sollen die Frage klären, ob und in wie hohem Grade das EEG im Wachen und im Schlafen von der Erbanlage abhängig ist.

Zunächst betrachten wir die Materialgewinnung. Wir sahen, daß das EEG nicht nur im ausgereiften Zustande eine deutliche Variabilität zeigt, sondern daß es sich auch verschieden schnell entwickelt. Wenn man daher neben Erwachsenen auch Kinder und Jugendliche untersucht, wird man über die Erblichkeit dieser Entwicklungsgeschwindigkeit ebenfalls Aussagen machen können. So liegt es am nächsten, Jugendliche zu untersuchen, die durch eine Umfrage bei allen Schulen des Bereiches gewonnen werden können. Dazu kommen erwachsene Paare, über Hochschulen und auf verschiedenen anderen Wegen erfaßt.

Der Aufforderung zur Untersuchung folgte nur etwa ein Drittel aller Paare. Die statistische Kontrolle eines zunächst eindrucksmäßig erfaßten Tatbestandes ergab, daß damit eine deutliche Auslese nach sozialer Stellung verbunden war. Es ist die Frage, ob das mit dem zu untersuchenden Merkmal, der Ähnlichkeit des normalen EEG, zu tun haben könnte. Ganz unmöglich ist das nicht, da wir wissen, daß gerade Epileptiker und ihre Verwandten, also Personen mit „pathologischem" EEG, sich oft in unteren Volksschichten finden (CONRAD).

Weiter oben sahen wir: Eine conditio sine qua non für den quantitativen Zwillingsvergleich physiologischer Funktionen ist ihre Meßbarkeit. Beim EEG erwies es sich teilweise als notwendig, neue Meßmethoden zu entwickeln. Außerdem wurde eine Reihe qualitativer Merkmale verglichen.

Da der Kurvenverlauf des EEG außer den meßbaren durch viele nicht meßbare, aber dem Auge sichtbare Merkmale charakterisiert ist, wurde außerdem der Versuch gemacht, an kurzen (30 cm langen) Ableitungsstücken für alle Paarlinge I von 114 EZ den richtigen Paarling II unter dem übrigen Material herauszufinden (Blindklassifikation). So konnte auch die eindrucksmäßige Ähnlichkeit in nicht meßbaren Merkmalen dargestellt werden.

Beim Schlaf-EEG war es überhaupt nicht möglich, Messungen durchzuführen, da dies nicht durch sich identisch wiederholende Elemente, sondern durch einen Ablauf verschiedener Formen gekennzeichnet ist. Das gilt jedenfalls für die Einschlafstadien, die allein einen sinnvollen Vergleich gestatten; im Tiefschlaf liegt der oben genannte Fall vor, daß der Befund bei allen Menschen praktisch gleich ist.

Die einzig mögliche Methode war ein genauer Merkmalsvergleich, wie er bei morphologischen Merkmalen, z. B. bei der Diagnose der Eiigkeit, üblich ist.

Die Analyse ergab: Bei allen meßbaren Merkmalen lagen die Unterschiede bei EZ nicht höher, als der Variabilität des Maßes bei verschiedenen Untersuchungen der Einzelperson und dem unvermeidlichen Meßfehler entspricht. Es darf geschlossen werden, *daß reelle Unterschiede zwischen EZ nicht existieren, die Ruhe-EEGs also gleich sind.*

---

[1] 110 EZ und 98 ZZ. Für die allgemeinen Eigenschaften des EEG vgl. S. 123.

Auf intuitiver Basis wird dieses Ergebnis unterstrichen durch den Identifizie-rungsversuch, wie er oben geschildert ist. Bei 114 Paaren gelingt es in 83,3% auf Anhieb, die richtigen Partner zu finden. Von den restlichen 19 Paaren gelingt es bei 14 im zweiten Versuch. Damit ist nicht nur die Gleichheit des EZ-EEGs,

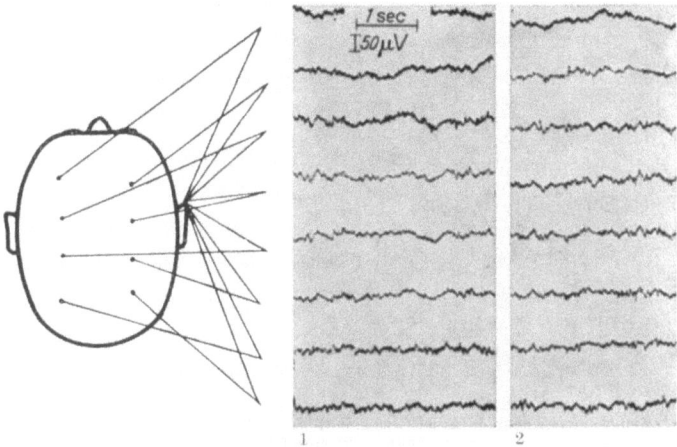

Abb. 123. EEG von 27jährigen weiblichen EZ. Vorwiegen rascher Frequenzen. „Unipolare" Ableitungen gehen gegen das Ohr. Die Zwillinge haben praktisch das gleiche EEG

sondern auf der anderen Seite auch die weit über das Meßbare hinausgehende, aber für das Auge erkennbare interindividuelle Variabilität des Merkmals dargestellt (Abb. 123, 124, 125).

Der Ähnlichkeitsvergleich für das Schlaf-EEG zeigt wieder weitgehende Über-einstimmung in allen Merkmalen bei EZ, während die interindividuelle Variabilität und damit auch der Unterschied bei ZZ sehr deutlich wird.

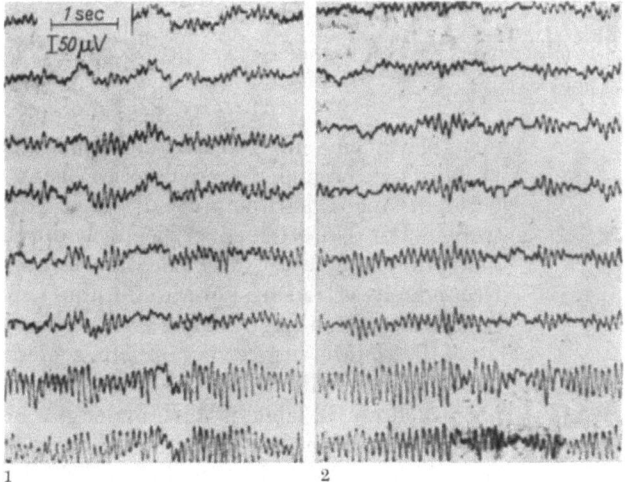

Abb. 124. EEG von 14jährigen männlichen EZ. Auch hier praktisch gleiches Ruhe-EEG mit starkem Vorwiegen der α-Wellen. Völlig anderer EEG-Typ als in Bild 123. Beide Typen sind aber als „normal" zu betrachten

Durch diese Untersuchung wurde nicht nur bewiesen, daß das normale, unter gleichen Bedingungen abgeleitete EEG des ausgereiften Gehirnes ausschließlich von der Erbanlage abhängig ist, sondern es ergab sich weiterhin: Die Reifung dieser Funktion und der ihr zugrunde liegenden Strukturen in Rhythmus und Geschwin-

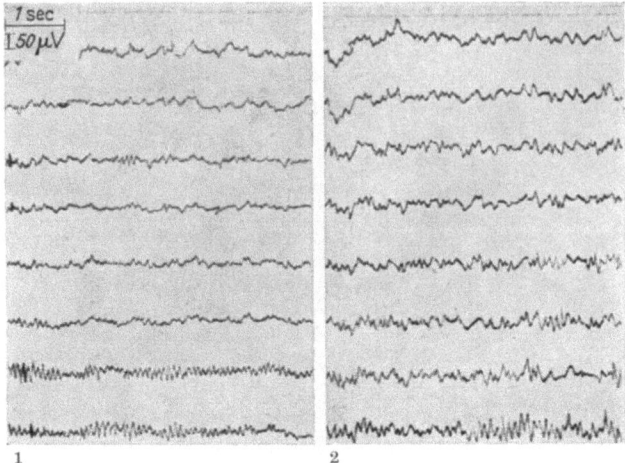

Abb. 125. Eine deutliche Verschiedenheit im EEG zeigen 15jährige ZZ: Die Kurve von Paarling II ist wesentlich träger und unreifer

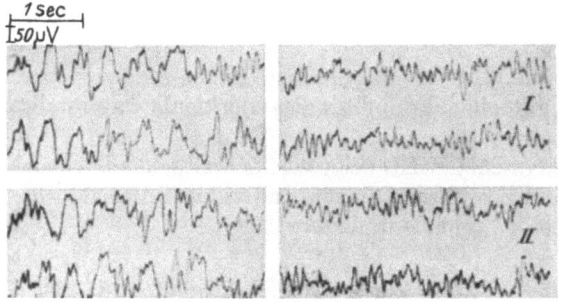

Abb. 126. Reifung des EEG bei weiblichen EZ. Links Ableitungen vom Hinterhaupt im Alter von 11 Jahren, rechts ein Jahr später. An die Stelle relativ träger Potentiale sind bei beiden Paarlingen regelmäßige α-Wellen getreten

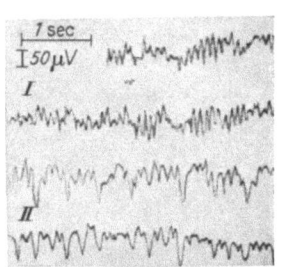

Abb. 127. Eine Ausnahme: Unterschied zwischen 12jährigen männlichen EZ in den α-Wellen vom Hinterkopf. Während Paarling 1 ungestörte α-Wellen aufweist, zeigt Paarling 2 viele 4—5/sec-Wellen (vgl. auch den Text)

digkeit ist normalerweise ausschließlich durch die Erbanlage gesteuert. Der letzte Schluß wurde dadurch ermöglicht, daß das Material auch die entscheidenden jugendlichen Altersklassen umfaßte. Er wurde untermauert durch das Verfolgen der gemeinsamen Reifung über ein Jahr hinaus (Abb. 126).

Eine Analyse der Diskordanzursachen in dem oben geforderten Sinne entfällt somit; bei einem einzigen EZ zeigte sich eine deutliche Diskordanz, besonders in den occipitalen α-Wellen, da bei dem einen Paarling statt dieser träge Wellen auftraten. Der Unterschied erwies sich durch fast zwei Jahre als konstant; da beide Paarlinge sich bester Gesundheit erfreuen, konnte für ihn keine Ursache gefunden werden (Abb. 127).

Man könnte gegen das Ergebnis einer praktisch völligen Erbbedingtheit des EEG einwenden: Die untersuchten EZ leben ja auch in der gleichen Umwelt. Vielleicht würden sich bei in verschiedener Umwelt aufgewachsenen EZ wenigstens gewisse EEG-Unterschiede finden? JUEL-NIELSEN u. HARVALD (1958) untersuchten deshalb das EEG von 8 EZ, die von früher Kindheit getrennt gewesen waren. Zur Zeit der Untersuchung waren sie 22—72 Jahre alt. Trotzdem stimmten die Kurven bis auf minimale Unterschiede überein, und eine Blindklassifikation war ausnahmslos möglich.

Übrigens sei betont, daß nur das EEG des Gesunden streng erblich ist; bei epileptischen EZ z. B. beobachtet man zwar ebenfalls große Ähnlichkeiten, aber doch auch echte, konstante Unterschiede.

7. Die Zwillings-Familienmethode

(LUXENBURGER 1935; KALLMANN 1946; ALLEN 1954)

Wie mühsam es ist, sowohl geeignetes Zwillings- wie auch Familienmaterial für die Untersuchungen zu gewinnen, sahen wir oben. Hat man also z. B. für eine Krankheit Untersuchungen mit beiden Methoden vor, so liegt nichts näher, als vom gleichen Material auszugehen und die Familien der Zwillingspaare heranzuziehen, — etwa im Sinne der obengeschilderten Methode der empirischen Erbprognose. In dieser Form bietet die Zwillings-Familienmethode jedoch zwar den praktischen Vorteil einer Rationalisierung, nicht aber irgendwelche theoretischen Besonderheiten.

Sehr nahe liegt es aber, nun einen Schritt weiter zu gehen und einen besonderen theoretischen Vorteil dieser Situation auszunutzen:

Wenn ein Teil der EZ konkordant, ein anderer diskordant ist, so kann das zwei Gründe haben: Einmal kann die Erbanlage für das Merkmal Manifestationsschwankungen unterworfen sein, und zum anderen kann es sich um zwei ätiologisch ganz verschiedene Formen handeln, von denen die eine erblich, die andere umweltbedingt ist. Eine Trennung dieser beiden Hypothesen gestattet die Zwillings-Familienmethode, und zwar der Vergleich der Belastungsziffern naher Verwandter, z. B. Geschwister, Eltern, Kinder usw. bei konkordanten und diskordanten EZ. Liegen Manifestationsschwankungen vor, so wird die Belastung in beiden Gruppen gleich sein. Handelt es sich jedoch um verschiedene Formen, so wird man nur in den Familien der konkordanten EZ eine Häufung finden, während die Zahlen in der Verwandtschaft der diskordanten nicht über die in der Durchschnittsbevölkerung hinausgehen.

LUXENBURGER (1935) hat dieses Prinzip u. W. als erster angewandt; seine Ergebnisse sprechen dafür, daß bei der Schizophrenie tatsächlich Manifestationsschwankungen die Diskordanzursache sind.

8. Die Methode des co-twin control (Kontroll-Zwillingsmethode)

(GESELL und THOMPSON 1929)

Wenn eineiige Zwillinge in bestimmten Merkmalen sehr ähnlich bzw. gleich sind, so kann man diesen Umstand ausnützen, um zu untersuchen, ob und in wie hohem Grade gewisse von außen durchgeführte Eingriffe, die eine Umweltveränderung bewirken, das Merkmal wirklich zu verändern vermögen, oder ob beobachtete Veränderungen nur durch andere im Laufe der Zeit einwirkende Faktoren, wie z. B. das Alter, die spontane Überwindung einer Krankheit usw. bedingt sind. Man braucht nur aus einer Serie von EZ jeweils einen Paarling der zu prüfenden Einwirkung auszusetzen, während man den anderen als Kontrolle unbeeinflußt läßt. Damit erreicht man die größte Ähnlichkeit zwischen Experiment und Kontrolle, die beim Menschen zu erzielen ist. — Natürlich sind auch hier Schlüsse nicht vom Einzelfall her, sondern nur auf statistischer Basis gestattet.

Entwickelt wurde die Methode für die Prüfung der Beeinflußbarkeit psychischer Funktionen durch verschiedene Maßnahmen. Sie ist aber allgemeiner brauchbar; so läßt sich z. B. mit ihr prüfen, ob bestimmte therapeutische Maßnahmen wirkungsvoll sind.

Unser Beispiel sei der Erbpsychologie entnommen. KLOIMWIEDER (1942) untersuchte an 22 EZ und 28 ZZ, meist Jugendlichen, mit bestimmten hier nicht näher interessierenden Testverfahren, ob bestimmte Intelligenzfunktionen übbar sind. Zunächst führte sie die Teste ohne Übung durch. Dann zog sie von allen Paaren in der Regel den schlechteren Paarling wöchentlich zu bestimmten Denkübungen heran. Nach 5wöchiger Übungsperiode wurden wieder beide Paarlinge vergleichend untersucht. Es stellte sich heraus, daß die Paarlinge der Übungsgruppe in der Regel einen wenn auch verschieden hohen Anstieg ihrer Punktbewertung zeigten, was bei den Kontrollpaarlingen nicht der Fall war. Damit war die Übbarkeit der untersuchten Intelligenzfunktionen bewiesen.

9. Grenzen und Fehlerquellen der Zwillingsmethode

Die Zwillingsmethode zur Untersuchung des Einflusses von Erbe und Umwelt ist des öfteren Gegenstand lebhafter Kritik gewesen. Einmal richtete sich diese gegen die Deutung der EZ als erbgleicher Personen, dann gegen den polysymptomatischen Merkmalsvergleich zur Diagnose der Eiigkeit, ferner auch gegen den Schluß von Zwillingsbefunden auf Erblichkeit bzw. Umweltbedingtheit von Merkmalen[1]. Über die meisten dieser Einwände ist die Zeit hinweggegangen; eine genauere Diskussion an dieser Stelle erscheint uns überflüssig.

Nur auf einige Fehlerquellen sei hingewiesen, die Beachtung verdienen:

Zunächst muß man an die *besonderen Bedingungen der Zwillingsschwangerschaft denken* (vgl. PRICE 1950). Man muß natürlich berücksichtigen, daß, streng genommen, EZ nicht nur gleiche Erbanlagen haben, sondern daß die Zygote auch bis zur Durchschnürung genau gemeinsamen Umweltbedingungen ausgesetzt ist. Eine frühgeschädigte Zygote kann deshalb auch zu einer häufigen Konkordanz von solchen Mißbildungen bei EZ führen, die nichts mit der Erbanlage zu tun haben.

Jedoch auch der ganze Schwangerschaftsverlauf bei Zwillingen und besonders bei EZ ist anders als bei anderen Kindern. Zum Beispiel sterben sie öfter ab, es kommt oft zur Frühgeburt, und auffallende Größen- und Gewichtsdifferenzen zwischen den Paarlingen bei der Geburt sind ganz die Regel. Eine der Ursachen für Verschiedenheiten in der Embryonalentwicklung bei EZ sind die häufigen Anastomosen der Placenta-Gefäße, die u. U. zu einer sehr verschiedenen Blutversorgung führen können.

So erscheint es uns z. B. unzulässig, auf Grund von Zwillingsbefunden Schlüsse über die Erblichkeit oder Umweltbedingtheit des Geburtsgewichtes zu ziehen, wie das einige Autoren taten. Hier liegt offensichtlich eine unzulässige Verallgemeinerung der besonderen intrauterinen Verhältnisse bei EZ vor; die Zwillingsmethode ist mit dieser Fragestellung überfordert.

Daß sich die Besonderheiten der intrauterinen Umwelt auch durch das ganze Leben hindurch auswirken können, zeigten Ergebnisse v. VERSCHUERs über die relativ verschiedene Kopfform bei EZ.

Die zweite Fehlerquelle sei hier nur kurz erwähnt; sie ist besonders wichtig für den Vergleich psychologischer Merkmale.

Zahlreiche Erbpsychologen wiesen darauf hin[2], daß Zwillinge und besonders EZ sich allen anderen Menschen gegenüber in einer besonderen soziologischen Situation befinden: Sie haben von früher Kindheit an einen sehr ähnlichen Partner neben sich. Das kann einerseits zu einer engen Anpassung aneinander mit gegenseitiger Nachahmung, auf der anderen Seite aber zu einer Arbeitsteilung führen, deren Folge dann eine komplementäre Verschiedenheit wäre.

---

[1] Vgl. HUG 1952; GOTTSCHICK 1937a, b; NEEL u. SCHULL 1954; Diskussion bei v. VERSCHUER 1936/37; vgl. auch L. GEDDA 1951.

[2] U. a. v. BRACKEN 1939.

Ob und inwiefern sich diese beiden Fehlerquellen auswirken können, ist generell nicht zu entscheiden und muß von Merkmal zu Merkmal neu geprüft werden.

Aber selbst wenn wir von derartigen durch die Besonderheiten der Zwillingsschwangerschaft und der Zwillingssituation bedingten Abweichungen einmal absehen, ist der Schluß „Ähnlichkeit bei EZ-Umweltstabilität; Unähnlichkeit bei EZ-Umweltlabilität" doch nur sehr in Grenzen richtig. Seine erste Hälfte muß besser lauten: Die Ausprägung der Erbanlagen ist sehr stabil unter den Umweltbedingungen, denen die untersuchten Zwillinge tatsächlich ausgesetzt sind. Brächte man sie in betont verschiedene Umwelten, so würden sie sich auch möglicherweise sehr viel verschiedener entwickeln. Ein Beispiel ist die Körpergröße. Wie wir oben schon sahen, gehört sie unter den bei uns z. Z. bestehenden Verhältnissen zu den besonders umweltstabilen Maßen: EZ sind gewöhnlich sehr ähnlich.

Nun wissen wir aber, *daß die durchschnittliche Körpergröße in Europa im Laufe des letzten Jahrhunderts wesentlich zugenommen hat.* Auf Grund einer statistischen Analyse wollen wir versuchen, den Ursachen dieses vermehrten Größenwachstums auf die Spur zu kommen[1].

Die durchschnittliche Körperhöhe in Mittel- und Westeuropa blieb von der Jungsteinzeit bis zur Neuzeit im wesentlichen gleich, um dann von der Mitte des 19. Jahrhunderts an stark zuzunehmen. Tab. 84 zeigt einige Beispiele.

Diese Beispiele ließen sich für die übrigen Länder Europas vermehren.

Der genaue Zeitpunkt, zu dem dieser Anstieg begann, ist jedoch von Land zu Land etwas verschieden. So nahm z. B. in Nordholland die Körpergröße der Rekruten zwischen 1821 und 1858 laufend ab, und das gleiche beobachtete man in Flandern in den 40er Jahren des 19. Jahrhunderts. Zu dieser Zeit aber litten beide Länder unter einer wirtschaftlichen Depression. Auch in anderen Ländern blieben die Menschen nach Zeiten wirtschaftlichen Druckes klein und wurden größer in Zeiten wirtschaftlicher Erholung. In Argentinien beginnt eine nennenswerte Zunahme erst im 20. Jahrhundert.

Tabelle 84. *Körperhöhe erwachsener Männer in cm* (nach LUNDMANN aus W. LENZ)

	Schweden	Norwegen	Dänemark
Steinzeit	164,5	(164)	170,0
Bronzezeit	166,5	—	166,5
Eisenzeit	167,0	167,0	168,0
Mittelalter	167,5	167,0	—
1855	167,5	168,0	165,5
1939	174,5	174,5	171,5

Während sich im allgemeinen für den Unterschied zwischen Stadt und Land ein von Ort zu Ort verschiedenes Bild ergibt, zeigt sich ein deutlicher Unterschied zwischen den sozialen Schichten. Die Zunahme der Körperhöhe betrifft die „unteren" sozialen Schichten wesentlich stärker als die höheren, was eine weitgehende Angleichung der Schichten zur Folge hat. Ein Beispiel zeigt die Tab. 85. Andere weisen in die gleiche Richtung.

In ähnlicher Weise glichen sich die sozialen Schichten auch im Pubertätsalter und in der Körperhöhen- und Gewichtszunahme im Laufe des Kindesalters aneinander an.

Jeder Erklärungsversuch der zeitlichen Veränderung des Wachstums muß vor allem nach solchen Faktoren suchen, die sich besonders im Leben der Arbeiterbevölkerung verändert haben.

Dagegen findet man nur dann wesentliche Unterschiede zwischen Stadt- und Landbevölkerung, wenn auch der Lebensstandard auf dem Lande geringer ist. In

[1] Die folgenden Betrachtungen nach W. LENZ (1959).

der Regel jedoch ist die Körpergröße auf dem Lande nicht geringer als in der Stadt. Demnach kann die oft angeschuldigte Verstädterung nicht die Ursache des Phänomens sein. Auch eine beschleunigte sexuelle Reifung findet man in der Stadtjugend nur dort, wo außerdem der Lebensstandard höher ist.

Tabelle 85. *Körperhöhe in cm von Schweizer Rekruten* (nach LENZ)

Kanton Luzern	1897—1902	1927—1932	Zunahme
Kaufleute u. Studenten	166,6	171,2	+4,4
Fabrikarbeiter	161,8	167,0	+5,2
Landwirte.	163,1	166,1	+3,0
Kanton Schwyz	**1887**	**1935**	
Intellektuelle	167,0	170,6	+3,6
Schwerarbeiter . . .	164,0	169,4	+5,5
Leichtarbeiter	163,2	168,0	+4,8
Landwirte.	162,9	168,7	+5,8
Fabrikarbeiter	155,9	169,6	+13,7
Zürich/Stadt	**1910**	**1930**	
Studenten u. Kaufleute	169,6	172,7	+3,1
„Schneider"	166,5	169,5	+3,0
Fabrikarbeiter	166,4	170,5	+4,1
Landwirte.	165,8	168,4	+2,6
„Schmiede"	165,7	168,8	+3,1

Weitere Aufschlüsse erlaubt die Frage, in welchem Lebensalter die zeitlichen Wandlungen im Wachstum nachweisbar sind. Dabei stellt sich heraus, daß schon das durchschnittliche Geburtsgewicht 100—300 g höher liegt als vor 100 Jahren; eine Zahl, die allerdings die tatsächliche Zunahme überschätzen dürfte, da das Untersuchungsgut der Gebärfähigen im vorigen Jahrhundert soziologisch viel ungünstiger zusammengesetzt war als jetzt. — Am Ende des 1. Lebensjahres sind die Kinder jedoch jetzt schon um 1,5—2 kg schwerer als vor 100 Jahren (Abb. 128 nach LENZ).

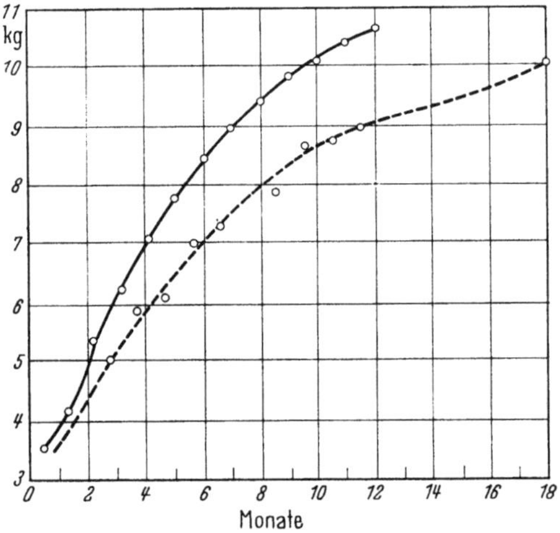

Diese Zunahme ist erstens erheblich stärker als die des Geburtsgewichtes, und zweitens haben zahlreiche Untersuchungen ergeben, daß das Wachstum und die Gewichtszunahme im 1. Lebensjahr praktisch unabhängig vom Geburtsgewicht ist. Ein beträchtlicher Teil der säkularen Veränderungen im Wachstum geht also auf das Säuglingsalter, jedoch noch nicht auf das Neugeborenenalter zurück. Wie Untersuchungen an Schulkindern zeigen, sind schon die Schulanfänger fast um genauso viel größer als ihre Altersgenossen im vorigen Jahrhundert wie die unmittelbar vor Beginn der puberalen Wachstumsbeschleunigung stehenden Zehnjährigen.

Abb. 128. Gewichtswachstum von Säuglingen in Frankfurt a. M. 1886—1890 (- -) und 1951—1953 (—) (n. LENZ 1959)

Die wesentliche Ursache des gesteigerten Wachstums muß also schon vor Beginn der Schulzeit wirksam geworden sein.

Das Pubertätsmaximum des Längenwachstums tritt heute etwa ein Jahr eher ein als im vorigen Jahrhundert; trotzdem sind die Kinder aber zu diesem Zeitpunkt schon etwa 10 cm größer als damals. Das heißt, die Pubertät ist zwar vorverlegt, jedoch nicht ganz der kindlichen Wachstumsbeschleunigung entsprechend.

Demnach kann die Zunahme der Erwachsenengröße nicht auf stärkeres Wachstum in oder nach den Pubertätsjahren bezogen werden. Es wird nur auf einen größeren kindlichen Körper aufgestockt.

Worauf beruht diese kindliche Wachstumssteigerung?

Eine genetische Möglichkeit, auf die wir weiter unten in anderem Zusammenhang zu sprechen kommen werden, ist ein Heterosis-Effekt, also ein „Luxurieren der Bastarde" infolge von vermehrter Heterozygotie. Nun besteht zwar kein Zweifel, daß die Heterozygotie tatsächlich in den meisten Bevölkerungen durch „Aufbrechen der Isolate" zugenommen hat (Kap. VIII, 4). Die Zunahme der Körpergröße findet sich jedoch auch in solchen Gebieten, in denen vom Aufbrechen der Isolate noch keine Rede sein konnte. Andererseits sind Rassenmischlinge nicht größer als die Ausgangsrasse.

Ebenso liegt offenbar keine Selektion vor. Die körperlich größeren sozialen Schichten haben sich im Gegenteil gerade während der Periode der hauptsächlichen Größenzunahme geringer fortgepflanzt als die körperlich kleineren Schichten. Auch eine differentielle Sterblichkeit scheidet als Erklärung aus.

Genetische Vorgänge können demnach — und auch auf Grund anderer Erwägungen — nicht die Ursache sein; es muß sich schon um ein milieubedingtes Phänomen handeln.

Hier ist die wahrscheinlichste Hypothese, daß eine verbesserte Ernährung insbesondere im ersten Lebensjahr und darüber hinaus auch im Laufe der Kindheit, und speziell wahrscheinlich eine an Proteinen vollwertige Ernährung, die Ursache für die säkulare Größenzunahme ist. Dadurch wird insbesondere auch der stärkere Anstieg bei den früher besonders unzureichend ernährten sozialen schlechtergestellten Bevölkerungsteilen erklärt.

Allerdings gibt es eine Reihe von Befunden, die mit dieser Hypothese schwer oder gar nicht in Einklang zu bringen sind (DE RUDDER 1960).

Mit allen anderen möglicherweise diskutierten Umweltfaktoren, wie Verstädterung, der Reizüberflutung usw., kommt man bei einer sorgfältigen Analyse noch eher in unüberwindbare Schwierigkeiten. Wie weit sie zusätzlich wirksam sind, ist eine zweite Frage. Wir betrachteten dieses Beispiel deshalb etwas genauer, weil sich an ihm besonders gut zeigen läßt, wie relativ der Begriff „Umweltstabilität" ist.

Der umgekehrte Schluß von häufiger Diskordanz der EZ auf Umweltlabilität eines Merkmales ist schon allgemeiner berechtigt; nur können hierbei aus dem Vergleich von EZ und ZZ Irrtümer entstehen: In einer Bevölkerung, die bezüglich bestimmter Erbanlagen sehr ähnlich ist, verhalten ZZ sich auch nicht wesentlich diskordanter als EZ. Auch aus diesem Grunde kann die Berechnung des Anteiles von Erbe und Umwelt an der Ausprägung bestimmter Merkmale in verschiedenen Bevölkerungen sehr verschieden ausfallen. Korrekter ist es deshalb zu betonen, man berechne nur *den Anteil erblicher und umweltbedingter Unterschiede an der gesamten, in einer Bevölkerung beobachteten Merkmalsvariabilität.*

Eine genauere Betrachtung verdienen noch die Umweltunterschiede, die zu Diskordanzen bei EZ führen. Wie wir bereits am Beispiel der Zwillingstuberkulose sahen, lassen sich solche Unterschiede, die das Schicksal des Patienten bestimmen, durchaus in manchen Fällen darstellen. Man denke etwa an Infekte oder Entbehrungen, die die Abwehrlage des Organismus zu bestimmten Zeiten verschlechtern, an schwere psychische Belastungen etwa durch den Tod des Ehepartners usw. Wie jedoch besonders die Längsschnittuntersuchungen v. VERSCHUERs und seiner Schule an den Lebensläufen von zunächst gesunden eineiigen Zwillingspaaren zeigten, findet man oft Unterschiede im Schicksal dieser Zwillinge, in dem Auftreten oder Verschontbleiben von Krankheiten, im ganzen Lebensablauf bis zum

Tod hin, die durch entsprechende analysierbare Umweltunterschiede nicht zu
erklären sind. v. VERSCHUER bestreitet auf Grund dieser Befunde, daß alle Variabilität zwischen EZ als umweltbedingt zu erklären ist. Er möchte von der umweltbedingten die autonome Variabilität abtrennen, wobei er die letztere als „durch
Manifestationsschwankungen entwicklungslabiler Gene" bedingt auffaßt; ein Maß
für sie seien manchmal Seitendifferenzen bei einer Person. v. VERSCHUER gibt aber
selbst an, daß sich „autonome" und „umweltbedingte" Einflüsse statistisch nicht
genau voneinander trennen lassen. Wir finden, daß sie auch logisch nicht recht
voneinander zu trennen sind. Schließlich kann das Wort „entwicklungslabiles
Gen" einen Tatbestand nur beschreiben, nicht erklären. Es ist nur ein Name dafür,
daß wir nicht wissen, warum ein Gen sich in einem Falle manifestiert, im anderen
nicht. Rein formal kann man die Ursachen, die zu Manifestationsschwankungen
führen können, in zwei Gruppen aufteilen: solche, die im Genom, und solche, die
außerhalb des Genoms gelegen sind. Bei EZ kommen — abgesehen von recht
hypothetischen Denkmöglichkeiten — nur die letzteren in Frage. Es scheint uns
am sinnvollsten, alle diese Einflüsse, etwa von einer ungleichen Verteilung plasmatischer Elemente bei der Durchschnürung der ersten Furchungsstadien angefangen
über eine verschiedene O_2-Versorgung in der Frühzeit der Gravidität und ein verschieden starkes Geburtstrauma bis zur Oberschenkelfraktur, die sich der eine
Paarling mit 90 Jahren zuzieht, als Umwelteinflüsse im weitesten Sinne zusammen-
zufassen.

Offensichtlich handelt es sich zunächst um eine Frage der Nomenklatur.

v. VERSCHUER (1952a, b, 1954) ging aber dann noch weiter, indem er außer Erbe und Umwelt noch eine dritte Kraft forderte, die in der Gestaltung unseres Lebens wirksam werde.

Wir glauben, die Unklarheiten liegen hier im Begriff der Umwelt. Faßt man ihn so, wie wir
es oben in unserer Diskussion der „autonomen Variabilität" taten, dann ergibt sich von selbst,
daß man sich eine Fülle von Umweltfaktoren vorstellen kann, die durch rein „zufällige" Einwirkung zu den beobachteten Diskordanzen bei EZ führen konnten, die jedoch der Aufmerksamkeit des Patienten selbst, aber auch der jedes Arztes notwendig entgehen mußten. Wir
wissen ja auch sonst fast nie genau, warum ein Scharlach z. B. in einem Falle ausheilt, im
anderen zu chronischem Nierensiechtum führt, oder wieso die Appendix desselben Menschen
mit Hunderten von Infektionen fertig wird, bei der 101. aber mit einer foudroyant verlaufenden
Gangrän reagiert. Trotzdem wird aber niemand daran zweifeln, daß es hier prinzipiell, wenn
auch nicht im Einzelfall, faßbare Ursachen gibt.

Wir meinen, das Leben des Menschen, betrachten wir ihn naturwissenschaft-
lich, ist durch Erbe und Umwelt vollständig determiniert. Diese Determination
vollständig zu erfassen, ist uns jedoch nicht möglich. Diese Unmöglichkeit ist nur
der negative Ausdruck dessen, was wir positiv als Einzigartigkeit jeder Individualität, als Geschichtlichkeit des Schicksals eines jeden von uns und darüber hinaus
als Freiheit der Entscheidung aus der Existenz heraus begreifen und in uns selbst
erfahren, was aber andererseits zunächst sinnlos und zerstörend über uns herein-
bricht.

Gerade bei Zwillingsuntersuchungen, wenn sie das Schicksal des ganzen Menschen
in seiner Prägung durch Erbe und Umwelt und nicht nur einen partikularen Aspekt
erfassen, macht man besonders deutlich die Erfahrung der Grenze, an die jedes
wissenschaftliche Forschen stößt, wenn es sich auf den Menschen selbst bezieht.

Wenn wir Probleme der Erbpsychologie besprechen, werden wir auf diese
Erfahrung zurückkommen.

VI. Mutationen

Die hervorstechendste und wichtigste Eigenschaft des genetischen Materials
ist die Fähigkeit, sich identisch zu reproduzieren, d. h. das gleiche Muster über alle
Zellteilungen hinweg von Generation zu Generation weiterzugeben. Wäre jedoch

von Anfang an nur diese Fähigkeit vorhanden gewesen, so hätte es niemals eine Verschiedenheit im Bereich des Lebendigen und niemals eine Evolution gegeben. Damit sich das Leben in seiner Vielfalt und Gliederung entwickeln konnte — dazu war ein weiteres Prinzip erforderlich: *Das genetische Material mußte auch die Fähigkeit haben, sich zu ändern.* Derartige Erbänderungen nennen wir Mutationen.

Die Tatsache als solche, daß Erbanlagen sich sprunghaft ändern können und daß dann neue Typen auftreten, die sich auf die folgenden Generationen weitervererben — diese Tatsache war schon den alten Tierzüchtern bekannt. DARWIN interessierte sich sehr dafür. Er sprach von „sports" (vielleicht am besten als Naturspiele zu übersetzen). Eines der von ihm besonders beachteten Beispiele ist das Ancon-Schaf, eine kurzbeinige Schafrasse, die auf eine Chondrodystrophie-Mutation zurückzuführen ist und zeitweise gezüchtet wurde, weil man sich eine Erleichterung für die Schäfer davon versprach, daß diese Tiere auch niedrige Zäune nicht überspringen können.

Der Begriff der „Mutation" wurde durch DE VRIES (1902) in die Genetik eingeführt; er bürgerte sich sehr schnell ein, obgleich man die Änderungen, die DE VRIES bei der Nachtkerze Oenothera Lamarckina als Mutationen bezeichnete, jetzt anders zu deuten gelernt hat.

Mutationen sind zunächst ganz allgemein daran erkennbar, daß sich die phänotypischen Auswirkungen von Erbanlagen ändern. Das braucht nicht sofort der Fall zu sein; wenn die Mutation recessiv ist, kann sie im Phänotyp auch erst mehrere Generationen später sichtbar werden, wenn sie zufällig in einem Individuum mit einer anderen, gleichen Mutation zusammentrifft. Sie kann sogar im Laufe der Generationen aus der Bevölkerung wieder verschwinden, ohne sich jemals phänotypisch manifestiert zu haben.

Das Mutationsereignis als solches muß jedoch am genetischen Material stattfinden. Mit der DNS-Matrize muß im Bereich des betreffenden Genlocus irgend etwas geschehen.

Es lag von Anfang an auf der Hand, daß auch die bekannten erblichen Unterschiede des Menschen durch Mutationen entstanden sein mußten; dies ging nicht nur aus Beobachtungen an zahlreichen Sippen mit hoher Wahrscheinlichkeit hervor, sondern es ergab sich auch aus der Übertragung der Erfahrung an experimentell zugänglichen Objekten auf den Menschen. Eine nähere Kenntnis des Mutationsvorganges beim Menschen danken wir jedoch fast ausschließlich den Arbeiten der letzten 20 Jahre. Wirklich zuverlässige Ergebnisse wurden erst in allerletzter Zeit gewonnen. Hier wie überall mußten zunächst einmal geeignete Arbeitsmethoden geschaffen werden.

In der experimentellen Genetik ist es schon lange Zeit gebräuchlich, eine relativ grobe Einteilung zu treffen und die folgenden Arten von Mutationen zu unterscheiden:

1. Genommutationen. Bei ihnen ist die Zahl der Chromosomen verändert. Genommutationen sind besonders bei Pflanzen bekannt. So können ganze Chromosomensätze verdoppelt oder vervielfacht sein (Polyploidie).

2. Chromosomenmutationen. Bei ihnen ist zwar die Zahl der Chromosomen unverändert; innerhalb von einzelnen Chromosomen finden sich jedoch strukturelle Veränderungen, die so grob sind, daß sie sich durch Untersuchung mit cytologischer Methodik nachweisen lassen.

3. Genmutationen. Das sind solche Erbänderungen, denen keine durch cytologische Untersuchung nachweisbare Veränderung an den Chromosomen entspricht. Das Kriterium ist also ein rein negatives; eine unbefriedigende Situation. Sie drängt uns die Vermutung auf, diese dritte Gruppe sei in sich uneinheitlich. Diese Vermutung wird durch die genaue Analyse bestätigt.

Gleichzeitig zeigt sich wie beim Versuchstier, so auch beim Menschen: Die Gruppe der Genmutationen umfaßt den weitaus größten Teil aller Mutationen. Ja, bis zur Analyse der unten aufgezählten Chromosomenaberrationen konnte man die beiden erstgenannten Typen beim Menschen überhaupt nicht durch Beispiele belegen.

Zunächst wenden wir uns diesen neuesten Ergebnissen zu. Im Anschluß daran analysieren wir die große Gruppe der Genmutationen. Dabei betrachten wir zuerst die „*spontane*" Mutabilität, ihre möglichen Ursachen und die Faktoren, die sie beeinflussen, und dann die „*induzierte*" Mutabilität.

1. Chromosomen- und Genommutationen beim Menschen

Wie wir sahen (S. 16 f.), hat die Untersuchung der menschlichen Chromosomen in den letzten Jahren dadurch, daß neue Arbeitsmethoden gefunden wurden, große Fortschritte gemacht. Es gelang jedoch nicht nur, den normalen Chromosomen-bestand des Menschen in ungeahntem Ausmaß zu analysieren, sondern man lernte auch eine Anzahl von Störungen kennen, die durch mutative Veränderungen in der Zahl und in der Gestalt von Chromosomen bedingt sind. Sie sollen jetzt geschildert werden.

Zunächst betrachten wir Veränderungen der *Chromosomenzahl*[1].

a) Änderung in der Zahl ganzer Chromosomensätze

Wenn man unter n die haploide Chromosomenzahl versteht — (beim Menschen $n = 23$) —, dann gibt es folgende Möglichkeiten:

Haploidie (n): Jedes Chromosom ist nur einmal vorhanden. — Derartige Fälle (Menschen mit 23 Chromosomen) wurden noch nicht beschrieben. Daß derartige Zygoten lebensfähig sind, darf bezweifelt werden.

Polyploidie. Der Chromosomensatz ist mehr als zweimal vorhanden. Man spricht von Triploidie ($3n$), Tetraploidie ($4n$) usw. Von *Autopolyploidie* spricht man, wenn die Chromosomenzahl eines einzelnen Diploiden sich vermehrt bzw. vervielfacht hat. Dagegen entsteht *Allopolyploidie* durch Kreuzung zweier Diploider. Polyploidie ist bei Pflanzen ganz außerordentlich häufig und spielt eine große Rolle in der Züchtung von Kulturpflanzen.

Im Tierreich dagegen kennt man polyploide *Arten* nur bei parthenogenetischen Wirbellosen[2,3]; Befunde bei einigen Fischen (Salmoniden) sind umstritten. Beim dreistacheligen Stichling ließ sich Triploidie künstlich durch Kältebehandlung des befruchteten Eies auslösen; über Zuchtversuche wird nicht berichtet. Daneben gibt es wohl gesicherte Befunde bei Frosch-larven und Urodelen (besonders Axolotl). Polyploidie kann im einzelnen Individuum sowohl na-türlich als auch künstlich nach Temperaturschock auf das befruchtete Ei zustande kommen. Es gelingt nur sehr schwer, sie über mehrere Generationen zu erhalten.

Bei der Maus wurden von BEATTY (1957) triploide Embryonen beschrieben, die jedoch pränatal abstarben. Da die nur auf Grund der Chromosomenzahl geäußerte Hypothese von SACHS u. DARLINGTON, der Goldhamster stelle eine tetraploide Rasse des gewöhnlichen Hamsters dar, von der Mehrzahl der Forscher sehr skeptisch betrachtet oder gar völlig abgelehnt wird[3], war bisher ein postnatal über-lebendes polyploides Säugetier oder ein Vogel nicht bekannt.

Um so mehr muß ein Befund von BÖÖK u. SANTESSON überraschen, wonach bei einem im Februar 1959 geborenen Knaben eine Triploidie bestehen soll. Das bei der Geburt knapp $1^1/_4$ kg schwere Kind entwickelte sich unter großen Er-nährungsschwierigkeiten nur langsam. Im Alter von einem Jahr bot es den folgen-den Befund: Größe 72 cm, häufige Fieberanfälle und Bewußtseinsstörungen, Groß-hirndefekte; Fettgeschwülste an Handrücken, Füßen und Schenkeln; Beine dünn;

---

[1] Für die Klassifikation vgl. SINNOTT-DUNN-DOBZHANSKY 1958.
[2,3] Vgl. G. SCHÖNE 1959.

Verwachsungen von Fingern und Zehen; Bewegungsstörungen; bisher kein Zahndurchbruch. Die Chromosomenzahl wurde an Haut-Zellkulturen ermittelt. In allen brauchbaren Zellen fanden sich 69 Chromosomen ($n = 3$). Es waren auch 3 Geschlechtschromosomen (XXY) vorhanden. Inzwischen wurden Knochenmarkszellen untersucht, die einen normalen Satz von 46 Chromosomen enthielten. Der Patient ist also ein $2n/3n$-Mosaik.

Neuerdings erwiesen sich Fibroblastenkulturen eines 9wöchigen Abortfeten als regelmäßig triploid. Bei einem zweiten Abortfeten ergab sich wahrscheinlich der gleiche Befund. Möglicherweise bilden derartige Anomalien häufiger die Ursache von Aborten (DELHANTY, ELLIS u. ROWLEY 1961; PENROSE u. DELHANTY 1961).

b) Änderung in der Anzahl einzelner Chromosomen

Man unterscheidet:

a) Monosomie: Verlust eines von zwei homologen Chromosomen.

b) Polysomie: Vorhandensein eines oder mehrerer zusätzlicher Chromosomen.

c) Nullisomie: Fehlen beider Chromosomen eines Satzes.

Fälle von Nullisomie wurden unseres Wissens beim Menschen noch nicht beschrieben; eine genauere Diskussion erscheint deshalb überflüssig.

Dagegen fand sich ganz unvermutet häufig *Monosomie* und *Trisomie*. Bevor wir jedoch diejenigen Syndrome betrachten, die durch eine dieser beiden Besonderheiten hervorgerufen sind, wollen wir den Vorgang in der Keimzellentwicklung kennenlernen, der zur Monosomie einerseits und zur Trisomie auf der anderen Seite führt. BRIDGES, einer der bekanntesten Mitarbeiter von MORGAN, beschrieb ihn zuerst bei Drosophila melanogaster (1916, 1921).

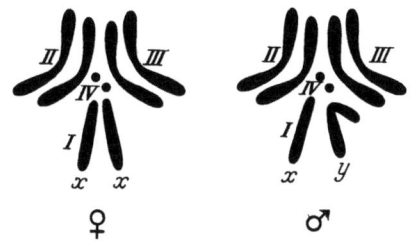

Abb. 129. Diploider Chromosomensatz bei Drosophila melanogaster (n. NACHTSHEIM 1959)

MORGAN hatte 1910 durch Untersuchungen über die Vererbung des white-Gens den geschlechtsgebundenen Erbgang entdeckt und gleichzeitig den Mechanismus der genotypischen Geschlechtsbestimmung bei Drosophila aufgeklärt. Seine Betrachtungen waren zwar überaus überzeugend; sie beruhten jedoch, strenggenommen, nur auf einem Analogieschluß. Den definitiven Beweis für die Richtigkeit seiner Auffassung brachten erst die Untersuchungen von BRIDGES.

In MORGANs Versuchen waren nämlich einzelne ♂♂ oder ♀♀ aufgetreten, die von den Gesetzmäßigkeiten des X-chromosomalen Erbganges abwichen. BRIDGES hatte die geniale Idee, das Erscheinen dieser „Ausnahmetiere" *mit einer Störung im Mechanismus der Meiose in Zusammenhang zu bringen.*

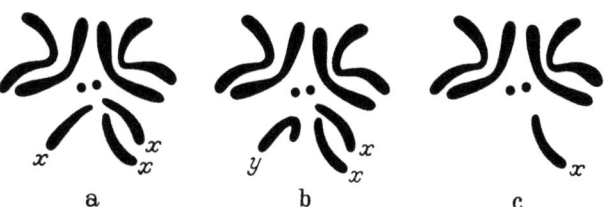

Abb. 130a—c. Chromosomenaberrationen nach Nondisjunction der Geschlechtschromosomen bei Drosophila. a XXX, Über-Weibchen, b XXY-♀, c XO-♂

Drosophila melanogaster hat vier Chromosomenpaare. Neben drei Autosomenpaaren ist ein Paar von Geschlechtschromosomen vorhanden; wie beim Menschen zeigen die ♂♂ den Typ XY, die ♀♀ den Typ XX (Abb. 129).

Normalerweise werden die homologen Chromosomen während der Reifeteilung voneinander getrennt, so daß in jede reife Geschlechtszelle drei Autosomen und ein Geschlechtschromosom gelangen. Unterbleibt nun aber aus irgendeinem Grunde, z. B. bei der Eireifung, die Trennung der beiden X-Chromosomen, so bleiben entweder beide X im Ei oder beide gelangen in ein Polkörperchen. Im letzten Falle entstände eine Eizelle ohne X-Chromosom. BRIDGES prägte den Ausdruck "Nondisjunction" (Abb. 130). Werden nun Eier mit anomalem Chromosomensatz durch normale Spermien befruchtet, so bestehen die folgenden Kombinationsmöglichkeiten:

Trisomien:
XX-Ei + X-Spermium: XXX-Typ
XX-Ei + Y-Spermium: XXY-Typ
Monosomien:
0-Ei + X-Spermium: X0-Typ
0-Ei + Y-Spermium: Y0-Typ.

Da bei Drosophila 2 X ein Weibchen, 1 X ein Männchen bedeuten, konnte man erwarten, daß die Ausnahmen mit 2 X (+ X oder Y) ♀♀ sind, die mit nur einem X (X0) ♂♂. Diese Aus-

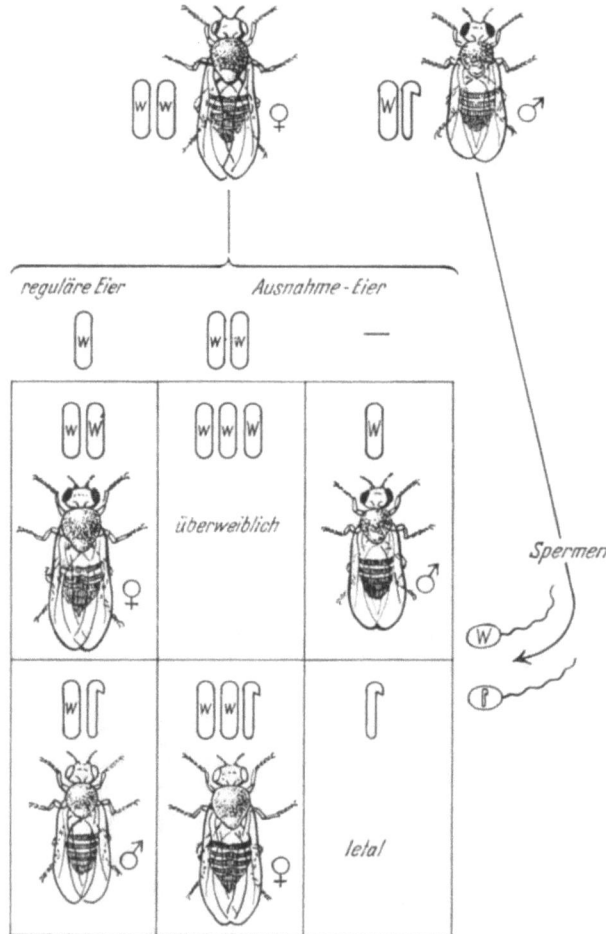

Abb. 131. Nondisjunction der X-Chromosomen bei Drosophila melanogaster, Kreuzung eines weißäugigen Weibchens mit einem Wildtyp-Männchen (Schema n. SINNOTT-DUNN-DOBZHANSKY)

nahmetiere müssen sich jedoch hinsichtlich ihrer X-chromosomalen Merkmale anders verhalten, da ihre X-Chromosomen eine andere Herkunft haben. Die Verhältnisse für das Merkmal white (Weißäugigkeit) zeigt Abb. 131. So enthält jedes normale XY-Männchen sein X-Chromosom von der Mutter, während das X0-Männchen sein X-Chromosom vom Vater erhält. Auch bei den Nachkommen derartiger Tiere treten jedoch abweichende Verhältnisse auf (sekundäre Nondisjunction nach BRIDGES).

Die letzten Zweifel an der Richtigkeit der Hypothese von BRIDGES wurden auf cytologischem Wege durch direkten Nachweis der anomalen Chromosomensätze behoben. Danach sind folgende Typen nachweisbar:

1. XXX : Über-♀
2. XXY : ♀
3. X0 : ♂

Die ausnahmslos absolute Sterilität der X0-♂♂ zeigte, daß das als genleer oder doch genarm betrachtete Y-Chromosom von Drosophila immerhin normale Funktionen zu erfüllen hat. Y0-Tiere wurden nicht beobachtet; Zygoten nur mit Y-Chromosom sind offenbar nicht lebensfähig.

Im Jahre 1921 konnte BRIDGES auch für das kleinste Autosom (IV) von Drosophila melanogaster Nondisjunction nachweisen. Auch hier konnte die Richtigkeit dieser Erklärung sowohl durch das genetische Experiment als auch durch die cytologische Untersuchung (Abb. 132) nachgewiesen werden. Nullisomie für das IV. Chromosom ist offenbar genauso letal wie der Y0-Typ.

Nach der Auffassung von NACHTSHEIM (1959) darf ohne weiteres angenommen werden, daß Nondisjunction auch bei den großen Autosomen II und III vorkommt. Cytologisch nachgewiesen wurden diese Chromosomenaberrationen jedoch bei Drosophila nicht. Wahrscheinlich bedeutet der Ausfall oder das Hinzukommen eines dieser großen, zahlreiche Gene tragenden Chromosomen eine so weitgehende Störung des entwicklungsphysiologischen Gleichgewichtes, daß die Zygoten nicht lebensfähig sind.

Obwohl schon BRIDGES die Vermutung äußerte, daß Nondisjunction gelegentlich auch bei anderen Lebewesen vorkomme, wurden erst in den letzten Jahren entsprechende Fälle bei der Maus und beim Menschen entdeckt.

Obwohl die ersten Entdeckungen beim Menschen kurz vor denen bei der Maus liegen, soll doch mit letzteren begonnen werden[1]. Die X-chromosomale Mutation scurfy (schorfig; sf) trat 1949 spontan auf. Das Hauptmerkmal der hemizygoten Männchen ist die schorfige Haut, zunächst des Schwanzes, später auch anderer Teile des Körpers. Die Haut scheint zu eng zu sein; sie zerreißt; Schorf bildet sich,

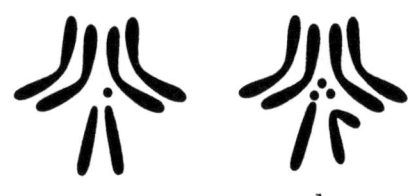

a   b

Abb. 132a u. b. Chromosomenaberrationen nach Nondisjunction des IV. Chromosoms bei Drosophila. a Haplo-IVer, b Triplo-IVer (zufällig ist a ♀, b ♂) (n. NACHTSHEIM 1959)

und Schuppen stoßen sich ab. Die Augenlider öffnen sich abnorm spät. Die sf-♂♂ sind mit 11 Tagen als solche erkennbar; die meisten von ihnen sterben in früher Jugend. Die längste Überlebensdauer betrug 6 Monate; alle ins geschlechtsreife Alter kommenden Tiere sind steril. Deshalb läßt sich der Stamm nur erhalten, wenn man Heterozygote ♀♀(X^{sf}/X$^+$) mit normalen ♂♂(X$^+$/Y) kreuzt. Aus dieser Kreuzung sind sf-♂♂ und normale ♂♂ in gleicher Zahl zu erwarten. Alle ♀♀ müssen normal sein. Merkwürdigerweise traten jedoch von Zeit zu Zeit Ausnahmen auf, d. h. sf-♀♀. Da sie genau wie die sf-♂♂ letal bzw. steril sind, mußte sich ihre direkte genetische Prüfung als unmöglich erweisen. Man half sich jedoch, indem man in 14 Fällen die Ovarien der 15—31 Tage alten sf-♀♀ auf normale ♀♀ transplantierte. Da die Empfänger-♀♀ bestimmte Markierungsgene enthielten und entsprechend gepaart wurden, ließ sich an den Nachkommen mit Sicherheit

---

[1] RUSSELL, RUSSELL u. GOWER 1959.

feststellen, ob die Oocyten aus dem sf-Ovar stammten. Von den 14 Operationen verliefen 7 erfolgreich. Ergebnis: Söhne von sf-♀♀ sind sf, alle Töchter haben den Wildtyp. Sie zerfallen jedoch in zwei Gruppen, von denen die eine sf vererbt, die andere nicht. Für dieses Ergebnis gab es 6 verschiedene Erklärungsmöglichkeiten, von denen hier nur die genannt sei, die sich als richtig erwies: Die Ausnahms-♀♀ sind ihrer genetischen Beschaffenheit nach $X^{sf}/0$, ihre sf nicht vererbenden Töchter sind $X^{+}/0$. Sie entstanden aus der Befruchtung einer Oocyte *ohne* X-Chromosom mit einer normalen X^{+}-Spermie. Die sf vererbenden Töchter dagegen sind X^{sf}/X^{+}. Sie entstammen einer Oocyte, die das X^{sf}-Gen enthält, mit einer X^{+}-Spermie.

Diese Interpretation konnte inzwischen cytologisch bestätigt werden, und entsprechende Ausnahmen traten auch bei anderen X-chromosomal erblichen Genen der Maus auf[1].

Vergleicht man diese Befunde bei der Maus mit den entsprechenden Ergebnissen bei Drosophila, so fällt einem ein sehr wesentlicher *Unterschied* auf. Bei der Maus ist das X0-Tier ein Weibchen, das sogar u. U. fruchtbar ist. Bei Drosophila dagegen ist das X0-Tier ein steriles Männchen. Das läßt Schlüsse auf eine verschiedene Funktion des Y-Chromosoms bei der Geschlechtsbestimmung zu: Bei Drosophila sind Tiere mit zwei X-Chromosomen phänotypisch weiblich, Tiere mit einem X-Chromosom dagegen männlich; das Y-Chromosom spielt dabei nur eine untergeordnete Rolle. Bei der Maus dagegen sind Tiere ohne Y-Chromosom offenbar weiblich, ganz gleich, ob ein oder zwei X-Chromosomen vorhanden sind. Tiere mit Y-Chromosomen dagegen sind männlich. Das Y-Chromosom spielt also bei der Geschlechtsbestimmung eine entscheidende Rolle. Offen bleibt noch die Frage: Wie verhalten sich XXY-Individuen? Bei der Maus wurden sie bisher nicht beschrieben[2]. Wohl aber beim Menschen; diesen Befunden wenden wir uns jetzt zu.

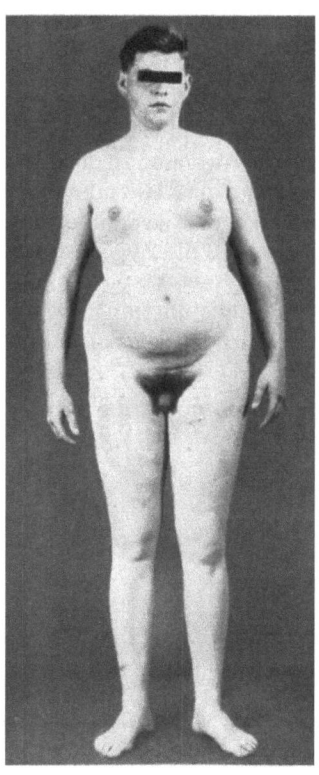

Abb. 133. 19jähriger Patient mit Klinefelter-Syndrom (n. LABHART 1957)

α) Das Klinefelter-Syndrom[3]

1942 beschrieben KLINEFELTER, REIFENSTEIN u. ALBRIGHT ein Syndrom, das durch die folgenden klinischen Symptome gekennzeichnet ist: Hodenhypoplasie, Aspermie, normale Entwicklung der sekundären Geschlechtsmerkmale, Gynäkomastie und hohe Ausscheidung von Gonadotropinen im Harn. Die Hodenbiopsie bei 7 Patienten zeigte schwere Veränderungen an den Tubuli (Tubulussklerose), völliges Fehlen von Spermien und eine Hypoplasie der Leydig-Zellen. Es besteht offenbar eine relativ große Variabilität der klinischen Symptome[4]. Es gibt Fälle mit annähernd normalem männlichen Habitus und stärkerer Gynäkomastie. Bei anderen ist die Gynäkomastie weniger ausgeprägt; dafür besteht ein leicht eunuchoider Habitus (Abb. 133), und wieder andere sind typische Früheunuchoide ohne Gynäkomastie. Später fand man auch Patienten mit völlig normalem Aspekt. Osteoporosen der Wirbelsäule sind häufig und können auf den Androgen-Mangel zurückgeführt werden. Ein weiteres Symptom ist die intellektuelle Minderbegabung. So fand NOWAKOWSKY unter 40 Fällen nicht weniger als 20 mehr oder weniger Schwachsinnige.

[1] RUSSELL u. RUSSELL 1959.
[2] Inzwischen bekannt; sterile ♂♂ (RUSSELL u. CHU 1961)
[3] Schilderung nach NOWAKOWSKI 1959.
[4] Vgl. HELLER u. NELSON 1945.

Der Gonadenbefund ist sehr charakteristisch: Die Tubulussklerose wird durch eine unregelmäßige Abscheidung hyalinen Materiales zwischen Basalmembran und Tunica propria hervorgerufen (Abb. 134); unmittelbar neben sklerosierten Tubuli finden sich durchaus normale mit zarter Wand. Das Keimepithel besteht in der Regel nur aus Sertoli-Zellen, die mit fortschreitender Degeneration auch verschwinden. Nur an einzelnen Stellen findet man gelegentlich (bei seltenen Fällen) Tubuli mit normaler Spermiogenese. Die tubuläre Fibrose entwickelt sich erst während der Pubertät. — Während die Gonadotropin-Ausscheidung erhöht ist, sind die 17-Ketosteroide bei ausgesprochenen Androgen-Mangelerscheinungen vermindert.

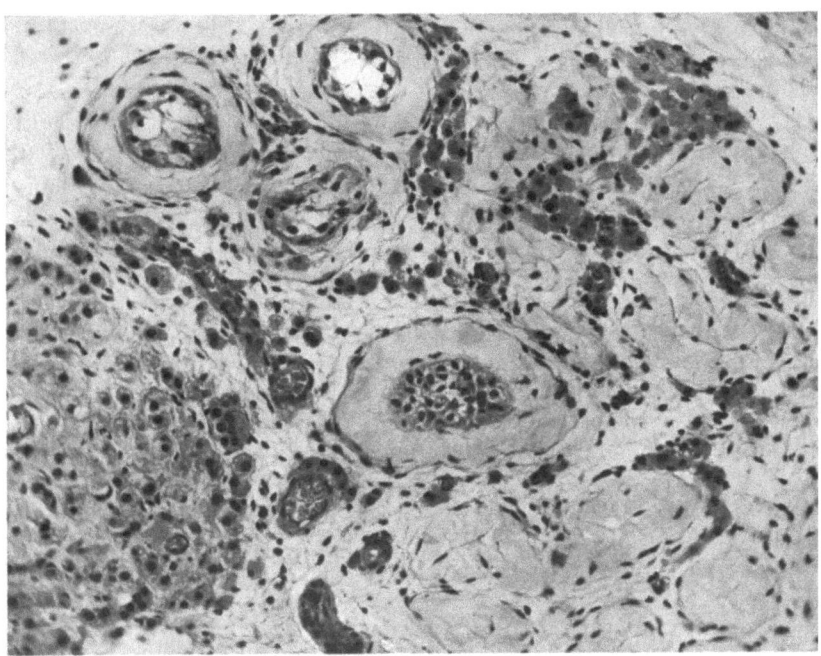

Abb. 134. Hoden eines 25jährigen Patienten mit Klinefelter-Syndrom. Schwere Tubulussklerose und herdförmige Leydig-Zellwucherung. H.-E.-Färbung 180 : 1 (n. LABHART 1957)

Das Syndrom ist ganz unerwartet häufig. So rechnet PRADER (1958) mit einer Häufigkeit von 1 : 1000 im männlichen Geschlecht. Neuere Angaben sprechen sogar für eine Häufigkeit von 1 : 400 (MOORE, zit. nach W. LENZ 1960).

Bei der Untersuchung des Geschlechtschromatins[1] erwies sich die Mehrzahl der Patienten als Chromatin-positiv, d. h. das Kerngeschlecht ist weiblich. Dieser Befund schien darauf hinzudeuten, daß trotz einer genetisch weiblichen Chromosomenkonstitution Hoden ausgebildet werden können. Allerdings war auffällig, daß sich der Chromatin-positive Befund an Hautschnitten und Mundschleimhaut-Abstrichen leicht und regelmäßig darstellen ließ, daß aber die Beurteilung von Blutausstrichen sich entschieden schwieriger gestaltete. Die typischen "Drumsticks" sind beim Klinefelter-Syndrom wesentlich seltener als bei normalen weiblichen Individuen. Das war der erste Hinweis, daß der positive Chromatinbefund beim Klinefelter-Syndrom vielleicht die Folge einer Chromosomenaberration sein könnte.

---

[1] Beim weiblichen Geschlecht sieht man am Rande der meisten Zellkerne in der Interphase einen mehr oder weniger flachen, mit Kernfarbstoffen intensiv färbbaren Körper, das „Geschlechtschromatin" (BARR). Dieser sowie bestimmte trommelschlegelförmige Kernanhänge der Leukocyten ("drumsticks") erwiesen sich als sehr nützlich für den Nachweis des chromosomalen Geschlechtes und die Differentialdiagnose von Anomalien der Geschlechtsentwicklung. Für Einzelheiten vgl. „Intersexualität", ED. OVERZIER (1961); "Symp. on Nuclear Sex", ED. SMITH u. DAVIDSON (1958).

Weitere Aufschlüsse ergab das Studium der *Häufigkeit der Rotgrünblindheit*. Schon GOLDSCHMIDT (1931) hatte auf die Bedeutung der Rotgrünblindheit für die Erkennung des Geschlechtes bei Intersexen hingewiesen, und entsprechende Untersuchungen bei anderen Störungen lagen vor[1].

Beim Klinefelter-Syndrom nun fanden zwar POLANI u. Mitarb. (1958) unter 55 „genetisch weiblichen" Patienten keinen Fall von Rotgrünblindheit. NOWAKOWSKI, LENZ u. PARADA (1959) fanden jedoch unter 34 chromatinpositiven Fällen nicht weniger als 3 mit Störungen des Rotgrünsinnes. Zwei waren deuteranomal, einer protanop. Nimmt man als Häufigkeit der Rotgrünschwäche bei ♀♀ 0,5% an (vgl. S. 76), so liegt die beobachtete Zahl 3 außerhalb der Zufallsmöglichkeit für Frauen, wenn auch auf der anderen Seite die Zahl 3 auf insgesamt 89 deutlich, wenn auch nicht signifikant, unterhalb der Häufigkeit für Männer liegt. *Der Befund ist also mit einem weiblichen Chromosomensatz nicht zu vereinbaren.* Dazu kommen noch genetische Befunde bei den Fällen von NOWAKOWSKY u. Mitarb.: Wenn es sich genetisch um Frauen, also um XX-Individuen gehandelt hätte, dann hätten sie je eines ihrer X-Chromosomen, die je ein Gen für Farbsehstörung enthielten, von ihren beiden Eltern bekommen müssen. Oder mit anderen Worten: Die Väter hätten ebenso farbsehgestört sein müssen. In Wirklichkeit waren die Väter alle drei normal farbentüchtig; bei zweien konnte das durch augenärztliche Untersuchung festgestellt werden, während der dritte z. Z. der Untersuchung schon verstorben war. Auch bei ihm jedoch weisen ausreichend zuverlässige Angaben auf ein normales Farbsehvermögen hin. Von den Müttern war die eine homozygot deuteranomal, die beiden anderen heterozygot, wie der Familienbefund ergab.

Die Aufklärung dieses merkwürdigen Verhaltens erbrachten Chromosomenuntersuchungen von JACOBS u. STRONG (1959) an einem typischen Fall. Zur Bestimmung der Chromosomenzahl dienten aus dem Sternalmark genommene Zellen. *In allen Zellen, die eine exakte Bestimmung der Chromosomenzahl zuließen, waren 47 Chromosomen vorhanden.* Bei beiden Eltern dagegen fanden sich 46 Chromosomen. Wie die genaue Analyse ergab, war das überzählige Chromosom ein X; *der Patient gehörte also dem Typ XXY an.*

Inzwischen wurde der Befund an einer ganzen Reihe weiterer Patienten bestätigt (nach FORD 1960 waren es bis zu dieser Zeit 12 Fälle). Zwei Fälle sind besonders interessant. Der eine (Kombination mit mongoloider Idiotie) ist weiter unten behandelt, der zweite sei hier erwähnt[2]: Es handelt sich um einen typischen, chromatin-positiven Klinefelter-Patienten. Die Chromosomenkonstitution wurde an 65 Knochenmarkszellen untersucht. Von diesen hatten 44 Zellen je 47 Chromosomen. Von den restlichen 21 Zellen wiesen 13 46 Chromosomen auf, während in 8 Zellen die Zahlen 41, 44, 45, 48 und 49 beobachtet wurden. In 11 von den 13 Zellen mit 46 Chromosomen, die genauer analysiert werden konnten, waren sehr wahrscheinlich 44 Autosomen und zwei X-Chromosomen vorhanden, also der normale weibliche Chromosomensatz. Offenbar kann das Y-Chromosom bei manchen Zellteilungen verlorengehen. Es entstände so ein Individuum, das als XXY/XX-„Mosaik" anzusehen ist. COURT BROWN, JACOBS u. DOLL (1960) haben die formalen Kriterien zusammengestellt, die für die Annahme einer Mosaikbildung notwendig erscheinen. Es sind: 1. Die Zahl der Zellen mit einem von der modalen Zahl abweichenden Ergebnis muß größer sein, als dem Zufall zugeschrieben werden kann. Abweichungen in einzelnen Zellen finden sich nämlich regelmäßig und sind durch unvermeidbare technische

---

[1] SØRENSEN 1953 für Hypospadie; POLANI u. Mitarb. 1956 bei Gonadendysplasie; desgleichen W. LENZ (1957).

[2] FORD, POLANI, BRIGGS u. BISHOP 1959.

Fehlerquellen bedingt. 2. Das Übermaß an atypischen Zellen sollte an zwei oder mehr getrennten Untersuchungen von Knochenmarkszellen und am besten auch an zwei oder mehr verschiedenen Geweben demonstriert werden. 3. Eine detaillierte Chromosomenanalyse von Zellen mit mehr oder weniger Chromosomen als der modalen Zahl sollte den Beweis erbringen, daß ein großer Prozentsatz dieser Zellen den gleichen Karyotyp besitzt, d. h. daß die zusätzlich vorhandenen oder fehlenden Chromosomen in allen Zellen die gleichen sind. — Diese Voraussetzungen scheinen in dem oben diskutierten Fall weitgehend erfüllt zu sein.

Noch in einem weiteren Fall fand sich eine auffallend hohe Variation in der Chromosomenzahl, diesmal jedoch in der Plusrichtung[1]. In Haut-Zellkulturen ergab sich bei zwei Patienten die modale Zahl 47 und der XXY-Typ. Während aber bei dem einen Patienten unter 51 Zellen 50 die Zahl von 47 Chromosomen aufwiesen und nur eine Zelle 48 Chromosomen hatte, fanden sich bei dem anderen unter 72 untersuchten Zellen 51 mit der Zahl 47, 19 mit der Zahl 48, 2 mit 49. Die über 47 hinaus vorhandenen Chromosomen waren keine Geschlechtschromosomen. Sie hatten immer das gleiche Aussehen, ließen sich jedoch mit keinem der Autosomen sicher identifizieren. Da[2] analog den gelegentlich beobachteten polyploiden Zellen auch an eine ,,endomitotische'' Vermehrung einzelner Chromosomen unter den Bedingungen der Zellkultur zu denken ist, wären vergleichende Untersuchungen an Knochenmarkszellen sehr erwünscht.

Wie wir sahen, entstehen derartige Trisomien (wie andererseits die Monosomien) durch *Nondisjunction*. Die merkwürdigen Ergebnisse über Farbensehen lassen nun gewisse Schlüsse auf den Mechanismus dieses Vorganges zu (STERN 1959). Die Betrachtungen von STERN sollen hier nicht im einzelnen wiederholt werden. Es sei nur darauf hingewiesen, daß STERN die Häufigkeit der Rotgrünblindheit bei 3 von 106 Patienten (2,8 %) auf eine Nondisjunction in der ersten Reifungsteilung in den Keimzellen der Mütter zurückführt.

Am Rande sei bemerkt, daß es neben dem oben geschilderten ,,chromatinpositiven'' Klinefelter-Syndrom auch Fälle gibt, die einen normalen männlichen Geschlechtschromatin-Befund zeigen, d. h. ,,chromatinnegativ'' sind. Man spricht auch vom ,,falschen'' Klinefelter-Syndrom. Ein weiterer Unterschied liegt darin, daß die ,,falschen'' Klinefelter familiär auftreten, was für die Wirkung eines Gens spricht, während bei ,,echten'' Klinefeltern familiäres Vorkommen nicht beobachtet wurde. Dagegen fand sich einmal ein konkordantes Auftreten bei eineiigen Zwillingen. Diese Konkordanz war auch zu erwarten; denn eineiige Zwillinge kommen aus der gleichen Eizelle. — Ferner scheint das Auftreten ,,echter'' Klinefelter bei älteren Müttern relativ häufiger zu sein als bei jüngeren Müttern.

Was lehrt uns das ,,echte'' Klinefelter-Syndrom über den *Mechanismus der Geschlechtsbestimmung* beim Menschen ?

Wie wir sahen, ist bei Drosophila der X0-Typ ein Männchen, der XXY-Typ ein Weibchen. Das Geschlecht hängt also von der Zahl der X-Chromosomen ab. Zu unserer Überraschung sahen wir jedoch, daß der X0-Typ bei der Maus ein Weibchen war. Dort schien also das Geschlecht von der Zahl der X-Chromosomen unabhängig zu sein, jedoch davon abzuhängen, ob das Y-Chromosom vorhanden war oder nicht. Die Gegenprobe, der XXY-Typ, fehlte bei der Maus[3]. In Gestalt des Klinefelter-Syndroms kennen wir ihn jedoch beim Menschen. Die Individuen sind phänotypisch männlich. Das spricht entschieden dafür, daß auch beim Menschen, ähnlich wie bei der Maus, das Geschlecht in erster Linie davon abhängt, *ob das Y-Chromosom vorhanden ist oder nicht*. Daß die Zahl der X-Chromosomen für die Ausprägung der Geschlechtsmerkmale nicht gleichgültig ist, zeigt aber die Tatsache, daß die Testes bei den Patienten nicht funktionsfähig sind und daß Sterilität besteht.

Inzwischen wurden auch Fälle mit 48 Chromosomen und dem Typ XXXY entdeckt (FERGUSON-SMITH, JOHNSTON u. Mitarb. 1960). Die Patienten liegen im Phänotyp innerhalb der Variationsbreite des Klinefelter-Syndroms; sie sind vielleicht stärker schwachsinnig. Der XXXXY-Typ wurde ebenfalls beschrieben (FRACCARO, KAIJSER u. LINDSTEN 1960; MILLER u.

---

[1] BERGMANN, REITALU, NOWAKOWSKI u. LENZ (1960).
[2] Nach NACHTSHEIM 1960.
[3] Siehe aber S. 278, Fußnote 2!

Mitarb. 1961). Auch ein Fall des Typs XXYY wies eine Variante des Klinefelter-Syndroms auf (MULDAL u. OCKEY 1960). Ein mikrocephaler idiotischer Knabe mit bilateraler radioulnarer Synostose, einer schweren Störung der Spermiogenese und Kryptorchismus zeigte in den Körperzellen 3—5 (meist 4) X-Chromosomen sowie bis zu 3 Y-Chromosomen (ANDERS u. Mitarb. 1960). Auch diese Fälle zeigen, daß das Geschlecht vom Vorhandensein oder Fehlen des Y-Chromosoms abhängt. Darüber hinaus beweisen Fälle mit mehreren Y-Chromosomen das Vorkommen von Nondisjunction in männlichen Keimzellen.

Wir verlangen nun die Gegenprobe, indem wir fragen: Wie verhält sich der X0-Typ beim Menschen? Wie wir sahen, ist das Klinefelter-Syndrom relativ häufig. Auf Grund der Vorgänge bei der Meiose ist jedoch zu erwarten, daß Oocyten ohne X-Chromosom, deren Befruchtung dann zum Typ X0 (oder zu dem voraussichtlich sicher letalen Typ Y0) führen müßte, genauso häufig sein müßten, — vorausgesetzt, daß sie überhaupt zur Befruchtung gelangen können. Der X0-Typ des Menschen ist auch bekannt; er fand sich bei dem Ullrich-Turner-Syndrom. Er scheint jedoch wesentlich seltener zu sein als der XXY-Typ. Das spricht für eine verminderte Vitalität der Oocyte ohne X-Chromosom oder der X0-Zygoten.

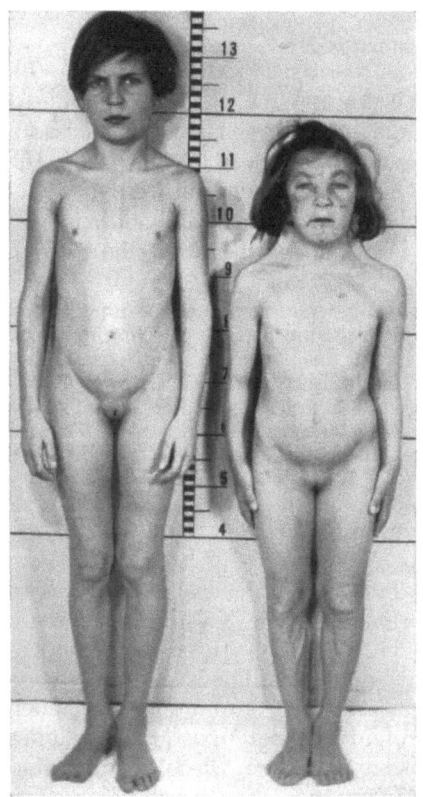

Abb. 135. 12 jähriges Mädchen mit Gonadendysgenesie (rechts) und extrem ausgebildeten assoziierten Merkmalen, daneben ein gleichaltriges gesundes Mädchen (links) (n. PRADER aus LABHART 1957)

β) Das Ullrich-Turner-Syndrom

(Gonadenagenesie, Ovaragenesie)[1]

Die mit diesem Syndrom behafteten Individuen haben ein innerlich und äußerlich normales weibliches Genitale, jedoch funktionslose, rudimentäre Gonaden. Neben dem obligaten Hypogonadismus findet man oft, aber durchaus nicht immer, einen Kleinwuchs, eine Pterygium-(Flügelhaut)-Bildung am Halse, einen schildförmigen Thorax sowie weitere Mißbildungen, die zusammen ein sehr charakteristisches Bild ergeben (Abb. 135).

Im einzelnen hängt die Symptomatik vom Alter der Patienten und von der Ausprägung der assoziierten Merkmale ab, die viel früher und viel stärker auffallen als der Hypogonadismus, obwohl sie nur fakultativ sind.

Der Kleinwuchs ist gelegentlich schon bei Geburt vorhanden. Häufiger jedoch sind die Kinder bei Geburt normal groß, wachsen aber zu langsam. Die erwachsenen Patienten sind in der Regel 1,30—1,50 m groß; es kommen jedoch auch normal große Patienten vor. Das Knochenalter bleibt im Kindesalter nur unbedeutend zurück, während der Epiphysenschluß häufig bei jugendlichen Erwachsenen um 3—4 Jahre verzögert ist.

Kopf und Gesicht zeigen eine Reihe von Auffälligkeiten. Die maskenhaften, ältlichen Gesichtszüge, der Epikanthus, der fischförmige Mund, die Mikrognathie und der kurze und breite Hals veranlaßten manche Untersucher zum Vergleich mit einer Sphinx. Der Haaransatz am Hals ist auffallend tief (Abb. 136), die Ohren sitzen tief und sind schlecht modelliert. Vom Ohransatz zur Schulter reicht beiderseits eine Hautfalte, das Pterygium colli (Abb. 137). Gelegentlich ist die Haut überhaupt lose (Cutis laxa), und oft finden sich zahlreiche Naevi.

---

[1] Darstellung im wesentlichen nach PRADER in: LABHART 1957.

Der Stamm ist meist plump und untersetzt. Der Thorax ist vor allem beim älteren Kind und beim Erwachsenen auffallend tief und breit und vorn etwas eingedellt (schildförmiger Thorax). Die Mamillen sind häufig hypoplastisch und stehen auffallend weit auseinander.

Die Ellenbogen stehen häufig in Valgusstellung. Besonders beim Säugling und Kleinkind findet sich oft ein lymphangiektatisches Hand- und Fußödem. An den Fingern können verschiedene Mißbildungen vorhanden sein. Häufig sind auch Mißbildungen des Skelets, (besonders der Wirbelsäule), — des Herzens und der Nieren. — Oft besteht ein Hypertonus.

Im Gegensatz zu den bisher beschriebenen fakultativen Symptomen ist der Hypogonadismus ein obligater Befund. Er ist verbunden mit einem Fehlen der weiblichen Entwicklung der Brüste und der labia minora sowie einem Ausbleiben der Menarche. Im Gegensatz zu diesem vollständigen Ausbleiben der oestrogenen Merkmale fehlt die Behaarung an den Pubes und in den Achseln nicht ganz; sie ist jedoch vermindert und verspätet. Man vermutet, daß sie durch Androgene der Nebennierenrinde ausgelöst wird.

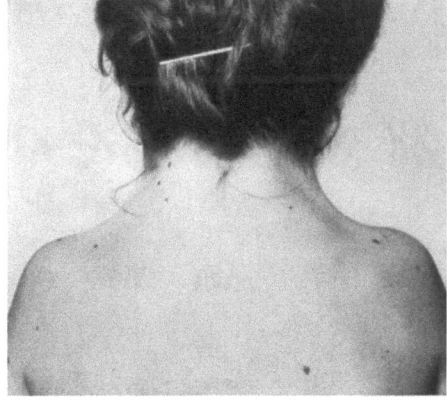

Abb. 136. Nacken eines 9 jährigen Mädchens mit Gonadendysgenesie. Man beachte den breiten Hals und den tiefen Haaransatz sowie die zahlreichen Naevi (n. PRADER aus LABHART 1957)

Die Oestrogen-Ausscheidung im Urin ist stark herabgesetzt. Dagegen findet sich — wie beim Klinefelter-Syndrom — durch die ausbleibende Hemmung vonseiten der Oestrogene eine erhöhte Ausscheidung der gonadotropen Hormone des Hypophysenvorderlappens (Gonadotropine). Dieses Symptom kann allerdings in seltenen Fällen fehlen. — Die Ausscheidung der 17-Ketosteroide ist herabgesetzt.

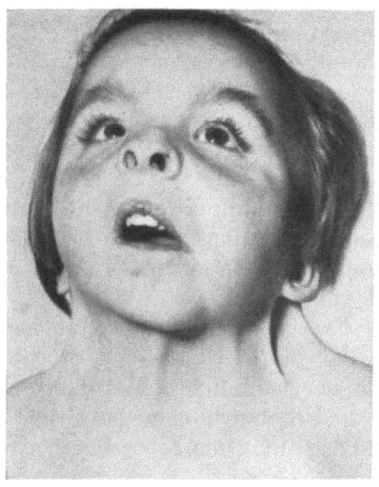 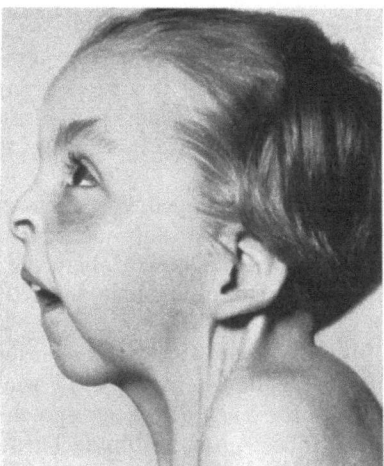

Abb. 137. Extremes Pterygium colli bei einem 4¹/₂ jährigen Mädchen (n. PRADER aus LABHART 1957)

Im ganzen gleicht die endokrine Situation weitgehend der nach Kastration oder im Klimakterium.

Die Intelligenz ist in der Regel normal; gelegentlich wurde jedoch über Schwachsinn berichtet. Die Psyche ist weiblich orientiert, aber häufig infantil. Die Sexualität ist schwach. Die Lebenserwartung ist nicht beeinträchtigt.

Als eine Untersuchung des Kern-Geschlechtes möglich wurde, stellte es sich heraus, daß dieses überraschenderweise in der Mehrzahl der Fälle *männlich* war. Die Patienten erwiesen sich als *Chromatin-negativ*. (Unter 667 Fällen aus der Literatur waren 515 Chromatin-negativ, vgl. W. LENZ 1959). Die Chromatin-negativen Fälle treten nicht, die seltenen Chromatin-positiven Fälle gelegentlich familiär auf.

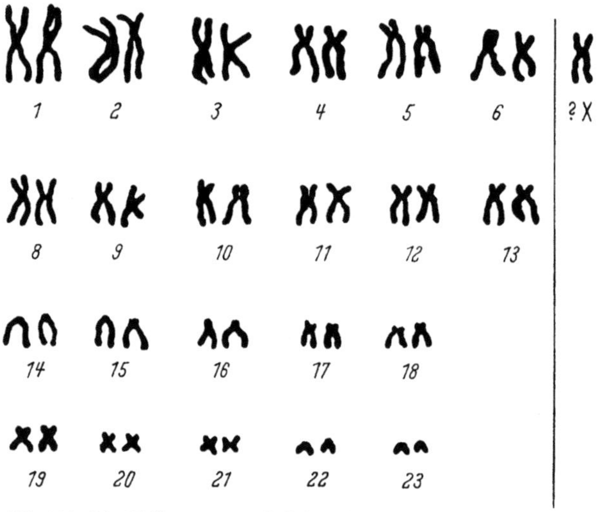

Die Zahl der bezüglich ihres Chromosomenbestandes analysierten Fälle betrug bis Mitte 1960 8[1]. In allen Fällen ist die modale Chromosomenzahl 45; das X-Chromosom ist ungepaart; ein Y-Chromosom fehlt (Abb. 138).

Nach FORD (1960) sind jedoch die letzten drei der von ihm und seinen Mitarbeitern analysierten Patienten alle Chromosomen-Mosaiken (X0/XX); sie enthalten eine Mischung von Zellen mit 45 und mit 46 Chromosomen. Inzwischen wurden weitere Mosaiken beschrieben.

Abb. 138. Die 45 Chromosomen bei einer Patientin mit Ullrich-Turner-Syndrom (n. FORD u. Mitarb. 1959 aus NACHTSHEIM 1959). Die Nummern stimmen mit der Denver-Numerierung nicht überein

Diese Patienten ergänzen unser Wissen über die Geschlechtsbestimmung beim Menschen: Wie uns schon die Befunde beim X0-Typ der Maus einerseits und beim XXY-Typ (Klinefelter-Syndrom) auf der anderen Seite vermuten ließen, *ist der Phänotyp der X0-Individuen weiblich.* Genausowenig jedoch, wie der XXY-Typ funktionsfähige Testes entwickelt, genausowenig entwickelt der X0-Typ funktionsfähige Ovarien. Das zeigt uns wieder, daß auch die Zahl der X-Chromosomen für die normale Ausprägung der Geschlechtsmerkmale nicht gleichgültig ist. Der Befund steht im Gegensatz zu dem bei der Maus, wo sich aus X0-Ovarien Nachkommen züchten ließen.

Die Regel, daß der X0-Typ nicht zur Bildung funktionstüchtiger Ovarien führt, scheint jedoch Ausnahmen zu haben: Neuerdings[2] wurde eine 39 jährige, nur 136 cm große Frau beschrieben, die mit 31 Jahren einen normalen Sohn zur Welt gebracht hatte, obwohl sie den X0-Typ aufwies.

Beim X0-Typ kann die Analyse des Farbensehens zu zusätzlicher Information führen. Es muß erwartet werden, daß bei den Patienten Störungen des Rotgrünsinnes genauso häufig sind wie in der männlichen Bevölkerung. Diese Erwartung wurde auch durch entsprechende Untersuchungen bestätigt[3]. Selbstverständlich müssen rotgrünblinde Turner-Patienten einen farbsehgestörten Vater haben.

Besonders instruktiv ist eine Beobachtung von LEJEUNE u. Mitarb. 1961. Sie untersuchten ein 17 jähriges Zwillingspaar, dessen einer Paarling ein normaler junger Mann war, während die „Schwester" ein Turner-Syndrom aufwies. Die Eiigkeitsdiagnose ergab völlige Übereinstimmung aller Blutgruppen und Serum-Proteinvarianten; eine reziproke Hauttransplantation ging bei

---

[1] Vgl. NACHTSHEIM 1960. Fälle bei FORD u. Mitarb. 1959; FRACCARO, KAIJSER u. LINDSTEN (1960); JACOBS u. KLAY 1959; TJIO, PUCK u. ROBINSON 1959; FORD 1960.

[2] BAHNER, SCHWARZ, HARNDEN, JACOBS, HIENZ u. WALTER (1960).

[3] Literatur u. a. bei PRADER 1957.

beiden Paarlingen ohne Schwierigkeiten an. Damit ist die Eineiigkeit bewiesen; bei der Teilung der Zygote wahrscheinlich im 2-Zellen-Stadium muß einmal das Y-Chromosom verlorengegangen sein.

Der XXX-Typ. Bisher betrachteten wir nur die beiden Fälle, in denen entweder eine Oocyte mit 2 X-Chromosomen von einer Y-Spermie, oder eine Oocyte ohne X-Chromosom von einer X-Spermie befruchtet wurde. Es bleiben die beiden Fälle übrig, die ebenfalls häufig sein müßten: Befruchtung einer 0-Oocyte durch eine Y-Spermie und Befruchtung einer XX-Oocyte durch eine X-Spermie. Der erste dieser Fälle wurde nicht beobachtet, und es ist nicht zu erwarten, daß sich das einmal ändert. Man kann sich nicht vorstellen, daß ein Individuum ohne X-Chromosom lebensfähig sein sollte.

Der XXX-Typ dagegen, der bei Drosophila als ,,*Überweibchen*'' bezeichnet wurde, ist beim Menschen beobachtet worden[1]. Die erste, 35 Jahre alte Patientin, die von einer bei der Konzeption 41 jährigen Mutter und einem zum gleichen Zeitpunkt 40 jährigen Vater abstammt, zeigte eine morphologische sowie funktionelle Unterentwicklung des Sexualapparates. Die Menarche trat mit 14 Jahren ein; die Menses waren jedoch unregelmäßig und hörten mit 19 Jahren ganz auf. Die Brüste blieben unterentwickelt, das äußere Genitale infantil, Uterus und Ovarien rudimentär.

Die Intelligenz der Patientin liegt unter dem Durchschnitt; abgesehen von den Störungen des Sexualapparates fanden sich keine körperlichen Abweichungen.

Die Chromosomen wurden an Knochenmarkzellen und an Haut-Zellkulturen bestimmt. Das Ergebnis ist einheitlich. Die modale Chromosomenzahl ist 47, alle 44 Autosomen sind normal vorhanden, und dazu kommen drei X-Chromosomen. Die Mutter der Patientin hatte einen normalen Chromosomensatz von 46, darunter 2 X-Chromosomen.

In einzelnen Schleimhautzellen waren bei Untersuchung des Geschlechts-Chromatins statt eines zwei Chromatinkörper vorhanden; die Zahl der Drumsticks in den neutrophilen Leukocyten erwies sich jedoch gegenüber der bei normalen ♀♀ nicht als erhöht.

Inzwischen lernte man weitere derartige Patientinnen kennen. Eine von ihnen, (deren Eltern bei ihrer Geburt ebenfalls schon 42 Jahre alt waren), hatte insgesamt 4 Söhne[2]. Unter Schwachsinnigen scheint das Syndrom nicht selten zu sein; denn bei einer systematischen Untersuchung fanden sich unter 595 ♀♀ aus einer Anstalt für geistig Minderwertige 4 XXX-Individuen. Bei drei von ihnen war die Menstruation normal, bei der 4. (73 Jahre alt) war sie nicht mehr zu eruieren. Eine Patientin hatte ein männliches Kind[3]. Manche sprechen schon vom ,,ParaMongolismus''[4].

Außer den oben genannten gibt es noch zahlreiche weitere Formen von Störungen der primären Geschlechtsentwicklung beim Menschen. In einzelnen Fällen lassen sich Mendelsche Erbgänge aufweisen; bei der großen Mehrzahl jedoch ist das nicht der Fall. Diese Gruppe wird z. Z. in vielen Laboratorien nach Chromosomenaberrationen durchforscht. Die Fülle der in letzter Zeit Monat für Monat veröffentlichten Ergebnisse kann hier nicht referiert werden (Übersicht bei W. LENZ 1960). Nur einige wenige sollen hier herausgegriffen werden. So findet man bei Turner-ähnlichen Fällen und bei Fällen mit reiner Gonadendysgenesie ohne die oben genannten Allgemeinsymptome immer mehr Mosaiken, wie auch durch ungewöhnlich wechselnde Chromatinbefunde bei manchen Patienten nahegelegt

---

[1] JACOBS u. Mitarb. 1959.
[2] STEWART u. SANDERSON (1960).
[3] FRASER, CAMPBELL, MACGILLIVRAY, BOYD u. LENNOX (1960).
[4] JACOBS, HARNDEN, COURT BROWN u. BAIKIE (1960).

wird. Deshalb geht man immer mehr dazu über, nicht nur eines, sondern verschiedene Gewebe cytologisch zu untersuchen.

Eine Mosaikbildung zwischen XY und X0 wurde ebenfalls beschrieben. Das 3 Monate alte Kind war ein Hermaphrodit. Es besaß Phallus und Vagina, Uterus und Eileiter sowie zwei Gonaden in Lage der Ovarien, die histologisch ovarielle und testiculäre Anteile in unreifem Zustand enthielten. Die untersuchten Knochenmarkszellen enthielten zu 60% X0, zu 40% XY[1].

Außerdem wurde wieder über ein XXX/X0-Mosaik berichtet[2].

Andere in den Allgemeinsymptomen Turner-ähnliche Fälle mit männlichem Genitale zeigen dagegen in allen untersuchten Geweben den normalen XY-Typ (FRACCARO u. Mitarb. 1961). Weitere Anomalien sind bei den Chromosomenmutationen erwähnt.

γ) Trisomie eines Autosoms: Mongoloide Idiotie

Wie schon erwähnt, beschrieb BRIDGES bei Drosophila melanogaster neben der Nondisjunction der Geschlechtschromosomen auch autosomale Nondisjunction. Ein häufiges Syndrom beim Menschen, das auf autosomaler Non-

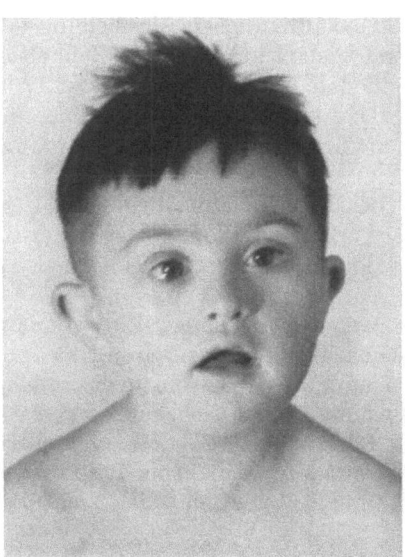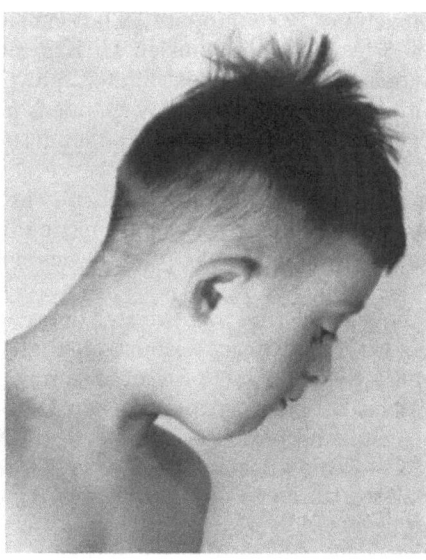

Abb. 139. Patient mit mongoloider Idiotie (Beob. Dr. W. HIRSCH)

disjunction beruht, ist die „*mongoloide Idiotie*"[3]. Dieses Syndrom gehört zu den häufigsten Schwachsinnstypen, die wir kennen. Die Häufigkeit wird auf 0,23% geschätzt[4,5].

Das klinische Bild ist sehr vielgestaltig, aber überaus charakteristisch (Abb. 139). Fast jeder Teil des Körpers ist mehr oder weniger betroffen. Viele der typischen Merkmale finden sich jedoch einzeln auch bei anderen Patienten und sogar bei Gesunden. Besonders auffällig

---

[1] HIRSCHHORN, DECKER u. COOPER (1960).

[2] JACOBS, HARNDEN, COURT BROWN, GOLDSTEIN, CLOSE, MACGREGOR, MACLEAN u. STRONG (1960).

[3] Erste klare Beschreibung von LANGDON DOWN (1886); Lit. bei PENROSE.

[4] BÖÖK u. REED (1950).

[5] Die folgende Beschreibung im wesentlichen nach PENROSE (1949).

sind eine kleine Körpergröße, ein kleiner runder Kopf und ein allgemein dysplastisches Aussehen. Das mongoloide Kind ist bei der Geburt normal groß; je älter es wird, desto mehr bleibt es gegenüber seinen normalen Altersgenossen zurück, und es erreicht endlich im Durchschnitt eine Körpergröße, die der eines 10jährigen Kindes entspricht.

Am Kopf ist der geringe fronto-occipitale Durchmesser bemerkenswert. Der Breiten-Längen-Index liegt besonders hoch. Das Haar ist in der Regel straff und dünn, die Haut ist trocken, das Gesicht ist flach, die Nase kurz und breit, die Ohren sind klein und rund, und die Lidspalten liegen weit auseinander und machen einen schrägen Eindruck. Trotzdem kann von einer wirklichen Ähnlichkeit mit Angehörigen der mongolischen Rasse nicht gesprochen werden;

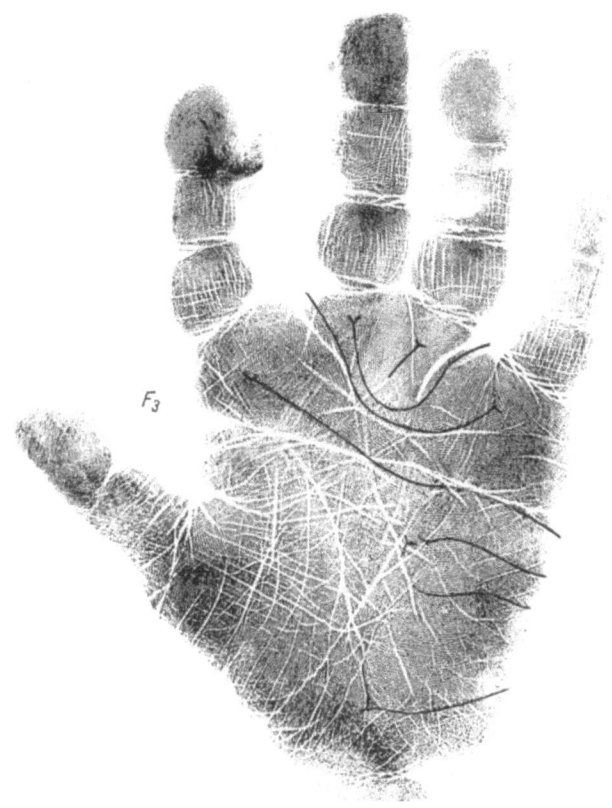

Abb. 140. Typischer Handabdruck eines Mongoloiden mit Vierfingerfurche. Die Furche erscheint als heller Strich, der die ganze Hand quer durchteilt. Starke allgemeine Furchung (F_3) (Beobachtung Dr. W. Hirsch)

die Patienten sehen eben nur fremd aus. Manche Ostasiaten sagen, für sie sähen sie den Europäern ähnlich. — Die Augen selbst zeigen öfter Katarakt, Mypopie, Strabismus und eine gefleckte Iris. Häufig findet sich daneben eine Bindehautentzündung.

Auffällig ist der Mund: Häufig steht er offen, die Unterlippe steht nach vorn, die Wangenschleimhaut ist verdickt, und die Zunge ist rissig (lingua scrotalis). Die Zahnentwicklung ist unregelmäßig und verzögert. Die Schleimhäute zeigen eine erhöhte Anfälligkeit gegenüber Infektionen; dementsprechend leiden die Patienten oft an Katarrhen der Nase und der oberen Luftwege. Die Sterblichkeit ist sehr hoch in allen Altersgruppen; nach Penrose (1949) betrug die Lebenserwartung bei Geburt etwa 9 Jahre. Sie dürfte sich inzwischen verbessert haben.

Rumpf und Gliedmaßen sind auffällig plump, genau wie die Hände und Füße. Häufig findet sich Schwimmhautbildung. Insbesondere der kleine Finger ist kurz und nach innen gebogen (Klinodaktylie). Besonders auffällig ist das Bild der Furchen und der Hautleisten auf der Hand und den Fußsohlen. Die Handfläche zeigt oft eine einzige Querfurche (Vierfingerfurche, Abb. 140). Die Hautleisten zeigen eine erhebliche Tendenz zu einer Anordnung in der Querrichtung. Diese Tendenz zeigt sich besonders deutlich in der Lage der Hauptlinie a (Abb. 141) und des axialen Triradius *t*. Bei den Fingerleisten findet sich besonders häufig eine *L*-förmige, große ulnare Schleife.

Daneben finden sich Symptome wie Bindegewebsschwäche mit Nabelhernien, kleine Genitalien usw. Neurologische Abweichungen fehlen dagegen.

Das wesentlichste Symptom dieses Syndroms ist die herabgesetzte Intelligenz. Die Schwankungsbreite liegt zwischen völliger Idiotie auf der einen und einem Intelligenzalter von etwa 7 Jahren auf der anderen Seite. In günstiger gelagerten Fällen kann leichte Hausarbeit unter Überwachung ausgeführt werden, zumal die Patienten in der Regel freundlich, anhänglich und guter Dinge sind.

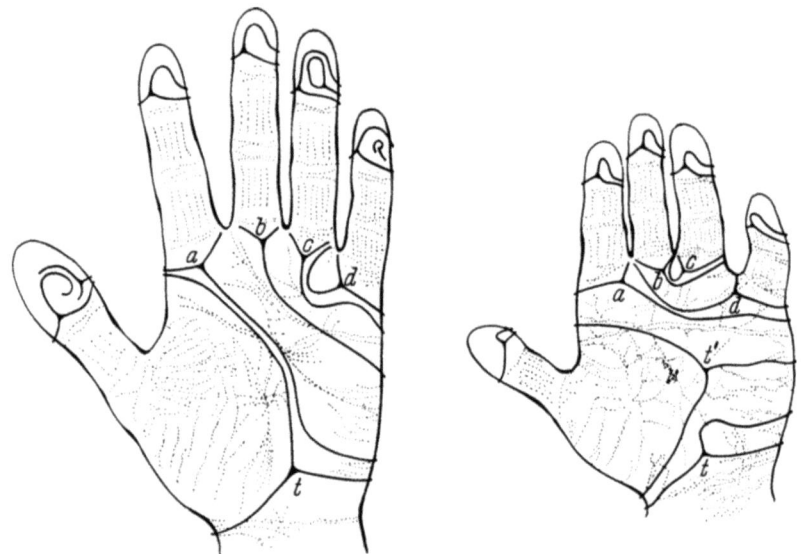

Abb. 141. Lage der Hauptlinie *a* in der Hand eines Mongoloiden re., li. normale Hand (n. PENROSE 1949)

Die Suche nach den biologischen Ursachen führte zu vielen Theorien, die heute größtenteils überholt sind. Es wurden jedoch einige Befunde zutage gefördert, die auch heute noch von großem Interesse sind:

1. Abhängigkeit vom Alter der Mutter. Ganz auffällig ist der Häufigkeitsanstieg mit dem Alter der Mutter. Eine Übersicht über verschiedene Länder gibt die Abb. 142 (nach W. LENZ 1960). Hier ist die durchschnittliche Häufigkeit in allen Altersklassen zusammen = 1 gesetzt und mit der Häufigkeit in den einzelnen Altersklassen verglichen[1].

Eine genauere Analyse[2] zeigt, daß dieser Anstieg tatsächlich auf das Alter der Mutter und nicht etwa z. B. auf das mit diesem korrelierte Alter des Vaters zurückgeführt werden muß. Gelegentlich ist behauptet worden, der Mongolismus trete auch bei ganz jungen Müttern vermehrt auf. H. GEYER stützte u. a. auf diesen Befund seine Hypothese, die Störung entstehe aus „dysplasmatischen Eiern" auf Grund einer Ovarialinsuffizienz, die sowohl bei sehr jungen, als auch bei sehr alten Gebärenden vermehrt vorkomme. — Eine Vermehrung bei jungen Müttern ist jedoch nicht sicher bewiesen. Die zuverlässigsten Serien zeigen im Gegenteil in der Altersgruppe unter 20 Jahren eine geringere Häufigkeit als in der Gruppe der 20—24jährigen (W. LENZ 1960).

---

[1] Für die einzelnen Literaturangaben vgl. W. LENZ 1960.
[2] Vgl. PENROSE 1957.

2. *Familienbefunde.* Ein familiäres Vorkommen des Mongolismus ist selten. So fand ØSTER (1953) unter 1806 Geschwistern mongoloider Probanden 7 weitere Fälle, während der nach dem mütterlichen Alter standardisierte Erwartungswert auf Grund der Häufigkeit in der Bevölkerung bei Zufälligkeit 3,49 betrug. Unter 343 nach den Probanden geborenen Geschwistern waren 4 Mongoloide; hier betrug der Erwartungswert 1,41. Nach diesen (sehr kleinen) Zahlen wäre die Erkrankungswahrscheinlichkeit unter den Geschwistern gegenüber dem Bevölkerungsdurchschnitt auf das 2—3fache gesteigert. Andere, kleinere Serien zeigen eine größere Häufigkeit, während es demgegenüber auch Serien ohne Geschwisterfälle gibt. Nach PENROSE ist bei familiären Fällen das mütterliche Alter oft geringer als bei sporadischen Fällen. PENROSE dachte gerade bei solchen Fällen an eine ätiologische Mitbestimmung mindestens eines autosomalrecessiven Gens; ein Standpunkt, der von HANHART (1960) geteilt wurde. Inzwischen ließen sich diese Befunde anders deuten (vgl. unten). Besonderes Interesse verdient in diesem Zusammenhang der Befund von CARTER (zit. nach HANHART 1960), wonach zwei eineiige Zwillingsschwestern mit weder unter sich noch mit ihren Ehefrauen verwandten Männern je zwei Töchter hatten, von denen je eine mongoloid war. Die Mütter waren bei der Geburt dieser Kinder 27 bzw. 30 Jahre alt.

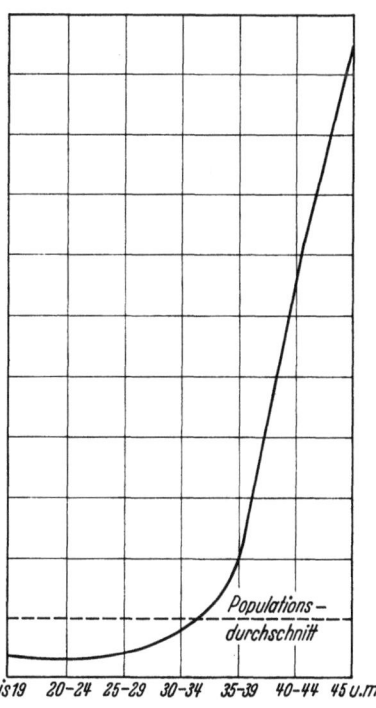

Abb. 142. Anstieg der Häufigkeit der mongoloiden Idiotie mit dem Alter der Mutter. Die Daten wurden von W. LENZ (1959) zusammengestellt; die Kurve beruht auf 1502 Fällen aus Kanada, Dänemark, England, Frankreich, Italien und Deutschland. Die durchschnittliche Häufigkeit in allen Altersklassen ist = 1 gesetzt (waagerechte Linie)

Den Familienuntersuchungen stehen die Befunde an ein- und zweieiigen Zwillingen gegenüber. Nach einer Zusammenstellung von ØSTER (1953) waren die in der Literatur beschriebenen 8 sehr wahrscheinlich eineiigen Zwillingspaare (5 ♀♀, 3 ♂♂) sämtlich konkordant, während bei 34 zweieiigen Zwillingspaaren (16 ♀♀, 18 ♂♂) stets nur ein Paarling mongoloid war. Die absolute Konkordanz bei EZ im Gegensatz zu der geringen familiären Häufung legte die Deutung durch eine besondere Art von Chromosomenmutation schon früher sehr nahe.

Diese Deutung wurde weiterhin unterstützt durch die Beobachtungen an Kindern von Mongoloiden.

Die Zahl der Patienten, die ins geschlechtsreife Alter kommen, ist bei der hohen Sterblichkeit der jugendlichen Kranken relativ gering. Über einen mongoloiden Vater wurde bisher nicht berichtet. Entweder sind die Patienten steril, oder sie werden durch ihren hochgradigen Schwachsinn an der Fortpflanzung gehindert. Von mongoloiden Müttern wurde jedoch des öfteren berichtet. Scheidet man die zweifelhaften Fälle aus, so bleiben bis 1959 7 mongoloide Mütter mit 8 Kindern (5 ♀♀, 3 ♂♂) übrig. Von diesen waren 5 wieder mongoloid, 2 normal, eines schwachsinnig, aber nicht mongoloid. Die Kinder sind öfter Produkte aus Inzesten oder haben schwachsinnige Väter. Eine mongoloide, 29jährige Frau empfing ihr Kind von einem 59 Jahre alten blinden Epileptiker, der in der gleichen Anstalt untergebracht war. Das Kind ist normal (Lit. bei NACHTSHEIM 1959).

Wie schon erwähnt, beruht der Mongolismus *auf der Trisomie eines Autosoms* (Nr. 21). Diese wurde als erste Chromosomenaberration von LEJEUNE, TURPIN u. GAUTIER (1959) entdeckt, und sie betrifft das Autosom Nr. 21. Die Zahl der bisher auf ihr Chromosomenbild hin untersuchten Fälle ist bereits so groß, daß kein Zweifel mehr an der Regelmäßigkeit dieses Befundes möglich ist. Es erhob sich jedoch die Frage, ob diese Regel auch Ausnahmen kennt. Nach solchen zu suchen, lag besonders nahe bei Patienten, die nicht Kinder älterer Mütter waren. POLANI u. Mitarb. (1960) untersuchten drei derartige Fälle. Bei einem von ihnen fanden sie nur die normale Zahl 46. Es handelte sich um ein $3\frac{1}{4}$jähriges Mädchen, das erste Kind einer 21 jährigen Mutter und eines 23 jährigen Vaters. Drei Jahre später folgte ein normales Kind. — Die genaue Chromosomenanalyse ergab, daß zwar die kleinsten akrozentrischen Chromosomen alle normal paarweise vorhanden sind, daß aber unter den etwas größeren gleichfalls akrozentrischen Chromosomen ein Paar ist, dessen einer Partner einen etwas längeren Arm besitzt (Autosom 14). Vielleicht liegt eine Translokation des überzähligen Chromosoms 21 zum Chromosom 14 vor. Bei einem weiteren Fall, einem 5 Monate alten Jungen mit 37 jähriger Mutter, ergab sich ein besonders interessanter Befund. Dieser Fall wurde zunächst als Translokation zwischen zwei der akrozentrischen, beim Mongolismus trisom vorhandenen Autosomen 21 interpretiert. Die Untersuchung des Chromosomenbestandes bei den Eltern, bei der Mutter durch Knochenmarkpunktion, bei dem Vater durch Hautbiopsie, brachte jedoch eine Überraschung. Während das Chromosomenbild der Mutter normal ist, hat der gesunde Vater ein überzähliges Chromosom (Nr. 19) ohne jeden klinischen Befund. Die folgende Frage ist noch offen: Ist das Kind trisom für das Autosom 19 und monosom für das Autosom 21 und liefert auch diese aberrante Kombination Mongolismus? Vielleicht ergibt die cytologische Untersuchung der vier normalen Geschwister Aufschluß.

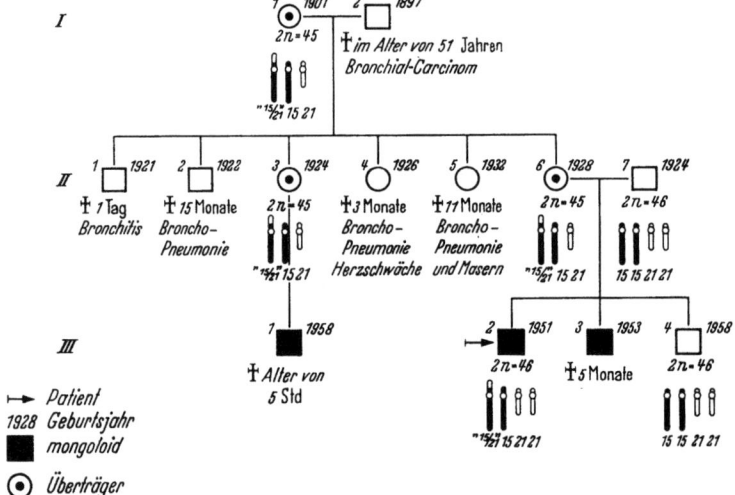

Abb. 143. Familiär vorkommende Translokation und mongoloide Idiotie. Bei der Großmutter I, 1 sind Chromosom 15 und 21 fest verbunden; es sind außerdem ein Chromosom 21 und ein Chromosom 15 vorhanden. Das gleiche gilt für die beiden Töchter II, 3 und II, 6. In den zur Befruchtung gelangten drei Eizellen, die zum Mongolismus führten, fanden sich nun kombinierte Chromosomen 15/21 und ein weiteres Chromosom 21 zusammen; die Befruchtung durch ein normales Spermium führte bei III, 2 zur Dekompensation in dem Sinne, daß das Chromosom 21 nun dreimal vorhanden ist (davon einmal als Translokation an Chromosom 15) (n. CARTER u. Mitarb. 1960)

Inzwischen wurden weitere familiär vorkommende Translokationen mit Mongolismus entdeckt[1]. So fand sich in einer Familie bei einer Großmutter und 2 ihrer

----

[1] CARTER, HAMERTON, POLANI, GUNALP u. WELLER (1960).

Töchter eine Translokation zwischen Chromosom 15 und 21; es waren je 45 Chromosomen vorhanden. Die Weitergabe dieser Translokation ergab bei 2 Söhnen der einen Tochter und einem Sohn der anderen eine mongoloide Idiotie. Die Chromosomenverhältnisse sind schematisch in der Abb. 143 dargestellt.

Über ähnliche Beobachtungen wurde auch von anderer Seite berichtet[1]. Bei zwei mongoloiden Geschwistern z. B. fand sich ebenfalls ein Befund, der auf Translokation eines Chromosoms 21 an Chromosom 15 interpretiert wurde. Außerdem waren aber 2 Chromosomen 21 vorhanden; insgesamt also 46 Chromosomen. Mutter, Großmutter und Schwester der Patienten dagegen wiesen nur 45 Chromosomen auf; es war offenbar nur ein freies Chromosom 21 vorhanden. Die Interpretation ist die gleiche wie bei dem Stammbaum Abb. 143.

Einen ganz ungewöhnlichen Befund zeigte dagegen ein weiterer Patient. Hier finden sich, wie in der Regel beim Mongolismus, 47 Chromosomen. Es sind aber nicht, wie gewöhnlich, 3 Chromosomen Nr. 21 vorhanden, sondern ein Chromosom 21 scheint außerdem eine Translokation von einem Chromosom 22 zu tragen[2] (Abb. 144).

An weiteren Familienangehörigen konnte hier nur eine Schwester untersucht werden, die einen normalen Befund aufwies. Alle diese Familienbefunde deuten darauf hin, daß Mongolismus zwar am häufigsten, aber nicht nur durch echte Trisomie des Chromosoms 21 bedingt ist. Gerade die familiären Fälle scheinen oft durch Translokation unter Beteiligung von 21 verursacht zu werden. Solange diese Translokation „ausbalanciert" bleibt, d. h. solange in den Zellen der Zygote außer dem translozierten Chromosom 21 nur ein freies vorhanden ist, kommt es nicht zu Anomalien. Sobald aber zwei freie Chromosomen 21 in die Zygote geraten, tritt Mongolismus auf.

Wahrscheinlich erklären diese Befunde auch ein früheres Ergebnis von PENROSE (1954). Er studierte die Handflächenmuster und insbesondere den Winkel zwischen dem

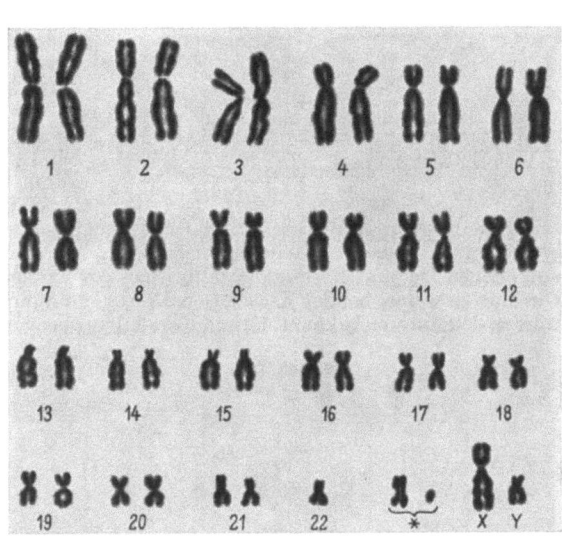

Abb. 144. Chromosomensatz bei einem Patienten mit mongoloider Idiotie. Die beiden mit Stern versehenen überzähligen Chromosomen werden als durch reziproke Translokation zwischen Chromosom 21 und 22 entstanden gedeutet (n. PENROSE u. Mitarb. 1960)

distalen Triradius t und den Punkten a und d (Abb. 145) bei Mongoloiden und ihren normalen Verwandten im Vergleich zu einer Kontrollbevölkerung. Der Winkel atd ist offenbar desto größer, je höher der Triradius t″ liegt. Das Ergebnis zeigt die Abb. 146. Wie man sieht, ist dieser Winkel bei der großen Mehrzahl der Mongoloiden vergrößert. Eine Vergrößerung findet sich aber auch bei ihren näheren Verwandten nicht unbeträchtlich häufiger als in der Durchschnittsbevölkerung. Dieser Befund ist wohl am ehesten so zu deuten, daß auch balancierte Translokationen — genau wie die unbalancierten, die zur mongoloiden Idiotie

---

[1] PENROSE, ELLIS u. DELHANTY (1960).
[2] Für die genauere cytologische Deutung vgl. die Originalarbeit.

führen — eine Vergrößerung des Winkels *atd* zur Folge haben können. Die Hypothese müßte sich durch Vergleich des Handleistenbildes mit dem cytologischen Status bei engen Verwandten familiärer Fälle von Mongolismus prüfen lassen.

Auch für die Trisomie des Chromosoms 21 scheint es Mosaiken zu geben. Über eine entsprechende Beobachtung bei einem intelligenten Kind mit einigen mongoloiden Merkmalen berichteten CLARKE u. Mitarb. 1961.

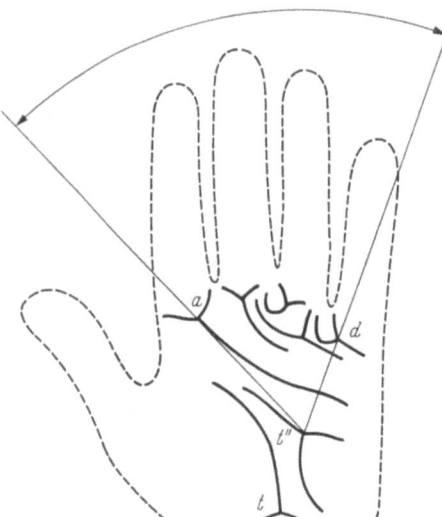

Abb. 145. Die Hauptlinien der Hand (nicht mit den Handfurchen zu verwechseln! Beachte auch Abb. 140) und der *atd*-Winkel, der in diesem Falle 63° beträgt (n. PENROSE 1954)

Trisomien anderer Autosomen und Kombinationsfälle

Trisomie des Autosoms 17. Diese Besonderheit wurde von EDWARDS u. Mitarb. (1960) beschrieben. Das Mädchen, das mit $4^1/_2$ Monaten starb, zeigte die folgende Kombination von Mißbildungen: Abnorme Kopfform, tiefsitzende und mißbildete Ohren, kleiner, dreieckiger Mund, der das Saugen an der mütterlichen Brust unmöglich machte, zurücktretendes Kinn, flügelhautartige Faltenbildung am Nacken, Schwimmhäute zwischen den Zehen, schildförmige Brust, kurze gedrungene Finger und Zehen mit kurzen Nägeln, angeborenen Herzfehler, Hemmung der geistigen Entwicklung. Das Kind war das zweite gesunder Eltern; diese waren bei der Geburt 31 bzw. 32 Jahre alt.

Trisomie des Autosoms 18. SMITH u. Mitarb. (1960) beschrieben diese Anomalie. 2 Säuglinge zeigten spastische Erscheinungen, eine Flexion der Finger, mißbildete tiefsitzende Ohren, Nabelhernie, Ventrikelseptumdefekt und offenen Ductus arteriosus Botalli. Eines der Kinder wies noch weitere Mißbildungen auf. Die Mütter waren bei der Konzeption 45 bzw. 46 Jahre alt. 4 weitere Fälle dieses Syndroms wurden den Autoren bekannt. Es könnte mit dem obengenannten, auf Trisomie des Chromosoms 17 gedeuteten identisch sein. — Auch VAN WIJCK u. Mitarb. (1961) beschrieben eine Trisomie des Chromosoms 18.

Trisomie eines der mittelgroßen Autosomen der Gruppe 13—15. Diese Störung fanden PATAU u. Mitarb. (1960) bei einem Mißbildungssyndrom eines einjährigen Mädchens: Fehlen der Augen, beiderseitige Lippen-Kiefer-Gaumen-Spalte, Kleinohrigkeit, Vielfingrigkeit, Vierfingerfurche, Herzfehler, Hirndefekte, epileptische Anfälle. Das Kind entstammt der ersten Schwangerschaft seiner Mutter; beide Eltern waren 27 Jahre alt und gesund. — Das gleiche Syndrom mit der gleichen Trisomie fanden die Verfasser bei einem anderen, mit dem ersten nicht verwandten Kleinkind.

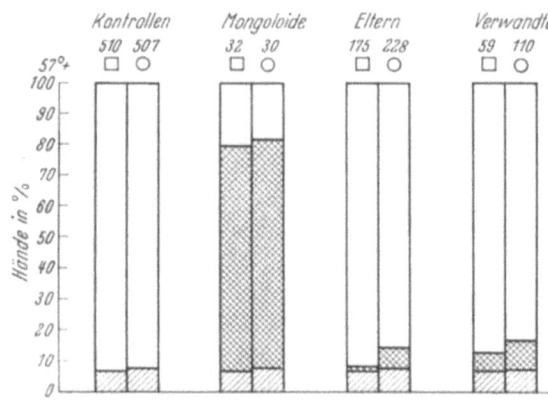

Abb. 146. Prozentuale Häufigkeit des Vorkommens eines atd-Winkels von 57° oder höher. Alle untersuchten Personen sind mindestens 15 Jahre alt (n. PENROSE 1954)

Weitere Trisomien sind bei verschiedenen Autoren in Bearbeitung. Hier soll zum Abschluß nur eine besonders auffällige Einzelbeobachtung erwähnt werden.

Trisomie des X-Chromosoms und des Autosoms 21: Kombination von Mongolismus und Klinefelter-Syndrom. Über einen solchen Fall berichteten FORD u. Mitarb.

(1959) sowie — mit genaueren Daten über den gleichen Patienten — HARNDEN u. Mitarb. 1960.

Es handelt sich um einen 45 Jahre alten Mann mit typischer mongoloider Idiotie. Er ist imbezill, jedoch höflich, freundlich und gut orientiert. Der Familienbefund ist negativ; der Patient hatte drei ältere Schwestern. Der Vater war z. Z. der Geburt 40, die Mutter 42 Jahre alt.

Der an Zellen der Haut und der Mundschleimhaut erhobene Geschlechtschromatinbefund war positiv, also „weiblich". Die Chromosomenuntersuchung an Knochenmarkszellen, die später durch Hautzellkulturen bestätigt wurde, zeigte 48 Chromosomen (Abb. 147). Es sind 2 X- und 1 Y-Chromosom vorhanden, und außerdem besteht eine Tri-

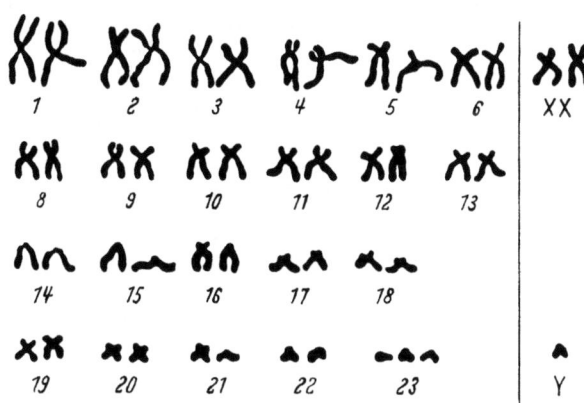

Abb. 147. Chromosomenbestand des Patienten mit mongoloider Idiotie in Kombination mit dem Klinefelter-Syndrom (n. FORD u. Mitarb. 1959). Die Numerierung stimmt mit den Denver-Vereinbarungen nicht überein; das trisome Autosom ist 21

somie des Autosoms 21. Bemerkenswert und überraschend ist der gute Gesundheitszustand, in dem sich der Patient befindet.

c) Änderung in der Anzahl oder Anordnung von Genloci innerhalb eines Chromosoms

α) *Änderungen in der Zahl der Genloci.* Hier stellt man den *deficiencies oder Deletionen* (Verlust eines oder mehrerer Gene) *die Duplikationen* (Hinzufügung von Genen, so daß der Organismus nun im haploiden Chromosomensatz einzelne loci oder Gruppen von loci doppelt hat) gegenüber.

Als Verlust eines Teils des X-Chromosoms ist vielleicht der Befund bei einer primär amenorrhoischen, 155 cm großen Patientin zu deuten, deren Chromatinbefund in der Mundschleimhaut weder eindeutig negativ noch eindeutig positiv war. Sie hatte 46 Chromosomen, jedoch nur ein normales X-Chromosom. Anstelle des zweiten X-Chromosoms fand sich ein wesentlich kleineres Chromosom, das wahrscheinlich den Rest eines durch Stückverlust verkleinerten X-Chromosoms darstellte (JACOBS u. Mitarb. 1960). Ähnliche Fälle bei JACOBS u. Mitarb. (1961).

β) *Änderungen in der Anordnung der Genloci.* Hier unterscheidet man *Translokationen* und *Inversionen.* Von einer Inversion spricht man, wenn innerhalb eines Chromosoms ein Block sich sozusagen um seine eigene Achse gedreht hat und nun verkehrt herum an seinem Platz liegt. Über Inversionen beim Menschen wurde bisher nichts bekannt, was aber an dem mangelnden Auflösungsvermögen der Methoden liegen dürfte.

Translokation nennt man den Übergang bzw. Austausch von Teilen zwischen nicht homologen Chromosomen. Einige Beispiele wurden im Zusammenhang mit der mongoloiden Idiotie bereits oben erwähnt. Eine andere Translokation beschrieben französische Autoren[1]. Der 4¹/₂jährige Knabe war in der Entwicklung zurückgeblieben. Er wies multiple Mißbildungen der Wirbelsäule auf, u. a. Verschiebungen und Spaltbildungen. Die Chromosomenzahl ist 45. Es fehlt eines der kleinsten akrozentrischen Autosomen; doch ist dieses Autosom mit einem der etwas größeren

---

[1] TURPIN, LEJEUNE, LAFOURCADE u. GAUTIER (1959).

akrozentrischen Autosomen ganz oder teilweise verbunden; dem endständigen Kinetochore des ursprünglichen Chromosoms scheint ein zweites, kleines Chromosom angelagert zu sein.

Eine weitere Translokation betrifft die Chromosomen 14 und 15; sie fand sich bei einem Patienten mit Klinefelter-Syndrom und der Formel XXY. Eine balancierte Verbindung 22/13 wurde bei der Mutter eines Mongoloiden mit Trisomie 21 entdeckt. Ein anderer 22/13-Fall zeigte multiple Mißbildungen der Wirbel neben geistiger und physischer Retardierung. Die gleiche Translokation fand sich bei einer Mutter und 4 Kindern, die in verschieden hohem Grade sprachgestört und geistig zurückgeblieben waren. Auffälligerweise betreffen die bisher gefundenen Translokationen akrozentrische Chromosomen (vgl. S. 19). (Diskussion dieser Befunde bei TURPIN u. LEJEUNE 1961).

Daneben gibt es Fälle mit Störungen der Geschlechtsentwicklung, die durch Translokationen von Teilen des X- oder des Y-Chromosoms gedeutet werden, so ein Fall von BLOISE u. Mitarb., bei dem GRAY (1961) eine Translokation zwischen X und Y unter Verlust eines kleinen Stückes des Y-Chromosoms vermutet. Der Patient hatte rudimentäre Hoden und wies 45 Chromosomen auf. Möglicherweise sind auch die von BOEHNCKE und W. LENZ (1961) beschriebenen „Schwestern" mit Turner-Syndrom ähnlich zu deuten.

An das Ende dieses Kapitels über Chromosomenaberrationen beim Menschen sei eine Liste derjenigen Erbleiden gestellt, für welche einzelne Fälle mit negativem Ergebnis auf das Vorliegen einer Chromosomenstörung untersucht wurden, die also — zumindest bei den untersuchten Personen — nicht von einer sichtbaren Chromosomenstörung begleitet waren. Das Ergebnis besagt natürlich nicht, daß bei diesem Krankheitsbild niemals eine solche Störung vorliegt (Tab. 86).

Tabelle 86. *Auf Chromosomenaberrationen hin untersuchte Erbleiden* (nach FORD 1960)

Krankheiten	Autoren
Akrocephalosyndaktylie	BÖÖK, FRACCARO, LINDSTEN (pers. Mitt.); HARNDEN (unveröffentlicht)
Arachnodaktylie (Marfan-Syndrom) .	BÖÖK, FRACCARO, LINDSTEN, TJIO, PUCK, ROBINSON (1959), FORD (unveröffentlicht)
Chondrodystrophie.	BÖÖK, FRACCARO, LINDSTEN
Crouzonsche Krankheit	BÖÖK, FRACCARO, LINDSTEN
Epiloia	HARNDEN (unveröffentlicht); FORD (unveröff.)
Gargoylismus	BÖÖK, FRACCORO, LINDSTEN
Gauchersche Krankheit	TJIO, PUCK, ROBINSON (1959)
Hypopituitarismus.	FORD (unveröffentlicht)
Juvenile amaurotische Idiotie	BÖÖK, FRACCARO, LINDSTEN
Laurence-Moon-Biedl-Syndrom . . .	BÖÖK, FRACCARO, LINDSTEN
Littlesche Krankheit	FORD (unveröffentlicht)
Osteogenesis imperfecta	BÖÖK, FRACCARO, LINDSTEN
Phenylketonurie.	TJIO, PUCK, ROBINSON

Das wird sehr deutlich durch das Sturge-Weber-Syndrom demonstriert. Bei diesem Syndrom finden sich ausgedehntere Gefäßnaevi vor allem im Bereich des Kopfes (Zur Klinik und Erbpathologie vgl. G. KOCH 1942). Bei einem 3 Jahre alten Knaben mit diesem Syndrom, der allerdings noch weitere Symptome aufwies, beschrieben HAYWARD u. BOWER (1960) eine Trisomie des Chromosoms 22. 7 weitere Fälle mit dem Syndrom jedoch wiesen einen völlig normalen Chromosomenbefund auf, wie die gleichen Autoren später (1961) zeigen konnten (vgl. auch LEHMANN u. FORSSMAN 1960; ZELLWEGER u. Mitarb. 1961).

Wie wir sahen, tragen die Ergebnisse der Cytogenetik wesentlich zu unserem Verständnis einiger teilweise sehr häufiger Anomalien bei. Es wäre verlockend, auf ihrer Grundlage theoretische Spekulationen etwa über Probleme der Genwirkung, die Ausbildung der primären und sekundären Geschlechtsmerkmale usw. anzustellen. So ist ja bemerkenswert, daß z. B. bei einer Trisomie 21 alle Gene vorhanden sind. Nur relativ wenige von ihnen liegen nicht in doppelter, sondern in dreifacher Dosis vor. Diese relativ geringe innere Gleichgewichtsstörung genügt aber, um ein so vielgestaltiges Syndrom wie die mongoloide Idiotie hervorzubringen. — Oder ein anderes Problem: Wie wir sahen, führt das Vorhandensein eines

Y-Chromosoms zu männlicher, sein Fehlen zu weiblicher Differenzierung. Nun fand man aber ein Kind mit männlichem Chromosomensatz, XY, eine Bluterin mit Hämophilie A, die nach den Prinzipien der „klassischen" genetischen Analyse eine Ausnahme vom X-chromosomal recessiven Erbgang darzustellen schien (NILSSON u. Mitarb. 1959). Eine Fülle von derartigen Problemen tritt jetzt an den Forscher heran.

Eine andere Problemgruppe dürfte ebenfalls durch die cytologische Forschung neue Auftriebe erhalten: die Frage nach der Ursache bösartiger Tumoren. Schon seit langem hatten manche Forscher (z. B. K. H. BAUER 1949) die Meinung vertreten, Krebs könne durch somatische Mutation, also durch Änderung des genetischen Materials in Körperzellen, bedingt sein. Man hatte auch schon Befunde erhoben, die auf Anomalien der Chromosomen in Krebszellen hinweisen. Indessen erschienen diese Veränderungen sehr unspezifisch, und man konnte vermuten, daß sie eher die Folge als die Ursache des bösartigen Wachstums waren. Neuerdings wurde nun aber bei der myeloischen Leukämie eine Veränderung beschrieben, die sich bei einem hohen Prozentsatz der Fälle regelmäßig findet: Das „Philadelphia"-Chromosom (Ph1-Chromosom), so genannt, weil es durch NOWELL und HUNGERFORD in Philadelphia entdeckt wurde. Nach TOUGH u. Mitarb. (1961) fand es sich bei 13 von 18 Fällen von chronischer myeloischer Leukämie. Das Ph1-Chromosom ist klein und akrozentrisch; möglicherweise ist es ein defektes 21; denn Patienten mit mongoloider Idiotie haben eine 15mal höhere Chance, an — allerdings akuter — Leukämie zu erkranken als andere Kinder. Jedenfalls legt die Spezifität des Befunde den Gedanken an einen ursächlichen Zusammenhang zwischen Ph1 und Leukämie sehr nahe.

Im übrigen werden fast jeden Monat neue Entdeckungen auf dem Gebiet der Chromosomenaberrationen bekannt. Diese Übersicht kann schon deshalb, aber auch aus räumlichen Gründen keinen Anspruch auf Vollständigkeit erheben.

Wir wenden uns nun dem Nachweis von „Genmutationen" zu, d. h. wir betrachten lokalisierte, in den folgenden Generationen einen Mendelschen Erbgang zeigende Erbänderungen.

2. Methoden für den Nachweis von Spontanmutationen und die Berechnung von Mutationsraten beim Menschen

Am einfachsten ist die Beobachtung einzelner Neumutationen. Wenn ein Merkmalsträger eines autosomal-dominanten Merkmals mit voller Penetranz plötzlich

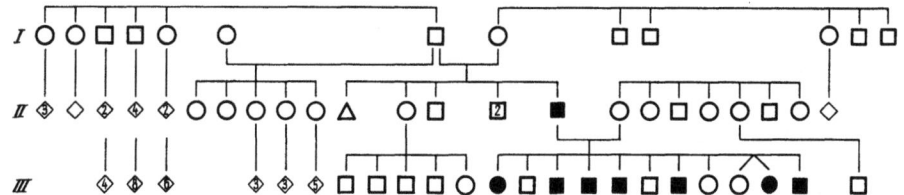

Abb. 148. Auftreten eines autosomal-dominanten Merkmals (Aniridie; beiderseitiges Fehlen der Augeniris) durch Neumutation in der Keimzelle eines der Eltern. Der erste Merkmalsträger in Generation II gibt das Gen an 7 seiner 11 Kinder weiter (n. MØLLENBACH 1947)

als Sohn zweier gesunder Eltern auftritt, so muß eine Neumutation in der Keimzelle eines der Eltern dieser Person stattgefunden haben. Stellt sich außerdem noch heraus, daß unter seinen Kindern nun Merkmalsträger und Gesunde im Verhältnis 1 : 1 auftreten, so steht fest, daß es sich nicht etwa um eine Phänokopie gehandelt hat. Ein derartiges Beispiel zeigt Abb. 148 (nach MØLLENBACH 1947).

Die Mutation muß in der Keimzelle eines der beiden Eltern des Patienten der mittleren Generation stattgefunden haben. Schwieriger wird es schon bei den geschlechtsgebunden-recessiven Neumutationen. Hier ist immer die Möglichkeit

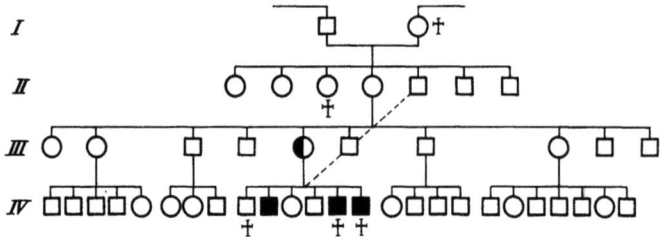

Abb. 149. Stammbaum mit möglicher Neumutation der X-chromosomalen recessiven Hämophilie in den Keimzellen eines Elternteiles des Konduktors III, 5 (n. FONIO 1954)

zu berücksichtigen, daß die Mutter eines sporadischen Merkmalsträgers heterozygot ist und zufällig nur einen erkrankten Sohn hat. Bei den geschlechtsgebunden-recessiven Hämophilien kann eine gerinnungsphysiologische Untersuchung bei der Mutter u. U. die Entscheidung ermöglichen.

Immerhin wird man bei der Sippe in Abb. 149 doch mit hoher Wahrscheinlichkeit annehmen, daß das Gen bei dem Konduktor III, 5 einer Neumutation in den Keimzellen eines der Eltern entstammt. Ebenso ist es wegen der zahlreichen Brüder bei III, 2 (Abb. 150) anzunehmen, daß er einer Mutation in der Keimzelle seiner Mutter das Merkmal verdankt. Sehr viel schwieriger wird die Entscheidung schon bei autosomal-recessiven Mutationen. Eine Mutation wird ja erst im Phänotyp sichtbar, wenn sie zufällig bei einem Individuum mit einer gleichen Mutation zu-

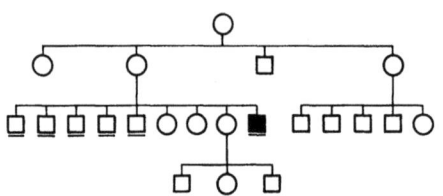

Abb. 150. Stammbaum mit möglicher Neumutation bei einem der Eltern eines Hämophilen (n. ANDREASSEN 1943)

sammentrifft. Handelt es sich um eine seltene Mutation und sind die Eltern des Patienten blutsverwandt, dann hat der Schluß eine hohe Wahrscheinlichkeit für sich, die Eltern hätten die Mutation beide von demselben gemeinsamen Vorfahren erhalten. Woher dieser Vorfahr sie hat, das ist dann eine ganz andere Frage, die natürlich nicht mehr zu entscheiden ist.

a) Die indirekte Methode zur Mutationsratenschätzung

Auf dem obengenannten Wege durch Aufzeigen einzelner Neumutationen bei autosomal-dominanten und evtl. bei X-chromosomal recessiven Merkmalen kann man nur prinzipiell bestätigen, daß erbliche Merkmale beim Menschen durch Mutation entstehen; genauere Auskunft ist so nicht zu bekommen. Dafür müssen feinere Methoden entwickelt werden.

Die Frage, die uns zunächst interessiert, ist die nach der *Häufigkeit von Neumutationen.* Denn wir wissen aus der experimentellen Mutationsforschung: Zwar tritt das Einzelereignis „spontan" auf; es ist nicht voraussagbar. Betrachtet man jedoch sehr große Zahlen, so zeigt sich eine statistische Gesetzmäßigkeit, die sich näherungsweise etwa so formulieren läßt:

Unter gleichen inneren und äußeren Bedingungen tritt die gleiche Mutation bei der gleichen Art mit einer konstanten Wahrscheinlichkeit auf. Diese Wahrscheinlichkeit bezeichnet man als Mutationsrate.

Mit der Schätzung der Mutationsrate beim Menschen wollen wir uns zunächst beschäftigen.

Der erste, der eine für diesen Zweck beim Menschen geeignete Methode angab, war DANFORTH (1921). Der Grundgedanke, der auch später und unabhängig von ihm von HALDANE (1935) in seiner grundlegenden Arbeit verwendet wurde, ist folgender:

Ein Gen für ein krankhaftes Merkmal wird meistens irgendeinen Nachteil für seinen Träger mit sich bringen, sei es, daß es nur ästhetisch verunstaltend wirkt, daß es eine einschneidende Behinderung der Arbeitskraft mit sich bringt oder gar Siechtum und vorzeitigen Tod verursacht. Alle diese Nachteile werden die gemeinsame Folge haben, daß die Merkmalsträger sich in geringerem Maße fortpflanzen als der Durchschnitt. Dadurch wird laufend ein Teil der Allele ausgemerzt, und man muß annehmen, daß ein gleicher Teil immer wieder neu durch Mutation entsteht, daß also ein Gleichgewicht zwischen Selektion und Mutation vorhanden ist.

DANFORTH schlägt nun vor, die durchschnittliche Zahl von Generationen festzustellen, die sich ein bestimmtes Gen in der Bevölkerung hält, bis es durch die natürliche Auslese wieder ausgemerzt wird, und daraus die Mutationsrate zu errechnen nach der Formel:

$$\mu = \frac{a}{b\,n}$$

μ = Mutationsrate,

$\dfrac{a}{b}$ = Häufigkeit des Gens in der Bevölkerung,

n = Zahl der Generationen, die es sich durchschnittlich halten kann.

Dieses Verfahren wurde vergessen. Maßgebend dafür waren zwei Gründe, aus denen seine Anwendung praktisch unmöglich ist: Einmal erfordert es Information aus vielen Generationen, die für eine vollständige Bevölkerung praktisch niemals vorliegen wird. Zum zweiten ist in der Danforthschen Formel die Tatsache nicht berücksichtigt, daß der größte Teil aller Neumutationen auch ohne Selektionsnachteil rein zufällig nach kürzerer oder längerer Zeit wieder ausstirbt. Daß die Merkmalshäufigkeit in der Gesamtbevölkerung in diesem Falle trotzdem ansteigt, bis ein Gleichgewicht durch Rückmutation erreicht wird, hat seinen Grund nur darin, daß ein kleiner Teil sich dafür — ebenfalls zufällig — um so mehr ausbreitet. Die Verhältnisse wurden von FISHER (1930) dargestellt (Tab. 87).

Tabelle 87. *Wahrscheinlichkeit für das Verschwinden einer Neumutation in der nächsten Generation nach seinem Auftreten*

	k = Zahl der Nachkommen in der Familie						
	0	1	2	3	...	5	...
p_k Häufigkeit der Familien mit k Nachkommen	e^{-2}	$2e^{-2}$	$\dfrac{2^2}{2!}e^{-2}$	$\dfrac{2^3}{3!}e^{-2}$	...	$\dfrac{2k}{k!}e^{-2}$	...
L_k Wahrscheinlichkeit für den Verlust von a	1	$\dfrac{1}{2}$	$\left(\dfrac{1}{2}\right)^2$	$\left(\dfrac{1}{2}\right)^3$	...	$\left(\dfrac{1}{2}\right)^k$	...

So ist die Wahrscheinlichkeit, daß ein Gen innerhalb von drei Generationen nach seinem Auftreten wieder verschwindet:

$$l_3 = e^{-(1-0,5315)} = e^{-0,4685} = 0,6259,$$

d. h. über die Hälfte.

Dabei ist angenommen, daß alle Menschen sich verheiraten und die durchschnittliche Kinderzahl pro Familie 2 beträgt. Die allgemeine Formulierung siehe Tab. 88.

Um die Gesamtwahrscheinlichkeit zu berechnen, daß die Mutation a in der nächsten Generation verlorengeht, nehmen wir an, daß die Kinderzahl in den Familien einer Poisson-Verteilung folgt. Bedenken wir, wie oben gesagt wurde, daß die durchschnittliche Kinderzahl $k = 2$ ist, so ergibt sich:

$$p_k = e^{-2}\,\frac{2k}{k!}\;.$$

So ist die Gesamtwahrscheinlichkeit, daß das mutierte Gen a in der ersten Generation wieder verlorengeht:

$$l_1 = \Sigma\, p_k\, L_k$$

$$= e^{-2}\left(1 + 1 + \frac{1}{2!} + \frac{1}{3!} \cdots \frac{1}{k!} + \cdots\right)$$

$$= e^{-2}(e) = e^{-1} = 0,3679.$$

Das wiederholt sich für die folgenden Generationen, wenn das Allel a in der ersten erhalten blieb.

Nach der Formel von DANFORTH erhielte man nur dann ein konkretes Resultat, wenn man diesen Zusammenhang berücksichtigte. Das ändert aber nichts an seinem Verdienst, das Problem erkannt und den prinzipiell richtigen Lösungsweg angegeben zu haben.

15 Jahre später und ohne Kenntnis dieses Versuches entwickelte HALDANE (1935) eine nunmehr brauchbare Anwendung des gleichen Prinzipes. Vor allem deshalb läßt sich seine Methode so einfach handhaben, weil man bei ihr mit Information aus einer einzigen Generation auskommt. Diese wird jedoch nach verschiedenen Richtungen hin ausgeschöpft. Dabei ist der Grundgedanke genau der gleiche wie bei DANFORTH: Man zählt die in einer Generation durch Selektion gegen das Allel, also durch verminderte Fortpflanzung der Merkmalsträger verlorengehende Anzahl von mutierten Genen und schließt auf Grund der Annahme des genetischen Gleichgewichtes zwischen Selektion und Mutation auf eine gleichgroße Anzahl von Neumutanten. Dieses genetische Gleichgewicht, einer der wichtigsten Begriffe der modernen Populationsgenetik, wird uns weiter unten noch näher beschäftigen. Die Formeln lauten:

Tabelle 88. *Wahrscheinlichkeit für den Verlust eines einzelnen mutierenden Gens* (nach FISHER 1930a)

Generation n	Kein Selektionsvorteil l_n	Vorteil: 1% l_n
1...	0,3679	0,3642
2...	0,5315	0,5262
3...	0,6259	0,6197
4...	0,6879	0,6811
5...	0,7319	0,7246
6...	0,7649	0,7572
7...	0,7905	0,7825
.		
15...	0,8873	0,8783
31...	0,9411	0,9313
63...	0,9698	0,9591
127...	0,9847	0,9729
Höchstwert	1,0000	0,9803

Erbgang:	Formel:	
Autosomal-dominant:	$\mu = \dfrac{1}{2}(1-f)\,x$	
Autosomal-recessiv:	$\mu = (1-f)\,x$	HALDANE 1935
Geschlechtsgebunden-recessiv:	$\mu = \dfrac{1}{3}(1-f)\,x'$	
Geschlechtsgebunden-dominant:	$\mu = \dfrac{2}{3}(1-f)\,x$	VOGEL 1954
Holandrisch:	$\mu = (1-f)\,x'$	

$\bigg(\mu =$ Mutationsrate $= \dfrac{\text{Zahl der Neumutanten}}{\text{Zahl aller Allele des locus in der Bevölkerung}}$

f = relative Fertilität der Merkmalsträger
      Bevölkerungsdurchschnitt $f = 1$.

$x = \dfrac{\text{Zahl aller Merkmalsträger}}{\text{Gesamtbevölkerung } \eth\eth \text{ und } ♀♀}$

$x' = \dfrac{\text{Zahl der Merkmalsträger } \eth}{\text{Gesamtbevölkerung } \eth}\bigg).$

Den Sinn dieser Formel macht man sich zunächst am besten nicht durch eine formale Ableitung, sondern anschaulich klar:

Ist die relative Fertilität der Merkmalsträger f, so wird nur ein Anteil f der betreffenden Allele eine Generation weiter gelangen, während von dem dazugehörigen Normalallel ein Anteil 1 dorthin gelangt. Nennen wir einmal X die Anzahl der Merkmalsträger in Generation 1, so wird, wenn die Gesamtbevölkerung in Generation 2 genauso groß ist wie in Generation 1, die Zahl der Merkmalsträger in Generation 2 nur $f \times X$ betragen, d. h. sie ist um einen Anteil $s = (1 - f) X$ geringer geworden. Nun interessiert uns aber nicht die absolute Zahl der Merkmalsträger X, sondern ihre relative Zahl x (vgl. Definition). So lautete die Formel für die relative Abnahme der Merkmalsträger zwischen Generation 1 und 2: $(1 - f) x$. — Laut Definition geben wir aber die Selektionsrate, der wir die Mutationsrate gleichsetzen, nicht bezogen auf die Gesamtbevölkerung (Nenner von x) bzw. auf die Gesamtbevölkerung der Männer (Nenner von x'), sondern auf die Gesamtzahl der in der Bevölkerung vorhandenen betreffenden *Allele* an. Daraus ergeben sich die Faktoren 1/2, 1/3 usw. nach folgender Überlegung:

Jeder Mensch hat alle Autosomen paarweise, d. h. für den interessierenden locus existieren ($2 \times$ Gesamtbevölkerung) Allele. Da ich aber im Zähler von x die einfache Anzahl der ausgeschalteten Allele zähle — praktisch alle Merkmalsträger bei dominanten Leiden sind heterozygot —, erhält der Gesamtwert den Faktor 1/2. Die gleiche Erwägung gilt für geschlechtsgebunden-recessive Merkmale, wenn man berücksichtigt, daß das X-Chromosom bei allen Frauen zweimal, bei allen Männern nur einmal vorhanden ist. Entsprechend verläuft die Überlegung für die anderen Erbgänge.

Eine formale Behandlung des Problems findet sich bei HALDANE (1935) für den geschlechtsgebunden-recessiven Erbgang. Sie führt noch zu folgenden, teilweise auch praktisch wichtigen Ergebnissen[1]:

$$\mu = \text{Mutationsrate in Keimzellen von Frauen,}$$
$$\nu = \text{Mutationsrate in Keimzellen von Männern.}$$

Das Verhältnis von heterozygoten Frauen zu männlichen Merkmalsträgern in der Bevölkerung beträgt bei Geburt:

$$1 + \frac{2 f \mu + \nu}{2 \mu + \nu} \, ;$$

dieser Wert liegt zwischen $1 + f$ und 2. Natürlich ändert er sich später, wenn die Merkmalsträger eher sterben als die Heterozygoten.
Die mittlere Lebensdauer eines Gens beträgt:

$$\frac{3}{1 - f} - \frac{2 \mu}{2 \mu + \nu} \, ,$$

ausgedrückt in Generationen. Hierbei ist allerdings die obenerwähnte Betrachtung von FISHER nicht berücksichtigt. Von allen Merkmalsträgern muß ein Anteil $\dfrac{(1 - f) \mu}{2 \mu + \nu}$ aus Söhnen homozygot gesunder Mütter bestehen.

b) Die direkte Methode zur Mutationsratenschätzung

Als sich einmal die Erkenntnis zu verbreiten begann, daß wir für viele der bekannteren, semiletalen bzw. semivitalen erblichen Anomalien mit dauernd neu auftretenden Mutationen zu rechnen haben, ergab sich auch ein verblüffend einfacher, direkter Zugang zu dem Problem.

Schon bei Betrachtung einzelner Neumutationen mit verschiedenen Erbgängen sahen wir, daß man sie ganz leicht erkennen kann, wenn sie autosomal-dominant sind, wenn sie volle Penetranz zeigen und wenn beide Eltern des ersten Merkmalsträgers gesund sind.

---

[1] Auf eine Ableitung dieser Formeln muß hier verzichtet werden.

Erfaßt man nun in einer bestimmten Bevölkerung alle Merkmalsträger, so kann man die Mutationsrate nach folgender Formel berechnen:

$$\mu = \frac{\text{Zahl der Merkmalsträger mit gesunden Eltern}}{2 \times \text{Zahl der Gesamtbevölkerung}} \, .$$

(Der Faktor 2 im Nenner ist wieder nur dadurch bedingt, daß man μ auf die Zahl der Allele, nicht der Personen bezieht.)

Man sieht auf den ersten Blick folgende zwei Dinge: Einmal ist die Formel nur bei autosomal-dominantem Erbgang und voller Penetranz anwendbar, und zum zweiten benötigt man Information von zwei Generationen. Bei unvollständiger Penetranz kann man nicht wissen, ob nicht ein Elternteil die Mutation bereits in sich trug, ohne daß sie sich manifestiert hätte, und bei geschlechtsgebunden-recessivem Erbgang besteht auch für sporadische Merkmalsträger immer die Möglichkeit, daß die Mutter heterozygot ist.

c) Populationsgenetische Voraussetzungen der indirekten Methode

Wie wir schon sahen, schließt man bei Anwendung der indirekten Methode von der Ausmerzungsrate für ein bestimmtes Allel auf die Rate der Neumutationen. Dabei setzt man voraus, daß beide Werte gleich hoch sind. Unmittelbar aber haben sie, wie man glauben möchte, gar nichts miteinander zu tun. Es gilt also zu verstehen, warum dieser Schluß berechtigt ist. Außerdem gilt es zu begreifen, warum dieses Gleichgewicht stabil ist, also nach jeder zufälligen Verschiebung nach der einen oder der anderen Richtung die Tendenz zeigt, sich wiederherzustellen.

Am besten macht man sich das ganz anschaulich klar, wozu die Tab. 89 helfen möge.

Bevölkerungsgröße: 1 Million

Mutationsrate: 1 : 100000

Fortpflanzungsrate der Träger des Gens A $= f = 0{,}5$.

Eine entsprechende Betrachtung für geschlechtsgebunden-recessive Mutationen findet sich bei Vogel (1955).

Tabelle 89. *Wirkung von Neumutation und Selektion unter „natürlichen" Bedingungen* (erweitert nach Stern, aus Wendt 1957)

Generation	Normale Allele a	Neumutierte Allele A	Übriggebliebene Allele A aus früheren Generationen	Gesamtzahl der A-Allele
0	2 Mill.	—	—	—
1	2 Mill.[1]	20	—	20
2	2 Mill.	20	10	30
3	2 Mill.	20	$10 + 5$	35
4	2 Mill.	20	$10 + 5 + 2{,}5$	37,5
5	2 Mill.	20	$10 + 5 + 2{,}5 + 1{,}25$	38,75
6	2 Mill.	b	$b\,f + b\,f^2 + b\,f^3 + b\,f^4 + b\,f^5$ $= \dfrac{b}{1-f} = \dfrac{20}{1-0{,}5} = 40$	39,375

[1] 2 Mill. a-Allele minus Zahl der A-Allele in jeder Generation.

In Tab. 89 ist angenommen, von der Generation 1 an träten in einer Bevölkerung von 1 Million in jeder Generation, d. h. unter 2 Millionen von normalen Allelen des Typs a, 20 Allele A durch Mutation neu auf. Die Träger dieser Allele A seien jedoch in ihrer Fortpflanzung so stark behindert, daß sie durchschnittlich nur halb so viel Kinder hätten wie der Durchschnitt ihrer gesunden Altersgenossen. Wie man sieht, nähert sich die Zahl der Allele A innerhalb weniger Generationen dem Grenzwert 40 an, den sie von da an konstant beibehält. *Dieser Wert 40 ist der Gleichgewichtswert für die Häufigkeit des Gens A.* Er wird dadurch beibehalten, daß dauernd genauso viele Gene A durch Selektion verschwinden, wie durch Mutation neu hinzukommen.

Ein Beispiel aus dem täglichen Leben möge dies veranschaulichen. Wir betrachten die Schalterhalle eines großen Bahnhofes zu einer mittleren Verkehrszeit. Der Zustrom der Reisenden von der Straße her sei für den betrachteten Zeitraum keinen größeren Schwankungen unterworfen. Die Reisenden halten sich, um ihre Fahrkarte zu kaufen oder Gepäck aufzugeben usw., eine durchschnittliche Zeit in der Bahnhofshalle auf, um sie dann durch die Sperre wieder zu verlassen. Ich will wissen, wie viele Reisende in einem bestimmten Zeitraum die Schalterhalle *betreten*, kann mich aber nicht gleichzeitig an allen Eingängen aufhalten, um sie zu zählen. Dann erhalte ich eine sehr brauchbare Schätzung für die Zahl der Zugänge, indem ich die Zahl der Personen zähle, die die Halle in Richtung durch die Sperre *verlassen:* Ist die Zahl der Zugänge in der Zeit konstant und müssen alle Reisenden, die die Schalterhalle betreten haben, früher oder später durch die Sperre wieder hinaus, dann wird die Zahl der Abgänge mit der Zeit gleich der der Zugänge — unabhängig davon, wie lange die Reisenden sich durchschnittlich in der Halle aufhalten.

Genauso geht man auch bei der indirekten Methode der Mutationsratenschätzung vor.

Genau wie beim Bahnhofsbeispiel die Tatsache, daß sich früher oder später ein Gleichgewicht einstellt, unabhängig von der durchschnittlichen Verweildauer der Reisenden in der Halle ist, genauso spielt sich auch ein genetisches Gleichgewicht ein, unabhängig davon, wie stark die Fortpflanzung der Merkmalsträger gegenüber der Durchschnittsbevölkerung vermindert ist. Nur geht das Einspielen desto rascher, je stärker ihr Selektionsnachteil ist. Man kann die Geschwindigkeit im Einzelfall genau berechnen[1].

Unser Beispiel (Tab. 89) galt für autosomal-dominanten Erbgang. Eine ganz ähnliche Betrachtung läßt sich für X-chromosomal recessiven Erbgang aufstellen; auch hier spielt sich das genetische Gleichgewicht relativ rasch ein. Wie steht es aber bei autosomal recessivem Erbgang ?

HALDANE (1939) untersuchte auch dieses Problem. Einzelheiten wollen wir uns hier schenken; betont sei nur, daß sich ein Gleichgewicht nach jeder Störung *nur ganz außerordentlich langsam wieder einstellt.* Das hängt damit zusammen, daß bei einigermaßen seltenen Mutationen die meisten Allele in heterozygotem Zustand vorhanden sind (Häufigkeit der Homozygoten q^2, Häufigkeit der Heterozygoten $2pq$ nach dem Hardy-Weinbergschen Gesetz bei Panmixie). Bei Recessivität richtet sich die Selektion jedoch nur gegen die Homozygoten, die in den folgenden Generationen aus dem großen Reservoir der Heterozygoten wieder Zuschuß erhalten. Mit anderen Worten: Auch wenn die Selektion gegen die Homozygoten sehr stark oder gar vollständig ist, wirkt sie sich doch gegen die *Gesamtzahl* der mutierten Gene nur sehr schwach aus. Dazu kommt, daß in rezenten Bevölkerungen westeuropäischer Abstammung die Inzucht in den letzten etwa 100 Jahren sehr stark zurückgegangen ist (vgl. Kap. VIII, 4), wodurch sich die relative Anzahl der Homozygoten recessiver Mutationen zugunsten der Heterozygoten verschoben hat. Allein das führte zu einer *Verminderung der Selektion gegen recessive Mutationen.*

---

[1] Vgl. HALDANE 1935.

Für recessive Mutationen dürfte demnach mindestens in Bevölkerungen westeuropäischer Abstammung jetzt und für die weitere Zukunft *kein Gleichgewicht zwischen Selektion und Mutation bestehen.*

Alle bisher angestellten Betrachtungen berücksichtigten nicht, daß wir es immer mit endlich großen Bevölkerungen zu tun haben und daß infolgedessen alle Parameter Zufallsschwankungen unterliegen. Das gilt für die Häufigkeit des Auftretens von Neumutationen genau wie für die Stärke der Selektion usw. Diese Zufallsschwankungen fallen desto weniger ins Gewicht, je größer die untersuchten Bevölkerungen sind. Sie sind aber niemals ganz zu vernachlässigen. Wenn aber die Zahl der Neumutationen und die Zahl der in einer Generation ausgemerzten mutierten Gene in Abhängigkeit vom Zufall schwanken, dann bleibt auch die relative Zahl der zu einem bestimmten Zeitpunkt in der Bevölkerung vorhandenen Mutationen dieses Typs nicht ganz gleich, sondern variiert immer um den Gleichgewichtswert herum. Wir setzten bisher stillschweigend voraus, diese Schwankungen führten nicht zu einer Tendenz von dem Gleichgewichtswert weg, sondern die Genhäufigkeiten hätten immer die Neigung, sich nach allen Störungen wieder auf dieses Gleichgewicht hin einzuspielen. Das trifft bei den bisher aufgezählten Fällen auch zu. Wieder soll das Bahnhofsbeispiel uns helfen, das zu erläutern: Nehmen wir an, es haben sich eine halbe Stunde zufällig in der Bahnhofshalle mehr Menschen angesammelt, als dem Zeitdurchschnitt entspricht; besonders wenige haben die Sperre passiert. Vielleicht kauft der eine noch eine Zeitung, der zweite ißt ein Würstchen usw. Alle diese Menschen haben aber prinzipiell die Absicht, die Sperre zu durchschreiten, um auf den Bahnsteig zu kommen. Dann wird die Anhäufung dieser Menschen dazu führen, daß in der nächsten halben Stunde überdurchschnittlich viele die Sperre passieren. Dem Gleichgewichtszustand in der Schalterhalle wohnt die Tendenz inne, sich wieder herzustellen.

Ein Gleichgewicht dieses Typs nennt man in der Populationsgenetik ein „*stabiles*" Gleichgewicht. Ein solches ist in den bisher betrachteten Fällen tatsächlich vorhanden.

Es gibt jedoch Ausnahmen. Das bekannteste Beispiel ist der Rhesus-Blutfaktor und die Selektion gegen Rh-positive Kinder rh-negativer Mütter. Wie wir sahen, ist sie verursacht dadurch, daß rh-negative Mütter manchmal Antikörper gegen Rh-positive Blutzellen bilden. Diese Antikörper können auf das Kind übergehen, es mehr oder weniger stark schädigen, u. U. sogar töten. Da Rh-positive Kinder rh-negativer Mütter immer heterozygot sein müssen, richtet sich dieser Selektionstyp *gegen die Heterozygoten,* d. h. er bevorzugt die beiden Homozygoten den Heterozygoten gegenüber. Dieser Selektionstyp führt zu einem *labilen Gleichgewicht,* d. h. wird das Gleichgewicht durch irgendwelche Einflüsse gestört, so hat es *nicht* die Neigung, sich wieder herzustellen. Deshalb ist für die Rh-Faktoren eine Mutationsratenschätzung mit Hilfe der indirekten Methode unmöglich[1].

d) Probleme und Fehlerquellen bei der praktischen Berechnung

Zunächst muß bemerkt werden, daß den Berechnungen gewisse Vereinfachungen zugrunde liegen. Zwei davon sollen besonders erwähnt werden, weil sie nur bei selteneren Merkmalen zulässig sind: 1. Die Homozygoten AA sind vernachlässigt. 2. μ wird berechnet, ohne daß die Zahl der schon mutierten Gene von der Gesamtzahl der Gene in der Bevölkerung abgezogen wird. Letzteres würde bei einer häufigeren Mutation zur Unterschätzung von μ führen.

Nach diesen Vorbemerkungen befassen wir uns mit der Auswahl geeigneter Merkmale und mit der Materialbeschaffung.

---

[1] Vgl. VOGEL 1954a.

Aus dem oben Dargestellten sieht man bereits, daß die Zuverlässigkeit einer Schätzung davon abhängig ist, ob es gelingt, die Merkmalsträger innerhalb einer bestimmten relativ abgeschlossenen Bevölkerung vollständig zu erfassen. Wie diese Erfassung durchzuführen ist, kann nur von Fall zu Fall entschieden werden; allgemein läßt sich sagen, daß in der Regel Krankenhausakten, Arztkarteien usw. am zuverlässigsten sind. Meist wird man daher solche Merkmale zur Untersuchung auswählen, die wirklich in praktisch jedem Falle zu ärztlicher Behandlung führen.

Wir kommen zur Schätzung von x (bzw. x'). Das wichtigste Verfahren ist hier, alle Merkmalsträger bestimmter Geburtsjahrgänge mit der Gesamtzahl dieser Jahrgänge zu vergleichen. Nicht immer jedoch wird das leicht möglich sein, denn viele Merkmale manifestieren sich erst im weiteren Verlauf des Lebens, die Merkmalsträger sterben zu verschiedenen Zeiten ab usw. Es ist durchführbar bei Krankheiten, die schon in sehr früher Jugend entstehen und einen relativ gleichförmigen Verlauf nehmen.

Sehr oft hat man es jedoch mit Krankheiten zu tun, die einen sehr verschiedenen Verlauf nehmen und vor allem in verschiedenen Lebensaltern zur ärztlichen Behandlung führen können. Hier vergleicht man sinnvollerweise die Gesamtzahl der lebenden Merkmalsträger mit der Bevölkerungszahl an einem Stichtag. Dabei ist aber eine Korrektur notwendig, wenn die Merkmalsträger etwa ein geringeres Alter erreichen als die Durchschnittsbevölkerung. Nach den Berechnungen von ANDREASSEN (1943) z. B. erreichen die Hämophilen nur ein Drittel des Durchschnittsalters; er multiplizierte also den gefundenen Wert für x' mit 3. Es sei anbemerkt, daß diese Korrektur relativ grob ist; sie setzt z. B. eine gleichbleibende Bevölkerung voraus. — Meist dürfte sie jedoch ein ausreichend genaues Ergebnis versprechen.

Bei Verwendung der indirekten Formel ist noch die Berechnung eines weiteren Wertes notwendig. Das ist f, die relative Fertilität des Merkmalsträgers.

Das korrekteste Verfahren wäre es, ganze Geburtsjahrgänge lückenlos bis zum Ende der Fortpflanzung zu verfolgen und die Kinderzahl der Merkmalsträger mit der des Bevölkerungsdurchschnittes zu vergleichen.

Ein solcher Vergleich wurde bisher nur im Falle der Chorea Huntington durchgeführt (vgl. unten). Hier führte er aber nicht zu einer Schätzung der Mutationsrate, die bei der Chorea offenbar außerordentlich niedrig liegt[1]. Für eine statistische Behandlung sei auf T. E. REED (1959) verwiesen.

In den meisten Fällen ist die Anwendung dieses Argumentes aber unmöglich. MØRCH (1940) führte die Sitte ein, f aus dem Vergleich der Fruchtbarkeit der Merkmalsträger mit der ihrer gesunden Geschwister zu berechnen. Dieses Verfahren hat sich durchgesetzt, obwohl es verschiedenen Fehlerquellen unterliegt[2].

Einmal kann es sein, daß die Fortpflanzung der Geschwister durch das Bewußtsein beeinträchtigt ist, einen Erbkranken in der Familie zu haben. Das ist nach REED u. NEEL (1959) offenbar bei der Chorea Huntington der Fall. Hier hatten ältere Arbeiten[3] den Eindruck erweckt, als ob die Fertilität der Choreatiker wesentlich über der ihrer gesunden Geschwister und damit über der bei der Durchschnittsbevölkerung liege. Diese Auffassung war vielleicht biologisch nicht so unsinnig, wie sie vielleicht klingen mag: Kennt man doch eine im prämorbiden Stadium der Chorea vorkommende psychische Enthemmung, die durchaus zu einer erhöhten Fruchtbarkeit führen könnte. Die Befunde waren jedoch an einzelnen, sehr umfangreichen Sippen (Sippen mit vielen Choreatikern) gewonnen worden. Solche Sippen kommen aber zustande, wenn die Choreatiker der älteren Generationen besonders fruchtbar waren. Der Vergleich an dem in dieser Beziehung auslesefrei gewonnenen, umfangreichen Material aus dem Staate Michigan hatte nicht dieses Ergebnis: Die Choreatiker erwiesen sich als genauso fruchtbar wie ihre gesunden Geschwister. Hätte man sich auf den Vergleich mit ihnen beschränkt, so wäre man zu dem Ergebnis gelangt, die Fruchtbarkeit der Choreatiker entspräche etwa der der Durchschnittsbevölkerung. *Dieser Schluß jedoch wäre falsch gewesen.*

---

[1] T. E. REED 1959; T. E. REED u. NEEL 1959.
[2] Ein Irrtum MØRCHs bei der Berechnung wurde durch POPHAM (1953) berichtigt.
[3] S. C. REED u. PALM 1951.

Mit Hilfe eines durch die Bevölkerungsstatistik der USA bereitgestellten Vergleichsmaterials deckten die Autoren einen sehr wichtigen Zusammenhang auf: *Die Fertilität der Choreatiker, aber auch die ihrer gesunden Geschwister ist dem Bevölkerungsdurchschnitt gegenüber nicht unerheblich (um etwa 20%) herabgesetzt.* Daraus ergäbe sich nach der indirekten Methode unter der Voraussetzung des genetischen Gleichgewichtes eine nicht unbeträchtliche Mutationsrate. Nun ist jedoch die Chorea ein dominantes Erbleiden mit hoher Penetranz. Trotz der bei manchen Patienten sehr späten Manifestation läßt sich also auch mit Hilfe der direkten Methode eine (sehr unwahrscheinliche) obere Grenze für die Mutationsrate festlegen. Im Material von REED und NEEL lag diese obere Grenze nun noch wesentlich und statistisch signifikant *unter der indirekten Schätzung.*

Dieses Ergebnis legt folgende Schlußfolgerung nahe:

In der Bevölkerung des Staates Michigan besteht *kein* genetisches Gleichgewicht für das Chorea-Gen. Infolge verminderter Fortpflanzung der Choreatiker werden durch Selektion mehr Chorea-Gene ausgemerzt, als durch Mutation neu entstehen. Bleibt dieses Verhältnis erhalten, so kann das nur bedeuten: *Die Chorea wird von allein seltener.*

Da die Reduktion der Fruchtbarkeit die Patienten wie ihre gesunden Geschwister gleichermaßen betrifft, so ist die nächstliegende Interpretation tatsächlich die: *Aus Furcht vor der Chorea wird die Fortpflanzung freiwillig beschränkt.*

Doch zurück zur Frage der Fehlerquellen bei der Mutationsratenschätzung!

Ein Fehler wird fernerhin auftreten, wenn die Mutationsrate mit dem Alter der Eltern ansteigt[1], wie das bei der Chondrodysplasie der Fall zu sein scheint. Dann werden die Merkmalsträger nämlich im Durchschnitt jünger sein als ihre Geschwister. Sie werden weniger abgeschlossene Familien haben, und man unterschätzt f (KROOTH 1953)[2].

Ein weiterer möglicher Fehler bei der Schätzung von f wurde von HALDANE (1947) am Beispiel des Hämophilenkrankengutes von ANDREASSEN (1943) dargestellt. Wenn man aus den zur Verfügung stehenden Stammbäumen auch die Merkmalsträger früherer Generationen heranzieht, erhält man eine Auslese nach Fruchtbarkeit: Solche Kranke, die als sporadische Fälle früh erkrankt sind und kinderlos starben, erscheinen eben deshalb meist nicht in unserem Krankengut. Am besten kann man diesen Fehler ausgleichen, indem man nur die Merkmalsträger der letzten Generationen zur Schätzung von f heranzieht, bei denen man sicher ist, mit keiner derartigen Auslese zu tun zu haben.

Es gibt auch sonst noch einige mögliche Fehlerquellen, so z. B. durch eine eventuelle Korrelation zwischen Eltern und Kindern in der Fruchtbarkeit. Sie spielen jedoch praktisch keine große Rolle und sollen deshalb unerörtert bleiben.

Eine viel wesentlichere Fehlerquelle ist jedoch die schwankende Meßskala, d. h. die Veränderungen im Fortpflanzungsverhalten der Normalbevölkerung, an denen die Merkmalsträger in einem von Krankheit zu Krankheit verschieden hohen Grade teilnehmen.

Aus all diesen Gründen raten wir zum Gebrauch der indirekten Methode nur dann, wenn f wesentlich unter 1 liegt. Am genauesten wird das Ergebnis natürlich, wenn $f = 0$ ist, d. h. die Merkmalsträger sich praktisch nie fortpflanzen, wie wir das von der geschlechtsgebunden-recessiven Frühform der Muskeldystrophie wissen. Dazu kommt, daß sich auch das genetische Gleichgewicht desto schneller einstellt, je kleiner f ist.

Wir müssen nun untersuchen, ob noch weitere Faktoren außer den Neumutationen für den Ausgleich der Selektion gegen die Merkmalsträger in Frage kommen. Zuerst betrachten wir die Möglichkeit, daß etwa ein *Selektionsvorteil von Heterozygoten* bestehen könnte, der den Selektionsnachteil der Merkmalsträger aufhöbe. Bei dominanten Merkmalen fällt diese Möglichkeit in der Regel weg — es sei denn, wir hätten es mit einem so häufigen Merkmal zu tun, daß auch die Homozygoten zahlenmäßig eine wesentliche Rolle spielten und die Selektion sich

---

[1] MØRCH 1940, PENROSE 1955, VOGEL 1956.
[2] KROOTH wies auf diesen Fehler hin; ihm unterlief aber eine Verwechslung, denn er meinte, man überschätze f deshalb. — Vgl. auch SLATIS 1955.

gegen sie richtete. Ein instruktives Beispiel ist die Sichelzellanämie. Hier führten Betrachtungen über den Selektionswert der Homozygoten unter der Annahme gleicher Fruchtbarkeit bei Heterozygoten wie bei Gesunden zu einer abenteuerlich hohen Schätzung der Mutationsrate (NEEL 1951). Außerdem hätte wegen der Verteilung des Merkmals diese Rate auf die Neger beschränkt und auch dort von Stamm zu Stamm verschieden hoch sein müssen. Des Rätsels Lösung war dann, daß die Häufigkeit des Merkmales bei afrikanischen Negern durch die besonderen Umweltbedingungen hervorgerufen wurde, die einen deutlichen Selektionsvorteil für die Heterozygoten mit sich brachten (vgl. Kap. VIII, 2g).

Sie sind offenbar gegenüber dem Erreger der Malaria tropica, dem Plasmodium falciparum, besonders in früherem Kindesalter, weniger anfällig als die normalen Homozygoten.

Auch bei den X-chromosomal recessiven Merkmalen könnte man daran denken, daß die weiblichen Heterozygoten vielleicht fruchtbarer sind als die normalen Homozygoten. Das Zahlenverhältnis $\frac{\text{Heterozygote } \female\female}{\text{Merkmalsträger } \male\male}$ ist hier $1 + \frac{2f\mu + \nu}{2\mu + \nu}$; bei den Muskeldystrophien mit $f = 0$ unter der Annahme $\mu = \nu: 1 + \frac{\nu}{2\mu + \nu}$ $= 1,333$. Diese Personen müßten, um den Selektionsnachteil durch Verlust der männlichen Homozygoten auszugleichen, 1,75 mal so fruchtbar sein wie die Normalen. Diese Annahme ist nicht nur a priori sehr unwahrscheinlich, sondern findet weder in den Erfahrungen mit der Muskeldystrophie noch mit den Hämophilien eine Stütze.

Für die Hämophilie B (Faktor IX-Mangel) wurde eine solche Hypothese neuerdings in die Diskussion geworfen. Die Autoren fielen dabei jedoch dem gleichen Auslesefehler (Auswahl einer Familie mit besonders vielen Hämophilen) zum Opfer, der S. C. REED u. PALM (1951) bei der Chorea Huntington unterlagen[1].

Anders liegen die Dinge jedoch bei autosomal-recessiven Merkmalen. Gerade wenn sie selten sind, ist die Zahl der Heterozygoten ($2pq$ bei Panmixie) wesentlich höher als die der Homozygoten q^2. So wäre schon ein minimaler Selektionsvorteil bei den Heterozygoten imstande, den Verlust an Genen durch die Homozygoten auszugleichen. Ein derartig geringer Vorteil aber entzöge sich unseren Nachweismethoden.

Schon ein sehr geringer *Selektionsvorteil* der Heterozygoten, der nicht einmal ausreichte, den Nachteil der Homozygoten vollständig auszugleichen, würde jedoch zur Folge haben, daß man die Mutationsrate erheblich *überschätzte*. Umgekehrt kann ein leichter oder kaum wahrnehmbarer *Selektionsnachteil* der Heterozygoten zu einer erheblichen zusätzlichen Selektion gegen die betreffende Mutation führen. In diesem Falle würde man die Mutationsrate, beschränkte man sich auf die Beobachtung der Homozygoten, erheblich *unterschätzen*. Daß aber Abweichungen der Heterozygoten vom Bevölkerungsdurchschnitt vorkommen können, darauf weisen vor allem die vielen Untersuchungen hin, mit deren Hilfe man kleinere physiologische Besonderheiten bei Heterozygoten recessiver Erbleiden nachweisen konnte (vgl. Kap. VII, 8a).

Wir erinnern uns, in dem langsamen Einspielen des genetischen Gleichgewichtes und besonders in seinen Störungen durch Rückgang der Inzucht im letzten Jahrhundert ein wichtiges Argument gegen die Mutationsratenschätzung bei recessiven Merkmalen gefunden zu haben. Das zweite Argument ist nun die Erkenntnis, daß ein geringer Selektionsvorteil oder -nachteil der Heterozygoten imstande wäre, den Genverlust durch die Homozygoten einerseits mehr oder weniger

---

[1] MOOR-JANKOWSKI u. Mitarb. 1957; ROSIN u. Mitarb. 1958.

vollständig auszugleichen, auf der anderen Seite aber einen zusätzlichen Genverlust von erheblichem Ausmaße hervorzurufen. Wir haben aber keine Möglichkeit, diese Fehlerquelle auszuschalten.

*Von Mutationsratenschätzungen mit der indirekten Methode bei recessiven Merk-
malen sollte man deshalb ganz absehen.* Da aber natürlich auch die direkte Methode
nicht angewandt werden kann, — wir können die einzelnen Mutationen ja nicht
direkt beobachten — *sollte man auf eine Mutationsratenschätzung bei recessiven
Merkmalen ganz verzichten.* Die bisherigen Befunde in dieser Richtung sind ausnahmslos höchst unzuverlässig, und wir verzichten deshalb auch darauf, sie genauer zu besprechen.

Auf noch einen weiteren, theoretisch möglichen Weg zur Herstellung eines genetischen
Gleichgewichtes ohne Neumutationen sei kurz hingewiesen:
Es kann sein, daß die Keimzellen mit dem mutierten Allel aus irgendwelchen Gründen
bevorzugt zur Befruchtung gelangen, so daß also anomale Segregation (Germinalselektion)
zugunsten dieses Allels vorliegt. Praktisch konnte man eine derartige Germinalselektion bei
keinem der für eine Mutationsratenschätzung herangezogenen Merkmale nachweisen, obwohl
die beiden X-chromosomal recessiven Merkmale Hämophilie und Muskeldystrophie sorgfältig
darauf untersucht wurden[1].

Nun kommen wir zur Betrachtung von *Heterogenie* und von *Phänokopien* als
möglicher Fehlerquelle.

Wie wir sahen, steht im Zähler jeder Schätzung, sowohl bei Verwendung der
direkten, wie der indirekten Methode, die Zahl der Merkmalsträger in einer bestimmten Bevölkerung. So liegt es auf der Hand, daß der errechnete Wert nicht
stimmen kann, wenn die dort gezählten Personen nicht alle auf eine Mutation an
dem gleichen locus zurückzuführen sind. Das kann aus zwei Gründen der Fall sein:
Einmal können verschiedene loci beteiligt sein; es kann Heterogenie vorliegen.
Dann würde sich die errechnete Mutationsrate auf alle diese loci gemeinsam beziehen; entsprechend niedriger lägen die Einzelraten. Möglicherweise gilt das z. B.
für die dominante(n) Mutation(en) der Chondrodysplasie (GREBE 1955).

Auch bei einem anscheinend so sicher auf einem einzigen locus zurückführbaren
Merkmal wie der geschlechtsgebunden-recessiven Hämophilie stellte sich heraus,
daß in Wirklichkeit zwei biochemisch verschiedene Störungen vorliegen, die man
kaum auf Mutationen am gleichen locus zurückführen kann. Hier wurde allerdings
von VOGEL (1955) wahrscheinlich gemacht, daß es sich um sehr eng benachbarte
loci mit verwandter Funktion handelt. Die berechneten Mutationsraten beziehen
sich also auf dieses "compound gene".

Überschätzen aber wird man die Mutationsrate auch, wenn Phänokopien vorliegen. So beruhte die Schätzung von x für die Chondrodysplasie (MØRCH 1940)
auf der relativen Anzahl der Merkmalsträger, die in einem bestimmten Zeitraum
in einer großen Klinik geboren wurden. Nun starb aber der größte Teil dieser Kinder im ersten Lebensjahr, während man unter den Kindern von Chondrodydsplasti-
kern, auch wenn sie Merkmalsträger sind, keineswegs ein derartiges Sterben beobachtet. SLATIS (1955) schloß, daß wir es hier nicht mit der gleichen Form zu tun
haben, also daß Phänokopien vorliegen (vielleicht auch Heterogenie mit Auftreten
einer recessiven Form — vgl. GREBE 1955). Er meinte, die Schätzung MØRCHs
liege etwa um das Zehnfache zu hoch.

Daß die Schätzung nach der indirekten Methode gegen diese Fehlerquelle nicht
so empfindlich ist, wie die Schätzung nach der direkten Methode, liegt auf der
Hand. Letztere beruht nämlich nur auf den sporadischen Merkmalsträgern, unter
denen sich ja die Phänokopien in der Regel befinden werden. Erstere dagegen
beruht auf allen Merkmalsträgern, auch auf denen, bei welchen das Merkmal sicher
erblich ist.

---

[1] HALDANE u. PHILIP 1939; VOGEL 1955, 1956.

Wegen der Phänokopien muß eine Reihe von Berechnungen aus der Literatur — wie z. B. die von SJÖGREN u. LARSSON (1949) für Mikrophthalmie/Anophthalmie — als unsicher angesehen werden.

Nun ist es aber auch möglich, umgekehrt, durch Betrachtungen über den Selektionswert eines Gens, darauf zu schließen, ob die sporadischen Träger eines Merkmals Neumutationen oder Phänokopien sind. Am Beispiel des *Retinoblastoms* sei diese Schlußweise kurz dargestellt.

Das Retinoblastom (Glioma retinae) ist der bösartige Augentumor des Säuglings- und frühen Kindesalters. Es tritt nach dem 5.—6. Lebensjahr kaum noch auf. Der Tumor wächst in der Regel zunächst von der Retina aus in das Innere des Augapfels vor und ist mit dem Augenspiegel als blumenkohlartige, von Gefäßen überzogene weißliche Wucherung sichtbar. Die Kinder erblinden auf dem befallenen Auge ziemlich bald. Mit weiterem Wachstum zeigt sich ein weißer Schimmer in der Pupille („amaurotisches Katzenauge"), und später wächst der Tumor nach außen vor, durchwächst den Nervus opticus in Richtung auf das Gehirn und metastasiert besonders in dem Bereich des Kopfes. Wird nicht rechtzeitig eingegriffen, so führt er früher oder später praktisch mit Sicherheit zum Tode[1].

Zunächst prüfen wir die Hypothese, daß — wie behauptet wurde[2] — alle oder fast alle sporadischen Fälle als Neumutationen anzusehen seien und ferner die Muta-

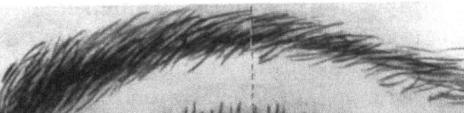

Amaurotisches Katzenauge

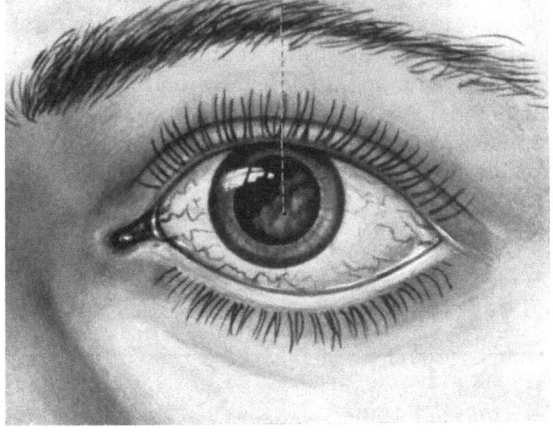

Abb. 151. Retinoblastom (n. AXENFELD 1948)

tionsrate in den letzten 50—100 Jahren gleichgeblieben sei. Zunächst stellt sich heraus, daß in neuen, auslesefreien Serien bei 4,9% aller Fälle Erblichkeit nachgewiesen ist, während 95% sporadisch sind[3]. Zum Vergleich stellen wir fest, wie hoch dieses Verhältnis in der Zeit war, als die Eltern unserer jetzigen Patienten sich im gefährdeten Alter befanden. Da zeigt sich, daß es praktisch genauso groß war (3,5% erbliche Fälle). Würden wir annehmen, daß alle sporadischen Fälle Neumutationen wären, so ließe sich der geringe Anteil nachgewiesen erblicher Fälle nur dann erklären, wenn die Selektion gegen das Gen so stark wäre, *daß in jeder Generation 95% dieser Allele ausgemerzt würden, die Merkmalsträger also nur 5% der Fortpflanzung des Bevölkerungsdurchschnittes zeigten.*

Will ich also prüfen, ob die 95% sporadischen Fälle in der heutigen Generation Neumutationen sein können, so muß ich nachsehen, ob in der Generation der Eltern tatsächlich eine so starke Selektion gegen das Merkmal bestand. Zunächst leuchtete das jedermann ein; denn alle nicht rechtzeitig operierten Personen gehen fast unweigerlich elend zugrunde. Eine genauere Nachprüfung anhand der Literatur ergab jedoch, daß schon in der Elterngeneration 53% aller Patienten recht-

---

[1] Einzelheiten über die ophthalmologischen, pathologisch-anatomischen und histologischen Aspekte bei DOLLFUS (1953).

[2] PHILIP u. SORSBY, unpubl., vgl. FALLS u. NEEL, FALLS u. NEEL 1951.

[3] Der folgende Gedankengang nach VOGEL 1954b.

zeitig operiert und für dauernd geheilt wurden. Selbst wenn man annimmt, daß die Statistiken ein zu günstiges Bild ergeben, so muß man immer noch damit rechnen, daß ein beträchtlicher Teil aller Retinoblastomgene aus der Generation der Eltern eine Generation weiter gelangt sein muß. Wie groß ist dieser Teil ? Das Argument lautet folgendermaßen[1]:

Die Zahl der jetzt beobachteten ein- und doppelseitigen, erblichen Fälle (5 % aller Retinoblastomfälle) im Vergleich zu allen sporadischen, einseitigen Fällen (75 % aller Rbl.-Fälle) beträgt 6,67 %. Ausschaltung durch Selektion in der Generation der Eltern: 1/2 aller einseitigen Fälle. Vernachlässigen wir die geringe Zahl der erblichen Fälle in der Elterngeneration und nehmen wir an, alle jetzt beobachteten erblichen Fälle gingen auf Neumutationen in dieser Eltern-Generation zurück: Die Zahl der sporadischen Fälle sei in den beiden Generationen gleich hoch! Dann gelangen wir zu einer Schätzung von etwa 13,34 % Neumutationen unter den sporadischen einseitigen Fällen der Elterngeneration. Dabei ist noch — praktisch zu Recht — vernachlässigt, daß ein kleiner Anteil der jetzigen, erblichen Fälle auf die sporadischen, doppelseitigen Fälle der Eltern-Generation zurückgeht. — Diese indirekte Beweisführung konnte nun auf direktem Wege (durch Untersuchung an Kindern von sporadischen, einseitigen Rbl.-Patienten) verifiziert werden. Die Tab. 90 zeigt die Ergebnisse solcher Untersuchungen. Dieses Ergebnis erscheint zunächst zu günstig: Eine Reihe der untersuchten Kinder hatte z. Z. der Untersuchung die Gefährdungsperiode noch nicht überschritten. Die statistische Korrektur ergibt 8,11 % erkrankte Kinder.

Tabelle 90. *Erkrankung an Rbl. bei Kindern von Rbl.-Patienten*

Autoren	Zahl der Patienten Rbl.-Eltern	Davon mit nur gesunden Kindern	mit Rbl.-Kindern	Zahl der Kinder	Davon gesund	Davon an Rbl. erkrankt
HEMMES	4	4	0	9	9	0
DOLLFUS u. PESME . . .	4	2	2	5	3	2
KRAUSE[1]	3	3	0	6	6	0
BADTKE	2	1	1	7	5	2
BÖHRINGER	9	7	2	17	15	2
HERM u. HEATH	7	6	1	13	12	1
VOGEL	36	35	1	73	71	2
SEDAN (nach DOLFUS) . .	3	3	0	9	9	0
Summe	68	61	7	139	130	9

[1] Nur, soweit die Fälle von VOGEL nicht nachuntersucht werden konnten.

Berechnet man aus der durch kranke Kinder sicher als Neumutationen gekennzeichneten Zahlen von 7 Eltern (gegenüber 61 mit ausschließlich gesunden Kindern) die wahrscheinliche Zahl von Neumutanten in der Elterngeneration, so erhält man den Wert 11,509 = 17,438 %. Dieser Wert stimmt mit dem oben auf indirektem Wege auf Grund des Selektionswertes in der Elterngeneration berechneten (13,34 %) gut überein und bestätigt so die Schlüssigkeit dieses populationsgenetischen Argumentes.

Nur am Rande sei bemerkt, daß die sich aus dem oben Ausgeführten ergebende relativ günstige Erbprognose für die Kinder von Rbl.-Patienten nur für das einseitige sporadische Rbl. gilt. Beim doppelseitigen Rbl. haben wir Gründe zu der Annahme, daß über 50 %, vielleicht auch 100 % der sporadischen Fälle Neumutanten sind[2].

---

[1] Nach VOGEL 1957.
[2] Die Beweisführung kann hier nicht wiederholt werden; es sei auf VOGEL (1957) verwiesen.

Wie der hier vorgetragene Gedankengang zeigt, können die Betrachtungen über Mutationsrate und Selektionswert auf unerwartetem Wege auch zu Ergebnissen führen, die im speziellen Fall unmittelbar praktisch wichtig sind.

Soeben sprachen wir von einem Merkmal mit unvollständiger Penetranz. Ist es bei einem solchen überhaupt möglich, die Mutationsrate zu schätzen? Man erkennt leicht, daß die indirekte Methode ohne weiteres anwendbar ist, sofern man nur annehmen darf, daß Personen, bei denen sich die Anlage nicht manifestiert hat, auch keinem Selektionsnachteil ausgesetzt sind.

Dagegen ergibt sich für die direkte Methode eine ernsthafte Störung: Einzelne Merkmalsträger dominanter Merkmale werden fälschlich als Neumutanten gezählt, wenn sich das Gen bei einem Elternteil nicht manifestiert hat. Dieser Fehler läßt sich korrigieren, vorausgesetzt, daß die Penetranz genau bekannt und nicht allzu niedrig ist. Geht die Penetranz jedoch unter etwa 50—60 % hinunter, dann würden wir von einer Mutationsratenschätzung überhaupt abraten.

Eine weitere Fehlerquelle, die ebenfalls für die direkte Methode ins Gewicht fällt, ist die *Illegitimität*. Wenn der Nennvater nicht der wirkliche Vater ist, kann er auch das dominante Merkmal nicht zeigen; das Kind scheint es einer Neumutation zu verdanken. — Diese Fehlerquelle spielt bei seltenen Merkmalen mit starkem Selektionswert keine besonders große Rolle; denn man muß relativ viele Neumutanten beobachten. Bei häufigen Merkmalen jedoch, die keinen ohne weiteres erkennbaren Selektionswert haben, bei denen also nur relativ selten mit Neumutanten zu rechnen ist, sollte man bei jedem einzelnen Fall die Frage der Vaterschaft aufwerfen. Nur wenn sie gesichert ist, darf man den Fall als Neumutante zählen.

e) Praktische Beispiele für die Berechnung

An einigen praktischen Beispielen sollen die oben auseinandergesetzten Prinzipien jetzt veranschaulicht werden.

Für die Berechnung mit der indirekten Methode wählen wir die *geschlechtsgebunden-recessiven Hämophilien in der Schweiz*[1].

Fonio (1954) fand 82 lebende Bluter. Die Wohnbevölkerung betrug 2272025 Männer. Wie wir sahen, beträgt die Lebensdauer der Gesunden etwa das Dreifache derjenigen für die Bluter. Unter Berücksichtigung dieser Tatsache gilt:

$$x' = \frac{3 \times 82}{2\,272\,025} \; .$$

Nun berechnen wir *f*, indem wir die Kinderzahl der Kranken in der drittletzten und vorletzten Generation mit der ihrer Brüder und Vettern sowie aller männlichen Personen der gleichen Generation vergleichen[2]. Warum wir nicht früher Generationen heranziehen dürfen, sahen wir oben.

Unsere Zählung ergibt: 130 Bluter haben 59 Kinder, 464 Gesunde haben 526 Kinder. Daraus folgt:

$$f = 0{,}386 \; .$$

Durch Einsetzen erhalten wir:

$$\mu = \frac{1}{3}\,(1 - 0{,}386)\,\frac{3 \times 82}{2\,272\,025}$$

$$= 0{,}00002214$$

$$= 2{,}2 \times 10^{-5} \; .$$

An der Aniridie sei die direkte Methode erläutert.

---

[1] Nach Vogel 1955.

[2] Angeheiratete Personen, z. B. Ehemänner der Schwestern, dürfen natürlich nicht einbezogen werden, da sie eine Auslese nach Verheiratung und also nach Kinderzahl darstellen.

M. Shaw fand im Staate Michigan 27 sporadische Fälle von Aniridie, die zwischen 1919 und 1958 geboren waren. Es ergibt sich die folgende Rechnung:

$$\mu = \frac{\text{27 zwischen 1. 1. 1919 und 31. 12. 1958 lebendgeborene Kinder mit Aniridie, deren Eltern beide normale Augen hatten}}{\text{4 664 799 Lebendgeburten im gleichen Zeitraum}}$$

$$\approx \frac{3}{1\,000\,000} = 3 \cdot 10^{-6}.$$

f) Ergebnisse über Mutationsraten

Tab. 91 zeigt diejenigen Ergebnisse von Mutationsratenberechnungen, die wir für einigermaßen zuverlässig halten. Es gibt noch eine große Anzahl weiterer Werte, die aus den verschiedensten Gründen unzuverlässig sind. Meist wurde das Material für ein bestimmtes Gebiet nicht vollständig erfaßt, oder es lassen sich sonstige schwerwiegende Fehlerquellen nachweisen. Die zahlreichen Schätzungen für recessive Gene ließen wir ganz weg. Warum sie durchweg unzuverlässig sind, wurde oben dargestellt.

Legt man sehr strenge Maßstäbe an, so kann man auch gegen jeden der in Tab. 91 angeführten Werte Einwände erheben. Sehr wahrscheinlich dürften sie jedoch wenigstens die Größenordnung treffen. Bevor wir die Daten der Tab. 91 genauer analysieren, wollen wir in Kürze noch einige weitere Aussagen über Mutationsraten betrachten. So hat man in letzter Zeit versucht, auf Grund der allgemeinen Erwägungen, die der indirekten Methode zur Mutationsratenschätzung zugrunde liegen, mehr oder weniger vorsichtige Aussagen über die Mutationsraten einiger häufiger Geisteskrankheiten, wie der *Schizophrenie* und des *manisch-depressiven Irreseins* zu machen[1]. Der Gedankengang ist folgender: Die Schizophrenie hat bei uns etwa eine Häufigkeit von 1%. Das Leiden wird nach der Hypothese von Kallmann durch ein recessives Hauptgen verursacht. Die gesamte Fortpflanzungsrate aller Homozygoten ist (geschätzt) um etwa 1/20 vermindert. Das bedeutet nach der indirekten Formel für recessiven Erbgang:

$$\mu = 1/20 \times 1/100 = 1/2000 = 5 \cdot 10^{-4}.$$

Die Mutationsrate läge also um eine Zehnerpotenz über den bisher bekannten. Nun ist einzuräumen: Die beiden Argumente gegen die Mutationsratenschätzung bei recessivem Erbgang treffen bei der Schizophrenie vielleicht nicht zu. Das Merkmal ist zu häufig, als daß das Zurückgehen der Inzucht das genetische Gleichgewicht allzusehr beeinflussen könnte. (Es sei denn, es bestände Heterogenie, und das Leiden könnte durch sehr viele, im einzelnen selten recessive Gene verursacht werden). Zweitens haben wir Grund anzunehmen, daß die Heterozygoten wenigstens teilweise Psychopathen sind. Daß gerade sie auf Grund vermehrter Fortpflanzung den Genverlust durch die Homozygoten ausgleichen, widerspricht der Erfahrung.

Auf der anderen Seite ist die Kallmannsche Hypothese über den Erbgang der Schizophrenie keineswegs unbestritten. Schon Böök (1953) schätzt die Mutationsrate auf Grund einer ganz anderen Hypothese. Wahrscheinlich liegt doch sehr weitgehende Heterogenie vor, und die vorliegenden Daten sind am ehesten mit dem Modell des multifaktoriellen Erbganges mit Schwellenwert (vgl. S. 141 ff.) vereinbar. Auch kennen wir die Umwelteinwirkungen nicht so genau, die die Manifestation und das Fortpflanzungsverhalten der Genträger beeinflussen können. So ist höchstens die sehr allgemeine Aussage begründet, auch die Mutationen, die zu Schizophrenie und manisch-depressivem Irresein führten, entständen laufend

---

[1] Böök 1953; Penrose 1956a.

durch Neumutation. Darüber hinausgehende Aussagen sind nicht durch Tatsachen zu belegen.

Umgekehrt glauben manche Forscher, die Blutgruppen-Gene hätten besonders niedrige Mutationsraten. Diese Meinung ist jedoch ganz *unbegründet*, wie FLEISCH-HACKER (1957) überzeugend nachwies. Und das, *obwohl bisher kein einziger überzeugender Fall von Mutation im ABO-System bekannt wurde.* Unter der Annahme einer „normalen" Mutationsrate von 2×10^{-5} und gleicher Mutationshäufigkeit in allen Richtungen ($0 \to A$ oder B; $B \to A$ oder 0; $A \to B$ oder 0) hätte man unter den bisher untersuchten etwa 100000 Eltern-Kind-Konstellationen nur etwa vier Träger eines mutierten Gens zu erwarten. Von diesen wären wegen der Dominanz von A und B über 0 nur etwa zwei erkennbar; — und das unter den in mancher Beziehung günstigen Ausnahmen. Diese wenigen Fälle wären nun noch gegen Bestimmungsfehler, falsche Vaterschaft usw. zu sichern. Trotz der großen Zahl von ABO-Bestimmungen geht aus dieser Betrachtung u. E. einwandfrei hervor, daß wir aus rein methodischen Gründen keine Aussagen über die Mutationsrate innerhalb der ABO-Blutgruppen — und weniger noch bei anderen Blutfaktoren — machen können. Insbesondere stehen die vorliegenden Daten nicht im Widerspruch zu einer in der Größenordnung der bisher bekannten oder sogar noch höher liegenden Mutationsrate. Daß sie eine solche Mutationsrate selbstverständlich auch nicht beweisen, liegt auf der Hand. Wir können eben über die Mutationsraten der Blutgruppen-Gene überhaupt noch keine Aussagen machen.

In diesem Zusammenhang möchten wir die bisher einzige ‚einigermaßen überzeugend nachgewiesene Mutation in einem Blutgruppensystem erwähnen[1]: Eine dänische Mutter der Blutgruppe M entband ein Kind mit Gruppe N. Wie eine ausgedehnte Familienuntersuchung zeigte, mußte diese Mutter zwei gewöhnliche M-Gene besitzen. Da das Kind zu Hause entbunden wurde, ist auch eine Verwechslung ausgeschlossen, und die Schlußfolgerung ist eigentlich unausweichlich, in der mütterlichen Keimzelle habe eine Mutation $M \to N$ stattgefunden.

Doch wir wollen zur Analyse der Mutationsratenschätzungen in Tab. 91a zurückkehren!

Vergleiche der Mutationsraten einzelner Gene für verschiedene Bevölkerungen können in 5 Fällen (Hämophilie; Muskeldystrophie; Dystrophia myotonica; Chondrodysplasie; Aniridie) angestellt werden. Die Mutationsrate für die Hämophilie scheinen in der Schweiz und in Dänemark gleich hoch zu sein[2]. Bei der Muskeldystrophie fallen die hohen Werte aus USA etwas aus dem Rahmen der im übrigen sehr gut übereinstimmenden Werte. Für die Chondrodysplasie liegen die Werte für Dänemark und Nordirland etwa gleich hoch, für die Dystrophia myotonica ist der Unterschied zwischen Nordirland und der Schweiz auch nicht sehr groß. Fast unwahrscheinlich gut stimmen die Werte für die Aniridie aus Dänemark und aus dem Staate Michigan (USA) miteinander überein.

Die Werte der Tab. 91 sind einander alle relativ ähnlich; sie liegen um 1×10^{-5} herum. Die Meinungen darüber, ob dieser Wert nun als repräsentativ auch für die übrigen menschlichen Gene angesehen werden kann, sind geteilt. Mit der Mehrzahl der Forscher sind auch wir der Auffassung, daß die Gene, über die wir genauere Angaben besitzen, eine *Auslese* darstellen. Dabei ist gerade die Höhe der Mutationsrate einer der Faktoren, die dazu mitwirken, ein Gen für die Bearbeitung mehr oder weniger geeignet zu machen. Wie wir sahen, ist es ja notwendig, alle Träger einer Neumutation in einer bestimmten Bevölkerung vollständig zu erfassen. Bisher beschränkten sich derartige Erhebungen auf Bevölkerungen, die aus einigen

---

[1] HENNINGSEN u. JACOBSEN (1954).

[2] Allerdings ergaben sich neuerdings auf Grund der Nachuntersuchungen von MOOR-JANKOWSKI, TRUOG u. HUSER (1957) an den Blutern von Tenna Zweifel an der Zuverlässigkeit der Angaben FONIOS' (1954), die den Berechnungen VOGELS (1955) zugrunde liegen.

Millionen bestanden. Daraus folgt, daß Erbleiden nicht allzu selten sein dürfen, sollen sie sich für derartige Erhebungen eignen. Alle die vielen erbpathologischen Merkmale, die so selten mutativ auftreten, daß in der ganzen Weltliteratur nur wenige Familien bekannt sind — diese Merkmale wurden noch nicht für Mutationsratenschätzungen herangezogen.

Tabelle 91 a
a) Dominante Mutationen. Ausgewählte Mutationsratenschätzungen menschlicher Gene

Nr.	Merkmal	untersuchte Bevölkerung	Mutations-rate	Zahl der Mutan-ten/1 Million Gameten	Autoren
1	Chondrodys-plasie	Dänemark	$1 \cdot 10^{-5}$	10	Mørch 1940 korrigiert durch Slatis 1955
		Nordirland	$1{,}3 \cdot 10^{-5}$	13	Stevenson 1956
2	Aniridie	Dänemark	$0{,}29 \cdot (—5) \cdot 10^{-6}$	$2{,}9\ (—5)$	Møllenbach 1947, korri-giertd urch Penrose 1956; Shaw (unpubl.)
		Michigan (USA)	$0{,}26 \cdot 10^{-6}$	2,6	
3	Dystrophia myotonica	Nordirland	$8 \cdot \cdot 10^{-6}$	8	Lynas 1957
		Schweiz	$1{,}6 \cdot 10^{-5}$	16	Klein 1958
4	Retinoblastom	England Michigan (USA) Schweiz Deutschland	$6—7 \cdot 10^{-6}$	6—7	Vogel 1957
5	Neurofibromatose	Michigan (USA)	$1 \cdot 10^{-4}$	100	Crowe, Neel u. Schull 1956
6	Polyposis intestini	Michigan (USA)	$1—3 \cdot 10^{-5}$	10—30	Reed u. Neel 1955
7	Marfan-Syndrom	Nordirland	$4{,}2—5{,}8 \cdot 10^{-6}$	$4{,}2 \cdot 58$	Lynas 1958
8	Cystennieren	Dänemark	$6{,}5—12 \cdot 10^{-5}$	65—120	Dalgaard 1957
9	Akrocephalo-syndaktylie	England	$3 \cdot 10^{-6}$	3	Blank 1960

b) X-chromosomal recessive Mutationen

Nr.	Merkmal	untersuchte Bevölkerung	Mutations-rate	Zahl der Mutan-ten/1 Million Gameten	Autoren
10	Hämophilie	Dänemark	$3{,}2 \cdot 10^{-5}$	32	Andreassen 1943; Haldane 1947
		Schweiz	$2{,}2 \cdot 10^{-5}$	22	Vogel 1955
11	Dystrophia musculorum progressiva, frühe Beckengürtelform	Utah (USA)	$9{,}5 \cdot 10^{-5}$	95	Stephens u. Tyler 1951
		Nordirland	$6{,}0 \cdot 10^{-5}$	60	Stevenson 1958
		England	$4{,}3 \cdot 10^{-5}$	43	Walton 1955
		Süddeutschland	$4{,}8 \cdot 10^{-5}$	48	Becker u. Lenz 1955/56
		Wisconsin (USA)	$9{,}2 \cdot 10^{-5}$	92	Morton u. Chung 1959

Auf der anderen Seite sind nur solche Merkmale geeignet, die eindeutig diagnostizierbar sind und deshalb gut erfaßt werden können. Wie wir jedoch aus der experimentellen Mutationsforschung wissen, treten derartig stark abweichende Mutationen seltener auf als schwache, mehr oder weniger unmerkliche Abweichungen.

So dürften die untersuchten Mutationen zu den häufigeren von solchen gehören, die eindeutig sichtbare Effekte haben. *Sie sind demnach vielleicht die häufigsten aus einer an sich selteneren Gruppe.* Daß es sichtbare Mutationen gibt, die mit wesentlich geringeren Raten auftreten, ist mit Sicherheit anzunehmen. Man denke an die obenerwähnten Untersuchungen über die Chorea Huntington, deren Mutationsrate offenbar wesentlich niedriger liegt.

Das führt uns auf die weitere Frage: *Erfassen wir mit den sichtbaren Mutationen die Gesamtmutabilität an den betreffenden Genloci?* Diese Frage ist direkt auf

Grund der Befunde am Menschen nicht zu beantworten. Wir sind auf Analogieschlüsse zu Ergebnissen der experimentellen Genetik angewiesen. Insbesondere

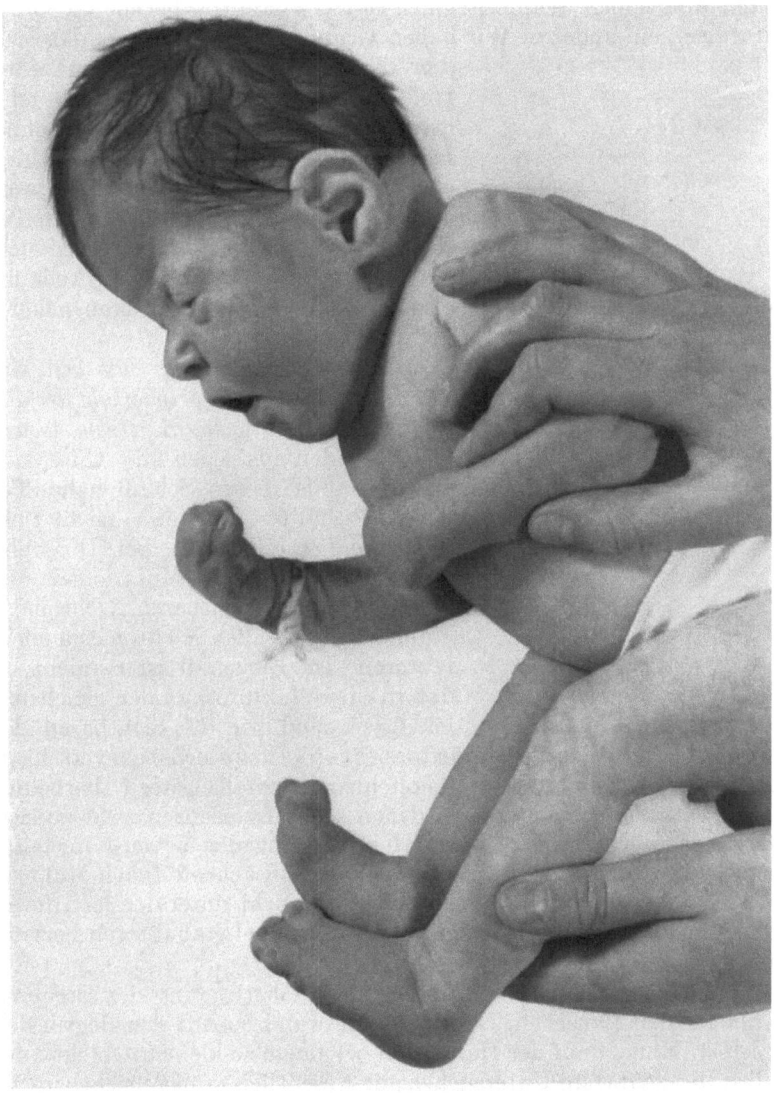

Abb. 152. Säugling mit Akrocephalosyndaktylie (Beobachtung von Prof. GESENIUS)

können hier Befunde von Drosophila melanogaster herangezogen werden. Bei
diesem Objekt wissen wir: *Keineswegs alle Mutationen an einem bestimmten locus
führen zu sichtbaren Abweichungen.* Im Gegenteil: Die Mehrzahl von ihnen führt zu
einer allgemeinen Verminderung der Lebensfähigkeit, ohne daß sichtbare Abweichungen auftreten. Man vergleicht „Letalfaktoren" (Mutationen, die zu einem
Absterben der Zygote vor Beginn des fortpflanzungsfähigen Alters führen), „Semiletalfaktoren" (Fruchtbarkeit 1—10% des normalen) und „schädliche Mutationen"
(Fruchtbarkeit zwischen 10 und etwa 85% des Normalen) mit sichtbaren Muta-

tionen. Das Verhältnis Sichtbare : Letalfaktoren : Semiletale und schädliche Mutationen liegt zwischen 1 : 4 : 16 und 1 : 6 : 30[1]. Allerdings stammen diese Angaben großenteils nicht von spontanen, sondern von (meist durch ionisierende Strahlen) induzierten Mutationen. Wahrscheinlich ist das Verhältnis bei spontan aufgetretenen Mutationen ein anderes: Wir haben Grund zu der Annahme, daß sich unter den durch Strahlen induzierten Mutationen viele Chromosomenmutationen, besonders kleinere Stückausfälle (Defizienzen) befinden. — In einem Stamm, der ein Gen enthielt, welches die allgemeine Mutationsrate wesentlich erhöht, untersuchte NEEL das Verhältnis von X-chromosomalen Letalfaktoren zu sichtbaren Mutationen. Es beträgt 3,6 : 1. Auch hier liegt also die Zahl der Letalfaktoren höher als die der sichtbaren.

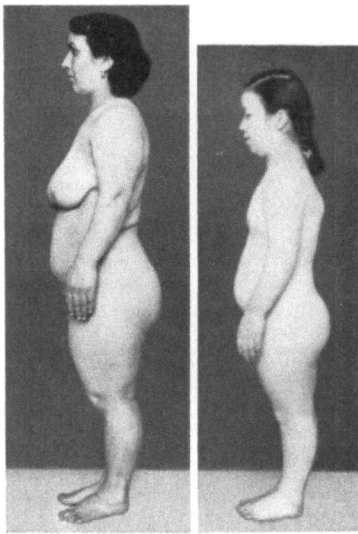

Abb. 153. Chondrodysplasie bei Mutter und Tochter (Typ ohne Beteiligung des Gesichtsschädels) (n. GREBE 1959)

Demnach scheint man mit den sichtbaren Mutationen eher eine Minderzahl der überhaupt möglichen Mutationen an einem locus zu erfassen. Jedenfalls legen die Untersuchungen an Drosophila diesen Schluß nahe. Trotzdem muß man ihn mit größter Vorsicht ziehen:

Einmal erfaßt man bei Drosophila nur größere Gruppen von Mutationen. Man vergleicht z. B. alle sichtbaren X-chromosomalen Mutationen mit allen X-chromosomalen Letalfaktoren. Im Einzelfall ist es nicht bekannt, daß die Letalfaktoren an den gleichen Genloci lokalisiert sind wie die Sichtbaren. Das Verhältnis von Letalen zu Sichtbaren dürfte aber von locus zu locus sehr verschieden sein. Es gibt sogar bei Drosophila loci, die offenbar jedenfalls unter Laborbedingungen nicht lebensnotwendig sind und an denen sogar Defizienzen zwar zu sichtbaren Veränderungen, aber nicht zu einer Herabsetzung der Lebensfähigkeit führen. Als Beispiele nennen wir die Mutanten yellow und achaete (nach MULLER 1935).

So wissen wir auch beim Menschen nicht, ob nicht unter den loci, die zu sichtbaren Mutationen führen, solche sind, die gar keine Letalfaktoren hervorbringen können.

Das ist der eine Einwand gegenüber einer Übertragung der Ergebnisse von Drosophila auf den Menschen. Der zweite Einwand betrifft den Begriff der Sichtbarkeit selbst. Es liegt auf der Hand, daß bei einem so kleinen Objekt wie Drosophila selbst der geübteste Untersucher nur wesentlich gröbere sichtbare Veränderungen wahrnimmt, als wir es beim Menschen können. Um nur einige Beispiele zu nennen: Eine Muskeldystrophie bei Drosophila würde uns als Letalfaktor ohne sichtbaren Effekt, eine Dystrophia myotonica als schädliche Mutation ebenfalls ohne sichtbare Veränderung begegnen.

Allgemein wird man sagen dürfen: Es ist anzunehmen, daß an den durch Mutationsratenschätzungen beim Menschen erfaßten loci neben den sichtbaren Effekten auch solche Veränderungen wahrscheinlich sind, die nicht zum Phänotyp der betreffenden sichtbaren Mutation führen; entweder, weil sie dazu führen, daß die Zygote schon vor der Geburt abstirbt, oder aber, weil die Veränderungen so geringfügig sind, daß sie sich im Phänotyp nicht äußern.

---

[1] NEEL 1957; dort auch genauere Angaben über die Herkunft der Daten.

Wie häufig diese unsichtbaren Veränderungen jedoch sind, das läßt sich bisher weder am Menschen selbst ermitteln, noch durch Analogieschlüsse von Drosophila oder einem anderen Versuchsobjekt erschließen.

Wir sahen schon oben, wie schwierig es ist, am Menschen gewonnene Daten mit denen anderer Objekte einigermaßen zuverlässig zu vergleichen. Trotzdem wollen

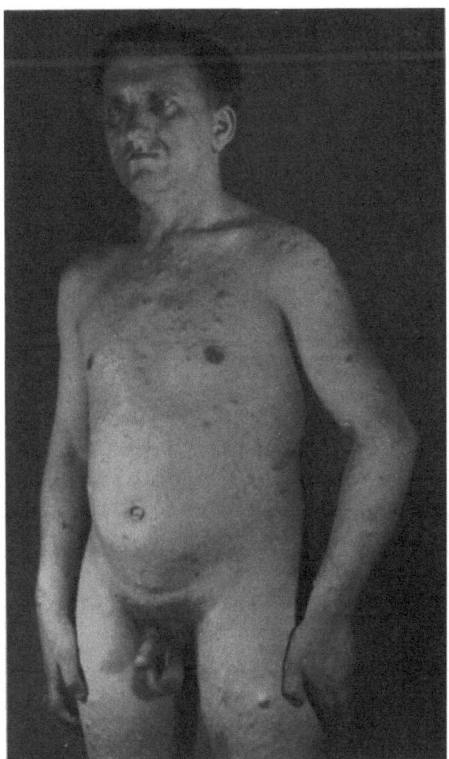
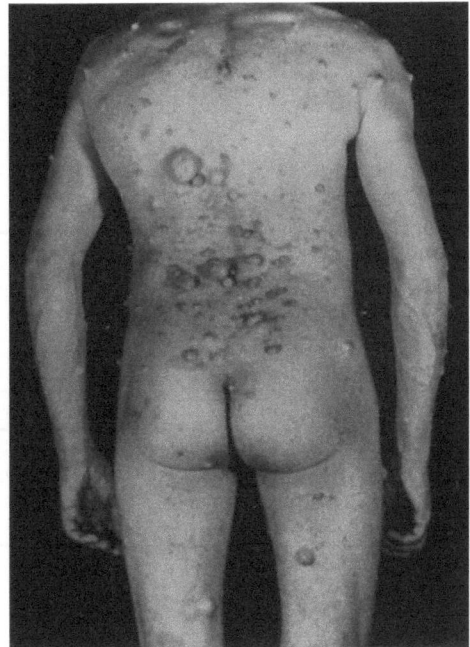

Abb. 154. Neurofibromatose, ausgeprägtes Krankheitsbild (Beobachtung von Dr. H. DORN)

wir doch wenigstens die bei Drosophila und bei der Maus bisher vorliegenden Daten für spontane Mutationen an einzelnen loci zusammenstellen. Diese Daten sind in Tab. 92 enthalten[1].

Auf den ersten Blick scheinen die Ergebnisse für Drosophila und die Maus, aber auch beide Gruppen von Ergebnissen zusammen mit denen für den Menschen jedenfalls größenordnungsmäßig relativ gut übereinzustimmen. Man sollte jedoch diese Übereinstimmung in ihrer Bedeutung nicht überschätzen. Das gilt insbesondere auch für die Mäuse-Ergebnisse. Im Zusammenhang mit dem Problem der induzierten Mutationsraten und insbesondere der genetischen Strahlenschädigung werden wir das Untersuchungsprogramm, aus dem diese Ergebnisse hervorgegangen sind, genauer durchsprechen müssen (Kap. VI, 7). Hier sei nur ein Ergebnis vorausgenommen. Die 10 spontan aufgetretenen Mutationen verteilen sich sehr ungleich auf die 7 untersuchten loci. 8 von ihnen betreffen zwei der 7 loci. Das ist ein Hinweis darauf, daß *die spontane Mutationsrate von locus zu locus sehr verschieden hoch ist.*

---

[1] Für Drosophila nach NEEL 1957; für die Maus nach NACHTSHEIM 1959.

Tabelle 92. *Spontane sichtbare Mutationen bei Drosophila und der Maus*

Autor:	Chromosom	Zahl der untersuchten Tiere	Zahl der verschied. sichtbaren Mutationen	Zahl der untersuchten Einzel-loci	Spontan auftretende Mutationen	Mutationsrate μ
Drosophila						
MULLER, VALENCIA u. VALENCIA	X (in ♀♀)	etwa 60 000	9	540 000	15	$2,8 \cdot 10^{-5}$
ALTENBURG (n. MULLER u. Mitarb.)	X (in ♀♀)	etwa 50 000	8	400 000	0	0
ALEXANDER	III (in ♂♂)	45 504	8	364 032	0	0
GLASS u. RITTERHOFF	verschieden ♀♀	100 414	4	401 656	1	$0,25 \cdot 10^{-5}$
	verschieden ♂♂	102 759	4 (1 X-chromosomal)-	359 657	17	$4,5 \cdot 10^{-5}$
SCHALET (unveröffentlicht)	X (♂♂)	111 600	14	1 562 400	6	$0,4 \cdot 10^{-5}$
	X (♀♀)	71 300	14	998 200	2	$0,2 \cdot 10^{-5}$
Maus						
RUSSELL 1951				37 868	2	$5,3 \cdot 10^{-5}$
CARTER u. Mitarb. 1956	Autosom ♂♂		7	18 355	2	$10,9 \cdot 10^{-5}$
CARTER u. Mitarb. 1958				99 372	6	$6,0 \cdot 10^{-5}$
Summe				155 595	10	$6,43 \cdot 10^{-5}$
RUSSELL u. Mitarb.1958 1958	Autosom ♀♀		7	5 845	—	—
RUSSELL u. Mitarb. 1959				40 918	—	—
Summe	♀♀			46 864	—	—

Trotz der verschiedenen möglichen Einschränkungen bleibt eines immerhin auffällig. *Die spontane Mutationsrate der bisher untersuchten menschlichen sichtbaren Mutationen liegt jedenfalls nicht wesentlich höher als die Spontanrate sichtbarer loci bei Drosophila und der Maus.* Und das, obwohl die beim Menschen untersuchten Mutationen eher eine Auslese nach relativ hoher Mutationsrate darstellen. Auffällig ist das deshalb, weil die Generationsdauer beim Menschen um ein Vielfaches größer ist als bei der Maus und gar erst bei Drosophila. Tab. 93 läßt einen ungefähren Schluß auf die Generationsdauer dieser beiden Species im Verhältnis zur Generationsdauer beim Menschen zu.

Tabelle 93

Tierart	Beginn der Fruchtbarkeit nach Eiablage oder Geburt	Ende der Fruchtbarkeit nach Eiablage oder Geburt	Durchschnittliche Generationsdauer	Länge der durchschnittlichen Generationsdauer in Vergleich zum Menschen
Drosophila	10 Tage	40 Tage	25 Tage	1/365
Maus	6 Wochen	1/2—1 Jahr	4 Monate	1/75

Dabei ist die letztere mit 25 Jahren angesetzt. Mutationen hatten also gewissermaßen viel mehr Zeit, in menschlichen Keimzellen aufzutreten. Oder anders ausgedrückt: Bei gleicher Mutationsrate/Generation *ist die Mutationshäufigkeit/ Zeiteinheit beim Menschen sehr viel geringer.*

Das führt uns zur Analyse der Bedingungen, unter denen „spontane" Mutationen beim Menschen auftreten können. Erklärlicherweise ist die Analyse dieser Bedingungen noch nicht allzu weit gediehen; immerhin liegt jedoch eine Reihe von Hinweisen bereits vor.

g) Bedingungen, die die spontane Mutabilität beim Menschen beeinflussen

Zunächst überraschende Gedanken über eine Bedingung, die die Höhe der spontanen Mutationsrate beeinflussen könnte, entwickelten drei schwedische Autoren[1]. Es ist lange bekannt, daß bei Drosophila die Temperatur, unter der die Tiere leben, einen erheblichen Einfluß auf die Mutationsrate ausübt. Es ist üblich, derartige Temperaturabhängigkeiten durch den Wert Q_{10} auszudrücken. Er beträgt nach TIMOFÉEFF-RESSOVSKY u. ZIMMER (1947) für die Häufigkeit X-chromosomaler Letalfaktoren bei Drosophila 6,5. Das bedeutet, daß ein Anstieg der Temperatur um 10° die Mutationsrate auf das 6,5fache des Ausgangswertes ansteigen läßt. Die schwedischen Autoren prüften nun die Temperatur der Testes, indem sie in eine tiefe Hautfalte zwischen den Testes ein Thermoelement einbrachten. Dabei verglichen sie die gleichen Männer in bekleidetem und in unbekleidetem Zustande. Sie fanden nach einer Regulationszeit von etwa zwei Stunden eine durchschnittliche Temperaturdifferenz von 3,3 ± 0,4°C. (Außentemperatur bei den Versuchen: 19,5—21,5°C). Nach ihren Berechnungen wäre bereits dieser Unterschied geeignet, die spontane Mutationsrate bei bekleideten Männern um nicht weniger als 85% zu erhöhen, wenn man einen $Q_{10} = 6,5$ zugrunde legt.

Eine mögliche theoretische Folgerung aus diesen Erwägungen wäre: Der Descensus der Testes bei Säugern und beim Menschen könnte in der Evolution durch Anpassung an einen Selektionsvorteil infolge der niedrigeren Mutationsrate entstanden sein.

Gegen die Übertragung der Ergebnisse von Drosophila auf den Menschen wurde in diesem Falle deshalb Einspruch erhoben, weil Drosophila poikilotherm ist. Man kann die Meinung vertreten, die Evolution habe den so viel komplizierteren Homoiothermen vielleicht gegenüber derartigen Einflüssen auf die Mutationsrate stabilisiert.

Indes: Wir halten diese Meinung nicht ohne weiteres für berechtigt. Die Abhängigkeit chemischer Prozesse von der Temperatur — und was ist denn das Auftreten von Mutationen im Grunde sonst? — ist in der Natur so allgemein verbreitet, daß wir nicht einsehen können, warum ausgerechnet das genetische Material des Menschen oder der Homoiothermen hier eine Ausnahme machen soll.

Hatten wir es hier noch mit einer — wenn auch durchaus begründeten — Spekulation auf Grund von Analogieschlüssen zu tun, so ruhen die nun folgenden Betrachtungen auf einer Analyse von Daten, die an Neumutationen des Menschen selbst gewonnen wurden.

3. Modellvorstellungen zur spontanen Mutabilität beim Menschen

Wir betrachten jetzt einige Modellvorstellungen zur spontanen Mutabilität beim Menschen. Uns interessiert die Frage: Welche genaueren Vorstellungen können wir uns von dem Mutationsvorgang als solchem machen?

Bevor wir die Befunde beim Menschen besprechen, müssen wir wieder einen Blick auf die experimentelle Genetik werfen. Am übersichtlichsten scheinen die Verhältnisse bei Bakteriophagen zu liegen. Hier geht die Spontanmutabilität

---

[1] EHRENBERG, V. EHRENSTEIN u. HEDGRAN (1957).

parallel zur *Teilung des genetischen Materials*; sie sistiert, wenn keine Teilungen mehr stattfinden.

Ganz ähnlich liegen die Verhältnisse bei Bakterien. Auch hier scheinen die Befunde darauf hinzudeuten, daß Spontanmutationen nur in Organismen vorkommen, *die sich teilen* (LURIA u. DELBRÜCK 1943). So kam man zur Deutung der Spontanmutabilität als eines *seltenen Irrtums bei der identischen Selbstreproduktion des Gens während der Teilung*. Diese Darstellung führte bei WATSON u. CRICK (1953) dazu, zunächst hypothetisch eine ganz bestimmte Vorstellung über den chemischen Grundvorgang bei der Mutation zu diskutieren. Diese Vorstellung ist auf S. 29 genauer auseinandergesetzt.

F. J. RYAN (1955) indes untersuchte die Rückmutation der histidineless ($h-$) Mutante von E. coli zu $h+$ während der stationären Phase, also in einem Zeitraum, in dem keine Zellteilungen stattfanden, und fand eine spontane Mutationsrate, die etwa 1/40 der Mutationsrate während der Teilungsphase entspricht. Damit war bewiesen, daß auch bei E. coli Mutationen vorkommen, die nicht durch einen Irrtum bei der Selbstverdoppelung des genetischen Materials zu erklären sind.

Die Befunde über die Bedingungen des Auftretens spontaner Mutationen bei Drosophila sind noch sehr widerspruchsvoll, so daß wir sie hier übergehen können. Jedenfalls zeigen sie an, daß der Vorgang offenbar komplexer ist, als es die Ergebnisse an Mikroorganismen vermuten lassen würden. Insbesondere steigt die Mutationsrate hier in alternden Spermien an. Das gleiche wurde für Pflanzensamen, z. B. die Samen des Löwenmäulchens (Antirrhinum), nachgewiesen.

Nun wenden wir uns den statistischen Befunden beim Menschen zu.

HALDANE (1947) fand bei der Hämophilie die formalen Voraussetzungen dafür erfüllt, daß die Mutationsrate für dieses Gen in den Keimzellen von Männern höher ist als in denen von Frauen: Wie wir auf S. 299 sahen, sind von allen Trägern einer X-chromosomal recessiven Mutation ein Anteil von $m = \dfrac{1-f}{2\mu + \nu}$ Söhne homozygot normaler Mütter und demnach aus Neumutationen in den Keimzellen dieser Mütter hervorgegangen. Bei der Hämophilie ist diese Anzahl nun offenkundig geringer, als man es unter der Voraussetzung $\mu = \nu$ (Mutationsraten in beiden Geschlechtern gleich hoch) erwarten sollte. VOGEL (1955) konnte diesen Befund für ein anderes Hämophilen-Material bestätigen. Aus methodischen Gründen ist es jedoch gerade bei der Hämophilie schwierig, diesen Befund zu deuten. Er beruht auf der Voraussetzung, daß die sporadischen Merkmalsträger in einer Bevölkerung genauso vollständig erfaßt werden wie die, bei denen das Merkmal nachgewiesenermaßen erblich ist. Diese Voraussetzung braucht nicht unbedingt zuzutreffen.

Bei einem anderen Merkmal, für das häufig Neumutationen auftreten, der Chondrodysplasie, hatte MØRCH bereits 1940 nachgewiesen, daß die Patienten *vorwiegend Kinder älterer Eltern sind*.

PENROSE (1955) war der erste, der diese Daten zur Frage der möglichen Modellvorstellungen über den Mechanismus spontaner Mutationen in Beziehung setzte. Sein Grundgedanke ist: Wie wir sahen, legen manche experimentelle Befunde die Idee nahe, wenigstens ein Teil der Mutationen sei auf Fehler in der Selbstreduplikation des genetischen Materials bei der Teilung zurückzuführen. Trifft das beim Menschen auch zu, so sollte man erwarten, daß einmal die Mutationsrate in den Keimzellen von Männern höher ist als in den Keimzellen von Frauen, und daß sie zweitens in den Keimzellen von Männern während der gesamten Fruchtbarkeitsperiode anstiege, in Keimzellen von Frauen jedoch nicht. Der Grund liegt in der Verschiedenheit der Keimzellenentwicklung bei den beiden Geschlechtern.

Wie wir sahen (S. 12), ist die Vermehrung der Oogonien bei der Frau etwa zum Zeitpunkt der Geburt abgeschlossen. Sie erreichen bis dahin eine Gesamtzahl von etwa 400000—500000.

An die Vermehrung schließt sich eine Wachstumsphase an, die in der nachgeburtlichen Zeit zur Bildung der Oocyten führt. Dieser Wachstumsperiode folgt die erste Ruheperiode. Zur Zeit der Pubertät bilden sich aus den Primärfollikeln an einigen Stellen Sekundärfollikel, die dann zu Tertiärfollikeln heranwachsen. Nach dem Follikelsprung finden die Reifeteilungen statt.

Im Gegensatz zu den Oogonien vermehren sich die Spermatogonien bis zur Pubertät, wobei aus den Teilungen wieder Spermatogonien hervorgehen. Nach Beginn der Geschlechtsreife verlaufen ihre Teilungen ziemlich kompliziert, wie aus dem Schema Abb. 2, S. 13 hervorgeht. Entscheidend ist, daß aus den Teilungscyclen immer wieder Zellen hervorgehen, die zu reifen Spermien werden, und daß der Spermatogonienstamm sich während des gesamten geschlechtsreifen Lebens an den Teilungen beteiligt. *Das hat zur Folge, daß Spermien, die im höheren Alter gebildet werden, ganz wesentlich mehr Teilungen hinter sich haben, als in der Jugend gebildete Spermien.*

Wir kehren zu der Frage der Modellvorstellungen zur spontanen Mutabilität zurück. Zunächst stellen wir auf Grund der Ergebnisse der experimentellen Mutationsforschung einige der möglichen Modelle zusammen und geben für jedes von ihnen die Konsequenzen an, die sich für die statistische Analyse ergeben, wenn man die obengenannten Tatsachen der Keimzellentwicklung bei beiden Geschlechtern bedenkt.

Wie man aus Tab. 94 ersieht, sind die Möglichkeiten 3 und 5 formal nicht trennbar. Im übrigen muß man immer 2 Fragen prüfen: 1. Ist ein Anstieg der Neumutanten mit dem Lebensalter der Eltern zu verzeichnen? — Und wenn ja, — ist dieser Anstieg auf die Väter, die Mütter oder auf beide zurückzuführen? 2. Ist die absolute Mutationsrate in den Keimzellen von Männern oder von Frauen höher oder bei beiden gleich hoch?

Tabelle 94. *Einige der möglichen Modellvorstellungen zur Spontanmutabilität menschlicher Gene*

	1. Mutabilität nur zeitabhängig. Unabhängig vom Funktionszustand der Zellen	2. Mutabilität abhängig von der Zahl der Zellteilungen, unabhängig von der Zeit	3. Mutationen nur in einer bestimmten Phase der Keimdrüsenentwicklung (vor der Pubertät)	4. Mutationen erst nach Ende der Zellteilungen (evtl. Anhäufung stoffwechseleigener chemischer Mutagene)	5. Mutationen erst in der reifen Keimzelle (nach den Reifeteilungen)
Keimzellen von ♂♂	Linearer Anstieg der Zahl von Neumutationen vom Beginn der Fruchtbarkeitsperiode an. — Etwa gleiche Mutationsraten in den Gonaden männlicher und weiblicher Personen. Altersabhängigkeit bei beiden	Anstieg vom Beginn der Fruchtbarkeitsperiode an. — Starkes Überwiegen der Mutationen in den Keimzellen von ♂♂	Kein Anstieg der Zahl der Neumutanten im Laufe des Lebens. Ungefähr gleiche Raten b. beiden Geschlechtern	Kein Anstieg im Laufe der Fruchtbarkeitsperiode; absolute Rate niedriger als bei ♀♀	Kein Anstieg im Laufe des Lebens. Absolute Höhe vielleicht etwas höher als bei ♀♀
Keimzellen von ♀♀	Wie bei ♂♂	Kein Anstieg v. Beginn der Fruchtbarkeitsperiode an. — Im Verhältnis zu ♂♂ auch absolut geringere Zahl von Neumutanten	Wie bei ♂♂	Anstieg im Laufe der Fruchtbarkeitsperiode, ev. sogar stärker als linear. Absolute Rate wesentlich höher als bei ♂♂	Kein Anstieg im Laufe des Lebens. Absolute Höhe vielleicht etwas kleiner als bei ♂♂

Um die erste Frage zu klären, dazu verwendet man zweckmäßig eine größere Anzahl dominanter Neumutationen, bei denen mütterliches und väterliches Alter bekannt ist. Das tat schon PENROSE in seiner Arbeit von 1955. Nun sind aber praktisch meist die Vergleichsdaten aus der Gesamtbevölkerung dürftig. Das gilt besonders für das hier so wichtige väterliche Alter. Man zieht daher zweckmäßig noch ein weiteres Merkmal heran, das mit dem Alter der Eltern hoch korreliert ist und sich aus dem publizierten Sippenmaterial leicht entnehmen läßt. Das ist die *Geburtenreihenfolge* (VOGEL 1956).

Selbstverständlich stehen Kinder älterer Eltern in der Regel auch unter ihren Geschwistern an späterer Stelle. Dieses Merkmal gestattet aber nur, die Frage zu prüfen: *Haben Neumutanten durchschnittlich besonders alte Eltern?* Es erlaubt nicht eine Untersuchung der Frage: Haben wir es mit einem väterlichen oder mütterlichen Effekt zu tun? Dazu muß man noch ein weiteres Argument heranziehen: Von denjenigen Trägern eines X-chromosomal recessiven Merkmals, die nur gesunde Brüder haben, muß ein gewisser Anteil, der sich mit Hilfe der Binomialverteilung abschätzen läßt (VOGEL 1954c), aus Neumutationen in den Keimzellen der Mütter hervorgegangen sein. Ist dieser Anteil erheblich, so kann man unter diesen Merkmalsträgern eine Bevorzugung höherer Altersklassen der Mütter und eine entsprechende Bevorzugung späterer Plätze in der Geburtenreihenfolge erwarten, wenn die Mutationsrate in den Keimzellen der Frauen mit dem Lebensalter ansteigt. Findet man also eine Erhöhung der Geburtenordnung bei dominanten, nicht aber bei X-chromosomal recessiven Neumutanten, so kann man —(unter der Voraussetzung, daß beide Male der gleiche Mechanismus im Spiele ist) — darauf schließen, daß der Vater die Ursache für die Erhöhung der Geburtenordnung bei den dominanten Neumutanten ist.

Tatsächlich ergab eine Prüfung der Geburtenreihenfolge an auslesefrei gewonnenen Serien bei geeigneten dominanten Merkmalen mit dem Haldane-Smith-Verfahren (Kap. IV, 5c) eine signifikante Erhöhung der Geburtenordnung. Wie eine besondere Prüfung ergab, war diese Erhöhung nicht etwa dadurch vorgetäuscht, daß die Eltern beispielsweise nach Geburt des Merkmalsträgers die Fortpflanzung abgebrochen hätten. Bei den X-chromosomal recessiven Merkmalen war sie dagegen nicht erhöht. (Tab. 95).

Tabelle 95. *Geburtenordnungseffekt bei dominanten und geschlechtsgebunden-recessiven Neumutationen*

	erwartet (6 A)	V	gefunden (6 A)	$\sqrt{V}$	t	P_0
Aniridie						
Tuberöse Sklerose						
Neurofibromatose						
Osteogenesis imperf. . .						
Polyposis intest.						
Summe:	1920	9666	2226	98,3	3,113	0,0027
Chondrodysplasie	2454	15996	2916	126,5	3,652	0,00052
Muskeldystrophie	612	1362	558	36,9	1,463	0,14
Hämophilie.	171	441	180	21,0	0,429	0,68

6 $A = 6 \times$ die Summe der Stellen der befallenen Geschwister in der Geschwisterreihenfolge, V ihre Varianz. Dieser Darstellung liegt das Verfahren zur Prüfung der Geburtenreihenfolge von HALDANE und SMITH (vgl. S. 206; Tab. 55) zugrunde.

Gegen das letztgenannte Ergebnis könnte man einwenden, die sporadischen Merkmalsträger beständen nur z. T. aus Neumutanten. (Etwa ein Drittel bis die

Hälfte der Muskeldystrophie-Fälle ist so aufzufassen, wie sich leicht zeigen läßt.) Ein Geburtenordnungseffekt könnte sehr leicht durch die übrigen 1/2—2/3 verwischt werden, die Söhne heterozygoter Mütter sind und deren Brüder nur durch Zufall merkmalsfrei blieben. Als besonders glücklichen Zufall darf man es daher ansehen, daß bei der Muskeldystrophie die Abweichung relativ stark ($P = 0{,}14$) nach der anderen Seite hin liegt, daß also gerade die früh geborenen Geschwister bevorzugt erscheinen. Dieser Befund ist nun mit einer noch so geringen Bevorzugung späterer Stellen in der Geburtenreihenfolge nur sehr schwer in Übereinstimmung zu bringen.

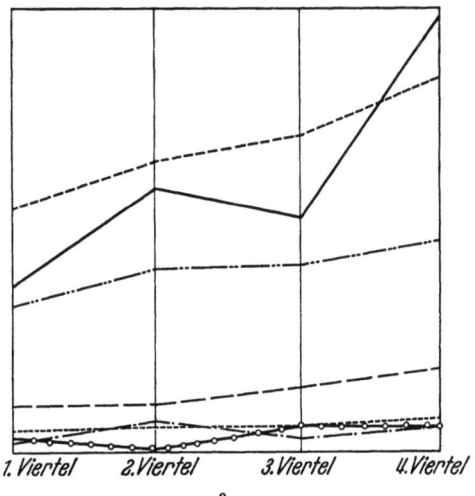

Die zweite Frage ist die nach der Gesamtzahl der Neumutationen bei den Geschlechtern. Sie ist wieder nur mit Hilfe der X-chromosomal recessiven Neumutanten zu beantworten. Wir sahen oben: Man kann bei Mutationen, die die Vitalität erheblich beeinträchtigen, mit der indirekten Methode von HALDANE nach der Formel $2\mu + \nu = = (1 - f)\,x'$ die Mutationsrate recht zuverlässig schätzen. Daraus folgt, daß von allen Merkmalsträgern ein Anteil

$$m = \frac{(1 - f)\mu}{2\mu + \nu}$$ aus Neumutanten bestehen muß. Diese Schätzung kann man mit der direkten nach der Binomialverteilung vergleichen. Fällt diese direkte Schätzung wesentlich niedriger aus als die indirekte unter der Voraussetzung $\mu = \nu$, so spricht das für eine geringere Mutabilität in den Keimzellen von Frauen.

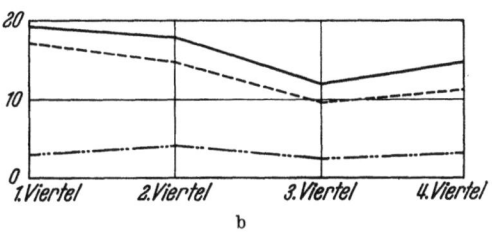

Abb. 155a u. b. Geburtenordnung, a bei den übrigen dominanten Neumutationen (— — —) aus Tab. 95 (darunter Werte für einzelne Krankheiten) und der Chondrodysplasie (————), b bei den X-chromosomalen Neumutationen der Hämophilie (— · · —) und der Frühform der Muskeldystrophie (— — —)

Wie wir schon sahen, besteht bei der Hämophilie ein deutlicher Hinweis darauf, daß die Mutationsrate in den Keimzellen von Frauen tatsächlich niedriger sein könnte als in denen von Männern. Bei dem anderen der Analyse zugänglichen Merkmal, der Muskeldystrophie, enthalten die Befunde noch Widersprüche. Zunächst schienen unabhängig voneinander durchgeführte Berechnungen zweier Autoren[1] deutlich auf eine höhere Mutationsrate in den Keimzellen von ♂♂ hinzuweisen. Nachprüfungen z. T. an größerem Material sprechen jetzt eher dafür, daß dieser Effekt durch unvollständige Erfassung der sporadischen Fälle in einer der zur Analyse herangezogenen Serien vorgetäuscht sein könnte[2]. Sie sprechen eher für eine gleiche Mutationsrate in den Keimzellen beider Geschlechter bei diesem Merkmal. Angesichts dieser ungeklärten Situation ist es jedoch interessant, *daß auch die bisherigen Befunde bei Drosophila und bei der Maus eher für eine höhere Mutationsrate in Keimzellen von ♂♂ sprechen.*

Wir betrachten noch einmal die Tab. 93. In den 155 595 getesteten Keimzellen männlicher Mäuse traten 10 spontane Mutationen auf, in den 46 763 getesteten

---

[1] HALDANE 1956; VOGEL 1956.
[2] CHEESEMAN u. Mitarb. 1958; SMITH u. KILKPATRICK 1958; CHUNG u. MORTON 1959.

Keimzellen weiblicher Tiere dagegen konnte keine Mutation gefunden werden. Die Differenz ist statistisch nicht gesichert, wenn auch auf einen echten Unterschied sehr verdächtig ($P_{einseitig} = 0,071$)[1]. Wie die Angaben aus Tab. 93 zeigen, besteht auch bei Drosophila der begründete Verdacht auf eine höhere Mutationsrate in Keimzellen von ♂♂.

Demnach kann das Problem noch nicht als endgültig geklärt betrachtet werden; es finden sich jedoch deutliche Hinweise für eine höhere Mutationsrate in den Keimzellen von ♂♂. In die gleiche Richtung weisen auch Befunde, wonach die Zahl der Totgeburten mit dem Alter der Eltern ansteigt, und zwar ebenfalls stärker mit dem Alter des Vaters als mit dem der Mutter[2]. Wenn ein merklicher Teil der Totgeburten durch dominante Letalfaktoren bedingt ist, weist auch dieser Befund in die gleiche Richtung.

Dieses Ergebnis muß nun mit den Modellen der Tab. 94 verglichen werden. Dabei zeigt sich: Die Modelle 3 und 5 können jedenfalls als allein wirksame aus unserer Betrachtung ausscheiden. Immerhin wird man eine Mitwirkung wohl für wahrscheinlich halten. Ganz ausscheiden kann man das Modell 4. Auch Typ 1 wird keine wesentliche Bedeutung haben.

Dagegen spricht sowohl der väterliche Effekt bei der Erhöhung der Geburtenreihenfolge als auch die vielleicht niedrigere Mutationsrate in den Keimzellen von Frauen sehr für den Typ 2. Diese Betrachtungen legten uns den Gedanken nahe, daß zumindest ein merklicher Teil der Spontanmutationen beim Menschen *durch Fehler bei der Selbstreproduktion des genetischen Materials zustande kommen könnte*.

Natürlich muß diese Deutung nicht genau zutreffen. Andere denkbare Modelle könnten den gleichen statistischen Effekt haben. Streng genommen haben wir nur einen zum Alter des Vaters und vielleicht zum Geschlecht korrelierten Effekt nachgewiesen. Die Deutung als "copy error" gewinnt ihre Berechtigung in erster Linie aus analogen Vorstellungen, die man in der Genetik der Mikroorganismen entwickelte. Auch beim Menschen kann man das Problem noch weiter treiben, *indem man nun mit der "copy-error"-Hypothese ernst macht* und fragt, welche Konsequenzen sie noch hätte (VOGEL 1958).

Ist diese Hypothese richtig, so muß der Anstieg der Mutantenhäufigkeit mit dem Alter des Vaters proportional zum Anstieg der Zahl der Zellteilungen sein. Für den Anstieg der Zahl der Zellteilungen (Spermatogonienteilungen) läßt sich aber eine angenäherte Kurve aufstellen, wenn man unser Wissen über die Intensität der Spermiogenese in den verschiedenen Lebensaltern heranzieht.

Wir wissen nämlich aus verschiedenen Statistiken, daß die Intensität der Spermiogenese mit zunehmendem Lebensalter *zurückgeht*. Sie läßt sich zunächst messen an der durchschnittlichen Häufigkeit der Ejaculationen, über die wir vor allem durch die Statistiken von KINSEY recht genau Bescheid wissen. Abb. 156 zeigt den Verlauf einer Kurve, wie sie sich für den Anstieg der Spermatogonienteilungen mit dem Alter ableiten ließe, wenn man annähme, die Zahl der Teilungen sei proportional der Anzahl der Ejaculationen. Man sieht eine zunächst etwa lineare, sich im vierten Lebensjahrzehnt leicht und in der zweiten Hälfte des fünften Jahrzehnts stärker abflachende Kurve; die Abflachung ist dadurch bedingt, daß die Zahl der Ejaculationen zurückgeht. Nun gibt es aber Ergebnisse[3], die darauf hinweisen, daß im vierten oder in der ersten Hälfte des fünften Jahrzehnts die Zahl der Ejaculationen sich zwar vermindert, die Anzahl der Spermien je Ejaculat aber zunimmt. Man kann also bis in das fünfte Jahrzehnt hinein wohl insgesamt mit einer gleichbleibenden Intensität der Spermienbildung rechnen; von da an

---

[1] VOGEL 1959.
[2] YERUSHALMY, zitiert nach PENROSE 1955, 1956; SONNEBORN 1956, 1957.
[3] MACLEOD u. GOLD (1953).

spätestens fällt sie jedoch ab. Der theoretisch zu erwartende Anstieg der Mutationsrate folgt also eher der gestrichelten Kurve in Abb. 156.

Mit dieser Kurve kann man nun den Anstieg der Mutantenhäufigkeit in Abhängigkeit vom Alter der Väter vergleichen. Wir führten diesen Vergleich für die Chondrodysplasie durch und stellten das Ergebnis dem für einige der übrigen dominanten Mutationen gegenüber, soweit für sie die Angaben über das väterliche Alter vorlagen. Das Ergebnis zeigt Abb. 157.

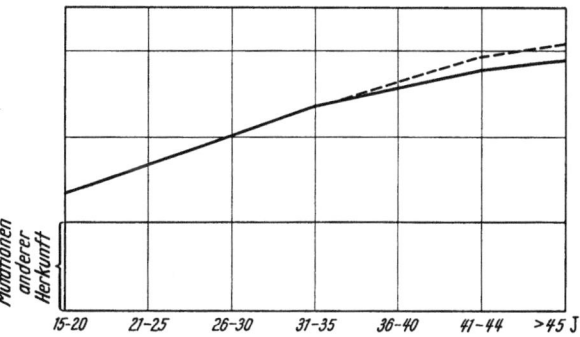

Abb. 156. Kumulative Verteilung der Anzahl der Ejaculationen und (darüber gestrichelt) angenommener Anstieg der Zahl der Spermatogonienteilungen, also erwarteter Anstieg der Mutationsrate (n. VOGEL 1958)

Für die übrigen Mutationen stimmt der Kurvenverlauf gut mit der Abb. 157 überein, wenn man die kleinen Zahlen und die weiten Vertrauensgrenzen berücksichtigt. Der ganze Effekt ist nicht sehr eindrucksvoll; daß er reell ist, zeigt uns die statistisch gut gesichert erhöhte Geburtenordnung bei dieser Gruppe von Neumutationen. Hier ist also der Kurvenverlauf mit der Annahme verträglich, daß der beobachtete Effekt auf Mutationen durch "copy error" zurückgeht. Auf Grund der Kurve läßt sich — zweifellos sehr ungenau — schätzen: *Männer über 35 Jahre haben eine etwa 1,26fach höhere Chance, ein Kind mit einer Neumutation dieses Typs zu bekommen als Männer unter 30.*

Nun aber zu den Chondrodysplasie-Neumutanten! Ihre Kurve ist nicht nur steiler als die andere, sondern sie verläuft auch nicht linear. Ihr Anstieg *verstärkt* sich von Altersgruppe zu Altersgruppe, besonders deutlich in der letzten Gruppe der über 45jährigen, bei der wir nach der "copyerror"-Hypothese (Abb. 156) eine *Abflachung* erwarten würden. Ihr Verlauf läßt es jedenfalls ohne Heranziehung zusätzlicher Hypothesen sehr unwahrscheinlich erscheinen, daß der Anstieg der Neumutationen für Chondrodysplasie mit dem väterlichen Alter *ausschließlich* auf den "copy error" zurückgeht. Wir müssen mit einem anderen, mit dem väterlichen Alter stärker als linear korrelierten Mechanismus rechnen.

Eine Reihe von Möglichkeiten wurde diskutiert (VOGEL 1958); keine befriedigt wirklich.

Bei diesem Mutationstyp, der bisher nur durch die Chondrodysplasie vertreten ist, haben

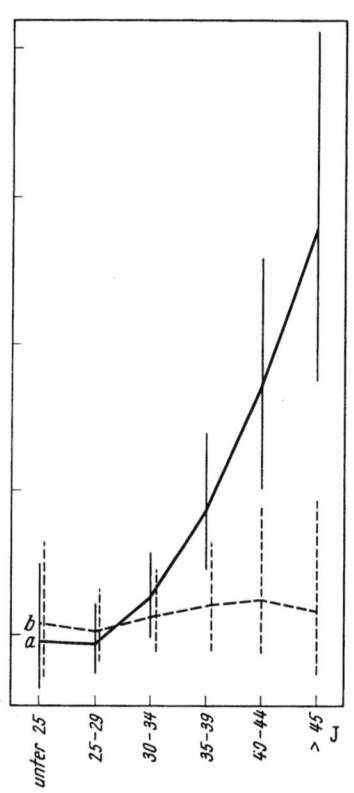

Abb. 157. Anstieg der Mutantenhäufigkeit mit dem Alter der Väter, *a* bei der Chondrodysplasie (175 Fälle von MØRCH, GREBE, STEVENSON), *b* bei der Neurofibromatose, tuberösen Sklerose und Osteogenesis imperfecta (109 Fälle von BORBERG und SEEDORFF, zit. bei VOGEL 1956). Die senkrechten Linien entsprechen den Vertrauensgrenzen für 95%. Vergleichsmaterial: Alter der Väter bei 59534 Geburten in Dänemark 1930 (n. MØRCH 1941) (Abb. n. VOGEL 1958)

Männer über 35 eine fast 4mal so hohe Chance, bei ihrem Kind eine Neumutation zu erleben, wie Männer unter 30.

Nach den Ergebnissen von BLANK (1960) scheint die Akrocephalosyndaktylie ebenfalls zu diesem Mutationstyp zu gehören.

Einschränkend muß zu dieser Anstiegskurve bei der Chondrodysplasie gesagt werden: Sie könnte immer noch vorgetäuscht sein durch den besonderen Charakter des Vergleichsmaterials (Geburten aus Dänemark 1930). Leider liegt in der statistischen Literatur nur sehr wenig Vergleichsmaterial über die Verteilung des väterlichen Alters bei Geburt der Kinder vor. Immerhin — der Effekt macht einen so massiven Eindruck, daß man doch glauben möchte, er sei reell.

Wie groß die eugenische Bedeutung derartiger Betrachtungen ist, kann man ermessen, wenn man fragt: Um wieviel ließe sich die Mutationsrate herabsetzen, wenn die sozialen Bedingungen eine Herabsetzung des Durchschnittsalters der Väter um einige Jahre gestatteten? Diese Werte liegen vielleicht höher als jede mögliche Verminderung von Mutationsraten durch vollständigen Schutz vor künstlichen ionisierenden Strahlenquellen.

Zum Schluß dieser Betrachtungen über die Modellvorstellungen zur spontanen Mutabilität beim Menschen sei betont: Sie tragen bisher noch mehr oder weniger weitgehend hypothetischen Charakter. Die Befunde könnten u. U. auch anders gedeutet werden. So könnte eine unterschiedliche Mutationsrate bei beiden Geschlechtern u. a. auch dadurch bedingt sein, daß ihre Keimzellen gegenüber von natürlich vorkommenden chemischen Mutagenen verschieden empfindlich sind. Derartige Unterschiede finden sich z. B. bei Drosophila. Und selbst wenn die obengegebene Interpretation für einen Teil der Mutationen zutrifft, so ist doch nicht daran zu zweifeln, daß es beim Menschen *verschiedene Mutationsmechanismen* gibt. Wahrscheinlich sind genauere Analysen dieser Vorgänge auf Grund von statistischem Material schwierig, wenn nicht unmöglich.

Wir wollen nun noch zwei Sondertypen von Mutationen kurz besprechen, für deren Vorkommen sich beim Menschen Hinweise finden. Das sind 1. die „breiten Mutationen", 2. die Mosaikmutationen.

4. Zur Frage der „breiten Mutationen" beim Menschen

Wie wir zu Beginn des Mutationskapitels erwähnten, gibt es neben den „Punktmutationen" auch „Chromosomenmutationen". Im weiteren Verlauf unserer Darstellung gingen wir nicht mehr direkt auf diese Unterscheidung ein, und das aus gutem Grunde: Stammen doch diese Definitionen aus der Cytologie, die beim Menschen noch nicht so weit fortgeschritten ist, um — außer in den oben (Kap. VI, 1) erwähnten Sonderfällen — eine Entscheidung der Frage zuzulassen, mit welchem Mutationstyp man es zu tun hat. Aus den Betrachtungen über Modellvorstellungen zur spontanen Mutabilität konnte jedoch schon geschlossen werden, daß ein wesentlicher Teil der menschlichen Mutationen „Punktmutationen" sind; das ergibt sich aus dem vorgeschlagenen Mutationsmechanismus durch Fehler in der Selbstverdoppelung des genetischen Materials und aus seiner Ableitung vom Watson-Crick-Modell her.

Einen genaueren Eindruck von der Breite der mutierten Abschnitte unterhalb der Größenordnung der gröberen Chromosomenaberrationen bis zum Bereich der Punktmutationen hin ergaben jedoch erst die Untersuchungen von BENZER am T4-Phagen von E. coli. Es zeigte sich: *Der Abschnitt des genetischen Materials, der durch die einzelne Mutation verändert ist, kann ganz verschieden breit sein.* In den meisten Fällen ist er nur schmal und umfaßt höchstens ganz wenige Nucleotidpaare; eine Übereinstimmung mit dem Mutationsmechanismus von WATSON und CRICK erscheint möglich. Er kann jedoch auch um ein Mehrfaches breiter sein (Abb. 158).

Obwohl die experimentellen Bedingungen für die Beobachtung „breiter" Mutationen im allgemeinen nicht gerade günstig sind — z. B. sind sie in der Regel nur erfaßbar, wenn sie die Grenzen eines Genlocus überschreiten —, so gibt es doch

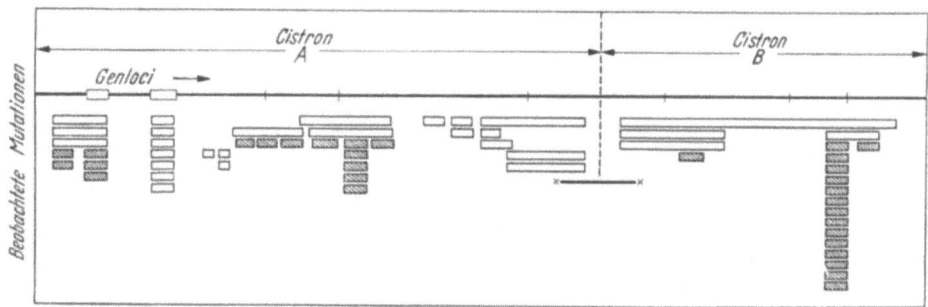

Abb. 158. Unabhängig aufgetretene Mutationen des Plaque-Typs r (rapid lysis) beim T-4-Phagen von E. coli. Die Abb. zeigt schematisch einen Abschnitt des genetischen Materials des T-4-Phagen mit den funktionellen Einheiten (Cistrons) A und B. Unter der „Genkarte" sind die bei zahlreichen Experimenten beobachteten stabilen Mutationen in Form von Rechtecken an den zugehörigen Orten aufgetragen. Jedes Rechteck stellt eine unabhängig aufgetretene Mutation dar. Schraffierte Felder kennzeichnen Mutationen, deren innere Ordnung noch nicht festgelegt ist. Die Größe der Rechtecke deutet die Ausdehnung der durch Mutation veränderten Abschnitte an. Eine Mutation (x————x) greift über die Grenze der beiden Abschnitte A und B hinüber (abgeändert nach BENZER 1957; aus FUHRMANN u. VOGEL 1960)

auch bei in ihrer Organisationsstufe höher stehenden Organismen Beobachtungen, die auf das Vorkommen „breiter" Mutationen hinweisen.

So beschrieb STERN (1930) bei Drosophila die gemeinsame Rückmutation der eng gekoppelten X-chromosomalen Mutationen y (yellow; gelbe Körperfarbe) und kz (kurze Borsten; um 1—2 Tage verzögerte Entwicklung) zum Wildtyp.

Den Beweis dafür, daß es auch beim Säugetier „breite Mutationen" gibt, lieferten die nicht bestrahlten Kontrollen in den Mutationsuntersuchungen an den 7 spezifischen loci der Maus (vgl. Tab. 99). Man beobachtete nämlich zweimal ein gemeinsames, spontanes Auftreten der beiden eng gekoppelten Mutationen d (dilution) und se (short ear).

So sind wir berechtigt, uns zu fragen, ob wir auch beim Menschen Hinweise für „breite Mutationen" finden[1].

Unter den erblichen Störungen des Menschen, bei denen die phänogenetische Analyse wahrscheinlich mit am nächsten an die Primärwirkung der Gene herangeführt hat, findet sich ein Beispiel, das möglicherweise so interpretiert werden muß:

Es gibt zwei phänotypisch sehr ähnliche, X-chromosomal recessiv vererbte Hämophilie-Formen, die jedoch durch das Fehlen bzw. die erhebliche Verminderung zweier verschiedener Plasmafaktoren (Faktor VIII und IX) charakterisiert sind. Beide Faktoren sind für die Thromboplastin-Bildung in der Vorphase der Gerinnung erforderlich. Schon vor Jahren wurde die Hypothese diskutiert[2], es handele sich um eng gekoppelte Gene mit verwandter Funktion (vgl. Disk. S. 79f.).

Diese Hypothese erhielt eine starke Unterstützung durch Familien, bei denen beide Faktoren gleichzeitig gestört waren[3].

HILL und SPEER beobachteten zwei Brüder, die beide den doppelten Defekt aufwiesen. Im Gegensatz zu den meisten Fällen mit Faktor VIII- oder Faktor IX-Mangel liegt hier also offenbar eine „breite" Mutation vor. Bei der Beobachtung von VERSTRAETE u. VANDENBROUCKE hatte nur der Proband beide Defekte, während zwei Vettern mütterlicherseits nur einen Faktor VIII-Mangel zeigten. Hier kann man am ehesten an eine Labilisierung des einen locus durch die Mutation des nahe benachbarten zweiten denken, wie sie etwa innerhalb des R-compound-gene beim Mais beobachtet wurde (STADLER 1940).

---

[1] FUHRMANN u. VOGEL 1960.
[2] VOGEL 1955.
[3] HILL u. SPEER 1955; VERSTRAETE u. VANDENBROUCKE 1955; SJØLIN 1957.

SJØLIN berichtete über die in Abb. 159 dargestellte Familie. Von den Blutern waren 3 z. Z. der Untersuchung noch am Leben (Nr. 4, 8, 9). Patient 5 starb mit einem Jahr an einer Blutung; Patient 6 starb mit 35 Jahren; er litt immer sehr stark unter der Krankheit. Patient 4 war z. Z. der Untersuchung 48 Jahre alt und litt an einer schweren Hämophilie; die gerinnungsphysiologische Untersuchung ergab einen Mangel an AHF und PTC. Ein Defekt beider

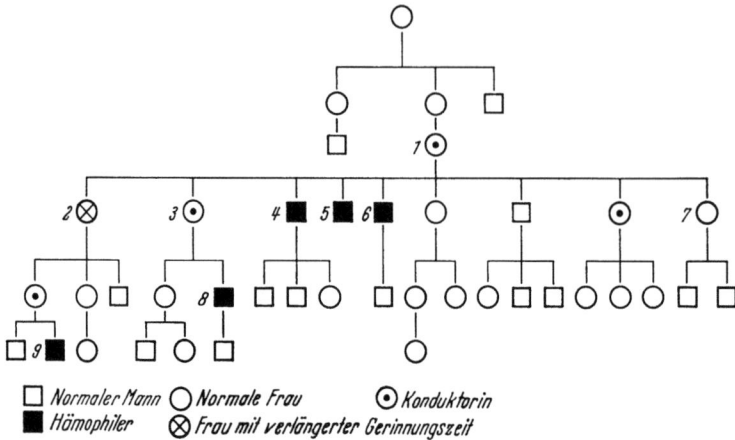

Abb. 159. Blutersippe, in der AHF- und PTC-Mangel gleichzeitig auftraten (n. SJØLIN 1957). Für Einzelheiten vgl. den Text

Faktoren fand sich auch bei dem 7jährigen, schwerkranken Patienten Nr. 9. Der 31jährige Patient Nr. 8 dagegen zeigte nur einen AHF-Mangel. Bei ihm zeigte die Krankheit einen wesentlich gutartigeren Verlauf. Der Stammbaum dürfte sich ähnlich erklären, wie der von VERSTRAETE und VANDENBROUCKE.

Ein zufälliges Zusammentreffen beider Mutationen in den genannten Sippen ist wegen der relativen Seltenheit jeder der beiden einzelnen Mutationen außerordentlich unwahrscheinlich. Diese Beobachtungen (und vielleicht noch eine weitere von SOULIER u. LARRIEU beim gleichen Merkmal; vgl. HILL u. SPEER 1955) untermauern deshalb nicht nur die Hypothese der eng gekoppelten loci, sondern machen es auch wahrscheinlich, daß beim Menschen gemeinsame Mutationen an eng benachbarten loci vorkommen[1].

Ein anderes Beispiel entnehmen wir der Genetik der Blutgruppen. Wie wir auf S. 85f. genauer diskutierten, baut sich der Rh-locus beim Menschen wahrscheinlich aus mehreren dicht nebeneinander lokalisierten Informationsbereichen auf, unter denen die drei Bereiche D-C-E ein besonders charakteristisches Antigenprofil aufweisen. Nun gibt es eine seltene Form des Rh-locus, bei dem an der Stelle C, c und E, e kein darstellbarer Faktor vorhanden ist. Bei Homozygoten werden C, c- und E, e-Antigene nicht gebildet. Dagegen haben Homozygote wie auch Heterozygote mehr D-Antigen als gewöhnliche Menschen. Die von RACE u. SANGER (1950) gegebene Erklärung, es handle sich um eine kleine Defizienz, ist auch heute noch die wahrscheinlichste. Diese Defizienz muß sowohl den Informationsbereich für C, c auch als den für E, e getroffen haben. Das spricht dafür, daß diese beiden Bereiche nebeneinander liegen; ein Schluß, der auch aus ganz anderen Gründen (vgl. S. 85f.) naheliegt. Daß zwei Informationsbereiche getroffen sind, spricht für eine gewisse räumliche Ausdehnung des veränderten Bereiches, *also für das, was wir als „breite Mutation"* *bezeichneten.* Für einen wirklichen Ausfall eines kleinen Stückes des genetischen Materials spricht es, daß nicht mutativ veränderte Antigene, sondern gar keine

---

[1] W. LENZ (briefl. Mitt.) vermutet, die Kombinationsformen seien wenigstens z. T. durch zufälliges Zusammentreffen von quantitativ geringer ausgeprägtem (und deshalb häufigerem) AHF- und PTC-Mangel bedingt. Wir halten diese Erklärung ebenfalls für möglich.

Antigene nachweisbar sind. Ganz allgemein wird man als Ursache breiter Mutationen besonders häufig den Ausfall eines solchen Stückes, also eine kleine Defizienz, vermuten dürfen, während „Punktmutationen" eher auf Veränderungen im genetischen Material im Sinne der Vorstellungen von WATSON und CRICK zurückgehen dürften. Aber dieser Schluß ist natürlich nicht in jedem Falle zwingend.

Wie diese Beispiele zeigen, kommen „breite Mutationen" auch beim Menschen ganz offenbar vor.

Das heißt aber nun nicht, daß man diese Hypothese in jedem Falle diskutieren darf, in dem eine Mutation offenbar mehrere Anomalien hervorruft, die sich nicht ohne weiteres auf eine gemeinsame Primärwirkung zurückführen lassen. In aller Regel wird man es hier trotzdem mit *Pleiotropie* im bisherigen Sinne zu tun haben.

Folgende formale Voraussetzungen wird man verlangen müssen, bevor man dieses Modell der Pleiotropie-Hypothese vorzieht:

1. Zwei Anomalien, die sich in der Regel unabhängig voneinander vererben, kommen selten, aber nicht so selten, daß das Zusammentreffen zufällig sein kann, gemeinsam vor und vererben sich auch gemeinsam.

2. Es ist nachgewiesen, etwa infolge Koppelung der untersuchten Gene mit einem Markierungsgen und bei gleichem Austauschwert dieser Gene mit dem Markierungsgen, daß die loci auf dem gleichen Chromosom eng nebeneinander lokalisiert sind.

Damit wäre immer noch möglich, daß es sich nicht um eng gekoppelte Gene, sondern um multiple Allelie mit verschieden starken Allelen am gleichen locus handelt. Man kann diese Unterscheidung für wichtig oder weniger wichtig halten; sehr wahrscheinlich sind manche bisher als „multiple Allelie" gedeuteten Fälle in Wirklichkeit als durch eng gekoppelte Gene bedingt zu interpretieren. Eine Entscheidung dieser Frage ist nur zu treffen, wenn:

3. Die phänotypische Analyse möglichst nahe an den Mechanismus der primären Genwirkung herangeführt werden kann.

Bei dem Hämophilie-Beispiel findet sich die erste der obengenannten Voraussetzungen erfüllt. Zur Voraussetzung 2 ist nachgewiesen, daß beide Faktoren auf dem X-Chromosom lokalisiert sind, und Voraussetzung 3 ist wahrscheinlich ebenfalls erfüllt. Zum Abschluß der Analyse fehlt noch der Nachweis des gleichen Austauschwertes mit einem häufigen Merkierungsgen. Als einziges häufiges, X-chromosomales Merkmal bietet sich hier die Rotgrünblindheit an. Wir wiederholen deshalb die Bitte, bei allen Kranken mit X-chromosomalem Faktor VIII- und Faktor IX-Mangel und bei ihren Familienangehörigen die so einfache Prüfung des Farbensehens durchzuführen.

5. Zur Frage der Mosaikmutationen beim Menschen

Der zweite Sondertyp von Mutationen, den wir wenigstens kurz erwähnen wollen, sind die sog. Mosaikmutationen. Tritt eine Mutation in einem sehr frühen Entwicklungsstadium der Keimzelle auf, so wird ein größerer Teil aller Keimzellen die Mutation tragen. Man spricht von einem *germinalen Mosaik*. Wenn ein Elternteil einen derartigen mutierten Bereich in seinen Keimdrüsen trägt, kann es sein, daß eine Neumutation *nicht nur bei einem, sondern gleich bei mehreren Kindern zur Beobachtung gelangt.*

Beim Menschen ist dieser Fall immer schwer zu erkennen. Die Alternativhypothese liegt zu nahe, daß das Merkmal bei einem der Eltern ganz regelrecht heterozygot vorhanden war, sich aber nicht manifestierte. Die Annahme eines germinalen Mosaiks gewinnt aber an Wahrscheinlichkeit, wenn es sich um ein Merkmal handelt, bei dem die Penetranz sehr hoch ist.

Am besten gesichert erscheint uns die Spalthandsippe von MACKENZIE und PENROSE (1951) (Abb. 160), da bei dieser Form der Spalthand die Penetranz vollständig ist.

Weitere relativ gut gesicherte Beispiele sind eine Aniridie-Sippe von REED und FALLS (1955; dort auch Diskussion des gesamten Fragenkomplexes) sowie die Neurofibromatose Sippe 71 von BORBERG (1951).

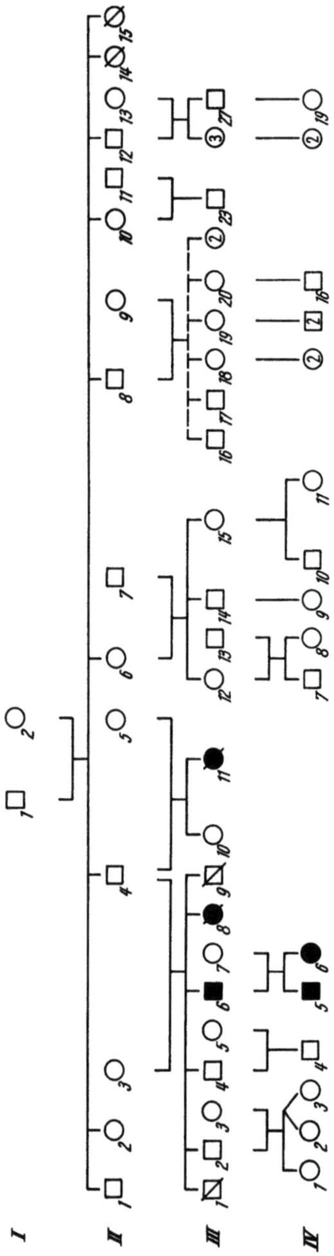

Die große Sippe von T. E. REED und FALLS (1955) zeigt Abb. 161. Man sieht, daß die beiden Personen I, 1, 2 frei von dem Merkmal sind, während nicht weniger als 4 ihrer Kinder es tragen, und es von ihnen aus einfach-dominant weitervererbt wird.

Aus der Beschreibung dieser Sippe geht hervor, daß die Penetranz, wenn man alle Personen, auch solche mit geringeren Veränderungen der Iris, als Merkmalsträger ansieht, praktisch vollständig zu sein scheint. Die Expressivität schwankt jedoch nicht unerheblich. Dazu kommt, daß die Personen I, 1 und 2 nicht selbst untersucht werden konnten; die Angabe, sie seien frei von dem Merkmal, stammt von den Verwandten, denen natürlich ein kleinerer Irisdefekt entgangen sein könnte. Alle diese Gesichtspunkte werden von den Autoren selbst zugegeben; man wird jedoch angesichts der gesicherten tierexperimentellen Erfahrungen an Drosophila[1], an Meerschweinchen[2] und an der Hausmaus[3] auch bei kritischer Beurteilung einräumen müssen, daß eine Deutung als germinale Mosaikbildung auch in einem solchen Falle immerhin diskutabel ist.

Jedenfalls sollte man auf derartige Fälle — Merkmale mit sonst hoher Penetranz, bei denen beide Eltern mehrerer sicherer Merkmalsträger sicher gesund sind — vermehrt achten.

Abb. 160. Ein sehr wahrscheinliches Beispiel für Mosaikmutation beim Menschen. Auftreten einer Form von Spalthand und Spaltfuß, von der man weiß, daß das Gen vollständige Penetranz zeigt, zum ersten Male bei drei Geschwistern. (n. MACKENZIE u. PENROSE 1951). ◪ jung verstorben.

6. Die Untersuchung der Mutabilität somatischer Zellen des Menschen mit Hilfe moderner Laboratoriumsmethoden

Eine tiefgehende Analyse des Mutationsvorganges beim Menschen dürfte mit statistischen Methoden kaum zu erreichen sein. Sie könnte vor allem durch Untersuchungen an der einzelnen Zelle weitergeführt werden. Jetzt wollen wir die Ansätze zu dieser Analyse näher betrachten. Bemerkenswert ist vor allem der Versuch von ATWOOD und SCHEINBERG (1958), die

---

[1] BRIDGES 1919; MULLER 1920; MOHR 1923; MORGAN, BRIDGES u. STURTEVANT 1925.
[2] WRIGHT u. EATON 1926.
[3] GRÜNEBERG 1952; DUNN u. GLUECKSOHN-WAELSCH 1953.

somatische Mutabilität im AB0-System zu erfassen. Sie erarbeiteten eine Technik, mit deren Hilfe es gelingt, aus Blut durch Agglutination mit Anti-

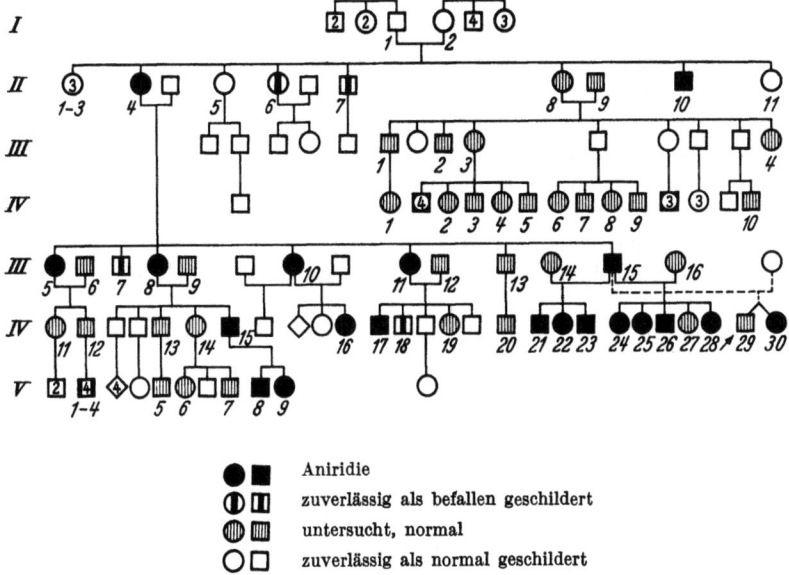

Abb. 161. Stammbaum mit Aniridie und möglicher Mosaikmutation (Erklärung vgl. Text) (n. T. E. REED u. FALLS 1955)

A-Serum alle Zellen zu entfernen, die mit Anti-A reagieren, so daß nur solche Zellen übrig bleiben, die mit diesem Antikörper nicht reagieren. Bei AB-Personen sind das Zellen, die die A-Eigenschaft verloren haben; es ließ sich zeigen, daß kein unspezifischer Antigen-Verlust vorliegen kann: Die B-Eigenschaft blieb erhalten. Die relative Häufigkeit solcher veränderter Erythrocyten bei 12 Versuchspersonen zeigt Tab. 96.

Dabei ist die große *Variabilität* zwischen den Individuen bemerkenswert. Setzen wir eine Entstehung der abweichenden Zellen durch Mutation in irgendeinem Stadium der Erythropoese voraus, dann ist eine *individuell verschiedene Mutationsrate* die wahrscheinlichste Erklärung.

Tabelle 96. *Häufigkeit „mutierter" Erythrocyten im Blut verschiedener Versuchspersonen*

Versuchsperson	Gruppe	Alter	Verhältnis veränderter zu normalen Zellen 1/1000
	A$_1$B:		
K. A.		36	1,4
M. G.		37	0,5
M. L.		37	1,9
E. F.		40	0,7
J. O.		39	0,7
	A$_2$B:		
L. R.		31	5,8
	A$_1$:		
J. L.		28	4,0
S. W.		29	0,8
H. A.		27	1,3
M. P.		23	2,0
N. A.		39	2,0
	A$_2$:		
T. W.		45	10,9

Überhaupt kann natürlich noch niemand mit Sicherheit behaupten, daß wir es tatsächlich mit dem Ergebnis von Mutationen zu tun haben. Für diese Interpretation spräche es sehr stark, wenn ein Verlust der A-Eigenschaft bei Personen nicht vorkäme, von denen wir wissen, daß sie homozygot AA sind: Hier müßte eine Mutation A → 0 immer noch eine Zelle übriglassen, die heterozygot für A wäre. Leider führten Experimente, die zur Klärung dieses Problems vorgenommen wurden, bisher noch zu keinem eindeutigen Ergebnis.

Sollte es sich wirklich herausstellen, daß man hier somatische Mutationen in der Hand hat, dann wäre z. B. auch die Frage der Abhängigkeit der Mutabilität von verschiedenen beeinflussenden Faktoren genauer zu bearbeiten.

PUCK u. Mitarb. entwickelten Methoden, die es gestatten, aus normalen menschlichen Körperzellen, z. B. Epithelzellen, mit großer Sicherheit Zellklone zu züchten. Es gelingt jetzt, ganz ähnlich, wie wir es von Mikroorganismen her kennen, Mutanten verschiedener Art zu erhalten und ihr Verhalten zu untersuchen. Auch diese Methode dürfte unsere Kenntnis über den Mutationsvorgang erweitern.

Auf der anderen Seite muß man schon jetzt mit Vorsicht fragen, wie diese Ergebnisse zu interpretieren sein werden und vor allem, wie weit man berechtigt sein wird, an einzelnen Zellen gewonnene Ergebnisse auf ganze Individuen zu übertragen.

7. Das Problem der induzierten Mutationen beim Menschen

a) Strahleninduzierte Mutationen beim Versuchstier

Bisher betrachteten wir nur die sog. „spontane Mutabilität", d. h. diejenigen Mutationen, die sozusagen von alleine, unter natürlichen Lebensbedingungen und ohne besondere experimentelle Einwirkung zustande kamen. Wir konnten bis zu einem gewissen Grad die *Bedingungen* analysieren, die die spontane Mutationsrate beeinflussen. Dagegen blieb uns weitgehend unklar, was ihre *Ursache* ist.

Nun ist jedoch aus der experimentellen Genetik bekannt, daß man die Mutationsrate durch Einwirkung ganz bestimmter Agenzien, vor allem ionisierender Strahlen und bestimmter chemischer Stoffe, *drastisch erhöhen kann.*

Man unterscheidet elektromagnetische Wellenstrahlung und Corpuscularstrahlung. Das Spektrum der Wellenstrahlung reicht von sehr langwelliger, energiearmer Strahlung (Wellenlänge 10—100 km, Niederfrequenz; 1 km, Radio-Langwellen) über den Bereich des sichtbaren Lichtes bis zu den energiereichen Röntgenstrahlen (1 Å; Wellenlänge von 10 Å; 1 Å $= 10^{-8}$ cm bis zu $100\ X$ hinunter; ($1\ X = 10^{-11}$ cm); γ- und und Ultrastrahlung im noch kurzwelligeren und energiereicheren Bereich). Die biologisch wichtigste Eigenschaft dieser energiereichen Strahlenarten ist, daß sie neben ihren sonstigen Wirkungen (Wärmebildung; Anregung, d. h. Anhebung von Elektronen auf weiter außen gelegene Schalen) auch Elektronen aus den Atomen herausschlagen können; dadurch erhält der Rest eine positive Ladung; er wird also ein Ion. Man spricht von „Ionisierung" und nennt Strahlen, die diesen Effekt haben, „ionisierende" Strahlen. Zu dieser Gruppe gehören neben den genannten Typen von energiereicher Wellenstrahlung auch verschiedene Typen von Teilchenstrahlung (Corpuscularstrahlen) wie β-Teilchen (schnelle Elektronen), Protonen, α-Teilchen, sowie schnelle und langsame Neutronen.

Man mißt die Strahlendosis in Röntgen (r). Ein r erzeugt in einem Zählrohr mit 1 cm³ Luft etwa 2×10^5 Ionisationen. Neuerdings verwendet man auch die Einheit rem. Sie ist diejenige Dosis irgendeiner ionisierenden Strahlenart, die unter gleichen Bedingungen den gleichen biologischen Effekt hervorruft wie 1 r Röntgenstrahlung hoher Erzeugungsspannung. Der Einfachheit halber sind in der folgenden Darstellung die quantitativen Unterschiede der verwendeten Strahlenarten vernachlässigt, und es wird nur die Einheit r verwendet.

Die Wirkung von ionisierenden Strahlen auf die Mutationsrate entdeckten MULLER (1927) bei Drosophila und STADLER zur gleichen Zeit beim Getreide, insbesondere Gerste. Innerhalb der seither vergangenen etwas über 3 Jahrzehnte entwickelte sich aus dieser Entdeckung eine der theoretisch und praktisch wichtigsten Sonderrichtungen der Genetik, die *Strahlengenetik.*

Nach jahrzehntelangen, mehr oder weniger vergeblichen Versuchen verschiedener Autoren, durch Chemikalien die Mutationsrate zu erhöhen, gelang es

AUERBACH und ROBSON (1941), mit Senfgas Mutationen bei Drosophila auszulösen. OEHLKERS (1943) konnte mit einer Reihe von Stoffen bei Blütenpflanzen Translokationen erzeugen, wobei sich das Urethan als am wirksamsten erwies. Seitdem sind viele Forscher am Werke, in die Gesetzmäßigkeiten der chemischen Mutagenese einzudringen, und es entstand eine ganz neue, eigene Arbeitsrichtung, die „Chemogenetik".

Im Rahmen eines humangenetischen Lehrbuches ist es nicht möglich, die gesamten Grundlagen dieser Arbeitsrichtung ausreichend genau zu diskutieren. Sie sollen nur so weit herangezogen werden, wie es für das Verständnis der Vorgänge beim Menschen erforderlich ist. Zunächst betrachten wir die Mutationsauslösung durch *ionisierende Strahlen*.

Voraussetzung für die Untersuchung spontaner und induzierter Mutationsraten sind geeignete Methoden zu ihrer quantitativen Bestimmung. Aus diesem Grunde bezieht sich die große Mehrzahl der bei Drosophila gewonnenen Befunde auf die X-chromosomalen Letalfaktoren, für deren Bestimmung MULLER spezielle, besonders elegante Methoden entwickelte.

Das Ergebnis von MULLERs klassischem Versuch zeigt die Tab. 97.

Tabelle 97[1]. MULLERs *klassischer Versuch zur Mutationsauslösung durch ionisierende Strahlen*

Experiment	Zahl der getesteten Chromosomen	Zahl der beobachteten Mutationen		
		Letalfaktoren	Semiletalfaktoren	Sichtbare Mutationen
Kontrollen	198	0	0	0
Röntgenstrahlen (t_2)	676	49	4	1
Röntgenstrahlen (t_4)	772	89	12	3

Die Dosis t_4 ist doppelt so groß wie die Dosis t_2.

Schon hier kann man grob größenordnungsmäßig sehen: *Durch eine Verdoppelung der Strahlendosis wird die Mutationsrate ebenfalls etwa verdoppelt.*

Die Strahlengenetik erreichte einen gewissen Höhepunkt und vorläufigen (scheinbaren) Abschluß durch das Werk „Das Trefferprinzip in der Biologie" von TIMOFÉEFF-RESSOVSKY u. ZIMMER (1947). Die wichtigsten Ergebnisse der Forschung an Drosophila wurden damals folgendermaßen zusammengefaßt:

Zunächst ist für die Mutationsauslösung erforderlich, daß die Strahlen die Keimzellen auch wirklich erreichen. Das erscheint selbstverständlich, ist es aber keineswegs: An sich wäre es nämlich durchaus denkbar, daß die Mutationsauslösung eine sekundäre Folge der durch die Strahlenwirkung hervorgerufenen Allgemeinveränderungen wäre. Die Tatsache, daß die Keimzellen selbst getroffen werden müssen, ist für den Menschen praktisch wichtig: Strahlenarten, die im Gewebe stark absorbiert werden, wie manche Corpuscularstrahlen, sehr weiche Röntgenstrahlen und — nicht ionisierend — UV-Strahlen, wirken bei ihm unter normalen Bedingungen nicht mutagen. — Sodann werden durch die Strahlen prinzipiell die gleichen Mutationen erzeugt, die auch spontan auftreten. Es entsteht also nichts prinzipiell Neues, sondern die spontane Mutationsrate wird nur drastisch erhöht.

Eine theoretisch wie praktisch besonders wichtige Frage ist die nach der Dosisabhängigkeit der Mutationsrate. Diese steigt proportional zur Dosis an; es besteht eine eindeutig lineare Beziehung (Abb. 162). Diese lineare Dosisabhängigkeit hätte zur Folge, daß die Zahl der ausgelösten Mutationen nur dosisabhängig, jedoch unabhängig von der Zeit wäre, in der die Dosis einwirkt. Diese

---

[1] Aus: SINNOTT-DUNN-DOBZHANSKY, 5. Aufl.

Konsequenz läßt sich auch direkt nachprüfen, indem man die gleiche Dosis einmal über kurze Zeit, dann über längere Zeit einwirken läßt. Das Ergebnis zeigt Abb. 163. Auch dieser Versuch sprach für eine Abhängigkeit nur von der Strahlendosis, dagegen für Unabhängigkeit von der Zeit, innerhalb der diese Dosis zugeführt wird.

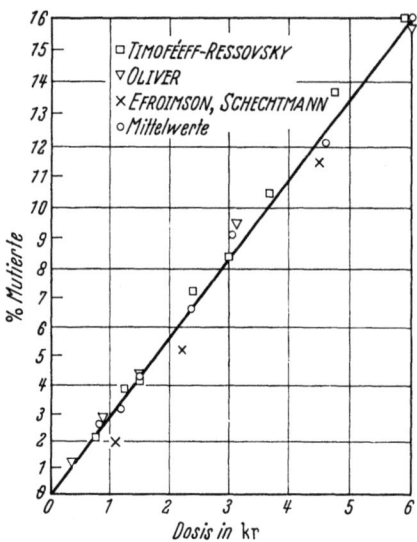

Abb. 162. Linearer Anstieg der Mutationsrate von Punktmutationen und einzelnen Brüchen mit der Röntgendosis (in 1000 r) (n. TIMOFÉEFF-RESSOVSKY u. ZIMMER 1947)

Man kann gegen diese Darstellung mit Recht einwenden, sie beziehe sich nur auf so hohe Strahlendosen, wie sie beim Menschen nur ausnahmsweise von Bedeutung seien. Diese Beziehung wurde deshalb später verschiedentlich mit geringeren Dosen nachgeprüft; die Ergebnisse sind nicht ganz eindeutig, was teilweise damit zusammenhängt, daß die absolute Zahl der in einem Versuch zu erwartenden Mutationen bei geringen Strahlendosen ebenfalls sehr gering ist. Man muß also relativ große Zahlen von Tieren untersuchen und hat trotzdem nur ein relativ ungenaues Ergebnis zu erwarten. In einzelnen Untersuchungen schien es so, als ob auch bei niedrigen Dosen eine lineare Beziehung erhalten bliebe (z. B. SPENCER u. STERN 1948). Bei Phagen gibt es entsprechende Ergebnisse bis zu 0,5 r hinunter. Andere Untersuchungen an Drosophila[1] zeigen ein abweichendes Verhalten. Die Mutationsrate war etwas geringer, wenn die Dosis von 50 r über längere Zeit (21 Tage) gegeben wurde, als wenn man sie auf einmal gab.

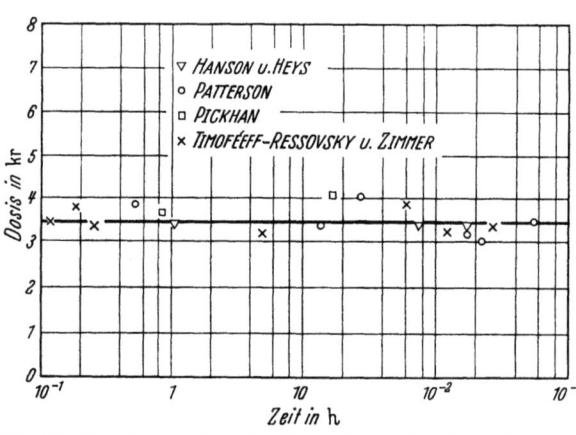

Abb. 163. Mutationsrate bei Einwirkung der gleichen Dosis über verschieden lange Zeiträume hin (n. TIMOFÉEFF-RESSOVSKY u. ZIMMER 1947)

Das Postulat von der linearen Dosisabhängigkeit der Mutationsauslösung ist theoretisch wie praktisch außerordentlich wichtig. Theoretisch führte sie dazu, daß man die Mutationsauslösung als „Eintreffervorgang" im Sinne der Treffer-Theorie der biologischen Strahlenwirkung deutete. In erster Näherung kann man sich dieses Modell folgendermaßen vergegenwärtigen:

Die Strahlung löst auf ihrem Wege Elementarereignisse, z. B. Ionisierungen, aus. Der biologische Effekt, in unserem Falle die Mutation, wird hervorgerufen, wenn ein solches Elementarereignis in einem bestimmten kleinen Raum, sagen wir, im Bereich eines Gens, stattfindet. Genügt ein einziger derartiger „Treffer" zur Auslösung, dann muß ganz offenbar die Zahl der Mutationen linear mit der

---

[1] CASPARI u. STERN 1948; UPHOFF u. STERN 1949.

Strahlungsintensität ansteigen. Es ist üblich, eine solche Beziehung als „Dosis-Effekt-Kurve" in einem Diagramm darzustellen, dessen Abszisse die Dosis darstellt, während die Ordinate den Effekt enthält. Die Treffertheorie erhielt eine wesentliche Unterstützung dadurch, daß sich die lineare Dosis-Effekt-Beziehung nur auf Punktmutationen und einfache Brüche bezieht. Veränderungen, zu deren Auftreten zwei Elementarereignisse gehören, wie Translokationen und Inversionen, zeigten eine S-förmige Dosis-Effekt-Kurve, wie sie dem Modell der Zwei- und Mehrtrefferkurve entspricht.

Wie wir inzwischen wissen, vereinfacht dieses Modell die tatsächlichen Verhältnisse zu stark. Es ist hier nicht der Platz, die Kontroversen der Biophysiker zu dieser Frage zu referieren[1]. Fest scheint jedenfalls zu stehen, daß man sich mindestens das Trefferereignis selbst nicht zu einfach vorstellen darf. Neben den direkten Wirkungen (z. B. Ionisation im Bereich des Gens selbst) wird man auch indirekte zu berücksichtigen haben. Dafür spricht vor allem, daß die chemische Umwelt (etwa Wasser- oder CO_2-Gehalt) die induzierte Mutationsrate beeinflußt.

Auf der anderen Seite scheint man jetzt von einer vorübergehenden Überbewertung indirekter Effekte auf Kosten der direkten Trefferwirkung wieder abzukommen.

Die praktische Bedeutung einer linearen Dosis-Effekt-Beziehung liegt darin, daß es, wie wir oben sahen, für die mutationsauslösende Wirkung gleichgültig wäre, ob eine Strahlendosis auf einmal oder über längere Zeit in kleineren Teildosen verabreicht wird. Ein Teil der möglichen Strahlenschädigung beim Menschen wird jedoch in Form über lange Zeit protrahierter Strahlung zugeführt. Hier läge, wenn die Voraussetzung zuträfe, der wesentliche Unterschied zwischen der somatischen Strahlenschädigung des Einzelindividuums und der Schädigung seiner Erbanlagen: Das Individuum kann bei protrahierter Strahlung wesentlich höhere Dosen vertragen als bei einmaliger Bestrahlung mit der Gesamtdosis. Mutationen würden jedoch in gleicher Anzahl bei akuter wie bei chronischer Strahlung ausgelöst.

Während nach den älteren Untersuchungen an Drosophila die Verhältnisse ziemlich klar erschienen, wurden sie auf Grund neuerer Ergebnisse höchst widerspruchsvoll[2]. Insbesondere hatte man früher nicht beachtet, daß verschiedene Keimzellstadien eine unterschiedliche Empfindlichkeit haben. Berücksichtigt man diesen Unterschied, dann besteht jedenfalls keine lineare Dosis-Effekt-Beziehung mehr; die Kurve zeigt eine *Abflachung* bei höheren Dosen. Auch ist die mutagene Wirkung protrahierter Bestrahlung nach Angabe der meisten Untersucher *geringer* als die Wirkung einmaliger Dosen. Gerade dieses Problem ist jedoch wegen der verschiedenen Empfindlichkeit der einzelnen Keimzellstadien besonders schwer zu beurteilen. Die Untersuchungen an Drosophila ergeben demnach kein ganz klares Bild.

Um so wichtiger ist es, diese Probleme an einem Objekt zu untersuchen, das dem Menschen einerseits in seiner Physiologie näher steht als Drosophila, also bei einem Säuger, bei dem es aber auf der anderen Seite möglich ist, große Individuenzahlen zu untersuchen. Das einzige Versuchstier, welches hier praktisch in Frage kommt, ist die Maus. In dem großen Atomforschungszentrum Oak Ridge (USA) und — in kleinerem Umfange — in Harwell (England) werden seit über 10 Jahren Mäuse-Untersuchungen in großem Stil durchgeführt, die dazu dienen sollen, die Frage der Mutationsauslösung bei Säugern mit all ihren Nebenfragen, wie Dosis-Effekt-Kurve, Abhängigkeit der Wirkung von akuter oder chronischer

---

[1] Vgl. die Diskussion bei SOMMERMEYER 1959.
[2] Eine ausführliche Diskussion bei FRITZ-NIGGLI 1959.

Bestrahlung usw. zu klären. Diese Untersuchungen zeigten bereits einige Ergebnisse, die geeignet erscheinen, unsere Vorstellungen zu präzisieren und teilweise auch zu ändern[1]. Ein Hinweis sei hier vorweggenommen: Die Auslösung von Mutationen ist nicht die einzige Wirkung, die ionisierende Strahlen auf die Keimzellen von Säugern ausüben. Die Bestrahlung mit etwa 200—400 r führt bei den Männchen zu einer weitgehenden Abtötung, die insbesondere die aktiven Spermatogonien (Typ B) betrifft, weit weniger jedoch die reiferen Zellstadien. Auch bei geringeren Dosen bis zu 5 r herunter vermindern sich die Spermatogonien. Reife Zellstadien sind dagegen wesentlich unempfindlicher. Nach Bestrahlung mit höheren Dosen ist die Fruchtbarkeit in den ersten Wochen nicht beeinträchtigt, solange noch reife Keimzellen vorhanden sind. Dann aber setzt eine Sterilitätsperiode von etwa 2—3 Monaten je nach Strahlendosis ein, die vor allem auf die Abtötung eines großen Teiles der Spermatogonien zurückzuführen ist. Diese Sterilitätsperiode ist von einer Erholung der Spermiogenese durch Restitution der abgetöteten Spermatogonien aus dem am Leben gebliebenen Rest gefolgt. Nach Ende der Sterilitätsperiode erfaßt man demnach Spermien, die im Spermatogonienstadium bestrahlt wurden.

Die primären Oocyten, die sich im Ovar des geschlechtsreifen weiblichen Tieres ausschließlich finden, sind viel empfindlicher: Schon nach einer akuten Bestrahlung mit 50 r haben die Mäuse-Weibchen noch 3—4 Würfe und werden dann endgültig steril. Deshalb ist es so viel schwieriger, Mutationsversuche mit Mäuse-♀♀ anzusetzen. Die unten geschilderten Versuche wurden zum größten Teil mit ♂♂ ausgeführt. — Chronische Bestrahlung, z. B. fortgesetzte γ-Strahlung von 100 r/Woche hat eine wesentlich geringere nachteilige Wirkung auf die Keimdrüsenfunktion.

Nach diesen sehr summarischen Vorbemerkungen[2] wenden wir uns nun den genetischen Untersuchungen zu.

Zwei verschiedene Methoden bieten sich vor allem an: Entweder man erfaßt aus der Nachkommenschaft bestrahlter Tiere alles, was einigermaßen nach einer Mutation aussieht, dominante wie recessive Mutationen, Letalfaktoren usw., und vergleicht dann die Zahl der Mutationen mit der Zahl der bei unbestrahlten Kontrolltieren aufgetretenen spontanen Mutationen. Oder aber man geht von einer kleinen Gruppe von bekannten, genetisch gut analysierten Mutationen aus und vergleicht ihre Häufigkeit bei bestrahlten Tieren mit der bei unbestrahlten Kontrollen. Bei der ersten Methode kann man natürlich mit viel mehr Mutationen rechnen, als bei der zweiten. Auf der anderen Seite sind aber die möglichen experimentellen Fehler unabsehbar zahlreich. Deshalb ist es verständlich und richtig, daß man in Oak Ridge und Harwell den zweiten Weg beschritt. Die bisherigen Ergebnisse, die es schon gestatten, manche Fragen ganz eindeutig zu beantworten, wären ohne diese Beschränkung nicht zu erzielen gewesen. Daß sie auch ganz bestimmte, schwerwiegende Nachteile mit sich bringt, werden wir sehen.

Das Prinzip der angewendeten Methode ist folgendes: Wildtyp-♂♂ werden bestrahlt. Die bestrahlten Tiere werden gepaart mit ♀♀ eines Zuchtstammes, der in 7 autosomal-recessiven Genen homozygot ist. Sein Phänotyp weist also die 7 Merkmale auf. Wenn in den Kontrollversuchen die 7fach recessiven ♀♀ mit den unbestrahlten Wildtyp-♂♂ gepaart werden, so sind alle F_1-Tiere für die 7 Gene heterozygot. Sie zeigen also den Wildtyp (Abb. 164). Ist jedoch in der Keimzelle des Vaters gerade an einem der loci eine Spontanmutation aufgetreten, dann zeigt

---

[1] Die folgende Darstellung im wesentlichen nach NACHTSHEIM 1959.
[2] Für Einzelheiten vgl. RUSSELL 1954; NACHTSHEIM 1959.

das betreffende F_1-Tier das betreffende recessive Erbmerkmal; denn nun ist es ja für dieses Gen homozygot.

Nun kann man vergleichen, wie häufig diese Mutationen spontan auftreten und wie stark sie sich in Abhängigkeit von Bestrahlung verschiedener Art vermehren.

Die 7 Gene sind in Tab. 98 zusammengefaßt.

6 von ihnen betreffen die Haar- und Augenfarbe. Diese Gene wurden ausgesucht, weil ihre Homozygoten leicht zu erkennen sind, und weil sie die Vitalität nicht wesentlich herabsetzen. Wir betrachten zunächst das Ergebnis der Kontrolluntersuchungen.

Wie wir sehen, ist ihre Zahl noch sehr gering. Die Tabelle 93 wurde oben ausführlicher besprochen. Für weitere 288 616 Tiere, unter denen sich 17 Neumutanten befanden, liegt eine Aufschlüsselung nach einzelnen loci noch nicht vor.

Eine Zusammenstellung über die bisherigen Bestrahlungsuntersuchungen enthält Tab. 99. Unter 283 485 Individuen zeigten sich 153 Neumutanten. Dabei fällt eines besonders auf: *Die Strahlenempfindlichkeit der einzelnen loci ist sehr verschieden.* s ist mit 55 Neumutanten das empfindlichste Gen, b folgt mit 33 Neumutanten an zweiter Stelle, a und se sind mit 2 bzw. 1 Neumutanten (wozu bei se noch die beiden Doppelmutanten dse kommen) die Gene mit der niedrigsten Mutationsrate.

Die induzierten Mutationen weichen in einigen Eigenschaften von den spontan aufgetretenen ab; so erweisen sich viele von ihnen als letal in homozygotem Zustande.

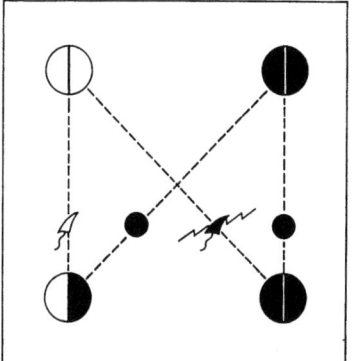

Abb. 164. Versuchsanordnung der Mäuseversuche. Kreuzung eines bestrahlten Wildtyp-♂ (links oben) mit einem homozygoten ♀ (rechts oben). Normalerweise entstehen phänotypisch normale, heterozygote Nachkommen (links unten); wurde jedoch in der zur Befruchtung gelangenden männlichen Keimzelle eine Mutation ausgelöst, so entsteht ein für die betreffende recessive Mutation homozygotes Tier (rechts unten) (Abb. n. CARTER u. Mitarb. 1956)

Die in Tab. 99 enthaltenen Mutationen wurden durch Bestrahlung von Spermatogonien gewonnen, d. h. die bestrahlten männlichen Tiere wurden erst nach Ende der sterilen Periode zur Zucht angesetzt. In einem anderen Versuch jedoch setzten RUSSELL u. Mitarb. (1958) die Tiere in den ersten 6 Wochen nach der Bestrahlung, also vor der sterilen Periode, zur Zucht an. Hier wurden also reifere Stadien betroffen. Die mittlere Mutationsrate/locus betrug bei der Verwendung der bestrahlten postspermatogonialen Stadien das Doppelte der Rate, die sich bei Spermatogonien-Bestrahlung ergeben hatte. Neben diesen

Tabelle 98. *Die 7 untersuchten Genloci bei der Maus*

Symbol	Mutantenname	Koppelungsgruppe	Beeinflußtes Merkmal
a	non-agouti	V	Haarfarbe
b	brown	VIII	Haarfarbe
c^ch	chinchilla	I	Haarfarbe
d	dilution	II	Haarfarbe
p	pink-eyed	I	Augenfarbe
s	piebald spotting	III	Scheckung
se	short-ear	II	Kurzohrigkeit

quantitativen ist aber auch ein qualitativer Unterschied vorhanden: So erbrachten die Spermatogonien-Experimente 22 induzierte Mutationen am d-locus und 3 am se-locus, während in den weniger umfangreichen Experimenten in postspermatogonialen Stadien nur 3 Mutationen am d-locus, 2 am se-locus, aber 5 Doppelmutationen dse auftraten. Interessanterweise traten ja auch bei den Versuchen

Tabelle 99. *Strahleninduzierte (+ spontane) Mutationen an den 7 geprüften Genloci der Maus* (nach NACHTSHEIM 1959)

Autoren	Bestrahlung			Geschlecht der bestr. Tiere	Bestrahlte Zellstadien	Zahl der unters. Nachkommen	Zahl der Mutationen pro locus								Summe der Mutanten
	Art der Strahlung	Dosis in r	Dosisrate (Intensität)				a	b	c^ch	d	p	s	se	d se	
RUSSELL et al. 1951, 1958, 1959	Rö	600	80—90 r/min	♂♂	Spermatogonien	119326	1	23	9	18	15	44	1	—	111
RUSSELL et al. 1958, 1959	Rö	1000	80—90 r/min	♂♂	Spermatogonien	31815	1	3	6	2	4	7	—	—	23
CARTER, LYON und PHILLIPS 1956	Ra-γ	40	8 r/Woche	♂♂	Spermatogonien	10024	—	—	—	—	—	1	—	—	1
CARTER 1957	Ra-γ	40	8 r/Woche	♂♂	Spermatogonien	14423	—	2	—	—	—	—	—	—	2
CARTER, LYON und PHILLIPS 1958	Co-60-γ	40	35mal 16 Std. je Nacht	♂♂	Spermatogonien	53298	—	2	—	3	—	—	—	—	5
CARTER 1958	Rö	300	70 r/min	♂♂	Feten 13 Tage	10155	2	30	15	23	20	52	1	—	143
						239041									
RUSSELL, RUSSELL, GOWER und MADDUX 1958	Rö	400	96 r/min	♀	Oocyten	1729	—	—	—	—	—	1	—	—	1
RUSSELL, RUSSELL, CUPP 1959	Rö	400	92 r/min	♀♀	Oocyten	6130	—	2	—	—	1	2	—	1	6
RUSSELL, RUSSELL, CUPP 1959	Cs-137-γ	258	0,0085 r/min	♀♀	Oocyten	26468	—	1	—	—	—	—	—	1	2
CARTER 1958	Co-60-γ	600	12 mal 16 Std. je Nacht	♀♀	Oocyten	10117	—	—	—	1	—	—	—	—	1
Summe:				♂♂ + ♀♀		283485	2	33	15	24	21	55	1	2	153
Unbestrahlte Kontrollen:				♂♂	Spermatogonien	155595	—	1	3	3	1	3	—	2	10

an Weibchen (Bestrahlung von Oocyten; Tab. 99) zwei dieser „breiten Mutationen" dse auf; es scheint sich also um eine Veränderung zu handeln, die für die *späteren* Stadien der Keimzellbildung charakteristisch ist. Die nächstliegende Erklärung wäre, daß Spermatogonien, in denen eine derartige „breite Mutation" ausgelöst wurde, eher ausgemerzt werden. Man spricht von *Germinalselektion*. Gegen diese Deutung spricht aber nach RUSSELL, daß sich die Doppelmutation in den drei Fällen, in denen sich eine Weiterzucht als möglich erwies, an die Nachkommen weitervererbte.

Eine weitere Besonderheit der Mutationen nach Bestrahlung postspermatogonialer Stadien soll sein, daß die Variation der Mutationshäufigkeit in den 7 loci wesentlich geringer ist, als nach Spermatogonienbestrahlung.

Einige Bemerkungen zu den Ergebnissen an bestrahlten Weibchen: Wie wir sahen, sind Versuche an Weibchen sehr schwer auszuführen, weil nach wenigen Würfen bereits Sterilität eintritt. Die in Tab. 99 (Bestrahlung mit 400 r) enthaltenen 7 Neumutanten ergaben einen Schätzwert für die induzierte Mutationsrate von $12,72 \cdot 10^{-5}$. Dieser Wert liegt zwischen dem für 300 und 600 r bei Spermatogonien. Er liegt also in der gleichen Größenordnung. Allerdings muß man dabei berücksichtigen, daß bei Weibchen ja Oocyten bestrahlt werden. Der Wert müßte demnach an sich mit dem für die Bestrahlung postspermatogonialen Stadien verglichen werden. Er läge dann etwas tiefer. — Auffällig ist auch, daß die Mutationsrate bei chronischer γ-Bestrahlung niedriger zu liegen scheint als bei akuter Röntgenbestrahlung mit der gleichen Dosis.

Von ganz besonderem Interesse sind die Untersuchungen zur Prüfung der Frage, *welche Beziehungen zwischen Mutationsrate und Strahlendosis bestehen.* Wie wir sahen, war eine Grundthese der Strahlengenetik in ihrer ersten, durch das Buch „Das Trefferprinzip in der Biologie" abgeschlossenen Phase: Die Mutationsrate steigt proportional zur Strahlendosis; die Dosis-Effekt-Kurve verläuft (jedenfalls in dem hier interessierenden Bereich) linear; eine bestimmte Dosis, die über lange Zeit verteilt gegeben wird, ist genauso gefährlich wie die gleiche Dosis auf einmal gegeben.

Bestätigen die Untersuchungen an der Maus diese These? Die Antwort gibt die Abb. 165. Wir betrachten zunächst die obere Kurve. Sie enthält die Ergebnisse der Bestrahlung mit 0, 300, 600 und 1000 r. Daß die Kurve bei Bestrahlung mit 1000 r abfällt anstatt anzusteigen, ist sehr wahrscheinlich auf das vermehrte Absterben von Spermatogonien, die Mutationen enthalten, zurückzuführen. In den übrigen drei Punkten kann die Kurve durchaus mit der Erwartung einer linearen Dosis-Effekt-Kurve übereinstimmen; allerdings sind die Zahlen noch klein.

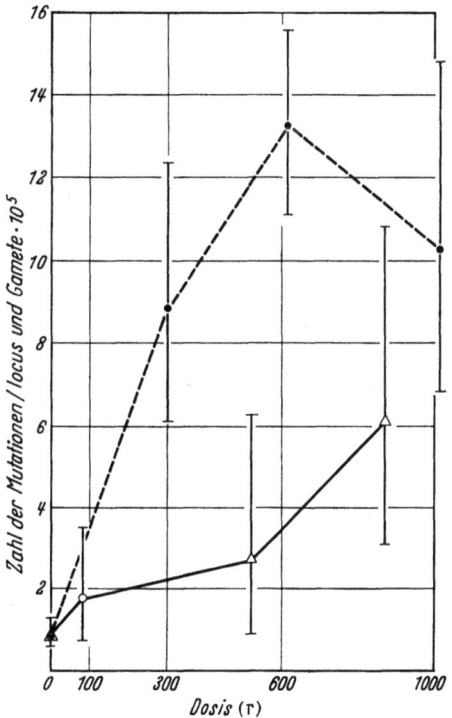

Abb. 165. Mutationsraten an 7 spezifischen loci der Maus, mit Vertrauensgrenzen für 90%. Obere Kurve: Resultate mit akuten Röntgenstrahlen (80—90 r/min). Untere Kurve: Resultate mit chronischer γ-Bestrahlung (Dreiecke: 90 r/Woche, Kreis: 10 r/Woche). Der Punkt für die Null-Dosis stellt die Summe aller Kontrollen dar (n. RUSSELL, RUSSELL u. KELLY 1958; aus NACHTSHEIM 1959)

Nun betrachten wir aber zum Vergleich die Kurve 2, die das Ergebnis von Versuchen mit chronischer, über mehrere Wochen hin verabreichter γ-Bestrahlung darstellen. Als γ-Strahler verwandte man eine Cs 137-Quelle. Die 86 r wurden in Fraktionen von 10 r/Woche, die 516 r bzw. 861 r in Fraktionen zu 90 r/Woche verabreicht. Das Ergebnis ist überraschend. Die beiden Kurven liegen so weit auseinander, daß die *wesentlich schwächere Wirksamkeit der chronischen Bestrahlung* trotz der relativ geringen absoluten Zahl von Mutationen in beiden Versuchen, (die in den relativ weiten Vertrauensgrenzen für 90% zum Ausdruck kommt), *unbezweifelbar ist.*

Dieses Ergebnis scheint die alte Grundthese der Strahlengenetik, wonach es nur auf die Strahlendosis ankommt, zu widerlegen. Es stimmt dagegen mit neueren, an Drosophila gewonnenen Ergebnissen (vgl. oben) eher überein.

Bevor man endgültige Schlußfolgerungen zieht, muß man sich fragen: Worauf ist dieser Unterschied zurückzuführen?

Er könnte z. B. damit zusammenhängen, daß die zunächst bestrahlten Spermatogonien sich im Laufe der 6—10 Wochen der Behandlung zu reifen Spermien entwickeln. Diese Hypothese läßt sich durch Bestrahlung von Weibchen prüfen. Bei ihnen trifft man ja immer nur Oocyten. Wie ein Vergleich der

Untersuchungen von RUSSELL (400 r akut) und CARTER (600 r chronisch; Tab. 99) zeigt, *scheint auch hier die Mutationsrate bei akuter Bestrahlung höher zu liegen.* Das spricht gegen die Deutung des Effektes durch Bestrahlung verschiedener Zellstadien bei Männchen.

b) Ein Vergleich der Strahlenempfindlichkeit des genetischen Materials bei der Maus und bei Drosophila

Sehr wichtig, auch für evtl. Rückschlüsse auf den Menschen, ist die Frage, wie hoch die strahleninduzierte Mutationsrate bei der Maus in Vergleich zu Drosophila anzusetzen ist. Wegen der verschiedenen Untersuchungsmethodik ist dieser Vergleich jedoch außerordentlich schwer wirklich exakt durchführbar: Einmal muß man, wie wir sahen, einen grundsätzlichen Unterschied zwischen Spermatogonien- und Spermien-Bestrahlung machen. Nun wurden aber, wie wir sahen, die Mutationsraten für die Mäuseloci vorwiegend durch Spermatogonien-Bestrahlung gewonnen. Dagegen verfügten wir bei Drosophila bis vor kurzem fast ausschließlich über Ergebnisse der Bestrahlung von Imagines, die vorwiegend Bestrahlung postspermatogonialer Stadien ist.

Zweitens besitzt man bei der Maus ganz vorwiegend quantitative Angaben über die Mutationsrate eben der 7 genannten einzelnen loci; bei Drosophila dagegen kennt man vor allem die quantitativen Verhältnisse für ganze Gruppen von loci, etwa die X-chromosomalen Letalfaktoren.

Deshalb ließ RUSSELL in seinem Laboratorium durch ALEXANDER (1954) Untersuchungen an Drosophila durchführen, die speziell auf diese Fragestellung abgestimmt waren. Folgende Kriterien wurden beachtet:

1. Es wurde die Mutationsrate bestimmter, einzelner autosomaler loci untersucht.

2. Es wurden nicht nur Spermien, sondern dadurch, daß man junge Larven heranzog, auch Spermatogonien bestrahlt.

3. Für das Erkennen und Zählen der Neumutationen wurde die im Prinzip gleiche Methode angewandt, wie wir sie oben für die Maus schilderten.

4. Man verwendete die gleichen Röntgengeräte und die gleiche Methode der Dosismessung.

Auch bei Drosophila lag die Mutationsrate für die gleichen loci bei Spermatogonienbehandlung wesentlich unter der bei Bestrahlung reifer Stadien. Der Vergleich von Spermatogonienbestrahlung bei Drosophila und Maus hatte das folgende Ergebnis: Die Mutationsrate lag bei Drosophila bei etwa $1,52 \cdot 10^{-8}/r$ und locus. Wie wir sehen werden, liegt der entsprechende Wert bei der Maus ganz wesentlich höher: Der Maximalwert liegt bei $28 \cdot 10^{-8}/r$ und locus; er beträgt also weit mehr als das 10fache. Einschränkend muß man hier an die großen Unterschiede in der Strahlenempfindlichkeit erinnern, die auch bei der Maus zwischen den einzelnen getesteten loci vorhanden sind. Es ist nicht ausgeschlossen, daß ALEXANDER bei Drosophila gerade auf besonders wenig empfindliche loci gestoßen ist. Der gefundene Unterschied ist trotzdem so groß, daß man eine höhere Strahlenempfindlichkeit der Gene bei Säugern in Vergleich zu Drosophila als möglich oder sogar als wahrscheinlich ansehen muß.

Die Schlußfolgerung, der Mensch werde in seinem Verhalten eher der Maus als Drosophila ähneln, liegt auf der Hand.

Die strahlengenetischen Untersuchungen bei der Maus wurden deshalb an dieser Stelle relativ ausführlich besprochen, weil sie eine Reihe von Analogieschlüssen für die Verhältnisse beim Menschen gestatten. Diese Schlüsse wurden von den RUSSELLs selbst gezogen[1] und seien hier wiedergegeben. Wir folgen der Übersetzung durch NACHTSHEIM (1959; gekürzt):

1. Die Hälfte der Spermatogonien der Maus wird bei einer Dosis von 22-r-γ-Strahlen abgetötet. Ein meßbarer Mortalitätsbetrag ist schon bei einer Dosis von 5 r nachweisbar. Einige Spermatogonien sind hochgradig resistent und bleiben am Leben. Diese deutliche differentielle Strahlenempfindlichkeit mag eine wichtige Bedeutung haben für die unter der Nachkommenschaft festgestellten Beziehungen zwischen Dosis und Mutationsrate.

2. Es ist ausreichend bewiesen, daß die meisten, wenn nicht alle größeren Chromosomenaberrationen, die bei Männchen induziert werden, unter der Nachkommenschaft aus Paarungen während der prästerilen Periode zu finden sind. Das Risiko bei diesem Typ des genetischen Effektes ist daher beim Menschen klein, da die Strahlendosen, die eine männliche Geschlechtszelle während der postspermatogonialen Stadien empfängt, gewöhnlich klein sind, verglichen mit den im Spermatogonienstadium empfangenen.

3. Die Möglichkeit ist noch nicht ausgeschlossen, daß die Mutationsrate/r bei sehr niedrigen Dosen und Intensitäten relativ höher ist. Die vorläufigen Resultate eines Experimentes mit 86-r-γ-Strahlen, verabreicht 10 r/Woche, bedeuten indessen eine gewisse Beruhigung in diesem Punkte. Die obere 90%-Vertrauensgrenze der erhaltenen Rate beträgt weniger als 2mal die Rate, die bei linearer Interpolation zwischen den Raten bei 0 r und 300 r akuter Röntgenbestrahlung geschätzt wurde.

4. Obwohl eine unerwartet niedrige Mutationsrate bei einer 516 r-γ-Bestrahlung, verabreicht mit 90 r/Woche, erhalten wurde, wäre es doch z. Z. unvorsichtig, schließen zu wollen, daß chronische Bestrahlung allgemein weniger wirksam ist als akute. Es mag sein, daß diese Rate, ähnlich der im akuten Röntgenstrahlenexperiment mit 1000 r, niedrig ist als Folge der Zerstörung der sensitiven Spermatogonien oder als Folge anderer Faktoren, die bei niedrigen Dosen und Intensitäten nicht wirksam sein mögen.

5. Im Hinblick auf die komplexe Situation der Beziehungen zwischen Mutationsrate und Dosis erscheint es ratsam, bei Schätzungen menschlicher Risiken auf Grund der Mäusemutationsraten die bisher höchste festgestellte Mutationsrate heranzuziehen, nämlich die im 300 r-Experiment bei akuter Röntgenbestrahlung. Die induzierte Rate in diesem Experiment beträgt 28mal 10^{-8} pro r und pro locus, eine Rate, die um viele Male höher ist als die in vergleichbaren Experimenten mit Drosophila gefundene.

6. Die spezifische Locusmutationsrate, die bei der Nachkommenschaft 261 r chronischer γ-Bestrahlung ausgesetzter weiblicher Mäuse beobachtet wurde, wird als in echtem Sinne niedrig betrachtet. So besteht die begründete Hoffnung, daß dieser Befund auch auf das menschliche Ovar bezogen werden kann.

7. Es gibt keinen Beweis für eine signifikante „Heilung" genetischer Schäden im Laufe der Zeit nach Bestrahlung. Nachkommenschaft, die lange nach der Strahlenexposition des Vaters gezeugt wurde, erbt die induzierten Mutationen genauso wie die wenige Wochen nach der Exposition gezeugte.

8. Die Mutationsraten, die von bestrahlten Spermatogonien erhalten wurden, sind deutlich verschieden je nach dem locus.

9. Die häufig unter den induzierten Mutationen in postspermatogonialen Stadien gefundenen Defizienzen wurden nicht unter den Mutationen bestrahlter Spermatogonien gefunden.

10. Es bestehen signifikante Differenzen zwischen den loci im Anteil der in den Spermatogonien induzierten recessiven Letalen. Der Anteil ist aber beträchtlich

---

[1] RUSSELL, RUSSELL u. OAKBERG 1958.

an allen geprüften loci und beträgt im Durchschnitt mehr als die Hälfte aller entdeckten Mutationen.

11. Die meisten der getesteten recessiven Letalen fallen nicht in die Kategorie, bei der der Tod so früh in der Embryonalentwicklung eintritt, daß er unbemerkt erfolgt. Im Gegenteil, diese recessiven Letalen töten zu einer Zeit, die nach unseren menschlichen Erfahrungen eine Tragödie bedeuten würde.

12. Einige Mutationen an spezifischen loci haben auch heterozygot einen so stark schädlichen Effekt, daß er bei den betroffenen Individuen wahrnehmbar ist.

13. Andere zeigen bei Heterozygoten Effekte hinsichtlich der Lebensfähigkeit, die sich statistisch nachweisen lassen.

14. Überleben bis zu 3 Wochen ist unter der Nachkommenschaft bestrahlter Männchen in allen auf breiter Basis angelegten Experimenten, in denen dieser Effekt gemessen wurde, geringer.

15. Lebensverkürzung bei der Nachkommenschaft bestrahlter Tiere wurde beobachtet in einem abgeschlossenen Experiment mit Neutronen und in zwei noch nicht abgeschlossenen Experimenten mit Röntgenstrahlen.

Man sieht also: Eine Reihe von Problemen wurde gelöst, eine noch größere Reihe ist noch offen. Gerade die Experimente an Mäusen versprechen Ergebnisse, die für die Frage der Strahlenbelastung beim Menschen entscheidend sind.

c) Untersuchungen über genetische Strahlenschäden, die am Menschen selbst durchgeführt wurden

So aufschlußreich auch die Untersuchungen an Drosophila und besonders an der Maus für die Erkenntnis allgemeiner Gesetzmäßigkeiten bei der Mutationsauslösung durch ionisierende Strahlen sein mögen, so kann doch die Frage, in wie hohem Grade die menschliche Mutationsrate durch Strahlen erhöht wird, letztlich nur mit Hilfe von Untersuchungen am Menschen selbst beantwortet werden. Aus sehr naheliegenden Gründen befinden wir uns hier jedoch in einer ganz unvergleichlich schwierigeren Lage als der Experimentator, der mit irgendeinem Versuchstier arbeitet: Wir können Menschen weder experimenti causa bestrahlen, noch anschließend mit ihnen bestimmte Kreuzungen ausführen.

Sondern wir sind darauf angewiesen, Situationen auszunützen, in denen Menschen aus dem einen oder dem anderen Grunde ionisierender Strahlung ausgesetzt waren und anschließend im weiteren Verlauf ihres Lebens Kinder bekamen. Praktisch wurden drei verschiedene Arten von Situationen ausgenutzt:

1. Einwirkung einer einmaligen hohen Strahlendosis in Zusammenhang mit kriegerischen Ereignissen. — Hier sind die Atombombenabwürfe von Hiroshima und Nagasaki zu nennen.

2. Mehrmalige Einwirkung hoher Strahlendosen aus therapeutischen Gründen, z. B. bei der Bechterewschen Erkrankung, einer progressiven Versteifung der Wirbelsäule.

3. Dauerbelastung mit im einzelnen sehr kleinen Dosen, meist aus beruflichen Gründen (Ärzte, Röntgenassistentinnen usw.).

Wir beginnen mit den Nachuntersuchungen an den Japanern, die durch die Atombombenabwürfe von Hiroshima und Nagasaki getroffen waren[1].

Schon seit 1946 wurden diese Erhebungen durch die amerikanische Atomenergiekommission in Zusammenarbeit mit japanischen Stellen in großem Umfange durchgeführt.

---

[1] Die Ergebnisse dieser Erhebungen und ihrer Analyse sind in einer ausführlichen Monographie mit großer Sorgfalt dargestellt (vgl. NEEL, SCHULL u. Mitarb. 1956).

Das Untersuchungsprogramm sei hier genauer besprochen. Es wurden die folgenden Fragen untersucht:

1. Sind irgendwelche Unterschiede zwischen solchen Kindern, die im Anschluß an den Atombombenabwurf gezeugt wurden und von denen einer der beiden Eltern der Bombenwirkung ausgesetzt war, und anderen Kindern zu beobachten?

2. Wenn Unterschiede bestehen, wie sind sie zu interpretieren?

Das Gewinnen der Beobachtungen wurde durch den folgenden Umstand erleichtert: Während und nach dem Kriege gab es auch in Japan ein System der Lebensmittelrationierung, auf Grund dessen jede Schwangere vom 5. Monat an bestimmte Zusatzrationen bekam. Praktisch machten alle Frauen von dieser Möglichkeit Gebrauch und konnten so registriert werden. Bei dieser Gelegenheit ließ man nun jede Frau in Hiroshima und Nagasaki einen Fragebogen ausfüllen, der außer den Personalien vor allem den Aufenthaltsort und evtl. Krankheitssymptome beim Atombombenabwurf enthielt. Ferner wurde nach früheren Schwangerschaften und nach Einzelheiten über die jetzige Schwangerschaft gefragt. — Der gleiche Fragebogen enthielt ferner für die spätere Ergänzung noch die Fragen nach der Beendigung der jetzt bestehenden Schwangerschaft (Tot- oder Lebendgeburt, Frühgeburt oder Geburt zum Termin), Geschlecht des Kindes, Geburtsgewicht und Vorkommen von Mißbildungen. Die Ergänzung wurde nach der Geburt von Ärzten und Hebammen vorgenommen, die den vollständigen Fragebogen an die Untersuchungskommission weiterleiteten. Diese Kommission ließ das neugeborene Kind in jedem Fall von einem ihrer Ärzte untersuchen, und zwar so schnell wie möglich, wenn eine Anomalie beobachtet war. Möglichst alle totgeborenen und früh verstorbenen Kinder sezierte man. Etwa $1/3$ der nach der Geburt untersuchten Kinder wurde nach 9 Monaten nachuntersucht.

Um die Zahlen auswerten zu können, mußte man zunächst die Eltern je nach der vermutlich erhaltenen Strahlendosis in verschiedene Gruppen einteilen. Dabei verwendete man die Entfernung vom Ort der Explosion und das Auftreten folgender Symptome als Kriterium: Haarverlust, Petechien, Gingivitis. Folgende 5 Gruppen wurden gebildet:

Gruppe 1. Während des Bombenabwurfes nicht in Hiroshima und Nagasaki anwesend.

Gruppe 2. Während des Abwurfes über 2544 m vom Explosionsort entfernt; keine klinischen Symptome einer Strahlenschädigung.

Gruppe 3. Während des Bombenabwurfes zwischen 1845 und 2544 m vom Explosionsort entfernt, aber keine der obengenannten Symptome.

Gruppe 4. Weniger als 1845 m vom Explosionsort entfernt, aber symptomlos. Die meisten dieser Personen waren vor der Bombeneinwirkung mehr oder weniger geschützt.

Gruppe 5. In den Monaten nach dem Bombenabwurf Auftreten der oben genannten Symptome.

Man kann annehmen, daß Personen der Gruppe 2 an Strahlung einige wenige r erhielten. Personen der Gruppe 5 dagegen wurden von 200—600 r getroffen; im Durchschnitt etwa von 300 r. Gruppe 3 und 4 dürften dazwischen liegen.

Die nach der Bestrahlung gezeugten Kinder dieser Personen wurden nun nach folgenden Gesichtspunkten untersucht:

1. Geschlechtsverhältnis (Verhältnis zwischen ♂♂ und ♀♀ bei der Geburt).
2. Auftreten angeborener Mißbildungen.
3. Auftreten von Totgeburten.
4. Geburtsgewichte.
5. Tod innerhalb der ersten 9 Lebensmonate.
6. Anthropometrische Daten.
7. Autopsie-Befunde.

Diese Gesichtspunkte mögen den Leser überraschen, der aufmerksam die Diskussion spontaner Mutationen verfolgt und die besonderen Vorzüge der Versuchsanordnung bei den Mäusen verstanden hat. Er wird fragen: *Warum forschte man nicht gezielt nach dem Vorkommen von Neumutationen, die bekannt und genetisch gut definiert sind?*

Die Antwort lautet: Trotz des fürchterlichen Ausmaßes der Katastrophe von Hiroshima und Nagasaki reicht die Zahl der durch die Strahlung getroffenen Überlebenden nicht entfernt aus, eine solche Untersuchung mit auch nur geringer Aussicht auf Erfolg zu beginnen. Man mußte hier den methodisch weniger befriedigenden Weg gehen, zunächst in allen möglichen Richtungen zu forschen, in denen genetische Effekte überhaupt zu erwarten sind, und dann zu prüfen, ob etwa gefundene Effekte genetisch interpretiert werden dürfen.

Die weitere statistische Analyse der Zahlen brachte verschiedene Schwierigkeiten mit sich; so mußten Zusammenhänge berücksichtigt werden, die ohnehin zwischen Alter der Mutter, Blutsverwandtschaft der Eltern und Häufigkeit von Mißbildungen und Totgeburten usw. bestehen und die sich auch in einem Unterschied zwischen ländlicher und städtischer Bevölkerung auswirken können; kommen doch viele Eltern aus der Gruppe 1, die als Kontrolle verwendet wurde, aus ländlichen Verhältnissen. Außerdem mußte man damit rechnen, daß ein Teil der Mütter vor allem aus Gruppe 5 somatische Spätschäden erlitten hatte, die ebenfalls zu Veränderungen bei den Kindern führen konnten.

Um wenigstens einen Teil dieser Fehlerquellen auszuschalten, wurde das Material noch folgendermaßen unterteilt:

a) Mütter, die unter 35 Jahre alt und mit ihren Ehemännern nicht verwandt sind (84% in Hiroshima; 77% in Nagasaki).

b) Mütter, die 35 Jahre alt oder älter und mit ihren Ehemännern nicht verwandt sind (10% in Hiroshima; 15% in Nagasaki).

c) Mütter, die mit ihren Ehemännern verwandt sind.

Das gleiche Material wurde — ganz unabhängig von der Frage der genetischen Strahlenwirkung — auch im Hinblick auf die allgemeinen Ursachen angeborener Mißbildungen analysiert (NEEL 1958). Diese Arbeit ist in Kap. VII, 9 ausführlich besprochen. Die Untersuchungen in Hiroshima und Nagasaki zeigen, wie ein mit großer Sorgfalt gesammeltes und analysiertes umfangreiches Beobachtungsmaterial bei geeigneter Analyse auch auf Probleme Licht werfen kann, an die man bei der Planung von Untersuchungen noch gar nicht gedacht hat.

Nun aber zu den Ergebnissen über genetische Strahlenwirkungen. Sie lassen sich ganz kurz zusammenfassen. Weder in der Zahl der Mißbildungen noch für die Totgeburten noch auch — mit einer weiter unten genauer besprochenen Ausnahme — für irgendein anderes der untersuchten Merkmale besteht ein Unterschied zwischen den Kindern von Bestrahlten und Unbestrahlten.

Dieses Ergebnis ist indessen nicht etwa so zu deuten, daß ionisierende Strahlen für die Erbanlagen des Menschen unschädlich seien. Es ist lediglich darauf zurückzuführen, daß die untersuchten Zahlen zu klein sind und die Ursachen angeborener Mißbildungen, Totgeburten usw. zu komplex sind. Daß die Mutationsrate in den Keimzellen bestrahlter Eltern tatsächlich erhöht war, läßt sich an einem anderen Kriterium feststellen; *das ist das Geschlechtsverhältnis bei der Geburt.*

Dieses Verhältnis weicht normalerweise etwas von 50% ab, und zwar kommen auf 100 Mädchengeburten 106—107 Knabengeburten. Wir werden weiter unten (Kap. VII, 1) genauer darauf eingehen, wenn wir die Faktoren besprechen, die das Geschlechtsverhältnis beeinflussen. Hier soll uns die Frage beschäftigen: Warum ist zu erwarten, daß es sich in Abhängigkeit von einer Erhöhung der Mutationsrate in den Keimzellen der Eltern ändert? Die Antwort ist folgende: Wir betrachten zunächst eine Bestrahlung der Mutter. Neben anderen Mutationen werden in ihren Keimzellen auch X-chromosomal-recessive Letalfaktoren erzeugt werden (Abb. 166). Wird ein Ei, das einen solchen Letalfaktor enthält, durch eine Y-Spermie befruchtet, dann entsteht eine männliche Zygote. Diese stirbt ab, sobald ihre Entwicklung in die für diesen Letalfaktor „kritische Phase" eintritt, also bei

„embryonalen Letalfaktoren" vor der Geburt. Wird das gleiche Ei jedoch von einer X-Spermie befruchtet, so entsteht eine weibliche Zygote. Diese ist für den

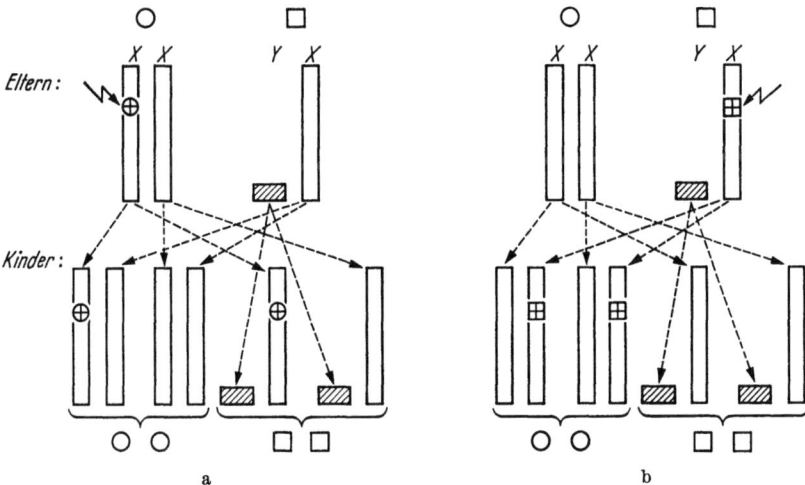

Abb. 166a u. b. Der Einfluß der Auslösung X-chromosomaler Letalfaktoren auf das Geschlechtsverhältnis unter den Kindern. a Bestrahlung der Mutter. Dominante Letalfaktoren führen in beiden Geschlechtern gleichmäßig zum Absterben von Zygoten. Eine Verschiebung des Geschlechtsverhältnisses resultiert nicht. Recessive Letalfaktoren dagegen führen nur zum Absterben männlicher Zygoten. Das Geschlechtsverhältnis ist zuungunsten der Söhne verschoben. b Bestrahlung des Vaters: Er gibt sein X-Chromosom nur an die Töchter, aber an alle Töchter, weiter. Recessive Letalfaktoren können sich daher in der F_1-Generation noch nicht manifestieren. Dominante Letalfaktoren führen dagegen zu einem Absterben weiblicher Zygoten. Das Geschlechtsverhältnis verschiebt sich zuungunsten der Töchter

Letalfaktor heterozygot und, da es sich um einen recessiven Letalfaktor handelt, voll lebensfähig.

Enthält die Eizelle jedoch einen dominanten, X-chromosomalen Letalfaktor, dann wird die Zygote auf jeden Fall abgetötet, unabhängig davon, ob sie männlich oder weiblich ist.

Insgesamt haben wir demnach bei bestrahlten Müttern mit einem vermehrten Absterben männlicher Früchte durch X-chromosomal-recessive Letalfaktoren und unter den ausgetragenen Kindern mit einer Verschiebung des Geschlechtsverhältnisses zuungunsten der Knaben zu rechnen.

Anders bei der Bestrahlung von Männern: Sie geben ihr X-Chromosom auf jeden Fall nur an die Töchter weiter. X-chromosomal-recessive Letalfaktoren gelangen demnach alle, ohne zum Ausfall einer Zygote zu führen, eine Generation weiter. Anders jedoch X-chromosomal-dominante Letalfaktoren. Sie führen zum Absterben der Zygote. Väter geben ihr X-Chromosom jedoch nur an die Töchter, aber an alle Töchter, weiter. Demnach führt eine Erhöhung der Mutationsrate in den Keimzellen der Väter dazu, daß sich das Geschlechtsverhältnis in der entgegengesetzten Richtung verschiebt, nämlich zuungunsten der Mädchengeburten. Dabei ist allerdings vorausgesetzt, daß der Auslösung dominanter Letalfaktoren im X-Chromosom keine entsprechend starke Auslösung von Y-chromosomalen Letalfaktoren entspricht. Diese Voraussetzung ist aber vernünftig: Das Y-Chromosom ist nicht nur sehr klein, viel kleiner als das X-Chromosom (vgl. S. 19), sondern es sind − im Gegensatz zu den vielen sichtbaren X-chromosomalen Mutationen − überhaupt keine sicheren Y-chromosomalen Mutationen bekannt, obwohl sie leicht erkennbar sein müßten (vgl. S. 50).

Wir betrachten nun das Ergebnis dieser Erhebungen (Tab. 100 und 101). Das Material ist in drei Gruppen aufgeteilt. Die Daten der ersten Gruppe wurden mit

Hilfe der oben geschilderten Methode gleichzeitig mit den Daten über Mißbildungen usw. gewonnen. Die Daten der zweiten Gruppe (1954—1955) beruhen auf Angaben der Eltern, die jedoch nicht durch eine ärztliche Nachuntersuchung verifiziert wurden.

Tabelle 100. *Geschlechtsverhältnis unter den Kindern von Bestrahlten von Hiroshima und Nagasaki* (nach SCHULL und NEEL 1958)

Mittlere Belastung (r)	Nur der Vater exponiert			Nur die Mutter exponiert		
	Gesamtzahl der Geburten	Knaben-geburten	p	Gesamtzahl der Geburten	Knaben-geburten	p
NEEL u. SCHULL 1956 (1948—1953), Eltern nicht verwandt						
0	31 904	16 613	0,5207	31 904	16 613	0,5207
8	3 670	1 892	0,5155	14 684	7 681	0,5231
75	839	442	0,5268	2 932	1 474	0,5027
200	534	284	0,5318	1 676	850	0,5072
NEEL u. SCHULL 1956 (1954—1955), Eltern nicht verwandt						
0	11 640	6 067	0,5212	11 640	6 067	0,5212
8	1 498	774	0,5167	4 926	2 512	0,5099
75	387	211	0,5452	1 026	562	0,5478
200	219	113	0,5160	592	311	0,5253
NEEL u. SCHULL 1958 (1948—1953), Eltern verwandt						
0	2 622	1 396	0,5324	2 622	1 396	0,5324
8	295	152	0,5153	963	466	0,4839
100	83	46	0,5542	258	134	0,5194

Bei Betrachtung der Tabelle zeigt sich: Die Abweichungen von dem Verhältnis

$$p = \frac{\text{Knabengeburten}}{\text{Mädchengeburten}}$$

liegt in der Regel in der auf Grund genetischer Einsicht erwarteten Richtung; sie ist, sofern das angesichts der geringen Zahlen von Untersuchten beurteilt werden kann, desto ausgeprägter, je stärker die Strahlenbelastung des betreffenden Elternteiles war.

Wenn beide Eltern bestrahlt wurden, überwiegt offenbar in der Regel der Effekt durch Auslösung recessiver Letalfaktoren in den Keimzellen der Mutter; das Geschlechtsverhältnis verschiebt sich noch zuungunsten der Knabengeburten. Das ist nicht erstaunlich, wissen wir doch z. B. aus Untersuchungen an Drosophila, daß recessive Letalfaktoren sehr wesentlich zahlreicher sind als die mit der gleichen Strahlendosis induzierten dominanten Letalfaktoren.

Im einzelnen analysierten SCHULL und NEEL die Zahlen der Tab. 100 und 101 folgendermaßen:

Man kann die Beziehung zwischen Strahlenbelastung und Verschiebung des Geschlechtsverhältnisses (Kap. IV, 3) mit Hilfe des linearen Regressionskoeffizienten ausdrücken. Die Tab. 102 zeigt die linearen Koeffizienten für die verschiedenen Gruppen aus Tab. 100, 101. Die Werte p bedeuten das durchschnittliche Geschlechtsverhältnis in der betreffenden Gruppe.

Wir betrachten jetzt das Ergebnis genauer. Zunächst stellen wir fest, daß nur ein einziger der 12 Einzelkoeffizienten (1948—1953; Eltern nicht verwandt; Mütter belastet) sich auf der 5%-Stufe statistisch sichern läßt. Auf den ersten Blick scheint es, als ob demnach die Gesamtuntersuchung ein negatives Ergebnis gehabt habe. Wir wollen zusehen, ob dieser Schluß berechtigt ist. Dazu fragen wir uns: In welcher Richtung weichen die gefundenen Werte von denen ab, die wir bei vollständiger Unwirksamkeit der Bestrahlung erwartet hätten? Liegt die Abweichung wenigstens in der auf Grund des genetischen Argumentes erwarteten Richtung?

Zunächst betrachten wir die erste Spalte (Väter bestrahlt): Hier sind alle drei Regressionskoeffizienten positiv, d. h. das Geschlechtsverhältnis Knaben/Mädchen nimmt mit der Bestrahlung zu. Mit anderen Worten, die Mädchengeburten sind im Verhältnis zu den Knabengeburten vermindert. Genau das hatten wir jedoch auf Grund unserer genetischen Kenntnis (S. 343; Wirkung von X-chromosomal-dominanten Letalfaktoren) erwartet. Jetzt betrachten wir die 2. Spalte: Nur die Mütter wurden bestrahlt. Hier finden sich in den ersten beiden Reihen negative Regressionskoeffizienten; der eine von ihnen ist sogar statistisch signifikant. Auch diese beiden Werte liegen genau in der erwarteten Richtung. Sie entsprechen einer Verminderung von Knabengeburten durch Auslösung X-chromosomal-recessiver Letal-

Tabelle 101. *Geschlechtsverhältnis unter den Kindern von Bestrahlten von Hiroshima und Nagasaki, beide Eltern exponiert (nach* SCHULL *und* NEEL *1958)*

Gesamtzahl der Geburten	Knabengeburten	p	Mittlere Belastung (r) Mutter	Vater
NEEL u. SCHULL 1956 (1948—1953), Eltern nicht verwandt				
5994	3053	0,5093	8	8
658	337	0,5122	8	75
422	225	0,5332	8	200
703	354	0,5036	75	8
615	319	0,5187	75	75
192	94	0,4896	75	200
318	165	0,5189	200	8
145	72	0,4966	200	75
145	71	0,4896	200	200
NEEL u. SCHULL 1956 (1954—1955), Eltern nicht verwandt				
1474	806	0,5468	8	8
220	129	0,5864	8	75
174	101	0,5805	8	200
212	111	0,5236	75	8
107	53	0,4953	75	75
66	35	0,5303	75	200
89	48	0,5393	200	8
43	20	0,4651	200	75
33	18	0,5455	200	200
NEEL u. SCHULL 1956 (1948—1953), Eltern verwandt				
394	208	0,5279	8	8
69	38	0,5507	8	100
54	29	0,5370	100	8
43	21	0,4884	100	100

Tabelle 102. *Mittelwerte und Regressionskoeffizienten b für Strahlenbelastung und Geschlechtsverhältnis in der japanischen Bevölkerung.* Die Werte in Klammern gelten für Regressionskoeffizienten, die unter Weglassung der garnicht Bestrahlten errechnet wurden

Bevölkerungsgruppe	Nur der Vater bestrahlt p	b	Nur die Mutter bestrahlt p	b	Beide Eltern bestrahlt Vater: p	b	Mutter: p	b
1948—1953 Nicht verwandte Eltern:	0,5202	0,0058 (0,0094)	0,5213	—0,0101* (—0,0111)	0,5102	0,0039	0,5102	—0,0037
Verwandte Eltern:	0,5307	0,0188 (0,0423)	0,5204	—0,0116 (—0,0386)	0,5310	0,0024	0,5310	—0,0179
1954—1955 Nicht verwandte Eltern	0,5211	0,0039 (0,0047)	0,5189	0,0090 (0,0141)	0,5464	0,0137	0,5464	—0,0269
		0,0056		—0,0080		0,0036		—0,0042

* Wert signifikant auf der 5%-Stufe.

faktoren in den Keimzellen der Mütter. — Dagegen macht uns der letzte Wert dieser Spalte Sorgen: Entgegen unserer Erwartung ist er positiv.

Wir gehen nun zur 3. und 4. Spalte über. Sie enthält die Familien, in denen Väter und Mütter bestrahlt wurden. Es findet sich in allen drei Klassen sowohl eine positive Regression auf die Bestrahlung der Väter als auch eine negative Regression auf die Bestrahlung der Mütter. Alle 6 Werte liegen in der erwarteten Richtung.

Von den 12 Regressionskoeffizienten liegen demnach 11 in der Richtung, die man bei einer genetischen Strahlenschädigung erwarten würde. Die Wahrscheinlichkeit, daß rein zufällig 11 von 12 Werten in der gleichen Richtung von 0 abweichen, läßt sich leicht errechnen (Kap. IV). Sie beträgt etwa 1/341. Demnach ist diese Abweichung statistisch signifikant. *Ein genetischer Strahlenschaden ist nachgewiesen.*

Lassen die Daten auch eine Aussage darüber zu, wie groß die Empfindlichkeit des genetischen Materials des Menschen gegenüber der Strahlenwirkung ist? SCHULL und NEEL versuchten einen derartigen Schluß. Ganz offensichtlich ist die durchschnittliche Zahl von X-chromosomalen Letalfaktoren, die von einer bestimmten Strahlendosis induziert wurden, gleich dem Produkt aus der Zahl der gefährdeten Genloci, der eingestrahlten Dosis und der Empfindlichkeit/locus und Dosiseinheit. Wenn wir den Wert 0,0060 als die beste Schätzung für die Änderung des Geschlechtsverhältnisses/100 r nach Bestrahlung der Mutter ansehen[1], dann fehlt uns, um die Empfindlichkeit/locus und r zu berechnen, nur noch die Zahl der X-chromosomalen loci beim Menschen. Über diese Zahl können wir allerdings kaum eine sichere Aussage machen. SCHULL und NEEL nehmen ganz grob an, ihre Zahl liege etwa zwischen 250 und 2500; eine plausible Vermutung. Legen wir diesen Wert unserer Rechnung zugrunde, dann ergibt sich als Schätzwert für die Zahl der X-chromosomal recessiven Letalfaktoren, die an einem locus durch 1 r ausgelöst werden, $2,4 - 24 \cdot 10^{-8}$. Nimmt man an, was auch plausibel erscheint, daß die Zahl der loci näher an 250 als an 2500 liegt, dann nähert sich der gefundene Wert dem auf Grund der Mäuseuntersuchungen (vgl. oben) erhaltenen. Dabei muß man allerdings berücksichtigen, daß die Mäuse-Untersuchungen sich auf autosomale, sichtbare recessive Mutationen, die Betrachtungen beim Menschen hingegen auf X-chromosomale Letalfaktoren beziehen. Man sieht, wie schwer es ist, bindende Schlüsse zu ziehen. Immerhin: Die Tatsache als solche, daß ionisierende Strahlen auch beim Menschen Mutationen in nicht unbeträchtlicher Zahl auslösen, ist durch diese Untersuchungen erwiesen. Das Ergebnis wird unterstützt durch Befunde, die an anderen Menschengruppen erhoben wurden.

Hier sind vor allem die Untersuchungen französischer Autoren (TURPIN, LEJEUNE und RETHORE 1957) zu nennen. Diese Autoren legten ihren Untersuchungen 4428 Personen zugrunde, die in den Krankenhäusern in und um Paris zwischen 1925 und 1952 (meist 1940—1952) Strahlentherapie von mehr als 300 r erhalten hatten. Dabei wurden Kranke ausgeschlossen, die wegen eines Carcinoms behandelt wurden. Ferner wurden nur Frauen unter 35 und Männer unter 40 verwendet. An diese Patienten (3579 ♂♂ und 849 ♀♀) wurden Fragebogen versandt, auf die von 1334 ♂♂ (37,4%) und 284 ♀♀ (33,5%) eine Antwort einging. Das ist nur ein relativ kleiner Bruchteil, und es ist schwierig zu entscheiden, ob die antwortenden Patienten irgendeine Auslese darstellen, die die Ergebnisse über das Geschlechtsverhältnis beeinflussen könnte.

Die bestrahlten Männer wurden in drei Gruppen eingeteilt:

a) 368 Fälle, die im Bereich der höheren Lendenregion oder an den Schenkeln bestrahlt worden waren,

---

[1] Mittelwert der Spalten 2 und 4 der Tabellen.

b) 180 Personen, bei denen die Bestrahlung den Bereich des Beckens traf, wobei jedoch die Keimdrüsen wahrscheinlich abgeschirmt waren, und

c) 786 Fälle, deren Gonaden direkt im Strahlengang lagen.

Ausgewertet wurde zunächst die Gruppe c; das Ergebnis zeigt die Tab. 103. Dabei sind c_1 Fälle, die wegen einer Neuralgie, c_2 Fälle, die aus anderen Gründen behandelt wurden. Wie Tab. 103 zeigt, verwendeten die Autoren das Geschlechtsverhältnis unter den Kindern vor der Behandlung als Kontrolle für den Vergleich mit diesem Verhältnis nach der Behandlung. Dieses Verfahren ist sehr zu kritisieren; denn wir wissen, daß das Geschlechtsverhältnis in sehr komplexer Weise von dem Alter der Eltern und der Geburtenreihenfolge abhängt. Dieses Problem soll hier nicht im einzelnen diskutiert werden; die Meinungen sind auch noch geteilt[1].

Immerhin zeigt die Tab. 103 doch ein interessantes Ergebnis: Das Geschlechtsverhältnis ist auch hier in der Richtung verschoben, die man auf Grund der genetischen Vorstellung erwarten sollte. Unter den Kindern bestrahlter Väter sind die Söhne vermehrt, unter den Kindern bestrahlter Mütter sind sie vermindert. Es sei allerdings nicht verschwiegen, daß das Geschlechtsverhältnis bei Kindern von Vätern der Gruppe b (Gonaden nicht im Strahlengang; keine Schätzung der Belastung möglich) in umgekehrter Richtung lag. Immerhin wird man — trotz der möglichen statistischen Einwände — das Gesamtergebnis von TURPIN u. Mitarb., genau wie das Gesamtergebnis von SCHULL und NEEL, so deuten dürfen, daß eine Verschiebung des Geschlechtsverhältnisses tatsächlich durch das vermehrte Auftreten der beiden genannten Gruppen von X-chromosomalen Letalfaktoren ausgelöst wurde.

Tabelle 103. *Untersuchungen von* TURPIN, LEJEUNE *und* RETHORE *über Geschlechtsverhältnis nach Exposition gegenüber ionisierenden Strahlen*

Bestrahlter Elternteil	Geschätzte Dosis (in r)	Kinderzahl vor Bestrahlung					Kinderzahl nach Bestrahlung				
		Gesamtzahl der Ehen	Gesamtzahl der Kinder	♂♂	♀♀	p	Gesamtzahl der Ehen	Gesamtzahl der Kinder	♂♂	♀♀	p
Vater (c_1)	1295	284	465	242	223	0,5204	194	275	157	118	0,5709
Vater (c_2)	1461	137	231	116	115	0,5022	95	130	68	62	0,5231
Mutter	1360	154	236	130	106	0,5508	97	136	63	73	0,4632
(Nur Patienten, die vor und nach der Bestrahlung Kinder hatten):											
Vater (c_1)	1295	92	150	79	71	0,5267	92	119	66	53	0,5546
Vater (c_2)	1461	42	67	30	37	0,4478	42	51	27	24	0,5294
Mutter	1360	45	61	37	24	0,6066	45	51	26	26	0,5098

Wir betrachteten bisher zwei Serien von Fällen, bei denen die Bestrahlung akut erfolgte. In der von SCHULL und NEEL analysierten japanischen Bevölkerung war es eine einmalige Bestrahlung durch die Atombombenexplosion, während bei den Franzosen von TURPIN u. Mitarb. wiederholte Bestrahlungen mit hohen Dosen aus therapeutischen Gründen die Ursache waren. Nun wenden wir uns den Untersuchungen über die Wirkung extrem chronischer Belastung mit sehr kleinen Dosen zu, wie sie etwa im Rahmen der beruflichen Exposition von Röntgenärzten usw. vorkommt. Die Ergebnisse sind hier jedoch widerspruchsvoll. TANAKA u. OHKURA (1958) führten eine Fragebogenerhebung bei 326 für mindestens 25 Jahre in der Radiologie tätigen Technikern durch. Als Kontrolle wurden 750 Apotheker verwendet, denn beide Gruppen sind in ihrer ökonomischen,

---

[1] Lit. bei NOVITSKI u. KIMBALL (1958).

sozialen usw. Situation in Japan sehr ähnlich. 255 Techniker (78,2%) und 421 Apotheker (56,1%) beantworteten die Rückfrage. Davon waren 232 Antworten der Techniker und 300 der Apotheker so vollständig, daß sie ausgewertet werden konnten.

Das Geschlechtsverhältnis unter den Kindern der Techniker betrug 0,5525, das unter den Kindern der Apotheker dagegen 0,5259. Die Differenz zwischen beiden Gruppen ist statistisch gesichert ($P = 0,05 - 0,02$), obwohl auch der Wert der Apotheker etwas über dem japanischen Mittelwert (0,5124) liegt[1]. Auch bei diesen japanischen Röntgentechnikern weicht demnach das Geschlechtsverhältnis der Kinder in der bei einer genetischen Strahlenschädigung erwarteten Richtung ab. Nebenbei sei erwähnt, daß die Röntgentechniker auch signifikant häufiger als die Kontrollgruppe kinderlos verheiratet waren (13,8% gegenüber 6%). Zu einem entgegengesetzten Ergebnis jedoch führte eine amerikanische Untersuchung von MACHT u. LAWRENCE (1955). Sie verglichen das Geschlechtsverhältnis unter 4277 Kindern amerikanischer Röntgenologen mit dem entsprechenden Wert bei 3491 Kindern anderer Ärzte. Überraschenderweise weicht der Wert der Röntgenologen (0,5139) in genau umgekehrter Richtung von dem entsprechenden Wert bei den Kontrollen (0,5242) ab, als man erwarten sollte. Dabei ist die Zahl der normalen Kinder bei den Radiologen gegenüber der Kontrollgruppe sicher vermindert, die Fehl- und Totgeburten und auftretenden Mißbildungen sind etwas vermehrt. Die bisher betrachteten Untersuchungen am Menschen weisen alle mehr oder weniger deutlich darauf hin, daß auch im genetischen Material des Menschen durch ionisierende Strahlen Mutationen ausgelöst werden. Dieser Befund überrascht uns weiter nicht; stimmt doch der Mensch prinzipiell in dem Aufbau seines genetischen Materials mit dem Tier überein.

Viel wichtiger ist jedoch die weitere Frage: Welche praktische Bedeutung hat diese Tatsache für die Menschheit? Diese Frage gliedert sich in verschiedene Teilfragen, von denen wir nur die wichtigsten nennen:

d) Wie stark ist die Strahlenbelastung durch zivilisatorische Einflüsse aller Art angestiegen?

Dabei muß man berücksichtigen, daß eine gewisse „natürliche" Strahlenbelastung ohnehin immer vorhanden ist. Sie setzt sich im wesentlichen aus radioaktiven Bestandteilen des Bodens, insbesondere des Gesteins, aber auch aus kosmischer Höhenstrahlung zusammen. Die Belastung der Gonaden durch diese „Basisaktivität" wird auf etwa 3—4 r im Laufe von 30 Jahren geschätzt. Die entscheidende Frage lautet also: *Wie stark ist die zusätzliche Belastung durch zivilisatorische Einflüsse im Vergleich zu dieser Basisaktivität?*

Die zweite Frage lautet: *Wie stark erhöht eine bestimmte Erhöhung der Strahlenbelastung die Mutationsrate im Vergleich zu der ohnehin vorhandenen „spontanen" Mutabilität?* Diese Frage enthält eine weitere in sich: Ein wie großer Teil der „spontanen" Mutationen ist durch die ohnehin vorhandene Basisaktivität verursacht? Würde sich z. B. herausstellen, daß alle spontanen Mutationen durch die Basisaktivität verursacht sind, so wäre die logische Folge, (wenn wir einmal eine lineare Dosis-Effekt-Kurve annehmen), daß etwa eine Verdoppelung dieser Basisaktivität auch die Mutationsrate verdoppeln müßte. Induziert die Basisaktivität jedoch nur etwa 10% der „spontanen" Mutationen, so erhöht eine Vermehrung der Strahlenbelastung auf das Doppelte auch die Mutationsrate nur um etwa 10%. Die wissenschaftliche Diskussion dieser Frage konzentriert sich auf den sehr anschaulichen Begriff der „*Verdoppelungsdosis*". Darunter versteht man diejenige Strahlendosis, die die natürliche Mutationsrate verdoppelt.

---

[1] Leider enthält die Mitteilung nicht die absoluten Zahlen der untersuchten Kinder.

Selbst wenn wir die beiden ersten Fragen genau beantworten können, dann bliebe die allerwichtigste Frage immer noch offen: *Welche Folgen hat eine durch Strahlung erhöhte Mutationsrate für die Zukunft der Menschheit?* Von nicht-genetischer Seite wird hier manchmal so argumentiert: Ihr Genetiker sagt doch immer, die Mutationen seien das notwendige Rohmaterial der Evolution. Ohne sie sei eine Entwicklung von den einfachsten Lebewesen bis zum Menschen hin unmöglich gewesen. So seid doch froh, wenn sich die Mutationsrate erhöht. Um so rascher wird dann die Evolution zu noch höheren Entwicklungsstufen hin vonstatten gehen können.

Diese Kritiker übersehen, daß es die *natürliche Auslese* ist, die aus der Fülle der natürlich vorkommenden Mutationen die wenigen heraussucht, die für die Erhaltung der Art von Vorteil sind, während auch von „spontanen" Mutationen die große Mehrzahl schädlich ist und deshalb wieder ausstirbt. Bei Material, bei dem große Zahlen zur Verfügung stehen und es andererseits auf das einzelne Individuum nicht ankommt, geht der praktische Züchter tatsächlich auf diesem Wege vor. So erhöht man in der Getreidezucht die Mutationsrate künstlich durch Bestrahlung des künftigen Saatgutes und sucht dann diejenigen Mutationen für die Weiterzucht heraus, die einen züchterischen Vorteil versprechen. Das Verhältnis der günstigen zu den ungünstigen Mutationen wurde hier einmal auf etwa 1:800 geschätzt; eine extrem niedrige Zahl günstiger Mutationen. Daß dieses Verhältnis so ungünstig ist, kann man sich auch leicht erklären: Wie wir sahen, ist ja die Richtung der Mutationsschritte zufällig und unabhängig davon, was für den Gesamtorganismus nützlich oder schädlich ist. Ersetze ich aber z. B. in einer komplizierten Maschine eine beliebige Schraube rein zufällig durch irgendeine andere, dann ist die Chance in der Tat verschwindend gering, daß die Maschine danach besser arbeitet als zuvor. In weitaus den meisten Fällen wird sie schlechter arbeiten oder gar ganz stehenbleiben. So sind sich die Genetiker darüber einig, daß auch beim Menschen Neumutationen überwiegend einen ungünstigen Einfluß haben werden. Natürlich muß man damit rechnen, daß auch einzelne günstige Mutationen auftreten werden und daß mit einer allgemein erhöhten Mutationsrate auch sie etwas ansteigen werden. Doch ist unsere Situation dem Menschen gegenüber eine ganz andere als etwa gegenüber dem obengenannten Getreide. Jedes Individuum hat für uns einen einmaligen Wert. Es erhebt Anspruch auf unsere Fürsorge, unser Mitleid und unsere Achtung vor seiner Menschenwürde. Es ist uns deshalb nicht gestattet, etwa 799 Krüppel, Totgeburten, Schwerkranke usw. für eine Plusvariante in Kauf zu nehmen.

Aber wenn auch die einzelne Mutation schädlich ist und vielleicht sogar im homozygoten Zustande zum Absterben der Zygote führt, so ist es zwar wahrscheinlich, aber nach Meinung einzelner Genetiker keineswegs sicher, daß der Gesamteffekt für die Bevölkerung ungünstig ist. Nach Meinung dieser Forscher könnte es durchaus sein, daß die Vermehrung der Heterozygotie sich günstig auswirkt und daß paradoxerweise — trotz vermehrten Herausspaltens von Homozygoten — insgesamt weniger geschädigte Phänotypen auftreten.

Doch wir wollen an dieser Stelle abbrechen und den Faden später, nach Besprechung der natürlichen Auslese, wieder aufnehmen. Überhaupt soll uns diese dritte Frage — die nach den Auswirkungen einer erhöhten Mutationsrate für die Bevölkerung — in diesem Kapitel noch nicht beschäftigen. Wir beschränken uns auf die zwei ersten Fragen.

Zunächst noch einmal: *Wie stark ist die allgemeine Strahlenbelastung auf Grund zivilisatorischer Einflüsse angestiegen?* Wie wir sahen, beträgt die Basisaktivität durchschnittlich etwa 3—4 r in dreißig Jahren. Schon sie ist erheblichen Schwankungen unterworfen. So gibt es in Südindien Ortschaften, die auf Monazit-

(Thoriumerz-)Grund stehen und in denen die Strahlenbelastung der Bewohner innerhalb einer Generation auf etwa 30 r durch γ-Strahlung geschätzt wird. Hinzu kommt noch eine hohe β-Strahlung. Die geschätzte Einwohnerzahl der Monazit-Gegend in Indien liegt bei 100000 (alle Angaben nach GOPAL-AYENGAR 1957). Auch abgesehen von diesem Extremfall können ziemlich beträchtliche Unterschiede auftreten. Wir wollen sie jedoch im einzelnen nicht beachten und von dem obengenannten Durchschnittswert ausgehen.

Untersuchungen über die durchschnittliche Belastung/Kopf der Bevölkerung setzen sich verständlicherweise aus vielen Einzelrechnungen zusammen, auf deren Problematik hier nicht im einzelnen eingegangen werden kann. Darf man auch die Einzelwerte nicht zu genau nehmen, so dürften die hier genannten Schätzungen doch wohl die richtige Größenordnung treffen. Eine der bekanntesten dieser Schätzungen wurde in England durchgeführt. Das Ergebnis zeigt Tab. 104.

Man sieht, hier hat die durchschnittliche zusätzliche Belastung das Niveau der Basisaktivität noch längst nicht

Tabelle 104. *Aufzählung der geschätzten Bevölkerungsstrahlendosen für die Gonaden, in Prozentzahlen der natürlichen Strahlenbelastung ausgedrückt* (nach Med. Forschungsrat von Großbritannien 1956)

Strahlenquelle	Näherungswert für die Gonadendosis in Prozentzahlen der natürlichen Strahlenbelastung
Natürliche Belastung	100
Diagnostische Röntgenologie . .	wenigstens 22
Strahlentherapie	?
Röntgenapparate in Schuhgeschäften	0,1
Leuchtzifferblätter	1
Fernsehempfänger.	viel weniger als 1
Flüge in großer Höhe	unbedeutend
Berufliche Exponierung:	
Radiologie und Industrie . . .	wenigstens 1,6
Atomenergiebehörde	0,1
Fall-out von Testexplosionen . .	weniger als 1

erreicht. Es sei jedoch nicht verschwiegen, daß die Untersuchungen aus Schweden wie aus den USA ein weniger günstiges Bild ergeben. Dort erreicht die zusätzliche Belastung teilweise die Basisaktivität.

Worauf ist dieser Unterschied zurückzuführen? Die Antwort drängt sich auf, sobald man die Gesamtsumme der zusätzlichen Belastung etwas genauer analysiert. Diese Analyse hat ein für manchen sicher überraschendes und für uns Ärzte betrübliches Ergebnis: *Der Hauptteil fällt auf diagnostische Anwendung der Röntgenstrahlen.* Daraus folgt die Antwort auf die oben gestellte Frage nach dem regionalen Unterschied: *Die Belastung ist besonders hoch in Ländern, in denen bestimmte Röntgenuntersuchungen besonders häufig ausgeführt werden.*

Wir sprachen von bestimmten Röntgenuntersuchungen. Welche von ihnen sind es, die man als besonders gefährlich ansehen muß? Ganz allgemein wird man sagen können, daß etwa Röntgenaufnahmen des Thorax relativ harmlos sind; denn die Belichtungszeit und damit die Strahlendosis sind sehr gering, und die Gonaden liegen nicht im Strahlengang. Weniger harmlos sind schon Thoraxdurchleuchtungen, die wesentlich mehr Zeit in Anspruch nehmen und bei denen die Belastung der Gonaden durch Streustrahlung zwar im Einzelfall gering, aber angesichts der großen Anzahl der Untersuchungen doch nicht mehr zu vernachlässigen ist. Man sollte daher nicht die Aufnahme als Ergänzung der Durchleuchtung, sondern die Durchleuchtung, wo sie notwendig ist, als Ergänzung der Aufnahme ansehen. Bedenklicher dagegen sind Untersuchungen mit härteren Strahlenarten, wie sie etwa zur Untersuchung des Skeletes verwendet werden. Gerade hier macht es besonders viel aus, ob die Keimdrüsen direkt im Strahlengang liegen oder ob sie nur indirekt durch Streustrahlung getroffen werden. Besonders größere Serien von Röntgenuntersuchungen des knöchernen Beckens und seiner Nachbarschaft sind gefährlich. Betrachtet man die Belastung, auf die Bevölkerung bezogen, wie Osborn und Smith das auf Grund der Daten der britischen Gesundheitsfürsorge taten, so sieht man, daß etwa Untersuchungen des Hüftgelenkes und der lumbalen Wirbelsäule sowie Pyelogramme den Hauptanteil tragen. Obwohl sie nur 7% aller Röntgenuntersuchungen ausmachen, ist $^3/_4$ der Gonadenbelastung auf sie zurückzuführen.

Als praktische Konsequenz ergibt sich die Forderung: Die Strahlenbelastung sollte bei diagnostischer Strahlenanwendung im allgemeinen und bei der Anwendung von Untersuchungsmethoden, bei denen die Gonaden im Strahlengang liegen, im besonderen so gering wie möglich gehalten werden. Der Arzt sollte in jedem Einzelfall sorgfältig abwägen, wie er dem Wohl der Gesamtbevölkerung dienen kann, ohne das berechtigte Interesse des Individuums zu vernachlässigen. Die technische Möglichkeit, die die Röntgenologie hier bietet, ist heute schon sehr weit entwickelt; sie soll an dieser Stelle nicht abgehandelt werden.

Von der Diagnostik ist nur ein kleiner Schritt zur Therapie. In der Tab. 104 befindet sich an dieser Stelle ein Fragezeichen. Zwar werden bei der Therapie teilweise sehr hohe Strahlendosen an die Gonaden herangebracht. Sehr oft sind jedoch Personen betroffen, bei denen ohnehin z. B. wegen ihres Lebensalters nicht mehr die Aussicht besteht, daß sie noch Kinder bekommen werden. Jedoch auch wo das nicht der Fall ist, ist die Krebstherapie ein Beispiel dafür, wie das zwingende Interesse der Einzelperson alle anderen Gesichtspunkte zurücktreten läßt. Sehr starke Bedenken tauchen jedoch auf, wenn vorgeschlagen wird, man solle etwa die Sterilität durch Röntgenbestrahlung der Gonaden zu behandeln suchen[1]. Zum Glück wird die Methode auch von den meisten Röntgenologen abgelehnt[2], zumal die Erfolge nicht eindrucksvoll sind.

Von den übrigen Möglichkeiten der Tab. 104 sei wegen ihrer großen Popularität besonders die Schädigung durch den radioaktiven „Fall-out" von Atombomben-Explosionen noch erwähnt. Wie man sieht, war die Belastung durch diese Strahlenquelle noch 1955 verschwindend gering; sie lag etwa in der Größenordnung der Belastung durch Leuchtzifferblätter von Armbanduhren. Inzwischen ist sie etwas angestiegen, in letzter Zeit dagegen fast auf 0 abgefallen. Dabei muß berücksichtigt werden, daß manche radioaktiven Isotope sich im Gewebe anreichern, so z. B. das Strontium 90, welches sich anstelle von Calcium im Knochen ablagert.

Eine besondere Beachtung verdient die Spalte der beruflichen Belastung. Auf die Gesamtbevölkerung bezogen, erscheint diese Belastung gering. Sie ist jedoch wesentlich höher für den Teil der Bevölkerung, der beruflich exponiert ist. Diese Berufsgruppe wird mit der immer vielseitigeren Anwendung von Strahlenquellen und radioaktiven Isotopen noch anwachsen.

„Die Zahl jener Personen, die mit Strahlenquellen zu tun haben, wird für Westdeutschland und das Jahr 1956 bereits auf 25000—75000, für das Jahr 1960 aber schon auf etwa 150000 geschätzt"[3]. In den USA soll dagegen (nach Langendorff 1958; zit. nach Barthelmess) bereits jeder 5. Bürger in irgendeiner Form mit energiereicher Strahlung zu tun haben. Einen Überblick über die verschiedenen Möglichkeiten der Strahlenanwendung in der modernen Zivilisation gibt Tab. 105 (Barthelmess 1959), einen Eindruck vom Ansteigen des Bedarfes speziell an radioaktiven Isotopen Abb. 167.

---

[1] Kaplan; Rubin 1952.
[2] Jost 1933.
[3] Barthelmess 1959.

Tabelle 105. *Anwendungsgebiete energiereicher Strahlung, die überdurchschnittliche berufliche und nichtberufliche Strahlenbelastung verursachen* (nach BARTHELMESS)

Anwendungsgebiet Zweck oder Art der Verwendung	Feste Röntgen-, γ- und Neutronenquellen	Radioaktive Stoffe (flüssig, gasförmig)
1. *Medizin* Diagnose	Röntgenfoto, Durchleuchtung	Drüsenfunktionsprüfung Blutvolumenbestimmung Kreislaufuntersuchung Tumorlokalisierung (früher Kontrastmittel für Röntgendiagnose)
Therapie	Tumorzerstörung, Reizbestrahlung bei Gelenkentzündung und Frühgeburten (früher: zeitweilige Sterilisierung, Zerstörung von Infektionsherden)	Tumorzerstörung, Beseitigung von Drüsenüberfunktion Heilung von bestimmten Blutkrankheiten, Bäder und Inhalationen
2. *Forschungslaboratorien* *Physik* *Chemie*	zahlreiche Aufgaben mit normaler Röntgen- u. γ-Strahlung, Betatron, Cyclotron, Kosmotron usw. Spektralanalyse	zahlreiche Arbeiten mit natürlichen und künstlichen radioaktiven Stoffen Aktivierungsanalyse, Verdünnungsanalyse, Papierchromatographie, Kontrolle quantit. Analysen, Austauschreaktionen
Biologie	Pflanzenzüchtung, Reizbestrahlung zw. Erntesteigerung Insektenbekämpfung	Stoffwechseluntersuchungen Erntesteigerung
3. *Nahrungsmittelindustrie*	Sterilisierung von Milch, Fleisch, Fischen, Früchten. Keimungshemmung bei Kartoffeln	
4. *Wasserwirtschaft*	Klärwirkung v. Absetzbecken Schlickhöhe in Röhren	Grundwasserverlauf
5. *Industrie*	Zerstörungsfreie Materialprüfung (Werkstücke, Röhren), Korrosionsprüfung (Hochöfen, Säuretanks)	Leuchtfarben (Herstellung, Bemalung von Zifferblättern usw.)
	Abnützung von Maschinenteilen, Dickenmessung von Walzgut, Füllstandsmessung in Behältern, Härtung v. Kunststoffen, Beseitigung störender Reibungselektrizität (Textil-, Papier-, Kunststoffindustrie)	
6. *Transport* Transportgut	Gefährdung durch: undichte Verpackung, Beschädigung beim Be- und Entladen, bei Verkehrsunfällen (Sicherung, Verpackung, Abtransport, Verseuchung); Verlust, Diebstahl, Mißbrauch auf dem Weg von: Bergwerk zu Verhüttung, zu Reingewinnung, zu Lagerung, zu Verwendungsart, zu Lagerung der Reste oder Zerfallsprodukte	
Transportmittel	(siehe unter 8)	
7. *Bergbau* Gewinnung und Verarbeitung Lagerstättenforschung	Gesteinsaktivierung im Bohrloch mit Neutronenstrahlern	Radioaktive Erze, (Abtrennung Anreicherung, Reindarstellung) Schätzung der Ergiebigkeit von Ölquellen
8. *Reaktoren* Forschungs-R. Kraftwerke Transportmittel Lagerungsstätten	Physikal. und biolog. Versuche Wärmenutzung Atomschiffe, A-Flugzeuge, A-Lokomotiven für die radioaktiven Zerfallsprodukte („Atom-Müll")	Herstellung radioakt. Isotope Plutoniumgewinnung

In diesem Zusammenhang sei auch die Anwendung radiotherapeutischer Maßnahmen vom Standpunkt des Pflegepersonals aus erwähnt. So beschreibt v. SCHUBERT[1] die Behandlung des weiblichen Genital-Ca. mit Radium folgendermaßen:

---

[1] Aus BARTHELMESS 1959.

Das dünnwandige Radiumröhrchen wird in einem Bleikasten von der Aufbewahrung zum Behandlungstisch gebracht, dort entnommen, in ein Messingröhrchen eingeführt, verschraubt, auf einem Messingträger und mit diesem auf einer formbaren Prothesenmasse befestigt, und in die Geburtswege eingeführt und angepaßt.

Dort bleibt es (bei 60 mg Radium) für 50 Std. Dann folgen Entnahme aus dem Körper, Trennung des Radiumträgers von der Prothesenmasse, Aufschrauben des Messingröhrchens, Entnahme, Reinigung und Desinfektion des Radiumröhrchens in einer Porzellanschale und Rücktransport des Bleikastens in den Aufbewahrungsraum. Selbst eine gut geübte Schwester erhält während dieser Tätigkeit bei zwei Einlagen pro Woche am Unterleib eine γ-Dosis von 400 mr, also das Vierfache der für die Keimbahnbestrahlung höchstzulässigen Dosis! Auch den Arzt, der die Einlage und Anpassung vornimmt, treffen bei wöchentlich zwei Einlagen 60 mr/ Woche. Das Tumorgewebe muß zu seiner Zerstörung selbst mindestens 3000—5000 r absorbieren. Die γ-Strahlung des Radiums ist aber derartig hart, daß sie aus dem Körper der Patientin auch in die Umgebung austritt. Am Bettrand, also in 50 cm Abstand, sind noch 60 mr/Stunde,

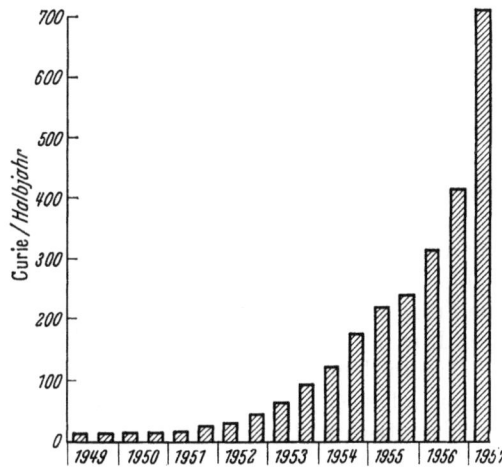

Abb. 167. Einfuhr radioaktiver Isotope in die Bundesrepublik (ohne Groß-Kobaltquellen) (n. BARTHELMESS 1959)

in der Mitte eines etwaigen Nachbarbettes (2 m Abstand) noch 8 mr/Stunde zu messen. Da das Röhrchen meist für 50 Std eingelegt bleibt, würde eine Mitpatientin im Nachbarbett in dieser Zeit 50 × 8 = 400 mr erhalten, die behandelnde Schwester, die täglich mindestens eine Stunde am Bett verbringt, bei Schwerkranken eher noch mehr, mindestens 60 mr/Tag, während zweitägiger Behandlung 120 mr; wenn sie in einer Woche gleichzeitig zwei solcher Frauen pflegt, macht das mindestens 240 mr, also das 2,5fache der höchstzulässigen Wochendosis! Dieses nur als ein Beispiel für berufliche Exposition!

e) Welche Bedeutung hat dieser Anstieg für die Menschheit?

Wir wenden uns nun der zweiten Frage zu: *Wie groß ist der Teil spontaner Mutationen, der durch die natürliche Strahlenbelastung bedingt ist, und wie stark erhöht eine bestimmte Vermehrung der Strahlenbelastung die Mutationsrate?* Um es gleich vorwegzunehmen: Irgendwelche eindeutigen Befunde beim Menschen liegen zu dieser Frage nicht vor. Ja, wir sind noch nicht einmal in der Lage, die Größenordnung einigermaßen genau zu schätzen. Das erkennt man schon, wenn man die Schätzungen kompetenter Fachleute miteinander vergleicht: Sie liegen zwischen 3 r und etwa 150 r. Sie differieren also um das 50fache. NACHTSHEIM (1957) sagt: „Die Werte beweisen ihren Unwert!"

Wir müssen zunächst wieder die Werte beim Versuchstier betrachten. Sie liegen bei Drosophila im Bereich von 30—50 r. Welche Verhältnisse finden wir bei der Maus? Die Berechnung ist einfach, wenn wir die Tab. 99 betrachten: Wir legen der Rechnung die umfangreichste Gruppe von Daten, die durch Bestrahlung von Männchen mit 600 r gewonnenen Mutationen, zugrunde und vergleichen sie mit den bei Männchen aufgetretenen spontanen Mutationen. Folgende Zahlenwerte stehen zur Verfügung:

Spontan	Induziert
(♂♂)	(600 r bei ♂♂)
10/155 595,	111/119 326.

Berücksichtigt man, daß unter den im Bestrahlungsexperiment enthaltenen Mutationen einige spontane sind, setzt man die Spontanrate in diesem Experiment genauso hoch an wie in der Kontrollgruppe, und zieht man diesen Wert von den induzierten Mutationen ab, dann gibt eine einfache Dreisatzrechnung 44,5 r als die Strahlendosis, die die spontane Mutationsrate gerade verdoppelt hätte. Diese Rechnung ist schon als solche nur mit gewissen Einschränkungen gültig. So gilt sie nur für einmalige Röntgenbestrahlung: bei Verwendung der Daten aus chronischer Bestrahlung läge der Wert höher. Auf der anderen Seite gilt dieser Wert nur für ♂♂. Wenn bei ♀♀ die Spontanrate geringer ist, wofür die Befunde zu sprechen scheinen, dann muß man eine geringere Verdoppelungsdosis annehmen, vorausgesetzt, daß nicht auch die Rate induzierter Mutationen entsprechend verringert ist.

Dazu kommt, daß das Verhältnis Spontanrate/Rate induzierter Mutationen für die 7 analysierten loci durchaus verschieden zu sein scheint, wenn auch die Zahlen hier für eine genauere Analyse noch zu klein sind. Immerhin wirft das aber die Frage auf: *Inwieweit sind die 7 geprüften loci für das Gesamtgenom repräsentativ?* Der Durchschnittswert wird dadurch problematisch.

Treten demnach schon bei der Deutung dieser Zahl für die Maus Schwierigkeiten auf, so erweisen sich Analogieschlüsse auf den Menschen als noch wesentlich problematischer. Das hängt vor allem mit der wesentlich längeren Generationsdauer des Menschen zusammen. Wie wir bereits sahen, liegt die Generationsdauer des Menschen um das etwa 100fache über der bei der Maus. Daraus könnte man schließen, daß auch ein entsprechend höherer Anteil der „spontanen" Mutationen durch natürliche Basisstrahlung bedingt sei und demnach die Verdoppelungsdosis entsprechend geringer sei. Dabei ist an die Schätzung von SCHULL und NEEL für die absolute Empfindlichkeit/locus und r auf Grund der Daten über das Geschlechtsverhältnis in der Bevölkerung von Hiroshima und Nagasaki zu erinnern (vgl. oben). Diese Schätzung stimmte, wie wir sahen, mit der für die Maus relativ gut überein.

Eine andere Alternative wäre, daß entweder auch die Rate der aus anderen Gründen beim Menschen auftretenden Mutationsrate höher ist, wofür aber die bekannten Spontanraten bei Mensch und Maus keinen Hinweis bieten, oder aber daß die Wirkung des Unterschiedes in der Generationsdauer durch verschiedene Empfindlichkeit von Keimzellstadien wenigstens teilweise kompensiert wird.

Zusammenfassend müssen wir feststellen: Die Untersuchungen bei der Maus lassen keine bindenden Schlüsse auf die „Verdoppelungsdosis" beim Menschen zu. *Es ist jedoch zu befürchten, daß sie beim Menschen geringer ist als bei der Maus.*

Wie problematisch allerdings Analogieschlüsse von einer Species auf die andere sind, zeigt der Vergleich zwischen der Maus und Drosophila. Obwohl Drosophila eine wesentlich kürzere Generationsdauer hat, und obwohl ihr genetisches Material nach den Untersuchungen ALEXANDERs weniger empfindlich gegenüber Strahlen zu sein scheint, *ist die Verdoppelungsdosis bei beiden Species etwa gleich hoch.*

Für den Menschen ergibt sich die Schlußfolgerung: *Das Problem, wie stark eine bestimmte Vermehrung der Strahlenbelastung die Mutationsrate im Verhältnis zur Spontanrate erhöht, kann nur durch Untersuchungen am Menschen selbst gelöst werden!* Erlauben uns die Untersuchungen über das Geschlechtsverhältnis, diese Frage zu beantworten? Leider lautet die Antwort: Nein! Der Grund liegt auf der Hand: Wir wissen nicht, inwieweit das „normale" Geschlechtsverhältnis bei der Geburt durch spontan auftretende X-chromosomal-recessive Letalfaktoren in Keimzellen von Frauen einerseits und durch X-chromosomal-dominante Letalfaktoren in Keimzellen von Männern andererseits beeinflußt ist.

Es gibt jedoch auch beim Menschen einen Weg, dieses Problem zu behandeln. Theoretisch ist er ganz einfach: Man muß genau wie bei der Maus bestimmte, gut definierte Testmutationen herausgreifen und nun untersuchen, ob sie in Abhängigkeit von verschieden hoher Strahlenbelastung verschieden häufig auftreten. Der entscheidende Unterschied dabei ist aber: Beim Menschen kann man zur Darstellung von Neumutationen keine Rückkreuzung mit einem homozygoten Teststamm vornehmen. Deshalb ist es nicht möglich, recessive Testmutationen auszuwählen; man ist auf dominante Mutationen angewiesen; denn jede Neumutation muß als solche direkt zu erkennen sein. Merkmale, die für eine derartige Untersuchung geeignet sein sollen, müssen folgende weitere Voraussetzungen erfüllen:

1. Die Penetranz muß vollständig oder doch praktisch vollständig sein.

2. Das Merkmal muß eindeutig diagnostizierbar und von verwandten Formen gut abzugrenzen sein. Die Abgrenzung von genetisch anderen Formen ist nicht so vordringlich, wenn diese Formen ebenfalls dominanten Erbgang haben. Die Frage wird aber brennend, wenn es neben der dominanten etwa eine phänotypisch gleiche recessive Form gibt.

3. Das Merkmal muß einen deutlichen Selektionsnachteil der Merkmalsträger gegenüber dem Bevölkerungsdurchschnitt mit sich bringen. Sonst hat man nicht mit einer im Verhältnis zur Gesamtzahl der Patienten wesentlichen Anzahl von Neumutanten zu rechnen.

4. Man muß sicher sein, daß nach menschlichem Ermessen keine phänotypisch unabgrenzbaren Phänokopien vorkommen.

Diese Voraussetzungen erscheinen relativ einfach. Prüft man aber die bekannten dominant erblichen Merkmale des Menschen daraufhin durch, welche von ihnen diese Voraussetzungen erfüllen, so findet man, daß es außerordentlich wenige gibt, für die das annähernd zutrifft. Ideal geeignet ist eigentlich keines. Insbesondere darf man keineswegs glauben, es seien etwa alle diejenigen Merkmale geeignet, von denen wir oben (S. 310) sahen, daß einigermaßen zuverlässig erscheinende Mutationsratenschätzungen vorliegen. Unter ihnen befinden sich solche, die zwar relativ häufig und genetisch gut bekannt sind, deren Selektionsnachteil erheblich ist und für die deshalb auch einigermaßen zuverlässige, indirekte Mutationsraten-Schätzungen vorliegen, die aber trotzdem für eine solche Erhebung nicht geeignet sind. Bei manchen von ihnen ist die Penetranz zu gering und die Manifestationsbreite zu groß. Andere machen zu spät im Leben klinische Symptome usw. Wir nennen etwa das Marfan-Syndrom, die Dystrophia myotonica, die dominant erbliche Form der Cystennieren. Allen diesen Komplikationen ist gemeinsam, daß sie es im einzelnen Fall schwer, wenn nicht unmöglich machen zu entscheiden, ob ein bestimmter Fall aus einer Neumutation hervorgegangen ist oder nicht.

Wie gesagt, ideal geeignet ist eigentlich keines der bekannten Merkmale. Es gibt jedoch einige, bei denen man erwarten darf, daß sie ein klares Urteil zulassen werden, wenn einige noch offene, z. B. differentialdiagnostische Probleme an einem großen Material geklärt werden. Es erhebt sich die Frage: Wie groß muß das Ausgangsmaterial sein, von dem man ausgehen muß, um einen Anstieg in der Mutationsrate oder ganz allgemein irgendeine Veränderung mit ausreichender Genauigkeit festzustellen?

Dieses statistische Problem wurde kürzlich genauer behandelt[1].

Wir führen folgende Bezeichnungen ein:

μ_1 = Mutationsrate z. Z. der ersten Beobachtung;

μ_2 = Mutationsrate z. Z. der zweiten Beobachtung;

$t = \dfrac{\mu_2}{\mu_1}$ = Der Trend in der Mutationsrate, d. h. Erhöhung oder Erniedrigung;

x_1 = Zahl der Neumutanten in der ersten Bevölkerungsstichprobe;

x_2 = Zahl der Neumutanten in der zweiten Bevölkerungsstichprobe;

$x_{1.2} = x_1 + x_2$ = Summe aller Neumutanten beider Stichproben;

$t' = \dfrac{x_2}{x_1}$ = Der in der Stichprobe beobachtete Trend.

---

[1] Vgl. STROBEL und VOGEL 1958.

Was wir wissen wollen, ist: Mit welcher Genauigkeit können wir aus diesen Werten x_1 und x_2 (sagen wir: Zahl der Neumutanten der Geburtsjahrgänge 1941—1950 und 1951—1960) und dem aus ihnen geschätzten Mutationsraten-Trend $t' = \dfrac{x_2}{x_1}$ Aussagen auf den tatsächlichen Mutationsraten-Trend $t = \dfrac{\mu_2}{\mu_1}$ ableiten? Dafür errechnet sich der folgende Näherungswert für $P = 0{,}95$:

$$t' = t \pm 2t \sqrt{\frac{3{,}8}{x_{1,2}}} \quad ; \quad \frac{|t'-t|}{t} = 2 \sqrt{\frac{3{,}8}{x_{1,2}}} \qquad [1]$$

Es ist nun leicht möglich, aus dieser Gleichung nicht nur die Fehlergrenzen für t zu errechnen, sondern auch die Stichprobengröße zu ermitteln, die notwendig ist, damit man einen Trend mit einer bestimmten Genauigkeit erfassen kann. Die Abb. 168 zeigt die Werte $|t'-t|$ in Abhängigkeit von t und der gemeinsamen Größe der Stichproben x_1 und x_2. Es handelt sich, wie gesagt, um eine Näherungsformel. In Wirklichkeit ist die Beziehung weder ganz linear noch ganz symmetrisch. Aber die Abweichungen sind vernachlässigenswert gering.

Wir kommen zur praktischen Anwendung dieses Modells auf das Problem des Mutations-raten-Trends. Um aus ihm die praktischen Konsequenzen ziehen zu können, müssen wir uns zunächst die Frage vorlegen: Welche Merkmale sind für eine solche Untersuchung geeignet, und wie häufig sind sie?

Über die Kriterien für die Eignung eines Merkmales wurde bereits oben gesprochen. Tab. 106 zeigt eine Auswahl von Merkmalen, wie sie in Deutschland für eine derartige Untersuchung ausgewählt wurden. Wie häufig sie sind, das ist nicht bei allen ausreichend bekannt. Insgesamt kann man auf Grund verschiedener Erwägungen, die hier nicht im einzelnen diskutiert werden sollen, vielleicht sagen: Eines von ihnen wird etwa unter 5000—10000 Geburten zu erwarten sein.

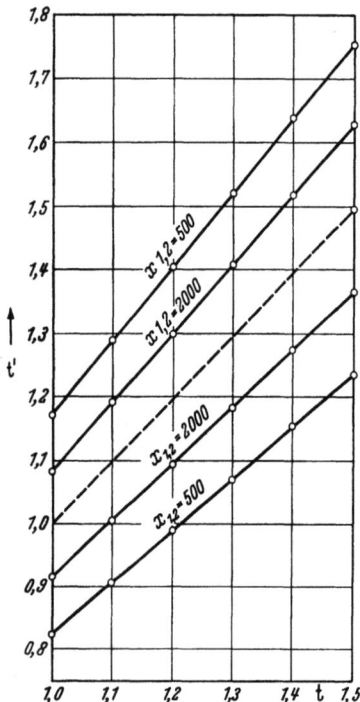

Abb. 168. Vertrauensgrenzen für die obere und untere Grenze von t' in Abhängigkeit von dem tatsächlichen Trend t und der gemeinsamen Größe der Stichproben x_1 und x_2 (VOGEL 1960)

Die praktischen Konsequenzen für die Planung einer derartigen Untersuchung wollen wir am Beispiel der Bundesrepublik Deutschland betrachten: Die Bundesrepublik (ohne West-Berlin und Saarland) hatte am 13. 9. 1950 eine Bevölkerung von 50595400 Einwohnern. In den zehn Jahren von 1947—1956 wurden im gleichen Bereich 7749668 Lebendgeborene registriert. Als Beispiel für einen kleineren Bereich greifen wir das Land Schleswig-Holstein heraus. Es hatte am 13. 9. 1950 2271000 Einwohner; die Geburtenziffer betrug 1947—1956 380748. Die Bevölkerungen beider Gebiete können als geeignet, wenn auch bezüglich der Geburtenziffern etwas pessimistische Modelle stationärer westeuropäischer Bevölkerungen betrachtet werden. Bei einer Häufigkeit der Neumutanten von 1/10000 war in der Bundesrepublik im Laufe von 10 Jahren mit der Geburt von etwa 775 Neumutanten zu rechnen. Nehmen wir nur an, die Geburtenziffer bleibe für die nächsten 10 Jahre gleich, und der Mutationsraten-Trend betrüge 1,1, so ergibt sich: $x_{1,2} = 1628$, $|t'-t| = 0{,}1068$. Das heißt, die Vertrauensgrenzen für $P = 0{,}95$ liegen ungefähr bei $\pm 10\%$. Nehmen wir optimistischerweise an, es gelänge, durch Hinzuziehen neuer Merkmale Neumutanten in der Gesamthäufigkeit 1 : 5000 zu erfassen, dann betrüge $x_{1,2} = 3256$; ein Trend $t = 1{,}1$ ließe sich mit einer Genauigkeit von $\pm 7{,}52\%$ erfassen.

Die gleichen Zahlen für das Land Schleswig-Holstein: Es sind innerhalb von 10 Jahren bei 1/10000 38 Neumutanten dieser Merkmale zu erwarten. Das entspricht bei gleichbleibender

---

[1] Ableitungen bei STROBEL und VOGEL.

Geburtenzahl in den nächsten 10 Jahren und einem Trend 1,1 einem Wert $x_{1,2} = 80$. Wegen der kleinen Zahlen ist hier nur eine grobe und etwas pessimistische Abschätzung möglich. Es ergibt sich für $t = 1,1$: $|t' - t| = 0,48$. Mit anderen Worten, ich könnte einen Trend von 1,1 nur mit einer Genauigkeit $\pm 48\%$ abschätzen! Bei der Annahme einer Mutantenhäufigkeit 1/5000 ergibt sich: $x_{1,2} = 160$, $|t' - t'| = 0,339$. Mit anderen Worten: Der Trend 1,1 wäre nur mit etwa $\pm 34\%$ abschätzbar.

Welche Folgerungen muß man aus diesen Ergebnissen für die praktische Planung ziehen? Es ist natürlich im Grunde genommen Geschmackssache, mit welcher Genauigkeit man einen Trend in der Mutationsrate zu erfassen bestrebt sein soll. Wir möchten aber doch glauben, daß derartig kostspielige, auf lange Sicht geplante Untersuchungen nur dann begonnen werden sollten, wenn man Aussicht hat, einen Trend mit einer Genauigkeit von weniger als $10\% \pm$ zu erfassen.

Tabelle 106. *Merkmale, die in Deutschland für Untersuchungen über Zunahme der Mutationsrate verwendet werden*

Aniridie
Chondrodysplasie
Retinoblastom
Keratoma palmare et plantare
Epidermolysis bullosa simplex
Monilethrix
Frühform der Dystrophia musculorum progressiva

Dazu ist die Erfassung der gesamten Bevölkerung der Deutschen Bundesrepublik im Laufe, sagen wir, zweier Jahrzehnte selbst dann gerade noch geeignet, wenn die pessimistische Annahme zutreffen sollte, daß die Häufigkeit geeigneter Merkmale etwa 1 : 10000 beträgt[1].

Gegen die Ergebnisse, die vielleicht in 15—20 Jahren zu erwarten sind, ist von vornherein ein Einwand möglich, den wir schon in Zusammenhang mit den analogen Untersuchungen bei der Maus diskutierten. Es muß bezweifelt werden, ob die untersuchten loci repräsentativ für das Gesamtgenom sind. Wie wir aus dem Beispiel der Maus sahen, ist das Verhältnis spontane Mutationsrate/induzierte Mutationsrate von locus zu locus sehr verschieden. Demnach ist ein Schluß von einzelnen loci auf das Gesamtgenom mindestens problematisch. Auf der anderen Seite ist dieser Weg der einzige, der uns offensteht, um auf die brennende Frage nach dem Ausmaß der genetischen Strahlenschädigung überhaupt eine Antwort zu bekommen. Man wird bestrebt sein, gemäß den Fortschritten der Humangenetik die Zahl der Merkmale zu erhöhen, womit sich auch die oben genannte statistische Schwierigkeit etwas bessern wird.

Ein anderer Weg, in der Frage der genetischen Strahlenschädigung beim Menschen weiter zu kommen, ist die cytogenetische Analyse von Chromosomenveränderungen in Einzelzellen entweder nach Bestrahlung in der Zellkultur oder nach Bestrahlung beim lebenden Menschen. So scheinen Ergebnisse von PUCK (zit. nach STERN 1961) darauf hinzudeuten, daß schon eine Bestrahlung mit 20 r in der Zellkultur ausreicht, um mindestens eine sichtbare Chromosomenmutation in jeder Zelle auszulösen. Kürzlich wurde über sichtbare Chromosomenanomalien in Leukocyten des strömenden Blutes nach Röntgenbestrahlung (TOUGH u. Mitarb. 1960) oder nach therapeutischer Anwendung von J[131] (BOYD u. Mitarb. 1961) berichtet. Diese Art von Untersuchungen kann uns lehren, welche Typen von Chromosomenveränderungen in menschlichen Zellen induziert werden können. Zur Frage der genetischen Schädigung kommender Generationen müßte man außerdem wissen, wie viele der so geschädigten Zellen noch wirklich die Reifeteilungen durchlaufen und zur Befruchtung gelangen. Möglicherweise werden diese cytogenetischen Untersuchungen eine unmittelbarere Bedeutung für das Krebsproblem als für die Frage der genetischen Strahlenschädigung bekommen.

---

[1] An verschiedenen Stellen in Deutschland (vgl. die Vorträge von V. VERSCHUER, LEHMANN und WENDT im Barsinghausener Symposium) bemüht man sich, wesentlich umfassendere Gruppen von Erbkrankheiten in ihrer Häufigkeit festzustellen und zu registrieren in der Hoffnung, daß sich auf diesem Wege noch mehr Merkmale als geeignet für die Feststellung des Mutationsraten-Trends herausstellen werden und daß man auf diese Weise die Gesamt-Häufigkeitsziffer erhöhen kann. Zu den praktisch-organisatorischen Problemen der Dokumentation bei derartigen Erhebungen vgl. EBBING 1961.

Auch auf Grund unseres bisherigen Wissens über das Problem der genetischen Strahlenschädigung wird der Genetiker darauf dringen, daß ganz bestimmte praktische Schlußfolgerungen gezogen werden.

f) Praktische Empfehlungen zum Strahlenschutz vom Standpunkt des Genetikers

Aus der oben dargestellten Gefahr der *Strahlenbelastung* ergibt sich für uns die Aufgabe des *Strahlenschutzes*. Dabei sei wieder an das Grundproblem erinnert, das wir zu Anfang entwickelten: *Es gibt, genetisch gesehen, keine Strahlendosis, die so klein ist, daß man sie als ungefährlich ansehen kann!* Für die praktischen Folgerungen, die wir zu ziehen haben, lautet die Frage also nicht: Wie kann ich den genetischen Schaden verhüten? Sondern sie lautet nur: Wie kann ich ihn möglichst gering halten? Fragt man nach praktischen Maßnahmen, so erweist sich die Frage des Schutzes gegen genetische Schäden als eng verquickt mit der anderen nach dem Schutz vor individuellen Schäden. Zum Glück; denn die eigene Gefahr läßt die meisten Menschen viel weniger kalt als die Gefahr für die kommenden Geschlechter. Es ist nicht unsere Absicht, bei der Diskussion sehr ins einzelne zu gehen[1]; nur einige allgemeine Gedanken sollen folgen.

Man kann einen aktiven und einen passiven Strahlenschutz unterscheiden.

a) Passiver Strahlenschutz. Unter diesem Begriff faßt man alle Maßnahmen zusammen, die dazu geeignet sind, die Strahlenbelastung der Keimdrüsen möglichst gering zu halten. Durch die an vielen Stellen routinemäßig durchgeführte Kontrolle des Röntgenpersonals mittels von Testfilmen kann hier viel erreicht werden; die Tatsache allein, daß eine Kontrolle vorhanden ist, wirkt erzieherisch[2]. In den USA ist die Organisation der Schutzmaßnahmen weit fortgeschritten; u. a. besteht an jeder Universität ein Radioisotopen-Komitee, und es gibt an vielen Stellen den "Health physicist", dessen eigentliches Arbeitsgebiet der Strahlenschutz ist[3].

Das Comm. on Genetic Effects of Atomic Radiation. Nat. Acad. Sci. USA, Nat. Res. Council gab 1956 folgende konkrete Empfehlungen zur Vorbeugung genetischer Strahlenschäden (etwas gekürzt):

1. Es sollte ein staatliches System der Registrierung von Strahlenexpositionen eingeführt werden. Dadurch kann für jede einzelne Person ein vollständiger Überblick über alle Strahleneinwirkungen gewonnen werden.

2. Die Mediziner sollten alle Anstrengungen machen, die Belastung mit Röntgenstrahlen für die Einzelperson so gering zu halten, wie es nur irgend mit den medizinischen Notwendigkeiten vereinbart werden kann. Und vor allen Dingen muß dem Schutz der Keimzellen die nötige Aufmerksamkeit gewidmet werden.

3. Als nationaler Standard soll festgelegt werden, daß medizinische und nicht-medizinische Röntgeneinrichtungen, Kraftwerke, Verteilung radioaktiver Abfallprodukte, Einwirkungen zu experimentellen Zwecken, Atomwaffenteste und alle anderen durch den Menschen kontrollierbaren Strahlenquellen so beschränkt werden sollen, daß die Bewohner des Landes im Laufe der ersten 30 Lebensjahre im Durchschnitt nicht mehr als 10 r als Gesamtdosis für die die Keimzellen treffende Strahlung erhalten.

4. Diese letztere Empfehlung sollte von Zeit zu Zeit überprüft werden, mit dem Ziel, die die Keimzellen treffende Strahlung möglichst gering zu halten. Wenn

---

[1] Literatur u. a. bei Rajewski 1956.
[2] Hunter u. Robbins 1951.
[3] Vgl. u. a. Evans 1955.

es möglich ist, die Belastung in Medizin, Industrie oder in beiden zu senken, sollte auch die Empfehlung für die Gesamtdosis gesenkt werden.

5. Einzelne Personen sollten bis zum 30. Lebensjahr nicht mehr als eine Gesamtdosis von 50 r, bis zum 40. Lebensjahr nicht mehr als noch einmal 50 r erhalten.

6. Für berufliche Aufgaben, die eine höhere Belastung notwendig mit sich bringen, sollte man, wenn irgend möglich, nur solche Personen verwenden, die das fortpflanzungsfähige Alter bereits überschritten haben oder bei denen es aus anderen Gründen unwahrscheinlich ist, daß sie sich fortpflanzen werden.

Von NACHTSHEIM[1] wurde besonders der Punkt 1 wiederholt betont. Er forderte mit vielen anderen die Einführung eines „Strahlenpasses" für jede Person, auf dem jede Strahlenbelastung vermerkt werden sollte. Wir möchten diese Forderung dringend unterstützen und verweisen dabei auf die günstigen Erfahrungen, die man mit der erzieherischen Wirkung der Strahlenschutz-Überwachung beim Röntgenpersonal mit Hilfe der Ansteckfilme gemacht hat.

b) Aktiver Strahlenschutz. In Zukunft wird sicher neben diesem passiven Strahlenschutz auch der aktive Schutz durch Zuführung chemischer Stoffe, die die biologische Strahlenwirkung herabsetzen, praktische Bedeutung gewinnen. Seit der Entdeckung von CRABTREE und CRAMER (1933), daß Anaerobiose die Wirkung der Radiumbehandlung auf bösartige Tumoren vermindert, wurde eine Fülle von Untersuchungen über den Strahlenschutz, besonders durch Einführung von reduzierenden Substanzen, durchgeführt. Besonders wichtig ist die Tatsache, daß man eine verminderte Auslösung von Chromosomenbrüchen findet. Allerdings scheinen die Verhältnisse noch verwickelt zu liegen; insbesondere scheinen in der Schutzwirkung verschiedener Stoffe Unterschiede zwischen den Species vorzukommen. So konnten NAKAO u. Mitarb. (1955) bei der Seidenspinnerraupe keine Schutzwirkung von Mercaptoäthylenamin und Cystein finden — Stoffen, deren Wirkung bei anderen Objekten nachgewiesen ist. Auch sagen die allermeisten bisherigen Untersuchungen nur etwas über Schutzwirkungen bei Chromosomenbrüchen aus; über das Verhalten bei Genmutationen weiß man noch sehr wenig, wenn auch einiges dafür spricht, daß auch dort eine Schutzwirkung vorhanden ist[2]. Jedenfalls sind gerade auf diesem Gebiet weitere Untersuchungen dringend erforderlich und erfolgversprechend.

g) Chemische Mutagenese

Wenn wir oben die viel beachtete Gefahr der Mutationsauslösung durch ionisierende Strahlen so genau betrachteten, so dürfen wir darüber eine zweite Gefahr nicht vergessen, die der *Mutationsauslösung durch chemische Stoffe.*

Die Versuche, auf chemischem Wege Erbänderungen herbeizuführen, reichen bis in die Zeit vor dem 1. Weltkrieg zurück. Diese ersten Versuche MORGANs, der Geschwister HERTWIG und später E. BAURs und STUBBEs führten jedoch nicht zu eindeutigen Ergebnissen. Erst während des 2. Weltkrieges gelang es an verschiedenen Stellen, eindeutige Mutationen durch chemische Stoffe zu erzielen. AUERBACH u. ROBSON in Schottland konnten 1941 mit Senfgas Mutationen bei Drosophila melanogaster auslösen; in Deutschland gelang es OEHLKERS (1943), mit einer Reihe von Stoffen bei Blütenpflanzen Translokationen hervorzurufen, wobei sich das Urethan als am wirksamsten erwies; HADORN und NIGGLI (1946) fanden, daß Phenol unter besonderen Umständen, wenn man die vorübergehend herausoperierten Ovarien direkt darin badet, bei Drosophila mutagen ist, und RAPOPORT

---

[1] NACHTSHEIM 1957.
[2] Vgl. HOLLAENDER u. KIMBALL, 1956; dort ein gutes Sammelreferat.

(1946) bewies ebenfalls bei Drosophila die starke Mutagenität von Futter, dem man Formalin beigemischt hatte. In der seitdem vergangenen Zeit wurden die Ergebnisse dieser ersten Untersuchungen nicht nur bestätigt, sondern es zeigte sich, daß die Anzahl der mutagen wirkenden Substanzen überraschend groß ist und daß das Phänomen der chemischen Mutagenese sich bei allen untersuchten Lebewesen nachweisen läßt, also allgemein verbreitet ist.

Bisher gelang es nicht, ein einheitliches Prinzip für die chemische Mutationsauslösung zu finden. Es ist auch nicht anzunehmen, daß ein derartiges Prinzip noch aufgefunden werden wird; denn in manchen Einzelheiten, wie z. B. der Phase der Keimzellenentwicklung, in die sie eingreifen, weichen die verschiedenen Stoffe voneinander ab.

Es sind drei verschiedene Wege aufgezeigt worden, auf denen chemische Stoffe das genetische Material angreifen können (verändert nach BARTHELMESS 1959):

1. Einwirkung auf die Struktur der DNS unter Lösung von Bindungen, Herauslösen von Bausteinen, Eintritt der zugeführten Substanz in das Muster unter fester chemischer Bindung an dieses — also insgesamt lokale Änderungen von Muster und Architektur des genetischen Materials.

2. Einwirkung auf den Reproduktionsvorgang mit Verhinderung oder Verzögerung der Reproduktion entweder aller oder nur bestimmter Organellsorten. Im ersten Fall kann dies für einen Körper zu schweren, unter Umständen tödlichen Schäden führen, z. B. wenn die Reproduktionshemmung Gewebe mit lebhafter Vermehrung trifft, deren Funktion gerade in dieser Vermehrung liegt (blutbildende Gewebe; Keimzellen). Andererseits kann so auch eine krankhaft übersteigerte Zellteilung vermindert werden, z. B. in Tumoren. Darauf beruht zum großen Teil die Wirkung cytostatischer Stoffe, wie sie in der Krebstherapie verwendet werden. Beschränkt sich die Reproduktionshemmung auf bestimmte Organellsorten (z. B. Mitochondrien), so vermindern sich nur diese Organellen. Krebsauslösende Stoffe scheinen teilweise auf diesem Wege zu wirken.

3. Die dritte Möglichkeit ist die Einwirkung auf den Verteilungsvorgang des genetischen Materials während der Mitose und Meiose, u. a. Verklebung von Chromosomen; Verteilung auf mehr als zwei Pole; gänzlicher Ausfall der Verteilung (Entstehung von Polyploidie). Bei der Meiose kann es zu einem Ausbleiben der regelmäßigen Verteilung der Chromosomen kommen. Um hier einen Gedanken vorwegzunehmen: Die auffällige Beobachtung, daß Trisomien des Menschen wie die bei der mongoloiden Idiotie (S. 286) und — in geringerem Ausmaß — beim Klinefelter-Syndrom mit dem Alter der Mutter häufiger werden, könnte durchaus damit zusammenhängen, daß in den Oogonien, die sich ja von der Zeit kurz nach der Geburt bis zu den Reifeteilungen kurz vor der Befruchtung nicht mehr teilen, durch ,,Alterung" chemische Veränderungen auftreten können, die den normalen Ablauf der Meiose stören.

Doch wir kehren zur ersten Möglichkeit zurück! An den Bakteriophagen ist es gelungen, Mutationen durch sehr gezielte chemische Behandlung auszulösen, deren Mechanismus man genau überblickt. WACKER (1951[1]) entdeckte, daß man in der DNS verschiedener Bakterien Thymin durch 5-Bromouracil ersetzen kann. Schon bald (LITMAN und PARDEE 1956) zeigte sich, daß 5-Bromouracil mutagen wirkt. In verschiedenen Versuchen wurde zunächst diese Substanz, dann andere Basen, die ebenfalls für eine der physiologisch entstandenen Basen (S. 25) in die DNS-Struktur eintreten können (,,Basen-Analoge"), an Phagen T4 von E. coli genauer untersucht[2]. Als mutagen wirksam erwies sich auch 2-Aminopurin

---

[1] Literatur bei WACKER 1959.
[2] BENZER u. FREESE 1958, 1959.

(Isoadenin) und 5-Bromo-Oxyuridin. Die durch derartige Basen-Analoge ausgelösten Mutationen haben gegenüber spontanen Mutationen einige Besonderheiten. So zeigen sie in der Regel andere Häufigkeitsmaxima ("hot spots"), wenn man mit der hohen Auflösungsfähigkeit der genetischen Rekombinationsanalyse beim Phagen ihre Verteilung über das genetische Material prüft. Außerdem lassen sie sich auch auf dem gleichen Wege (Zuführung der gleichen oder anderer Basen-Analoge) leicht zur Rückmutation bringen. Diese Ergebnisse lassen die Schlußfolgerung zu, daß die mutagene Wirkung durch Eintritt einer anderen Purin- (bzw. Pyrimidin-)Base in das DNS-Molekül zustandekommt. Durch Vergleich mit dem Verhalten spontaner Mutationen sind auch Schlüsse auf deren Mechanismus möglich: 10% dieser spontanen Mutationen lassen sich ebenso leicht wie die induzierten durch Einwirkung von Basen-Analogen zur Rückmutation veranlassen; bei 90% gelingt das jedoch nicht. FREESE (1959) schließt daraus, daß diese 90% einem anderen Mechanismus folgen. Er denkt dabei etwa an das Eintreten einer Purinbase für eine Pyrimidinbase oder umgekehrt. Auf eine ähnliche spezifische Weise dürfte die mutagene Wirkung von salpeteriger Säure (HNO_2) auf das genetische Material von E. coli zurückzuführen sein (KAUDEWITZ, 1959). Verschiedene Argumente machen es sehr wahrscheinlich, daß die Mutationen durch Desaminierung NH_2-haltiger Basen in der DNS verursacht wurden.

Diese beiden Beispiele wurden genannt, weil es bei ihnen möglich war, den mutagenen Effekt auf ganz bestimmte chemische Änderungen in der DNS zu beziehen und weil sich daraus auch Rückschlüsse auf den normalen Mutationsgang ergaben. In der großen Mehrzahl der als mutagen nachgewiesenen Substanzen ist das jedoch nicht der Fall. Es gibt zwar Spekulationen und mehr oder weniger begründete Vermutungen; unser spezielles Wissen ist jedoch noch gering. Einige Stoffe, die zu Strukturveränderungen des genetischen Materials führen, sind nahe verwandt mit den hochaktiven Radikalen, die auch bei Bestrahlung mit ionisierenden Strahlen entstehen und dort für „indirekte Wirkung" verantwortlich gemacht werden. So wurde mutagene Wirkung von H_2O_2 und organischen Peroxyden auf Bakterien und Pilze nachgewiesen. Diese Stoffe haben eine starke oxydierende Wirkung. Andere mutagene Verbindungen enthalten den Äthyleniminring, der sehr reaktionsfreudig ist. Unstabil und sehr reaktionsfreudig ist auch das Senfgas und das zur Tumortherapie entwickelte Stickstofflost. Eine Neigung, sich mit dem genetischen Material zu verbinden, zeigen u. a. auch viele Akridine, u. a. solche, die in der Medizin als Heilmittel verwendet werden. Eine andere Gruppe mutagen wirksamer Stoffe sind Phenole, besonders Chinone.

Eine elektive Reproduktionshemmung bestimmter, genetisches Material enthaltender Zellbestandteile bei Hefezellen scheint manchen Akridinen eigen zu sein.

Eine Substanz, die eine spezifische Verteilungsstörung hervorruft, ist das Colchicin, das die Mitose im Stadium der Metaphase blockiert. Eine Reihe anderer Stoffe, vor allem Narcotica, beeinflussen ebenfalls die Verteilung.

Für den Genetiker sind aus verschiedenen Gründen die Veränderungen der 1. Gruppe (Strukturveränderungen) besonders wichtig. Die 2. und 3. Gruppe dagegen haben vor allem Interesse für den Krebsforscher und für andere medizinische Aspekte.

Die chemisch ausgelösten Mutationen sind schon des öfteren mit den durch ionisierende Strahlen ausgelösten verglichen worden. Sie weisen eine Reihe von Ähnlichkeiten mit ihnen auf. So können praktisch alle Effekte, die durch Strahlen auslösbar sind, auch durch chemische Mutagene ausgelöst werden.

Es gibt jedoch eine Reihe von Unterschieden. Der auffälligste von ihnen ist das Auftreten von „verzögerten Mutationen". Sehr häufig wird das Gen durch den

chemischen Stoff in einen Zwischenzustand der „Prämutation" versetzt, der dann
auf die folgenden Generationen entweder als solcher weitergegeben wird oder zu
dem ursprünglichen Zustand zurückkehrt, oder endlich in das stabile Stadium
der Mutation übergeht. AUERBACH (1951) hat einige Modelle diskutiert, die den
Zustand der Prämutation erklären.

Ein weiterer Unterschied der Mutagenese durch Strahlen und durch chemische
Stoffe ist der, daß verschiedene Stadien der Keimzellentwicklung eine erhöhte
Gefährdung zeigen.

Wir konnten nur einen sehr kurzen und flüchtigen Überblick über einige Probleme der allgemeinen „Chemogenetik" geben[1]. Nun wenden wir uns der Frage zu:
In welchem Maße ist das Erbgut des Menschen durch chemische Mutagene gefährdet?

Um es vorwegzunehmen: Direkte Untersuchungen zu diesem Thema liegen
bisher nicht vor. Indirekte Schlußfolgerungen von Tierversuchen jedoch sind
noch wesentlich schwieriger als bei der Beurteilung der Strahlenwirkung. So
erhebt sich z. B. die Frage: *Kann der betreffende Stoff überhaupt die Keimzellen
und das genetische Material in ihrem Kern erreichen?*

Gerade bei Mehrzellern müssen dazu Schranken überwunden werden, deren
Funktion es z. T. gerade ist, Fremdstoffe nicht hereinzulassen, abzubauen, auszuscheiden usw. (Haut, Schleimhäute, Nieren). Hier liegen vor dem Experimentator noch weitere unbearbeitete Gebiete, für die sich der Modellversuch an den
Säugetieren geradezu anbietet. Wie kompliziert die Verhältnisse liegen können,
zeigt z. B. Drosophila, wo einige chemische Mutagene zwar beim Männchen,
nicht oder kaum jedoch beim Weibchen mutagen wirken.

Trotz der Schwierigkeiten, die einer Beurteilung der genetischen Gefahr durch
chemische Mutationsauslösung im einzelnen entgegentreten, muß man jedoch
leider befürchten, daß die natürliche Mutabilität bei uns durch chemische Einwirkungen schon erhöht ist und sich noch weiter erhöhen wird. Zu groß ist die
Zahl der Stoffe, die als mutagen nachgewiesen wurden und mit denen die moderne
Zivilisation uns andauernd überhäuft. Eine (unvollständige) Liste dieser Stoffe
enthält Tab. 107 (nach BARTHELMESS, 1957).

h) Zusammenfassende Betrachtungen zum Kapitel „induzierte Mutationen"

Wie das vorausgegangene Kapitel über die Problematik der induzierten
Mutabilität beim Menschen zeigte, ist unser Wissen auf diesem Gebiet noch
begrenzt. Wenn wir auch noch nicht in der Lage sind, über das *Ausmaß* der damit
verbundenen Gefahren ins einzelne gehende verbindliche Aussagen zu machen,
so können wir doch auf bestimmte, konkrete Gefahrenquellen hinweisen oder in
diesem oder jenem Fall auch Möglichkeiten aufzeigen, wie ihnen zu begegnen ist,
oder wie man sie jedenfalls in erträglichen Grenzen halten kann. Daß in der beim
Menschen nun einmal gegebenen Situation genetische Schäden auftreten und in
Zukunft vermehrt auftreten werden, ist leider eine unumstößliche, feststehende
Tatsache.

Andererseits dürfte klar genug geworden sein, daß diese Schäden jedenfalls
unter den bisher bestehenden Verhältnissen, soweit wir wissen, nicht in absehbarer
Zeit ein katastrophales Ausmaß annehmen werden, sondern sie werden sich im
Gegenteil mehr oder weniger unmerklich im Laufe vieler tausend Jahre einstellen.
Es ist also durchaus Zeit vorhanden, die Probleme immer besser zu erforschen
und dann verantwortungsbewußt Konsequenzen aus den gewonnenen Erkennt-
nissen zu ziehen. Wenn einerseits kein Grund zu einer pessimistischen Weltunter-
gangsstimmung vorhanden ist, so darf man doch andererseits auch nicht sorglos

---

[1] Weitere Angaben bei AUERBACH 1951

Tabelle 107. *Als mutagen oder möglicherweise mutagen nachgewiesene Arzneimittel* (nach
BARTHELMESS, 1956; gekürzt)

Gruppe der Arzneimittel	Name der Substanz	Mutagene Wirkung
1. Narkotica:	Alkohole, Äthyläther	Alle aliphatischen Alkohole verursachen Störungen der Mitose
	Formaldehyd	Bei Drosophila und bei E. coli als mutagen nachgewiesen
	Chloralhydrat	Bei Antirrhinum als mutagen nachgewiesen; sonst Spindelstörungen
	Chloroform	Schwach mutagen (Reproduktionsfehler?)
	Acetophenon	Unter anderem Chromosomenmutationen (Translokationen) bei Oenothera
	Acetanilid (Antifebrin)	Chromosomenaberrationen bei der Meiose
	Diäthylbarbitursäure (Veronal)	Mitosestillstand bei Allium
	Aminophenazon (Pyramidon)	Spindelwirksamkeit bei Allium
	Percain, Pantocain, Tutocain, Novocain	Cytotoxische Spätwirkung im Gastrula-Stadium (Seeigel-Eier)
	Papaverin (u. a. Chinolinderivate)	Spindelwirksamkeit
	Scopolamin	Chromosomentranslokationen in der Meiose von Oenothera
	Morphin-Hydrochlorid	Chromosomentranslokationen in der Meiose von Oenothera
	Codein-Hydrochlorid	Chromosomenbrüche an Wurzeln von Vicia faba
	Narcein	Chromosomentranslokationen in der Meiose von Oenothera
2. Analeptica:	Coffein u. a. Xanthinderivate	Umfangreiche Beobachtungen über Chromosomenbrüche und Mutationen bei verschiedenen Objekten
	Kampfer	Mitosestörungen
	Benzedrinsulfat	Gelegentliche Chromosomenbrüche an Wurzelzellen
	Nicotin	Chromosomenaberrationen bei der Tabakpflanze nach Räucherung
3. Hormone: (Umfangreiche systematische Untersuchungen fehlen)	Einige Steroidhormone	Mitosestörungen
	Stilben	Mitosestörungen
4. Vitamine	Folsäure	Eine Reihe von Homologen soll Chromosomenaberrationen verursachen
	Nicotinsäureamid	Hemmt den Prophase-Beginn
	Ascorbinsäure (Vit. C)	Chromosomenbrüche bei Behandlung von Vicia faba-Wurzeln
5. Blutgerinnungsmittel	Vitamin K	Spindelhemmung. Mutagenität bei Micrococcus pyogenes
	Heparin	Spindelhemmung
	Dicumarol	Spindelhemmung

Tabelle 107 (Fortsetzung)

Gruppe der Arzneimittel	Name der Substanz	Mutagene Wirkung
6. Tumorhemmende Mittel	Senfgase (N- und S-lost)	Umfangreiche Untersuchungen und Nachweis der Mutagenität (u. a. Chromosomenmutationen) bei vielen Objekten (u. a. Drosophila; Mikroorganismen; Pflanzen)
	Urethane	Chromosomenbrüche bei Pflanzen; Drosophila; Mäusezellen. Mutagenität bei Mikroorganismen wiederholt nachgewiesen
	Colchicin	(Ausfall der Spindelbildung, vielleicht auch bei manchen Objekten Chromosomenaberrationen)
	Myleran	Mutagen nach verschiedenen Berichten
7. Antimikrobielle Mittel	Acridine	Umfangreiche Literatur über Kernveränderungen durch Angriff auf Nucleoproteide. Inaktivierung extranucleärer Enzymträger
	Anthrachinone	Alizarin verursacht bei Allium reichlich Chromosomenbrüche. Pyronin ist mutagen bei Drosophila und E. coli
	Sulfonamide	Schwach mutagene Wirkung bei Drosophila; schwache Hemmung der Mitose
	Antibiotica (Penicillin; Streptomycin, Auromycin, Chloramphenicol u. a.)	Schwache Hemmung der Bildung oder Funktion der Spindel
	Arsen-Verbindungen	Unter anderem Chromosomenbrüche sowie Colchicin-ähnliche Wirkung bei Fibroblasten-Kulturen
	Phenol-Derivate	Chromosomenaberrationen (Brüche, Verluste, Translokationen) (zahlreiche Objekte)
	γ-Hexachlorcyclohexan (Gammexan)	Chromosomenbrüche, Spindelhemmung und Polyploidie
	H_2O_2	Hohe Mutagenität bei Mikroorganismen

in den Tag hineinleben und die Dinge treiben lassen, *sondern die Menschheit ist aufgerufen, das genetische Geschick ihrer Nachkommen bewußt formend mitzugestalten.*

VII. Phänogenetik

Bisher betrachteten wir im wesentlichen das Verhalten alternativer Merkmalsunterschiede zwischen verschiedenen Menschen, die sich entsprechenden Unterschieden in den Erbanlagen eindeutig zuordnen ließen. Dabei taten wir so, als ob das Merkmal unmittelbar mit der Erbanlage zusammenhinge; fast möchte man sagen, wir identifizierten beide miteinander. Vor allem im Kapitel über die Zwillingsforschung jedoch wurde uns klar, *daß diese einfache Beziehung nicht in jedem Fall zutreffen kann.* Wir sahen, daß es Faktoren gibt, die Einfluß darauf haben, ob und wie sich Erbanlagen manifestieren, und wir erkannten die Aufgabe, diese Faktoren mit Hilfe der Analyse diskordanter eineiiger Zwillingspaare näher kennenzulernen.

In diesem Kapitel nun wollen wir uns ausschließlich mit der „*Phänogenetik*" (HAECKER, 1918), also mit den Beziehungen beschäftigen, die zwischen dem Gen oder den Genen und dem Merkmal bestehen. *Mit welchen Mitteln und auf welchem Wege bringen die Gene es fertig, die Merkmale hervorzurufen?*

Die Analyse der Merkmalsmanifestation erfolgt mit den Methoden der normalen und pathologischen Physiologie im weitesten Sinne, soweit es sich um funktionelle, und mit den Methoden der Entwicklungsphysiologie, soweit es sich um morphologische Merkmale handelt; es gibt jedoch eine Fülle von Überschneidungen. Gerade auf dem Gebiet der Phänogenetik wurden in der allerletzten Zeit mit die entscheidendsten Fortschritte erzielt. Unser spezielles Wissen hat sich mit der Einführung neuer physiologischer Untersuchungsmethoden an vielen Stellen vermehrt und vertieft. Für die meisten aus der experimentellen Genetik bekannten phänogenetischen Grundphänomene lassen sich Beispiele aus der Humangenetik anführen, und an einzelnen Stellen sind es Befunde aus der Humangenetik, die am meisten zur Klärung allgemein-genetischer Grundlagenprobleme beigetragen haben.

1. Einige Tatsachen, die auf die Bedeutung phänogenetischer Zusammenhänge hinweisen

Zunächst betrachten wir einige Tatsachen, die einem bei der genetischen Analyse begegnen und auf die Bedeutung phänogenetischer Zusammenhänge hinweisen.

a) Letalfaktoren

Zu den eindrucksvollsten und schon früh in der experimentellen Genetik bekannt gewordenen Erscheinungen gehört, daß es Mutationen gibt, die den Gesamtzustand der Zygote so beeinträchtigen, daß sie mit ihrem Leben auf die Dauer nicht zu vereinbaren sind. Über kurz oder lang führen sie zum Absterben des Individuums, und zwar vor Erreichung des fortpflanzungsfähigen Stadiums. Man spricht von „*Letalfaktoren*". Neben diesen „*zygotischen Letalfaktoren*" gibt es auch „*gametische*", „*gonische*" oder „*haplophasische Letalfaktoren*". Sie schädigen schon die Ei- bzw. Samenzelle.

Keineswegs alle Letalfaktoren führen jedoch dazu, daß alle mit ihnen behafteten Individuen absterben. Im Experiment sieht man immer wieder, daß es einzelnen „*Durchbrennern*" gelingt, sich trotzdem zu entwickeln. Wird es zur Regel, daß Durchbrenner in einem bestimmten Prozentsatz auftreten, so spricht man von einem „*Semiletalfaktor*". HADORN (1955) setzt dabei willkürlich eine Grenze und spricht nur dann von Semiletalfaktoren, wenn mindestens 50% der belasteten Genotypen absterben. Für solche, die es gestatten, daß über 50% der Individuen das fortpflanzungsfähige Alter erreichen, hat er den Ausdruck „*Subvitalfaktor*" vorgeschlagen.

Die direkte Ursache, die zum Absterben der Zygote oder des Individuums führt, ist von Fall zu Fall sehr verschieden. Demgemäß setzt auch „die erbbedingte Letalkrise . . . auf einer für den Faktor chrakteristischen Entwicklungsstufe ein" (HADORN, 1955). So unterscheidet man bei Säugern und Vögeln zwischen *embryonalen, postembryonalen* und *juvenilen Letalfaktoren*.

Diese „*Phasenspezifität*" der Letalfaktoren ist eine ihrer wichtigsten Eigenschaften und einer der Angelpunkte, an denen die Analyse ihrer Wirkung mit am häufigsten einsetzt.

Genau wie andere Erbanlagen, so können auch Letalfaktoren dominant, intermediär (recessiv mit Erkennbarkeit der Heterozygoten) oder recessiv sein. Sind sie geschlechtsgebunden-recessiv, so führen sie zu einer Veränderung des Geschlechtsverhältnisses zuungunsten des heterogametischen Geschlechtes, ein Umstand, den man in der Drosophilagenetik vielfältig ausnützt.

Das erste Beispiel beim Säuger sind die sog. „gelben Mäuse"[1]. L. CUÉNOT berichtete 1905 über ein Merkmal bei der Maus, das scheinbar von dem Mendelschen Erbgang abwich.

Eine Mutante mit gelber Fellfarbe ließ sich nicht rein züchten: Regelmäßig fanden sich bei Kreuzungen gelber Tiere unter sich auch graue, wildfarbene Tiere. Bei genauerer Analyse stellten sich die gelben Mäuse alle als heterozygot heraus. Nach der heute gültigen Nomenklatur haben sie die Genformel A^y/A^+, da der Faktor A^y ein dominantes Allel der Agouti-Serie ist, dessen Wildallel man als A^+ bezeichnet. Bei einer Paarung von gelben (A^y/A^+)-Mäusen mit normal grauen (A^+/A^+)-Mäusen traten gelbe und graue Mäuse im Verhältnis 1:1 auf (genau: zusammengefaßtes Ergebnis vieler Untersucher, nach GRÜNEBERG, 1952: 2378 gelb : 2398

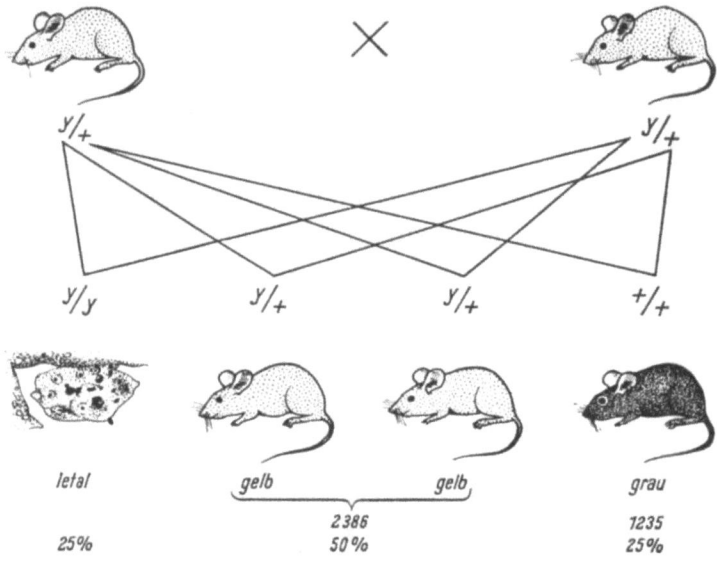

Abb. 169. Erbgang des Letalfaktors A^y der gelben Maus (n. HADORN 1955)

grau). Schon 1910 fanden CASTLE und LITTLE die richtige Erklärung für das Fehlen der Homozygoten (A^y/A^y): Danach wird diese Kombination zwar gebildet; *die Zygoten gehen jedoch schon vor der Geburt im Uterus zugrunde.* Es handelt sich, wie wir heute sagen würden, um einen *embryonalen Letalfaktor.*

Spätere Untersucher fanden dann im Uterus der Muttertiere tatsächlich frühletale Keime, die sogar in der erwarteten Häufigkeit von 25% vorhanden sein sollen.

Die Verhältnisse sind schematisch in Abb. 169 dargestellt.

In diesem Falle haben wir es mit einem Gen zu tun, das in heterozygotem Zustand einen bestimmten phänotypischen Effekt hervorruft (gelbe Fellfärbung), während es homozygot letal ist. In derartigen Situationen sind Letalfaktoren besonders gut zu erkennen, und deshalb gibt es noch eine Reihe weiterer Beispiele. Eines von ihnen ist die Pelger-Anomalie der Leukocyten des Kaninchens, die auf S. 34 f. genauer besprochen wurde. Hier findet sich aber ein wesentlicher Unterschied zu den gelben Mäusen. Während dort alle Tiere der phasenspezifischen Letalkrise zum Opfer fallen, gibt es bei der Pelger-Anomalie einzelne Tiere, die diese Letalkrise zunächst überleben („Durchbrenner"). Im Falle der Pelger-Anomalie fallen sie dann in der Regel einer zweiten kritischen Phase um die Geburt herum zum Opfer.

Embryonale Letalfaktoren beim Menschen sind auf direktem Wege noch nicht nachgewiesen; ein Umstand, der sicher ausschließlich methodologische Gründe hat. Beispiele in Fülle bietet die menschliche Erbpathologie jedoch für postembryonale und juvenile Letal-, Semiletal- und Subvitalfaktoren. Ein großer

---

[1] Darstellung nach HADORN 1955.

Teil aller Erbkrankheiten muß in eine dieser Kategorien eingeordnet werden. Als Beispiele für postembryonale Letalfaktoren nennen wir nur die infantile amaurotische Idiotie, die recessive Form der Ichthyosis congenita, die erbliche Agranulocytose oder die cystische Pankreasfibrose, während etwa die geschlechts-gebunden-recessive Frühform der Dystrophia musculorum progressiva als juveniler Letalfaktor bezeichnet werden muß.

Semiletal ist z. B. die geschlechtsgebunden-recessive Hämophilie, und als subvital kann man neben vielen anderen das Marfan-Syndrom und die leichteren Formen der Osteogenesis imperfecta ansprechen.

Auch auf indirektem Wege ist versucht worden, Letalfaktoren beim Menschen nachzuweisen.

Wie wir bereits sahen, ist das, was wir zunächst überhaupt beim Menschen direkt über Erhöhung der Mutationsrate nach Einwirkung ionisierender Strahlen wissen, eine Verschiebung des Geschlechtsverhältnisses bei den Kindern Bestrahlter, die ihre plausible Erklärung durch vermehrtes Manifestwerden X-chromosomal-recessiver Letalfaktoren bei den Söhnen befallener Frauen und X-chromosomal-dominanter Letalfaktoren bei den Töchtern befallener Männer fand (Kap. VI, 7 c).

Doch nach einer Auffassung, die F. LENZ schon 1923 vertrat und seitdem wiederholt begründete, könnte auch das ohne Bestrahlung auftretende Geschlechts-verhältnis durch X-chromosomale Letalfaktoren beeinflußt sein.

Es ist bekannt, daß die Säuglingssterblichkeit bei kleinen Jungen höher liegt als bei kleinen Mädchen. LENZ u. Mitarb.[1] zeigten nun, daß diese Übersterblichkeit der Knaben prozentual desto stärker ausgeprägt ist, je niedriger die absolute Säuglingssterblichkeit ist.

Diese Beziehung läßt sich noch viel weiter ins einzelne verfolgen, und es bestätigt sich fast durchgehend, daß „die Knabenübersterblichkeit in einem Jahre um so niedriger ist, je höher die Säuglingssterblichkeit in dem betreffenden Jahre ist und um-gekehrt" (HAASE, 1938/39), wie Abb. 170 für das Deutsche Reich und die Zeit von 1901—1934 veranschaulicht (ausgezogene Linie: Säuglingssterblichkeit; ge-strichelte Linie: Knabensterblich-keit. — Auf der Ordinate für Säug-lingssterblichkeit %, für Knaben-übersterblichkeit %—100% der Mädchensterblichkeit).

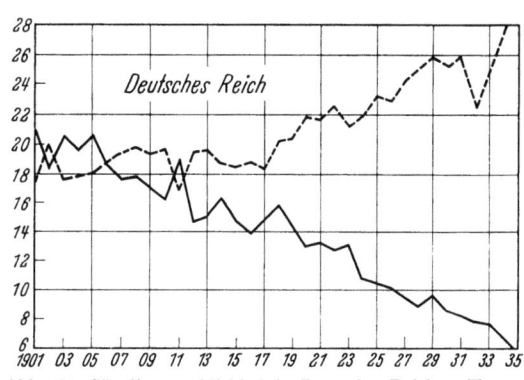

Abb. 170. Säuglingssterblichkeit im Deutschen Reich (n. HAASE 1938/39) (vgl. den Text)

Dieses Phänomen deuteten LENZ und seine Schüler folgender-maßen: Ein mehr oder weniger konstanter Teil der Sterblichkeit der kleinen Jungen sei durch geschlechts-gebunden-recessive Letalfaktoren verursacht; je mehr die Säuglingssterblichkeit, die ja viele Ursachen haben kann, infolge der Besserung der hygienischen Ver-hältnisse, der Fortschritte der Geburtshilfe und Kinderheilkunde und aus anderen Gründen zurückgehe, desto deutlicher mache sich dieser konstante Teil bemerk-bar; seine relative Bedeutung wachse an.

Daß diese Hypothese geistreich und originell ist, wird niemand leugnen; durch reichliches statistisches Material aus allen Ländern schien sie gut gesichert

[1] LENZ 1923; SCHIRMER 1929; HAASE 1938/39.

zu sein. Immerhin wird man zugeben, daß es auch andere Möglichkeiten der Erklärung gibt. Die zunächst allgemeinste Alternativhypothese ist die, daß die Gefährdung auf physiologische Besonderheiten zurückgeht, die mit dem männlichen Geschlecht zusammenhängen. Wie kann man diese beiden Hypothesen voneinander abgrenzen? Sehr einfach: *Man muß ein Tier untersuchen, bei dem das weibliche Geschlecht das heterogametische ist, bei dem also die Weibchen XY, die Männchen XX sind.* Beruht die Übersterblichkeit männlicher Früchte beim Menschen auf X-chromosomalen Letalfaktoren, so muß bei einem solchen Tier — gleiche Verhältnisse vorausgesetzt — das weibliche Geschlecht eine Übersterblichkeit zeigen. Beruht sie aber auf physiologischen Geschlechtsunterschieden, so hat die chromosomale Beschaffenheit keinen Einfluß; man beobachtet ebenfalls eine Übersterblichkeit männlicher Tiere.

Nun weiß man, daß bei den Vögeln das weibliche Geschlecht heterogametisch ist. Diese Tatsache machte sich LANDAUER (1931) zunutze, als er die Sterblichkeit männlicher und weiblicher Küken untersuchte. Es ergab sich, daß die kleinen Hähne öfter starben. Dieser Befund läßt es auch beim Menschen zweifelhaft erscheinen, daß X-chromosomale Letalfaktoren *allein* für die Übersterblichkeit männlicher Früchte verantwortlich gemacht werden können. Ihre Mitwirkung erscheint jedoch durchaus plausibel.

HAASE (1938/39) hat sich bemüht, die Lenzsche Hypothese zu verteidigen. Die Knabenübersterblichkeit beim Menschen, meint er, sei ja nur ein Ausläufer der Letalwirkung: ihr Hauptteil wirke sich schon vor der Geburt, im Embryonalleben, aus. Eine Fülle von statistischen Angaben stimme dahingehend überein, daß die Übersterblichkeit der männlichen Früchte sich desto deutlicher auspräge, je früher das untersuchte Entwicklungsstadium sei. Von dem Verhalten der Sterblichkeit bei den Hühnerembryonen vor dem Schlüpfen aber wisse man nichts. *Dieses Argument trifft tatsächlich zu.* Das zeigten besonders deutlich Untersuchungen, die in den letzten Jahren mit Hilfe der Methode der cytologischen Geschlechtsbestimmung durchgeführt wurden.

So fand sich in einem Material von insgesamt 131 Aborten mit ausgebildeter Placenta, unter denen sogar noch 40 künstliche Schwangerschaftsunterbrechungen waren, das Geschlechtsverhältnis[1] von Tab. 108a.

Das heißt, die Zahl der männlichen Früchte *war 3—4mal höher als die Zahl der weiblichen Früchte.* Unter den Spontanaborten allein muß dieses Verhältnis noch wesentlich höher gewesen sein.

Tabelle 108a. *Geschlechtsverhältnis bei Aborten[1]*

Fallzahl:		♂ : ♀	Geschlechts- verhältnis[2]
Abort Mens: 1—2	56	42 : 14	300
3	55	45 : 10	450
4	20	15 : 5	300
	131		352

Tabelle 108b.
Geschlechtsverhältnis bei Abortiveiern[1]

Fallzahl:		♂ : ♀	Geschlechts- verhältnis[2]
Mens: 1—2	75	65 : 10	650
3	69	65 : 4	1625
4	16	12 : 4	300
	160		789

Ganz erheblich höher war es unter den sog. *Fehleiern oder Abortiveiern,* d. h. unter einer typischen Gruppe von Zygoten, bei denen es nicht einmal zu einer Differenzierung der Placenta und des Feten kommt (Tab. 108b).

Das heißt: 7,89 männlichen Früchten steht nur eine weibliche gegenüber.

---

[1] Nach SCHULTZE 1958
[2] Zahl der ♂♂ auf 100 ♀♀.

Nur am Rande sei vermerkt, daß diese Übersterblichkeit männlicher Früchte zusammen mit der Zahl der Spontanaborte im Verhältnis zu den ausgetragenen Kindern Schlüsse auf das primäre Geschlechtsverhältnis aller Zygoten nach der Befruchtung zuläßt. Diese Zahl (V_0) wurde durch v. PFAUNDLER auf 146 geschätzt, allerdings auf Grund von relativ unzuverlässigen Geschlechtsbestimmungen an Abortfeten. — Das sekundäre Geschlechtsverhältnis bei der Geburt beträgt dagegen durchschnittlich nur etwa 106, d. h. auf etwa 106 Knaben werden 100 Mädchen geboren. Das sekundäre Geschlechtsverhältnis schwankt jedoch in Abhängigkeit von Umweltfaktoren; nach Kriegen und Notzeiten hat es z. B. die Neigung, zuzunehmen. Die Ursachen dafür sind unbekannt.

Man kann die Gedankengänge von LENZ noch weiter verfolgen und nun auch Aussagen über autosomal-recessive Letalfaktoren zu gewinnen versuchen (BEDICHEK und HALDANE 1937/38), zumal wenn man voraussetzt, daß sie ziemlich häufig sein können[1], wozu man sicher berechtigt ist.

In Gegensatz zu den Verhältnissen im X-Chromosom, wo beim männlichen Geschlecht schon das einfache Vorhandensein genügt, um die Zygote abzutöten, ist nun Homozygotie dazu erforderlich. Daß sie eintritt, ist bei Kindern von nicht verwandten Eltern sehr unwahrscheinlich; wenn es z. B. n Letalfaktoren p_r hat, dann beträgt die Häufigkeit letaler Zygoten in der Nachkommenschaft von nicht verwandten Eltern: $\sum\limits_{r=1}^{n} p_r^2$. Unter der Nachkommenschaft von Vetternehen 1. Grades wäre jedoch die Häufigkeit der letalen Zygoten: $\frac{1}{16}(\Sigma p_r + 15\,\Sigma p_r^2)$ (Kap. VIII, 4) oder angenähert $\frac{1}{16}\,\Sigma p_r$. Die Häufigkeit von Zygoten, die mindestens für einen Faktor homozygot wären, betrüge also: $1 - \Pi\left(1 - \frac{p_r}{16}\right)$. Dieser Wert liegt unter jeder vernünftigen Annahme über die Häufigkeit von Letalloci wesentlich über dem für Ehen nicht verwandter Personen.

Man sollte also annehmen, daß die Aborthäufigkeit bei Blutsverwandtenehen wesentlich über, ihre Fruchtbarkeit unter dem Bevölkerungsdurchschnitt liegt. Über die Verwendung dieses Gedankenganges für die Berechnung der Häufigkeit von schädlichen Mutationen in menschlichen Bevölkerungen vgl. Kap. VIII, 4.

Immerhin: Aus verschiedenen praktischen Gründen kann es schwierig sein, diesen Unterschied nachzuweisen. BEDICHEK und HALDANE legen daher mehr Wert auf ein anderes Argument:

Nehmen wir ein Elternpaar an, dessen beide Partner heterozygot für ein seltenes recessives Gen sind (Beispiel: Albinismus!). Auf dem gleichen Chromosom befinde sich ein locus, an dem recessive Letalmutationen vorkommen. Sind die Eltern nun nicht blutsverwandt, so ist es sehr unwahrscheinlich, daß die beiden Chromosomen, die die beiden recessiven Gene enthalten, auch gerade dieselbe Letalmutation besitzen. Sind sie aber blutsverwandt, so hat das recessive Kind fast sicher das Gen vom gleichen Urgroßelternteil erhalten. Mit anderen Worten: Beide homologen Chromosomen sind Duplikate desselben Chromosoms; sie enthalten auch sonst die gleichen loci, sofern nicht inzwischen einzelne Teile durch crossing over ausgetauscht worden sind. Also werden auch Letalfaktoren, die im gleichen Chromosom liegen, homozygot auftreten. Die Folge ist, daß die Zygoten absterben, der Merkmalsträger des recessiven Erbleidens sich also nicht entwickeln kann. Demnach müßten autosomale Letalfaktoren daran zu erkennen sein, daß der Anteil von Merkmalsträgern recessiver Erbleiden aus Blutsverwandtenehen hinter der theoretischen Erwartung von $^1/_4$ aller Geschwister zurückbliebe und insbesondere niedriger läge als unter den Kindern aus Ehen zwischen zwei Heterozygoten, die miteinander nicht verwandt sind.

Es ist möglich, den Gedankengang genau quantitativ durchzuführen, worauf aber hier verzichtet sei.

BEDICHEK und HALDANE untersuchten diese Beziehung an einem großen Zahlenmaterial, konnten aber keinen Unterschied im Verhältnis der recessiven zu den gesunden Kindern zwischen Blutsverwandtenehen und anderen Ehen finden.

Es ist jedoch durchaus möglich, daß sich später bei der Analyse wesentlich größeren Materials doch noch einmal ein in der erwarteten Richtung liegender Unterschied aufzeigen lassen wird.

Nachdem wir das Phänomen der Letalfaktoren, das uns schon im Laufe der vorausgehenden Darstellung immer wieder begegnet war, nun im Zusammenhang studiert haben, drängt sich uns die Frage auf: Welche allgemeineren Gesetzmäßigkeiten sind es, die in dem Wirken der Letalfaktoren, ihrem besonderen Schädi-

---

[1] DUBININ u. Mitarb. (1936) fanden, daß etwa 9,5% aller zweiten Chromosomen von Drosophila Letalfaktoren enthielten.

gungsmuster und ihrer Phasenspezifität sichtbar werden? Wie dringen wir vom
Phänomen zu den Ursachen vor? — So sehr sich diese Frage uns jetzt aufdrängt,
wir stellen sie doch vorläufig zurück und wenden uns zunächst anderen Erscheinungen zu.

b) Penetranz und Expressivität

Von den sog. Lehrbuchbeispielen Mendelscher Vererbung her sind wir gewöhnt,
daß sich eine, sagen wir dominante Erbanlage nun auch bei allen Heterozygoten
manifestiert; betrachten wir die Nachkommenschaft aus bestimmten Kreuzungen,
so treten uns die bekannten Aufspaltungsziffern entgegen. Auch beim Menschen
sind uns derartige Fälle bekannt. Hier bilden sie aber, wie wir wissen, nur einen
kleinen Bruchteil aller erblichen Merkmale. Weitaus häufiger finden wir bei der
Betrachtung von Stammbäumen, daß manche Personen, die eigentlich eine
bestimmte, etwa autosomal-dominante Anomalie zeigen müßten, ganz gesund
sind. Daß sie das Gen trotzdem tragen, kann einmal daran erkennbar sein, daß
es sich bei ihren Kindern wieder manifestiert. Eine Generation wird gleichsam
übersprungen. Dann kann man es aber auch daran erkennen, daß unter einer
größeren Anzahl von Kindern aus Ehen zwischen Merkmalsträgern und Gesunden
nicht das erwartete Mendelsche Verhältnis auftritt, in unserem Falle also 1:1,
sondern daß zu wenig Merkmalsträger vorhanden sind. Das mag einmal seinen
Grund darin haben, daß etwa Merkmalsträger gerade an ihrem Erbleiden früh
gestorben sind. Weit öfter aber liegt es daran, daß das Gen sich nicht bei allen
Personen manifestiert.

Mit anderen Worten, seine „Penetranz[1]" ist nicht vollständig. Manche erblichen Anomalien sind innerhalb der gleichen Familie oder auch innerhalb eines
größeren Kreises von Familien ganz gleich ausgebildet. Wir denken z. B. an die
Pelger-Anomalie oder an die Elliptocytose. Bei anderen dagegen beobachtet man
innerhalb der gleichen Familie eine erhebliche Variabilität. So kann es sein, daß
ein Kind ein voll ausgeprägtes, schweres Marfan-Syndrom aufweist, sein Bruder
aber hat nur etwas lange Arme und Finger, eine übernormale Schuhgröße und
eine gewisse Kurzsichtigkeit, und der überdurchschnittlich große Vater mußte
sich einmal eine luxierte Linse entfernen lassen. — Oder ein Bruder zeigt eine voll
ausgebildete Neurofibromatose, während man bei Vater und Schwester nur einige
Café-au-lait-Flecke entdecken kann.

In all diesen Fällen hat sich das Gen manifestiert. Seine *Penetranz* ist also
nicht beeinträchtigt. Aber das Ausmaß, in dem es sich manifestierte, ist ganz
verschieden: die „*Expressivität*[1]" schwankt sehr stark.

Unvollständige Penetranz und schwankende Expressivität gehören zu den
verbreitetsten Eigenschaften der menschlichen Erbanlagen. Bei den so häufigen
dominant erblichen Störungen kann man es fast als Ausnahme bezeichnen, wenn
sie einmal nicht zu beobachten sind. Bei recessiven Erbleiden ist das allerdings
anders. Vom Standpunkt der formalen Genetik aus erfreuen sie sich verständlicherweise keiner besonderen Beliebtheit, denn sie erschweren die Analyse,
machen sie sogar in vielen Fällen weitgehend unmöglich. Deshalb sucht sich auch
der Experimentator, der an einem besonders geeigneten Objekt wie Drosophila
allgemeine formalgenetische Gesetzmäßigkeiten studieren will, nach Möglichkeit
solche Gene heraus, bei denen die Penetranz vollständig und die Expressivität
ziemlich gleichmäßig ist. Gelegentlich hat das bei den der experimentellen Forschung ferner stehenden Humangenetikern, für die es nicht so sehr auf allgemeine
Gesetzmäßigkeiten wie auf die Klärung spezieller Situationen ankommt, zu der

---

[1] TIMOFÉEFF-RESSOVSKY 1931.

Meinung geführt, diese Manifestationsschwankungen seien etwas für die Human-genetik besonders Charakteristisches. Dem ist jedoch nicht so. Auch bei den Objekten des Experimentators wie Drosophila sind die Merkmale mit unvoll-ständiger Penetranz und variabler Expressivität an sich weit in der Überzahl[1]. Mannigfaltig und nur zum kleinen Teil bekannt sind die Einflüsse, die Penetranz und Expressivität verändern. So weiß man, daß unzweckmäßige Ernährung die Anlage zur Zuckerkrankheit mani-fest werden lassen kann, um nur ein sehr grobes Beispiel zu nennen. Besonders spielen aber auch vorgeburtliche Ein-flüsse eine Rolle. Jedoch auch Wir-kungen von seiten des Genoms, sei es durch einzelne Modifikationsgene, sei es durch das gesamte ,,genotypische Milieu'', lassen sich nachweisen. Wie alle diese Kräfte zusammenwirken, ver-deutlicht man sich leicht mit Hilfe des bekannten Schemas von TIMOFÉEFF-RESSOVSKY (Abb. 171).

Diese Schwierigkeiten in der Beur-teilung der Manifestationsbedingungen sollte man sehr vorsichtig im Auge be-halten, wenn man besonders den Pene-tranzbegriff in der genetischen Analyse verwendet. Man sollte bedenken: *Er erklärt an sich nichts, sondern ist nur ein Etikett für unser Nichtwissen.* Sein Gebrauch ist sinnvoll in Fällen, in denen die Manifestationswahrscheinlichkeit hoch liegt, in denen die Manifestation also nur noch mehr oder weniger aus-nahmsweise unterbleibt. Zur Unsitte wird er jedoch in Fällen, in denen die

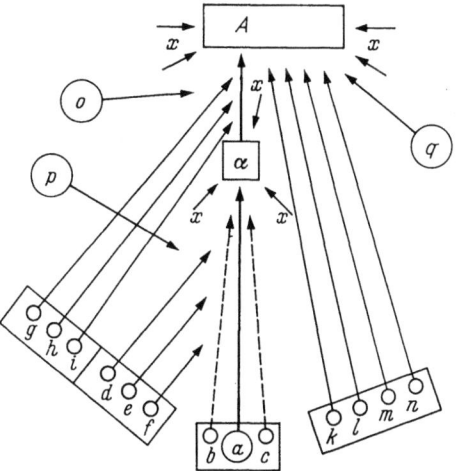

Abb. 171. Schematische Darstellung der Faktoren, die die Manifestation eines Gens beeinflussen. *a* Hauptgen, *A*: Das dazugehörige Merkmal. *α* Entwicklungsphysio-logische Vorstufe von *A*. Oberes Rechteck = das Sub-strat von *A*; untere Rechtecke = der Genotypus; dort finden sich verschiedene Gene (*b — n*), die die Mani-festation des Gens *a* in verschiedener Weise beein-flussen. *b—c* Gene, die denselben Entwicklungsverlauf wie *a* spezifisch mitbeeinflussen; *d—f* Modifikatoren, die über andere Entwicklungsabläufe die früheren Stufen. *g—i* solche, die die späteren Stufen des durch *a* eingeleiteten Entwicklungsablaufes beeinflussen. *k—n* Gene, die das Substrat des Merkmals *A* mitbeein-flussen, Kreise *o*, *p* und *q* äußere Milieubedingungen, die verschiedene Seiten und Stufen des durch *a* einge-leiteten Entwicklungvorganges mitbeeinflussen, *x* Fak-toren des ,,inneren Milieus'' (z. B. plasmatische Einflüsse usw.) (n. TIMOFÉEFF-RESSOVSKY 1940)

Penetranz gering ist, d. h. etwa unter 50% herabsinkt. Hier dient er nur zu oft dazu, eine Übereinstimmung empirischer Befunde mit einfachen monomeren Erbgangsannahmen künstlich herzustellen in Fällen, in denen in Wirklichkeit die allgemeinere Alternativhypothese eines multifaktoriellen Erbganges mit Schwellen-werteffekt nicht auszuschließen ist.

Das ändert nichts daran, daß die phänotypische Manifestation von Mutationen in vielen Fällen wirklich unterbleibt oder sehr variiert, daß also das Modell eines einfachen Erbganges mit unvollständiger Penetranz in vielen Fällen, in denen es in Anspruch genommen wird, tatsächlich zutrifft. Nur können wir sehr häufig die Fälle, in denen es zutrifft, nicht von den Fällen unterscheiden, in denen es nicht zutrifft.

Die Berechnung der Manifestationswahrscheinlichkeit eines Merkmals[2] ist praktisch nicht immer ganz einfach, bietet aber methodologisch nicht viel Neues. Drei Wege sind möglich: Der erste geht über die Analyse von Aufspaltungsziffern. Betrachten wir wieder das einfache Beispiel eines autosomal-dominanten Merkmals! Hier sind praktisch alle Kreuzungen A × a auch Aa × aa; unter den Kindern müssen bei vollständiger Penetranz die Phänotypen A und a im gleichen Verhältnis auftreten. Errechnen wir also unter Berücksichtigung der

---

[1] TIMOFÉEFF-RESSOVSKY 1940.
[2] Vgl. auch ALLEN 1952.

Methode der Materialerfassung (Kap. IV, 5) den tatsächlichen Anteil von Kranken nur zu 0,4, dann ist die Penetranz eben 40/50 oder 0,8. Ihre Standarddeviation ist in diesem Falle die der Aufspaltungsziffer multipliziert mit 2; allgemeiner die Standarddeviation des gefundenen Wertes, multipliziert mit dem nach der Erbgangshypothese erwarteten Wert E_h^{-1}. Bei Recessivität z. B. gilt $E_h = {}^1/_4$. Man muß die gefundene Standarddeviation also mit 4 multiplizieren.

Zweitens kann man die Penetranz auch aus Zwillingsdaten errechnen. Hier gilt M

$$(\text{Manifestationswahrscheinlichkeit}) = K \ (\text{Konkordanzziffer von EZ}) = \frac{1}{1 + \dfrac{d}{2k}}.$$

(k = positiv konkordante; d = diskordante Paare).

Meist wird dieser Wert höher sein als der aus Familiendaten berechnete; denn bei eineiigen Zwillingen ist das genotypische Milieu gleich, bei sonstigen Familienangehörigen aber mehr oder weniger verschieden. Mit LUXENBURGER (1940) kann man die Differenz der beiden Schätzungen als Schätzung des Anteils des genotypischen Milieus, also der „inneren Umwelt" an der Penetranz seines Merkmals ansehen.

Sehr nahe verwandt mit dieser Methode ist die Schätzung aus dem Befall der paarigen Organe[1]. Nimmt man an, daß die Erkrankungswahrscheinlichkeit etwa beider Augen an Retinoblastom unabhängig voneinander ist, und hat jedes Auge die Erkrankungswahrscheinlichkeit p, so gilt für beide Augen das Binom $(p + q)^2$, wobei $q = 1 - p$. Für die Gesamtpenetranz (beide Augen oder nur das rechte oder nur das linke erkrankt) gilt also $p^2 + 2pq$. Diesen Wert kann ich errechnen, wenn ich das Verhältnis der doppelseitig zu den einseitig erkrankten Fällen $p^2/2pq$ kenne.

Einen Sonderfall der unvollständigen Penetranz stellen diejenigen relativ häufigen „degenerativen" Erkrankungen dar, die sich erst im Laufe des Lebens manifestieren. In solchen Fällen kann der Vergleich der Variabilität des Manifestationsalters innerhalb der Familien und zwischen den Familien wesentliche Aufschlüsse für die genetische Analyse ergeben. Ein Krankheitsbild, bei dem das Manifestationsalter besonders stark schwankt, ist der „erbliche Veitstanz", die Chorea Huntington. Das Hauptsymptom dieser Krankheit ist eine charakteristische, unwillkürliche Bewegungsunruhe, die mit Persönlichkeitsveränderungen bis zur Demenz einhergeht. Pathologisch-anatomisches Substrat ist eine degenerative Veränderung vor allem der kleinen Nervenzellen in den Stammganglien (Nucl. caudatus, Putamen). Daneben entwickelt sich eine Atrophie der Hirnrinde, und es kommt zu Veränderungen in anderen Teilen des Stammhirns. Das durchschnittliche Erkrankungsalter liegt bei etwa 44 Jahren. Das hat zur Folge, daß die Patienten vor ihrer Erkrankung meist bereits geheiratet haben und daß Kinder bereits vorhanden sind. Dadurch erklärt sich die relativ große Häufigkeit der Erkrankung (etwa 1:10000—1: 20000). Die Variationsbreite des Erkrankungsalters ist überaus groß; sie liegt zwischen etwa 10 und 75 Jahren (vgl. WENDT u. Mitarb. 1959).

Oben wurde schon eine ganze Reihe von Faktoren aufgezählt, die Penetranz und Expressivität verändern können. Sie alle waren Gegenstand ausgedehnter tierexperimenteller Untersuchungen[2]. Wieder taucht die Frage nach der Weise ihres Zusammenwirkens auf; an dieser Stelle wollen wir ihr jedoch noch nicht nachgehen.

c) Pleiotropie

Bisher sprachen wir immer von „dem Merkmal", das durch die Mutation eines bestimmten locus hervorgerufen werde. Doch bei verschiedenen Gelegenheiten begegneten wir schon erblichen „Merkmalen", die sich in Wirklichkeit aus ganz verschiedenen Symptomen zusammensetzten, also erbliche „Syndrome" darstellten. In vielen Fällen gehen alle diese Symptome, wie wir Grund haben anzunehmen, auf die Mutation eines einzigen locus zurück. Diese Erscheinung, daß verschiedene Phäne durch eine einzige Mutation verändert werden können, nennt man *Polyphänie* oder *Pleiotropie*[3].

In der menschlichen Erbpathologie ist sie außerordentlich häufig; am deutlichsten tritt sie bei den schon erwähnten erblichen Syndromen hervor. Aber auch die Gene für die meisten anderen Erbkrankheiten erweisen sich bei näherer Betrachtung als pleiotrop.

---

[1] v. VERSCHUER 1937, vgl. VOGEL 1954.
[2] Vgl. TIMOFÉEFF-RESSOVSKY 1940, HADORN 1955.
[3] PLATE 1910.

Das ist kein Vorrecht des Menschen; an den meisten Mutanten etwa von Drosophila, auch an solchen, die wir nach einem hervorstechenden Merkmal zu benennen gewöhnt sind, lassen sich bei genauer Betrachtung noch weitere Anomalien nachweisen.

So zeigt die Mutante vestigial, deren auffälligstes Merkmal die Stummelflügeligkeit ist, außerdem noch weitere Veränderungen: nämlich veränderte Schwingkölbchen; die Rückenborsten stehen aufrecht und nicht horizontal, die Form der Spermatheken ist verändert, bei weiblichen Tieren ist die Zahl der Eistränge bei guter Ernährung vermindert und bei schlechter Ernährung vermehrt; die Lebensfähigkeit und die Fruchtbarkeit sind herabgesetzt usw.[1] Ein Beispiel aus der Erbpathologie der Säugetiere ist die Epilepsie des Weißen Wiener Kaninchens. Hier ruft ein Allel eines Fellfärbungsfaktors bei 70—75% der Tiere, bei denen es homozygot vorhanden ist, epileptische Anfälle hervor[2].

Man unterscheidet echte und unechte [3] oder primäre und sekundäre[4] Pleiotropie je nachdem, ob sich die verschiedenartigen Störungen als sekundäre Folgen eines einzigen Grundvorganges aufzeigen lassen oder nicht. Im letzten Falle würde die Erbanlage direkt in verschiedenen Zellgruppen unterschiedliche Effekte hervorrufen (,,*Mosaik-Pleiotropie*", HADORN 1955, im Gegensatz zur ,,*Relationspleiotropie*"). Während es beim Versuchstier schon gelegentlich gelungen ist, die für ein ,,pleiotropes Wirkungsmuster" verantwortliche Grundstörung zu finden, sind wir hier beim Menschen meist auf mehr oder weniger gut begründete Vermutungen und Analogieschlüsse angewiesen.

Schon in dem Kapitel über Chromosomenaberrationen begegneten uns Syndrome, die sich aus Symptomen an verschiedenen Organsystemen zusammensetzten. Wir erinnern etwa an die mongoloide Idiotie (Kap. VI, 1). Jetzt betrachten wir einige erbliche Syndrome, die offenbar durch Mutation an einem locus hervorgerufen sind und einen klaren Mendelschen Erbgang zeigen.

α) Das Marfan-Syndrom [5]

Der französische Pädiater MARFAN beschrieb 1896 die Skeletanomalien dieses Syndroms. Er sprach von Dolichostenomelie, womit er die langen und dünnen Gliedmaßen seiner Patienten meinte. ACHARD (1902) prägte den Ausdruck ,,Arachnodaktylie" (Spinnenfingrigkeit). Später wurden Fälle mit Augensymptomen bekannt, und WEVE (1931) erkannte den dominanten Erbgang. Seitdem wurde über mehrere hundert Fälle berichtet. Besonders bedeutungsvoll ist dabei die Beobachtung von BAER, TAUSSIG und OPPENHEIMER (1942), die die Aortenerweiterung und das Aneurysma dissecans als die wichtigsten Komplikationen von seiten des Gefäßsystems erkannten.

Die wichtigsten Symptome sind die folgenden:
1. Das Skelet: Das Hauptmerkmal ist der langgestreckte, asthenische Körperbau. Besonders lang sind die Arme und Beine. Die Länge vom Becken bis zur Fußsohle ist länger als die vom Becken zum Scheitel, und die Spannweite der Arme ist größer als die Körpergröße. Die am meisten distalen Knochen zeigen relativ das stärkste Längenwachstum. Besonders deutlich wird das an den Fingern (Arachnodaktylie; Abb. 172) und den Füßen (extreme Schuhgrößen!).
Das verstärkte Längenwachstum betrifft auch die Rippenknochen, wodurch eine ,,Hühnerbrust" oder ,,Trichterbrust" entsteht. Dazu kommen andere Thoraxdeformitäten (Abb. 173).
Der Schädel ist besonders lang (Dolichocephalie); der knöcherne Gaumenbogen ist hoch gewölbt; das Gesicht ist häufig lang und schmal.

---

[1] Aus: SINNOTT, DUNN, DOBZHANSKY 1950.
[2] NACHTSHEIM 1939, 1941, 1942.
[3] NACHTSHEIM 1943; GRÜNEBERG 1938.
[4] HADORN 1945; neuerdings (1955) verwendet HADORN lieber die Begriffe Autophän und Allophän.
[5] Eine genauere Darstellung und viel Literatur bei McKUSICK (1959); vgl. auch LAST 1956.

2. Bindegewebe: Neben den Skeletanomalien stehen solche des Bindegewebes. Gelenkkapseln, Bänder, Sehnen und Fascien sind überdehnbar. Dadurch entstehen Fußdeformitäten (extreme Plattfüße), habituelle Luxationen, Hernien, Kyphoskoliose usw.

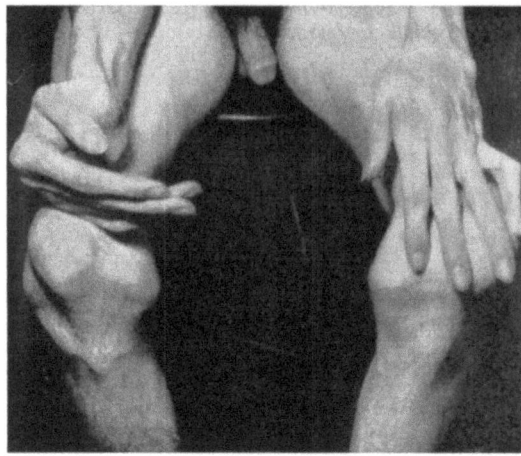
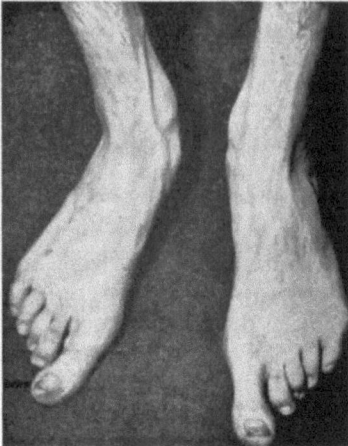

Abb. 172. Spinnenfingrigkeit mit Kontraktur der rechten Hand und Verlängerung der Füße, insbesondere der Großzehen, bei einem 17jährigen Patienten mit Marfan-Syndrom. Der Patient starb plötzlich 18 Monate nach der Untersuchung; er hatte auch eine Linsenektopie (n. McKusick 1959)

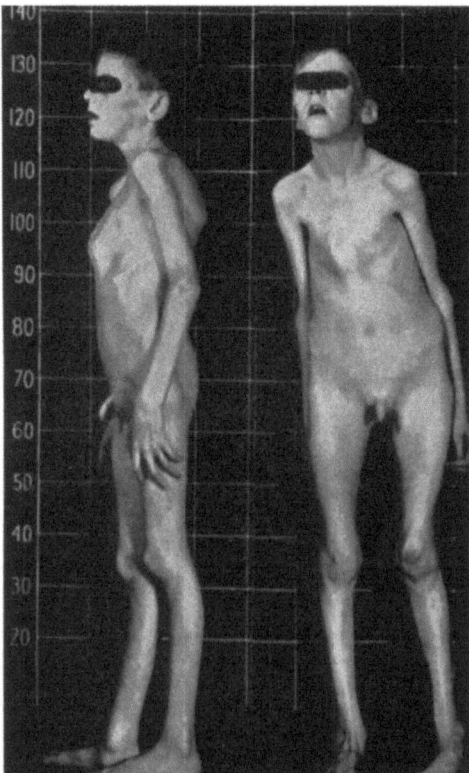

Abb. 173. 7jähriger Patient mit Marfan-Syndrom und besonders ausgeprägter Hühnerbrust. Daneben fand sich eine beiderseitige Linsenektopie und ein extrem ausgeprägter Plattfuß (n. McKusick 1959)

3. Muskulatur: Die Muskulatur ist oft (nicht immer) mangelhaft entwickelt und hypotonisch.

4. Fettgewebe: Meist besteht ein sehr deutlicher subcutaner Fettmangel. In seltenen Fällen wurden jedoch auch fettleibige Patienten beschrieben.

5. Augenanomalien: Die Augensymptome sind sehr auffällig. Eine beiderseitige Linsenektopie ist fast immer vorhanden. Bei Untersuchung mit der Spaltlampe lassen sich die Linsen-Aufhängebänder gut erkennen; sie sind dünn und oft gerissen. Die Linse ist oft klein (Mikrophakie) und rund (Sphärophakie).

Ein weiteres, sehr wichtiges Augensymptom ist die Kurzsichtigkeit, die oft hohe Grade erreicht und oft zur Netzhautablösung führt. Eine Schwäche der Sklera zeigt sich darüber hinaus oft in einem Keratoconus. Die Pupillen zeigen eine Miosis (Schwäche des dilatator pupillae?).

6. Gefäße: Besonders wichtig sind die Erscheinungen von seiten der Blutgefäße. Das charakteristische Merkmal ist hier eine Schwäche der Media der Aorta und der Pulmonalarterie. Durch die angeborene Schwäche des Bindegewebes der Media erweitert sich die aufsteigende Aorta mit der Zeit. Daneben entwickelt sich ein Aneurysma dissecans, oder es kommt zu einer Kombination von Dilatation und Wandrissen. Diese Erscheinungen betreffen meist die Aorta, oft aber auch die Pulmonalarterie. — Die Prognose ist etwa genauso schlecht wie bei der Aortitis luica, mit der auch sonst auffallende

Parallelen bestehen. Die Aortenerweiterung kann in ganz verschiedenem Lebensalter beginnen; einerseits fand sie sich bei einem 50 Jahre alten Patienten, andererseits bei einem 10 Monate alten Säugling (nach McKusick). — Da die Störung fast ausschließlich die aufsteigende Aorta befällt, ist es nicht erstaunlich, daß auch die Aortenklappen betroffen sein können.

Neben den genannten wurden auch noch eine ganze Reihe anderer Krankheitserscheinungen beschrieben, die hier nicht im einzelnen aufgeführt werden sollen.

Die Symptome sind keineswegs bei allen Patienten gleich stark ausgeprägt. In typischen Fällen ist die Diagnose leicht zu stellen; bei weniger ausgeprägter Manifestation kann sie jedoch unter Umständen schwer und ohne Berücksichtigung des Familienbefundes sogar unmöglich sein. Auf Grund von Angaben aus der Literatur und eigener Beobachtungen wurde die Häufigkeit der verschiedenen Anomalien bei 292 Fällen in Tab. 109 zusammengestellt.

Da sich in dem Material auch ältere Beobachtungen befinden, ist die Zahl von 12 Aortenaneurysmen sicher zu gering.

Zur Genetik: Wie schon kurz erwähnt, wird das Syndrom nach übereinstimmender Aussage vieler Untersucher durch eine Mutation hervorgerufen, die sich in heterozygotem Zustand manifestiert, also dominant ist. Einen besonders umfangreichen Stammbaum zeigt die Abb. 174 (nach Lutman und Neel

Tabelle 109[1]

Symptom	Anzahl	%
Arachnodaktylie	247	81
Beiderseitige Linsenluxationen	229	78
Wirbelsäulendeformitäten	108	37
Fußanomalien	77	23
Exzessive Myopie	36	12
Sphärophakie	34	12
Miosis, gegen Mydriatica resistent	32	11
Irisatrophie	30	10
Linsenkolobom	20	7
Erblindung infolge v. Augenanomalien	18	6
Angeborene Herzfehler	41	14
Aneurysmen, meist im Aortenbereich	12	4

1949). Die variable Expressivität des Gens läßt sich sehr gut daran erkennen, daß von den 16 Merkmalsträgern (abgesehen von dem nicht ausreichend bekannten Stammvater) nur 5 das voll ausgeprägte Syndrom mit Arachnodaktylie, Ektopia lentis und Herz-Kreislauf-Anomalien zeigten. 9 Familienmitglieder zeigten nur zwei dieser drei Symptomgruppen, während die Diagnose bei zwei nur auf Grund eines Symptoms gestellt werden mußte.

Es erhebt sich die Frage: Mit welcher Art von Pleiotropie haben wir es in diesem Falle zu tun? Liegt „Mosaikpleiotropie" oder „Relationspleiotropie"

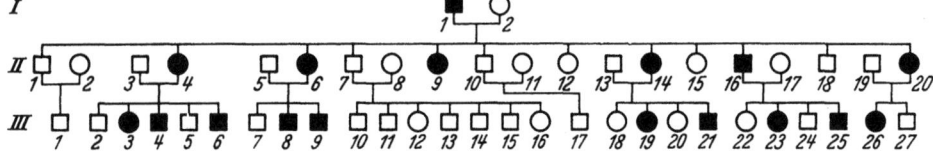

Abb. 174. Familie mit Marfan-Syndrom (n. Lutman u. Neel 1949)

vor? Oder mit anderen Worten: Lassen sich alle die genannten Störungen auf eine einzige Grundstörung zurückführen?

Ein derartiger Versuch ist gemacht worden (Abb. 175). Er ist im ganzen noch hypothetisch, in manchen Einzelheiten jedoch schon gut gestützt. Die Veränderungen in der Aortenmedia lassen nach Meinung von McKusick vermuten, daß der primäre Defekt in den elastischen Bindegewebsfasern liegt. Die allgemeine

---

[1] Nach Last u. Vogel 1957.

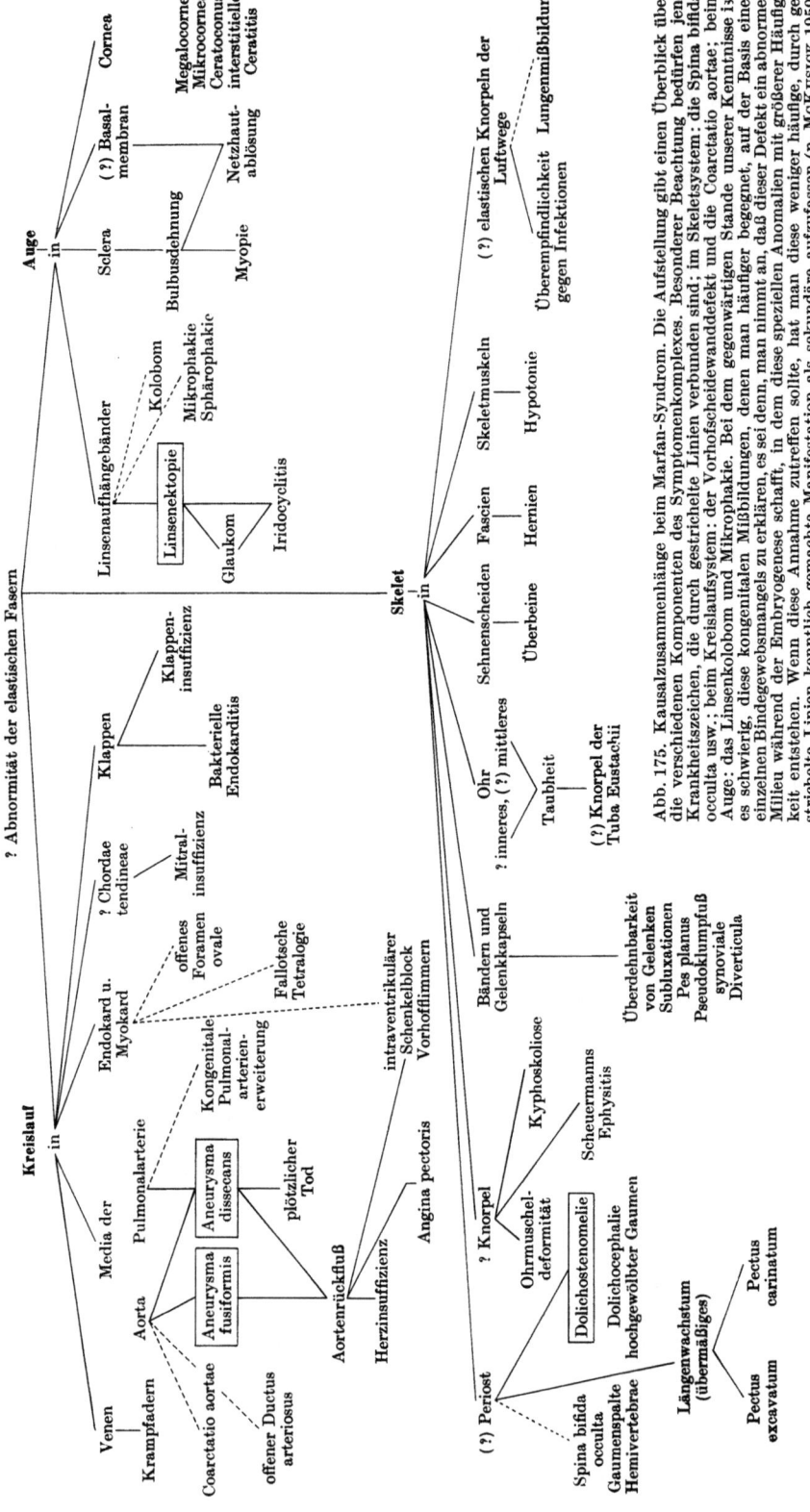

Abb. 175. Kausalzusammenhänge beim Marfan-Syndrom. Die Aufstellung gibt einen Überblick über die verschiedenen Komponenten des Symptomenkomplexes. Besonderer Beachtung bedürfen jene Krankheitszeichen, die durch gestrichelte Linien verbunden sind; im Skeletsystem: die Spina bifida occulta usw.; beim Kreislaufsystem: der Vorhofscheidewanddefekt und die Coarctatio aortae; beim Auge: das Linsenkolobom und Mikrophakie. Bei dem gegenwärtigen Stande unserer Kenntnisse ist es schwierig, diese kongenitalen Mißbildungen, denen man häufiger begegnet, auf der Basis eines einzelnen Bindegewebsmangels zu erklären, es sei denn, man nimmt an, daß dieser Defekt ein abnormes Milieu während der einzelnen Mißbildungen schafft, in dem diese speziellen Anomalien mit größerer Häufigkeit entstehen. Wenn diese Annahme zutreffen sollte, hat man diese weniger häufige, durch gestrichelte Linien kenntlich gemachte Manifestation als sekundäre aufzufassen (n. McKusick 1959)

Bindegewebsschwäche wäre durch einen solchen Defekt gut erklärbar. Allerdings ist nicht klar, wie die Dolichostenomelie oder die Schwäche der Linsen-Aufhängebänder auf diesem Wege zustande kommen soll. Vielleicht übt das Periost im Bereich der Epiphysen normalerweise einen regulierenden Einfluß auf das Längenwachstum aus; so wurde mehrfach gezeigt[1], daß manschettenartige Entfernung des Periostes an einem Röhrenknochen das Wachstum desselben steigert. Andererseits spricht nicht für die Rolle der elastischen Fasern, daß kein Beweis für irgendwelche Veränderungen des elastischen Gewebes in Trachea, Haut, Wirbelsäulenbändern, Zwischenwirbelscheiben usw. zu finden ist. Wahrscheinlich ist die Störung irgendeines biochemischen Grundvorganges beteiligt, den wir noch nicht kennen.

Besonders wichtig sind in diesem Zusammenhang Untersuchungen an der Ratte. Dort gelang es, einen dem Marfan-Syndrom sehr ähnlichen Zustand auszulösen, wenn man die Tiere mit einem Gift fütterte, das im Samen der spanischen Wicke (Lathyrus odoratus) vorhanden ist.

$$\underset{\underset{\text{NH}_2}{|}}{\text{HOOC—CH}}\text{—CH}_2\text{—CH}_2\text{—C—NH—CH}_2\text{—CH}_2\text{—C}\equiv\text{N}$$

γ-glutamyl-β-aminoproprionitril

Die Tiere bekamen Kyphoskoliose, Hernien und diffuse sackförmige oder dissezierende Aneurysmen. Androgen verstärkt die Wirkung. Damit ist eine überraschende Parallele zu dem häufigeren Auftreten des Aneurysma dissecans bei männlichen Marfan-Kranken gegeben. Möglicherweise setzt das Gift einen biologischen Mechanismus außer Kraft, wie er bei den Marfan-Patienten ebenfalls gestört ist.

Das Marfan-Syndrom wurde hier als Beispiel herausgegriffen, weil sich der Einfluß eines Gens auf verschiedene Organsysteme bei klarem dominanten Erbgang sowie die starken Schwankungen in der Manifestation dieses Gens besonders deutlich darstellen ließen. Es gibt jedoch eine große Anzahl weiterer erblicher Syndrome, für die Ähnliches gilt.

β) Pleiotropie bei der Phenylketonurie

Bei einem von ihnen, der *Phenylketonurie*, die wir später noch aus einem anderen Gesichtswinkel betrachten wollen, machte PENROSE den Versuch, auf mathematischem Wege die Nähe der einzelnen Symptome zum Grunddefekt zu bestimmen.

Die Phenylketonurie ist ein eindeutig autosomal-recessives Merkmal. Das Gen hat jedoch mehrere ganz verschiedene phänotypische Effekte, die z. T. gut meßbar sind. Für 4 dieser Effekte hat PENROSE die Meßwerte bei den Patienten mit den Werten bei einer Normalbevölkerung verglichen (Abb. 176).

Wie man sieht, weichen die Verteilungen am deutlichsten voneinander ab für den Blut-Phenylalanin-Spiegel. Hier kommt eine Überschneidung nicht vor. Wesentlich weniger deutlich ist die Abweichung für den Intelligenzquotienten; er zeigt einen kleinen Überschneidungsbereich. Dieser ist schon wesentlich größer für die Summe der Länge und Breite des Schädels. Hier würden, betrachtete man eine gemeinsame Verteilung, schon nicht mehr zwei Maxima erkennbar sein. Noch weniger weichen die Verteilungen für die Haarfarbe voneinander ab. Man kann diese Verhältnisse auch mehr quantitativ betrachten.

---

[1] OLLIER 1867 und spätere, vgl. McKUSICK.

So schlägt PENROSE vor, den quantitativen Effekt eines Gens zu messen, indem man die
Differenz der Mittelwerte der Gruppen von Patienten und Kontrollen ($D = \bar{x}_1 - \bar{x}_2$) mit der
durchschnittlichen Standarddeviation vergleicht (Kap. IV, 2b). Da die Varianzen beider Verteilungen unter Umständen sehr verschieden sein können, rechnet man zunächst die beiden

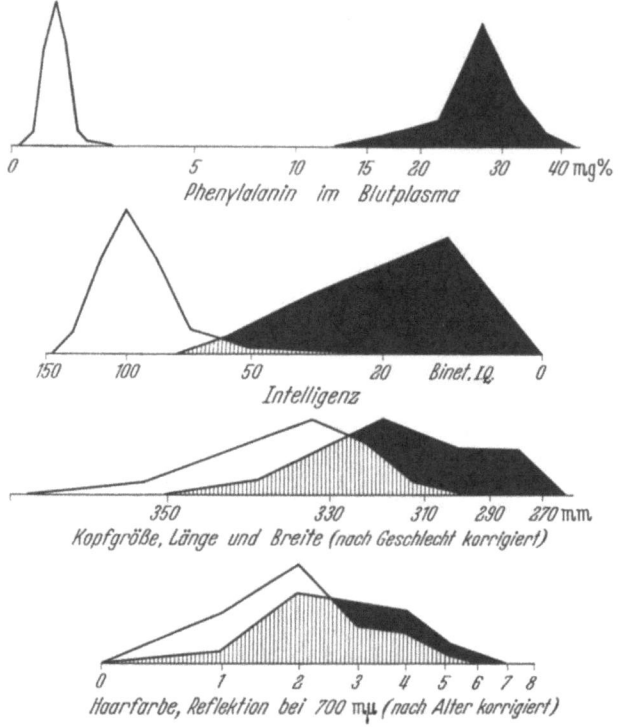

Abb. 176. Verteilung des Phenylalaninspiegels im Plasma, des Intelligenzquotienten, der Summe von Länge und
Breite des Schädels und der Haarfarbe (n. PENROSE 1951/52)

Standarddeviationen für sich aus und bildet dann ihren Mittelwert $S = \frac{1}{2}(s_1 + s_2)$. Der

Index $\frac{D}{S}$ wird dann als Maß für die Verschiedenheit beider Verteilungen genommen. Unter
der Voraussetzung der Normalverteilung ist es nun außerdem möglich zu berechnen, wie groß
der Anteil der Fälle ist, der im Überschneidungsbereich beider Verteilungen liegt und irrtüm-
lich klassifiziert wird. Auf die Ableitung sei jedoch hier verzichtet.

Im vorliegenden Falle lauten die Indices $\frac{D}{S}$:

Phenylalanin-Blutspiegel: . . 13,0
Intelligenz: 5,5
Kopfgröße: 2,0
Haarfarbe: 0,9

Ganz allgemein läßt sich wohl sagen: Je größer der Index $\frac{D}{S}$, desto näher liegt
das gemessene Merkmal der primären Genwirkung und desto weniger wird die
Wirkung eines Gens durch andere Einflüsse gestört. Das gilt natürlich nur für den
Vergleich der verschiedenen Manifestationen des gleichen Gens und nicht für den
Vergleich verschiedener Gene untereinander.

Pleiotrope Wirkungen lassen sich jedoch bei genauerer Analyse auch bei
solchen Genen nachweisen, die zunächst nur eine einzige klar umrissene Haupt-

wirkung zu haben scheinen. Ein Beispiel sind die in den letzten Jahren nachgewiesenen Korrelationen zwischen den AB0-Blutgruppen und bestimmten Krankheiten. Sie werden jedoch an anderer Stelle (Kap. VIII, 2j) behandelt.

Neuerdings geschieht es gelegentlich, daß wir erst mit speziellen Methoden die genetische Grundstörung erkennen, die uns dann sekundär die Deutung eines vielleicht schweren, auf jeden Fall aber uncharakteristischen und nicht an sich als solches erkennbaren pleiotropen Wirkungsmusters gestattet. Wir erinnern an die multiplen Infektionen, etwa infolge einer erblichen Agranulocytose[1] oder Agammaglobulinämie[2]. Gerade diese Beobachtungen jedoch führen uns wieder über das Phänomen als solches hinaus und hin zu seiner Erklärung. Deshalb brechen wir die Diskussion hier ab; jedoch nur, um sie später unter neuem Gesichtswinkel wieder aufzunehmen.

d) Heterogenie

Oben sahen wir, daß eine einzige Erbanlage phänotypisch ganz verschiedene Veränderungen verursachen kann.

Nun soll uns der umgekehrte Fall beschäftigen, daß ein einziger Phänotyp durch ganz verschiedene Erbanlagen bedingt ist. Kommt in einer Reihe von Familien die gleiche erbliche Anomalie vor, so ist man zunächst geneigt anzunehmen, dafür sei auch die gleiche Mutation verantwortlich zu machen. Sehr oft aber erweist sich dieser Schluß als falsch. Im einfachsten Fall läßt sich das schon aus der Erbgangsanalyse schließen. So konnte BECKER (1953) nachweisen, daß es neben der geschlechtsgebunden-recessiven Frühform der Dystrophia musculorum progressiva auch eine autosomal-recessive Form gibt, die ebenfalls vom Beckengürtel ausgeht. Beide unterscheiden sich in der Symptomatik nicht voneinander; allerdings ist der Verlauf bei der recessiven Form im Durchschnitt nicht ganz so rasch. In solchen Fällen spricht man von Heterogenie.

Je genauer man erbliche Merkmale von der genetischen wie von der physiologischen Seite her zu analysieren lernt, desto mehr erkennt man, wie häufig Heterogenie ist. Im Tierversuch kann man sie sehr leicht nachweisen; gehen etwa aus der Kreuzung zweier recessiven Tiere a × a dominante Junge hervor, so ist damit bewiesen, daß Heterogenie vorliegen muß; anderenfalls dürften nur a-Tiere auftreten.

So einfach liegen die Dinge beim Menschen nur in Sonderfällen. Ist nicht zufällig der Erbgang verschieden, wie bei dem obengenannten Beispiel, sondern liegt etwa in beiden Fällen autosomale Recessivität vor, so ist Heterogenie zunächst praktisch nur nachweisbar, wenn zwei homozygot recessive Personen einander heiraten. Dann ist ein einziges phänotypisch dominantes Kind beweisend[3].

Nun pflegen recessive Anomalien sehr selten zu sein, und wenn sie vorliegen, setzen sie oft die Fortpflanzungsfähigkeit der Merkmalsträger herab. Ehen zwischen zwei im gleichen Merkmal homozygot Recessiven gehören also im allgemeinen zu den Seltenheiten. Es gibt jedoch Ausnahmen. *So gilt für die Eheschließungen der Taubstummen nicht das Gesetz der Panmixie*, sondern man beobachtet eine ausgesprochene *Paarungssiebung* (assortative mating); sie neigen sehr stark dazu, untereinander zu heiraten. Oft gehen aus solchen Ehen auch ausschließlich taubstumme Kinder hervor, aber keineswegs immer. In solchen Fällen besteht natürlich die Möglichkeit, daß es sich bei der Taubstummheit

---

[1] KOSTMANN 1956.

[2] Vgl. ELPHINSTONE, WICKES u. ANDERSON 1956; vgl. auch die Diskussion in Kap. VII, 3b.

[3] Wenn wir einmal von der Möglichkeit absehen, daß die Penetranz nicht vollständig ist und daß Phänokopien vorkommen.

mindestens des einen Elternteiles nicht um eine erbliche, sondern um eine exogene
Form handelt, daß also eine Phänokopie vorliegt. Allein jedoch kann diese
Hypothese wohl nicht zutreffen; zu sehr haben sich die Beobachtungen inzwischen
gehäuft (vgl. die Disk. Kap. IV, 5d).

Insbesondere wird man zu der Ansicht neigen, daß beide Eltern wirklich an
einer recessiven Form erkrankt sind, wenn sie beide ihrerseits Blutsverwandtenehen entstammen. Dieser inter-
essante Fall findet sich bei der
unseres Wissens ersten derartigen
Beobachtung[1] (Abb. 177).

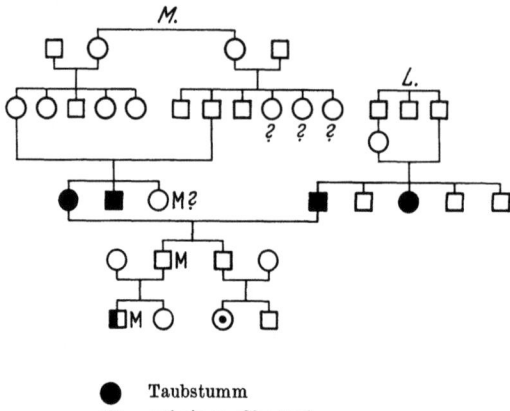

Wir sehen, daß aus einer Ehe
zweier Taubstummer zwei gesunde Söhne hervorgegangen sind.
Beide Eltern entstammen Blutsverwandtenehen.

Noch einen anderen, mehr
indirekten Weg gibt es, Heterogenie bei recessiven Erbleiden
festzustellen: Wie wir sehen
werden (Kap. VIII, 4), hat man
bei Eltern von Trägern recessiver
Anomalien mit einer der Durchschnittsbevölkerung gegenüber
erhöhten Anzahl von Blutsverwandtenehen zu rechnen. Diese
Erhöhung ist abhängig von der
Genhäufigkeit q; sie tritt um so

●   Taubstumm
◧   auf einem Ohr taub
⊙   Schwachsinn
M   hohe musikalische Begabung

Abb. 177. Die Familie, in der zuerst Heterogenie für Taubstummheit nachgewiesen wurde. Beide Eltern entstammen
einer Verwandtenehe, und doch sind die Kinder gesund (n.
MÜHLMANN 1930)

ausgesprochener hervor, je kleiner q ist. Nun kann man q aber auch aus der
Häufigkeit des Merkmals in der Bevölkerung schätzen. Findet man also unter
den Eltern der Merkmalsträger wesentlich öfter Blutsverwandtenehen, als es
der Merkmalshäufigkeit in der Bevölkerung entspricht, so liegt es nahe, mit
aller Vorsicht zu schließen: Es handelt sich um ein Gemisch von genetisch
verschiedenen, nur phänotypisch gleichen recessiven Merkmalen, und für jedes
einzelne ist die Genhäufigkeit entsprechend geringer. Mit anderen Worten: Wir
haben es mit Heterogenie zu tun.

Dieser Schluß, sagten wir, sei mit aller Vorsicht zu ziehen. Das hat den
folgenden Grund: Ein zu hoher Anteil von Blutsverwandtenehen kann dadurch
zustande kommen, daß die recessiven Merkmalsträger zum größten Teil aus
Isolaten stammen, in denen diese Ehen allgemein vermehrt sind.

Theoretisch steht uns noch ein weiterer, auch etwas indirekter Weg zum
Nachweis von Heterogenie offen. Möglicherweise wird er einmal der allgemeinste
und wichtigste werden. Wenn sich das Erbmerkmal in einem Teil der beobachteten
Sippen als mit einem Markierungsgen gekoppelt erweist, aber in anderen offensichtlich unabhängig von ihm ist, so ist damit ebenfalls bewiesen, daß die Mutation
nicht den gleichen locus betreffen kann. An anderer Stelle (S. 109) zeigten wir,
daß es auf diesem Wege gelang, für die Elliptocytose Heterogenie nachzuweisen[2].

Alle Gesichtspunkte, die wir bisher betrachteten, sind genetischer Natur.
Es kann aber auch sein, daß physiologische Argumente gegen die Mutation eines
einzigen locus sprechen. Findet man, daß für den gleichen Phänotyp verschiedene

---

[1] MÜHLMANN 1930, vgl. auch LEHMANN 1950.
[2] MORTON 1956.

Grundstörungen verantwortlich zu machen sind, so wird man ebenfalls geneigt sein anzunehmen, daß Mutationen verschiedener loci vorliegen. Allerdings ist es ohne zusätzliche genetische Beweisführung oft schwierig, die Alternativhypothese der multiplen Allelie auszuschließen (vgl. S. 68 f.), besonders wenn man bedenkt, wie der Allelie-Begriff in letzter Zeit in Bewegung geraten ist.

Das klassische Beispiel ist hier die geschlechtsgebunden-recessive Hämophilie. Dieses früher klassische Beispiel einer Erbkrankheit ließ sich in zwei Formen, Hämophilie A und B aufteilen, die jede auf das Fehlen eines anderen Plasmafaktors zurückgeführt werden konnten; biochemisch unterscheiden sich die Faktoren in wesentlichen Eigenschaften.

Unversehens sind wir wieder an die Grenze gelangt, bei der die bloße Beschreibung aufhört und die Frage nach der Ursache gestellt ist. Dieses Mal jedoch kehren wir nicht um, sondern schreiten vorwärts und treten ein in die Untersuchung der Frage, wie die Erbanlagen wirken, um den Phänotyp in Wechselwirkung mit den Umwelteinflüssen hervorzubringen.

2. Das Gen in Ontogenese und Funktion

Auf vier Wegen gelangten wir zu dem Problem, wie das Gen es macht, den Phänotyp hervorzubringen. Vier spezielle Fragen waren es, die sich uns dabei stellten: 1. Woran liegt es, daß manche Mutationen mit dem Leben des Individuums auf die Dauer nicht zu vereinbaren sind und daß sie in bestimmten, für sie spezifischen Phasen seine Entwicklung unterbrechen? 2. Weshalb manifestieren sich die meisten Gene nicht gleichmäßig, sondern zeigen Schwankungen in Penetranz und Expressivität? 3. Wie kommt es, daß die meisten Gene nicht eine einfache Wirkung, sondern ein pleiotropes Wirkungsmuster induzieren? 4. Weshalb kann ein bestimmter Phänotyp durch Mutation nicht nur an einem, sondern an ganz verschiedenen loci hervorgebracht werden?

Eine Zygote hat kurz nach der Befruchtung äußerlich nicht die geringste Ähnlichkeit mit dem Menschen, der einmal aus ihr werden wird. Sie besteht aus einer Zelle mit dem Kern, der als wichtigsten Bestandteil den doppelten Chromosomensatz enthält, und mit dem die verschiedensten Bestandteile enthaltenden Cytoplasma. Alles, was von nun an geschieht, die Entwicklung und Funktion des Lebewesens und die Art, wie es sich mit seiner Umwelt auseinandersetzt, muß in seinen wesentlichen Zügen durch das im Kern vorgebildete genetische Muster und die Reaktionsfähigkeit des Cytoplasmas festgelegt sein.

Im letzten Jahrzehnt wurden, vor allem von der Genetik der Viren, insbesondere der Bakteriophagen ausgehend, ganz konkrete Modellvorstellungen darüber entwickelt, wie das spezifische genetische Substrat chemisch beschaffen ist, welche Struktur es hat, wie es sich identisch reproduziert und nach welchem Prinzip es die spezifische Information aufbewahrt und im geeigneten Zeitpunkt weitergibt (Watson-Crick-Modell). Das Modell und die Argumente, die dafür sprechen, daß es die Tatsachen im wesentlichen richtig beschreibt, lernten wir auf S. 23ff. näher kennen. Dort klammerten wir jedoch noch das Problem aus: Wie *wirken* die Gene?

Zwei Arbeitsrichtungen sind es vor allem, die in den letzten Jahren phänogenetische Untersuchungen beim Menschen angeregt und bereichert haben:

Einmal hat die experimentelle Forschung sich sehr erfolgreich bemüht, phänogenetische Zusammenhänge an anderen, gut zugänglichen Objekten prinzipiell aufzuklären.

Auf der anderen Seite führte man eine ganze Reihe neuer, vor allem biochemischer Untersuchungsmethoden ein und lernte so die pathologische und normale Physiologie des Menschen selbst immer genauer kennen.

Wir wenden uns zunächst den Ergebnissen der experimentellen Forschung zu. Hier waren es vor allem die Untersuchungen von KÜHN, BUTENANDT u. Mitarb.[1] an der Mehlmotte Ephestia Kühniella sowie von BEADLE u. EPHRUSSI an Drosophila melanogaster, die einiges Licht in den Mechanismus der Genwirkung brachten. Es zeigte sich: Für die Bildung des normalen Augenpigmentes aus dem Tryptophan ist eine Reihe von Genen erforderlich, die aufeinanderfolgende chemische Reaktionsschritte ermöglichen. Man schuf den Begriff der „Genwirkkette" und versteht nun den ganzen Organismus in Form und Funktion als durch die Verknüpfung von Genwirkketten zu einem „Genwirknetz" (KÜHN 1955) hervorgebracht. Die genauere Analyse der Genwirkungen, die diese Genwirkketten aufbauen, verdanken wir in erster Linie der Untersuchung biochemischer Mutanten von Neurospora crassa[2] und anderer Pilze und Mikroorganismen wie Aspergillus nidulans[3], Saccharomyces cerevisiae[4] sowie Salmonella und anderen Bakterien[5,6].

Die Entwicklung begann also bei einer *Analyse des Phänotyps* bestimmter genetischer Varianten und drang von dort zum Genotyp vor. Wir wollen hier den umgekehrten Weg beschreiten und bei der Desoxyribonucleinsäure (DNS), dem genetischen Material aller Lebewesen mit Ausnahme einiger Pflanzenviren, beginnend zum Phänotyp vorzudringen versuchen.

Wie auf S. 23f. auseinandergesetzt, stellt man sich nach WATSON-CRICK die DNS-Struktur als aus einer Doppelspirale bestehend vor, die sich aus zwei Spiralen von Phosphorsäure- und Desoxyribose-Molekülen zusammensetzt. Die beiden Ketten sind zwischen jeweils zwei Desoxyribose-Molekülen durch ein Basenpaar miteinander verbunden (S. 27, Abb. 15). Dabei sind — abgesehen von Ausnahmen — die 4 Basenpaare Adenin-Thymin, Thymin-Adenin, Guanin-Cytosin, Cytosin-Guanin möglich.

Wie kann eine derartige Struktur spezifische „*Information*" tragen und dem Phänotyp aufprägen?

Wie sich herausgestellt hat, ist man berechtigt, diese Frage etwas mehr zu spezifizieren und einzuengen. Wir wissen aus der Biochemie, daß es Stoffe gibt, die für den geordneten Ablauf der Lebensvorgänge, also insbesondere für den intermediären Stoffwechsel unentbehrlich sind[7]. Das sind die *Enzyme*. Die vom Phänotyp ausgehende Analyse der Genwirkungen hatte auch zunächst auf den Ausfall spezifischer Enzyme infolge von Mutationen an bestimmten Genloci geführt. *Die Spezifität dieser Enzyme liegt jedoch wesentlich in der Spezifität von Eiweißkörpern begründet.* Wovon aber hängt die Spezifität dieser Eiweißkörper ab? Proteine bauen sich aus Aminosäure-Ketten auf. In einzelnen Fällen (ein Beispiel weiter unten) ist es gelungen, nicht nur die relative Häufigkeit der einzelnen Aminosäuren in einem Protein, sondern auch weitgehend ihre Reihenfolge aufzuklären. Dabei stellte sich heraus: *Die Spezifität von Proteinen beruht auf der Zusammensetzung von Aminosäuren und der Reihenfolge dieser Aminosäuren.* Die Aminosäuren sind Fettsäuren, in denen an einer Stelle der Kohlenstoffkette ein H-Atom durch die Amino-(NH_2-)Gruppe ersetzt ist. Alle in der Natur vorkommenden Aminosäuren mit wenigen Ausnahmen enthalten die NH_2-Gruppe

---

[1] Vgl. BUTENANDT 1953; KÜHN 1955.
[2] Vgl. u. a. BEADLE 1945; HOROWITZ 1950.
[3] Vgl. PONTECORVO 1953.
[4] Vgl. EPHRUSSI u. HOTTINGUER 1951.
[5] DEMEREC 1956; DEMEREC u. Mitarb. 1956.
[6] Wichtig für das Verständnis der gesamten Arbeitsrichtung sind die Werke von HALDANE (1954), WAGNER u. MITCHELL (1955).
[7] Vgl. LEHNARTZ.

an dem neben der Carboxylgruppe gelegenen C-Atom:

$$R—CH—COOH$$
$$|$$
$$NH_2$$

Sie sind α-Aminosäuren. Mit Ausnahme des Glycins (vgl. unten) sind sie optisch aktiv; die natürlich vorkommenden Aminosäuren gehören praktisch alle der L-Reihe an[1].

Nach der Zahl ihrer Amino- und Carboxylgruppen teilt man die Aminosäuren in folgende Gruppen ein:

a) Monoamino-Monocarbonsäuren

Glycin: $CH_2—NH_2$
$|$
(Aminoessigsäure) $COOH$

Es kann im Körper synthetisiert werden. Es fehlt in manchen Eiweißkörpern, u. a. den Albuminen.

Alanin:
$$CH_3$$
$$|$$
$$H—C—NH_2$$
$$|$$
$$COOH$$

Es gehört zu den wichtigsten Aminosäuren und kann im Körper synthetisiert werden.

Aliphatische Substitutionsprodukte des Alanins sind:

CH_2OH	$CH_2—SH$	$CH_2—S—S—CH_2$
$H—C—NH_2$	$H—C—NH_2$	$H—C—NH_2$ $H—C—NH_2$
$COOH$	$COOH$	$COOH$ $COOH$
Serin	Cystein	Cystin

Cystein geht durch Oxydation sehr leicht in Cystin über; Cystin läßt sich jedoch durch Reduktion leicht in Cystein zurückverwandeln. Für den Genetiker ist die Gruppe der *Cystinurien* (vgl. unten) bemerkenswert.

Unter den *Buttersäure*-Abkömmlingen ist genetisch insbesondere die β-Amino-Isobuttersäure bemerkenswert, da ihre Ausscheidung in Abhängigkeit von genetischen Faktoren stark variiert:

$$H_2CNH_2$$
$$|$$
$$H_3C—C$$
$$|$$
$$COOH$$

Eine große Bedeutung im Stoffwechsel hat das Methionin (α-Amino-γ-methyl-thiobuttersäure) und das Threonin (α-Amino-β-oxy-Buttersäure).

$CH_2—S—CH_3$	CH_3
CH_2	$HO—C—H$
$H—C—NH_2$	$H—C—NH_2$
$COOH$	$COOH$
Methionin	Threonin

---

[1] Übersicht über weitere Eigenschaften und Reaktionen der Aminosäuren bei LEHNARTZ.

Unter den Aminosäuren mit 5 C-Atomen ist das Valin (α-Amino-Valeriansäure) bemerkenswert:

$$
\begin{array}{c}
\text{C} \\
|\\
\text{H—C—CH}_3 \\
|\\
\text{H—C—NH}_2 \\
|\\
\text{COOH}
\end{array}
$$

Valin

Von den Aminosäuren mit 6 C-Atomen ist besonders das Leucin bemerkenswert:

$$
\begin{array}{c}
\text{CH}_2 \\
|\\
\text{H—C—CH}_2 \\
|\\
\text{CH}_2 \\
|\\
\text{H—C—NH}_2 \\
|\\
\text{COOH}
\end{array}
$$

Leucin

b) Diaminomonocarbonsäuren

Die wichtigste Aminosäure dieser Reihe ist das Arginin, das in allen EW-Körpern vorkommt. Es ist durch eine Guanidino-(Iminoharnstoff-)Gruppe gekennzeichnet.

$$
\begin{array}{c}
\text{CH}_2\text{—NH—C} \begin{array}{c} \text{NH}_2 \\ \\ \text{NH} \end{array} \\
|\\
\text{CH}_2 \\
|\\
\text{CH}_2 \\
|\\
\text{H—C—NH}_2 \\
|\\
\text{COOH}
\end{array}
$$

Arginin

Eine andere wichtige Aminosäure ist das Lysin (α-ε-Diamino-n-capronsäure)

$$
\begin{array}{c}
\text{CH}_2\text{—NH}_2 \\
|\\
\text{CH}_2 \\
|\\
\text{CH}_2 \\
|\\
\text{CH}_2 \\
|\\
\text{H—C—NH}_2 \\
|\\
\text{COOH}
\end{array}
$$

Lysin

c) Monoaminodicarbonsäuren

Reagieren die soeben genannten Diaminomonocarbonsäuren vorwiegend alkalisch, so ist die Reaktion dieser Gruppe wegen der zwei COOH-Gruppen in erster Linie sauer. Hier finden sich zwei Aminosäuren, die Asparaginsäure und die Glutaminsäure.

$$
\begin{array}{cccc}
\text{COOH} & \text{CO—NH}_2 & \text{COOH} & \text{CO—NH}_2 \\
| & | & | & | \\
\text{CH}_2 & \text{CH}_2 & \text{CH}_2 & \text{CH}_2 \\
| & | & | & | \\
\text{H—C—NH}_2 & \text{H—C—NH}_2 & \text{CH}_2 & \text{CH}_2 \\
| & | & | & | \\
\text{COOH} & \text{COOH} & \text{H—C—NH}_2 & \text{H—C—NH}_2 \\
& & | & | \\
& & \text{COOH} & \text{COOH} \\
\text{Asparaginsäure} & \text{Asparagin} & \text{Glutaminsäure} & \text{Glutamin}
\end{array}
$$

Neben den beiden Säuren sind auch ihre Amide (Asparagin; Glutamin) bedeutungsvoll.

d) Cyclische Aminosäuren

Allgemeinbiologisch wie genetisch von besonderem Interesse sind die cyclischen Aminosäuren. Sie leiten sich meist vom Alanin ab. Die einfachsten sind das Phenylalanin und das Tyrosin.

Phenylalanin   Tyrosin

Wird ein H-Ion in γ-Stellung des Phenylalanins nicht durch den Benzolring, sondern durch den Indol-Doppelring substituiert, so erhält man das Tryptophan:

Tryptophan

Durch Eintreten des Imidazolringes an die gleiche Stelle entsteht das Histidin.

Histidin

Weitere zugehörige Verbindungen, die streng genommen nicht zu den Aminosäuren gehören, aber als Eiweißbausteine weit verbreitet sind, sind Prolin und Oxyprolin.

Prolin   Oxyprolin

Ein Teil dieser Aminosäuren kann im Körper aus N-freien Vorstufen und Ammoniak aufgebaut werden. Bei anderen dagegen ist das nicht möglich; sie müssen dem Körper in Form von Nahrungs-eiweiß zugeführt werden (essentielle Amino-säuren).

Eine Übersicht über die unentbehrlichen und entbehrlichen Aminosäuren bei Hund und Ratte gibt Tab. 110.

Tabelle 110. *Entbehrliche und unentbehrliche Aminosäuren* (nach ROSE), aus LEHNARTZ

Unentbehrlich	Entbehrlich
Valin	Glycin
Leucin	Alanin
Isoleucin	Norleucin
Lysin	Citrullin
(Arginin)	Serin
Methionin	Cystin
Threonin	Asparaginsäure
Phenylalanin	Glutaminsäure
Tryptophan	Oxyglutaminsäure
Histidin	Tyrosin
	Prolin
	Oxyprolin

Der Aminosäure-Stoffwechsel und seine genetische Steuerung wird uns weiter unten genauer beschäftigen. Hier interessieren sie uns nur als *Bausteine von Proteinen*.

Die Frage lautet: Wie übertragen sich Sequenzen von 4 Basenpaaren in der DNS auf Sequenzen von etwa 20 Aminosäuren in Proteinen?

Für den Aufbau der Proteine diskutierte man im wesentlichen zwei Gruppen von Hypothesen. Die eine nimmt an, die Aminosäuren würden schrittweise auf *enzymatischem* Wege an die schon bestehende Kette herangehängt. Die andere meint, es sei eine *Matrize* vorhanden, die das Anein-anderlagern der Aminosäuren jeweils nur in einer bestimmten Reihenfolge zulasse. Mit der enzymatischen Hypothese gerät man sehr bald in unüberwind-liche logische Schwierigkeiten; sie kann offenbar nicht zutreffen. So müßte z. B. für jeden Schritt im Aufbau eines Proteins ein eigenes Enzym vorhanden sein. Jedes dieser Enzyme jedoch müßte wieder durch entsprechende enzymatische Schritte aufgebaut werden, da es ja auch ein Protein selbst ist oder enthält, usw. ad infinitum.

Dagegen scheint die Matrizenhypothese doch wohl in einer oder der anderen Form den Tatsachen zu entsprechen. Stellen wir uns einmal auf ihren Boden, so erheben sich gleich zwei Fragen. Die erste ist formal-logisch und lautet: *Kann ich mit Hilfe von 4 Elementen Sequenzen von 20 Elementen festlegen?* Und wenn das möglich ist; *wie muß ein solcher Code aussehen?*

Die zweite Frage ist nur experimentell zu lösen. Sie heißt: Wirkt DNS direkt als Matrize für die Proteinbildung, oder müssen wir mit Zwischenstufen rechnen?

Zunächst zur ersten Frage: Das ist tatsächlich möglich. Ein anschauliches Beispiel ist das Morse-Alphabet. Hier gelingt es ebenfalls mit drei Zeichen (Punkt, Strich, Zwischenraum), alle beliebigen Buchstabenfolgen darzustellen. So kann man auch verschiedene Code konstruieren, die mit 4 Elementen erster Art 20 Elemente zweiter Art bestimmen. Die kleinste Zahl von Elementen erster Art für ein Element zweiter Art ist dabei 3, und man experimentierte bisher vor allem mit Coden, die aus drei Elementen bestanden.

Dabei sind drei Arten von Coden möglich: Die überlappenden

ACD
CDB
DBC
BCA usw.

die teilweise überlappenden

ABC
CBD
DAC

und die nicht überlappenden

ABD

CCB

ACB usw.

Die ersten Vorschläge nach Aufstellung des Watson-Crick-Modells setzten überlappende Code voraus (Lit. bei GAMOW u. Mitarb. 1956). Nun bewies BRENNER (1957), daß derartige überlappende Dreiercode praktisch unmöglich sind aus folgendem Grunde: die aufeinanderfolgenden Aminosäuren sind nicht unabhängig voneinander, sondern es sind nur bestimmte Folgen möglich. (Solche, die zwei gemeinsame Buchstaben haben.) Man kann nun auf Grund von den beobachteten Typen von Dipeptiden ableiten, wieviele Nucleotid-Dreiergruppen mindestens notwendig wären, um bestimmte Aminosäuren zu determinieren, und findet so mindestens 70 verschiedene Dreiergruppen, während in Wirklichkeit nur $4^3 = 64$ möglich sind.

CRICK u. Mitarb. (1957) versuchten es daraufhin mit einem nicht überlappenden Dreiercode. Die Schwierigkeit ist dabei noch, daß ja zwischen den Dreiergruppen in der DNS-Kette keine Grenze vorhanden ist. Mit anderen Worten, habe ich die Sequenz DCBCADAAB, so dürfen etwa nur DCB, CAD und AAB eine Aminosäure anlagern, nicht aber etwa BCA und ADA. Berücksichtigt man das, so kommt man zu dem immerhin verblüffenden Resultat, daß mittels eines Dreiercodes genau 20 verschiedene Elemente bestimmbar sind, was der Zahl der natürlich vorkommenden Aminosäuren auffallend gut entspricht.

Trotzdem hat man keinen Anhaltspunkt dafür, daß ein solcher nicht überlappender Dreiercode wirklich zutrifft. Derartige Hypothesen ermangeln noch ganz der Untermauerung durch Experimente.

Bessere experimentelle Grundlagen haben wir für die zweite Frage: *Wirkt DNS selbst als Matrize, oder ist noch eine Zwischenstufe vorhanden?* Die meisten Ergebnisse sind mit der Annahme zu vereinbaren, DNS wirke in der Regel über eine Zwischenstufe, und diese Zwischenstufe sei RNS (Ribonucleinsäure). Diese Hypothese wurde auf Grund vieler, in den letzten Jahren angesammelter Ergebnisse immer wahrscheinlicher.

Die Literatur zu diesem Thema ist fast ins Uferlose angeschwollen; wir müssen uns hier auf einige wenige Argumente beschränken[1].

RNS befindet sich in großen Mengen in Zellen, die eine lebhafte Proteinsynthese aufweisen; dagegen enthalten funktionell aktive Zellen mit geringer Proteinsynthese nur wenig RNS. Bei Änderung der physiologischen Bedingungen schwankt der RNS-Gehalt parallel zur Proteinsynthese.

Bei Mikroorganismen läßt sich die Proteinsynthese von der DNS-Synthese trennen; sie läuft sogar unter Umständen weiter, wenn kein DNS mehr vorhanden ist, etwa infolge Zerstörung durch Röntgenstrahlen. Besonders eindeutig sind die Ergebnisse an Mikroorganismen, bei denen man den Kern durch Mikromanipulation entfernen kann. Bei Amoeba proteus fiel nach einer solchen Prozedur RNS und Proteinsynthese zwar ab; die Proteinsynthese lief jedoch weiter. Bei Acetabularia mediterranea, die im Gegensatz zu der obengenannten Amöbe noch Energie aufnimmt, wenn man den Kern entfernt, wird die Synthese von RNS und Protein zunächst sogar stimuliert (BRACHET).

In Bakterien-Protoplasten kann man bis 99% der DNS durch DNSase entfernen, ohne daß die Enzymbildung aufhört; auch hier beobachtet man zunächst eine Stimulation. Dagegen zeigte sich die Enzymbildung schwer gestört, sobald 30% der RNS entfernt waren (SPIEGELMAN 1957).

Auf der anderen Seite wird in Bakterienextrakten die Fähigkeit, Aminosäuren einzubauen, durch Zugabe von RNS wiederhergestellt, nachdem man sie vorher mit Hilfe von RNSase aufgehoben hat (GALE und FOLKES 1955).

Aminosäuren-Nucleotidkomplexe als Vorläufer von Proteinen wurden auch direkt nachgewiesen.

---

[1] Übersichten bei BRACHET 1957; SPIEGELMAN 1957, CRICK 1958.

Vielleicht ist aber DNS in Sonderfällen doch in der Lage, auch direkt Protein aufzubauen. Nach ALLFREY u. Mitarb. (1957) besitzen isolierte Thymuskerne offenbar diese Fähigkeit; sie wird vermindert durch DNSase und kann durch Zugabe neuer DNS wiederhergestellt werden. — Die Rolle der RNS wird neuerdings von manchen Forschern wieder geringer eingeschätzt.

Wir verlassen nun diesen notwendigerweise sehr kursorischen Überblick über einige Ergebnisse zur Theorie der primären Genwirkung und wenden uns der Frage zu: Was macht der Körper mit den so gebildeten Proteinen?

Wie schon erwähnt, wirkt ein praktisch sehr wesentlicher Teil von ihnen als Enzym oder als Bestandteil eines Enzymes und ermöglicht bestimmte Schritte im intermediären Stoffwechsel.

Bevor wir jedoch diesen Teil besprechen, wenden wir uns einigen Befunden zu, bei denen der Einfluß von Genen auf die Proteinsynthese noch wesentlich deutlicher zu erkennen ist. Das sind die erblichen Varianten der Serum-Proteine. Sie wurden ausnahmslos in den letzten Jahren beschrieben, und ihre Entdeckung ist eng mit der Entwicklung der routinemäßig anwendbaren Methoden zur Trennung von Proteinen, insbesondere mit der Ausarbeitung der Elektrophorese, verbunden[1].

3. Erbliche Varianten der Serum-Proteine

Legt man an eine Lösung, die wie das Blutplasma eine größere Anzahl von Eiweißkörpern enthält, eine elektrische Spannung an, so werden bei schwach

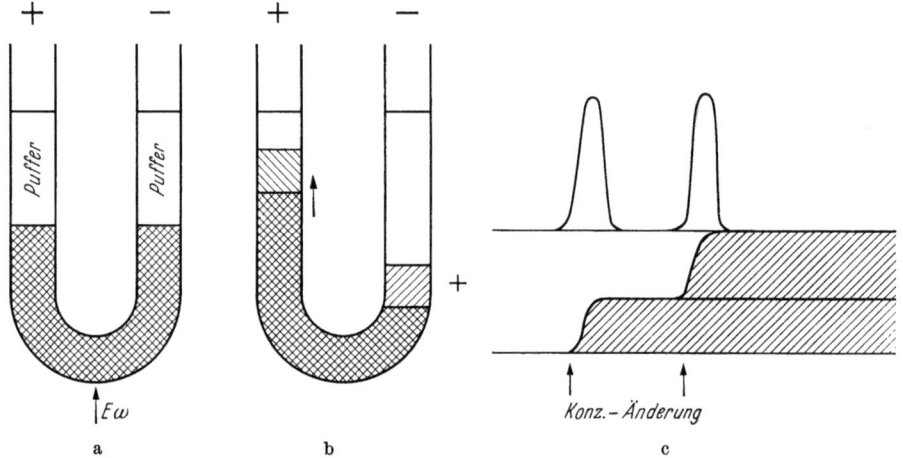

Abb. 178a—c. Prinzip der Elektrophorese n. TISELIUS. a Ein gelöstes EW-Gemisch ist mit Pufferlösung in einem U-Rohr überschichtet. b Zwei in dem Gemisch vorhandene EW-Körper-Fraktionen ▨ und ▩ wandern mit verschiedener Geschwindigkeit zur Anode. c Dadurch entstehen sowohl im aufsteigenden als auch im absteigenden Ast zwei Bereiche, in denen eine Konzentrationsänderung im U-Rohr vorhanden ist. Dieser „Gradient" (oben) wird bei der Elektrophorese aufgezeichnet

alkalischer Reaktion (z. B. $p_H = 8{,}9$) die Proteine je nach elektrischer Ladung und Molekülgröße mit verschiedener Geschwindigkeit zur Anode (moving boundaries; aufsteigende Gradienten) oder von der Kathode weg (descending boundaries) wandern (Abb. 178a, b, c, 179). Auf diese Weise kann man Proteinfraktionen voneinander unterscheiden. Eine sehr bequeme Anwendung dieser geschilderten Methodik, bei der man das Substrat anstatt in flüssiger Pufferlösung im U-Rohr auf Filterpapier wandern läßt, ist die Papierelektrophorese (Abb. 180).

---

[1] Vgl. u. a. WUHRMANN u. WUNDERLY 1957.

Die wesentlichsten, auf diesem Wege erhaltenen Serum-Eiweißkörper sind die Albumine, die α_1-, α_2-, β- und γ-Globuline. Diese Fraktionen können mit Spezial-

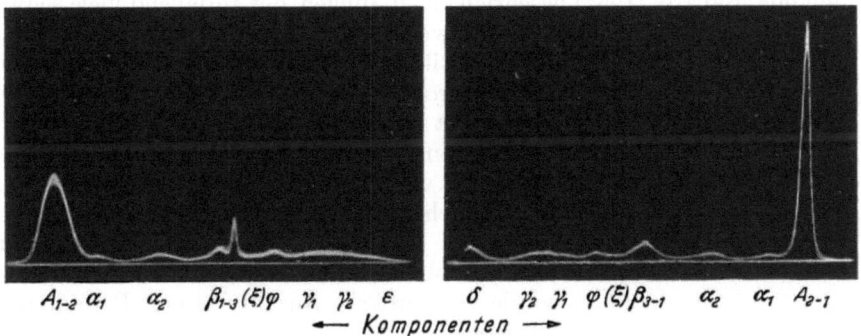

Abb. 179. Elektrophorese-Diagramm der Eiweißkörper des menschlichen Blutplasmas in 1,5% Lösung bei pH 8,9 (aus LEHNARTZ). *A* Albumine, α, β, γ-Globuline. Links: Ansteigende Gradienten, rechts: Absteigende Gradienten

methoden noch weiter unterteilt werden. Es sind nun erbliche Varianten des Menschen bekannt, bei denen eine ganze Serum-Proteinkomponente einfach fehlt.

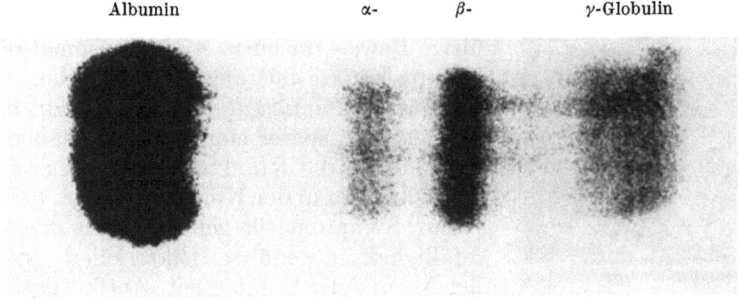

Abb. 180. Papierelektrophorese-Diagramm

a) Analbuminämie

Die Analbuminämie wurde von BENNHOLD, PETERS und ROTH (1954) sowie BENNHOLD (1956) beschrieben und von OTT (1957) genauer analysiert. Hier fehlt das Albumin vollständig; zwei an seiner Stelle wandernde kleine Vorfraktionen hatten nicht Albumin-Charakter. Die Globulinfraktionen sind dagegen offenbar genauso beschaffen wie bei Normalpersonen (Abb. 181); sie sind nur mengenmäßig vermehrt. Auch die Lipoproteide sind vermehrt. Der kolloidosmotische Druck ist abnorm niedrig.

Die Anomalie wurde bei einer über 30jährigen Patientin und ihrem Bruder beschrieben; weitere lebende Geschwister sind nicht vorhanden. Die Eltern der Patienten sind doppelt Vetter und Cousinen 1. Grades; ihr Elektrophoresediagramm wie das einer größeren Zahl von Verwandten ist völlig normal (BENNHOLD 1956). Der Erbgang ist offenbar einfach autosomal-recessiv. Der befallene Bruder leidet trotz des niedrigen kolloidosmotischen Druckes unter keiner Art von Beschwerden. Die Schwester hat gelegentlich leichte Knöchelödeme, ermüdet vielleicht etwas leichter und fühlt sich nach Albuminzufuhr wohler.

b) Agammaglobulinämie

Während von der Analbuminämie bisher nur die obengenannte Familie bekannt ist, gibt es schon eine ganze Reihe von Beobachtungen von Agammaglobulinämie. BRUTON (1952) beschrieb einen Jungen, der auffallend viele schwere und sich wiederholende Infektionen durchgemacht hatte. Antikörper im Plasma fehlten völlig, und bei der Elektrophorese stellte sich heraus, daß γ-Globulin nicht vorhanden war. Die Abb. 182 zeigt die verschiedenen Infektionsschübe, die der Patient im Laufe von 5 Jahren durchgemacht hat, und (re) zunächst die vergeblichen Versuche prophylaktischer Maßnahmen, bis endlich die Zufuhr von γ-Globulin zum Erfolg führte. Inzwischen wurde eine größere Anzahl weiterer Patienten beschrieben.

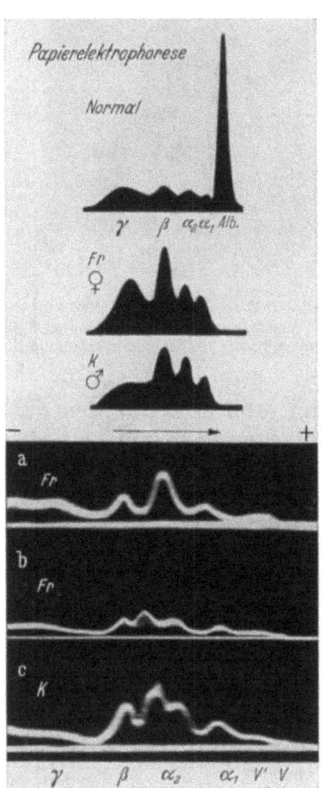

Abb. 181. Papierelektrophoresen-Auswertungen und Tiselius-Diagramme der Geschwister mit Analbuminämie. Oben: Papierelektrophorese in Vergleich zu einem normalen Befund. Unten: Zwei Tiselius-Diagramme (a, b) von der Schwester, eines von dem Bruder (n. OTT 1957)

Es gibt offenbar zwei Typen: Eine „angeborene" Form, die schon in früher Kindheit Symptome macht, und eine Erwachsenen-Form, die sich später entwickelt. Die angeborene Form ist in der Regel, wenn nicht immer erblich. Auffällig ist, daß sie praktisch nur[1] bei Jungens vorkommt. Das spricht für eine X-chromosomal-recessive Mutation. Der endgültige Beweis für einen X-chromosomal-recessiven Erbgang könnte nur angetreten werden, wenn die jetzt mit Antibiotica und γ-Globulin gut behandelten Patienten später einmal Kinder haben werden; früher dürfte die Krankheit wohl immer zum Tode an Infektionen in der Kindheit geführt haben.

Zur Symptomatik gehört neben der extremen Anfälligkeit gegenüber bakteriellen Infektionen aller Art und der Unfähigkeit, Antikörper zu bilden, auch ein Fehlen der Plasmazellen und der „natürlichen Antikörper" des AB0-Blutgruppensystems. Ein Patient z. B. der Blutgruppe 0 besitzt also kein Anti-A und kein Anti-B. Auch ist es möglich, Haut von nicht verwandten Personen auf Patienten zu transplantieren, ohne daß die normale Unverträglichkeitsreaktion einträte.

Auffällig ist dagegen eine gewisse Resistenz der Patienten gegen Viruserkrankungen; Erkrankungen wie Varicellen, Poliomyelitis, Masern usw. kommen offenbar nicht extrem häufig vor und verlaufen nicht besonders schwer. Nach Untersuchungen von GITLIN u. Mitarb.[2] scheint die Bildung von γ-Globulin nicht vollständig aufgehoben, sondern nur sehr stark eingeschränkt zu sein. Andererseits sind auch zwei β-Globulin-Fraktionen vermindert.

Ein Schema der Abhängigkeit der verschiedenen Symptome von einem Grunddefekt zeigt Abb. 183 (nach HSIA 1959).

Der genaue Mechanismus der Grundstörung ist noch nicht bekannt. Vielleicht ist die Vorstellung, der Genlocus, der die Matrize für die γ-Globulinbildung darstelle, sei hier ausgefallen, doch zu einfach.

---

[1] Mit einer Ausnahme, nach HSIA 1959.

[2] GITLIN 1955; GITLIN, HITZIG u. JANEWAY 1956; JANEWAY u. GITLIN 1957 (Lit. nach HSIA).

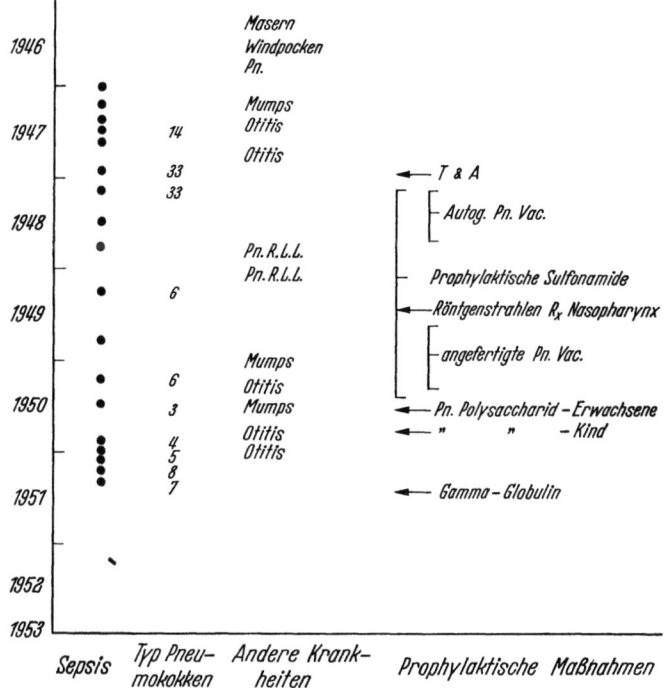

Abb. 182. Die verschiedenen Infektionsschübe, die der von BRUTON beschriebene Patient mit Agammaglobulin-ämie durchzumachen hatte, bevor er mit γ-Globulin behandelt wurde (n. HSIA 1959)

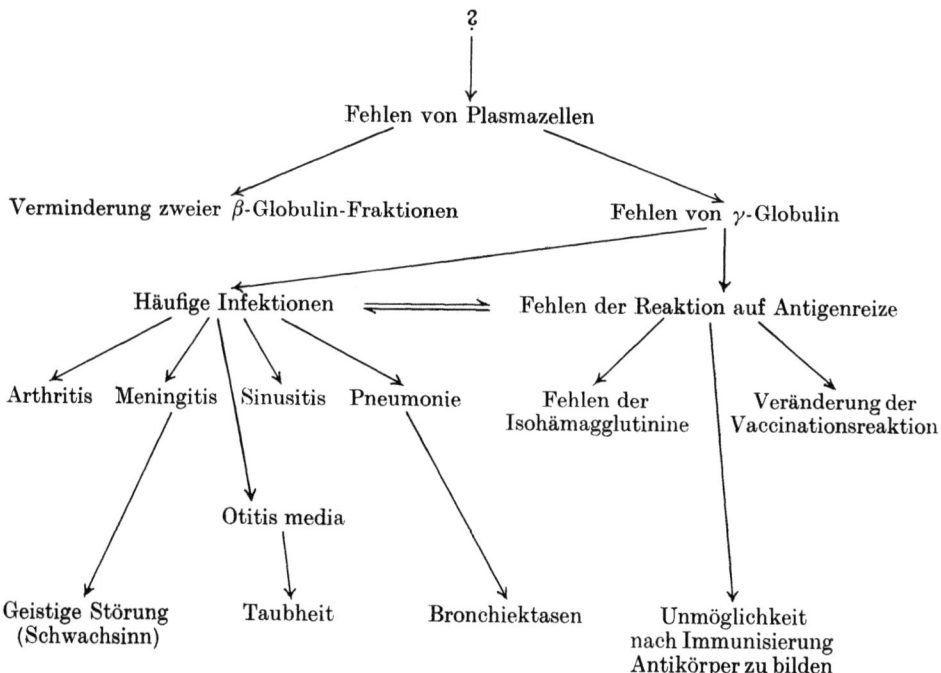

Abb. 183. Abhängigkeit der verschiedenen Symptome von einem Grunddefekt (nach HSIA 1959)

c) Angeborene Afibrinogenämie

Diese sehr seltene Störung ist schon seit 1920 bekannt (RABE und SALOMON). Die Patienten zeigen schon von früher Kindheit an eine schwere Blutungsneigung.

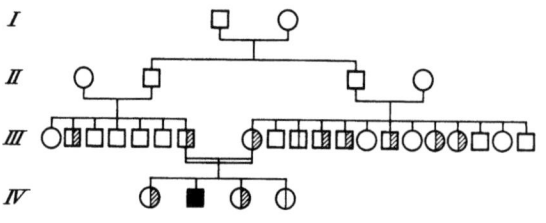

Abb. 184. Familienbeobachtung mit Afibrinogenämie (n. FRICK u. MCQUARRIE 1954, aus HSIA)

Hämorrhagien treten manchmal schon bei der Geburt auf und wiederholen sich bei Zahndurchbruch, bei Traumen, Infektionen und nach chirurgischen Eingriffen. Das Fehlen von Fibrinogen zeigt sich vor allem im völligen Ausbleiben der Blutgerinnung. Es läßt sich auch elektrophoretisch und mit immunologischer Technik nachweisen[1]. Einen typischen Stammbaum zeigt Abb. 184.

d) Coeruloplasmin-Mangel: Wilsonsche Erkrankung

Als letztes soll schließlich eine Erkrankung genannt werden, die schon relativ lange Zeit bekannt ist, bei der man jedoch erst seit kürzerer Zeit weiß, daß sie ebenfalls durch den Defekt eines spezifischen Proteins bedingt ist. Das ist die Wilsonsche Erkrankung.

Sie wurde schon 1912 durch den englischen Neurologen WILSON beschrieben. Auffällig war das gemeinsame Vorkommen einer degenerativen Veränderung der Stammganglien im Gehirn und einer Lebercirrhose. WILSON beschrieb die Symptome: ,,Die progressive lenticuläre Degeneration sei definiert als eine Erkrankung, die bei jungen Leuten vorkommt und oft familiär, jedoch nicht angeboren beobachtet und nicht vererbt wird[2]. Ihrem Wesen nach und vorwiegend ist sie eine Erkrankung des extrapyramidal- motorischen Systems. Sie ist charakterisiert durch unwillkürliche Bewegungen meist in Form eines Tremors; ferner besteht eine Dysphagie und Auszehrung. Damit können ein emotionelles Verhalten sowie geistige Störungen verbunden sein. Das Leiden schreitet fort und führt früher oder später zum Tode. Das wichtigste pathologisch-anatomische Merkmal ist eine bilaterale Degeneration des Linsenkernes. Daneben findet sich immer eine Lebercirrhose, die jedoch im Laufe des Lebens des Patienten kaum zu Symptomen führt.''

Als drittes Symptom kam später ein brauner oder grauer Ring am limbus corneae, der ,,Kayser-Fleischersche Ring'', dazu. Das Leiden ist einfach-recessiv erblich. Als Ursache vermutete WILSON ein noch unbekanntes Gift. Später glaubte man, es liege eine Kupfervergiftung vor, oder man stellte die erhebliche Aminoacidurie in den Vordergrund. Jetzt hat man den Mangel an Coeruloplasmin, einem kupferhaltigen Serumprotein, als Ursache erkannt.

Das Plasma-Kupfer kommt in zwei Formen vor: Einmal als ,,direkt reagierende Fraktion''. Diese Bezeichnung kommt von einer direkten Reaktion mit Diäthylthiocarbamat her. Diese Fraktion ist an Serum-Albumin gebunden. — Der größte Teil des Kupfers reagiert jedoch nicht direkt. Er wird als ,,indirekt reagierende Fraktion'' bezeichnet und ist Bestandteil des Coeruloplasmins. Bei normalen Personen findet sich nach einer i.v. Injektion von Cu^{64} ein rascher Abfall der Radioaktivität im Serum, der einige Zeit später jedoch von einem erheblichen Anstieg

---

[1] Für Einzelheiten vgl. u. a. HSIA 1959; ALEXANDER 1954; FRICK u. MCQUARRIE 1954; GITLIN u. BORGES 1953.

[2] Damals bezeichnete man unter Medizinern nur dominante Erbleiden als ,,erblich''.

gefolgt ist. Bei Patienten mit Wilsonscher Erkrankung fällt die Radioaktivität nicht ganz so rasch ab; der spätere Anstieg jedoch wird völlig vermißt. Da dieser Anstieg auf den Einbau des Cu^{64} ins Coeruloplasmin zurückzuführen ist, zeigt sein Ausbleiben das Fehlen dieses Proteins an.

Infolgedessen steigt das direkt reagierende Kupfer im Plasma an; überflüssiges Kupfer lagert sich in den Geweben ab. Dadurch kommt es zu den verschiedenen Organmanifestationen, u. a. in Gehirn, Leber und Niere, wo der tubuläre Rückresorptionsmechanismus gestört wird. Das führt mit der Aminoacidurie zu einem

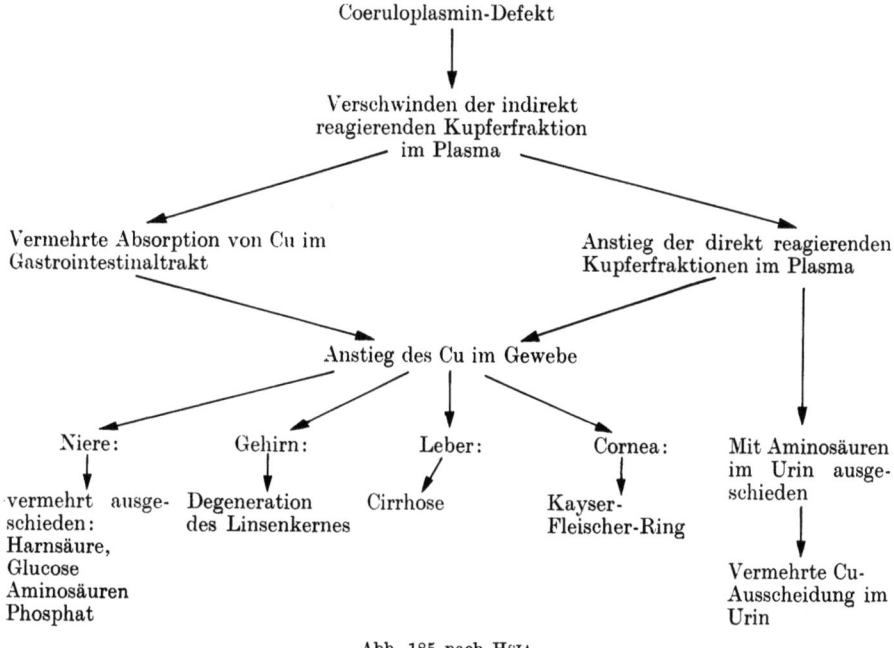

Abb. 185 nach HSIA

Verlust von Aminosäuren (vor allem Threonin, Cystin, Serin, Glycin, Asparagin, Valin, Tyrosin und Lysin). Daneben findet sich eine Phosphaturie, eine Glykosurie und ein vermehrter Verlust an Harnsäure.

Dieses Krankheitsbild läßt das Entstehen eines vielgestaltigen pleiotropen Wirkungsmusters durch eine Grundstörung besonders gut hervortreten. Eine schematische Darstellung der Zusammenhänge findet sich in Abb. 185 (nach HSIA).

Nach diesen Störungen, bei denen bestimmte Serum-Proteinfraktionen ganz verschwinden, betrachten wir solche, bei denen diese Fraktionen geändert sind: Zunächst eine *seltene* Variante, die sich mit den obenerwähnten Methoden der Elektrophorese nachweisen läßt.

e) Doppelalbuminämie

Bei einer 15jährigen Patientin beobachtete KNEDEL (1957) eine Doppelung der Albuminfraktion als konstantes, persönliches Merkmal. Die erste Zacke hat die gleiche Beweglichkeit wie das normale Albumin, die zweite Zacke ist etwas träger (Abb. 186). Die Patientin war zwar ursprünglich wegen einer infektiösen Hepatitis untersucht worden; der Befund bestand aber nach Abklingen der Krankheit unverändert weiter und fand sich auch bei 4 weiteren Familienangehörigen,

der Schwester, der Mutter und Großmutter sowie bei einem Onkel mütterlicherseits. Bei einem 56jährigen Mann einer anderen Familie sowie bei zwei seiner
Schwestern zeigte sich der gleiche Befund; bei einem Bruder und einer Schwester

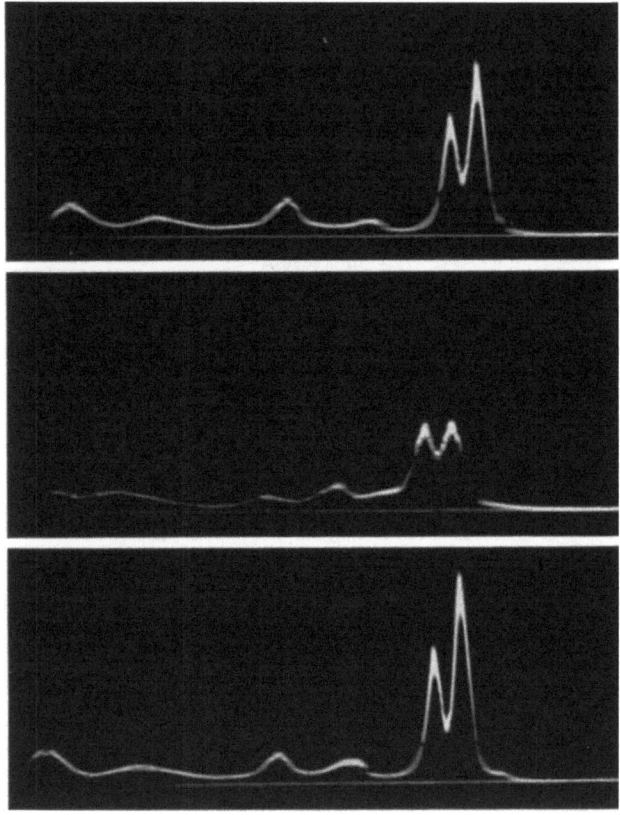

Abb. 186. Doppelalbuminämie (n. KNEDEL 1957) bei drei Patienten. Die Albuminzacke ist in zwei Zacken
aufgespalten

dagegen fand sich ein normales Elektrophorese-Diagramm. Die Eltern waren
bereits verstorben.

    Eine weitere Beobachtung verdanken wir NENNSTIEL und BECHT (1957). Über eine andere
Sippe mit 4 Merkmalsträgern, die ebenfalls den dominanten Erbgang zeigt, berichtete WUHR-
MANN (1959). Hier fiel auf, daß die Anomalie bei der Probandin nicht regelmäßig, sondern nur
im Stadium des diabetischen Präkoma und Koma sichtbar wurde und erst in letzter Zeit auch
sonst zu erkennen ist. Die übrigen Familienangehörigen waren gesund.

    Wir haben es offenbar mit einer harmlosen, seltenen, dominant erblichen
Anomalie zu tun.

    Viel häufiger und theoretisch wie praktisch viel wichtiger sind diejenigen
Serum-Proteinvarianten, die nur mit einer speziellen Elektrophorese-Methode, der
sog. *Stärkegelelektrophorese*[1], erkennbar sind. Während eine gewöhnliche Elektrophorese in erster Linie zu einer Trennung von Proteinen mit verschiedenen elektrischen Ladungen führt, gestattet die Stärkegeltechnik eine zusätzliche Trennung
nach Molekülgröße. Man kann es sich etwa so vorstellen, daß das Gel relativ

---

[1] Nach SMITHIES 1955a und b.

kleinporig ist und daß infolgedessen kleine Moleküle leichter hindurchschlüpfen können als große.

f) Haptoglobine

Wie Smithies (1955a) zeigen konnte, gelingt es mit Hilfe dieser Methode, im Bereich der α- und β-Globuline eine Reihe von Serum-Proteinbanden zu differenzieren. Diese Banden haben die gemeinsame Eigenschaft, freies Hämoglobin

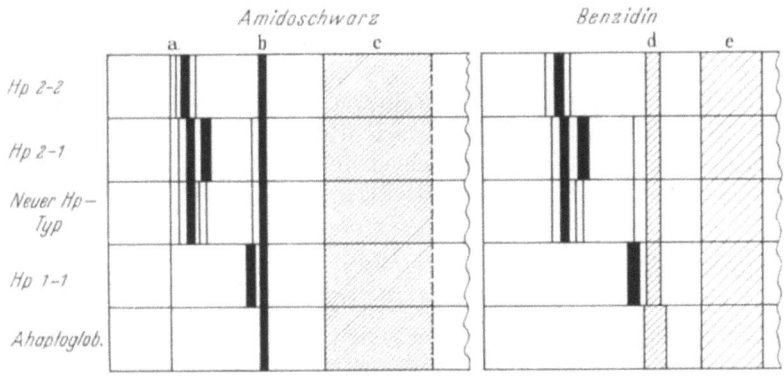

Abb. 187. Haptoglobin-Typen in Amidoschwarz-Färbung (Schema n. Galatius-Jensen 1958). c Albumin; a, b Bereich der α- und β-Globuline, d freies Hb

an sich zu binden, und geben daher, wenn das Serum auch nur Spuren von freiem Hb enthält, eine positive Benzidinfärbung. Wegen der Fähigkeit dieser Fraktionen, Hämoglobin an sich zu ziehen, nennt man sie ,,Haptoglobine''.

Wie Smithies (1955) auffiel, gibt es unter den Menschen drei beim gleichen Individuum konstante, sich in der Anordnung der Haptoglobin- (Hp-)Banden scharf voneinander unterscheidende Typen. (Später entdeckte man noch zwei sehr seltene weitere Varianten.) Abb. 187.

Beim Typ Hp 1-1 (Nomenklatur nach Smithies und Walker 1956) sieht man bei Amidoschwarz-Färbung nur eine starke Bande links vom β-Globulin. Bei Benzidin-Färbung und Mitlaufenlassen von freiem Hb(A) sieht man je nach der Hb-Konzentration zwei etwa gleich starke Banden, von denen die rechte das freie Hb darstellt, während die linke dem Hb-Hp-Komplex entspricht.

Beim Typ 2-1 sieht man mehrere Banden. An der Stelle der Hp 1-1-Bande ist nur eine schwache Bande zu sehen. Dagegen treten deutlich rechts vom $α_2$-Globulin zwei getrennte, breite Banden klar hervor; die rechte erscheint eher noch etwas breiter als die linke. Links davon liegen noch einige kleinere Banden, deren Zahl je nach der Güte der Präparation etwas wechselt, jedenfalls aber höher ist, als das aus der schematischen Zeichnung der Abb. 187 hervorgeht.

Der Typ 2-2 unterscheidet sich vom Typ 2-1 durch ein engeres Zusammenrücken aller Banden zur linken Seite hin und vor allem durch das Fehlen der rechten der beiden breiten Banden und der schmalen Bande im 1-1-Bereich.

Connell u. Smithies (1959) berichteten über gereinigte Darstellung der Hp-Fraktionen durch Adsorption an einen Anionen-Austauscher. Die gereinigten Fraktionen zeigten das gleiche Verhalten in der Elektrophorese wie die Fraktionen im Serum.

Die genetische Analyse des Merkmals führte bisher schon zu einigen sehr wesentlichen Resultaten:

1. Erbgangsanalyse: Vorläufige Familienuntersuchungen an kleinem Material führten Smithies und Walker schon 1955 zu der Auffassung, daß wir es mit einem einzigen Genpaar zu tun haben, dessen beide Homozygote die Phänotypen 1–1 und 2–2 aufweisen, während die Heterozygoten den Phänotyp 2–1 zeigen. Umfangreiche Familienuntersuchungen verschiedener Autoren (Galatius-Jensen

1957, 1958; FLEISCHER u. LUNDEVALL 1957; MÄKELÄ u. Mitarb. 1959) bestätigen diese Auffassung. Die Tab. 111 zeigt die Familiendaten von SMITHIES und WALKER und (darunter) die Daten der bisher größten Serien von GALATIUS-JENSEN 1958. Man sieht: Die gefundenen Zahlen stimmen mit den unter der obengenannten Hypothese erwarteten relativ gut überein.

Zwillingsuntersuchungen von GALATIUS-JENSEN an 207 Paaren zeigten völlige Konkordanz bei 126 EZ (19 Hp 1–1; 50 Hp 2–2; 57 Hp 2–1). Von 81 ZZ verhielten sich 51 konkordant (darunter ein Paar mit Ahaptoglobinämie); 30 waren diskordant. Untersuchungen von MÄKELÄ u. Mitarb. (1959) an 263 Paaren hatten ein analoges Ergebnis. 61 EZ waren konkordant; von 202 ZZ waren 133 konkordant, 69 diskordant.

Eine Korrelation zu Blutgruppen-Faktoren besteht offenbar nicht (GALATIUS-JENSEN 1958a; LINNET-JEPSEN u. Mitarb. 1958).

Es bestehen auch deutliche Unterschiede in der relativen Häufigkeit der beiden Gene Hp^1 und Hp^2 in verschiedenen Bevölkerungen.

Seltene Typen und eine Familienbeobachtung, die mit der obengenannten genetischen Hypothese nicht vereinbar ist

Hier sei zunächst die Ahaptoglobinämie genannt. Die Tab. 111 ist insofern unvollständig, als zusätzlich durch einige der genannten Autoren Fälle erwähnt werden, bei denen überhaupt keine Haptoglobine nachzuweisen waren. Solche Fälle fanden sich vor allem unter Negern.

Einige wenige Fälle bei erwachsenen Weißen fanden sich auch in der dänischen Bevölkerung (GALATIUS-JENSEN 1958). Unter 218 Engländern fanden sich 6 (2,7%), unter 106 Basken 1 (0,9%; ALLISON u. Mitarb. 1958). Zur Deutung der Ahaptoglobinämie sind vor allem vier Tatsachen wichtig:

Tabelle 111. *Bisherige Familienuntersuchungen zur Genetik der Haptoglobine*

Eltern		Kinder			Insge- samt	Kreu- zungs- typ Nr.
Gruppe	Zahl	Hp 1—1	Hp 2—1	Hp 2—2		
a) Kanada						
Hp1–1 × Hp1–1	1	2	0	0	2	1)
Hp1–1 × Hp2–1	—	—	—	—	—	2)
Hp1–1 × Hp2–2	—	—	—	—	—	3)
Hp2–1 × Hp2–2	5	0	5	3	8	4)
Hp2–2 × Hp2–2	4	0	0	9	9	5)
Hp2–1 × Hp2–1	8	8	8	4	20	6)
b) Dänemark						
Hp1–1 × Hp1–1	5	9	0	0	9	1)
Hp1–1 × Hp2–1	33	36	49	0	85	2)
Hp1–1 × Hp2–2	18	0	42	0	42	3)
Hp2–1 × Hp2–2	72	0	104	81	185	4)
Hp2–2 × Hp2–2	26	0	0	63	63	5)
Hp2–1 × Hp2–1	51	26	57	28	111	6)

1. Unter Erwachsenen kann sie familiär gehäuft auftreten. Ein entsprechender Stammbaum wurde von SUTTON u. Mitarb. mitgeteilt (Abb. 188). Eine weitere Beobachtung verdanken wir GALATIUS-JENSEN (1958b).

2. Manche Personen, die zeitweise eine Ahaptoglobinämie aufweisen, zeigten zu anderen Zeiten, wenn auch teilweise schwächere, so doch eindeutig klassifizierbare Hp-Banden (2 Fälle von GALATIUS-JENSEN: Hp 2–2; 1 Fall von SUTTON u. Mitarb.: Hp 2–1). Phänotypisch Ahaptoglobinämische können auch die Gene Hp^1 und Hp^2 an ihre Nachkommen weitergeben (GALATIUS-JENSEN).

3. Bei der Geburt ist der Hp-Typ nur selten bestimmbar. Nach GALATIUS-JENSEN haben 5—10% aller Neugeborenen schon bei der Geburt ein ausgebildetes Hp-Muster. Dieser Prozentsatz steigt in den ersten Lebenswochen und -monaten

rasch an: Nach einer Woche beträgt er 40%, nach 2 Monaten 80—90%, und bei Kindern, die älter sind als 4 Monate, ist das Fehlen von Hp eine Ausnahme (12 von 745 Kindern zwischen 4 Monaten und 15 Jahren). Es ist möglich, daß Säuglinge mit Hp 2–2 später ein sichtbares Hp-Muster zeigen als solche der anderen Typen, was mit der absolut geringeren Hp-Menge bei diesem Typ (NYMAN 1958) übereinstimmen würde.

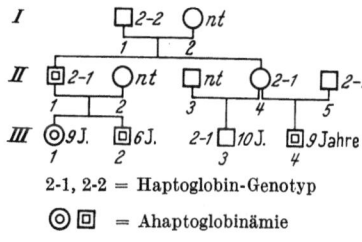

2-1, 2-2 = Haptoglobin-Genotyp

⊚ ▣ = Ahaptoglobinämie

nt = nicht getestet

Abb. 188. Familienbeobachtung mit Ahaptoglobinämie (n. SUTTON u. Mitarb. 1959)

4. Es gibt umweltbedingte, bei Krankheiten auftretende Ahaptoglobinämien. Über sie wurde besonders bei hämolytischen Anämien, bei Hepatitis und Lebercirrhose berichtet (JAYLE u. VALIN 1952; JAYLE u. BADIN 1953; NYMAN 1957; NYMAN u. Mitarb., zit. nach GALATIUS-JENSEN 1958b; POLONOVSKI 1944), also besonders bei Leiden, bei denen sich mit Hilfe von radioaktiv (mit Chrom Cr^{51}) markierten Erythrocyten eine erhöhte Hämolyse nachweisen ließ (Lit. bei GALATIUS-JENSEN 1958a). Bei anderen Krankheiten — das sei hier nur am Rande erwähnt — treten Hp-Vermehrungen auf; insbesondere, wenn stärkere Zerstörung und Neubildung von Gewebe stattfindet (JAYLE u. Mitarb. 1952; SONNET 1956; WINZLER 1955); aber auch bei akutem Gelenkrheumatismus (ALLISON 1958).

Alle diese Befunde sprechen gegen die zu Anfang vielleicht am nächsten liegende Deutung, wir hätten es mit einem dritten Allel zu tun. Sie sprechen am ehesten dafür, daß die Manifestation unter bestimmten Umständen unterdrückt werden kann. Diese Umstände können offenbar einerseits in der Umwelt liegen; man wird etwa an einen irgendwie gearteten „Verbrauch" im Laufe von Krankheiten denken, die mit Hämolysen einhergehen. Auf der anderen Seite können auch offenbar andere genetische Faktoren die Hp-Bildung mehr oder weniger vollständig unterdrücken.

Über einen zweiten seltenen Phänotyp berichtete GALATIUS-JENSEN (1958b; Abb. 187,189). In zwei unabhängig erfaßten Fällen, bei einer 20 Jahre alten Frau und bei einem 60 Jahre alten Manne, fand sich ein Hp-Muster, das am ehesten Hp 2–1 ähnlich war, jedoch einen sehr wesentlichen Unterschied zu ihm aufwies. An Stelle des rechts gelegenen stärksten Bandes fanden sich zwei wesentlich schwächere Bänder; das eine lag an der gleichen Stelle, das andere mehr links davon, d. h. in der Position des schwächsten und am meisten nach rechts gelegenen 2-2-Bandes. Außerdem war jedoch — wie bei 2-1 und in Gegensatz zu 2-2 — ein schwaches Band in der 1-1-Position links vom β-Globulin vorhanden.

Die genannte Frau hatte ein Kind, das ein typisches 1-1-Muster aufwies. Aus der Familie des 60jährigen Mannes konnten mehrere Mitglieder untersucht werden; den Stammbaum zeigt Abb. 189. Dieser Befund ist noch nicht ganz geklärt. GALATIUS-JENSEN zieht u. a. die Auswirkung eines Modifikationsgens in Erwägung.

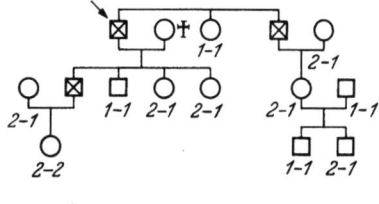

○ □ normaler Hp-Typ

⊗ ⊠ abnormaler Hp-Typ

Abb. 189. Familienbeobachtung mit seltenem Hp-Typ (n. GALATIUS-JENSEN 1958b)

Über die physiologische Bedeutung der Haptoglobine ist noch nicht viel bekannt. Man weiß nur, daß bei Hämolyse der Schwellenwert der Hb-Ausscheidung durch die Nieren von der Hb-Bindungsfähigkeit der Haptoglobine abhängt. Sie ist am höchsten beim Typ 1–1, am geringsten beim Typ 2–2.

Es ist jedoch nicht bekannt, ob die Fähigkeit, Hb zu binden, die einzige oder auch nur die Hauptfunktion der Haptoglobine im Körper ist.

g) Transferrine (β-Globulin-Gruppen)

Neben den oben beschriebenen Haptoglobinen wurden in den letzten Jahren im Arbeitskreis von SMITHIES auch erbliche Varianten der Serum-β-Globuline des Menschen entdeckt. Diese Entdeckung wurde möglich, als man zwei Trennverfahren (Stärkegel-Elektrophorese und Papierelektrophorese) miteinander kombinierte. Inzwischen wird jedoch allgemein eine verbesserte, eindimensionale Stärkegeltechnik verwendet.

Im Bereiche des β-Globulins ergibt sich im Serum eines gewöhnlichen Weißen eine Trennung in 4 Banden, die SMITHIES (1957) A, B, C und E nannte. Davon ist die Bande C die weitaus stärkste.

Eine weitere Bande, von SMITHIES D genannt, von etwa der gleichen Stärke wie C fand sich bei zwei weiblichen Negern aus New York (22 ♂♂ und 27 ♀♀ waren untersucht). — Sie fand sich fernerhin bei einer Anzahl australischer Ureinwohner.

Die Untersuchungen an australischen Ureinwohnern wurden deshalb auf über 120 Personen ausgedehnt, und sie führten zunächst zu der Entdeckung eines weiteren β-Globulin-Phänotyps, in dem D vorhanden ist, während C fehlt.

Diese Ergebnisse sind mit der genetischen Hypothese verträglich, daß C und D durch je ein Allel am gleichen locus determiniert werden und C–D-Personen heterozygot für diese beiden Allele sind.

Theoretisch interessant ist der Befund, daß eine Mischung von CC- und DD-Serum zu gleichen Teilen ein Bild ergibt, das von dem des Heterozygoten DC nicht unterscheidbar ist.

Bei einigen Weißen dagegen fand sich eine deutliche Vermehrung der Fraktion B, die in der Regel nur in Andeutungen vorhanden ist. Weitere Untersuchungen führten zur Entdeckung einer Reihe von anderen Varianten, so daß man jetzt 8 verschiedene Fraktionen kennt, von der schnellsten bis zur langsamsten:

$$\text{B}_0 \quad \text{B}_1 \quad \text{B}_2 \quad \text{C} \quad \text{D}_0 \quad \text{D}_1 \quad \text{D}_2 \quad \text{D}_3$$

Die meisten Menschen sind homozygot C; die schneller wandernden B-Varianten wurden bisher nur bei Weißen (mit Ausnahme eines amerikanischen Negers), die langsam wandernden D-Varianten nur bei Negern und australischen Ureinwohnern nachgewiesen. Jede dieser Fraktionen wird offenbar, wie Familienuntersuchungen zeigen, von einem Allel kontrolliert. Homozygote des Gens C (die meisten Menschen) haben nur den Typ C, Homozygote des Typs D_1 nur D_1, Heterozygote die Typen C und D_1 nebeneinander in ihrem Serum. Es besteht also multiple Allelie, und die Allele verhalten sich zueinander kombinant.

Es zeigte sich (SMITHIES u. HILLER 1959; GIBLETT, HICKMAN u. SMITHIES 1959), daß die β-Globuline Eisen binden und transportieren, daß sie also Transferrine sind. Die rascher wandernde Fraktion bei einem Heterozygoten scheint jeweils mehr Eisen zu binden als die langsamer wandernde (Abb. 190).

Ein Polymorphismus bezüglich der Transferrine fand sich auch bei Rindern, Schafen, Ziegen, Pferden und Rhesusaffen (ASHTON).

h) Die Bedeutung der erblichen Serum-Protein-Varianten für die Theorie der Genwirkung

Betrachten wir die genannten Serumproteinvarianten im Lichte der obenerwähnten Hypothese über die Theorie der Genwirkung! Wir sagten, das genetische Material, also die Basenpaare in der Watson-Crick-Struktur, bestimmten die Sequenz von Aminosäuren im Aufbau spezifischer Proteine.

Bei einem Teil der oben beschriebenen Varianten scheint ein 1:1-Verhältnis zwischen Gen und Protein vorzuliegen. Bei der Doppelalbuminämie, deren Träger heterozygot für das normale und für ein verändertes Allel sind, findet sich normales und verändertes Albumin nebeneinander. Sieht man von den zusätzlichen schwachen Banden einmal ab, dann besteht eine solche 1:1-Beziehung auch bei den Transferrinen. Personen, die homozygot für eines der vorhandenen Allele sind, haben nur eine Proteinbande. Zwei Banden finden sich dagegen bei Heterozygoten. In diesen Fällen macht sozusagen jedes Gen sein eigenes Protein — unabhängig davon, was das Allel tut oder wie andere Gene sich verhalten.

Nur wenig anders liegen die Dinge bei der Analbuminämie. Die Patienten können überhaupt kein Albumin bilden. Sie sind offenbar homozygot für eine Verlustmutante. Es überrascht nicht, daß das Gen in einfacher Dosis (bei den Heterozygoten) noch in der Lage ist,

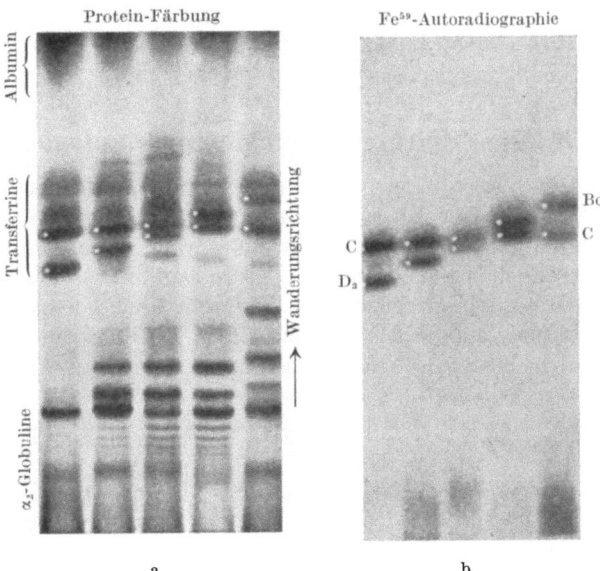

Abb. 190a u. b. Transferrine (n. GIBLETT, HICKMAN u. SMITHIES 1959). Vertikale Stärkegel-Elektrophorese mit 5 Seren, denen Fe⁵⁹ (+Hämoglobin) zugesetzt wurde. Es handelt sich um die Heterozygoten der Transferrin-Gene. a Stärkegel in Protein-Färbung, b Autoradiographie desselben Stärkegels. Man sieht deutlich die Anreicherung des markierten Fe im Bereich der Transferrine. Von links nach rechts sind folgende Typen vertreten: 1. CD_3, 2. CD_1, 3. CD_0, 4. B_2C, 5. B_0C

Albumin zu bilden, d. h. daß der Defekt recessiv erblich ist. Auf den ersten Blick scheinen die Dinge bei der Agammaglobulinämie genauso zu liegen. Jedoch mahnt uns der Befund zur Vorsicht, daß dort auch keine Plasmazellen vorhanden sind. Möglicherweise ist die Unfähigkeit, γ-Globulin zu bilden, nur eine sekundäre Folge des Plasmazellen-Mangels.

Nun betrachten wir jedoch die Haptoglobine. Hier entsprechen einem einzelnen Gen jeweils mehrere Proteinbanden. Und insbesondere entstehen die Banden des Heterozygoten nicht durch Summierung der Homozygoten, sondern es treten hier neue Fraktionen auf, die bei den Homozygoten nicht vorhanden sind.

Beide Tatsachen sind mit einem 1:1-Verhältnis zwischen Gen (Cistron) und Protein scheinbar nicht verträglich. Eine interessante, wenn auch natürlich noch unbewiesene Erklärung dieses Verhaltens stellte ALLISON (1959) auf. Danach könnte der Hp-Typ 1–1 nur ein Protein bilden, das nicht dazu neigt, sich zu polymerisieren. Hp 2–2 bilde ein anderes Protein, das sich polymerisieren könne; die verschiedenen Banden stellten das gleiche Protein in verschieden hoch polymerisiertem Zustand dar. Beim Typ 2–1 entständen nun Polymere von Hp^1- und Hp^2-Protein, die nun natürlich von den nur aus Hp^2-Proteinen bestehenden Polymeren abwichen. Daneben bliebe etwas nicht polymerisiertes Hp^1-Protein übrig.

Diese Hypothese erhält eine gewisse Stütze durch die Beobachtung, daß die einzelnen Banden der Typen 2–1 und 2–2 in der Stärkegelelektrophorese, die nach Molekülgröße und Ladung trennt, verschieden schnell wandern, während sie bei der Elektrophorese im Stärkeblock, wobei nur nach Ladung getrennt wird, gleich schnell wandern (BEARN u. FRANKLIN 1958).

Zusammenfassend läßt sich sagen: Bei den Serum-Proteinvarianten haben wir guten Grund zu vermuten, daß wir der primären Genwirkung in der Analyse schon sehr nahe gerückt sind. Trotzdem ist die Verbindung noch nicht so nahe, daß wir ohne Hypothesen auskommen könnten, um die restliche Kluft zwischen Genotyp und Phänotyp zu überbrücken.

Einen wesentlichen Schritt weiter führte die Analyse jedoch bei einer anderen Merkmalsgruppe. Das sind

4. Die erblichen Hämoglobinvarianten. Die Sichelzell-Anämie

Diese Krankheit hat in den letzten Jahren in zwei Richtungen dazu beigetragen, unser Wissen um grundsätzlich wichtige Tatbestände zu vermehren: Einmal gab sie ein Modell für das Wirken populationsgenetischer Mechanismen in menschlichen Bevölkerungen. Diese Ergebnisse werden später (Kap. VIII, 2g) ausführlich zu besprechen sein. Zweitens aber gelang es, den Grunddefekt für die Sichelzell-Anämie wie für verwandte Krankheiten weitgehend zu klären und die Analyse bis in die Nähe der primären Genwirkung zu treiben.

Doch zunächst zu dem Krankheitsbild. HERRICK fand 1910 bei einem anämischen Negerstudenten eine seltsame Formabweichung der Erythrocyten: Sie zeigten die Neigung, Sichelform anzunehmen. Diese Eigenschaft, die besonders bei verminderter O_2-Spannung sichtbar wird, ist das führende Symptom der Sichelzell-Anämie.

Im übrigen zeigen die Patienten eine deutliche, aber nicht extreme hämolytische Anämie. Die Skleren sind subikterisch verfärbt; die Milz kann etwas vergrößert sein. Von Zeit zu Zeit kommt es zu ,,hämolytischen Krisen". Die Patienten sind erschöpft, sie haben Bauchschmerzen, sind auffällig blaß, besonders an Lippen und Schleimhäuten, und entwickeln einen Skleren-Ikterus. Leber und Milz sind nunmehr deutlich vergrößert, und bei fortschreitender Anämie kann auch eine Vergrößerung des Herzens mit Geräuschen auftreten. Derartige hämolytische Krisen werden besonders durch akute Infekte ausgelöst.

Der Krankheitsverlauf ist bei jüngeren Patienten oft schwerer als bei älteren; die hämolytischen Krisen können die normale Entwicklung ernstlich behindern. Ältere Patienten dagegen leiden öfter an arthritischen Symptomen, Ulcera crurum und aseptischen Hüftgelenksnekrosen. Der Tod kann in einer hämolytischen Krise oder infolge einer interkurrenten Infektion eintreten.

Neben der ausgeprägten Sichelzell-Anämie gibt es das sog. ,,Sichelzellmerkmal"[1]. Hier können die Erythrocyten durch Herabsetzen der O_2-Spannung ebenfalls zum Sicheln veranlaßt werden. Im übrigen sind die Merkmalsträger gesund; gelegentlich wurden Hämaturien beschrieben, und beim Flug in großen Höhen können Milzinfarkte auftreten.

Auffälligerweise ist die Sichelzell-Anämie auf ganz bestimmte Bevölkerungen beschränkt; dort aber kann sie ganz ungewöhnlich häufig sein. Zunächst wurde sie nur bei Negern beschrieben; später stellte sich jedoch heraus, daß sie auch in Teilen Griechenlands und der Türkei, bei einigen Arabern und den Weddoiden Indiens vorkommt[2].

TALIAFERRO und HUCK (1923) erkannten, daß die Sichelzell-Anämie erblich ist. Erst NEEL (1949) und BEET (1949) gelang es jedoch, die Genetik wirklich aufzuklären: Die Träger der Sichelzell-Anämie sind homozygot für ein Gen, dessen Heterozygote das Sichelzell-Merkmal aufweisen.

Einen ganz wesentlichen Schritt vorwärts in der phänogenetischen Analyse machten PAULING u. Mitarb. (1949). Sie untersuchten das Hämoglobin mit der Elektrophorese nach TISELIUS (vgl. oben).

Das Hämoglobin[3] bildet den Hauptinhalt der Erythrocyten. Es hat im Organismus drei wichtige Aufgaben zu erfüllen: den Transport des Sauerstoffes von der Lunge zu den Geweben, die Mitwirkung beim Transport der Kohlensäure und die Regulation der Blutreaktion.

---

[1] Sickle-cell trait.
[2] Eine genauere Besprechung dieser Problematik in Kap. VIII, 2g.
[3] Vgl. LEHNARTZ; Lit. bei J. BRUGSCH (1955).

Es setzt sich aus zwei Hauptbestandteilen zusammen: dem Häm, das im wesentlichen aus einem Porphyrinring und zweiwertigem Eisen besteht, und dem Globin, einem Eiweißkörper (Abb. 191).

Die Verbindung zwischen Häm und Globin erfolgt möglicherweise durch Nebenvalenzbindungen zwischen dem Fe^{++} und dem Stickstoff der Histidinreste im Globin.

An die Anwesenheit von Globin ist auch die physiologisch wesentlichste Eigenschaft des Hb gebunden, die Fähigkeit nämlich, an das zentrale Fe-Atom durch Nebenvalenzbindungen leicht dissoziabel O_2 anzulagern und so Oxy-Hb zu bilden.

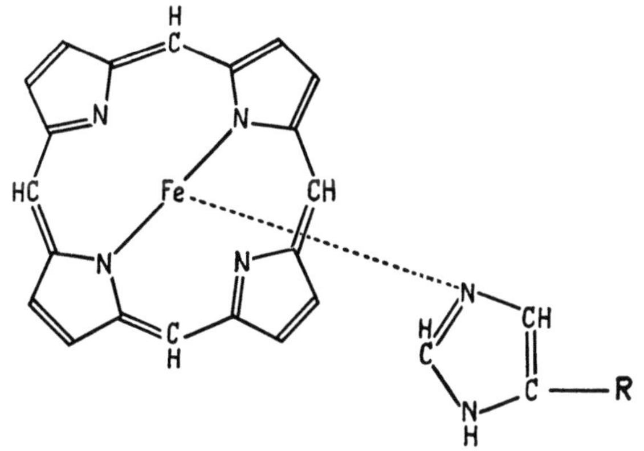

Abb. 191. Schematischer Aufbau des Hämoglobins (aus LEHNARTZ 1952)

Außer O_2 kann Hb auch andere Gase reversibel binden. Am wichtigsten ist die Bindung von Kohlenmonoxyd (CO-Hb); denn die Affinität des CO zum Hb ist etwa 210 mal größer als die des O_2.

PAULING u. Mitarb. fanden nun, daß das CO-Hb des Gesunden sich bei $pH = 6,9$ als negatives Ion verhält, während das CO-Hb des Patienten mit Sichelzell-Anämie als positives Ion wandert. Das Blut der Patienten mit dem Sichelzell-Merkmal, die also heterozygot für beide Gene sind, enthält beide Hämoglobine, wenn auch offenbar nicht in gleicher Menge. Man findet etwa 40% Sichelzell-Hb und 60% normales Hb. Es ließ sich zeigen, daß dieser Unterschied auf den Globinanteil des Hämoglobins zurückgeht, also nicht auf das Häm (Abb. 192).

In den folgenden Jahren und besonders, seit SPAET (1953) der Nachweis von Hb-Varianten mittels der leichter zu handhabenden Papierelektrophorese geglückt war, entdeckte man eine Hb-Variante nach der anderen (HbC, bei amerikanischen Negern; ITANO und NEEL 1950; HbD,

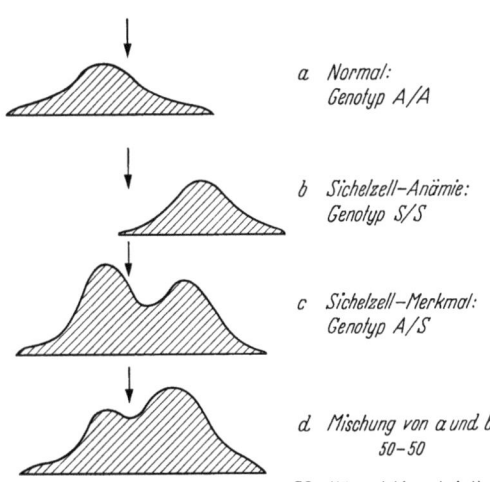

Abb. 192a—d. Elektrophorese-Diagramm des Co-Hb bei pH 6,9; a bei einem Gesunden, b bei einem Patienten mit Sichelzell-Anämie, c bei einem Träger des Sichelzell-Merkmals, d Mischung von HbA und HbS zu gleichen Teilen (n. PAULING u. Mitarb. 1949)

entdeckt von ITANO 1951 bei weißen Amerikanern; HbE, beschrieben von ITANO u. Mitarb. 1954 in den USA und unabhängig davon durch CHERNOFF u. Mitarb. 1954 in Thailand).

In der Regel wurden neue Hb-Varianten bei solchen Patienten gefunden, die außerdem noch heterozygot für eine der schon bekannten Varianten, z. B. HbS oder die Thalassämie, waren. Die Homozygoten fand man dann später. Homozygote für die Gene für C und E leiden an einer milden hämolytischen Anämie mit vielen "target cells" („Schießscheiben-Zellen" wegen der Verdichtung im Zentrum und am Rande und der Aufhellung dazwischen; vgl. Abb. 193b).

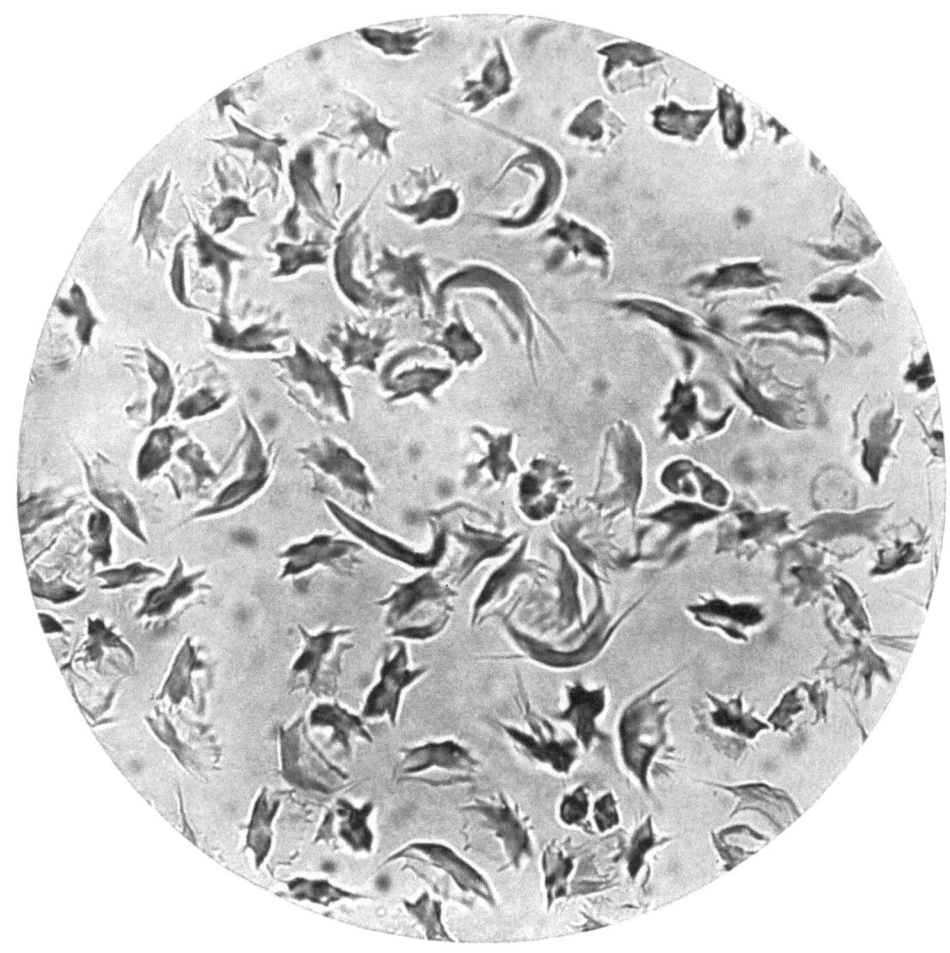

Abb. 193a

Abb. 193a u. b. a Natives Blut einer Sichelzell-Anämie nach 24 Std in einer feuchten Kammer. Deutliche Sichelform der Zellen. b Schießscheiben-Zellen (n. HEILMEYER u. BEGEMANN 1951)

Eine Übersicht über die wichtigsten Varianten und ihre Wanderungsgeschwindigkeit in der Papierelektrophorese bei $p_H = 8,6$ gibt Abb. 194. Bei $p_H = 8,6$ wandern alle Hämoglobine zur Anode. Die genetischen Beziehungen zwischen HbA, S und C wurden schon auf S. 73f. dargestellt. Sie sind durch Allele bedingt. Es lag nun nahe zu vermuten, daß auch den übrigen Varianten Allele am gleichen locus entsprächen. Dafür steht jedoch der genetische Beweis noch aus. Für das HbG beobachteten SCHWARTZ u. Mitarb. (1957) die in Abb. 195 gezeigte Sippe.

Hier hat der Patient III,1 (neben dem Thalassämie-Gen) die Gene für HbG und HbS. Sein Sohn hat HbA. Wären die Gene für G und S Allele, so hätte der Sohn eines dieser Allele erhalten müssen; er dürfte nicht homozygot für HbA sein[1]. Dieser Stammbaum schien danach

---

[1] Es ist bekannt, daß für das Thalassämie-Gen ein anderer locus verantwortlich ist.

dagegen zu sprechen, daß die Gene für HbS und HbG Allele sind. Weiter unten werden wir jedoch einen Befund diskutieren müssen, der zu dieser Schlußfolgerung in einem noch ungeklärten Widerspruch steht.

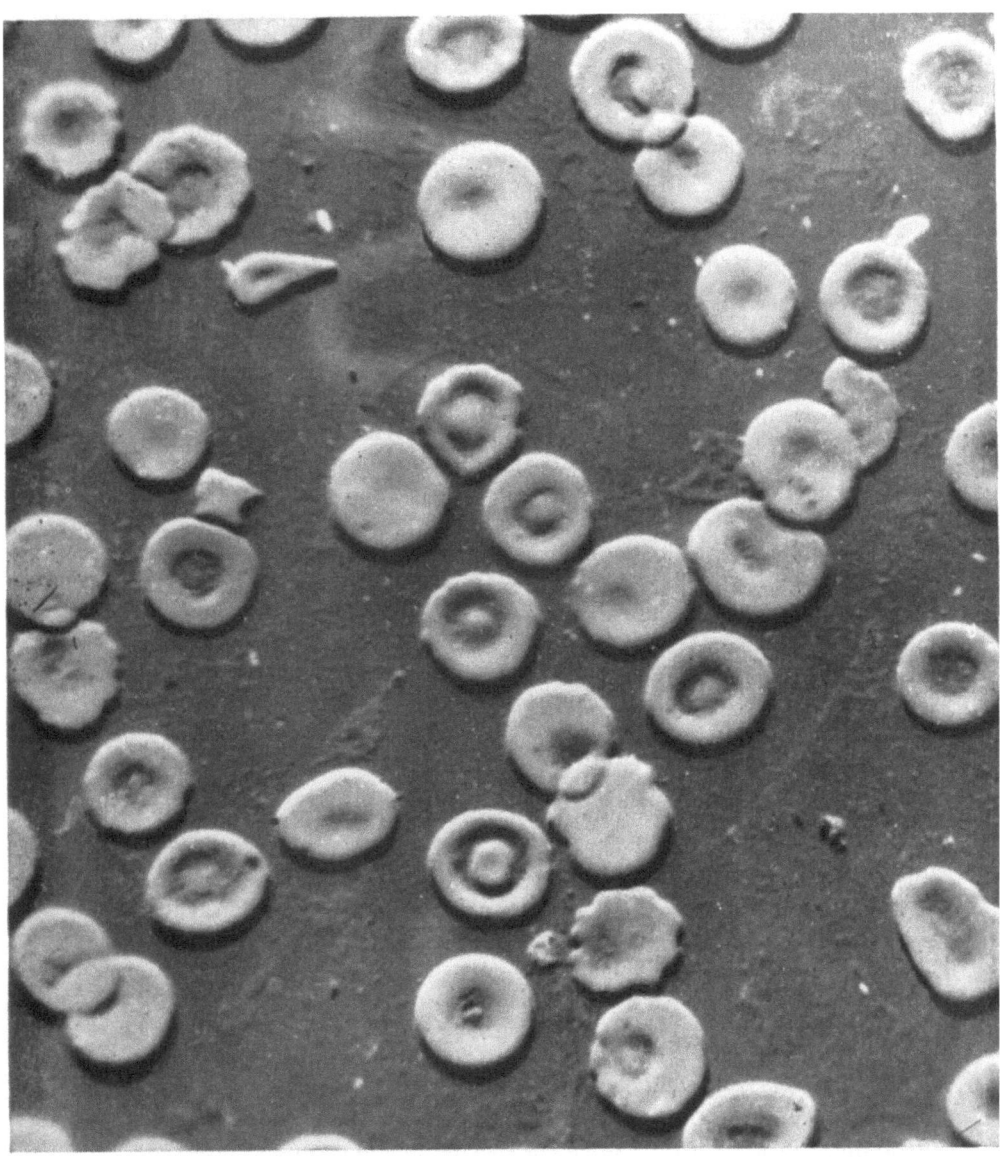

Abb. 193 b

In den letzten Jahren ist es nämlich gelungen, die Analyse der erblichen Unterschiede im Aufbau des Eiweiß-(Globin-)Anteils des Hämoglobin-Moleküls noch wesentlich weiterzutreiben.

Schon PAULING u. Mitarb. (1949) hatten aus ihren elektrophoretischen Untersuchungen geschlossen, daß das HbS etwa 2—4 mehr positive Ladungen pro Molekül tragen müßte als HbA. Die Gesamtzusammensetzung der beiden Proteine

26*

erwies sich jedoch bei den nun folgenden Analysen als außerordentlich ähnlich. So waren Röntgendiagramme in allen Einzelheiten identisch[1], und Analysen in der Gesamtzusammensetzung der Aminosäuren ließen keine Unterschiede erkennen,

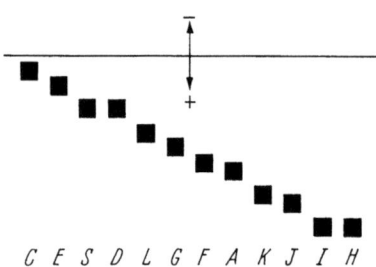

die über die Fehlerbreiten der angewandten Methoden hinausgegangen wären[2]. Auch mit einer Reihe von anderen Methoden konnten zunächst keine Unterschiede gefunden werden. Die Differenz in der Elektrophorese mußte also auf quantitativ sehr geringe Unterschiede in der Zusammensetzung des Moleküls zurückgehen. INGRAM (1957) gelang es, diese Differenz aufzufinden.

Abb. 194. Schematische Darstellung der Hb-Typen und ihrer Wanderungsgeschwindigkeit in der Papierelektrophorese bei pH = 8,6 (n. H. LEHMANN)

Er untersuchte zunächst (1956) die Peptide (Eiweiß-Bruchstücke aus mehreren Aminosäuren), die er durch Hydrolyse des Globins mit Trypsin erhalten hatte. Dieses Enzym greift nur Bindungen der Carboxylgruppen von Lysin und Arginin an.

Annähernd 60 dieser Peptide können beim Hämoglobin gewonnen werden. Da das Hb-Molekül aus zwei identischen Halbmolekülen besteht, zerfiel jedes dieser Halbmoleküle in etwa 30 Peptide, deren jedes sich seinerseits aus durchschnittlich 10 Aminosäuren zusammensetzte. Diese Peptide wurden nun in einem zwei-dimensionalen System getrennt, das aus einer Elektrophorese und einer im rechten

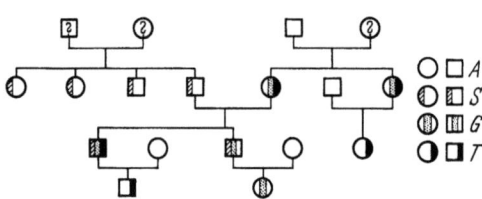

Winkel dazu laufenden Papierchromatographie bestand. INGRAM nannte diese Chromatogramme sehr anschaulich „Fingerabdrücke"[3] (Abb. 196); denn sie lassen individuelle Unterschiede zwischen Proteinen genauso gut erkennen, wie die Fingerabdrücke für den Kriminalisten einzelne Menschen zu charakterisieren gestatten. Die meisten

Abb. 195. Familienbeobachtung mit HbS, HbG und Thalassämie (n. SCHWARTZ u. Mitarb. 1957)

Peptide erweisen sich bei HbA und HbS als identisch. HbS enthält nur einen Fleck, der bei HbA nicht vorhanden war, und umgekehrt: HbA enthielt einen Fleck, der bei HbS fehlte. Nur ein Peptid (Nr. 4 nach INGRAMs Zählung) war offenbar bei HbS und HbA verschieden.

Dieses Peptid wurde deshalb isoliert. Ein qualitativer Aminosäurenvergleich durch Papierchromatographie ergab in beiden Fällen die Anwesenheit von Histidin, Valin, Leucin, Threonin, Prolin, Glutaminsäure und Lysin. Das HbA-Peptid jedoch enthielt mehr Glutaminsäure, das HbS-Peptid dagegen mehr Valin. Wegen der bekannten Spezifität von Trypsin (vgl. oben) ließ sich folgern, daß die endständige Carboxylgruppe zu einem Lysin-Molekül gehören mußte.

Nun wurde in 12 n-Salzsäure eine partielle Hydrolyse durchgeführt, und die erhaltenen Peptide wurden wieder der Methode des "finger-printing" (Kombination von Elektrophorese und Papierchromatographie) unterworfen. Es ergab sich das in Abb. 197 gezeigte Bild. Natürlich wurde die Untersuchung für die beiden Hb-Typen getrennt durchgeführt; die Bilder sind nur zum Vergleich übereinandergezeichnet.

---

[1] PERUTZ u. Mitarb. 1951.
[2] HUISMAN u. Mitarb. 1955.
[3] Fingerprints.

Außer den auf Abb. 197 gezeigten Peptiden fanden sich auch freie Aminosäuren, die jedoch weggelassen wurden. Dieses Bild enthält Peptide verschiedener Länge aus verschiedenen Molekülen von HbA und HbS. Die N-terminalen Amino-

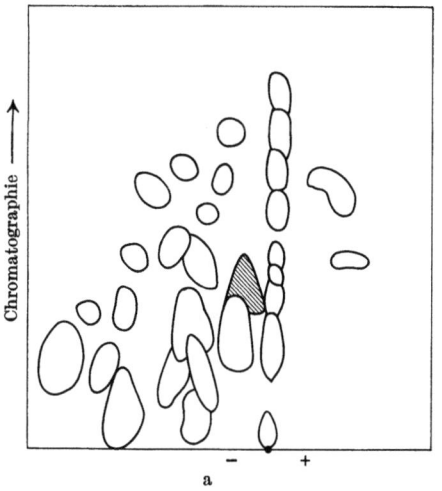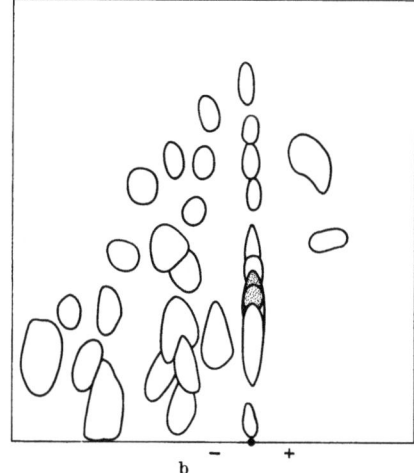

Abb. 196. Durch Chromatographie getrennte Peptide des Globin-Moleküles (n. INGRAM 1956) a HbS, b HbA. Elektrophorese bei pH = 6,4, Chromatographie mit Butylalkohol/Essigsäure/H_2O (3:1:1). Das Peptid, welches den Unterschied aufweist, ist besonders hervorgehoben. c Darstellung in einer etwas anderen Technik: a langsam wandernde, positiv geladene Fraktionen, b neutrale Fraktionen

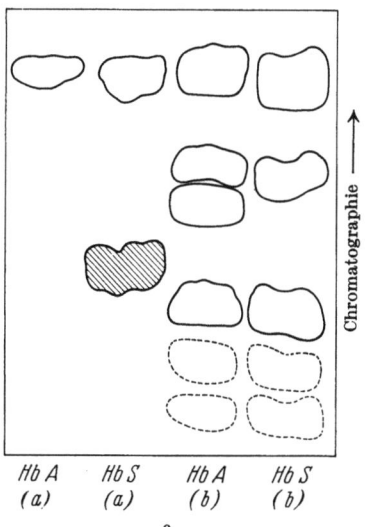

säuren dieser Peptide (d. h. diejenigen, bei denen die Kette an der Seite der Aminogruppe unterbrochen war) konnten mit einer Spezialmethode[1] bestimmt werden. Betrachtet man diese Ergebnisse mit dem Gesamt-Aminosäuren-Spektrum zusammen, so ergibt sich die unten gegebene Reihenfolge für die einzelnen Peptide. Betrachtet man nun diese Peptide und berücksichtigt dann, daß Lysin an der Seite der freien Carboxylgruppe (C-terminal) liegen muß, so ergibt sich für das ganze Peptid Nr. 4 die Reihenfolge:

HbA: His — Val — Leu — Leu — Thr — Pro — *Glu* — Glu — Lys.
HbS: His — Val — Leu — Leu — Thr — Pro — *Val* — Glu — Lys.

Später (HUNT u. INGRAM 1959) wurde die Zusammensetzung und die Reihenfolge folgendermaßen verändert:

HbA: Val — His — Leu — Thr — Pro — *Glu* — Glu — Lys.
HbS: Val — His — Leu — Thr — Pro — *Val* — Glu — Lys.

Mit anderen Worten: Der einzige Unterschied ist, daß ein Glutaminsäure-Rest bei HbA durch einen Valin-Rest bei HbS ersetzt wurde.

---

[1] Fluoro-2,4-dinitrobenzol-Methode.

Auf Grund anderer Untersuchungen war bekannt, daß das Hb-Molekül (Molekulargewicht: 66700) sich aus zwei identischen Untereinheiten zusammensetzt, deren jede ein Molekulargewicht von etwa 33000 hat. Jede dieser Untereinheiten besteht aus etwa 300 Aminosäuren, und in jedem dieser Halbmoleküle ist ein Molekül Glutaminsäure durch ein Molekül Valin ersetzt. Da Glutaminsäure eine Carboxylgruppe mehr besitzt, erklärt der gefundene Unterschied das verschiedene Verhalten der beiden Hb-Typen in der Elektrophorese. Er ist darüber hinaus mit dem älteren Ergebnis vereinbar, daß das ganze HbS-Molekül 2 oder 3 Carboxylgruppen weniger als das HbA-Molekül besitzt.

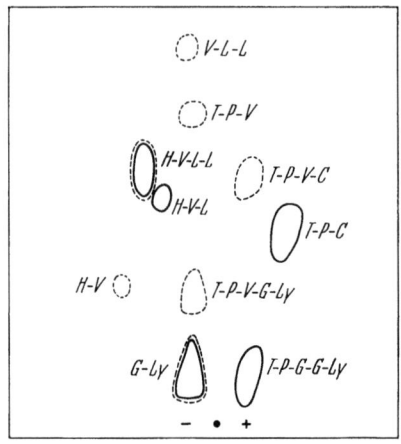

Abb. 197. Partielle Säure-Hydrolyse des Peptids Nr. 4 von HbA (ausgezogene Linie) und HbS (gestrichelte Linie) (n. INGRAM 1957)

Die Hb-Varianten des Menschen sind somit die ersten erblichen Merkmale in der gesamten Genetik, bei denen es gelang, einen Unterschied an einem bestimmten Genlocus zu einem entsprechenden Unterschied in der Aminosäurensequenz eines spezifischen Proteins in Beziehung zu setzen.

Was lehrt uns dieses Ergebnis über den Mechanismus der Mutation des betreffenden Gens und für den Mechanismus der Genwirkung? Eine Antwort gibt die Abb. 198 (nach INGRAM).

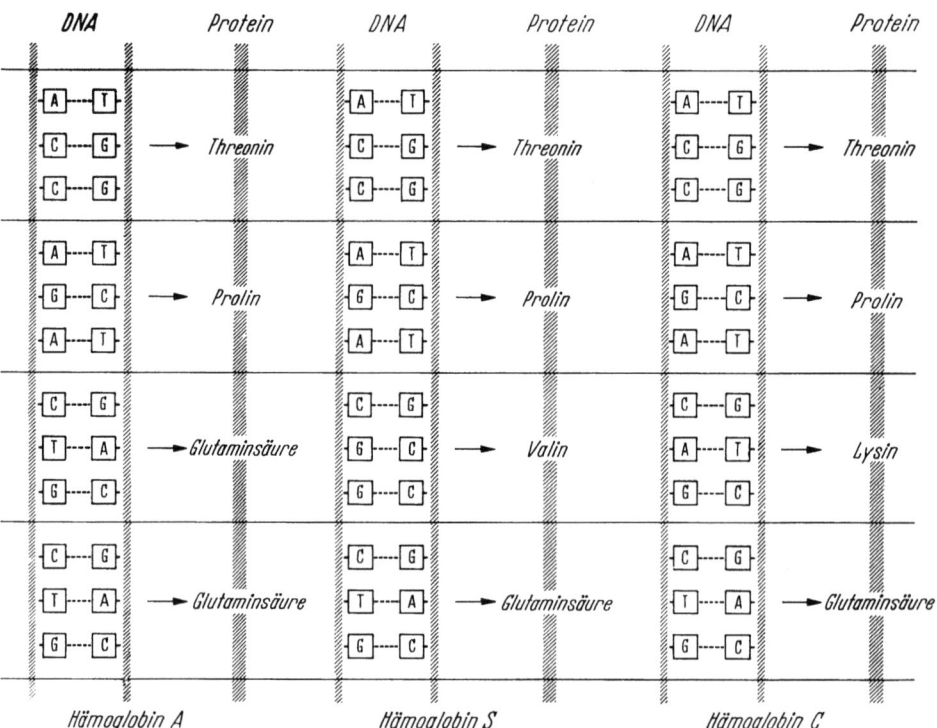

Abb. 198. Hypothetische Beziehung zwischen einer lokalisierten Änderung in einem Basenpaar der Watson-Crick-Struktur und einer Aminosäure im Hb-Molekül (n. INGRAM 1959). Natürlich besteht weder für die Zahl noch für die Art der beteiligten Basenpaare ein konkreter Hinweis

Wie wir sahen, legt das Watson-Crick-Modell einen Mutationsmechanismus durch Änderung an einem Basenpaar in der DNS-Struktur nahe. Außerdem läßt es vermuten, daß die Reihenfolge der Basenpaare ähnlich wie ein Morsecode die spezifische Information für den Aufbau von Proteinen enthält. Beide Auffassungen führen zu der Folgerung: *Eine Mutation dieses Typs muß zur Änderung einer Aminosäuren-Sequenz an ganz umschriebener Stelle in einem spezifischen Protein führen.* Dagegen ist die Forderung nicht zwingend, daß die Änderung nur gerade eine einzige Aminosäure betreffen muß. Hätten wir es mit vollständig oder teilweise überlappenden Code (vgl. oben) zu tun, dann könnte die Änderung in einem Basenpaar auch den Code für zwei (oder evtl. noch mehr) Aminosäuren verändern.

Daß die Differenz nur eine Aminosäure betrifft, spricht entschieden gegen die Auffassung, daß wir es mit einem überlappenden Code zu tun haben. Wie wir sahen, sprechen auch noch andere Ergebnisse gegen einen überlappenden Code. Ob allerdings, wie das in Abb. 198 angenommen ist, wirklich genau drei Basenpaare eine Aminosäure bestimmen oder ob es nicht — wenigstens in manchen Fällen — auch mehr sein können, darüber ist nichts bekannt.

Mit gleicher Methodik wurden später auch andere Hb-Varianten analysiert. Peptid Nr. 4:

HbC: Val — His — Leu — Thr — Pro — *Lys* — Glu — Lys

Hier ist also das gleiche Glutaminsäure-Molekül ausgetauscht wie in HbS, nur daß anstatt von Valin Lysin eingetreten ist.

Auch das HbE wurde inzwischen genauer analysiert (INGRAM 1959; HUNT u. INGRAM 1959). Das Ergebnis der kombinierten Elektrophorese und Chromatographie ("finger printing") zeigt Abb. 199. Der einzige Unterschied liegt darin,

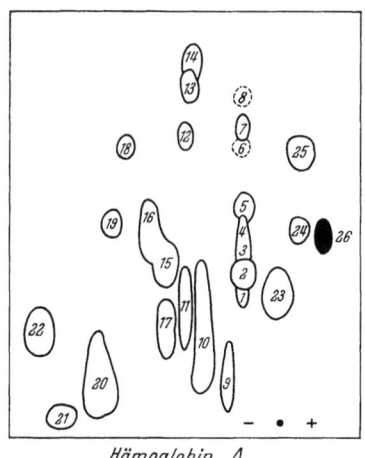
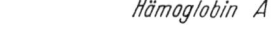
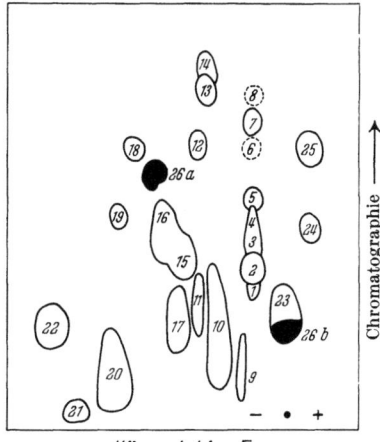

Abb. 199. Ergebnis der kombinierten Elektrophorese und Chromatographie bei HbE (n. INGRAM 1959)

daß für das Peptid 26 bei HbE zwei Flecken (26a und b) bestehen. Einen Vergleich der Aminosäuren-Zusammensetzung des Flecks 26 bei HbA mit den Flecken 26a und b bei HbE zeigt die Tab. 112.

Peptid 26 hat also alle Aminosäuren, die auch Peptid 26a und 26b zusammen besitzen, mit einer Ausnahme: Es ist kein Lysin vorhanden. Dafür findet sich jedoch ein Molekül Glutaminsäure mehr. Wie beim HbC, so ist also auch bei HbE ein Molekül Glutaminsäure durch ein Molekül Lysin ersetzt. Nur findet sich diese Substitution in einem anderen Peptid.

Eine weitere Analyse liegt vor für das HbG[1]. Hier liegt die Substitution wieder im Peptid 4. Die Reihenfolge lautet:

$$\text{Val} - \text{His} - \text{Leu} - \text{Thr} - \text{Pro} - \text{Glu} - \textit{Gly} - \text{Lys}$$

Wie bei HbS, C und E, so wurde auch hier ein Glutaminsäurerest ersetzt; hier durch Glycin. Nur: Es ist nicht die gleiche Glutaminsäure wie bei HbS und C, sondern die daneben liegende. Dieser Befund war aus genetischen Gründen *unerwartet*, wie wir weiter unten sehen werden.

Tabelle 112

Aminosäure:	HbA	HbE	
	26	26a	26b
Asparaginsäure	2	—	2
Glutaminsäure .	2	—	1
Alanin	1	1	—
Glycin	3	1	2
Leucin	1	1	—
Valin	3	—	3
Arginin	1	1	—
Lysin	—	—	1

Weitere Ergebnisse wurden bei HbI und HbD erarbeitet. Der Defekt bei HbI liegt offenbar im Peptid 23[2]: HbI enthält ein Tryptophan, das dem HbA fehlt. Außerdem sind bei beiden Typen Arginin, Tyrosin und Histidin nachgewiesen. Für welche Aminosäure Tryptophan eingetreten ist, scheint noch nicht festzustehen.

Beim HbD ist die Analyse noch nicht über die Charakterisierung der Peptide mit abweichender Zusammensetzung hinaus fortgeschritten. Trotzdem ist das Ergebnis dieser Analyse besonders interessant[3].

Es wurden nämlich drei verschiedene HbD-Proben untersucht, die erste (α) von einem türkischen Cyprioten, die zweite (β) von einem Gujerati-Inder und die dritte (γ) von einem Sikh, also ebenfalls einem Inder. Jede dieser HbD-Proben zeigte jedoch eine Änderung in einem anderen Teil des Hämoglobin-Moleküls. Bei HbDα liegt sie im Peptid 23, bei D$_\beta$ im Peptid 26 und bei D$_\gamma$ in noch einem anderen Peptid. Offenbar sind diese drei HbD-Varianten durch unabhängige Mutationen entstanden. Von besonderem Interesse ist dabei, daß zwei von ihnen aus Indien kamen, wo man am ehesten mit der Ausbreitung der gleichen Mutation gerechnet hätte.

Wir fragen uns nun: *Welches Bild ergibt sich für den Aufbau des Globin-Moleküls und seine genetische Kontrolle?* Vor der Aufklärung der Aminosäuren-Sequenz im HbG schien hier eine verblüffend gute Übereinstimmung zwischen genetischen und biochemischen Ergebnissen zu bestehen.

Wie bereits erwähnt, besteht das Hb-Molekül aus zwei identischen Halbmolekülen. Eine weitere Analyse hatte nun ergeben, daß jedes Halbmolekül aus zwei Polypeptidketten besteht. Diese Polypeptidketten bezeichnete man als α- und β-Kette. Die β-Kette ist durch die drei Aminosäuren Valin-Histidin-Leucin am N-terminalen Ende charakterisiert[4], während die α-Kette die N-endständigen Aminosäuren Valin-Leucin aufweist. Es lassen sich nun die bisher betrachteten Peptide folgendermaßen auf die beiden Polypeptid-Ketten verteilen:

	Peptide:	Hb-Typen:
α-Kette	23	D$_\alpha$; I
β-Kette	4	S, C
	26	D$_\beta$, E

Es ist auf Grund der N-terminalen drei Aminosäuren durchaus möglich, daß das Peptid 4 am N-terminalen Ende der β-Kette liegt. Nun war inzwischen[5] der

---

[1] HILL und SCHWARTZ 1959.
[2] MURAYAMA u. INGRAM 1959.
[3] BENZER, INGRAM u. LEHMANN 1958.
[4] RHINESMITH, SCHROEDER u. MARTIN 1959.
[5] SCHWARTZ u. Mitarb. 1957.

Stammbaum mit HbG bekannt geworden, den wir weiter oben betrachteten. Er schien darauf hinzudeuten, daß zwei verschiedene und unabhängig voneinander mendelnde Genloci für die Hb-Bildung verantwortlich seien. Da HbS auf eine Änderung in der β-Kette zurückzuführen war, nahm man an[1], HbG werde sicher

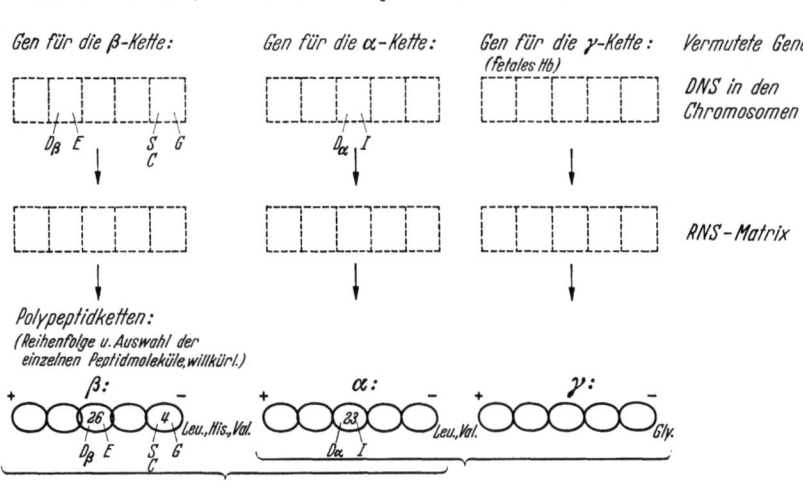

Rückschluß auf die primäre Genwirkung bei Hb-Varianten

Abb. 200. Unsere Vorstellungen über die genetische Determinierung des Hb-Moleküls (frei nach ALLISON 1959). ——— die bekannten Hb-Moleküle, — — — die im einzelnen noch hypothetische DNS- und RNS-Matrize. Das Schema enthält zusätzlich die γ-Kette des Hb, die im HbF, dem fetalen Hämoglobin, vorhanden ist. Die Reihenfolge der Peptide im einzelnen ist hypothetisch, ihre Anzahl ist aus zeichnerischen Gründen vermindert

auf eine Änderung in der α-Kette zurückzuführen sein. Es ergab sich die „Ein-Cistron-ein-Polypeptid-Hypothese"[2]: Für die Synthese des Globin-Anteiles des Hb-Moleküls seien zwei Genloci verantwortlich. Einer diene als Matrize für die α-Kette, der andere für die β-Kette (Abb. 200).

Nun zeigt sich zur allgemeinen Überraschung, daß die Änderung im HbG nicht in der α-Kette, sondern ebenfalls in der β-Kette und sogar im gleichen Peptid Nr. 4 liegt, das die Mutationen für HbS und C enthält. Die daneben liegende Glutaminsäure ist durch Glycin substituiert. Was hat es nun mit diesem Befund auf sich? Widerlegt er etwa die Matrizentheorie und beweist, daß die Proteine durch aufeinanderfolgende, gengesteuerte enzymatische Schritte aufgebaut werden? Doch diese Auffassung erscheint uns allzu unwahrscheinlich. Die nächstliegende Erklärung scheint zu sein, daß das Kind IV, 1 Abb. 195 illegitim ist. Sein biologischer Vater müßte jedoch nicht nur — wie der gesetzliche — das Thalassämie-Gen auf ihn vererbt haben, sondern müßte ihm auch serologisch überaus ähnlich sein, da eine Untersuchung aller möglichen Blutgruppen keinen Ausschluß des gesetzlichen Vaters ergab. — Es bleibt abzuwarten, wie sich dieses Dilemma lösen wird. Genetische Untersuchungen an den seltenen Familien, in denen mehrere Hb-Gene mendeln, sind dringend erforderlich.

In diesem Zusammenhang muß zur Ergänzung eine Gruppe von hämolytischen Erkrankungen behandelt werden, bei denen die Bildung des HbA nicht in spezi-

---

[1] Unter anderen ALLISON 1959.
[2] Der Begriff „Cistron" nach BENZER für „funktionelles Gen"; Kriterium: Vorkommen eines „Cis-Trans-Effektes". Vgl. S. 80f.

fischer Weise verändert, sondern quantitativ stark vermindert ist. Das sind die Thalassämien.

COOLEY u. LEE entdeckten 1925 bei Amerikanern italienischer Abstammung eine schwere hämolytische Anämie, und sie fanden 2 Jahre später, daß diese Anämie erblich ist. Weil sie bei Angehörigen der Mittelmeervölker gefunden wurde und zunächst auf sie und ihre Nachkommen beschränkt zu sein schien, nannte man sie Mediterran-Anämie oder Thalassämie. VALENTINE u. NEEL (1944) begründeten die schon seit Mitte der dreißiger Jahre von anderen Autoren gelegentlich diskutierte genetische Hypothese, die sich bei allen nachfolgenden Untersuchungen als richtig erwiesen hat: Das Thalassämie-Gen verursacht bei den Homozygoten die von COOLEY u. LEE beschriebene schwere hämolytische Anämie (Thalassämia maior), während die Heterozygoten ein sehr variables Bild bieten, jedenfalls nicht schwer krank sind (Thalassämia minor).

Die Thalassämia maior zeigt im einzelnen die folgenden Symptome[1]: Sie beginnt in früher Kindheit mit schwerer und fortschreitender Anämie. Diese Anämie ist bei der Geburt noch nicht vorhanden, sondern entwickelt sich mit dem physiologischen Abfall in der Konzentration

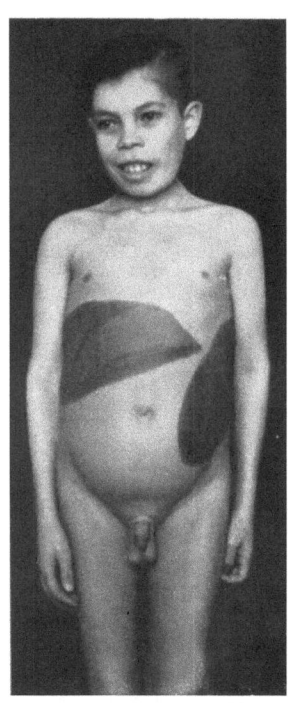

des fetalen Hämoglobins (vgl. Abb. 200). Die Kinder sind meist sehr blaß; häufig besteht ein leichter Ikterus. Schon früh findet sich eine Vergrößerung der Milz (Splenomegalie), die im Laufe der Erkrankung fortschreitet, bis die Milz riesige Ausmaße annimmt (Abb. 201).

Ohne Behandlung nimmt die Anämie zu, es kommt zu kardiovasculären Symptomen, und die Kinder sterben früher oder später. Werden Transfusionen gegeben, so kommt es zu einer Hämosiderose, wodurch sich die Haut in einem schmutzigen Bronzeton färbt.

Weitere Symptome sind eine Lebervergrößerung durch Persistieren einer extramedullären Blutbildung. Daneben treten deutliche Skeletveränderungen auf, die auf den Reiz des in exzessiver Aktivität befindlichen Knochenmarks zurückzuführen sind: Insbesondere findet sich eine Verdickung der Schädel- und Gesichtsknochen. Dadurch entwickelt sich ein caput quadratum und ein Gesichtsausdruck, der entfernt dem der Mongolen ähnelt. Infolge von Veränderungen im Handskelet werden die Hände breit und klobig.

Charakteristisch ist das Blutbild. Es besteht eine schwere hypochrome Anämie. Die Erythrocytenzahl ist deutlich, das Hämoglobin hochgradig vermindert. Es besteht eine Anisocytose und Poikilocytose. Viele Erythrocyten sind besonders klein (Mikrocytose); daneben jedoch finden sich einzelne große, hypochrome Zellen. Das Hämoglobin in diesen großen Zellen ist unregelmäßig verteilt, wodurch bizarre Figuren entstehen. Eine mäßige Reticulocyten-Vermehrung zeigt die verkürzte Lebensdauer der Erythrocyten und die verstärkte Neubildung an. Darauf deutet auch der erhöhte indirekte Bilirubinwert hin.

Abb. 201. Patient mit Thalassämia maior. Leber und Milz sind am Bauch aufgezeichnet (n. HEILMEYER u. BEGEMANN 1951)

Während Patienten mit Thalassämia maior das oben beschriebene schwere Krankheitsbild bieten, zeigen Patienten mit Thalassämia minor nur einen wesentlich leichteren Befund: Es besteht eine leichte Anämie mit nur mäßiger Hypochromie, Anisocytose und Poikilocytose. Charakteristisch sind die sog. "target-cells" (Schießscheiben-Zellen). Im übrigen zeigt gerade die Thalassämia minor eine große Schwankungsbreite in der Symptomatik.

Patienten mit Thalassämia maior haben einen hohen Blut-Eisenspiegel; dagegen ist die Fähigkeit, Eisen zu binden, aufgehoben. Darin besteht der entscheidende Unterschied zur Eisenmangelanämie (Abb. 202)[2].

---

[1] Im wesentlichen nach HSIA 1959.
[2] Vgl. SMITH, SISSON, FLOYD u. SIEGAL (1958).

Ein besonders charakteristisches Symptom der Thalassämia maior ist, daß die Bildung von HbA sehr stark reduziert ist. Dafür findet sich fetales Hämoglobin (HbF) über die Zeit seines physiologischen Vorkommens bei Säuglingen hinaus in hohem Prozentsatz. Das fetale Hb wurde durch Körber schon seit über 90 Jahren an seiner hohen Resistenz gegen Alkalien erkannt. Wie HbA, so besteht auch HbF aus zwei gleichen Halbmolekülen mit je zwei verschiedenen Polypeptidketten. Neben der α-Kette ist jedoch offenbar nicht die β-Kette, sondern ein Polypeptid vorhanden, dessen N-terminale Aminosäure Glycin ist.

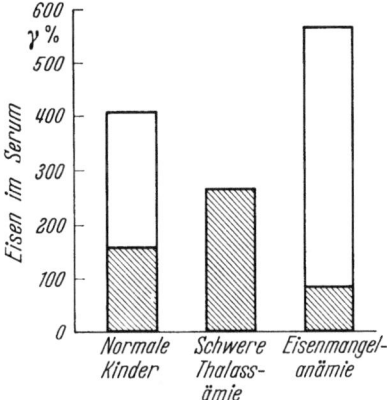

Die HbF-Bildung hört normalerweise vor Ende des 1. Lebensjahres auf; sie kann jedoch kompensatorisch anhalten, wenn HbA nicht in ausreichender Menge gebildet wird. Darauf ist offenbar die HbF-Vermehrung bei Thalassämia maior zurückzuführen. HbF in kleinen Mengen wurde z. B. auch bei Sichelzell-Anämie beschrieben.

Abb. 202. Aufhebung der Fähigkeit, Eisen zu binden, im Blut der Thalassämie-Patienten (n. Hsia 1959). Ausschraffierte Fläche zeigt den Serum-Eisenspiegel, die leere Fläche zeigt die latente Eisen-Bindungsfähigkeit des Blutes

Das Schema (nach Hsia 1959; wenig verändert) gibt einen Überblick über die Abhängigkeit der Symptome bei der Thalassämie vom Grunddefekt.

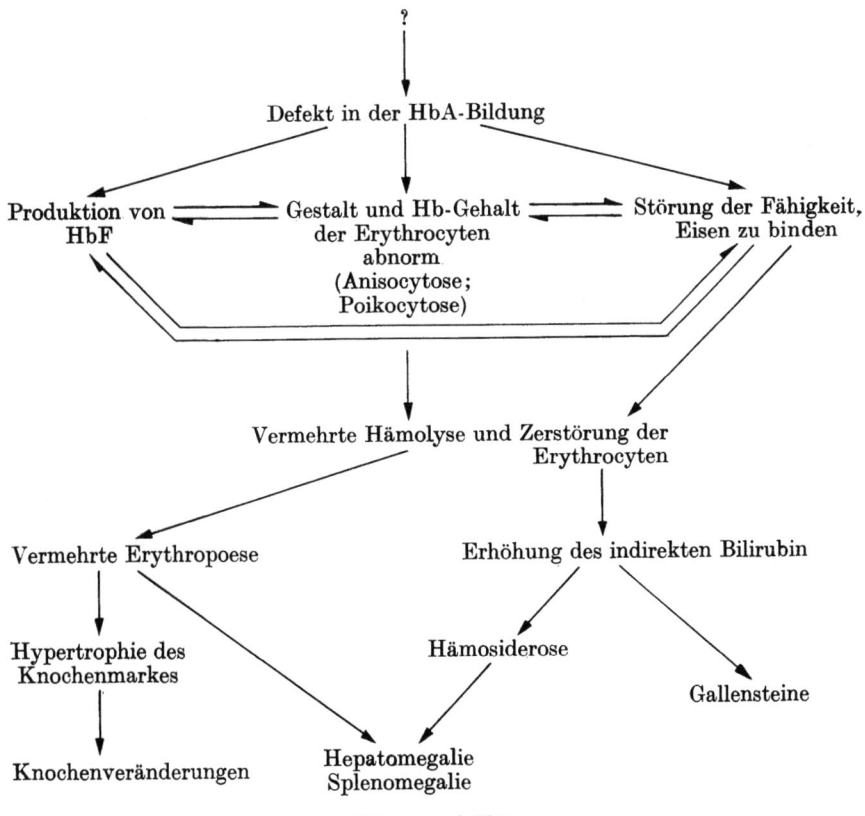

Schema nach Hsia

Besonderen Aufschluß geben Familien, in denen sowohl ein Thalassämie-Gen als auch das Sichelzell-Gen mendelten. Solche Familien wurden entdeckt, indem man von Kranken ausging, die eine ungeklärte hämolytische Anämie zeigten und sich bei genauer Analyse als doppelt heterozygot für das Thalassämie-Gen und eine krankhafte Hb-Variante erwiesen.

Patienten mit Sichelzell-Thalassämie-Erkrankung (Mikrodrepanocytose)[1] leiden an einer recht schweren hämolytischen Anämie. Sie haben Knochen- und Gelenkschmerzen, gelegentliche Bauchbeschwerden und (selten) hämolytische Krisen. Es besteht ein leichter Ikterus. Das Ergebnis der hämatologischen Untersuchung ähnelt dem der Thalassämia maior. Neben target cells und Normoblasten können sich jedoch im Blut auch einige Sichelzellen finden.

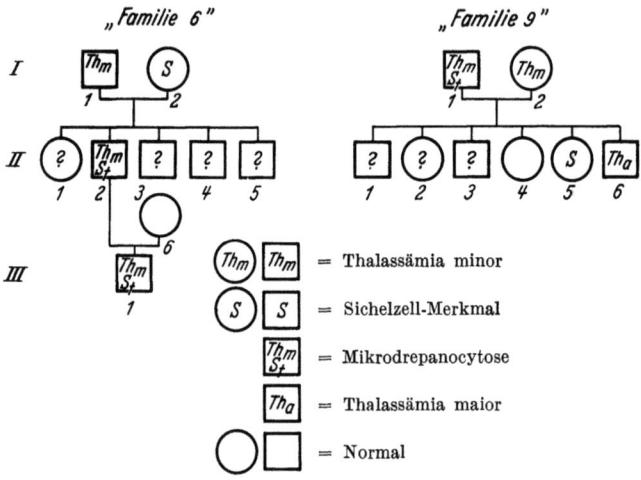

Abb. 203. Vererbung der Gene für Thalassämie und HbS vom Vater auf ein Kind (n. SILVESTRONI u. BIANCO); in Fam. 6. In Fam. 9 dagegen erbte eine Tochter die beiden Normalallele

Es gibt schon eine Reihe von Familien, die beweisen, daß das Th-Gen kein Allel am A- und C-locus sein kann. So berichteten SILVESTRONI und BIANCO (Abb. 203) über einen Mann mit Mikrodrepanocytose, der sich mit einer gesunden Frau verheiratete und dessen Kind (6, III, 1) ebenfalls eine Mikrodrepanocytose aufwies, d. h. von ihm die Gene für HbS und für Thalassämia minor ererbt haben muß. Das wäre jedoch unmöglich, wenn diese Gene Allele am gleichen locus wären. Es gibt eine ganze Reihe von weiteren Familienbeobachtungen, die beweisen, daß diese Gene nicht allel sein können (Tab. 113).

Tabelle 113. *Familienbefunde, die gegen Allelie der beiden Merkmale sprechen* (nach NEEL 1958)

Merkmale	Rasse der Familie	Autoren
Thal-S	Italiener	SILVESTRONI u. BIANCO 1952
Thal-S	Amerikanische Neger	NEEL 1951; COHEN, ROBINSON, ZUELZER u. NEEL
Thal-C	Amerikanische Neger	SINGER u. Mitarb. 1954
Thal-C	Amerikanische Neger	BROWN u. Mitarb.
Thal-E	Thailänder	NA-NAKORN u. MINNICH 1957

Es finden sich nicht nur Familien für HbS und die Thalassämie, sondern auch für die Hb-Varianten C und E.

Bei der Mikrodrepanocytose findet man in der Regel 60—80% Sichelzell-Hb; der Rest setzt sich zum größeren Teil aus HbA, zum kleineren Teil aus HbF

---

[1] SILVESTRON u. BIANCO 1949, 1952; NEEL, ITANO u. LAWRENCE 1953.

zusammen. Bei den S/A-Heterozygoten ohne Th-Gen dagegen findet sich nur 20—40% HbS; der Rest ist HbA. Demnach scheint das Th-Gen bei diesen Patienten zwar die Bildung von HbA, wesentlich weniger oder gar nicht jedoch die Bildung von HbS zu behindern; ein interessantes und im Lichte des geringen primären Unterschiedes zwischen HbA und S nur sehr schwer deutbares Ergebnis.

Dazu kommt, daß es offenbar[1] Personen gibt, die doppelt heterozygot für das S-Gen und ein Th-Gen waren, jedoch praktisch keine Krankheitserscheinungen aufwiesen, und bei denen relativ wesentlich weniger HbS (bei drei Personen 36%, 28% und 22%) vorhanden war. Die Verfasser schlossen sicher mit Recht, *daß die Thalassämie nicht in dem gleichen hohen Maße wie die Sichelzellanämie eine genetische Einheit darstellt.*

Die verschiedenartigen Befunde wurden jedoch von INGRAM und STRETTON (1959) in einem Deutungsversuch zusammengefaßt. Nach dieser Hypothese könnte der geringe Hb-Gehalt der Erythrocyten durch Mutationen bedingt sein, die die Geschwindigkeit der Hb-Synthese erheblich herabsetzen. Auch das Gen für HbS z. B. produziert ja nicht nur ein verändertes Hb, sondern setzt auch die Synthese dieses Hb quantitativ herab, was daran erkennbar ist, daß die Heterozygoten nur etwa 20—40% HbS besitzen. Die Herabsetzung bei der Thalassämie könnte z. B. dadurch zustande kommen, daß — wie bei den Hb-Varianten — eine Abweichung in der Aminosäuren-Sequenz auftritt, die jedoch die Wanderungsgeschwindigkeit in der Elektrophorese nicht beeinflußt. Wir erinnern uns an den Aufbau des Hb-Moleküls aus zwei Halbmolekülen, die sich aus je einer α- und einer β-Kette zusammensetzen. Nehmen wir (wie oben ausgeführt) an, die α- und β-Ketten würden von verschiedenen Genen determiniert, dann ließe sich der Genotyp eines gesunden Menschen mit HbA schreiben: α^A/α^A, β^A/β^A. Der Heterozygote für das S-Gen (Sichelzell-Merkmal) hätte den Genotyp α^A/α^A, β^S/β^A aufgewiesen.

INGRAM u. STRETTON vermuten nun, daß die Thalassämie durch Mutationen zustande kommt, die entweder das Gen α^A oder das Gen β^A betreffen und es so beeinflussen, daß eine erhebliche Reduktion oder gar ein Ausfall der Bildung dieses betreffenden Polypeptids erfolgt. Die Mutationen brauchen keine Punktmutationen zu sein, wie die Änderung in einer Aminosäure sie voraussetzt; es könnten auch Chromosomenmutationen vorliegen.

Stellt man sich auf den Boden dieser Auffassung und prüft ihre Konsequenzen, so zeigt sich zunächst, daß zwei Typen von Thalassämien möglich sind: Solche, in denen der Defekt in der α-Kette liegt (Formel des Heterozygoten: α^X/α^A; β^A/β^A), und andere mit dem Defekt in der β-Kette (Formel des Heterozygoten: α^A/α^A; β^X/β^A). Außerdem sind — je nach dem Grad der Synthesehemmung, die die betreffende Mutation hervorruft — verschiedene Schweregrade der Erkrankung zu erwarten.

Diese Hypothese hat den großen Vorzug, daß sie eine Erklärung für die merkwürdigen Fälle gibt, in denen das Th-Gen zwar die Synthese von HbA, nicht jedoch die von HbS unterdrückt. Ist das Th-Gen z. B. die Mutation eines β-Gens, dann hat ein Patient mit Mikrodrepanocytose die Formel α^A/α^A; β^X/β^S. Er könnte kein HbA synthetisieren, denn dazu fehle das β^A-Gen. Dagegen wäre er in der Lage, HbS zu synthetisieren, da dessen Bestandteile, die normale α-Kette und die durch das β^S-Gen veränderte β-Kette, vorhanden wären. Außerdem entstände eine reduzierte Menge von α^A/β^X-Hb, das dem HbA elektrophoretisch gleich wäre. Dazu könnte kompensatorisch α^A/γ^F-Hb (fetales Hb) entstehen.

---

[1] ZUELZER, NEEL u. ROBINSON 1956.

Ist jedoch eine α-Thalassämie vorhanden, dann lautet der Genotyp des doppelt Heterozygoten α^X/α^A; β^A/β^S. In einem solchen Fall könnte normales HbA und daneben α^X/β^A-Hb gebildet werden. Außerdem könnte es zur Bildung von HbS wie von α^X/β^S-Hb kommen.

Wenn das gleiche α-Gen die Bildung der α-Ketten beim fetalen Hb kontrolliert, so muß das zur Folge haben, daß bei Homozygoten α^X/α^X auch die Bildung des fetalen Hb stark herabgesetzt oder unmöglich gemacht ist. Derartige Individuen dürften deshalb vor der Geburt absterben.

Versucht man diese Hypothese anhand der bisher untersuchten Familien zu prüfen, so stellt man zunächst fest, daß bei der Familie von SILVESTRONI u. BIANCO (1952) sowie von NEEL (1951) keine Hb-Bestimmungen durchgeführt wurden. Die Stammbäume beweisen, daß die Gene nicht allel sind, und legen die Vermutung nahe, daß die Th-Mutation hier das α-Gen betroffen hat. Auf der anderen Seite berichtete CEPPELLINI (nach INGRAM u. STRETTON) über drei Familien, in denen eine Person mit Mikrodrepanocytose eine gesunde Person geheiratet hatte. Von insgesamt 13 Kindern hatten 6 eine Thalassämia minor, 7 das Sichelzellmerkmal. Diese Beobachtungen sprechen sehr für Allelie, d. h. für eine die β-Kette betreffende Th-Mutation[1]. Die Hypothese von INGRAM und STRETTON ist selbstverständlich noch nicht bewiesen. Sie hat jedoch zwei große Vorteile:

1. Sie erklärt Fakten, die bisher schwer deutbar waren, wie z. B. die Eigenschaft mancher Th-Mutationen, zwar die Synthese von HbA, nicht aber die von HbS zu stören.

2. Sie macht Voraussagen, die nachgeprüft werden können, so über den HbS-Gehalt bei doppelt Heterozygoten in bestimmten Typen von Familien und über die Aminosäuren-Sequenz in Hb-Typen.

Sie wurde deshalb so genau dargestellt, weil sie zeigt, bis zu welcher speziellen Fragestellung die Analyse der Genwirkung bei diesen Erkrankungen fortgeschritten ist. Weitere wichtige Aufschlüsse über das Hb-Molekül und seine genetische Determinierung ergaben Untersuchungen von BRAUNITZER u. Mitarb. (1961). Diesen Autoren gelang es, die Gesamt-Aminosäurensequenz von α- und β-Kette des HbA ziemlich weitgehend aufzuklären. Auf den ersten Blick scheint diese Sequenz sehr verschieden zu sein; bei genauerer Betrachtung zeigen sich jedoch einige interessante Übereinstimmungen zwischen beiden Ketten in der Position einzelner Aminosäuren und kurzer Sequenzen, besonders auffällig bei den AS Arginin und Lysin. Die Verff. erklären diesen Befund wahrscheinlich mit Recht dadurch, daß in einem sehr frühen Stadium der Evolution eine Duplikation des zugehörigen genetischen Materials eingetreten sei. Von diesem Zeitpunkt an sei die Evolution unabhängig weiterverlaufen. Die Unterschiede seien durch zahlreiche Mutationsschritte bedingt. Dabei ist besonders interessant, daß einige dieser Mutationen auch zum völligen Verlust der Informationsbereiche für ganze AS geführt haben müssen.

Damit ist das Kapitel über den Mechanismus der Proteinsynthese beim Menschen abgeschlossen, und wir wenden uns derjenigen wichtigen Gruppe von Proteinen zu, die als Bestandteile von Enzymen in die Funktion des Körpers eingreifen.

5. Beziehungen zwischen Genen und Enzymen

Die mehr oder minder gut begründete Vermutung, Gene wirkten auf dem Wege über Enzyme, die den intermediären Stoffwechsel kontrollieren, wurde in einer

---

[1] Man kann diesen Gedankengang noch weiter ausspinnen, wenn man das HbH heranzieht, das in Familien mit Thalassämie beobachtet wird und aus 4 β-Ketten besteht.

oder der anderen Form schon sehr früh ausgesprochen[1]. Eine Begründung durch das Experiment erfuhr sie jedoch durch BEADLE u. TATUM (1941)[2], deren Untersuchungen deshalb genauer besprochen seien. Die Arbeit beginnt:

„Vom Standpunkt der physiologischen Genetik aus besteht die Entwicklung und Funktion eines Organismus im wesentlichen aus einem integrierten System chemischer Reaktionen, die irgendwie durch Gene kontrolliert werden. Die Annahme ist ganz und gar gerechtfertigt, daß diese Gene . . . spezifische Reaktionen in diesem System kontrollieren oder regulieren entweder, indem sie direkt als Enzyme wirken, oder indem sie die Spezifität von Enzymen bestimmen[3]. Da die Komponenten eines solchen Systems wahrscheinlich in sehr komplexer Weise in Wechselbeziehung zueinander stehen, und da die Synthese der Anteile der individuellen Gene wahrscheinlich von dem Funktionieren anderer Gene abhängt, ist zu erwarten, daß es verschiedene Stufen der Direktheit der Kontrolle durch ein Gen gibt, die von einer einfachen 1:1-Beziehung zu Beziehungen von großer Kompliziertheit reichen. Bei der Untersuchung der Genfunktion geht der physiologische Genetiker meist so vor, daß er die physiologische und biochemische Basis bereits bekannter erblicher Merkmale untersucht. Dieser Ansatz . . . führte zu der Erkenntnis, daß viele biochemische Reaktionen tatsächlich in spezifischer Weise durch spezifische Gene kontrolliert werden. Darüber hinaus legen derartige Untersuchungen die Annahme nahe, daß Gen- und Enzym-Spezifitäten in der gleichen Größenordnung liegen. Jedoch hat dieser Ansatz eine Reihe von Nachteilen. Vielleicht der schwerwiegendste von ihnen ist, daß der Untersucher sich im allgemeinen auf die Untersuchung nicht-letaler erblicher Merkmale beschränken muß. Bei solchen Merkmalen ist es wahrscheinlich, daß sie mehr oder weniger überflüssige sog. „terminale" Reaktionen betreffen . . . . . . Eine weitere Schwierigkeit ist, daß der übliche Ansatz . . . den Gebrauch von sichtbaren Merkmalen bedingt. Viele von ihnen betreffen morphologische Variationen, und diese beruhen wahrscheinlich auf so komplizierten biochemischen Reaktionssystemen, daß eine Analyse extrem schwierig wird.

Derartige Betrachtungen führten uns dazu, das allgemeine Problem der genetischen Kontrolle von Entwicklungs- und Stoffwechselvorgängen zu untersuchen, indem wir den

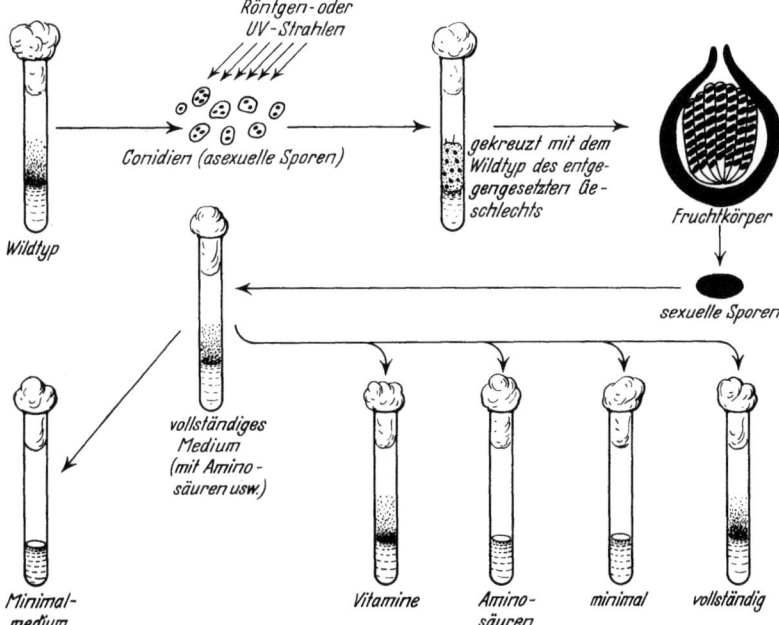

Abb. 204. Die Versuchsanordnung für die Entdeckung biochemischer Mutanten bei Neurospora. Die durch Röntgen- oder UV-Strahlen ausgelöste Mutation beeinträchtigt nicht das Wachstum auf dem vollständigen Medium; sie macht jedoch das Wachstum auf Minimalmedium unmöglich. Zugabe von Vitaminen oder Aminosäuren stellt die Fähigkeit zum Wachstum wieder her (n. SINNOTT, DUNN, DOBZHANSKY 4. Aufl.)

[1] So bei DRIESCH (1896; zit. nach SWANSON;) GARROD 1923; HALDANE 1920, zit. nach HALDANE 1954.

[2] BEADLE u. TATUM wurden für diese und folgende Arbeiten 1958 mit dem Nobelpreis für Medizin ausgezeichnet.

[3] Anmerkung mit Hinweisen auf verschiedene Äußerungen anderer Autoren.

üblichen Ansatz umkehrten und anstatt des Versuches, die chemische Grundlage bekannter erblicher Merkmale herauszuarbeiten, darangingen zu prüfen, ob und wie Gene bekannte biochemische Reaktionen kontrollieren. Der Ascomycet Neurospora bietet für einen derartigen Ansatz viele Vorteile und ist für genetische Untersuchungen gut geeignet. Deshalb wurde unser Arbeitsprogramm um diesen Organismus herum aufgebaut. Der Grundgedanke ist, daß Behandlung mit Röntgenstrahlen Mutationen von Genen auslösen wird, deren Funktion die Kontrolle bekannter, spezifischer chemischer Reaktionen ist. Wenn der Organismus, um auf einem gegebenen Medium zu überleben, imstande sein muß, eine bestimmte chemische Reaktion zu vollbringen, dann wird eine Mutante, die dazu nicht fähig ist, auf diesem Medium letal sein. Eine solche Mutante kann jedoch am Leben erhalten und studiert werden, wenn man sie auf einem Medium wachsen läßt, zu dem das lebenswichtige Produkt der genetisch blockierten Reaktion hinzugegeben wurde." Die Verfasser schildern dann ihr experimentelles Vorgehen, das am besten aus der Abb. 204 ersichtlich wird.

Das vollständige Medium besteht aus Agar, Salzen, Malzextrakt, Hefeextrakt und Glucose. Dagegen enthält das Minimalmedium nur Agar, Salze, Biotin, ein Disaccharid und Fett oder eine noch kompliziertere Kohlenstoff-Quelle. Mutanten, die zwar auf dem vollständigen Medium, nicht aber auf dem Minimalmedium wachsen, werden nun systematisch durch Zusatz einzelner Stoffe daraufhin getestet, welchen Stoff sie nicht synthetisieren können.

In dem ersten Versuch wurden etwa 2000 Ascosporen auf diese Weise gezogen. Drei Mutanten fanden sich, die zwar auf vollständigem Medium, nicht aber auf Minimalmedium wuchsen. Eine von ihnen erwies sich als unfähig, Vitamin B_6 (Pyridoxin) zu synthetisieren. Ein zweiter Stamm war unfähig zur Synthese von Vitamin B_1 (Threonin); er konnte zwar die Pyrimidinhälfte, nicht jedoch die Thiazolhälfte des Moleküls synthetisieren.

Vitamin B_1

Ein dritter Stamm war unfähig zur Synthese von p-Aminobenzoesäure.

Eine genetische Analyse der Befunde wurde zunächst für die Pyridoxin-Mutante vorgenommen. *Sie zeigte die Abhängigkeit des Vorganges von einem einzigen Gen.*

In einer Fußnote der gleichen Arbeit ist mitgeteilt, daß dieses Ergebnis auch für die beiden anderen Mutanten zutraf. Die Abhängigkeit des Wachstums von der Menge des zugesetzten Pyridoxins ließ sich sehr gut auch mit quantitativen Methoden zeigen.

Diese Arbeit leitete eine Fülle von Untersuchungen an Neurospora wie an anderen Objekten ein, die nicht nur immer wieder zur Aufdeckung derartiger „genetischer Blocks" führten, sondern uns auch einen viel weitergehenden Einblick in die Stoffwechselvorgänge selbst und in ihre biochemische Steuerung verschafften. Die „*Ein-Gen-ein-Enzym-Hypothese*" war auf eine solide experimentelle Grundlage gestellt worden. Sie erwies sich heuristisch als überaus fruchtbar und wurde in den folgenden Jahren nach verschiedenen Richtungen weiterentwickelt. So zeigte sich z. B., daß nicht jedes Phänomen, das auf den ersten Blick als genetischer Block imponiert, auch wirklich auf die Blockierung einer einzigen enzymatischen Reaktion durch Veränderung an einem spezifischen Genort zurückgeführt werden kann.

Wie kompliziert die Beziehungen zwischen der Mutation eines Gens und dem Ausfall oder der Veränderung einer enzymatischen Reaktion liegen können, zeigt das Schema (Abb. 205).

Das bedeutet aber nun nicht, daß die Ein-Gen-ein-Enzym-Hypothese etwa in diesen Fällen falsch wäre. Im Gegenteil: Gerade solche Faktoren, die das Verständnis im ersten Augenblick zu komplizieren schienen, halfen in der Analyse weiter:

1. Man kennt Fälle, bei denen durch ein einziges Gen ein ganzes komplexes Enzymsystem gehemmt wird, z. B. innerhalb des Cytochromsystems von Neurospora und von Saccharomyces[1]. Eine einzige Mutation stört also viele Enzyme.

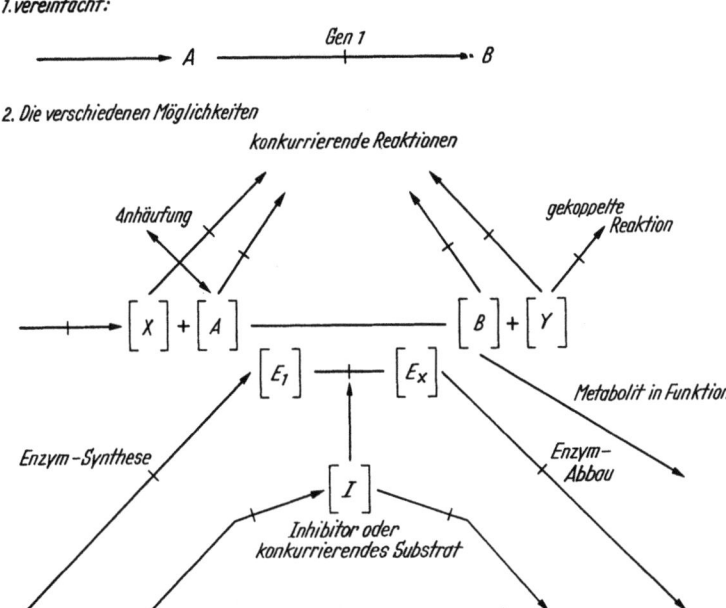

Abb. 205. Das obere Schema zeigt die scheinbare Lage eines genetischen Blocks. Der Metabolit B wird nicht — oder nicht in ausreichender Menge — gebildet. Das untere Schema verdeutlicht einige der verschiedenen Wege, auf denen dieser Block zustande kommen kann: Das notwendige Enzym kann verschieden beschaffen sein ($E_1 - E_x$); seine Synthese kann gestört oder sein Abbau beschleunigt sein, oder es wird durch einen Inhibitor (I) gehemmt. Ferner können andere Stoffe (X, Y) fehlen, deren Reaktionen mit der Reaktion $A \rightarrow B$ gekoppelt ablaufen müssen. Außerdem können andere Reaktionen konkurrierend ablaufen, die entweder nicht genug A für die Bildung von B übrig lassen oder das gebildete B so schnell weiterverarbeiten, daß es seine Funktion nicht ausüben kann usw. (nach WAGNER u. MITCHELL 1955).

Ursache ist nicht eine Änderung spezifischer Bereiche innerhalb dieser Gene, sondern eine sekundäre Suppressor-Wirkung, deren Analyse Aufschlüsse über den Mechanismus der Wechselwirkung zwischen Genen verspricht.

2. Es gibt teilweise genetische Blocks: Eine Mutation kann bewirken, daß eine Reaktion nur noch unter bestimmten Umweltbedingungen abläuft. So gibt es eine Neurospora-Mutante, die bei 35° praktisch keine Tyrosinase-Aktivität zeigt, bei 25° aber eine durchaus normale Aktivität aufweist[2]. Das Beispiel steht für viele. Eine ähnliche Temperaturabhängigkeit zeigt z. B. die Fellfärbung bei manchen Nagern. Wir wählen das Russen-Kaninchen als Beispiel. Wenn es bei Zimmertemperatur gehalten wird, hat es ein weißes Fell, während die Acren (Ohren, Schnauze, Läufe, Schwanz) dunkel gefärbt sind. Dieses Muster ist durch ein Allel der Albino-Serie bedingt, das als c^h bezeichnet wird. Es läßt sich zeigen, daß die Farbunterschiede durch die besonders kühle Temperatur der Acren bedingt sind. Wie Enzymuntersuchungen mit Extrakten der Haut dieser Kaninchen

---

[1] Lit. bei WAGNER u. MITCHELL 1955.
[2] HOROWITZ u. CHENG 1952.

zeigten, bildet sich das Melanin in zwei Phasen: Die erste, anaerobe Phase läuft hier nur ab, wenn die Temperatur unter 34° ist; ihr Optimum liegt bei 25°. Dann folgt eine zweite, aerobe Phase. Der Unterschied zum Wildtyp liegt also in der 1. Phase; wahrscheinlich in der Bildung eines Enzyms, das für die Bildung von Melanin notwendig ist.

Derartige Ergebnisse zeigen, wie die Mutation an einem Genort nicht nur zum funktionellen Ausfall des spezifischen Enzyms führen muß, sondern auch eine Änderung seiner Eigenschaften zur Folge haben kann. Dieser Befund ist auf Grund unserer Kenntnis über die genetische Determination spezifischer Proteine nicht verwunderlich: Wir haben es eben mit einem leicht veränderten Enzym-Protein zu tun.

3. Es gibt Beispiele für eine enzymatische Adaptation: Damit ein spezifisches Enzym gebildet werden kann, ist hier nicht nur das spezifische Gen erforderlich, sondern auch das Substrat, auf das das Gen einwirken sollte. So zeigt Hefe normalerweise, wenn sie mit Glucose ernährt wird, keine Galaktozymase-Aktivität. Führt man Galaktose zu, so kann sie zunächst nicht umgesetzt werden. Erst im Laufe einiger Stunden läßt sich eine zunehmende Galaktozymase-Aktivität nachweisen; gleichzeitig geht die Glucozymase-Aktivität zurück[1].

Gerade die enzymatische Adaptation zeigt uns, daß es ein Unterschied ist, ob genetische Information vorhanden ist, oder ob sie auch „abgerufen" wird. Mit anderen Worten: Nicht alle Gene in allen Zellen sind zur gleichen Zeit aktiv und bilden laufend Enzymprotein. Das Problem, wie die Bildung von gengesteuerten Proteinen in Abhängigkeit u. a. vom Substratangebot reguliert wird, ist besonders wesentlich für die Probleme der Differenzierung während der Embryonalentwicklung. Wir werden darauf zurückzukommen haben. (Lit. über das Gesamtgebiet vgl. auch STRAUSS, 1960.)

Die biochemische Genetik des Menschen, die sich mit der Auffindung und Analyse von genetisch-biochemischen Blocks beschäftigt, hat eine eigene, relativ alte Tradition; sie beginnt mit der berühmten Arbeit von GARROD (1902). BATESON, den GARROD wegen der Deutung der Familienbefunde bei der Alkaptonurie um Rat fragte, legte ihm die Erklärung durch einen einfach-recessiven Erbgang nahe. Damit ist die Alkaptonurie das historisch erste Beispiel einer Anwendung der Mendelschen Gesetze auf den Menschen. Anhand der obengenannten wie einiger weiterer erblicher biochemischer Anomalien (Cystinurie; Albinismus; Pentosurie) entwickelte GARROD seine Konzeption von den "Inborn errors of metabolism"[2].

Die Garrodsche Arbeit ist in der Einleitung (S. 9f.) ausführlich besprochen. Wir betrachten im folgenden:

a) Beispiele, in denen einzelne genetische Blocks besonders gut und gründlich analysiert wurden,

b) ein Beispiel, in dem ein Enzym nicht ausgefallen, sondern verändert war,

c) Beispiele für Genwirkketten, innerhalb derer verschiedene Mutationen zum Ausfall von aufeinanderfolgenden Schritten im intermediären Stoffwechsel führen können.

d) Sodann wenden wir uns der Analyse der Genwirkungen in der morphologischen Entwicklung der Organismen zu.

---

[1] SPIEGELMAN u. DUNN 1947. Zur Genetik dieser Formen vgl. HAWTHORNE 1956; interessante Vorstellungen über den Mechanismus der Adaptation bei CAMPBELL u. SPIEGELMAN 1956.

[2] GARROD 1902, 1908, 1923; für die historische Entwicklung der Analyse dieser Anomalien: KNOX 1958a—d. Dort auch viel Literatur.

e) Sodann kehren wir zu der vertieften Analyse der eingangs besprochenen Phänomene (Letalfaktoren, Penetranz und Expressivität, Pleiotropie, Heterogenie) zurück.

f) Zum Abschluß befassen wir uns mit der praktischen Anwendung phänogenetischer Untersuchungen beim Menschen, insbesondere mit der Erkennung phänotpyisch gesunder Träger krankhafter Mutationen und der Möglichkeit einer Therapie der Erbkrankheiten.

g) Die Besprechung allgemeiner phänogenetischer Zusammenhänge führt uns zuletzt zu dem Problem der Phänokopien und der Entstehung von Mißbildungen.

a) Beispiele für genetische Blocks beim Menschen, die durch Ausfall eines spezifischen Enzyms bedingt sind

Ein besonders gut analysiertes Beispiel für einen Enzymdefekt als Ursache eines genetischen Blocks ist die *Galaktosämie*[1]. Dieses Beispiel gewinnt durch den Vergleich mit galaktose-negativen Mutanten von Escherichia coli besonderes genetisches Interesse[2].

Bei der Galaktosämie ist der Körper nicht in der Lage, Galaktose abzubauen. Normalerweise wird die Galaktose zunächst durch Galaktokinase und ATP zu Galaktose-1-Phosphat (Gal-1-P) phosphorysiert. Dann wird Gal-1-P in Glucose-1-Phosphat (G-1-P) umgewandelt. Dabei finden zwei Reaktionen statt, bei denen das Nucleotid Uridinphosphat-Glucose (UDPG) und zwei spezifische Enzyme beteiligt sind:

1. Gal-1-P + UDPG $\leftrightharpoons$ UDPGal + G-1-P (P-Gal-Transferase),
2. UDPGal $\rightleftharpoons$ UDPG (Galakto-Waldenase; UDPGal-4-Epimerase).

Dazu kommt noch ein weiterer Schritt, durch den mit Hilfe des Enzyms UDPG-Pyrophosphorylase UDPG aus Adenosin-Triphosphat und G-1-P bereitgestellt wird. Dieser Schritt soll uns hier nicht kümmern.

In Erythrocyten von Galaktosämie-Patienten, denen man in vitro Galaktose zuführt, häuft sich Gal-1-P an, was bei Erythrocyten von Gesunden nicht der Fall ist. Das bedeutet offenbar: Bei der Galaktosämie ist die Galaktokinase intakt; der Block liegt in dem darauffolgenden Schritt.

Dieser Schritt wurde also an Erythrocyten weiter analysiert. Es zeigte sich: *P-Gal-Transferase ist in normalen Zellen vorhanden, nicht aber in den Erythrocyten von 10 Galaktosämie-Patienten.* Dagegen ließ sich die Galaktose-Waldenase (UDPGal-Epimerase) in gleicher Menge in Zellen von Gesunden und von Kranken nachweisen. Daß der P-Gal-Transferase-Defekt durch einen Hemmkörper oder durch Fehlen eines Cofaktors im Blute der Patienten hervorgerufen wurde, konnte ausgeschlossen werden. Es besteht kaum ein Zweifel darüber, daß wir es wirklich mit einem *spezifischen genetischen Block durch Ausfall eines Enzyms* zu tun haben. Der Defekt kann bei der Geburt aus dem Nabelschnurblut diagnostiziert werden, so daß die Kinder von vornherein galaktosefrei, d. h. ohne Milch ernährt werden können.

Wir vergleichen nun dieses Ergebnis mit den parallel ausgeführten Untersuchungen an E. coli. Es stellte sich heraus, daß bei E. coli (und auch bei Saccharomyces fragilis; KALCKAR u. Mitarb. 1953, vgl. KUBAHASHI) die Galaktose *durch*

---

[1] SCHWARZ u. Mitarb. 1956; KALCKAR 1957; ANDERSON, KALCKAR u. ISSELBACHER 1957; EISENBERG, ISSELBACHER u. KALCKAR 1957.
[2] KUBAHASHI 1957.

das gleiche Enzymsystem verarbeitet wird wie beim Menschen. Darüber hinaus ergab sich: Von 7 Galaktose-Mutanten von E. coli, deren 6 sich in Transduktionsexperimenten[1] als eng gekoppelt erwiesen hatten, zeigten 3 — unter ihnen der nicht mit dieser Gruppe eng gekoppelte locus — einen Defekt der Galaktokinase. Die restlichen 4 wiesen einen Defekt der P-Gal-Transferase auf. Diese letztgenannten 4 Mutanten waren also durch den gleichen spezifischen genetischen Block gekennzeichnet, wie die entsprechenden Mutanten beim Menschen. Vielleicht werden wir auch noch hier Fälle kennenlernen, bei denen der Defekt in der Galaktokinase liegt (Tab. 114).

Tabelle 114. *Verteilung der Enzyme, die Galaktose umsetzen, bei Mutanten von E. Coli* (nach KUBAHASHI 1957, gekürzt)

Benennung der Mutanten	Galakto-kinase	Gal-1-P-Transferase	Galakto-Waldenase (UDP Gal-4-Epimerase)
Gal +	+	+	+
Gal$_1$ —	+	—	+
Gal$_2$ —	—	+	+
Gal$_4$ —	+	—	+
Gal$_6$ —	+	—	+
Gal$_7$ —	+	—	+
Gal$_8$ —	—	+	+
Gal — (o. Nr.)	—	+	+

Dieses Beispiel zeigt besonders schön, wie bei Lebewesen, die sich systematisch so fern stehen wie nur irgend möglich, bestimmte grundlegende Schritte im intermediären Stoffwechsel gleich sind, d. h. offenbar durch die gleichen Gene gesteuert und durch die gleichen Mutationsschritte blockiert werden können[2].

Diese Gleichheit von Reaktionsabläufen im intermediären Stoffwechsel bei einander entfernt stehenden Arten ist dem Biochemiker schon lange bekannt und wurde oft ausgenützt. Meist betrachtet man sie aber nicht unter dem Gesichtspunkt der diese Reaktionen steuernden Gene.

Am Rande sei jedoch auf die großen Unterschiede zwischen den Arten hingewiesen, die auch in den grundlegenden chemischen Reaktionen bestehen können. So kann der Wildtyp von Neurospora crassa alle Aminosäuren und Vitamine bis auf das Biotin selbst synthetisieren. Die oben teilweise genannten Untersuchungen über Aminosäuren-Sequenzen in spezifischen Proteinen ergaben z. B. beim Insulin, aber auch beim Hämoglobin etwa von Mensch und Pferd neben Ähnlichkeiten auch deutliche Unterschiede zwischen den Species. So ist die Aminosäuren-Sequenz beim Insulin, die in mehreren Species genau ausgearbeitet wurde, nur bei zwei vollständig gleich; ausgerechnet beim Wal und beim Schwein[3].

Ein weiterer, für den Genetiker besonders interessanter erblicher Enzymdefekt wurde in den letzten Jahren in Zusammenhang mit einer erblichen Anomalie des Blutes aufgefunden[4]. Nach Anwendung des Malariamittels Primaquine [8-(4-amino-1-methyl-butylamino)-6-metoxychinolin] und chemisch verwandter Stoffe, aber z. B. auch von Sulfa-Drogen, beobachtete man bei etwa 10% der amerikanischen Neger, aber auch bei einigen Weißen in USA (weniger als 1—2/1000) eine *intravasculäre hämolytische Reaktion*[5]. Diese Reaktion tritt auch noch bei einigen anderen Pharmaka auf (z. B. Sulfanilamid; Pamaquine; Acetanilid; Nitrofurantoin[6]; Naphthalinderivaten[7]; Paraaminobenzoesäure[8]), dann aber auch nach

[1] MOSER, LEDERBERG u. LEDERBERG 1956; Lit. bei KUBAHASHI 1957.

[2] Vgl. dazu auch die umfangreichen Vergleiche bei WAGNER u. MITCHELL über den Stoffwechsel der aromatischen Aminosäuren.

[3] BROWN, SANGER, KITAI 1955; HARRIS, SANGER, NAUGHTON 1956.

[4] Moderne Lit.-Übersicht bei WALLER 1959, BEUTLER 1959.

[5] HOCKWALD u. Mitarb. 1952.

[6] KIMBRO u. Mitarb. 1957.

[7] ZINKHAM u. CHILDS 1957.

[8] SZEINBERG u. Mitarb. 1957.

verschiedenen Infekten[1] und öfter auch nach Genuß frischer Saubohnen (Vicia faba); der im Mittelmeergebiet häufige „Favismus" erwies sich als durch den gleichen Defekt bedingt[2]. Die Reaktion beruht auf einem Defekt der Erythrocyten, sie hängt vom Alter der Zellen ab[3]. In den Erythrocyten der befallenen Personen ist das Glutathion vermindert, und sie zeigen eine erhöhte Neigung zur Heinzkörperchen-Bildung.

CARSON u. Mitarb. (1956) gelang es, den hier vorliegenden *spezifischen Enzymdefekt* aufzuklären. Nach diesen Autoren verlaufen die beteiligten Reaktionen nach folgendem Schema:

1. $GSSG^4 + \text{Triphosphopyridinnucleotid (TPN)} \cdot H + H^+ \xrightarrow{\text{GSSG-Reduktase}} 2\,GSH + TPN^+$

2. $\text{Glucose-6-Phosphat} + TPN^+ \xrightarrow{\substack{\text{Glucose-6-Phosphat} \\ \text{Dehydrogenase}}} \text{6-Phosphogluconat} + TPNH + H^+$

3. $\text{6-Phosphogluconat} + TPN^+ \xrightarrow{\substack{\text{6-Phosphogluconat} \\ \text{Dehydrogenase}}} \text{Pentose-Phosphat} + CO_2 + TPNH + H^+.$

Beim Vergleich dieses Enzymsystems im Blut von 2 Normalpersonen, einem Weißen und einem Neger, und 4 Primaquine-empfindlichen Negern ergab sich,

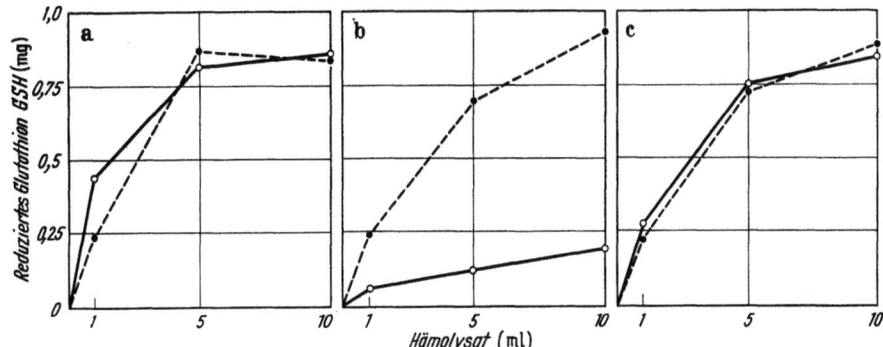

Abb. 206. Bildung von reduziertem Glutathion aus oxydiertem Glutathion als Funktion der zugeführten, dialysierten Hydrolysatmenge (in ml). Durchgezogene Kurve: Primaquine-empfindliche Versuchsperson. Gestrichelte Kurve: Normale Versuchsperson. a) GSSG-Reduktase (1. Reaktion); b) G-6-P-Dehydrogenase (1. und 2. Reaktion); c) 6-P-G-Dehydrogenase, Reaktion 3 + 1. Man sieht, daß der Defekt in der Reaktion 2 liegt (n. CARSON u. Mitarb. 1956)

daß bei letzteren die 2. Reaktion gestört war, während die 1. und die 3. normal verliefen (Abb. 206). *Der spezifische Enzymdefekt liegt also in der Glucose-6-phosphat-Dehydrogenase.*

In einem Schema (Abb. 207) (nach WALLER 1959) ist die Beziehung der obengenannten Schritte zum Pentosephosphat-Cyclus und zur Ribonucleotid-Synthese verdeutlicht. Offenbar besteht durch Mangel an Glucose-6-Phosphatdehydrogenase (G-6-PDH) ein Block im Pentosephosphat-Cyclus. Dadurch ist die Anlieferung von Ribosephosphaten für die Nucleotidsynthese nicht ausreichend[5]. Bei einem Patienten und dessen gesundem Halbbruder erwiesen sich die Gesamtpentosen und die Nucleotide als deutlich vermindert[6]. Für die hämolytische Reaktion scheint die Störung des Nucleotidstoffwechsels maßgebend zu sein.

---

[1] SZEINBERG u. Mitarb. 1958.

[2] Unter anderen SZEINBERG u. Mitarb. 1958a.

[3] BEUTLER u. Mitarb. 1955a, b; BEUTLER 1957.

[4] Glutathion (γ-Glutaminyl-cystinyl-glycin, GSH) folgt unter Abgabe von H_2 leicht in die Disulfidform (GSSG) über.

[5] Diese Deutung nach WALLER 1959.

[6] LÖHR u. WALLER 1958.

Verschiedene Autoren erbrachten den Beweis, daß es sich hier um einen erblichen Defekt handelt[1]. Wenn auch die Analyse der genetischen Daten wegen der schlechten Trennbarkeit der Genotypen beim weiblichen Geschlecht nicht ganz einfach ist, so spricht doch die große Mehrzahl der Daten für einen X-chromosomal-dominanten Erbgang. Dagegen wäre es nur sehr schlecht möglich, das vorliegende Material mit der Hypothese eines autosomalen Erbganges in Einklang zu bringen. Neuerdings (ADAM 1961) wurde der X-chromosomale Erbgang durch Nachweis enger Koppelung mit der Rotgrünblindheit direkt bewiesen.

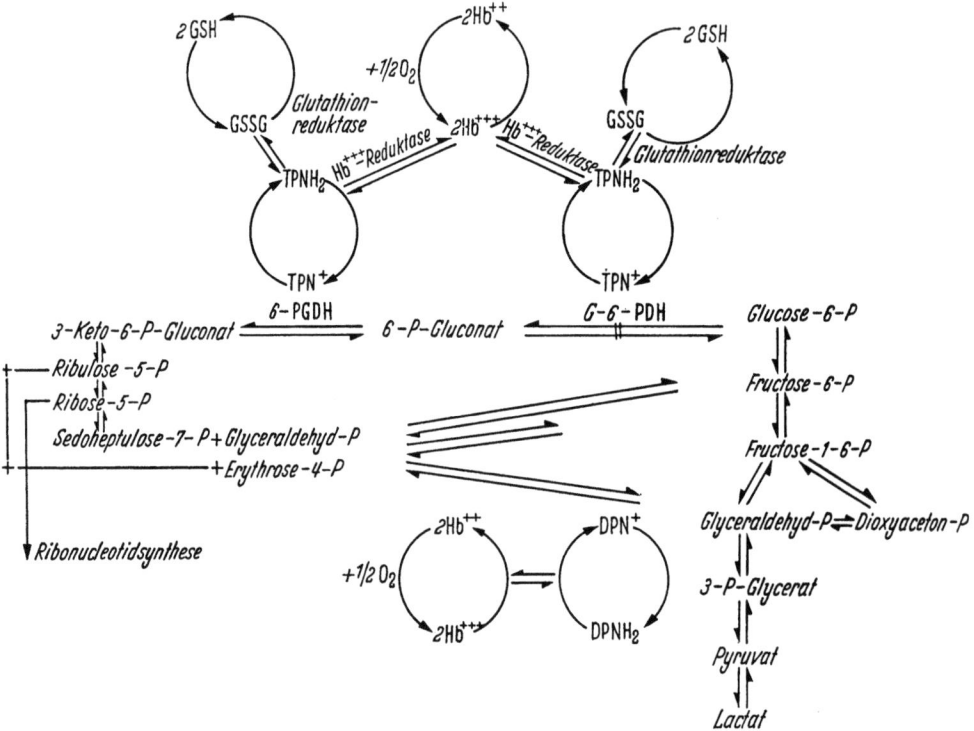

Abb. 207. Zusammenhang des Glucose-6-Phosphat-Dehydrogenase-Mangels mit dem übrigen Stoffwechsel (n. WALLER 1959)

Ein vom genetischen Standpunkt aus besonders interessanter Aspekt, der aber an dieser Stelle nicht besprochen werden soll (vgl. Kap. VIII, 2), ist die auffällig ungleiche geographische und ethnographische Verteilung (Neger; Mittelmeerbewohner; orientalische Juden; Perser usw.), die der Verteilung der Hämoglobinvarianten sehr ähnelt.

Ein weiterer, praktisch-ärztlicher interessanter Aspekt dieser Störung ist der folgende: *Ähnlich wie bei der Galaktosämie, so haben wir es auch hier mit einer Störung eines Enzymsystems zu tun, die nicht dauernd zur „Dekompensation" führt. Ein sichtbarer Effekt tritt nur ein, wenn dem Körper ganz bestimmte Substanzen angeboten werden.* Diese Substanzen sind in der Regel *Pharmaka*; die Reaktion ist also in den meisten Fällen eine *Arzneimittel-Unverträglichkeit* durch ungewöhnliche Nebenwirkung.

Weitere Beispiele für genetisch veränderte Reaktionen auf die Zuführung von Arzneistoffen werden wir weiter unten kennenlernen.

---

[1] BROWNE 1957; CHILDS u. Mitarb. 1958; SZEINBERG u. Mitarb. 1958; GROSS u. Mitarb. 1958.

Vorher seien jedoch noch einige Beispiele für relativ gut analysierte spezifische, erbliche Enzymdefekte beim Menschen wenigstens aufgezählt. Wir nennen: Die recessive Form der Methämoglobinämie[1], die Akatalasämie[2], die Porphyrien[3], die Wilsonsche Erkrankung[4], die Hypophosphatasie[5]. Es gibt eine Reihe von weiteren Fällen, bei denen ein spezifischer Enzymdefekt ebenfalls mehr oder weniger gut gesichert ist.

b) Ein Beispiel für die Veränderung eines Enzyms durch spezifische Gene

In der modernen Narkosetechnik bedient man sich zusätzlich zu den eigentlichen Narkoseverfahren ganz bestimmter Mittel, die durch Lähmung der motorischen Endplatten die Muskulatur entspannen. Dieses Verfahren hat den Vorteil, daß die Narkose nicht so tief zu sein braucht wie ohne diese „Muskel-Relaxantien“. Der Prototyp derartiger Pharmaka ist das Curare. — Wegen seiner rasch vorübergehenden Wirkung hat sich außerdem das *Succinylcholinchlorid* gut eingeführt. Nun gibt es jedoch einzelne Menschen, die auf dieses Mittel mit einer stundenlang anhaltenden Muskelerschlaffung reagieren, die auf dem Wege über eine Atemlähmung u. U. bedrohlich werden kann. Wie LEHMANN u. RYAN (1956) als erste erkannten, ist bei derartigen Patienten die *Serum-Pseudocholinesterase* vermindert. Eine solche Verminderung kann umweltbedingt sein; sie kommt jedoch auch als erbliche Variante vor. Eine genauere Analyse dieser Variante verdanken wir W. KALOW u. Mitarb. (1957). Sie fanden, daß das im Blute von Succinylcholinchlorid-empfindlichen Patienten vorhandene Enzym in einer wesentlichen Eigenschaft von dem normalerweise vorhandenen abweicht: Normalerweise kann man durch eine Anti-Cholinesterase-Substanz, Perkain, die Enzymaktivität in vitro weitgehend blockieren. Diese Blockierung (als DN[6] bezeichnet) beträgt bei den meisten Menschen etwa 79%, bei den Patienten dagegen durchschnittlich 16%.

Nach begründeter Auffassung der Autoren ist dieser abweichende DN-Wert Ausdruck einer *abgewandelten Spezifität des Enzyms*, und die Vermutung liegt nahe, diese Abweichung sei durch die Bildung eines *in seiner Struktur etwas abweichenden Proteins* verursacht.

In diesem Falle ist die verminderte Aktivität demnach offenbar nicht durch eine herabgesetzte oder aufgehobene Bildung des physiologischen Enzym-Proteins, sondern durch Bildung eines in seiner Spezifität *veränderten* Enzyms bedingt.

Betrachten wir nun die Verteilung der DN-Werte in der Bevölkerung. Sie erwies sich als trimodal. Wie schon gesagt, liegt der Wert der meisten Menschen um 79 herum, während die Patienten (1 : 1000—1 : 5000) der Bevölkerung sich um 16% gruppieren. Daneben findet sich jedoch eine dritte Gruppe mit DN = 62 (etwa 3% der Bevölkerung).

Diese Verteilung legt schon den Gedanken sehr nahe, der Unterschied sei genetisch bedingt und durch ein Genpaar verursacht. Schon LEHMANN u. RYAN hatten auf familiäres Vorkommen des Merkmales hingewiesen. Untersuchungen von KALOW u. Mitarb. bestätigten die Hypothese eines einfachen Erbganges: Die Personen mit DN = 16 erwiesen sich als homozygot für ein seltenes Allel, dessen Heterozygote den modalen Wert DN = 62 aufweisen, während die Homozygoten des häufigen Allels sich um DN = 79 gruppieren. Eine typische Familie zeigt Abb. 208a, b.

---

[1] GIBSON u. HARRISON 1947; GIBSON 1948; vgl. SCOTT u. HOSKINS 1958.
[2] TAKAHARA 1952; NAKAMURA u. Mitarb. 1953.
[3] Vgl. WALDENSTRÖM 1959.
[4] Vgl. BEARN 1953, 1957; BEARN u. KUNKEL 1956.
[5] SOBEL u. Mitarb. 1953.
[6] DN = dibucaine number.

Die drei Verteilungen überschneiden sich jedoch, wenn man sie in der Bevölkerung betrachtet, nicht unerheblich. So wurde ein Patient mit DN = 17,8 beobachtet, bei dem nur der Vater den typischen Befund des Heterozygoten aufwies. Außer dem einen Genpaar dürften demnach noch andere Faktoren an der Ausbildung des Merkmales beteiligt sein.

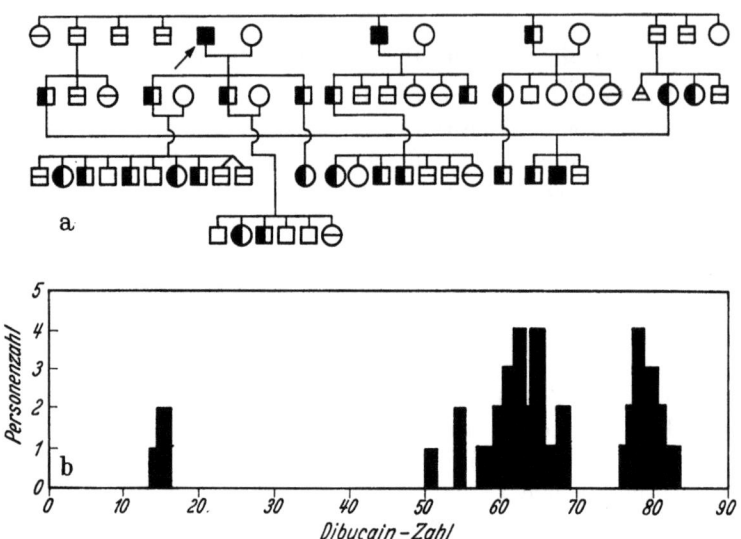

Abb. 208a u. b. a Familie mit üblicher ($\ominus$), intermediärer (◐) und atypischer (●) DN. ○ : nicht untersucht. b Verteilung der DN-Werte bei den Personen dieser Familie (n. KALOW u. STARON 1957)

Übrigens ist auch bei genetischen Blocks, bei denen überhaupt keine Enzymaktivität mehr nachgewiesen werden kann, keineswegs gesagt, daß der betreffende Genlocus durch Mutation daran gehindert ist, ein Protein zu bilden. Es kann durchaus sein, daß das gebildete Protein zu stark verändert ist, um seine „vorgesehene" Stelle als Apoenzym einnehmen zu können. Wie stark unter Umständen ein winziger struktureller Unterschied die Eigenschaften eines ganzen Proteinmoleküls beeinflussen kann, das zeigte uns das Beispiel des Hämoglobins S.

Ein Beispiel, das genauer analysiert wäre als das obengenannte, gibt es unseres Wissens beim Menschen nicht. Deshalb soll hier ein besonders gründlich analysierter Fall bei Neurospora crassa genannt werden. Das sind die Untersuchungen an dem Enzym Tryptophan-Synthetase[1].

Es handelt sich um folgende Reaktion:

$$\text{Indol} + \text{Serin} \xrightarrow[\text{Pyridoxalphosphat}]{\text{Enzym}} \text{Tryptophan.}$$

Es ist eine Reihe von Mutationen bekannt, die einen genetischen Block in diesem Schritt verursachen. Dieser Block läßt sich bei manchen Mutanten durch das Vorhandensein von verschiedenen Suppressorgenen aufheben (Tab. 115 n. SUSKIND); es zeigte sich weiter: Der Effekt der Mutation td_1 war durch ein Suppressorgen nicht aufhebbar.

Hier ließ sich außerdem auch keine Proteinbildung an dem Genort nachweisen. Eine Reihe anderer Mutanten dagegen enthielt ein Protein, das zwar nicht mehr als Enzym wirken konnte, das aber im übrigen der Tryptophan-Synthetase jeden-

---

[1] YANOFSKY u. BONNER; vgl. SUSKIND 1957; SUSKIND u. KUREK 1959.

falls im Falle der genau untersuchten Mutation td_2 in einer Reihe von Eigenschaften sehr ähnlich war und insbesondere die gleiche serologische Spezifität aufwies[1].

Diese letzte Tatsache — Beibehaltung der speziellen Antigen-Eigenschaft — weist sehr deutlich darauf hin, daß die funktionelle Veränderung, die zu dem Funktionsausfall führte, jedenfalls quantitativ nicht sehr ausgedehnt sein kann.

Ein weiteres Beispiel für quantitative Abstufungen in der biologischen Aktivität spezifischer Proteine beim Menschen ist *die Hämophilie A* (vgl. unten).

Tabelle 115. *Spezifität von Suppressor-Genen am td-locus von Neurospora crassa*

td-Mutante	Suppressor-Gen Su2, 2a, 2b, 2c, 2d	Su3	Su6	Su24
td_1	—	—	—	—
td_2	+	—	+	—
td_3	—	+	—	+
td_6	—	—	+	—
td_{24}	—	+	—	+

Hier ist das antihämophile Globulin (AHF) vermindert. Der Grad dieser Verminderung variiert sehr stark von Familie zu Familie, ist aber innerhalb der gleichen Familie recht konstant. Dieses Verhalten wird wahrscheinlich mit Recht gedeutet als durch verschiedene Allele bedingt, die das Genprodukt mehr oder weniger stark verändern oder gar seine Bildung ganz verhindern. GRAHAM (1956) verzeichnete nun eine sehr interessante Beziehung:

In Familien, in denen die männlichen Kranken, die Hemizygoten des Blutergens, eine schwere Verminderung von AHF aufweisen, bieten die weiblichen Konduktoren ein relativ normales Bild. Wenn aber die männlichen Kranken nur eine mäßige AHF-Verminderung zeigen, dann weisen auch die weiblichen Heterozygoten einen wenn auch leichteren Defekt auf. Man ist hier geneigt, die folgende Hypothese zu erwägen: *Bei der schweren Störung wird praktisch kein wirksames Genprodukt gebildet; die Männer sind schwer krank, aber das Produkt des normalen Allels kann bei den Frauen ungestört seine Wirkung entfalten. Bei der leichten Störung entsteht ein nicht ganz unwirksames, wenn auch funktionell nicht vollwertiges Protein auch am mutierten Genort; dieses defekte Genprodukt ist dem normalen immerhin noch so ähnlich, daß es bei den Männern, wenn auch unvollkommen, in Funktion tritt. Bei den Frauen dagegen hemmt es infolge seiner Ähnlichkeit die Bildung oder die Funktion des normalen Genproduktes durch irgendeine Art von konkurrierender Reaktion (Competition)*, wie wir sie ja ganz allgemein aus der Biochemie und Pharmakologie kennen. Das für den Mediziner bekannteste Beispiel ist die Konkurrenz von Sulfonamiden und p-Aminobenzoesäure. Vielleicht ist so in manchen Fällen die *Dominanz* von Genen, also das Bewirken phänotypischer Effekte auch in heterozygotem Zustande, zu erklären[2].

Denn es ist ja auffällig: *Stoffwechselerkrankungen*, die sich eindeutig auf einen klaren, genetischen Block zurückführen lassen, *sind in der Regel recessiv erblich*. Hier reicht also das Gen in einfacher Dosis aus, um wenigstens bei Abwesenheit extremer Belastungen die notwendige Enzymaktivität aufrechtzuerhalten. *Strukturelle Anomalien dagegen zeigen meist einen höheren Grad von Dominanz.* Wenn wir auch über die biochemische Ursache derartiger struktureller Anomalien wenig oder nichts wissen (vgl. unten), so liegt doch der Gedanke an die Bedeutung abweichender Genprodukte nahe.

In den beiden letzten Kapiteln lernten wir Beispiele dafür kennen, daß Reaktionen auf Medikamente, die aus therapeutischen Gründen zugeführt werden, durch genetisch bedingte Unterschiede beeinflußt werden. Derartige Beispiele gibt es inzwischen in größerer Zahl (Übersichten bei MOTULSKY 1957; KALOW 1961; VOGEL 1959). Praktisch besonders wichtig sind die

---

[1] Eine genauere Diskussion findet sich bei SUSKIND 1957.
[2] VOGEL 1959; ähnliche Erwägungen auch bei FISCHER, LANDBECK u. LENZ 1958.

Unterschiede in der Abbaugeschwindigkeit des am häufigsten verwendeten Tbc-Mittels INH (Isonicotinylhydrazid; Neoteben). Unter den Menschen finden sich zwei diskrete Gruppen, eine rasch abbauende und eine langsam abbauende, und dieser Unterschied ist genetisch bedingt (EVANS u. Mitarb. 1959, 1961). Dieses gesamte Arbeitsgebiet der „Pharmakogenetik" dürfte für die ärztliche Therapie in Zukunft immer wichtiger werden.

c) Beispiele von Genwirkketten, innerhalb derer verschiedene Mutationen zum Ausfall von aufeinander folgenden Schritten im intermediären Stoffwechsel führen können

Während wir bisher nur einige besonders gut analysierte einzelne genetische Blocks betrachteten, gehen wir nun zur nächsthöheren Einheit über: *zur Genwirkkette*.

Die chemisch am besten analysierte Genwirkkette des Menschen betrifft den Stoffwechsel einiger aromatischer Aminosäuren, insbesondere des Tyrosins und

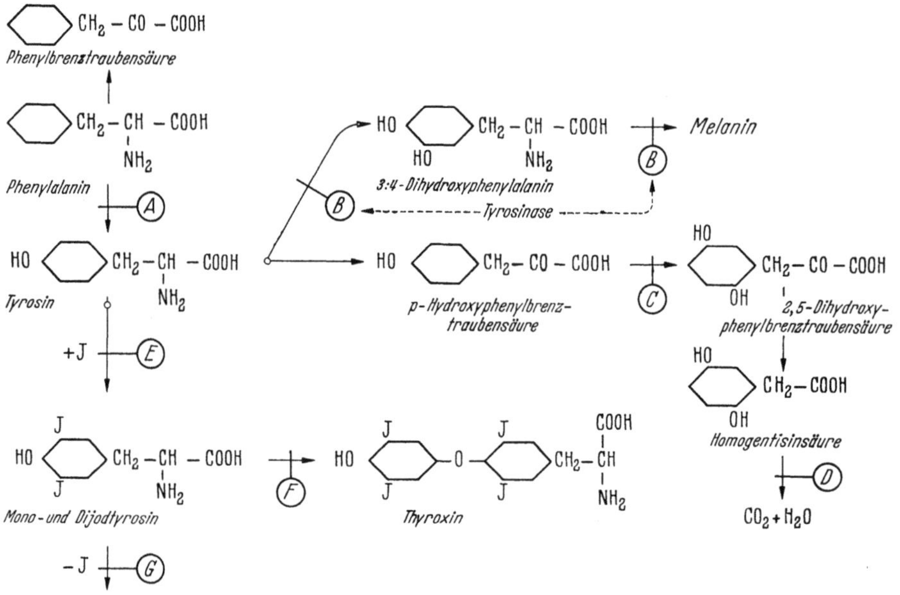

Abb. 209. Genwirkkette im Stoffwechsel des Phenylalanins, Tyrosins und verwandter Verbindungen. Genetische Blocks bei: *A* Phenylketonurie, *B* Albinismus, *C* Tyrosinosis, *D* Alkaptonurie, *E* erblicher Kretinismus Typ I, *F* erblicher Kretinismus Typ II, *G* erblicher Kretinismus Typ III (stark vereinfachte und schematische Darstellung)

verwandter Verbindungen. Diese Genwirkkette ist in Abb. 209 in vereinfachter Form dargestellt.

Wir betrachten die verschiedenen genetischen Blocks:

α) Phenylalanin kann nicht in Tyrosin umgewandelt werden (Block A)

Es entsteht das Krankheitsbild der Phenylketonurie(Phenylbrenztraubensäure-Schwachsinn) (vgl. auch Kap. VII, 8c). Bei diesem Krankheitsbild, das FÖLLING (1934) entdeckte, wird im Urin Phenylbrenztraubensäure, Phenylmilchsäure und Phenylacetylglutamin sowie Phenylalanin zusammen mit anderen organischen Verbindungen[1] stark vermehrt ausgeschieden. Phenylalanin findet sich auch vermehrt im Blutplasma (15—45 mg-% gegenüber etwa 1 mg-% bei Normalen) sowie im Liquor cerebrospinalis.

[1] Vgl. ARMSTRONG u. ROBINSON (1954).

Substanzen, die bei Phenylketonurie vermehrt ausgeschieden werden:

CH₂
CHNH₂
COOH

Phenylalanin

CH₂
C=O
COOH

**Phenylbrenz-
traubensäure**

CH₂
CHOH
COOH

Phenylmilchsäure

CH₂   COOH
CONHCH
        CH₂
        CH₂
        CONH₂

**Phenylacethyl-
glutamin**

OH
CH₂
COOH

Hydroxyphenylessigsäure

CH₂COOH
N

Indolyl-Essigsäure

CH₂CHOH ·
COOH
N

Indolyl-Milchsäure

Bei den Patienten finden sich vor allem die folgenden Symptome[1]: Das hervorstechendste Symptom ist die wesentlich herabgesetzte Intelligenz (vgl. die Verteilung des I.Q. Kap. VII, 1c.) Etwa 60% der Patienten können als Idioten, 30% als imbezill klassifiziert werden. Die meisten Patienten sind gutartig, und wenn eine gewisse Lernfähigkeit vorhanden ist, so bemühen sie sich gutwillig. Häufig beobachtet man einen erhöhten Bewegungsdrang, der z. B. in „manieristischer" Haltung der Finger zum Ausdruck kommt. Manche Patienten leiden schon in der Kindheit an epileptischen Anfällen; bei ihnen finden sich auch entsprechende EEG-Veränderungen[2].

Manche, insbesondere schwere Fälle zeigen eine geringe Körpergröße und insbesondere eine geringe Größe des Schädels. Die Schneidezähne zeigen große Zwischenräume, und an der Haut findet sich eine erhöhte Neigung zu Ekzemen, die manchmal mit starkem Schwitzen verbunden sind. Eine Kyphose ist häufig. Bei neurologischer Untersuchung finden sich regelmäßig besonders lebhafte Reflexe. Lähmungen und andere Ausfälle beobachtete man jedoch nicht.

Häufig sind blaue Augen und blonde Haare. Dieses Merkmal variiert sehr stark (vgl. Kap. VII, 1c); in einzelnen Fällen beobachtet man ein albinotisches Aussehen. Der Gesundheitszustand der Patienten ist im übrigen gut. *Das Zustandsbild wird durch ein recessives Gen hervorgerufen.*

Zur Pathogenese: Die oben angegebenen Substanzen werden im Urin vermehrt ausgeschieden. Verschiedene Belastungsversuche zeigen, daß diese Vermehrung durch die Unfähigkeit, Phenylalanin zu Tyrosin umzuwandeln, verursacht ist. So führt eine Belastung mit Phenylalanin oder mit einer eiweißreichen Diät zu einem Anstieg in der Ausscheidung nicht nur von Phenylalanin, sondern auch der übrigen pathologischen Stoffwechselprodukte. Auf der anderen Seite kann man durch eine Herabsetzung der Phenylalanin-Zufuhr den Stoffwechsel weitgehend normalisieren. Die Bedeutung dieses letzten Befundes für die Therapie soll weiter unten besprochen werden.

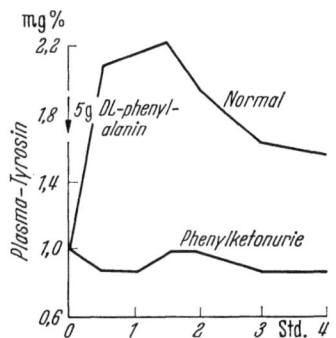

Abb. 210. Einfluß der Belastung mit 5 g DL-Phenylalanin per os auf den Plasma-Tyrosin-Spiegel bei einer Normalperson und einem Patienten mit Phenylketonurie (n. JERVIS, aus HARRIS 1959)

Auf der anderen Seite zeigte JERVIS (1950): Bei Gesunden hat die Phenylalanin-Belastung einen erheblichen Anstieg des Plasma-Tyrosins zur Folge. Bei Patienten bleibt dieser Anstieg vollkommen aus (Abb. 210).

---

[1] Schilderung im wesentlichen nach PENROSE (1949).
[2] Low u. Mitarb. (1957).

Später wiederholte man diesen Versuch mit C^{14}-markiertem Phenylalanin[1]. Das Auftreten von markiertem Tyrosin wurde als Maß der Umsetzung Phenylalanin → Tyrosin gewertet. Diese Umsetzung erwies sich bei den Patienten als ganz drastisch herabgesetzt. Allerdings war sie nicht völlig aufgehoben, was auf das Bestehenbleiben einer restlichen, sehr geringen Enzymaktivität für diesen Schritt oder aber auf eine Umwandlung auf irgendwelchen „Umwegen" hindeuten kann.

Das bei der Phenylketonurie ausgefallene Enzymsystem wurde durch UDEN- FRIEND und COOPER (1952) entdeckt. Es ist nur in wasserlöslichen Leberfraktionen vorhanden und für L-Phenylalanin spezifisch. Die Umsetzung benötigt O_2. Nach MITOMA u. Mitarb. (1957) sind mindestens zwei Proteinfraktionen notwendig, von denen die eine sehr labil ist und nur in der Leber vorkommt, während die andere stabilere sich auch in anderen Geweben findet. — Daß dieses Enzymsystem bei Patienten mit Phenylketonurie tatsächlich fehlt, demonstrierte JERVIS (1953). Und zwar fehlt ihnen die labile Fraktion (MITOMA u. Mitarb.).

Wie das Schema (Abb. 209) zeigt, ist das Auftreten der pathologischen Stoffwechselprodukte durchaus eine sekundäre Erscheinung; man kann vielleicht sagen: Das Phenylalanin „läuft über". Ungeklärt ist noch, warum eine Reihe mit dem Phenylalanin nicht verwandter Stoffwechselprodukte auftritt, z. B. solche der Tryptophanreihe.

Der Schwachsinn scheint durch Vergiftung des Gehirns mit Phenylalanin oder pathologischen Stoffwechselprodukten bedingt zu sein. Allerdings sind auch hier noch Fragen offen[2].

β) Tyrosinosis (Block C)

Während die Phenylketonurie keineswegs extrem selten ist (man rechnet mit einer Häufigkeit von größenordnungsmäßig 1 : 40000 unter allen Geburten), wurde bisher nur ein gesicherter Fall von Tyrosinosis beschrieben[3]. Der Patient zeigte keine besonderen klinischen Symptome. Ob seine Myasthenia gravis mit dem Stoffwechseldefekt in Zusammenhang steht, ist zweifelhaft, zumal bisher kein weiterer Fall mit Myasthenie gefunden wurde, der außerdem diesen Defekt zeigte.

Der Patient schied in seinem Urin dauernd große Mengen von p-Oxyphenylbrenztraubensäure und Tyrosin aus. Bei Vermehrung der Proteinzufuhr oder Belastung mit Tyrosin stieg diese Ausscheidung an, und es trat auch etwas p-Oxyphenylmilchsäure auf. Phenylalanin-Belastung führte zu einer vermehrten Ausscheidung von Tyrosin und p-Oxyphenylbrenztraubensäure. Homogentisinsäure dagegen konnte völlig verarbeitet werden und führte nicht zum Auftreten anderer Stoffwechselprodukte. Nach HARRIS sprechen die Ergebnisse für einen Block zwischen p-Oxyphenylbrenztraubensäure und Homogentisinsäure.

γ) Alkaptonurie (Block D)

Die Alkaptonurie wurde bereits auf S. 10, 11 in Zusammenhang mit der Arbeit von GARROD (1902) erwähnt. Der Urin dieser Patienten, der unmittelbar nach dem Lassen eine normale Farbe hat, wird bei längerem Stehen an der Luft dunkel. Dieser Vorgang wird durch Alkalisieren beschleunigt, und zum Schluß ist der Urin fast schwarz. Wegen der Verfärbung der Windeln wird die Störung schon bei kleinen Kindern erkannt.

---

[1] UDENFRIEND u. BESSMAN (1953).
[2] Für eine genauere Diskussion vgl. HARRIS (1959).
[3] MEDES 1932.

Der ausgeschiedene Stoff ist die *Homogentisinsäure*, die zu einem schwarzen Farbstoff oxydiert wird.

Die Patienten sind zunächst völlig gesund; in höherem Alter bekommen Bänder und Knorpel sowie die Skleren jedoch eine dunkle (bläulich durchschimmernde) Farbe (Ochronosis), und die Patienten beginnen unter arthrotischen Beschwerden besonders der großen Gelenke zu leiden, die einen hohen Grad annehmen können. Die Wirbelsäule wird steif, und es tritt eine Kyphose auf. Ein charakteristisches Symptom bei der Röntgen-Untersuchung sind schmale Zwischenwirbelscheiben mit dichter Kalkeinlagerung. Daneben findet man Verkalkungen der Sehnenscheiden, Kalkeinlagerungen in die Synovialmembranen usw.

Belastet man normale Menschen mit etwa 5 g Homogentisinsäure, dann wird diese sofort weiter abgebaut und erscheint nicht im Urin. Patienten mit Alkaptonurie dagegen scheiden sie fast quantitativ aus. Ein erheblicher Anstieg findet sich auch bei Fütterung mit Phenylalanin oder Tyrosin; 70—90% dieser Aminosäuren werden in Homogentisinsäure umgesetzt.

Der genetische Block scheint in der Homogentisinsäure-Oxydase zu liegen, die normalerweise für eine Umsetzung in Maleylacetessigsäure zu sorgen scheint. In der Regel ist die Alkaptonurie recessiv erblich. Die wichtigsten Argumente für diesen Erbgang wurden schon von GARROD (1902) auseinandergesetzt (vgl. S. 10). Daneben gibt es jedoch einige Stammbäume, die dominanten Erbgang nahelegen[1]. Wie die Defekte bei diesen beiden Typen zueinander in Beziehung stehen, ist noch unbekannt. Vielleicht ist der Mechanismus der dominanten Form ein ganz anderer.

Auffällig und noch ungeklärt ist auch das Geschlechtsverhältnis unter den Patienten. So fanden sich unter 146 Fällen, über die bis 1931 berichtet wurde, 100♂♂ und nur 46♀♀[2].

δ) Störungen in der Bildung von Schilddrüsen-Hormon

Das Schilddrüsenhormon und die ihm verwandten Stoffe haben das Tyrosin als gemeinsame Vorstufe. Neuerdings wurden (Abb. 209) einige Familien beschrieben, bei denen bestimmte, gut lokalisierbare genetische Blocks im Stoffwechsel dieser Hormone vorlagen. Die Folge ist bei den Patienten ein Zustandsbild, das man als „*sporadischer Kretinismus*" oder besser als „*familiärer Kretinismus mit Kropf*" bezeichnet. Es sind hier nicht weniger als drei verschiedene Typen bekannt.

1. Kretinismus durch Block in der Bildung von organischem Jodin (Block E)

STANBURY und HEDGE (1950) berichteten über ein 15jähriges Mädchen mit Kretinismus und Kropf. Aus der Anamnese ging hervor, daß sie sich bis zum Alter von etwa 6 Monaten normal entwickelt hatte, später jedoch deutlich in der Entwicklung zurückblieb. So hatte sie niemals Laufen gelernt, konnte nicht sprechen und nicht allein essen. Als sie ein Jahr alt war, hatte man die ersten Zeichen von Kretinismus an ihr wahrgenommen. Die Haut war trocken, kühl und grob. Als das Kind 7 Jahre alt war, begann man eine Struma zu bemerken, die bei histologischer Untersuchung eine erhebliche Hyperplasie und Degeneration aufwies.

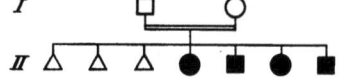

Abb. 211. Familienbeobachtung mit Kretinismus. Autosomal-recessiver Erbgang (n. STANBURY u. HEDGE)

Die Eltern waren Vetter und Kusine 1. Grades; drei Geschwister erwiesen sich ebenfalls als Kretins. Der Befund spricht für autosomal-recessiven Erbgang (Abb. 211).

Die Pathogenese konnte durch Zufuhr von J[131] aufgeklärt werden (Abb. 212). Es wurde sehr rasch in der Schilddrüse gespeichert; Zufuhr von KSCN führte jedoch zu einem ungewöhnlich raschen Abfall. Ähnliches Verhalten findet man auch bei Patienten, die zur Behandlung einer Hyperthyreose Medikamente der Thiocarbamid-Gruppe bekommen haben. Nun ist bekannt, daß diese Medikamente die

---

[1] Vgl. u. a. PIETER 1925.
[2] HOGBEN u. Mitarb. 1925, zit. n. HARRIS 1959.

Bindung des anorganischen Jods an Tyrosinreste und die Bildung von Dijodtyrosin
verhindern. Daher ist die Annahme berechtigt, daß bei dieser Form des Kretinismus ein genetisch bedingter enzymatischer Block vorliegt, durch den die Jodierung
des Tyrosins unmöglich gemacht wird. Genau wie bei der Behandlung mit den
genannten Medikamenten, so reagiert die Schilddrüse auch hier mit einer kom-
pensatorischen Hypertrophie.

2. Kretinismus durch Defekt bei der Verbindung von Dijodtyrosin-Molekülen zu Thyroxin (Block F)

1955 beschrieben STANBURY, OHELA u. PITT-RIVERS eine 25 jährige Frau, die
einen Kretinismus mit Kropf aufwies. Der Kretinismus war im Alter von 4 Jahren
deutlich geworden. Ihre
Symptome sprachen auf Be-
handlung mit Schilddrüsen-
Hormon gut an.

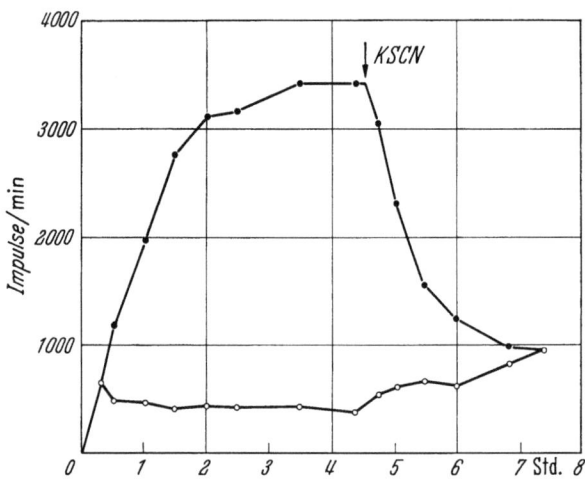

Als sie in ärztliche Behandlung kam, befand sich der
Kropf in raschem Wachstum;
die histologische Untersuchung
ergab eine starke Hyperplasie,
während die Kolloidbildung
fehlte. Eine Schwester der Patientin zeigte das gleiche Krankheitsbild; die Eltern jedoch
waren gesund und nicht miteinander verwandt.

Abb. 212. Zufuhr von J[131] und Anstieg der Aktivität in der Schilddrüse
bei einer Normalperson (○) und bei einem Patienten mit erblichem
Kretinismus Typ I (●) (n. HSIA 1959)

Zugeführtes J[131] wurde
durch die Schilddrüse zwar
rasch aufgenommen, im
Gegensatz zu der oben
erwähnten Form führte je-
doch Zufuhr von KSCN
nicht zu einem raschen

Abfall der Aktivität. Im Blut waren markiertes Thyroxin und Dijodthyronin
vorhanden; dagegen fand sich nur eine Spur Thyroxin in der Schilddrüse.
Sie enthielt dagegen markiertes Mono- und Dijodtyrosin in großen Mengen.
Diese und weitere Untersuchungen führten die Verff. zu der Schlußfolgerung, es
bestehe ein Defekt des Enzyms, das in der Schilddrüse 2 Dijodtyrosinmoleküle
zu Thyroxin verbindet.

3. Kretinismus durch Ausfall der Fähigkeit, Dijodtyrosin zu dejodieren (Block G)

Dieses Krankheitsbild wurde schon von OSLER (1897) beschrieben, und seitdem liegt eine
Reihe von Veröffentlichungen vor[1]. Die Patienten zeigten schon vor Vollendung des 3. Lebensjahres ein Myxödem mit allen typischen Symptomen und mit Kropf. Ihre körperliche und geistige Entwicklung ist verlangsamt, und sie können in der Regel nicht sprechen. Schilddrüsen-
hormon-Behandlung bessert ihre geistigen Fähigkeiten nur unwesentlich.
Die histologischen Veränderungen in der Schilddrüse sind sehr variabel; neben Bereichen
mit kolloidgefüllten Follikeln finden sich andere ohne Kolloidbildung und solche mit fibröser
Degeneration.
Das Leiden ist offenbar recessiv erblich: Verwandtenehen wurden wiederholt
beschrieben. Über einen leichten Defekt bei den Heterozygoten[2] vgl. Kap. VII, 8a.
Wie wir sahen, wird das Thyroxin in folgenden drei Schritten synthetisiert:
1. Oxydation von Jodid zu Jodin,

---

[1] HUTCHINSON u. McGIRR (1956); QUERIDO, STANBURY, KASSENAAR u. MEIJER (1956);
STANBURY, MEIJER u. KASSENAAR (1956).
[2] STANBURY u. Mitarb. 1956

2. Jodierung von Tyrosinradikalen im Thyreoglobulin-Molekül zu Mono- und Dijodtyrosin,

3. Verbindung zweier Moleküle Dijodtyrosin zu einem Molekül Thyroxin.

Nun wird aber normalerweise nicht alles Dijodtyrosin, das im zweiten Schritt entstanden ist, zu Thyroxin umgewandelt[1]. Ein Teil wird durch ein spezifisches Enzym (Jodtyrosin-Dehalogenase) dejodiert. Deshalb findet man auch im Blut kein Mono- und Dijodtyrosin. — Dieser Schritt gibt dem Organismus die Möglichkeit, mit seinen Jodin-Vorräten haushälterisch umzugehen.

Bei einem Patienten mit der hier behandelten Kretinismus-Form dagegen befinden sich Mono- und Dijodtyrosin im Blut. Führt man diese Verbindungen i. v. zu, so werden sie im Urin im wesentlichen unverändert ausgeschieden. Es fand also keine Dejodierung statt. Genauere Untersuchungen ergaben, daß bei einem derartigen Patienten das Enzym Jodtyrosin-Dehalogenase im Schilddrüsengewebe fehlte. Die Abhängigkeit der verschiedenen Symptome von diesem Grunddefekt zeigt das folgende Schema (n. Hsia 1959):

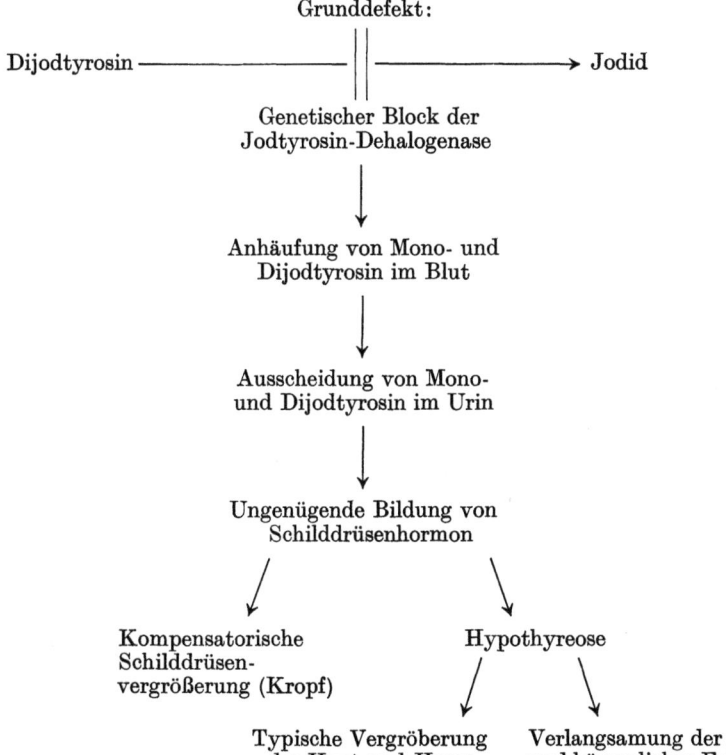

Diese drei erblichen Typen des Kretinismus sind deshalb besonders interessant, weil es in gewissen Gegenden der Welt, bei uns vor allem im Alpengebiet, einen offenbar umweltbedingten „endemischen Kretinismus" gibt. Er kommt offenbar direkt durch ungenügende Jod-Versorgung zustande[2], und seinem Auftreten kann durch Jodzufuhr (Vollsalz) wirkungsvoll vorgebeugt werden. *Der endemische Kretinismus ist deshalb ein besonders eindrucksvolles Beispiel für eine „Phänokopie"* (Kap. VII, 9).

---

[1] Roche, Michel, Michel, Garbman u. Lissitzky (1953).
[2] Vgl. die ausführliche Diskussion bei Labhart 1957.

ε) Albinismus (Block B)

Wie Abb. 209 zeigt, stellt Tyrosin nicht nur die Vorstufe zum Thyroxin, sondern auch zu den Melaninen dar. Genetische Blocks in der Melaninbildung führen zu einer der häufigsten und schon seit langer Zeit am besten bekannten erblichen Störungen: zum Albinismus (Abb. 30).

Die Kenntnis der Albinos reicht weit in die Geschichte des Altertums hinein (PLINIUS, POMPEIUS, MELA u. a.) und verdichtete sich immer wieder zu der Sage vom Vorhandensein albinotischer Stämme und Völker. Der totale Albinismus ist durch das vollständige oder weitgehende Fehlen des Farbstoffes in der Haut, den Augen und den Haaren charakterisiert. Die überaus weiche und zarte Haut erscheint durch das Fehlen des Melanins rosa-weißlich verfärbt, die Haare sind außerordentlich fein, weiß-gelblich mit seidenartigem Glanz. Der regelmäßig bestehende Pigmentmangel der Uvea und Retina bedingt die rötlich-blaugraue Verfärbung der letzteren; die Dünne und Transparenz der Sclera und Chorioidea verursachen das Rotleuchten der Pupillen, der Pigmentmangel die Lichtscheu und das Augenblinzeln. Oft sind auch Nystagmus sowie Deformationen und Dislokationen der Pupillen vorhanden. Für dieses Krankheitsbild wurde für Nordamerika eine Häufigkeit von 1 : 10000, für Europa von 1 : 10000 bis 1 : 20000 angegeben.

Es wurden jedoch einzelne Inzuchtgebiete beschrieben, in denen die Anomalie ganz wesentlich häufiger ist, so in Sizilien, auf der kroatischen Insel Kirk (Veglia), in Bellinzago bei Novara (Oberitalien)[1] und bei dem Stamm der Blas-Indianer in Panama. Vielleicht ist der Albinismus auch allgemein bei Negern häufiger als bei Weißen; fand doch BARNICOT (1952) bei nur auf diese Frage abgestellten Untersuchungen unter Negern Südwest-Nigerias, die nicht aus einem Inzuchtgebiet stammten, 5 Merkmalsträger unter 14292 Schulkindern.

Die ältere Literatur (nicht weniger als 654 Stammbäume) wurde in der berühmten Monographie von PEARSON, NETTLESHIP u. USHER (1911—1913) zusammengestellt. Seitdem kam eine große Anzahl weiterer Stammbäume hinzu, so daß jetzt wohl an die 1000 zur Verfügung stehen.

Es besteht kein Zweifel darüber, daß die typische Form einen autosomal-recessiven Erbgang aufweist: In der Regel sind Geschwister und teilweise Seitenverwandte befallen, Eltern und Kinder von Patienten jedoch merkmalsfrei. Auch fand man unter den Eltern von Merkmalsträgern Blutsverwandtschaft relativ häufig.

In 140 niederländischen Familien, über die SANDER (1938) berichtete, fanden sich unter 702 Kindern (367♂♂, 335♀♀) 216 Albinos (115♂♂, 101♀♀). Nach Korrektur ergibt sich $\hat{p} = 0,208$, $3\sigma = 0,046$. Das heißt, der gefundene Wert ist gerade noch mit dem bei recessivem Erbgang erwarteten vereinbar. In 15 von 140 Familien (10,7%) waren die Eltern Vettern und Kusine 1. Grades.

Eine weitere Frage ist, ob wir es in allen Familien, die recessiven Erbgang aufweisen, mit dem gleichen recessiven Gen zu tun haben oder ob Heterogenie vorliegt. Entscheidend für dieses Problem sind Ehen zwischen zwei Merkmalsträgern: Haben wir es mit dem gleichen Gen zu tun, dann müssen alle Kinder aus einer solchen Ehe ebenfalls Merkmalsträger sein. Sind die Eltern für verschiedene Albino-Gene homozygot, dann müssen die Kinder — wenn keine Wechselwirkung zwischen diesen loci statthat — alle normal pigmentiert sein. DAVENPORT u. DAVENPORT (1910; 1916) berichten über drei derartige Ehen mit insgesamt vier Kindern; alle diese Kinder waren Albinos. Eine dieser Ehen war dadurch besonders interessant, daß aus der Ehe eines Neger-Albinos mit einem Albino der weißen Rasse ein Albino-Kind hervorging. Dadurch war die Allelie dieser Albino-Gene in den verschiedenen Rassen bewiesen. Nach GATES (1946) beobachtete man auch bei Rassenkreuzungen zwischen Chinesen und verschiedenen Typen von Malayen auf Celebes und den Philippinen nicht so selten Albino-Kinder; ebenfalls ein Beweis für Allelie. — Die Abbildung einer weiteren Ehe zweier Albinos mit drei Albino-Kindern findet sich (ohne nähere Angabe) im Lehrbuch von SNYDER (4. Aufl. 1951).

---

[1] Vgl. HANHART 1952; Übersicht über die gesamte Literatur zum Albinismus bei VOGEL u. DORN (1962).

Dagegen berichtete Trevor-Roper (1952) über eine Ehe zwischen Albinos, aus der 3 normal pigmentierte Kinder hervorgingen. Hier war jedoch nur die Frau völlig albinotisch, während die Haare des Ehemannes als etwas gelblich beschrieben werden. Nach Waardenburgs Meinung (zit. nach Hanhart 1953) könnte dieser Ehemann vielleicht kein echter Albino, sondern ein nur albinoides Individuum gewesen sein.

Übrigens ergibt sich Heterogenie auch aus einigen Familienbeobachtungen, nach denen es neben der recessiven mindestens eine — wenn auch offenbar wesentlich seltenere — dominant erbliche Form des Albinismus gibt. Schon in der Kasuistik von Pearson, Nettleship u. Usher sprechen einzelne Stammbäume für einen regelmäßigen oder unregelmäßigen dominanten Erbgang. Gerade auf Grund solch vereinzelter Angaben der älteren Literatur ist ein Urteil schwierig: Insbesondere ist schwer zu sagen, ob die Familiengruppe nicht aus einem Isolat entnommen ist und infolge Herkunft des recessiven Gens von verschie-

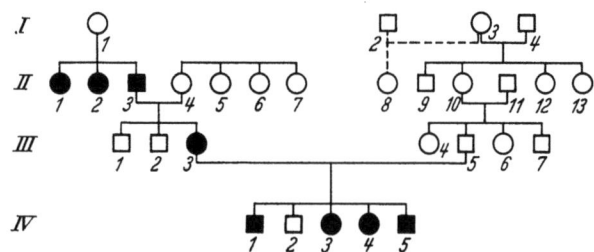

Abb. 213. Familienbeobachtung mit dominantem Erbgang bei Albinismus

denen Seiten das Phänomen der „Pseudodominanz" auftrat. Indessen scheint diese Fehlerquelle jedenfalls bei zwei Familienbeobachtungen von Pipkin u. Pipkin (1942) mit offenbar dominantem Erbgang sorgfältig ausgeschlossen worden zu sein. Diese Autoren untersuchten 5 Negerfamilien mit Albinos und fanden in 3 Übereinstimmung mit der Hypothese des recessiven Erbganges. Bei der vierten jedoch fanden sich 8 Albinos in drei aufeinanderfolgenden Generationen, ohne daß sich Blutsverwandtschaft oder Herkunft aus einem gemeinsamen Inzuchtgebiet nachweisen ließ (Abb. 213). In der 5. Familie fanden sich 6 Albinos in 3 Generationen; zweimal wurde eine Generation übersprungen.

Die klinische Symptomatik weicht nicht von der der recessiven Form ab; insbesondere zeigten sich ebenfalls die für Neger-Albinos charakteristischen zimtbraunen sommersprossenartigen Flecken im Gesicht, im Nacken und an den Rückseiten von Armen und Händen.

Zur Frage der Erkennung der Heterozygoten vgl. Kap. VII, 8a. Der biochemische Defekt beim Albinismus ist noch nicht ausreichend genau bekannt. Man weiß offenbar noch nicht genau, über welche Zwischenstufen Tyrosin zu den Melaninen umgewandelt wird. Es erscheint jedoch wahrscheinlich, daß 3—4-Dioxyphenylalanin (Dopa) als Zwischenstufe eine wichtige Rolle spielt. Man glaubte früher, der 1. Schritt der Reaktion (Umwandlung von Tyrosin in Dopa) sei von einem anderen Enzym abhängig als der 2. Schritt (Umwandlung von Dopa in Melanin). Heute[1] ist man eher geneigt zu glauben, daß das gleiche Enzymsystem bei beiden Schritten beteiligt ist, wobei jedoch die 1. Reaktion (Umwandlung von Tyrosin) etwas Dopa benötigt.

Das Melanin wird in ganz speziellen Pigmentzellen vor allem in der Haut gebildet. Diese Zellen sind beim Albino vorhanden; sie können jedoch kein Melanin bilden. Das obengenannte Enzymsystem (Tyrosinase) erweist sich bei ihnen als inaktiv, wie sich durch histochemische Untersuchung an der Haut von Albinos im Gegensatz zur Haut gesunder Personen zeigen läßt.

Nur am Rande sei vermerkt, daß es neben dem totalen auch einen partiellen Albinismus gibt (Albinismus circumscriptus; Scheckenbildung). Dieses Merkmal ist dominant erblich,

[1] Vgl. Harris 1959.

wobei hinsichtlich der Lokalisation durchaus Differenzen bei den einzelnen Familienangehörigen auftreten können[1].

Geringere genetische Unterschiede in der Melaninbildung sind in der Menschheit außerordentlich verbreitet. Sie bilden einen wesentlichen Teil der Merkmale, die zur Differenzierung der Rassen verwendet werden. Welche biochemischen Unterschiede diesen Differenzen in den Körperpigmenten im einzelnen zugrunde liegen — das ist noch weitgehend unbekannt. Auch die Analyse mit genetischen Methoden führte nur zu der Erkenntnis, daß genetische Faktoren hier die führende Rolle spielen (Zwillingsforschung!), nicht jedoch zur Herausarbeitung einzelner Genwirkungen.

Damit seien die Betrachtungen über die Genwirkkette des Phenylalanin-Tyrosin-Stoffwechsels abgeschlossen.

ζ) Andere Störungen im Aminosäure-Stoffwechsel

Einzelne genetische Blocks sind beim Menschen auch im Stoffwechsel anderer Aminosäuren bekannt. Als Beispiel sei noch die Hartnup-Erkrankung genannt[2]. Den Stammbaum zeigt Abb. 214.

Der Fall II, 1 war als 6jähriges Kind wegen eines Verwirrungszustandes mit Ataxie, Nystagmus und Inkontinenz zum ersten Male beobachtet worden. Außerdem hatte sie einen Ausschlag an belichteten Hautpartien, der einer Pellagra sehr ähnlich war und anscheinend auf Vitamin-Behandlung gut ansprach. Diese Episode lag bereits 20 Jahre zurück. In der Folgezeit hatte sie wiederholte Phasen der Hauterscheinungen; etwa 14 Jahre später bekam ihr Bruder II, 4 im Alter von 12 Jahren eine ähnliche neurologische Störung, die auch bei ihm mit einem pellagra-ähnlichen Ausschlag verbunden war.

Jetzt wurde bei beiden Patienten eine erhebliche Aminoacidurie (vermehrte Ausscheidung von Aminosäuren im Urin) entdeckt, und weitere Familienuntersuchungen ergaben den gleichen Typ der Aminoacidurie bei zwei jungen Brüdern, die zur Zeit der Untersuchung 8 und 6 Jahre alt waren. II, 5 hatte auch Hauterscheinungen. Die übrigen Geschwister dagegen zeigten eine normale Aminosäuren-Ausscheidung.

Der Typ der Aminoacidurie bei den vier betroffenen Geschwistern wies ganz bestimmte Besonderheiten auf: Alanin, Serin, Asparagin, Glutamin, Valin, Leucin, Isoleucin, Phenylalanin, Tyrosin, Tryptophan und Histidin waren deutlich

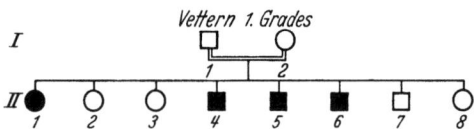

Abb. 214. Familienbeobachtung mit Hartnup-Syndrom (n. BARON u. Mitarb. 1956)

vermehrt, Cystein, Lysin und Glycin waren leicht vermehrt, Taurin war in normaler Menge vorhanden, und Prolin, Methionin und Arginin konnten gar nicht nachgewiesen werden. Die Plasma-Aminosäurenkonzentration erwies sich als normal, so daß die Aminoacidurie offenbar vorwiegend, wenn auch nicht ausschließlich renal bedingt war (vgl. unten). *Es besteht also offenbar ein sehr spezifischer Defekt der tubulären Rückresorption.*

Außer den genannten Aminosäuren bestand jedoch noch eine andere biochemische Besonderheit: Die Patienten schieden 50—200 mg/Tag Indolylessigsäure, Indolylmilchsäure[3] und Indolylglucacetyl-Glutamin aus. Daneben fand sich Indikan ebenfalls vermehrt, wenn diese Vermehrung auch variabler war als die übrigen.

Diese Befunde zusammen mit dem Vorkommen der Pellagra legen einen genetischen Block im Tryptophan-Stoffwechsel mit Behinderung der Nicotinsäure-Synthese nahe. Die Pellagra ist bekanntlich das Hauptsymptom des Nicotinsäureamid- (Vit. B_6-) Mangels.

Die genauere Natur dieses Blockes ist noch unbekannt; nach BICKEL (1960) könnte man an einen Block etwa bei I (Abb. 215) denken, wodurch die Aufspren-

---

[1] Lit. bei VOGEL u. DORN 1962.
[2] BARON, DENT, HARRIS, HART, JEPSON (1956).
[3] Vgl. BICKEL 1960.

gung des Indolringes verhindert würde und andere, sonst wenig begangene Stoffwechselwege (z. B. III) vermehrt beschritten würden.

Die vielseitigen Störungen des Aminosäuren-Haushaltes zusammen mit dem Befund, daß es sich offenbar um eine renale Störung handelt, zeigen bereits, daß

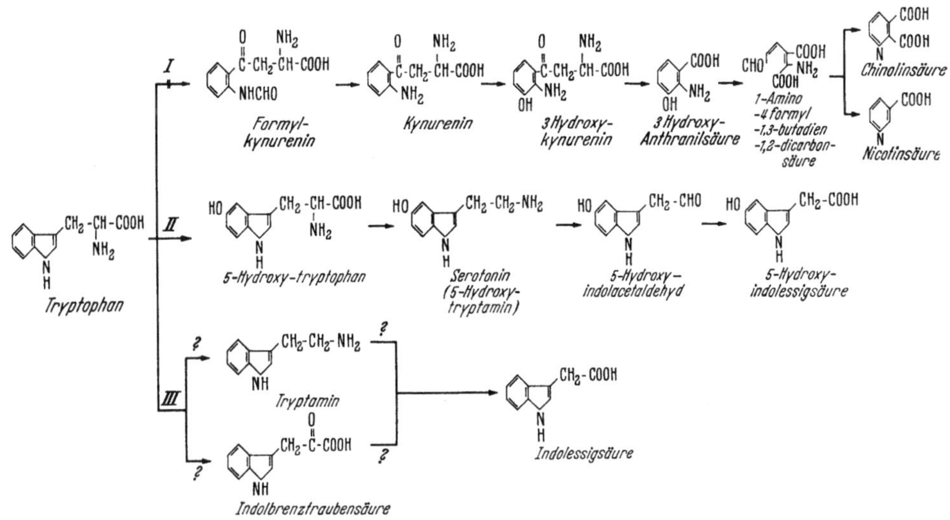

Abb. 215. Tryptophan-Stoffwechselwege (n. BICKEL 1960)

es nicht immer möglich ist, von der Ausscheidung pathologischer Stoffwechselprodukte oder an sich normaler Stoffe in pathologischen Konzentrationen direkt auf einen genetischen Block zu schließen.

Besonders deutlich lehrt das eine andere Gruppe von Aminoacidurien: die Gruppe der Cystinurien. Diese gehören zu den Zustandsbildern, bei denen GARROD schon 1902 einen "inborn error of metabolism" vermutete. Man wäre geneigt gewesen anzunehmen, eine vermehrte Ausscheidung von Cystin im Urin gehe auf einen genetischen Block in der Weiterverarbeitung von Cystin zurück. Diese Vermutung bestätigte sich jedoch nicht.

Noch bevor wir auf die tatsächliche Abweichung bei dieser Gruppe zu sprechen kommen, zunächst einige Worte über die verschiedenen Formen der vermehrten Cystinausscheidung.

Die Cystinurien

Bei dieser Gruppe von Störungen läßt sich besonders gut verfolgen, wie die Einführung neuer Untersuchungsmethoden zu einer Aufklärung der genetischen Grundlage und zu einer Aufteilung der Gesamtgruppe in verschiedene Typen geführt hat (Tab. 116).

Die wichtigsten jetzt bekannten Typen sind:

a) Das Syndrom von Fanconi-de Toni-Debré

Bei diesem Syndrom findet sich eine starke, allgemeine Aminoacidurie, daneben eine renale Glucosurie und ein niedriger Blutspiegel von anorganischem Phosphat. Das letztgenannte Symptom kann zu einer Vitamin D-resistenten Rachitis im Kindesalter oder zu einer Osteomalacie im Erwachsenenalter führen. Wahrscheinlich gibt es verschiedene genetische Typen dieser Störung. Bei dem auffälligsten und wahrscheinlich auch häufigsten dieser Typen finden sich Ablagerungen von Cystinkristallen in den Geweben (Cystinosis). Klinisch kommt es schon in früher Kindheit zu Polyurien, Erbrechen, therapieresistenter Rachitis usw. Die Kinder sterben meist vor Erreichung der Pubertät.

Tabelle 116. *Differenzierung und Aufklärung verschiedener Formen von Cystinurie in Abhängigkeit vom Fortschritt der Methodik*

Methode	Ergebnis
Pathologische Anatomie, Sektion .	Nachweis besonders geformter Nierensteine (WOLLASTON 1810)
Einfache klinische Chemie	Nachweis, daß Steine aus Cystin bestehen
Untersuchung des Harnsediments .	Nachweis von Cystinkristallen auch bei Verwandten von manifest Kranken
Histochemie	Nachweis der Cystinkristalle im Gewebe (ABDERHALDEN u. KAUFMANN 1903)
Papierchromatographie	Trennung in mehrere Formen; Erkennung nicht manifest kranker Träger
Untersuchung des Kupferstoffwechsels	Abtrennung und Aufklärung der Wilsonschen Pseudosklerose
Quantitative, u. a. mikrobiologische Bestimmung von chromatographisch getrennten Aminosäuren .	Trennung einer der obengenannten Formen in eine vollständig und eine unvollständig recessive Unterform, vgl. HARRIS u. Mitarb. 1955
Ergebnis	Genetische Analyse der Cystinurie-Formen

Der Erbgang ist offenbar autosomal-recessiv; häufig sind die Geschwister erkrankt, und unter den Eltern kommen Verwandtenehen vermehrt vor.

Neben dieser bei Kindern beobachteten Form gibt es eine weitere, die bei Erwachsenen beobachtet wird. Das Symptom, das zur ärztlichen Behandlung führt, ist hier eine schwere Osteomalacie. Im übrigen findet sich auch bei dieser Form eine allgemeine Aminoacidurie, Glykosurie, Hypophosphathämie sowie eine chronische Acidosis geringen Ausmaßes.

Der allgemeine biochemische Defekt bleibt oft unbekannt; aus unbekannten Ursachen führt er nur manchmal zur Osteomalacie. Ein Beispiel zeigt Abb. 216. In dieser wie in anderen Familien liegt offenbar ein autosomal-recessiver Erbgang vor. Die Störung kann jedoch gelegentlich auch durch andere Primärstörungen (u. a. Myelomatosen)[1] sekundär hervorgerufen — phänokopiert — werden.

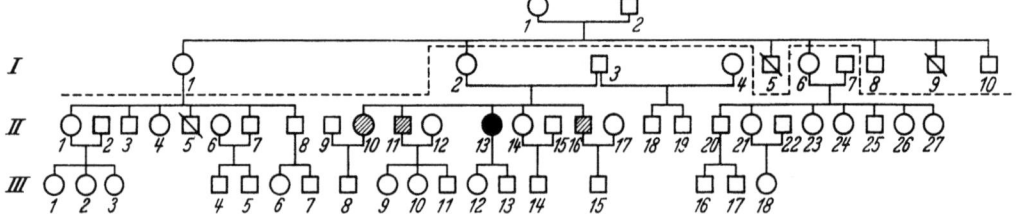

Abb. 216. Familienbeobachtung mit Fanconi-de-Toni-Debré-Syndrom des Erwachsenen. Es war möglich, den Urin aller Personen unterhalb der gestrichelten Linie mit Ausnahme von II, 5 auf Aminosäuren zu chromatographieren. II, 13, die Probandin, zeigte das Krankheitsbild voll manifestiert. II, 10, II, 11 und II, 16 zeigten das typische Muster der Aminosäuren-Ausscheidung, waren aber selbst nicht befallen (n. HARRIS 1959)

Eine genetische Sonderform ist wahrscheinlich die Kombination von Vitamin D-resistenter Rachitis mit progressiver Lebercirrhose und Aminoacidurie, bei der besonders das Tyrosin vermehrt ist (BABER 1956).

---

[1] ENGLE u. WALLIS 1957, n. HARRIS 1959.

b) Cystinurie

Während bei der obengenannten Störung neben dem Cystin noch viele andere Aminosäuren vermehrt ausgeschieden werden, ist es bei der Gruppe der Cystinurien vorwiegend das Cystin, welches vermehrt im Urin gefunden wird. Daneben findet sich eine Vermehrung nur ganz bestimmter anderer Aminosäuren: Cystin, Arginin und Ornithin.

Obwohl der dauernde Verlust der 4 Aminosäuren ganz erhebliche Ausmaße annehmen kann, führt er bei normal ernährten Personen nicht zu Mangelschäden. Die einzige, allerdings manchmal erhebliche Beeinträchtigung des Gesundheitszustandes wird durch die wiederholte Bildung von Cystin-Steinen in den ableitenden Harnwegen verursacht. Da Cystin eine der am schlechtesten löslichen Aminosäuren ist, wird die Steinbildung einfach durch die zu hohe Konzentration ausgelöst (Abb. 217).

Die genetische Analyse von Familien, in denen mindestens ein Mitglied eine massive Ausscheidung der genannten Aminosäuren in Kombination mit Cystinsteinbildung aufwies, zeigte, daß diese Familien in zwei Gruppen zerfallen[1].

In der ersten Gruppe finden sich nur einzelne Familienmitglieder — Geschwister — mit dem massiven Defekt; die Mehrzahl der

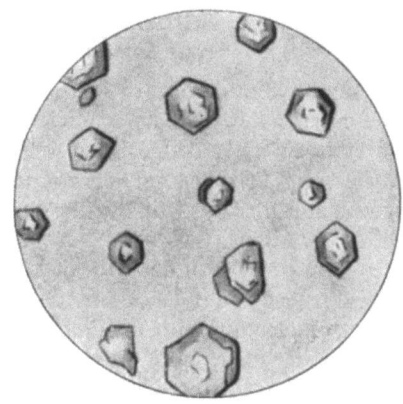

Abb. 217. Cystinkristalle im Urinsediment (Aus: HALLMANN, klinische Chemie)

Verwandten zeigt jedoch ein völlig normales Aminosäurenspektrum. Demnach ist der Erbgang autosomal recessiv.

In der zweiten Gruppe ist zwar die Verteilung der Personen mit der massiven Ausscheidung die gleiche: Auch hier finden sich nur einzelne Sekundärfälle unter den Geschwistern. Daneben scheidet jedoch ein Großteil der engeren Verwandten Cystin und Lysin leicht vermehrt aus. Zur Steinbildung neigen sie nicht (Abb. 218).

Diese Personen sind offenbar die Heterozygoten eines Gens, das in homozygotem Zustand zu dem voll ausgebildeten Symptomenbild der Cystinurie führt. Die beiden Typen unterscheiden sich demnach dadurch, daß bei dem einen die Heterozygoten nicht von den normalen Homozygoten abweichen, während sie bei dem anderen eine zwar klinisch „stumme", aber durch

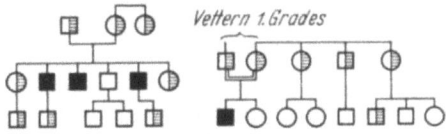

Abb. 218. Zwei Familienbeobachtungen mit unvollständig recessiver Cystinurie. Grob abnorme Ausscheidung von Cystin, Lysin, Arginin und Ornithin: ● Abnorme Ausscheidung von Cystin und Lysin; Arginin- und Ornithinausscheidung normal oder nur wenig erhöht: ◖ völlig normale Ausscheidung: ○

quantitative Bestimmung der Aminosäuren im Urin nachweisbare leichte Störung in der Ausscheidung von Cystin und Lysin zeigten. Einen Überblick über die quantitativen Verhältnisse gibt die Tab. 117 (n. HARRIS u. Mitarb. 1955). Soll man die letztgenannte Form als dominant oder als recessiv erblich bezeichnen?

Jedenfalls ist sie ein Beispiel dafür, wie relativ diese Begriffe im Zeitalter der phänogenetischen Analyse erblicher Varianten geworden sind.

---

[1] HARRIS, MITTWOCH, ROBSON u. WARREN 1955.

Tabelle 117. *Durchschnittliche Konzentration von Cystin, Lysin und Arginin (mg/g Kreatinin)
im Urin von Personen mit verschiedenen Cystinurie-Genotypen*

Genotyp		Cystin	Lysin	Arginin
Vollständig recessive Form:	a) Homozygote . . .	456	1074	769
	b) Heterozygote . . .	40	< 25	< 25
Unvollständig recessive Form:	a) Homozygote . . .	453	1025	689
	b) Heterozygote . . .	124	194	< 25
Normale Homozygote		40	< 25	< 25

c) Die Frage des zugrunde liegenden Defektes

Wie schon erwähnt, legten die Befunde bei der Cystinurie zunächst den
Gedanken nahe, es liege vielleicht ein Block im intermediären Stoffwechsel vor,
der etwa zu einer Anhäufung von Cystin (oder anderer Aminosäuren) führe. Diese
Auffassung ließ sich jedoch für die genannten Formen widerlegen. Der Gegen-
beweis soll hier nur für die beiden letztgenannten Cystinurie-Formen näher ausgeführt werden[1]:

Wenn die Cystinurie durch einen genetischen Block im intermediären Stoffwechsel verursacht ist, dann muß man erwarten, daß Cystin sich nicht nur im
Urin, sondern auch im Plasma und in den Körperflüssigkeiten vermehrt anfindet;
etwa in der gleichen Weise, wie bei der Phenylketonurie Phenylalanin vermehrt
auftritt. Der Plasma-Cystin-Spiegel wurde bei einer Anzahl von Patienten mit
Cystinurie bestimmt; er ist nicht erhöht, sondern sogar leicht erniedrigt. Das
gleiche gilt offenbar für Lysin, Arginin und Ornithin.

Schon dieser Befund legt eine andere Deutung nahe: Normalerweise gehen
die genannten Aminosäuren in der Niere zwar in das Glomerulus-Filtrat über —
sie werden jedoch in den Tubuli größtenteils rückresorbiert. Ist diese Rückresorption gestört, dann muß genau die obengenannte Folge eintreten: Vermehrung im
Urin bei Verminderung im Plasma.

Diese Hypothese läßt sich prüfen, indem man die "Clearance" der genannten Stoffe bestimmt und etwa mit der Kreatinin-"Clearance" vergleicht[2]. Das Kreatinin gehört nämlich
zu den Stoffen, die quantitativ in das Glomerulus-Filtrat übergehen und nicht in den Tubuli
rückresorbiert werden. Demnach kann man aus der Urinmenge U, der Kreatininkonzentration
KrU und der Kreatininkonzentration im Plasma $KrPl$ die Menge des Glomerulus-Filtrats
berechnen nach der Formel:

$$F = U \frac{KrU}{KrPl} .$$

Denn die absolute Kreatinin*menge* ist in Harn und Filtrat gleich groß, während
die Kreatinin*konzentration* in Plasma und Filtrat gleich groß ist. — Es ergab sich,
daß die normale Harn-Tagesmenge (1,5 l) aus 100—120 l Glomerulusfiltrat unter
Rückresorption von 98—99% des Filtrats in den Tubuli zustande kommt. Da die
Gesamtblutmenge alle 5—7 min einmal die Niere durchläuft, wird das Gesamt-
Blutplasma etwa 45—50mal am Tage durch die Nieren gereinigt.

Aus dem Bestreben heraus, diesen Vorgang auch beim Menschen quantitativ
zu verfolgen und die Funktionsprüfungen durchzuführen, prägte man den Begriff
der "Clearance", d. h. der Reinigungsfähigkeit des Blutes von bestimmten Stoffen.
Er ist etwa folgendermaßen definiert:

$$\text{Clearance} = \frac{(\% \text{ des Stoffes im Harn}) \text{ Harn } cm^3/min}{(\% \text{ des Stoffes im Plasma})} .$$

---

[1] Vgl. HARRIS 1959.
[2] Das Folgende nach REIN.

Für das Kreatinin ist die Clearance gleichbedeutend mit der Menge des Glomerulusfiltrates/min. Untersucht man aber die Clearance für Substanzen, die in den Tubuli teilweise rückresorbiert werden, so ergibt sich ein wesentlich kleinerer Wert. Die Bestimmung hat also praktisch vor allem die Bedeutung, daß ein Vergleich der Clearance eines bestimmten Stoffes mit der Kreatinin-Clearance ein quantitatives Maß für die Rückresorption dieses Stoffes in den Tubuli darstellt. — An Stelle des Kreatinins wird oft auch das künstlich zugeführte Inulin (ein Zucker) verwendet; denn Inulin ist ebenfalls eine Nichtschwellen-Substanz und bietet dem Kreatinin gegenüber gewisse Vorteile.

Mit Inulin-Werten wurden auch die Clearance-Werte der vier Aminosäuren Cystin, Lysin, Arginin und Ornithin bei Patienten mit Cystinurie verglichen. Dabei erwies sich die Clearance für alle vier als erheblich erhöht. Bei Cystin entsprach sie genau der Glomerulus-Filtration, so daß Cystin bei diesen Patienten offenbar eine Nichtschwellen-Substanz ist; bei Lysin, Arginin und Ornithin dagegen lagen die Werte etwas niedriger. Hier ist die Rückresorption demnach zwar erheblich gestört, aber nicht ganz aufgehoben. Von Lysin z. B. wird etwa 45% rückresorbiert; im Vergleich zu über 99% beim Gesunden.

Schon diese Ergebnisse sprechen sehr dafür, daß in den Tubuli *ein gemeinsamer Mechanismus für die Rückresorption der vier genannten Aminosäuren* vorhanden ist, der bei der Cystinurie einen Defekt aufweist.

Auch diese Hypothese wurde noch auf anderem Wege geprüft[1]: Man belastete gesunde Versuchspersonen und Patienten mit Cystinurie mit Lysin (Infusion von 5 g). Bei Normalen zeigte sich neben der selbstverständlich vermehrten Ausscheidung von Lysin auch eine Vermehrung der drei anderen obengenannten Aminosäuren — offenbar durch Überlastung des gemeinsamen Rückresorptionsmechanismus. Die übrigen Aminosäuren dagegen wurden nicht wesentlich beeinflußt. Entsprechende Untersuchungen an Cystinurie-Patienten führten zu keinem deutlichen Anstieg der Ausscheidung. Dieser Befund spricht sehr für die Hypothese.

Wie verschiedene Untersuchungen zeigen, liegt der Defekt beim Syndrom von Fanconi-de Toni-Debré ebenfalls in den Tubuli. Hier fand sich sogar bei spezieller pathologisch-anatomischer Untersuchung (Aufschneiden von Nephronen in Nieren entsprechender Patienten) eine besondere morphologische Anomalie: Die proximalen Tubuli sind kürzer als normal und „schwanenhalsförmig" mit dem Glomerulus verbunden[2].

Die Störungen der Cystinausscheidung mögen als Beispiel dafür dienen, daß die vermehrte Ausscheidung bestimmter spezifischer Stoffe nicht immer auf einen genetischen Block in der Umsetzung dieser Stoffe hindeuten muß. Die Verhältnisse können auch komplizierter liegen. Natürlich ändert das nichts daran, daß auch die Cystinurien zur Gruppe der "inborn errors of metabolism" gehören. Nur liegt der spezifische Defekt an anderer Stelle (nämlich in den Nieren-Tubuli).

An dieser Stelle verdient eine andere Störung erwähnt zu werden, die möglicherweise mit einem wirklichen genetischen Block im intermediären Stoffwechsel des Cystins zusammenhängt, obwohl man einen solchen Zusammenhang zunächst gar nicht vermutet hätte.

Kostmann (1956) entdeckte eine offenbar sehr seltene recessiv erbliche Störung: die erbliche Agranulocytose. Dem Knochenmark der Kranken ist es unmöglich, Granulocyten zu bilden. Aus dem Fehlen ihrer Schutzfunktion folgt ein schweres Krankheitsbild mit starker Anfälligkeit gegenüber Infektionen. Für die weitere Analyse zog man die Methode der Zellkultur heran[3]. Es ergab sich: Die

---

[1] Robson u. Rose 1957.
[2] Clay, Darmandy u. Hawkins 1953.
[3] Böök u. Kostmann 1956.

Knochenmarkzellen der Kranken wachsen im Gegensatz zu denen eines Gesunden nur dann in der Kultur, wenn dem Kulturmedium Serum eines Gesunden oder Cystin zugesetzt wird. — Die Methode ist also der Arbeitsmethode bei Neurospora nachgebildet (vgl. oben). Auf diese Weise glückte es, dem Grunddefekt einen Schritt näher zu rücken.

Nach der Betrachtung einer Genwirkkette im intermediären Stoffwechsel von Aminosäuren und der Diskussion anderer Anomalien im Aminosäuren-Haushalt des Körpers wenden wir uns jetzt einer Genwirkkette im Kohlenhydrat-Stoffwechsel zu.

η) Die Gruppe der Glykogen-Speicherkrankheiten

Dies ist eine Gruppe von mehreren verschiedenen Blocks innerhalb der gleichen Genwirkkette des Glykogen-Auf- und -Abbaus. Die Darstellung dieser Genwirkkette und die Aufklärung der einzelnen Blocks verdanken wir dem Ehepaar CORI[1]. Die verschiedenen Reaktionsschritte zeigt die Abb. 219.

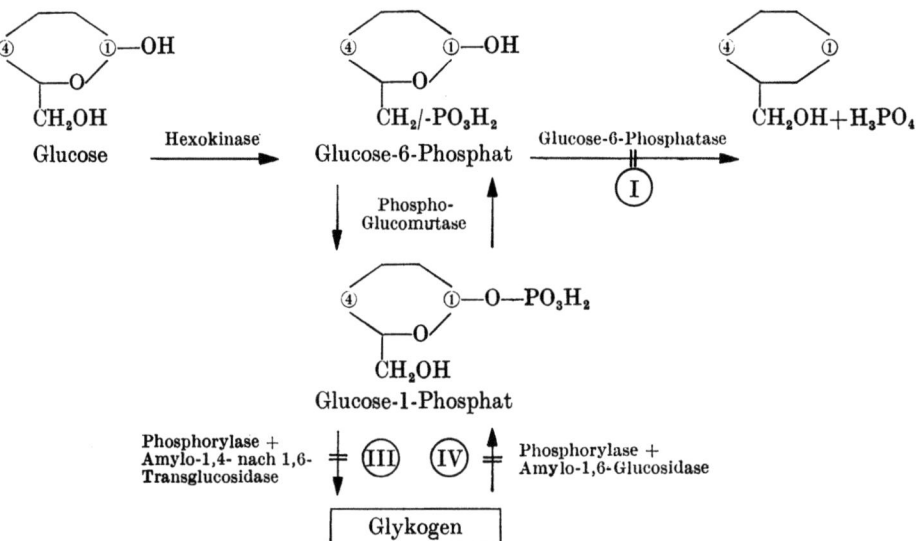

Abb. 219. Der normale Auf- und Abbauweg des Glykogens. Ein Block bei *I* hat die v. Gierkesche Erkrankung, ein Block bei *III* hat die diffuse Glykogenose mit Lebercirrhose, ein Block bei *IV* die Glykogenspeicherkrankheit der Leber und der Muskulatur zur Folge. Für Einzelheiten vgl. den Text (Schema n. HSIA 1959, durch die Formeln erweitert)

Glucose wird in mindestens drei verschiedenen Schritten in Glykogen umgewandelt. 1. Glucose reagiert mit ATP (Adenosintriphosphorsäure) und bildet Glucose-6-Phosphat und ADP (Adenosindiphosphorsäure). 2. Dann wird Glucose-6-PO_4 in Glucose-1-PO_4 umgewandelt. Dazu ist das Enzym „Phosphoglucomutase" erforderlich. 3. Glucose-1-PO_4 wird sodann durch zwei verschiedene enzymatische Schritte in Glykogen umgewandelt. Phosphorylase dephosphoreliert Glucose-1-PO_4 und verbindet das 1., nun freie C-Atom mit dem 4. C-Atom eines Glucose-Restes an einer schon bestehenden Glykogen-Kette. So werden verschiedene Glucose-Reste aneinandergeheftet, bis die Kette eine kritische Länge von 8 Glucose-Resten erreicht hat. Dann wird ein anderes Enzym wirksam, die Amylo-$(1,4 \rightarrow 1,6)$-transglucosidase. Dieses Enzym überführt eine 1,4-Bindung in eine 1,6-Bindung und schafft so ein freies 4-C-Atom, an das sich nun eine Seitenkette

---

[1] Vgl. u. a. G. T. CORI (1953).

anschließen kann. So entsteht eine Struktur, die dem Schema Abb. 220 entspricht. In drei Schritten wird Glykogen nun wieder in Glucose zurückverwandelt. 4. Es wird in 2 Schritten zu Glucose-1-PO_4 abgebaut: Phosphorylase entfernt zunächst die 1,4-gebundenen Glu-cose-Reste von den äußersten Armen und wandelt sie in Glucose-1-PO_4 um. Dann greift das Enzym Amylo-1,6-Glucosidase (Debran-cher-Enzym genannt, weil es die Arme ab-trennt) die 1,6-Bindun-gen an und setzt Glucose frei. 5. Nun wird Glu-cose-1-PO_4 in Glucose-6-PO_4 umgewandelt; das notwendige Enzym ist die Phosphoglucomu-tase. 6. Endlich wird Glucose-6-PO_4 durch das Ferment Glucose-6-Phosphatase in Glucose umgewandelt.

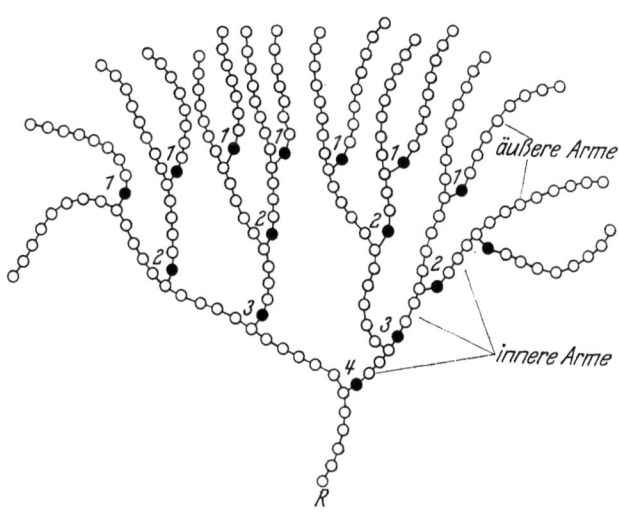

Abb. 220. Schema eines Teiles des Glykogenmoleküles. ○ Glucose-Reste in 1:4-Bindung; ● Glucose-Reste in 1:6-Bindung. *R* Reduzierte End-gruppe (n. CORI aus HARRIS 1959)

Genetische Blocks in diesen Enzymen führen zu den verschiedenen Typen der Glykogen-Speicherkrankheit.

Typ 1. Glykogen-Speicherkrankheit der Leber und der Nieren (v. GIERKE)[1]

Dieses Krankheitsbild wurde 1928 durch v. GIERKE beschrieben. Bei den Patienten findet sich schon in früher Kindheit eine erhebliche Vergrößerung der Leber und anderer Organe. Sie ist durch Einlagerung von Glykogen bedingt. Das Krankheitsbild ist recessiv erblich.

Trotz der Lebervergrößerung scheinen die Kinder sich zunächst normal zu entwickeln. Später werden sie appetitlos, verlieren an Gewicht; sie erbrechen und werden hypoglykämisch. Folgende Symptome sind charakteristisch und können zur Abgrenzung gegenüber anderen Typen der Glykogenose dienen:
1. Erhebliche Lebervergrößerung.
2. Schnelle Entwicklung einer Hypoglykämie und Ketose, wenn keine Nahrung zugeführt wird.
3. Unternormale oder fehlende Reaktion des Blutzuckerspiegels auf Injektion von Adrenalin.
4. 12—16% des Lebergewichtes Glykogen; keine deutliche Vermehrung des Fettes.
5. Abnorme Stabilität des Leber-Glykogens beim Lebenden und nach dem Tode.
Die Patienten sind anfällig und wenig widerstandsfähig gegenüber Infektionen. Sie sterben meist innerhalb der ersten zwei Lebensjahre und erleben nur selten das Erwachsenenalter.

CORI und CORI zeigten 1952, daß der zugrunde liegende Defekt im 6. Schritt der obengenannten Genwirkkette liegt. Es fehlt also die Glucose-6-Phosphatase, und Glucose-6-PO_4 kann nicht in Glucose und Phosphat aufgespalten werden. Dadurch erklärt sich einerseits die Hypoglykämie, andererseits die Glykogen-Spei-cherung.

Typ 2. Glykogen-Speicherkrankheit des Herzens

Die Sonderstellung dieses Typs wurde 1950 erkannt[2]. Er führt ebenfalls schon in früher Kindheit zu klinischen Symptomen. Die Kinder essen schlecht, sind apathisch und nehmen

---

[1] Beschreibungen im wesentlichen nach HSIA 1959.
[2] DI ST. AGNESE, ANDERSEN, MASON u. BAUMANN 1950.

nicht normal an Gewicht zu. Es folgen Perioden intermittierender Cyanose, besonders beim Füttern, und Anfälle von Dyspnoe. Die Kinder sterben an Herzversagen und manchmal an Bronchopneumonie innerhalb der ersten zwei Lebensjahre. Das Herz ist vergrößert, und es treten systolische Geräusche auf. Die Herzsilhouette ist rund, und im EKG finden sich umgekehrte T-Zacken, eine Achsenabweichung nach links und eine Depression der ST-Strecke bei normalem PR-Intervall. Bei der Autopsie wiegt das Herz 2—5 mal so viel wie ein normales, und bei der histologischen Untersuchung finden sich massive Glykogeneinlagerungen. Derartige Einlagerungen finden sich auch in der Skeletmuskulatur und in anderen Organen.

Das Leiden ist offenbar, soweit die bisher beobachteten Fälle einen Schluß zulassen, autosomal-recessiv erblich.

Der Grunddefekt dieser Störung wurde bisher unseres Wissens nicht aufgefunden.

Typ 3. Diffuse Glykogenose mit Lebercirrhose

Dieser Typ wurde von ANDERSEN (1952) bei einem 17 Monate alten Knaben beschrieben. Er führt vor allem zu Erscheinungen von seiten der Leber (u. a. Ödeme, Ascites; gelegentliche Blutungsneigung). Leberfunktionsproben fallen ungünstig aus; dagegen besteht weder Hypoglykämie noch Acidose. Der Glucose-Toleranztest zeigt einen mäßigen Anstieg und langsamen Abfall des Blutzuckers. Der Blutdruckanstieg nach Adrenalin ist gegenüber den Gesunden vermindert. Der klinische Verlauf ist sehr verschieden schwer; Kinder mit dieser Störung können bis zum 10. Lebensjahr überleben.

Bei der Sektion zeigt die Leber eine feinknotige Oberfläche, der histologisch eine knötchenförmige Cirrhose entspricht. In den Zellen ist viel Glykogen abgelagert. Auch die Milz enthält viel Glykogen. Hier wie im lymphatischen Gewebe ist es in den Reticulum-Zellen abgelagert.

Der Erbgang ist möglicherweise autosomal-recessiv; wegen der Seltenheit der Störung steht der Beweis unseres Wissens noch aus. Offenbar ist das Geschwister des Patienten von ANDERSEN an der gleichen Störung verstorben.

Der genetische Block liegt bei diesem Typ offenbar in dem Enzym Amylo-(1,4 → 1,6)-transglucosidase (Abb. 219). Dadurch weist das Glykogen wesentlich weniger Verzweigungen auf als normal. So ist die durchschnittliche Anzahl der Glucosen der äußeren Kette 14,7 (normal: 7,1—8,9), die der inneren Kette 6,5 (normal: 3,0—5,6). Dieses abnorme Glykogen kann nur unvollständig abgebaut werden; es häuft sich in der Leber an, ruft einen Fremdkörper-Reiz hervor und verursacht so die Cirrhose.

Typ 4. Glykogen-Speicherkrankheit der Leber und der Muskulatur

Hier wurden Fälle mit etwas verschiedener klinischer Manifestation beschrieben, die jedoch auf den gleichen Defekt zurückzugehen scheinen.

Typ 4a. FORBES (1953) beschrieb ein Mädchen, das bis zum 12. Lebensjahr im wesentlichen gesund war. Dann jedoch diagnostizierte man eine fortschreitende Hepatomegalie; Leberfunktionsproben erwiesen sich als pathologisch verändert und die Adrenalin-Reaktion war leicht herabgesetzt. Im Urin fand sich etwas Aceton. Die Patientin fühlte sich jedoch wohl und schien durch die Störung nicht beeinträchtigt zu sein.

Im Leberpunktat zeigte sich eine starke Glykogeneinlagerung in die Parenchymzellen und eine leichte Bindegewebsvermehrung. Glykogeneinlagerungen fanden sich auch in der Muskulatur.

Eine genauere Analyse des Glykogens führte zu dem Schluß[1], daß ein Defekt in dem Enzym Amylo-1,6-Glucosidase vorliegt, d. h. daß die 1,6-Bindungen nicht oder nur unvollständig gelöst werden.

Genetische Befunde bei diesem Typ liegen nicht vor; die Verwandten der Patientin von FORBES waren merkmalsfrei. Wahrscheinlich dürfte jedoch auch hier recessiver Erbgang vorliegen.

Typ 4b. Glykogen-Speicherkrankheit der Skeletmuskulatur. Diese Patienten zeigen eine fortschreitende Schwäche; sie bekommen später Schluckbeschwerden. Es findet sich eine Makroglossie, Herzvergrößerung und Hepatomegalie. Die Patienten zeigen einen normalen

---

[1] ILLINGWORTH u. CORI 1952.

Glucose-Toleranztest und eine normale Reaktion des Blutzuckers auf Adrenalin. Bei der histologischen Untersuchung entdeckt man jedoch eine erhebliche Glykogen-Speicherung in der Muskulatur.

Der Erbgang ist offenbar autosomal-recessiv.

Untersuchungen an Glykogen eines Falles legen die Vermutung nahe, der Defekt liege in dem gleichen Schritt wie beim Typ 4a (Abb. 219).

Bei den Glykogenosen sind immerhin drei verschiedene genetische Blocks innerhalb der gleichen Genwirkkette bekannt. Sie führen zu Krankheitsbildern, die zwar im einzelnen auch klinische Unterschiede aufweisen, die jedoch durch ein gemeinsames führendes Symptom gekennzeichnet sind: Die Speicherung von Glykogen. *Für diese Gruppe von Erkrankungen, die einander doch so ähnlich sind, besteht demnach Heterogenie*, und diese Heterogenie wurde auf dem Wege über eine subtile biochemische Analyse der beteiligten genetischen Blocks nachgewiesen.

Außer den genannten gibt es noch einige weitere, mindestens sehr wahrscheinliche genetische Blocks im Kohlenhydratstoffwechsel. Die zwei am besten analysierten (Galaktosämie; Glucose-6-Phosphat-Dehydrogenasemangel) wurden bereits besprochen. Wahrscheinliche weitere Störungen sind die erbliche Sphärocytose (hämolytischer Ikterus)[1], die Fructosurie[2], die Fructose-Intoleranz[3], die besonders bei Juden vorhandene Pentosurie[4].

d) Ein Genwirknetz beim Menschen

Wir betrachteten oben zwei vom biochemischen Standpunkt aus besonders gut analysierte Genwirkketten. Eine von ihnen lag im Stoffwechsel aromatischer Aminosäuren, vor allem des Phenylalanins und des Tyrosins; die andere lag im Kohlenhydratstoffwechsel, und zwar im Auf- und Abbau des Glykogens.

Durch das Zusammenspiel vieler derartiger Genwirkketten wird der lebende Organismus in Form und Funktion hervorgebracht. Sie treten zueinander in Beziehung, bilden Funktionsgefüge höherer Ordnung und verflechten sich zu einem „Genwirknetz" (KÜHN 1955).

Das weitgehend, wenn auch natürlich längst nicht vollständig analysierte Musterbeispiel eines Genwirknetzes beim Menschen ist das Funktionsgefüge, welches zur Folge hat, daß der Mensch in der Regel nicht durch Blutverlust, aber auch nicht durch mangelhafte Blutversorgung der Organe zugrunde geht.

Als wir oben den Funktionskomplex, um den es sich hier handelt, zu benennen suchten, brauchten wir eine Negation: Wir sagten, es sei unsere Absicht, den Mechanismus darzustellen, der es bewirke, daß der Mensch in der Regel *nicht* durch Blutverlust zugrunde geht. Diese Negation ist bereits etwas sehr Typisches: Wir sehen aus ihr, daß ein wesentlicher Teil der physiologischen Mechanismen die Aufgabe hat, Störungen zu *verhüten* bzw. den normalen Ablauf der Lebensvorgänge gegen sie *abzuschirmen*. Deshalb wird man oft erst auf sie aufmerksam, wenn sie *gestört* sind. An dem hier betrachteten Funktionskomplex läßt sich besonders gut zeigen, wie seine Analyse — nicht nur die genetische, sondern auch die physiologisch-chemische — über die Untersuchung seiner Störungen geht. Diese Störungen aber sind großenteils erbliche, auf Mutation zurückgehende Merkmale.

Das Blut hat die Funktion, den Stoffwechsel der Körperzellen mit Energie liefernden Substanzen zu versorgen, Sauerstoff zuzuführen, der die Oxydation und damit das Freisetzen der Energie aus diesen Substanzen ermöglicht, und Abbauprodukte abzutransportieren. Dazu muß der Kreislauf aufrechterhalten werden, was wieder nur möglich ist, *solange das Blut flüssig ist.* Diese Flüssigkeit jedoch birgt

---

[1] MOTULSKY u. Mitarb. 1955; PRANKERD u. Mitarb. 1955.
[2] Vgl. u. a. LASKER 1941.
[3] FRÖSCH u. Mitarb. 1957.
[4] Lit. bei HSIA 1959.

eine große *Gefahr* in sich: Bei der geringsten Verletzung des Gefäßsystems kann
das Blut verlorengehen. Das hätte im schlimmsten Falle plötzliches Aufhören
der O_2-Versorgung und Tod des Individuums zur Folge. Jedoch auch bei leichteren
Blutungen gingen wertvolle, spezifische Systeme verloren, wie sie z. B. für den
O_2-Transport benötigt werden.

Auf zwei Hauptwegen hat sich im Evolutionsprozeß eine genetisch bedingte
Abwehr dieser Gefahr herausgebildet: einmal, indem die Gefäßwände eine gewisse
Festigkeit erhielten, zum zweiten aber, und das vor allen Dingen, indem das Blut
die Fähigkeit annahm, auf jede Verletzung des Gefäßsystems hin den flüssigen
Zustand aufzugeben, also zu *gerinnen.*

Im Gegensatz zu den Grundvorgängen im intermediären Stoffwechsel, die wir
im wesentlichen in gleicher Form auch bei uns systematisch sehr fern stehenden
Lebewesen finden (vgl. die Galaktosämie beim Menschen und die entsprechenden
Mangelmutanten bei E. coli, Kap. VII, 5a), hat sich das Funktionsgefüge der
Blutgerinnung erst bei relativ hoch organisierten Formen entwickelt.

So ist z. B. im Blut von Mollusken ein Gerinnungsmechanismus im eigentlichen Sinne
nicht bekannt. Das Blut unterscheidet sich in seiner Zusammensetzung kaum vom Meer-
wasser. Es enthält nur etwa 1% organische Substanz, davon etwa $1/2$% Eiweiß (Hämocyanin?).
Früher glaubte man, die Blutstillung erfolge ausschließlich durch Muskelkontraktion. Untersuchungen an Meerschnecken (Aplysia limacina und depilans)[1] zeigten nun, daß durch Muskelkontraktion keine ausreichende Blutstillung möglich ist; ein die feinsten Spaltöffnungen schlie-
ßender Mechanismus muß hinzutreten; denn wenn die Schnecken vorher bereits einen starken
Blutverlust (etwa ein Drittel der Gesamtmenge) erlitten haben, dann verbluten sie trotz
kontrahierter Muskulatur. Im Filterversuch konnte eine verstopfende Wirkung des Blutes
eindrucksvoll dargestellt werden. Dabei scheinen neben amöboiden Blutzellen vor allem sehr
große Eiweißmoleküle vom Typ des Hämocyanins eine Rolle zu spielen.

Dieses Beispiel zeigt, wie die Evolution verschiedene Wege geht, um das
gleiche Ziel zu erreichen. Bei der Schnecke reicht noch eine einfache Verstopfung
von Spaltöffnungen aus. Beim Wirbeltier mußte sich ein wesentlich komplizier-
terer Mechanismus herausbilden.

Begünstigt durch die besondere Eigenschaft des Blutes, sich für in vitro-Unter-
suchungen zu eignen, konnte man die Genwirkkette der Blutgerinnung an Hand
der verschiedenen Mutationen, die sie unterbrechen, weitgehend analysieren. Das
klassische und auch jetzt noch in seinen wesentlichen Zügen gültige Gerinnungs-
schema verdanken wir MORAWITZ (1905). Nach seiner Ansicht läuft die Gerinnung
in zwei Phasen ab. In der ersten Phase verwandelt die Thrombokinase in Gegenwart von Ca-Ionen das Prothrombin in Thrombin, und in der zweiten Phase bewirkt das aktive Gerinnungsferment Thrombin die Umwandlung von Fibrinogen
in Fibrin. — Daran schließt sich die Retraktion des Blutkuchens.

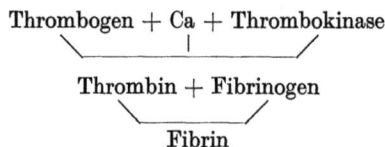

Thrombogen + Ca + Thrombokinase

Thrombin + Fibrinogen

Fibrin

Inzwischen wurde diese Konzeption vor allem dadurch erweitert, daß auch die
Thrombokinase (das Thromboplastin) zunächst aktiviert werden muß, wozu eine
ganze Reihe von Faktoren notwendig ist. Der ersten Phase geht also eine *Vorphase*
voraus. Unsere jetzigen Vorstellungen lassen sich etwa im unten folgenden Schema
wiedergeben. Man spricht neuerdings auch vom „Thromboplastin-Effekt", für
den das Vorhandensein einer Vielzahl von Einzelfaktoren notwendig ist. Das
Schema gibt einen Überblick über die wichtigsten bisher erkannten Faktoren,
wobei über die Reihenfolge ihres Zusammenwirkens nichts präjudiziert ist.

---

[1] SCHWARTZKOPF 1954.

Vorphase: AHF-Mangel. Vollständiges oder teilweises Fehlen des antihämophilen Globulins liegt der klassischen Hämophilie A zugrunde. Der Erbgang ist geschlechtsgebunden-recessiv; bei genauerer Untersuchung läßt sich jedoch auch bei den weiblichen Heterozygoten oft ein Gerinnungsdefekt nachweisen. Die neueren Untersuchungen zu diesem Thema sind unten im Zusammenhang mit der Erkennung der Heterozygoten recessiver Erbleiden abgehandelt.

Durch quantitative AHF-Bestimmung konnte gezeigt werden, daß es anscheinend mehrere, quantitativ abgestufte Allele gibt, die einen verschieden hohen Grad von AHF-Mangel bedingen[1]. Darüber hinaus erwies sich, daß auch der AHF-Spiegel des Gesunden eine große interindividuelle Variabilität zeigt[1].

Tabelle 118 (frei nach HSIA)

Blutplättchen

+

1. Antihämophiles Globulin (AHF, Faktor VIII)
2. Plasma Thromboplastin Component (Christmas Factor; PTC; Faktor IX)
3. Plasma Thromboplastin Antecedent (PTA)
(4. Vierte Thromboplastin-Komponente, SPAET)
5. Hageman-Faktor
6. Ac-Globulin (AcG, Faktor V)
7. Serum Prothrombin Conversion Accelerator (SPCA; Faktor VII)
8. Stuart-Prower-Faktor

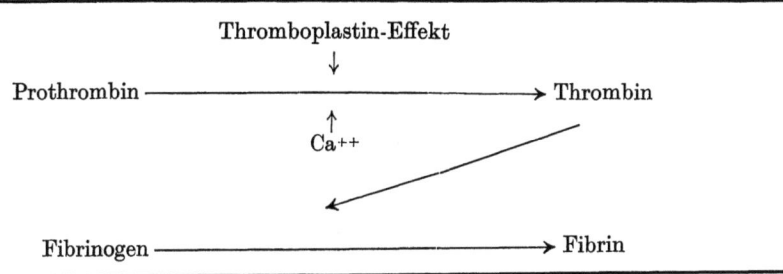

PTC-Mangel. Dieser Defekt ist die Ursache der auch als Christmas-disease bezeichneten Hämophilie B, die sich weder in der Symptomatik noch im Erbgang von der Hämophilie A unterscheidet. Der fehlende Faktor IX (Christmas-Faktor[2], plasma thromboplastin component[3]) unterscheidet sich jedoch biochemisch sehr wesentlich vom AHF[3]: So ist er im Gegensatz zu AHF mit $BaSO_4$ aus Oxalatplasma zu adsorbieren, ist außer im Plasma auch im Serum vorhanden und findet sich in der mit 40—50% gesättigtem Ammonsulfat gefällten Fraktion, während sich AHF in der mit 0—33% gesättigtem Ammonsulfat gefällten Fraktion findet. Auch kann gezeigt werden, daß sich der Gerinnungsdefekt im Blut eines Hämophilie A-Patienten durch Hämophilie B-Blut ausgleichen läßt und umgekehrt.

Die berühmteste Sippe mit Hämophilie B ist die Blutersippe von TENNA, die neuerdings sehr sorgfältig nachuntersucht wurde[4].

Das Problem der genetischen Beziehung dieser beiden Störungen zueinander wurde in Kap. VI, 4 ausführlich diskutiert.

---

[1] GRAHAM u. Mitarb. 1953; BRINKHOUS u. GRAHAM 1954·
[2] BIGGS u. Mitarb. 1952, 1953; MACFARLANE 1954.
[3] AGGELER u. Mitarb. 1952, 1954; WHITE u. Mitarb. 1953.
[4] MOOR-JANKOWSKI, TRUOG u. HUSER 1957.

Ein dritter Faktor, der für den ungestörten Ablauf der Vorphase notwendig ist, ist das PTA (Plasma thromboplastin antecedent); es wurde ebenfalls auf dem Wege über die Entdeckung von Defektmutanten erkannt[1]. Der Erbgang dieses Defektes ist autosomal-dominant; das PTA unterscheidet sich außerdem noch biochemisch von AHF und PTC. Anscheinend ist diese Mutation wesentlich seltener als die beiden zuerst genannten.

Auch die Störung eines vierten Faktors (PTF-D) scheint nach einer Beobachtung autosomal-dominant vererbt zu werden.

Der Hageman-Faktor (HF)-Mangel wurde von RATNOFF und COLOPY (1955) beschrieben. Er ist ganz offenbar autosomal-recessiv erblich; interessanterweise besteht keine hämorrhagische Diathese. Die Absorption des HF an der Oberfläche und seine Aktivierung scheint die Blutgerinnung einzuleiten, wobei eine Reaktion mit PTA eine Rolle spielt.

Der Mangel an Faktor V (AcG) wurde von OWREN (1947) entdeckt; er prägte den Namen „Parahämophilie". Klinisch stehen Schleimhautblutungen, Nasenbluten und Menorrhagien im Vordergrund. Das Leiden ist autosomal-recessiv erblich; klinisch gesunde Heterozygoten können jedoch an einer Verminderung der AcG-Aktivität erkannt werden.

Der Faktor VII-(SPCA)-Mangel wurde durch ALEXANDER u. Mitarb. (1949) entdeckt. Er kann leicht mit einem Prothrombin-Mangel verwechselt werden. Patienten mit SPCA-Mangel zeigen schon früh eine Neigung zu schwersten Blutungen und verbluten oft schon bei der Geburt. Wahrscheinlich ist der Erbgang autosomal-recessiv; die Heterozygoten zeigen jedoch eine mäßige Verlängerung der modifizierten zweiphasigen Prothrombinzeit.

Stuart-Prower-Defekt. Der Prower-Faktor (TELFER, DENSON u. WRIGHT, 1956) ist offenbar identisch mit dem von HOUGIE, BARROW und GRAHAM (1957)[2] beschriebenen Stuart-Faktor. Dieser Defekt wurde aus der Gruppe der Faktor VII-Mangelzustände isoliert. Der Proband der Sippe dieser beiden Autoren verhielt sich wie ein Patient mit Faktor VII-Mangel: Er zeigte Hämatome, häufiges Nasenbluten, ein Blutergelenk und schwere Anämie. Trotzdem hatte er 4 Kinder, die alle — wie seine Mutter, die mit dem Vater verwandt war — zwar klinisch milde Symptome aufwiesen, deren Prothrombinzeit jedoch verlängert war.

Wir verlassen die Plasmafaktoren der Vorphase und wenden uns der 1. Phase, der Umwandlung des Prothrombins in Thrombin zu. Es leuchtet ein, daß Prothrombin nur dann in Thrombin umgewandelt werden kann, wenn es vorhanden ist. Es gibt nun eine ganze Reihe umweltbedingter Prothrombin-Mangelzustände, etwa bei Leberleiden usw. Daneben kommt möglicherweise, wenn auch offenbar selten, eine erbliche Form vor[3].

Nun gehen wir zur 2. Phase der Blutgerinnung über, der Umwandlung des Fibrinogens zum Fibrin durch das Thrombin. Auch diese Umwandlung kann nur vonstatten gehen, wenn nicht nur das Thrombin ungestört gebildet werden konnte, sondern auch Fibrinogen vorhanden ist. Hier gibt es als schweren Defekt die recessiv-erbliche Afibrinogenämie (vgl. oben), die schon in sehr früher Kindheit zu schweren hämorrhagischen Erscheinungen führt.

Neben dem Zusammenwirken in der Genwirkkette der Blutgerinnung scheint es zwischen den Gerinnungsfaktoren des Plasmas auch *Wechselwirkungen* zu geben. So wurde eine Reihe von Fällen beobachtet, bei denen ein Mangel an verschiedenen Gerinnungsfaktoren bestand, ohne daß sich eine genetische Erklärung wie für das gemeinsame Vorkommen von PTC- und AHF-Mangel anbieten würde.

---

[1] ROSENTHAL u. Mitarb. 1953, 1955.
[2] HOUGIE, BARROW u. GRAHAM 1957; GRAHAM, BARROW u. HOUGIE 1957.
[3] Vgl. QUICK u. Mitarb. 1955.

So berichteten IVERSEN und BASTRUP-MADSEN (1956) über einen Fall von erblichem Proaccelerin-Mangel, bei dem gleichzeitig ein Mangel an AHF bestand, während eine Schwester nur den Proaccelerin-Mangel aufwies.

Für den Genetiker besonders wichtig sind diejenigen Fälle, in denen ein spezifischer Gerinnungsfaktor durch Mutation an ganz offensichtlich verschiedenen Genloci gestört ist. So wurden in den letzten Jahren autosomal-erbliche AHF- und auch PTC-Störungen beschrieben. Ihre Zuordnung ist, soweit wir sehen, noch nicht abgeschlossen; und die Meinungen der verschiedenen Untersucher sind noch geteilt[1].

Die Symptomatik läßt sich in ihren wesentlichen Merkmalen aus der Abb. 221 (nach GROSS, 1959) ablesen: Einerseits finden sich Störungen von Gerinnungsfaktoren, besonders eine Verminderung von AHF, aber in einzelnen Fällen[2] auch eine PTC-Verminderung. Zweitens beobachtet man eine Verlängerung der Blutungszeit als Ausdruck eines Capillarschadens. Dazu kommt drittens eine Thrombocytenstörung. Diese Störungen können einzeln vorhanden sein[3]. Sehr häufig kombinieren sie sich jedoch miteinander. So wurden viele Familien untersucht, in denen

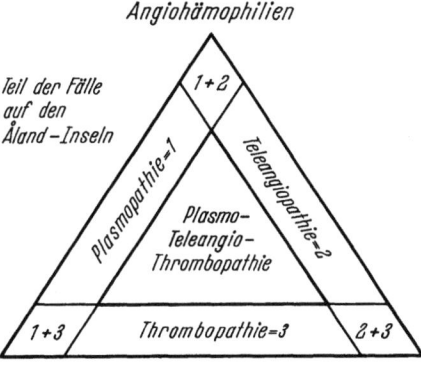

Abb. 221. Schema der Beziehungen von Thrombopathie, plasmatischer Störung und Gefäßstörung bei der Gruppe der nicht X-chromosomalen kombinierten Erkrankungen (n. GROSS, 1959). Ein derartiges Schema gibt natürlich nur Aufschluß über die phänotypischen, nicht über die genetischen Beziehungen der einzelnen Störungen untereinander

AHF-Mangel und Capillarstörung (verlängerte Blutungszeit) gemeinsam vorkamen[4]. Bezeichnungen sind „Angiohämophilie" (ACHENBACH u. KLESPER); "Vascular Hemophilia" (SCHULMAN u. Mitarb. 1956). Unter den vielen Beobachtungen, die bisher veröffentlicht wurden, beanspruchen die schwedischer Autorinnen wegen ihrer ausführlichen Familienbefunde besonderes Interesse[5].

Schienen diese Befunde den Gedanken an eine genetische Sonderform nahezulegen — eine Auffassung, die auch von den oben genannten Autoren zumeist vertreten wurde —, so stellte sich doch bei weiteren Untersuchungen heraus, daß auch bei einem Teil der Fälle mit, wie man bisher glaubte, isolierter Thrombopathie v. Willebrand-Jürgens von den Ålands-Inseln ein AHF-Mangel bestand (GROSS u. MAMMEN, 1958; LEHMANN, 1959). Auf der anderen Seite konnte GROSS (1959) Plättchen-Anomalien (Abweichen in der elektronenmikroskopisch dargestellten morphologischen Feinstruktur und im Energiehaushalt der Thrombocyten) auch bei einem Patienten nachweisen, der nach ACHENBACH eine reine Angiohämophilie aufweist.

Der Auffassung, die Angiohämophilie mit AHF- (bzw. PTC-)Mangel stelle ein besonderes Syndrom dar, steht also jetzt die Meinung von GROSS gegenüber, die Angiohämophilie sei klinisch und genetisch von der klassischen Hämophilie klar

---

[1] ACHENBACH (1959); GROSS (1959); W. LEHMANN (1958).

[2] ACHENBACH u. KLESPER 1957; SJØLIN u. VIDEBAEK 1956; SOULIER u. LARRIEU 1957.

[3] Für den Capillarschaden vgl. Sippe von MACFARLANE u. SIMPKISS 1954; für die Thrombocytenstörung offenbar ein Teil der Pat. in den Sippen von den Ålands-Inseln; vgl. LEHMANN 1958, 1959.

[4] Ein historischer Überblick bei GRAHAM 1959. Lit. auch bei ACHENBACH u. KLESPER 1957; LEHMANN 1958.

[5] NILSSON, BLOMBÄCK u. v. FRANCKEN (1957).

abzugrenzen, jedoch nicht von der Thrombopathie von Willebrand-Jürgens. Sie bilde mit letzterer eine einheitliche Gruppe.

In diesem Bereich bleiben noch genetisch wie klinisch wichtige Probleme zu lösen. Vom genetischen Standpunkt ist hervorzuheben, daß diese Gruppe von Störungen sicher nicht X-chromosomal vererbt wird. Bei der von Willebrand-Jürgens'schen Erkrankung steht autosomal-dominanter Erbgang eindeutig fest, was insbesondere der sorgfältigen Erfassung der Sippen auf den Ålands-Inseln zu verdanken ist (vgl. LEHMANN 1958, 1959). Für die Angiohämophilien liegt autosomaler Erbgang mit pleiotroper Wirkung des mutierten Gens auf Gefäße, Gerinnungsfaktoren und eventuell Thrombocyten ebenfalls nahe. Daneben verdient eine andere Hypothese Erwähnung, die GRAHAM (1959) kürzlich diskutierte. Er analysierte insbesondere die Befunde aus zwei von sechs großen schwedischen Familien, die sehr sorgfältig mitgeteilt waren[1], zog aber auch die sonstigen bisher bekannten Beobachtungen von Angiohämophilie heran. Dabei fiel ihm auf: Die Analyse pflegte von einem Probanden auszugehen, der eine klinisch deutlich erkennbare hämorrhagische Diathese aufwies, und bei dem AHF vermindert und die Blutungszeit als Ausdruck eines Capillarschadens verlängert war. Unter den Verwandten fanden sich jedoch ganz überwiegend solche ohne deutlich erkennbare Blutungsneigung. Bei ihnen war auffallend häufig entweder AHF vermindert oder die Blutungszeit erhöht, auffällig selten dagegen fanden sich beide Störungen kombiniert.

Man kann diesen Befund natürlich mit Manifestationsschwankungen innerhalb des pleiotropen Wirkungsmusters eines dominanten Gens erklären. GRAHAM zieht eine andere Erklärung vor: Er meint, Fälle von Angiohämophilie träten in solchen Familien auf, in denen sowohl ein leichter AHF-Mangel als auch ein leichter Capillarschaden (nach GRAHAM vielleicht durch eine andere Proteinkomponente bedingt, die in COHNs Fraktion I vorhanden sein könnte?) erblich sei, und die manifest Kranken seien für beide dominanten Gene heterozygot.

Es gibt eine Reihe von Argumenten, die für diese zunächst überraschende Hypothese sprechen. Sie wird auf Grund von umfangreichen Familienuntersuchungen bei Probanden mit einem derartigen Syndrom sorgfältig zu prüfen sein.

Da die beiden Störungen (leichter AHF-Mangel und verlängerte Blutungszeit) bei den Probanden zufällig zusammentreffen müßten, dürften sie jede für sich nicht so selten sein — jedenfalls viel häufiger als die Angiohämophilie. Das ist jedoch durchaus möglich, wenn man bedenkt, daß eine derartige leichte Störung allein nicht zu klinischen Erscheinungen und deshalb in der Regel — wenn kein manifest erkrankter Verwandter vorhanden ist — nicht zu einer gerinnungsphysiologischen Untersuchung führt. Quantitative AHF- bzw. PTC-Bestimmungen sowie Bestimmungen der Blutungszeit an größeren, auslesefreien Personengruppen aus der Durchschnittsbevölkerung, die zur weiteren Klärung wünschenswert wären, liegen unseres Wissens nicht vor und dürften auch sehr mühsam sein. Eine ähnliche genetische Situation — Auftreten klinisch krankhafter Erscheinungen bei doppelt Heterozygoten zweier Gene, die jedes für sich allein nicht oder kaum zu Krankheitserscheinungen führen — ist jedoch bei den Hämoglobin-Varianten S, C, D, E, G gut bekannt[2].

Das Gebiet hat noch viele andere Aspekte, die hier nicht genannt werden können, und es ist auch genetisch noch nicht vollkommen aufgeklärt. Eine Erkenntnis scheint jedoch gesichert: Für die Bildung des AHF — und wohl auch für das PTC — ist nicht nur der eine X-chromosomale locus verantwortlich, dessen Mutation zur X-chromosomalen Hämophilie A (bzw. zur Hämophilie B) führt.

---

[1] Siehe Fußnote 5 auf Seite 447.
[2] Lit. u. a. bei HARRIS (1959); HSIA (1959).

Es gibt daneben noch weitere, autosomale loci, die die Bildung dieser Proteine beeinflussen. Das soll uns davor bewahren, uns den Weg vom Gen zum Protein zu einfach vorzustellen.

Nun reicht aber diese Reaktionskette plasmatischer Gerinnungsfaktoren keineswegs aus, um nur die Blutgerinnung herbeizuführen, geschweige denn zu verhindern, daß das Individuum durch Blutverlust zugrunde geht. Von mindestens zwei anderen Seiten kann noch in dieses Gefüge eingegriffen werden. So wirken mehrere Trombocyten-Faktoren bei der Blutgerinnung mit. Es gibt jedoch eine ganze Reihe von erblichen Thrombopathien, durch die eine oder mehrere dieser Thrombocytenfunktionen gestört werden können.

Eine dieser Typen, die Thrombopathie von Willebrand-Jürgens, die besonders auf den Åland-Inseln verbreitet ist, wurde oben erwähnt.

Wir kennen aber auch erbliche Blutungsübel, bei denen man die plasmatischen Faktoren und die Thrombocyten intakt findet. Hier pflegt *ein Defekt im Gefäßsystem* vorhanden zu sein, der zur Brüchigkeit der Gefäßwand und damit zu Blutungen führt. Neben den umweltbedingten Formen derartiger Gefäßanomalien, wie wir sie, um nur ein Beispiel zu nennen, im Skorbut bei uns haben, gibt es auch hier wieder eine Reihe von erblichen Formen.

Aus dieser kurzen und notwendigerweise stark vereinfachenden Darstellung ersehen wir, wie die einfache Tatsache, daß das Individuum in der Regel weder an Verblutung noch auch am Festwerden des Blutes innerhalb der Gefäße zugrunde geht, das Ergebnis des Zusammenwirkens einer Fülle von gengesteuerten Teilfunktionen ist, und wie ein Eingriff an irgendeiner Stelle dieses Systems durch Mutation zu einer mehr oder weniger schweren Störung im Gesamtablauf führt.

Im Mittelpunkt unserer Betrachtung stand eine Genwirkkette, von der der komplizierte, enzymgesteuerte Prozeß der Umwandlung des Fibrinogens in das Fibrin abhängig ist. In diese Genwirkkette der plasmatischen Gerinnungsfaktoren greifen an verschiedenen Stellen, so von seiten der Thrombocyten, andere Funktionen ein, die für den Ablauf des Gesamtgeschehens notwendig sind. Seinen funktionellen Sinn erhält dieses komplizierte System jedoch erst dann, wenn es in den ungestörten Ablauf der „benachbarten" Funktionen eingebettet ist, insbesondere wenn die Gefäße intakt sind: Die Funktion hängt nicht nur von der Intaktheit einer Genwirkkette, sondern von einem vielfältig verzweigten, in allen seinen Teilen aufeinander bezogenen *Genwirknetz*[1] ab.

6. Genwirkungen in der morphologischen Entwicklung der Organismen

Bisher betrachteten wir Genwirkketten, die vorwiegend die physiologische Funktion des Organismus, wenig oder gar nicht jedoch seine morphologische Entwicklung betrafen. Das hängt damit zusammen, daß sich diese funktionellen Merkmale wesentlich leichter analysieren und auf relativ einfache biochemische Grundvorgänge zurückführen lassen. In einzelnen Fällen konnten wir jedoch beobachten, wie ein bestimmter biochemisch-genetischer Block auch die Ausprägung morphologischer Merkmale, also die normale Entwicklung des Individuums beeinträchtigte. Ein Beispiel ist die Phenylketonurie: Die Patienten bleiben im Wachstum zurück, die Kopfform ist verändert, die Pigmente sind vermindert, und man findet leichte neurologische Symptome. Andererseits wissen wir aus der genetischen Forschung, daß die morphologische Entwicklung des Organismus genauso gengesteuert ist, wie die Funktionsgefüge des intermediären Stoffwechsels. Der Schluß ist berechtigt, *daß für diese Entwicklung prinzipiell ähnliche biochemische Vorgänge*

---

[1] Vgl. KÜHN 1955.

verantwortlich sind. Die Analyse dieser Vorgänge ist jedoch noch nicht weit in den biochemischen Bereich hinein vorgedrungen.

Dagegen war die deskriptive Analyse der Entwicklungsvorgänge und vor allem die Erfassung ihrer Bedingungen und Wechselwirkungen schon seit dem Ende des vorigen Jahrhunderts ein überaus fruchtbares Arbeitsgebiet. Seine Erschließung verbindet sich mit den Namen ROUX, DRIESCH, SPEMANN, MANGOLD, KÜHN und vielen anderen. Man sprach früher von „*Entwicklungsmechanik*" (ROUX) und nennt dieses Arbeitsgebiet jetzt meist „*Entwicklungsphysiologie*". Die Verbindung zur Genetik schufen neben vielen anderen besonders erfolgreich GOLDSCHMIDT, BONNE-VIE, KÜHN und HADORN. Das ganze Arbeitsgebiet der Entwicklungsphysiologie kann im Rahmen dieses Buches nicht im einzelnen abgehandelt werden[1]. Hier sollen nur einige wenige Beispiele besprochen werden, bei denen die Verflechtung genetischer und entwicklungsphysiologischer Fragestellungen besonders deutlich wird.

a) Das Hautleistensystem an den Fingern[2]

Vom Hautleistensystem des Menschen sind die *Fingerabdrücke* am weitesten bekannt. Das liegt vor allem an der Rolle, die sie in der Kriminalistik bei der Erkennung bestimmter Personen spielen. Jedoch auch abgesehen von dieser speziellen Anwendung sind sie seit mehr als 50 Jahren Gegenstand intensiver wissenschaftlicher Forschung. Daß sie Interesse der Genetiker und Anthropologen fanden, hat vor allem zwei Gründe:

1. Jeder Fingerabdruck ist von allen anderen Abdrücken verschieden. In den Abdrucksammlungen des polizeilichen Erkennungsdienstes in aller Welt wurden jedenfalls noch nicht zwei Abdrücke festgestellt, die in allen Einzelheiten übereinstimmten.

2. Jeder Fingerabdruck bleibt durch das ganze Leben seines Trägers unverändert. Er ist also maximal „umweltstabil".

Außer an den Fingerbeeren finden sich Papillarleisten beim Menschen auch auf der Volarfläche der Hand und auf der Plantarfläche des Fußes[3]. Die Fingerbeeren wurden jedoch bisher am meisten untersucht.

Ihre wissenschaftliche Bearbeitung an der Hand selbst wäre mühsam und unpraktisch. Deshalb fertigt man zunächst Abdrücke[4] dieser Muster auf Papier an. Zu diesem Zweck schwärzt man die Finger und Hände mit Druckerschwärze oder Spezialfarbstoffen derart ein, daß nur die vorstehenden Papillarleisten mit dem Farbstoff in Berührung kommen, und überträgt dann den „Abdruck" auf Papier. Für eine wissenschaftliche Auswertung sind die Abdrücke aller 10 Finger erforderlich.

Wir betrachten hier ausschließlich die Muster der Fingerbeeren. Ihre zunächst verwirrende Vielfalt läßt sich bis auf sehr seltene Ausnahmen, die „atypischen Muster", in drei Haupttypen einteilen: Bogen, Schleife und Wirbel.

Ein Bogen ist dadurch definiert, daß alle Leisten an der einen Fingerseite beginnen und an der anderen enden (Abb. 222a). Dabei können sie sich in der Mitte

---

[1] Zur Entwicklungsgeschichte des Menschen vgl. die Lehrbücher von STARK, CLARA; für die allgemeine Entwicklungsphysiologie die Vorstellungen von KÜHN 1955, mit einer Fülle von Beispielen; das Werk von HADORN 1955; für die biochemischen Aspekte BRACHET 1960.

[2] Darstellung teilweise nach WENDT 1959.

[3] Ähnliche Bildungen finden sich auch an einzelnen anderen Körperstellen, z. B. äußerer Gehörgang. Sie sollen nicht weiter erwähnt werden.

[4] Der eingebürgerte Ausdruck „Abdruck" ist eigentlich unzutreffend, da z. B. die Fingerbeere von einer Seite auf die andere abgerollt werden muß, um auch seitliche Musterteile zu erhalten.

mehr oder weniger stark erheben. Ist die Erhebung besonders steil, so spricht man von einem „Tannenbogen" (Abb. 222b).

Von einer Schleife spricht man, wenn wenigstens eine Leiste bogenförmig umbiegt und zu der Fingerseite zurückkehrt, von der sie kam (Abb. 222c). Meist bilden mehrere Leisten eine Schleife; man spricht auch von einem „Musterstrom". Diesem „Musterstrom" schließen sich proximal (Basalstrom) und distal („Mantelstrom") Leisten eng an, die — wie beim Bogen — von einer Fingerseite zur anderen ziehen. Dadurch entsteht an der Umbiegungsstelle der Schleife ein Punkt, in dem drei Leistenströme (Musterstrom, Basalstrom, Mantelstrom) aneinander vorbeiziehen. Diesen Punkt nennt man „Triradius". Er spielt bei der Auswertung eine große Rolle. — Die Schleife kann zur ulnaren oder zur radialen Fingerseite hin auslaufen (ulnare bzw. radiale Schleife).

Bei einem Wirbel schließlich liegt in der Mitte ein in sich geschlossener, kreisförmiger oder wirbelförmiger Musterstrom (Abb. 222d). Er wird ebenfalls von Basalstrom und von Mantelstrom eng eingeschlossen. So entsteht auf beiden Fingerseiten je ein Triradius. Ist der Musterstrom kreisförmig, so läßt sich leicht ein

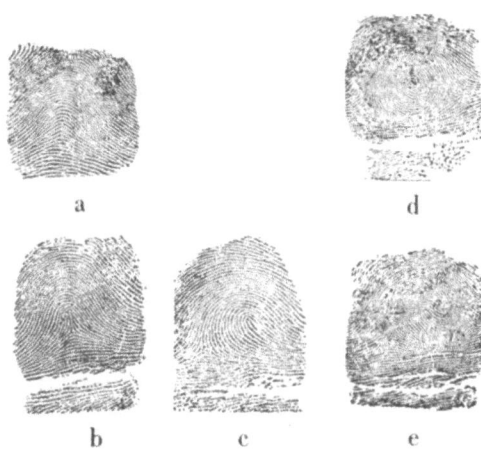

Abb. 222a—e. Die wichtigsten Fingerbeerenmuster; a Bogen, b Tannenbogen, c Schleife, d Wirbel (monozentrisch), e Wirbel (dizentrisch) (n. WENDT 1959)

Mittelpunkt erkennen, und man spricht von monozentrischen Wirbeln (Abb. 222d). Ist der Musterstrom S-förmig verschlungen, so daß zwei. Zentren entstehen (Abb. 222e), so nennt man den Wirbel doppelzentrisch.

Ein einfaches Kriterium dafür, ob ein Bogen, eine Schleife oder ein Wirbel vorliegt, ist demnach die Zahl der Triradien. Ein Bogen hat keinen Triradius, eine Schleife hat einen und ein Wirbel zwei. Auch die Übergangsformen zwischen Bogen, Schleife und Wirbel können nach dieser Definition einem der Grundtypen zugeordnet werden.

Die Auswertung. Bei der Auswertung faßt man im allgemeinen die Befunde an den 10 Fingern einer Person zusammen und gewinnt so Zahlen, durch die man eine Person oder auch eine Gruppe von Personen hinsichtlich der Fingerleisten charakterisieren kann. Man unterscheidet eine qualitative und eine quantitative Auswertung.

Die qualitative Auswertung beruht auf der Bestimmung des Mustertyps. Man gibt also an, wieviele Wirbel, Schleifen und Bogen an den Fingern einer Person vorkommen. Die prozentuale Häufigkeit der drei Grundmuster in einer Population nennt man die „allgemeine Musterhäufigkeit". Sie ist das am besten untersuchte Fingerleistenmerkmal. Außerdem kann man noch verschiedene Indices errechnen usw.

Grundlage der quantitativen Auswertung ist die Auszählung der Papillarleisten. Man zählt dabei nicht alle Leisten, sondern diejenigen, die von einer gedachten Linie zwischen jedem vorhandenen Triradius und der Mustermitte (bei doppelzentrischen Wirbeln: den Mustermitten) geschnitten werden. Ein Bogen hat keinen Triradius; ihm kommt deshalb der quantitative Wert 0 zu. Eine Schleife (mit *einem* Triradius) hat auf einer Seite einen quantitativen Wert von mindestens

1, meist aber mehr, auf der anderen Seite dagegen einen quantitativen Wert 0. Ein Wirbel zeigt auf jeder Fingerseite einen quantitativen Wert. Für die weitere Auswertung wird von den beiden Werten eines Fingers nur der größere benutzt.

Jeder Finger erhält so seinen quantitativen Wert. Er schwankt zwischen 0 (bei Bogen) und etwa 30.

Aus diesen zehn Fingerwerten werden dann verschiedene quantitative „Fingerleistenmerkmale" errechnet, so der Epidermisdickenfaktor V und die Polsterdickenfaktoren R und U (BONNEVIE), der individuelle Musterwert (WENDT), der individuelle quantitative Wert und die Gesamtleistenzahl.

Anatomische Grundlagen. Die Anatomie der Fingerleisten geht aus der halbschematischen Abb. 223 hervor (n. WENDT). Man sieht: Papillarleisten sind Erhebungen der Epidermis, deren Struktur an der Verzahnungsfläche zwischen Epidermis und Corium bestimmt wird. Hier findet man unter jeder Papillarleiste und jeder Papillarfurche eine leistenförmige Vorragung der unteren Epidermisschichten gegen das Corium. Man nennt diese Vorragungen „Drüsenleiste" (unter der Papillarleiste) und Falte (unter der Furche). Die Drüsenleiste, in deren Bereich die auf dem Kamm der Papillarleisten mündenden Schweißdrüsen die Epidermis durchsetzen, schneidet in der Regel etwas weiter in das Corium ein als die Falte.

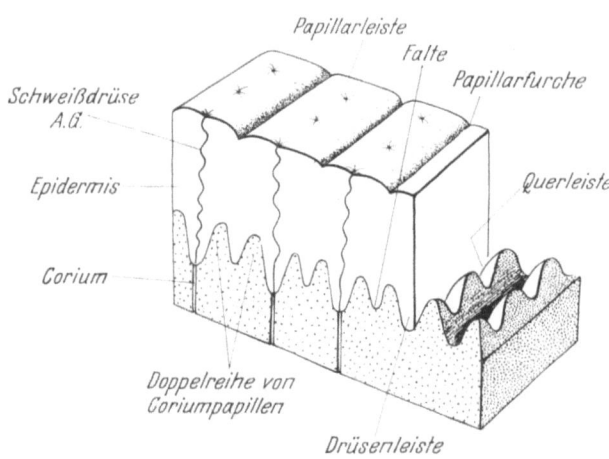

Abb. 223 a

Abb. 223 a u. b. Halbschematische Darstellung von Aufbau der Fingerbeeren-Haut (zur Erklärung vgl. den Text) (von Herrn Prof. WENDT freundlicherweise zur Verfügung gestellt)

An der Grenze zwischen Epidermis und Corium finden sich außerdem die sog. „Querleisten". Sie laufen etwa senkrecht zu den Falten und Drüsenleisten und schneiden am wenigsten in das Corium ein.

Trennt man diese Epidermis und Corium voneinander, was unter bestimmten Voraussetzungen an der Leichenhand gelingt, so findet man an der Unterfläche der Epidermis sehr verschieden aussehende, etwa kegel- oder pyramidenförmige Einziehungen. Ihnen entsprechen Vorragungen an der Oberfläche des Coriums, die Coriumpapillen. Sie stehen in Doppelreihen, welche durch die den Drüsenleisten entsprechenden Furchen voneinander getrennt sind.

Die Aufgabe der Hautleisten wurde viel diskutiert. Einmal werden sie als Tastorgane aufgefaßt. Man stellt sich vor, daß die sensiblen Endorgane durch die Gliederung in Leisten differenzierter erregt werden können und so den Tastsinn verfeinern.

Zweitens sieht man sie als Greiforgane an; die Faltung soll der Hand einen besseren Halt beim Zufassen geben. Nach WENDT (1959) dürften beide Auffassungen richtig sein; denn Greifen und Tasten sind ja eng verknüpfte Funktionen.

Embryologie und Genetik. Die Ausbildung der Fingerleisten und ihre erblichen Unterschiede wurden nun besonders genau embryologisch bearbeitet; auch wenn wir heute geneigt sind, manche ihrer Befunde anders zu deuten, so bleiben doch die Arbeiten von K. BONNEVIE klassische Beispiele der phänogenetischen Forschung am Menschen[1]. Im 2. und 3. Embryonalmonat kommt es zunächst zur Ausbildung von „Tastballen" (Abb. 224).

Man sieht auf jeder Endphalanx einen großen Ballen; weitere Ballen finden sich an den Grundphalangen sowie distal zwischen den Metacarpalia. Innerhalb dieser Ballen kommt es schon im 3. Embryonalmonat zur Bildung der Papillar-

---

[1] Vgl. BONNEVIE 1924, 1929, 1931, 1940.

falten[1]. „Die Finger- und Zehenbeeren sind vor diesem Stadium wegen starker Blutzuführung halbkugelig aufgetrieben, und... die Epidermis scheint bis zur

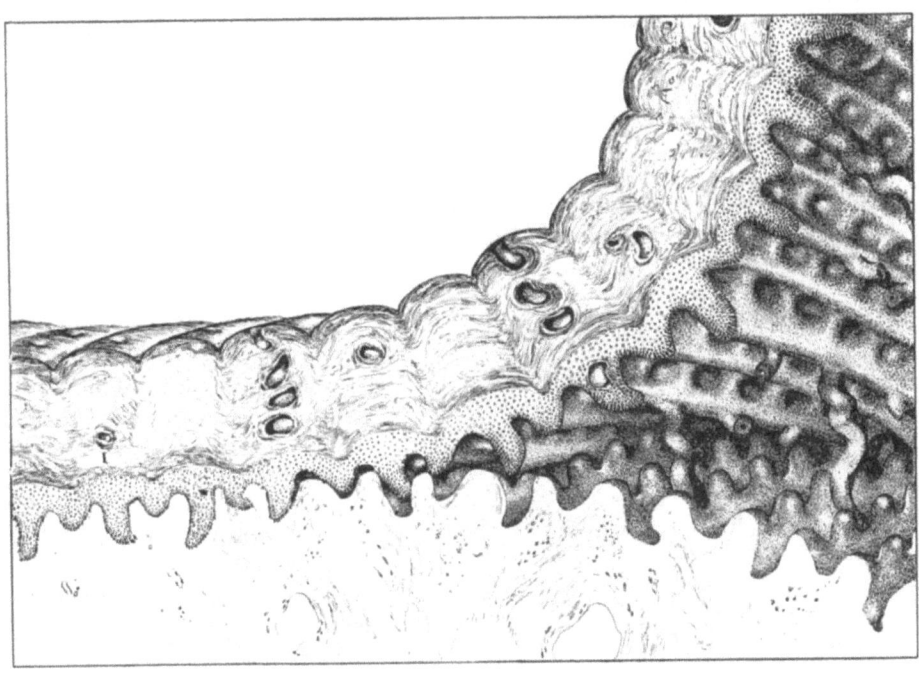

Abb. 223 b

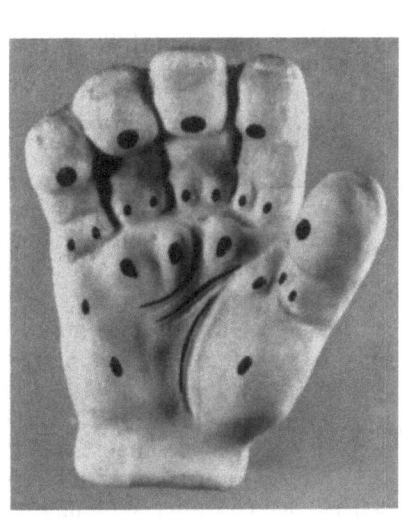

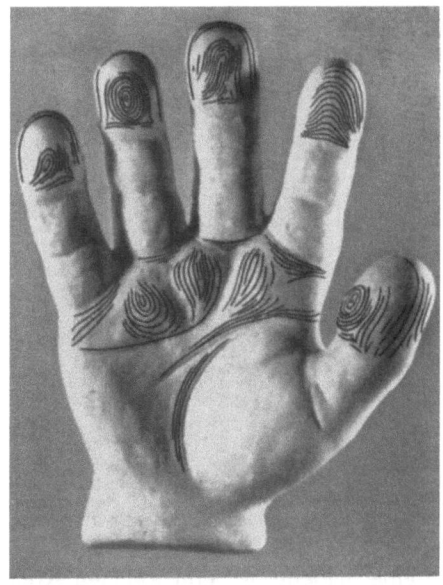

a   b

Abb. 224a u. b. Ausbildung der „Tastballen" im 2. und 3. Embryonalmonat, a beginnende zentrale Faltung vom Ende des zweiten, b vom Ende des dritten Embryonalmonats (n. ABEL 1940)

[1] Das Folgende nach BONNEVIE; vgl. auch ABEL 1940.

äußersten Grenze ihrer Elastizität gespannt zu sein. Diese starke innere Spannung gibt vermutlich Mitte des dritten Embryonalmonats etwas nach, und die elastische Oberhaut zieht sich nun allmählich wieder zusammen. Ihre innere Schicht, die Keimschicht der Epidermis, hat sich inzwischen durch lebhafte Zellteilung erweitert, und zwar besonders innerhalb eines kleinen, zentral gelegenen Bezirkes, der sich in dieser Weise als das künftige Zentrum des Papillarmusters kundgibt. Dieser erweiterte Bezirk der Keimlage wird während des Zusammenziehens der Oberhaut, um überhaupt Platz zu haben, genötigt, sich in Richtung des geringsten Widerstandes, d. h. gegen das darunterliegende weiche Bindegewebe hin, in Falten zu legen. Diese Falten... sind in Wirklichkeit schon die ersten Papillarleisten. Sie bleiben auch während der weiteren Entwicklung bestehen und bilden so ein Zen-

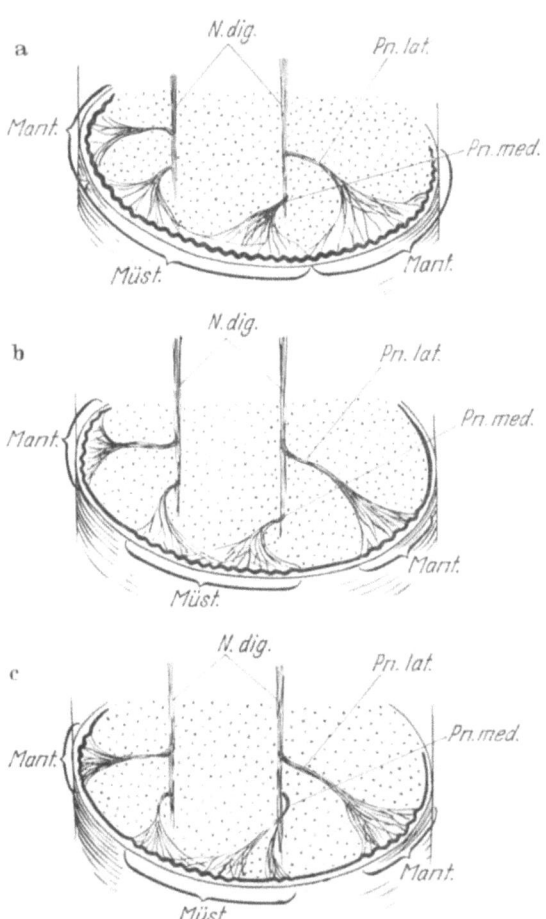

trum, um welches herum sich immer neue Falten legen, bis das Muster am Ende des vierten Embryonalmonats in allen seinen Hauptzügen schon fertig vorliegt." Neben der Faltung vom Zentrum aus (Zentralfaltung) gibt es auch eine vom Nagelfalz gegen Fingerkuppe und Zentrum hin (Mantelfaltung) sowie von der Knickungsfurche des letzten Fingergelenkes zum Zentrum hin (Basalfaltung). Die Ausgangspunkte der Faltungen stehen offenbar mit der Entwicklung der sensiblen Nerven in Beziehung (BONNEVIE 1929) (Abb. 225).

Die Ausbildung der individuellen Varianten der Papillarmuster läßt sich nun auf verschiedene Grundunterschiede in der Embryonalentwicklung einzelner Individuen zurückführen.

Wichtig erscheint hier vor allem die Stärke und Symmetrie bzw. Asymmetrie der Wölbung der Fingerbeere. Ganz allgemein gilt (Abb. 226): Auf einer schwach gewölbten Fingerbeere bildet sich ein Bogenmuster, eine stark und symmetrisch gewölbte Fingerbeere bildet ein Wirbelmuster aus, und auf einer stark, aber asymmetrisch gewölbten Fingerbeere entwickelt

Abb. 225. Ausgangspunkte der Papillarmuster in Abhängigkeit von den sensiblen Nerven bei drei Fingern in verschiedenen Entwicklungsstadien (n. BONNEVIE 1929)

sich eine Schleife. — Von welchen Komponenten ist der Grad der Wölbung und ihrer Symmetrie abhängig?[1]

Zunächst führen offenbar Druck- und Spannungsunterschiede des embryonalen Gewebes zu Dickenunterschieden der embryonalen Epidermis. Ein starker Druck

[1] Vgl. ABEL 1940.

führt zur Dehnung der Epidermis. Es kommt zu stark gewölbten Fingerbeeren mit gedehnter — dünner — Haut. Bei schwächerem Innendruck dagegen bleibt die Wölbung schwach, und die Haut bleibt dick.

Außer der allgemeinen, durch den Innendruck bestimmten Dünne oder Dicke der Epidermis sind örtliche Verdickungen wichtig: Die Epidermis-„Polster". Sie entstehen offenbar durch erhöhte Einlagerung von Flüssigkeit in die Epidermis. Aus ihrer Lage an den verschiedenen Fingern einer Hand läßt sich schließen, daß sie bereits angelegt sind, bevor sich die Handplatte in die einzelnen Finger unterteilt. Die Lage und Ausprägung dieser Polster ist zwischen einzelnen Individuen sehr verschieden; einige Beispiele zeigt die Abb. 227.

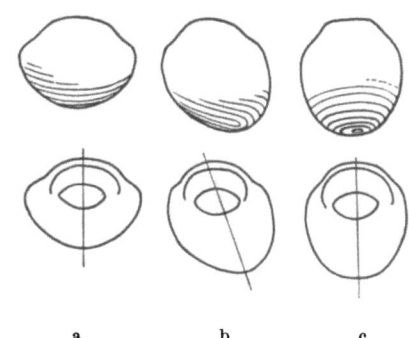

a   b   c

Abb. 226a—c. Schematische Darstellung der Beziehung zwischen der Stärke sowie symmetrischer und asymmetrischer embryonaler Wölbung der Fingerbeere und Anordnung der Papillarleisten. a Bogenmuster (Querfaltung), symmetrisch, b Schleifenmuster, asymmetrisch, c Wirbelmuster, symmetrisch (n. ABEL 1940)

Daneben spielen Formunterschiede der Fingerbeere in Zusammenhang mit der Lage der Finger in der Handplatte sowie Unterschiede der Endphalangen und der Nagelform eine Rolle (BONNEVIE 1931; ABEL 1940).

Die Epidermispolster sind offenbar in erster Linie für die Asymmetrie in der Wölbung der Fingerbeeren verantwortlich, als deren Folge Schleifen entstehen: An der stärker gewölbten Seite bilden die Papillarlinien eine geschlossene Figur, während sie an der weniger gewölbten Seite offen sind.

Wie wir oben sahen, ist der quantitative Wert für Bogenmuster = 0. Für Schleifen und Wirbel ist er desto höher, je stärker die embryonale Fingerbeere gewölbt war, je dünner also die Epidermis war.

Nun läßt sich jedoch beobachten, daß die drei Mustertypen sich nicht gleichmäßig auf alle Finger verteilen (Abb. 228). So hat der 4. Finger am wenigsten Bögen und am meisten Wirbel. Der 2. dagegen hat am meisten Bögen. Nach BONNEVIE lassen sich diese Beziehungen am besten erklären, wenn man drei unabhängige Variationsreihen annimmt:

1. Eine allgemeine Reihe für Dicke der Epidermis, die nach der hier gegebenen Betrachtung vom Innendruck abhängig ist.

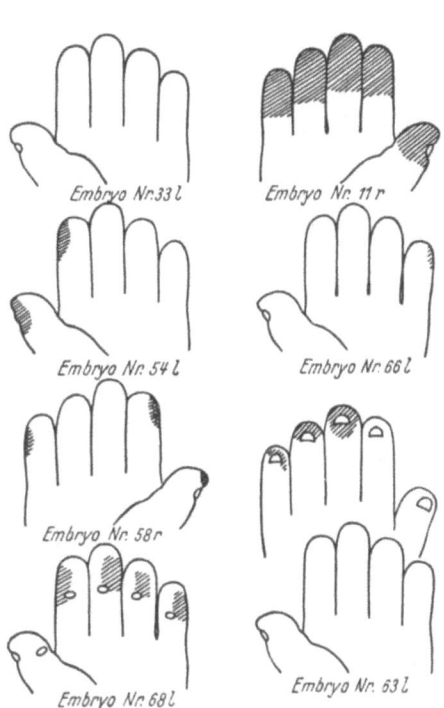

Abb. 227. Schematische Rekonstruktion von verschiedenen, tatsächlich beobachteten embryonalen Polsteranordnungen (n. BONNEVIE, aus ABEL 1940)

2. Eine Reihe für das Auftreten von Polstern an den ulnaren Fingern (IV und V)
3. Eine Reihe für das Auftreten von Polstern an den radialen Fingern (I, II, III).

Ein ungefähres Maß für die Epidermisdicke bietet der Finger mit dem höchsten quantitativen Wert beider Hände, der in der Regel von den Polsterungsfaktoren am wenigsten betroffen ist.

Ein Maß für die Auswirkung der beiden Polsterungskomponenten kann man gewinnen, indem man die Differenz des radialen bzw. ulnaren Fingers mit der niedrigsten Leistenzahl zu dem Finger mit der höchsten absoluten Leistenzahl ausrechnet.

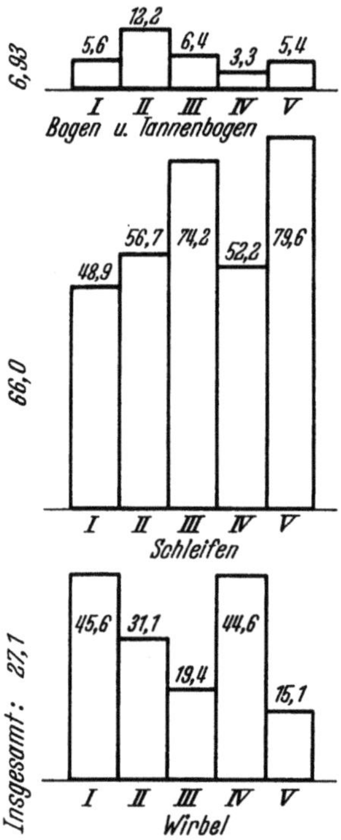

Wie umfangreiche genetische Untersuchungen von BONNEVIE u. a. zeigten, *werden die drei genannten Variablen mehr oder weniger unabhängig voneinander vererbt.* Dieser Befund zusammen mit der Rückführung auf die embryonalen Verhältnisse bleibt wichtig genug, auch wenn wir der genetischen Bedeutung durch Annahme dreier einfach mendelnder Allelenpaare (V, v für Epidermisdicke; U, u für ulnare Polsterbildung; R, r für radiale Polsterbildung) heute keinesfalls mehr zustimmen können.

Außer diesen drei Faktoren ist die Form der Finger und damit auch das Muster von der Lage der Finger in der Hand (embryonale Handplatte) abhängig. So haben der 2. und 5. Finger (nach BONNEVIE) stets asymmetrischere Querschnitte als der dritte und vierte und der alleinstehende Daumen. Dementsprechend finden sich am 2. und 5. Finger besonders häufig Schleifen, am 1. und 4. dagegen häufiger Wirbel.

Auf die Darstellung weiterer Einzelheiten wie doppelzentrische Muster, sowie das Auftreten gestörter Muster infolge von Epidermis-Einrissen durch vermehrte Spannung usw. muß hier verzichtet werden[1]. Nur kurz sei erwähnt, daß die linke Hand durchschnittlich mehr Bögen hat als die rechte, und daß Frauen mehr Bögen aufweisen als Männer.

Abb. 228. Verteilung von Bögen, Schleifen und Wirbeln auf die verschiedenen Finger in % (n. GEIPEL 1935)

Im übrigen bedürfen die oben dargestellten embryologischen Zusammenhänge dringend einer Bestätigung und Erweiterung.

Einen groben Überblick über rassische Unterschiede gibt die Tab. 119. Weitere Angaben bei MARTIN/SALLER.

Tabelle 119. *Die prozentuale Häufigkeit der drei Grundmuster bei Gruppen verschiedener rassischer Zusammensetzungen* (n. WENDT)

Gruppe	Zahl der Individuen	Prozentuale Häufigkeit der		
		Wirbel	Schleifen	Bogen
Buschmänner und Pygmäen . .	694	18,4	68,2	13,4
Ainu	532	28,4	68,4	3,2
Europide	200 527	28,8	64,8	6,4
Neger	401	31,2	62,8	6,0
Inder	269	37,6	59,4	3,0
Indianer	987	38,6	56,0	5,4
Malaien	7558	40,1	57,6	2,3
Eskimo	599	40,9	56,3	2,8
Mongolen	3639	45,8	51,7	2,4
Negrito	246	56,2	43,0	0,8

[1] Vgl. u. a. ABEL 1940; SCHADE 1954.

Besonders trugen in den letzten Jahren Untersuchungen von S. B. HOLT (vgl. HOLT 1961) zur Abklärung der genetischen Grundlage der Fingerleisten bei. Als Maß wählte sie die „Gesamtleistenzahl", also die Summe der „quantitativen Werte" (vgl. oben) aller 10 Finger. Sie berechnete dann die Korrelationen zwischen den verschiedenen Verwandtschaftsgraden. Es ergab sich: EZ (80 Paare): $r = 0,95 \pm 0,01$: ZZ (92 Paare): $r = 0,49 \pm 0,08$. Geschwisterpaare (523 Geschwister aus 210 Geschwisterschaften): $r = 0,50 \pm 0,05$; Väter und Kinder (149 Familien mit 301 Kindern, davon 156 Söhne und 145 Töchter): $r = 0,49 \pm 0,04$, Mütter und Kinder: $r = 0,50 \pm 0,04$. Die Daten sprechen für einen sehr hohen Einfluß der Erbanlagen (hohe Konkordanz bei EZ!) und für eine vollständige Übereinstimmung mit dem genetischen Modell der additiven Polygenie (vgl. S. 135f.).

Einen Hinweis auf die Bedeutung einer unabhängigen Vererbung der Bonnevieschen Polsterungsfaktoren kann man darin sehen, daß die Korrelation der quantitativen Werte zwischen einander naheliegenden Fingern hoch, zwischen einander entfernt liegenden Fingern der gleichen Person aber gering ist.

Auch das Papillarleistensystem der Hand hat eine große erbbiologische Bedeutung. Es wird jedoch in anderem Zusammenhang erwähnt; eine embryologische Analyse liegt noch nicht vor.

b) Biochemische Befunde über den Mechanismus der Ausbildung morphologischer Merkmale in der Embryonalentwicklung

In den Papillarleisten der Fingerbeeren lernten wir ein normales Merkmalssystem kennen, das in seinen wesentlichen Zügen auf einige wenige, morphologisch faßbare Grundvorgänge zurückgeführt werden konnte. Es muß unser Bestreben sein, die Analyse noch weiter bis zu den zugrundeliegenden biochemischen Prozessen vorwärtszutreiben. Wir besitzen jedoch hier bisher nur sehr wenige Befunde, wenn man die Betrachtung auf die eigentlichen Differenzierungsvorgänge beschränkt und etwa die Biochemie der Keimzellbildung, Befruchtung usw. übergeht[1]. Überaus zahlreiche Experimente zeigten, daß für die Induktionsvorgänge, die zur Differenzierung des befruchteten Eies führen, RNS, Protein, SH-Gruppen und ATP (Adenosin-triphosphorsäure) notwendig sind.

Bei der weiteren Differenzierung scheinen Wechselwirkungen zwischen den Genen im Zellkern und dem Cytoplasma eine besondere Rolle zu spielen. Die ersten Furchungen scheinen sogar ziemlich automatisch und ohne besondere Mithilfe des genetischen Materials im Zellkern abzulaufen. So lassen sich kernlose Blastulae bei Seeigel[2] und bei Amphibien erzielen[3]. Im Gastrula-Stadium dagegen tritt der Kern immer mehr in Aktion. Über den Vorgang der Differenzierung im einzelnen legte schon DRIESCH (1894) eine Theorie vor, die von MORGAN (1934) modernisiert wurde. Die Theorie nimmt an, die Kerne, die die gleiche Potenz in sich trügen, würden auf Zellen mit chemisch verschiedenem Cytoplasma verteilt. Infolge dieser Verschiedenheit des Cytoplasmas würde die Aktivität der Gene in einzelnen Kernen stimuliert, in anderen dagegen gehemmt. Da die Gene enzymatische Reaktionen kontrollieren, führe dieses zu weiteren Veränderungen im Cytoplasma, die wieder auf den Kern zurückwirkten. So komme eine fortschreitende Spezialisierung der verschiedenen Teile der Zygote zustande.

Diese Theorie wurde vor allem von WADDINGTON und BRACHET in den fünfziger Jahren weiterentwickelt. WADDINGTON vertrat die Auffassung, daß die Aktivierung von Genen unter bestimmten Umweltbedingungen und ihre Inaktivierung unter anderen Bedingungen durch eine Konkurrenz (Competition) verschiedener Gene um verschiedene Substrate bedingt sei. Dabei dürften die Gene auch hier über eine RNA-Zwischenstufe spezifische Proteine im Cytoplasma kontrollieren.

---

[1] Lit. bei BRACHET 1960.
[2] HARVEY 1936.
[3] STAUFFER 1945.

Während diese Theorie die Hauptbedeutung den Genen im Zellkern beilegt, gibt es andere Auffassungen, die besonders die Rolle von „Plasmagenen" betonen. Vier Typen derartiger „Plasmagene" scheint es zu geben (WADDINGTON 1956).

1. Exogene Plasmagene, die wahrscheinlich mit Viren identisch sind und zunächst für die Embryologie ohne Bedeutung sind.

2. Echte Plasmagene, die cytoplasmatische Vererbung bedingen würden und sich unabhängig vom Kern vermehren könnten. Ihr Vorkommen in Zygoten kann nicht ausgeschlossen werden; es ist jedoch nicht gesichert.

3. Sichtbare cytoplasmatische Partikel genetischer Konstanz, wie die Centrosomen. Eine führende Rolle in der Morphogenese ist bei ihnen unwahrscheinlich.

4. Plasmagene, deren Bildung durch das genetische Material im Zellkern veranlaßt ist. Diese letztgenannten Elemente fanden besonderes Interesse. Nach der Auffassung verschiedener Autoren könnte die Differenzierung durch derartige Plasmagene bestimmt werden, die zunächst unter dem Einfluß des Kernes entständen. Dann trete eine Konkurrenz unter verschiedenen Plasmagenen ein, als deren Resultat jeweils eine Gruppe von ihnen die Führung bei der Differenzierung des betreffenden Abschnittes übernähme. In erster Linie wird hier an solche Partikel im Cytoplasma gedacht, die RNS enthalten.

Diese Theorie läßt sich mit der von DRIESCH-MORGAN verbinden, wenn man mit WADDINGTON annimmt, die Unterschiede in der chemischen Zusammensetzung des Cytoplasmas veranlaßten bestimmte Gene, derartige Plasmagene zu induzieren.

Gibt es experimentelle Hinweise dafür, ob derartige Hypothesen zutreffen oder nicht?

1. Übertragung von freien Zellkernen in kernlose Zellen.

BRIGGS u. KING (1953) aktivierten zunächst unbefruchtete Froscheier, indem sie sie anstachen, und entfernten dann den Zellkern. Dann entnahmen sie aus Embryonen im Blastula- oder Gastrula-Stadium einen Zellkern und injizierten ihn in das entkernte Ei. Die Frage lautete: Ist dieser Kern noch totipotent? Dann müßte sich das Ei zu einem vollständigen Embryo entwickeln. Hat sein genetisches Material jedoch inzwischen einen Teil seiner Potenz eingebüßt, dann muß die Entwicklung in einem frühen Stadium unterbrochen werden oder abnorm verlaufen.

Die Experimente mit Blastula- und Gastrula-Zellen führten zur Entwicklung völlig normaler Embryonen; sie bewiesen die Omnipotenz dieser Zellkerne. Das galt jedoch nach späteren Untersuchungen der gleichen Autoren nicht mehr für Kerne aus dem späteren Gastrula-Stadium. Diese Kerne waren also nicht mehr totipotent. Sie zeigen eine Differenzierung. Wie weitere Experimente bewiesen, ist diese Differenzierung irreversibel[1].

Zur Frage der biochemischen Differenzierung sind Untersuchungen über Aufnahme von $C^{14}O_2$ in Nukleoproteide bemerkenswert[2]. $C^{14}O_2$ wird nur bis zum Gastrula-Stadium aufgenommen; alle Kerne nehmen etwa gleichviel davon auf. Während der Gastrulation beginnt im Cytoplasma die RNS- und Protein-Synthese, die sich am animalen und vegetativen sowie am dorsalen und ventralen Pol unterscheidet, und gleichzeitig treten auch Unterschiede im C^{14}-Gehalt der Kerne auf. Demnach scheint in den ersten Furchungsstadien die Stoffwechselaktivität aller Kerne etwa gleich groß zu sein; nach dem obengenannten Übertragungsversuch sind die Kerne in diesem Stadium totipotent. Während der Gastrulation hingegen treten Verschiedenheiten im Stoffwechsel der verschiedenen Kerne auf; sie entsprechen gleichzeitig sichtbar werdenden cytoplasmatischen Unterschieden.

Diese Experimente scheinen die Driesch-Morgansche Theorie zu bestätigen:

1. Das Cytoplasma entwickelt nach der Befruchtung Unterschiede in den verschiedenen Teilen der Zygote.

2. Die Kerne sind zunächst totipotent und zeigen keine Unterschiede ihres Stoffwechsels; im Verlaufe der Gastrulation zeigen sie eine „Differenzierung", die ihre Potenzen wie ihren Stoffwechsel betrifft.

Wahrscheinlich können neuere Untersuchungen aus der Bakteriengenetik als Modelle für den Mechanismus derartiger Wechselwirkungen angesehen werden (PARDEE, JACOB u. Mitarb. 1959—1960, nach KAUDEWITZ 1961). Ein Beispiel ist die genetische Steuerung des Abbaues von β-Galaktosiden wie z. B. der Lactose bei E. coli. Die dazu nötige genetische Information ist in einem bestimmten, engen Bereich des genetischen Materials enthalten. Den Abbau der β-Galaktoside führt die β-Galaktosidase durch. Damit ihre Substrate in die Zelle gelangen können, wird die Wirkung der Galaktosid-Permease benötigt, die enzymatische Eigenschaften

---

[1] Über weitere Kernübertragungsexperimente, auch zwischen verschiedenen Species, vgl. BRACHET 1960.

[2] TENCER (1958).

aufweist. Befindet sich kein β-Galaktosid im Kulturmedium der Zelle, so wird unter dem Einfluß eines dritten, ebenfalls eng gekoppelten Gens I („Induktor") ein als Repressor bezeichneter Stoff synthetisiert. Unter seiner Wirkung verhindert ein viertes, ebenfalls eng gekoppeltes Gen 0 („Operator") die Verwirklichung der genetischen Information der beiden erstgenannten Genorte; es wird weder Permease noch β-Galaktosidase synthetisiert. Treten dagegen im Medium β-Galaktoside auf, so wirken sie als Antagonisten des von Gen I synthetisierten Repressors. Die hemmende Wirkung des Gens 0 entfällt, und die Synthese von Permease und Galaktosidase setzt ein. Das Substrat wird abgebaut, das Gen I und unter seinem Einfluß das Gen 0 wird wieder wirksam, und die Enzymsynthese hört wieder auf. Das Substrat steuert hier also auf dem Umweg über die Wirkung anderer Gene die Aktivität der Gene, die die zu seinem Abbau notwendigen Enzyme liefern. Da alle 4 Gene eng beieinander liegen, ist dieser Fall gleichzeitig ein eindrucksvolles Beispiel für eng benachbarte Gene mit verwandter Funktion (vgl. S. 81).

Für Entwicklungsstörungen in späteren Phasen der Embryonalentwicklung konnte man schon in einer größeren Anzahl von Fällen, die in der experimentellen Genetik bearbeitet wurden, bestimmte biochemische Grunddefekte auffinden. Als ein Beispiel für viele sei die Mutation letal-translucida (ltr) bei Drosophila[1] genannt. Ihre homozygoten Träger unterscheiden sich schon im ersten Larvenstadium vom Normaltypus. Die Lärvchen haben einen reduzierten Fettkörper und sind leicht aufgebläht. Im zweiten und dritten Larvenstadium weichen sie immer stärker vom Normaltyp ab: Durch übermäßig starke Ansammlung von Hämolymphe werden sie stark aufgetrieben und ganz durchsichtig (Abb. 229). Die Tiere verpuppen sich um einen Tag verspätet. In diesem Stadium bleibt die Entwicklung bei den meisten Tieren stehen; jedoch überleben sie noch viele Tage. Nur ganz vereinzelt entwickeln sie sich zu schlupfreifen Fliegen. Die Mutation ltr ist demnach ein embryonaler Letalfaktor (Kap. VII, 1 a). Die auffälligste biochemische Besonderheit dieser Larven ist eine vom Normaltyp abweichende Blutzusammensetzung: Der Wassergehalt ist erhöht, der Gehalt an Eiweiß, insbesondere an Globulinen dagegen ist vermindert.

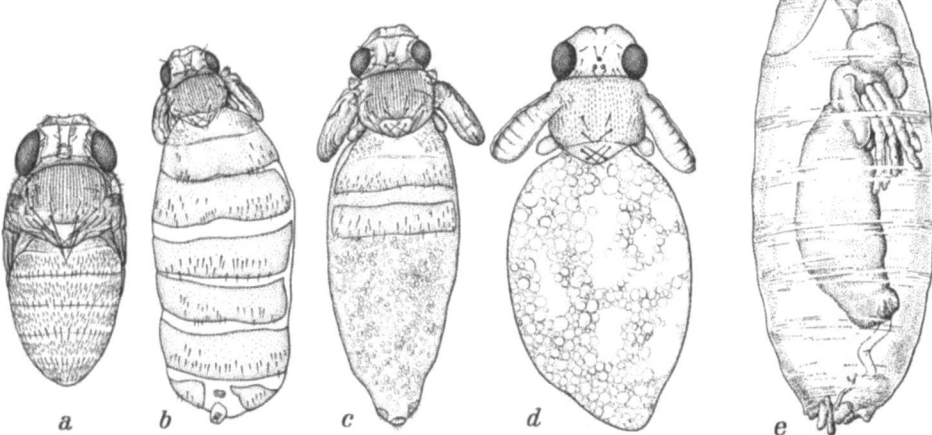

Abb. 229a—e. Entwicklungsstadien der Mutante ltr (letal-translucida) bei Drosophila melanogaster (n. KÜHN 1955)

Bei genauerer Untersuchung läßt sich nun zeigen, daß in einem Teil der Puppen die Entwicklung der Imagines wenigstens beginnt. Vor allem Kopf und Thorax können sich entwickeln. Der Prozentsatz der Tiere, bei denen der Beginn der Metamorphose sich noch nachweisen läßt, schwankt sehr stark unter dem Einfluß verschiedener Außenbedingungen. In reinem Sauerstoff wird er sehr gesteigert (Abb. 230).

Die stärkste fördernde Wirkung hat die O_2-Zufuhr während der ersten 50 Std der Puppenzeit; danach sinkt sie stark ab, um dann nach 90 Std ganz zu verschwinden. Das Ausbleiben der weiteren Differenzierung beruht also zum Teil auf ungenügender O_2-Versorgung der Puppe, die mit ihrem qualitativ und quantitativ abnormen Flüssigkeitsgehalt zusammenhängen dürfte.

Transplantiert man nämlich Augenanlagen (Imaginalscheiden) der ltr-Tiere im 2. oder 3. Larvenstadium in Wildtyp-Wirte, so bilden sie sich zu völlig normalen Augen heraus. Das

---

[1] Nach KÜHN 1955; vgl. auch HADORN (1955).

gleiche gilt für transplantierte Genitalanlagen. Daraus läßt sich folgern, daß der Primärdefekt nicht örtlich in den einzelnen Organanlagen, sondern in einer allgemeinen Stoffwechselstörung liegt. Wir haben es also mit Relationspleiotropie, nicht mit Mosaikpleiotropie zu tun (Kap. VII, 1 d). Die Ansammlung abnormer Hämolymphe ist ein Ausdruck dieser Stoffwechselstörung; der Primärdefekt ist bisher unbekannt.

Dieses Beispiel zeigt u. a., wie man das Transplantationsexperiment benutzen kann, um Entwicklungsvorgänge und ihre erblichen Abweichungen zu analysieren.

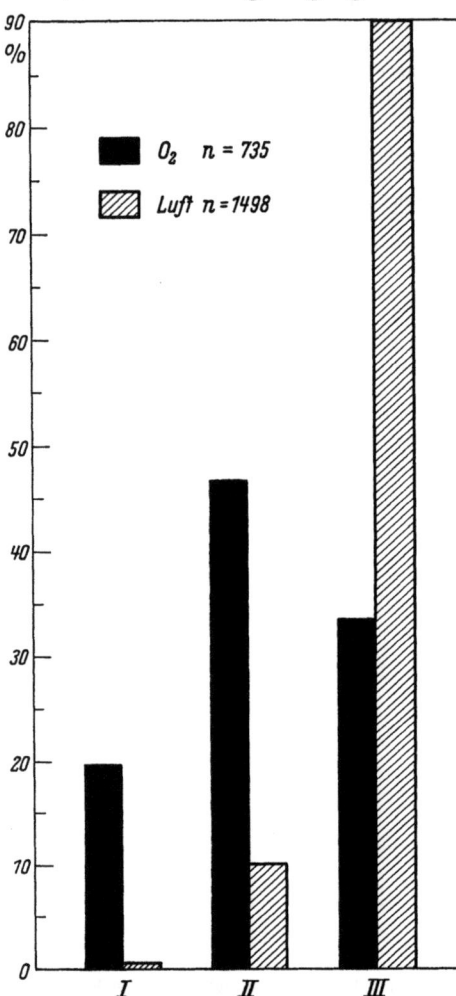

Abb. 230. Metamorphose homozygoter ltr-Puppen von Drosophila melanogaster in atmosphärischer Luft und in Sauerstoff; *I* Metamorphose von Kopf, Thorax und Abdomen, *II* Metamorphose des Thorax und des Kopfes, selten fehlt das rote Augenpigment, *III* keine Metamorphose des Thorax, meist überhaupt keine imaginale Differenzierung, selten Kopfdifferenzierung. (Nach Sobels u. Nijenhuis 1953, zusammengezogen) (n. A. Kühn 1955)

Diese oder ähnliche Versuchsanordnungen sind in der genetisch-entwicklungsphysiologischen Forschung weit verbreitet und von großem heuristischen Wert.

Bei den genannten Beispielen (wie bei vielen anderen; vgl. Brachet 1960; Nachtsheim 1958; Kühn 1955; Hadorn 1955) gelang es, in das Ursachengefüge erblicher Entwicklungsstörungen einzudringen. Der genetisch-biochemische Primärvorgang, der ihnen zugrunde liegt, wurde jedoch noch nicht erkannt. Untersuchungen, in denen die Analyse etwa bis zu der hier dargestellten Stufe oder sogar noch etwas weiter gediehen ist, gibt es jetzt schon in größerer Anzahl. Sie beziehen sich meist auf O_2-Verbrauch, RNS-Gehalt usw. bei Letalmutationen der verschiedensten Objekte; eine große Anzahl von Befunden hat sich hier angehäuft[1].

Ähnliche Untersuchungen u. a. an Seeigel und Amphibien-Embryonen zeigten ganz deutlich, daß im Laufe der Embryogenese *neue Antigene* entstehen; sie lassen sich schon im Laufe der Gastrulation, also in dem Entwicklungsstadium, in dem die Wechselwirkung zwischen Keim und Plasma beginnt, erkennen. Mit derartigen Untersuchungen weiterzukommen, erwies sich jedoch besonders deshalb als schwierig, weil die gefundenen Antigene sehr komplexer Natur waren. Deshalb konzentrierte man sich in den letzten Jahren besonders auf den Nachweis und die Untersuchung einzelner leicht isolierbarer Proteine. Neben Herz- und Muskelproteinen wurden vor allem Proteine der Linse bearbeitet. So benutzten Burke u. Mitarb. 1944 ein Antiserum gegen Protein aus der Linse von 160 Std alten Hühnerembryonen. Mit Hilfe dieses Antiserums konnten sie Antigen in Linsenextrakten von 96 bis 160 Std alten Embryonen nachweisen. Dagegen fand sich Antigen, das mit Antikörpern reagierte, die

---

[1] Diskussion bei Brachet.

spezifisch gegen das Linsen-Eiweiß erwachsener Hühner gerichtet waren, erst bei mindestens 250 Std alten Embryonen. Auch bei der Ente fanden sich für bestimmte Entwicklungsstadien spezifische Antigene in der Linse; sie traten zu einer Zeit auf, in der sich die primären Linsenfasern bildeten und auch der RNS-Gehalt stark anstieg. In späteren Stadien der Differenzierung verschwanden diese Antigene wieder[1]. Entsprechende und teilweise noch weitergehende Befunde liegen — außer beim Huhn — vor allem beim Frosch vor.

Von dieser serologischen Arbeitsrichtung sind sicher noch bedeutende Ergebnisse zur Frage der Primärwirkung von Mutationen, die zu morphologischen Abweichungen führen, zu erwarten. Das Ziel muß sein, bei Embryonen, die derartige Mutationen tragen, spezifische Abweichungen im Gehalt an Eiweiß-Körpern (Antigenen) aufzuzeigen[2].

Zum Abschluß dieses Kapitels soll ein Beispiel beim Menschen genannt werden, in dem es gelang, eine ganz bestimmte, sich allerdings großenteils erst nach der Geburt voll ausbildende Anomalie der Entwicklung auf lokalisierte biochemische Blocks zurückzuführen.

Das adrenogenitale Syndrom

Die Gruppe der adrenogenitalen Syndrome wird *durch genetische Blocks in der Synthese der Steroid-Hormone hervorgerufen.* Man unterscheidet jetzt drei Typen[3]:
1. Nebennierenhyperplasie mit Virilisierung,
2. Nebennierenhyperplasie mit Hypertonus,
3. Nebennierenhyperplasie mit Elektrolytstörungen.

Typ 1. Nebennierenhyperplasie mit Virilisierung

Das klinische Bild dieser Störung hängt vom Geschlecht des Patienten ab. Bei Mädchen sind Anomalien der Genitalien schon bei der Geburt sichtbar. Besonders auffallend ist eine phallusartige Vergrößerung der Klitoris, die einem Penis bei Hypospadie ähnlich sieht. Außerdem findet sich ein Sinus urogenitalis, in den vorn die Urethra, hinten die Vagina einmündet. Uterus, Tuben und Ovarien sind vorhanden. Im Urin findet sich eine Vermehrung der 17-Ketosteroide. Die Erscheinungen werden im Laufe der Kindheit deutlicher, und wenn nicht therapeutisch eingegriffen wird, kommt es zu einer ausgesprochenen Virilisierung (Abb. 231a—c).

Bei kleinen Jungen finden sich bei der Geburt keine morphologischen Anomalien. Schon in früher Kindheit jedoch entwickelt sich der Penis zu besonderer Größe. Da die Teste an dieser nicht teilnehmen, besteht keine echte Pubertas praecox. — Auch die Jungen scheiden vermehrt 17-Ketosteroide aus.

Bei beiden Geschlechtern findet sich eine erhebliche Beschleunigung des Größenwachstums und der Knochenentwicklung. Wegen des frühen Schlusses der Epiphysenfugen bleibt dennoch die definitive Körpergröße hinter dem Bevölkerungsdurchschnitt zurück. Sehr früh entwickelt sich auch die Behaarung im Genitalbereich, in den Achselhöhlen und im Gesicht.

Histologisch findet man in der Nebennierenrinde eine Hyperplasie der Zona reticularis, in der die Androgene gebildet werden.

Dieser Typ wird autosomal-recessiv vererbt; CHILDS (1956) schätzt seine Häufigkeit in Maryland auf etwa 1 : 67000 Geburten. Dem würde eine Häufigkeit der Heterozygoten von etwa 1 : 128 entsprechen. Die Pathogenese dieser Störung

---

[1] KONYUKOV 1957.
[2] Diskussion bei BRACHET (1960).
[3] Vgl. HSIA 1959.

konnte aufgeklärt werden: Der genetische Block liegt offenbar in der Umwandlung von 17-Oxy-Progesteron in "Compound S" (CPDS)[1]. Anstatt dessen wird in großen

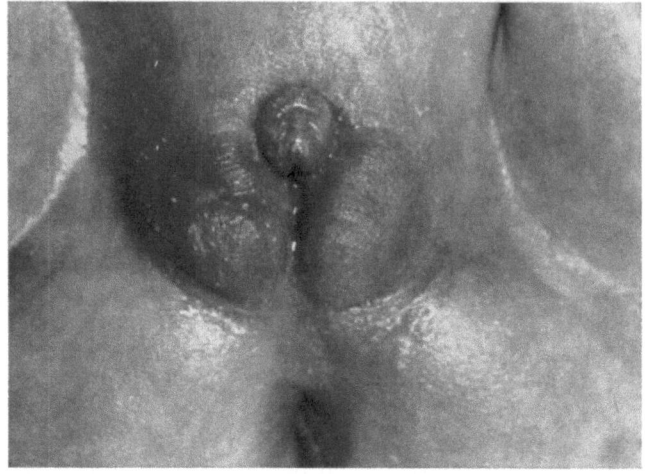

a

Abb. 231a. Adrenogenitales Syndrom bei einem Mädchen. Man sieht deutlich die Vergrößerung der Klitoris und Bildung des Sinus urogenitalis (Beobachtung der Kinderklinik der FU Berlin) (Doz. Dr. WERNER)

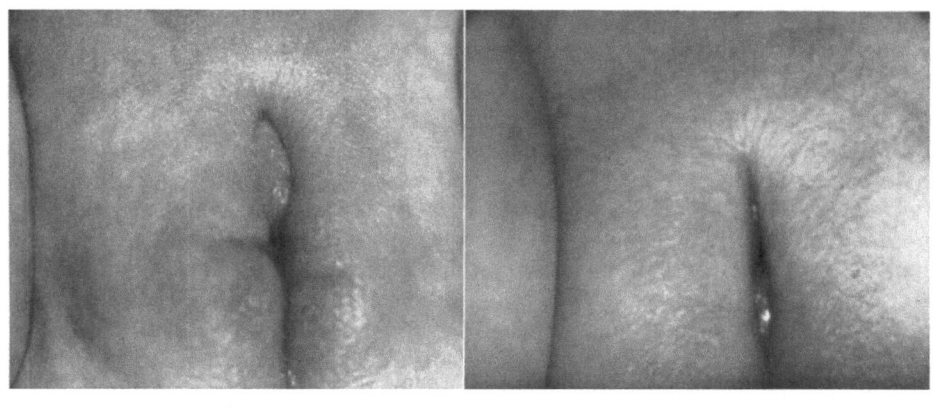

b   c

Abb. 231b, c. Adrenogenitales Syndrom nach Behandlung mit Cortison: Normalisierung des Befundes

Mengen Pregnantriol ausgeschieden[2]. Die Wirkungen dieses Blocks lassen sich aus dem folgenden Schema ablesen[3]. (Abb. 232 n. LENZ 1960)

    Der Defekt liegt im Ferment „C-21-Hydroxylase"; die Symptome lassen sich durch die fehlende Hemmung der ACTH-Bildung in der Hypophyse erklären. Daraus ergibt sich eine sehr einfache therapeutische Konsequenz. *Rechtzeitige Cortisonzufuhr hemmt die ACTH-Bildung ebenfalls und hält so die Virilisierung auf.* Ob eine echte Rückbildung einer schon vergrößerten Klitoris möglich ist, erscheint dagegen sehr fraglich.

---

[1] WILKINS u. Mitarb. 1952; BARTTER u. Mitarb. 1951.
[2] BONGIOVANNI u. EBERLEIN (1955).
[3] Nach LENZ 1960.

Typ 2. Nebennieren-Hyperplasie mit Hypertonus

Bei diesem Typ wiesen alle Patienten außer den oben beschriebenen Symptomen einen Hypertonus auf. Er zeigt sich schon in den ersten Lebensjahren und erreicht etwa 180 mm Hg systolisch und 140 mm Hg diastolisch.

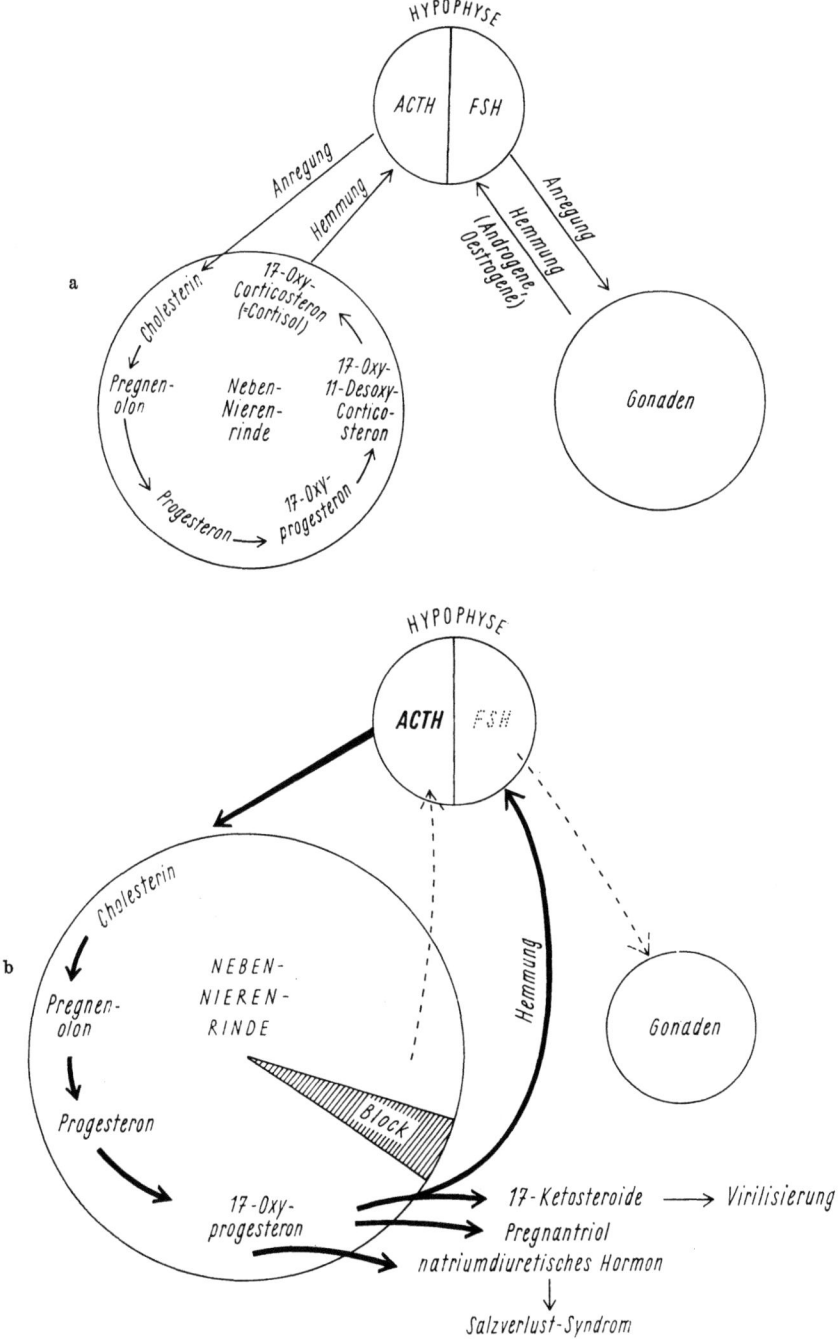

Abb. 232a u. b. a Selbststeuerung der Nebennierenrinde und der Gonaden durch Vermittlung von Hypophysenhormonen. Normale Verhältnisse. b Der Block in der Corticoidsynthese beim adrenogenitalen Syndrom und die sekundären Folgen in der endokrinen Selbststeuerung (n. W. Lenz 1961)

Childs beobachtete zwei Geschwister mit diesem Sondertyp. — Im Urin wurde vor allem die auf Abb. 233 angegebene Substanz Tetra-hydro-S ausgeschieden[1]. Wahrscheinlich liegt ein Block zwischen CPD-S und CPD-F vor.

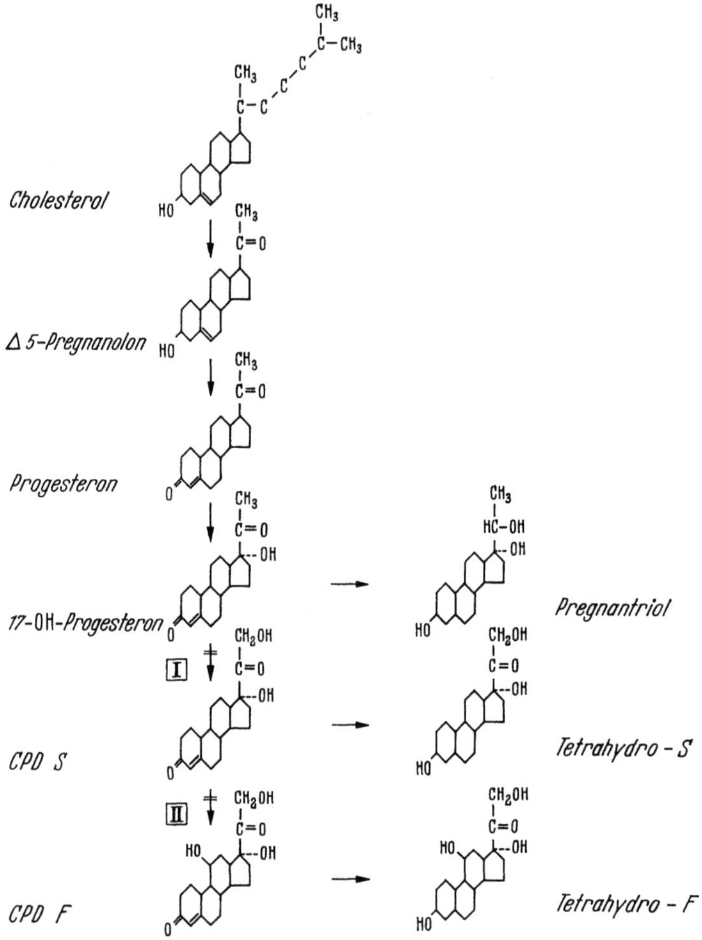

Abb. 233. Genetisch-biochemische Blocks, die zum adrenogenitalen Syndrom führen (n. Bongiovanni u. Eberlein 1958, aus Hsia 1959)

Typ 3. Nebennierenhyperplasie mit Elektrolytstörungen

Bei einem Teil der Kinder mit adrenogenitalem Syndrom finden sich außerdem schwere Elektrolytstörungen. Insbesondere sinkt das Serum-Natrium, und das Kalium steigt an. Die Kinder werden reizbar, verlieren den Appetit, erbrechen und nehmen an Gewicht ab. Wird nicht sofort eingegriffen, so führt der Na-Verlust zum Tode infolge der Dehydratation, oder es kommt zum Herzstillstand wegen einer Hyperkaliämie.

Die Störung ist offenbar autosomal-recessiv erblich; ein gewisser Salzverlust scheint auch bei den phänotypisch gesunden Geschwistern von Merkmalsträgern vorzukommen.

Pathologisch-anatomische Untersuchungen an einigen Fällen zeigten ein Fehlen der Zona glomerulosa in der Nebenniere. Diese Zone produziert jedoch das Na-retinierende Hormon der Nebennierenrinde.

[1] Childs u. Mitarb. (1956).

Der zugrunde liegende Block ist noch nicht völlig aufgeklärt. Einerseits fehlt CPD-F wie bei den erstgenannten Formen. Daneben besteht auch ein Mangel an dem Na retinierenden Hormon (Desoxycorticosteron; DOCA ?)[1]. Wie diese beiden Störungen zusammenhängen, ist im einzelnen nicht genau bekannt.

Bei anderen morphologischen Anomalien ist es noch nicht gelungen, die Ursache der Störung in einem bestimmten Enzymblock zu lokalisieren, wenn auch die Analyse bei vielen von ihnen bis in die Nähe des vermutlichen Blocks vorgedrungen ist[2].

Diese Beispiele sollen jedoch nicht im einzelnen referiert werden; wir schließen an dieser Stelle unsere Betrachtungen über Genwirkungen bei der Ausbildung von Gestalt und Funktion ab. Eines dürfte klar geworden sein: *Während die Analyse funktionell-biochemischer Vorgänge weit fortgeschritten ist, steckt sie, was das Problem der normalen morphologischen Entwicklung und ihrer genetisch bedingten Abweichungen anbetrifft, noch in den Kinderschuhen.*

Neben ihrer praktischen Bedeutung sind diese Entwicklungsvorgänge jedoch auch theoretisch überaus wichtig: *In ihnen liegt fast alles, was die Organismen im Laufe der Evolution seit dem Kambrium dazugewonnen haben.* Die biochemischen Grundlagen des intermediären Stoffwechsels dagegen waren schon viel eher vorhanden; in diesem Bereich sind vielmehr im Laufe der Evolution Verluste eingetreten, wie u. a. ein Vergleich der biochemischen Fähigkeiten des Wildtyps von Neurospora mit der Liste der unentbehrlichen Aminosäuren bei Säugern zeigt.

7. Erklärung der unter 1. genannten Phänomene auf Grund der inzwischen erarbeiteten Tatsachen

Die bis jetzt erarbeiteten Erkenntnisse setzen uns in den Stand, die eingangs aufgeworfene Frage nach der Erklärung einiger bei der genetischen Analyse auftretenden Phänomene zu beantworten:

α) Letalfaktoren

Sie treten offenbar dann auf, wenn der zugrunde liegende genetische Block eine lebenswichtige Funktion ausfallen läßt. Ein Beispiel für einen Letalfaktor ist die recessive Afibrinogenämie. Das Genwirknetz ist an einer so entscheidenden Stelle durchbrochen, daß der resultierende Funktionsausfall mit dem Leben nicht vereinbar ist. Dieses Beispiel erklärt uns gleichzeitig die Phasenspezifität: Die Kinder sind ja vor der Geburt gesund; die erste Krise pflegt die Abnabelung zu sein. Der Grund ist sehr einfach: Die Lage im Mutterleib ist so geschützt, daß der Gerinnungsmechanismus nicht benötigt wird. — *Die Letalfaktorwirkung tritt also zu einem Zeitpunkt ein, in dem die gestörte Funktion zum ersten Male lebensnotwendig wäre.*

β) Unvollständige Penetranz und schwankende Expressivität

Bei der Besprechung des Genwirknetzes der Blutgerinnung sahen wir, daß sich Defekte einzelner Faktoren durchaus in manchen Fällen nachweisen lassen, die nicht an einer manifesten hämorrhagischen Diathese leiden. Ein extremes Beispiel ist der Hageman-Defekt, der offenbar ganz ohne Störungen einhergeht. Jedoch eine leichte Hämophilie kann bei schonender Behandlung über längere Zeit fast symptomfrei bleiben; Blutungen treten oft nur nach besonderen Belastungen auf.

---

[1] Weitere biochemische Einzelheiten über die mögliche Grundstörung bei EBERLEIN u. BONGIOVANNI 1958.

[2] Für die erblichen Mißbildungen des Bindegewebes vgl. McKUSICK 1959; für den hämolytischen Ikterus MOTULSKY u. Mitarb. 1955.

Der Primärdefekt ist auch bei diesen Personen vorhanden. Nur ist das Genwirknetz bei ihnen in der Lage, diesen Defekt so weit zu kompensieren, daß er sich phänotypisch nicht mehr auswirkt.

Unvollständige Penetranz eines Gens beruht darauf, daß das Genwirknetz eine mehr oder weniger große „Elastizität" besitzt, die es manchmal befähigt, einzelne Defekte aufzufangen und mehr oder weniger gut zu kompensieren.

Wenn wir sagen „mehr oder weniger gut", so ist damit nicht nur der Fall der unvollständigen Penetranz, sondern auch der der schwankenden Expressivität erklärt: Hier kann der Defekt nicht vollständig, sondern nur mehr oder weniger unvollständig aufgefangen werden. So gibt es oft innerhalb der gleichen Bluter-Familie nicht nur Merkmalsträger, die in früher Jugend an Verblutung zugrunde gehen, sondern auch solche, die trotz leichterer Symptome einem Beruf nachgehen und eine Familie gründen können.

γ) Pleiotropie

Besonders viele Beispiele fanden wir für Pleiotropie. Wir denken wieder an das adrenogenitale Syndrom: Morphologische Veränderungen am Genitale, verfrühte Behaarung, Ausscheidung pathologischer Stoffwechselprodukte im Urin und zunächst besonders rasches, dann aber früh stillstehendes Körperwachstum — alle diese Symptome lassen sich auf einen einzigen biochemischen Grunddefekt zurückführen, dem die oberste Stellung in der „Hierarchie der Phäne" (HADORN) zukommt.

Demnach läßt sich die Frage, warum Pleotropie auftritt, allgemein so beantworten: *Infolge der Verschlingung der Genwirkketten zu einem Genwirknetz kann ein einzelner Grunddefekt sich auf eine ganze Reihe von verschiedenen Funktionen störend auswirken.*

Damit ist jedoch zunächst nur die unechte oder Relationspleiotropie erklärt. Die echte oder Mosaik-Pleiotropie unterscheidet sich von ihr dadurch, daß schon die primäre Genwirkung von Zelle zu Zelle verschieden ist. Hier muß man den Grund in einer verschiedenen Reaktionsbereitschaft des Cytoplasmas suchen. Beim Menschen sind sichere Beispiele für diese Mosaikpleiotropie unseres Wissens nicht bekannt.

δ) Heterogenie

Das vierte der Phänomene, die wir zu Anfang betrachteten, war die Heterogenie. Sie zu erklären bereitet uns nun die allergeringsten Schwierigkeiten: *Heterogenie beobachtet man dann, wenn verschiedene Glieder der gleichen Genwirkkette ausfallen oder verändert sind.* — Als Beispiele bieten sich uns an alle die Blutungsübel, die ein hämophiles Syndrom zeigen, so z. B. AHF-, PTC- und PTA-Mangel und der Mangel an Proaccelerin. Weitere Beispiele sind die verschiedenen Typen der Glykogen-Speicherkrankheit.

8. Praktische Anwendungsmöglichkeiten der Ergebnisse phänogenetischer Untersuchungen beim Menschen

Die Ergebnisse der phänogenetischen Forschung beim Menschen sind zunächst einmal theoretisch interessant: Sie geben uns Aufschluß über die Wirkung der Gene. Daneben steht jedoch auch eine besonders große praktische Bedeutung. In zwei Richtungen konnten die Ergebnisse praktisch angewandt werden:

1. Sie erlauben es, in vielen Fällen auch solche Träger von Mutationen zu erkennen, die in ihrem Phänotyp zunächst nicht von Gesunden abzuweichen scheinen.

2. Sie machen bei manchen Erbkrankheiten eine gezielte, auf den erblichen Grunddefekt gerichtete Therapie möglich.

Diese beiden Anwendungsbereiche sollen im folgenden besprochen werden.

a) Die Erkennung phänotypisch gesunder Träger krankhafter Mutationen mit Hilfe spezieller, besonders biochemischer Untersuchungsmethoden

Hier sind zwei Situationen möglich: Entweder ein Krankheitsbild tritt nur bei den Homozygoten einer bestimmten Mutation auf; die Heterozygoten sind gesund. Es liegt also recessiver Erbgang vor. — Ein Sonderfall ist der X-chromosomal recessive Erbgang, wenn die männlichen Hemizygoten krank, die weiblichen Heterozygoten jedoch gesund sind.

Oder aber ein Krankheitsbild manifestiert sich zwar bei Heterozygoten, jedoch nicht ausnahmslos, oder die Manifestation ist von bestimmten Bedingungen abhängig. So gibt es Erbkrankheiten, die nicht bei der Geburt vorhanden sind, sondern erst im späteren Leben auftreten. Ein besonders bekanntes Beispiel ist die Chorea Huntington, für die das Problem des Erkrankungsalters an anderer Stelle (Kap. VII, 1 b) ausführlich behandelt wurde.

In beiden Fällen sind wir sehr daran interessiert, zu erfahren, ob phänotypisch gesunde Personen, die auf Grund ihrer Verwandtschaftsbeziehungen zu Kranken eine bestimmte Wahrscheinlichkeit haben, Überträger des betreffenden Gens zu sein, tatsächlich Überträger sind. Die praktische Wichtigkeit dieser Frage für die eugenische Beratung liegt auf der Hand. In vielen Fällen ist es nun gelungen, durch gezielte — meist biochemische — Untersuchungen diese Trägereigenschaft festzustellen. Einige Beispiele sind in Tab. 120 zusammengefaßt[1].

Einige besonders instruktive Beispiele sollen im folgenden genauer besprochen werden. Das erste ist die Phenylketonurie[2]. Wie wir sahen (Kap. VII, 5 c), besteht bei den Homozygoten ein genetischer Block in der Umwandlung von Phenylalanin in Tyrosin; dieser Block ließ sich auf das Fehlen einer Funktion des Enzyms Phenylalanin-Oxydase zurückführen. Die Heterozygoten sind dagegen klinisch merkmalsfrei. Das bedeutet, daß unter normalen Bedingungen der Genlocus in einfacher Dosis ausreicht, um die zur Umwandlung des zugeführten Phenylalanins notwendige Enzymaktivität aufzubringen. Wie aber, wenn man dieses System bis zu einem unphysiologischen Grade belastet? Muß man nicht damit rechnen, daß der Heterozygote mit einer Belastung schlechter fertig wird als der normale Homozygote? Oder umgekehrt ausgedrückt: Ist nicht zu erwarten, daß der Homozygote als Träger zweier entsprechender Gene mehr Reserven haben wird?

Von dieser Erwägung gingen Hsia u. Mitarb. (1957) aus, als sie *Phenylalanin-Belastungsversuche* durchführten. Bei 19 Heterozygoten (Eltern von Patienten) und bei einer gleichen Anzahl normaler Kontrollen gaben sie morgens nüchtern 0,1 g/kg Körpergewicht L-Phenylalanin per os und bestimmten 1, 2 und 4 Std später den Plasma-Phenylalanin-Spiegel. Das Ergebnis zeigt die Tab. 121.

Wie man sieht, steigt bei den Heterozygoten der Phenylalanin-Spiegel wesentlich stärker an als bei den Kontrollen und geht auch langsamer zur Norm zurück. Dadurch war erwiesen, daß auch bei ihnen ein gewisser physiologischer Defekt vorhanden ist; nur reicht er nicht aus, um unter normalen Lebensbedingungen zu krankhaften Symptomen zu führen[3].

---

[1] Die Tabelle erhebt keinen Anspruch auf Vollständigkeit. Weitere Zusammenstellungen bei: Hsia 1957, 1960; Neel 1949, 1953, der mit als erster auf das Problem hinwies; France-schetti und Klein (1954).

[2] Beschreibung Kap. VII, 5 c.

[3] Entsprechende Ergebnisse bei Berry, Sutherland u. Guest (1957); Lippman, Berry u. Wright (1958); Renwick, Lawler u. Cowie (1960). Lit. bei Hsia (1960).

Tabelle 120. *Krankheitsbilder, bei denen es möglich ist, die klinisch gesunden Überträger erblicher Erkrankungen durch spezielle Untersuchungen zu erkennen*

1. Recessive Erbleiden: Erkennung der Heterozygoten
a) Zuverlässige, teilweise durch Nachuntersuchung bestätigte Befunde

Nr.	Krankheit	Befunde bei Heterozygoten	Autoren
1.	Afibrinogenämie	Fibrinogenopenie	RISAK (1935); MAC FARLANE (1938); SCHÖNHOLZER (1939); FRICK u. MCQUARIE (1954)
2.	Sichelzellen-Anämie	Sichelzellen-Merkmal	NEEL (1949); BEET (1949)
3.	Thalassaemia major	Thalassaemia minor	VALENTINE u. NEEL (1944)
4.	Phenylketonurie	1. Abnorme Phenylalanin-Belastungskurve	HSIA u. Mitarb. (1957); HSIA (1958)
		2. Abnorm hoher Gehalt des Nüchter-Serums an Phenylalanin	HSIA u. Mitarb. (1957); KNOX u. MESSINGER (1958)
		3. Ausscheidung von 0-Hydroxyphenylessigsäure n. Phenylalanin-Belastung	BERRY, SUTHERLAND u. GUEST (1957)
5.	Mucoviscidosis (Cystische Pankreasfibrose)	1. Erhöhte Ausscheidung von Na und Cl im Schweiß	DI SANT'AGNESE u. Mitarb. (1953); SHWACHMANN u. STEINBERG (1957); vgl. HSIA (1960)
		2. Mucoviscidosis der Erwachsenen	BOHN u. Mitarb. (1959, 1960)
6.	Galaktosämie	1. Verminderte P-Gal-Transferase-Aktivität	HSIA (1960)
		2. Abnorme Galaktose-Belastungskurve	HOLZEL u. KOMOWER (1955)
7.	Angeborene nichthämolytische Gelbsucht mit Kernikterus	Verminderte Ausscheidung von an Glucuronsäure gekoppeltem Salicylat nach Belastung mit Na-Salicylat	CHILDS, SIDBURY u. MIGEON (1959)
8.	Akatalasämie	Verminderung der Blut-Katalase-Aktivität	NISHIMURA u. Mitarb.(1959)
9.	Wilsonsche Erkrankung	1. Herabsetzung des Serum-Kupfer-Spiegels	NEALE u. FISCHER-WILLIAMS (1958)
		2. Hyperaminoacidurie	BRAGE (1958)
10.	Glykogen-Speicherkrankheit der Leber u. Nieren (Typ I)	Erhöhung des Gehaltes an Glucose-6-Phosphat und Fructose-6-Phosphat in Erythrocyten	HSIA und KOT (1959)
11.	Hypophosphatasie (ein Typ der Vit-D-resistenten Rachitis)	1. Niedriger Blutspiegel der alkalischen Phosphatase	SOBEL, CLARK, FOX und ROBINSON (1953); DENT u. HARRIS (1956)
		2. Phosphoäthanolamin im Urin	HARRIS und ROBSON (1959)
12.	Idiopathische Hyperlipämie	Leichte Lipoiderhöhung im Serum	HOLT, AYLWARD u. TIMBRES (1939); BRUTON u. KANTER (1954); HARSLOF (1948); BOGGS, HSIA, MAIS u. BIGLER (1957)
13.	Pseudocholinesterase-Mangel; Empfindlichkeit gegenüber Succinylcholinchlorid	Biochemische Enzymreaktion in vitro zeigt verminderte Aktivität	KALOW (1957)

Nr.	Krankheit	Befunde bei Heterozygoten	Autoren
14.	Juvenile amaurotische Idiotie	Vacuolisierte Lymphocyten	RAYNER (1952)
15.	Albinismus	1. Abnorme Durchleuchtbarkeit der Sklera	WAARDENBURG (1947)
		2. Haut und Haare heller als bei Japanern sonst üblich	MURAKAMI (1957) (nur bei Japanern ?)
16.	Adrenogenitales Syndrom (Typ 1)	Erhöhung der Ausscheidung von Pregnantriol im Urin nach Gabe von 60 bis 80 Einheiten ACTH	CHILDS, GUMBACH u. VAN WYK (1956)
17.	Idiopathische Hypercholesterinämie und Xanthomatosis (schwere Form)	Hypercholesterinämie	FLIEGELMAN u.Mitarb.(1948) (1953); HERNDON (1954)
18.	Ac-Globulin-Mangel (Faktor V-Mangel)	Leichter Faktor V-Mangel ohne hämorrhagische Diathese	KINSLEY (1954) u. v. a.
19.	SPCA-(Faktor VII)-Mangel	Leichte Verzögerung der zweistufigen Prothrombinzeit, die in vitro durch Zugabe von Faktor VII korrigiert werden kann	u. a. QUICK, PISCIOTTA u. HUSSEY (1955)
20.	Stuart-Prower-Defekt	Leichte Verminderung des Stuart-Faktors ohne hämorrhagische Diathese	GRAHAM, BARROW u. HOUGIE (1957); HOUGIE, BARROW u. GRAHAM (1957)
21.	Cystinurie, Typ II (n. HSIA)	Leichte Vermehrung von Cystin und Lysin im Urin	HARRIS, MITTWOCH, ROBSON und WARREN (1955)
22.	Recessiv erblicher Kretinismus mit Kropf infolge eines Defektes in der Dejodierung von Jodtyrosin	Vermehrte unveränderte Ausscheidung von I^{131} nach Injektion	STANBURY, MEIJER u. KASSENAAR (1956)
23.	Infantile amaurotische Idiotie (TAY-SACHS)	Oxydation von P-Phenylendionit bei $P_H = 6,8$ bei etwa der Hälfte der untersuchten nahen Angehörigen von Probanden	DOWBEN (1959)

b) Weniger gut gesicherte bzw. umstrittene Befunde

Nr.	Krankheit	Befunde bei Heterozygoten	Autoren
1.	Chronische Porphyrie (Koproporphyrin III)	Abnorm hohe Ausscheidung Koproporphyrin III im Urin	PFÄNDLER (1957)
2.	Syndrom von Fanconi-de-Toni-Debré	Hyperaminoacidurie	PFÄNDLER (1957)
3.	Niemann-Picksche Erkrankung	Vermehrung der Fettsäuren und des anorganischen Phosphates im Blut	PFÄNDLER (1957)
4.	Myoklonus-Epilepsie	Dysrhythmie im EEG	SEKINO, IMAMURA u. YAMAGUCHI (1956); zit. n. MURAKAMI (1957)
5.	Essentielle Hypoglykämie (Typ Mc Quarrie)	Vermehrtes Ansprechen des Blutzuckers auf Insulin-Injektion	WRIGHT, BAUER, ANDERSON u. MCQUARRIE (1954) (n. HSIA 1960)

2. X-chromosomal recessive Merkmale

Nr.	Krankheit	Befunde bei weiblichen Heterozygoten	Autoren
1.	Hämophilie A	Herabsetzung der Fähigkeit des Plasmas, die verlängerte Recalzifizierungszeit von Hämophilen-Plasma zu korrigieren	NILSSON, BLOMBÄK, THILÉN u. v. FRANCKEN (1959)
2.	Hämophilie B	Manchmal Verminderung von Faktor IX (PTC)	ROSENTHAL (1954); BRINKHOUS u. Mitarb. (1954); RAMOT, ANGELOPOULOS u. SINGER (1955)
3.	Glucose-6-Phosphat-Dehydrogenase-Mangel	Verminderte Gluthation-Stabilität im G-Stabilitätstest	CHILDS, ZINKHAM, BROWNE, KIMBRO u. TURBERT (1958)
4.	Nephrogener Diabetes insipidus	1. Starker Durst und Ausscheidung großer Urinmengen durch Mütter von Patienten in frühen Lebensjahren	WALKER u. KRAMER (1954); WEST u. KRAMER (1955)
		2. Spezifisches Gewicht des Urins nach 12stündiger Durstpause gegenüber den Normalen vermindert	CARTER u. SIMPKISS (1956)

3. Dominante Merkmale mit unvollständiger Penetranz und genetisch ungeklärte Merkmale

Nr.	Krankheit	Befunde bei den nicht manifestierten Genträgern	Autoren
1.	Gicht	Hyperuricämie	SMYTH, COTTERMAN u. FREYBERG (1948); STECHER, HERSH u. SALOMON (1949)
2.	Erbliche Sphärocytose (Familiär hämolytischer Ikterus)	Formveränderungen der Erythrocyten und Verminderung ihrer mechanischen u. osmotischen Resistenz	u. a. RACE (1942); YOUNG, IZZO u. PLATZER (1951)
3.	Gauchersche Erkrankung (dominanter Typ)	Gaucher-Zellen im Knochenmark	GROEN u. GARRER (1948); zur Genetik vgl. HSIA (1960)
4.	Bronzediabetes (Hämochromatose)	1. Erhöhter Serum-Eisenspiegel	DEBRÉ, SCHAPIRA u. DREYFUS (1952); FINCH u. FINCH (1955)
		2. Erhöhung des Fe-Sättigungskoeffizienten des Serums	DEBRÉ, SHAPIRA u. DREYFUS (1952)

Tabelle 121. *Plasma-L-Phenylalanin-Spiegel nach Probefütterung mit L-Phenylalanin* (nach YI-YUNG, HSIA u. Mitarb.)

	Stunden nach L-Phenylalanin-Fütterung			
	1	2	4	Summe der Werte für die 1., 2. und 4. Std.
Kontrollen	0,55 ± 0,186 (0,30 — 0,90)	0,55 ± 0,168 (0,29 — 1,02)	0,30 ± 0,076 (0,21 — 0,50)	1,41 ± 0,366 (0,87 — 2,19)
Heterozygote	1,14 ± 0,187 (0,84 — 1,44)	1,03 ± 0,187 (0,72 — 1,44)	0,76 ± 0,292 (0,45 — 1,62)	2,93 ± 0,458 (2,10 — 4,02)

Mit der obengenannten Methode konnte zwar gezeigt werden, daß die Mittelwerte des Phenylalanin-Spiegels bei Heterozygoten und Kontrollen signifikant

Erkennung phänotypisch gesunder Träger krankhafter Mutationen   471

voneinander abweichen; trotzdem ist es jedoch nicht möglich, jeden einzelnen Heterozygoten als solchen zu identifizieren: *Die beiden Verteilungen überschneiden sich.*

HSIA versuchte deshalb noch einen anderen Weg: Als Ergebnis einer gewissen Schwäche in der Umwandlung von Phenylalanin zu Tyrosin ist ja nach Phenylalanin-Belastung nicht nur zu erwarten, daß Phenylalanin abnorm ansteigt, sondern man muß auch damit rechnen, daß Tyrosin abnorm niedrig bleibt. Nichts liegt also näher, als nach Belastung nicht Phenylalanin allein, sondern den Quotienten $\frac{\text{Phenylalanin}}{\text{Tyrosin}}$ zu betrachten in der Hoffnung, daß er eine bessere Trennung der beiden Gruppen ermöglicht. Ein Vergleich zwischen 19 Gesunden und 15 Heterozygoten[1] bestätigte diese Erwartung. Der Mittelwert beträgt für die Kontrollen 4,35 ± 0,99 eine Stunde nach Belastung, die Variationsbreite liegt zwischen 1,98 und 5,88. Bei 15 Heterozygoten dagegen liegt der Mittelwert bei 9,51 ± 3,68; die Variationsbreite liegt zwischen 2,95 und 16,25. Eine Übersicht über die beiden Verteilungen gibt die Abb. 234.

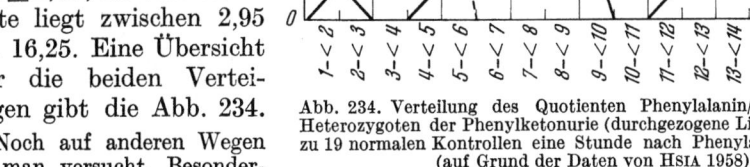

Abb. 234. Verteilung des Quotienten Phenylalanin/Tyrosin bei 15 Heterozygoten der Phenylketonurie (durchgezogene Linie) in Vergleich zu 19 normalen Kontrollen eine Stunde nach Phenylalanin-Belastung (auf Grund der Daten von HSIA 1958)

Noch auf anderen Wegen hat man versucht, Besonderheiten bei den Heterozygoten der Phenylketonurie nachzuweisen. So ist durchschnittlich der Phenylalanin-Spiegel auch ohne Nahrungsaufnahme und ohne Belastung im Serum etwas höher als normal[2]. Sie scheiden außerdem nach Phenylalanin-Belastung im Urin 0-hydroxyphenylessigsäure (0-HPAA) aus[3]; ein Befund, der allerdings offenbar auch bei einigen Normalen vorkommt[4].

Wie aus Tab. 120 hervorgeht, liegen positive Ergebnisse entsprechender Belastungsversuche bei Heterozygoten auch für eine Reihe anderer Erbleiden vor. Als Beispiel sei hier der angeborene nichthämolytische Ikterus mit Kernikterus[5] etwas genauer abgehandelt. Diese Ikterusform ist durch den Anstieg des indirekten Bilirubins im Blut charakterisiert, dem hier ausnahmsweise keine vermehrte Hämolyse entspricht. Außerdem bestehen extrapyramidale Symptome, die auf einen Kernikterus zurückgeführt werden können. Die Kinder erkranken früh, häufig schon am 2. Lebenstag, an einem Ikterus. Die indirekte Fraktion des Bilirubinspiegels steigt bis auf 25—45 mg-% an, und es entwickeln sich Opisthotonus und spastische Erscheinungen. Die Kinder sterben häufig im Laufe des ersten Lebensjahres. Bei der Obduktion sind die basalen Ganglien ikterisch verfärbt; die Leber dagegen zeigt keine wesentlichen Anomalien.

Auffällig ist ein deutlicher Defekt in der Ausscheidung von Bilirubin; dieser Defekt zeigt sich besonders deutlich an der Länge der Zeit, im Laufe derer sich i.v. zugeführtes Bilirubin noch im Serum nachweisen läßt.

Das Leiden wurde bisher in zwei Familien festgestellt; es ist offenbar autosomal-recessiv erblich.

[1] HSIA (1958).
[2] HSIA u. DRISCALL (1956); KNOX u. MESSINGER (1958).
[3] BERRY, SUTHERLAND u. GUEST (1957). Lit. bei HSIA (1960).
[4] CULLEN u. KNOX (1958). Lit. bei HSIA.
[5] CRIGLER und NAJJAR (1952).

Offenbar[1] besteht ein spezifischer Enzymdefekt: Normalerweise wird „indirektes" Bilirubin durch die folgende Reaktion in „direktes" Bilirubin umgewandelt:

Uridin-diphosphat-glucuronsäure (UDPGA) + Bilirubin (indirekt)

$\xrightarrow[\text{mikrosomen}]{\text{Leber-}}$ Bilirubin-Glucuronid (direkt) + Uridin-Diphosphat (UDP)

Diese Reaktion wird durch ein Enzymsystem in den Leber-Mikrosomen ermöglicht. Dieses System ist offenbar das gleiche, welches Substanzen wie o-Aminophenol oder Phenolphthalein mit Glucuronsäure verbindet. Demzufolge ist bei den Patienten auch die Koppelung vieler anderer Substanzen an Glucuronsäure erheblich herabgesetzt.

Daraus ergeben sich Hinweise für einen gezielten Belastungsversuch: Man[2] belastete nahe Verwandte (Eltern und Geschwister) von Patienten mit 0,5 , 1 und 2 g von Na-Salicylat und bestimmte im Urin den Prozentsatz des Salicylates, der an Glucuronsäure gekoppelt war. Bei 7 der untersuchten 8 Eltern, bei drei von 9 Geschwistern und bei zwei von drei Großelternteilen lag bei einem oder mehreren Versuchen der Salicyl-Glucuronid-Wert unterhalb des Bereiches, der durch Kontrolluntersuchungen als normal festgelegt worden war.

Bei den genannten wie bei anderen Beispielen wies man einen normalerweise korrigierten Defekt nach, *indem man die voraussichtlich geschwächte Funktion belastete*. In vielen Fällen ist das jedoch gar nicht einmal nötig. Es genügt schon, die entsprechende Funktion, bei der man auf Grund der Befunde bei den Homozygoten eine Schwächung erwartet, mit etwas gezielterer Methodik im Normalzustand quantitativ zu untersuchen. Am nächsten liegt es hier, Merkmale zu betrachten, bei denen der zugrunde liegende Enzymdefekt bei den Homozygoten bekannt ist, und nun nach einer quantitativen Abweichung des gleichen Enzymsystems bei den Heterozygoten zu fahnden. Ein Beispiel bietet die Galaktosämie. Wie wir sahen (Kap. VII, 5a), wird sie hervorgerufen durch einen Defekt des Enzyms P-Gal-Transferase. Dieses Enzym läßt sich quantitativ bestimmen; bei Anwendung mehrerer Methoden zeigten die Heterozygoten deutlich niedrigere Werte als die normalen Homozygoten[3].

Doch auch in Fällen, bei denen der Grunddefekt noch unbekannt ist, kann ein genaueres quantitatives Erfassen der biochemischen Phäne bei Heterozygoten deutliche Unterschiede zum „Normalzustand" enthüllen. Ein Beispiel ist die *Mucoviscidosis* (cystische Pankreasfibrose), eines der häufigsten recessiven Erbleiden des Menschen überhaupt.

Bei den Homozygoten finden sich schon in früher Kindheit vor allem Zeichen einer exkretorischen Pankreasinsuffizienz. Sie manifestiert sich am frühesten in Form eines Meconium-Ileus; das Meconium wird nicht, wie sonst normal, durch die Pankreasfermente verflüssigt. Ist die Pankreasinsuffizienz nicht vollständig, so tritt kein Meconium-Ileus auf; die Kinder haben jedoch massige Stühle, in denen sich schlecht verdaute Nahrungsbestandteile finden. Sie entwickeln sich trotz ausreichender Ernährung und oft guten Appetites schlecht.

Neben die Pankreasinsuffizienz treten bald Erscheinungen von seiten der Bronchien. Zunächst zeigt sich ein schwerer Husten. Dieser wird später spastisch, ist mit Auswurf verbunden und oft von Erbrechen gefolgt. Die Fehldiagnose Pertussis ist häufig. Der Husten geht darauf zurück, daß der normalerweise vorhandene wäßrige Schleim fehlt, der sonst dafür sorgt, daß die Bronchien gespült werden und die Flimmerhaare beweglich bleiben. Infolgedessen bildet sich mit der Zeit ein dicker, klebriger Schleim in Bronchien und Trachea. Er

[1] Schmid u. Mitarb. (1957); Lit. bei Hsia 1959).
[2] Childs u. Mitarb. (1959); (Lit. bei Hsia).
[3] Hsia u. Mitarb. (1958); Hsia (1960).

bildet einen idealen Nährboden für Sekundärinfektionen, besonders mit Staphylococcus aureus.

Ein weiteres Symptom ist die Vermehrung von NaCl im Schweiß der Patienten. Die Konzentration beträgt das 2—4fache des Normalen. Entsprechende Veränderungen zeigt der Speichel. Der Salzverlust kann dazu führen, daß die Patienten Hitzewellen besonders schlecht überstehen[1]. — Eine weitere Veränderung findet sich an den Mucoproteiden im Duodenalsaft[2].

Als Folge all dieser Veränderungen bleiben die Patienten im Wachstum zurück; sie zeigen Vitaminmangel-Erscheinungen, Bronchiektasen mit charakteristischen Röntgenbefunden und ein Cor pulmonale. Ohne Behandlung tritt der Tod meist in den ersten zwei Lebensjahren ein; die Prognose quoad vitam läßt sich jedoch durch entsprechende Therapie (Diät mit viel Protein; Pankreasferment-Präparate; Antibiotica) wesentlich verbessern. Der zugrunde liegende Enzymdefekt ist noch nicht bekannt.

Umfangreiche Familienuntersuchungen lassen an dem recessiven Erbgang jedenfalls der oben beschriebenen typischen Form keinen Zweifel mehr. Das Leiden scheint nach vor allem amerikanischen Berichten[3] auffällig häufig zu sein (etwa 0,7—1 : 1000). Nehmen wir als Häufigkeit $q^2 = 0,001$ an, so errechnet sich daraus: $2\,pq = 0,062$, d. h. *etwa 6% aller Menschen wären heterozygot für dieses Gen; eine sehr hohe Zahl!* Im Lichte der später zitierten Ergebnisse ist sie jedoch nicht unwahrscheinlich.

Die Heterozygoten weichen nun offenbar in mehreren Merkmalen von den gesunden Homozygoten ab. So zeigten mehrere Autoren, *daß auch bei ihnen die Na- und Cl-Werte im Schweiß durchschnittlich bedeutend über den Werten bei normalen Kontrollen liegen* (Tab. 122).

Tabelle 122. *Schweiß-Elektrolytwerte in 38 Familien mit cystischer Pankreasfibrose im Vergleich mit Kontrollpersonen* (nach HSIA 1960)

	Zahl	Na(m Äqu./l)	Chlorid(m Äqu./l)
Normale Kontrolle	64	30,2 ± 2,6	19,8 ± 1,9
Homozygote Kinder	37	119,5 ± 5,5	109,0 ± 5,4
Eltern der Kinder	76	54,7 ± 2,8	40,6 ± 2,8
Geschwister der Kinder	51	40,6 ± 2,8	32,6 ± 2,4

Die Eltern müssen alle, die Geschwister zu zwei Dritteln heterozygot sein. Etwa 50% der Eltern haben höhere Schweiß-Na-Werte als 95% der Kontrollen. Alle Autoren, die dieses Problem bisher bearbeiteten[4], sind sich jedoch darüber einig, daß sich die Verteilung für Normale wie für Heterozygote weitgehend überschneidet. Vielleicht wird die Änderung der experimentellen Bedingung [salzarme Kost vor dem Versuch mit oder ohne Zugabe von Desoxycorticosteronacetat (DOCA)] eine bessere Trennung ermöglichen[5].

Bis vor kurzem schienen diese Verschiebungen der Schweiß-Elektrolytwerte bei den Heterozygoten die einzigen abweichenden Symptome zu sein; sie galten im übrigen als gesund; einzelne Berichte über Schwäche von Pankreasfermenten und Verminderung der Atemkapazität wurden wenig beachtet. Das Bild wandelte sich jedoch, als BOHN u. Mitarb. (1959) ein Krankheitsbild beschrieben, das

---

[1] KESSLER u. ANDERSEN (1951).
[2] DI SANT'AGNESE (1955, 1957).
[3] GOODMANN u. REED (1952).
[4] Unter anderem DI SANT'AGNESE u. Mitarb. (1953); SHWACHMANN u. LEUBNER n. CATZEL (1955).
[5] WOOD u. Mitarb. (1959).

sie als „*Mucoviscidosis der Erwachsenen*" bezeichneten. Bei auffallend vielen erwachsenen Klinikpatienten, besonders solchen mit chronischen Bronchitiden und Bronchiektasen, sowie bei Ulcuskranken fanden sie Teilsymptome der Mucoviscidosis. Auffällig war besonders die Vermehrung von Na und Cl im Schweiß, wie sie von den Heterozygoten bekannt ist. Daneben fanden sich auch Fermentinsuffi-

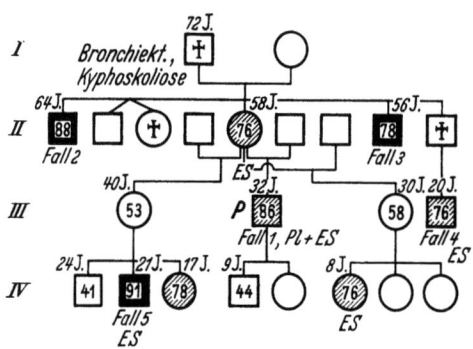

zienzen einzelner oder mehrerer Pankreasfermente sowie Spätfolgen der Verdauungsinsuffizienz wie Osteoporose, Tetanie, Vitaminmangel-Erscheinungen. Familienuntersuchungen zeigten einen dominanten Erbgang mit ziemlich hoher Penetranz, aber sehr variabler Expressivität.

Abb. 235. Familienbeobachtung mit Mucoviscidosis des Erwachsenen (n. BOHN u. Mitarb. 1959). In den Zeichen sind die Schweißwerte in m/Äquival. Na eingetragen. (Die Normalwerte liegen etwas höher als in Tab. 122)

Einen typischen Stammbaum zeigt die Abb. 235. Der Proband war bei der ersten Untersuchung 32 Jahre alt; er klagte seit 4 Jahren über rezidivierende linksseitige Oberbauchschmerzen ohne Palpationsbefund. Der Blutdruck war seit Jahren niedrig, und es bestand Kollapsneigung. Außerdem hatte der Patient trotz normalen Appetits und guter Nahrungsaufnahme erheblich an Gewicht verloren. Die Stuhlmengen waren nicht vermehrt; die Konsistenz war wechselnd. Nicht weniger als 8mal war der Patient in Röntgeninstituten einer eingehenden Untersuchung des Magen-Darm-Kanals und der Gallenwege unterworfen worden, ohne daß ein krankhafter Befund erhoben wurde.

Die klinische Untersuchung ergab zunächst, daß im Duodenalsaft praktisch kein diastatisches Ferment vorhanden war. Dagegen waren die Eiweiß- und Fett-spaltenden Fermente fast normal. Es bestand also eine *dissoziierte exkretorische Pankreasinsuffizienz*.

Die in der Klinik gemessenen Blutdruckwerte waren auffallend niedrig (105/70 bis 95/60); der Patient neigte zu anfallartigen Schweißausbrüchen mit Schwindel- und Kollapsneigung; er litt häufig unter heftigem Durst. Bei normaler NaCl-Zufuhr waren die Werte im Serum und im Urin herabgesetzt, im Schweiß dagegen deutlich erhöht. Ein krankhafter Befund an den Atmungsorganen dagegen konnte nicht erhoben werden. — Bei diesem Kranken wiesen also die Anomalie der Elektrolytausscheidung wie die dissoziierte Pankreasinsuffizienz auf das Vorliegen einer Mucoviscidosis hin. Andere Manifestationen fehlten jedoch.

Betrachten wir nun die nächsten Verwandten des Probanden:

1. I, 1, der Großvater des Probanden, starb mit 72 Jahren. Er hatte viele Jahre hindurch einen chronischen Husten. Ob er das Gen trug, läßt sich nicht mehr entscheiden. II, 1, der Onkel des Patienten, stand zur Zeit der Untersuchung im 64. Lebensjahr. Bei ihm wurden diffuse cylindrische Bronchiektasen röntgenologisch wie bronchographisch gesichert. Das gleiche gilt für seinen 56jährigen Bruder II, 8. Bei beiden fand sich außerdem eine dissoziierte Pankreasinsuffizienz mit besonders ausgeprägter Verminderung der Carboxy-Peptidase sowie eine Erhöhung der Schweiß-Elektrolytwerte. Außerdem bestand eine sekundäre Osteoporose. Beide wiesen also das Vollbild der Mucoviscidosis auf.

Bei der Mutter des Probanden konnten die Pankreasfermente aus äußeren Gründen nicht untersucht werden; ihr Blutdruck war jedoch vermindert (100/75), und die Schweißelektrolytwerte zeigten sich deutlich erhöht.

Die Schwester des Probanden (III, 1) wies normale Elektrolytwerte auf und hatte keine Beschwerden; möglicherweise kann sich das Leiden bei ihr noch später manifestieren, denn sie stand erst im 40. Lebensjahr. 2 ihrer 3 Kinder haben typische Befunde. Der jüngere Sohn (IV, 2) zeigte das Vollbild des Leidens mit diffusen cylindrischen Bronchiektasen, Pankreasinsuffizienz und erhöhten Schweiß-Elektrolytwerten. Bei der 17jährigen Schwester (III, 3) waren nur die Schweiß-Elektrolytwerte erhöht. In Generation IV fanden sich noch zwei weitere, sonst gesunde Personen mit erhöhten Schweiß-Elektrolytwerten. Die Patientin III, 3 (30 Jahre alt) dagegen wies einen normalen Wert auf; genauere Untersuchungen konnten nicht ausgeführt werden, und klinisch blieb sie gesund.

Andere Familien bestätigten, was dieses Beispiel uns zeigt: Es gibt relativ viele Familien, in denen Teilsymptome einer Mucoviscidosis in wechselnder Ausprägung und Kombination dominant vererbt werden. Was uns interessiert, ist die Frage:

Handelt es sich nur um eine der *recessiv erblichen Mucoviscidosis der kleinen Kinder ähnliche, aber mildere und von ihr ätiologisch unabhängige Erkrankung*, oder haben wir es mit einer *Heterozygoten-Manifestation zu tun*? Der Humangenetiker, dem das Kreuzungsexperiment nicht zur Verfügung steht, hat es naturgemäß besonders schwer, eine derartige Frage befriedigend zu beantworten. Zwei Gruppen von Befunden sprechen jedoch sehr dafür, daß die zweite Erklärung zutrifft:

1. Ein Vergleich der Verteilung der Elektrolytausscheidung bei Personen, die unter der Diagnose „Erwachsenen-Mucoviscidosis" beschrieben wurden, mit gesicherten Heterozygoten der schweren recessiv erblichen Form ergab eine genaue Übereinstimmung[1].

2. Bei vier Fünftel der Eltern schwerkranker Kinder fanden sich einzelne Kardinalsymptome. Sie waren gewöhnlich nur leicht ausgeprägt, bei etwa einem Viertel der Eltern aber so deutlich (Schrumpfbulbus mit Entleerungsverzögerung des Magens nach Ulcuserkrankung; Bronchiektasen mit peribronchitischen Infiltrationen), daß sie klinisch behandelt werden mußten[2].

Es erhebt sich die Frage, warum die klinischen Erscheinungen der Heterozygoten den früheren Untersuchern entgangen waren. Die Antwort ist wahrscheinlich, daß die Eltern oder Geschwister in den ersten Lebensjahren schwer erkrankter Patienten zur Zeit der Untersuchung in der Regel selbst noch sehr jung waren; denn die Symptome pflegen vor allem in fortgeschrittenem Lebensalter aufzutreten.

Wie wir sahen, gehört die kindliche Mucoviscidosis zu den häufigsten recessiven Erbleiden; in der weißen Bevölkerung wird ihre Häufigkeit auf etwa 1 : 1000 geschätzt, was einer Heterozygotenhäufigkeit von etwa 6% entspräche. Neigen diese Heterozygoten in einem beträchtlichen Prozentsatz zu bestimmten Krankheiten, wie Bronchitis, Bronchiektasen, Ulcera usw., so ist umgekehrt zu erwarten, daß ein nicht unbeträchtlicher Teil der Patienten, die wegen dieser häufigen Krankheiten in ärztliche Behandlung gelangen, diese Krankheit auf der Grundlage der Heterozygotie für das Mucoviscidosis-Gen entwickelt hat. Dieser Frage ging man beim Ulcus[3] und bei chronischer Bronchitis mit cylindrischen Bronchiektasen[4] nach; in beiden Fällen mit unerwartet großem Erfolg: Nicht nur findet sich die Ulcuserkrankung überzufällig häufig bei den Verwandten von Mucoviscidosiskranken, sondern unter auslesefrei ausgewählten Ulcuspatienten hat ein erheblicher Prozentsatz Zeichen einer Mucoviscidosis (Pankreasinsuffizienz und/oder Schweiß-Elektrolytstörung). Möglicherweise findet damit die schon früher immer wieder erkannte familiäre Häufung der Ulcuserkrankung und die häufige Konkordanz bei EZ ihre Erklärung; der genetische Boden ist eben oft die Heterozygotie für das Mucoviscidosis-Gen. Zu ähnlichen Ergebnissen gelangt man auch, wenn man von Patienten mit chronischer Bronchitis und cylindrischen Bronchiektasen ausgeht.

In einem Krankengut von 24 Personen mit cylindrischen Bronchiektasen und 41 Personen mit chronischer Bronchitis fanden sich in 40—50% erhöhte Schweißelektrolyte, in 50% dissoziierte Störungen der Pankreasfermente und in 20—30% Ulcera duodeni. Daß es sich nicht um Folgen der Lungen- und Bronchialkrankheit handeln kann, zeigte ein Vergleich mit Patienten, die etwa an durch Tuberkulose bedingten sackförmigen Bronchiektasen litten, aber keine zusätzlichen Störungen aufwiesen.

Die schon früheren Untersuchern auffällige, in ihren Grundlagen jedoch ungeklärte Korrelation zwischen Ulcus und chronischer Bronchitis fände so ebenfalls

---

[1] DI SANT'AGNESE u. ANDERSEN (1959).
[2] E. KOCH, persönliche Mitteilung; vgl. auch: BOHN u. Mitarb. 1961.
[3] E. KOCH (1959).
[4] KOCH, BOHN, RICK u. HARTUNG (1960).

ihre zwanglose Erklärung. Gewisse lose Beziehungen bestehen außerdem zum Diabetes (E. KOCH u. Mitarb. 1961).

Die Erwachsenen-Mucoviscidosis wurde deshalb an dieser Stelle so ausführlich besprochen, weil sie geradezu modellmäßig zeigt, wie ein Gen, das homozygot letal ist, in heterozygotem Zustand die Grundlage für leichtere, wesentlich uncharakteristischere und später im Leben auftretende Krankheitserscheinungen abgeben kann. Es ist kaum daran zu zweifeln, daß man in Zukunft auch für andere recessive Gene ähnliche Beziehungen entdecken wird.

Die Mucoviscidosis hat darüber hinaus noch einen anderen, wichtigen populationsgenetischen Aspekt: Obwohl sie homozygot letal ist, ist sie verhältnismäßig sehr häufig. Man hat einmal versucht[1], diese Häufigkeit dadurch zu erklären, daß man annahm, der Verlust an Genen werde durch Neumutationen ersetzt. Die Mutationsrate, die man auf Grund dieser Erwägungen mit der indirekten Methode von HALDANE (Kap. VI, 2a) errechnete, liegt jedoch viel höher als alle bisher bekannten Schätzungen und ist höchst unwahrscheinlich. Viel eher muß man annehmen, *daß die Heterozygoten früher einen Selektionsvorteil gehabt haben*, der den Nachteil der Homozygoten ausglich und zu einer Vermehrung des Gens führte (Heterosis; Kap. VIII, 2f.). Wie wir jedoch sahen, leiden die Heterozygoten unter allen möglichen Krankheitserscheinungen; man würde bei ihnen also eher einen Selektionsnachteil vermuten. Wahrscheinlich hängt der frühere Vorteil mit den anderen Selektionsverhältnissen in früherer Zeit zusammen.

Leicht erklärlich ist aber die Seltenheit der kindlichen homozygoten Mucoviscidosis bei Negern[2]: Für das Leben im heißen Klima muß die Neigung zu großen Salzverlusten einen erheblichen Nachteil mit sich gebracht haben.

b) Die biochemische Individualität des Menschen

Die Betrachtungen über den Nachweis der Heterozygotie durch spezielle Untersuchungsmethoden führen uns auf ein anderes, sehr wichtiges Thema:

Die Beispiele über genetische Blocks durch Ausfall spezifischer Enzyme, die wir in den vorhergegangenen Kapiteln kennengelernt hatten, betreffen alle ganz extrem seltene Erbkrankheiten. Sie sind besonders einfache und eindrucksvolle Modellbeispiele für den Wirkungsmechanismus von Mutationen im biochemischen Bereich, und deshalb mußten wir uns so gründlich mit ihnen befassen.

Die Heterozygoten dieser recessiven Gene dagegen sind viel häufiger; bei der Mucoviscidosis erreicht ihre Anzahl sogar mehrere Prozent der Bevölkerung. Aber auch bei der Phenylketonurie sind sie keineswegs selten. Rechnen wir mit einer Häufigkeit der Homozygoten von $1 : 40000$ und vernachlässigen wir die Verwandtenehen, so ergibt sich: $q = \sqrt{1 : 40000} = 1 : 200$; Zahl der Heterozygoten $= 2\,pq \approx 1\%$.

Diese Heterozygoten nun weisen, wie wir sahen, in einem hohen Prozentsatz leichte, biochemische Abweichungen von der Norm auf, die sich mit speziellen Methoden nachweisen lassen und in manchen Fällen (Beispiel: Mucoviscidosis!) zur Dispositionsgrundlage für das Entstehen bestimmter Erkrankungen werden können.

Dadurch wird unsere Aufmerksamkeit auf die Frage gelenkt: Was ist eigentlich „der Bereich des Normalen?" Gibt es nicht eine große Variationsbreite aller biochemischen Vorgänge und Funktionen im Bereiche des „Normalen"? Beeinflußt diese Variationsbreite nicht weitgehend unseren Lebensablauf in Gesundheit und Krankheit, unsere Reaktion auf Nahrungsstoffe und Medikamente, unsere geistige Leistungsfähigkeit — ja unser ganzes subjektives und objektives

---

[1] GOODMAN u. REED (1952).
[2] GOODMAN u. REED (1952).

Leben? Wie wir sahen, sprach schon GARROD (1902) (S. 11) in seiner Arbeit über die Alkaptonurie diese Vermutung klar aus.

Je mehr Funktionen man zu isolieren und zu messen gelernt hat, desto mehr lernte man einsehen, wie recht er hatte: Kein Mensch ist dem anderen in den genetisch gesteuerten Primärfunktionen seines intermediären Stoffwechsels wirklich gleich[1]. Vielleicht kann man sogar weitergehen und sagen: Kein Mensch ist in all diesen Funktionen völlig „normal". Denn was bedeutet hier „normal"? In der Regel versteht man darunter einfach „dem Bevölkerungsdurchschnitt ähnlich". Meist ist damit aber auch das Werturteil verbunden: „Nicht krankhaft". Diese beiden Begriffsdefinitionen stimmen tatsächlich in der Praxis oft miteinander überein. Allerdings gibt es da Ausnahmen. Als Beispiel sei nur die Frage aufgeworfen: Was ist der „normale" Blutdruck eines 70jährigen? Tatsächlich haben eben sehr viele 70jährige einen krankhaft erhöhten Blutdruck.

Welche von beiden Begriffsbestimmungen man aber auch vorziehen mag: Wohl jeder Mensch weicht in irgendwelchen seiner physiologischen Konstanten vom Durchschnitt ab, und bei sehr vielen mag zutreffen, daß diese Abweichung ihre Gesundheit und Leistungsfähigkeit in ungünstiger Weise beeinflußt.

Man spricht von „biochemischer Individualität" (WILLIAMS).

Am Modellbeispiel der Blutgruppen kann man sich sehr deutlich klarmachen, was hier gemeint ist (n. RACE u. SANGER 1958):

Würde man alle bisher bekannten Blutgruppen und Blutfaktoren nebeneinander bestimmen, so wäre es möglich, einige Millionen verschiedener Phänotypen-Kombinationen zu erhalten. Einige wären häufiger, andere so selten, daß sie in Jahrhunderten nur einmal auftauchen würden. Die häufigste Kombination, die auf Grund der englischen Genhäufigkeiten zu erwarten ist, findet sich z. B. unter 270 nicht verwandten Menschen nur einmal. Sie lautet: 0, MsNs, P_1, CDe/cde, Lu(a−), K[2]−, Le(a− b+), Fy[3] (a+ b+), Jk[4] (a+ b+).

Die genetisch-biochemische Analyse derartiger, überall vorhandener Unterschiede im Bereich des Normalen und ihrer Bedeutung für die erblichen Unterschiede in Gesundheit und Leistungsfähigkeit gehört zu den großen Zukunftsaufgaben der Humangenetik, mit deren Lösung man gerade erst begonnen hat. Die Analyse der biochemischen Besonderheiten bei Heterozygoten recessiver Erbleiden ist ein verheißungsvoller Schritt in dieser Richtung. Ein anderer ist die Aufdeckung der Beziehungen zwischen Blutgruppen und häufigen Erkrankungen (Kap. VIII, 2j). Als dritten Schritt nennen wir die Aufdeckung der genetischen Unterschiede in der Reaktion auf Pharmaka; denn auch die Cholinesterase-Varianten geringen Ausmaßes sind ja keinesfalls selten.

In diesem Bereich dürfte gerade die Medizin durch Aufnahme humangenetischer Methoden und Vorstellungen am meisten zu gewinnen haben. Bisher vergleichsweise diffuse Begriffe wie die „endogene Disposition" für bestimmte Erkrankungen und die individuelle Variabilität in der Wirksamkeit und Verträglichkeit von Arzneimitteln — Begriffe, an deren Berechtigung der praktizierende Arzt niemals zweifelte, wenn er sie auch nicht exakt fassen konnte — sie beginnen jetzt, sich mit einem genetisch und biochemisch exakten Inhalt zu füllen.

c) Phänogenetik und Therapie der Erbkrankheiten

Erbkrankheiten sind vorläufig unheilbar in dem Sinne, daß wir den Genotyp nicht heilen, die kranken Erbanlagen nicht umändern können. Viele Ärzte schließen

---

[1] WILLIAMS (1956) sammelte eine große Anzahl zum großen Teil überzeugender Beispiele.
[2] K = Kell.
[3] Fy = Duffy.
[4] Jk = Kidd.-

aber daraus immer noch, auch dem Phänotyp einer erblichen Störung gegenüber
sei in der Regel keine Therapie möglich. Diese Meinung trifft jedoch heute nicht
mehr zu. In vielen Fällen können wir den kranken Phänotyp sehr wohl beeinflussen. Gewiß ist eine solche Therapie eigentlich nicht kausal, sondern im weitesten Sinne symptomatisch. Das ändert nichts an ihrer Bedeutung.

Vom theoretischen wie vom praktischen Standpunkt besonders wesentlich sind
diejenigen Fälle, bei denen man aus der genauen Kenntnis des jeweiligen genetischen Blocks heraus gezielt den Folgen des Blocks vorzubeugen sucht. Dieses
Prinzip sei an einem Beispiel veranschaulicht.

H. BICKEL u. Mitarb. berichteten 1953 über einen Aufsehen erregenden Fall
von Phenylketonurie. Das 2 Jahre alte Mädchen war vollständig idiotisch; es
konnte weder stehen und laufen noch sprechen. Es zeigte kein Interesse an seiner
Umgebung und an seiner Nahrung und schrie, stöhnte und schlug mit dem Kopf
hin und her. Aus der Kenntnis des genetischen Blockes in der Umwandlung von
Phenylalanin zu Tyrosin, und da man vermutete, der Schwachsinn werde durch
die unnatürlich hohe Konzentration von Phenylalanin und seinen Abbauprodukten
hervorgerufen, beschloß man, *das Kind Phenylalanin-frei zu ernähren.* Diese Diät
mußte künstlich hergestellt werden, indem man Casein hydrolysierte und dann
das Phenylalanin durch Behandlung mit Aktivkohle daraus entfernte. Das auf
diesem Wege ebenfalls entfernte Tyrosin sowie Tryptophan und Cystin wurden
dann in ausreichenden Mengen hinzugefügt.

Das Kind wurde nun für 4 Wochen mit dieser Phenylalanin-freien Kost ernährt.
Für diese Zeit verschwand der für Phenylketonurie typische muffige Geruch aus
dem Mund, der Phenylalanin-Spiegel in Serum und Urin ging auf normale Werte
zurück, und die Eisenchlorid-Probe (Kap. VII, 5c) wurde negativ: Es wurde keine
Phenylbrenztraubensäure mehr ausgeschieden (Abb. 236).

Im übrigen verlor das Kind an Gewicht. — Nach diesen ersten Wochen schien
sich jedoch eine Enttäuschung anzubahnen. Die biochemischen Anomalien kehrten
bis zu einem gewissen Grade zurück, und es trat eine allgemeine Aminoacidurie
auf. Die behandelnden Ärzte vermuteten den Beginn des Abbaus von Gewebs-
Eiweiß, der vielleicht dadurch hervorgerufen wurde, daß nun ein akuter Phenyl-
alaninmangel-Zustand aufgetreten war. Deshalb setzte man jetzt der Nahrung
Phenylalanin in kleinen Mengen (Vollmilch) zu. 0,3—0,5 g/die erwiesen sich als
ausreichend, um die Stoffwechsellage zu normalisieren. Das Kind entwickelte sich
nun recht günstig weiter; es nahm an Gewicht zu und lernte in den nächsten
Monaten Kriechen, Stehen und Klettern auf Stühle; die Augen gewannen Glanz;
das Haar wurde dunkler; und es hörte auf, mit dem Kopf zu schlagen und fortwährend zu schreien.

Um zu beweisen, daß diese Besserung wirklich auf die Diät zurückzuführen
war, setzte man nun der Nahrung für kurze Zeit künstlich 5 g/die Phenylalanin
zu. Da dieser Zusatz der Mutter nicht mitgeteilt wurde, hatte man in ihr einen
unbefangenen Beobachter aller auftretenden Veränderungen gewonnen. Wirklich
registrierte sie eine deutliche Verschlechterung im Zustand des Kindes: Bereits
innerhalb der ersten 6 Std nach Aufnahme der neuen Nahrung hatte das Kind
begonnen zu schreien und mit dem Kopf zu schlagen, und innerhalb von 24 Std
hatte es das Stehen verlernt und konnte kaum noch kriechen. Der Versuch wurde
dann noch einmal im Krankenhaus mit 4 g/die wiederholt, mit dem Ergebnis,
daß die typischen klinischen und biochemischen Befunde prompt zurückkehrten.
— Die Verfasser schließen ihre Mitteilung mit den Worten: ,,Bei diesem Kind
sind wenigstens die günstigen Wirkungen einer geringen Phenylalanin-Aufnahme
eindeutig erwiesen. Allerdings muß abgewartet werden, welchen Grad geistiger
Entwicklung das Kind nach weiterer, fortgesetzter Behandlung erreichen wird.

Angesichts der Bedeutung der Phenylketonurie als Schwachsinnsursache werden weitere kontrollierte Versuche durchgeführt, wobei unsere besondere Aufmerksamkeit sehr jungen Kindern gilt; denn es ist anzunehmen, daß die Behandlung ihnen am meisten nützen wird."

Inzwischen ist diese Behandlung bei einer größeren Zahl von Kindern begonnen und durchgeführt worden[1]. *Einigkeit besteht darüber, daß es möglich ist, die Stoffwechsellage rasch und andauernd zu normalisieren.* Außerdem hat die Mehrzahl

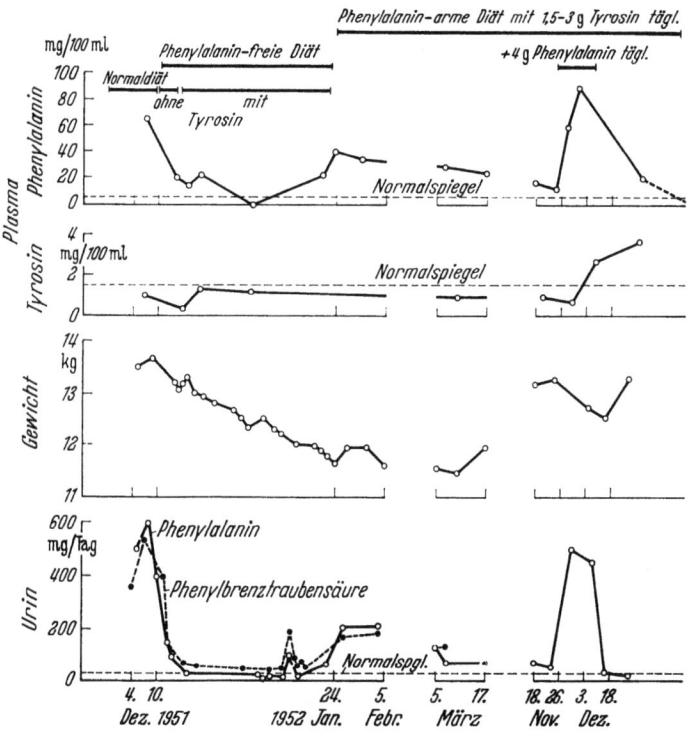

Abb. 236. Verlauf von Plasma-Phenylalanin, Plasma-Tyrosin, Körpergewicht sowie Ausscheidung von Phenylalanin und Phenylbrenztraubensäure im Urin bei dem Patienten von BICKEL (1953). Man sieht zunächst den Phenylalaninabfall. Um den 24. Januar herum kam es zu einem erneuten Anstieg. Nach Zusatz von geringer Menge Phenylalanin zur Nahrung setzt wieder ein Abfall ein; das bisher abgesunkene Körpergewicht beginnt zu steigen. Eine weitere Gabe hoher Dosen von Phenylalanin um den November-Dezember herum führt zum sofortigen Anstieg aller Konstanten und zum Gewichtsverlust

der Untersucher den Eindruck, daß sich die Kinder körperlich und geistig rascher entwickeln, besser Sitzen und Stehen lernen, und daß weniger Krämpfe auftreten. Auch das EEG zeigt eine relative Normalisierung[2]. (Abb. 237).

Wie schon in der vorsichtigen Schlußbemerkung der Arbeit von BICKEL u. Mitarb. gesagt wurde, kann auch heute noch nicht das endgültige Ergebnis der Behandlung für die geistige Entwicklung der Kinder vorausgesagt werden. Nur so viel ist bereits heute klar — und auch das entspricht der Voraussage dieser Autoren: Für den Erfolg scheint wichtig zu sein, daß die Therapie möglichst bald nach der Geburt beginnt. Je älter das Kind ist, einen desto geringeren Erfolg verspricht die Behandlung, und bei 6 jährigen und noch älteren Kindern ist sie ganz erfolglos (HSIA 1959). Der Therapieerfolg ist deshalb eine Sache der Diagnostik.

---

[1] Literatur bei ARMSTRONG u. TYLER (1955); WOOLF u. Mitarb. (1955); HSIA u. Mitarb. (1958); Lit. bei GRÜTTNER (1957); HSIA (1959); HARRIS (1959); BICKEL (1960).

[2] LOW, BOSMA u. ARMSTRONG (1957).

Das Schicksal des Kindes ist in die Hand des Arztes gelegt! Dieser Arzt muß Genetik
können, damit er vor dieser Aufgabe nicht versagt. Er muß z. B. wissen, daß jedes
weitere Kind einer Ehe, aus der einmal ein Kind mit Phenylketonurie hervorgegangen ist, die Chance 1 : 4 hat, ebenfalls zu erkranken. Die Diagnose sollte in
den ersten 6—8 Lebenswochen gestellt werden und die Therapie zu der Zeit begonnen werden. Dabei ist zu berücksichtigen, daß die Föllingsche Probe nach der

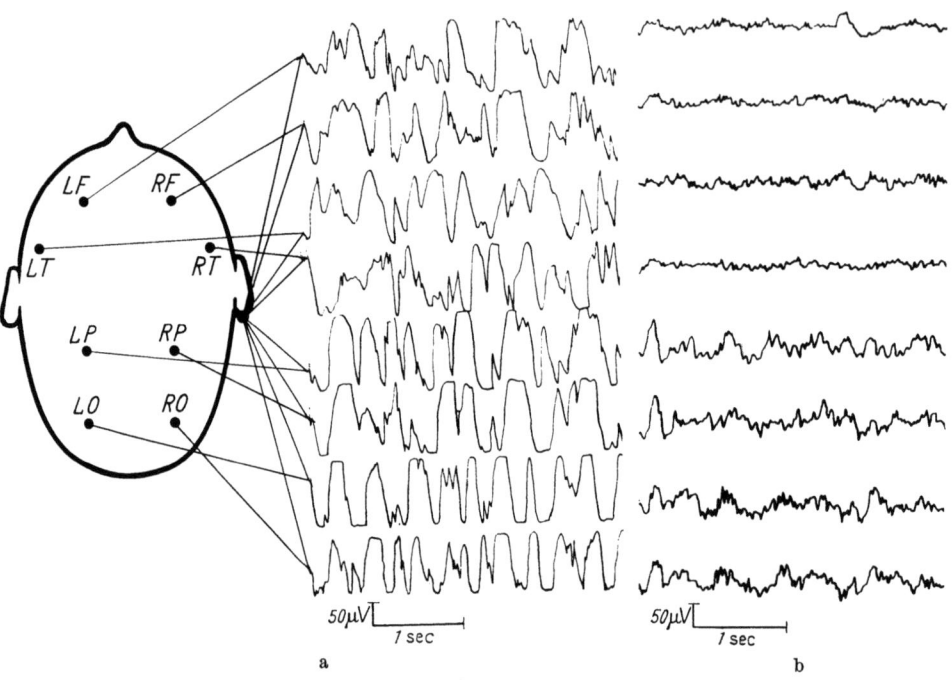

Abb. 237 a u. b. a EEG-Befund bei einem 8 Monate alten Kind mit Phenylketonurie. Der Patient hatte eine Sonderform von epileptischen Anfällen, die im EEG mit dem Zeichen einer „Hypsarrhythmie" einhergehen. (Nick-
oder Salaamkrämpfe). b EEG beim gleichen Patienten bei Phenylalanin-armer Diät. Das EEG ist jetzt im wesentlichen normal; der Patient hatte auch keine Anfälle mehr (n. LOW, BOSMA u. ARMSTRONG 1957)

Geburt zunächst negativ ist und erst im Laufe einiger Wochen positiv wird. Auch
bei negativem Ausfall der Probe sollte man daher in verdächtigen Fällen den Urin
und eventuell das Serum chromatographieren, um eine Phenylalanin-Vermehrung
nachzuweisen. — An verschiedenen Stellen der Welt sind Bestrebungen im Gange,
jeden Säugling im Laufe der ersten Lebenswochen auf das Vorliegen einer Phenylketonurie hin zu untersuchen. Bei einer geschätzten Häufigkeit von 1 : 40000
ähnelt das zwar dem Absuchen eines Heuhaufens nach einer Stecknadel; da die
Untersuchungsmethoden jedoch relativ einfach sind, wird sich dieses Vorgehen
auf die Dauer hoffentlich doch durchsetzen.

Das Prinzip dieser Behandlung ist sehr einfach: Man vermindert die Zufuhr
eines Stoffes, der auf dem normalen Stoffwechselwege nicht — oder nicht in aus-
reichendem Maße — weiterverarbeitet werden kann. Es gibt bereits eine Reihe
von anderen Beispielen für ein genau entsprechendes Vorgehen: Eines von ihnen
ist die Galaktosämie. Wie oben (Kap. VII, 5a) auseinandergesetzt, kann bei diesen
Patienten infolge eines spezifischen Enzymdefektes Galaktose nicht verarbeitet
werden. Nun enthält unglücklicherweise die Milch als zunächst alleinige, später
hauptsächliche Nahrungsquelle der Säuglinge große Mengen von Galaktose in
Form von Milchzucker.

Galaktosidrest   Lactose   Glucoserest

Die Kinder müssen also zunächst einmal milchfrei ernährt werden. Es gibt bereits Spezialnährmittel (Nutranigen). Die Diät braucht nur in den ersten Lebenswochen durchgehalten zu werden; später werden kleinere Mengen von Milchprodukten vertragen; wahrscheinlich ist in der Leber ein zusätzliches Enzymsystem vorhanden, das kleine Mengen von Galaktose in Glucose umwandeln kann.

Ein weiteres Beispiel ist die Fructose-Intoleranz[1], eine ebenfalls autosomal-recessive Störung. Bei Zufuhr von Fructose steigt diese im Blut erheblich und langdauernd an; 10% der zugeführten Fructose wird im Urin ausgeschieden. Gleichzeitig fällt der Glucose-Spiegel im Blut bis zu etwa 10 mg-% ab. Das führt zu einer schweren, stundenlang anhaltenden Hypoglykämie mit Übelkeit, blutigem Erbrechen, Zittern, profusem Schwitzen und Somnolenz. Nach Verschwinden der akuten Symptome zeigt sich ein leichter und vorübergehender Ikterus, eine Aminoacidurie und Auftreten von Eiweiß im Urin.

Der enzymatische Block liegt offenbar in einem der Enzyme, die für die Umsetzung der Fructose verantwortlich sind. Das Auftreten aller der genannten Krankheitssymptome kann vermieden werden, indem man die Zufuhr von Fructose vermeidet.

In den genannten Fällen vermied man die phänotypischen Folgen eines genetischen Blockes, indem man die Zufuhr einer Substanz drastisch einschränkte oder ganz verhinderte. Nun kann sich jedoch ein genetischer Block im Phänotyp auch vor allem dadurch manifestieren, daß eine an sich funktionell notwendige Substanz nicht gebildet werden kann. Die Therapie besteht dann darin, daß man die betreffende Substanz von außen zuführt (Substitutionstherapie). Ein zunächst selbstverständlich erscheinendes Beispiel ist die L-Ascorbinsäure (Vitamin C), die

L-Ascorbinsäure

wegen ihrer leichten Oxydierbarkeit für eine Reihe von verschiedenen biologischen Vorgängen im Körper gebraucht wird. Sie kann von allen untersuchten Lebewesen mit Ausnahme des Menschen, der höheren Primaten und des Meerschweinchens synthetisiert werden. Nur bei den obengenannten Species besteht

---

[1] Froesch, Prader, Labhart, Stuler, Wolf (1958).

hier offenbar ein genetischer Block; sie sind „phylogenetische Ascorbinsäure-Krüppel"[1]. Deshalb sind sie auf eine „Substitutionstherapie", d. h. auf eine Zufuhr von außen angewiesen. Zum Glück enthält unsere normale Ernährung ausreichend Vitamin C, und außerdem hat sich beim Menschen ein kompensatorischer Mechanismus herausgebildet; in begrenztem Umfange können wir Vitamin C im Gewebe speichern. — Tritt aber einmal aus besonderen Gründen ein Vitamin C-Mangel ein, dann kommt es zu einer schweren Krankheit, dem Skorbut. Leichtere Mangelzustände macht man heute für die verschiedensten Formen von Leistungsminderungen, Krankheitsbereitschaften usw. verantwortlich.

Dieser genetische Block führt also bei seinen Trägern nur ausnahmsweise zu deutlicheren phänotypischen Störungen. Das hängt mit dem glücklichen Umstand zusammen, daß unsere Umwelt die „Substitutionstherapie" in der Nahrung normalerweise reichlich anbietet. Wäre das nicht der Fall, dann hätten keine Arten in der Evolution entstehen können, denen dieser Mechanismus fehlt.

Ganz vergleichbare Verhältnisse liegen übrigens bei den „essentiellen Aminosäuren" vor. Beim Neurospora-Wildtpy sind für ihre Synthese genetisch gesteuerte enzymatische Mechanismen vorhanden; sie gehen den Säugern wie dem Menschen im Laufe der Evolution verloren.

In unserem Zusammenhang wichtiger sind die seltenen genetischen Blocks. Ihre Seltenheit beruht eben darauf, daß eine Substitution des fehlenden Stoffes mit der normalen, von der Umwelt angeborenen Ernährung nicht erfolgt.

Als weiteres Beispiel für eine gezielte Therapie nennen wir das adrenogenitale Syndrom. Wie wir sahen (s. oben), lassen sich die verschiedenen Typen auf Blocks in der Synthese von Steroid-Hormonen zurückführen. Die Frühreife und Virilisierung sowie die hohe Ausscheidung von Androgenen kommt offenbar dadurch zustande, daß die Hemmung der Hypophyse durch die nicht gebildeten Steroide wegfällt, was zu einer Überproduktion von ACTH und dadurch zu einer übernormalen Anregung der Androgen-Bildung führt.

Therapeutische Konsequenz: Zufuhr eines Steroids, das die ACTH-Bildung in der Hypophyse hemmt. Zufuhr von Cortison (anfangs 50—100 mg/die; später 50 mg alle 2—3 Tage) erfüllt diese Aufgabe vollständig[2], wenn keine zusätzlichen Elektrolytstörungen vorliegen. Sind diese vorhanden, dann ist zusätzlich die Behandlung mit DOCA (Desoxycorticosteron) erforderlich.

Als zweites Beispiel seien die verschiedenen genetischen Typen des erblichen Kretinismus genannt, die durch genetische Blocks im Stoffwechsel des Tyrosins und seiner Vorläufer zustande kommen (Kap. VII, 5c). Die gegebene Substitutionstherapie ist hier eine möglichst frühzeitige Zufuhr von Thyroxin.

Ein drittes Beispiel ist die Beeinflussung der verschiedenen Vitamin D-resistenten Rachitisformen (z. B. Syndrom von FANCONI-DE TONI-DEBRÉ, S. 435) durch extrem hohe Dosen von Vitamin D.

Es gibt noch eine ganze Reihe von weiteren Zustandsbildern, in denen der Phänotyp durch einen gezielten Eingriff in das phänogenetische Funktionsgefüge beeinflußt werden kann. Sie sollen hier nicht in extenso aufgeführt werden. Man hat versucht[3], diesem „genetotrophischen" Prinzip — Korrektur genetischer Defekte durch besondere Zusammensetzung der Nahrung — eine viel allgemeinere Bedeutung zu geben. Wie WILLIAMS glaubt, kennen wir bisher nur einige Extremvarianten, während wir bei der Behandlung sehr vieler Krankheiten erfolgreicher sein könnten, wenn wir auch in der Therapie die große Variabilität im „normalen" Bereich besser berücksichtigten.

---

[1] KÜHNE (1956).
[2] WILKINS (1952); WILKINS, CRIGLER, SILVERMAN, GARDNER u. MIGEON (1952).
[3] WILLIAMS (1956).

Die bisher genannten Beispiele betrafen in erster Linie Störungen, die zunächst einmal als „funktionell" imponierten. Bei einigen von ihnen traten jedoch morphologische Sekundärveränderungen sehr deutlich in den Vordergrund. Man denke an den Kretinismus oder an das adrenogenitale Syndrom! Zum Abschluß dieses Kapitels sei daher ein Merkmal behandelt, das zunächst als rein morphologische Mißbildung imponierte und bei dem trotzdem ein gezielter Eingriff in die phänotypische Manifestation möglich war.

Wir erwähnen dieses Beispiel, obwohl — oder gerade weil — es nicht am Menschen selbst, sondern am erkrankten Versuchstier analysiert wurde. Es zeigt, was die „vergleichende Erbpathologie", d. h. die Bearbeitung von Erbkrankheiten beim experimentell zugänglichen Versuchstier, für die Phänogenetik des Menschen zu leisten vermag (Abb. 238).

Eine von NACHTSHEIM entdeckte recessiv erbliche Katarakt-Form des Kaninchens manifestiert sich bei allen homozygoten Tieren in der Form einer das Sehvermögen nicht beeinträchtigenden bandförmigen Trübung der hinteren Linsennaht. Bei der Mehrzahl der Tiere kommt es außerdem früher oder später, von dort ausgehend, zu einer Totaltrübung der Linse. Diese Totaltrübung hängt — und das ist theoretisch und praktisch

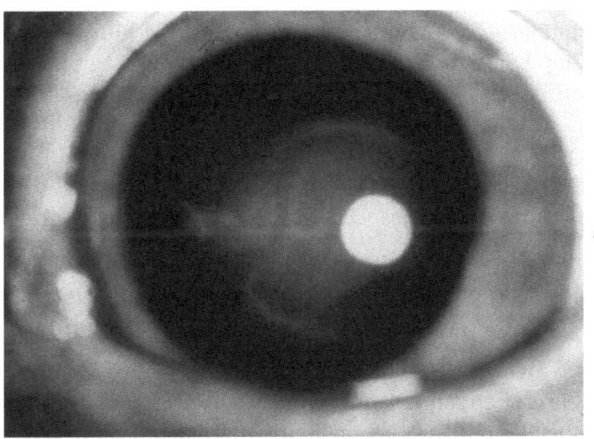

a

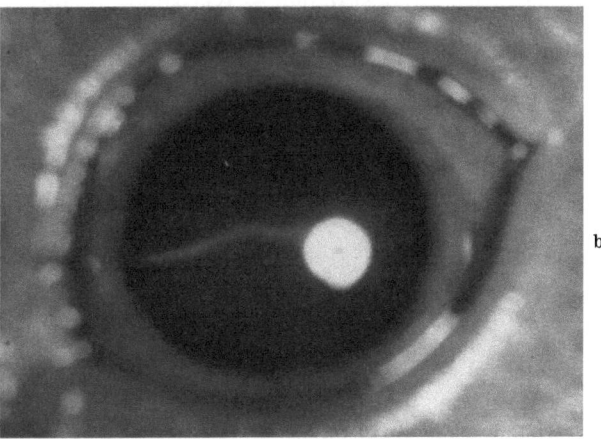

b

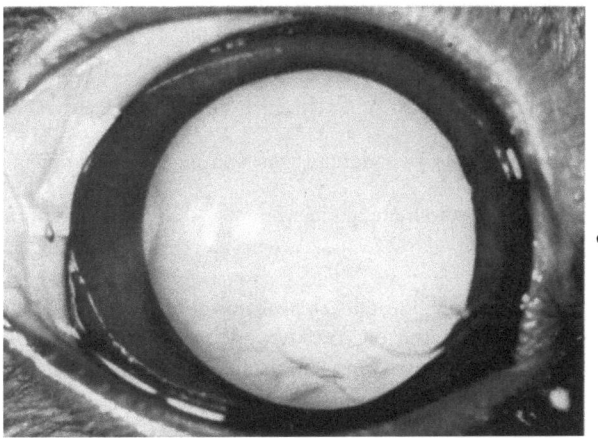

c

Abb. 238a—c. Entwicklung der Katarakt I des Kaninchens. a Trübung der hinteren Linsennaht, b Beginn der Trübung der hinteren Corticalis, c Totaltrübung (n. EHLING, aus VOGEL 1959)

wesentlich — vom Wasserhaushalt der Tiere ab[1]: Sie tritt fast immer ein, wenn man die Tiere mit wasserreichem Frischfutter ernährt, und bleibt fast immer aus bei der Ernährung mit Trockenfutter. Nach EHLING gibt es unter den erblichen Katarakt-Formen des Menschen auch eine, die dieser Kaninchen-Katarakt homolog sein dürfte. Bei ihr wäre ein Versuch mit der Entwässerungstherapie in der kritischen Phase, die beim Kaninchen nur wenige Wochen währt und sich durch Beobachtung einer beginnenden Ausdehnung der Bändchentrübung abpassen lassen müßte, sicher angebracht.

d) Allgemeiner Überblick über prinzipielle therapeutische Möglichkeiten bei Erbkrankheiten[2]

Bei vielen Ärzten wird der Begriff der Erbkrankheit immer noch oft mit den Vorstellungen „schicksalhafter Verlauf", „unheilbar" usw. assoziiert. Wie die obengenannten Beispiele uns beweisen, ist diese Assoziation heute in vielen Fällen unberechtigt; sie kann Unheil anrichten, wenn sie dazu führt, daß therapeutische Möglichkeiten versäumt werden. Deshalb soll im folgenden eine kurze, allgemeine — natürlich unvollständige — Klassifikation der bei Erbkrankheiten bestehenden therapeutischen Möglichkeiten versucht werden:

Tabelle 123. *Beispiele für Therapie-Möglichkeiten bei Erbkrankheiten* [3]

Therapeutische Methode:	Anwendung bei folgenden erblichen Störungen möglich:
Anatomische Korrektur: a) Orthopädische oder plastische Chirurgie	Hasenscharte und Gaumenspalte. Hüftluxation, Klumpfuß, Poly- und Syndaktylie
b) Größere Operationen	Pylorusstenose; Megacolon (Hirschsprung); angeborene Mißbildungen des Herzens und der großen Gefäße; Atresien im Magen-Darm-Kanal
Substitutionstherapie (vgl. auch die oben schon genannten Beispiele) a) Hormonal	Diabetes mellitus. Tetanie. Störungen durch Mangel an Sexualhormonen
b) Andere Typen	Perniziöse Anämie
Verkleinerung von Organen mit Überfunktion durch Operation oder Bestrahlung	Basedowsche Erkrankung
Chirurgische Beseitigung bösartiger Tumoren	Retinoblastom; Ca. bei Xeroderma pigmentosum und bei Polyposis recti
Korrektur des Visus und Gebrauch von Hörapparaten	Refraktionsanomalien; Typen erblicher Schwerhörigkeit
Vorbeugen oder Behandlung von Komplikationen	Agammaglobulinämie
Einwirkung durch Medikamente	Behandlung der Schizophrenie mit Chlorpromazin und anderen Psychopharmaka

Die in der Tabelle zusammengefaßten therapeutischen Möglichkeiten sind im einzelnen für keinen Arzt neu. Man muß sie sich nur wieder vergegenwärtigen, um der bedeutenden therapeutischen Möglichkeiten bei erblichen Störungen inne zu werden.

---

[1] Nach EHLING (1957).
[2] Nach ASCHNER u. POST (1957), verändert und erweitert.
[3] ASCHNER u. POST (1956), verändert.

9. Phänokopien und das Problem der Entstehung von Mißbildungen

Bisher befaßten wir uns mit Veränderungen der Entwicklung und des Stoffwechsels, die durch die Wirkung besonderer Mutationen hervorgerufen wurden. Nun ist es aber auch möglich, durch Einwirkung von außen ganz entsprechende Veränderungen auszulösen. Mit diesem Arbeitsgebiet in seiner theoretischen und praktischen Bedeutung wollen wir uns nun beschäftigen.

a) Experimentelle Phänokopieforschung

Der Begriff „Phänokopie" wurde von RICHARD GOLDSCHMIDT (1935) geprägt; man versteht darunter „eine durch Außenfaktoren bewirkte Veränderung in der Merkmalsbildung (Phänogenese) eines Genotypes, die zu einer Nachbildung des Manifestationsmusters eines anderen Genotyps führt"[1]. GOLDSCHMIDT gelang es bei Drosophila, durch Behandlung von Entwicklungsstufen der normalen Wildform mit Hitzeschocks zahlreiche phänotypische Abweichungen zu erzeugen, die mutativ entstandenen Abweichungen entsprachen. Daß derartiges möglich ist, hatten allerdings schon einzelne Ergebnisse nahegelegt, die vor dieser Zeit gewonnen wurden. So konnte STOCKARD schon 1907 bei Fischen (Fundulus heteroclitus) Cyclopie erzeugen, indem er dem Seewasser, in dem sich die Fische entwickelten, Magnesiumchlorid zusetzte. Cyclopie wurde für Amphibien u. a. auch rein mechanisch bei den Durchschnürungsversuchen SPEMANNs (1904; vgl. Kap.V, 1) erzeugt. Erbliche Cyclopieformen dagegen kennt man bei Kaninchen und Meerschweinchen.

Nach den Arbeiten von Goldschmidt wurde eine große Anzahl von Untersuchungen dieser Art bei verschiedenen Species durchgeführt, und es zeigte sich immer wieder, daß sich Phänokopien der verschiedensten Art durch eine große Reihe exogener Noxen auslösen lassen.

Derartige Untersuchungen hatten zunächst das Ziel, *näheren Aufschluß über die Primärvorgänge und den Mechanismus bei der Entstehung entsprechender erblicher Mißbildungen zu gewinnen.* Neben dieses theoretische Ziel trat jedoch mehr und mehr ein praktisches; man bemühte sich, ganz allgemein *eine Vorstellung von denjenigen exogenen Einflüssen zu gewinnen, die beim Menschen in der Lage sind, überhaupt Mißbildungen auszulösen.* Dabei liegt die Absicht zugrunde, Schlüsse auf exogene Ursachen „spontan" auftretender Mißbildungen zu ziehen.

Bei diesem zweiten Forschungsziel kann man nicht mehr eigentlich von Phänokopie-Forschung sprechen; denn es fehlt dazu die Voraussetzung, daß nur solche Mißbildungen erzeugt werden, die in möglichst ähnlicher, wenn nicht gleicher Form auch als genetisch bedingte Varianten vorkommen. Aus praktischen Gründen empfiehlt es sich dennoch, beide Arbeitsrichtungen gemeinsam abzuhandeln; ihr theoretisch bedeutsamer Unterschied wird praktisch jedenfalls beim Menschen dadurch verwischt, daß es dort kaum eine Mißbildung gibt, bei der sich nicht wenigstens in manchen Fällen eine genetische Ursache aufzeigen läßt.

Zunächst zu den Phänokopie-Versuchen im engeren Sinne: Man unterscheidet gern „echte" von „unechten" Phänokopien. Eine „echte" Phänokopie liegt vor, wenn die Noxe in den gleichen Entwicklungsvorgang eingreift, der auch bei entsprechender Mutation gestört ist. Dagegen haben wir es mit einer „unechten" Phänokopie zu tun, wenn nur das Endergebnis, der abweichende Phänotyp, zwischen Mutante und exogener Veränderung in etwa übereinstimmt, dieser Phänotyp jedoch auf verschiedenen Wegen erreicht wird.

---

[1] HADORN (1955).

Die Entscheidung zwischen diesen beiden Möglichkeiten ist unter Umständen sehr schwierig, wenn nicht unmöglich. Bevor man sie treffen kann, und bevor man auf Grund von Phänokopie-Experimenten Schlüsse auf den Ablauf normaler Entwicklungsvorgänge ziehen kann, muß man eine Reihe von Voraussetzungen prüfen.

Die erste Frage ist die nach der *Nachbildungstreue* der Phänokopie. Von einer „echten" Phänokopie ist zu fordern, daß sie in allen Einzelheiten ihres Manifestationsmusters mit dem pleiotropen Wirkungsmuster einer bestimmten Mutation übereinstimmt (Vergleich im Endzustand). Als Beispiel betrachten wir zwei Phänokopien bei Drosophila melanogaster:

1. Das Schädigungsmuster der Mutante cryptocephal (crc) ist in Abb. 239 (nach HADORN) dargestellt. Nun konnte man durch Hitzebehandlung normaler Vorpuppen eine qualitativ und quantitativ getreue Nachbildung dieser Mutante erreichen (Abb. 240)[1]. Das gleiche gelang für eine andere Mutation von Drosophila, lethal meander (lme). Hier bewirkt eine Hungerkur von Normaltieren in bestimmten Entwicklungsphasen den für lme charakteristischen disproportionierten Wachstumstyp.

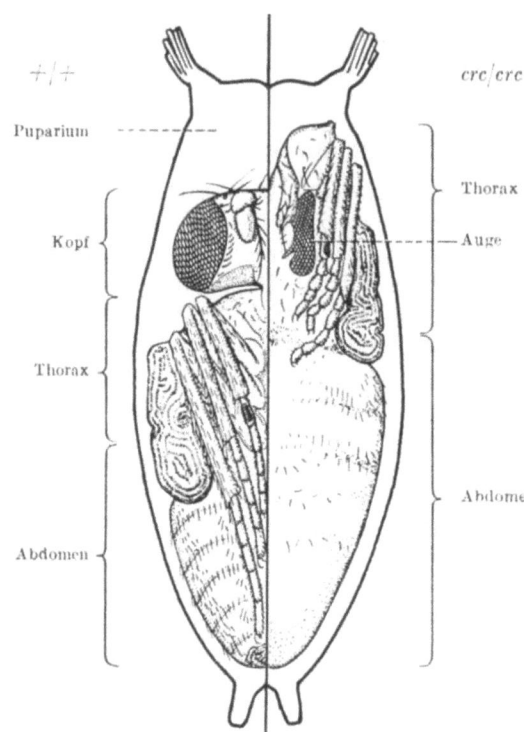

Abb. 239. Rechts das Schädigungsmuster des Faktors cryptocephal (*crc/crc*) von Drosophila melanogaster. Zum Vergleich (links) der Wildtyp (+/+) (n. HADORN 1955)

Allerdings fanden CHEN und HADORN[2] später biochemische Unterschiede zwischen Mutation und Hunger-Phänokopie.

Wie dieses letzte Ergebnis zeigt, darf man auch aus einer genauen phänotypischen Übereinstimmung nicht auf den gleichen Mechanismus schließen, während der umgekehrte Schluß von einem nicht genau übereinstimmenden Phänotyp auf das Fehlen eines gemeinsamen Entstehungsmechanismus schon eher allgemeine Geltung haben dürfte.

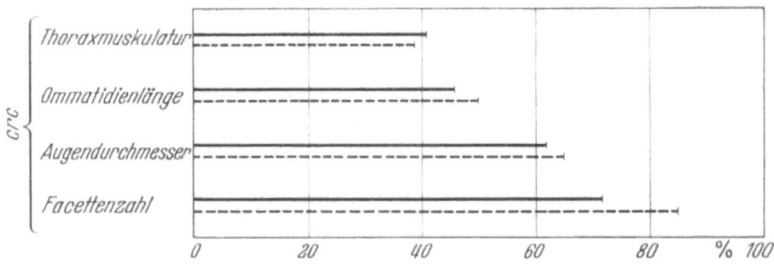

Abb. 240. Nachbildungstreue bei der Phänokopie der Mutation crc. Dargestellt ist in % der Normalgröße die relative Organgröße der crc-Mutation (————) in Vergleich zur crc-Phänokopie (— — —) (n. HADORN 1955)

---

[1] GLOOR (1945).
[2] Vgl. HADORN (1955).

Als zweite Bedingung muß man daher von einer „echten" Phänokopie fordern, daß die Phänokopie den gleichen Entwicklungsvorgang bis zur Ausbildung des veränderten Merkmals durchläuft wie die entsprechende Mutante[1]. (Vergleich der Entwicklungsstadien.) Ein derartiger Vergleich ist unter Umständen schwer durchzuführen.

Ein Beispiel bietet die Krüper-Mutation beim Huhn, ein recessiver Letalfaktor (Bezeichnung Creeper: Cr). Die Cr/Cr-Homozygoten kommen in zwei verschiedenen Manifestationsformen vor: Die meisten sterben schon bis zum Ende des 3. Bruttages ab. Es gibt jedoch „Durchbrenner", die bis zum Ende der Brutzeit am Leben bleiben, dann jedoch ebenfalls absterben (Abb. 241).

Diese Durchbrenner zeigen eine extreme Verkürzung aller 4 Extremitäten (Phokomelie).

Die erste morphologisch faßbare Ursache dieser Mißbildung ist eine ungenügende Entwicklung der Dottergefäße; dadurch wird der Embryo nicht ausreichend an den Dotterkreislauf angeschlossen, und es kommt zu einer ungenügenden Versorgung mit O_2 und Nährstoffen, Mikrocephalie, Mikrophthalmie und Stillstand der Entwicklung. Man kann nun eine in allen Einzelheiten genaue Phänokopie erreichen, wenn

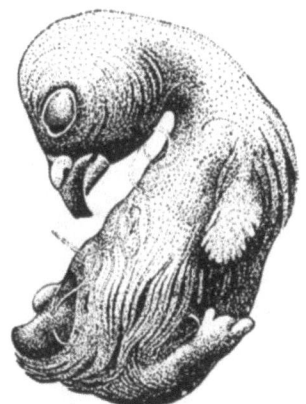

Abb. 241. Letaler *Cr/Cr*-Durchbrenner des Krüperhuhnes nach 19 Bruttagen mit Extremitätenmißbildungen (Phokomelie) (n. LANDAUER 1953, aus HADORN 1955)

man bei genetisch normalen Keimen die großen Dottergefäße durchschneidet[1]. Hier gelingt es also, einen relativ früh liegenden Effekt des mutierten Gens nachzuahmen und so eine bis zu einem gewissen Grade „echte" Phänokopie zu erzeugen. Zu der Frage, warum und auf welchen Wegen das mutierte Gen die Dottersackgefäße beeinflußt — zu dieser an sich interessantesten Frage gibt auch dieses Experiment keinen Aufschluß. Es imitiert lediglich die sekundären Folgen der genbedingten Entwicklungsstörung. Wahrscheinlich wirken viele, wenn nicht die meisten phänokopierenden Agenzien auf diesem Wege.

Ein weiteres Argument, welches häufig zur entwicklungsphysiologischen Analyse von Phänokopie-Experimenten verwendet wird, bieten die „*sensiblen Phasen*". Entsprechende Erscheinungen fanden wir bereits bei der Besprechung der Letalfaktoren (Kap. VII, 1a). Die „Letalkrise" setzt in der Regel zu einem ganz bestimmten, für das Gen charakteristischen Zeitpunkt ein.

Das gleiche beobachtet man auch für das Auftreten von Phänokopien: Auch hier zeigen zahlreiche Erfahrungen, daß Phänokopien nur dann gelingen, wenn *eine bestimmte Entwicklungsstufe* durch die Noxe getroffen wird. Umgekehrt kann ein und dasselbe Agens in verschiedenen Entwicklungsphasen verschiedene Mutationen phänokopieren. Auf Grund derartiger Ergebnisse ist man leicht geneigt, folgendermaßen zu schließen:

Der Zeitpunkt, in dem ein Entwicklungsvorgang einsetzt, ist gleichzeitig der Zeitpunkt, in dem er durch einen Einfluß von außen her am ehesten gestört werden kann.

Dieser Schluß kann, muß aber nicht richtig sein. Allerdings kann ein Entwicklungsvorgang natürlich nur dann durch eine Noxe gestört werden, wenn er nicht bereits abgelaufen ist. Mit anderen Worten, die kritische Phase gibt ein Maß dafür ab, zu welcher Zeit ein Entwicklungsvorgang *spätestens* eintreten kann. Das Umgekehrte gilt jedoch nicht: Es sind durchaus Beispiele dafür bekannt, daß sensible

---

[1] CAIRNS (1941).

Phasen für bestimmte Differenzierungsvorgänge wesentlich *früher* liegen, als man auf Grund der embryologischen Beobachtung dieser Vorgänge erwarten sollte.

Als Beispiel für die Bedeutung sensibler Phasen betrachten wir Untersuchungen von LANDAUER u. Mitarb. über die Wirkung von Insulin, das in den Eidotter injiziert wurde. Je

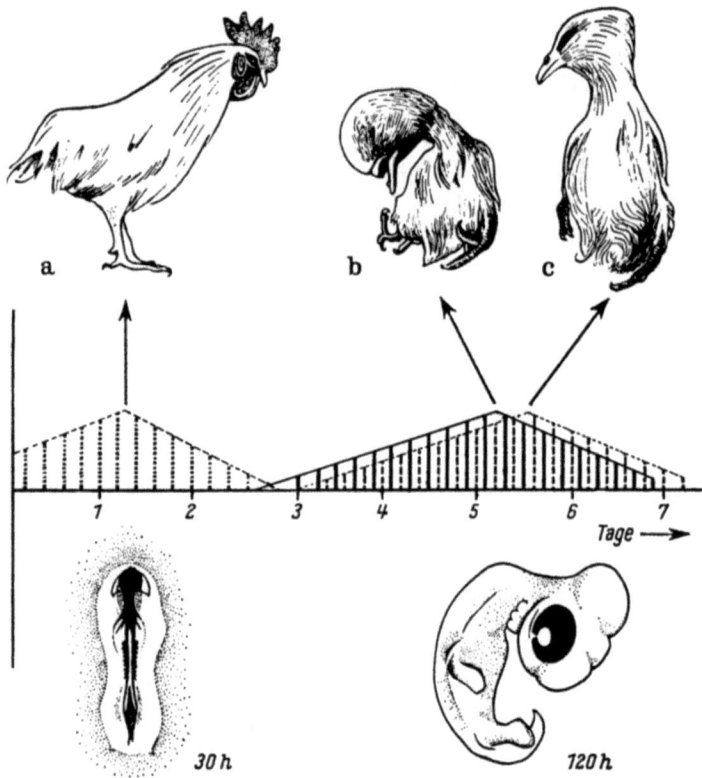

Abb. 242. Sensible Phasen für Insulin-Phänokopien. Die erste Periode (0.—3. Tag) für rumplessness (*a*). Die zweite Periode (3.—7. Tag) für short upper beak (*b*) und Mikromelie (*b, c*). Die Pfeile weisen von der Phase maximaler Empfindlichkeit auf die Wirkungsmuster (*a, b, c*) hin. Unten: Die Entwicklungsstadien zur Zeit maximaler Empfindlichkeit (n. LANDAUER, aus HADORN 1955)

nach dem Zeitpunkt der Injektion wurden verschiedene Mutationen phänokopiert; die Ausdehnung der sensiblen Phasen zeigt die Abb. 242. Wird das Insulin in das unbefruchtete Ei oder während der ersten drei Bruttage injiziert, so entstehen bei bis zu 50% der Embryonen Störungen im Schwanzbereich, die dem Typ der „Kaulhühner", entsprechen. Dieser Typ kann durch zwei verschiedene Mutationen hervorgerufen werden: Die dominante Mutation Rumplessness (Rp) und eine andere recessive Mutation. Das Maximum der phänokopierenden Wirkung zeigte sich bei der Injektion nach 31 Std. Brutdauer. Behandelt man die Eier jedoch nach Ende des 3. Tages, so tritt ein völlig anderes Mißbildungssyndrom auf: Es ist der Mutante Short upper beak (su) sehr ähnlich. Diese Mutante ist durch eine Verkürzung des Oberschnabels und durch eine Mikromelie charakterisiert; sie wirkt in vielen Fällen letal. Die Insulinphänokopie betrifft ebenfalls häufig Beine und Schnabel gemeinsam; sie kann jedoch auch nur die Beine betreffen.

Wie wir sahen, ruft in diesem Falle ein und dasselbe Agens je nach der befallenen Entwicklungsphase verschiedene Mißbildungen hervor. Dadurch wird die Frage aufgeworfen: *Gibt es neben der Phasenspezifität auch eine Spezifität der Agenzien?*

Die sehr umfangreiche Fachliteratur läßt hier zunächst den überwiegenden Eindruck aufkommen: *Die allermeisten Agenzien wirken unspezifisch.* So führt Behandlung mit Borsäure oder Pilokarpin, in Einzelfällen sogar kräftiges Schütteln der Hühnereier vor der Bebrütung oder im Laufe der ersten 24 Brutstunden genauso zum Kaulhuhn-Syndrom wie die Injektion von Insulin. Auch das *su*-Merkmal ließ sich durch eine große Reihe anderer Stoffe phänokopieren, so: Entzug von Mangan, Riboflavin oder Biotin aus der Nahrung der eierlegenden Hennen; Einwirkung von Sulfonamiden auf den Keim; Einpflanzung von Hypophysen-Gewebe in die Chorio-Allantois[1].

Ein Unterschied findet sich allerdings in der *Häufigkeit* der Phänokopien: Insulin z. B. führt zu einer relativ großen Anzahl von *rp*-Phänokopien, Injektion von Borsäure (H_3BO_3) in den Eidotter führt im frühen Embryonalstadium — genau wie Insulin — zur Rumplessness-Phänokopie.

Bei Behandlung späterer Entwicklungsstufen dagegen führt Borsäure nicht zu dem oben für Insulin genannten *su*-Typ, sondern zu einer Verkürzung des Unterschnabels, die vom Auftreten von Gaumen- und Gesichtsspalten begleitet sein kann. Im Empfindlichkeitsmaximum beträgt die Zahl dieser Phänokopien etwa 70%, während die Insulin-Phänokopie nur in etwa 25% auftritt. Noch ein anderes Ergebnis hatten Untersuchungen am gleichen Objekt mit Pilokarpin. In der ersten sensiblen Periode führt zwar auch dieser Stoff nur zum Kaulhuhn-Phänotyp — genau wie bei Behandlung mit Insulin oder Borsäure. Dagegen werden in der zweiten sensiblen Phase einfache Syndaktylien ausgelöst.

Demnach wirken Insulin, Borsäure und Pilokarpin beim Huhn in der ersten sensiblen Phase gleichartig; der Effekt ist also unspezifisch. Die Skeletbildung im Schwanz- und Sakralbereich ist gestört. In der zweiten sensiblen Phase verlagert sich der Wirkungsbereich der Noxen auf den Bereich des Kopfes und der Extremitäten; es stellen sich spezifische Wirkungen bestimmter Agenzien heraus.

Wichtig sind auch Untersuchungen über die *Aufhebung* der phänokopierenden Wirkung durch Zugabe anderer Stoffe[2]. So kann die Wirkung von Insulin aufgehoben werden, wenn man Nicotinsäureamid zuführt. Dieses Vitamin hat dagegen nur einen sehr geringen Einfluß auf den Borsäure-Effekt. Dieser läßt sich dagegen weitgehend durch Riboflavinzugabe aufheben.

Aus diesen Experimenten schließt LANDAUER, die Phänokopien kämen in diesen Fällen *durch gezielte Eingriffe in bestimmte Enzymsysteme* zustande.

Im übrigen gibt es in der Phänokopieforschung eine unübersehbare Fülle von Experimenten, die mit den verschiedensten Methoden ausgeführt wurden[3]. Sie sollen hier nicht im einzelnen erwähnt werden; eine besonders wichtige Gruppe von ihnen — die mit Anwendung von O_2-Mangel durchgeführten — werden weiter unten besprochen werden.

Wie wir sahen, hatten diese Untersuchungen das Ziel, durch Vergleich mit genetischen Abweichungen Licht in die genetisch gesteuerten Entwicklungsvorgänge zu bringen und vor allem *den Mechanismus mutativ bedingter Abweichungen aufklären zu helfen*. Einige Erfolge dieser Arbeitsrichtung wurden schon oben erwähnt. Daneben zeigte sich jedoch auch eine Reihe von *Schwierigkeiten*, die bisher sehr schwer oder gar nicht zu überwinden waren.

Zunächst gelingt es kaum je, alle behandelten Individuen in einer bestimmten Richtung zu verändern; „die Penetranz des Phänokopieerfolges bleibt ungenügend, und die Expressivität wie auch die Organspezifität der Merkmalsbildung sind stark variabel" (HADORN).

Dazu kommt als zweite Schwierigkeit die in der Regel *mangelnde Spezifität* der einwirkenden Agenzien. Sie dürfte (n. HADORN) mit einer weiteren auffälligen Beobachtung in Zusammenhang stehen: Mit den bisher verwendeten Agenzien

---

[1] LANDAUER (1948).
[2] LANDAUER 1952, 1953 (Lit. bei HADORN).
[3] Übersichten bei HADORN (1955); NACHTSHEIM (1957).

(Temperaturschock; ionisierende Strahlen; Fermentgifte; Ernährungsmangel; O_2-Mangel usw.) ließen sich zwar viele mehr oder weniger komplizierte Wirkungsmuster pleiotroper Gene phänokopieren. Dagegen gelang es bisher überhaupt noch nicht, z. B. bei Drosophila Augenfarbenmutanten oder auch die bekannten Farbmutanten bei Säugern und Vögeln zu phänokopieren. Gerade bei diesen Mutanten ist aber offenbar der Zusammenhang zwischen der biochemischen Primärwirkung des mutierten Gens und dem Phänotyp besonders einfach. Um so paradoxer erscheint zunächst das Ergebnis, daß es sich als praktisch unmöglich erweist, gerade diesen einfachen Vorgang zu phänokopieren, was bei wesentlich komplizierteren Vorgängen relativ leicht gelingt.

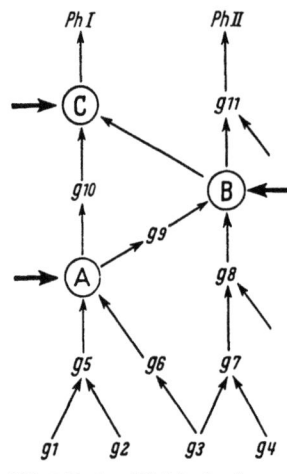

Abb. 243. Angriff phänokopierender Agenzien (dicke Pfeile) an Sekundärreaktionen in einem polygen bedingten Wirkstoffsystem. Die Primärwirkungen von 11 Erbfaktoren ($g1 - g11$) sind durch dünne Pfeile angegeben. *PhI* und *PhII*: Zwei Phäne (n. HADORN 1955)

HADORN (1955) gibt die folgende Erklärung (Abb. 243): „Für die Entstehung von Erbmerkmalen (Phäne I und II) ist der Einsatz von zahlreichen Genloci (g^1-g^n) notwendig: Dabei ist die primäre Aktivität des einen Erbfaktors die Voraussetzung für die Tätigkeit der nächstfolgenden Gene. Wir nehmen nun an, daß es in den zur Merkmalsbildung führenden Wirkketten chemische oder allgemein entwicklungsphysiologische Sekundärreaktionen gibt, die nicht unmittelbar genbedingt sind (A—C). Hier begegnen sich zwar primäre Genprodukte, die miteinander reagieren, und es entstehen Kettenglieder, welche als Grundlage für weitere Reaktionen unentbehrlich sind. Der entscheidende Prozeß selbst soll aber nicht notwendig auf den direkten Einsatz eines Erbfaktors angewiesen sein; es könnte sich um Reaktionen handeln, die zwischen primären und sekundären Genprodukten ablaufen, ohne daß spezifische Gene beteiligt wären. Nehmen wir jetzt an, es würde durch einen äußeren Eingriff die Sekundärreaktion A verunmöglicht oder abgeändert, dann müßte sich das Phän I ebenso verändern oder ebenso ausfallen, wie wenn eines der Gene 1—10 mutiert hätte. Würden wir nun zufällig für das betreffende Objekt nur eine Mutation, etwa die des locus g^1 kennen, so läge die Versuchung nahe, von einer spezifischen Phänokopierung der g^1-Wirkung zu sprechen. Wenn sich aber später Mutationen an irgendeinem anderen der loci ereignen, die für die Entstehung der A-Sekundärreaktion nötig sind (z. B. bei g^3 oder g^5), so erscheint das Phänokopieereignis plötzlich vieldeutig, d. h. es ist jetzt zu mehreren unter sich verschiedenen Genaktivitäten äußerlich konform." „Eine Übereinstimmung zwischen Phänokopieereignis und Mutationseffekt bedeutet somit lediglich, daß die beiden Eingriffe irgendwo in Wirkketten erfolgen, deren Glieder in Zusammenhang stehen. Über den Ort des Eingreifens und damit über die Spezifität der Reaktion sagt die Gleichheit in den sichtbar werdenden Phänen nichts aus. Die Zuordnung einer Phänokopie zu einer bestimmten Mutation bleibt daher meist unsicher...

Wir stellen jetzt die Hypothese auf, daß es relativ leicht gelingt, durch äußere Mittel in die Sekundärreaktionen einzugreifen, daß es aber viel schwieriger ist, die direkten Genwirkungen zu beeinflussen. Dies würde erklären, warum so häufig bei Phänokopie-Experimenten erbbedingte Mißbildungen nachgeahmt werden. Es sind dies Anormogenesen, die auf einer Störung in der Zusammenarbeit mehrerer bis zahlreicher Einzelkomponenten eines Entwicklungsvorganges beruhen ... Je näher ein merkmalbildendes Kettenglied an die Primärreaktion eines Gens heran-

gerückt ist, um so höhere Ansprüche werden an die Spezifität des phänokopierenden Agens gestellt. Für einen Eingriff in eine Sekundärreaktion mögen viele
Schlüssel passen, daher die relative Unspezifität der erfolgreichen phänokopierenden Mittel. Wenn es aber darum geht, ein locus-spezifisches primäres Kettenglied
aufzuschließen, so eignet sich vielleicht nur ein Schlüssel. Ihn herauszufinden aus
einer unbegrenzten Auswahl von Möglichkeiten, mag äußerst schwierig sein und
ist wohl bis jetzt nur ausnahmsweise gelungen. Schließlich dürften auch diese
häufig beobachteten Penetranzunterschiede zwischen den ‚zuverlässigen' Mutanten
und den nicht voll durchdringenden Phänokopien darauf beruhen, daß die An-
griffsstellen innerhalb des Wirksystems verschieden sind. Es müßte dann eine
mutative Änderung in einer Primärreaktion viel häufiger einen irreversiblen und
irreparablen Entwicklungsvorgang einleiten als eine von außen gestörte Sekundärreaktion."

Demnach ist das Ergebnis der Phänokopie-Untersuchung etwas enttäuschend,
was die ursprüngliche Absicht anbetrifft, Aufschluß über den Mechanismus von
Wirkungen bestimmter Gene zu erhalten.

Dagegen erwiesen sie sich in anderer Hinsicht als sehr bedeutungsvoll, und sie
schließen sich hier an eine Gruppe von Untersuchungen an, die von vornherein
mit begrenztem Ziel unternommen wurden. Diese Frage lautet:

*Wann und wie ist es überhaupt möglich, in Entwicklungsvorgänge von außen her
einzugreifen ?*

Theoretisches Ziel der Untersuchungen in dieser allgemeineren Forschungs-
richtung ist es, *Aufschluß über den zeitlichen und kausalen Ablauf von Entwicklungs-
vorgängen zu gewinnen.* Hier wird besonders die Analyse der „sensiblen Phasen"
(vgl. oben) wichtig. Zugleich hat diese Arbeitsrichtung eine eminent praktische
Bedeutung: *Sie gibt uns Hinweise auf mögliche exogene Noxen, die für das „spontane" Auftreten von Mißbildungen beim Menschen verantwortlich sein könnten.* In
besonders günstig gelagerten Fällen lassen sich aus dem Experiment auch Hinweise
für eine Mißbildungs-Prophylaxe gewinnen.

Wir besprechen zunächst einige Tierexperimente und wenden uns dann der
Frage nach den Ursachen von Mißbildungen beim Menschen zu.

b) Versuche zur Auslösung von Mißbildungen durch O₂-Mangel

Eine auch zeitlich besonders gezielt anwendbare und für die experimentelle
Erzeugung von Mißbildungen besonders wirkungsvolle Noxe ist der O₂-Mangel.
Schon GEOFFREY St. HILAIRE (1832—1836) überzog Hühnereier mit Lack, so daß
der Gasaustausch durch die Poren der Schalen hindurch nicht stattfinden konnte,
und fand bei den überlebenden Embryonen Mißbildungen, so Anomalien des Auges
und Spina bifida.

In den letzten zwei Jahrzehnten war es besonders BÜCHNER mit seinen Mitarbeitern, der im großen Rahmen O₂-Mangel-Untersuchungen durchführte[1]. Setzt
man Triton-Keime, also Amphibienkeime, im Unterdruck oder im Sauerstoff-
Stickstoff-Gemisch von der Eiablage bis zur Gastrulation unter starken Sauerstoffmangel, so erhält man bei dem größeren Teil der nicht abgestorbenen Keime
vor allem schwere Fehlbildungen des Gehirns bis zur Anencephalie und dazu
Augenfehlbildungen (Cyclopie, Synophthalmie); bei einem Teil der Keime besteht
sogar eine Acephalie. Diese Mißbildungen gehen in erster Linie auf eine Störung
der Gastrulation und auf eine mangelhafte Unterlagerung des Entomesoderms
unter das dorsale Ektoderm zurück. Dadurch wird die Induktionswirkung des sog.
„Spemannschen Organisators" stark beeinträchtigt oder kranial völlig aufgehoben.

---

[1] Zusammenfassung bei BÜCHNER (1958).

Brachte man die Triton-Keime dagegen erst nach der Gastrulation unter starken Sauerstoffmangel, so zeigten sie nicht die obengenannten fundamentalen Mißbildungen, sondern feinere Störungen vor allem der Gehirn-, Augen- und Rückenmarksentwicklung.

Entsprechende Befunde erhielten RÜBSAAMEN und unabhängig von ihm GALLERA (1951) beim Hühnchen-Keim. Bei 24stündigem O_2-Mangel am ersten Bebrütungstag zeigten sich vor allem Anencephalie (Abb. 244), Rhachischisis und

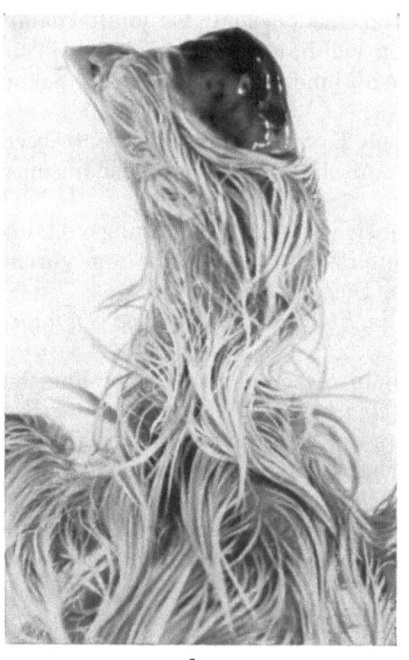 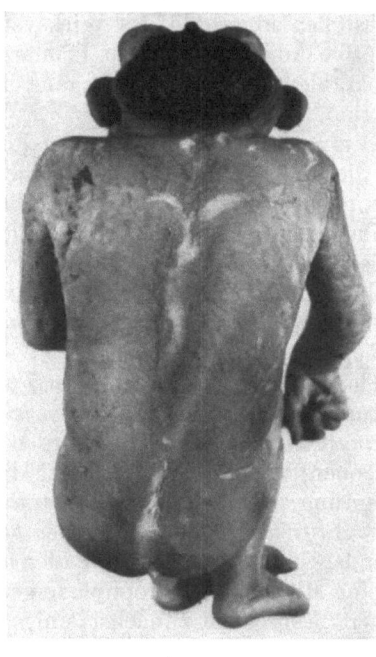

a   b

Abb. 244. a Mißbildungen nach 24stündigem O_2-Mangel am ersten Bebrütungstag beim Hähnchen. b Zum Vergleich ein menschlicher Anencephalus (n. BÜCHNER 1958)

Cyclopie. Behandlung am 2. und 3. Tag führte zum Fehlen oder zur Stummelbildung von Extremitäten sowie zum Auftreten von Stummelschwänzchen und Mikrophthalmie. Derartige Mißbildungen ließen sich auch noch erzielen, wenn man die Dauer des O_2-Mangels auf 3—5 Std. verkürzte.

Auch in diesen Experimenten kommt demnach *das Gesetz der Phasenspezifität* zum Ausdruck. Es tritt jedoch besonders deutlich hervor in Experimenten an Säugern, wobei schwangere Muttertiere kurzfristig einem O_2-Mangel durch Unterdruck ausgesetzt wurden. Für derartige Untersuchungen ist das Kaninchen ein besonders geeignetes Objekt; denn es hat eine provozierte Ovulation (vgl. Kap. V, 1), und deshalb läßt sich das Alter der Zygoten besonders exakt festlegen. Als Beispiel für das Auftreten und den Wechsel sensibler Phasen betrachten wir Untersuchungen von DEGENHARDT[1].

DEGENHARDT setzte trächtig gemachte Häsinnen in verschiedenen Stadien der Frühschwangerschaft für etwa 5 Std. einem O_2-Unterdruck aus (bis zu etwa 61—52 mm Hg O_2 Druck abfallend). Innerhalb einer relativ eng umgrenzten störungsempfindlichen Entwicklungsphase zwischen dem 8.—10. Tage der Gravidität traten Störungen besonders der Wirbelsäule auf; ein Maximum der Empfindlichkeit der Wirbelsäulenanlage findet sich am 9. Tag,

---

[1] DEGENHARDT 1956, 1959; DEGENHARDT u. GRÜTER (1959).

und die Zahl der Mißbildungen ist desto größer, je stärker der O₂-Mangel ist. Selbst bei intensiver Exposition von Muttertieren am 7. Schwangerschaftstag treten dagegen keine Mißbildungen auf. Das dürfte damit zusammenhängen, daß die Kaninchen-Blastocyste um den 6. bis 7. Tag zur Nidation kommt. Wahrscheinlich ist die Placentabildung am 7. Tag noch nicht so weit fortgeschritten, daß die Hypoxämie beim Muttertier die Frucht beeinflussen könnte.

Besonders wichtig ist jedoch ein Vergleich des Zeitpunktes der Einwirkung mit der Hauptlokalisation der Entwicklungsstörungen: Nach O₂-Mangel am 8. Tag ist vornehmlich die kraniale, nach O₂-Mangel am 10. Tag besonders die caudale Wirbelsäule betroffen; nach Exposition am 9. Tag treten Schädigungen der Wirbelsäule bei den einzelnen Jungtieren in allen Regionen auf, besonders aber im mittleren Teil. Dieser Befund zeigt, daß die sensiblen

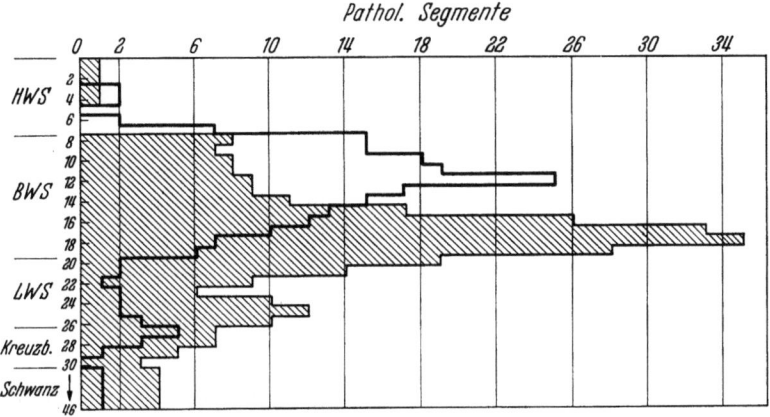

Abb. 245. O₂-Mangelversuche von DEGENHARDT: Verschiebung des Wirkungsmaximums des O₂-Mangels zwischen der Exposition am 9. Tag der Gravidität vormittags (eingerahmte Verteilung) und nachmittags (gestrichelte Verteilung). Die Abszisse enthält die Zahl der in den Versuchen auftretenden pathologischen Segmente, die Ordinate die Wirbelsäule (von der Halswirbelsäule [HWS] bis zum Schwanz) (n. DEGENHARDT u. GRÜTER 1959)

Phasen für die verschiedenen Teile der Wirbelsäule vom 8.—10. Tag in kranio-caudaler Richtung einander folgen. Dieses bemerkenswerte Ergebnis ordnet sich in ältere Befunde ein[1], wonach oxydative Stoffwechselvorgänge vom kranialen zum caudalen Keimpol fortschreiten. Der O₂-Mangel hemmt also offenbar bei den einzelnen Embryonen die Bereiche des jeweils aktivsten Stoffwechsels in der frühen Wirbelsäulenanlage. — Eine Bestätigung und genauere Fixierung dieser Auffassung ergibt sich wieder aus Untersuchungen des Büchnerschen Arbeitskreises[2]:

Man konnte z. B. durch Verwendung von $C^{14}O_2$ nachweisen, daß während der Oxydationshemmung beim Xenopuskeim der CO_2-Einbau auf etwa 3% der Norm absinkt und — besonders wichtig — daß davon vor allem die Synthese der Nucleinsäuren betroffen ist.

Doch zurück zu den Kaninchen-Untersuchungen DEGENHARDTs: Die Wanderung der kritischen Phase in kranio-caudaler Richtung ließ sich noch wesentlich genauer verfolgen (Abb. 245).

Die dickumrandete obere Kurve ergab sich für die Häufigkeitsverteilung von Mißbildungen nach Exposition der Mütter am 9. Tag der Gravidität vormittags; das Maximum liegt in der oberen Brustwirbelsäule. Die schraffierte Kurve zeigt die betroffenen Wirbelsegmente am 9. Tage der Gravidität nachmittags. Die zeitliche Differenz zwischen den beiden Versuchsreihen beträgt etwa 6 Std.; das Störungsmaximum hat sich in dieser Zeit um 6 Segmente verschoben. Die über die Chorda dorsalis hinweg abwärts ziehende „Welle" aktivierten Stoffwechsels schreitet also stündlich etwa um ein Segment vorwärts.

Wenn der O₂-Mangel-Effekt durch Blockierung bestimmter Stoffwechselvorgänge zustandekommt, dann sollte man auch erwarten, daß der Effekt sich durch gezielte Eingriffe in den Stoffwechsel wenigstens abschwächen läßt.

Wie wir sahen (vgl. oben), konnte LANDAUER bei seinen Hühnchen den Insulin-Effekt durch zusätzliche Gabe von Nicotinsäureamid, den Effekt von Borsäure durch Riboflavin vermindern bzw. aufheben.

---

[1] FISCHER und HARTUNG (1938); (Lit. bei DEGENHARDT).
[2] DUSPIVA (1957).

DEGENHARDT (1959) gelang eine teilweise Aufhebung des O_2-Mangel-Effektes durch Vitamin E, dessen O_2-sparende Wirkung bekannt ist. Die Muttertiere wurden, beginnend 10 Tage vor der Konzeption bis zum Ende der Gravidität, mit 20 mg α-Tocopherol/die per os behandelt; in einer Vergleichsreihe wurde außerdem kurz vor dem O_2-Mangel-Versuch 50 mg α-Tocopherol mit 250 mg Redoxon i. v. injiziert.

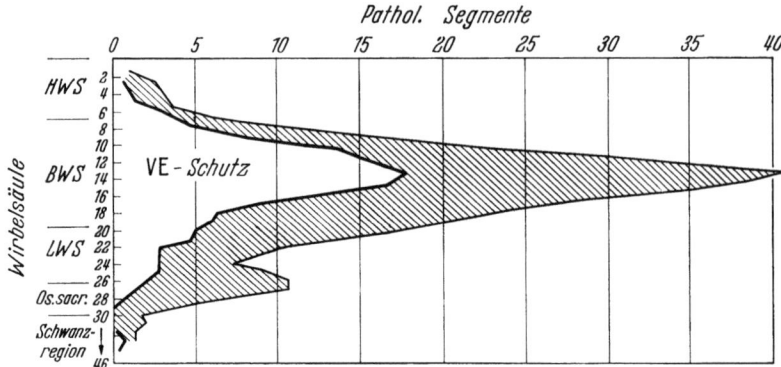

Abb. 246. Verminderung des O_2-Mangel-Effektes durch Behandlung der Muttertiere mit Vitamin E. Die schraffierte Fläche zeigt die Zahl der Mißbildungen, die ohne Vitamin E mehr aufgetreten sind als mit Vitamin E (n. DEGENHARDT u. GRÜTER 1959)

Das Ergebnis des Versuches zeigt Abb. 246. Man sieht deutlich, wie die Zahl der pathologisch veränderten Segmente sich nach Vitamin-E-Gabe erheblich vermindert hat.

Es ist zu vermuten, daß dieses Ergebnis in Zukunft auch Konsequenzen für die *Verhütung von Mißbildungen* haben könnte.

c) Mißbildungserzeugung und Genotyp

Wie das letztgenannte Ergebnis uns zeigt, kann die Häufigkeit der Auslösung von Mißbildungen durch exogene Noxen verändert werden, *wenn man die Bedingungen verändert,* unter denen man den Versuch durchführt. Das erfolgte hier durch Zugabe eines chemischen Stoffes, also durch äußeren Einfluß. Der Erfolg entsprechender Experimente erwies sich jedoch auch als abhängig von *inneren Bedingungen, also vom Genotyp der behandelten Tiere.* Bemerkenswert sind hier wieder Untersuchungen von LANDAUER (1957) am Huhn. Bei diesem Tier sind erbliche Änderungen, die das caudale Ende des Neuralrohres betreffen, nicht selten. So beschrieb LANDAUER erbliche Schwanzlosigkeit (Rumplessness vgl. oben) als dominante wie auch als recessive Mutation. In beiden Fällen sind Penetranz und Expressivität sehr stark von dem übrigen Genotyp abhängig; es kommen alle Übergänge von vollständiger Schwanzlosigkeit bis zur normalen Ausprägung vor. Sporadisches Vorkommen von Rumplessness findet sich jedoch auch nicht so selten in Hühnerstämmen, die keines dieser „Hauptgene" tragen; die Häufigkeit dieses sporadischen Auftretens ist in den einzelnen Stämmen und Rassen sehr verschieden. So fanden sich beim Dschungelhuhn etwa 0,5% schwanzlose Tiere, beim weißen Leghorn 1,6%, beim silbergrauen Dorking dagegen nicht weniger als 5,7%. Nun gelang es LANDAUER, vermittels Insulin, Borsäure oder Pilokarpin die erbliche Schwanzlosigkeit zu phänokopieren. Dabei erwies sich die Häufigkeit des Auftretens dieser Phänokopien als abhängig vom Genotyp der Tiere: *Je höher die Häufigkeit der sporadischen Schwanzlosigkeit in einer Rasse war, desto häufiger wurde die gleiche Mißbildung als Phänokopie ausgelöst,* als desto wirksamer erwiesen sich demnach die phänokopierenden Agenzien.

Genau in der gleichen Richtung wurde jedoch die Penetranz des recessiven Rumpless-Hauptgens beeinflußt: Sie betrug bei Einkreuzung in die silbergrauen Dorking-Hühner 40,7%, bei Einkreuzung in die Dschungel-Hühner jedoch nur 7,8%. Auch die Expressivität war bei Dorking-Hühnern verstärkt, bei Dschungel-Hühnern herabgesetzt.

LANDAUER schließt aus seinen Untersuchungen, daß das spontane Auftreten von Rumplessness durch genetische Faktoren bedingt wird, deren Natur noch unbestimmt ist und die sich nur in relativ seltenen Situationen manifestieren (oder, umgekehrt ausgedrückt, daß außer in relativ seltenen Situationen die bestehenden ausgleichenden genetischen Mechanismen ausreichen, um gegen eine abnorme Entwicklung der Schwanzregion zu schützen), — aber daß diese Faktoren eine Rolle innerhalb des multifaktoriellen genetischen Systems spielen, das die Penetranz und Expressivität der recessiven Schwanzlosigkeit reguliert. ,,Aus den Ergebnissen ... geht weiterhin hervor, daß die gleichen Faktoren die Wirksamkeit teratogener Stoffe, die Schwanzlosigkeit induzieren, ... erhöhen oder vermindern.''

Eine ähnliche Beziehung zwischen der Häufigkeit spontan auftretender sporadischer ,,Phänodevianten'' und der Häufigkeit von Phänokopien nach Behandlung mit Teratogenen zeigte sich auch bei anderen Merkmalen des Huhnes.

In all diesen Fällen wirkt das teratogene Agens nicht auf ein mehr oder weniger automatisch reagierendes Substrat ein, sondern es besteht *eine Wechselwirkung zwischen Genotyp und einwirkender Noxe*. Der Erfolg der Phänokopie ist vom Vorhandensein einer bestimmten genotypischen Situation, — von ,,*Kryptogenen*''—, abhängig. Ein besonders eindrucksvolles Beispiel für diesen Zusammenhang bieten bei der Maus die Untersuchungen von F. C. FRASER u. Mitarb. (1953—1958).

Hasenscharte und Gaumenspalte kommen in manchen Mäusestämmen als sporadische ,,Phänodevianten'' vor. Bei zwei Stämmen mit verschiedener Häufigkeit des spontanen Auftretens dieses Merkmales wurden nun Phänokopie-Experimente mit Cortison ausgeführt. Die graviden Mütter wurden, mit dem 11. Tag beginnend, für 4 Tage mit 2,5 mg/die Cortison behandelt. Man sieht, wie die Gaumenspalte in dem Stamm in 100% der Fälle phänokopiert wird, indem sie bereits spontan häufig auftritt[1]. (Tab. 124 nach LANDAUER 1957).

Unter den zahlreichen weiteren Beispielen für den Einfluß des Genotyps auf die Wirksamkeit teratogener Noxen sei nur erwähnt, daß schon GOLDSCHMIDT bei seinen Phänokopieversuchen, die er an der Drosophila in den 30er Jahren durchführte, leichter Erfolg hatte, wenn die behandelten Tiere heterozygot für ein Gen waren, das die entsprechende Abweichung in homozygotem Zustand spontan hervorbrachte. Eine ent-

Tabelle 124. *Häufigkeit der Phänokopie von Gaumenspalten durch Cortison-Behandlung in Stämmen mit hoher und niedriger Spontanhäufigkeit der Lippen-Kiefer-Gaumenspalte*

Stamm:	Zahl der Inzucht-(Bruder-Schwester-Paarungs)-Generationen	Sporadisches Auftreten Lippen-, Kiefer-, Gaumenspalte	Häufigkeit nach Cortison-Behandlung (Gaumenspalte)
A/Jax	88	5,0%	100%
C57 Bl/6 Jax	45	0,2%	18,7%

sprechende Beobachtung gelang K. H. DEGENHARDT am Kaninchen[2]. Ein heterozygoter Rammler aus einem Hermelinstamm mit recessiv erblichem letalem Zwergwuchs wurde mit einer homozygot gesunden Häsin gepaart. Diese Häsin wurde am 9. Schwangerschaftstag kurzfristig mit O_2-Mangel behandelt. Unter den Nachkommen traten jetzt typische letale Zwerge auf; der Phänotyp der Homozygoten wurde also offenbar bei Heterozygoten phänokopiert.

Die oben betrachteten Tatsachen lassen sich im Anschluß an das, was auf S. 141 f. über multifaktorielle Vererbung mit Schwellenwert-Effekt und über

---

[1] Spontan tritt allerdings die Kombination mit Hasenscharte auf; einzelne Fälle in den behandelten Tieren, bei denen diese Kombination ebenfalls auftrat, wurden weggelassen; denn es ist nicht sicher, daß sie wirklich auf die Einwirkung zurückgeht.

[2] Aus: v. VERSCHUER (1959).

quasikontinuierliche Variation gesagt wurde, auch etwas mehr formal ausdrücken: *Offenbar verschieben teratogene Noxen den Schwellenwert für das Auftreten genetisch bedingter Anomalien.* Liegt das Maximum der Verteilung genetischer und umweltbedingter Variabilität für den bestehenden Merkmalskomplex relativ nahe unterhalb des Schwellenwertes für die Manifestation, dann treten nicht nur spontane Phänodevianten häufiger auf, sondern die Verschiebung des Schwellenwertes um einen bestimmten Betrag durch ein teratogenes Agens führt auch in einem größeren

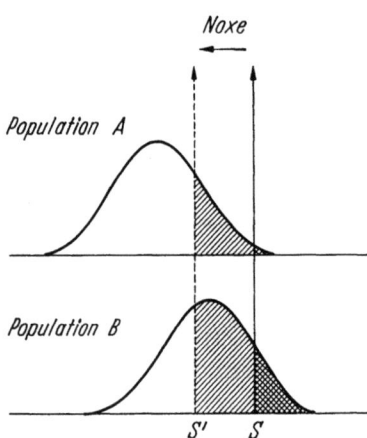

Abb. 247. Die Wirkung Mißbildungen erzeugender Noxen bei zwei Bevölkerungen: *A.* Hier liegt die Variationskurve des betreffenden Entwicklungsvorganges so, daß spontan (rechts vom durchzogenen Strich) nur wenig Mißbildungen vorkommen können. Eine Verschiebung des Schwellenwertes von *S* nach *S'* durch Einwirkung einer Noxe führt zur Auslösung einer mäßigen Zahl von Mißbildungen. *B.* Die Variationsbreite in dieser Bevölkerung liegt so, daß schon spontan eine nicht unbeträchtliche Zahl von Mißbildungen auftreten kann. Verschiebung des Schwellenwertes um den gleichen Betrag wie bei *A* führt nun zu einer wesentlich größeren Zahl von Mißbildungen

Prozentsatz zu einer Phänokopie (Abb. 247). Genauso läßt sich auch der Einfluß des übrigen Phänotyps auf die Penetranz und Expressivität einzelner Hauptgene (z. B. $rp - 2$ beim Huhn) erklären: Hier verschiebt ein einzelnes Gen die genotypische Variabilität um einen bestimmten Betrag in Richtung auf den Schwellenwert. Von der Ausgangsposition hängt es nun ab, ob diese Verschiebung ausreicht, um die ganze Variationskurve über den Schwellenwert hinüber zu bewegen, oder aber ob nur ein Teil ihn überschreitet.

Die oben in kleiner Auswahl diskutierten Ergebnisse bieten nun Anhaltspunkte für die *Deutung der Befunde beim Menschen,* denen wir uns jetzt zuwenden.

d) Erbe und Umwelt bei der Verursachung menschlicher Mißbildungen

Noch um die Jahrhundertwende herum glaubte man, der größte Teil der angeborenen Mißbildungen sei exogen, etwa grob mechanisch durch Druck und Abschnürung von Amnionsträngen bedingt. Doch schon damals war bekannt, daß Mißbildungen sich in einzelnen Sippen über viele Generationen vererben können. So wurde ein Teil der großen und berühmten Sippen mit Spalthand und Spaltfuß schon in den 80er und 90er Jahren veröffentlicht. Die Auffassungen änderten sich jedoch, als die Mendelschen Gesetze wiederentdeckt wurden und man nun daranging, sie an einer unübersehbaren Menge von Mißbildungssyndromen bestätigt zu finden. Im Bewußtsein vieler Forscher trat damals der Genotyp gegenüber der Peristase immer mehr in den Vordergrund, und in den 30er Jahren hielten manche die meisten Mißbildungen für vorwiegend oder ausschließlich genetisch bedingt. Das änderte sich erst nach einer Beobachtung des australischen Augenarztes GREGG, die er 1941 bekanntgab.

Die Beobachtung GREGGs fand sofort große Beachtung und führte zu einer großen Anzahl von Nachuntersuchungen[1], — zunächst in Australien selbst[2]. Es ergab sich: Im Sommer 1940 waren in Südaustralien zahlreiche Fälle einer Krankheit aufgetreten, die sich sonst in jeder Beziehung wie Röteln verhielt, jedoch einen schwereren Verlauf zeigte. Aus dem Zeitraum 1938—1946 konnte man über hundert Schwangere ermitteln, die von der Krankheit befallen worden waren. Waren die Frauen innerhalb der ersten vier Monate ihrer Schwangerschaft erkrankt,

---

[1] Das Folgende nach einer Zusammenfassung v. SELANDER (1950).
[2] SWAN, TOSTEIN u. BLACK (1946).

so zeigten 90% der Kinder *Mißbildungen*. Bei Erkrankung in einem späteren Stadium zeigten sich Mißbildungen bei 50% der Kinder. Je früher die Röteln aufgetreten waren, desto zahlreicher und schwerer waren die Defekte. Am häufigsten fanden sich Mikrocephalie mit Schwachsinn, Herzfehler, Taubheit, Zahnanomalien und Katarakte. Daneben fanden sich auch Spina bifida, Hydrocephalus, Augenanomalien usw. Der Typ der Mißbildung hing bis zu einem gewissen Grade vom Zeitpunkt der Erkrankung ab; so war die Hauptgefährdungszeit für Herzfehler die 5.—8. Woche der Schwangerschaft, für Katarakte die 6. Woche, für die schwersten Zahnanomalien die 6.—9. Woche und für Taubheit die 9.—10. Woche.

Umfangreiche Nachuntersuchungen in anderen Ländern bestätigten prinzipiell die teratogene Bedeutung der Rubeolen-Infektion. Die Zahl der aufgetretenen Mißbildungen wechselt jedoch zwischen den einzelnen Serien sehr stark und liegt im allgemeinen unter den Angaben aus Australien. Die Tab. 125 gibt eine Übersicht über einige dieser Ergebnisse.

Tabelle 125[1]. *Häufigkeit der Embryopathia rubeolosa in verschiedenen Serien von Schwangeren, die Rubeolen durchmachten*

Autoren und Land	Zahl der Schwangeren mit Rubeolen in den ersten 4 Mon.	Zahl der Kinder	Davon mißbildet	Zahl der Aborte
Fox u. Bortin (1946; USA)	11	11	1	
Grönvall u. Selander (1947, 1948; Schweden)	26	28	1	(3 Totgeburten) in der Zahl enth.
Ober u. Mitarb. (1947; USA)	54	45	8	9
Abel u. van Dellen (1948; USA) . .	82	82	56	

Wahrscheinlich gibt es verschiedene Typen der Röteln, die eine unterschiedliche Gefährdung bedingen.

Der logische nächste Schritt wäre nun, festzustellen, wie groß unter den Müttern mißbildeter Kinder die Zahl derer ist, die Röteln durchgemacht haben. Wirklich liegen umfangreiche derartige Untersuchungen vor. Besonders bei Taubstummheit, die mit Defekten des Herzens und der Augen kombiniert ist, scheint dieser Anteil gar nicht so sehr gering zu sein. Eine Beurteilung im einzelnen ist jedoch sehr schwer möglich. Jedenfalls ist die Embryopathia rubeolosa als solche gut bewiesen, und sie gab darüber hinaus Anlaß zur Suche nach weiteren Umweltfaktoren, die beim Menschen Mißbildungen hervorrufen können. Einen weiteren Antrieb für diese Suche bildeten die oben diskutierten tierexperimentellen Ergebnisse besonders mit O_2-Mangel, aber auch mit anderen Noxen. Diese Arbeitsrichtung erbrachte ein schon kaum noch übersehbares Material von mehr oder weniger gut gesicherten Ergebnissen, das hier nicht im einzelnen besprochen werden kann.

Wir wollen nur eine Gruppe von Mißbildungen herausheben, um an ihr die Problematik darzustellen. Das sind die angeborenen Herzfehler[2].

e) Genetische und peristatische Faktoren in der Ätiologie angeborener Herzmißbildungen

Zum Verständnis der Diskussion über die Ätiologie der angeborenen Mißbildungen des Herzens ist die Kenntnis der normalen Entwicklung dieses Organs

---

[1] Zusammengestellt nach Angaben von Selander (1950). Neuere Ergebnisse bei Greenberg u. Mitarb. (1957); Lundström (1959).
[2] Wir folgen dabei im wesentlichen der Arbeit von W. Fuhrmann (1960).

unerläßlich. Eine genauere Beschreibung ist auf dem zur Verfügung stehenden Raum nicht möglich. Es sei u. a. auf die Darstellungen von DOERR, GOERTTLER, TÖNDURY und BARTHEL verwiesen. In Anlehnung vor allem an TÖNDURY seien einige Grundtatsachen hervorgehoben:

An der Entwicklung des Herzens sind zwei Anlagen beteiligt, nämlich der paarige Endokardschlauch und der Myoepikardmantel. Die beiden Endokardschläuche verschmelzen in kranio-caudaler Richtung zu einem unpaaren Rohr, das vom Myokardmantel umhüllt wird und durch asymmetrisches Wachstum seiner Teile frühzeitig S-Form annimmt. Allen Krümmungen des Herzschlauchs geht eine Erhöhung des Stoffwechsels voraus, und zwar immer auf der Seite, die die konvexe Krümmung der Oberfläche bilden wird. In jeder Phase der primitiven Entwicklung des Herzrohrs bestehen also nebeneinander Bezirke unterschiedlichen Stoffwechsels, von denen die stoffwechselaktivsten immer auch die empfindlichsten sind und sich leicht schädigen lassen.

Die Gliederung in eine rechte und linke Herzhälfte durch Vorhof- und Ventrikelseptum beginnt beim menschlichen Embryo etwa am 32. Tag mit dem Auftreten des Septum primum, das als halbmondförmige, sagittal gestellte Falte links von der Einmündung des Sinus venosus angelegt wird und gegen das Ostium atrioventriculare commune vorwächst. Sein unterer, freier Rand begrenzt das Ostium primum. Bevor das Septum primum den Ohrkanal erreicht und unter Verschluß des Ostium primum mit dem Endokardkissen verwächst (35. Tag), entsteht durch Dehiszenz das Ostium secundum, das am 33. Tag angedeutet ist. Zur gleichen Zeit wird das Septum secundum sichtbar, das von der kranio-ventralen Vorhofswand sichelförmig das Foramen ovale umfaßt. Bereits am 42. Tag ist die Stellung der Septen so, daß ein Verschluß des Foramen ovale für den postpartalen Kreislauf jederzeit möglich ist. Am 33. Tage wird das Septum interventriculare als Myokardfalte sichtbar, am 46. Tag ist das Foramen interventriculare geschlossen.

An der Aufteilung des Herzens ist nicht nur das Myokard, sondern auch das Endokard beteiligt, das in frühen Entwicklungsstadien durch eine plastische, gallertartige zellarme Zwischensubstanz vom Myokard getrennt ist. Diese leicht verformbare Masse paßt sich den Umlagerungen des Herzschlauchs an. Die daraus später entstehenden lokalen Endokardverdickungen bilden die Grundlage des Septum bulbi und aortico-pulmonale, der Semilunar- und Segelklappen. Ort und Form der Ansammlung des subendokardialen Gewebes und der Ausbildung der späteren Endokardleisten sind vom Verlauf der Blutströme in der primitiven Herzanlage abhängig (vgl. BREMER, GOERTTLER, TÖNDURY), der seinerseits durch die Herzform bestimmt wird.

Zum Verständnis der Mißbildungen des Herzens muß man sich vor Augen halten, daß das Herz ein Organ ist, das seine Funktion schon lange vor Erreichen seiner endgültigen Form aufnimmt. GOERTTLER formulierte folgende 3 Leitsätze:

1. Das Mißbildungsgeschehen am Herzen läuft nach den auch für die Normogenese gültigen Regeln ab.

2. Ursache aller Abweichungen von der typischen Entwicklung sind Prozesse, welche die normale, örtlich und zeitlich variierende Zellvermehrung in einem Blastem verringern oder hemmen. Die Menge des zum Einbau zur Verfügung stehenden Materials ist zu gering, oder dieses ist von minderer Qualität.

3. Jede Herzmißbildung ist das Ergebnis einer Reaktion des Organismus, einen unterschiedlich schweren, zu verschiedenen Zeitpunkten und durch eine Vielzahl von möglichen Schädlichkeiten entstandenen Verlust von Anlagematerial mit den verfügbaren Mitteln und im Rahmen der den überlebenden Zellen verbliebenen prospektiven Potenz zu kompensieren, wobei das übergeordnete Entwicklungsprinzip erhalten bleibt: Auch das mißbildete Herz ist morphologisch und funktionell in das Gefüge des Organismus „eingepaßt".

Die im späteren Leben beobachtete Mißbildung zeigt also nur noch bedingt und verwischt den ursprünglichen Defekt. Als „sensible Phase" für die Herzentwicklung läßt sich die Zeit vom 15.—46. Tag der Keimesentwicklung hervorheben. Einzelne Mißbildungen können auch später noch entstehen.

Fetale Entzündungen können durch sekundäre Veränderungen an bereits ausgebildeten Strukturen zu angeborenen Angiokardiopathien führen, die klinisch und oft auch pathologisch-anatomisch nicht von echten Embryopathien oder erbbedingten Mißbildungen abzugrenzen sind (vgl. vor allem SCHOENMACKERS und ADEBAHR).

Auf Grund unserer Kenntnis über die Herzentwicklung können wir nun „Verwandtschaftsbeziehungen" zwischen den verschiedenen Typen von Herzmißbildungen aufstellen. Dabei bezeichnen wir solche als verwandt, die sich aus einer Störung des gleichen oder eines ähnlichen Entwicklungsvorganges ableiten lassen[1].

So führen Störungen der Primärperiode (vor Ausbildung der rechtsgewendeten Herzschleife) zum Typus des „primitiven Herzens". Störungen der Sekundärperiode (bis zum Abschluß der Herzkammerseptierung) umfassen die unvollständige Ausführung der verschiedenen Drehungsvorgänge von Abschnitten der Herzanlage. Es kommt u. a. zur Transposition der großen Gefäße (Abb. 249) oder zu einer teilweisen Verlegung eines arteriellen Ostiums über die nicht zugehörige Herzkammer, etwa bei der Fallotschen Tetralogie (Abb. 250), dem Eisenmenger-Komplex (Abb. 251). Bei einfachem Ventrikelseptumdefekt ist die Drehung dagegen vollständig erfolgt, und die Septumbildung erfolgte unvollständig (Abb. 252). Die Störungen der Herzentwicklung

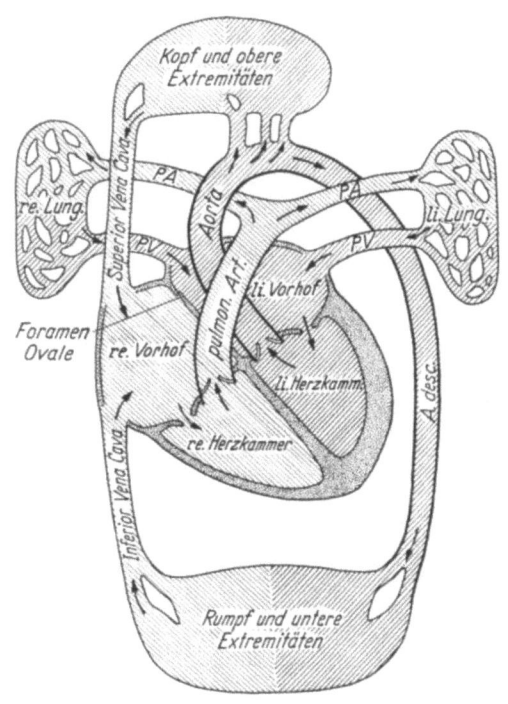

Abb. 248. Normaler Kreislauf (n. TAUSSIG)

nach Abschluß der Kammerseptierung zeigen einen Defekt der Vorhofscheidewand mit oder ohne sonstige Mißbildungen. Häufig sind auch Stenosen der Pulmonalarterien[2].

Diese Störungen der sehr komplizierten Vorgänge bei der Herzentwicklung können nun prinzipiell aus zwei verschiedenen Gründen zustande kommen. Einmal können genetische Defekte vorhanden sein, und zum zweiten können peristatische Noxen eingewirkt haben.

Zur Klärung der genetischen Grundlage bedienen wir uns zweier Methoden: der Zwillingsmethode und der Familienforschung.

Tabelle 126. *Konkordanz und Diskordanz bei EZ und ZZ mit angeborenen Herzmißbildungen*[3]

	Konkordant	Diskordant	Insgesamt
EZ	5	27	32
ZZ	2	22	24

Was wissen wir über Zwillingsbefunde? Die bis dahin bekannt gewordenen Beobachtungen wurden durch FUHRMANN (1958) zusammengestellt. Die wesentlichen Zahlen sind in Tab. 126 enthalten.

[1] Das Folgende nach GOERTTLER (1958).

[2] Für die Verwandtschaftsbeziehungen der verschiedenen Formen und ihre Klassifikation vgl. im übrigen GOERTTLER (1958); BARTHEL (1960).

[3] *Ohne* unsichere Fälle, offenen Ductus arteriosus oder offenes Foramen ovale als einzige Fehler, Dextrokardie oder Situs inversus.

32*

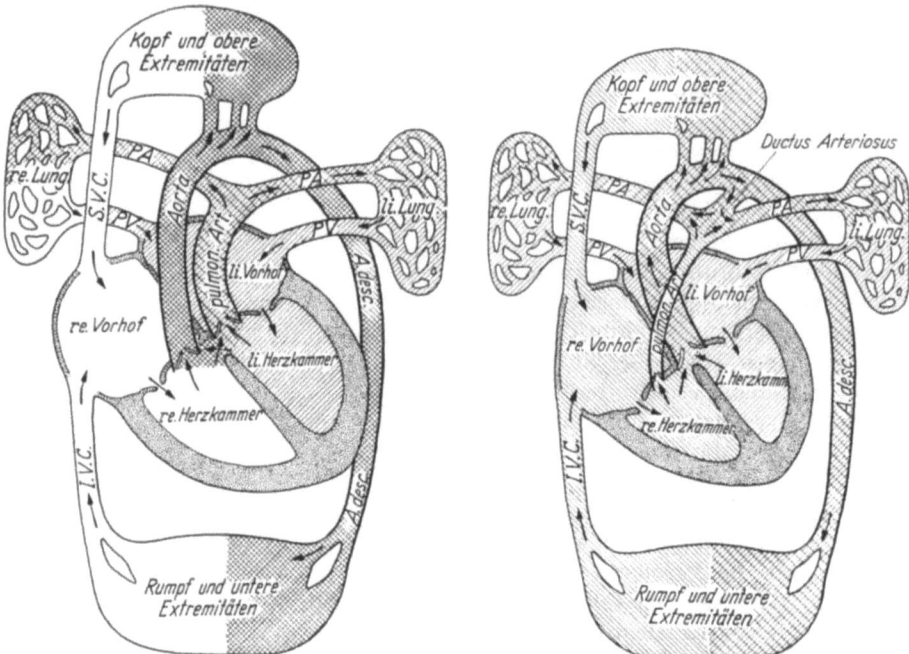

Abb. 249. Transposition der großen Gefäße. Die Kombination mit einem hohen Ventrikelseptumdefekt macht das Individuum erst lebensfähig (n. TAUSSIG)

Abb. 250. Fallotsche Tetralogie: Pulmonalstenose, über der Kammerwand reitende Aorta, Kammerseptumdefekt und persistierender Ductus arteriosus Botalli (n. TAUSSIG)

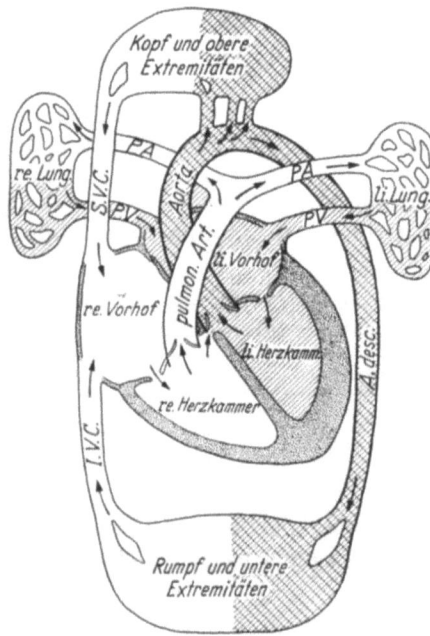

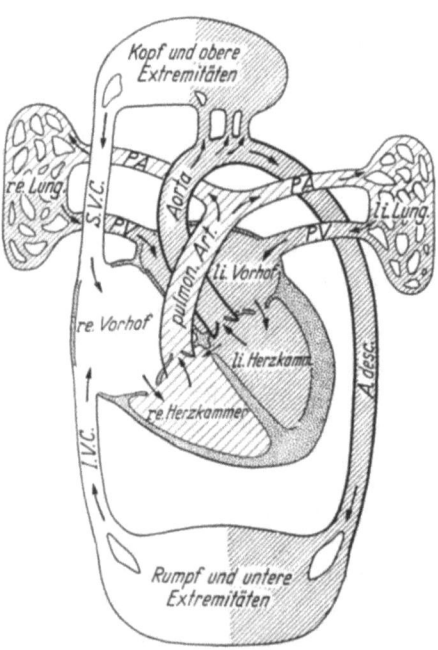

Abb. 251. Eisenmenger-Komplex mit Ventrikelseptumdefekt und nur noch teilweise reitender Aorta (n. TAUSSIG)

Abb. 252. Ventrikelseptumdefekt (Rogersche Erkrankung) (n. TAUSSIG)

Wie man sofort sieht, ist der Unterschied zwischen EZ und ZZ nur ganz unbedeutend und nicht signifikant. Dazu kommt noch, daß die Zwillingspaare großenteils nicht aus auslesefreien Serien stammen, sondern eine Sammelkasuistik darstellen.

Das Ergebnis der Zwillingsuntersuchungen spricht also gegen vorwiegende oder gar alleinige Wirkung genetischer Faktoren und für die Bedeutung peristatischer Noxen.

Was lehren uns die Familienuntersuchungen ?

Einige Ergebnisse über die Häufigkeit angeborener Herzmißbildungen bei Eltern und Geschwistern von Probanden in auslesefreien Serien zeigt die Tab. 127.

Tabelle 127. *Familienbefunde in auslesefreien Serien von Fällen mit angeborenen Herzmiß-bildungen*

Autoren	Zahl der Probanden	Zahl der Geschwister	davon Herz-mißbildungen
POLANI und CAMPBELL (1955)	377	635	9 (1,42%)
LAMY u. Mitarb. (1957)	1188	2045	30 (1,46%)
FUHRMANN (1961)	119	78	2 (etwa 3%)[1]

Die Serien stimmen also dahingehend überein, daß sich nur bei 1—3% der Geschwister von Probanden ebenfalls angeborene Herzmißbildungen befinden. Es sei hinzugefügt, daß sie dort immerhin noch etwa 5—10mal häufiger sind als in der Durchschnittsbevölkerung. Befunde bei Eltern von Patienten sind schwer zu deuten; denn die meisten Probanden mit angeborenen Herzfehlern überleben nicht bis zum Erwachsenen-alter. Immerhin ist eine Reihe von Fällen bekannt, in denen Eltern von Probanden ebenfalls einen angeborenen Herzfehler aufweisen. In manchen (wenigen) Familien finden sich die Kranken recht eindrucks-voll gehäuft (Abb. 253). Analysiert man eine größere Anzahl derartiger in der Literatur mitgeteilter Stammbäume[2], so erkennt man, daß vor allem verwandte Herzfehler in den Familien vorkommen, also

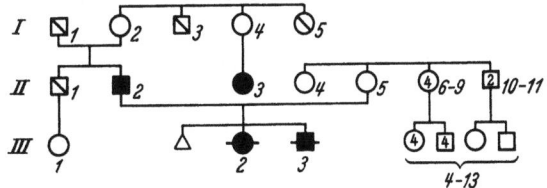

angeborene Angiokardiopathie
fragliche angeb. Angiokardiopathie od. and. Herzkrankheit
extrakardiale Mißbildung
Fehlgeburt (Geschlecht nicht angegeb.)

Abb. 253. Familienbeobachtung mit angeborenen Herzmißbildungen (n. FUHRMANN 1961), u. a. Pulmonalstenose und Fallotsche Tetralogie

solche, die sich auf eine Störung der gleichen Entwicklungsvorgänge zurück-führen lassen.

Ein Hinweis auf einen einfachen Mendelschen Erbgang findet sich jedoch nicht; dazu sind die Befunde zu unregelmäßig. Dagegen läßt sich ein anderer auffälliger Befund erheben: In allen bisher untersuchten Serien findet sich eine gewisse eindeutige, wenn auch nicht sehr erhebliche Vermehrung der Blutsverwandtenehen unter den Eltern der Probanden (Tab. 128).

---

[1] Hier wurden alle Familienangehörigen selbst untersucht, während die übrigen Statistiken sich weitgehend auf anamnestische Angaben verließen.

[2] FUHRMANN (1961).

Diese Zahlen liegen alle über den entsprechenden Ziffern der Bevölkerungen, aus denen die Probanden kamen.

Wir können also die genetischen Befunde so zusammenfassen: Man findet vorwiegende Diskordanz bei EZ; die Konkordanzziffer ist aber immer noch, wenn auch unwesentlich, gegenüber ZZ erhöht. Daneben findet sich eine im ganzen niedrige, aber dem Bevölkerungsdurchschnitt gegenüber doch deutlich erhöhte Erkrankungswahrscheinlichkeit bei Geschwistern von Probanden und eine leichte Erhöhung der Verwandtenehen unter den Eltern. Außerdem beobachtet man eindrucksvolle Häufungen besonders verwandter (aber nicht unbedingt der gleichen) Fehler in einzelnen Familien, die jedoch den Schluß auf einen einfachen Erbgang nicht zulassen.

Tabelle 128. *Verwandtenehen unter den Eltern von Probanden mit angeborenen Herzmißbildungen*

Autoren	Zahl der Probanden	Zahl der Vetternehen 1. Grades
POLANI u. CAMPBELL . .	377	3
LAMY u. Mitarb.	1188	18
FUHRMANN	119	2

Ein Befund sei noch ergänzt: Angeborene Herzmißbildungen innerhalb umfangreicher Mißbildungssyndrome findet man bei verschiedenen Chromosomenaberrationen. Die bekannteste und häufigste von ihnen ist die mongoloide Idiotie (vgl. Kap. VI, 1).

Nun wenden wir uns der Frage der exogenen Ursachen zu. Haben wir Hinweise, daß auch umweltbedingte Schäden während der Schwangerschaft zu angeborenen Herzmißbildungen führen können? Hinweise darüber gibt es tatsächlich. Der Anschaulichkeit halber sei eine sehr eindrucksvolle Einzelbeobachtung vorangestellt (nach FUHRMANN, 1958).

Die eineiigen Zwillingsjungen wurden im Alter von 10 und 17 Monaten gründlich klinisch untersucht. Der eine war völlig gesund; der andere hatte sich schlechter entwickelt, es fand sich ein diastolisches Geräusch über dem ganzen Herzen, und schon im Alter von 4 Wochen kam es zum ersten Male zu einer Dekompensation. Die Katheteruntersuchung ergab einen komplizierten angeborenen Herzfehler mit einem Scheidewanddefekt im Vorhof — und evtl. auch im Kammerbereich (Abb. 254).

Die Eltern waren gesund; familiäre Belastung mit angeborenen Herzfehlern bestand nicht. — Eine sorgfältig erhobene Schwangerschafts-Anamnese förderte folgende Tatsachen zutage:

Als Konzeptionstermin kam infolge besonderer Umstände nur ein einziger Tag in Frage. Wegen Verdachtes auf eine Extrauteringravidität wurde die Mutter 32 Tage nach diesem Termin in ein Krankenhaus aufgenommen. Dort wurde nach Diagnose einer „intrauterinen Frühgravidität mit kleiner Ovarialcyste rechts" eine „manuelle Sprengung der Cyste in Narkose" (ohne Operation) vorgenommen. Nach dem Eingriff bestanden langsam abklingende Schmerzen im rechten Unterbauch, und es kam zu vorübergehenden leichten Schmierblutungen; ein Abort konnte jedoch durch Proluton-Gaben verhindert werden. Im 5. Schwangerschaftsmonat wurde eine Laparotomie nötig; es zeigte sich ein Verwachsungsstrang vom Uterus zur vorderen Bauchwand, der sich straff über den graviden Uterus legte.

In diesem Falle ist die „manuelle Cystensprengung" zwar nicht ganz sicher, aber doch sehr wahrscheinlich die Ursache der Herzmißbildungen. Wie die folgende Schmierblutung zeigt, trat eine Störung der Gravidität ein. Vielleicht löste sich die Placenta vorübergehend wenigstens teilweise ab, und das hatte einen O_2-Mangel zur Folge. Diese Störung fiel gerade in die sensible Periode der Herzscheidewand-

Entwicklung hinein: Am 32. Tag der Gravidität wurde der Eingriff vorgenommen, am 32. Tag tritt beim Embryo das Septum primum auf, und am 33. Tag wird das Septum secundum zuerst sichtbar.

Trotzdem lassen derartige Einzelfälle keinen wirklich zwingenden Schluß zu; auch zufällig könnten die beiden Ereignisse — Noxe und Mißbildung — einmal zusammentreffen. Ein Urteil darüber, ob und vor allem wie oft ein echter Zusammenhang anzunehmen ist, gestatten nur Erhebungen auf statistischer Basis. Sie müssen mit besonderer Sorgfalt durchgeführt werden; insbesondere kann man einigermaßen zuverlässige Schwangerschaftsanamnesen nur erwarten, wenn man sich jeder einzelnen Mutter persönlich mit Ruhe und Geduld für längere Zeit widmet. Erhebungen etwa mit Fragebogen und auf Grund von Krankenblattnotizen sind wertlos.

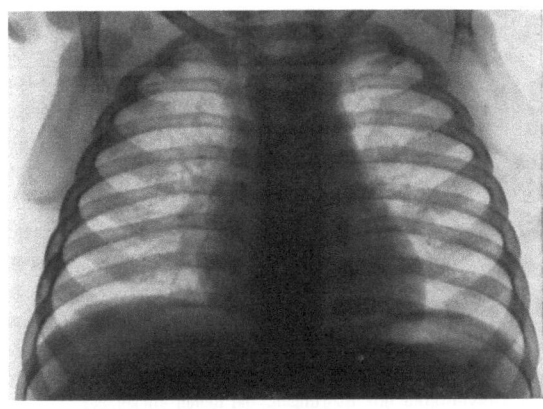

a

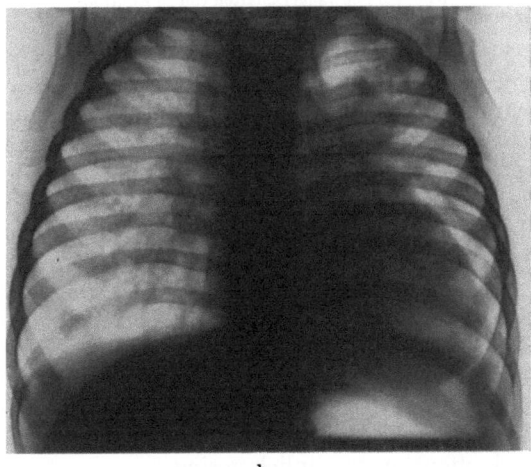

b

Abb. 254a u. b. Röntgenbild des Thorax a bei dem gesunden, b bei dem kranken Paarling eines diskordanten EZ-Paares im Alter von 10 Monaten. Man sieht bei dem Kranken deutlich die Vergrößerung des Herzens sowie als Ausdruck der Stauung eine stark vermehrte Gefäßzeichnung in beiden Lungen, besonders im Hilusbereich (n. FUHRMANN 1958)

An sich ist das ganze Verfahren — ,,retrospektive'' Erhebung von Schwangerschaftsanamnesen, nachdem bereits ein mißbildetes Kind geboren wurde — angreifbar: Allzu groß ist die Gefahr, daß man das Opfer von nachträglichen Konstruktionen und Erinnerungstäuschungen wird, die die Mütter sich selbst in einem verständlichen Kausalitätsbedürfnis aufgebaut haben. Theoretisch vorzuziehen ist eine ,,prospektive'' Erfassungstechnik: Man untersucht und befragt eine große Zahl von Schwangeren vor der Geburt und stellt hinterher fest, ob die eruierten Noxen zu Mißbildungen geführt haben.

Indessen — diese Methode erfordert einen unverhältnismäßig großen Arbeitsaufwand; denn die Mißbildungen sind doch recht selten. Kennt man die Fehlerquellen, so kann man auch mit der retrospektiven Technik gute Ergebnisse erzielen.

Eine sehr wesentliche Voraussetzung dafür ist jedoch die Untersuchung einer Kontrollserie: Man muß bei einer entsprechenden Anzahl normal verlaufener Schwangerschaften genauso intensiv nach möglichen Noxen suchen wie bei den Müttern der Patienten. Nur wenn bei ihnen diese Noxen vermehrt gefunden werden, deutet das auf einen Zusammenhang hin.

Bei den angeborenen Herzfehlern führte FUHRMANN (1961) eine derartige
Untersuchung durch. Bei 119 Müttern von Kindern mit angeborenen Herzmißbildungen sowie bei 75 Müttern von Kindern, die nicht an einer Mißbildung litten,
wurden u. a. die folgenden Daten erhoben: Alter der Eltern bei der Geburt;
Blutungen in der Gravidität, besonders in den empfindlichen ersten Schwangerschaftsmonaten; Zahl der Aborte, insbesondere solcher, die der Gravidität mit
dem mißbildeten Kind unmittelbar vorausgegangen waren; rasche Geburtenfolge;
Abtreibungsversuche, Traumen und
Operationen; Behandlung mit Medikamenten und Hormonen; ionisierende Strahlen; Mangelernährung und
Hyperemesis gravidarum; psychische
Einwirkungen; hormonelle Störungen
und Stoffwechselerkrankungen; Infektionen, insbesondere Viruserkrankungen; andere fieberhafte Erkrankungen
usw. Das Ergebnis zeigt die Abb. 255.
Wie man sieht, ist die Zahl der Störungen bei der Mutter von Kindern
mit Herzmißbildungen am höchsten.
Trotzdem finden sich nur bei etwa
20% Noxen, die ernsthaft für die Auslösung einer Mißbildung in Betracht
kommen. Die Bedeutung dieser Zahl
wird dadurch noch weiter einge-

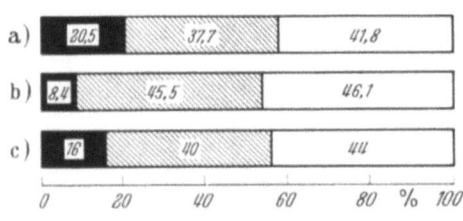

Abb. 255. Ergebnis der Schwangerschaftsanamnesen.
■ Anteil der Graviditäten mit Störungen, die als Ursache der beobachteten Mißbildung in Betracht kommen
(bei Kontrollen als Ursache einer Herz- oder Gefäßmiß-
bildung in Betracht hätten kommen können). ▨ Anteil
der Graviditäten mit Störungen, bei denen ein solcher
Zusammenhang aber sehr unwahrscheinlich erscheint.
☐ Anteil der völlig ungestörten Schwangerschaften. a Bei
119 Müttern von Patienten mit angeborenen Herzmißbildungen, b bei 167 Schwangerschaften von 75 Kontrollmüttern, c bei den 75 Schwangerschaften der Kontroll-
mütter, die zur Geburt des in der Klinik untersuchten
Kontroll-Probanden führten (n. FUHRMANN 1961)

schränkt, daß derartige Noxen sich auch mindestens in über 8% der Kontroll-
schwangerschaften finden. Betrachtet man nur diejenigen Schwangerschaften
von Kontrollmüttern, die zur Geburt des Kontroll-Probanden geführt haben,
so liegt dieser Wert sogar bei 16%. Das läßt den Verdacht aufkommen, die
Gesamtzahl der Schädigungen in der erweiterten Kontrollgruppe sei infolge
der Gedächtnislücken der Mütter noch etwas zu niedrig.

Nun muß man einräumen: Auch die sorgfältigste Anamnese erfaßt längst
nicht alle Noxen. So wird man nie verhindern können, daß Abortversuche verschwiegen werden. Andere Ereignisse wie vorübergehende Blutungen, Stürze usw.
werden auch vergessen. — Trotzdem zeigt das Ergebnis, besonders wenn man es
mit dem bei der Kontrollgruppe erhaltenen vergleicht: Die Zahl der Fälle, bei
denen sich die Mißbildung auf eine eindeutig faßbare Noxe zurückführen läßt, ist
doch offenbar erstaunlich gering.

Überblicken wir noch einmal die Untersuchungen zur Ätiologie: Einerseits
fanden wir Hinweise auf eine genetische Teilursache, insbesondere eine leichte
familiäre Häufung und eine Vermehrung der Verwandtenehen unter den Eltern.
Andererseits erwiesen sich exogene Noxen als leicht vermehrt, aber doch auch nur
in einer Minderzahl der Fälle nachweisbar.

Wie sollen wir dieses Ergebnis deuten? Hier helfen uns die obenerwähnten
Ergebnisse der Tierversuche von LANDAUER und FRASER weiter: Offenbar besteht
auch in menschlichen Bevölkerungen eine genetisch bedingte Variationsbreite in
der Stabilität der zum normalen Herzen führenden Entwicklungsvorgänge. Bei
einigen Extremvarianten ist diese Stabilität so gering, daß auch günstige Umweltverhältnisse während der Frühgravidität das Auftreten einer Mißbildung nicht
verhindern können. In anderen Fällen ist sie so groß, daß auch erhebliche peristatische Noxen die Entwicklung nicht entscheidend stören. Bei anderen müssen
schon erhebliche, gut sichtbare Noxen einwirken, damit eine Mißbildung entsteht.

Ein Beispiel ist der oben beschriebene Zwillingspaarling. Bei sehr vielen jedoch scheinen Umweltschäden im Bereich der „normalen Variabilität", wie geringe, unmerklich vorübergehende Störungen der O_2-Versorgung in einer kritischen Phase, im Zusammenwirken mit einem entsprechenden Genotyp auszureichen, um eine Mißbildung hervorzurufen.

In der Regel ist also weder der Genotyp noch die Umwelt allein imstande, eine Herzmißbildung auszulösen. Sie kommt durch das Zusammenwirken genotypischer und peristatischer Bedingungen zustande, wobei das Verhältnis zwischen beiden verschieden ist[1].

Diese Schlußfolgerung wurde unterstützt durch Einzelbeobachtungen, in denen beide Einflüsse nebeneinander nachweisbar sind. So beobachtete FUHRMANN eine Mutter, die bei zwei verschiedenen Schwangerschaften einen mißglückten Abtreibungsversuch mit Chinin unternahm. In beiden Fällen hatte das Kind eine Herzmißbildung. Bei einer weiteren Schwangerschaft wurde kein derartiger Versuch gemacht; das Kind war gesund.

Wir gelangten zu diesem Ergebnis auf Grund von Untersuchungen zur Ätiologie angeborener Herzmißbildungen. Nun gibt es aber noch eine große Zahl weiterer Mißbildungen. Besitzen wir auch Hinweise darauf, daß für sie das gleiche gelten könnte?

Hier sind besonders die Ergebnisse von SCHULL (1958) und NEEL (1958) an den Kindern aus Verwandtenehen in Japan zu nennen, die im Zusammenhang mit dem Problem der Schädigung durch die Atombombenabwürfe von Hiroshima und Nagasaki gewonnen wurden[2]. Natürlich verwendete man hier die nicht bestrahlten Kontrollen.

Tabelle 129. *Verteilung der Kinder mit schwereren Anomalien, aufgeschlüsselt nach Heimatstadt und Grad der Blutsverwandtschaft der Eltern. (n = Zahl der beobachteten Kinder, m = Zahl der Anomalien) (nach* SCHULL *1958)*

		Vetternehen 1. Grades	Vetternehen 1 1/2. Grades	Vetternehen 2. Grades	Eltern nicht verwandt	Insgesamt
Hiroshima	n	936	313	384	26012	27645
	m	17	2	4	293	316
	p	0,0182	0,0064	0,014	0,0113	0,0114
Kure	n	318	113	140	7544	8115
	m	4	2	1	58	65
	p	0,0126	0,0177	0,0071	0,0077	0,0080
Nagasaki	n	1592	412	637	30240	32881
	m	27	4	8	300	339
	p	0,0170	0,0097	0,0126	0,0099	0,0103
Insgesamt	n	2846	838	1161	63796	68641
	m	48	8	13	651	720
	p	0,0169	0,0095	0,0112	0,0102	0,0105

Analyse:

(Verwendet wurde die Methode von ROY u. KASTENBAUM 1956, vgl. SCHULL)

	χ^2	DF:	P:
Städte	7,269	2	$0,02 < P < 0,05$
Verwandtenehen gegen andere Ehen	11,775	3	$0,001 < P < 0,01$
Wechselwirkung	2,535	6	$0,75 < P < 0,90$

[1] Diese Konzeption wurde u. a. schon von NACHTSHEIM (1958) vertreten. Vgl. auch das CIBA-Symposium (1960).

[2] Zur Planung und zur Durchführung dieser Untersuchungen vgl. Kap. VI, 7c.

Tab. 129 zeigt die Häufigkeit der angeborenen Mißbildungen unter den Kindern aus Ehen nicht verwandter Eltern im Vergleich zu Ehen verwandter Eltern. Man sieht: Es zeigt sich ein schwach signifikanter Unterschied zwischen den Städten, ein sehr deutlich signifikanter Unterschied zwischen den Verwandtenehen und übrigen Ehen. In der Regel ist die Zahl der Mißbildungen in Verwandtenehen zwar nicht sehr stark, aber doch deutlich und statistisch signifikant erhöht. Besonders auffällig dabei ist — was aus dieser Tabelle nicht hervorgeht —, daß der größte Teil dieser Mißbildungen nicht zu den bekannten recessiv erblichen Anomalien gehört. Bei vielen von ihnen, vor allem bei den häufig vorkommenden multiplen Mißbildungen weiß man, daß sie auch durch exogene Einflüsse während der Schwangerschaft hervorgerufen werden können und außerdem auch im Phänokopie-Versuch beim Tier, z. B. durch O_2-Mangel, auftreten können.

Offenbar werden vermehrt solche Faktoren homozygot, die die Resistenz gegenüber derartigen Noxen vermindern und die Gefahr des Auftretens von Mißbildungen erhöhen[1].

Wenn auch über exogene Noxen, die während der Schwangerschaft einwirken, in diesem speziellen Fall nichts bekannt ist, so sprechen doch auch diese Ergebnisse sehr dafür, daß Mißbildungen in der Regel durch ein Zusammenwirken genetischer und peristatischer Einflüsse zustande kommen. — Mit diesen Betrachtungen sei das Kapitel über Phänogenetik abgeschlossen.

VIII. Populationsgenetik

Bei Betrachtungen etwa über die Mendelschen Aufspaltungsziffern und die verschiedenen Erbgänge, aber auch bei Berechnung der Genkoppelung geht man von *Individuen* und *einzelnen Familien* aus. Jetzt wollen wir uns die Frage vorlegen, welches die Konsequenzen der dort gefundenen genetischen Grundtatsachen sind, wenn man sie auf *ganze Bevölkerungen* anwendet.

Welche Kräfte sind es, die auf die genetische Zusammensetzung der Bevölkerung einwirken, wie wirken sie ein, und was sind ihre genetischen Folgen? Mit diesem Problem beschäftigt sich die „*Populationsgenetik*". Ihre Entwicklung aus den ersten Anfängen heraus[2] verdanken wir vor allem FISHER, HALDANE und WRIGHT. Zunächst stellte sie nur ein System von formalen, mathematischen Beziehungen dar; gerade in den letzten Jahren jedoch kann man in vielen Bereichen der Genetik, in der Grundlagenforschung wie auch im Bereich praktischer Anwendungen, ein immer fruchtbareres Verarbeiten populationsgenetischer Gedankengänge verfolgen. Aber auch die theoretischen Grundlagen werden immer weiter vervollkommnet. Während man zu Anfang notwendigerweise von stark vereinfachten Voraussetzungen ausging und nicht selten zu unrealistischen Resultaten gelangte, lernt man jetzt immer besser, die mathematischen Modelle den Tatsachen anzupassen, die man durch Erforschen empirischer Populationen mit allen möglichen Züchtungsstrukturen genauer und genauer erfassen kann.

Zu den ersten praktisch wichtigen Leistungen der Populationsgenetik beim Menschen gehören die Betrachtungen von LENZ (1919) über die Häufigkeit der Blutsverwandtenehen unter den Eltern von Homozygoten seltener recessiver Allele in der Bevölkerung und die Klärung des Erbganges für die ABO-Blutgruppen durch BERNSTEIN (1925), (vgl. S. 69f.).

---

[1] Ob wir es vor allem mit einer "mutational load" oder einem "segregational load" zu tun haben, diese Frage soll in Kap. IX. diskutiert werden.

[2] HARDY (1908), WEINBERG (1908).

Es soll hier nicht unsere Aufgabe sein, die mathematischen Grundlagen der Populationsgenetik in allen Einzelheiten abzuhandeln[1]. Wir müssen uns darauf beschränken, die allerallgemeinsten Grundgesetze zu behandeln und nur dort ins einzelne zu gehen, wo bestimmte populationsgenetische Gesetzmäßigkeiten sich beim Menschen modellmäßig darstellen ließen oder wo Probleme von besonderer allgemeiner Wichtigkeit zur Debatte stehen. Zunächst sollen die grundlegenden populationsgenetischen Mechanismen behandelt und mit Beispielen belegt werden. Dann gehen wir wenigstens kurz auf das Problem über, wie sich diese Mechanismen in der Gegenwart auf die genetische Zusammensetzung der Menschheit auswirken und welche Aussichten sich daraus für die Zukunft ableiten lassen.

Wir beschränken uns auf die wesentlichsten Grundlagen und verzichten soweit wie möglich auf die kompliziertere mathematische Ausarbeitung. Der an ihr interessierte Leser sei auf die angegebene Literatur verwiesen.

1. Erweiterte Betrachtung des Hardy-Weinbergschen Gesetzes

Ein grundlegendes Gesetz der Populationsgenetik wurde bereits weiter oben (S. 56) dargestellt: Das Hardy-Weinberg-Gesetz. Betragen die Genhäufigkeiten für n Allele $A_1, A_2 \cdots A_n : p_1, p_2 \cdots p_n \left(\underset{i=1 \to n}{\Sigma} p_i = 1 \right)$, und besteht Panmixie, so treten die Phänotypen entsprechend einer zufälligen Kombination in der Häufigkeit $(p_1 + p_2 \cdots + p_n)^2$ auf; die Genhäufigkeiten bleiben in Abwesenheit anderer Einflüsse von Generation zu Generation gleich. Bei autosomalem Erbgang stellt sich dieses Gleichgewicht, wie wir sahen, in der ersten Generation der Panmixie ein. Wie schon erwähnt, ist das bei X-chromosomalem Erbgang nicht der Fall. Die Ableitung sei hier für den 2-Allelen-Fall[2] nachgeholt:

Wir betrachten zwei Allele A und A' mit den Häufigkeiten p und q in der männlichen Bevölkerung. Demnach finden sich in der männlichen Bevölkerung die Phänotypen A und A' ebenfalls in der Häufigkeit p und q. In der weiblichen Bevölkerung dagegen kommen die Phänotypen AA, AA' und A'A' in der Häufigkeit r, $2\,s$, t vor. $p + q = r + 2\,s + t = 1$. Diese Frauen produzieren Eizellen des Types A in der Häufigkeit $(r + s)$ und des Types A' in der Häufigkeit $(s + t)$. Die männlichen Nachkommen werden natürlich im gleichen Verhältnis gebildet. Dagegen entstehen die weiblichen Nachkommen aus einer Kombination mit den $(pA + qA')$ X-Spermien der Männer. Demnach setzt sich die nächste Generation so zusammen:

$$\begin{array}{cc} \text{♂♂} & \text{♀♀} \\ (r + s)\,A + (s + t)\,A' & p(r + s)\,AA + q(r + s)\,AA' + p(s + t)\,AA' + q(s + t)\,A'A' \end{array}$$

Diese Beziehungen können folgendermaßen geschrieben werden (q♂, q♀ = Genhäufigkeiten in der vorhergehenden Generation, q'♂, q'♀ = Genhäufigkeiten in der folgenden Generation): q'♂ = q♀; q'♀ = $1/2\,(q$♀ + q♂).

Aus dieser Beziehung lassen sich die folgenden Schlüsse ziehen:

1. Die Genhäufigkeiten bei Männern einer Generation entsprechen genau denen der Frauen in der vorhergehenden Generation.

2. Die Genhäufigkeit der Frauen einer Generation entspricht dem Mittelwert zwischen Frauen und Männern der vorhergehenden Generation.

3. Ist die Genhäufigkeit bei Männern und Frauen der ersten Generation nicht gleich, so wird die Differenz in der zweiten Generation halbiert (d = Differenz in der 1. Generation, d' = Differenz in der zweiten Generation).

$$d' = q'\,♀ - q'\,♂ = -\,1/2\,(q\,♀ - q\,♂) = -\,1/2\,d.$$

Außerdem ist das Vorzeichen negativ. Das heißt, lag in der ersten Generation q♀ höher, so ist es in der 2. Generation q♂. Beide Genhäufigkeiten treten demnach einem gemeinsamen Gleichgewichtswert $\hat{q}$ zu mit den Genotyphäufigkeiten $A = (1 - \hat{q})$, $A' = \hat{q}$ bei ♂♂, $AA = (1 - \hat{q})^2$, $AA' = 2\hat{q}\,(1 - \hat{q})$; $A'A' = \hat{q}^2$ bei ♀♀. Die Art der Annäherung an dieses Gleichgewicht geht aus der Abb. 256 hervor. Sie gibt die Werte für q♂ wieder; eine entsprechende Tafel für q♀ sähe genau spiegelbildlich aus.

---

[1] Die besten Darstellungen: LI (1955); KEMPTHORNE (1957). Vgl. auch DAHLBERG (1948).
[2] Nach LI (1955).

Wir betrachten dieses Beispiel, um zu zeigen: *Es ist keineswegs selbstverständlich, daß sich das Hardy-Weinberg-Gleichgewicht bereits in der ersten Generation der Panmixie einstellt.* Auf S. 59 wurden bereits die wesentlichsten *Einschränkungen* besprochen, die für das Hardy-Weinberg-Gesetz gelten. Wir wiederholen sie in Stichworten:

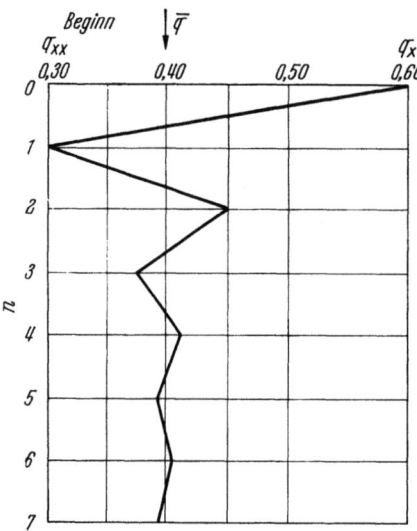

Abb. 256. Annäherung an das genetische Gleichgewicht bei X-chromosomalen Genen. Ausgangswerte: $q\male = 0{,}6$; $q\female = 0{,}3$. Die ausgezogene Linie stellt die Werte von $q\male$ in den verschiedenen Generationen dar (n. LI 1955)

Kein Genotyp darf vor dem anderen einen Selektionsvorteil haben.

Die Ehen müssen unabhängig vom Genotyp des Partners geschlossen werden, d. h. es muß Panmixie herrschen. Fehlen der Panmixie führt für sich allein nicht zu einer Änderung der Genhäufigkeiten, wohl aber zu einer Änderung der Phänotypen-Häufigkeiten.

Verschieden hohe Mutationsraten in den möglichen Richtungen führen zu Änderungen in den Genhäufigkeiten.

Dazu kommen Zufallsabweichungen, die durch die endliche Größe der Bevölkerung bedingt sind.

Diese verschiedenen populationsgenetischen Mechanismen sollen nun zunächst einzeln, dann in ihrem Zusammenwirken besprochen werden.

2. Selektion (natürliche Auslese)

Seit das Werk DARWINs die wissenschaftliche Welt erschütterte und weit über den Kreis der Naturwissenschaften hinaus die Gemüter erregte, stehen die verschiedenen Aspekte der natürlichen Auslese im Mittelpunkt des Interesses. DARWIN erkannte ihre große Bedeutung für die Evolution der Organismen einschließlich des Menschen. *Heute wissen wir, daß sie — zusammen mit dem dauernden ungerichteten Auftreten von Mutationen und den übrigen, weiter unten behandelten Kräften — in Anpassung an die jeweiligen Lebensbedingungen die Vielfalt und Verschiedenheit alles Lebens bedingt.*

Das Selektionsproblem beim Menschen ist dasjenige Problem in der Humangenetik, das auch außerhalb des eigentlich wissenschaftlichen Kreises schon sehr früh und ausgiebig diskutiert worden ist. *Eine* Frage besonders war es, die die Aufmerksamkeit vieler Wissenschaftler und Laien auf sich zog:

In welcher Weise wird die „natürliche Auslese" durch die verschiedenen Umweltänderungen beeinflußt, die die moderne Zivilisation für den Menschen mit sich gebracht hat? Von dem optimistischen Glauben, die Menschheit mittels züchterischer Maßnahmen zu ungeahnten Höhen der Entwicklung emporführen zu können, bis zum schwärzesten Pessimismus, der unsere Nachkommen schon innerhalb weniger Generationen als schwachsinnige und entartete Krüppel zugrunde gehen sieht, wurden hier alle Meinungen vertreten. Dabei konnte besonders gut beobachtet werden, wie in vielen Fällen die wissenschaftliche Überzeugung weniger durch die Fähigkeit, kritisch abzuwägen, als durch die emotionellen Voreingenommenheiten und die weltanschauliche Gebundenheit oder politische Richtung ihrer Vertreter bestimmt wurde — selbst wenn im Einzelfall die ehrliche Absicht vorhanden gewesen sein mag, kritisch und vorsichtig zu urteilen.

Aus dieser emotionellen Voreingenommenheit wird einmal die Leidenschaft verständlich, mit der die verschiedenen Positionen vertreten zu werden pflegen. Zum zweiten aber hat sie auch zur Folge, daß derartige Betrachtungen nicht auf die Studierzimmer beschränkt blieben, sondern von Anfang an zu praktischer Anwendung drängten.

Unter Selektion verstehen wir ganz allgemein das Phänomen, daß einmal unter den gegebenen Umweltbedingungen nicht alle Individuen einer Bevölkerung gleich gut gedeihen und daß zweitens diese Unterschiede zu einem wesentlichen und uns hier allein interessierenden Teil *durch Unterschiede in den Erbanlagen* verursacht werden. Nun hat dieses verschieden gute Gedeihen auch beim Menschen eine Fülle von Aspekten individual-medizinischer, sozialer und moralischer Art. Für die Populationsgenetik interessiert davon nur ein einziger: *Das ist die verschieden starke Fortpflanzung von Personen mit verschiedenem Genotyp.* Nur auf diese Weise ist durch Auslese eine Verschiebung der Genhäufigkeiten von Generation zu Generation möglich. Wodurch diese verschieden starke Fortpflanzung hervorgerufen wird, ob durch Absterben eines Teiles der Personen mit einem bestimmten Genotyp vor Erreichen des fortpflanzungsfähigen Alters, ob durch Benachteiligung derartiger Menschen bei der Partnerwahl oder auch durch absichtliche Geburtenbeschränkung gewisser, genetisch irgendwie besonders gekennzeichneter Bevölkerungsgruppen, das ist für den Endeffekt ganz gleichgültig.

Wir betrachten jetzt einige einfache Denkmodelle:

a) Völlige Ausschaltung von Autosomal-Dominanten

Dieser theoretisch einfachste Fall ist praktisch nicht erkennbar. Führt ein

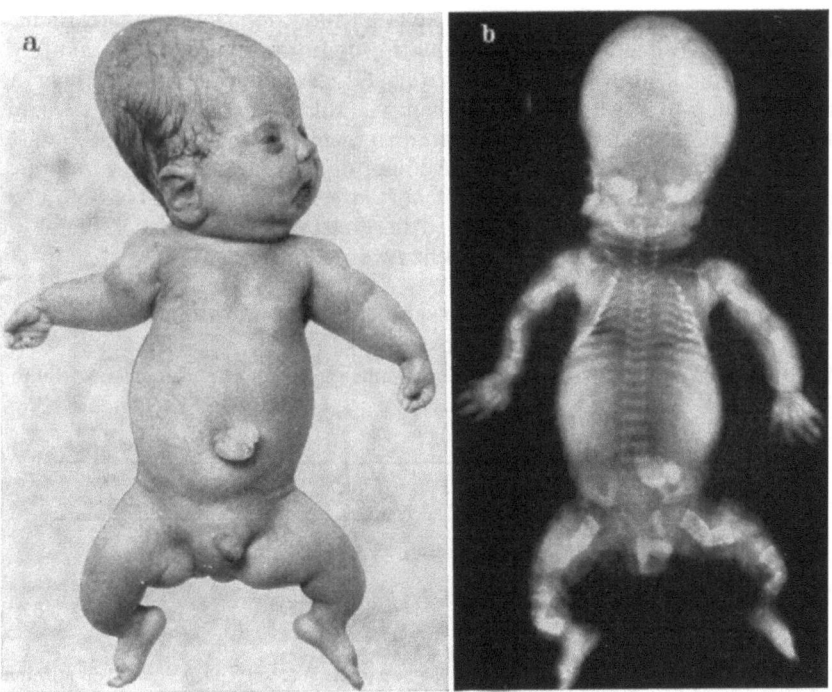

Abb. 257. Osteogenesis imperfecta congenita. Man sieht deutlich die dünnen Knochen-Kompakta mit den zahlreichen Frakturen (aus GREBE 1959)

dominantes Merkmal zur völligen Unfruchtbarkeit seines Trägers, so stirbt es in der gleichen Generation wieder aus, in welcher es als Neumutation entstanden ist. Es fehlt jedes sichere Kriterium für eine Unterscheidung von umweltbedingten, etwa durch eine Embryopathie hervorgerufenen Merkmalen. In einzelnen Fällen wird man wenigstens vermutungsweise annehmen können, daß eine dominante Neumutation vorliegt. Ein derartiges Beispiel ist die Osteogenesis imperfecta congenita (Abb. 257), deren Träger in den ersten Lebensjahren sterben. Hier sprechen die folgenden Argumente für eine Neumutation und gegen eine andersartige Störung: Es gibt eine in den Symptomen sehr ähnliche, aber leichtere Form der gleichen Störung, für die der genetische Beweis für dominanten Erbgang und das Auftreten als Neumutation erbracht ist[1]. Außerdem beruht die Anomalie offenbar auf einer funktionellen Schwäche spezifischer Zellen, der Osteoblasten. Man kann sich kaum vorstellen, wie eine derartige andauernde funktionelle Anomalie etwa durch einen exogenen Eingriff während der Gravidität zustande kommen sollte; die experimentelle Mißbildungsforschung kennt keinen analogen Fall.

Im strengen Sinne beweisend sind aber diese Argumente nicht. Ist die Ausschaltung nicht so vollständig, aber weitgehend, so steht einer kleinen Anzahl von sicher erblichen Fällen eine große Überzahl „sporadischer" Merkmalsträger gegenüber. Eine Reihe derartiger Beispiele wurde im Mutationskapitel (Kap. VI, 2) behandelt. Wir nennen etwa die Chondrodysplasie oder die Akrocephalosyndaktylie. In solchen Fällen wird man gut tun, sorgfältig zu prüfen, ob wirklich alle „sporadischen Fälle" Neumutationen sind oder ob etwa ein Teil von ihnen doch eine andere Ursache haben könnte. Ein Beispiel, in dem offenbar letzteres zutrifft, ist das Retinoblastom, dessen Genetik in Kap. VI, 2 genau diskutiert wurde.

b) Teilweise Ausschaltung von Autosomal-Dominanten

Die nächste Stufe ist die teilweise Ausschaltung der Dominanten. Beim Menschen ist dieser Fall praktisch sehr wichtig, denn die meisten dominanten Erbleiden führen dazu, daß die Fortpflanzungsfähigkeit der Merkmalsträger herabgesetzt ist. Auch in solchen Fällen haben wir mit im Verhältnis zur Gesamtzahl der Merkmalsträger hohen Mutationsraten zu rechnen. Unter gewissen Umständen muß man auch mit der Möglichkeit rechnen, daß Träger eines dominanten Erbleidens auch eine *erhöhte Fruchtbarkeit* aufweisen können, daß also ein *positiver Selektionswert* vorhanden sein könnte. Allerdings gelang es bisher nicht, das in einem konkreten Fall überzeugend nachzuweisen.

c) Selektion durch vollständige Ausschaltung der Homozygoten (recessiver Erbgang)

Wir betrachten zwei Allele A, a mit den Genhäufigkeiten p und q. Die Verteilung der Zygoten ist:

Tabelle 130

	AA	Aa	aa	Häufigkeit des Gens a
Vor der Selektion:	p^2	$2pq$	q^2	q
Nach der Selektion:	$\dfrac{p^2}{p^2 + 2pq}$	$\dfrac{2pq}{p^2 + 2pq}$	0	$\dfrac{q}{1+q}$

Wir sehen also, daß die Beziehung zwischen den Werten für q bei zwei aufeinanderfolgenden Generationen lautet:

$$q_{n+1} = \frac{q_n}{1 + q_n} \cdot$$

---

[1] Literatur bei McKusick 1959; Seedorff 1949

Dies ist die Gleichung einer harmonischen Reihe[1]. Die allgemeine Formulierung von q_n nach n Generationen mit vollständiger Ausschaltung der Recessiven lautet:

$$q_n = \frac{q_0}{1 + n q_0} \, .$$

Die Änderung in einer Generation beträgt:

$$\varDelta q = \frac{q}{1 + q} - q = - \frac{q^2}{1 + q} \, .$$

Es folgt, daß:

$$q_n = 1/2\, q_0 \, , \text{ wenn } n q_0 = 1 \, .$$

Die Genhäufigkeit wird also in einem Zeitraum von $n = 1/q_0$ Generationen halbiert.

Eine wichtige praktische Anwendung ergibt sich, wenn wir uns fragen: Wie groß ist der Erfolg der Sterilisierung aller Merkmalsträger eines recessiven Erbleidens?

Wir nehmen an, das Gen sei mäßig häufig; $q_0 = 0{,}02$. Das entspricht einer Häufigkeit der Merkmalsträger $q^2 = 0{,}0004$. Das heißt 4 von 10000 Menschen sind erkrankt. Aus der oben angeführten Betrachtung ergibt sich nun:

$$n = \frac{1}{0{,}02} = 50 \, .$$

Das bedeutet, daß q_0 nach 50 Generationen erst halbiert ist, also 0,01 beträgt. Rechnen wir eine Generation zu 30 Jahren, so wird dieser minimale Effekt in dem für menschliche Begriffe sehr langen Zeitraum von 1500 Jahren erreicht. — Es sei betont, daß q für die meisten recessiven Erbleiden wesentlich unter 0,02 liegt, so daß die Genhäufigkeit noch wesentlich langsamer abnähme.

Das Modell trifft für eine besonders große Anzahl recessiv erblicher Anomalien des Menschen zu: Sie sind entweder juvenile Letalfaktoren, oder wenn die Merkmalsträger das Erwachsenenalter erreichen, so hindert sie doch die Schwere der Erkrankung an der Fortpflanzung. Im Kapitel „Phänogenetik" wurden zahlreiche Beispiele behandelt.

In Abwesenheit von Mechanismen, die hier kompensierend wirken könnten, müßte man bei ihnen mit einer entsprechenden Abnahme rechnen. Auf die kompensierenden Mechanismen wird weiter unten eingegangen werden.

d) Teilweise Ausschaltung von Homozygoten

Jetzt sei der Homozygote aa (q^2) nicht ganz unfruchtbar, sondern seine Fortpflanzung sei um den Wert $1 > s > 0$ vermindert (1 = durchschnittliche Fertilität der Dominanten).

Aus Tab. 131 gehen die Verhältnisse hervor:

Tabelle 131

	AA	Aa	aa	Insgesamt
Vor der Selektion:	p^2	$2pq$	q^2	1
Relative Fertilität:	1	1	$1 - s$	
Nach der Selektion:	p^2	$2pq$	$q^2(1 - s)$	$1 - s q^2$

Daraus ergibt sich folgende Häufigkeit des recessiven Gens in der nächsten Generation:

$$q_1 = \frac{pq + q^2(1 - s)}{1 - s q^2} = \frac{q(1 - sq)}{1 - s q^2} \, .$$

---

[1] Unter einer harmonischen Reihe versteht man eine Reihe, deren Terme die Reziprokwerte einer arithmetischen Reihe sind: z. B. $u_0 = \dfrac{c}{b}$, $u_1 = \dfrac{c}{b + k}$, $u_2 = \dfrac{c}{b + 2k}$ usw.

Die allgemeine Formulierung für die Beziehung zwischen den Genhäufigkeiten zweier aufeinanderfolgender Generationen lautet:

$$p_{n+1} = \frac{p_n}{1 - sq_n^2} \quad \text{und} \quad q_{n+1} = \frac{q_n(1 - sq_n)}{1 - sq_n^2} \, .$$

Diese Gleichung hat keine allgemeine Lösung. — Die Änderung pro Generation ist:

$$\Delta q = q_1 - q = \frac{-sq^2(1 - q)}{1 - sq^2} \, .$$

Δq macht sich bemerkbar, wenn die Häufigkeit von p und q erheblich ist. Ist eines von ihnen selten, so macht sich die Veränderung wenig bemerkbar. Für $s = 0,2$ gelten z. B. folgende Werte:

$$
\begin{array}{cccc}
q: & 0,99 & 0,50 & 0,01 \\
\Delta q: & -0,00244 & -0,0263 & -0,0000198
\end{array}
$$

Wenn q sehr klein ist, wird Δq näherungsweise $-sq^2$. Wirkt die Auslese zugunsten des Recessiven, so gelten die obengenannten Formeln weiterhin; nur anstelle von $(1 - s)$ wird $(1 + s)$ für die relative Fertilität der Merkmalsträger eingesetzt.

Bei sehr geringem s, also langsamer Selektion, kann man den Nenner vernachlässigen; es gilt dann:

$$\Delta q = sq^2(1 - q) \, .$$

Diese Funktion hat ein Maximum bei $q = 2/3$.

Dort also ist die Veränderung am stärksten. Weil ähnliche Anwendungen in der Populationsgenetik immer wieder vorkommen, sei eine etwas mehr formale und mathematische Behandlung eingefügt. Sie kann von dem in dieser Richtung weniger interessierten Leser übersprungen werden.

Wollen wir die Veränderung in q über eine größere Anzahl von Generationen hin berechnen, so ersetzen wir Δq durch:

$$\frac{dq}{dt} = -sq^2(1 - q) \, ; \, \frac{dq}{q^2(1 - q)} = -s\,dt \, .$$

Integrieren wir beide Seiten über n Generationen, so erhalten wir:

$$\int_{q_0}^{q_n} \frac{dq}{q^2(1 - q)} = -s \int_0^n dt = -sn$$

$$sn = \left[\frac{1}{q} + \log_e \frac{1 - q}{q} \right]_{q_0}^{q_n}$$

$$= \frac{1}{q_n} - \frac{1}{q_0} + \log_e \frac{1 - q_n}{q_n} - \log_e \frac{1 - q_0}{q_0}$$

$$= \frac{q_0 - q_n}{q_0 q_n} + \log_e \frac{q_0(1 - q_n)}{q_n(1 - q_0)} \, .$$

Folgende Zusammenstellung soll das Gesagte anschaulich machen:

Anzahl von Generationen (n), die notwendig sind, um eine bestimmte Änderung in q hervorzurufen ($s = 0,01$ gegen die Recessiven)[1].

Verminderung in q	n
0,9999 zu 0,9990	230
0,9990 zu 0,9900	232
0,9900 zu 0,5000	539
0,5000 zu 0,0200	5 189
0,0200 zu 0,0100	5 070
0,0100 zu 0,0010	90 231
0,0010 zu 0,0001	900 230

Inzwischen hat sich bestimmt mancherlei anderes ereignet, was die genetische Beschaffenheit der Bevölkerung weit mehr durcheinander bringt.

---

[1] Nach PÄTAU (1938).

e) Germinale Selektion und intermediäre Heterozygoten

Bisher betrachteten wir den sicher häufigeren Fall, daß die Selektion im Stadium der Zygote einwirkt. Es ist aber durchaus auch möglich, daß sie bereits die Gamete betrifft, d. h. daß bestimmte Gameten infolge ihrer anderen genetischen Beschaffenheit seltener zur Befruchtung kommen als andere. Eine derartige Germinalselektion ist experimentell nachgewiesen; wir sahen schon im Mutationskapitel, daß man diese Möglichkeit ausschalten muß, bevor man die Mutationsrate mit der indirekten Methode schätzt.

Ein allbekanntes Beispiel am Menschen soll uns das Gesagte verdeutlichen: Nach der Aufspaltungsregel sollte man erwarten, daß Jungen und Mädchen in den Grenzen des Zufalles in genau der gleichen Zahl erzeugt werden. Jede Kreuzung ist ja in bezug auf das Geschlecht eine Rückkreuzung des Heterozygoten (XY) mit dem doppelt Recessiven (XX). In Wirklichkeit aber entstehen gesichert mehr männliche als weibliche Früchte (vgl. Disk. Kap. VII, 1a).

In diesem Fall findet eine Germinalselektion zugunsten der Y-Spermien statt.

Nun soll man sich hüten, dieses Beispiel zu verallgemeinern. Zweifellos ist es genphysiologisch ein wesentlicher Unterschied, ob etwa nur ein einzelner locus ein anderes Allel enthält oder ein ganzes Chromosom weitgehend anders gebaut ist, wie im Falle XY. Auf der anderen Seite wissen wir aber gar nicht, was für eine Art von Mutation beim Menschen im Einzelfalle vorliegt, ob es sich wirklich nur um Genmutationen handelt oder ob wir es hier und da nicht doch mit einer Chromosomenmutation zu tun haben. Es ist auch nicht einzusehen, warum nicht auch einmal aus besonderen physiologischen Gründen ein einzelner locus die Befruchtungswahrscheinlichkeit einer Keimzelle herab- oder auch heraufsetzen soll.

Daß es beim Menschen — außer dem XY-Fall — noch nicht mit letzter Sicherheit gelang, Germinalselektion wirklich nachzuweisen, hängt sicher zum Großteil mit den besonderen Schwierigkeiten beim Ermitteln exakter Aufspaltungsziffern zusammen (S. 194f.). Immerhin gibt es einige Beispiele, in denen Derartiges vermutet wurde. Das bekannteste ist die geschlechtsgebunden-recessive *Lebersche Opticusatrophie*.

Vor allem ist das papillomaculäre Bündel des N. opticus von der Atrophie betroffen, und es entsteht ein zentrales Skotom. Der Augenspiegelbefund ist zunächst uncharakteristisch; die Papillenränder sind verwaschen, und man sieht eine Hyperämie. Später tritt eine besonders temporale Abblassung der Papille als Ausdruck der Atrophie hervor.

Dieses Krankheitsbild ist nach übereinstimmenden Berichten bei Männern wesentlich häufiger als bei Frauen. Außerdem wurde auffallend selten beobachtet, daß das Leiden vom Großvater über eine gesunde Mutter auf einen Enkelsohn übertragen wurde, sondern die Übertragung war fast immer nur über die weiblichen Familienangehörigen möglich (sog. Lossensche Regel). Dagegen wird behauptet, daß sich unter den Töchtern heterozygoter Frauen mehr Heterozygote befinden sollen, als der Erwartung 1 : 1 entspricht[1].

Nun kann dieser Fall keineswegs als gesichert gelten. Sollte er sich bestätigen, so hätten wir es mit germinaler Selektion zu tun, derart, daß das X, welches das mutierte Allel trägt, zwar in Gegenwart eines Y die Befruchtungsfähigkeit der Keimzelle vermindern, sie aber in Gegenwart eines zweiten X heraufsetzen würde.

Die Alternativhypothese wäre die, daß — wenigstens bei einem Teil der Sippen — ein plasmatischer Faktor für das Merkmal verantwortlich gemacht werden müßte, wie dies wiederholt behauptet wurde[2].

---

[1] Vgl. LUNDSGAARD (1944). LUNDSGAARD postuliert einen autosomal-dominanten Faktor, der jedoch den Tod des befallenen Spermiums zur Folge habe. Gegen einen X-chromosomalen Faktor spreche das ungestörte Geschlechtsverhältnis unter den Kindern der befallenen Männer. — WAARDENBURG (1948) dagegen will an der Annahme eines X-chromosomalen Faktors festhalten, nimmt aber ebenfalls Selektion gegen die das Gen tragenden Spermien an.

[2] Zuerst von IMAI und MORIWAKI (1936).

Die formale Seite der germinalen Selektion, zu der wir jetzt zurückkehren, ist einfach zu verstehen: Wenn der relative Beitrag der Gameten A und a zur folgenden Generation 1: $(1 - s)$ beträgt und ihr Anteil in der Bevölkerung p bzw. q ist, dann wird dieser Anteil in der folgenden Generation p und $q(1 - s)$; zusammen: $1 - sq$ betragen. Die Veränderung pro Generation beträgt also:

$$\Delta q = \frac{q(1 - s)}{1 - sq} - q = \frac{- sq(1 - q)}{1 - sq} \ .$$

Jetzt wenden wir uns wieder der Selektion gegen die Zygote zu und betrachten den Fall, in welchem die relative Fertilität des Heterozygoten genau zwischen der der beiden homozygoten Typen liegt, was zur Voraussetzung hat, daß keine Dominanz vorliegt, sondern daß der Erbgang intermediär ist.

Sicher ist dieser Fall beim Menschen sehr häufig, wenn wir es mit dem „genau" in der Mitte liegen nicht so genau nehmen. Wie wir sahen (S. 35f.), sind die allermeisten „dominanten" Erbleiden, sofern sie einen negativen Selektionswert haben, so selten, daß wir die Homozygoten nicht kennen. Wir haben aber Grund zu der Annahme, daß sie ein wesentlich schwereres Zustandsbild böten, wenn man sie beobachten könnte.

Tabelle 132

	AA	Aa	aa	Insgesamt
Verhältnis zu Anfang:	p^2	$2pq$	q^2	1
Relative Fertilität:	1	$1 - s$	$1 - 2s$	
Nach Selektion:	p^2	$2pq(1 - s)$	$q^2(1 - 2s)$	$1 - 2sq$

Für die Veränderung von einer Generation zur anderen ergibt sich:

$$\Delta q = \frac{q - sq(1 - q)}{1 - 2sq} - q = \frac{- sq(1 - q)}{1 - 2sq}$$

Angenähert wird das bei kleinem s:

$\Delta q = - sq(1 - q)$, und zwar in beiden Fällen, also bei germinaler Selektion und bei intermediärem Verhalten der Heterozygoten.

Wie oben, so verwenden wir auch hier eine Differentialgleichung, indem wir Δq in $\frac{dq}{dt}$ umwandeln, wobei mit t die Zeit, in Generationen gemessen, gemeint ist.

Wir erhalten:

$$\int_{q_o}^{q_n} \frac{dq}{q(1 - q)} = - s \int_{0}^{n} dt \ .$$

$$sn = \left[\log_e \frac{1 - q}{q} \right]_{q_o}^{q_n} = \log_e \frac{q_o(1 - q_n)}{q_n(1 - q_o)} \ .$$

Ein Zahlenbeispiel soll uns dies anschaulich machen:

$s = 0,01$ gegen das Gen a (also 0,01 gegen Aa und 0,02 gegen aa). So wird die Zahl der Generationen, die nötig ist, um $q_0 = 0,40$ auf $q_n = 0,04$ herunterzudrücken:

$$n = 100 \times 2,303 \times \log_{10} \left(\frac{0,40 \times 0,96}{0,04 \times 0,60} \right) = 277 \ .$$

Bei gleicher absoluter Selektion fällt q bei Germinalselektion schneller ab als bei solcher gegen die Zygote.

f) Selektion zugunsten der Heterozygoten, mit Benachteiligung der beiden Homozygoten (Heterosis)

Schon lange ist der allgemeinen Genetik dieses Modell bekannt, und es gab nicht nur Anlaß zu theoretischen Diskussionen[1], sondern als man erkannte, wie oft es praktisch vorkommt, führte es in der Pflanzenzüchtung, besonders beim Mais,

---

[1] Vgl. SHULL (1908); EAST u. JONES (1919); EAST (1936).

zu erheblichen wirtschaftlichen Konsequenzen. Das Züchten „*luxurierender Bastarde*", also besonders kräftiger und ertragreicher Varietäten von Kulturpflanzen etwa durch Kreuzen zweier Inzuchtstämme, gehört zu den verbreitetsten Kunstgriffen der Pflanzenzüchter[1].

Dabei braucht allerdings das Auftreten phänotypisch besonders hervorragender Individuen nicht unbedingt mit erhöhter Fruchtbarkeit einherzugehen, die uns hier allein interessiert.

Wieder betrachten wir die formale Seite. Die Veränderung der Genhäufigkeiten geht aus folgender Tab. 133 hervor:

Selektion zugunsten der Heterozygoten:

Tabelle 133

	AA	Aa	aa	Insgesamt
Verhältnis zu Beginn	p^2	$2pq$	q^2	1
Relative Fertilität	$1 - s_1$	1	$1 - s_2$	
Nach der Selektion	$p^2(1 - s_1)$	$2pq$	$q^2(1 - s_2)$	$1 - s_1 p^2 - s_2 q^2$

Indem wir von der Tatsache Gebrauch machen, daß $pq + q^2 = q$, erhalten wir den Unterschied von einer Generation zur nächsten:

$$\Delta q = \frac{q - s_2 q^2}{1 - s_1 p^2 - s_2 q^2} - q = \frac{pq(s_1 p - s_2 q)}{1 - s_1 p^2 - s_2 q^2}.$$

Das folgende Diagramm veranschaulicht den Verlauf dieser Kurve für $s_1 = 0,15$ und $s_2 = 0,35$ (Abb. 258).

Wir sahen, daß q ansteigt oder abfällt je nachdem, ob $s_1 p$ größer oder kleiner ist als $s_2 q$. Dagegen ändert es sich nicht ($\Delta q = 0$), wenn $s_1 p = s_2 q$. Lösen wir diese Gleichung nach p oder q auf, so erhalten wir folgende Gleichgewichtswerte:

$$\hat{p} = \frac{s_2}{s_1 + s_2}; \quad \hat{q} = \frac{s_1}{s_1 + s_2}.$$

Wie man sieht, *hängen diese Gleichgewichtswerte nur von s_1 und s_2, nicht aber von den Genhäufigkeiten am Anfang ab.* Wir stoßen hier auf die bemerkenswerte Tatsache, daß die Selektion bei Abwesenheit anderer Faktoren nicht, wie bei den bisherigen Modellen, zu einer dauernden Veränderung der Genhäufigkeit führt, sondern daß ein *Gleichgewicht* erreicht wird. Dieses Gleichgewicht ist *stabil*, wie man daraus sehen kann, daß Δq positiv ist, wenn $q < \hat{q}$, dagegen negativ, wenn $q > \hat{q}$. Das Gleichgewicht hat also die Tendenz, *sich nach jeder Störung wieder herzustellen.*

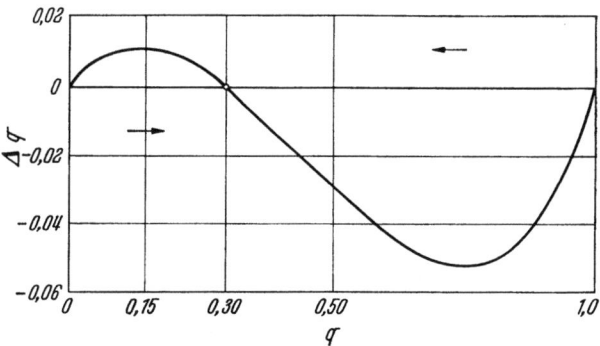

Abb. 258. Selektion zugunsten der Heterozygoten. $s_1 = 0,15$, $s_2 = 0,35$, (n. LI 1955)

Man kann an diesem Fall noch weitere theoretische Erwägungen anschließen, wofür auf LI (1955) und KEMPTHORNE (1957) verwiesen sei.

g) Populationsgenetik der Sichelzell-Anämie

Das klassische Beispiel für einen Selektionsvorteil der Heterozygoten bei einem menschlichen Erbleiden ist die *Sichelzell-Anämie*. Eine Beschreibung des Krankheitsbildes und seiner biochemischen Grundlagen findet sich in Kap. VII, 4.

---

[1] Vgl. z. B. CRABB (1947).

Das für den Populationsgenetiker Auffälligste an der Sichelzell-Anämie ist die *ungleiche Verteilung innerhalb der Bevölkerung der Erde*[1]. Das Sichelzell-Gen wurde zunächst bei amerikanischen Negern beobachtet. In dieser Bevölkerung rechnet man mit etwa 9% Sichelzell-Trägern[2]. Inzwischen ist die afrikanische Neger-bevölkerung recht genau auf das Merkmal hin untersucht[3]. Seine Träger machen in manchen Bezirken Afrikas im Zentrum und im Osten des Kontinentes bis zu 40% der Bevölkerung aus. In Westafrika findet man es meist bei 10—20%, in

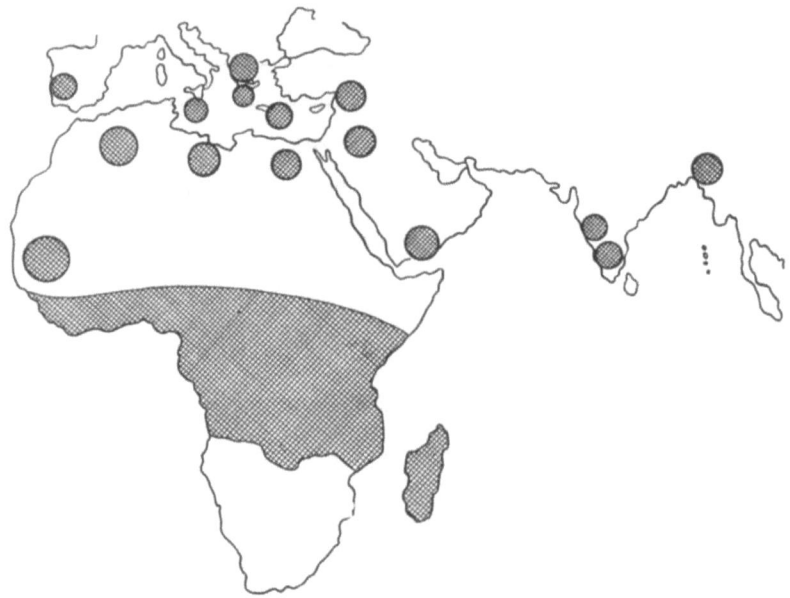

Abb. 259. Gebiete, in denen das Sichelzell-Gen häufig ist (n. LEHMANN)

Südafrika dagegen unter 1%[4]. Die Grenze nach Süden bildet etwa der Fluß Sambesi, nach Norden die Sahara. Später entdeckte man eine Häufung dieses Gens auch bei mehreren Populationen, die nicht von Negern abstammen, so bei den Weddoiden Südindiens[5] —, dort beträgt die Häufigkeit der Heterozygoten teil-weise über 30% — ferner bei den Achdam in Südarabien[6], in einem Isolat in der südlichen Türkei in einer Häufigkeit von etwa 13%[7], vor allem in verschiedenen Teilen Griechenlands[8]. In einzelnen Ortschaften z. B. auf der Halbinsel Chalkidike findet man über 30% Heterozygote.

Alle diese Gebiete — wie auch die Verteilungsgebiete der übrigen Hb-Varian-ten (Abb. 259, 260) — liegen im tropischen bzw. subtropischen Gürtel.

Drei Ursachen kann es im wesentlichen haben, daß eine derartige erbliche Variante in verschiedenen Bevölkerungen verschieden häufig ist:

---

[1] Eine genauere Darstellung dieser Verteilung bei VOGEL (1959).
[2] NEEL (1951).
[3] Zusammenstellungen bei MOURANT (1954); ALLISON (1954a, 1956).
[4] BRAIN (1952).
[5] LEHMANN u. CUTBUSH (1952a, b).
[6] LEHMANN (1954).
[7] AKSOY (1955, 1956).
[8] CHOREMIS u. Mitarb. (1951, 1953); vgl. auch DELIJANNIS (1956), DELIJANNIS u. TAVLA-RAKIS (1955 a, b).

1. Die *Mutationsrate* kann verschieden hoch sein, sei es aus exogenen Gründen, etwa wegen verschieden starker Belastung mit mutagenen Noxen, oder aus endogener Ursache, wobei man etwa an das Vorkommen von mutator genes denken müßte, die die Mutationsrate anderer loci erhöhen. Derartige mutator genes kennt man bei Drosophila.

2. Der *Selektionswert* einer genetischen Variante kann lokal in Abhängigkeit von den besonderen Umweltbedingungen verschieden sein.

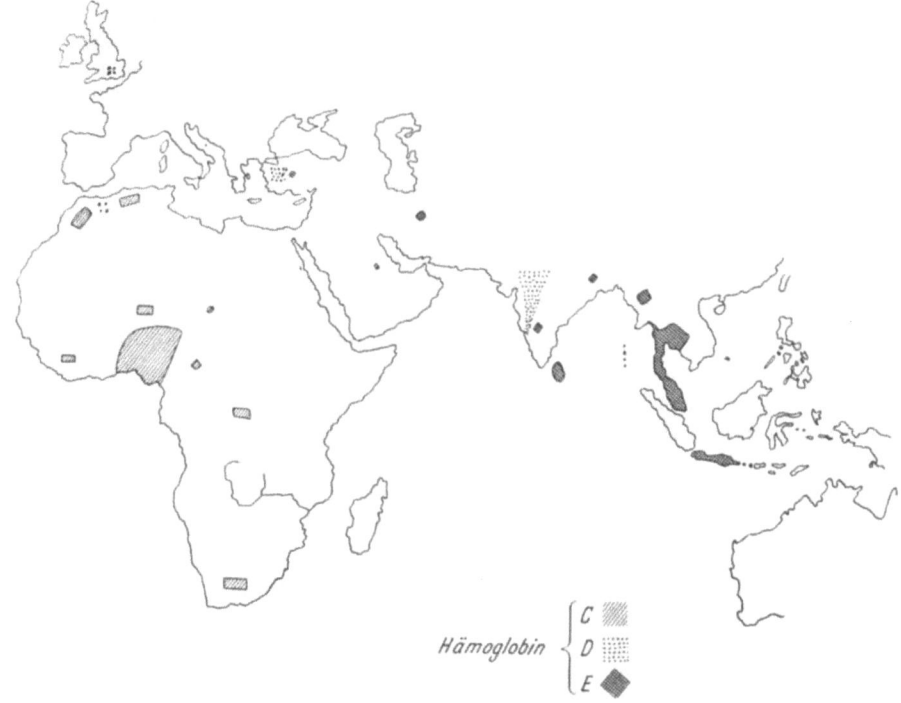

Abb. 260. Gebiete, in denen die Gene für Hb C, D und E häufig sind (n. LEHMANN 1957)

3. Auch wenn Mutationsrate und Selektionswert gleich sind, können zufällig Unterschiede in der Häufigkeit von Genen entstehen, und das um so mehr, je kleiner die betrachteten Bevölkerungen sind (*"genetic drift"*).

Um gleich mit der letzten Möglichkeit zu beginnen: Daß derartig massive Unterschiede, wie sie in der Häufigkeit von HbS zwischen so großen Gruppen wie Weißen und Negern bestehen, zufällig entstanden sein sollen, ist extrem unwahrscheinlich. Und weiter: Warum sollten alle bekannten Varianten, die überhaupt irgendwo gehäuft vorkommen, zufällig gerade den tropisch-subtropischen Gürtel bevorzugen ? So wurde diese Hypothese bisher mit Recht von niemandem diskutiert.

Die Hypothese verschiedener Mutationsraten dagegen wurde einmal ernsthaft in die Debatte geworfen[1]. Zur Errechnung der (hypothetischen) Mutationsrate verwendete man die indirekte Methode von HALDANE (vgl. Kap. VI, 2). Zunächst schätzte man, wie viele Gene in einer Generation etwa durch Krankheit von Merkmalsträgern ausgemerzt werden, und dann schloß man auf Grund des Theorems vom genetischen Gleichgewicht zwischen Selektion und Mutation auf eine gleiche

---

[1] NEEL (1951).

Zahl von Neumutanten. Unter der Annahme, nur die Homozygoten des Sichelzell-Gens hätten einen Selektionsnachteil, die Heterozygoten seien aber selektionistisch neutral, gelangte man zu einer Mutationsrate bis zu 1×10^{-2} ($1 : 100!!$) in Teilen Afrikas. Dieser Wert, der dazu noch auf eine umgrenzte Bevölkerung beschränkt sein müßte, liegt weit über dem, was wir an besser gesicherten Mutationsraten menschlicher Gene kennen (Kap. VI, 2). Er war daher von Anfang an unwahrscheinlich. Inzwischen ist diese Hypothese überdies durch direkte Untersuchungen widerlegt[1].

Von 530 Müttern, die mindestens ein Kind mit Sichelzell-Anämie hatten, zeigten 525 das S-Merkmal, 5 waren frei davon. Von 483 Vätern dagegen waren 38 merkmalsfrei. Natürlich kann man nur die Befunde bei den Müttern verwenden. Die viel höhere Zahl negativer Väter hat eher eine sozialanthropologische Bedeutung; sie gibt uns eine Vorstellung von der Häufigkeit außerehelicher Schwangerschaften bei den verheirateten Frauen der betreffenden Bevölkerung. Auch wenn die Mütter negativ sein, muß nicht unbedingt eine Neumutation bei dem Kind vorliegen; viel wahrscheinlicher ist, daß man es mit irgendeiner noch ungeklärten hämatologischen Situation zu tun hat. Immerhin kann man auf Grund dieser Zahlen die obere mögliche (wenn auch immer noch sehr unwahrscheinliche) Grenze für die Mutationsrate berechnen. Sie beträgt $1,7 \times 10^{-3}$ (nach NEEL 1956) und reicht nicht entfernt aus, den Selektionsnachteil der Homozygoten auszugleichen, wenn die Häufigkeit der Heterozygoten in der betreffenden Bevölkerung etwa 25% beträgt. Außerdem stellte sich später heraus, daß von den 5 Müttern zwei eine Thalassämia minor (vgl. Kap. VII, 4) hatten; die Kinder wiesen nicht eine echte Sichelzell-Anämie, sondern die klinisch sehr ähnliche HbS-Th-Erkrankung auf.

Demnach ist nicht anzunehmen, daß verschiedene Mutationsraten einen irgendwie wesentlichen Anteil an der ungleichen Häufigkeit des HbS-Gens in verschiedenen Bevölkerungen haben.

Damit bleibt praktisch nur eine einzige Möglichkeit übrig: *Es müssen Unterschiede im Selektionswert dieses Gens bestehen oder doch bestanden haben.*

Auf Grund der geographischen Verteilung und der Ergebnisse der genetischen Analyse drängen sich zwei Kriterien auf, die der zugrunde liegende Selektionsmechanismus sehr wahrscheinlich erfüllen wird.

1. Er dürfte etwas mit den besonderen Lebensbedingungen in tropischen und subtropischen Gebieten zu tun haben.

2. Wie wir wissen, sind die Homozygoten Träger einer schweren hämolytischen Anämie. Ihre "reproductive fitness" wird auf $20-25\%$ des Normalen geschätzt[2]. Demnach bleiben für einen Selektionsvorteil gegenüber den normalen Homozygoten nur die Heterozygoten übrig, die ja auch nach dem Hardy-Weinbergschen Gesetz wesentlich häufiger sind als die Homozygoten ($2pq$ gegenüber q^2).

Beide Kriterien haben sich für das Sichelzell-Gen auch empirisch mindestens sehr wahrscheinlich machen lassen.

Und zwar dürften die Heterozygoten weniger empfindlich gegenüber der Malaria tropica sein als die normalen Homozygoten.

Schon BEET (1946, 1947) fand im Balovale-Distrikt und in anderen Teilen von Nord-Rhodesien, daß heterozygote Kinder in der trockenen Jahreszeit, in der die Infektiosität geringer ist, seltener Malariaparasiten im Blutausstrich zeigten als normale Homozygote. Allerdings ließen sich seine Ergebnisse nicht statistisch sichern. Die Sichler zeigten aber auch seltener eine fühlbare Milzvergrößerung, und die beiden LAMBOTTE-LEGRAND hatten 1951 den Eindruck, als trete cerebrale Malaria bei ihnen seltener auf.

HALDANE (1949) diskutierte die Malaria-Hypothese im Zusammenhang mit der Thalassämie.

ALLISON (1954) griff das Problem für das Sichelzell-Gen auf und diskutierte es systematisch von allen Seiten her:

---

[1] VANDEPITTE u. Mitarb. (1955); J. u. C. LAMBOTTE-LEGRAND (1955).
[2] NEEL (1956); ALLISON (1956).

Zunächst präzisierte er die Hypothese dahingehend, daß die S-Heterozygoten weniger anfällig gegenüber dem Plasmodium falciparum, dem Erreger der Malaria tropica, wären. Diese Hypothese untersuchte er auf drei verschiedenen Wegen:

1. Er verglich, wie häufig das Sichelzell-Merkmal bei solchen afrikanischen Stämmen ist, in denen die Malaria tropica hyperendemisch ist, und wie oft sie in Bereichen mit geringerem Malariabefall vorkommt. Von 35 Stämmen hatten all diejenigen, in deren Lebensgebiet die Malaria hyperendemisch ist, über 10 % Sichler, alle anderen unter 10 %.

2. Wie BEET untersuchte er bei kleinen Kindern, ob Träger des Sichelzell-Merkmales seltener eine Malaria-Parasitämie aufweisen als andere Kinder. Er fand einen statistisch signifikanten Unterschied.

Auf Grund dieser Ergebnisse faßte er den Mut zu einem Menschenversuch: Er infizierte 30 Angehörige der Luo künstlich mit Plasmodium falciparum und untersuchte das Blut mehrfach im Laufe von 40 Tagen auf Parasiten. Unter den 15 Nichtsichlern bekamen 14 eine Parasitämie, unter den 15 Sichlern nur 2[1].

Inzwischen sind die Untersuchungen ALLISONs von verschiedenen Standpunkten aus kritisiert worden (Lit. bei NEEL 1956; ALLISON 1956). Insbesondere konnte das Ergebnis des Infektionsversuches von anderen Untersuchern nicht in vollem Umfange bestätigt werden (BEUTLER, DERN u. FLANAGAN 1955). Von 16 amerikanischen Negern zeigten die 8 Sichler zwar einen etwas leichteren Krankheitsverlauf und eine etwas weniger dichte Parasitämie; es bestand aber längst nicht der von ALLISON gefundene große Unterschied.

Trotzdem scheint die Mehrzahl der Befunde dafür zu sprechen, daß die Hypothese zutrifft. *Dabei scheint insbesondere oder gar ausschließlich die Letalität in der Säuglingszeit wichtig zu sein*[2]. Ein solcher Unterschied in der Säuglingssterblichkeit müßte allerdings schon ganz erheblich sein, wenn ein genetisches Gleichgewicht sich bei einer so großen Häufigkeit des Gens für HbS einspielen sollte, wie wir sie in Zentralafrika vorfinden. Die errechneten Werte werden jedoch weniger unwahrscheinlich, wenn man berücksichtigt, wie hoch die Säuglingssterblichkeit allgemein bei den in Frage kommenden Stämmen ist; sie liegt teilweise über 50 %[3].

Nach den Ergebnissen RAPERs (1956) muß man damit rechnen, daß die Parasitämie bei den Sichlern wesentlich weniger dicht ist und auch Komplikationen wie cerebrale Malaria und Schwarzwasserfieber seltener auftreten.

Daß die Heterozygoten tatsächlich, und nun einmal ganz unabhängig von allen möglichen Ursachen betrachtet, einen Selektionsvorteil haben, zeigen zwei Gruppen von Ergebnissen:

1. Wo man bisher diesen Vergleich an auslesefrei gewonnenen Bevölkerungen anstellte, waren die heterozygoten Sichler unter den Erwachsenen häufiger als unter den Kindern (Tab. 134). Das Bild verschiebt sich allerdings, wenn man Serien betrachtet, die nicht auslesefrei gewonnen sind, sondern etwa aus Poliklinik-Patienten bestehen. Dort sind unter den Erwachsenen die Sichler seltener; vielleicht, weil sie weniger ärztliche Hilfe benötigen (vgl. NEEL 1956). Ein neuer Beweis dafür, wie man sich irren kann, wenn die Materialauslese der Fragestellung nicht angemessen ist.

---

[1] Wenn wir diese Untersuchungen hier erwähnen, so möchten wir doch betonen, daß derartige gefährliche Menschenversuche mit der ärztlichen Ethik u. E. auch dann nicht vereinbar sind, wenn gesagt wurde, sie seien an Freiwilligen durchgeführt worden. Zu einer echten Freiwilligkeit gehört eine ausreichende Übersicht der Versuchspersonen über das Risiko des Experimentes, wie sie bei Mitgliedern des genannten Stammes nicht vorauszusetzen ist. Zur Gesamtproblematik vgl. DE RUDDER (1960); ausführlich: MITSCHERLICH u. MIELKE (1960).

[2] RAPER (1955); ALLISON (1956).

[3] Eine genauere Diskussion dieses Problems bei LEHMANN (1957). Vgl. auch VOGEL (1959).

Tabelle 134. *Vergleich der Häufigkeit der S-Heterozygoten bei Kindern und Erwachsenen* (verändert nach ALLISON 1956)

Bevölkerung	Zahl der Untersuchungen bei Kindern	S-Häufigkeit in %	Zahl der Untersuchungen bei Erwachsenen	S-Häufigkeit in %
Dar-es-Salaam	753	17,9	283	23,3
Kongo; Baluba	147	16,3	775	23,5
Kongo; Pygmäen	119	22,7	327	28,1
Dakar	1350	6,2	952	15,5
Ruanda-Urundi	516	14,2	928	13,2
Musoma, Tangan.	287	31,8	654	38,1
Mandingo, Gambia	211	9,0	713	11,5
Jola, Gambia	103	14,5	312	17,0
Fula, Gambia	69	17,3	127	18,9
Jolloff, Gambia	48	18,8	104	17,3

2. Der zweite Beweis ist noch eindrucksvoller: Wie übereinstimmende Untersuchungen von HIERNAUX (1952) und ALLISON (1956) zeigten, sind die Ehen zwischen Normalen und Sichlern, unter deren Kindern man also mit der Hälfte Sichler rechnen muß, effektiv fruchtbarer als die Ehen zwischen Normalen. Die Tab. 135 zeigt das Ergebnis von ALLISONs (1956) Untersuchungen bei den Bewohnern des Musoma-Distriktes in Tanganyika. Man sieht: Die meisten Kinder sterben in den Ehen zwischen zwei Sichlern. Das ist ganz erklärlich, leidet doch $1/4$ dieser Kinder an einer Sichelzell-Anämie. *Am fruchtbarsten aber und am wenigsten mit verstorbenen Kindern belastet sind die Ehen zwischen Sichlern und Gesunden*; genau das, was man unter der Annahme des balancierten Polymorphismus erwartet.

Aus dem Unterschied zwischen der Häufigkeit der Genotypen bei den Erwachsenen und ihren Erwartungswerten nach dem Hardy-Weinbergschen Gesetz im Musoma-Distrikt errechnete ALLISON die *relative Fertilität* (reproductive fitness)

Tabelle 135. *Fruchtbarkeit und Kindersterblichkeit bei Afrikanern im Musoma-Distrikt* (Tanganyika), nach ALLISON (1956)

Typ	Zahl der Ehen	Alle lebenden Kinder	Durchschnittszahl der lebenden Kinder	Gesamtzahl der toten Kinder	Durchschnittliche Zahl der toten Kinder/Ehe	Tote Kinder in %	Gesamtkinderzahl (lebend und tot)	Gesamtkinderzahl/Ehe
AS × AS	18	44	2,44	35	1,94	44,3	79	4,39
AS × AA	84	221	2,63	121	1,44	35,3	342	4,07
AA × AA	74	172	2,32	115	1,55	40,1	287	3,88
Alle Typen	176	437	2,48	271	1,54	38,2	708	4,02

der verschiedenen Genotypen im Verhältnis zu dem Bevölkerungsdurchschnitt für Personen ohne das S-Gen zu 0,9511, für heterozygote Sichler zu 1,1947 und für homozygote Sichler zu 0,2029.

Die formalen, populationsgenetischen Aspekte behandelten S. M. SMITH (1954) sowie PENROSE, SMITH u. SPROTT (1956). SMITH wandte eine ähnliche Methode an, wie wir sie oben geschildert haben. Das Ergebnis ihrer Betrachtungen zeigt Abb. 261.

Eine allgemeinere Behandlung des Drei-Allelen-Falles, wenn man auch noch HbC mit in Betracht zieht[1], wird weiter unten erwähnt werden.

Zunächst schien vor allem ein Befund die Übereinstimmung zwischen populationsgenetischer Theorie und geographischer Verteilung von Malaria tropica und S-Gen zu stören:

---

[1] PENROSE, SMITH u. SPROTT (1956).

In Liberia ist die Belastung durch Malaria hoch; trotzdem ist das Sichelzell-Gen nur mäßig häufig (etwa 9% nach NEEL u. Mitarb. 1956). Außerdem finden sich starke Unterschiede zwischen den einzelnen Stämmen. LIVINGSTONE (1958) gelang es nun, durch Heranziehen von Daten aus der Bevölkerungsgeschichte Westafrikas einerseits, Ergebnissen über die Biologie der Malariamücke Anopheles gambiae auf der anderen Seite die Malariahypothese weiter zu spezifizieren und vor allem die relativ geringe Häufigkeit von HbS in Liberia plausibel zu machen:

A. gambiae-Larven können nicht im Wasser leben, das stark beschattet ist oder eine stärkere Strömung aufweist. Daraus ergibt sich: Im tropischen Regenwald findet man kaum Stellen, wo diese Larven sich halten können. Solche Plätze sind erst vorhanden, sobald der Urwald gerodet ist, sobald also eine Bevölkerung seßhaft wird und Ackerbau treibt. Dann aber treten besonders Pfützen in großer Menge auf. Deshalb bleiben isoliert im Urwald lebende Jägervölker von der Malaria tropica verschont und haben keinen Grund, sich an sie durch Vermehrung von HbS anzupassen. LIVINGSTONE bringt als wesentliche Argumente dafür bei, daß z. B. die Feloop- und Kru-Völker in Portugiesisch-Guinea und in Ost-Liberia tatsächlich Reste alter Jägervölker sind, womit die geringe

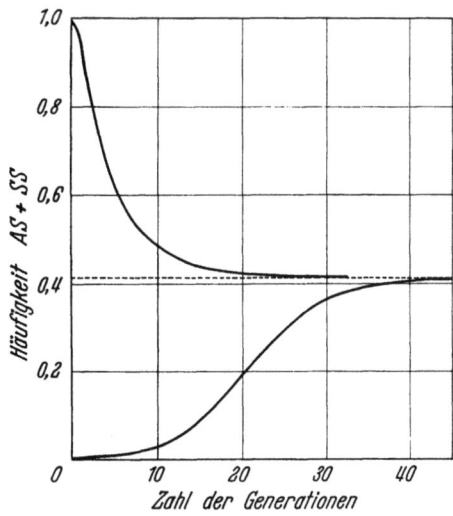

Abb. 261. Genetisches Gleichgewicht bei einer Häufigkeit $AS + SS = 0,4$ und Zeit in Generationen, die es benötigt, um sich einzuspielen (n. SMITH 1954)

Häufigkeit von HbS bei ihnen ausreichend erklärt wäre. Ein anderes Beispiel, das in diese Richtung weist, ist die relativ geringe Häufigkeit des S-Gens bei Pygmäen.

Bei der Thalassämie (Cooley-Anämie), die ebenfalls durch Homozygotie eines Gens hervorgerufen wird, das in heterozygotem Zustande eine zwar hämatologisch erkennbare, aber nur leichte Anomalie bedingt (Thalassämia minor) — eine Beschreibung der Symptomatik wie der möglichen biochemischen Grundlagen findet sich in Kap. VII, 4. —, besteht möglicherweise ebenfalls ein Zusammenhang mit der Malaria; allerdings wird man wohl in erster Linie an die Malaria tertiana denken müssen[1].

Möglicherweise ist auch die besondere Häufigkeit des in Kap. VII, 5 erwähnten Defektes der Glucose-6-Phosphat-Dehydrogenase auf die Malaria zurückzuführen, da bei den Patienten der Gehalt der Erythrocyten an reduziertem Glutathion vermindert ist, das Malaria-Plasmodium aber einen hohen Glutathionbedarf hat (A. MOTULSKY, pers. Mitt.).

Diese Beispiele, besonders das der Sichelzell-Anämie, sind deshalb besonders interessant, weil hier die Analyse schon weit fortgeschritten ist. *So wird es uns möglich, modellmäßig zu studieren, wie die populationsgenetischen Mechanismen zusammenwirken, um Unterschiede in der Häufigkeit erblicher Merkmale in verschiedenen Bevölkerungen hervorzubringen.* Speziell die Selektion können wir jetzt an einem zwar immer noch komplizierten, aber im Vergleich etwa zu morphologischen Merkmalen doch relativ einfach zu handhabenden Modellfall studieren. Daß es gerade die verschiedene Anfälligkeit gegenüber einer Infektion ist, der wir dabei zuerst als unvermuteter pleiotroper Nebenwirkung des Gens für die biochemische Differenz in einem spezifischen Protein begegnen, ist sicher kein Zufall und auch

---

[1] SILVESTRONI u. Mitarb. (1954); SINISCALCO (1955 a, b); CARCASSI, CEPPELLINI u. PITZUS (1956); CHATTERJEA u. Mitarb. (1956).

kein Einzelfall. Bedenken wir, wie viele Menschen früher und bis in die neueste Zeit hinein an Infektionen aller Art vor Erreichen des fortpflanzungsfähigen Alters zugrunde gingen, dann müssen wir damit rechnen, *daß ein sehr wesentlicher Teil unseres Genbestandes sein Übrigbleiben der Tatsache verdankt, daß er in irgendeiner Form eine Resistenz gegenüber Infektionen bedingte.* Das können Gene sein, deren für uns unmittelbar sichtbare „Hauptwirkungen" zunächst gar nichts damit zu tun zu haben brauchen.

Bei Besprechung der Selektion im AB0-Blutgruppensystem werden wir darauf zurückkommen. Auch das Modell des balancierten Polymorphismus durch Selektionsvorteil der Heterozygoten wird uns weiter unten in anderem Zusammenhang wieder begegnen.

Doch zurück zur formalen Behandlung von Selektionsvorgängen!

h) Selektion zum Nachteil der Heterozygoten. Der Rh-Fall

Dieser Fall, der sich sehr stark von dem obengenannten unterscheidet, wurde in der menschlichen Erbpathologie im Zusammenhang mit den Rh-Faktoren wichtig und wurde damals auch von HALDANE (1942) ausführlich analysiert[1]. Bekanntlich tritt ja die Antikörperbildung bei der Mutter und infolge dessen die Erythroblastose des Kindes dann auf, *wenn eine Rh-negative Frau ein Rh-positives Kind trägt.* Auf jeden Fall ist dieses Kind dann heterozygot, da es ja einen Rh-positiven Vater hat. Bei homozygot positiven Kindern dagegen sind beide Eltern positiv. Sie sind also ebenso wie homozygot negative Kinder niemals von der Erythroblastose bedroht.

Wir leiten die Selektionsformel ab[2].

Tabelle 136

Väter: Mütter:	DD p^2	Dd $2pq$	dd q^2
DD p^2	p^4 DD	p^3q DD p^3q Dd	p^2q^2 Dd
Dd $2pq$	p^3q DD $2p^2q^2$ Dd	p^2q^2 DD $2p^2q^2$ Dd p^2q^2 dd	p^3q^3 Dd pq^3 dd
dd q^2	p^2q^2 Dd	pq^3 Dd pq^3 dd	q^4 dd

1,1	1,2	1,3
2,1	2,2	2,3
3,1	3,2	3,3

Die Selektion s_1 (gegen Dd-Kinder von DD-Vätern) richtet sich gegen die Kinder des Feldes 3,1 und gegen die Hälfte der Kinder des Feldes 3,2. Es ergibt sich die Formel für p' (Genhäufigkeit des Gens D in der zweiten Generation) aus der folgenden Betrachtung: Genotypen der nächsten Generation:

$$
\begin{array}{ccc}
\text{DD:} & \text{Dd:} & \text{dd:} \\
p^4 & 2p^3q & q^4 \\
2p^3q & 4p^2q^2 & 2pq^3 \\
p^2q^2 & 2pq^3 & p^2q^2
\end{array}
$$

Die Gesamtzahl der Gene D in dieser Generation beträgt jedoch:

$$p = \text{DD} + \frac{1}{2}\text{Dd} ,$$

---

[1] Vgl. auch VOGEL (1954).

[2] In der Version von VOGEL u. STROBEL (1960). Die ursprüngliche Version von HALDANE berücksichtigte nicht, daß die Selektion gegen Dd-Kinder verschieden hoch ist, je nachdem, ob ihre Väter DD oder Dd sind.

denn bei Homozygoten ist das Gen doppelt, bei Heterozygoten dagegen nur einfach vorhanden. Die folgende Formel ergibt sich für die Anzahl der Gene D in der nächsten Generation:

$$p' = \frac{p^4 + 2p^3q + p^2q^2 + p^3q + 2p^2q^2 + pq^3 - \dfrac{s_1}{2}p^2q^2 - \dfrac{s_2}{2}pq^3}{1 - s_1p^2q^2 - s_2pq^3}.$$

Diese Formel läßt sich unter Verwendung der Beziehung $p + q = 1$ und $q = (1 - p)$ wesentlich kürzer schreiben:

$$p' = \frac{p - \dfrac{(1-p)^2}{2}[s_1p^2 + s_2p(1-p)]}{1 - (1-p)^2[s_1p^2 + s_2p(1-p)]}.$$

Die Ausrechnung sei dem Leser als Übung überlassen.

Wir betrachten jetzt wieder: $\Delta p = p - p' = 0$. Das heißt wir suchen die Nullstellen der Gleichung, die den Wert für p angibt, bei dem $p = p'$, bei dem also ein genetisches Gleichgewicht besteht. Die linke Seite (p') der Gleichung muß also $= p$ sein.

Es errechnet sich:

$$p = 0,5.$$

Es findet sich also ein Gleichgewichtswert $\hat{p} = 0,5$. Daneben sind noch zwei triviale Nullstellen bei $\hat{p} = 0$ und $\hat{p} = 1$ vorhanden: Wenn ein Gen das andere ganz verdängt hat, dann kann die Genhäufigkeit sich natürlich auch nicht mehr ändern.

Wir untersuchen nun die Eigenschaften dieses Gleichgewichtswertes näher. Dazu müssen wir in die Gleichung für Δp nicht nur konkrete Werte für p, sondern auch solche für s_1 und s_2 einsetzen. Dabei wollen wir uns möglichst eng an die gegebenen Tatsachen halten und fragen uns deshalb zunächst:

Wie stark ist die Selektion gegen D-positive Kinder d-negativer Mütter? Auf Grund verschiedener Statistiken rechnet man mit dem Auftreten von Kindern mit Erythroblastose bei maximal 5% aller Kinder aus unverträglichen Paarungen. Dieser Wert geht vor allem auf amerikanische Angaben zurück; europäische Daten sprechen eher für eine Belastung von nur 2%[1].

Während eine Schädigung des 1. Kindes nur ganz ausnahmsweise vorkommt (etwa, wenn die Mutter früher einmal Bluttransfusionen mit D+-Blut erhalten hat), erhöht jede weitere Schwangerschaft mit einem Rh+-Kind das Risiko. Es gibt jedoch Frauen, die trotz vieler Schwangerschaften niemals sensibilisiert werden. Der Grund dafür ist offenbar häufig in einer früh erworbenen immunologischen Toleranz zu suchen.

Außerdem schützt offenbar eine Unverträglichkeit im ABO-System gegen die Folgen einer Rh-Unverträglichkeit[2].

Doch zurück zu unserem populationsgenetischen Modell! Wir setzen $s_1 = 0,05$ und $s_2 = 1/2\,s_1$ und dürften damit den tatsächlichen Verhältnissen nahe kommen. Die Werte Δp in Abhängigkeit von p zeigt die Abb. 262. Aus ihr ergibt sich eine prinzipiell wichtige Besonderheit des Gleichgewichtes bei $\hat{p} = 0,5$, die sofort auffällt, wenn man die Abb. 262 etwa mit der Abb. 258 (Selektionsvorteil der Heterozygoten) vergleicht:

In Abb. 262 hat Δp offenbar bei $p < \hat{p}$ ein negatives, bei $p > \hat{p}$ ein positives Vorzeichen, während in Abb. 258 das Umgekehrte der Fall ist. Das bedeutet offenbar: Weicht der Wert p in einer Bevölkerung vom Gleichgewicht $\hat{p}$ ab, mit anderen Worten: besteht kein genetisches Gleichgewicht, so führt eine

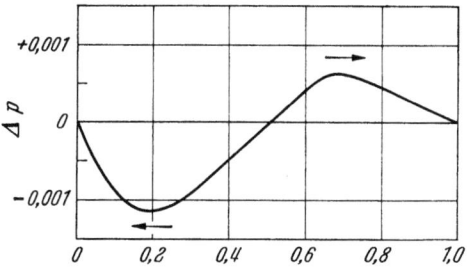

Abb. 262. Werte für Δp in Abhängigkeit von p bei $s_1 = 0,05$, $s_2 = 1/2\,s_1$

Selektion zugunsten der Heterozygoten dazu, daß p in den folgenden Generationen die Tendenz hat, sich $\hat{p}$ anzunähern. Das Gleichgewicht hat nach jeder Störung die Tendenz, sich wieder herzustellen. Man spricht von einem „stabilen Gleichgewicht". *Ganz anders, wenn sich die Selektion gegen die Heterozygoten richtet.* In diesem Falle zeigt p bei jeder Abweichung von $\hat{p}$ die Tendenz, sich noch weiter

---

[1] SPEISER.

[2] Die zahlreiche Literatur ist bei VOGEL und HELMBOLD referiert.

vom Gleichgewichtswert zu entfernen, entweder auf 0 oder auf 1 zu. Das Gleichgewicht bei $\hat{p} = 0,5$ ist labil.

Diese theoretische Unterscheidung zwischen den zwei Typen des Gleichgewichtes ist sehr wesentlich. *Sie läßt nämlich Schlüsse auf das Entstehen und Erhaltenbleiben eines genetischen Polymorphismus in Bevölkerungen zu.* Während ein solcher Polymorphismus bei Vorliegen eines stabilen Gleichgewichtes so lange unverändert bestehen bleiben kann bzw. sich immer wieder auf den Gleichgewichtswert einpendeln wird, wie die Selektionsbedingungen die gleichen bleiben, trägt ein Selektionstyp mit labilem Gleichgewicht immer die Tendenz zur Auflösung des Polymorphismus in sich: Das eine Allel vermehrt sich auf Kosten des anderen.

Speziell gilt das für die Rh-Faktoren: Da das Gen d bei uns in einer Häufigkeit von etwa 0,35 vorkommt, muß es sich, wenn kein anderer Selektionsmechanismus zusätzlich hineinspielt, laufend zugunsten des Allels D vermindern. Ungeklärt bleibt die Frage: *Wieso besteht überhaupt noch ein Polymorphismus für die Dd-Allele?* Warum ist d nicht schon längst ausgestorben oder doch sehr selten geworden? Dafür gibt es hauptsächlich zwei Möglichkeiten der Erklärung:

1. Die heutige Menschheit kam durch Mischung von Bevölkerungen mit sehr hoher und sehr niedriger d-Häufigkeit zustande[1].

2. Die Selektion durch Mutter-Kind-Unverträglichkeit wird noch jetzt oder wurde in der Vergangenheit von anderen Selektionsmechanismen überlagert. So kann z. B. eine Kombination der Mutter-Kind-Unverträglichkeit mit einem Selektionsvorteil der überlebenden Heterozygoten zu einem stabilen Gleichgewicht führen[2].

Von den beiden genannten Möglichkeiten ist die zweite die wahrscheinlichere. Bestimmte empirische Hinweise für die Art einer solchen Selektion gibt es beim Rh-System unseres Wissens noch nicht. Dagegen diskutierte man eine Kompensation oder gar Überkompensation dadurch, daß Eltern geneigt sind, früh verstorbene Kinder zu ersetzen. Die Befunde im einzelnen sollen im Rahmen der AB0-Blutgruppen besprochen werden.

i) Der 3-Allelen-Fall und die Selektion im AB0-Blutgruppensystem

Selektion durch Mutter-Kind-Unverträglichkeit. Wesentlich später als beim Rh-System erkannte man die klinische Bedeutung der Isoimmunisierung beim AB0-System. Obwohl schon seit 1905 immer wieder einmal die Vermutung auftauchte, die AB0-Blutgruppen seien für den Icterus neonatorum und für intrauterinen Fruchttod verantwortlich[3], so gibt es überzeugende Hinweise erst seit etwa 1951[4].

Die Feten werden nicht durch die normalen Isoantikörper geschädigt; denn sie passieren die Placenta in der Regel nicht. Sondern auch hier sind Immunantikörper beteiligt, die wegen ihrer geringen Größe die Placentaschranke überwinden können. Im Gegensatz zur Rh-bedingten Inkompatibilität kann schon die erste Schwangerschaft zu einer Schädigung des Feten führen. Sie ist außerdem besonders häufig in den ersten Schwangerschaftsmonaten, was Aborte oder gar (scheinbare) Sterilität zur Folge hat. Es kann aber auch zu einem Morbus haemolyticus neonatorum kommen. In der Regel verläuft er leichter als eine Rh-bedingte hämolytische Erkrankung. Die leichteren Symptome werden oft übersehen, und daher

---

[1] HALDANE (1942).
[2] PENROSE (1949).
[3] DIENST (1905); OTTENBERG (1923); HIRSZFELD u. ZBOROWSKI (1925/26).
[4] MOLLISON (1951); CRAWFORD, CUTBUSH u. MOLLISON (1953); ROSENFIELD (1953, 1955).

rührt wohl die alte Ansicht, Unverträglichkeit im AB0-System führe nur selten zur Sensibilisierung. Nach einer Untersuchung von VALENTINE (1958) waren aber von 1000 unausgewählten Neugeborenen 7 auf Grund einer Rh-Inkompatibilität ikterisch, 12 dagegen wegen einer A- und 2 wegen einer B-Inkompatibilität. In der Regel, wenn nicht ausschließlich, sind Kinder von 0-Müttern gefährdet, insbesondere die Kombination 0-Mutter mit A-Kind[1]. Nachdem prinzipiell geklärt war, daß es AB0-Inkompatibilitäten gibt, lautet die weitere Frage: *Welches ist die zahlenmäßige Bedeutung in menschlichen Populationen?* Es ergab sich also ein statistisches Problem.

Eine größere Anzahl von Untersuchern machte sich also daran, die Frage zu prüfen: Ist die Kinderzahl aus bestimmten (unverträglichen) Paarungen gegenüber den verträglichen Paarungen vermindert? Haben 0-Mütter etwa weniger A- und B-Kinder, als man auf Grund des Hardy-Weinberg-Gesetzes erwarten sollte? Sind umgekehrt unverträgliche Ehen besonders häufig steril? usw.

Die bisher erarbeiteten Befunde sind noch keineswegs frei von Widersprüchen und ungeklärten methodologischen Problemen. Nur einige von ihnen können hier — etwas willkürlich — herausgegriffen werden. Auf eine vorwiegende Schädigung von A- und B-Kindern von 0-Müttern weist eine Untersuchung von T. E. REED (1956) hin: Der Verfasser prüfte an einer großen Bevölkerungsstichprobe von Mutter-Kind-Kombinationen[2] nicht nur die Nullhypothese, d. h. die Frage, ob die relative Häufigkeit bestimmter Mutter-Kind-Kombinationen mit der Annahme übereinstimmt, daß keine Selektion gegen irgendeine der möglichen Kombinationen stattfand. Er prüfte auch darüber hinaus, mit welcher Art von Selektion die Übereinstimmung am größten ist. Er diskutierte vier Modelle: 1. Vorgeburtliche Selektion gegen den Fetus in allen „unverträglichen" Mutter-Kind-Kombinationen (A- und B-Kinder von 0-Müttern; B- und 0-Kinder von A-Müttern; A- und 0-Kinder von B-Müttern). 2. Außerdem nach der Geburt Unterschiede in der Lebensfähigkeit von Heterozygoten und Homozygoten. 3. Vorgeburtliche Selektion nur in denjenigen unverträglichen Kombinationen, in denen die Mutter 0 ist; unterschiedlich starke Selektion gegen A- und B-Feten; daneben Fehlklassifikation einiger AB-Fälle[3]. 4. Wie Modell 3, jedoch gleich starke Selektion gegen A- und B-Feten. Die konkreten Daten sprechen am ehesten für Modell 4.

Als besonders aufschlußreich erwiesen sich Untersuchungen, die in Japan ausgeführt wurden (MATSUNAGA 1955, 1956, 1959; MATSUNAGA u. ITOH 1958). MATSUNAGA (1956) untersuchte bei 2709 Familien mit 6360 Kindern die Kinderzahl bei unverträglichen Kreuzungen im Vergleich zu den verträglichen.

Man sieht (Tab. 137), daß in beiden Fällen die Anzahl der Kinder, bei denen man nach dem Genotyp eine Unverträglichkeitsreaktion erwarten könnte, also die der A- und B-Kinder von 0-Müttern, signifikant erniedrigt ist. Anhand dieser Befunde ist es nun möglich, die Selektionsrate zu errechnen. So sind aus den Kreuzungen Mütter 0 × Väter A 320 0-Kinder hervorgegangen. Unter Berücksichtigung der Genhäufigkeit von A in der Bevölkerung sollte man erwarten, daß sie 480 A-Geschwister hätten. Sie haben aber nur 369 A-Geschwister. Man kann annehmen, daß 480 − 369 = 111 A-Kinder eliminiert wurden. Das entspricht einer Selektionsrate von 23%. Auf dem gleichen Wege kann man die Selektionsrate für B-Kinder von 0-Müttern errechnen. Sie beträgt 18%. — Diese Betrachtungen wurden dadurch unterstrichen, daß auch die absolute Anzahl lebend geborener Kinder in jeder Ehe bei 812 verträglichen Kreuzungen hochgradig signifikant über der Kinderzahl bei

---

[1] ROSENFIELD (1955); MUNK-ANDERSEN (1957).
[2] Material von KIRK u. Mitarb. (1955).
[3] Eine Fehlklassifikation von AB-Bluten durch unvollkommene serologische Technik war früher nicht so sehr selten.

617 unverträglichen Ehen lag (2,596 $\pm$ 0,064 gegenüber 2,173 $\pm$ 0,070; $t = 4,41$, $P < 0,001$).

Tabelle 137a. *Häufigkeiten der Kinder aus verträglichen und unverträglichen Paarungen im Vergleich mit den Erwartungswerten*
a) 0 × A-Paarungen

Mutter und Vater	Anzahl der Elternpaare	Anzahl der Kinder			
		0		A	
		beobachtet	erwartet	beobachtet	erwartet
A × 0	301	282	284,5	430	427,5
0 × A	313	320	275,3	369	413,7

$\chi^2 = 6,679$ (berechnet mittels der 2 × 2-Tafel). Freiheitsgrad = 1, $P < 0,01$.

Tabelle 137b. *Selektion durch Unverträglichkeit im ABO-Blutgruppensystem*
b) 0 × B-Paarungen

Mutter und Vater	Anzahl der Elternpaare	Anzahl der Kinder			
		0		B	
		beobachtet	erwartet	beobachtet	erwartet
B × 0	158	142	154,2	214	201,8
0 × B	165	190	170,6	204	223,4

$\chi^2 = 5,267$, Freiheitsgrad = 1, $P < 0,05$.

Wodurch wird nun diese erstaunlich starke Selektion verursacht? Denn die Erythroblastose infolge von AB0-Unverträglichkeit ist doch ganz gewiß nicht so häufig.

MATSUNAGA griff diese Frage an, indem er bei etwa 2000 in bezug auf die Blutgruppen auslesefrei gesammelten Ehepaaren, bei denen mindestens eine Schwangerschaft eingetreten war, die Aborthäufigkeit untersuchte. Das Ergebnis zeigen die Tab. 138a und b.

Tabelle 138. *Häufigkeit von Aborten aus verträglichen und unverträglichen Paarungen*
a) 0 × A-Paarungen

Mutter Vater	Anzahl der Elternpaare	Häufigkeit von Aborten	Häufigkeit von normalen Geburten	Summe	Durchschnittl. Häufigkeit der Schwangerschaft/Ehefrau
A × 0	231	90 (11,79 $\pm$ 0,78%)	673	763	3,30
0 × A	194	97 (17,07 $\pm$ 1,06%)	471	568	2,93

$\chi^2 = 7,522$ (berechnet mittels der 2 × 2-Tafel). Freiheitsgrad = 1, $P < 0,01$.

b) 0 × B-Paarungen

Mutter Vater	Anzahl der Elternpaare	Häufigkeit von Aborten	Häufigkeit von normalen Geburten	Summe	Durchschnittl. Häufigkeit der Schwangerschaft/Ehefrau
B × 0	137	43 (9,95 $\pm$ 0,97%)	389	432	3,15
0 × B	96	48 (18,82 $\pm$ 1,65%)	207	255	2,66

$\chi^2 = 10,977$ (berechnet mittels der 2 × 2-Tafel). Freiheitsgrad = 1, $P < 0,01$.

Es zeigt sich ganz deutlich und einwandfrei, *daß bei den unverträglichen Kreuzungen mehr Aborte vorkommen als bei den verträglichen.* — Damit scheint erwiesen, daß die Selektion hier meist durch eine Vermehrung der Spontanaborte zustande kommt.

An einem anderen Untersuchungsgut der Jahre 1953 und 1954 wurden für die Fertilität verträglicher und unverträglicher Paarungen gut vergleichbare Werte erarbeitet[1].

In beiden Serien, der von KIRK u. Mitarb. wie der von MATSUNAGA, findet sich ein deutlicher Hinweis darauf, *daß die Selektion durch Mutter-Kind-Unverträglichkeit im AB0-System erhebliche Ausmaße erreicht.*

Wie im Rh-Fall, so diskutierte man auch hier Kompensationsmechanismen. Darauf kommen wir jedoch erst weiter unten zurück.

Zunächst sei die formale Behandlung des Modells „Selektion gegen die A- und B-Kinder von 0-Müttern" eingeschoben[2]. Die Selektionsformeln lassen sich aus folgendem Schema ableiten:

Tabelle 139 a

→Väter: / ↓Mütter:	p^2 AA	$2pq$ AB	q^2 BB	$2pr$ A0	$2qr$ B0	r^2 00
p^2 AA	p^4 AA	p^3q AA p^3q AB	p^2q^2 AB	p^3r AA p^3r A0	p^2qr AB p^2qr A0	p^2q^2 A0
$2pq$ AB	p^3q AA p^3q AB	p^2q^2 AA $2p^2q^2$ AB p^2q^2 BB	pq^3 AB pq^3 BB	p^2qr AA p^2qr AB p^2qr A0 p^3qr B0	q^2pr A0 q^2pr AB q^2pr BB q^2pr B0	pqr^2 A0 pqr^2 B0
q^2 BB	p^2q^2 AB	pq^3 AB pq^3 BB	q^4 BB	pq^2r AB pq^2r B0	q^3r BB q^3r B0	q^2r^2 B0
$2pr$ A0	p^3r AA p^3r A0	p^2qr AA p^2qr A0 p^2qr AB p^2qr B0	pq^2r AB pq^2r B0	p^2r^2 AA $2p^2r^2$ A0 p^2r^2 00	pqr^2 A0 pqr^2 AB pqr^2 B0 pqr^2 00	pr^3 A0 pr^3 00
$2qr$ B0	p^2qr A0 p^2qr AB	pq^2r A0 pq^2r AB pq^2r BB pq^2r B0	q^3r BB q^3r B0	pqr^2 A0 pqr^2 AB pqr^2 B0 pqr^2 00	q^2r^2 BB $2q^2r^2$ B0 q^2r^2 00	qr^3 B0 qr^3 00
r^2 00	p^2r^2 A0	pqr^2 A0 pqr^2 B0	q^2r^2 B0	pr^3 A0 pr^3 00	qr^3 B0 qr^3 00	r^4 00

Tabelle 139 b. *Bezeichnung der Felder in Tab. 139 a*

1,1	1,2	1,3	1,4	1,5	1,6
2,1	2,2	2,3	2,4	2,5	2,6
3,1	3,2	3,3	3,4	3,5	3,6
4,1	4,2	4,3	4,4	4,5	4,6
5,1	5,2	5,3	5,4	5,5	5,6
6,1	6,2	6,3	6,4	6,5	6,6

Die Selektion richtet sich gegen die folgenden Genotypen in der Kindergeneration:

Feld:	Genotyp:	Häufigkeit:
6,1	A0	p^2r^2
6,2	A0	pqr^2
	B0	pqr^2
6,3	B0	q^2r^2
6,4	A0	pr^3
6,5	B0	qr^3

---

[1] MATSUNAGA u. ITOH (1958); MATSUNAGA (1959).
[2] Nach VOGEL und STROBEL (1960).

An diesem Beispiel soll die Berechnung im Detail dargestellt werden:

Die Häufigkeit der Personen vom Genotyp A0, gegen die sich die Selektion s richtet, beträgt in der ersten Generation mit Selektion:

$$p^2 r^2 + pqr^2 + pr^3 = pr^2(p + q + r) = pr^2.$$

Die Hälfte der Gene dieser Personen sind jedoch A-Gene. Daher lautet der Zähler in der Gleichung für p': $p - s/2\, pr^2$.

Die gleiche Erwägung gilt für q', eine entsprechende Erwägung für den Zähler von r'. Der Nenner jedoch enthält die Gesamtzahl der Gene, die eine Generation weitergelangt sind. Hier muß also der gesamte Selektionsverlust s aller Gene A, B und 0 abgezogen werden. Das sind: $p^2 r^2 + 2pqr^2 + p^2 r^2 + pr^3 + qr^3$.

Man vereinfacht:

$$r^2(p^2 + 2pq + q^2) + r^3(p + q) = r^2(p + q)^2 + r^3(p + q)$$
$$= r^2(1 - r)\,[(1 - r) + r]$$
$$= r^2(1 - r).$$

Der Nenner lautet demnach: $1 - sr^2(1 - r)$.

Es ergeben sich die folgenden Gleichungen:

$$p' = \frac{p - \dfrac{s}{2}\,pr^2}{1 - sr^2(1 - r)} \qquad \text{(entsprechend für } q')$$

$$r' = \frac{r - \dfrac{s}{2}\,r^2(1 - r)}{1 - sr^2(1 - r)}.$$

Als Nullstelle für $\Delta r = r' - r$ errechnet sich aus dieser Formel: $\hat{r} = 0{,}5$. Es besteht also ein Gleichgewicht bei $\hat{r} = 0{,}5$, und dieses Gleichgewicht ist labil: Δr ist negativ, wenn $r < 0{,}5$; es ist positiv, wenn $r > 0{,}5$. Unter der Voraussetzung $\hat{r} = 0{,}5$ sind auch $\Delta p = 0$ und $\Delta q = 0$, und das ganz unabhängig davon, wie groß p und q gerade sind. Mit anderen Worten: Das Gleichgewicht zwischen p und q ist — unter der Voraussetzung $\hat{r} = 0{,}5$ — *neutral*. Es ist das gewöhnliche Hardy-Weinberg-Gleichgewicht.

Eine kleine Variante des obengenannten Falles tritt auf, wenn die Selektionsnachteile von A0-Kindern und B0-Kindern von 0-Müttern verschieden hoch sind (s_1 = Nachteil von A0-Kindern, s_2 Nachteil von B0-Kindern von 0-Müttern). Es ergaben sich die folgenden Formeln:

$$p' = \frac{p - \dfrac{s_1}{2}\,pr^2}{1 - r^2(s_1 p + s_2 q)} \qquad (q' \text{ entsprechend})$$

$$r' = \frac{r - r^2\left(\dfrac{s_1}{2}\,p\right) + \left(\dfrac{s_2}{2}\,q\right)}{1 - r^2(s_1 p + s_2 q)}.$$

Die Gleichgewichtsbedingungen sind folgende: $\Delta r = 0$ bei $r = 0{,}5$; labiles Gleichgewicht. — Zwischen p und q dagegen besteht kein Gleichgewicht. Das Gen mit dem kleineren s (dem geringeren Selektionsnachteil) vermehrt sich monoton auf Kosten dessen mit größerem s. 0 vermehrt sich also auf Kosten von A und B, wenn $r > 0{,}5$. Da das in den meisten Bevölkerungen zutrifft (Abb. 263—266), müssen wir annehmen, daß die Mutter-Kind-Inkompatibilität im AB0-System in der Regel zu einer Vermehrung von 0 auf Kosten von A und B führt.

Demnach gilt auch hier die gleiche Erwägung wie für das Rh-System: *Um den Polymorphismus in der Bevölkerung zu erklären, sind zusätzlich weitere Selektionsmechanismen erforderlich.* Derartige Mechanismen wurden hier — im Unterschied zum Rh-System — in den letzten Jahren in großem Umfange bekannt.

j) Die Beziehungen zwischen Blutgruppen und inneren Erkrankungen

Schon kurz nach der Entdeckung der AB0-Blutgruppen vermutete man immer wieder *Beziehungen zu bestimmten Krankheiten*. In den 20er Jahren erreichte die erste Phase in der Erforschung dieser Zusammenhänge einen Höhepunkt. Damals gab es so gut wie keine einigermaßen häufige Krankheit, die man nicht mit den Blutgruppen in Verbindung zu bringen suchte[1]. Die allermeisten dieser Unter-

---

[1] Literatur bei Hirszfeld 1928; Steffan 1930; Vgl. Steffan 1932.

suchungen wurden an ungeeignetem Material und mit unzulänglicher Methodik durchgeführt, und die Ergebnisse enthielten viele Widersprüche. So ist die Reaktion der meisten Fachleute in der darauffolgenden Zeit verständlich: In ihrer an sich berechtigten Kritik schütteten sie das Kind mit dem Bade aus, und man hielt nun die Blutgruppen für bedeutungslos für den Gesundheitszustand des Einzelnen und demzufolge für selektionistisch neutral.

Der erste Einbruch in diese Auffassung war die Kenntnis der Mutter-Kind-Inkompatibilität (vgl. oben). Bald darauf entdeckte man Beziehungen zur Erkrankungshäufigkeit an ganz bestimmten, *häufigen inneren Leiden.*

Der viel beachtete erste Schritt in dieser Richtung war eine Arbeit von AIRD, BENTALL und FRASER ROBERTS (1953), in der diese Autoren eine Korrelation zwischen Gruppe A und Häufigkeit des Magen-Ca. beschrieben. Die Arbeit sei hier näher besprochen: Wie der Statistiker P. STOCKS (1950) gezeigt hatte, lag die Mortalität an Magenkrebs in Städten Nordenglands in der Regel höher als in südenglischen Städten. Seiner Meinung nach konnte dieser Unterschied damit zusammenhängen, daß irgendein die Magenschleimhaut reizender Stoff im Norden vermehrt vorhanden war. Auf der Suche nach einem solchen Stoff stieß er nur auf eine nicht sehr ausgeprägte Korrelation mit der Härte des Wassers: Städte mit mäßig hartem Wasser zeigten geringere Ca.-Mortalität als Städte mit sehr hartem oder sehr weichem Wasser.

Die obengenannten Autoren dagegen neigten mehr zu der Ansicht, es liege ein genetischer Unterschied vor — etwa nach Analogie von Mäusestämmen mit hoher und niedriger Ca.-Häufigkeit, wie sie u. a. GORER beschrieben hatte. Sie fanden eine Analogie in der Verteilung der AB0-Genhäufigkeiten: Das Gen 0 ist im Norden, das Gen A im Süden des Landes häufiger. Diese Parallele veranlaßte sie, die Beziehung zwischen Magen-Ca. und AB0-Blutgruppen zu untersuchen.

Zu diesem Zweck sammelten sie Ca.-Fälle aus verschiedenen Städten Englands und Schottlands und verglichen ihre AB0-Verteilung mit derjenigen bei besonders sorgfältig zusammengestellten Kontrollgruppen. In der großen Zahl der untersuchten Fälle (3632 Ca.-Patienten) wie in der Sorgfalt, mit der die Kontrollen ausgewählt wurden, zeigte sich der Methodenfortschritt seit den Untersuchungen der 20er Jahre. So ist es in der Regel nicht möglich, etwa zum Vergleich beliebige, aus anderen Gründen publizierte Blutgruppen-Häufigkeiten des gleichen Landes zu verwenden: Man weiß nicht, inwieweit sich die Bevölkerung etwa nach geographischer Herkunft oder auch sozialer Stellung unterscheidet und Differenzen in Blutgruppen-Häufigkeiten zwischen Ca.-Patienten und Kontrollen durch derartige, biologisch bedeutungslose Ursachen bedingt sind. Das Problem ist nur ein Sonderfall der allgemeinen Problematik bei der Deutung von Korrelationen (Kap. IV, 3 c).

Es sei an das Storchennest-Beispiel erinnert[1].

Man bemühte sich, diese Unterschiede auszuschalten, indem man in der Regel als Kontrollen Patienten der gleichen Krankenhäuser verwendete, die dort aus anderen Gründen behandelt wurden. Das Ergebnis zusammen mit der statistischen Analyse zeigt die Tab. 140 für die Blutgruppen A und 0.

Das Ergebnis war für den Ansatz der Untersuchung höchst überraschend: *Es fand sich eine deutliche Bevorzugung der Gruppe A unter den Patienten.* Die Differenz war statistisch signifikant; für das Gesamtmaterial entsprach $\chi^2_{(m\,=\,1)} = 19{,}198$ einem P für Unabhängigkeit von $10^{-4} - 10^{-5}$.

---

[1] Im Englischen ist der Ausdruck "stratification" (übersetzbar als gegenseitiges Überschichten von Bevölkerungen verschiedener genetischer Zusammensetzung) gebräuchlich, und dieses Argument wurde den Entdeckern der oben aufgezeigten Beziehungen zunächst vielfach entgegengehalten.

Die Abweichung lag also genau in der entgegengesetzten Richtung, als die Autoren erwartet hatten. Demnach war bewiesen, daß die höhere Ca.-Mortalität im Norden des Landes nicht auf die größere Häufigkeit des Gens 0 in diesem Bereich zurückgeführt werden konnte. Die ursprüngliche Hypothese, zu deren Prüfung man die ganze Untersuchung geplant hatte, erwies sich demnach als falsch. Dafür aber hatte man eine unerwartete, wichtige Entdeckung gemacht: Die Korrelation von Gruppe A und Magen-Ca.

Dieses Ergebnis löste eine Flut von Untersuchungen über Beziehungen zwischen Blutgruppen und den verschiedensten Krankheiten aus. Bevor wir die Ergebnisse im einzelnen erwähnen, sei die jetzt in der Regel verwendete Methode der statistischen Analyse (WOOLF 1955) erläutert:

Verglichen werden miteinander die Häufigkeiten zweier Merkmale (bzw. Merkmalsgruppen, z. B. A mit 0 oder 0 mit A + B + AB) in zwei Kollektiven (Stichproben). Es ist leicht einzusehen, daß der Wert

$$x = \frac{A_{Pat.} \times 0_{Kontr.}}{0_{Pat.} \times A_{Kontr.}}$$

gleich 1 sein muß, wenn das Verhältnis A zu 0 in den beiden Stichproben (Patienten, Kontrolle) gleich ist ($A_{Pat.}$ bedeutet die absolute Anzahl der A-Patienten in der Patientenstichprobe usw.). Anderenfalls ergibt sich ein Wert kleiner oder größer als 1. Diesen Wert nennt man die relative Häufigkeit (x). Sie besagt im obigen Beispiel, daß die Häufigkeit der Gruppe A unter den Patienten x-mal häufiger ist als unter den Kontrollen.

Tabelle 140. *Analyse der Differenzen in der relativen Häufigkeit der Gruppen 0 und A bei Patienten mit Magen-Ca. und Kontrollen*

	Ca-Fälle		Kontrollen		A/(A + 0) %			
	0	A	0	A	Ca	Kontrollen	Differenz	χ^2
Manchester . . .	343	349	402	295	50,43	42,32	+8,11	9,183
Liverpool	85	97	108	86	53,30	44,33	+8,97	3,022
Leeds	92	104	102	87	53,06	46,03	+7,03	1,902
Birmingham . . .	37	57	50	44	60,64	46,81	+13,08	3,616
Newcastle . . .	44	44	53	37	50,00	41,11	+8,89	1,418
London	578	617	614	565	51,63	47,92	+3,71	3,267
Schottland . . .	245	174	252	155	41,53	38,08	+3,45	1,022
	1424	1442	1581	1269	50,31	44,53	+5,78	19,198

Die letzte Spalte enthält die einzelnen, für die jeweiligen 2 × 2-Tafeln errechneten χ^2-Werte. Analyse:

	Freiheitsgrade	χ^2	P
Summe der Einzel-χ^2	7	23,430	0,0015
Gesamtwert für England und Schottland . . .	1	19,198	10^{-4} bis 10^{-5}
Differenz zwischen Einzelwert und Gesamtwert (Heterogenität)	6	4,232	0,65

Zur Prüfung auf statistische Signifikanz wird die Signifikanz der Abweichung des erhaltenen x-Wertes von 1, bzw. aus mathematischen Gründen die Abweichung des natürlichen Logarithmus des Wertes x ($= y$) von 0 (Null) untersucht. Die anzuwendenden Formeln sind nachstehend aufgeführt.

$$\text{Einzelvergleich: } x = \frac{A_{Pat.} \times 0_{Kontr.}}{0_{Pat.} \times A_{Kontr.}} \qquad y = \ln x$$

$$\text{Information } w = \frac{1}{V}; \text{ Varianz } V = \frac{1}{A_{Pat.}} + \frac{1}{0_{Pat.}} + \frac{1}{A_{Kontr.}} + \frac{1}{0_{Kontr.}}$$

χ^2 der Abweichung $= y^2 w$ (1 Freiheitsgrad).

Zusammenfassung mehrerer Vergleiche:

$$Y = \Sigma w y / \Sigma w \qquad\qquad Y = ln X$$
χ^2 der Abweichung $= Y^2 \Sigma w$ (1 Freiheitsgrad)
χ^2 der Heterogenität $= \Sigma w y^2 - Y^2 \Sigma w$ (Freiheitsgrade = Anzahl der Einzelvergleiche — 1)
Mittlerer Fehler von Y : $\sigma = 1/\sqrt{\Sigma w}$.

Unter Beachtung der vorn genannten Kriterien sind nun die neueren Ergebnisse über Korrelationen zwischen Blutgruppen und Erkrankungen erarbeitet worden. Einzelstichproben vom Umfang bis über 1000 Patienten mit eindeutig gesicherter Diagnose wurden mit einer jeweils repräsentativen Kontrollstichprobe verglichen. Die Umfänge der Kontrollen betrugen im allgemeinen Tausende bis Zehntausende von nicht an der betreffenden Krankheit leidenden Personen und geben die normale Blutgruppenverteilung der Grundpopulation wieder, aus der die Patienten stammen. Die aus diesen Einzelstichproben erhaltenen relativen Blutgruppenhäufigkeiten und Streuungen (also nicht die absoluten Beobachtungszahlen) wurden dann mathematisch einwandfrei zusammengefaßt. Auf diese Weise wurden die mittleren relativen Blutgruppenhäufigkeiten und die Signifikanz ihrer Abweichungen von 1 (bzw. ihres log. nat. von 0) sowie die Heterogenität zwischen den Einzelstichproben erhalten. Die endgültigen Ergebnisse basieren auf der Untersuchung von Tausenden von Patienten.

In Tab. 141 sind diese Ergebnisse zusammengefaßt. Danach ist das Duodenalulcus signifikant häufiger bei Personen der Blutgruppe 0. 0-Personen haben eine 36% höhere Wahrscheinlichkeit, ein Duodenalulcus zu bekommen, als Personen der Gruppe A. Die Irrtumswahrscheinlichkeit beträgt weniger als 10^{-10}. Die Heterogenität zwischen den einzelnen Stichproben ist relativ hoch. Ein Vergleich der Ergebnisse der 9 Einzelstichproben (ROBERTS, 1957) zeigt aber, daß jede Stichprobe einen 0-Überschuß aufweist, daß nur die relativen Häufigkeiten (zwischen 1,10 und 1,64) und die Signifikanz der Abweichungen variieren. Damit stellt die große Heterogenität in diesem Fall nur ein Maß für die quantitativen Unterschiede zwischen den einzelnen Stichproben dar.

Tabelle 141. *Die relativen Blutgruppenhäufigkeiten bei verschiedenen Erkrankungen* (Zusammenstellung von W. HELMBOLD, 1960).

| Erkrankung | Anzahl der Stich-proben | Gesamtzahl der | | Ver-gleich | Relative Häufigket x | $\chi^2 (m = 1)$ | P | P der Hetero-genität |
		Patienten	Kontrollen					
Duodenalulcus	9	8272	93126	0 : A	1,36	144,5	10^{-10}	0,004
Magenulcus	9	3999	93126	0 : A	1,16	18,5	$1,5 \cdot 10^{-5}$	0,5
Magencarcinom	13	7858	137548	A : 0	1,20	48,7	10^{-10}	0,3
Weibliches Genital-Ca.	13	11310	160579	A : 0	1,14	29,9	$9 \cdot 10^{-8}$	0,12
Perniciosa	9	1498	50000	A : 0	1,26	16,5	$6 \cdot 10^{-5}$	0,2
Diabetes mellitus	5	3450	21667	A : 0	1,14	10,8	10^{-3}	0,94
Colon-, Rectum-, Lungen-, Mamma-Ca.	6	7600	64222	A : 0	1,03	1,24	0,26	0,56

Bei Patienten mit Ulcus duodeni ist die Blutgruppe 0 nicht nur relativ häufiger als die Gruppe A, sondern auch als B und AB. Damit steht die Gruppe 0 gegenüber allen anderen Blutgruppen. Ein entsprechender Vergleich (ROBERTS, 1959) zwischen 0 und A + B + AB ergibt eine relative Häufigkeit für 0 von über 1,35, der zugehörige χ^2-Wert liegt in der Größenordnung von 200. Diese Signifikanz ist derart hoch, daß mit gutem Recht festgestellt werden darf: Nach den vorliegenden statistischen Ergebnissen erkranken Personen mit der Blutgruppe 0 mit Sicherheit häufiger an einem Ulcus duodeni als Personen der Gruppen A, B und AB. Die Anfälligkeit der 0-Personen ist um 30—40% erhöht.

Die Korrelation des Magenulcus zum AB0-System ist offenbar geringer als die des Duodenalulcus. 0-Personen erkranken 1,16mal häufiger (16% höhere Erkrankungswahrscheinlichkeit) als A-Personen. Das Ergebnis ist mit einer Irrtumswahrscheinlichkeit von $\approx 10^{-5}$ signifikant. Diese geringe Signifikanz ist durch die geringere relative Häufigkeit und durch den kleineren Umfang der Stichprobe bedingt.

Auch das Magenulcus bevorzugt 0-Personen gegenüber allen anderen. Der 0 : A + B + AB-Vergleich ergibt eine relative Häufigkeit von 1,19, die Irrtumswahrscheinlichkeit beträgt $1,5 \cdot 10^{-7}$. Zwischen den einzelnen Stichproben besteht keine statistisch signifikante Heterogenität ($P = 0,4$).

Obwohl die größere Empfänglichkeit der 0-Personen für ein Magenulcus gesichert ist, bestehen doch Schwierigkeiten in der Deutung der geringeren relativen Häufigkeit, verglichen mit der des Ulcus duodeni. Vermutlich existieren verschiedene Gruppen von Magenulcera, deren Korrelation zum AB0-System unterschiedlich ist. Vielleicht betreffen die Unterschiede die Lokalisation des Ulcus[1].

Die zweite Gruppe der auf Beziehungen zum AB0-System untersuchten Erkrankungen ist das Carcinom. Im Gegensatz zum Ulcus bevorzugen bestimmte Carcinomarten Personen der Blutgruppe A. Das an einem großen Untersuchungsgut gewonnene Ergebnis besagt, daß das Magencarcinom bei Personen der Gruppe A 1,2mal häufiger ist als bei Personen der Gruppe 0. Es bestätigt also das oben zitierte ursprüngliche Ergebnis von AIRD u. Mitarb. (1953). Die statistische Signifikanz ist wieder außerordentlich hoch: Die Irrtumswahrscheinlichkeit beträgt weniger als 10^{-10}. Eine signifikante Heterogenität zwischen den einzelnen Stichproben besteht nicht ($P = 0,3$).

Der Vergleich A : B (ROBERTS, 1957) weist ebenfalls eine relative Häufigkeit von etwa 1,2 bei einem P von 0,00025 auf (geringere Signifikanz bedingt durch hier geringere Gesamtstichprobe und durch geringere absolute Zahlen in der Gruppe B gegenüber 0).

Das zweite Carcinom mit einer erwiesenen Korrelation zu den AB0-Blutgruppen ist das weibliche Genital-Carcinom. Auch hier werden Frauen der Gruppe A häufiger befallen, als zufällig zu erwarten ist. Die relative Häufigkeit der Gruppe A gegenüber 0 beträgt 1,14, die Irrtumswahrscheinlichkeit nur $9 \cdot 10^{-8}$. Die Heterogenität ist mit einem P-Wert von 0,12 noch nicht signifikant.

Für dieses Carcinom liegen auch Untersuchungen über das Verhalten der Patientinnen der Gruppen B und AB vor. Es konnte nachgewiesen werden, daß zwischen der Krebsempfänglichkeit von B- und 0- bzw. von AB- und 0-Frauen kein Unterschied besteht. Die relativen Häufigkeiten betrugen in den betreffenden Vergleichen 0,98 bzw. 1,02, die dazugehörigen Irrtumswahrscheinlichkeiten 0,7 bzw. 0,6 (HELMBOLD 1959). Damit ist erwiesen, daß Frauen der Blutgruppe A gegenüber denen der anderen Gruppen (0, B, AB) bevorzugt von einem Genitalcarcinom befallen werden. Für dieses Ca liegt inzwischen auch eine detaillierte Analyse bezüglich der verschiedenen Carcinom-Typen und AB0-Untergruppen vor (HELMBOLD u. Mitarb. 1961).

Die Spezifität der Beziehungen wird dadurch bewiesen, daß bei einer ganzen Reihe weiterer Ca-Formen keine Beziehung zu den Blutgruppen nachgewiesen werden konnte (Colon-, Rectum-, Lungen-, Mamma-Ca).

---

[1] Unterschiede zwischen präpylorischen und nicht präpylorischen Ulcera. — Vgl. BILLINGTON (1956).

Für eine weitere Erkrankung liegen so viele Untersuchungen über ihre Beziehungen zum AB0-System vor, daß bestimmte Schlußfolgerungen erlaubt sind. 1498 Patienten mit perniziöser Anämie (aus 9 Stichproben, keine signifikante Heterogenität!) zeigen ein auffallendes Überwiegen der Blutgruppe A. Gegenüber 0 ist die relative Häufigkeit 1,26, $P = 6 \cdot 10^{-5}$. Diese schon sehr hohe Signifikanz ist so bemerkenswert, weil sie mit Hilfe eines relativ kleinen Materials gewonnen wurde.

Die in Tab. 141 angeführten Ergebnisse über den Diabetes mellitus zeigen ein nach den üblichen Kriterien signifikantes Überwiegen der Blutgruppe A unter den Patienten. Alle statistischen Angaben, insbesondere die auffallend gute Homogenität zwischen den einzelnen Stichproben ($P = 0,94$) sprechen dafür, daß auch dieser Zusammenhang reell ist. Um ganz sicher zu gehen, wird man noch eine Vergrößerung des Materials abwarten.

Von den Befunden, die in der Tab. 141 nicht aufgeführt sind, seien besonders die Ergebnisse CAMERONS (1958) über das Überwiegen von A bei 306 Speicheldrüsen-Tumoren ($x = 3,5$!) und die von FRASER ROBERTS (1959) zum ersten Male bekannt gegebenen Ergebnisse aus dem Arbeitskreis von AIRD an 620 Fällen von Pankreas-Ca erwähnt (A : 0 + B; $x = 1,24$, $\chi^2 = 6,6$, $P = 0,01$). Als noch unklarer, aber immerhin verdächtig, sind die Ergebnisse von BILLINGTON (1956) über ein stärkeres Überwiegen von A bei Lebercirrhose, oder die durch DAMON (1957) bestrittenen Ergebnisse von MAYR u. Mitarb. (1956) über ein Überwiegen von 0 bei Hypophysen-Adenomen zu nennen.

Was sind die biologischen Ursachen der Beziehungen zwischen Blutgruppen und Krankheiten ?

Hierzu liegen mehrere Befunde vor, aus denen sich zu ergeben scheint, daß die Korrelationen des AB0-Systems zu bestimmten Krankheiten direkt an die Wirkung der Blutgruppensubstanzen gebunden sind.

Zu diesen Befunden gehören die Beobachtungen, daß unter Duodenalulcus-Patienten signifikant mehr Ausscheider der AB0-Substanzen zu finden sind, als zufallsmäßig zu erwarten wäre[1]. Am höchsten ist die Duodenalulcusrate bei Nichtausscheidern der Gruppe 0. Gegenüber Ausscheidern der Gruppen A, B und AB besitzen 0-Nichtausscheider eine um 100% höhere Chance, ein Duodenalulcus zu bekommen[2].

Ein anderer wichtiger Beitrag ist die Beobachtung, daß bei der schwersten Form der Ulcus-Diathese, dem Anastomosenulcus, das Überwiegen der Gruppe 0 unter den Patienten besonders hoch ist. Die Häufigkeit des Ulcus ist hier bei 0-Personen nahezu verdoppelt gegenüber A-Personen[3]. Offenbar nimmt die Korrelation des Ulcus zur Blutgruppe 0 mit der Schwere des pathologischen Geschehens zu.

Worin dieser Zusammenhang im einzelnen besteht, ist noch unbekannt. Einerseits kann man an eine Schutzwirkung bestimmter Blutgruppen-Substanzen denken[4].

Umgekehrt kann es auch sein, daß sie die Entstehung der Krankheiten direkt fördern. Ein rein mechanischer Schutz konnte durch verschiedene Untersuchungen ausgeschlossen werden[5]. Einige Autoren vertreten die Auffassung, die auch uns am wahrscheinlichsten erscheint, daß die Befunde mit dem *Antigen-Charakter der Blutgruppen-Substanzen* in Zusammenhang stehen. Genauere und einleuchtende Vorstellungen entwickelte W. HELMBOLD[6]. Nach seiner Auffassung laufen gewebsimmunologische Vorgänge, wie sie bekanntermaßen in der Initialphase der

---

[1] CLARKE, EDWARDS, HADDOCK, HOWELL-EVANS, McCONNELL u. SHEPPARD (1956).

[2] CLARKE, EVANS, McCONNELL u. SHEPPARD (1959).

[3] BROWN, MELROSE, WALLACE (1956); DOLL (1958), zit. nach ROBERTS (1959).

[4] AIRD (1955); CLARKE u. Mitarb. (1956).

[5] Übersicht bei VOGEL u. HELMBOLD.

[6] HELMBOLD (1959).

Krebsentstehung ausgelöst werden, bei Trägern verschiedener Blutgruppen in unterschiedlicher Weise ab. Das gleiche Prinzip läßt sich auch auf die Befunde beim Ulcus anwenden.

Wie schon AIRD, BENTALL und ROBERTS in ihrer ersten Arbeit hervorhobene bringen diese Beziehungen einen gewissen *Selektionswert* mit sich. Denn Krank, mit Carcinom und Ulcera gelangen vielleicht weniger zur Fortpflanzung als Gesunde. Allerdings ist dieser Selektionswert wahrscheinlich keineswegs sehr bedeutend: Zunächst kommen die in Frage stehenden Erkrankungen doch zu selten vor, als daß sie die genetische Zusammensetzung einer Bevölkerung stark beeinflussen könnten. Noch wichtiger ist, daß der Krebs vor allem — allerdings nicht ausschließlich — eine Krankheit der höheren Altersklassen ist. Das Ulcus betrifft zwar auch jüngere Menschen, aber an ihm stirbt man meist nicht und erkrankt auch nicht so schwer, daß die Fortpflanzung ernstlich beeinträchtigt würde.

Immerhin sollen uns die Befunde Veranlassung geben, die theoretischen Folgen zu betrachten, die sich aus der Kombination einer Selektion gegen Träger der Blutgruppen 0 bzw. A mit der uns bekannten Selektion gegen A- und B-Kinder von 0-Müttern ergeben.

Während wir also bisher nur einfache Modelle kennengelernt haben, betrachten wir nun ein Modell, *in dem sich zwei ganz verschiedene Selektionsmodi kombinieren*.

Zunächst betrachten wir eine Selektion s_1 gegen A- und B-Kinder von 0-Müttern, die sich mit der Selektion s_2 gegen alle Personen der Gruppe 0 verbindet.

Die Methode der Ableitung ist prinzipiell die gleiche, wie sie für die Formel oben genauer dargestellt wird.

Es ergeben sich die folgenden rekurrierenden Gleichungen:

$$p' = \frac{p - 0{,}5\, s_1 p r^2}{1 - s_1 r^2 (1 - r) - s_2 r^2} \qquad (q \text{ entsprechend})$$

$$r' = \frac{r - 0{,}5\, s_1 r^2 (1 - r) - s_2 r^2}{1 - s_1 r^2 (1 - r) - s_2 r^2}$$

Als Nullstelle errechnet sich:

$$\hat{r} = \frac{0{,}5\, s_1 + s_2}{s_1}\,.$$

Daraus ergibt sich, daß ein Gleichgewicht innerhalb des Bereiches $0 < r < 1$ nur möglich ist, wenn $s_2 < 0{,}5\, s_1$; dieses Gleichgewicht ist labil, und der Wert läge bei $\hat{r} > 0{,}5$. Wenn s_2 größer ist, als die obengenannte Bedingung vorschreibt, dann vermindert sich das Gen 0 zugunsten der beiden anderen monoton. An dem neutralen Gleichgewicht zwischen A und B bei $\hat{r}$ ändert sich nichts.

Als weiteres nehmen wir außer dem Nachteil s_1 der A- und B-Kinder von 0-Müttern einen zusätzlichen Nachteil s_2 der Gruppen A und AB (Genotypen AA, A0, AB) an.

Es errechnen sich die folgenden Formeln:

$$p' = \frac{p - 0{,}5\, s_1 p r^2 - s_2 p}{1 - s_1 r^2 (1 - r) - s_2 p (2 - p)}$$

$$q' = \frac{q - 0{,}5\, s_1 q r^2 - s_2 q (1 - q - r)}{1 - s_1 r^2 (1 - r) - s_2 (1 - q - r)\,[2 - (1 - q - r)]}$$

$$r' = \frac{r - 0{,}5\, s_1 r^2 (1 - r) - s_2 p r}{1 - s_1 r^2 (1 - r) - s_2 p (2 - p)}$$

Hier gibt es eine halbtriviale Nullstelle für $q = 0$, $r = 0{,}5 - s_2/s_1$, $p = 0{,}5 + s_2/s_1$. Nichttriviale Nullstellen sind nicht vorhanden. $\Big($Für $\hat{q} = 0$ folgt wegen $\dfrac{p'}{p} = \dfrac{q'}{q}$ aus den Gleichungen für p' und q', daß $s_2 = s_2 \hat{p}$, d. h. $\hat{p} = 1$.$\Big)$

Keiner dieser beiden Selektionsmechanismen kann also für sich allein zu einem stabilen Gleichgewicht führen. Dazu kommt, wie wir schon betonten: Der populationsgenetische Effekt von Krebs und Ulcus dürfte nur sehr gering sein. Das gilt schon für die Gegenwart. Es trifft aber in besonders hohem Grade für die Vergangenheit zu. Damals erreichten die wenigsten Menschen ein so hohes Alter, daß sie an Krebs erkranken konnten. Meist starben sie schon weit früher an anderen Krankheiten. Der Hauptwert der genannten Untersuchungen über Blutgruppen und Krankheiten für die Populationsgenetik liegt vielmehr darin, daß sie uns auf *tiefgreifende physiologische Unterschiede* zwischen den Trägern verschiedener Blutgruppen hinweisen und so den Gedanken nahelegen, diese Unterschiede könnten sich auch auf andere, noch unbekannte Weise selektionistisch äußern.

k) Blutgruppen und Infektionskrankheiten

Dazu betrachten wir zunächst die ABO-Genhäufigkeiten in den Bevölkerungen der Welt (Abb. 263—265 nach MOURANT). Sie enthalten bei genauerer Analyse bereits ganz bestimmte Hinweise darauf, daß die Unterschiede durch die natürliche Auslese beeinflußt sein dürften. Wären sie rein durch Zufall (genetic drift) und

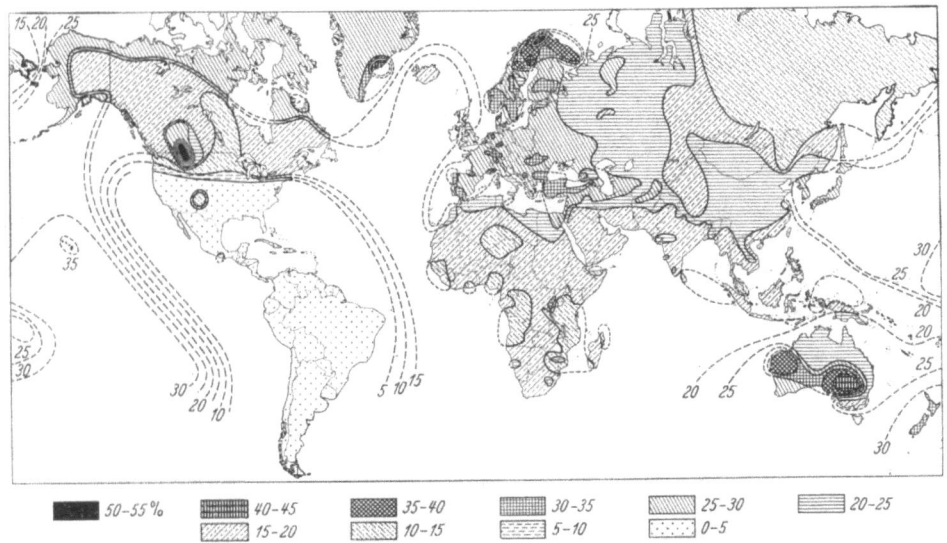

Abb. 263. Die Häufigkeit des Gens A in den Bevölkerungen der Welt (n. MOURANT u. Mitarb. 1958)

ohne Beteiligung von Selektionsvorgängen verursacht, so sollte man nämlich annehmen, daß alle möglichen Kombinationen in der Häufigkeit der Gene A, B und 0 vorkommen (BRUES 1954). Das ist aber keinesfalls der Fall (Abb. 266).

Bestimmtere Hinweise geben uns die Tafeln über die Verteilung des Gens 0. Wie die Weltkarte (Abb. 265) besonders deutlich zeigt, ist dieses Gen fast durchweg in solchen Bereichen häufig, die relativ isoliert lagen und vom Weltverkehr sehr spät oder wenig berührt worden sind. Das gilt in extremem Maße für die Indianer Amerikas, etwas abgeschwächt auch für die meisten Ureinwohner Australiens und Polynesiens sowie — mit einer Ausnahme — die Bewohner der Arktis, einschließlich von Nordsibirien.

Innerhalb von Europa selbst (Abb. 267) zeigt es sich häufig bei Bevölkerungen, die relativ isoliert gelebt haben (Iren, Isländer, Basken, Bewohner von Korsika und Sardinien; auf der Karte nicht enthalten: Die Walser in der Schweiz mit ihren schwer zugänglichen Einzelhöfen in den Hochtälern). Eine Vermehrung von 0 in

Isolaten ist übrigens schon anderen Autoren aufgefallen. LAHOVARY (zit. nach
MOURANT 1954) meint, "that selection in isolates tends towards increasing

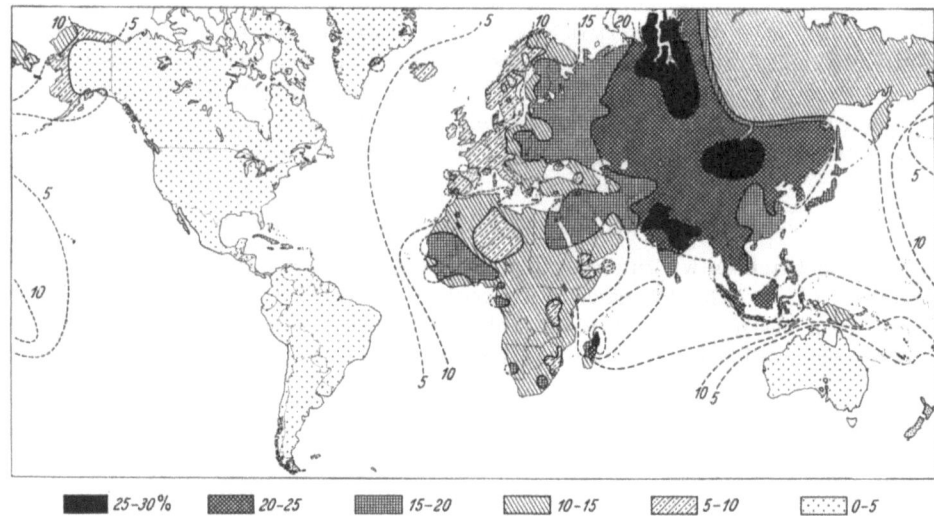

Abb. 264. Die Häufigkeit des Gens B in den Bevölkerungen der Welt (n. MOURANT u. Mitarb. 1958)

frequencies of group 0". Daß diese europäischen Randgebiete durch Besiedlung
mit einer einheitlichen Bevölkerung mit großer Häufigkeit von 0 entstanden seien,
dagegen spricht, wie MOURANT (1954) mit Recht betont, unter vielen anderen
Argumenten die Verschiedenheit ihrer Rh-Genhäufigkeiten.

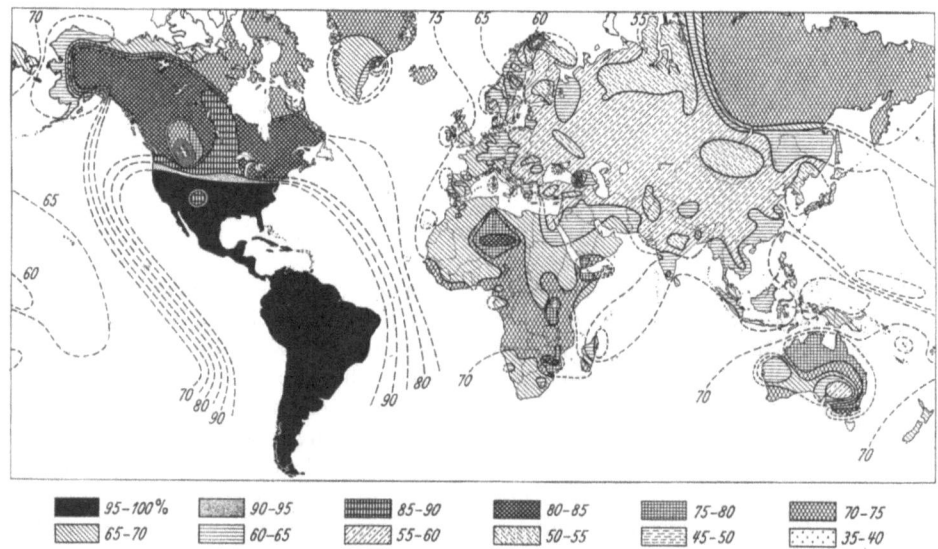

Abb. 265. Die Häufigkeit des Gens 0 in den Bevölkerungen der Welt (n. MOURANT u. Mitarb. 1958)

*Welche Art von Einwirkung kann zur Verminderung eines Gens in Gebieten
geführt haben, die dem Weltverkehr in hohem Grade angeschlossen waren? Es muß*

eine Einwirkung sein, die zahlenmäßig eine erhebliche Rolle gespielt hat; denn die Unterschiede in der Genhäufigkeit sind beträchtlich. Auf der anderen Seite ist nicht notwendig, daß wir ihr auch heute noch ausgesetzt sind; denn die jetzt bestehenden Genhäufigkeiten sind im wesentlichen das Ergebnis der Auslese in früheren Jahrhunderten und Jahrtausenden. Wie schon eine Betrachtung der oben abgeleiteten mathematischen Modelle zeigt, verändern sich die Genhäufigkeiten nur langsam innerhalb vieler Generationen.

In Erinnerung an die Analogie der Hb-Varianten fällt uns die Suche nicht schwer: Die *Infektionskrankheiten* und besonders die großen *Volksseuchen* sind es, die vor allem unsere Beachtung finden. Sie sind es, die den Straßen des Weltverkehrs folgten, Randgebiete und Isolate aber mehr oder weniger aussparten[1].

Betrachten wir zunächst — scheinbar willkürlich — die Pest.

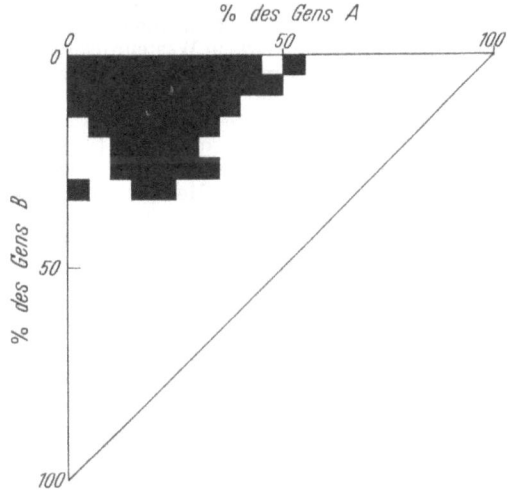

Abb. 266. Die in den Bevölkerungen der Welt vorhandenen Häufigkeiten von p, q und r. Das Gesamtfeld enthält alle möglichen Häufigkeitsverhältnisse, die schwarzen Felder enthalten die tatsächlich beobachteten Verhältnisse (n. BRUES 1954)

Sie läßt sich bis zum Ende des 2. oder zum Anfang des 3. Jahrhunderts v. Chr. zurückverfolgen. Gute Beschreibungen finden sich aus der Zeit um Christi Geburt herum aus Alexandrien und Libyen. Eine verheerende Epidemie trat z. Z. Justinians (6. Jahrh.) im ost- und weströmischen Reiche auf. Sie verbreitete sich um 542 von Unterägypten über Nordafrika

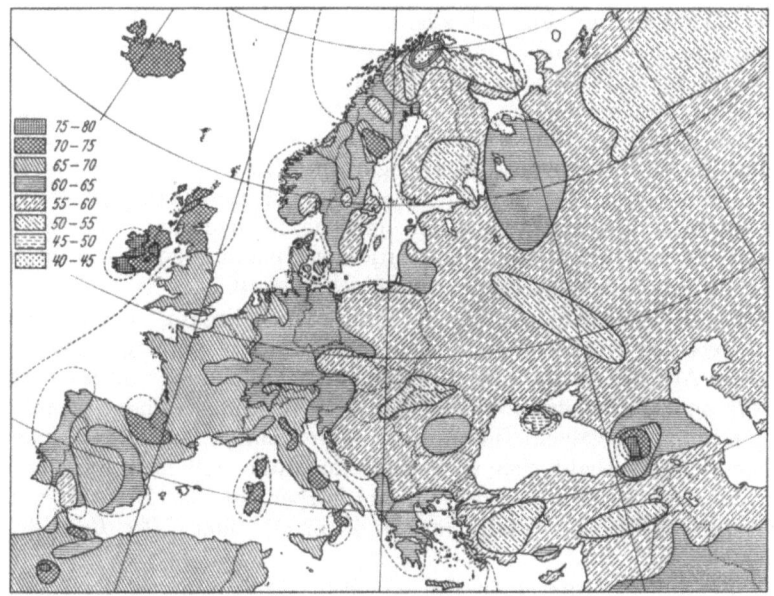

Abb. 267. Die Häufigkeit des Gens 0 in Europa (n. MOURANT u. Mitarb. 1958)

---

[1] Der ganze Gedankengang im Anschluß an VOGEL, PETTENKOFER und HELMBOLD (1960).

sowie über Palästina und Syrien nach Europa. Für 50—60 Jahre herrschte sie als Pandemie. Im Mittelalter gab es zahlreiche „Pesten", bei denen im Einzelfall nicht immer sicher zu entscheiden ist, welche Seuche vorlag und ob es sich um eine echte Pest handelt. Ganz klar jedoch sehen wir bei der als „schwarzer Tod" bezeichneten Epidemie, die um 1348 ganz Europa verwüstete. Später zeigte die Pest immer wieder wechselnde Ausbrüche in Europa, bis sie im Laufe des 18. Jahrhunderts in Westeuropa seltener wurde. Sie fand sich zunächst weiterhin im Südosten, d. h. auf dem Balkan und vor allem in der Türkei.

Die genaue Herkunft der Pest ist nicht bekannt; die Fachleute scheinen sich jedoch darüber einig zu sein, daß sie in der Regel aus Asien, insbesondere aus dem Orient und der Türkei, in kleinerem Umfange auch aus Afrika (Ägypten!) eingeschleppt wurde.

Es entstanden im wesentlichen 5 endemische Pestherde (Nordwestabhang des Himalaya, östliche Mongolei, Südchina, Mesopotamien, Inneres von Afrika mit Ägypten).

Die große Mehrzahl der Pestepidemien betraf Fälle von Bubonenpest, die sehr verschieden schwer auftreten kann und deren Letalität sehr stark schwankt. (Die Angaben liegen zwischen 20 und 80%.) Fälle von Lungenpest (Letalität bis zu 100%) sind dagegen wesentlich seltener gewesen.

Vergleicht man zunächst das Auftreten der Pest mit der Häufigkeit der Blutgruppe 0, so stellt sich heraus: Das Gen 0 ist häufig in Bereichen, *die gar nicht oder erst in der Neuzeit von der Pest heimgesucht wurden.* Das gilt in ganz extremem Maße für die Indianer Amerikas, etwas abgeschwächt auch für die meisten Ureinwohner Australiens und Polynesiens sowie — mit einer Ausnahme — die Bewohner der Arktis einschließlich Nordsibiriens.

An seine Häufigkeit in europäischen Isolaten wurde schon erinnert.

Betrachten wir nun die geographischen Bereiche, in denen das Gen 0 besonders *selten* ist, die „0-Löcher"! Abgesehen von einigen sehr kopfarmen Bevölkerungen sind hier vor allem die Minima in Indien, der Mongolei, dem Orient (Türkei) und Nordafrika (Unterägypten) bemerkenswert. Gerade diese Bereiche sind aber als uralte Pestzentren bekannt. Ein „Finger" von geringer 0-Häufigkeit weist von Ägypten auf den Viktoria-See hin, ein Gebiet, in dem ROBERT KOCH ein endemisches Pestzentrum entdeckte.

Diese Übereinstimmung in der geographischen Verteilung ist zwar eindrucksvoll und liegt in der Richtung, die wir bei einem Selektionsnachteil von 0 gegenüber der Pest erwarten würden. Für sich alleine vermag sie uns jedoch nicht von einem echten Zusammenhang zu überzeugen. Dazu sind zwingendere Argumente erforderlich. Der nächstliegende Gedanke wäre, bei einer großen Serie von Pestkranken die Infektiosität und besonders den Verlauf und die Prognose der Erkrankung zu verfolgen und zu den Blutgruppen in Beziehung zu setzen. — Leider — oder, besser gesagt, zum Glück — steht uns dieser Weg nicht mehr offen: Die Pest ist fast ausgestorben; die wenigen, in entfernten Gegenden noch an ihr erkrankten Menschen kommen entweder überhaupt nicht in ärztliche Beobachtung, oder sie werden Gegenstand so umfangreicher therapeutischer Bemühungen, daß man keine Schlüsse mehr aus dem Krankheitsverlauf ziehen kann.

Es gibt aber ein anderes Argument: Man kann indirekte, aber deshalb kaum weniger beweisende Rückschlüsse aus Eigenschaften des Erregers ableiten. Speziell in dieser Absicht ausgeführte Untersuchungen[1] zeigten, *daß der Pestbacillus (Pasteurella pestis) H-Antigen enthält,* also das Antigen, welches vor allem Menschen der Gruppe 0 besitzen. Immunisiert man nämlich Kaninchen, indem man ihnen abgetötete Pestbakterien wiederholt im Laufe von mehreren Tagen einspritzt, dann tritt in ihrem Serum ein Antikörper auf, der Blutkörperchen der Gruppe 0 agglutiniert. Man kann (etwas ungenau) sagen: *Der Bacillus hat die Blutgruppe 0.*

Dieser Befund legt nun einen Eingriff des AB0-Systems in die immunbiologischen Vorgänge nahe, die bei der Pest ablaufen. Es ist anzunehmen, daß bei

---

[1] VOGEL, PETTENKOFER u. HELMBOLD (1960); PETTENKOFER u. BICKERICH (1960).

Patienten, die selbst wenig oder kein H-Antigen besitzen (Gruppen A, B, besonders AB), relativ leicht die Bildung eines Anti-H ausgelöst wird. Dagegen kann bei Patienten, die selbst viel H-Antigen besitzen — (also vor allem Patienten der Gruppe 0) — kein Anti-H induziert werden, bzw. die durch die Pestbacillen induzierten Antikörper werden teilweise durch das im Gewebe und im Blut vorhandene H-Antigen gebunden. *Die Patienten der Blutgruppe 0 dürften demnach einen Selektionsnachteil besitzen; bei ihnen dürfte die Pest schwerer verlaufen.*

Dieses Ergebnis ermutigt zu entsprechenden Untersuchungen an anderen Volksseuchen. Sie hatten ein positives Ergebnis bei den *Pocken*: Kaninchen, die selbst kein A-Antigen besitzen, produzieren nach Immunisierungsversuchen mit Vaccine-Virus[1] ein starkes Anti-A-Serum, das also mit Blutkörperchen der Gruppe A reagierte. Mit anderen Worten: *Pockenvirus enthält A-Antigen.*

Hier ist nun der Eingriff der AB0-Blutgruppen in den Verlauf der Erkrankung besonders leicht zu verstehen: Im Laufe jeder akuten Infektionskrankheit kommt es zum Stadium der Virämie, d. h. zu einem vorübergehenden Kreisen des Erregers in der Blutbahn. Hat dieses Virus A-Antigen, dann muß es bei solchen Menschen, die ein Anti-A besitzen — also bei allen Menschen der Gruppen B und 0 — durch dieses Anti-A angegriffen werden. Demnach muß man erwarten, daß die Pocken-Infektion bei diesen Personen im Durchschnitt milder verläuft als bei Trägern der Gruppen A und AB, deren Serum kein Anti-A enthält. *Daraus würde ein Selektionsnachteil des Gens A resultieren.*

Die Pocken kommen in mehreren Gegenden der Welt, u. a. in Afrika, noch jetzt häufig vor. Diese Krankheit war schon in der römischen Kaiserzeit bekannt. Ein Zentrum hatte sie in Afrika, wo sie nach den vorliegenden (spärlichen) Berichten schon sehr lange Zeit verbreitet war. In Asien gehen Überlieferungen über die Pocken über Jahrtausende zurück. So gab es in Indien eine eigene Pockengottheit, und für China ist die Krankheit schon aus der Zeit vor Christi Geburt belegt. Genaue Beschreibungen aus dem Mittelalter und der Neuzeit, die eine starke Verbreitung in Europa — besonders Osteuropa — belegen, gibt es in großer Zahl.

Vergleichen wir das Vorkommen der Pocken mit der Verteilung der Blutgruppe A (Abb. 263), so ergibt sich nicht eine so augenfällige Parallele wie bei der Pest. Das ist bei einer Krankheit, die nicht so sehr in Seuchenzügen auftrat, sondern mehr dazu neigte, für längere Zeit endemisch zu sein, auch nicht so sehr überraschend. Immerhin ist auch das Gen A in vielen Bereichen der alten Welt relativ *selten*, von denen wir wissen, daß die Pocken dort besonders verheerend gehaust haben bzw. noch hausen. Das gilt besonders für Indien, Arabien und das tropische Afrika. Auch in Europa wird es im großen und ganzen von Westen nach Osten seltener. Dem entsprechen die Berichte aus dem 18. Jahrhundert über verheerendes Hausen der Pocken in Rußland.

Übrigens gibt es für die Bedeutung der Gruppe A bei den Pocken auch bereits direkte Hinweise. W. HELMBOLD[2] fand in Indien unter 358 Pockennarbigen ein Überwiegen der schwer Pockennarbigen unter A + AB gegenüber B + 0 mit $x = 2,155$; $\chi^2(m = 1) = 10,49$; $P = 1 \cdot 10^{-3}$. Träger der Gruppen A und AB haben also eine etwa doppelt so hohe Chance, schwer an Pocken zu erkranken, wie Träger der übrigen Gruppen, und die Differenz ist trotz der kleinen Zahlen statistisch gesichert. Bei einer kleineren Anzahl frischer Fälle lag die Abweichung für den Vergleich klinisch Schwer- und Leichtkranker in der gleichen Richtung. H. J. PETTENKOFER (unveröff.) fand unter 103 Patienten mit Spätschäden nach Pockenimpfung ein erhebliches, statistisch signifikantes Überwiegen der Gruppe A: A + AB = 71, B + 0 = 32; bei Vergleich mit einer normalen Kontrollserie des gleichen Gebietes (Deutschland) ergibt sich: $x = 2,344$; $\chi^2 = 15,89$; $P = 7 \cdot 10^{-5}$. Auch diese Abweichung ist also signifikant. Patienten der Gruppen A + AB

---

[1] Das Vaccine-(Kuhpocken-)Virus ist dem Variola-Virus aufs engste verwandt.
[2] Persönliche Mitteilung.

haben eine über doppelt so hohe Chance, einen Impfspätschaden (besonders Encephalitis) zu bekommen, wie Träger der Gruppen B + 0. Nebenbei sei bemerkt, daß diese Chance, absolut gesehen, immer noch sehr gering ist; die 103 Patienten stellen alle Impfschäden dieser Art in Deutschland im Laufe von mindestens 5 Jahren dar. Die direkten Befunde liegen also in der erwarteten Richtung.

Ein direkter Beweis für den Eingriff des AB0-Systems in den Verlauf einer Infektionskrankheit. Die oben geschilderten Beweismittel sind — mit Ausnahme der zuletzt genannten Befunde — indirekter Natur. Gibt es weitere direkte Beweise für den Einfluß des AB0-Systems auf das immunbiologische Geschehen im Verlaufe einer Infektionskrankheit? Tatsächlich liegen derartige Befunde vor. Wir meinen *das Verhalten der Wassermann-Reaktion im Verlaufe der Syphilis.*

Zahlreiche Autoren haben sich in den Jahren 1924—1928 mit den möglichen Beziehungen zwischen den AB0-Blutgruppen und der Lues befaßt[1]. Dabei stellten sich bald zwei wesentliche Befunde heraus: Es bestand keine Abhängigkeit zwischen Lues-Anfälligkeit bzw. Wassermann-Reaktion (vor einer Therapie) und AB0-System; aber nach einer antiluischen Therapie werden Lues-Patienten der Blutgruppe 0 eher Wassermann-negativ als Patienten der anderen Blutgruppen.

Die Unabhängigkeit der Erkrankung als solcher zeigt sich z. B. an dem Material von GUNDEL (1927): Von 16021 Blutproben waren 2665 WaR-positiv. Das Verhältnis A + B + AB : 0 bei WaR-positiven Patienten zu den WaR-negativen Kontrollen (Woolfsche Methode) war $x = 0,975$, unter WaR-positiven sind demnach die Träger der Blutgruppen A, B und AB gegenüber denen der Gruppe 0 nicht häufiger.

Ein deutlicher Unterschied zeigte sich dagegen, wenn man die Beziehung zur WaR ausschließlich bei bereits spezifisch behandelten Fällen untersuchte[2]. *Und zwar wird unter antiluischer Behandlung die WaR bei Patienten der Gruppe 0 eher negativ als bei den Patienten anderer Blutgruppen.* Die drei größten Stichproben sind in Tab. 142 zusammengefaßt; die Auswertung (Vergleich der nach Behandlung WaR-positiven mit den WaR-negativen) erfolgte mit der oben geschilderten Methode von WOOLF[3].

Tabelle 142a. *Vergleich der relativen Blutgruppenhäufigkeit zwischen WaR-positiven und WaR-negativen Bluten nach antiluischer Behandlung*

Autor	Anzahl der behandelten Fälle	WaR-positiv				WaR-negativ			
		A	B	0	AB	A	B	0	AB
AMZEL u. HALBER (1924)	1425	258	155	135	62	286	159	312	58
STRASZYNSKI (1825)	618	77	54	48	27	144	91	142	35
KARNAUCHOWA u. FIRJUKOWA (1926), zit. nach HIRSZFELD (1928)	1540	297	245	213	61	235	210	229	50
	3583								

Tabelle 142b

	x	χ^2	χ^2 *Heterog.*	*P Heterog.*
A : 0	1,65	34,651	5,318	0,022
B : 0	1,63	28,210	8,419	0,015
AB : 0	1,89	22,538	4,949	0,08
A + B + AB : 0	1,67	45,514	9,542	0,008

[1] AMZEL u. HALBER (1925); GUNDEL (1927); LEVERINGHAUS (1927); GRÖTSCHEL (1927); SCHÜTZ u. WÖHLISCH (1924); KLÖVEKORN u. SIMON (1927); DIAMANTOPOULIS (1928); KARNAUCHOWA u. FIRJUKOWA (1926).

[2] AMZEL u. HALBER (1925); STRASZYNSKI (1926); KISS (1928); KLÖVEKORN u. SIMON (1927); KARNAUCHOWA u. FIRJUKOWA (1926).

[3] Das Material wurde zum ersten Male gesammelt und mit moderner statistischer Methodik ausgewertet durch VOGEL, PETTENKOFER u. HELMBOLD (1960).

Danach haben im Durchschnitt Patienten der Blutgruppen A, B und AB eine um 67% höhere Chance, nach einer antiluischen Behandlung weiterhin WaR-positiv zu bleiben, als Patienten der Blutgruppe 0. Das Ergebnis ist hoch signifikant. Die Heterogenität zwischen den einzelnen Stichproben ist relativ hoch; die Ursache dafür ist in der unterschiedlichen Intensität der Behandlung der Patienten zu suchen. Das Material von KARNAUCHOWA u. FIRJUKOWA umfaßt nämlich unvollständig behandelte und gut behandelte Lues-Fälle.

Auf der anderen Seite lauten die x-Werte in dem wohl am intensivsten behandelten Material von AMZEL u. HALBER (1425 Fälle) $x(A:0) = 2,08$; $x(B:0) = 2,253$; $x(AB:0) = 2,47$.

Wurden die WaR-positiven Reaktionen (nach antiluischer Therapie) nicht mit den WaR-negativen verglichen, sondern die normale Blutgruppenverteilung in der betreffenden Bevölkerung als Kontrolle verwendet, ergab sich ein gleiches Bild wie oben, nämlich eine Verminderung der 0-Patienten.

Das Gesamtergebnis besagt also, daß die Lues-Erkrankung an sich keine Korrelation zum AB0-System aufweist, daß aber eine AB0-Abhängigkeit in dem Verhalten der Wassermann-Reaktion nach einer antiluischen Behandlung besteht. Die AB0-Korrelation steigt mit zunehmender Behandlungsintensität.

Nach Ausschaltung anderer Erklärungsmöglichkeiten läßt sich der Befund eigentlich nur so deuten, *daß tatsächlich eine krankheitsspezifische Reaktion, welche sich in der WaR ausdrücken kann, von der AB0-Zugehörigkeit des Patienten abhängig ist.*

Welches im einzelnen der Mechanismus dieser Beziehung ist, das ist noch unbekannt. Insbesondere konnte der Erreger, das Treponema pallidum, aus Gründen der Methodik noch nicht auf seine Antigen-Eigenschaften untersucht werden. Neben einer Antigen-Gemeinschaft, analog der bei Pocken und Pest, muß man jedoch gerade bei einer so extrem chronischen Infektionskrankheit auch an eine Beteiligung gewebsimmunologischer Vorgänge denken[1].

Die Befunde bei der Syphilis sind uns besonders deshalb wertvoll, *weil sie den Zusammenhang zwischen Blutgruppen und Verlauf einer Infektionskrankheit direkt beweisen.* Eine andere Frage ist es, ob auch diese Beziehung für die Blutgruppen-Verteilung bei den Bevölkerungen der Erde von Bedeutung gewesen ist. Hier wird das Urteil erschwert durch die Uneinigkeit, die noch über die Herkunft der Syphilis besteht. Nach Meinung einiger Autoren[2] gibt es sehr deutliche Hinweise darauf, daß die Lues durch die ersten spanischen Entdecker (angeblich durch die Mannschaften des Kolumbus) von Mittelamerika nach Europa gebracht worden ist. Dort löste sie sofort eine schwere, von Spanien aus ganz Europa überziehende Epidemie aus, von deren Schrecken die Chroniken noch heute berichten. Trifft diese Meinung zu — und dafür spricht u. a. auch, daß zwei verwandte Spirochäten (Treponema pertenue, der Erreger der Frambösie, Tr. carateum, Erreger des Mal de Pinto) bisher in Mittel- und Südamerika heimisch waren —, dann könnte die große Häufigkeit des Gens 0 bei den Indianern Mittel- und Südamerikas (Abb. 266) durch einen Vorteil dieses Gens gegenüber der Syphilis (und den verwandten Spirochätenerkrankungen) mitbedingt sein. — Aber nicht alle Fachleute teilen die Auffassung von der Herkunft der Syphilis; auch beweist der Einfluß der Blutgruppe auf die Wa.R. nicht unbedingt einen verschieden schweren Verlauf. So muß die Frage vorerst offen bleiben.

l) Das Zusammenwirken verschiedener Selektionsmechanismen und noch offene Fragen

Erklären die genannten Beziehungen zu Infektionskrankheiten, insbesondere zu Pocken und Pest, bereits die gesamte AB0-Verteilung bei den Bevölkerungen

---

[1] Eine genauere Diskussion bei VOGEL, PETTENKOFER u. HELMBOLD (1960).
[2] BLOCH (1901); vgl. auch SCHLOSSBERGER u. ECKART (1952).

der Welt wenigstens in großen Zügen? *Das ist offenbar nicht der Fall.* Darüber belehrt uns eine Betrachtung der Bevölkerungen, die bis vor wenigen Jahrhunderten so stark vom Weltverkehr abgeschnitten waren, daß sie mit keiner dieser beiden Seuchen in Berührung kamen. Wie uns ein Blick auf die Karte (Abb. 266) lehrt, ist in diesen Bevölkerungen in der Regel das Gen 0 besonders häufig. Die Regel ist jedoch nicht ohne Ausnahmen. So haben die Schwarzfuß-Indianer eine sehr hohe A-Häufigkeit, und entsprechende Gruppen gibt es auch bei den Australiern, an der Ostküste Grönlands und in Nordnorwegen.

Die Regel wie die Ausnahme werden jedoch sehr leicht erklärlich, wenn man annimmt, daß in Abwesenheit von Seuchen die AB0-Häufigkeiten durch vorgeburtliche Selektion infolge von Mutter-Kind-Unverträglichkeit im wesentlichen bestimmt werden.

Wie wir sahen, richtet sich diese Selektion ganz vorwiegend, wenn nicht ausschließlich, gegen A0- und B0-Kinder von 0-Müttern. In diesem Falle besteht jedoch *ein labiles Gleichgewicht* bei $\hat{r} = 0{,}5$, d. h. bei einem Ausgangswert $r > 0{,}5$ führt diese Selektion zu einer Vermehrung des Gens 0, bei einem Ausgangswert $r < 0{,}5$ dagegen zu einer Verminderung von 0 zugunsten von A und B. Da r fast allgemein $> 0{,}5$ ist, muß man somit einen Selektionsvorteil von 0 in Abwesenheit anderer Selektionsmechanismen außer der Mutter-Kind-Unverträglichkeit in der Regel annehmen. Diese Regel hat jedoch Ausnahmen. Solche Ausnahmen treten dann auf, wenn aus irgendwelchen Gründen $r < 0{,}5$ wird. Dann beginnt nämlich die Selektion durch Mutter-Kind-Unverträglichkeit zugunsten von 0 zu wirken — es kommt zu einer Vermehrung von A (und evtl. B) auf Kosten von 0. Es ist durchaus möglich, daß A-„Herde" in Gebieten mit allgemein großer 0-Häufigkeit (z. B. Schwarzfuß-Indianer; bestimmte Gruppen von australischen Ureinwohnern) auf diesem Wege erklärbar sind. In Bevölkerungen mit geringer Kopfzahl kann es z. B. durchaus sein, daß r einmal durch Zufallswirkungen (genetic drift) (vgl. Kap. VIII, 5) der Selektion entgegen unter 0,5 gedrückt wird, was dann zu einer Umkehrung in der Richtung der Selektion führt.

Unter den noch offenen Problemen sei nur eines genannt: *Die Blutgruppe B ist offenbar gerade in den Bevölkerungen relativ häufig, in denen Pest und Pocken beide ein uraltes Heimatrecht haben,* wo also eine Selektion gegen 0 durch die Pest, eine Selektion gegen A durch die Pocken besteht. Eine der wichtigsten noch offenen Fragen lautet: *Besitzt B unter anderen Umständen einen Nachteil gegenüber A und 0, der seine Seltenheit erklärt?*

Überhaupt wird man damit rechnen müssen, daß wir in den oben abgehandelten Selektionsmechanismen nur einige Hauptzüge der Selektion im AB0-System in der Hand haben. So gibt es noch eine ganze Reihe weiterer Antigengemeinschaften mit Krankheitserregern[1], die in ähnlicher Weise selektionistisch wirksam sein könnten[2]. Man denke hier etwa an die Bedeutung von Colibakterien für die Ernährungsstörungen im Säuglingsalter!

Noch eine weitere Frage ist berechtigt: Befand sich die Menschheit bezüglich der AB0-Blutgruppen im Gleichgewicht, bevor der große Hygiene-Umschwung der letzten 200 Jahre einsetzte?

In der Populationsgenetik unterscheidet man stabile, labile und neutrale Gleichgewichte[3]. Wie uns das Beispiel der Hb-Varianten (S. 515) zeigte, kann ein genetischer Polymorphismus vor allem dann über längere Zeit bestehen bleiben,

---

[1] PETTENKOFER u. Mitarb. (1960). Referiert auch bei LIVINGSTONE (1960).

[2] Unter anderem Shigella dysenteriae und Substanz H; Pneumococcus Typ I und A, Rickettsia Prowatzecki (Fleckfieber) und B, E. coli 086, A und B usw.

[3] Dazu kommen noch die semistabilen, die jedoch praktisch beim Menschen keine Rolle spielen und deshalb hier übergangen werden.

wenn ein stabiles Gleichgewicht besteht, wenn er also zum *balancierten Polymorphismus* wird.

Bei den AB0-Blutgruppen findet sich bisher kein befriedigender Hinweis auf die Möglichkeit eines stabilen Gleichgewichtes. Nehmen wir an, daß ohne zusätzliche Einwirkung von Infektionskrankheiten die natürliche Selektion auf Grund von Mutter-Kind-Inkompatibilität gegen A0- und B0-Kinder von 0-Müttern wirkt, dann ergibt sich ein labiles Gleichgewicht. Daraus folgt, daß diese Selektion praktisch immer zu einer Vermehrung von 0 auf Kosten von A und B oder zu einer Vermehrung von A und B auf Kosten von 0 führen muß.

In Gebieten, in denen sich dieses Modell mit einer Selektion gegen 0 verbindet, ist ebenfalls nur ein labiles Gleichgewicht möglich, und das auch nur, wenn s_2 (Selektion) gegen Gruppe $0 < 0,5 \, s_1$ (Selektion gegen A0- und B0-Kinder von 0-Müttern). Der Wert läge bei $\hat{r} > 0,5$. Ist $s_2 > 0,5 \, s_1$, dann vermindert sich 0 monoton gegenüber den anderen Blutgruppen (vgl. oben).

Eine zusätzliche Selektion s_2 gegen A und AB führt überhaupt nicht zu einem Gleichgewicht. Eine Selektion gegen 0 und A gemeinsam führt in aller Regel zu einer Verminderung der beiden Gene zugunsten von B.

Daraus folgt, daß — bei Annahme eines Zusammenwirkens dieser drei Selektionsmodelle — *kein stabiles genetisches Gleichgewicht anzunehmen ist*. Da das Einspielen eines solchen Gleichgewichtes sehr viele Generationen in Anspruch zu nehmen pflegt, wäre es im vorliegenden Fall selbst dann unwahrscheinlich, wenn theoretisch stabile Gleichgewichte möglich wären. Die Abhängigkeit der AB0-Genhäufigkeiten von der Durchseuchung und ihre Fluktuationen je nach der relativen Intensität der Seuchen ergäbe eher das Bild eines *dynamischen Gleichgewichtes*, das von den Gesetzmäßigkeiten der Epidemien abhängig wäre. Auch auf diesem Wege könnte ein Polymorphismus in der Bevölkerung aufrechterhalten werden. Wie er entstanden sein könnte, darüber sind nur Vermutungen möglich. Insbesondere fehlt uns noch Information über die Mutationsraten in den verschiedenen möglichen Richtungen. Auch besitzen wir keinen Anhaltspunkt darüber, welcher Gruppe die ersten Menschen angehörten und ob schon bei ihnen ein Polymorphismus vorhanden war. Die Befunde an rezenten Primaten und anderen Affen helfen uns dabei wenig; dürften doch auch sie weitgehend Ergebnisse von Selektionsvorgängen sein.

Man könnte darüber streiten, ob nicht die genannten Selektionsmechanismen durch einen noch unbekannten Mechanismus überlagert sein könnten, indem die Heterozygoten einen Selektionsvorteil gegenüber den Homozygoten hätten. Leider können wir aber die Heterozygoten A0 und B0 serologisch noch nicht von den Homozygoten AA und BB unterscheiden. So ist uns der Weg zur Prüfung dieser Frage verschlossen.

Eine theoretische Ableitung der Gleichgewichtsbedingungen für das Modell der Heterosis im 3-Allelen-Fall allein wie in Kombination etwa mit Mutter-Kind-Inkompatibilität findet sich bei VOGEL und STROBEL (1960). Stabile Gleichgewichte sind möglich, aber nicht in jedem Fall vorhanden.

Wie wir sahen, muß noch offenbleiben, durch welchen Mechanismus der AB0-Polymorphismus bisher aufrechterhalten wurde. Dabei blieben einige der in der Literatur diskutierten Kompensationsmechanismen für den Nachteil bestimmter Genotypen bisher undiskutiert. So glaubte MATSUNAGA etwa eine Kompensation für die Selektion gegen A- und B-Kinder von 0-Müttern dadurch annehmen zu können, daß AB-Kinder häufiger auftraten als erwartet oder daß AB-Kinder aus AB × AB-Ehen besonders häufig auftreten. Derselbe Autor entwickelte auch ein Modell, wonach alle Ehen fruchtbarer sein sollen, deren beide Partner den Phänotyp A haben. Alle drei genannten Modelle führen jedoch in der Regel nicht zu stabilen Gleichgewichten, meist sogar überhaupt nicht zu genetischen Gleich-gewichten[1]. Ihre Bedeutung muß noch offenbleiben.

m) Selektion und voraussichtliche Änderung der AB0-Genhäufigkeiten unter modernen Lebensbedingungen

Alle bisherigen Betrachtungen bezogen sich auf Bevölkerungen, die unter den Lebensbedingungen früherer Jahrhunderte lebten. Wie wir sahen, ist es noch nicht vollständig bekannt, welche Selektionskräfte damals auf die Genhäufigkeiten der AB0-Gene eingewirkt haben und wodurch der jetzt bestehende Polymorphismus verursacht und aufrechterhalten wurde. Die Faktoren, die hier vor allem heran-gezogen wurden, lassen jedoch erkennen, *daß sich die Selektionsbedingungen im Laufe der letzten 100—150 Jahre grundlegend gewandelt haben müssen:* Die Pest ist praktisch ausgestorben, und seit Einführung der Vaccination gingen die Pocken radikal zurück. Auch fast alle anderen Infektionskrankheiten haben ihre popula-tionsgenetische Bedeutung weitgehend verloren.

Die Selektion durch Mutter-Kind-Inkompatibilität blieb die gleiche, sofern sie zu Aborten führt. Der Morbus haemolyticus neonatorum dagegen wird jetzt durch Austausch-Transfusionen wirksam behandelt. Viele Kinder überleben, die früher starben.

Dazu kommt eine nicht unmittelbar biologische, sondern soziologische Tat-sache: Im Gegensatz zu früheren Verhältnissen wird jetzt — jedenfalls in Popu-lationen mit „moderner" Bevölkerungsweise — *die Fortpflanzung weitgehend geplant.* Das heißt eine bestimmte, im Lebensplan vorgesehene Kinderzahl wird erreicht — unabhängig davon, ob inzwischen einige Aborte erfolgen oder einige Kinder früh sterben. Mit anderen Worten: Es kommt zu einer gewissen Kompen-sation für den Verlust von Kindern, die etwa einer Mutter-Kind-Unverträglichkeit zum Opfer fielen. Dieser Kompensationseffekt wurde durch GLASS (1950) zum ersten Male beim Rh-System wahrscheinlich gemacht. Unerwarteterweise stellte sich dabei heraus, *daß die Kompensation hier sehr leicht zur Überkompensation wird,* m. a. W., daß aus unverträglichen Paarungen sogar mehr Kinder hervor-gehen als aus verträglichen Paarungen.

GLASS (1950) verglich an einem sorgfältig auf Auslesefreiheit geprüften Mate-rial des Rh-Laboratoriums in Baltimore (USA) die mittlere Zahl der Schwanger-schaften und die mittlere Zahl der lebenden Kinder bei Rh-positiven (D)- und Rh-negativen (dd)-Frauen. Die positiven Frauen leben niemals in einer Rh-unver-träglichen Ehe, die negativen dagegen in der Mehrzahl. Dabei wurden wegen der Unterschiede im reproduktiven Verhalten einerseits, in der relativen Häufigkeit Rh-positiver und Rh-negativer Personen andererseits Negerinnen und Weiße getrennt analysiert. Diese Trennung erwies sich als besonders aufschlußreich. Das Ergebnis zeigt Tab. 143: Neben der (wie erwartet) geringeren Kinderzahl fällt auf, daß die weißen Rh-negativen Frauen, und zwar die Rh-sensibilisierten unter ihnen, *erheblich mehr Schwangerschaften durchgemacht haben* als die Rh-positiven Frauen.

Auch die durchschnittliche Zahl der lebenden Kinder ist bei den sensibilisierten Rh-negativen Frauen — trotz der Verluste durch hämolytische Erkrankung — noch signifikant *höher* als bei den Rh-positiven. Unter den Negerinnen sind hin-gegen die Rh-positiven sowohl, was die Zahl der Schwangerschaften anbetrifft, als auch in bezug auf die Zahl der lebenden Kinder deutlich, wenn auch nicht signi-fikant, *fruchtbarer* als die Rh-negativen.

---

[1] VOGEL und STROBEL (1960).

Tabelle 143. *Durchschnittliche Anzahl der Schwangerschaften und lebenden Kinder von Rh-positiven und rh-negativen Frauen (nach* GLASS 1950)

Beobachtete Gruppe	Durchschnittliche Zahl der Schwangerschaften	Durchschnittliche Zahl der lebenden Kinder/Frau	Durchschnittliche Zahl der lebenden Kinder/Schwangerschaft
Weiße:			
Rh+	$1{,}777 \pm 0{,}017$ [1]	$1{,}378 \pm 0{,}016$ [2]	0,775
Rh— insgesamt:	$1{,}908 \pm 0{,}023$	$1{,}454 \pm 0{,}020$	0,762
nicht sensibilisiert:	1,83	1,43	0,78
sensibilisiert:	2,46	1,62	0,66
Neger:			
Rh+	$2{,}865 \pm 0{,}048$ [3]	$2{,}412 \pm 0{,}042$ [4]	0,842
Rh— insgesamt:	$2{,}725 \pm 0{,}085$	$2{,}195 \pm 0{,}074$	0,805
nicht sensibilisiert:	2,61	2,11	0,81
sensibilisiert:	3,6	2,92	0,814

[1] $t = 4{,}65$; $P\ 0{,}001$. [2] $t = 3{,}05$; $P\ 0{,}01$. [3] $t = 1{,}35$, $0{,}1$; $P\ 0{,}2$. [4] $t = 2{,}41$, $0{,}01$; $P\ 0{,}02$.

Der Gegensatz im Verhalten zwischen Weißen und Negern deutet darauf hin, daß für den Effekt tatsächlich soziologische Ursachen maßgebend sind, wie sie weiter oben genannt wurden: *Die Negerfrauen nehmen an der modernen Bevölkerungsweise offenbar noch nicht im gleichen Maße teil wie die weißen Frauen.*

Vergleichbare Ergebnisse erhielten REED u. AHRONHEIM (1959) für das AB0-System. Sie verglichen die Fruchtbarkeit von 558 Ehen weißer Amerikaner (Bewohner der Stadt Jackson, Michigan), bei denen die Frauen 30—39 Jahre alt waren. Auch hier hatten die serologisch unverträglichen Paare mehr Kinder als die serologisch verträglichen (Tab. 144), nämlich durchschnittlich 1,957 bei den unverträglichen gegenüber 1,689 bei den verträglichen Paarungen.

Tabelle 144. *Verteilung der AB0-Blutgruppen bei 558 Paarungen sowie Zahl der Kinder.* Weiße protestantische Paare, deren Ehefrauen 30—39 Jahre alt sind (REED u. AHRONHEIM 1959)

	Paarung ($\male \times \female$)	Zahl der Kinder ($= x$) 0	1	2	3	4	5	6	7	8	Zahl der Paare	Zahl der Kinder	Durchschn. Zahl der Kinder	mittlerer Fehler des Mittelwertes
Verträg-lich	0 × 0	21	40	31	17	7	3	—	—	—	119	196	1,647	0,114
	0 × A	19	21	38	22	3	5	—	—	—	108	200	1,852	0,122
	0 × B	6	6	6	1	—	—	—	—	—	19	21	1,105	0,215
	0 × AB	—	3	—	2	—	—	—	—	—	5	9	1,800	0,490
	A × A	18	28	22	14	4	2	—	—	—	88	140	1,591	0,132
	A × AB	1	1	3	1	—	1	—	—	—	7	15	2,143	0,595
	B × B	—	—	2	2	—	—	—	—	—	4	10	2,500	0,289
	Insgesamt	65	99	102	59	14	11	—	—	—	350	591	1,689	0,066
Unver-träglich	A × 0	17	22	45	18	7	2	3	1	1	116	237	2,043	0,140
	A × B	3	5	8	4	2	1	—	—	—	23	46	2,000	0,274
	B × 0	1	4	8	8	—	—	—	—	—	21	44	2,095	0,194
	B × A	7	5	5	—	1	1	1	—	—	20	30	1,500	0,387
	AB × 0	1	3	4	2	—	—	—	—	—	10	17	1,700	0,300
	AB × A	2	3	6	4	—	—	—	—	—	15	27	1,800	0,262
	AB × B	—	—	3	—	—	—	—	—	—	3	6	2,000	—
	Insgesamt	31	42	79	36	10	4	4	1	1	208	407	1,957	0,097
Gesamtzahl der Paarungen		96	141	181	95	24	15	4	1	1	558	998	1,789	0,055

* Paarungen $\male$B × $\female$AB und $\male$AB × $\female$AB traten nicht auf.

In die gleiche Richtung hatten auch schon frühere Untersuchungen[1] gedeutet, wenn das Ergebnis auch damals infolge der Kleinheit des verwendeten Materials noch nicht signifikant war. REED und AHRONHEIM prüften sehr sorgfältig, ob das Ergebnis vielleicht durch eine Wechselwirkung mit der Rh-Unverträglichkeit zustande gekommen sein könnte. Diese Möglichkeit ließ sich jedoch ausschließen[2].

Der Vergleich dieser Ergebnisse mit den entgegengesetzten von MATSUNAGA legt den Gedanken sehr nahe, der paradoxe Effekt bei den amerikanischen Ehepaaren sei auch in diesem Falle *durch Überkompensation verursacht.*

Die mathematische Analyse der Kombination von Selektion gegen A- und B-Kinder von 0-Müttern mit einer allgemein erhöhten Fruchtbarkeit der in AB0-unverträglichen Ehen lebendenden Mütter führt zu dem folgenden Ergebnis:

$$p' = \frac{p - \dfrac{s}{2}\,p\,r^2 + \dfrac{k}{2}\,p\,r^2}{1 - s\,r^2(1-r) + k\,r^2(1-r) + k\,r^3(1-r)}$$

$$r' = \frac{r - \dfrac{s}{2}\,r^2(1-r) + \dfrac{k}{2}\,r^2(1-r) + k\,r^3(1-r)}{1 - s\,r^2(1-r) + k\,r^2(1-r) + k\,r^3(1-r)}.$$

Als Nullstelle errechnet sich:

$$\hat{r} = \pm\sqrt{\frac{0{,}5\,(k-s)}{k} + \left(\frac{s}{2\,k}\right)^2} + \frac{s}{2\,k}.$$

Nullstellen existieren nicht auf der ganzen Strecke zwischen 0 und 1, sondern nur auf den Teilstrecken:

$$0 < r \leqq 1/2 \quad (\text{für } s/k > 1) \quad \text{und } \frac{1}{2}\sqrt{2} < \hat{r} < 1 \quad (\text{für } 0 < s/k < 1).$$

Das folgt direkt aus der umgeformten Lösungsgleichung.

$$s/k = \frac{0{,}5 - \hat{r}^2}{0{,}5 - \hat{r}} \text{ wird negativ für alle } r \text{ zwischen } 1/2 \text{ und } \frac{\sqrt{2}}{2}.$$

Es ergeben sich die folgenden interessanten Beziehungen:

a) Die Lage der Nullstelle ist von dem Verhältnis s/k abhängig.

b) Wenn $s = k$, dann ist (außer den trivialen Nullstellen bei 0 und 1) keine weitere vorhanden; $r' - r$ ist eintönig positiv.

c) Wenn $k > s$, dann ist ein stabiles Gleichgewicht vorhanden. Wenn $k < s$, dann ist ein labiles Gleichgewicht vorhanden.

d) Bei gleicher Selektion gegen A0- und B0-Kinder ist das Gleichgewicht zwischen p und q neutral.

Zum Abschluß sollen die *wesentlichen Faktoren,* die die natürliche Auslese im AB0-Blutgruppen-System beeinflußt haben bzw. noch beeinflussen, noch einmal zusammengestellt werden:

1. *Selektion durch Mutter-Kind-Unverträglichkeit.* Sie führt zu einer Vermehrung von 0 bei einer Ausgangslage $r > 0{,}5$, wie sie in der Regel gegeben ist. Bei $r < 0{,}5$ dagegen kommt es zu einer Vermehrung von A und B. Dieser Selektionstyp allein kann nicht zur Stabilisierung eines genetischen Polymorphismus geführt haben.

Ob rein biologische Kompensationseffekte eine Rolle gespielt haben, wie Angaben von MATSUNAGA sie nahelegen, ist nicht sicher; es läßt sich jedoch zeigen, daß diese Kompensationseffekte jedenfalls unter den meisten Bedingungen ebenfalls nicht zu stabilen Gleichgewichten führen können.

2. Während die Selektion durch Mutter-Kind-Unverträglichkeit sich zu allen Zeiten und in allen Bevölkerungen etwa gleich ausgewirkt haben dürfte, gilt das

---

[1] REED u. KELLY (1958).

[2] Leider steht eine genauere Aufgliederung dieser Daten nach der relativen Anzahl der AB0-Phänotypen mit den Kindern noch aus.

nicht für *Selektion durch Korrelationen von Blutgruppen und Krankheiten*. Gerade die besonders wirksame Selektion durch epidemische Erkrankungen ist zwischen verschiedenen Zeiten und von Ort zu Ort starken Schwankungen unterworfen. Sie hat insbesondere im Laufe der letzten Jahrzehnte erheblich nachgelassen.

Zu stabilen Gleichgewichten im Sinne der Populationsgenetik kann auch diese Selektion—jedenfalls nach unserem bisherigen Wissen—in der Regel nicht führen; die Schwankungen in Abhängigkeit von der Durchseuchung legen jedoch den Gedanken an *dynamische Gleichgewichte* durch Wechsel der Selektionsbedingungen der verschiedenen Genotypen nahe.

Der radikale Rückgang in der allgemeinen Mortalität an den beteiligten Seuchen hat zu einer erheblichen Änderung der Selektionsbedingungen geführt.

3. Dazu kommen die Änderungen, die auf *soziologische Faktoren* zurückgehen, also auf Planung der Familiengröße und Kompensation (bzw. Überkompensation für Aborte und früh verstorbene Kinder).

Es ist anzunehmen, daß diese Veränderungen in den Selektionsbedingungen auch zu Verschiebungen in den AB0-Genhäufigkeiten führen werden. Würden wir alle Bedingungen übersehen, so wäre es uns möglich, die zu erwartenden Verschiebungen vorauszusagen und auch anzugeben, ob sie einmal in ferner Zukunft voraussichtlich zu einem Gleichgewicht führen werden, das einen Polymorphismus aufrechterhält, oder aber ob mit dem Aussterben bestimmter Allele auf Kosten anderer zu rechnen ist.

Eine solche Voraussage ist z. B. bei dem oben (Kap. VIII, 2g) geschilderten, viel einfacheren Fall des *Sichelzell-Gens* möglich. In dem Maße, wie es gelingt, den Anophelen den Lebensboden zu entziehen und die Malaria tropica auszurotten, werden die Heterozygoten ihren Selektionsvorteil gegenüber den normalen Homozygoten verlieren, und der Nachteil der Homozygoten des Gens S infolge der Sichelzellanämie wird dazu führen, daß das Gen seltener wird und endlich ganz ausstirbt bzw. daß ein genetisches Gleichgewicht sich auf dem sehr niedrigen, durch die (noch unbekannte) Mutationsrate einerseits und den Selektionsnachteil der S-Homozygoten auf der anderen Seite bestimmten Niveau einspielt.

Durch Aussterben der Sichelzell-Anämie wird sich also die Zahl der Erbkranken in den betreffenden Bevölkerungen erheblich vermindern; der Gesamteffekt wird also positiv sein. Allerdings geht die Anpassung an eine bestimmte Umwelt (nämlich an das Leben im Malaria-Bereich) verloren. Das ist aber ohne Belang, denn die Umweltbedingungen haben sich ebenfalls gewandelt; die Malaria tropica ist ausgestorben; die Anpassung ist überflüssig geworden.

Beim AB0-System dagegen *ist eine derartige Voraussage (noch) nicht möglich*. Die Selektionsbedingungen sind viel komplizierter, und wir überblicken sie noch nicht ausreichend vollständig. Die wesentlichste Lücke ist unsere Unkenntnis, ob etwa die Heterozygoten *A0* und *B0* vor den Homozygoten *AA*, *BB* und *00* einen Vorteil haben. Sie ist bedingt durch die technische Unmöglichkeit, Heterozygotie am Phänotyp festzustellen.

Spekulieren wir aber einmal: Nehmen wir einmal an, der Polymorphismus sei durch dynamisches Gleichgewicht infolge unterschiedlicher Reaktion auf epidemische Erkrankungen bedingt! Dann stellt der Polymorphismus offenbar eine Anpassung daran dar, daß die Bevölkerung von in der Zeit wechselnden Seuchen heimgesucht wurde. Er hat also eine Elastizität zur Folge, die es der Bevölkerung gestattet, verschiedenen Seuchen zu widerstehen, indem immer Gruppen vorhanden sind, deren Resistenz einigen Krankheiten gegenüber erhöht ist.

Dieser Vorteil ist offenbar bezahlt durch einen Nachteil, den der Polymorphismus als solcher mit sich bringt: Den Nachteil durch Verlust von Kindern aus unverträglichen Paarungen.

Die moderne Seuchenhygiene hätte in diesem Falle zur Folge, daß die Anpassung durch Polymorphismus überflüssig würde. Es bliebe die Selektion durch Unverträglichkeit übrig, und sie müßte in Abwesenheit anderer Einwirkungen dazu führen, daß *A* und *B* zugunsten von *0* ausstürben. Gibt es aber nur noch die Gruppe 0, dann ist es auch mit der Selektion durch Mutter-Kind-Unverträglichkeit zu Ende.

Auch hier hätte also der Verlust einer überflüssig gewordenen Anpassung im Endeffekt ein positives Ergebnis.

Im AB0-Fall ist dieser Schluß jedoch nur vorläufig; wir überblicken die Verhältnisse noch nicht vollständig genug.

Im übrigen wurden die Probleme vereinfacht dargestellt. So wurde z. B. nicht berücksichtigt, daß eine Wechselwirkung zwischen AB0- und Rh-Unverträglichkeit besteht (vgl. u. a. COHEN, 1960): Rh-Unverträglichkeitsreaktionen sind in AB0-unverträglichen Ehen signifikant vermindert.

Der Grund dafür, daß wir die Probleme bei der Selektion durch die AB0-Blutgruppen so eingehend diskutieren, ist gerade die Kompliziertheit des Problems. Es zeigt, daß Aussagen über die selektionistische Wirkung bestimmter Umweltänderungen eine sehr genaue Kenntnis der beteiligten Faktoren erfordern, weil die dabei ablaufenden physiologischen Vorgänge u. U. sehr spezifischer Natur sein können. *Mit voreiligen Verallgemeinerungen muß man sehr vorsichtig sein!*

n) Die natürliche Auslese bei kontinuierlich verteilten, multifaktoriell bedingten erblichen Merkmalen

Bisher betrachteten wir die natürliche Auslese nur an Beispielen mit einfachem monomeren Erbgang. Wie wir jedoch sehen werden (Kap. IX), beruht die Klassifikation der Menschheit in verschiedene Rassenkreise ganz vorwiegend gerade auf solchen erblichen Merkmalen, von denen die genetische Analyse uns gezeigt hat, daß sie durch viele Genpaare bzw. Systeme multipler Allele mit quantitativ abgestufter Wirkung bedingt sind. Im Prinzip gelten natürlich auch für derartige multifaktorielle Systeme die gleichen Gesetzmäßigkeiten, wie sie hier für einfachere Systeme dargestellt wurden. Nur muß man zur praktischen populationsgenetischen Analyse andere Methoden einsetzen. Besonders im Zusammenhang mit Methoden der Tierzucht ist hier in den letzten Jahren ein sehr umfangreiches und weitgehend auf eigenen Methoden fußendes Arbeitsgebiet entstanden. Für die Humangenetik gewann es bisher jedoch — abgesehen vom Verständnis der Evolutionsvorgänge — noch keine grundlegende Bedeutung. Wir beschränken uns deshalb auf die Darstellung einiger Grundtatsachen[1].

1. Es liegt auf der Hand, daß die Veränderung der Parameter einer Bevölkerung unter Selektion desto stärker ist, je stärker diese Parameter durch genetische Faktoren bedingt sind. Der Selektionseffekt ist proportional der Heritabilität.

2. Ferner ist nicht erstaunlich, daß der Effekt desto größer ist, je schärfer man selektioniert. Als ein für natürliche Verhältnisse vereinfachtes, aber in der Züchtung oft verwendetes Gedankenexperiment betrachten wir die Abb. 268: Hier läßt man nur einen Teil der Individuen einer Population, der in der erwünschten Richtung liegt, zur Fortpflanzung kommen. Je kleiner dieser Teil ist, desto wirksamer ist die Selektion.

3. Ferner ist die Wirksamkeit der Selektion davon abhängig, wie groß die genetische Variabilität einer Bevölkerung ist (Abb. 268c). Ist keine genetische Variabilität vorhanden, dann ist auch die Selektion unwirksam, wie schon JOHANNSEN mit

---

[1] Für ein vertieftes Verständnis sei auf FISHER (1930); LI (1955); KEMPTHORNE (1957); LeRoy (1960), FALCONER (1960) verwiesen.

seinen berühmten Bohnenuntersuchungen zeigte: Wählt man genetisch gleiche Bohnen verschiedenen Phänotyps aus, also etwa die größte und die kleinste einer Variationsreihe, und verwendet sie zur Weiterzucht, so erhält man in der folgenden Generation keine Verschiebung des Mittelwertes und der Variationsbreite. Die Wirkung künstlicher Selektion läßt sich etwa an dem Schema (Abb. 269) veranschaulichen. In ihrem Verlauf wird die genetische Variabilität immer geringer, bis sie zum Schluß ganz verschwindet. Dann wird auch die Selektion unwirksam. Sie kann nur dann wieder wirksam werden, wenn

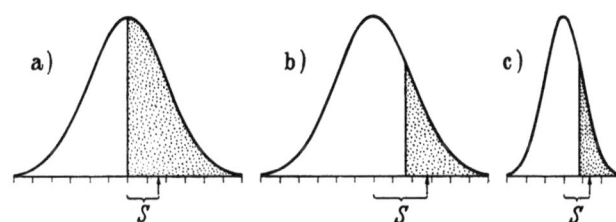

Abb. 268a—c. Darstellung der Wirkung künstlicher Selektion auf die Verschiebung des Bevölkerungs-Mittelwertes in der Bevölkerung. a Selektion durch Ausscheiden von 50% der Nachkommenschaft (alle unterhalb des Mittelwertes liegenden). In der F_1-Generation ist der Mittelwert um den Betrag S verschoben. Es läßt sich zeigen, daß die Verschiebung in diesem Falle 0,8 s (s = Standarddeviation) beträgt. b Selektion durch Ausschaltung von 80% der Nachkommenschaft von der Fortpflanzung. In diesem Falle ist der Mittelwert der F_1 um 1,4 s verschoben. c Hier ist die genetische Variabilität der Bevölkerung geringer. Bei gleich hoher Selektion wie in b ist die Abweichung der F_1 im Verhältnis zu s gleich groß, absolut jedoch geringer (in diesem Fall nur halb so groß) (n. FALCONER 1960)

Neumutationen in der gewünschten Richtung auftreten, die eine genetische Variabilität erneut herstellen. Diese Neumutationen bilden demnach das Rohmaterial der Evolution.

Wenn man den Mutationsvorgang beim Menschen analysiert, so bedient man sich dabei ganz vorwiegend solcher Mutationen, die zu gut sichtbaren, groben phänotypischen Veränderungen — Erbkrankheiten — führen. Diese Erbkrankheiten sind aber fast ausnahmslos für das Individuum schädlich. Es ist deshalb nicht anzunehmen, daß sie in der Evolution eine erhebliche Rolle gespielt haben.

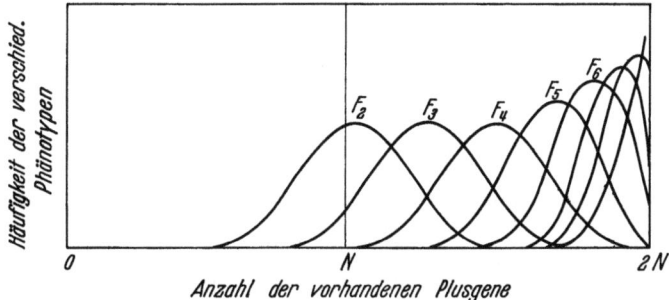

Abb. 269. Die Variabilität in aufeinanderfolgenden Generationen unter intensiver Selektion; (geringe Wirkung von Dominanz und peristatischer Variabilität, keine Epistase) (n. LUSH 1945, aus FULLER u. THOMPSON 1960)

Dagegen müssen wir die Hauptbedeutung solchen Mutationen zuerkennen, die zu leichten, im einzelnen kaum erkennbaren Verschiebungen innerhalb multifaktorieller genetischer Systeme geführt haben, und deren Wirkungen sich im Laufe der Zeit summierten. (Prinzip der „additiven Typogenese", HEBERER). Es bestehen bereits klare und recht gut durch Tatsachen belegte Vorstellungen darüber, auf welche Weise diese Vorgänge bei Tieren im einzelnen abliefen[1].

Auch beim Menschen sind diese Vorgänge sicher im Prinzip nicht anders verlaufen.

---

[1] Vgl. SIMPSON.

Schon früher[1] hat man mehr oder weniger plausible Vermutungen über die selektionistische Wirksamkeit morphologischer und physiologischer Besonderheiten angestellt. Einige von ihnen seien hier kurz referiert:

So führt man die helle Hautfarbe von Völkern, die in sonnenarmen Gegenden leben, auf die Anpassung an geringe ultraviolette Einstrahlung und vollständigere Ausnutzung dieser Strahlung für die Vitamin-D-Bildung zurück. Damit könnte eine bessere Resistenz der Hellhäutigen gegen Tuberkulose in Zusammenhang stehen[2].

Außerdem wird gesagt, die Haut der in kalten Klimaten Lebenden müsse die Fähigkeit zu rascherer Durchblutung haben; Schweißdrüsen müßten dagegen nicht so sehr reichlich sein.

Zahlreiche Schweißdrüsen und auch Talgdrüsen, wie sie die Haut des Negers besitzt, werden dagegen in tropischem Klima als vorteilhaft angesehen (Kühlung durch Verdunstung; Abspiegeln des Lichtes durch glänzende Haut[3]). Eine dunkle Färbung macht ein Zuviel an UV-Licht unschädlich, und das gleiche wird durch eine dicke, relativ wenig durchblutete Haut erreicht.

Die Färbungsunterschiede der Iris in verschiedenen Bevölkerungen werden ebenfalls als selektionsbedingt angesehen, wobei eine dunkle Iris bei großer Lichtfülle von Vorteil sein soll, weil es ohne diesen Schutz zur Schädigung der Netzhaut käme[4].

Nach F. Lenz könnte auch die engere Lidspalte der Mongolen eine genetische Anpassung an die große Lichtfülle darstellen. Man findet sie auch bei anderen Populationen, die in sehr heller Umgebung zu leben haben; so bei den Eskimos und den südafrikanischen, in der Wüste lebenden Buschmännern.

Neben Wirkungen des Klimas ist nicht daran zu zweifeln, daß auch Unterschiede in der Lebensweise zur Selektion verschiedener erblicher Merkmale führen müssen. Ein mögliches Beispiel ist die Kurzsichtigkeit, eine der häufigen, in niederer bis mäßiger Ausprägung meist multifaktoriell erblichen Anomalien: Es liegt auf der Hand (Lenz), daß dieses Merkmal sich bei Menschen, die von der Jagd leben, sehr nachteilig bemerkbar machen wird. Beim Übergang zum Ackerbau dagegen schwindet dieser Nachteil im wesentlichen dahin. Vielleicht hängt es damit zusammen, daß die Kurzsichtigkeit bei einem uralten Bauernvolk wie den Chinesen so häufig ist.

Die Zahl der Beispiele ließe sich noch vergrößern. Ihnen allen ist gemeinsam, daß sie mehr oder weniger plausibel scheinen, daß aber eine genauere Analyse der physiologischen und insbesondere der genetischen Grundlagen noch aussteht.

Wir wenden uns jetzt den anderen populationsgenetischen Mechanismen zu, die außer der natürlichen Selektion die genetische Zusammensetzung menschlicher Bevölkerungen beeinflussen.

3. Mutation

Das Problem der Mutationen beim Menschen wurde an anderer Stelle ausführlich behandelt, und infolge der Besonderheiten der Problemlage erwies es sich als notwendig, dort auch die populationsgenetischen Aspekte mit einzubeziehen. Hier seien nur einzelne einfache formale Grundlagen nachgetragen (vgl. Li 1955).

Über die Wahrscheinlichkeit für Ausbreitung oder Verlust einer einzelnen Neumutation wurde schon gesprochen (S. 297). Nun betrachten wir den Fall, daß die gleiche Mutation mit einer konstanten Rate auftritt; wie wir sahen (S. 312), trifft das beim Menschen zu.

Wir nehmen Mutationen in Richtung $A \to a$ mit einer Rate μ an. Dann gilt offensichtlich (Häufigkeit $A = p_n$, Häufigkeit $a = q_n$):

$$q_{n+1} = q_n + \mu p_n = q_n + \mu(1 - q_n) = \mu + (1 - \mu) q_n.$$

Daraus ergibt sich[5] der allgemeine Ausdruck für q_n:

$$q_n = 1 - (1 - \mu)^n + (1 - \mu)^n q_0 = 1 - (1 - \mu)^n (1 - q_0)$$

und

$$(1 - \mu)^n = \frac{1 - q_n}{1 - q_0} = \frac{p_n}{p_0}.$$

---

[1] Vgl. u. a. die bei Lenz (1932), bei O. Reche u. W. Lehmann (1959) zitierte Literatur.
[2] Unter anderem Lenz (1932); Reche u. Lehmann (1959).
[3] Vgl. Reche (1936); vgl. auch Boyd (1950).
[4] Reche (1936; 1943).
[5] Einzelheiten vgl. Li (1955).

Wenn wir also die Genhäufigkeit q_0 und die Mutationsrate kennen, ist es uns möglich, die Genhäufigkeit nach einer bestimmten gegebenen Anzahl von Generationen auszurechnen und umgekehrt zu ermitteln, wie viele Generationen erforderlich sind, um eine bestimmte Veränderung in der Genhäufigkeit herbeizuführen.

Man kann diese Formel für große n vereinfachen, wenn man bedenkt, daß μ sehr klein zu sein pflegt:

$$q_n = 1 - (1 - q_0)\, e^{-n\mu}$$

$$e^{-n\mu} = \frac{1 - q_n}{1 - q_0}\;.$$

Beispiel: Die Anzahl von Generationen, die benötigt wird, um $q_0 = 0{,}1 \to q_n = 0{,}2$ zu steigern, ist:

$$- n\mu = \log_e (8/9) = 0{,}1178\;.$$

Nehmen wir an, μ sei 10^{-4}, dann wären 1178 Generationen nötig. Der Grenzwert von q_n ist 1, wie schon daraus hervorgeht, daß $e^{-n\mu} \to 0$, wenn n ins Unendliche geht; — und wie auch anschaulich sofort einleuchtet.

Der Anstieg/Generation ist:

$$\Delta q_n = q_{n+1} - q_n = \mu (1 - q_n)\;.$$

Er wird also immer geringer, je weniger A-Gene in der Bevölkerung noch vorhanden sind, also je größer q_n ist.

Während wir also im Kapitel VI immer mit Mutationen rechneten, die einen Selektionsnachteil haben, nehmen wir hier Mutationen an, die keinen Selektionsnachteil besitzen. Es liegt auf der Hand, daß im Falle der Mutationen $A \to a$ mit der Zeit das Gen A durch das Allel a völlig ersetzt werden muß.

Anders jedoch, wenn Mutationen in beiden Richtungen vorkommen können. Die dann auftretenden Verhältnisse sollen jetzt dargestellt werden:

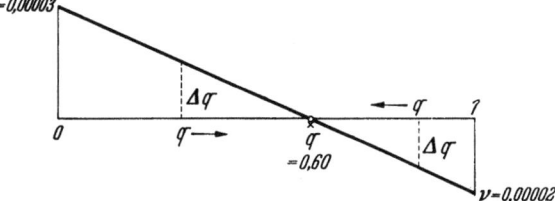

Abb. 270. Gleichgewicht zwischen Mutation (μ) und Rückmutation (ν) (n. WRIGHT, aus LI 1955)

μ sei die Mutationsrate $A \to a$, ν die Rate $a \to A$. Dann leuchtet ein, daß die Veränderung/-Generation ist:

$$\Delta q = \mu p - \nu q\;.$$

Indem wir diese Gleichung gleich 0 setzen, erhalten wir die Gleichgewichtspunkte (Abb. 270).

$$\hat{q} = \frac{\mu}{\mu + \nu}\;, \qquad \hat{p} = \frac{\nu}{\mu + \nu}\;.$$

In der obigen Zeichnung sind die Werte für $\mu = 0{,}00003$ und $\nu = 0{,}00002$ eingetragen; der Gleichgewichtswert liegt bei $\hat{q} = 0{,}6$; wie wir sehen, handelt es sich um ein stabiles Gleichgewicht, da Δq oberhalb $\hat{q}$ negativ und unterhalb $\hat{q}$ positiv ist. — Außerdem ist es nicht von den ursprünglichen Genhäufigkeiten, sondern nur von den beiden Mutationsraten abhängig. Allerdings geht die Annäherung an dieses Gleichgewicht äußerst langsam vonstatten. Es gilt, wenn wir $\mu = (\mu + \nu)\,\hat{q}$ setzen:

$$\Delta q = \mu(1 - q) - \nu q = \mu - \mu q - \nu q = (\mu + \nu)\,\hat{q} - (\mu + \nu)\, q = -(\mu + \nu)(q - \hat{q})\;.$$

In dieser Gleichung kommt die Tatsache zum Ausdruck, daß Δq der Abweichung zwischen q und $\hat{q}$ proportional ist.

Um zu errechnen, wie groß die Anzahl von Generationen ist, die notwendig ist, um eine bestimmte Veränderung in der Genhäufigkeit hervorzurufen, ersetzen wir Δq wieder durch $\dfrac{dp}{dt}$ und erhalten:

$$\frac{dp}{dt} = -(\mu + \nu)(q - \hat{q})\;;$$

$$\frac{dq}{q - \hat{q}} = (\mu + \nu)\, dt\;.$$

Durch Integration über n Generationen erhalten wir:

$$\int_{q_0}^{q_n} \frac{dq}{q - \hat{q}} = - (\mu + \nu) \int_0^n dt .$$

Daraus ergibt sich:

$$\log_e \left(\frac{q_n - \hat{q}}{q_0 - \hat{q}} \right) = - (\mu + \nu) \, n$$

oder:

$$(\mu + \nu) \, n = \log_e \left(\frac{q_0 - \hat{q}}{q_n - \hat{q}} \right) .$$

Beispiel: $\mu = 0{,}00003$, $\nu = 0{,}00002$, $q = 0{,}6$ (vgl. Abb. 270) Dann ergibt sich die Anzahl von Generationen, die notwendig ist, um $q_0 = 0{,}10$ auf $q_0 = 0{,}20$ zu steigern:

$$0{,}00005 \, n = \log_e \frac{0{,}1 - 0{,}6}{0{,}2 - 0{,}6} = 0{,}22314, \quad n = 4463 \text{ Generation}.$$

Machen wir uns das Vergnügen, diesen Wert unter der Annahme 1 Generation = 30 Jahre auf Jahre umzurechnen, so erhalten wir: 133890 Jahre.

Ein praktischer Fall, bei dem Mutation und Rückmutation zu berücksichtigen waren, ist beim Menschen noch nicht analysiert worden. Es kämen nur häufige Gene in Betracht, und hier ist angesichts der vermutlich relativ geringen Mutationsraten eine Bearbeitung praktisch nicht mit genügender Zuverlässigkeit möglich.

Immerhin zeigt die Berechnung, daß auch in völliger Abwesenheit aller Selektionsvorgänge nur auf Grund von Mutationen in den verschiedenen Richtungen *ein stabiles genetisches Gleichgewicht möglich ist.* Macht man jedoch einigermaßen plausible Annahmen über die Höhe der beteiligten Mutationsraten, dann ist zum Einspielen derartiger Gleichgewichte eine extrem lange Zeit erforderlich; und die Genhäufigkeiten würden durch die Wirkung des Zufalls (genetic drift, vgl. unten) erheblich beeinflußt werden. Außerdem sind erbliche Merkmale, die so belanglos wären, daß nicht Selektionswirkungen aufträten, die die Herstellung eines Gleichgewichtes zwischen Mutation und Rückmutation völlig überlagerten und wirkungslos machten, kaum denkbar.

Trotzdem ist ein Bild der Populationsgenetik etwa der AB0-Blutgruppen unvollständig, solange wir nichts über die Mutationsraten in den verschiedenen möglichen Richtungen aussagen können.

Damit beschließen wir das Mutationskapitel und wenden uns dem dritten Faktor zu, der Isolation.

4. Die Isolation und das Problem der Verwandtenehen

a) Verwandtenehen allgemein

Die bisherigen Betrachtungen beruhten alle auf dem Hardy-Weinbergschen Gesetz, also auf der Voraussetzung der *Panmixie* innerhalb einer sehr großen Bevölkerung. Indessen ist diese Voraussetzung, wie wir bereits sahen, eine Abstraktion, die zwar für manche Bevölkerungen und einige Merkmale angenähert, für andere Bevölkerungen und sehr viele, besonders auch pathologische Merkmale jedoch gar nicht zutrifft. Das ist sehr leicht zu verstehen: Setzen wir Panmixie voraus, so meinen wir damit, daß für einen jungen Mann, der heiraten möchte, die gleiche Chance besteht, jedes Mädchen seiner Generation auszuwählen, ganz gleich, ob sie nahe oder ferne wohnt, gesund oder krank, häßlich oder hübsch, dumm oder klug ist, oder ob sie aus guter oder weniger guter Familie stammt. Wir sehen leicht ein, daß eine solche Annahme nur für so — jedenfalls zunächst — gleichgültig erscheinende Merkmale zutreffen kann wie für die oben auf Grund dieses Prinzips analysierten Blutgruppen.

Für die übrigen Merkmale gilt doch, daß der junge Mann innerhalb eines gewissen Heiratskreises bleibt. Zunächst räumlich: Lebt er auf einer kleinen Insel, so ist er in der Regel auf die Mädchen dieser Insel angewiesen. Wohnt er in einem Gebirgstal, so wird er sehr oft auch in diesem Tale heiraten. Jedoch auch unter modernen Großstadtverhältnissen besteht für den Berliner eine größere Wahrscheinlichkeit, daß er eine Berlinerin, als daß er etwa eine Münchnerin oder gar eine

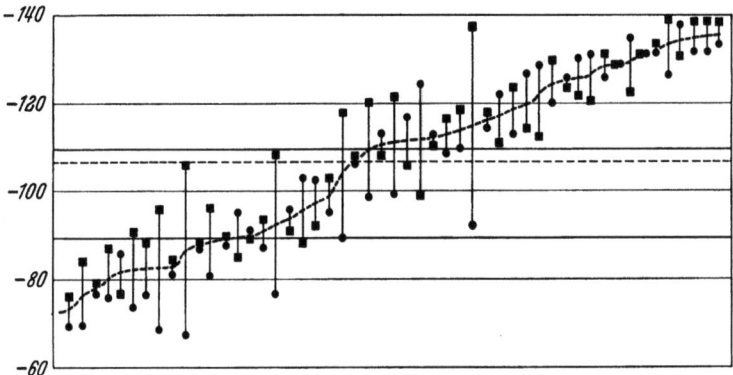

Abb. 271. Paarungssiebung bezüglich der Intelligenz. Intelligenzquotient von Mann (■) und Frau (●) in 51 amerikanischen Ehen (n. OUTHIT 1933, aus SCHWIDETZKY 1959)

New Yorkerin heimführt. Immerhin ist Berlin ja groß, und man kommt viel herum. Wir begegnen hier schon einem wichtigen Punkt, der die Veränderung der *Isolatgröße* im letzten Jahrhundert betrifft.

Dann sozial: In der Regel wird ein Arzt keine Arbeiterin, ein Straßenkehrer keine Komtesse heimführen, sondern man bleibt meist, wenn auch nicht immer, in der gleichen sozialen Schicht (Abb. 271).

Besonders wirkt sich diese „*Paarungssiebung*" bei vielen pathologischen Merkmalen aus. So heiraten Taubstumme genau wie Blinde besonders oft untereinander. Ebenso wird ein Epileptiker, der bereits Symptome einer Persönlichkeitsveränderung aufweist, nicht nur selbst sozial immer mehr absinken, sondern in der Regel auch eine Frau heiraten, die den untersten sozialen Schichten angehört; vielleicht deshalb, weil sie einen leichten erblichen Schwachsinn hat oder eine Psychopathin ist. Kinder eines solchen Paares tragen dann nicht nur Erbanlagen für Epilepsie mit sich herum, sondern auch solche für Schwachsinn. Untersucht man derartige Familien, so findet man nicht nur einen einzigen erblichen Defekt, sondern mehrere gegenüber dem Bevölkerungsdurchschnitt vermehrt. So konnte CONRAD[1] eine Vermehrung von Schwachsinn, körperlichen Defektsymptomen und Psychopathie besonders bei den Kindern solcher „genuiner" Epileptiker (Kranker, bei denen sich für das Krampfleiden keine äußere Ursache finden ließ) nachweisen, die aus den untersten Volksschichten (ungelernte Arbeiter usw.) kamen. Außerdem gehörten auch die Epileptiker selbst vorwiegend den unteren sozialen Schichten an, was zwar teilweise, aber sicher nicht ausschließlich, dadurch erklärbar ist, daß sie auf Grund ihres Krampfleidens selbst sozial abgesunken waren.

Sehr oft wurde und wird auch heute noch aus solchen Befunden etwa auf eine allgemeine neuropathische Veranlagung, eine „Degeneration" oder derartiges

[1] Vgl. CONRAD (1940).

geschlossen, während diese Anhäufung der verschiedenen Defekte eben durch die Paarungssiebung bedingt ist.

Ganz allgemein kann man sagen, daß *jede menschliche Bevölkerung ein sehr kompliziertes System von mehr oder weniger gegeneinander abgeschlossenen, aber einander doch vielfältig berührenden und mehr oder weniger ineinander übergehenden, kleineren und größeren Heiratskreisen oder Isolaten ist*, wobei die Ursachen der Isolatbildung räumlicher, historischer, soziologischer, religiöser, rassischer und sonstiger Art sein können.

Gerade dieses Prinzip der Isolatbildung und der damit zusammenhängenden Fragen ist nicht nur für den Menschen, sondern auch in der Tier- und Pflanzen-genetik außerordentlich wichtig. Es gibt hier je nach der gerade vorliegenden Züchtungsstruktur eine Unmenge der kompliziertesten Möglichkeiten, die theoretisch analysiert werden können. Noch weniger als auf den übrigen Gebieten der Populationsgenetik soll es unser Ehrgeiz sein, Vollständigkeit anzustreben[1]; wir müssen uns auf die allerwesentlichsten Grundtatsachen beschränken.

Zunächst betrachten wir den Fall der Blutsverwandtschaft der Eltern von Kindern mit recessiven Leiden[2]. Beim Menschen gibt es in der Regel keine engere Blutsverwandtschaft zwischen Ehegatten als die zwischen Vettern 1. Grades. Für diesen speziellen Fall werden wir auch unsere Gedankengänge entwickeln; die Anwendung auf andere Verwandtschaftsgrade ergibt sich sinngemäß.

Wir betrachten ein seltenes autosomal-recessives Gen mit der Häufigkeit q. Die Wahrscheinlichkeit, daß zwei gesunde Personen, die nicht miteinander verwandt sind, dieses Gen beide heterozygot haben, beträgt nach dem Hardy-Weinbergschen Gesetz $4p^2q^2$. Dieser Ausdruck ist abgeleitet aus: $2pq \cdot 2pq$. In einer Ehe von zwei Heterozygoten hat jedes Kind die Wahrscheinlichkeit $1/4$, homozygot-recessiv zu sein. Die Wahrscheinlichkeit, daß aus einer solchen Ehe ein recessives Kind hervorgeht, ist demnach: $1/4 \times 4p^2q^2 = p^2q^2$. Bei sehr seltenen Genen liegt p^2 sehr nahe an 1; es ergibt sich in guter Näherung: q^2, — ein Wert, zu dem man auch kommt, wenn man sich fragt, wie oft zwei recessive Gene zufällig zusammenkommen. — Das bedeutet: Bei kleinem q gehen — (unter der Voraussetzung der Panmixie) — praktisch alle Homozygoten aus Ehen zwischen zwei Heterozygoten hervor.

Jedes Kind hat aber $1/4$ seiner Erbanlagen mit jedem Großelternteil gemeinsam, oder umgekehrt ausgedrückt: Jede Erbanlage, die ein Großelternteil besitzt, hat die Wahrscheinlichkeit $1/4$, in einem Enkel wieder aufzutauchen: Die Hälfte der Erbanlagen dieses Großelternteiles ging an sein Kind, den Vater oder die Mutter des Enkels, und von diesen wurde wieder die Hälfte an den Enkel weiter-gegeben. — Nun sind aber Vettern 1. Grades Personen, die ein gemeinsames Groß-elternpaar haben. Die Cousine unseres Enkels hat also ebenfalls die Wahrschein-keit $1/4$, von einem dieser Großeltern eine bestimmte Erbanlage erhalten zu haben. Daß die gleiche Erbanlage zu beiden gelangt ist, dafür besteht deshalb die Wahr-scheinlichkeit $1/4 \times 1/4 = 1/16$. Denn die beiden Wahrscheinlichkeiten sind unab-hängig voneinander.

---

[1] Vgl. FISHER (1930); DAHLBERG (1948); LI (1955); WRIGHT (1922, 1923, 1932).

[2] Wir bemühen uns an dieser Stelle, anschaulich zu erklären. Eine mathematisch exakte Darstellung unter Anwendung des Prinzips des "path-coefficient" von WRIGHT findet sich bei LI (1955). Höhere mathematische Anforderungen stellt die Darstellung bei KEMPTHORNE (1957), die jedoch für den speziell Interessierten besonders deshalb empfohlen sei, weil die verschiedenen Probleme unter Verwendung der Matrizenmethode bearbeitet werden, was bedeutende Vorteile hat. Ein besonderes Verdienst von K., für das ihm besonders mathematisch nicht speziell vorgebildete Leser dankbar zu sein haben, ist es, daß er bei dieser Gelegenheit eine gut verständliche Einleitung in die Matrizen-Algebra gibt.-Vgl. auch MALÉCOT (1948).

Daraus ergibt sich die Folgerung: Wenn jemand weiß, daß er heterozygot für ein seltenes recessives Gen ist, und er heiratet eine Cousine, so muß er mit der Wahrscheinlichkeit 1/16 rechnen, daß sie heterozygot für das gleiche Gen ist.

$1/16 \times 1/4 = 1/64$ der Kinder aus einer solchen Ehe werden also recessive Merkmalsträger sein. Dabei ist noch nicht einmal der Fall berücksichtigt, daß das Gen noch von einer anderen Seite her rein zufällig vorhanden sein kann.

Wir sollen jetzt ganz allgemein die Wahrscheinlichkeit betrachten, daß ein Kind recessiver Merkmalsträger wird, ohne daß wir etwas über den Genotyp der Eltern wissen. Während für das Kind aus der Ehe von nicht-verwandten Personen der oben nach dem Hardy-Weinbergschen Gesetz abgeleitete einfache Wert q^2 gilt, ist für ein Kind aus einer Vetternehe 1. Grades eine genauere Erörterung notwendig.

Bei dem gemeinsamen Urgroßelternpaar dieses Kindes sind 4 Allele für den locus A, a vorhanden. Jedes davon hat für sich die Wahrscheinlichkeit 1/8, bis zu dem Urenkel zu gelangen: 1/2 bis zum Großelternteil, 1/2 bis zum Elternteil und 1/2 bis zum Kind: $1/2^3 = 1/8$. Dafür, daß das Kind homozygot für dieses Allel wird, ist aber erforderlich, daß das eine Allel zweimal zu ihm gelangt; dafür ist die Wahrscheinlichkeit $1/8 \times 1/8 = 1/64$. Nehmen wir nun noch die Wahrscheinlichkeit q hinzu, daß dieses Allel auch a ist, so erhalten wir für ein beliebiges Kind aus der Vetternehe 1. Grades für ein bestimmtes der vier Allele seiner Großeltern die Wahrscheinlichkeit $1/64q = q/64$, daß es dieses Allel homozygot besitzt. Nun besitzen die Großeltern aber vier Allele, die ja alle a sein können; welches davon es wirklich ist, interessiert uns nicht. Die Gesamtwahrscheinlichkeit, homozygot aa zu sein, beträgt also $4 \times 1/64q = 1/16 \, q$.

Nun ist es aber auch noch möglich, daß ein derartiges Kind deshalb homozygot wird, weil es rein zufällig eines oder gar beide a-Allele von anderer Seite her bekommen hat. Ist aber 1/16 die Wahrscheinlichkeit, daß das Kind das gleiche Allel von einem gemeinsamen Großelternteil erhalten hat, so ergibt sich daraus von selbst, daß die Gegenwahrscheinlichkeit $1 - 1/16 = 15/16$ für alle anderen Fälle gilt, daß es also mit 15/16 Wahrscheinlichkeit ein bestimmtes Allel aus zwei verschiedenen Quellen erhielt. Wir sahen jedoch, daß dann die Chance, gerade zwei a-Allele zu erhalten, q^2 ist. Daraus ergibt sich für ein Kind, das einer Vetternehe 1. Grades entstammt, die Wahrscheinlichkeit, homozygot für das Allel a mit der Häufigkeit q zu sein:

$$P = \frac{1}{16} \, q + \frac{15}{16} \, q^2 = \frac{q}{16} \, (1 + 15q)^1 .$$

Diese Formel zeigt uns, daß bei seltenen recessiven Merkmalen *Kinder aus Blutsverwandtenehen wesentlich mehr erkrankungsgefährdet sind als Kinder aus anderen Ehen.* Betrachten wir das Beispiel $q = 0,01$. Dann ist $q^2 = 0,0001$, also 1/10000. Jeder 10000. Mensch, der nicht aus einer Verwandtenehe stammt, wird erkranken. Setzen wir unsere Werte in die Formel für P ein, so ergibt sich:

$$\frac{1}{16} \times 0,01 + \frac{15}{16} \times 0,0001 = 0,000719 .$$

Also selbst bei einem relativ so häufigen Leiden sind Kinder aus Vetternehen 1. Grades über siebenmal so gefährdet wie andere.

Diese Gefährdung von Kindern aus Verbindungen naher Verwandter ist der Menschheit von jeher bekannt; vielleicht ist in ihr eine der wesentlichsten Ursachen für die nicht nur bei Naturvölkern weit verbreiteten Exogamie-Gebote zu suchen, die sich in fast allen Kulturen bis zu der abendländischen in einer oder der anderen Form finden und sich auch bei uns nicht nur in der Gesetzgebung auswirken, sondern — jedenfalls was die Verbindungen zwischen Angehörigen der

---

[1] LENZ (1919); DAHLBERG (1929).

engeren Familie anbetrifft — zu den wirksamsten tabus gehören, die wir trotz aller Aufklärung noch besitzen.

Einzelne immer wieder erwähnte Ausnahmen, wie die dauernden Geschwister-ehen bei den ägyptischen Pharaonen und den Inkakönigen, bestätigen nur diese Regel. Immerhin zeigen sie, daß die Gefahr nicht in der Inzucht als solcher, sondern in den von ihr zutage geförderten recessiven Erbanlagen liegt. Das wird ja auch durch die enge und häufige Inzucht anschaulich gemacht, ohne die man in der Tier- und Pflanzenzüchtung nicht auskommt.

Die erste genetisch richtige Deutung der Vermehrung der Blutsverwandten-ehen unter den Eltern von Merkmalsträgern recessiver Anomalien findet sich in der zu Anfang (S. 11) besprochenen Arbeit von GARROD (1902) über die geneti-sche Grundlage der Alkaptonurie.

Nun fragen wir uns, wie oft in einer konkreten Bevölkerung Homozygote als Kinder aus Vetternehen 1. Grades und wie oft sie als Kinder nicht verwandter Eltern vorkommen werden. Dieses Verhältnis muß offensichtlich nicht nur von der Genhäufigkeit q, sondern auch von der Häufigkeit der Vetternehen 1. Grades c ab-hängen, und zwar ist die Häufigkeit recessiver Kinder aus derartigen Ehen:

$$c \frac{q}{16} (1 + 15q) \, .$$

Das Verhältnis der Häufigkeit von recessiven Kindern aus Vetternehen 1. Gra-des zu der aus allen Ehen wird daher:

$$k = \frac{c \dfrac{q}{16} (1 + 15q)}{(1 - c) \, q^2 + c \dfrac{q}{16} (1 + 15q)} = \frac{c(1 + 15q)}{16q + c(1 - q)} \, .$$

Dabei setzt sich der Nenner aus zwei Gruppen recessiver Merkmalsträger zusam-men: solchen, die aus Vetternehen 1. Grades stammen und solchen, die aus Ehen nicht miteinander verwandter Eltern hervorgegangen sind. Merkmalsträger aus anderen Typen von Verwandtenehen sind meist sehr selten und wurden hier vernachlässigt.

Diese Berechnung kann nun ausgenützt werden, um für eine bestimmte Bevölkerung q zu errechnen, wenn die übrigen Parameter bekannt sind. Das wird relativ häufig der Fall sein, da man ja meist ohne viel Mühe Nachricht darüber bekommen kann, wieviele der Merkmalsträger, die man bei einer Gesamterhebung erfaßt, blutsverwandte Eltern haben.

Nach q aufgelöst ergibt sich:

$$q = \frac{c(1 - k)}{16k - 15c - ck} \, .$$

Nun kann man aber q auch aus der Häufigkeit des Merkmals in der Bevölkerung errechnen, angenähert als:

$$aa = q^2 \qquad \sqrt{aa} = q \, , \quad \text{genauer als}$$

$$aa = q^2(1 - c) + c \frac{q}{16} (1 + 15q), \text{ wenn man die Verwandtenehen mit}$$

berücksichtigt. Vergleicht man diese beiden Schätzungen miteinander, so stellt man sehr oft überrascht fest, daß die erste wesentlich niedriger ausfällt als die zweite. Mit anderen Worten: Die Zahl der Verwandtenehen ist oft unter den Eltern der Merkmalsträger wesentlich mehr erhöht, als man es nach der Häufigkeit des Merkmals erwarten sollte.

Ein sehr instruktives Beispiel sahen wir auf S. 206f. bei der Taubstummheit. Damals, so erinnern wir uns, folgerten wir: Also gibt es nicht nur ein recessives Gen für die Taubstumm-heit, sondern deren mehrere, die nur jedes für sich entsprechend selten sind, so daß die oben abgeleitete Beziehung wieder zutrifft.

Der Vergleich der beiden auf verschiedenen Wegen gewonnenen Werte für q ist also ein Test zum Nachweis von Heterogenie bei recessiven Merkmalen.

Wie wir sahen, gab es bei der Taubstummheit eine ganze Reihe von Hinweisen darauf, daß Heterogenie vorliegt, und wir betonten schon, daß das hier noch einmal dargestellte Argument mit einiger Vorsicht behandelt werden muß. Zum Beispiel könnte eine über den erwarteten Wert hinausgehende Häufigkeit der Blutsverwandtschaft auch darauf beruhen, daß das Gen nicht in der gesamten Bevölkerung gleich häufig wäre, sondern daß es in bestimmten Isolaten besonders oft vorkäme. In diesen Isolaten aber kann außerdem, als eine ganz andere Folge der Isolation, auch die Zahl der Verwandtenehen gegenüber dem Bevölkerungsdurchschnitt wesentlich vermehrt sein.

Nun wenden wir uns einer anderen wichtigen Frage zu: Im Abschnitt über die Erbgänge sahen wir, daß es bei recessiven Merkmalen wegen der erwarteten Überzahl von gesunden Geschwistern und der Tatsache, daß die Eltern gesund zu sein pflegen und man oft Schwierigkeiten hat, die entfernteren Verwandten zu untersuchen, schwer sein kann zu entscheiden, ob das Merkmal überhaupt erblich ist. Mit Recht wird in diesen Fällen die Tatsache, daß unter den Eltern der Merkmalsträger Blutsverwandtenehen, also besonders Vetternehen 1. Grades vermehrt vorkommen, als eines der wichtigsten Argumente für Erblichkeit und recessiven Erbgang gewertet. Wie wir bereits sahen, tritt diese Vermehrung desto deutlicher hervor, je seltener das Merkmal ist, je kleiner also q ist. Daraus ergibt sich jedoch, daß sie desto weniger sichtbar ist, je häufiger das Merkmal, also je größer q ist. Wo liegt nun die Grenze, bei der praktisch überhaupt kein Unterschied mehr erkennbar ist? Eine einfache Berechnung kann uns das zeigen.

Zunächst betrachten wir den idealen Fall einer unendlich großen Bevölkerung. Nennen wir die Wahrscheinlichkeit zu erkranken für ein Kind aus einer Vetternehe 1. Grades x und die Wahrscheinlichkeit für ein Kind des Bevölkerungsdurchschnittes zu erkranken y, so ergibt sich:

$$x = \frac{15}{16} q^2 + \frac{1}{16} q \, , \quad y = q^2 \, .$$

Wann ist $x = y$? Setze ich die Gleichungen gleich, so folgt:

$$q = q^2 \, ; \quad q = 1 \, . \quad (\text{oder: } q = q^2 = c) \, .$$

Eine Gleichheit wird nur dann erreicht, wenn $q = 1$ ist, also praktisch niemals. Immerhin zeigt uns auch dieser Fall schon, daß der Unterschied bei größerem q so gering wird, daß es schwer sein dürfte, ihn praktisch nachzuweisen.

$q =$	0,50	0,20	0,10	0,05
$x =$	0,266	0,05	0,0156	0,0055
$y =$	0,25	0,04	0,01	0,0025
$\dfrac{x}{y} =$	1,064	1,25	1,56	2,20

Man sieht, daß für ein großes q die Erkrankungswahrscheinlichkeit für Kinder aus Vetternehen 1. Grades kaum noch größer ist als für Kinder aus dem Bevölkerungsdurchschnitt.

Die Abweichung vom obigen Ergebnis ist sehr gering, wenn wir die exakte Formel verwenden.

Ein Fall, bei dem diese Erwägungen praktisch wichtig wurden, ist die cystische Pankreasfibrose (Mucoviscidosis), und zwar die schwer verlaufende Frühform (Kap. VII, 8a), die sich bei Neugeborenen und kleinen Kindern findet. GOODMAN u. REED (1952) schätzten die Häufigkeit der Homozygoten auf etwa $q^2 = 0,0007$ — 0,001. Das ergäbe $q \approx 0,03$. In einem solchen Falle sind Vetternehen, wie uns ein Vergleich mit unserer Tabelle lehrt, bei Eltern von Patienten mit Pankreasfibrose nur gut doppelt so häufig wie in der durchschnittlichen Bevölkerung. Nehmen wir hier den noch hoch gegriffenen Wert $c = 0,01$ an, so ergibt sich, daß wir schon 100 Geschwisterschaften mit diesem Leiden untersuchen müßten, um höchstens drei Familien mit Blutsverwandtschaft der Eltern zu finden. Um einen Unterschied zur Durchschnittsbevölkerung statistisch zu sichern, wären noch weit größere Zahlen nötig.

Bei Panmixie und unendlich großer Bevölkerung, wie sie das Hardy-Weinberg-sche Gesetz annimmt, dürfte es nur unendlich selten zum Auftreten von Verwandtenehen kommen. Man kann nun diesen Gedankengang auch umkehren und, indem man die Voraussetzung der Panmixie festhält, fragen: *Wie groß sind also die Bevölkerungen oder Bevölkerungsgruppen, innerhalb deren Panmixie herrscht, wenn wir einen so hohen Prozentsatz von Verwandtenehen beobachten, wie dies tatsächlich der Fall ist?* Auf diesem Grundgedanken beruht die *Schätzung der Isolatgröße* nach DAHLBERG: n sei die Anzahl der Personen, aus denen ein Isolat durchschnittlich besteht, $1/2\,n$ also die Anzahl der Personen des anderen Geschlechtes. Nenne ich die durchschnittliche Kinderzahl/Ehe in dieser Bevölkerung b, so ist die durchschnittliche Anzahl von Vettern bzw. Cousinen, die jeder Mensch hat, $b(b-1)$, wie man sich leicht klarmacht, wenn man bedenkt: Jeder der beiden Eltern hat durchschnittlich $b-1$ Geschwister; jedes dieser Geschwister hat b Kinder. Das sind $2 \times b(b-1)$ Vettern und Cousinen. Davon kommt aber nur die Hälfte für eine Eheschließung in Frage, nämlich für ein junges Mädchen nur die Vettern, für einen jungen Mann nur die Cousinen; in jedem Fall $b(b-1)$. Nehme ich also an, daß die Vettern bzw. Cousinen die gleiche Chance haben, geheiratet zu werden, wie alle anderen Personen des anderen Geschlechtes im gleichen Isolat, so ergibt sich:

$$c = \frac{b(b-1)}{\dfrac{n}{2}},$$

woraus wir als Schätzung der Isolatgröße erhalten:

$$n = \frac{2b(b-1)}{c}.$$

Die entsprechende Rechnung läßt sich auch für andere Verwandtschaftsgrade durchführen.

Diese Berechnung der Isolatgröße nach DAHLBERG ist sicher wertvoll, wenn man sich mit ihrer Hilfe Vorgänge wie das Aufbrechen der Isolate im letzten Jahrhundert quantitativ klarmachen will; es wäre jedoch sehr voreilig, sofort eine konkrete Vorstellung damit zu verbinden, als ob wirklich in der Bevölkerung abgeschlossene Gruppen von der Größe n nebeneinander lebten. Einer der wichtigsten Gründe ist, daß *Verwandtenehen nicht rein zufällig zustande kommen*, sondern daß man da systematische Abweichungen beobachtet, die von Land zu Land wechseln. Eine gründliche Studie über diese Fragen verdanken wir MORTON (1955).

Tabelle 145. *Häufigkeit verschiedener Typen von Verwandtenehen in verschiedenen Bevölkerungen* (nach MORTON 1955)

	Onkel-Nichte bzw.Tante-Neffe	Vetternehen 1. Grades	Vetternehen 1½. Grades (z.B. Vetter, Tochter der Cousine)	Vetternehen 2. Grades	Gesamtzahl der Ehen
Japan[1]	1	2683	809	1116	66417
Japan[2]	?	689	160	187	6150
Österreich[3]	63	840	109	309	117431
England[4]	4	340	3	67	59551
Brasilien[5]	22	2185	830	1124	43082

[1] Schwangerschafts-Registrierung in Hiroshima und Nagasaki (vgl. S. Kap. VI, 7c).
[2] Ehen in 7 Ortschaften (KIDA, KONOKOGI und KOJIMA 1949).
[3] Katholische Eheschließungen der Erzdiözese Wien (OREL 1932).
[4] Eltern von Hospitalpatienten (BELL 1940).
[5] Staat Minau Gerais (FREIRE-MAIA 1952).

Tabelle 146. *Schätzung der Isolatgröße auf Grund der Daten von Tab.* 145 (nach MORTON)

Bevölkerung	Onkel-Nichte und Tante-Neffe	Vettern und Cousinen 1. Grades	Vettern und Cousinen 1½. Grades	Vettern und Cousinen 2. Grades
Japan	130000	100	660	950
Japan	?	40	310	530
Österreich	3700	560	8600	6100
England	30000	700	160000	14000
Brasilien	3900	80	420	610

Hier finden wir die Anzahl verschiedener Verwandtenehen sowie die daraus resultierenden Schätzungen der Isolatgröße für verschiedene Länder nebeneinander gestellt. Wir sehen sofort, daß ganz groteske Abweichungen bestehen, die uns anzeigen, daß die Voraussetzung der Panmixie innerhalb des Isolates nicht zutrifft.

MORTON trieb die Analyse noch weiter, indem er die in Japan beobachteten Vetternehen 1. Grades nach Typen aufgliederte. So können Vetter und Cousine etwa Mütter haben, die Schwestern sind, oder sie haben Väter, die Brüder sind, oder die Mutter des Mannes ist Schwester des Vaters der Frau oder umgekehrt. Es stellte sich heraus:

Nicht nur die Heiratswahrscheinlichkeiten für väterliche und mütterliche Vettern und Cousinen sind verschieden, sondern in allen Bevölkerungen ist die Heiratswahrscheinlichkeit größer, wenn die Mutter des Ehegatten die Schwester des Vaters der Ehefrau ist, als wenn die Mutter der Frau die Schwester des Vaters des Ehemannes ist.

Es soll hier nicht unsere Aufgabe sein, Vermutungen über die Gründe anzustellen, die zu diesen Verschiebungen geführt haben könnten; wir wollen nur festhalten, daß diese Tatsache *gegen das zufällige Zustandekommen von Verwandtenehen spricht*. Somit trägt sie dazu bei, die Schätzung der Isolatgröße aus der Zahl der Verwandtenehen zu einer reichlich abstrakten und der beobachteten Wirklichkeit wenig entsprechenden Prozedur zu machen.

b) Der „Inzuchtkoeffizient"[1]

Wenn auch in menschlichen Bevölkerungen in der Regel der größte Teil der Inzucht auf die Vetternehen 1. Grades zurückgeführt werden muß, so tragen doch auch andere Typen von Verwandtenehen und die Verwandtschaftsverhältnisse in früheren Generationen dazu bei. So ergibt sich die Notwendigkeit, ein allgemeines Maß für den Inzuchtgrad eines Individuums, einer Ehe oder einer Bevölkerung zu gewinnen. Nachdem frühere Inzuchtmaße bei genauerer Analyse bestimmte Nachteile erkennen ließen, hat sich der „*Inzuchtkoeffizient*"[2] von S. WRIGHT allgemein eingeführt.

Definition: In einer panmiktischen Bevölkerung verteilen sich die Genotypen für ein autosomales Genpaar A, a (Häufigkeit p, q) nach dem Hardy-Weinberg-Gesetz im Verhältnis: $p^2 + 2pq + q^2$. Dieses Verhältnis gilt für alle autosomalen Allelenpaare. Enthält der Genotyp N solcher Paare (1, 2, 3 . . . i . . . N) mit den Genhäufigkeiten p_i, q_i, so gilt für den Grad von Heterozygotie bei Panmixie:

$$2 \sum_{}^{N} \frac{q_i\, p_i}{N}$$

Homozygotie:

$$\sum_{}^{N} \frac{q_i^2 + p_i^2}{N}.$$

---

[1] Darstellung im wesentlichen nach W. LUDWIG (1944).
[2] Inbreeding coefficient.

Die Summe beider ist 1^1. Der Heterozygotiegrad zeigt an, für welchen Anteil von autosomalen Genen, für die zwei Formen A_i, a_i vorkommen, irgendein Individuum im Durchschnitt heterozygot ist. Bezogen auf ein einzelnes Gen[2] zeigt er an, mit welcher Wahrscheinlichkeit ein Individuum für dieses Allelenpaar heterozygot ist bzw. welcher Bruchteil der Bevölkerung dafür heterozygot ist.

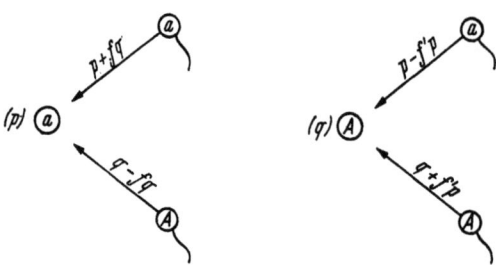

Abb. 272. Schema der Befruchtungs-Wahrscheinlichkeit. Laut Text wird $F = F'$ (n. LUDWIG 1944)

Nun betrachten wir die Inzucht (Abb. 272 nach LUDWIG).

Eine Eizelle enthalte das Gen a. Bei Panmixie sind die Wahrscheinlichkeiten dafür, daß diese Eizelle von einer Samenzelle mit A befruchtet wird, p, daß sie von einer Samenzelle mit a befruchtet wird, q. Sind die beiden Ehepartner aber verwandt, so haben sie überzufällig viele Gene gemeinsam.

Demzufolge erhöht sich der letzte Wert auf $(q + Fp)$, der erste vermindert sich auf $(p - Fp)$. Dabei ist F eine zunächst noch unbekannte, von Fall zu Fall verschiedene Größe. — Entsprechendes gilt für die A-Eizellen, die in der relativen Häufigkeit p vorhanden sind; der F entsprechende Wert sei F' genannt (Abb. 272, re.). Da bei autosomalem Erbgang in Abb. 272 links und rechts gleich viele Aa-Individuen entstehen müssen (bei Panmixie und autosomalem Erbgang zeigen beide Eltern die gleiche Verteilung der Gene A, a nach dem Hardy-Weinberg-Gesetz und haben den gleichen Erbeinfluß auf die Kinder), muß $pq(1 - F)$ $= qp(1 - F)$ sein, also $F = F'$.

Die Größe F ist der Inzuchtkoeffizient.

Er bedeutet: Ehen vom Inzuchtgrad F liefern Nachkommen nicht im Hardy-Weinberg-Verhältnis, sondern im Verhältnis:

$$\begin{array}{ccccc} \mathrm{AA} & : & \mathrm{Aa} & : & \mathrm{aa} \\ (p^2 + Fpq) & : & 2(1 - F)\,pq & : & (q^2 + Fpq) \end{array}$$

Die Häufigkeit der Heterozygoten ist also um den Bruchteil F vermindert, und Entsprechendes würde für jedes andere autosomale Genpaar gelten. Eine Ehe vom Inzuchtsgrad F liefert eine Nachkommenschaft, deren Heterozygotiegrad gegenüber der Panmixie im Durchschnitt um den Bruchteil F vermindert ist. Der Homozygotiegrad ist entsprechend erhöht.

Beispiel: Die Gene A und a kommen in Häufigkeiten $p = 0{,}75$ und $q = 0{,}25$ vor. Bei Panmixie gehen aus einer Ehe im Durchschnitt $0{,}75^2 + 0{,}25^2 = 0{,}625 = 62{,}5\%$ Homozygote, $2 \cdot 0{,}75 \cdot 0{,}25 = 0{,}375 = 37{,}5\%$ Heterozygote hervor. Ehen vom Inzuchtsgrad $F = 0{,}2$ dagegen liefern $37{,}5\,(1 - 0{,}2) = 30\%$ heterozygote und 70% homozygote Nachkommen.

Aus der Definition von F für eine Ehe läßt sich die Definition für ein Individuum leicht ableiten: Es hat einen Inzuchtkoeffizienten F, wenn es aus einer Ehe mit diesem Inzuchtkoeffizienten stammt. Daraus folgt aber, daß auch sein eigener Heterozygotiegrad im Durchschnitt um den Betrag F vermindert ist. Betrachten wir wieder ein Genpaar A, a mit den relativen Häufigkeiten p und q, so beträgt die Wahrscheinlichkeit für Heterozygotie bei einem Individuum aus einer Inzuchtehe auch für dieses Genpaar $2(1 - F)\,pq$ anstelle von $2pq$ bei einer Person, die nicht aus einer Inzuchtehe stammt.

---

[1] Der Standardisierung auf 1 dient der Nenner N in beiden Ausdrücken.
[2] Dabei fallen die Summenzeichen weg, und N wird 1.

Die Berechnung von F. Für die Berechnung von F aus konkreten Daten hat WRIGHT ein graphisches Verfahren angegeben[1]: Man stellt zu dem Inzuchtehepaar (M = Mütter; V = Väter) den Stammbaum auf und markiert alle Ahnen, die unter den Vorfahren beider vorkommen (gemeinsame Ahnen). Dann wählt man einen der am wenigsten weit zurückliegenden gemeinsamen Ahnen, verbindet M mit V durch alle möglichen voneinander verschiedenen Streckenzüge („Pfade"), die 1. über diesen Ahnen führen, 2. aus lauter Strecken zwischen Eltern und Kindern bestehen und 3. keine Person mehr als einmal berühren, und zählt die Schritte jedes Pfades. (Es gebe für diesen Ahnen x Pfade mit den Schrittzahlen $m_1 \ldots m_x$). Genauso verfahre man mit den übrigen gemeinsamen Ahnen. Ergeben sich insgesamt ($\Sigma\, x_i$) r solcher Pfade, dann gilt unter der Voraussetzung, daß von den gemeinsamen Ahnen keiner seinerseits ingezüchtet ist:

$$F = \frac{1}{2}\left(2^{-m_1} + 2^{-m_2} \cdots + 2^{-m_r}\right) = \frac{1}{2}\sum_{i=1}^{r} 2^{-m_i}\,.$$

Ist jedoch einer der gemeinsamen Ahnen selbst ingezüchtet, d. h. sind seine beiden Eltern verwandt, dann müßten die Posten (2^{-m_i}) aller über diesen gemeinsamen Ahnen führenden Pfade mit $(1 + F^*)$ multipliziert werden, wobei F^* der Inzuchtkoeffizient dieses Ahnen ist.

Zu der Formel für F gelangt man durch die folgende einfache Überlegung:

Ein Kind hat mit einem Elternteil immer 1/2 seiner Erbanlagen gemeinsam, mit einem Großelternteil durchschnittlich 1/4, mit einem Urgroßelternteil 1/8 usw. Führt nun von der Mutter (M) zu einem Ahnen (A) ein Zug zu a Strecken, so haben M und A im Durchschnitt 2^{-a} ($= 1/2^a$) Erbanlagen gemeinsam. Führt vom Vater (V) zu dem Ahnen A ein Zug von b Strecken, so hat V mit A im Mittel 2^{-b} der Erbanlagen gemeinsam. Daraus folgt, daß V und M $2^{-a} \cdot 2^{-b} = 2^{-m}$ gemeinsam haben, wobei m die Länge dieses Pfades bedeutet. Diese Summe ist deshalb durch 2 zu dividieren, weil auf die von beiden Eltern überkommenen Erbanlagen eines Kindes aus der Ehe von M und V geschlossen wird[2].

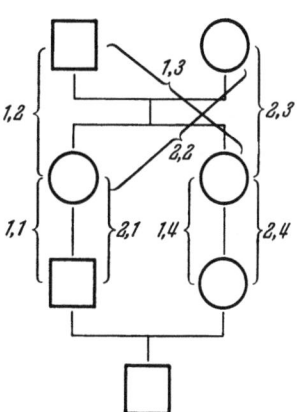

Abb. 273. Schema einer Vetternehe 1. Grades mit Berechnung von F. 4 Pfade (1,1—1,4), die vom Vater über den mit seiner Frau gemeinsamen Großvater führen, und 4 Pfade (2,1—2,4), die über die gemeinsame Großmutter laufen

Beispiele für die Berechnung von F:

Als erstes Beispiel betrachten wir eine gewöhnliche Vetternehe 1. Grades (Abb. 273).

Es liegen 4 Pfade zwischen Vater und Mutter, die über den gemeinsamen Großvater laufen, und gleichzeitig 4 Pfade, die über die gemeinsame Großmutter laufen. Daraus ergibt sich die Berechnung für F:

$$F = \frac{1}{2}\sum_{i=1}^{r} 2^{-m_i} = \frac{1}{2}\left(2^{-4} + 2^{-4}\right) = \frac{1}{2} \cdot \frac{2}{16} = \frac{1}{16}\,.$$

Wir erinnern uns, daß wir dieses Produkt 1/16 schon oben in anderem Zusammenhang kennengelernt haben.

Als nächstes Beispiel betrachten wir einen Vater-Tochter-Inzest (Abb. 274). Hier ist nur ein Pfad vorhanden. Es ergibt sich:

$$F = \frac{1}{2} \cdot 2^{-1} = \frac{1}{4}\,.$$

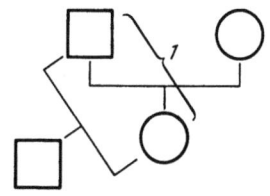

Abb. 274. Vater-Tochter-Inzest. Es ist nur ein Pfad vorhanden

Das dritte Beispiel sei der Bruder-Schwester-Inzest (Abb. 275):

$$F = \frac{1}{2}\left(2^{-2} + 2^{-2}\right) = \frac{1}{2}\left(\frac{1}{4} + \frac{1}{4}\right) = \frac{1}{4}\,.$$

---

[1] Methode der path coefficients; eine sehr eingehende Diskussion bei Li (1955).
[2] Für eine weniger saloppe Beweisführung vgl. Li (1955).

Beim Menschen läßt sich *F* leicht ermitteln, weil nur relativ lose Inzucht vorkommt und die familiären Verhältnisse einfach liegen. Anders in der Tierzucht.

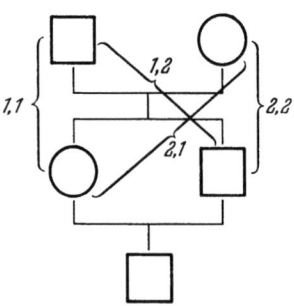

Hier kommt es zu überaus komplizierten Systemen. Daher wird dann die hier geschilderte Methode rasch unhandlich, und es empfiehlt sich, Matrizen-Algebra zu Hilfe zu nehmen[1].

Praktisch genügt es beim Menschen meist, sich bei der Berechnung auf etwa 3—5 Generationen zu beschränken. Liegt z. B. ein gemeinsamer Ahne 5 Generationen zurück, so hat der zugehörige Pfad 10 Schritte; er trägt also zu *F* nur $1/2 \cdot 2^{-10} = 1/2048$ bei.

Abb. 275. Bruder-Schwester-Inzest

Bisher betrachteten wir nur den Inzuchtgrad von Ehen und den aus ihnen hervorgehenden Individuen. Mit BERNSTEIN (1930) kann man jedoch auch von dem Inzuchtgrad einer ganzen *Bevölkerung* sprechen. *Er ist das arithmetische Mittel der F-Werte aller in dieser Bevölkerung (und in einem gewissen Zeitraum) geschlossenen Ehen.* BERNSTEIN *nannte ihn* α.

Tabelle 147. *Enthält die Werte von F durch beim Menschen vorhandene Typen von Verwandtenehen. (Es sind nur die männlichen Verwandten genannt. Für weibliche Verwandte gilt das gleiche) (nach* LUDWIG, *erweitert)*

Grad der Verwandtschaft	*F*
Vater, Sohn, Bruder	1/4
Großvater, Enkel, Onkel, Neffe, doppelter Vetter 1. Grades, Halbbruder . .	1/8
Urgroßvater, Urenkel, Großeltern — Bruder, Halbonkel, Vetter 1. Grades usw	1/16
Vetter $1^1/_2$. Grades, Halbbruder des Vetters 1. Grades usw.	1/32
Vetter 2. Grades	1/64

c) Der Rückgang der Inzucht und seine Wirkung auf die Gen- und Phänotypen-Häufigkeit in einer bestimmten Bevölkerung

Nun fragen wir uns, welche Wirkung das Vorkommen von Verwandtenehen auf die *Genhäufigkeit* in einer bestimmten Bevölkerung hat. Die Antwort ist sehr einfach die, daß eine über lange Zeit gleichbleibende Inzucht und Isolation überhaupt keine systematischen Veränderungen von Genhäufigkeiten nach sich zieht. Nur die Proportion der Zygoten hat sich geändert, d. h. die Homozygoten sind vermehrt, die Heterozygoten sind vermindert. Wenn diese Vermehrung oder Verminderung jedoch bei gleichbleibendem Anteil von Verwandtenehen in der Zeit konstant ist, dann werden wir auch ohne genauere Ableitung verstehen, daß kein Anlaß zu einer Änderung der Genhäufigkeiten vorliegt.

Das gleiche gilt auch für einen etwas anderen, sehr wichtigen und formal verwandten Fall, die phänotypische *Paarungssiebung* (phenotypic assortative mating).

Betrachten wir nun die oben für eine panmiktische Bevölkerung dargestellten Selektionsformen etwa in einer Bevölkerung mit Inzucht, wie sie beim Menschen vorkommt, so finden wir prinzipiell genau die gleichen Verhältnisse, nur quantitativ etwas verschoben. Sind etwa die Homozygoten häufiger, so wird auch eine gegen sie gerichtete Selektionsform wirksamer sein.

Gerade hier kommen wir aber an den Punkt, wo tatsächlich wesentliche Veränderungen der Genhäufigkeiten im Zusammenhang mit den Phänomenen der

---

[1] Für eine genauere Schilderung der auf diesem Gebiet jetzt gebräuchlichen Methoden vgl. KEMPTHORNE (1957).

Isolation praktisch zu berücksichtigen sind. Die Genhäufigkeiten zeigen nämlich nur dann keine systematischen Veränderungen, wenn der Inzuchtgrad einer Bevölkerung in der Zeit gleich bleibt.

Dies ist aber, wie schon mehrfach hervorgehoben, bei den westeuropäischen Völkern seit etwa 100 Jahren nicht mehr der Fall, sondern wir beobachten hier ein Phänomen, das als "break up of isolates" bezeichnet wird: *Die Inzucht*, gemessen an der relativen Anzahl der Verwandtenehen, *ist in raschem Zurückgehen begriffen*, wie zahlreiche, in den wesentlichen Punkten übereinstimmende Befunde erkennen lassen. Es ist nicht immer leicht und erfordert einen relativ großen Arbeitsaufwand, die Zahl der Verwandtenehen einer Bevölkerung festzustellen. Oft macht man sich dabei die Tatsache zunutze, daß die katholische Kirche Vetternehen 1. Grades prinzipiell zwar verbietet, aber in Einzelfällen auf Antrag besondere Dispense erteilt. Die Unterlagen über die Zahl der erteilten Dispense befinden sich bei den bischöflichen Ordinariaten, von denen man meist die Anzahl dieser Dispense in einem bestimmten Zeitraum erfahren und zur Gesamtzahl der katholischen Trauungen in der betreffenden Diözese im gleichen Zeitraum in Beziehung setzen kann.

In den letzten Jahren sind über die Häufigkeit von Verwandtenehen viele Befunde in verschiedenen Ländern zusammengetragen worden. Wir nennen u. v. a. Schweden[1], Brasilien[2], Belgien[3], USA[4], Frankreich[5], Japan[6], Deutschland[7]. Sie ergeben ein recht vielgestaltiges Bild, das aber im Rahmen dieser Arbeit nicht im einzelnen nachgezeichnet werden kann. Einen guten Überblick über die Weltliteratur gibt FREIRE-MAIA (1957). In unserer Tab. 148 a, b, c dagegen können wir nur eine Auswahl geben. In westeuropäischen und nordamerikanischen Bevölkerungen ist die vorherrschende Tendenz eine deutlich abfallende; die absolute Zahl der Vetternehen 1. Grades ist niedrig und in der Regel wesentlich unter 1%. In anderen Bereichen (z. B. Brasilien) und in abgelegenen ländlichen Gebieten, die eine Tendenz zur Isolatbildung zeigen, kann sie wesentlich höher sein; eine Abnahme braucht nicht die Regel zu sein (ALSTRÖM 1958).

Eine besonders gründliche Bearbeitung der Verteilung von Verwandtenehen in einem großen Lande (auf Grund von Dispensnachweisen der bischöflichen Ordinariate) verdanken wir FREIRE-MAIA (1952, 1957 a, b) für Brasilien. Einen Überblick über den Grad der Inzucht gibt die Abb. 276.

Auffällig sind die großen Unterschiede in der Häufigkeit der Verwandtenehen innerhalb des Landes. Die Gründe dafür sind mannigfaltiger Natur. Der soziologisch-ökonomische Status des Südens (manchmal als Neu-Brasilien bezeichnet) unterscheidet sich jedoch wesentlich von den übrigen Teilen des Landes; der Süden ist „moderner" in kultureller und ökonomischer Hinsicht, Mobilität und Dichte der Bevölkerung, Verhältnis von Stadt- und Landbevölkerung usw. Alle diese Faktoren scheinen bei der Verminderung der Zahl der Verwandtenehen mitgewirkt zu haben. Dabei scheinen ökonomisch-soziologische Faktoren wirksamer zu sein als die Bevölkerungsdichte.

Die Untersuchungen ALSTRÖMs (1958) brachten die interessante Tatsache ans Licht, daß es zu Anfang des 18. Jahrhunderts in Schweden fast keine Vetternehen 1. Grades gab; erst im Laufe des 18. Jahrhunderts findet sich ein Anstieg.

---

[1] BÖÖK (1956), LARSON (1956, 1957); ALSTRÖM (1958).
[2] FREIRE-MAIA (1953, 1957).
[3] DERAEMAEKER (1958).
[4] SLATIS (1958), WOOLF u. Mitarb. (1956).
[5] SUTTER u. TABAH (1952).
[6] Vgl. SCHULL (1958).
[7] v. VERSCHUER (1954); MÜLLER (1953); ZERBIN-RÜDIN (1957).

Besonders bei den Arabern dagegen herrscht schon seit vielen hundert Jahren die Sitte, möglichst immer den Vetter oder die Cousinen 1. Grades zu heiraten; diese Sitte beginnt erst jetzt, sich mancherorts aufzulösen.

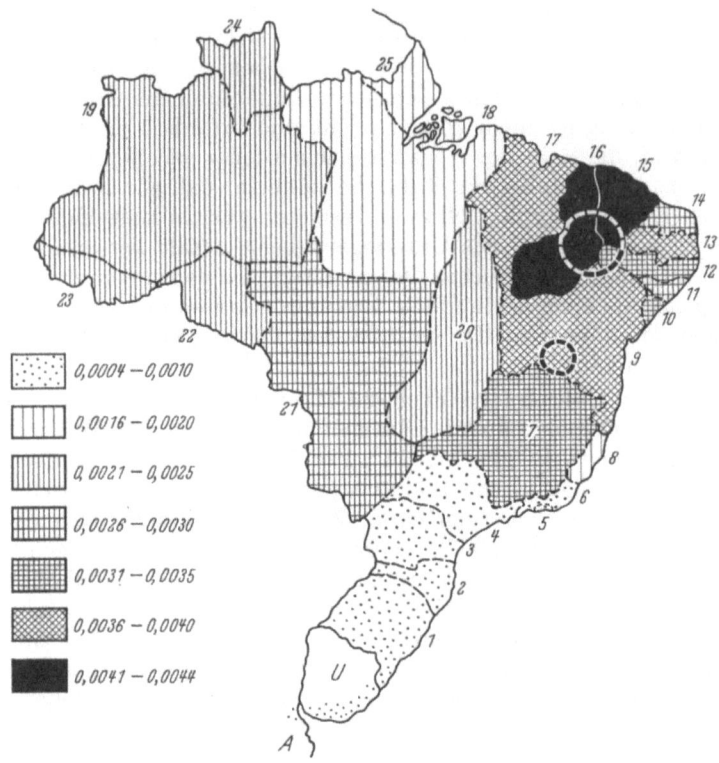

Abb. 276. Häufigkeit der Verwandtenehen (Werte von α) in verschiedenen Teilen Brasiliens. Südstaaten: 1. Rio Grande de Sul, 2. Santa Catarina, 3. Paraná, 4. Sao Paolo. Wenn nur Vetternehen 1. Grades vorlägen, gälte: $c = \alpha \cdot 16$; z. B. $\alpha = 0{,}0004$, $c = 0{,}0064 = 0{,}64\%$

Der Rückgang der Verwandtenehen in großen Teilen der Welt hat verschiedene Gründe:

Einmal ist die durchschnittliche Kinderzahl zurückgegangen. Allein das hätte auch bei absolut gleichbleibender Größe der Isolate zu einem Zurückgehen der Inzucht führen müssen. Wir erinnern uns, für die Isolatgröße nach DAHLBERG (1929) die Beziehung: $n = \dfrac{2b(b-1)}{c}$ gefunden zu haben.

Vermindern wir nun die Kinderzahl b, so müssen wir auch c um den gleichen Faktor vermindern, damit n erhalten bleibt. Der Rückgang der Kinderzahl führt zu einem proportionalen Rückgang der Inzucht.

Aber dieser Grund ist nur der weniger wichtige. Viel wesentlicher ist, daß die Änderung der Lebensbedingungen für die meisten Menschen tatsächlich dazu geführt hat, daß die meisten Isolate im wahrsten Sinne des Wortes zerbrochen sind. Wichtig ist vor allem die Industrialisierung, die dazu geführt hat, daß große Menschenmengen an bestimmten Zentren zusammenströmten und hier natürlich Ehepartner fanden, die aus ganz anderen Gegenden stammten. — Mit der Industrialisierung und der Entwicklung der Verkehrsmittel war eben für den einzelnen eine viel größere Beweglichkeit verbunden, als man sie früher gekannt hatte. In den letzten Jahrzehnten kamen gerade in Mitteleuropa noch die großen Wanderungen und die Verjagung von Millionenbevölkerungen aus ihrer Heimat im Zusammenhang mit den politischen Wirren hinzu, wodurch die letzten Reste von Isolatbildung zerstört wurden.

Tabelle 148 a—c. *Häufigkeit der Vetternehen ersten Grades in bestimmten Bevölkerungen*
a. *Ländliche Isolate und Bevölkerungen ohne Rückgang der Inzucht*

Land und Autoren	Zahl der Ehen	Zeitraum	Zahl der Vettern-Ehen I. Grades in %
Deutschland:			
a) Ländliches Gebiet in Württemberg (SPINDLER, 1922)	435	1875—1920	3 Gemeinden 2,7; 0,7; 2,5
b) Ländliche Gebiete im Rheinland (NOLLENBURG, 1932)	376	1840—1889	7,71
c) Ländliches Gebiet in Bayern (WULZ, 1925)	16182	1848—1922	0,6
d) Juden in Hohenzollern-Isolat (REUTLINGER, 1922)	117	1875—1920	16,2
Indien: (SANGHVI, 1954)			
a) Kaste der Parses	512	1950	12,9
b) Kaste der Marathas	137	1950	11,7
Schweden:			
a) Nordschw. Landgemeinden (BÖÖK, 1946)	1315	vor 1949	2,21
b) Westschwedische Landgemeinden (BÖÖK u. MAWE, 1955)	1105	a) 1925 b) 1954	1,2 1,3
c) Südschwedische Landgemeinden	574	1901—1952	1,7
Japan: (SCHULL 1958) Beispiele:			
Kobe	8211		3,9
Hiroshima	27934	1946-1955	3,4
Nagasaki	33219		4,8

(Eine Tabelle, in der aus der japanischen Literatur Angaben aus nicht weniger als 58 — meist kleineren — Orten zusammengestellt sind, findet sich bei SCHULL, 1958.)

b. *Westeuropäische Durchschnittsbevölkerung der letzten Jahrzehnte*

Land und Autoren	Zahl der Ehen	Zeitraum	Zahl der Vetternehen 1. Grades in %
Deutschland:			
a) Erzdiözese Köln (PANSE u. KRINGS, 1949)	1000000	1898—1943	0,37
b) Diözese Osnabrück (HOGE, 1952)	19941	1946—1950	0,241
c) Diözese Münster (MÜLLER, 1953)	100759	1944—1951	0,165
d) Oldenburgische Dekanate	43167	1899—1951	0,088
England:			
Krankenhaus-Patienten (BELL, 1940)	59551	vor 1940	0,57
Österreich:			
Erzdiözese Wien (OREL, 1932)	117431	1901—1930	0,718

Die damit verbundene Änderung von α muß die natürliche Auslese gegen recessive Anomalien erheblich geändert haben, wie sich leicht zeigen läßt[1]:

---

[1] Vgl. WRIGHT 1931, für eine genaue formale Behandlung und Diskussion der Verhältnisse beim Menschen vgl. HALDANE (1939).

c. Abnahme der Häufigkeit der Vettern-Ehen ersten Grades (nach BELL, 1940)

Jahr	Preußen		Bayern		Frankreich	
	Zahl der Ehen	Vetternehen 1. Grades	Zahl der Ehen	Vetternehen 1. Grades	Zahl der Ehen	Vetternehen 1. Grades
1875—1880	1286339	0,71	188973[1]	0,87	1410889	1,03
1881—1885	1104219	0,69	182553	0,75	1420383	1,02
1886—1890	1180661	0,85	192008	0,60	1110050	0,98
1891—1895	1244390	0,51	210584	0,48	1143219	0,86
1896—1900	1400381	0,44	241574	0,46	1463468	0,90
1901—1905	1450203	0,42	242606	0,42	1495595	0,87
1906—1913	—	—	—	—	2470586	1,02
1911—1915	1436963	0,35	215291	0,35	—	—
1914—1919	—	—	—	—	1350863	0,97
1916—1920	1678775	0,32	303709	0,38	—	—
1921—1926	2122300	0,20	305906[2]	0,31	—	—
1926—1933	—	—	474268	0,20	—	—

[1] Zahlen für die Zeit 1876—1880.
[2] Zahlen für die Zeit 1921—1925.

Für neuere, ähnliche Aufstellungen vergleiche FREIRE-MAIA, 1952; PANSE u. KRINGS, 1949; MÜLLER, 1953; LARSON, 1956.

Bringt ein recessives Allel, das in der Häufigkeit q vorkommt, für die Homozygoten aa einen Selektionsnachteil s mit sich, dann ist diese Selektion bei Panmixie bei einem Anteil q^2 wirksam. Nennen wir die Gesamtzahl der Bevölkerung n, so werden in einer Generation nq^2s Belastete ausgemerzt; es verschwinden also $2nq^2s$ der Allele a. Herrscht jedoch in dieser Bevölkerung Inzucht vom Grade α, so gehen je Generation $2n(q^2+\alpha q)s$ Allele verloren. Nimmt man eine gleichbleibende Mutationsrate $A \to a$ und selektionistische Neutralität der Heterozygoten an, so muß sich in einer panmiktischen Bevölkerung ein Gleichgewicht zwischen Mutation und Selektion einstellen, indem genauso viele Allele a durch Selektion verschwinden wie durch Mutation neu aufgetreten sind.

$$2n\mu = 2nq^2s \quad \text{oder} \quad \mu = q^2s \ ; \quad q^2 = \frac{\mu}{s} \ ; q = \frac{\sqrt{\mu}}{s} \ .$$

Besteht jedoch Inzucht, dann lautet die Gleichgewichtsbedingung

$$2n\mu = 2n(q^2+\alpha pq)s$$
$$\mu = (q^2+\alpha pq)s$$
$$q^2+\alpha pq = \frac{\mu}{s}$$
$$q = \sqrt{\frac{\mu}{s} - \alpha pq}$$

d. h. der sich ergebende Wert q liegt auf jeden Fall unter dem, welcher sich bei Panmixie ergeben würde; denn alle drei anderen Parameter (s, μ, α) sind ja als konstant angenommen.

In einer für ein schädliches recessives Gen im genetischen Gleichgewicht zwischen Mutation und Selektion befindlichen Bevölkerung mit Inzucht ist die Häufigkeit des recessiven Phänotyps genauso groß wie in einer panmiktischen Bevölkerung. Die Genhäufigkeit des betreffenden Gens ist jedoch niedriger. Das Ausmaß des Unterschiedes für verschiedene Werte von q, s und α zeigt die Tab. 149 (nach LUDWIG, 1944).

Vermindert sich jedoch die Inzucht, dann ist auch das genetische Gleichgewicht aufgehoben; es sind auf einmal zu wenig a-Allele vorhanden, und die Zahl der Homozygoten geht zurück. Infolgedessen werden nun weniger Gene a selektioniert. Da aber die Mutationsrate gleich bleibt, hat die Abnahme der Selektion eine Zunahme der Genhäufigkeit q zur Folge. Diese Verhältnisse wurden durch HALDANE (1939) mathematisch untersucht. Hier genügt die Feststellung: Während die Zahl der Homozygoten bei Abnahme der Inzucht abrupt zurückgeht, benötigt die Zunahme der Genhäufigkeit sehr viele Generationen. Wir betrachten ein konkretes Beispiel: Nach HALDANE und MOSHINSKY (1939) liegt α für europäische Bevölkerungen zwischen 0,003 und 0,005. Nehmen wir an, es betrage 0,001. Nehmen wir außerdem an: $\mu = 10^{-5}$, $s = 1/2$. In diesem Falle läßt sich errechnen, daß 111 Generationen erforderlich wären, bis eine durch Rückgang von α verursachte Störung des genetischen Gleichgewichtes sich zur Hälfte wieder ausgeglichen hätte. Rechnen wir eine Generation vorsichtig zu 25 Jahren, so ergibt das 2800 Jahre.

Tabelle 149. *Häufigkeit q eines Defektallels (Mutationsrate μ, Selektionsnachteil s) im Gleichgewicht bei Inzucht vom Grade α (nach* LUDWIG, *1944)*

	$\mu = 3 \cdot 10^{-6}$ $s = 0{,}001$ $q_0 = 0{,}055$	$\mu = 3 \cdot 10^{-6}$ $s = 0{,}01$ $q_0 = 0{,}0173$	$\mu = 3 \cdot 10^{-6}$ $s = 0{,}1$ $q_0 = 0{,}0055$	$\mu = 3 \cdot 10^{-6}$ $s = 1$ $q_0 = 0{,}0017$
$\alpha = 0$				
$\alpha = 0{,}001$	$q = 0{,}053$	$q = 0{,}0157$	$q = 0{,}0050$	$q = 0{,}0013$
$\alpha = 0{,}01$	$q = 0{,}049$	$q = 0{,}0131$	$q = 0{,}0024$	$q = 0{,}0003$
$\alpha = 0{,}1$	$q = 0{,}024$	$q = 0{,}0028$	$q = 0{,}0003$	$q = 0{,}0000$
$\alpha = 1$	$q = 0{,}003$	$q = 0{,}0003$	$q = 0{,}0000$	$q = 0{,}0000$

Nun können wir uns eine Vorstellung davon machen, wie die Wirkung des Aufbrechens der Isolate in den letzten 100 Jahren auf die Gen- und Merkmalshäufigkeit seltener recessiver Merkmale gewesen sein muß: *Die Merkmalshäufigkeit ging rasch zurück.* Da jedoch der Mutationsdruck nun in wesentlich geringerem Maße durch Selektion ausgeglichen wird, *steigt die Genhäufigkeit langsam an.* Damit wird — bei gleich niedriger Inzucht — auch die Zahl der Merkmalsträger ganz langsam im Laufe von Tausenden von Jahren wieder ansteigen, und zwar so lange, bis die alte Anzahl und damit ein Gleichgewicht zwischen Mutation und Selektion wieder erreicht ist. Sollten aber nach längerer Zeit aus irgendwelchen Gründen neue Isolate entstehen, so daß α plötzlich anstiege, so hätte dies *eine rasche Vermehrung von Patienten zur Folge, die an recessiven Erbkrankheiten leiden.*

Wie HALDANE betont, lebten die europäischen Juden teilweise noch relativ isoliert, und die Zahl der Verwandtenehen unter ihnen war hoch. Deshalb waren recessive Erbleiden bei ihnen besonders häufig. Auf Grund der oben angestellten Betrachtungen muß man aber annehmen, daß die Genhäufigkeiten bei ihnen besonders niedrig liegen. So ergibt sich der paradoxe Effekt, daß das Einheiraten phänotypisch gesunder Juden in die sonstige westeuropäische Bevölkerung trotz der relativ hohen Zahl recessiver Merkmalsträger bei den Juden selbst doch im Durchschnitt eine Verminderung von q zur Folge hätte, sich also eugenisch günstig auswirken würde.

d) Die Schätzung der Gesamtzahl homozygot schädlicher Gene, die in einer Bevölkerung vorhanden sind, auf Grund von Befunden in Blutsverwandtenehen

Die in den letzten Abschnitten dargestellten Beziehungen zwischen Verwandtenehen und recessiven Anomalien lassen sich auch für ein anderes Problem ausnutzen: Man kann sie verwenden, um zu berechnen, *wie viele Allele für derartige Anomalien* — oder ganz allgemein für homozygot schädliche Gene — *in einer bestimmten Bevölkerung vorhanden sind.*

Dieses Problem hat gerade in den letzten Jahren in Zusammenhang mit der Diskussion über „unsere Belastung mit Mutationen"[1] viel Beachtung gefunden.

Die allgemeine, uns interessierende Frage lautet:

Wie viele semiletale oder letale Mutationen trägt der Mensch durchschnittlich in seinen Keimzellen ? In bezug auf dominante und geschlechtsgebunden-recessive Mutationen ist diese Frage relativ leicht zu beantworten: Sie sind sehr selten; die allermeisten Menschen sind frei von solchen Genen.

Dagegen wissen wir von den recessiven Genen, daß ihre Häufigkeit in der Bevölkerung, also die Anzahl der Heterozygoten, gar nicht so gering ist. Berücksichtigt man, wie zahlreiche derartige Merkmale es gibt, und denkt man daran, wie die Ergebnisse entsprechender Paralleluntersuchungen an experimentellem Material ausfallen, so gelangt man doch zu erschreckend hohen Ziffern.

MULLER (1950/56) schätzte auf Grund sehr allgemeiner und notwendig ungenauer Erwägungen, jeder Mensch trage durchschnittlich 5—10 schädliche Mutationen heterozygot in sich. Allerdings meint er damit offenbar nicht nur solche Gene, die in homozygotem Zustande zu klar umrissenen Erbleiden führen, sondern darüber hinaus alle, die irgendeinen schädlichen Effekt haben. Bedenken wir, daß man jetzt immer erfolgreicher bei recessiven Merkmalen kleinere Defekte auch bei Heterozygoten nachweist (Kap. VII, 8a), so ist das wirklich eine erschreckend hohe Zahl, und man kann sich ausmalen, in wie hohem Maße vielleicht das Leben jedes einzelnen von uns durch die genetischen Defekte beeinträchtigt wird, die wir mit uns herumschleppen.

Um so mehr muß es uns interessieren, daß es mit Hilfe der Verwandtenehen gelingt, die Anzahl der Gene für recessive Erbleiden und allgemein der homozygot schädlichen Gene, die der Mensch durchschnittlich in heterozygotem Zustand mit sich herumträgt, direkt zu schätzen.

Der Grundgedanke ist folgender: Nahe Blutsverwandte haben einen bestimmten Teil ihrer Erbanlagen gemeinsam. Für einen entsprechenden Teil dieser Erbanlagen werden somit Kinder aus Blutsverwandtenehen homozygot werden. Stellt man also fest, ein wie großer Anteil von Kindern aus auslesefrei gewonnenen Blutsverwandtenehen homozygot für recessive Erbanlagen ist, so kann man bestimmte Rückschlüsse auf die Häufigkeit dieser Erbanlagen im Genom eines Menschen ziehen.

Schon ARNER (1908, zit. nach MORTON u. Mitarb., 1956) und HANHART, vgl. HANHART (1955), hatten das Prinzip dieser Methode angegeben. S. C. REED verwendete es für den speziellen Fall des Eltern-Kind- und Geschwister-Inzestes. Praktisch wichtiger und interessanter ist jedoch für uns die Vetternehe 1. Grades.

Eine entsprechende Methode wurde von SLATIS (1954) angegeben. Es gelang bisher allerdings noch nicht, die Häufigkeit des heterozygoten Vorkommens solcher Gene auf diesem Wege zuverlässig zu schätzen, die zu eindeutigen recessiven Erbleiden führen. Dagegen wurde ein allgemeinerer Ansatz mit wichtigen Ergebnissen weiter verfolgt: In Blutsverwandtenehen treten mehr Totgeburten und mißbildete Kinder auf als in anderen Ehen, und die Mortalität vor Erreichen des fortpflanzungsfähigen Alters ist höher. Der Gedanke liegt nahe, dieser Unterschied könne durch das Homozygotwerden von Letalfaktoren (Kap. VII, 1a) und schädlichen Genen bedingt sein. Auf Grund des früher zur Verfügung stehenden Materials aus europäischen Bevölkerungen war dieser Schluß nicht ohne weiteres berechtigt: Hier sind Verwandtenehen selten; sie kommen vor allem in abgelegenen ländlichen Gebieten vor, und wenigstens ein Teil der Totgeburten und der frühkindlichen Todesfälle könnte auf die schlechtere ärztliche Versorgung und ähn-

---

[1] Our load of mutations, Titel eines berühmten Vortrages von MULLER (1950).

liche Unterschiede in der Umwelt zurückzuführen sein. Außerdem wandern aktivere und wertvollere Personen öfter aus derartigen Isolaten in die Städte ab, gerade sie aber haben eine geringere Chance, heterozygot für die Gene mit homozygotem Letaldefekt zu sein. Diese Fehlerquelle könnte man ausschalten, indem man die Blutsverwandtenehen mit den Ehen von Geschwistern vergliche, die Nichtverwandte geheiratet haben. Nicht auf diese Weise auszuschalten ist ein anderer Fehler. Wie E. ZERBIN-RÜDIN (1957) zeigen konnte, weichen Personen, die Verwandtenehen eingehen, psychisch deutlich vom Bevölkerungsdurchschnitt ab: Besonders der männliche Teil leidet oft unter Kontaktschwierigkeiten, gerade in der Beziehung zum anderen Geschlecht, die er offenbar noch am ehesten innerhalb der Verwandtschaft überwindet. Wir haben aber Grund anzunehmen, daß solche Menschen auch für andere (und mehr) Faktoren mit homozygoter Letalwirkung heterozygot sind als der Bevölkerungsdurchschnitt[1].

Alle diese Einwendungen gegen die Methode treffen aber offenbar in Japan nicht zu. Verwandtenehen sind dort nicht nur häufig, sondern in vielen Fällen auch aus den verschiedensten, vor allem auch wirtschaftlichen Gründen sehr erwünscht. Demzufolge stellen sie eine im wesentlichen auslesefreie Bevölkerungsstichprobe dar. Deshalb sind die Untersuchungen von SCHULL (1958) über die Verwandtenehen in Japan, die im Rahmen der Nachuntersuchungen von Hiroshima und Nagasaki durchgeführt wurden[2], für die genannte Frage besonders wertvoll.

Bevor wir sie besprechen, soll jedoch die Methode kurz besprochen werden, mit der man diese Ergebnisse genetisch interpretiert. Sie wurde von MORTON, CROW und MULLER (1956) angegeben.

Diesen Autoren folgend, geben wir zunächst einige Definitionen: Wir unterscheiden zwischen dem gesamten Schaden durch nachteilige Mutationen, der in dem Erbgut eines Menschen vorhanden ist, und dem Schaden, der sich bei einem Menschen manifestiert. Beide werden in „Letaläquivalenten" ausgedrückt.

Ein Letaläquivalent ist eine Gruppe von Mutationen, die, verteilt auf verschiedene Individuen, durchschnittlich einen Tod aus genetischer Ursache bedingen würden; beispielsweise ein Letalfaktor oder zwei Mutationen, die jede in 50% der Fälle das Individuum töten würden.

Der Gesamtschaden/Gamete ist die durchschnittliche Anzahl von Letaläquivalenten in der Zygote, die vorhanden wären, wenn diese Zygote aus einer Verdoppelung aller Chromosomen der Gamete hervorginge. Der manifestierte Schaden/Gamete ist die durchschnittliche Anzahl von Letaläquivalenten dieser Gamete, die sich manifestieren würden, wenn sie sich in der üblichen Weise mit einer beliebigen anderen Gamete kombinierte und so die Zygote bildete.

Zunächst soll nun der gesamte genetische Schaden geschätzt werden. Betrachten wir einen einzelnen locus, so ist die Wahrscheinlichkeit, daß eine bestimmte Zygote die nachteiligen Wirkungen von Mutationen aus diesem locus überlebt:

$$1 - qFs - q^2(1 - F)s - 2q(1 - q)(1 - F)sh .$$

Dabei ist s die Wahrscheinlichkeit dafür, daß die für das mutierte Gen homozygote Zygote stirbt, h ist ein Maß für die Dominanz ($h = 0$ bei einem vollständig recessiven Gen; $h = 1$ für ein Gen, das heterozygot genauso oft den Tod einer Zygote verursacht wie homozygot). $F =$ der Inzuchtkoeffizient nach S. WRIGHT (vgl. oben). Er drückt die relative Anzahl der loci aus, die infolge von Blutsverwandtschaft der Eltern homozygot sind. $F = 1/16$ für Kinder aus Vetternehen 1. Grades, 1/64 für Kinder aus Vetternehen 2. Grades usw.

---

[1] Einen besonders eleganten Weg, diese Fehlerquelle auszuschalten, gab EDITH ZERBIN-RÜDIN (1961) an: Sie verglich unter mehrfach verheirateten Personen die Kinder aus einer Verwandtenehe mit den Kindern aus Ehen der gleichen Person mit Nicht-Verwandten. Das Material ist jedoch für Schlußfolgerungen noch zu klein.

[2] Diese Nachuntersuchungen wurden in Kap. VII, 9e ausführlich diskutiert.

qFs bedeutet demnach die Wahrscheinlichkeit des Todes durch Homozygotwerden infolge von Blutsverwandtschaft der Eltern. $q^2(1 - F)\,s$ bedeutet die Wahrscheinlichkeit des Todes durch Homozygotie, die nicht infolge von Blutsverwandtschaft der Eltern zustandegekommen ist.

$2q(1 - q)\,(1 - F)\,sh$ endlich bedeutet die Wahrscheinlichkeit des Todes durch Heterozygotie des betreffenden Genes.

Wir nehmen ferner an, verschiedene genetische und peristatische Todesursachen seien in ihrer Wirkung unabhängig voneinander. Unter dieser Voraussetzung ist der Anteil der Überlebenden:

$$S = \prod_{ij}(1 - x_i)\,[1 - q_j F s_j - q^2(1 - f)\,s_j - 2q_j(1 - q_j)\,(1 - F)\,s_j h_j]\,.$$

Dabei ist x die Wahrscheinlichkeit für eine bestimmte peristatische Todesursache. Das Produkt geht über alle x_i und über alle q_j mit den dazugehörigen s_j und h_j.

Da die Anzahl der mutierten Gene wie der peristatischen Todesursachen groß ist, die Wahrscheinlichkeiten jede für sich aber klein sind, geht dieser Ausdruck in den folgenden über:

$$S = e - \Sigma x - F\Sigma qs - (1 - F) - \Sigma q^2 s - 2(1 - F)\,\Sigma q(1 - q)\,sh$$
$$S = e - (\mathrm{A} + BF)$$
$$\text{oder:} - \log_e S = A + BF\,.$$

Dabei ist: $A = \Sigma x + \Sigma q^2 s + 2\,\Sigma q(1 - q)\,sh\,;$
$B = \Sigma qs - \Sigma q^2 s - 2\,\Sigma q(1 - q)\,sh\,.$

Hier geht die Summierung über alle peristatischen Faktoren bzw. über alle loci mit mutierten Allelen.

In einer Bevölkerung mit Panmixie ($F = 0$; vgl. oben) ist der manifestierte genetische Schaden durch A dargestellt. B dagegen ist das Maß für den verborgenen genetischen Schaden, der sich nur bei vollständiger Homozygotie ($F = 1$) manifestieren würde. Der gesamte genetische Schaden, den eine Gamete trägt, ist ausgedrückt in Σqs. Dieser Ausdruck entspricht der Summe von B und der genetischen Komponente von A; sein Wert liegt demnach zwischen B und $B + A$.

Die Autoren schätzen A und B aus dem gewichteten Regressionskoeffizienten von $\log_e S$ (Zahl der Überlebenden) auf F. Entsprechend dem maximum likelihood-Prinzip sind die Gewichte $nS/1 - S$. Dabei ist S der Erwartungswert für die Anzahl der Überlebenden, n ist die Gesamtzahl der Kinder. Sie erhielten diese Gewichte durch Iteration, indem sie mit dem beobachteten Wert von S begannen. Sie weisen jedoch auf eine wesentlich einfachere Berechnungsmethode hin, die infolge des geringen Inzuchtgrades in menschlichen Bevölkerungen und der geringen Zahl von Todesfällen bei den Ehen von nicht verwandten Personen praktisch das gleiche ergibt: Man kann nach der Formel rechnen:

$$S = 1 - A - BF\,.$$

Daraus ergibt sich folgende Möglichkeit der Ausrechnung:

$S_1 =$ Zahl der Überlebenden in Ehen von nicht verwandten Personen.
$S_2 =$ Zahl der Überlebenden in Verwandtenehen.

$$S_1 = 1 - A$$
$$S_2 = 1 - A - FB$$
$$S_1 - S_2 = FB \qquad A = 1 - S_1$$
$$B = \frac{S_1 - S_2}{F}\,.$$

Man errechnet also die Zahl der Letaläquivalente aus dem Unterschied zwischen der Zahl der Totgeburten in Verwandtenehen und in Ehen zwischen nicht miteinander verwandten Personen.

Einige auf Grund der Angaben verschiedener Autoren tatsächlich errechnete Werte zeigt die Tab. 150.

Tabelle 150. *Zahl der Totgeburten bei Verwandtenehen im Vergleich zu Ehen zwischen nicht verwandten Personen* (nach MORTON u. Mitarb., gekürzt)

	Vetternehe 1. Grades	Vetternehe 1 1/2. Grades	Vetternehe 2. Grades	Keine Bluts-verwandtschaft ($F = 0$)
SUTTER u. TABAH (Frankreich) 1. Distrikt Morbihan:				
Totgeburten und Todesfälle bei Neugeborenen	51/461 (0,111)	3/78 (0,038)	23/309 (0,074)	72/1628 (0,044)
Tod in Kindheit und Jugend .	64/410 (0,156)	17/25 (0,227)	32/286 (0,112)	138/1556 (0,089)
2. Distrikt Loir-et-Cher:				
Totgeburten und Todesfälle bei Neugeborenen	18/282 (0,064)	6/105 (0,057)	11/240 (0,046)	36/1117 (0,032)
Tod in Kindheit und Jugend .	32/264 (0,121)	1/99 (0,010)	17/229 (0,074)	60/1581 (0,056)

Man erhält für Totgeburten und Todesfälle in jugendlichem Alter (vor Beginn der Fortpflanzungsperiode) einen Wert von B, der zwischen 1,5 und 2,5 liegt; $A + B$ ist nicht wesentlich höher. Besinnen wir uns der oben gegebenen Definitionen, so bedeutet das: *Die durchschnittliche Gamete trägt eine Anzahl von schädlichen Genen, die, auf einzelne Individuen verteilt und homozygot gemacht, 1,5 bis 2,5 Personen vor Erreichen des fortpflanzungsfähigen Alters töten würde.* Der gesamte genetische Schaden/Gamete beträgt also 1,5 — 2,5 Letaläquivalente, der gesamte genetische Schaden/Zygote beträgt demnach 3—5 Letaläquivalente; dabei sind Aborte, Todesfälle im höheren Erwachsenenalter und Unfruchtbarkeit nicht berücksichtigt; der genannte Wert von B ist demnach eine Minimalschätzung. *Jeder Mensch ist offenbar für mehrere Gene heterozygot, die in homozygotem Zustand schädlich wären.* Die Autoren setzen hinzu, diese Gene würden selbst in heterozygotem Zustande eine gewisse Schädigung bedeuten. Ob das allerdings in so allgemeiner Form zutrifft, das kann keineswegs als sicher angenommen werden.

So weit geht die Analyse auf Grund der Daten über Blutsverwandtschaft.

Zum Vergleich nennen wir die entsprechenden Daten aus *Japan* (SCHULL, 1958, dessen Untersuchungen schon in Kap. VII, 9e im Zusammenhang mit der Frage nach den Ursachen angeborener Mißbildungen abgehandelt wurden). Die Analyse der Letaläquivalente ergab die Werte der Tab. 151.

Bevor wir zur Deutung der Ergebnisse schreiten, müssen wir eine Reihe von Unterschieden in der Materialerfassung berücksichtigen (nach SCHULL). So war die Untersuchung in Frankreich retrospektiv orientiert; sie enthielt Ehen, die 1920/21 im Distrikt von Morbihan, 1919 bis 1925 im Distrikt von Loir-et-Cher geschlossen worden waren. Die japanischen Untersuchungen dagegen waren prospektiv orientiert. Dazu kommt, daß die untersuchte französische Bevölkerung auf dem Lande seßhaft war; die untersuchten Japaner dagegen lebten in der Stadt. Außerdem wurden die Daten von Verwandtenehen und Kontrollgruppe durch SUTTER u. TABAH auf verschiedenen Wegen gesammelt, in Japan jedoch auf dieselbe Weise. Die Kinderzahl/Ehe betrug in Frankreich 3,5—4,5, in Japan 1—2. Dazu kamen Unterschiede in der Klassifikation und Zusammensetzung der Totgeburten, frühen und späteren Todesfälle.

Alle diese Unterschiede machen einen Vergleich schwierig.

Wie man sieht, beträgt B in Hiroshima 1,231, was einer Zahl von etwa 1,3 Letaläquivalenten/Gamete und von 2,6 Letaläquivalenten/Zygote entspricht. Die Werte von Nagasaki und besonders Kure dagegen liegen ganz wesentlich darunter.

Demnach wäre die Zahl der Letaläquivalente in diesen Bevölkerungen wahrscheinlich wesentlich geringer; ein schwer deutbarer Befund. Bei seiner Interpretation liegt es nahe, an die obengenannten Fehlerquellen zu denken, die in westeuropäischen Bevölkerungen dazu beitragen, das Risiko für in Verwandtenehen geborene Kinder zu erhöhen, und so zu einer Überschätzung der Zahl der Letaläquivalente führen können. Wie auch SCHULL betont, ist daneben zu berücksichtigen: *Der Begriff der Letaläquivalente ist nur im Zusammenhang mit einer bestimmten Umwelt sinnvoll.* Erbanlagen, die unter bestimmten Umweltbedingungen schädlich sind, können unter anderen Bedingungen neutral oder sogar nützlich sein. So hat der Begriff des Letaläquivalentes zwar sicher seinen heuristischen Wert, indem er Untersuchungen anregt und einen Anreiz für Diskussionen zu ihrer Interpretation gibt. Allzu wörtlich genommen würde er jedoch die Situation in unzulässiger (und, was die Struktur menschlicher Populationen anbelangt, sicher zu pessimistischer) Weise simplifizieren.

Eine Untersuchung aus den USA (133 Verwandtenehen aus der Gegend von Chicago, die über bischöfliche Dispense erfaßt wurden) führte zur Schätzung von 2,46 Letaläquivalenten/Zygote[1]; ein Wert, der mit denen aus Frankreich und dem aus Hiroshima gut übereinstimmt. Zu einer Schätzung von 2,155 derartiger Gene gelangt ZERBIN-RÜDIN (1960) auf Grund von Material aus Deutschland (Bayern). Allerdings weicht die von ihr verwandte Testmethode etwas von der oben erwähnten ab[2]. Außerdem berechnet sie genau wie SLATIS u. Mitarb. auch die Häufigkeit schädlicher, aber nicht letaler Gene. Auch hier stimmen beide Serien gut miteinander überein (USA: 2,03; Deutschland: 3,189).

Tabelle 151. *Letaläquivalente in Frankreich und Japan* (nach SCHULL, 1958)

Material	A	B	B/A
Frankreich (Morbihan)			
Totgeburten und Tod von Neugeborenen . .	0,0460	1,124	24,83
Tod in Kindheit und Jugend	0,0950	1,431	15,06
Insgesamt:	0,1410	2,555	18,12
Loir-et-Cher			
Totgeburten und Tod von Neugeborenen . .	0,0335	0,574	17,12
Tod in Kindheit und Jugend	0,0558	0,908	16,26
Insgesamt:	0,0893	1,482	16,60
Japan (Hiroshima)			
Mißbildungen	0,0113	0,084	7,43
Frühe Todesfälle.	0,0322	0,371	11,52
Tod in den ersten 9 Monaten	0,0465	0,395	8,49
Tod in den ersten 8 Jahren	0,0543	1,076	19,82
Insgesamt:	0,0763	1,231	16,13
Kure			
Mißbildungen	0,0077	0,099	12,86
Frühe Todesfälle.	0,0360	0,044	1,22
Insgesamt:	0,0437	0,143	3,27
Nagasaki			
Mißbildungen	0,0099	0,108	10,91
Frühe Todesfälle.	0,0343	0,091	2,65
Tod innerhalb von 9 Monaten	0,0487	0,144	2,96
Insgesamt:	0,0722	0,234	3,24

Die in Hiroshima und Nagasaki gegebenen Gesamtwerte ergeben sich aus der Summierung der Mißbildungen, Todesfälle innerhalb der ersten 9 Monate (Nagasaki) bzw. der ersten 8 Lebensjahre (Hiroshima) und dem Anteil der frühen Todesfälle, die durch Totgeburten bedingt sind.

---

[1] SLATIS, REIS u. HOENE (1958).
[2] Für eine Methodendiskussion vgl. u. a. SLATIS u. Mitarb. (1958).

Trotzdem muß der letztere Wert besonders wegen der Schwierigkeiten in der Klassifikation dieser Merkmale als unsicher angesehen werden.

Doch zurück zu der Analyse der Letaläquivalente durch MORTON, CROW u. MULLER! Wir kommen jetzt zum zweiten Punkt ihrer Darstellung: Zu dem Versuch einer Schätzung des *manifestierten* genetischen Schadens/Individuum. Wir nehmen vorweg: *Hier steht die Beweisführung mangels geeigneter Daten beim Menschen auf wesentlich unsichereren Füßen.*

Ausgehend von der oben errechneten Zahl von 3—5 Letaläquivalenten/Zygote ist es möglich, den genetischen Schaden zu schätzen, der sich in einer Generation manifestiert. Die Wahrscheinlichkeit, daß eine bestimmte Mutation durch Tod infolge von Homozygotwerden bei einem Kind aus einer Verwandtenehe ausgeschaltet wird, ist Fs. Die Wahrscheinlichkeit, daß sie ausgeschaltet wird, weil sie ein anderes gleiches Allel trifft, lautet: $(1 — F) qs$; und die Wahrscheinlichkeit, daß sie ausgeschaltet wird, weil sie in heterozygotem Zustande einen Nachteil mit sich bringt, lautet: $(1 — F) (1 — q) sh$. Unter Vernachlässigung quadratischer Glieder, die nur winzige Werte ergeben, folgt daraus die Näherungsformel für die gesamte Ausschaltungswahrscheinlichkeit: $(F + q + h)s$. Von jetzt an soll $F + q + h$ als z bezeichnet werden.

Die durchschnittliche Zahl von Generationen, die sich ein mutiertes Gen in der Bevölkerung hält, ist der Kehrwert $1/zs$ seiner Ausschaltungs-Wahrscheinlichkeit. Dieser Wert liegt um so höher, je vollständiger das Gen rezessiv ist. Daraus ergibt sich für die Gesamtzahl der mutierten, schädlichen Gene in der Bevölkerung $\Sigma(\mu/zs)$, wobei μ die Mutationsrate dieser Gene ist. Die Gesamtzahl der Letaläquivalente/Gamete ist $\Sigma(\mu s/zs)$ oder, da sich s aus Zähler und Nenner wegkreuzt, $\Sigma(\mu/z)$. Die Anzahl der sich in einer Generation manifestierenden Letaläquivalente ist $\Sigma \mu \cdot zs/zs$ oder einfach $\Sigma\mu$. Da $\Sigma\mu/z$ auch als $\Sigma\mu \cdot 1/z$ geschrieben werden kann, so kann diese Formel zur Errechnung der Gesamtmutationsrate verwendet werden, wenn für Zahl der Letaläquivalente und $1/z$ begründete Schätzungen vorliegen. Damit sind wir bei genau dem gleichen Prinzip angekommen, das HALDANE (1935) für seine indirekte Mutationsratenschätzung (Kap. VI, 2a) verwendete, nur daß hier über die Rate aller schädlichen Mutationen summiert ist, während HALDANE sich auf einzelne Gene beschränkte. Damit gelten auch hier die Einschränkungen, die in Kap. VI, 2a für den Gebrauch der indirekten Methode diskutiert werden.

Die ernsteste Beschränkung ist in diesem Falle, *daß wir keine direkte Möglichkeit haben, z zu schätzen.* Davon hängt aber die Brauchbarkeit der ganzen Methode ab; denn die Ausdrücke für die gesamten Letaläquivalente und die manifestierten Letaläquivalente haben den Faktor $\Sigma\mu$ gemeinsam. Er kreuzt sich weg, und es bleibt die einfache Beziehung übrig: Die Anzahl der manifestierten Letaläquivalente/Gamete ist die Gesamtzahl der Letaläquivalente geteilt durch das harmonische Mittel von z.

Wie groß ist aber z? Die Autoren vermuten vor allem auf Grund von Analogieschlüssen von Drosophila, daß aufs ganze gesehen die meisten Ausschaltungen durch Wirkung von Genen in heterozygotem Zustand zustande kommen. Auf Grund von Drosophila-Untersuchungen von MULLER und CAMPBELL schätzen sie den Mittelwert von h auf etwa 0,04. Auf einem Wege, der hier nicht genau dargestellt werden kann und der verschiedene komplizierte Betrachtungen enthält, ergibt sich ein Wert von 0,02 für das harmonische Mittel von z. Nehmen wir wieder 1,5—2,5 Letaläquivalente/Gamete an, so entspricht das 3—5% von manifestierter Letalität/Gamete oder annähernd 6—10%/Zygote (der zygotische Wert ist etwas niedriger als 2mal der gametische Wert, da bei Homozygotie zwei Letaläquivalente nur zu einem Tode führen).

Wollte man diese Berechnungen auf den Menschen übertragen, so käme man zu dem Schluß, *daß ein großer Teil der Totgeburten und der frühen Todesfälle in Tab. 150 bei Kindern nicht verwandter Personen auf die gleichen schädlichen Mutationen zurückzuführen wären, die in homozygotem Zustand die Todesfälle unter den Kindern von Verwandtenehen verursachten.*

Aber zu diesem Schluß gelangten die Autoren, wie gesagt, nur auf Grund von Analogieschlüssen, die von Drosophila ausgingen. Inwieweit sie beim Menschen berechtigt sind, das muß dahingestellt bleiben.

Das gleiche gilt für die Schätzung der Gesamtmutationsrate schädlicher Gene, die die Autoren auf Grund der oben dargestellten Beziehung versuchen. Sie gelangen zu einer Gesamt-Mutationsrate von 0,06—0,15/Gamete unter Einschluß der frühen Aborte. Nach Ergebnissen bei Drosophila beträgt das Verhältnis der Gesamtrate schädlicher Mutationen zur Rate einzelner loci etwa 10^4. Daraus ergäbe sich für den Menschen eine Mutationsrate/locus von 6—$15 \cdot 10^{-6}$. Die Verfasser glauben, dieser Wert sei eine gute Übereinstimmung zu den bisher geschätzten Mutationsraten einzelner loci (vgl. Tab. 91); sie berücksichtigen dabei nicht, daß diese loci wahrscheinlich eine Auslese nach Höhe der Mutationsrate darstellen; (Disk. S. 312). Diese letzte Schätzung muß demnach mit besonderer Vorsicht betrachtet werden. Am besten begründet erscheint uns die Schätzung der Zahl der Letaläquivalente zu sein. Wie die Verfasser betonen, muß man neben diesen Letaläquivalenten noch Gene berücksichtigen, die sich in Form von nicht letalen Krankheiten und anatomischen Defekten manifestieren. Auf Grund der Daten von Sutter u. Tabah schätzten die Autoren die Zahl dieser Gene auf 4—5/Person.

Obwohl Fragen der Eugenik allgemein erst später besprochen werden sollen, sei doch schon hier zur Verhütung von Mißverständnissen betont: Wenn auch eine erhöhte Gefährdung von Kindern aus Verwandtenehen statistisch erwiesen und theoretisch von großer Bedeutung ist, so reicht sie doch nicht aus, um etwa zu rechtfertigen, daß man bei der eugenischen Beratung einzelner Brautpaare vom Eingehen einer Verwandtenehe abriete. Noch weniger ist es natürlich gerechtfertigt, in einer schon bestehenden Verwandtenehe von der Fortpflanzung abzuraten. Beides kommt nur in Frage, wenn — etwa durch Geburt eines Kindes, das mit einem eindeutig recessiven Erbleiden behaftet ist, — erwiesen wurde, daß beide Partner für das gleiche recessive Gen heterozygot sind.

5. Der Zufall (genetic drift)

Bei allem, was wir bisher besprachen, gingen wir immer von den Mendelschen Ausspaltungsziffern und dem Hardy-Weinbergschen Gesetz aus. Auch wo wir die Werte s und μ, F, c und α einbezogen, behandelten wir sie als Konstante, deren Beziehungen zueinander wir untersuchten. Die behandelten populationsgenetischen Modelle waren also, wie man auch sagt, „*deterministisch*". Nun sind aber alle diese Werte statistische Variable. Sie unterliegen also *Zufallsschwankungen*. Mit anderen Worten: *Alle populationsgenetischen Vorgänge verlaufen nicht streng funktional, sondern sind in Wirklichkeit, wie man sagt „stochastische Prozesse"*[1]. Die oben gefundenen Beziehungen sind also nur *Grenzwerte* für unendlich große Bevölkerungen. Praktisch trägt man dieser Tatsache Rechnung, wenn man etwa die gefundenen Phänotyp-Häufigkeiten in einer Bevölkerung statistisch mit den auf Grund des Hardy-Weinberg-Gesetzes erwarteten Häufigkeiten vergleicht. Zwar untersucht man ja meist Bevölkerungsstichproben, und man berücksichtigt mit der obengenannten Rechnung diesen Stichprobenfehler. Jedoch auch wenn man eine ganze begrenzte Bevölkerung untersuchte, müßte man so rechnen.

Das Hauptverdienst an der Analyse von Zufallswirkungen auf die Genhäufigkeit kommt S. Wright zu. Man spricht deshalb auch manchmal vom Wright-Effekt.

Betrachten wir ein extremes Beispiel[2]. Auf 160 einsam im Stillen Ozean gelegenen Inseln werde je ein Ehepaar ausgesetzt, dessen beide Partner die Blutgruppen MN hätten. Jedes Paar habe einen Sohn und eine Tochter, die ihrerseits zu Urahnen einer Inselbevölkerung würden. — Wir nehmen an, daß die MN-Blutgruppen keinen Selektionswert hätten. — Fahren wir nun einige 100 Jahre später wieder zu allen diesen Inseln hin, um die Zusammensetzung ihrer Bevölkerungen in bezug auf MN zu untersuchen! Was werden wir vorfinden?

---

[1] Eine genaue Darstellung der allgemeinen theoretischen Grundlagen findet sich bei Feller (1950).

[2] Frei nach C. Stern (1955).

Zunächst könnte man vielleicht vermuten, sie werde jedenfalls in allen 160 Bevölkerungen mit Bezug auf dieses Merkmal gleich sein, da ja die Ausgangsgenotypen gleich gewesen seien und weder Selektion noch — räumen wir auch das ein! — Mutation eingewirkt habe. Schon bei etwas genauerer Betrachtung sehen wir, daß das nicht zutreffen kann. Folgendes Kreuzungsschema gilt für die Eltern:

	Väterliche Gameten:	
Mütterliche Gameten:	M	N
M	1/4 MM	1/4 MN
N	1/4 MN	1/4 NN

Daraus ergibt sich, wie üblich, für die Kinder:
1/4 MM + 1/2 MN + 1/2 NN. Daraus folgen die Wahrscheinlichkeiten für die Genotypen des jeweiligen Geschwisterpaares, das wir als Ahnelternpaar der Inselbevölkerungen ansehen wollen:

MM + MN:	$1/4 \times 1/4 = 1/16$
MN + MN:	$1/2 \times 1/2 = 1/4$
MN + NN:	$1/4 \times 1/4 = 1/16$
MM + MN:	$2 \times 1/4 \times 1/2 = 1/4$
MM + NN:	$2 \times 1/4 \times 1/4 = 1/8$
MN + NN:	$2 \times 1/4 \times 1/2 = 1/4$

Daraus ergibt sich, daß durchschnittlich auf 10 Inseln nur MM-Personen, auf ebenfalls 10 Inseln nur NN-Personen entstehen. Auf 40 Inseln werden nur MN-Kinder geboren. Die übrigen 100 Inseln enthalten je zwei Genotypen, und zwar 40 MM und MN, 40 MN und NN und 20 MM und NN.

Nun leuchtet es ohne weiteres ein, daß die MN-Blutgruppen der folgenden Generation von denen dieses zweiten, nach unserer Annahme inzestuösen Ahnenpaares abhängig sind. Am deutlichsten wird das bei den 10 Inseln mit einem

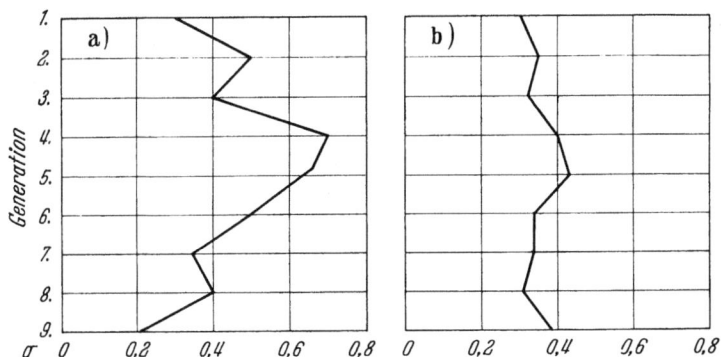

Abb. 277a u. b. Zufällige Verschiebung der Genhäufigkeit q; a bei einer relativ kleineren, b bei einer größeren Bevölkerung

MM + MM-Paar und den 10 Inseln mit einem NN + NN-Paar. Hier können natürlich in Zukunft nur reinerbige MM oder NN-Individuen auftreten; das andere Gen ist — ohne Selektionsnachteil — verlorengegangen. Man spricht von *Zufallsverlust und Zufallsfixierung*. Ein solcher Zufallsverlust kann aber auch in den folgenden Generationen immer wieder eintreten, und zwar mit desto größerer Wahrscheinlichkeit, je kleiner die sich effektiv fortpflanzende Bevölkerung N ist[1].

---

[1] Man wählt hier den großen Buchstaben N, da man unter n die Gesamtbevölkerung einschließlich Unfruchtbarer, Kinder und Greise versteht.

Natürlich sind Zufallsverlust und Zufallsfixierung nur Extremfälle; es braucht sich auch nur um zufällige Verschiebungen der Genhäufigkeiten zu handeln, bei denen beide Gene in der Bevölkerung erhalten bleiben. Dieser Zusammenhang sei in Abb. 277 veranschaulicht.

Eine etwas mehr formale und allgemeine Behandlung sei wenigstens kurz angedeutet[1]. Wir nehmen eine Bevölkerung von N diploiden Individuen an. Eine derartige Population kann angesehen werden als das Ergebnis einer zufälligen Entnahme von $2N$ Gameten aus der vorhergehenden Generation. Wenn in der Elternpopulation die Häufigkeit des Gens a $= p$, die des Gens A $= p$ beträgt, dann wird die Genhäufigkeit der jetzigen Generation von N Individuen Zufallsschwankungen entsprechend dem Binom $(p + q)^{2N}$ zeigen[2]. Die $2N + 1$ möglichen Werte von q in dieser Generation sind:

$$0, \frac{1}{2N}, \frac{2}{2N}, \frac{3}{2N} \cdots \frac{j}{2N} \cdots \frac{2N-1}{2N}, 1.$$

Die Wahrscheinlichkeit, daß q einen bestimmten Wert $q_j = j/2N$ in dieser Generation annimmt, ist daher (WRIGHT, 1931)[3].

$$\binom{2N}{j} p^{2N-j} q^j = \binom{2N}{2Nq_j} p^{2Np_j} q^{2Nq_j}.$$

Die Genhäufigkeit schwankt also, wie wir uns weiter oben auch schon anschaulich klar gemacht haben, und zwar sind diese Schwankungen in ihrer Richtung zufällig. Bezeichnen wir mit $\delta q = q_j - q$ die zufällige Abweichung von einer Generation zur anderen im Gegensatz zu der systematischen Abweichung Δq, die durch Mutation und Selektion hervorgerufen wird, so gilt:

$$\sigma^2_{\delta q} = \frac{q(1-q)}{2N}.$$

Wie wir bereits sahen, ist die Größenordnung dieser Schwankung von N abhängig. Obige Formel gestattet uns nun, ein quantitativ genaues Ergebnis zu erhalten. Nehmen wir an: $N = 50$; $q = 0{,}5$. Dann gilt:

$$\sigma^2_{\delta q} = \sqrt{\frac{0{,}5 \times 0{,}5}{100}} = 0{,}05.$$

Die Wahrscheinlichkeit, mit der die verschiedenen Werte von q auftreten werden, ergibt sich aus Tab. 152.

Tabelle 152. *Wahrscheinlichkeiten für das Auftreten verschiedener Genhäufigkeiten in der F_1-Generation bei $q = 0{,}5$ in der Elterngeneration und $N = 50$ (nach LI, 1955)*

$q =$	<0,35	0,35 —0,40	0,40 —0,45	0,45 —0,50	0,50 —0,55	0,55 —0,60	0,60 —0,65	>0,65	Insgesamt
$p =$	0,002	0,021	0,136	0,314	0,341	0,136	0,021	0,002	1,000

Noch von einem anderen Standpunkt aus kann man diese Verteilung betrachten: Nehmen wir eine große Anzahl von loci an, deren Genhäufigkeiten alle in der Elterngeneration 0,5 waren, dann werden in der folgenden Generation rein zufällig manche dieser Gene eine höhere, manche eine geringere Häufigkeit haben als 0,5, und zwar entsprechend der Verteilung in Tab. 152.

Bei geschlechtsgebundenen loci gilt bei einer Bevölkerung von N Personen, die zur Hälfte aus Männern und zur anderen Hälfte aus Frauen besteht:

$$\sigma^2_{\delta q} = \frac{2q(1-q)}{3N}.$$

Schon zu Anfang sahen wir, daß rein zufällig auch das Allel A oder a aus der Bevölkerung verschwinden kann, wodurch das andere Allel fixiert wird. Da dieser Prozeß immer eine bestimmte, wenn auch kleine Wahrscheinlichkeit hat, während man ihn nicht mehr rückgängig machen kann, wenn er einmal eingetreten ist, muß

---

[1] Nach LI (1955).
[2] Vgl. die Behandlung der Binomialverteilung auf S. 156.
[3] Vgl. auch FELLER (1950) über Markov-Ketten.

die Genhäufigkeit q in einer endlichen Bevölkerung irgendwann einmal 0 oder 1 erreichen, wenn man diese Bevölkerung nur lange genug allein läßt.

Diesen Prozeß, durch den eine kleine Bevölkerungsgruppe, wenn weder Mutation noch Wanderung ihn stört, auch ohne Selektion im Prinzip völlig homozygot werden kann, nennt man „*Variabilitätsschwund*" (decay of variability).

Nennen wir k die Rate der Fixierung von Genen einschließlich ihres vollständigen Verschwindens, so beträgt sie für beides, Fixierung und Verschwinden, im vorliegenden Fall je $1/2\ k$/Generation.

Es läßt sich ableiten, daß $k = 1/2N$ pro Generation ist. $1/4N$ aller derartigen Gene werden also ausgemerzt, und $1/4N$ werden fixiert.

Die *Beispiele für die Wirkung von genetic drift in menschlichen Bevölkerungen* sind zahlreich. So kann man gelegentlich in kleinen Bevölkerungen, die lange Zeit isoliert gelebt haben, einzelne recessive Gene in besonders hoher Häufigkeit auffinden. Die Durchforschung derartiger Isolate ist noch heute ein geeigneter Weg, neue recessive erbliche Anomalien aufzufinden oder bereits bekannte genauer zu studieren. Viele der am besten bekannten recessiven Erbleiden des Menschen wurden auf diesem Wege entdeckt[1].

Die Ursache dafür, daß diese Gene in den einzelnen Isolaten so überaus häufig auftreten, ist ganz sicher vorwiegend in der genetic drift zu suchen, die sich, wie wir sahen, desto besser auswirken kann, je kleiner die Isolate sind. Dazu kommt, daß man unter den gegenwärtigen Verhältnissen beim Vergleich noch intakter Isolate mit der sonstigen Bevölkerung auch eine absolute Vermehrung in ersteren deshalb erwarten muß, weil bei der Durchschnittsbevölkerung der allgemeine Rückgang der Inzucht zu einem rapiden, wenn auch vorübergehenden Abnehmen dieser Anomalien geführt hat. Als dritten Faktor kann man noch die von uns bisher gar nicht berücksichtigte *Wanderungssiebung* nennen: Aus Gebirgstälern und einsamen Dörfern wandern erfahrungsgemäß gerade die Aktivsten und Tüchtigsten in die Großstadt[2]; nach dem, was wir über die Erkennbarkeit der Heterozygoten bei recessiven Erbleiden wissen (Kap. VII, 8a), werden wir durchaus für möglich halten, daß diese Abwanderer weniger oft Heterozygote für ein Erbleiden sind als ihre Dorfgenossen, die zu Hause bleiben.

Bei den genannten recessiven Erbleiden ist eine Vermehrung des Gens durch genetic drift deshalb besonders leicht möglich, weil der Selektionsnachteil im wesentlichen durch die Homozygoten bestimmt wird. Solange das Gen also nicht sehr häufig ist, ist — wegen der Überzahl der Heterozygoten — der Gesamtselektionsnachteil selbst dann nicht erheblich, wenn die Homozygoten ganz oder größtenteils von der Fortpflanzung ausgeschlossen sind. *Das Gen kann sich also auch einmal „gegen das Gefälle der Selektion" vermehren.*

Ausnahmsweise kann das aber offenbar auch bei dominanten Leiden mit unvollständiger Penetranz und geringem Selektionsnachteil vorkommen. Das bekannteste Beispiel ist das häufige Vorkommen der amyotrophischen Lateralsklerose auf der Insel Guam und anderen benachbarten Inseln (Gruppe der Marianen)[3]. So fanden sich bei den Chamaros auf Guam 420 Kranke auf 100 000 Personen, während die Häufigkeit in der übrigen Welt nur auf 4—6/100 000 geschätzt wird. Auf Guam ist das Leiden also etwa 100 mal häufiger. Und das, obwohl es sich um ein recht schweres Leiden handelt.

---

[1] Hier seien nur E. HANHART für die Schweizer und T. SJÖGREN für die schwedischen Isolate genannt.

[2] Vgl. u. a. SCHWIDETZKY (1950).

[3] Dabei sehen wir hier einmal davon ab, daß der Erbgang noch nicht ganz geklärt ist und daß es nicht restlos sicher scheint, ob wirklich *ein* dominantes Gen für das Leiden verantwortlich ist. Um Dominanz handelt es sich doch wohl auf jeden Fall; darin müssen wir HABERLANDT (1958, 1959) zustimmen.

Ihm liegt eine Abiotrophie der Pyramidenbahnen und ihrer Ursprungszellen in der motorischen Großhirnrinde zugrunde, die sich mit einer Veränderung der Vorderhornzellen verbindet. Das führt zu einer progredienten Atrophie der Skeletmuskulatur, die sich mit Pyramidenzeichen kombiniert. Die Patienten erliegen dem Leiden nach durchschnittlich etwa 5 Jahren[1]. Aber die Krankheit bricht erst relativ spät aus — bei 102 Fällen HABERLANDTs mit durchschnittlich 43,3 Jahren (Variationsbreite zwischen 7,5 und 66,5 Jahren; zwei Drittel der Patienten zwischen dem 30. und 55. Lebensjahr). Deshalb gelangen die meisten Patienten noch vorher zur Fortpflanzung; der Selektionsnachteil des Leidens ist nur gering, und damit ist die Voraussetzung für einen erkennbaren Einfluß der genetic drift gegeben.

Besonders gut läßt sich die drift-Wirkung auch bei einer Analyse der Verteilung der AB0-Blutgruppen verfolgen. Wie oben ausführlich dargestellt (Kap.VIII, 2), haben wir Anlaß zu der Vermutung, *die wesentlichsten Unterschiede in der AB0-Blutgruppenverteilung seien selektionsbedingt.* Was aber die Analyse der selektionsbedingten Unterschiede so schwierig macht, das ist ihre *Überlagerung durch zufallsbedingte Unterschiede.* Bevor man begann, die Selektionswirkungen im AB0-System zu erforschen, vertraten führende Sachkenner sogar die Auffassung, alle Unterschiede seien zufällig (vgl. BOYD, 1950).

Ein sehr gutes Beispiel bieten die Unterschiede in den AB0-Häufigkeiten zwischen den verschiedenen Stämmen australischer Ureinwohner, deren Kopfzahl relativ gering ist[2]. Neben dieser geographischen Isolierung gibt es auch eine solche aus anderen, z. B. sozialen oder religiösen Gründen. Natürlich führt auch sie dazu, daß sich Zufallsabweichungen in der Genhäufigkeit verstärkt auswirken können. Beispiele sind die Duncker-Sekte[3], eine Baptistensekte deutschen Ursprungs in den USA, und die „Hutterischen Brüder"[4], eine ebenfalls in den USA lebende Wiedertäufer-Gemeinschaft. Bei beiden finden sich stärkere Abweichungen in der AB0-Häufigkeit, sowohl von der deutschen wie auch von der amerikanischen Bevölkerung.

Aber auch bei dem Sichelzellmerkmal, dessen selektionistische Bedeutung wir einigermaßen übersehen, läßt sich studieren, wie neben der Selektion zusätzliche genetische Unterschiede auch durch genetic drift zustande kommen. Darauf läßt sich sehr viel von den Unterschieden zwischen benachbarten Stämmen zurückführen, die unter gleichen Umweltbedingungen leben. Ein Beispiel liefern die Untersuchungen ALLISONs (1956) bei Bewohnern des Musoma-Distriktes und bei den Gambia. In dem zu den Gambia gehörenden Mandingo-Stamm z. B. betrug die Häufigkeit der Sichler in vier Dörfern, die innerhalb eines Radius von nur 6 Meilen lagen, 6,1%, 6,3%, 16,9% und 24,2%. Diese Dorfgemeinschaften leben hochgradig endogam. Im Musoma-Distrikt dagegen, wo ausgesprochene Exogamie herrscht, bietet sich ein wesentlich einheitlicheres Bild.

Vergleicht man die Wirkungen der Selektion auf die Genhäufigkeiten etwa mit der Dünung, die über den Ozean hinläuft, so entspricht die "genetic drift" den kleinen Wellen, die eine leichte Brise dieser Dünung aufsetzt. Sie fallen der Größe nach neben ihr nicht sehr ins Gewicht, können aber dem Beobachter, der seinen Standort zu dicht über dem Wasserspiegel genommen hat, den Blick auf den Verlauf der großen Dünungswellen stören.

6. Das Zusammenwirken von genetic drift, Mutation und Selektion

Hier müssen wir uns auf einige ganz allgemeine Bemerkungen beschränken[5]. Betrachten wir eine große Bevölkerung, die sich aus einer Anzahl von kleinen oder

---

[1] HABERLANDT (1959).
[2] BIRDSELL (1950).
[3] Vgl. GLASS u. Mitarb. (1952).
[4] Vgl. STEINBERG (1958).
[5] Vgl. FISHER (1930); HALDANE (1939); WRIGHT (1952); Lit. bei LI (1955).

mäßig großen Subpopulationen zusammensetzt, dann kann die Genhäufigkeit q in diesen in Abhängigkeit von der Größe N verschiedene Werte annehmen. Die Verteilung dieser Werte hängt von N und von den Mutationsraten μ $(A \to a)$ und $\nu(\alpha \to A)$ ab. Bei konstanter Mutationsrate, die außerdem in beiden Richtungen $(A \to a,\ a \to A)$ gleich hoch sein soll, sind in Abhängigkeit von N die Verteilungen der Abb. 278 möglich. Man sieht: Der Mittelwert q ist in allen Fällen gleich. (Im Beispiel: $q = 0{,}5$.) Die Varianz ist jedoch verschieden hoch; desto höher, je kleiner N ist. Bei kleinem N sind — als Ausdruck von hohem Zufallsverlust und hoher Zufallsfixierung — die Randklassen in der Nähe von 0 und 1 besonders stark besetzt. Bei hohem q dagegen gruppieren sich alle Werte eng um den Mittelwert.

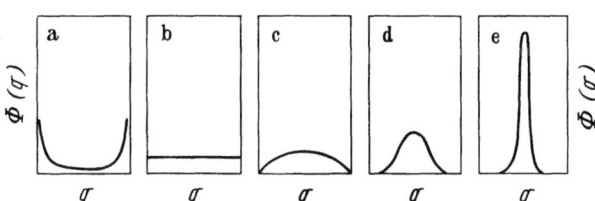

Abb. 278a—e. Verteilung von q in kleinen Bevölkerungen in Abhängigkeit von der Größe dieser Bevölkerungen bei gleicher Mutationsrate in beiden Richtungen. a) $4N\mu$ sehr klein, b) $4N\mu = 4N\nu = 1$, c) $4N\mu = 4N\nu = 1{,}5$. d) $4N\mu = 4N\nu = 10$, e) $4N\mu = 4N\nu = 20$. Dabei ist N die sich effektiv fortpflanzende Bevölkerung (Definition vgl. den Text), μ und ν sind die Mutationsraten in beiden Richtungen (n. Li 1955)

Verwickelter ist das Zusammenwirken zwischen genetic drift und Selektion; denn, wie wir sahen, gibt es sehr verschiedene Selektionsformen. In Abb. 279 ist der Fall berücksichtigt, daß ein Gen intermediär in der Wirkung sei: Die Homozygoten AA hätten die Fertilität 1, die Heterozygoten Aa: $1 - s$, die

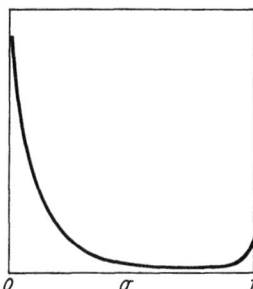

Abb. 279. Verteilung von q in kleineren Populationen bei $4Ns = 5$; $s =$ Selektionsnachteil der Heterozygoten Aa, $2s =$ Selektionsnachteil der Homozygoten aa (n. Li 1955)

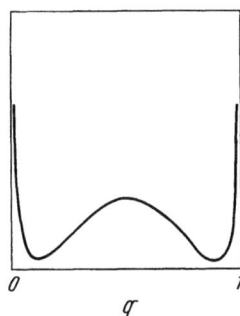

Abb. 280. Verteilung von q in kleinen Populationen bei $4ns = 10$ und Selektionsnachteil s beider Homozygoter gegenüber dem Heterozygoten (n. Li 1955)

Homozygoten aa: $1 - 2s$. Dann wird sich in einer unendlich großen Bevölkerung in Abwesenheit von Mutationen q dem Wert 0 annähern. Für viele kleine Subpopulationen dagegen läßt sich zeigen, daß q in ihnen zwar auch am häufigsten 0 werden wird, in manchen Fällen aber auch einen höheren Wert annimmt und in einzelnen Fällen sogar — entgegen dem Gefälle der Selektion — eine Fixierung bei $q = 1$ eintritt. Prinzipiell genauso liegen die Verhältnisse bei einem völlig recessiven Gen, bei dem nur die Homozygoten einen Nachteil haben.

Die schon oben geschilderte Vermehrung recessiver Gene in kleinen Isolationsgebieten findet so ihre formale Erklärung.

Eine ganz andere Verteilung von q findet sich bei Kombination eines Selektionsvorteils der Heterozygoten mit kleiner Populationsgröße (Abb. 280).

37*

In gleicher Weise kann man die Verteilung von q in kleinen Subpopulationen in Abhängigkeit von Mutation und Selektion, Mutation und Wanderung usw. betrachten, worauf jedoch an dieser Stelle verzichtet sei[1].

Im Zusammenhang mit dem Problem der Evolution kommen wir auf diese Probleme zurück.

IX. Die Herkunft der Menschheit und die Aussichten für ihre biologische Zukunft

1. Die Herkunft der Menschheit (Stammesgeschichte)

Der Mensch stammt von Säugetieren niederer Organisationsform ab.

Das ist für uns keine mehr oder weniger gut gesicherte wissenschaftliche Hypothese mehr, sondern eine feststehende Tatsache.

Wann und wie das Leben auf der Erde zum ersten Male entstanden ist, wissen wir zwar nicht genau; wir können uns jedoch begründete Vorstellungen davon machen[2].

Die Uratmosphäre der Erde enthielt wahrscheinlich Kohlenwasserstoffe, Ammoniak, Wasserstoff, Wasserdampf, jedoch keinen Sauerstoff. Dieser wurde wohl erst später durch die Tätigkeit der Pflanzen im Wasser entwickelt. In einer solchen Uratmosphäre können Aminosäuren und Purine entstehen, wenn Energie zugeführt wird. Hier ist vor allem an die ständigen elektrischen Entladungen in der Atmosphäre zu denken. MILLER (1953) ahmte diesen Prozeß im Modellversuch nach. Er ließ Methan, Ammoniak, Wasserstoff und Wasserdampf eine Woche lang unter elektrischen Entladungen in einer geschlossenen Glasapparatur zirkulieren und konnte danach die Bildung von Glycin, α- und β-Alanin papierchromatographisch nachweisen und die Entstehung von Asparaginsäure und α-Aminobuttersäure wahrscheinlich machen.

Aminosäuren und auch Purine sind zwar organische Verbindungen, aber noch nicht lebendig. Als Minimalerfordernis für eine Struktur, die lebt, also sich automatisch selbst reproduziert, muß man zwei fadenförmige Moleküle ansehen, die sich unter bestimmten Bedingungen trennen; die getrennten Fäden müssen sich wieder durch Anlagerung spezifischer Bruchstücke zur Doppelstruktur ergänzen können. Dazu ist Energiezufuhr nötig; woher diese Energie bei der „Urzeugung" gekommen sein mag, ist nicht bekannt. FRIEDRICH-FREKSA (1959) denkt an die Metaphosphorsäure.

Die ersten Lebewesen müssen Anaerobier gewesen sein; denn es gab ja keinen freien Sauerstoff. Dann trat wahrscheinlich durch Mutation die Photosynthese auf, bei der Kohlenstoff aus der Luft mit Wasserstoff aus dem Wasser verbunden wird. Dadurch wird O_2 frei; es reicherte sich in der Atmosphäre an und ermöglichte das Leben von Aerobiern. Es machte aber eine erneute Urzeugung unmöglich; denn in Gegenwart von O_2 zerfallen alle neu entstehenden organischen Verbindungen sehr rasch wieder.

So oder ähnlich stellt man sich die Entstehung des Lebens auf der Erde vor. Wie es sich aus den ersten Anfängen zu seiner jetzigen Formenfülle entwickelte — das zu schildern kann hier nicht unsere Aufgabe sein. Es ist Forschungsgegenstand der *Evolutionslehre*[3]. Sie bedient sich der *Paläontologie*, *Paläoanthropologie*, der

---

[1] Vgl. die Darstellung bei LI (1955).
[2] Vgl. FRIEDRICH-FREKSA (1959).
[3] Zusammenfassende Darstellungen: Die Evolution der Organismen (ED. HEBERER, 1959); ferner SIMPSON, DOBZHANSKY u. v. a.

zoologischen und botanischen *Systematik,* der *vergleichenden Morphologie* und der *theoretischen Populationsgenetik* als Hilfswissenschaften.

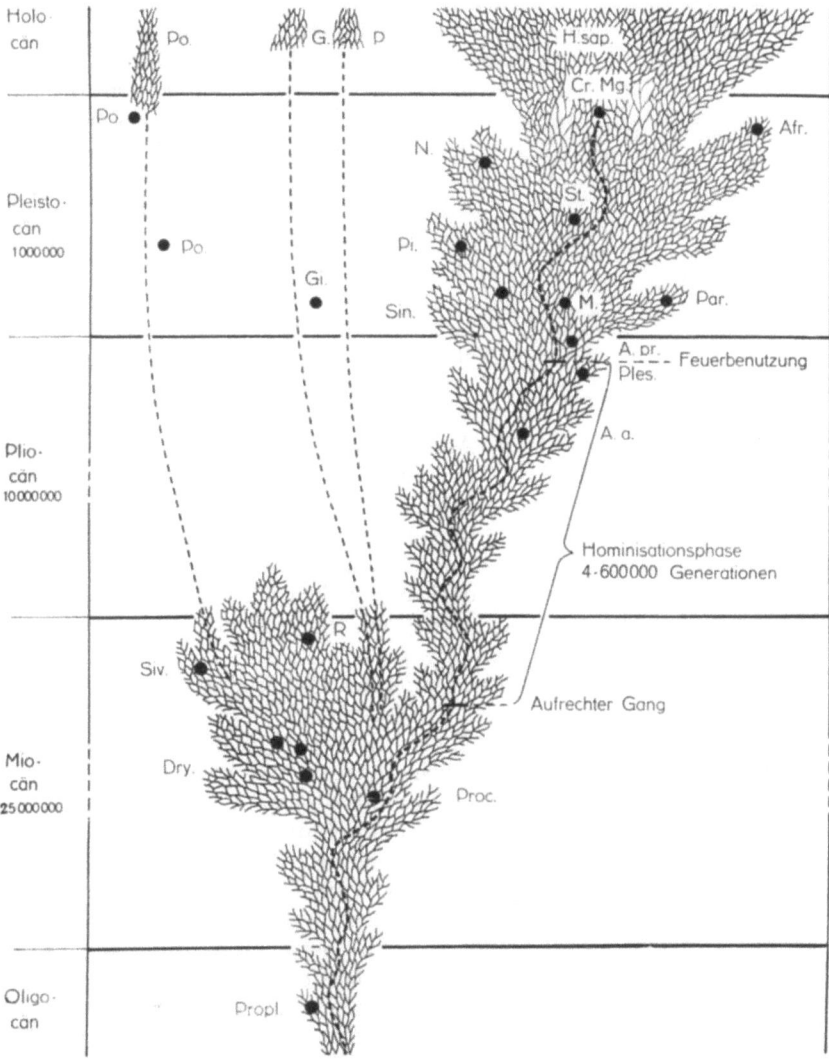

Abb. 281. Phyletisches Beziehungsschema der Hominoidea (n. HEBERER, 1951). *Erklärung der Bezeichnungen:* (Zeitkoordinate im Pliocän und Miocän stark verkürzt, durch Stricheln der Ordinate angedeutet. Die absoluten Zeitmaße sind angegeben.) *Po.* Pongo (Orang Utan); *G* Gorilla (Gorilla); *P* Pan (Schimpanse); *H. sap.* Homo sapiens (Gegenwarts-Mensch); *Cr. Mg.* Cro-Magnon (späteiszeitlicher Sapiens-Typ, neanthropin); *Gi* Giganto-pithecus (gorilloider Großpongide); *N* Neandertaler (paläanthropin); *St.* Steinheim (neanthropin-paläanthropiner Zwischentyp); *Pi.* Pithecanthropus (archanthropin); *Sin.* Sinanthropus (archanthropin); *Afr.* Africanthropus (problematischer Archanthropine des oberen Pleistocäns); *M* Mauer (problematischer Archanthropine des unte-ren Pleistocäns); *Par.* Paranthropus (Praehominine); *A. pr.* Australanthropus (= Australopithecus) prometheus (mutmaßlicher Feuerbenutzer) (Praehominine); *Ples.* Plesianthropus (Praehominine); *A. a.* Australanthropus (= Australopithecus) africanus (Praehominine) (Die Datierung aller Praehomininen ist z.Z. noch unsicher, doch reicht die Gruppe sicherlich bis in das Pliocän zurück); *R* Ramapithecus (Dryopithecine); *Siv.* Sivapithecus (Dryopithecine); *Dry.* Dryopithecus (Dryopithecine); *Proc.* Proconsul (urtümlicher Dryopithecine); *Propl.* Pro-pliopithecus (urgibbonartiger Hominoide)

Wir beschränken uns auf einen ganz kurzen Überblick über die Menschheits-entwicklung. Dabei soll uns das Schema Abb. 281 (nach HEBERER 1953) als Leit-faden dienen.

Folgende Tatsachen sind wichtig und unter den Fachleuten allgemein anerkannt (vgl. u. a. HEBERER, 1953):

Die Menschenaffen, insbesondere die afrikanischen Formen Schimpanse und Gorilla, sind die uns am nächsten verwandten heute lebenden (rezenten) Tiere. Sie bilden mit den Hominiden, den Menschenartigen, eine stammesgeschichtliche Einheit; denn in wesentlichen Teilen ihres Erbgutes stimmen sie mit ihnen überein. Trotzdem stammt der Mensch nicht vom Affen ab — wenigstens nicht von den rezenten Pongiden. Sie sind in vieler Beziehung viel zu spezialisiert, um als unsere Vorfahren in Frage zu kommen. So sind sie als Schwingkletterer oder Hangeler („Brachiatoren") auf eine Ortsbewegung in Baumkronen vor allem mit Hilfe der Arme eingestellt; die Arme sind gegenüber den Beinen stark verlängert.

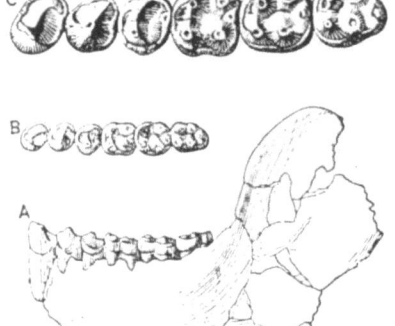

Abb. 282. Propliopithecus haeckeli. Zähne und Unterkiefer, etwa natürliche Größe (n. SCHLOSSER 1911, aus HEBERER 1959)

Sondern die genetische Ähnlichkeit ist dadurch bedingt, daß beide von gemeinsamen Ahnen abstammen. Diese müssen zu den affenartigen Säugetieren, den Primaten, gehört haben. Verschiedenen Funden der letzten Jahrzehnte verdanken wir wenigstens eine ungefähre Vorstellung von den Formen, die in dieser Entwicklungsphase gelebt haben[1]. Trotzdem ist sie in ihrer zeitlichen Begrenzung wie Formenvariabilität nach „sehr hypothetisch" (HEBERER, 1959).

Man untergliedert die Eigenentwicklung der Hominiden in drei Phasen:

1. Von der Isolierung von der mit den Menschenaffen gemeinsamen Vorfahrengruppe bis zur Erreichung des Tier-Mensch-Übergangsfeldes: *Subhumane Phase*. Die Hominiden dieser Phase waren psychisch Tiere, und zwar affenähnliche.

2. Das *Tier-Mensch-Übergangsfeld* (Hominisationsphase). Die Typen in diesem Bereich würden morphologisch keine Entscheidung darüber zulassen, ob sie psychisch schon als „menschlich" zu bezeichnen wären oder nicht.

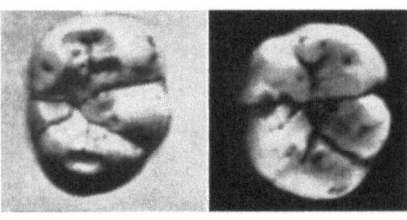

Abb. 283. Dryopithecus-Muster der unteren Molaren. Links dritter unterer Molar von Dryopithecus germanicus Abel. Fundort Melchingen. Rechts unterer Molar eines rezenten Menschen. Etwa doppelte natürliche Größe (n. MOLLISON, aus HEBERER 1959)

3. Vom Tier-Mensch-Übergangsfeld bis zur Gegenwart: *Humane Phase*.

Wir betrachten zunächst die Phase der Isolation. Der früheste Fund, mit dem man einigermaßen festen Boden unter den Füßen gewinnt, ist *Propliopithecus haeckeli* (Abb. 282). Schon er weist ein typisches, bei Aufsicht auf den Backenzahn sichtbares Muster, das sog. „Dryopithecus"-Muster (5-Y-Muster, vgl. Abb. 283 nach HEBERER) auf, das für die folgenden Formen bis zum rezenten Menschen hin charakteristisch bleibt.

Dieser Fund ist in das Oligocän zu stellen. In der folgenden Periode der Erdgeschichte, dem Miocän (also vor etwa 20 Mill. Jahren), findet sich nun eine Anzahl von Formen, die den gemeinsamen Vorfahren von Pongiden und Menschen morphologisch entsprechen dürften. Unter ihnen ist besonders *Proconsul africanus* zu

---

[1] Für die subhumane Phase vgl. HEBERER (1959), für die Fossilgeschichte des Menschen GIESELER (1957).

erwähnen. Die zu ihm gehörigen Reste wurden meist 1947/48 in der Gegend des Viktoria-Sees (Ostafrika) gefunden. Das wichtigste Stück ist der in Abb. 284 gezeigte Schädel. Das Gebiß ist das eines Pongiden, aber der Bau des Unterkiefers

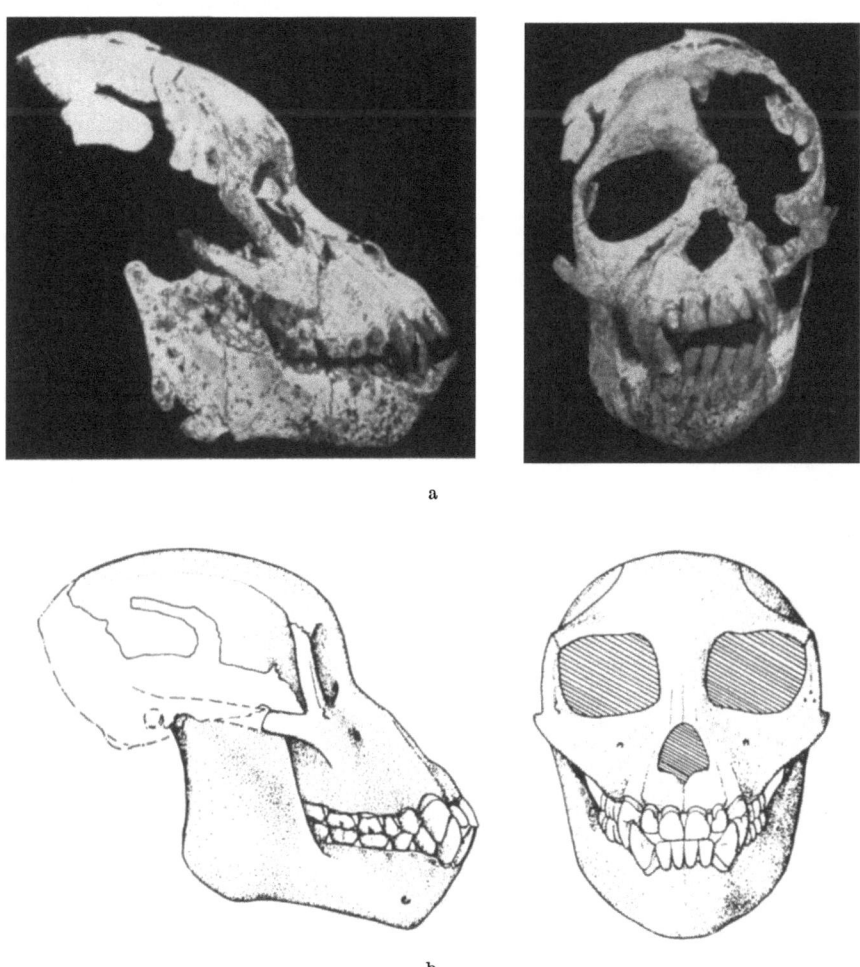

a

b

Abb. 284 a u. b. Schädel von Proconsul africanus. a Original, b Rekonstruktion nach ROBINSON (1952). Etwa $^2/_5$ natürliche Größe (n. HEBERER 1959)

ist ursprünglicher: Insbesondere fehlt die für Pongiden typische Basalplatte. Die Schädelform insgesamt zeigt wenig Ähnlichkeiten mit den Schädeln der rezenten Menschenaffen; sie erinnert schon eher an Tieraffen —, z. B. Meerkatzen-Schädel. So sind die Augenhöhlen stark rückwärts geneigt, und die Stirn steigt über ihnen in gerundeter Kurve glatt nach oben. Die für Gorilla und Schimpanse bezeichnenden Überaugendächer fehlen. Die Rückwärtsneigung der Augenhöhlen zeigt an, daß das Tier sich im wesentlichen mit waagerecht gehaltener Wirbelsäule, also „auf allen Vieren" fortbewegte. Die gefundenen (sehr lückenhaften) Gliedmaßenreste lassen darauf schließen, daß Proconsul noch nicht zu den typischen Brachiatoren gehörte. Er konnte zwar sicher auch klettern, war aber daneben auch in der Lage, auf dem Boden zu laufen oder zu springen (Abb. 285). Sein Lebensgebiet bestand nicht aus geschlossenen Urwäldern.

Von ähnlichen Pongiden wie Proconsul werden sich einerseits die rezenten, als Schwingkletterer spezialisierten Menschenaffen, andererseits die Hominiden abgeleitet haben. Das besagt nun nicht, daß Proconsul unser Vorfahr war. Wir müssen immer berücksichtigen: Uns sind nur Bruchstücke weniger Individuen bekannt. Wir müssen aber damit rechnen, daß mehr oder weniger große Populationen gelebt haben. Sie waren viel mehr als die Populationen rezenter Menschen in Isolate aufgespalten. In ihnen muß es nach den Gesetzen der Populationsgenetik — vor allem durch Zufallsverlust und Zufallsfixierung (vgl. Kap. VIII, 5) — zum Auftreten zahlreicher, morphologisch mehr oder weniger verschiedener Untertypen gekommen sein. Von welchem dieser Untertypen nun die Hominiden wirklich abstammen, das kann nicht entschieden werden.

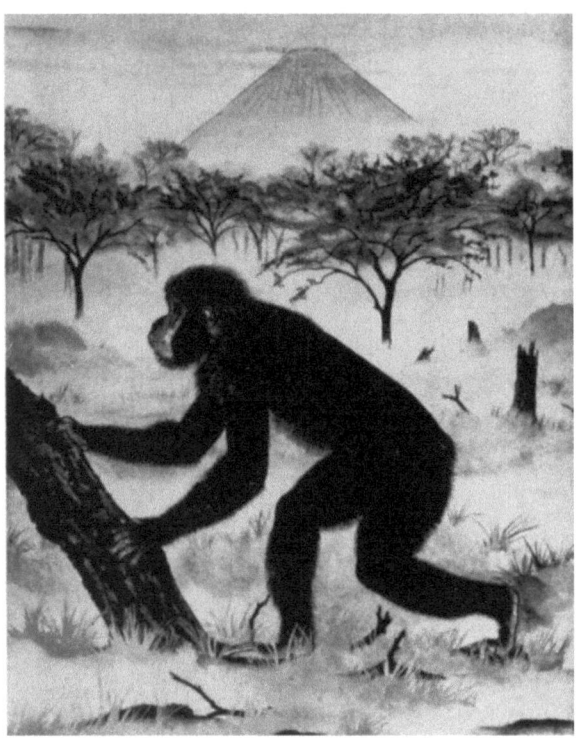

Abb. 285. Lebensbild von Proconsul africanus [Rekonstruktion des Brit. Museum of Natural History, London (n. HEBERER 1953)]

Jedenfalls dürften sich von Formen ausgehend, für die uns Proconsul als Modell dienen kann, einerseits die Menschenaffen als Hangler im Urwald, andererseits die aufrechtgehenden Hominiden als Bewohner der freien Ebene entwickelt haben. Wann sich die Hominiden von der Proconsuliden-Gruppe differenziert haben, das ist noch unbekannt; vermutlich war es im unteren bis mittleren Miocän, also vor 20—25 Mill. Jahren. Entscheidend für die menschentypische Entwicklung des Gehirnes ist die Erwerbung des aufrechten Ganges. Sie liegt also am Anfang des ,,Tier-Mensch-Übergangsfeldes''.

Aus diesem Übergangsfeld kennen wir vor allem die Gruppe der ,,Australopithecinen'': Im Jahre 1924 fand man bei Taungs, an der Grenze von Betschuanaland und Transvaal, den Schädel eines Kindes von 5—6 Jahren (Abb. 286). Der genaue morphologische Vergleich dieses Schädels mit Schädeln von Menschen und Menschenaffen der gleichen individuellen Entwicklungsstufe zeigte: Er steht dem Menschen wesentlich näher als ein Affenschädel. Als Beispiel seien die Augenhöhlen genannt: Sie sind beim Taungsfund nach vorn, beim Menschenaffen dagegen nach hinten geneigt. Das spricht sehr für einen zweibeinigen, aufrechten Gang. Diese Vermutung wird durch die Lage des Hinterhauptsloches bestätigt: Es liegt ziemlich weit vorn. Der Schädel konnte beim aufrechten Gang ziemlich im Schwerpunkt balanciert werden. Auch andere Merkmale (Stirn, Zähne) sind typisch hominid.

Trotzdem mußte man den Fund eines Kindes noch vorsichtig beurteilen; für eine endgültige Einordnung mußten Funde erwachsener Individuen abgewartet

werden. Sie liegen inzwischen relativ reichlich vor — ein Verdienst von R. Broom.
Die Auffassung, diese Formen gehörten in das Tier-Mensch-Übergangsfeld, wird
durch sie über jeden Zweifel
bestätigt. Man spricht von
„*Australopithecinen*" (Süd-
affen). Eines der besterhalte-
nen Stücke ist der Schädel
(Abb. 287) aus einer Höhle
bei Sterkfontein[1]. Er gehörte
offenbar zu einer Frau. Die
Gesamtproportionen entsprechen im wesentlichen denen
bei Pongiden, insbesondere
wenn man sich den Unter-
kiefer hinzu ergänzt, der nach
Unterkieferfunden anderer Individuen sehr groß gewesen
sein muß: Auf einen mächtigen
Kieferschädel mit deutlicher
Schnauzenbildung ist also ein
relativ kleiner Hirnschädel
aufgesetzt. Die Kapazität

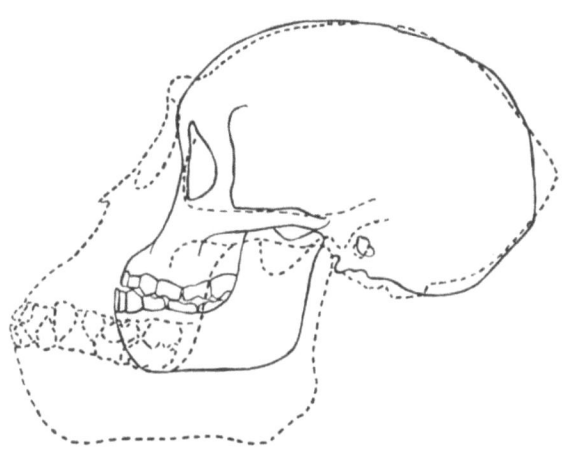

Abb. 286. Australopithecus (Kind von Taungs) (ausgezogene Linie).
Vergleich mit einem Gorillakind der entsprechenden Entwicklungsstufe (gestrichelte Linie). ³/₈ natürliche Größe (n. Heberer 1953)

des letzten liegt mit etwa 480 cm³ innerhalb der Variationsbreite der heutigen
Menschenaffen.

Trotz des pongiden Gesamteindruckes sind bei genauerer Untersuchung fast
alle Einzelheiten mehr menschen- als affenähnlich. So finden sich keine betonten
Überaugendächer, und am Hinterhaupt liegt die obere Grenze der Ansatzfläche
für die Nackenmuskulatur viel tiefer als bei den Menschenaffen. Die Augenhöhlen

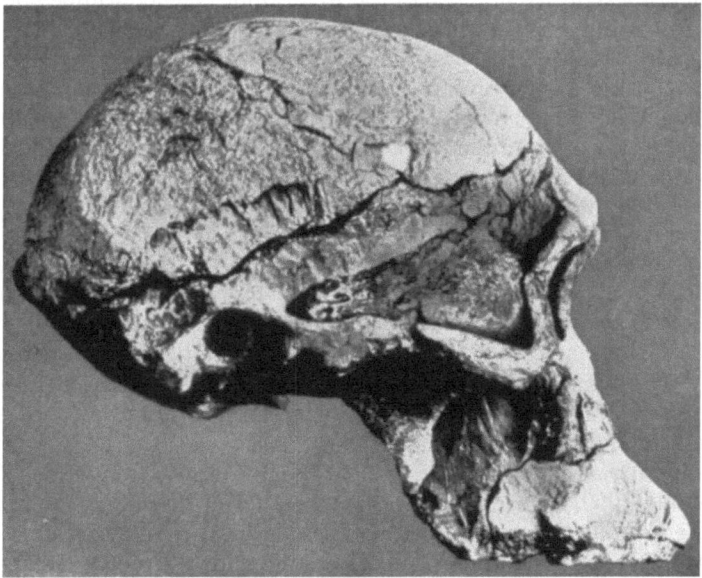

Abb. 287. Schädel von Plesianthropus transvaalensis, vermutlich weibl. ¹/₂ natürliche Größe (n. Heberer 1953)

[1] Name dieser Gruppe von Funden: Plesianthropus transvaalensis.

sind nach vorn geneigt, und das Hinterhauptloch ist nach vorn verschoben
(Abb. 288). Auch andere Merkmale sind weitgehend menschlich. Die genannten
aber lassen auf den aufrechten Gang schließen! Dieser Schluß wird bestätigt durch
das Körperskelet und besonders die Form der Beckenknochen.

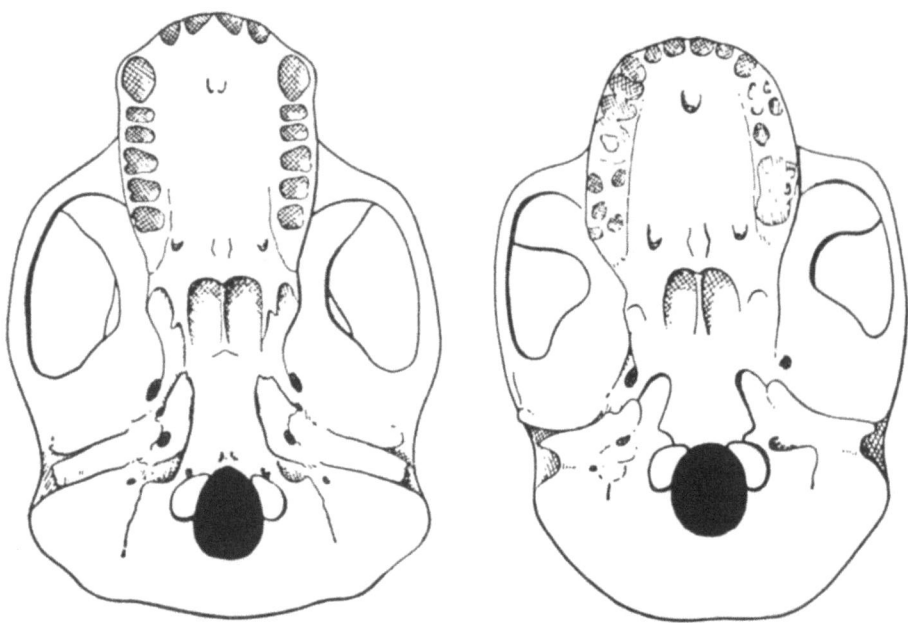

Abb. 288. Schädelbasis von Schimpanse (li.) und Plesianthropus (re.). ³/₇ natürliche Größe (n. HEBERER 1953)

Außer dem Plesianthropus enthält die Australopithecinengruppe noch weitere,
teilweise in Richtung auf den Menschen hin fortgeschrittenere Formen; sie gehen
aus der Legende der Abb. 281 hervor. Diese Vorläufer der Menschen lebten noch im
Pliocän (Tertiär). Ihr Lebensraum war die Buschsteppe; alle mit ihnen gefundenen
Tierreste deuten auf Steppentiere hin. — Sie gingen aufrecht, und wir müssen annehmen, daß sie die freiwerdenden Hände zum Gebrauch einfacher Werkzeuge
benutzten, z. B. Röhrenknochen von Tieren als Schlagwaffen usw. Ob sie schon
Geräte herstellten, war längere Zeit zweifelhaft. Nach neueren Befunden ist die
Herstellung von Geräten jedoch erwiesen[1]. In ihrer Organisation und Lebensform
sind sie also Vorläufer des Menschen (Abb. 289), durch die Geräteherstellung bereits als Menschen gekennzeichnet. Ihr Schädelvolumen war noch klein — es
reicht von der Variationsbreite des Affenschädels bis zu etwa 800 cm³ bei den
am weitesten fortgeschrittenen Formen. Die Entwicklung des aufrechten Ganges
mußte der Entwicklung eines größeren Gehirnvolumens vorausgehen; erst dann,
als der Kopf nicht mehr schwer nach vorn herunterhing, brachte es (durch
höhere Intelligenz) einen Selektionsvorteil mit sich.
    Wieder sind die Australopithecinen nicht die direkten Vorläufer des Menschen.
Nach HEBERER (1959) ist eher anzunehmen, daß sie einem blind endenden Seiten-
zweig angehören. Sie dienen uns aber als Modelle für diese Vorläufer.
    Wie lange Zeit mag die Entwicklung von der durch Proconsul dargestellten,
undifferenzierten Pongidengruppe zum Australopithecus benötigt haben? HEBERER
schätzt sie auf 400—600 000 Generationen. Dieser Zeitraum reicht gut aus für eine

_____
[1] Literatur bei KURTH 1960.

allmähliche Änderung des Types durch Selektionsvorteil kleiner, mutativ entstandener morphologischer Abweichungen („additive Typogenese", HEBERER), besonders, wenn man berücksichtigt, daß die Lebensumwelt sich ebenfalls geändert hatte und eine Anpassung an das Leben in der freien Steppe notwendig wurde.

Gehören die Australopithecinen in das Tier-Mensch-Übergangsfeld, so muß man die nun folgenden Formen eindeutig zu den Menschen rechnen. Sie lebten im Pleistocän, also während der Eiszeiten und in den Zwischeneiszeiten[1]. In diesen Zeitraum reichen die vorgeschichtlichen Funde eigens hergestellter Steinwerkzeuge weit hinein; natürlich können sie in diesem Zusammenhang nicht genannt werden.

Die älteste Entwicklungsstufe wird durch den Unterkiefer von Mauer bei Heidelberg repräsentiert (Abb. 290a, b). Er ist sehr groß und wuchtig. Das Kinn flieht, die Form des Kieferbogens und die Zähne sind aber menschenähnlich. Etwa gleichzeitig oder sogar noch etwas später sind die Funde des „*Pithecanthropus erectus*" und des „*Sinanthropus*" anzusetzen. Der „Pithecanthropus" wurde

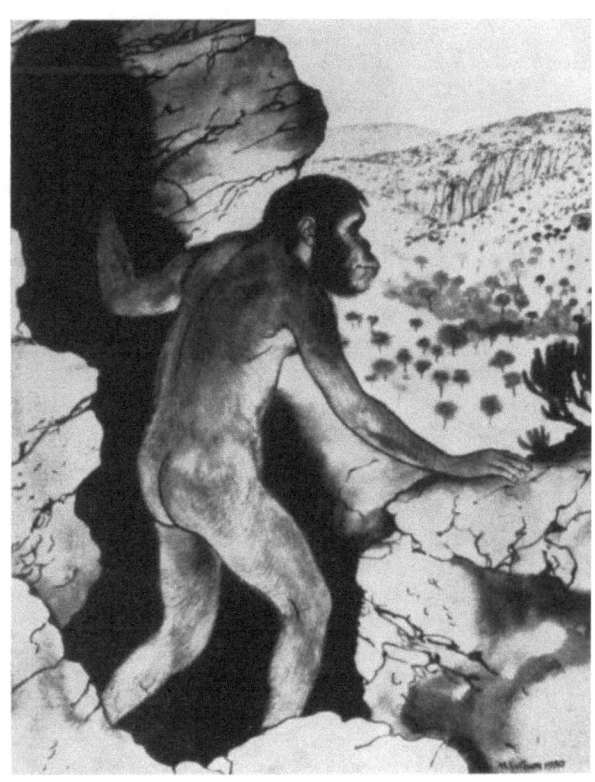

Abb. 289. Lebensbild von Plesianthropus (Rekonstruktion des Brit. Mus. of Natural History, London) (n. HEBERER 1953)

1891/92 von E. DUBOIS auf Java entdeckt. Diese Entdeckung ist ein typisches Beispiel für das Finden einer wichtigen Tatsache auf Grund einer falschen Hypothese: E. HAECKEL, einer der ersten Vertreter der Darwinschen Evolutionstheorie, war der irrtümlichen Meinung, der mit dem Menschen am engsten verwandte Menschenaffe sei der Gibbon. Daraus schloß er, das "missing link" zwischen Affe und Mensch, der schon hypothetisch so genannte Pithecanthropus, müsse im Verbreitungsgebiet des Gibbon zu finden sein. DUBOIS suchte auf Grund dieser Hypothese auf Java und fand eine primitiv-menschliche Form!

Die beiden wichtigsten Stücke sind eine Schädelkalotte und ein Femur (Abb. 291). Sie stammen aus dem mittleren Pleistocän, etwa aus der Zwischeneiszeit (Interglazial) zwischen Mindel- und Rißeiszeit.

Die Kapazität des Schädels kann man — auch auf Grund anderer Funde — auf etwa 900—1000 cm³ schätzen. Die Stirn flieht stark; es sind erhebliche Überaugenwülste vorhanden. Der Femur macht in allen Einzelheiten einen durchaus menschlichen Eindruck. Man kann aus verschiedenen Merkmalen auf aufrechten

---

[1] Eine zusammenfassende Beschreibung der Funde dieser Periode bei GIESELER (1957).

Gang schließen. Der Pithecanthropus ist also ein Frühmensch, mit noch relativ kleinem Schädelinhalt, der jedoch über dem der Australopithecinen liegt. — Ganz ähnliche, wenn auch etwas weiter entwickelte Formen entdeckte man ab 1921 bei

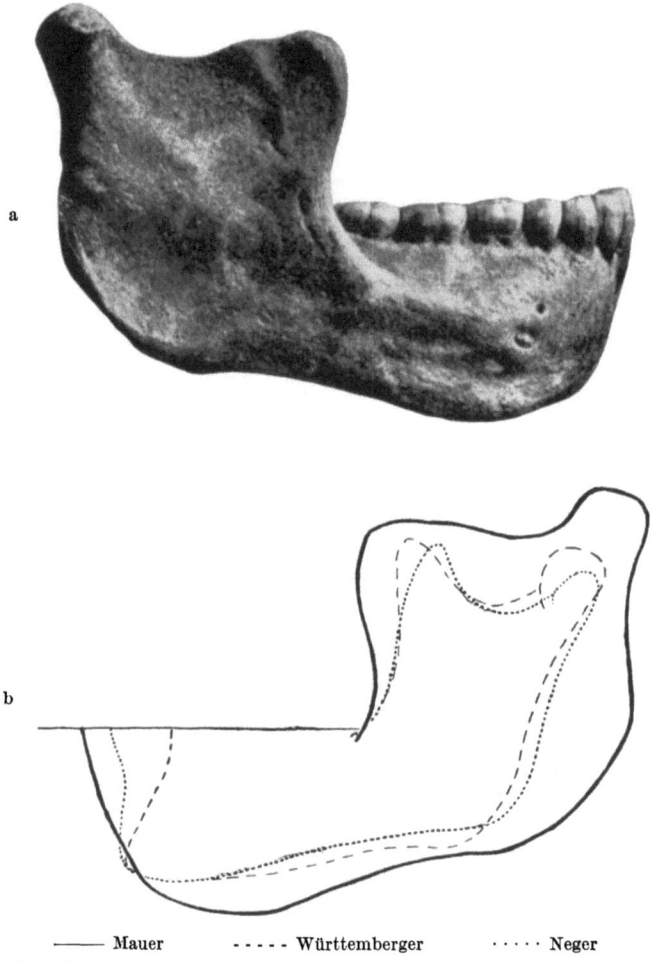

——— Mauer   - - - - Württemberger   · · · · · Neger

Abb. 290a u. b. a Unterkiefer von Mauer bei Heidelberg, etwa ²/₃ natürliche Größe. b Profilzeichnung des Heidelberger Unterkiefers, verglichen mit denen eines Württembergers und eines Negers (n. GIESELER 1957)

der Ortschaft Choukoutien, 40 km südwestlich von Peking. Insgesamt wurden 1927—1937 Reste von etwa 40 Individuen entdeckt, darunter allerdings nur 5 vollständig erhaltene Gehirnschädel. Sie sind dem Pithecanthropus morphologisch sehr ähnlich, übertreffen ihn aber an Größe und Volumen. Das Gesicht, das sich hier (im Gegensatz zum Pithecanthropus) rekonstruieren ließ, ist wesentlich menschlicher als das der Australopithecinen; allerdings sind die Unterschiede zum rezenten Menschen noch beträchtlich (Abb. 292). Der Unterkiefer ist dem von Mauer ähnlich. Wie einige Femurfragmente zeigen, ging der Sinanthropus aufrecht.

Daß er ein Mensch war, geht auch daraus hervor, daß sich in den Fundschichten ausgedehnte Brandplätze und auch Knochen- und Steinwerkzeuge finden.

Pithecanthropus und Sinanthropus gehören also „zu einer primitiv-menschlichen Form. Diese läßt in der Gehirnentwicklung und in der Kiefer- und Zahnstellung manche intermediären Züge zwischen einem anzunehmenden allgemeinen, noch nicht differenzierten Menschenaffenzustand und den zeitlich darauf folgenden jüngeren Menschenformen erkennen. Das Gliedmaßenskelet ist dagegen schon viel menschlicher entwickelt" (W. GIE-SELER, 1957).

Auch in einer pessimistisch stimmenden Eigenschaft erweist sich Sinanthropus als Mensch: Die gesamten Fundumstände und der Erhaltungszustand der Knochen weisen die Funde von Choukoutien als Reste von Kannibalenmahlzeiten aus.

Wenn wir Pithecanthropus und Sinanthropus als Frühmenschen bezeichnen, so meinen wir auch hier nicht, sie seien etwa als Vorfahren des rezenten Menschen anzusehen. Allenfalls darf man sie als Modelle solcher Vorfahren ansehen. Darüber sind die Meinungen verschieden; HEBERER möchte sie als Ergebnisse einer blind endenden Seitenentwicklung betrachten. Diese Auffassung kommt in Abb. 281 zum Ausdruck.

Sehr wahrscheinlich ist der bekannteste Frühmenschentyp ebenfalls das Ergebnis einer solchen Seitenentwicklung: der *Neandertaler*, so genannt nach den Skeletresten, die im August 1856 im Neandertal zwischen Elberfeld und Düsseldorf entdeckt wurden.

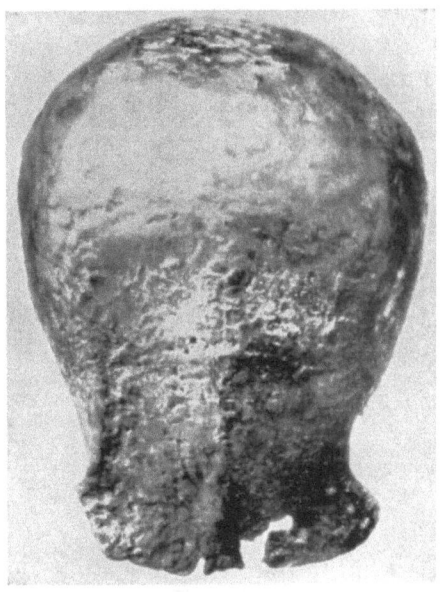

Abb. 291. Oberansicht der Schädelkalotte von Pithecanthropus I (DUBOIS) ²/₅ natürliche Größe (n. GIESELER 1957)

Er lebte in Europa während der letzten Eiszeit (also vor etwa 50—100 000 Jahren). Das besterhaltene unter den bisher in Europa gefundenen Skeleten ist das des Mannes von La Chapelle aux Saints in Südfrankreich (Abb. 293, 294).

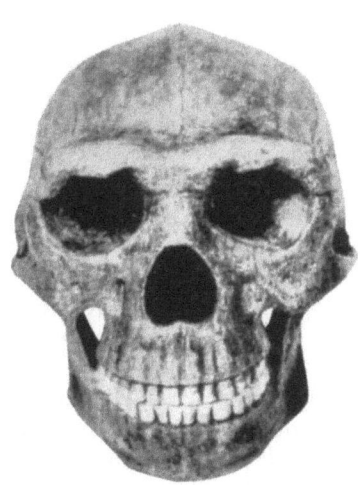 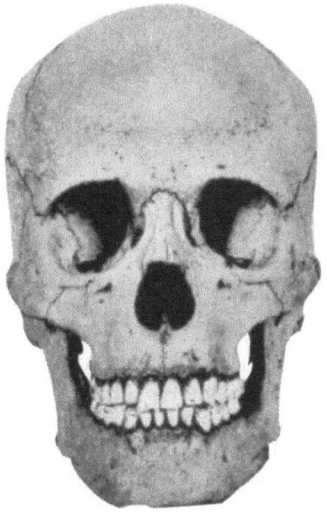

Abb. 292. Vorderansicht der Schädel des ergänzten Sinanthropus und eines rezenten männlichen Chinesen; beide ¹/₃ natürliche Größe (n. WEIDENREICH, aus GIESELER 1959)

Der Schädel des Neandertalers ist groß, insbesondere sehr lang. Auch seine Breite ist beträchtlich. Die Höhe dagegen ist im Vergleich zum rezenten Menschen niedrig bis mittel. Die Schädelkapazität liegt um 1500 cm³ oder — teilweise erheblich — darüber. Bei dem Mann von La Chapelle wurde sie mit 1620 bestimmt. Sie liegt damit über dem Durchschnitt der Variationsbreite des rezenten Menschen. Auf eine größere Leistungsfähigkeit des Gehirns darf daraus natürlich nicht geschlossen werden.

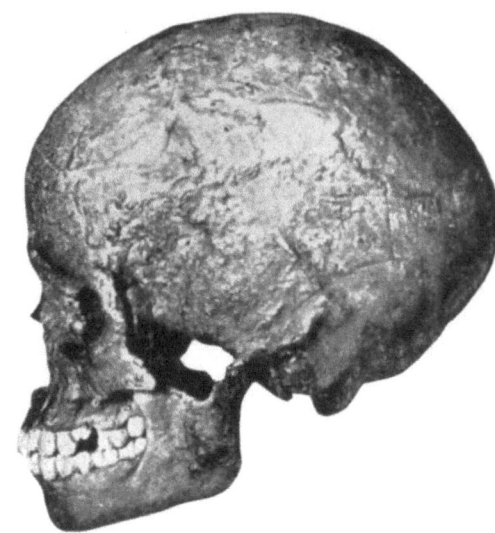

In der Form weicht der Schädel stark von dem des rezenten Menschen ab. Besonders auffällig sind die Überaugenwülste; über ihnen sieht man eine fliehende Stirn. Der Gesichtsschädel ist besonders groß; er liegt außerhalb der Variationsbreite des rezenten Menschen. Auch die Breite des Gesichtes ist erheblich. Das Obergesicht zeigt wenig Relief und springt keilförmig nach vorn vor; das Kinn dagegen ist fliehend.

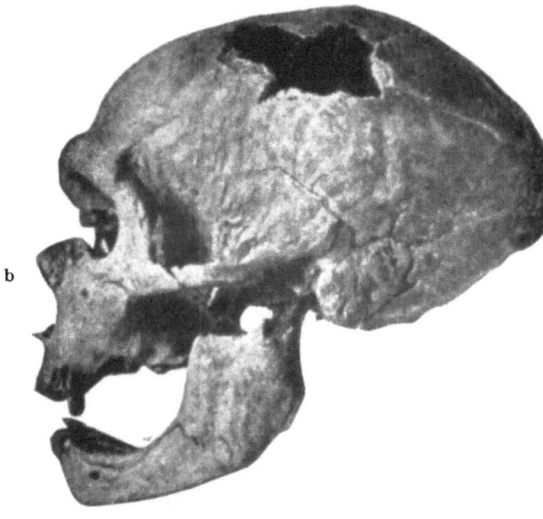

An Knochen des Rumpfes und der Gliedmaßen steht wesentlich weniger zur Verfügung als an Schädeln. Trotzdem läßt sich ein einigermaßen zutreffendes Bild gewinnen (Abb. 295). Alle langen Gliedmaßenknochen haben eine massige Form. Auch sonst zeigen sie verschiedene Abweichungen von dem typisch menschlichen Bild. Nach dem Skeletbau ist anzunehmen, daß der Neandertaler ein muskelstarker, kräftiger Mensch war. Trotz des großen Kopfes betrug

Abb. 293a u. b. Linke Seitenansichten der Schädel, a des Jung-paläolithikers von Grimaldi (Jüngling), also eines Homo sapiens, b des Neandertalers von La Chapelle aux Saints; beide fast ¹/₃ natürliche Größe (n. AICHEL, aus GIESELER 1957)

seine Körpergröße aber nur etwa 155—165 cm; er war offenbar kleiner als die meisten jetzt lebenden Europäer.

Die genannten und viele andere Merkmale kennzeichnen den Neandertaler als einen, trotz der auch hier vorhandenen Variabilität doch gut abgrenzbaren, eigenen Menschentyp. Er geht dem Auftreten des rezenten Menschen zeitlich unmittelbar voraus. Die Frage lautet: Wo steht er in der Phylogenese? Ist er als direkter Vorfahr des rezenten Menschen — oder doch als Modell eines solchen — anzusehen? Diese Frage wird jetzt von den meisten Fachleuten verneint: Seine Merkmale sind

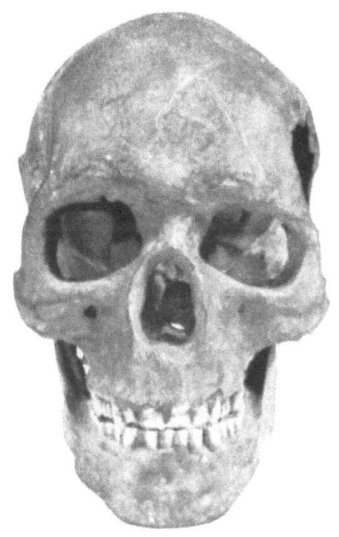
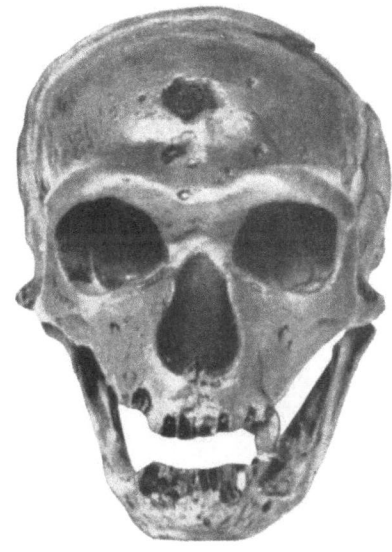

a   b

Abb. 294a u. b. Vorderansichten der Schädel, a des Jungpaläolithikers von Combe Capelle, b des Neandertalers von La Chapelle aux Saints; fast ¹/₃ natürliche Größe (n. AICHEL, aus GIESELER 1957). Die Abb. a und b lassen die Unterschiede zwischen dem Neandertaler-Schädel und dem der auf ihn folgenden Homo sapiens-Formen deutlich hervortreten

zu spezialisiert, als daß man ihr ziemlich rasches Verschwinden und die Umbildung in die heutige Homo sapiens-Form annehmen könnte. „Er ist nicht der Vater des Homo sapiens, sondern sein verstorbener Vetter, an dessen Tode der Sapiens-Mensch wahrscheinlich ziemlich aktiv mitgearbeitet hat, um die Höhlen- und Jagdgründe zu erobern" (GIESELER 1957).

Es gibt eine ganze Reihe von „*Präneandertalern*", also älteren Formen, die seine Sondermerkmale in weniger charakteristischer Ausprägung aufzeigen.

Von welcher Art Menschen aber stammt der Homo sapiens ab? Wir erwarten Funde, die älter sind als der Neandertaler und seine Spezialisierungen noch nicht aufweisen, sondern im Gegenteil mehr auf den Homo sapiens hindeuten. Funde, die man hier einordnen müßte, sind nicht

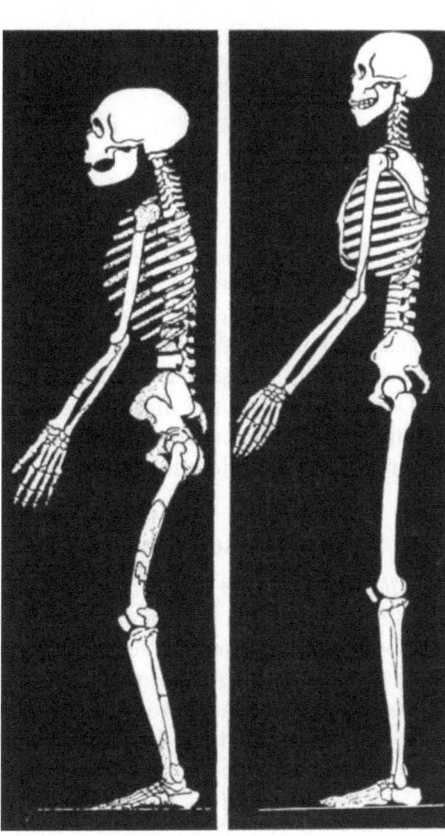

Abb. 295. Skelet-Rekonstruktion eines Neandertal-Menschen neben einem rezenten Menschen (n. BOULE, aus GIESELER 1957)

gerade häufig. Der bekannteste ist wohl der Schädel von Steinheim an der Murr, der 1933 entdeckt wurde (Abb. 296).

Er ist erheblich kleiner als die (jüngeren) europäischen Neandertaler und hat auch eine geringere Schädelkapazität (1100—1200 cm³). Er weist Überaugenwülste auf wie der Neandertaler, hat aber wie der rezente Mensch eine Wangengrube und eine tiefe Einsenkung der Nasenwurzel. Auch in vielen anderen Merkmalen unterscheidet er sich vom Neandertaler; neben selbstverständlich vorhandenen primitiven Zügen zeigt er im Gesamteindruck und in Einzelmerkmalen

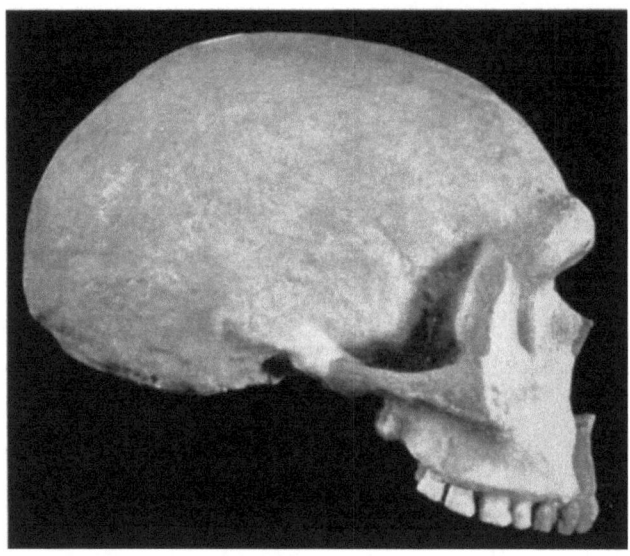

Abb. 296. Rechte Seitenansicht des ergänzten Steinheimer Schädels, ²/₅ natürliche Größe (n. BERCKHEIMER, aus GIESELER 1957)

Ähnlichkeiten mit dem Homo sapiens. Er ist entweder das Modell für den Vorfahren beider Formen, der Sapiensform und des Neandertalers, oder aber die Trennung muß noch früher angesetzt werden; dann gehört er in die Vorfahrenreihe des Sapiens hinein. — Ähnlich geformt ist der Schädel von Swanscombe, der 1935 gefunden wurde; er gehört wohl auch phylogenetisch in den gleichen Bereich.

Damit schließen wir unseren sehr kursorischen Überblick über die Stammesgeschichte des Menschen ab. Die späteren Funde zeigen den Homo sapiens im wesentlichen vollendet; ihre Analyse ist bereits Teil der Rassengeschichte.

2. Zur Rassenkunde und Rassengeschichte der Menschheit

Alle jetzt auf der Erde lebenden Menschen gehören einer einzigen Art, dem „Homo sapiens" an. Es ist eine im Grunde ziemlich müßige Streitfrage, welche der oben geschilderten Urmenschen-Typen etwa zu der gleichen Art zu zählen sind und welche anderen Arten angehören. Es ist z. B. gesagt worden, der Neandertaler müßte zur gleichen Art gezählt werden. Als Argument führte man etwa Funde vom Berg Karmel (Palästina) ins Feld, die als Ergebnisse von Kreuzungen zwischen Neandertalern und Sapiens-Formen angesehen wurden: Der zoologische Systematiker zählt in der Regel solche Tiere zu einer Art, die sich untereinander kreuzen lassen und deren Kreuzungen fruchtbare Nachkommen ergeben. Bekanntlich sind manchmal auch zwischen nahe verwandten Arten Kreuzungen möglich; Nachkommen bleiben aber unfruchtbar. Das bekannteste Beispiel sind Maulesel und Maultier, Kreuzungsprodukte zwischen Pferd und Esel.

Aber für die Karmel-Funde sind auch andere Deutungen möglich (vgl. Gieseler, 1957), und im übrigen wissen wir über Kreuzungen zwischen Neandertaler und Sapiens-Formen nichts. Ob man sie zu verschiedenen Arten zählen will, bleibt Geschmackssache.

Die rezenten Menschen jedenfalls gehören einer Art an. Zu ihr gehören auch die Formen, die aus der Fossilgeschichte nach Aussterben des Neandertalers belegt sind.

Die Art Homo sapiens gliedert sich jedoch in verschiedene „Rassen". *Eine Rasse ist eine Gruppe von Individuen, die einen bestimmten Anteil ihres Erbanlagenbestandes gemeinsam hat, wodurch sie sich von anderen Rassen unterscheidet.* Für ihre Entstehung und Differenzierung sind die gleichen populationsgenetischen Mechanismen verantwortlich, wie wir sie im Kap. VIII im einzelnen und an Modellbeispielen studierten, und wie wir sie für die Evolution im allgemeinen als maßgebend erkannten.

Die Rassenkunde und Rassengeschichte der Menschheit ist eines der wesentlichsten Arbeitsgebiete der *Anthropologie.* An dieser Stelle kann sie genauso wenig wie die Abstammungslehre des Menschen in extenso behandelt werden; ein kurzer Abriß der wesentlichsten Tatsachen unter dem Aspekt der Genetik muß genügen[1].

Rassen-Systematiken wurden von verschiedenen Autoren erarbeitet. Sie stimmen (bis auf die Nomenklatur) in wesentlichen Zügen miteinander überein; Differenzen gibt es nicht so sehr in der Grob- als in der Feindifferenzierung. Wir geben hier die Klassifikation nach v. Eickstedt (1934) in wesentlich verkürzter Form[2].

Die Menschheit gliedert sich im wesentlichen in drei Rassenkreise: Die Europiden, Negriden und Mongoliden.

Die *Europiden* sind vor allem durch folgende morphologische Merkmale miteinander verbunden: Reliefreiches Gesicht, schlichtes bis lockiges Haar, schmale, hohe Nase, Neigung zur Aufhellung der Farben.

Die wesentlichsten Untergruppen der Europiden sind: Nordide, Osteuropide, Alpine (einschließlich Lappide), Dinaride, Armenide, Turanide, Orientalide, Mediterrane und Indide.

Sie unterscheiden sich durch die folgenden Merkmale voneinander:

Nordide. Hochwüchsig und schlank, goldblondes bis hellbraunes Haar und blaue oder blaugraue Augen, sehr helle rötliche Haut; Kopf mittellang (prähistorisch lang), Gesicht hoch mit sehr gerader Nase, deren Flügel anliegen und deren Kuppe spitz ist; Lippen schmal, Kinn vorspringend und kräftig; reliefreiches Profil. — Hauptverbreitungsgebiet: Nord- und Nordwesteuropa. — Dalenordische (fälische, cromagnide) Variante: Breitwüchsig, breitgesichtig.

Osteuropide. Mittelgroß, gedrungen; aschblondes bis aschbraunes Haar, fahlrötliche Haut und graue Augen; schmale, mitunter schrägstehende Lidspalte, leicht vorgeschobene Wangenbeine, mäßig kurzer, kantiger Kopf, breites Gesicht mit wenig hoher konkaver Nase, wenig ausgeprägtes Kinn. — Hauptverbreitungsgebiet: Osteuropa.

Dinaride. Hochwüchsig, schlank und hager; Haare und Augen braun, Haut mittelhell; kurzer hoher Kopf mit oft steilem Hinterhaupt; hohes, unten schmales Gesicht mit sehr hoher, hakiger Nase; hohes, kräftiges Kinn. — Hauptverbreitungsgebiet: Das gebirgige Mittel- und Südosteuropa.

Alpine. Mittelgroß, rundlich und grazil; Haare und Augen braun, Haut mittelhell; Kopf kurz und rund, Gesicht niedrig und rund; Nase mittelhoch und kurz mit runder Kuppe, gerundetes, kleines Kinn. Hauptverbreitungsgebiet: Westliches Mitteleuropa, aber auch Tschechoslowakei, Ungarn, Süddeutschland, Mittelitalien.

Mediterrane. Mittel- bis untermittelgroß, vollschlank und zierlich; Haare und Augen dunkelbraun, Haut leicht bräunlich; mittellanger Kopf mit stark ausladendem Hinterhaupt, ovales, feinknochiges Gesicht mit mittlerer grader Nase; kleines, aber kräftiges Kinn. Zahlreiche regionale Spielarten. Hauptverbreitungsgebiet: Randgebiete des Mittelmeeres. — Gleitender Übergang in die Orientaliden.

---

[1] Umfassende Darstellungen bei Martin/Saller (1957ff.); v. Eickstedt (1934); Schwidetzky (1959).

[2] Wir folgen dabei im wesentlichen Schwidetzky (1959).

Während die obengenannten Gruppen der Europiden in Europa leben, finden sich die nun folgenden in Asien (und Ozeanien).

Orientalide. Verbindungsglied zwischen Mediterranen und Indiden im südeuropäischen Langkopfgürtel; mittelgroß und grazil; schwarzes, lockiges Haar, dunkelbraune Augen und hellbräunliche Haut; langer Kopf, hohes ovales Gesicht; hohe, leicht gebogene Nase, mandelförmige Lidspalte. — Hauptverbreitungsgebiet: Arabien, Mesopotamien und Nordafrika.

Indide. Mittelgroß, grazil und schlank, schwarzbraunes Haar, dunkelbraune Augen und hellbraune Haut; langer Kopf, länglich-ovales Gesicht mit vorgebauter, steiler Stirn; gerade, in Aufsicht ausgesprochen dreieckig wirkende Nase, mäßig dicke Lippen und große Lidspalte. — Zahlreiche Untertypen. Hauptverbreitungsgebiet: Die Schwemmlandschaften und Hochebenen Vorderindiens.

Die übrigen Untergruppen (vgl. oben) sollen hier nicht genauer beschrieben werden.

Der zweite große Rassenkreis sind die *Mongoliden.* Ihre gemeinsamen Merkmale sind: Flaches Mittelgesicht mit vorgeschobenen Wangenbeinen und flach liegender Lidspalte, schwere Deckfalte und „Mongolenfalte" (Nasenlidfalte); dickes, straffes Schwarzhaar, Gelbton der Haut.

Die wichtigsten Untergruppen sind: Tungide, Sinide, Palämongolide, Sibiride, Eskimide. Dazu kommen die verschiedenen Typen der amerikanischen Indianer.

Die wesentlichsten Merkmale sind:

Tungide. Mittelgroß, kräftig und untersetzt; kurzer, niedriger Kopf mit zurückweichender Stirn, starke Ausprägung der mongoliden Flachgesichtigkeit und Mongolenfalte. Hauptverbreitungsgebiet: Nördliches Zentralasien.

Sinide. Höherer, schlanker Wuchs, längerer Kopf, höhere Gesichter, schmale Nasen und etwas schwächere Ausprägung der Flachgesichtigkeit als bei den Tungiden. Hauptverbreitungsgebiet: Die dicht besiedelten Lößböden Chinas. — Mehrere Untergruppen.

Palämongolide. Kleinwüchsig und grazil; niedriges, rundes Gesicht mit breiter Nase, vollen Lippen und kleinem, fliehenden Kinn; steile Stirn (infantil-primitive Merkmale); wenig ausgeprägte Mongolenfalte. Hauptverbreitungsgebiet: Die Bergwälder Südchinas und Hinterindiens; Indonesien und die Inselketten Ostasiens bis Nordjapan; Grundlage des japanischen und malaischen Typs. Dazu kommen die Sibiriden und als Bewohner Amerikas die Eskimiden und die verschiedenen Typen von Indianern.

Den dritten Rassenkreis bilden die *Negriden.* Ihre gemeinsamen Merkmale sind: Sehr dunkle Haut, krauses Haar, sehr breite Nase, Prognathie und wulstige Lippen. — Es gibt sehr viele Untertypen: Sudanide, Nilotide, Kafride, Palänegride, Äthiopide, Indomelanide, Neomelaneside, Palämelaneside, Bambutide, Negritide, (Australide, Khoisanide).

Hier sollen nur die wichtigsten besprochen werden:

Sudanide. Mittelgroß und stämmig, lang- und niedrig-köpfig und stärkste Ausprägung der negriden Merkmale. Hauptverbreitungsgebiet: Die offenen Savannen des Sudan und der Guineaküste.

Kafride (= Bantuide). Der negride Durchschnittstypus mit großer regionaler Variabilität und vielfach durch Mischung beeinflußt; mittelgroß und kräftig gebaut, langer, mäßig hoher Kopf, niedriges, weichgepolstertes Gesicht, gerade breite Nase. — Hauptverbreitungsgebiet: Die südafrikanische Trockenwaldzone und Ostafrika.

Nilotide. Sehr hochwüchsig, langbeinig und schlank; etwas schmalere Nase und dünnere Lippen als bei den benachbarten Sudaniden, dabei aber sehr dunkelhäutig und mit breitgeblähten Nasenflügeln; lange, schmale Hirnkapsel. — Hauptverbreitungsgebiet: Gegend des oberen Weißen Nil.

Äthiopide. Übergangsform zwischen Negriden und Europiden. Hauptverbreitungsgebiet Abessinien (Galla und Sumabi) und Ostafrika (Masai und Hima).

Palänegride. Mittelgroß, langrumpfig und plump; mittellanger bis kurzer Kopf; breites Gesicht und breite Trichternase, starke Prognathie und Wulstlippen. Große Variabilität. — Hauptverbreitungsgebiet: Kongo, Äquatorialafrika und Angola.

Bambutide. Pygmäen des Kongourwaldes.

Khoisanide. Kleinwüchsig mit kindlichen Proportionen. Engspiraliges „Fil-Fil"-Haar; hell ledergelbe Haut, flaches Gesicht mit vorgeschobenen Wangenbeinen, enge geschlitzte Lidspalten und häufig Mongolenfalte; Fettsteiß (Steatopygie) der Frauen. Hauptverbreitungsgebiet: Südafrikanische Trockengebiet (Buschmänner, Hottentotten).

Die übrigen Negriden leben nicht in Afrika, sondern in Ozeanien; besonders primitive Merkmale weisen die Australier auf.

Wir haben es also mit drei großen Rassenkreisen zu tun, die in sich vielfältig und mannigfach untergliedert sind. Das obengenannte System und die verschiedenen anderen, in den großen Zügen übereinstimmenden klassifizieren dabei nach im wesentlichen morphologischen, physiognomischen und Pigment-Merkmalen.

Sie alle sind, wie wir sahen, multifaktoriell erblich. Man hat versucht (u. a. BOYD, 1950), eine Rassenklassifikation auf Grund monomer erblicher Merkmale, vor allem der *Blutgruppen*, aufzubauen. Dabei zeigte sich für die wichtigeren Systeme: Sie sind nicht auf einzelne Rassen beschränkt, sondern zeigen nur bei verschiedenen Rassen eine verschiedene Häufigkeitsverteilung. (Für die AB0-Blutgruppen (vgl. Kap. VIII, 2).

In den letzten Jahren entdeckte man aber auch *rassenspezifische Blutfaktoren*: Den Diego-Faktor und den Sutter-Faktor.

Der Diego-Faktor wurde 1953 mit Hilfe eines Antikörpers im Serum einer Frau aus Venezuela entdeckt. Diese Frau hatte ein Kind mit Morbus haemolyticus (vgl. S. 84) zur Welt gebracht. Bald konnte der dominante Erbgang des Gens Di^a bewiesen werden[1].

So fand sich der Typ Di(a+) in vier Generationen der Familie, in der man die Sensibilisierung zuerst beobachtet hatte. Eine große Zahl zum Vergleich untersuchter Weißer erwies sich dagegen als negativ. Zum Glück ließ man sich dadurch von weiteren Untersuchungen nicht abschrecken.

Tabelle 153. *Häufigkeit des Phänotyps Di (a+) in verschiedenen Bevölkerungen* (nach LAYRISSE 1958, gekürzt)

Bevölkerung	Zahl der Untersuchten	Di(a+)	%
Südamerikanische Indianer:			
Carib (Anzoategui, Venezuela)	170	50	29,4
Carib (Zulia, Venezuela)	125	31	24,8
Goajiro (Venezuela)	152	8	5,3
Piaroa (Venezuela)	24	3	12,5
Guahib (Venezuela)	76	11	14,5
Warrau (Guayo, Venezuela)	81	3	3,7
Warrau (Winikina, Venezuela)	72	0	0,0
Caingang (Brasilien)	48	22	45,8
Caraja (Brasilien)	36	13	36,1
Querchua (Peru)	333	83	24,9
Araucano (Chile)	100	4	4,0
Nordamerikanische Indianer:			
Chippewa (Kanada)	148	16	10,8
Crees (Kanada)	25	3	12,0
Apachen (USA)	80	2	2,5
Schwarzfuß (USA)	66	3	4,5
Asiaten:			
Chinesen (Kanton, China)	100	5	5,0
Japaner	65	8	12,3
Japaner (Kanada)	77	6	7,8
Japaner (Kumamoto, Japan)	76	5	6,8
Burmesen	10	1	10,0
Weiße (USA, Italien, Spanien, Holländer, Russen Ungarn, Polen)	2600	0	0
Neger	354	0	0
Australier	162	0	0
Verschiedene Südseevölker	590	3[2]	0,5

Diese erste Familie rechnete zu den Weißen; den Untersuchern (LAYRISSE und ARENDS) fielen aber bestimmte körperliche Merkmale auf, die auf eine Beimischung

---

[1] LAYRISSE, ARENDS und DOMINGUEZ SISCO (1955), LAYRISSE und ARENDS (1957), LEWIS KOSTA u. GOWN (1957). Weitere Familienbefunde bei LAYRISSE, SANGER u. RACE (1959).

[2] Unter 61 Land-Dynake aus Sarawak (Borneo).

von Indianerblut hindeuteten. Dadurch veranlaßt, untersuchten sie verschiedene Indianerstämme Venezuelas. So entdeckten sie den anthropologisch wichtigen Zusammenhang:

Bei Weißen und (amerikanischen) Negern ist Di^a extrem selten oder kommt nicht vor. Dagegen ist es bei verschiedenen Indianerstämmen Südamerikas und Kanadas häufig, und es findet sich auch bei Japanern und Chinesen. Daß es auch bei südamerikanischen Negern vorkommt, erklärt sich leicht aus indianischer Beimischung. Einen Überblick über die Häufigkeiten bei verschiedenen Bevölkerungen gibt Tab. 153.

Der Diego-Faktor bestätigt also die mit den klassischen anthropologischen Methoden festgestellte Verwandtschaft zwischen amerikanischen Indianern und Ostasiaten.

Ein anderer anscheinend rassenspezifischer Faktor ist der Sutter-Faktor (Js). Das erste Anti-Js wurde von GIBLETT (1958) im Serum einer weißen Patientin gefunden. Der Grund für die Sensibilisierung war hier einmal nicht eine Schwangerschaft, sondern die Patientin hatte Bluttransfusionen bekommen[1].

Von 440 (amerikanischen) Negern reagierten 19,55% positiv. Von 500 Blutspendern, die nicht Neger waren, unter denen sich aber 53 Orientalen befanden, reagierte dagegen keine Blutprobe mit Anti-Js.

Möglicherweise kennzeichnet der Sutter-Faktor die Negriden in ähnlicher Weise wie der Diego-Faktor die Mongoliden.

Wir kehren vom Sonderproblem der Blutgruppen zum allgemeinen Problem der *genetischen Rassendifferenzierung* zurück. Wie wir sahen, versteht man unter einer Rasse eine Gruppe von Individuen, die einen bestimmten Teil ihres Erbanlagen-Bestandes gemeinsam hat, wodurch sie sich von anderen Rassen unterscheidet. Wir wollen jetzt diese Definition näher betrachten.

Offenbar gibt es zunächst Erbanlagen, die der gesamten Menschheit im wesentlichen (vielleicht von leichteren, quantitativen Unterschieden abgesehen) gemeinsam sind. So besitzen alle Menschen die Erbanlagen, die die Enzymsysteme für die grundlegenden Abläufe im intermediären Stoffwechsel determinieren.

Diejenigen Ausnahmen, bei denen diese Gene funktionsunfähig sind, leiden eben an einer Erbkrankheit. Innerhalb der ersten Gruppe müßte man noch Gene, die die Menschheit mit dem Tierreich gemeinsam besitzt, von solchen abgrenzen, die sie von den Tieren unterscheiden.

Eine weitere Gruppe von Erbanlagen ist Gemeinbesitz aller (oder fast aller) Mitglieder einer Rasse, während sie allen (oder fast allen) Mitgliedern anderer Rassen fehlt. Beispiele sind die Erbanlagen für das Neger-Kraushaar oder für die Mongolenfalte, bis zu einem gewissen Grade wohl auch solche Erbanlagen, die für sehr auffällige morphologische Merkmale wie Nasen- und Lippenform der Neger usw. verantwortlich sind. Auch Pigment-Merkmale (Hautfarbe!) gehören in diese Gruppe, wenn es auch einen Überschneidungsbereich zwischen den Rassen gibt. Wie groß der Bestand dieser absolut trennenden Erbanlagen ist, das weiß man nicht genau. Vielleicht ist er ziemlich klein.

Eine wesentliche Rolle dürfte er überhaupt nur (oder fast nur) für die genetischen Unterschiede zwischen den drei Hauptrassen spielen. Demgegenüber ist der Überschneidungsbereich zwischen den Unterrassen auch in diesen Merkmalen wesentlich größer. Das macht die Klassifikation im Bereich dieser Unterrassen so schwierig und auch vom theoretischen Standpunkt aus problematisch.

Mit Vorbehalt zu dieser Gruppe zu zählen sind Erbanlagen, die nur bei einzelnen Rassen in ziemlicher Häufigkeit vorkommen, aber auch dort nicht bei allen

---

[1] Ein weiteres Anti-Js entdeckte ROSENFIELD (1958; zit. nach GIBLETT u. CHASE, 1959).

Individuen zu finden sind. Neben den Blutfaktoren Di und Js sind hier die Hämoglobin-Varianten am bekanntesten (Disk. vgl. Kap. VIII, 2g).

Die dritte Gruppe von Erbanlagen ist wahrscheinlich viel größer als die zweite. Es sind diejenigen, die in allen menschlichen Rassen vorkommen, nur in ihnen verschieden häufig sind. Modellbeispiele sind die meisten Blutgruppen-Systeme, aber auch Serum-Proteinvarianten wie Haptoglobine und Gm-Gruppen. Für die Erbanlagen, die die Körpergröße regulieren (vgl. S. 139), dürfte aber das gleiche zutreffen: Zwar weichen die Mittelwerte der einzelnen Haupt- und Unterrassen hier nicht unerheblich voneinander ab; die Variationskurven überlappen sich jedoch weitgehend. Das gleiche gilt auch für die übrigen Merkmale des Knochenbaues, der Entwicklung von Muskulatur, primären und sekundären Geschlechtsmerkmalen und — leider wenig untersucht — von physiologischen Variabeln[1]. Wie wir weiter unten sehen werden (Kap. X), dürfte es auch für solche Erbanlagen zutreffen, die das geistig-seelische Sein des Menschen bestimmen.

Können wir uns konkrete Vorstellungen darüber bilden, wie die verschiedenen oben diskutierten populationsgenetischen Mechanismen zusammengewirkt haben werden, aus der Frühmenschen-Population der ersten Homo sapiens-Stadien die jetzt bestehenden Rassen zu formen?

Als Hauptfaktor bei der Entwicklung neuer Formen, also auch bei der Rassenbildung, haben wir die natürliche *Auslese* durch Anpassung an verschiedene Umweltverhältnisse kennengelernt. Damit die Auslese aber zu so verschiedenen Formen führen kann, wie sie die drei Hauptrassen darstellen, dazu muß verhindert werden, daß der Effekt durch fortwährende Durchmischung der Ausgangspopulation wieder zunichte gemacht wird. Mit anderen Worten: Die Menschheit muß sich zunächst in drei Teilpopulationen aufgeteilt haben, und diese Teilpopulationen müssen für lange Zeit vollständig voneinander getrennt gewesen sein. Es muß *Isolation* eingetreten sein.

Gibt es in der Erdgeschichte eine Phase, in der wir eine langdauernde Trennung annehmen können? Am nächsten liegt es, dabei an eine geographische Isolation zu denken.

Eine derartige Periode in der Erdgeschichte gibt es tatsächlich (v. EICKSTEDT 1934): Während der letzten Eiszeit, also vor etwa 100000 Jahren, zeigte die Vereisung etwa das folgende Bild (Abb. 297): Himalaya und Altai zusammen mit den ihnen zugehörigen Vereisungsbereichen trennten die eurasische Landmasse in drei Lebensgebiete, die sich zur Isolation und getrennten Entwicklung der Europiden im Westen, der Mongoliden im Osten und der Negriden im Süden in eine einleuchtende Beziehung setzen lassen. Wo die heutigen Lebensräume dieser Rassenkreise sich nicht mit den hier angenommenen ursprünglichen Lebensräumen decken, da läßt sich das durch großenteils bekannte oder doch auf Grund eindeutiger Indizien rekonstruierbare Wanderbewegungen erklären.

Die drei Hauptrassen sind also das Ergebnis unterschiedlicher Selektionsbedingungen in drei lange Zeit geographisch isolierten Bereichen.

Welche Umweltwirkungen waren es vor allen, die hier selektionistisch wirksam wurden? Darüber sind uns nur mehr oder weniger begründete Vermutungen möglich. Einige von ihnen erwähnten wir bereits in einem früheren Kapitel (VIII, 2n). Wir nennen etwa die dunkle Hautfarbe der Negriden als Schutz vor überstarker UV-Einwirkung im starken Sonnenlicht, dagegen die geringe Pigmententwicklung der nördlichen Europiden als Anpassung an geringe UV-Bestrahlung, die sonst den

---

[1] Statistische Methoden für die Klassifikation von Gruppen auf Grund metrischer Merkmale bei RAO (1952). Man spricht von einer „multivariate analysis".

Vitamin-D-Bedarf nicht decken könnte[1]. Auch bei bestimmten Körperbautypen kann man eine Anpassung an besondere Klima- und Lebensverhältnisse plausibel machen (SCHWIDETZKY, 1959): Der untersetzte, kurzgliedrige, gut fettgepolsterte Körper der Eskimiden oder Tungiden ist bei großer Kälte sicher vorteilhaft. Der tiefe, breite und tonnenförmige Rumpf der sonst leptosomen südamerikanischen,

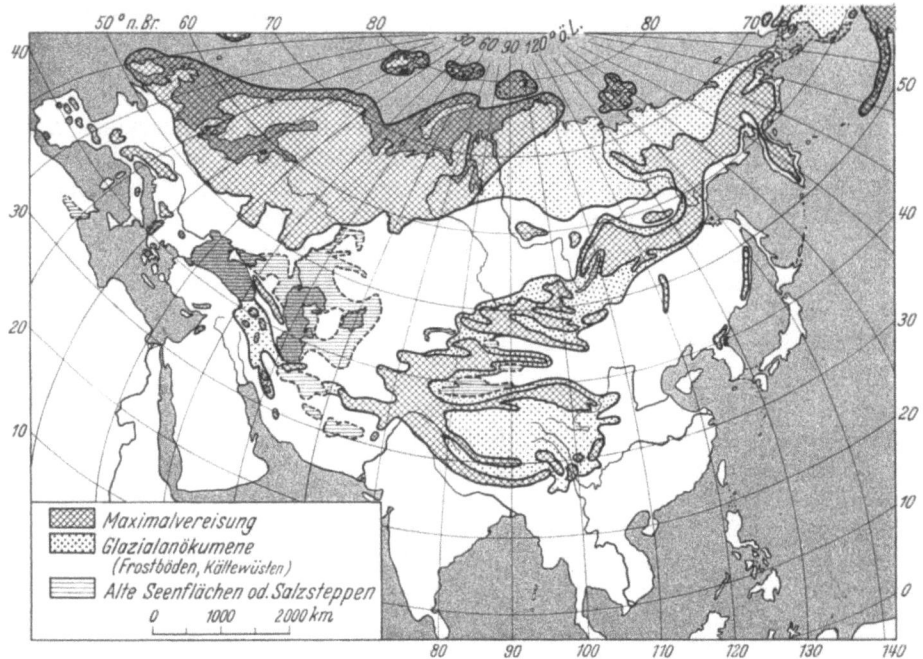

Abb. 297. Maximale Vereisung in der letzten Eiszeit und Trennung der Menschheit in drei Rassenkreise infolge der geographischen Isolierung (n. V. EICKSTEDT, 1934)

die Anden bewohnenden Hochlandindianer mit seiner hohen Atemkapazität erleichtert das Leben bei O_2-Mangel in großen Höhen, und der schlanke, sehnige Körperbau der Saharabewohner bringt vielleicht eine Anpassung an den Wassermangel mit sich.

Aber die Unterschiede brauchen nicht derartig auf der Hand zu liegen. Zunächst morphologisch faßbare Gene können auf dem Wege pleiotroper Nebenwirkungen durchaus unerwartete physiologische Folgen haben. Als Beispiel nennen wir nur das Sichelzell-Merkmal und den (relativen) Schutz der Heterozygoten gegenüber dem Plasmodium falciparum (vgl. Kap. VIII, 2g).

Neben der Selektion spielten sicher auch zufällige Veränderungen von Genhäufigkeiten (genetic drift, Kap. VIII, 5) eine wenn auch im einzelnen in ihrer Bedeutung schwer abschätzbare Rolle. Schwer abzuschätzen ist sie einmal deshalb, weil wir nicht wissen, wie groß jeweils die sich fortpflanzenden Bevölkerungen in den einzelnen Phasen der Rassenentwicklung gewesen sein mögen. Wir haben aber Grund zu der Annahme, daß sie teilweise ziemlich klein waren. Manche Autoren glauben z. B., es hätten niemals viel mehr als 1000 Neandertaler zur gleichen Zeit gelebt. — Vor allem ist damit zu rechnen, daß durch Katastrophen irgendwelcher Art die

---

[1] Vielleicht decken die Pygmäen der tropischen Regenwälder ihren Vitamin D-Bedarf durch Genuß von fetthaltigen Insekten: Trotz ungenügender Besonnung treten bei ihnen keine Mangelerscheinungen auf (E. FISCHER, 1961).

Bevölkerungszahl von Zeit zu Zeit drastisch verkleinert wurde; in solchen „Engpässen" kann sich aber "genetic drift" besonders leicht auswirken. Man denke an das Insel-Beispiel (Kap. VIII, 5).

Dieses Argument — Kleinheit der sich fortpflanzenden Bevölkerung — spricht *für* eine stärkere Wirkung von Zufallswirkungen. Auf der anderen Seite sind aber die morphologischen Merkmale, die man zur Klassifikation der Rassen verwendet, alle mehr oder weniger multifaktoriell erblich. Wir wissen nicht im einzelnen, wie viele Gene an ihrer Ausprägung beteiligt sind. Je größer aber die Zahl dieser Gene ist, desto geringer ist die Chance, daß durch Zufall einmal nur alle in einer Richtung abweichenden übrigbleiben. Je größer die Zahl der Gene ist, die die Ausprägung eines Merkmals verursachen, desto weniger wird es durch Zufallswirkungen von Generation zu Generation abweichen.

Dieses Argument spricht demnach für die Mehrzahl der rassentypischen Merkmale eher *gegen* eine stärkere Wirkung von "genetic drift".

Im Prinzip ähnlich wie die drei Hauptrassen müssen wir uns die Unterrassen entstanden denken. Zwar dürften ihre Lebensbereiche innerhalb des Bereiches der Hauptrasse geographisch niemals so stark isoliert gewesen sein wie die Bereiche der Hauptrassen während der letzten Eiszeit. Trotzdem hat es sicher Untergruppen in großer Zahl gegeben, die wenigstens in relativer Isolierung dahinlebten. In den Randgebieten der Menschheit, in Urwäldern, Gebirgen und auf Inseln gibt es derartige Isolate heute noch; erst seit dem letzten Jahrhundert sind sie in rascher Auflösung begriffen. Welche Selektionsbedingungen im einzelnen mitgewirkt haben dürften, die Merkmalskomplexe dieser Unterrassen zu schaffen —, darüber sind bisher nur Vermutungen möglich.

3. Die Menschenrassen in Gegenwart und Zukunft

Als eine wesentliche Voraussetzung der Rassenbildung lernten wir die Isolation kennen. Sie besteht zwischen den Hauptrassen z. Z. noch weitgehend in ihren „alten" Siedlungsgebieten. So ist die „weiße" und „gelbe" Beimischung in Zentralafrika, die „schwarze" und „gelbe" in Zentraleuropa, die „weiße" und „schwarze" in China oder Japan minimal. In den neuerworbenen Siedlungsgebieten, vor allem in Nord- und Südamerika dagegen, sind riesige„Schmelztöpfe" für Elemente aus verschiedenen Rassen entstanden. Trotz der z. Z. noch bestehenden sozialen Heiratsschranken, z. B. zwischen Weißen und Schwarzen in den USA, ist nicht daran zu zweifeln, daß die Rassenvermischung fortschreiten und innerhalb relativ kurzer Zeit zu einer in sich relativ homogenen *Mischbevölkerung* führen wird. In den USA wird in sie vor allem das europide Element eingehen; daneben wird das negride und (in geringerem Umfange) durch Indianer und Asiaten das mongolide Element wichtig sein. Nach Berechnungen von STERN wird die Hautfarbe dieser Bevölkerung im wesentlichen europid sein; die Negerbevölkerung kann aufgesogen werden, ohne im Aussehen wesentliche Spuren zu hinterlassen; es sei denn, sie vermehrte sich vorher wesentlich stärker als die übrige nordamerikanische Bevölkerung.

In Südamerika wird das entstehende Gemisch vorwiegend durch das indianische Element bestimmt sein.

Wie lange die Siedlungsgebiete der Hauptrassen in der Alten Welt ihren Sondercharakter werden erhalten können, darüber sind Voraussagen unmöglich. Es hängt von der zukünftigen politischen Entwicklung dieser Bereiche entscheidend ab. Für den Fall aber, daß die Menschheit überhaupt noch eine lange Zukunft vor sich hat und daß sie sich nicht selbst eines (vielleicht nahen) Tages umbringt, liegt doch die allgemeine Tendenz wohl unverrückbar fest: Die rassenspezifischen Unterschiede werden immer mehr abnehmen und endlich ganz eingeebnet werden.

Den gleichen Vorgang kann man schon jetzt etwa bei den europäischen Unterrassen beobachten. Sie sind relativ rasch im Verschwinden begriffen. In Deutschland lassen sie sich noch in abgelegenen Gebieten einigermaßen rein finden, so die
Nordiden in Friesland, die Dinariden im Alpengebiet. Man betrachte aber die
Bevölkerung Berlins oder des Ruhrgebietes auf Rassentypen hin! Da sind sie einfach kaum noch vorhanden.

Muß man diese Entwicklung vom Standpunkt des Genetikers bedauern?

In älteren humangenetischen Büchern findet man hier häufig das Argument,
Rassenmischung könne eine Disharmonie der Teile des Mischlings zur Folge haben,
und die Folge sei ein ästhetisch abstoßender Phänotyp oder gar eine echte funktionelle Störung bis zu pathologischen Erscheinungen hin.

Wenn man einmal junge Eurasierinnen oder Mulattinnen am Badestrand
gesehen hat, wird man über das ästhetische Ergebnis von Rassenkreuzungen eine
durchaus andere Meinung gewinnen. Wichtiger ist aber die Frage: *Gibt es Funk-
tionsstörungen und Krankheit durch mangelhaftes Zusammenpassen der Teile bei
Rassenbastarden?*

Als Beleg findet man immer wieder eine Untersuchung über „getrennte Vererbung von Zahn und Kiefer" und über dadurch bedingte Disharmonien bei Kreuzungen zwischen Hottentotten, Negern und Buschmännern zitiert[1]. Ein früherer
Anthropologe hatte auf seinen Reisen durch die Wüste Kalahari (Südwestafrika)
75 Schädel gesammelt, die er auf Grund ihrer verschiedenen Merkmale als von
Buschmännern, Hottentotten, Negern und deren Bastarden stammend diagnostizierte. — Dieses Material wurde viel später von einem anderen Forscher auf Disharmonien hin untersucht; dem Nachuntersucher stand an Daten nur die genannte Einteilung zur Verfügung. Er sagt, er habe die Angaben darüber, welches
ein Bastardschädel sei, „im allgemeinen unverändert" übernommen. Er bezeichnet
aber 35 Schädel als solche von Mischlingen, während der Sammler des Materials
nur 14 so gekennzeichnet hatte und dazu noch ausdrücklich mit der Bezeichnung
„fraglich". Natürlich war es völlig unbekannt, zu welchen Individuen die Schädel
gehörten, woher sie kamen, von wem sie stammten und aus welcher Art von Kreuzungen sie hervorgingen.

Der Nachuntersucher ging im einzelnen so vor: Messungen an Zähnen und
Kiefern ergaben in manchen Fällen eine geringe Übereinstimmung, die man als
„Disharmonie" bezeichnen konnte. Man nahm nun an, diese Schädel seien die von
Mischlingen. Auf Grund dieser Annahme schloß man dann auf ein vermehrtes Vorkommen von disharmonischen Zahn-Kiefer-Kombinationen bei Mischlingen. Mit
anderen Worten: Man tat zuerst etwas in den Topf hinein und wunderte sich dann
sehr, als man eben dasselbe darin vorfand.

Auf Anregung von H. Nachtsheim untersuchte H. Stengel das Problem der
getrennten Vererbung von Zahn- und Kiefergröße am Modell extremer Rassen
beim Kaninchen. Die „Deutschen Riesen" und die „Hermelin"-Kaninchen unterscheiden sich sehr erheblich in Größe und Gewicht, etwa 5000 g gegenüber etwa
1100 g (Abb. 298). Ihre Kiefer sind, von der Größe abgesehen, annähernd gleich
gebaut (Abb. 299).

Wegen des Größenunterschiedes war eine natürliche Paarung nicht möglich; daher mußte
künstlich besamt werden. Bei den Rückkreuzungen der F_1-Bastarde mit den ursprünglichen
Typen war natürliche Paarung möglich.

Die Jungen wurden bis zum Erwachsenenalter (mindestens 12 Monate) gehalten, und in
diesem Stadium wurden die Schädel untersucht. Insgesamt wurden 166 Schädel ausgewertet,
davon 92 von den Ausgangsrassen, der Rest von Bastarden.

---

[1] Eine kritische Besprechung weiterer Literatur zu diesem Thema bei Nachtsheim (1947).

Diese Untersuchungen waren unter den extremsten möglichen Verhältnissen durchgeführt worden. Wenn überhaupt Disharmonien entstehen können, dann

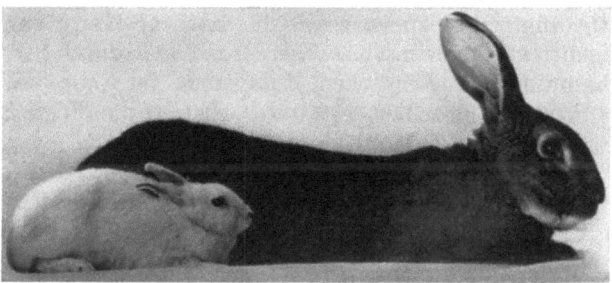

Abb. 298. Deutsches Riesenkaninchen und Hermelin-Kaninchen (Beobachtung Prof. NACHTSHEIM)

hätte dieser Versuch sie hervorbringen müssen. In Wirklichkeit war keine Rede davon: *Bei den Bastarden bestand eine enge Korrelation zwischen Zahn- und Kiefergröße.* Sie war sogar noch enger als in den Ausgangsrassen. Das Verhältnis zwischen Zahn und Kiefer erwies sich demnach in jedem untersuchten Fall als durchaus harmonisch; Störungen irgendwelcher Art wurden nicht beobachtet.

Auch alle anderen Versuche, die Schädlichkeit von Rassenmischungen zu beweisen, sind gescheitert. Wir neigen zu der Auffassung, daß sie überhaupt mindestens nicht schädlich ist. Sie hat nur eine größere interindividuelle Variabilität zur Folge. Manche Autoren meinen direkt, das Auftreten „genialer Menschen" werde durch sie gefördert (KRETSCHMER).

Der Humangenetiker hat jedenfalls keinen Grund, die Rassenmischung als solche für schädlich zu erklären.

Bisher betrachteten wir nur die somatischen Merkmale. Entsprechende Erwägungen gelten aber auch für den geistig-seelischen Bereich. Sie werden weiter unten diskutiert[1].

4. Die Aussichten für die biologische Zukunft der Menschheit

Sind Rassenmischungen schädlich ? Diese Frage beschäftigte uns am Schluß des letzten Kapitels. Ganz gleich, wie wir sie beantworten, — *die fortschreitende Vermischung der Rassen ist eine Tatsache, mit der wir rechnen müssen.* Für uns besteht keine Möglichkeit, sie aufzuhalten oder gar rückgängig zu machen.

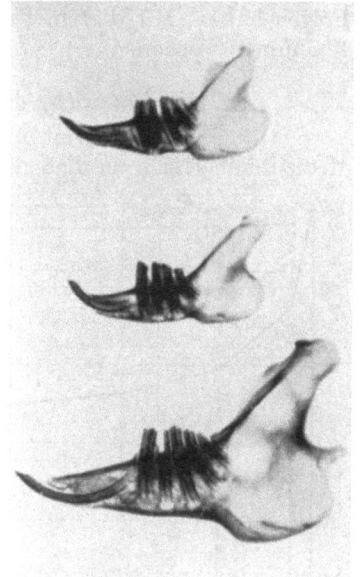

Abb. 299. Unterkiefer-Röntgenbilder von zwei Hermelin-Kaninchen (oben) in Vergleich zu einem deutschenRiesenkaninchen (n. STENGEL, 1958)

Damit führte uns diese Spezialfrage bereits in das allgemeine Problem hinein: *Wie sind die Aussichten für die biologische Zukunft der Menschheit?* Und weiter: Ist es uns möglich, sie durch Maßnahmen irgendwelcher Art zu verbessern ?

An vielen Stellen kann man heute lesen, diese Aussichten hätten sich wesentlich verschlechtert. Durch „Selbstdomestikation" habe der Mensch den physischen

---

[1] Für amerikanische Literatur zur Rassenfrage vgl. COMAS, 1961.

Kampf ums Dasein weitgehend ausgeschaltet; auch Untüchtige seien in der Lage, sich fortzupflanzen und machten davon reichlicher und ungehemmter als die Wertvolleren Gebrauch. Durch wirksame Behandlung erblicher oder durch erbliche Disposition mitbedingter Störungen werde die ärztliche Kunst zur Gefahr. Dazu komme ein vermehrtes Auftreten schädlicher Mutationen durch Strahlenbelastung und Überschwemmung mit chemischen Mutagenen. Im Chor dieser Kassandra-Rufe gehen die Stimmen einzelner fast unter, die auf die Möglichkeit günstiger Selektionswirkungen für die Zukunft hinweisen.

Einen Teil der obengenannten Schädlichkeiten lernten wir in verschiedenen Kapiteln bereits eingehend kennen. So wurde das Problem der induzierten Mutabilität im Kap. VI, 7 ausführlich abgehandelt. Hier soll es unsere Aufgabe sein, zunächst einiges über Änderungen der natürlichen *Auslese* nachzutragen und dabei sich möglicherweise andeutenden Zukunftstendenzen nachzugehen. Dann wollen wir versuchen, die weiter oben erarbeiteten Tatsachen über Belastung durch eine infolge zivilisatorischer Einflüsse erhöhte *Mutationsrate* im größeren populationsgenetischen Zusammenhang zu betrachten, und zum Schluß wollen wir versuchen, die verschiedenen negativen und positiven Tendenzen gegeneinander abzuwägen. Dabei sind wir uns über eines klar: Die Gabe des Propheten besitzt auch der Wissenschaftler nicht. Was er über die Zukunft aussagt, kann sich nur auf das Extrapolieren schon jetzt sichtbarer Tendenzen beschränken. Unerwartete Änderungen dieser Tendenzen bleiben immer möglich und müssen dann auch unerwartete Folgen haben. Mit diesem Vorbehalt müssen die folgenden Betrachtungen aufgenommen werden.

a) Die Änderung der Selektionsbedingungen in der Neuzeit

Seit Beginn der Neuzeit und seit der Entstehung von Naturwissenschaften und Medizin haben sich die Lebensbedingungen des Menschen grundlegend verändert.

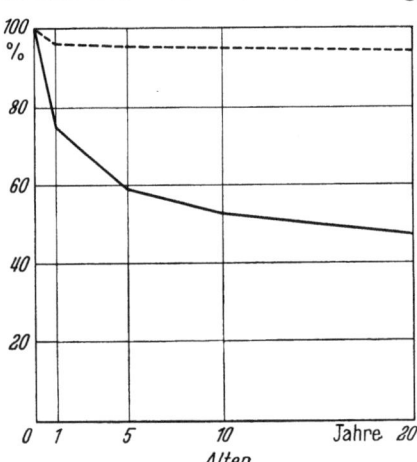

Abb. 300. Überlebende in % der Geborenen in den verschiedenen Altersklassen in Preußen (n. SÜSSMILCH, 1788) (durchgezogene Linie) und in Berlin 1959 (berechnet nach der Zahl der Verstorbenen/Lebende der gleichen Altersgruppe; vgl. statistisches Jahrbuch von Berlin 1960); gestrichelte Linie

Diese Veränderung begann in West- und Nordeuropa mit seinen überseeischen Siedlungsgebieten, besonders Nordamerika. Sie erfaßte rasch das übrige Europa, ging über Japan auf Asien über und wird sich innerhalb kurzer Zeit auf die gesamte Menschheit verbreitet haben. Für die Probleme der natürlichen Auslese ist die *rasche Abnahme der Sterblichkeit vor und im fortpflanzungsfähigen Alter* hier am weitaus wichtigsten. Wir machen uns heute keine Vorstellung davon, wie hoch diese Sterblichkeit noch vor 200 Jahren in Europa lag. Wegen Fehlens entsprechend sorgfältig geprüfter Statistiken bleibt uns meist nur der indirekte Schluß auf Gund literarischer Zeugnisse usw. übrig. Im 18. Jahrhundert begann man aber, mit zunächst noch primitiven Mitteln entsprechende statistische Daten zu sammeln. Eine der gründlichsten Arbeiten dieser Art verdanken wir SÜSSMILCH

in Preußen. Der lange Titel seines Werkes beginnt bezeichnenderweise mit den Worten: „Die göttliche Ordnung . . .". Man sah also damals noch den Tod so vieler Kinder und Jugendlicher als durch göttliche Ordnung vorherbestimmt an. Das war ein Schicksal, in das man sich zu ergeben hatte. Die Abb. 300 (nach Daten von

SÜSSMILCH) zeigt, wieviel von 100 Geborenen in Preußen um 1788 in den einzelnen Lebensjahren starben. Man sieht: Nicht einmal die Hälfte des Geburtsjahrganges erreichte damals das 20. Lebensjahr. Die gestrichelte Linie dagegen zeigt die prozentuale Zahl der Todesfälle in West-Berlin 1959 für die 0—19jährigen. Entsprechendes gilt für die folgenden beiden Lebensjahrzehnte. Für uns Heutige ist unvorstellbar, wie viele Menschen im besten Alter durch Tuberkulose, Typhus, aber auch durch Geburtskomplikationen und Kindbettfieber dahingerafft wurden. Eine nach heutigen

Tabelle 154. *Todesursachen in Preußen*

Unter 10000 Gestorbenen starben an:			
	1746	1750	1757
Totgeburten	414	431	308
an Convulsionen . . .	1692	2038	1683
an Zähnen	635	877	752
an Pocken und Masern .	888	876	1185
Mehrentheils Kinder . .	3629	4222	3933
Fieber	2312	1997	2569
Schwindsucht u. Hectic.	1806	1385	1220
Blutstürzungen	29	49	49

diagnostischen Gesichtspunkten geführte Todesursachen-Statistik können wir aus der damaligen Zeit begreiflicherweise nicht erwarten. Immerhin gibt uns doch die Übersicht von SÜSSMILCH (Tab. 154) einige Anhaltspunkte.

Wir beschränken uns hier auf die interessierenden Diagnosen.

Die Diagnose „Convulsionen" taucht bis zum Ende des 19. Jahrhunderts immer wieder auf. Vielleicht verbergen sich darunter u. a. Zuckungen im Endstadium von Ernährungsstörungen. Was unter Tod „an Zähnen" zu verstehen ist, kann ebenfalls schwer rekonstruiert werden. Wichtig als Todesursachen, die damals relativ gut bekannt waren, z. B. über die die Angaben relativ vertrauenswürdig sind, sind Infektionskrankheiten, z. B. Pocken (Variola; etwa $1/4$ aller Todesfälle im Kindesalter), Masern und Tuberkulose. Besonders Pocken und Tuberkulose sind als selektionistisch außerordentlich wirksam zu betrachten, die Pocken, weil sie zu jener Zeit angesichts der fast völligen Durchseuchung der Bevölkerung ganz vorwiegend als Kinderkrankheit auftraten, — und die Tuberkulose als Krankheit der Heranwachsenden und der „Menschen im besten Alter".

Insgesamt ist es — trotz der Lücken in unserem Wissen — sicher nicht übertrieben zu behaupten, mindestens die Hälfte der Sterblichkeit in Kindheit und Jugend und während des fortpflanzungsfähigen Alters sei durch Infektionen bedingt gewesen. Die andere Hälfte verteilt sich auf Tod infolge von Geburtskomplikationen sowie auf die Säuglingssterblichkeit vor allem infolge von Ernährungsstörungen aller Art, die besonders bei mangelnder Stillfähigkeit der Mutter verheerend ins Gewicht fielen.

Neben die Bekämpfung der Massensterblichkeit traten mehr und mehr die Erfolge der Medizin bei selteneren, inneren und Stoffwechselerkrankungen. Als Erbkrankheit, die hier besonders ins Gewicht fällt, sei der *Diabetes mellitus* genannt, dessen Prognose sich entscheidend besserte, nachdem man das Insulin in die Therapie eingeführt hatte. Ein neueres Beispiel ist die *Schizophrenie*. Hier gelingt es mit Hilfe der modernen Psychopharmaka (u. a. Chlorpromazin), die Patienten mehr oder weniger weitgehend von ihren Symptomen zu befreien. Während sie früher jahrelang in der Anstalt bleiben mußten und oft gar nicht oder nur als ausgebrannte Ruinen nach Hause zurückkehren konnten, werden sie heute rasch und in leidlichem Zustande aus der Klinik entlassen und bekommen so Gelegenheit, sich fortzupflanzen.

Welche Wirkung haben die genannten, durch den Fortschritt der ärztlichen Wissenschaft bedingten Änderungen der Auslesebedingungen auf die biologische Zukunft des Menschen?

Soweit es sich um Erbkrankheiten handelt, ist die Antwort eindeutig: Sie müssen in der Regel — wenn nicht ganz besondere Verhältnisse vorliegen — häufiger werden. An dem Beispiel eines dominanten Erbleidens sei das genauer ausgeführt. Zu dem Zweck betrachten wir wieder das schon verschiedentlich erwähnte *Retinoblastom*[1]. Dieser bösartige Tumor war früher für seine Träger praktisch unbedingt tödlich. Die ganz wenigen, zuverlässig überlieferten Spontanheilungen (WÜSTENBERG, 1950) fallen zahlenmäßig überhaupt nicht ins Gewicht. In der zweiten Hälfte des vorigen Jahrhunderts begann man, das Retinoblastom durch Enucleation des Augenbulbus zu behandeln, und nachdem die Strahlentherapie und die Elektrokaustik dazugekommen sind, erzielt man heute in etwa 80% der einseitigen und 50% der doppelseitigen Fälle eine Dauerheilung, wobei es meist gelingt, einen Teil des Sehvermögens zu retten.

Welche Wirkung hat das auf die Häufigkeit des Retinoblastoms in der Bevölkerung?

Wir führen die folgenden Bezeichnungen ein:

μ = Mutationsrate des R.-Gens,

s = Selektionsnachteil der Merkmalsträger gegenüber dem Bevölkerungsdurchschnitt,

X_0 = Häufigkeit der erblichen Fälle in der Bevölkerung zu Beginn,

X_n = Neuer Gleichgewichtswert für die Häufigkeit der erblichen Fälle in der Bevölkerung nach Rückgang der Selektion.

a) Ursprüngliches Verhältnis: Kein Merkmalsträger überlebt. Häufigkeit der erblichen Fälle in der Bevölkerung[2,3]:

$$X_0 = 2\mu \, .$$

b) In einer Generation sei der Selektionswert für einseitige Fälle auf

$$s_E = 0{,}2 \, ,$$

für doppelseitige Fälle auf

$$s_D = 0{,}5$$

gesunken. 60% aller erblichen Fälle sind doppelseitig, 40% einseitig. Somit beträgt der Gesamtselektionswert:

$$s = s_E \times 0{,}4 + s_D \times 0{,}6 = 0{,}2 \times 0{,}4 + 0{,}5 \times 0{,}6 = 0{,}38 \, .$$

Der neue Gleichgewichtswert für X ist die Summe der geometrischen Reihe mit dem Anfangsglied $X_0 = 2\mu$ und dem Faktor $(1 - s)$. Es gilt:

$$X_n = \frac{X_0}{1 - (1 - s)} = \frac{X_0}{s} \, .$$

Für das Retinoblastrom:

$$X_n = \frac{X_0}{0{,}38} = 2{,}63 \times X_0 \, .$$

Berücksichtigen wir, daß von allen sporadischen R-Fällen nur (geschätzt) etwa 36,25% Neumutationen sind, für die diese Betrachtung zutrifft, und nehmen wir an, daß die Zahl der Phänokopien im Laufe der Generationen gleichbleibt, so ergibt sich folgende Gesamtzahl von R.-Fällen nach Einspielen des neuen Gleichgewichtes:

63,75% (Phänokopien) + 2,63 × 36,25% (erbliche Fälle) = 159,09% der Merkmalshäufigkeit vor Nachlassen der Selektion.

c) Dieses neue Gleichgewicht spielt sich relativ schnell ein. In unserem Beispiel findet sich bereits in der 5. Generation nach dem Nachlassen der Selektion:

$$X_5 = X_0(1 + 0{,}62 + 0{,}62^2 + 0{,}62^3 + 0{,}62^4 + 0{,}62^5) = 2{,}48 \, X_0 \, .$$

Anhand der Abb. 301 seien diese Verhältnisse noch einmal verdeutlicht. Wir dürfen verallgemeinern:

---

[1] Für die Genetik vgl. S. 307; über eugenische Beratung Kap. XI.

[2] Der Einfachheit halber sind die Homozygoten des R.-Gens, die Rückmutationsrate und der Faktor $(1 - p)$ bei der Mutationsrate vernachlässigt, was bei einem seltenen Merkmal ohne weiteres möglich ist. Ferner ist vernachlässigt, daß der Selektionswert des Gens wegen der Fälle, bei denen die Manifestation unterbleibt, und wegen der wenigen Spontanheilungen auch ohne Therapie nicht ganz 1 ist.

[3] Der Faktor 2 muß eingesetzt werden, weil die Mutationsrate/Gen angegeben ist, jeder Mensch aber 2 Gene für den R.-locus hat.

Bleibt der Selektionswert trotz der Behandlung noch unter 1, d. h. ist die Fortpflanzung der Merkmalsträger gegenüber dem Bevölkerungsdurchschnitt vermindert, so spielt sich ein neuer *Gleichgewichtswert zwischen Selektion und Mutation* ein. Er liegt bei $2\mu/s$. Das Einspielen geht relativ rasch. Was geschieht aber, wenn die Therapie so wirksam ist, daß die Merkmalsträger überhaupt keinen Selektionsnachteil mehr gegenüber dem Bevölkerungsdurchschnitt haben? In diesem Falle würde sich das krankhafte Gen weiter vermehren, bis die Rückmutationsrate begänne, eine Rolle zu spielen. Endlich — nach sehr langer Zeit — würde sich ein Gleichgewicht zwischen Mutation und Rückmutation einstellen. Sind nur Mutationen gesund → krank möglich, dann würde das krankhafte Gen monoton auf Kosten des anderen zunehmen und es schließlich ganz ersetzen.

Betrachten wir nun ein autosomal-recessives Merkmal! Nehmen wir an, die Phenylalanin-arme Diät habe es wirklich zuwege gebracht, daß ein beträchtlicher Teil der Patienten mit Phenylketonurie eine Familie gründen und sich fortpflanzen kann! Um überschaubare Verhältnisse zu bekommen, müssen wir noch eine weitere Annahme machen, von der wir bereits wissen, daß sie nicht zutrifft (Kap. VIII, 4). Sie lautet: Es besteht vor Einführung der Therapie ein Gleichgewicht zwischen Selektion und Mutation. (In Wirklichkeit hat die Selektion wenigstens bei uns durch Rückgang der Inzucht wesentlich nachgelassen; das Gen wird deshalb häufiger.) Machen wir trotzdem diese Annahme!

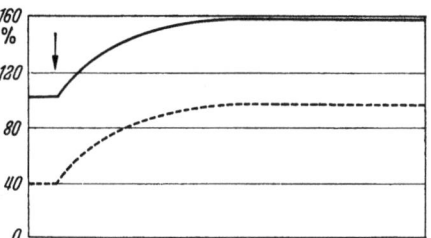

Abb. 301. Vermutlicher Anstieg in der Häufigkeit des Retinoblastoms durch Heilung von etwa 80% der einseitigen und etwa 50% der doppelseitigen Fälle. ——— Anstieg der erblichen Form; - - - - - - Anstieg der Häufigkeit insgesamt (erbliche und nichterbliche Form)

Dann liegt der Gleichgewichtswert vor der Selektion bei: $X_0 = \mu^1$. Nach der Selektion lautet er: $X_n = \mu/s$. Er wird aber, wie man sich leicht klarmachen kann, im Gegensatz zu dem, was wir bei dominantem Erbgang sahen, nur überaus langsam erreicht: Es kommt zunächst einmal zu einem Ansteigen der Genhäufigkeit q und der Heterozygoten; erst später wirkt sich das in einem vermehrten Herausspalten der Homozygoten aus.

Fragen wir uns nach der *Gesamtvermehrung* krankhafter Erbanlagen infolge erfolgreicher ärztlicher Therapie, so kommen wir zu dem Schluß: *Sie führt früher oder später, schneller oder langsamer dazu, daß sich höhere Gleichgewichtswerte zwischen Selektion und Mutation einstellen.* Diese Vermehrung dürfte aber wenigstens nach dem jetzigen Stand der Dinge, und wenn sich in den Möglichkeiten der Therapie nichts Prinzipielles und Revolutionäres ändert, zahlenmäßig *nicht besonders stark* ins Gewicht fallen. Schwieriger würde die Situation allerdings dann, wenn sich bei anderen recessive Erbleiden herausstellen würden, was (Kap. VII, 8) für die Mucoviscidosis gilt, d. h. wenn auch andere Gene, die in homozygotem Zustande zu schweren Erbleiden führen, heterozygot die dispositionelle Grundlage für das Auftreten anderer Störungen bilden würden. In diesem Falle könnte sich die Heterozygoten-Vermehrung ungünstig auswirken.

Zahlenmäßig ungleich stärker als die genannten und andere seltene Erbleiden fällt *die allgemein verminderte Säuglings- und Kindersterblichkeit* ins Gewicht. Wie diese Änderung aber eugenisch zu beurteilen ist, darüber gehen die Meinungen besonders stark auseinander.

Früher überwog besonders bei den Erbbiologen die Meinung, durch die Säuglings- und Kleinkindersterblichkeit und auch durch Infektionskrankheiten würden vor allem die von Natur aus Schwächlichen, minder Widerstandsfähigen dahingerafft; die (auch in ihren Erbanlagen) Kräftigeren, Lebenstüchtigeren blieben

---

[1] Mit der Zygote werden — in Gegensatz zum dominanten Erbgang — zwei krankhafte Gene ausgemerzt.

übrig. Daraus ergäbe sich der logische Schluß: Der Sieg der Medizin und Hygiene über die Sterblichkeit vor allem im Säuglingsalter hat ungünstige eugenische Folgen. Die Schwächlichen, die früher gestorben wären, bleiben nun übrig und haben Gelegenheit, ihre minderwertigen Erbanlagen an zukünftige Generationen weiter zu vererben.

Wie steht es mit diesem Argument? Um die Antwort vorwegzunehmen: *Die zugrunde liegenden biologischen Tatbestände sind zu komplex, um eine allgemeine Antwort zuzulassen.* An den Stellen, an denen es jedoch bisher geläng, in die konkreten Teilprobleme einzudringen, stellte sich heraus: Die Dinge liegen keineswegs so einfach. Die Aufhebung der Selektion z. B. durch Infektionskrankheiten kann genetisch auch günstige Folgen haben.

Schon früh hatten die Sozialhygieniker und Medizinalstatistiker gegen das Argument Stellung genommen, die Säuglingssterblichkeit treffe vor allem Kinder mit allgemein schlechter Konstitution. MACKENROTH (1953) schreibt[1]: ,,Diese These muß sich an den Wirkungen der verminderten Säuglingssterblichkeit nachprüfen lassen. Erfaßt die Säuglingssterblichkeit wirklich nur die weniger Lebenskräftigen oder wirkt sie nonselektorisch, d. h. vernichtet sie wahllos Gesunde, Lebenskräftige und Kranke nur zufällig nach den Milieubedingungen: Schmutz, Unsauberkeit, Ernährungsfehler, Ansteckung, mangelnde ärztliche Betreuung? . . .

Einzelarbeiten kommen übereinstimmend zum folgenden Ergebnis: Je höher die Säuglingssterblichkeit, um so höher ist auch die Sterblichkeit in den folgenden Jahren. Wenn die Auslesethese richtig wäre, so sollten wir umgekehrt erwarten: Die höhere Säuglingssterblichkeit eliminiert Anfälliges, um so geringer ist daher die Sterblichkeit in den folgenden Jahren. Das genaue Gegenteil ist der Fall.'' Das gleiche Argument gilt auch für das Verhältnis von Säuglings- und Kindersterblichkeit zur Erwachsenensterblichkeit. ,,Denn da läge es ja so: Ein dürftiges biologisches Material überlebt, nur um ein kümmerliches Leben der Krankheit zu führen und dann doch vor Erreichung der natürlichen Grenze des Lebens . . . vorzeitig zu sterben. Das statistische Material, soweit es vorliegt, ist dafür aber gar nicht beweiskräftig.'' MACKENROTH schreibt weiter:

,,Nun könnte man einwenden, daß ja die medizinische Wissenschaft auch wieder das Leben der Erwachsenen zu erhalten und zu verlängern weiß. Der Mensch mit bionegativer Anlage würde also, nachdem er schon die Chance verpaßt hat, nicht geboren zu werden, auch noch die weitere Chance versäumen, früh zu sterben und dafür ein Leben der Anfälligkeit und ständiger ärztlicher Betreuung eintauschen. Um diese These zu prüfen, wäre zu vergleichen zwischen einem Zustand, wie er ist, und einem solchen, wie er sein würde, wenn man sich alle medizinische Betreuung und hygienischen Errungenschaften wegdächte, und es wäre zu fragen, in welchem dieser beiden Zustände ein Mehr an Lebenswerten realisiert wird.

. . . Nehmen wir wirklich an, die Auslesetheoretiker hätten recht damit, daß die Menschen von heute schlechtere Zähne haben als die Menschen von früher, wenn man sie sich selbst überließe? Man braucht sie aber nicht sich selbst zu überlassen, und wenn man nicht auf jenen sozialgeschichtlichen Casus hypotheticus irrealis sieht, sondern auf die soziale Wirklichkeit, so gibt es heute weniger zahnlose Alte, und es behalten die Menschen bis in höhere Jahre ein gutes Gebiß. Dafür müssen sie ein paarmal zum Zahnarzt gehen: Aber was bedeutet das schon im Leben eines Menschen?''

Doch wir greifen vor. Halten wir das eine fest: Die Wirklichkeit bietet keinen Beweis für die Vermutung, die Säuglingssterblichkeit merze allgemein die konsti-

---

[1] Ähnlich auch FREUDENBERG (1934, 1959; Verfolgung dieser Beziehung in weitestem Umfange bis ins hohe Lebensalter hinein: GABRIEL u. RONEN, 1958).

tutionell Schwächlichen und Minderwertigen aus; ihre Bekämpfung habe daher ungünstige eugenische Folgen.

Wie verhält es sich nun mit den *Infektionskrankheiten?* Wie wir sahen (Abb. 300), sind ihnen noch im 18. Jahrhundert bei uns mindestens $1/4$ aller Menschen vor Erreichen des fortpflanzungsfähigen Alters zum Opfer gefallen. Waren das vor allem die Schwächlichen und Minderwertigen?

Erinnern wir uns zweier Modellbeispiele:

1. Eine der Infektionskrankheiten, die in tropischen Gebieten mit die zahlreichsten Opfer gerade unter Kindern und Jugendlichen fordert, ist die Malaria tropica. Durch natürliche Auslese hat sich eine genetische Anpassung folgender Art herausgebildet: Das Sichelzellgen bietet in früher Kindheit einen relativen Schutz gegenüber dem Malaria-Erreger, dem Plasmodium falciparum. Die Heterozygoten dieses Gens sind an eine Malaria-Umwelt besser angepaßt als die normalen Homozygoten. Für diesen Gewinn an Anpassung muß die Bevölkerung aber teuer bezahlen: Die Sichelzell-Homozygoten leiden an einer schweren hämolytischen Anämie und gehen unter „natürlichen" Lebensbedingungen größtenteils früh und elend daran zugrunde.

Beseitigt man aber die Malaria tropica, so hat das eugenisch eine sehr günstige Folge: Der Vorteil der Heterozygoten gegenüber den normalen Homozygoten entfällt; das Sichelzell-Gen wird seltener und damit natürlich auch seine Homozygoten, die Träger der Sichelzell-Anämie.

Das zweite Beispiel: Wie wir sahen (Kap. VIII, 2), sprechen wesentliche Argumente dafür, daß die Träger verschiedener AB0-Blutgruppen gegenüber häufigen Volksseuchen eine unterschiedliche Anfälligkeit besitzen, was den Krankheitsverlauf und die Prognose quoad vitam anbetrifft. Damit gewänne eine Bevölkerung, in der ein AB0-Polymorphismus vorhanden ist, eine größere Elastizität, die ihr das Überleben verschiedenartiger Seuchen erleichtern würde: Menschen, die gegen eine Seuche anfällig wären, könnten dafür eine andere um so leichter überleben. Ein solcher Antagonismus besteht wahrscheinlich zwischen der Pest und den Pocken.

Diesen Anpassungsvorteil durch Polymorphismus muß die Menschheit aber teuer bezahlen: Durch Mutter-Kind-Inkompatibilität wird laufend ein beträchtlicher Prozentsatz von Schwangerschaften vorzeitig durch Abort beendet.

Nun sind Pocken und Pest bei uns praktisch ausgestorben; dieses Schicksal dürfte ihnen in nicht allzu ferner Zeit auch in anderen Weltgegenden bevorstehen. Ist also der Polymorphismus wirklich eine Anpassung an diese Volksseuchen, dann wird diese Anpassung überflüssig. Es bleibt die Selektion durch Mutter-Kind-Inkompatibilität übrig. Sie führt aber, wie wir sahen (Kap. VIII, 2i), in den meisten praktisch vorkommenden Fällen, wenn nämlich die Häufigkeit des Gens $0 : r > 0,5$, zu einer Verdrängung der Gene A und B durch das Gen 0. Diese Verdrängung wird zwar nicht vollständig sein; denn man muß auch mit Mutationen $0 \rightarrow A$ oder B rechnen; auf jeden Fall aber würde der Verlust von Schwangerschaften und Neugeborenen durch Mutter-Kind-Inkompatibilität durch Nachlassen der Selektion infolge von Aussterben der Volksseuchen vermindert. Der eugenische Effekt wäre also günstig.

Nun soll betont werden: Wir wissen nicht, welche Selektionsbedingungen außerdem noch für den AB0-Polymorphismus verantwortlich sind, und es ist daher unklar, ob die oben beschriebene Tendenz wirklich voll zum Tragen kommen wird. Aber es ist jedenfalls eine Tendenz, die uns mindestens als Modellbeispiel dienen kann, auf welchem Wege der Verlust der Anpassung an eine nicht mehr bestehende Infektionsgefahr einen eugenischen Vorteil mit sich bringen kann.

Man möge uns nicht mißverstehen: *Wir sind keinesfalls der Auffassung, der Verlust der Anpassung z. B. gegenüber Infektionen müsse auf jeden Fall günstige genetische Folgen haben.* Wir sagen nur: *Er kann sie durchaus haben.* Sie müssen nicht unbedingt ungünstig sein. Natürlich halten wir in anderen Fällen durchaus auch eine ungünstige Wirkung für möglich oder sogar wahrscheinlich. Das gilt vor allem für solche Infektionskrankheiten, die Hygiene und Medizin nicht völlig ausgemerzt haben, sondern die man nur bei dem einzelnen Patienten besser in Schach zu halten lernte. Ein Beispiel ist die *Tuberkulose.* Infolge von Maßnahmen der allgemeinen Hygiene ist ihre Häufigkeit bei uns stark zurückgegangen. Sie ist aber keineswegs ausgestorben. Die einzelnen Kranken werden durch Chemotherapie entweder klinisch geheilt oder aber, wenn das Leiden unheilbar ist, über viele Jahre am Leben und in leidlichem Zustand erhalten. Sie haben so Gelegenheit, sich fortzupflanzen. Nun wissen wir aber auf Gund von Zwillingsuntersuchungen (S. 253), daß bei der Anfälligkeit gegenüber Tuberkulose genetische Faktoren eine sehr große Rolle spielen. In den Zeiten hoher Tbc-Sterblichkeit war gegen diese Faktoren eine starke Selektion wirksam. Sie nimmt jetzt zweifellos ab. Gelingt es also den Hygienikern in Zukunft nicht, die Tuberkulose so zum Aussterben zu bringen, wie es ihnen z. B. bei Pest, Pocken und Cholera gelungen ist, so ist ceteris paribus eine erneute Zunahme der Morbidität aus genetischen Gründen zu erwarten.

Aus dem oben Gesagten ergibt sich für uns eine prinzipielle Schlußfolgerung: *Die konstitutionelle Kräftigkeit und Anpassung an umweltbedingte Schädlichkeiten ist nicht so sehr allgemeiner Art, sondern sie setzt sich offenbar im wesentlichen aus spezifisch gerichteten Teilanpassungen zusammen.* Wird die eine oder andere dieser Teilanpassungen überflüssig, weil die betreffende umweltbedingte Schädlichkeit wegfällt, so braucht das nicht zu einem Nachlassen der Selektion gegen allgemeine Schwächlichkeit zu führen; es kann sogar günstige Wirkungen haben, wenn die Anpassung gegenüber dieser Schädlichkeit mit einem anderen Nachteil erkauft war. Das braucht nicht nur für die Infektionskrankheiten zu gelten. Es kann z. B. auch für die Säuglingssterblichkeit infolge von Ernährungsstörungen zutreffen. Was schadet es einem Erwachsenen, wenn er in einer der kritischen Entwicklungsphasen seines Lebens, der Säuglingszeit, besonders empfindlich gegenüber besonderen, früher üblichen Ernährungs- und Haltungsfehlern war? Er liegt ja nun nicht mehr in den Windeln und nimmt keine Säuglingsnahrung mehr zu sich; und wenn er es täte, dann ist auch noch die Frage, ob es ihm schaden würde. Denn er durchlebt ja nun eine ganz andere Phase seiner biologischen Entwicklung.

Natürlich: Wenn die Resistenz gegen Malaria abgebaut ist, und der Tropenbewohner verliert mit einem Schlage die Vorteile einer hygienischen Lebensführung — sagen wir auf Grund einer umfassenden politischen Katastrophe —, dann ist natürlich die Lage viel schlechter als zuvor. Dann muß unter vielen, vielen Menschenverlusten die Resistenz wieder neu entstehen. Aber es hilft eben nichts: *Wir passen uns auch biologisch an unsere durch Zivilisation umgeprägte Umwelt an.* Dieser Prozeß ist ohnehin so weit fortgeschritten, daß wir nicht in die Höhlen des Neandertalers zurückkehren und von der Jagd mit dem Steinbeil auf Ren, Auerochsen und unsere lieben Mitmenschen leben könnten. Oder soll man es bedauern, daß wir kein dichtes Fell mehr haben und deshalb zum Schutz gegen das Wetter Kleidung tragen müssen?

Daß unsere Existenz immer mehr auf von uns selbst künstlich geschaffenen Voraussetzungen beruht, die durch menschliche Unvernunft leicht und auf immer zerstört werden können, und daß unser Weiterleben mehr und mehr nicht auf unsere Triebe, sondern auf unsere Vernunft gestellt ist, das ist ein zweifellos ernstes Problem. Es geht aber über den Rahmen der humangenetischen und eugenischen Diskussion hinaus.

Bisher betrachteten wir die Änderungen, die die Selektionsbedingungen infolge von ärztlicher Prophylaxe und Therapie erfahren haben. Nicht weniger groß sind jedoch Änderungen infolge *sozialer Umwälzungen* und der durch sie bedingten Umstellung des Fortpflanzungsverhaltens.

Blicken wir einige Jahrhunderte zurück und vergegenwärtigen wir uns das Bild der damaligen europäischen Gesellschaft[1]: Diese Gesellschaft war ständisch gegliedert. Der Aufstieg von einem Stand in den anderen war zwar nicht unmöglich, er gehörte aber zu den Ausnahmen. In der Regel blieb man innerhalb der Berufsschicht, in der man geboren war. Dort gab es „Stellen", die den Lebensunterhalt einer Familie ermöglichten, so z. B. Handwerksbetriebe oder Bauernstellen, die vom Vater ererbt werden konnten. Es hing nicht so sehr von der Leistung, wie vom Glück (oder der Geschicklichkeit, die richtige Erbin zu heiraten) ab, ob man in eine solche Stelle einrücken konnte oder nicht. Der Stellenbesitzer hatte dann die Möglichkeit, zu heiraten und eine Familie zu gründen. Es ist nicht anzunehmen, daß man in diesen Familien in wesentlichem Ausmaß künstliche Geburtenbeschränkungen trieb. Solange der Vater „Stelleninhaber" war, arbeiteten die Kinder auf dem Hof oder im Betrieb mit; sie waren also niemals „unnütze Esser", sondern im Gegenteil Kapital, das sich durch Arbeitsleistung verzinste. Deshalb bestand hier kein Bedürfnis für Geburtenbeschränkung. Die Kinderzahl war also in der Regel hoch, wenn auch die Säuglingssterblichkeit und die Infektionskrankheiten ihren Zoll forderten. — Hatte man dagegen nicht das Glück, in eine „Stelle" einzurücken, so konnte man in der Regel auch nicht heiraten und keine Familie gründen. Man arbeitete etwa auf dem Hof des Bruders als Knecht oder Magd, trat in seinen Handwerksbetrieb als Geselle ein oder wurde als alte Jungfer in seiner Familie mit durchgefüttert.

Das änderte sich nur, wenn neues Siedlungsland erschlossen wurde oder Städte entstanden, mit einem Wort: Wenn sich neue „Stellen" auftaten. Deshalb wohnte den Bevölkerungen des Mittelalters und der frühen Neuzeit auch eine so starke Dynamik inne, die sie jeden sich eröffnenden Raum schlagartig ausfüllen ließ.

Gegen Ende des 18. Jahrhunderts begann, von England ausgehend, die große soziale Revolution, die wir mit einem „pars pro toto"-Begriff *Industrialisierung* nennen. Sie wurde dadurch möglich, daß moderne Methoden der Landwirtschaft die Produktivität steigerten und Arbeitskräfte auf dem Lande freisetzten.

In der Industrie erwies sich nun das alte Stellensystem mehr und mehr als undurchführbar. Heirat und Familiengründung sah man als selbstverständliches Recht eines jeden an; jeder Industriearbeiter beanspruchte und bekam eine — wenn auch zunächst oft kümmerliche — Familien-„Stelle". Das führte zu einer explosionsartigen Bevölkerungsvermehrung, die noch dadurch verstärkt wurde, daß die Sterblichkeit um die gleiche Zeit, zu Beginn des 19. Jahrhunderts, vor allem durch Einführung der Pockenschutzimpfung erheblich abnahm. — Die Säuglingssterblichkeit dagegen verminderte sich zunächst noch nicht. Im Gegenteil: Mit beginnender Industrialisierung findet sich zunächst ein leichter Anstieg. Gegen Ende des 19. Jahrhunderts zeigt sich ein erheblicher Abfall, bis die Säuglingssterblichkeit in den letzten Jahren auf einige wenige Prozent gesenkt werden konnte.

Zugleich aber änderte sich das Verhältnis der Familienangehörigen — vor allem der Kinder — zur „Stelle" des Vaters. Gemäß dem Vorbild der Bauernsöhne und der Handwerksbetriebe hatte man zwar zunächst auch in der Industrie begonnen, Kinder mitarbeiten zu lassen. Das führte aber zu unmöglichen Zuständen und wurde deshalb abgeschafft. In den zahlreichen neu entstandenen Stellen im „bürgerlichen" Bereich (Verwaltung, Bildung, Wirtschaft) hatte es eine Mitarbeit

---

[1] Einzelheiten bei MACKENROTH (1953).

des Kindes von Anfang an nicht gegeben. Nicht einmal die Frau nahm hier mehr an der Arbeit des Mannes teil.

Damit verlor die Familie die Funktion als Produktionseinheit. Die produktive Arbeit wurde aus ihrem Rahmen hinaus und in den Betrieb (oder die Behörde usw.) verlegt. Die Familie wurde zur *Konsumgemeinschaft* eingeengt. Dabei zählten die Kinder nicht mehr auf der Seite der Aktiva, wie in der alten Produktionsfamilie, sondern auf der Seite der Passiva: Sie kosteten Geld, brachten aber keines ein.

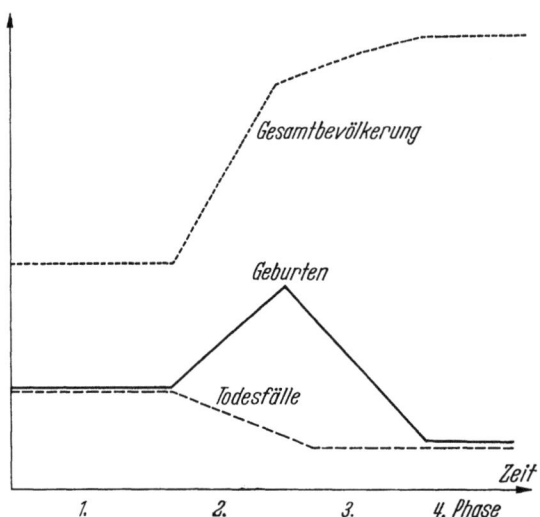

Diese Änderung in der Funktion der Familie hatte eine logische Folge: *Die Kinderzahl ging zurück*[1]. Dieser Prozeß folgte natürlich dem ersten (Vermehrung der Familien) mit einer gewissen *Latenzzeit*. Der ganze Vorgang läßt sich mit einer *Scherenbewegung* vergleichen: Während in der stationären ständischen Gesellschaft der vorindustriellen Zeit Geburts- und Sterbeziffern etwa gleich hoch lagen, öffnet sich mit Beginn des Industriezeitalters die Schere, indem die Geburtenziffern hochschnellen. Die Folge ist eine rasche *Bevölkerungsvermehrung*. Erst später paßt sich das öffentliche Bewußtsein an die neu entstandene Situation an. Die Menschen bemerken, daß ihre Familien mehr oder weniger reine Konsumenten-Familien geworden sind, und beschränken ihre Fortpflanzung. Die Geburtenziffern gehen hinunter und passen sich wieder den Ziffern der Verstor-

Abb. 302. Die „Bevölkerungsschere" nach MACKENROTH (Schema). In der 1. Phase sind Geburten und Todesfälle im Gleichgewicht. Die Bevölkerung bleibt konstant. In der 2. Phase schnellt die Geburtenziffer in die Höhe, während die Sterbeziffer gleichzeitig abnimmt. Die Schere öffnet sich; die Bevölkerung nimmt stark zu. 3. Phase: Die Geburtenziffer geht zurück, während die Sterbeziffer zunächst immer mehr abnimmt, dann aber gleichbleibt. Der Bevölkerungszuwachs verlangsamt sich, die Schere beginnt sich zu schließen. 4. Phase: Die Schere hat sich geschlossen; Geburten und Todesfälle haben sich auf einem niedrigeren Niveau eingespielt; die Bevölkerungszahl bleibt konstant. (Die Zeichnung ist grob schematisch und nicht maßstabgerecht)

benen an. Die Schere hat sich geschlossen. Die Bevölkerungsvermehrung ist zu Ende; es ist ein Gleichgewicht auf neuem, höherem Niveau entstanden. Dieser Phase nähern sich jetzt die nordwesteuropäischen Bevölkerungen (Abb. 302). Viele osteuropäische oder asiatische Bevölkerungen befinden sich dagegen erst in der ersten, der Öffnungsphase der Schere. Ihre Bevölkerung wächst daher rapide.

Wie gesagt, ein Gleichgewicht zwischen Geburten und Gestorbenen besteht vor Öffnung wie nach Schließung der Schere. Nur wird es in beiden Fällen durch verschiedene Ursachen aufrechterhalten. Vor Öffnung der Schere erfolgte bei uns die Regulation durch die Zahl der vorhandenen Familienstellen. Unter primitiveren Lebensverhältnissen ist es viel direkter das begrenzte Nahrungsaufkommen, auf dem im Grunde natürlich auch die Stellenzahl beruht.

Nach Schließung der Schere erfolgt die Regulation dagegen durch Begrenzung der Fortpflanzung innerhalb der Familie, also praktisch ganz vorwiegend durch Geburtenkontrolle mit Hilfe antikonzeptioneller Mittel.

---

[1] Wir müssen uns hier auf die Angabe der Hauptursache beschränken. Sie wird in Wirklichkeit durch eine Zahl von Nebenursachen und Bedingungen ergänzt. Vgl. die Disk. bei MACKENROTH (1953).

Dazu ist also eine bewußte Änderung des Verhaltens in Anpassung an die geänderten Umstände erforderlich.

Vor allem in der westeuropäischen und nordamerikanischen Bevölkerung erfolgte diese Anpassung nicht in allen sozialen Schichten gleichzeitig, sondern sie begann in den sozial bessergestellten Schichten und erfaßte erst allmählich, von „oben" nach „unten" fortschreitend, auch die übrigen. So kam es zu einer ganz ausgesprochenen „*sozialen Fruchtbarkeitsdifferenzierung*": Die sozial bessergestell-

ten Schichten hatten durchschnittlich ganz wesentlich weniger Kinder als die sozial schlechtergestellten. Diese Tatsache lenkte die Aufmerksamkeit der Eugeniker auf sich. Sie schlossen daraus, die Menschheit gehe einer allgemeinen Verschlechterung in der Qualität ihres Erbgutes entgegen.

Wir müssen dieses Argument sorgfältig prüfen.

Dabei gilt es zunächst eine Vorfrage zu klären: Repräsentieren die sozialen Schichten wirklich Begabungsunterschiede? Es leuchtet schon unmittelbar ein, daß das wenigstens im Durchschnitt der Fall sein wird. Um ein extremes

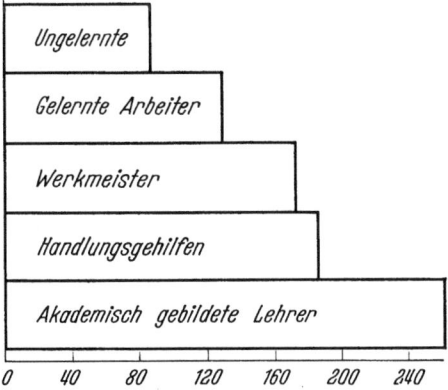

Abb. 303. Soziale Stellung und Intelligenz bei Angehörigen des U. S. amerikanischen Heeres. (Abszisse: Punktzahl beim I. Q.) (n. YERKES, aus SCHWIDETZKY 1950)

Beispiel zu nennen: Kein Mensch wird bestreiten, daß Hochschullehrer durchschnittlich begabter sind als Landarbeiter. Insbesondere gilt das, nachdem die Standesschranken sich immer mehr aufgelöst haben und jeder praktisch die gleichen Startbedingungen hat.

Damit soll natürlich nicht gesagt sein, das Aufsteigen in der sozialen Stufenleiter hänge nur von der geistigen Begabung ab. Die Bedeutung von Beziehungen, Skrupellosigkeit usw. sollen hier nicht verkleinert werden.

Als direkter Beweis für verschieden hohe geistige Begabung in verschiedenen Sozialschichten sind Untersuchungen wie die in Abb. 303 wiedergegebene zu werten. Auf Grund der Ergebnisse der Zwillingsforschung (Kap. X) ist die Entstehung dieser erheblichen Unterschiede nur durch verschiedene Umwelt und Erziehung auszuschließen.

Durch Untersuchungen an Kindern von Angehörigen verschiedener sozialer Schichten zeigte sich ganz regelmäßig ein Überwiegen guter Schulleistungen bei Kindern aus höheren Sozialschichten. Besonders deutlich kam diese Tendenz bei höchstbegabten Kindern heraus, wie sie TERMAN untersuchte (Abb. 304). Wenn die Aussicht eines ungelernten Arbeiters, ein so hochbegabtes Kind zu haben, gleich 1 gesetzt wird, so war die entsprechende Aussicht eines Vaters aus der Gruppe der Akademiker, Industriellen und Großkaufleute 402,1.

Wir dürfen als gesichert ansehen, daß wenigstens in der nordwesteuropäischen und der amerikanischen Bevölkerung eine positive Korrelation zwischen ererbten Komponenten der geistigen Begabung und sozialer Stellung besteht.

Nach Klärung dieser Vorfrage wenden wir uns dem Material über differenzielle Fruchtbarkeit zwischen verschiedenen Sozialschichten und Begabungsstufen zu. Es liegt tatsächlich überreichlich vor[1].

So bestimmte BERTILLON für die einzelnen Stadtbezirke von Paris und die Jahre 1886—1895 die Anzahl der Geburten, die auf Frauen zwischen 15 und

---

[1] Übersichten u. a. bei LENZ (1932); SCHWIDETZKY (1950).

50 Jahren fallen. Er fand in sehr armen Bezirken eine doppelt so hohe Kinderzahl wie in wohlhabenden[1]. STEVENSON (1911) fand in England eine von der Oberschicht über Mittelstand, gelernte, halbgelernte und ungelernte Arbeiter zunehmende Kinderzahl. Für das Preußen von 1912 berechnete LENZ soziale Fruchtbarkeitsziffern, indem er für die einzelnen Schichten die Eheschließungen des Jahres

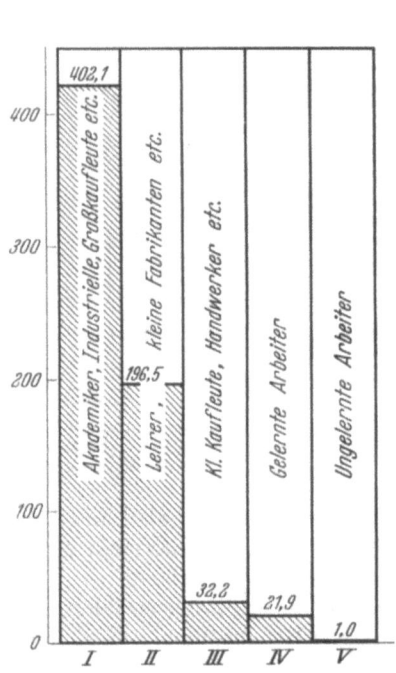

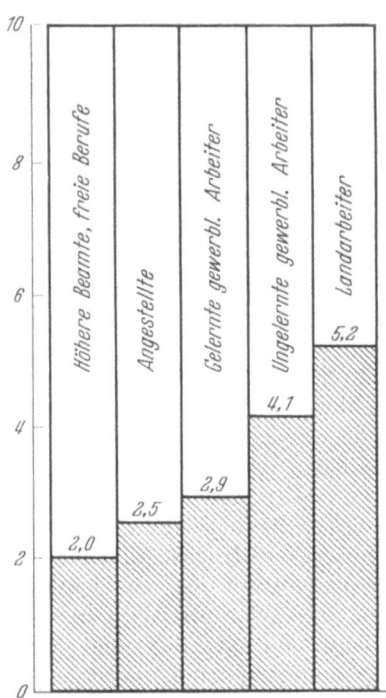

Abb. 304. Soziale Herkunft von 642 hochbegabten Elementarschülern in Kalifornien. Diese Zahlen geben die vergleichsweisen Aussichten der Väter aus verschiedenen Berufsklassen an, ein hochbegabtes Kind zu haben (n. TERMAN, aus F. LENZ 1932)

Abb. 305. Auf eine Eheschließung kamen im Jahre 1912 in Preußen in verschiedenen sozialen Schichten die in der Figur angegebenen Zahlen von Geburten (n. F. LENZ 1932)

1912 mit den Geburten des gleichen Jahres in Beziehung setzte. Bei Offizieren, höheren Beamten und freien Berufen lautete der Index 2,0, bei Landarbeitern und Tagelöhnern 5,2. Die Werte für die übrigen Berufsgruppen lagen dazwischen (Abb. 305). Ähnliche Ergebnisse gab es bald für die USA, die Niederlande, die Tschechoslowakei, Polen usw.

Einige weitere Beispiele: ,,Nach dem statistischen Jahrbuch für Frankreich stellte sich im Jahre 1906 die Kinderzahl abgeschlossener Ehen in verschiedenen Berufen folgendermaßen in Prozenten dar (Tab. 155).

Die Liste könnte beliebig fortgesetzt werden. Die gleiche Tendenz fand sich (wenigstens vorübergehend; s. unten) bei allen Völkern, die die moderne Bevölkerungsweise angenommen hatten.

Nun ist jedoch die soziale Schicht nur *ein sehr ungenaues Maß* der Begabungen: Es gibt zwar schichtspezifische Mittelwerte; die Begabungsverteilungen überschneiden sich jedoch sehr weitgehend. Deshalb ist es methodisch sauberer, die Fruchtbarkeit mit der Begabung in Beziehung zu setzen, wie sie sich aus mehr direkter Untersuchung ergibt. Zunächst denkt man dabei an Testuntersuchungen. Tat-

---

[1] BERTILLON (1900). — Literatur bei SCHWIDETZKY.

sächlich fand sich in einer sehr groß angelegten Erhebung an schottischen Schulkindern (durch THOMSON u. Mitarb. 1932 und 1947 durchgeführt) eine negative Korrelation zwischen Testergebnis und Geschwisterzahl. Diese negative Korrelation blieb auch erhalten, wenn man den Vergleich nur innerhalb der einzelnen Sozialschichten durchführte. Eine sehr brauchbare Methode, deren Ergebnis mit dem von Testuntersuchungen hoch korreliert ist, ist die *Einstufung der Kinder in bestimmte Begabungsklassen auf Grund des Urteils der Lehrer.*

Tabelle 155

Ärzte und Apotheker 1,94
Rechtsanwälte 2,04
Lehrer. 2,09
Bankiers 2,22
Monteure 2,31
Maschinenbauer 2,44
Metallarbeiter 2,85
Erdarbeiter 3,04
Ziegelarbeiter 3,08
Textilarbeiter 3,44

Nach PEARL (1925) kamen in England und Wales im Jahre 1911 auf eine Ehe folgende Zahlen von Kindern:

Lehrer. 0,95
Geistliche nicht anglikanischer Konfession 0,96
Polizisten 1,53
Postbeamte 1,59
Geistliche der anglikanischen Kirche . . 1,01
Ärzte 1,01
Schriftsteller o. ä. Berufe 1,04
Fuhrleute 2,07
Werftarbeiter 2,31
Kellner 2,34
Bergleute 2,58
Ungelernte Arbeiter 4,38
(Angaben nach LENZ 1932).

Hier sei eine besonders umfangreiche und sorgfältige Untersuchung aus dem Nachkriegs-Deutschland genauer besprochen (K. V. MÜLLER, 1956): Man untersuchte im Herbst 1946 9—14jährige Kinder des Landes Niedersachsen. Die älteren von ihnen spiegelten die Bevölkerungsweise der vornationalsozialistischen Zeit (Wirtschaftskrise 1931—1932) wider. Die jüngeren dagegen entstammten der beginnenden Nazizeit mit ihrer Bevölkerungspolitik und ihren Anreizen zur Vermehrung der Kinderzahl. Die folgenden Begabungsstufen wurden der Erhebung zugrunde gelegt:

1 = gut begabt, oberschulpflichtig
2 = noch überdurchschnittlich begabt
3 = mittelbegabt
4 = schwächer als mittelbegabt
5 = minderbegabt
6 = hilfsschulbedürftig

Die Ergebnisse für den Regierungsbezirk Lüneburg zeigt die Abb. 306.

Man sieht ganz deutlich: Je niedriger die Begabungsstufe des Kindes, desto höher ist durchschnittlich die Zahl seiner Geschwister. Neuere Ergebnisse von K. V. MÜLLER aus anderen Teilen Deutschlands (Bayern, Schleswig-Holstein, Nordrhein-Westfalen) lassen dieselbe Tendenz erkennen.

THOMSON hatte bereits darauf hingedeutet, daß sich die gleiche Beziehung auch innerhalb der Sozialschichten nachweisen läßt. In jeder Schicht sind die dümmeren Schulkinder auch geschwisterreicher als die gescheiteren. Der gleiche Zusammenhang fand sich auch im Zahlenmaterial von K. V. MÜLLER (Abb. 307).

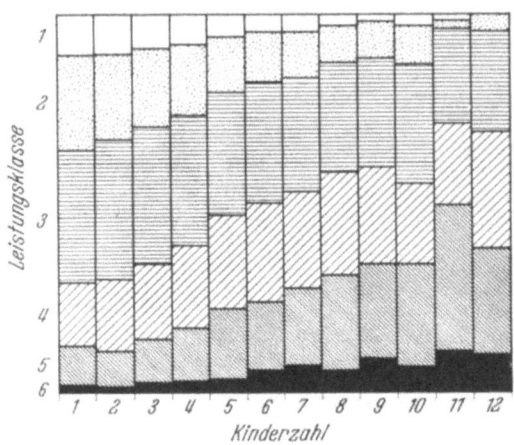

Abb. 306. Beziehung zwischen Leistungsklasse (1—6) der Probanden und Zahl der Geschwister (einschließlich des Probanden) bei 40975 Schulkindern des Regierungsbezirkes Lüneburg (n. der Tab. 1b von K. V. MÜLLER 1956 gezeichnet)

Derartige Betrachtungen legen natürlich die genetische Deutung nahe, *Menschen mit bezüglich Begabung ungünstigen Erbanlagen pflanzten sich reichlicher fort als solche mit günstigen Erbanlagen.* Gegen diese Deutung macht man häufig das Argument geltend, in kinderreichen Familien sei einfach nicht die Zeit vorhanden, sich um jedes einzelne Kind ausreichend zu kümmern; deshalb könnten diese Kinder sich geistig nicht so rasch entwickeln. Es soll zugegeben werden, daß dieses Argument in begrenztem Umfange zutreffen mag. Allerdings dürfte das am wenigsten für die Hilfsschulpflichtigen (Stufe 6) gelten; sie sind klinisch als debil anzusehen. Bei ihnen kommt aber die Vermehrung der Geschwisterzahl besonders stark zum Ausdruck.

Nachdem wir eine so eindeutig negative Beziehung zwischen Geschwisterzahl und Begabung festgestellt haben, vergleichen wir nun die Geschwisterzahl mit der sozialen Schicht des Vaters. Das Ergebnis zeigt Abb. 308.

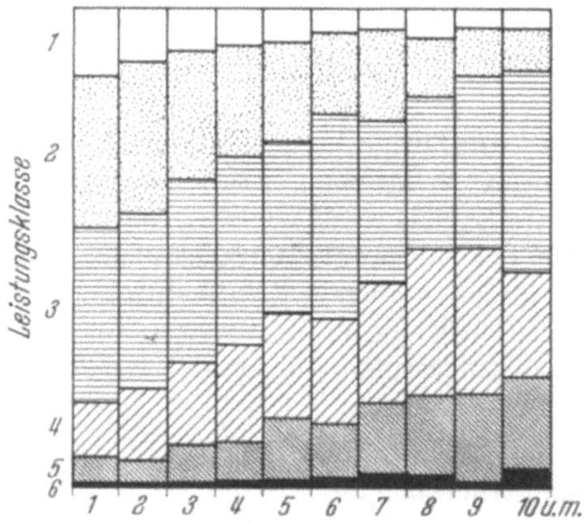

Aus den Daten hat K. FREUDENBERG (1957, 1959) für den Regierungsbezirk Lüneburg Durchschnittswerte für die einzelnen Sozialschichten und Geburtszahlen errechnet (Tab. 156).

Das Ergebnis ist keineswegs mehr ganz so eindeutig, wie wir erwartet hätten. So ist in der Oberschicht die größte Zahl von Familien mit 4 Kindern, in der oberen Mittelschicht dagegen mit 2 bzw. 3, in der Mittelschicht mit einem bzw. mit 2 Kindern vorhanden. In ähnlicher Weise ergaben auch andere Untersuchungen an neuerem Material ein etwas uneinheitliches Bild. Gegenüber den Untersuchungen, die etwa nach der Jahrhundertwende durchgeführt wurden, liegt dabei der

Abb. 307. Beziehung zwischen Leistungsklasse (1—6) und Zahl der Geschwister (einschließlich der Probanden) innerhalb der gleichen Sozialschicht (Mittelschicht) im Regierungsbezirk Lüneburg (n. Tab. 5, II von K. V. MÜLLER 1956 gezeichnet)

Eindruck vor, daß die sozialen Schichten sich aneinander angleichen, indem die „unteren" das Fortpflanzungsverhalten der „oberen" übernehmen. So verglich WOLF (1928) die Geburtenziffern eines wohlhabenden und eines armen Stadtteiles und fand für 1909 eine Differenz von 16,6%, für 1926 eine Differenz von nur

1,4%. Die fortschreitende Angleichung der drei Berufsschichten: 12000 Beamte und Angestellte der Thüringer Staatsverwaltung; 14000 Handwerksmeister und selbständige Handwerker Mittelthüringens; 20000 Bauern zeigten E. WEBER u. STENGEL V. RUTKOWSKI (1939 bis 1940).

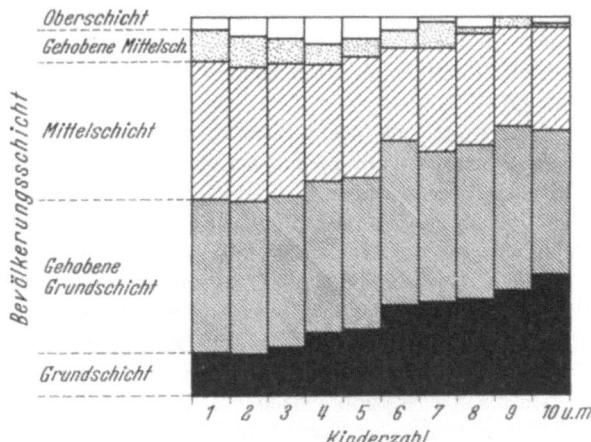

In den skandinavischen Ländern zeigten neuere Erhebungen sogar bereits einen weitgehenden Ausgleich; für Stockholm fanden EDIN u. HUTCHINSON (1935) sogar eine positive Korrelation zwischen Soziallage und Kinderzahl. Besonders bedeutungsvoll sind dabei Ergebnisse, wonach das Einkommen *innerhalb* jeder Berufsschicht (außer den Industriearbeitern) *positiv* zur Kinderzahl korreliert ist.

Abb. 308. Beziehung zwischen sozialer Schicht der Eltern und Zahl der Geschwister (einschließlich des Probanden) im Reg. Bez. Lüneburg (n. Tab. 4a von K. V. MÜLLER 1956 gezeichnet)

Besonderen Wert hat ein Vergleich der Kinderzahl mit der *Änderung des Einkommens innerhalb einer Zehn-Jahres-Periode:* Man setzte die durchschnittliche Einkommensänderung von 1920 auf 1930 gleich 100, und die Familien wurden dann je nach der Abweichung vom Durchschnitt nach oben oder unten gruppiert. „Die individuelle Abweichung von der schichtenspezifischen durchschnittlichen Einkommensveränderung ist der beste statistisch greifbare Indicator des persönlichen ökonomischen und damit (unter heutigen Verhältnissen) des nach außen hin sichtbaren sozialen Erfolges" (MACKENROTH). Auffälligerweise korrelierte dieses Merkmal in allen Schichten positiv mit der Fruchtbarkeit. *Die innerhalb ihrer Schicht erfolgreichsten waren also auch die fruchtbarsten.*

Tabelle 156 (nach FREUDENBERG 1959)

Kinderzahl der Familie der Probanden	Durchschnittliche Begabungsstufe in der sozialen Schicht					
	I	II	III	IV	V	zus.
1	1,81	2,08	2,68	3,16	3,71	2,92
2	1,74	2,11	2,75	3,24	3,66	2,96
3	1,81	2,21	2,89	3,34	3,80	3,09
4	1,77	2,28	3,01	3,51	3,91	3,25
5	1,80	2,36	3,17	3,68	4,04	3,46
6	1,68	2,42	3,23	3,72	4,09	3,57
7			3,38	3,80	4,18	3,66
8	1,89	2,45	3,45	3,90	4,21	3,81
9			3,53	3,96	4,27	3,90
10 und mehr			3,56	4,02	4,34	3,96
zusammen	1,78	2,20	2,88	3,41	3,89	3,17

Ähnliche Tendenzen ließen sich teilweise auch in den Oberschichten der amerikanischen Bevölkerung nachweisen[1].

---

[1] HUNTINGTON (1933); WILLOUGHBY (1938); CIOCCO (1940); Lit. bei SCHWIDETZKY (1950).

Manche Untersuchungen — die Ergebnisse sind noch unter sich widerspruchs-voll — ergaben also den Eindruck, daß die sozialen Fruchtbarkeitsunterschiede in letzter Zeit bei den Bevölkerungen mit moderner Bevölkerungsweise die Tendenz zeigen, sich auszugleichen: *Die obengeschilderte „Schere"* (MACKENROTH) *schließt sich.* Auch die unteren Sozialschichten und die weniger Begabten haben bemerkt, welche Vorteile eine künstliche Geburtenbeschränkung für den einzelnen mit sich bringt.

Es fragt sich nun: *Wird diese gegenläufige Tendenz die Fruchtbarkeitsunter-schiede zwischen Gruppen genetisch verschiedener Begabung ganz aufheben, oder wird sie sie nur vermindern?*

Vor allzu optimistischen Schlußfolgerungen sollten uns dabei die Untersuchun-gen warnen, bei denen Begabung und Geschwisterzahl direkt in Beziehung gesetzt wurden! Sowohl die deutschen als auch die schottischen Untersuchungen lassen eine negative Korrelation weiterhin erkennen. Dieses Ergebnis steht zu den an Sozialschichten orientierten Erhebungen in einem gewissen Widerspruch; denn es ist aus allgemeinen Erwägungen nicht anzunehmen, in den letzten Jahrzehnten sei etwa die Korrelation zwischen Begabung und sozialem Erfolg niedriger geworden. Eher muß man das Gegenteil annehmen; denn die Forderung „gleiche Chance für alle" wird mehr und mehr verwirklicht.

Vielleicht spielt wirklich ein direkt negativer Einfluß der Geschwisterzahl auf die Entwicklung des einzelnen Kindes eine Rolle. Angesichts dieser etwas wider-sprüchlichen Ergebnisse ist es gut, sich daran zu erinnern, *daß das Argument bezüglich der Auslese ja indirekt ist.* Wir stellen fest, daß Gruppen mit höherem Intelligenz-niveau sich weniger fortpflanzen, und schließen daraus auf eine Intelligenz-Abnahme im Laufe der Generationen.

Wie, wenn man versuchte, diese Annahme direkt statistisch zu beweisen, indem man Ergebnisse miteinander vergliche, die zu verschiedenen Zeiten an der gleichen Bevölke-rung gewonnen wurden?

Tatsächlich bearbeitete man in Schottland dieses Problem an sehr großem Material (THOMSON u. Mitarb.). 1932 und 1947 wurden die elfjährigen Schulkinder Schottlands mit Hilfe von Testen untersucht. 1932 standen 87 498, 1947 70 805 zur Verfügung. Innerhalb dieser 15 Jahre hätte man mit einem Abfall des Intelligenz-niveaus rechnen müssen, zumal sich beide Male die beschriebene negative Korre-lation zwischen Geschwisterzahl und Testergebnis gezeigt hatte. In Wirklichkeit stieg das Durchschnittsergebnis sogar etwas an: Bei einem Gruppentest, der in den beiden Jahren benutzt wurde, ergab sich:

	$\bar{x}$:	s:
1932:	34,457	15,481
1947:	36,741	16,102

In kleineren Stichproben wurden in beiden Jahren individuelle Intelligenzteste angewandt; leider wurde die Methodik zwischen erstem und zweitem Versuch leicht modifiziert. Es ergab sich zwischen beiden Stichproben kein signifikanter Unterschied.

Dieses Ergebnis läßt sich auf zwei verschiedenen Wegen deuten. Einmal ist es möglich, daß die genetische Komponente der Begabung in dem Berichtszeitraum in Schottland tatsächlich abgenommen hat, daß dieser Trend aber überlagert wurde durch eine Verbesserung bestimmter Umweltfaktoren wie Schulerziehung, soziale Verhältnisse usw. Zweitens ist aber möglich, daß die genetische Kompo-nente der Begabung wirklich nicht abgenommen hat. Dann müßten wir annehmen, *daß die genetischen Modellvorstellungen, die den entsprechenden Voraussagen zugrunde lagen, doch zu primitiv waren.* Das letzte hält PENROSE[1] für möglich. Er hat dabei besonders das Problem des Schwachsinns vor Augen. In der Tat zeigt sich ja in diesem Bereich (Gruppe 6 von MÜLLER, vgl. oben) die Erhöhung der Geburtenzahl besonders deutlich. Nehmen wir an, das „Schließen der Schere" sei auf bewußte Geburtenbeschränkung auch in unteren Sozialschichten zurückzuführen, dann ergibt sich die Folgerung, daß gerade die Schwachsinnigen oder an der Grenze des Schwachsinns stehenden auf die Dauer kaum in der Lage sein dürften, ihre Familiengröße vernünftig zu planen; ist doch mangelhafte Voraussicht ein Hauptmerkmal des Schwachsinns. Selbst wenn sich die Fortpflanzung der übrigen Bevölkerung ausgleichen würde —, bei den Schwachsinnigen wäre nach diesen Betrachtungen weiterhin und auf dauernd mit einer relativ hohen Kinderzahl zu rechnen. Das müßte zu einer Vermehrung des Schwachsinns führen.

PENROSE hält diese Schlußfolgerung nicht für zwingend. Er argumentiert wie folgt:

„Wir nehmen" (stark vereinfachend, was die Verhältnisse nicht prinzipiell verändert) „an, in einer Population sei die Intelligenz nur durch ein einziges Allelenpaar A, a bestimmt. Die Allele wirkten additiv" (vgl. S. 135). „Das heißt: der Meßwert des Merkmals bei den Heterozygoten Aa liegt in der Mitte zwischen den Werten für die Homozygoten AA und aa. Nun kann man auf Grund der Meinung der Fachleute annehmen, etwa $1/10$ der Bevölkerung stellte wegen Schwachsinns ein soziales Problem dar. Wir nehmen an, diese Schwachsinnigen trügen dominante Gene für intellektuelle Minderbegabung. In unserem theoretischen Modell setzen wir voraus, sie seien alle heterozygot für ein Gen a, das die Intelligenz herabsetzte. Diese Gruppe sei außerdem außerordentlich fruchtbar; ihre Fruchtbarkeit sei doppelt so hoch wie die des Bevölkerungsdurchschnittes. Daneben besteht bezüglich der Intelligenz eine sehr starke Tendenz zur Heirat eines ähnlichen Partners . . ." (Kap. VIII, 4).

„Für unseren Modellfall können wir annehmen, daß die zwei verschiedenen Gruppen, die Normalen und das unterbegabte Zehntel, sich überhaupt nicht miteinander vermischen. Da die Intelligenz durch additive Genwirkung bedingt ist, wird die Kombination zweier Gene für Schwachsinn bei Homozygoten zu etwas viel Ungünstigerem führen, vielleicht zur Imbezillität oder zur Idiotie. Nehmen wir nun an", (alle Menschen heirateten und hätten Kinder, und) „jedes Paar geistig gesunder Eltern bringe etwas weniger als zwei normale Kinder hervor. Jedes debile Paar dagegen produziere ein normales, zwei debile und ein schwer debiles oder imbezilles Kind; die Imbezillen pflanzten sich nicht fort. Das trifft, wie wir wissen, zu. Diese fehlende Fortpflanzung balanciert aber genau die vermehrte Fortpflanzung der debilen Eltern" (Abb. 309). „Die Bevölkerung ist vom genetischen Standpunkt aus im Gleichgewicht. Durch seine erhöhte Fertilität ergänzt das schwachsinnige Zehntel die normale Bevölkerung, die sich sonst zahlenmäßig vermindern würde."

Auch PENROSE gibt zu, daß dieses Modell vereinfacht ist. Der entscheidende Gesichtspunkt bleibt aber: Wenn sich die (leichter) Schwachsinnigen wirklich stärker vermehren als der Bevölkerungsdurchschnitt, so kann dieser Prozeß für die Bevölkerung — wenigstens bis zu einem gewissen Grade — ausbalanciert werden dadurch, daß schwer Schwachsinnige herausspalten, die sich wenig oder gar nicht fortpflanzen[2].

---

[1] PENROSE 1948, 1954; wir folgen hier seiner Darstellung von 1959.

[2] Zur Vermeidung von Mißverständnissen sei betont, daß sich nur ein kleiner Teil aller Imbezillen und Idioten durch solche Art additiver Genwirkung erklären läßt. Meist sind gerade sie Kinder normaler Eltern.

Wie gesagt: Es handelt sich hier bislang nur um eine genetische Modellvorstellung. Sie soll uns zeigen, daß man sich die Verhältnisse nicht zu einfach vorstellen darf. Ob diese oder ähnliche Mechanismen auf die Dauer ausreichen würden, um eine längere Zeit bestehende Fruchtbarkeitsdifferenzierung in Abhängigkeit von der Intelligenz in der Größenordnung, wie sie tatsächlich gefunden wurde, vollkommen auszugleichen, das möchten wir sehr stark bezweifeln.

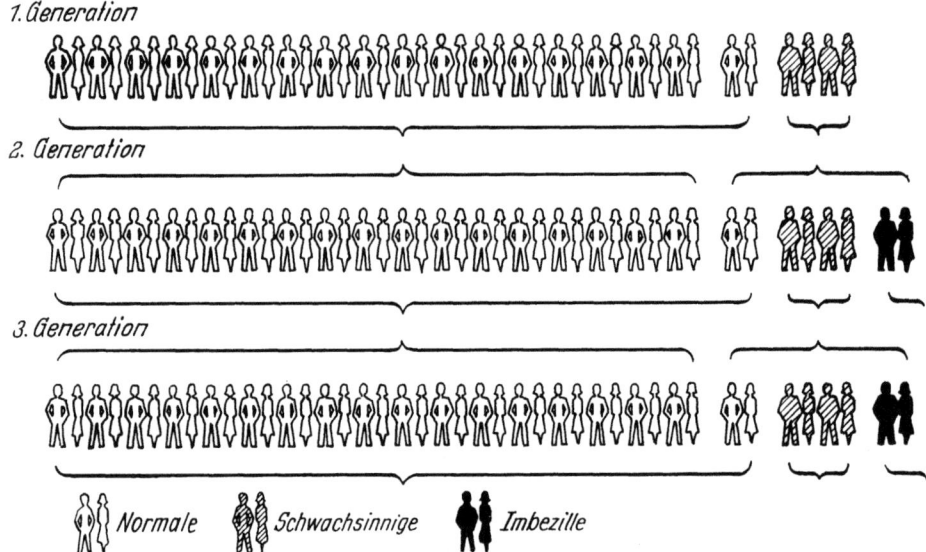

Abb. 309. Stabiles genetisches Gleichgewicht in einer Bevölkerung mit ausgesprochener Paarungssiebung bezüglich des Intelligenzgrades und starker negativer Korrelation zwischen Intelligenz und Familiengröße. Vereinfachend sei angenommen, daß die Normalen den Genotyp AA, die leicht Schwachsinnigen Aa und die schwer Schwachsinnigen aa haben. Erklärung vgl. Text (n. PENROSE 1959)

Wichtiger scheint uns die Aussicht darauf zu sein, daß sich die Unterschiede wenigstens innerhalb der Normalbevölkerung ausgleichen werden; für die übrigbleibenden Schwachsinnigen wird es darauf ankommen, möglichst einfache Methoden der Geburtenkontrolle zu erfinden, und im übrigen mag bei ihnen der durch PENROSE postulierte Mechanismus zusätzlich wirksam werden.

Übrigens soll nicht unerwähnt bleiben, daß die neue Bevölkerungsweise mit bewußter Begrenzung der Geburtenzahl sich bei einzelnen Erbkrankheiten auch spontan eugenisch günstig auswirken kann. Ein Beispiel scheint die Chorea Huntington im Staate Michigan (USA) zu sein (vgl. die ausführliche Disk. auf S. 303). Die Angst vor der Chorea bringt offenbar die Kinder der Choreatiker dazu, ihre Fortpflanzung schon in einem Lebensalter zu beschränken, in dem sie selbst noch nicht wissen, ob sie einmal erkranken werden oder nicht.

Fassen wir zusammen, welche Tendenzen wir bei der Änderung der natürlichen Auslese innerhalb der letzten Jahrzehnte und Jahrhunderte vor allem als wirksam erkannten:

1. *Eine wirksame Therapie von Erbkrankheiten* kann dazu führen, daß ihre Träger sich vermehrt fortpflanzen. Bei dominantem Erbleiden führt das zu einem raschen Anstieg in der Häufigkeit der Kranken. Bleibt ihre Fortpflanzung gegenüber dem Bevölkerungsdurchschnitt vermindert, so wird sich ein neuer Gleichgewichtswert einstellen, der von der Mutationsrate und dem neuen Selektionswert des Merkmals abhängt. Läßt sich aber der Selektionsnachteil überhaupt aufheben, so ist der neue Gleichgewichtswert nur von der Mutationsrate $a \rightarrow A$ und der

Rückmutationsrate $a \to A$ abhängig. Der letztgenannte Fall dürfte praktisch noch nicht von Bedeutung sein. — Bei recessiven Leiden spielt sich ebenfalls ein neuer Gleichgewichtswert für die Häufigkeit der Homozygoten ein; er wird jedoch nur äußerst langsam erreicht. Gleichzeitig vermehrt sich die Zahl der Heterozygoten erheblich. Das kann sich ungünstig auswirken, wenn diese Heterozygoten leichtere physiologische Defekte besitzen.

Insgesamt dürfte sich also eine Verbesserung der Therapie ausgesprochener Erbkrankheiten eugenisch überwiegend, wenn nicht ausschließlich ungünstig auswirken. Bei seltenen Erbleiden wie dem Retinoblastom oder der Phenylketonurie fällt das zahlenmäßig nicht ins Gewicht; bei häufigeren Leiden wie dem Diabetes oder der Gruppe der Psychosen (z. B. Schizophrenie) würde es auch zahlenmäßig nicht unerheblich auf der Debetseite zu Buche schlagen. Allerdings muß man gerade hier vorsichtig sein: Haben wir es weitgehend mit multifaktorieller Vererbung und Schwellenwert-Effekt zu tun, dann können die modernen Umweltbedingungen den Schwellenwert verschieben und dadurch den populationsgenetischen Effekt wieder aufheben. So läßt die moderne, meist zu reichliche Ernährung wahrscheinlich mehr Menschen an Diabetes erkranken als eine knappere Kostform in früheren Jahrhunderten und unter primitiven Lebensbedingungen.

2. Viel stärker dürften sich praktisch diejenigen Veränderungen in der Selektion auswirken, die mit dem *radikalen Rückgang der Todesfälle in Kindheit und Jugend* etwa infolge von Infektionskrankheiten zusammenhängen. Früher herrschte die Meinung vor, diese Änderung müsse eugenisch überwiegend oder ausschließlich negativ gedeutet werden —, etwa im Sinne der Zunahme einer allgemeinen Schwächlichkeit. Wie neuere Untersuchungen zeigten, trifft dieses Argument wenigstens nicht ausschließlich zu. Die Anpassungen scheinen doch wenigstens zum Teil sehr spezifisch zu sein, und es sind Modelle bekannt, in denen der Verlust einer derartigen spezifischen Anpassung sich günstig auf die genetische Beschaffenheit einer Bevölkerung auswirkt. Ein ungünstiger Effekt ist allerdings zu erwarten, wenn es nicht gelingt, eine Infektionskrankheit praktisch zum Aussterben zu bringen, sondern wenn nur die Therapie die Kranken so lange am Leben erhält, daß sie Gelegenheit haben, sich fortzupflanzen.

Was oben und hier für die Infektionskrankheiten gesagt wurde, dürfte auch für andere Selektionsfaktoren, z. B. das Aufhören von Mangelernährungen, in ähnlicher Weise zutreffen.

Der Mensch verliert also bestimmte Anpassungen. Ob sich dieser Verlust für die Gesundheit künftiger Geschlechter überwiegend positiv oder negativ auswirken wird, das ist noch nicht abzuschätzen.

Insbesondere erhebt sich die Frage: *Inwieweit hebt in manchen Fällen der unter 2. genannte Vorgang, den unter 1 genannten (Vermehrung von Erbkrankheiten) in einzelnen Fällen wieder auf?* So sind die Heterozygoten der Mucoviscidosis (Kap. VII, 8) gegenüber den normalen Homozygoten unter heutigen Lebensbedingungen benachteiligt. Trotzdem ist die schwere Form der Mucoviscidosis, die durch Homozygotie des M-Gens verursacht ist, in der weißen Bevölkerung so häufig, daß man an dem Vorteil der Heterozygoten unter früheren Bedingungen — vielleicht durch relative Resistenz gegenüber bestimmten Krankheitserregern im Kindesalter — kaum zweifeln möchte.

3. Mit dem Einsetzen der „neuen Bevölkerungsweise" beobachtete man eine *Fruchtbarkeitsdifferenzierung zwischen den Sozialschichten* wie zwischen den verschiedenen Intelligenzstufen. Fruchtbarkeit erwies sich als mit Intelligenz negativ korreliert. Daraus wurde geschlossen, wir hätten in Zukunft mit einem Abnehmen der durchschnittlichen Intelligenz und speziell mit einer Zunahme der Schwach-

sinnigen zu rechnen. Gegen dieses Argument sind Einwände möglich, von denen wir zwei diskutieren:

a) Es handelt sich offenbar nur um eine zeitbedingte Erscheinung; mit der Aufnahme der „neuen Bevölkerungsweise" in das Bewußtsein der breiten Massen zeigen die sozialen Fruchtbarkeitsunterschiede die Tendenz zum Verschwinden.

b) Dem Argument liegen zu einfache genetische Vorstellungen zugrunde. Es ist denkbar, daß insbesondere durch die Unfruchtbarkeit schwer Schwachsinniger der Vorteil der intellektuell unterdurchschnittlich Begabten und der leicht Schwachsinnigen wenigstens teilweise wieder aufgehoben wird. Trotz dieser Gegenargumente wird man jedenfalls mit der Möglichkeit sehr ernsthaft rechnen müssen, daß die sozialen Fruchtbarkeitsunterschiede wenigstens in geringem Ausmaß auch nach allgemeiner Durchsetzung der neuen Bevölkerungsweise bestehen bleiben werden und daß dadurch auf die Dauer eine gewisse Verschlechterung des durchschnittlichen Erbanlagenbestandes, der für geistige Leistungen erforderlich ist, eintritt und der Schwachsinn zunimmt. Allerdings dürften diese Aussichten nicht so katastrophal sein, wie manchmal vermutet wurde.

Fassen wir zusammen. Auf Grund der Änderung der Lebensbedingungen in der modernen Welt und der dadurch bedingten Änderung der natürlichen Auslese haben wir mit negativen und positiven genetischen Folgen zu rechnen. Welche von beiden überwiegen, kann nicht mit Bestimmtheit gesagt werden; *es ist jedoch wohl etwas wahrscheinlicher, daß die negativen Folgen überwiegen werden.*

b) Die Folgen einer erhöhten Mutationsrate

Die Änderung der Selektionsbedingungen ist aber nicht die einzige, für die biologische Zukunft der Menschheit wichtige Änderung, die uns die moderne Zivilisation gebracht hat. Als weiteren wichtigen Faktor müssen wir eine Änderung der Mutationsrate infolge vermehrter Einwirkung mutagener Einflüsse berücksichtigen. Dieser Fragenkomplex wurde auf S. 330f. ausführlich diskutiert. Als Fazit dieser Diskussion ergab sich für uns:

Wir müssen annehmen, daß die Mutationsrate zunimmt; denn die Belastung mit ionisierenden Strahlen wie auch mit potentiellen chemischen Mutagenen hat eindeutig zugenommen. — Wie stark die Mutationsrate allerdings zunimmt, und ob diese Zunahme zahlenmäßig wesentlich ins Gewicht fallen wird —, darüber wissen wir wenig oder nichts.

Ganz abgesehen von diesem quantitativen Problem erhebt sich aber noch eine andere Frage: *Was für einen Einfluß hat eine Erhöhung der Mutationsrate überhaupt für eine menschliche Population?*

Die Mehrzahl der Fachleute glaubt heute, dieser Einfluß sei überwiegend ungünstig. Das gilt selbstverständlich uneingeschränkt für dominante Mutationen: Meist wird eine dominant erbliche Anomalie die Folge sein. Sie schädigt ihren Träger und setzt so meist seine Fruchtbarkeit mehr oder weniger herab.

Aber auch recessive Mutationen werden sich meist auf die Dauer schädlich auswirken. Das ganze Problem wurde gründlich (wenn auch recht einseitig) durchdacht von MULLER (1950); wir geben seinen Gedankengang hier etwas verändert und in wenigen Worten wieder[1]:

Ein induzierter vollständig recessiver Letalfaktor z. B. wird so lange durch die Generationen weitergegeben, bis er mit einem gleichen in einem homozygoten Individuum zusammenkommt. Das führt dann zum Absterben dieses Individuums. In einem solchen Fall haben zwei Letalfaktoren den Tod eines Individuums zur Folge. — In den meisten praktisch vorkommenden Fällen liegen die Dinge jedoch

---

[1] Zur Diskussion des ganzen Gebietes vgl. auch STERN (1958).

noch wesentlich ungünstiger. Die große Mehrzahl der „recessiven" Letalfaktoren ist nicht vollständig recessiv, sondern die relative Fertilität der Heterozygoten ist gegenüber dem Bevölkerungsdurchschnitt um einige Prozent herabgesetzt. Diese wenigen Prozent genügen aber, um auch die Träger dieser heterozygot vorhandenen Mutationen mit der Zeit aus der Bevölkerung auszumerzen. Beträgt der Nachteil z. B. 5%, so reichen 20 Generationen aus, um im Durchschnitt eine Zygote zu vernichten. In diesem Falle zerstören nicht zwei Mutationen eine Zygote, sondern eine Mutation reicht dazu aus. Angesichts der Seltenheit der meisten dieser Letalfaktoren ist anzunehmen, daß insgesamt wesentlich mehr durch Nachteil der Heterozygoten, als durch Homozygotie ausgemerzt werden. Insgesamt bedeutet jeder etwa durch Strahlung induzierte recessive Letalfaktor früher oder später allermindestens den Tod einer halben Zygote, meist aber fast den Tod einer ganzen Zygote[1].

Trifft dieses Modell zu, dann hat eine Erhöhung der Mutationsrate in jedem Fall die gleiche Erhöhung genetisch bedingten Todes — sei es in Form eines direkten Absterbens des Individuums oder in der Form verminderter Fruchtbarkeit infolge von Erbkrankheiten — zur Folge. Das ist — in verallgemeinerter Form — das gleiche Argument, welches wir im Zusammenhang mit der indirekten Methode zur Mutationsratenschätzung (Kap. VI, 2a) kennenlernten. Trifft es in dieser Allgemeinheit wirklich zu? Beim Menschen gibt es hier wenig Hinweise. Bevor wir auf sie zu sprechen kommen, seien deshalb einige tierexperimentelle Befunde diskutiert.

Die Frage lautet konkret: *Wie verhält sich die Lebenskraft und Fruchtbarkeit der Heterozygoten homozygot schädlicher Gene?*

Dieses Problem wurde bei Drosophila vor allem an recessiven Letalfaktoren behandelt. So fanden MULLER und CAMPBELL[2] eine durchschnittliche Verminderung der Vitalität der heterozygoten Träger von durch UV-Licht induzierten recessiven Letalfaktoren um durchschnittlich etwa 4%. Die größte Untersuchung dieser Art verdanken wir STERN u. Mitarb.[3]. Es wurden insgesamt 75 X-chromosomale Letalfaktoren untersucht. Von ihnen war etwa die Hälfte spontan aufgetreten; die andere Hälfte stammte aus Versuchen mit γ-Strahlen; sie enthielt spontane und induzierte Mutationen. Ein signifikanter Unterschied zwischen diesen beiden Hälften in der Vitalität der Heterozygoten fand sich nicht; die strahleninduzierten Mutationen erwiesen sich sogar als etwas weniger schädlich.

Für jeden Letalfaktor wurde eine Zahl von 207—903 Weibchen der Bestimmung zugrunde gelegt (Mittelwert 541,8).

Die Verteilung der Vitalitäts-Indices (Verhältnis der das geschlechtsreife Alter erreichenden heterozygoten ♀♀ zu homozygoten Wildtyp- ♀♀) zeigt Abb. 310 (STERN u. Mitarb.). Wären positive und negative Abweichungen gleich häufig, so müßten 37,5 über 1 und 37,5 unter 1 liegen. Tatsächlich liegen 47,5 unter 1, 27,5 über 1. $\chi^2 = 5,33$; $P = 0,02$. Auch hier ist also erwiesen, daß Heterozygoten der Mehrzahl von Letalfaktoren weniger vital sind als die normalen Homozygoten. Errechnet man einen Durchschnittswert, so kommt man auf -4%. Bei einem beträchtlichen Teil jedoch sind die Heterozygoten tatsächlich vitaler als die normalen Homozygoten. STERN u. Mitarb. konnten dieses Resultat durch überaus kritische Nachprüfung über jeden Zweifel hinaus sichern[4].

---

[1] Eine entsprechende Erwägung gilt nach MULLER auch für die natürliche Selektion im allgemeinen; es ergibt sich ein schwarzes Bild für die genetische Zukunft des Menschen. Diese Betrachtungsweise wird jedoch der Komplexität der beim Menschen tatsächlich gefundenen Selektionsvorgänge nicht gerecht und sei deshalb hier nicht im einzelnen diskutiert.

[2] Vgl. MULLER (1950); MORTON, CROW u. MULLER (1956).

[3] STERN u. NOVITSKI (1948); STERN, CARSON, KINST, NOVITSKI u. UPHOFF (1952).

[4] Ähnliche Ergebnisse hatten auch Untersuchungen verschiedener anderer Autoren. Lit. bei DOBZHANSKY u. WALLACE (1954). Vgl. auch DOBZHANSKY u. WALLACE 1959.

Damit wird das Argument MULLERs in seiner Allgemeingültigkeit eingeschränkt, und wir müssen uns fragen: *Gibt es Tierversuche speziell über Strahlenwirkung, die eine genauere Abschätzung der relativen Bedeutung von loci mit Vorteil der Heterozygoten und mit Nachteil der Heterozygoten zulassen?*

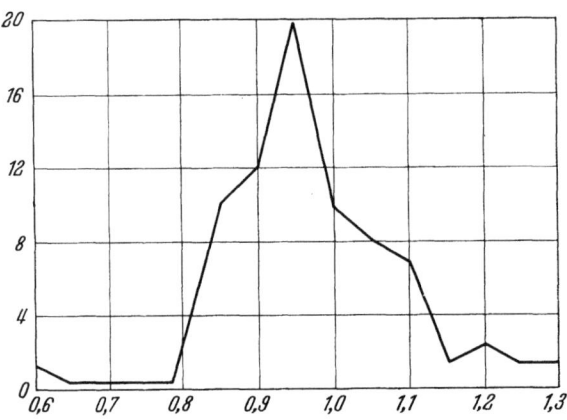

Abb. 310. Verteilung der Vitalitäts-Indices bei 75 Letalfaktoren von Drosophila (n. STERN u. Mitarb. 1952)

Denn wenn eine Mutation in heterozygotem Zustand von Vorteil für ihren Träger ist, dann wird eine erhöhte Mutationsrate sogar vorteilhaft für die Population sein, indem sie die Zahl der Heterozygoten erhöht und so besonders vitale Individuen entstehen läßt. Gäbe es viele Mutationen mit dieser Eigenschaft, dann wäre sogar eine Situation denkbar, in der eine durch Strahlenbelastung erhöhte Mutationsrate die durchschnittliche Vitalität einer Bevölkerung erhöhte und die Zahl der etwa totgeborenen und mißbildeten Kinder erniedrigte — und das trotz vermehrten Herausspaltens von schädlichen Homozygoten.

Die Daten von STERN u. Mitarb. lassen einen derartig extremen Schluß natürlich nicht zu: Die Mehrzahl aller Mutationen erwies sich auch heterozygot als schädlich, und das in z. T. ganz erheblichem Umfange.

Immerhin läßt uns das Ergebnis nach Untersuchungen strahlengenetischer Art über das Problem fragen. Sie liegen wirklich vor.

So bestrahlte WALLACE (1957) Drosophila-Männchen mit 500 r (Röntgenstrahlen) und verglich die Vitalität von Tieren, deren 2. Chromosome beide unbestrahlt waren (2/2) mit solchen, die für ein bestrahltes 2. Chromosom heterozygot waren (2/2′). Die Heterozygoten 2/2′ waren etwa 2,5% vitaler als die unbestrahlten Homozygoten.

Obwohl die in 2′ ausgelösten Mutationen wahrscheinlich in homozygotem Zustand größtenteils letal oder schädlich gewirkt haben würden, erwiesen sie sich heterozygot als vitalitätssteigernd. Es scheint demnach so, als habe sich die vermehrte Heterozygotie als solche günstig ausgewirkt.

Gegen die verallgemeinernde Deutung dieses Experimentes sind Einwände möglich (vgl. STERN 1958).

Auf der anderen Seite sind Fälle, in denen der Heterozygote einen Selektionsvorteil gegenüber beiden Homozygoten besitzt und dadurch ein balancierter Polymorphismus besteht, sehr gut bekannt. Wir besprachen die formalen Merkmale dieses populationsgenetischen Modells in Kap. VIII, 2. Dabei sahen wir vor allem, daß es ein stabiles Gleichgewicht zur Folge hat. Als Musterbeispiel beim Menschen lernten wir das Sichelzell-Gen kennen: Die Homozygoten dieses Gens, die Träger der Sichelzell-Anämie, sind schwer krank; die meisten von ihnen sterben unter „natürlichen" Lebensbedingungen im Laufe der Kindheit und Jugend. Das Gen ist ein „postembryonaler recessiver Letalfaktor" (Kap. VIII, 1 a). Die Heterozygoten dagegen besitzen in einem Milieu, in dem Malaria tropica vorkommt, einen Selektionsvorteil.

Auch an anderen Objekten ist diese „*Heterosis*" für einzelne loci gut bekannt und analysiert, so z. B. beim Mais (vgl. HULL 1952). Das Buch von LERNER über

"Genetic Homeostasis" wurde im Kap. VIII, 9 im Zusammenhang mit der Entstehung angeborener Mißbildungen erwähnt; LERNER trägt viele Tatsachen zusammen, die für einen Vorteil der Heterozygotie allgemein sprechen. Der Preis, der für diesen Vorteil bezahlt werden müsse, sei eben das Herausspalten benachteiligter homozygoter „*Phänodevianten*".

Die beiden zur Debatte stehenden Modelle sind in Abb. 311a u. b einander anschaulich gegenübergestellt. Abb. 311a zeigt ein einfaches Dominanzverhältnis: Der eine, „normale" Homozygote ist am vitalsten und hat den größten Selektionsvorteil. Der andere besitzt die geringste Vitalität; im Extremfall ist diese Kombination letal. Der Heterozygote besitzt eine Vitalität, die irgendwo zwischen der der beiden homozygoten Typen gelegen ist. In Abb. 311b dagegen ist das zweite Modell (Vorteil des Heterozygoten) veranschaulicht. In der Pflanzengenetik, wo man oft mit diesem Modell zu tun hat, spricht man auch von „*Superdominanz*" ("overdominance").

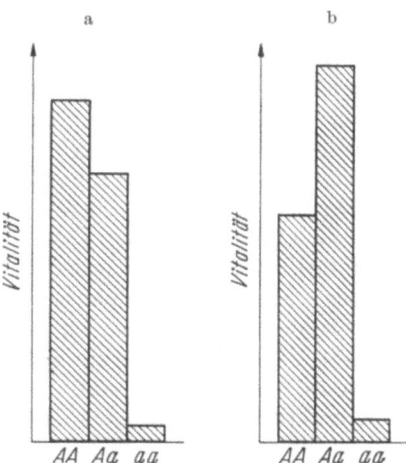

Abb. 311. Die beiden möglichen Modelle. a Ein Homozygoter letal, der Heterozygote liegt zwischen den beiden Homozygoten ("mutational load"). b Der Heterozygote ist beiden Homozygoten überlegen ("segregational load")

Angesichts aller Ergebnisse über Heterosis, von denen hier nur ein Teil genannt werden konnte, ist die Frage nicht: Gibt es neben dem normalen Verhältnis Dominanz-Recessivität (Abb. 311a) auch Superdominanz (Abb. 311b)? Sondern die Frage lautet: *Welches dieser beiden Modelle überwiegt zahlenmäßig?* Und da das bei verschiedenen Species durchaus unterschiedlich sein kann: *Welches Modell überwiegt zahlenmäßig beim Menschen?*[1]

MULLERs Betrachtungen gehen von der Voraussetzung aus, Gene mit Superdominanz spielten praktisch keine Rolle. Die Untersuchungen von STERN u. Mitarb. würden, wollte man sie auf den Menschen übertragen, so zu deuten sein: Gene mit einfacher Dominanz-Recessivitäts-Beziehung sind zwar in der Überzahl; daneben spielt aber auch Superdominanz eine wichtige Rolle. Die Ergebnisse u. a. von WALLACE dagegen würden die Auffassung nahelegen, Superdominanz spiele die Hauptrolle. DOBZHANSKY u. WALLACE (1954) betonen denn auch die mögliche Bedeutung dieses Modells für den Menschen.

Davon aber, wie man diese Frage beantwortet, hängt es ab, wie schwer man den Schaden einschätzen muß, den eine menschliche Bevölkerung durch erhöhte Mutationsrate etwa infolge Strahlenbelastung erleiden wird, bzw. ob man überhaupt mit einem Schaden rechnen muß.

Entsprechende Experimente hat man an Drosophila-Populationen durchgeführt: (Vgl. WALLACE 1956). Das Ausgangsmaterial bestand aus Populationen von etwa 10000 Drosophilae mit einem zweiten Chromosom, das von Letalfaktoren frei war. Eine derartige Population wurde in einem Gefäß für Massenzuchten ohne weitere Behandlung gehalten. Sie diente als Kontrolle. Bei einer zweiten Population wurden alle ♂♂ mit 7000 r, alle ♀♀ mit 1000 r bestrahlt und dann ebenfalls in einem Massenzucht-Gefäß sich selbst überlassen. Zwei weitere Populationen wurden mit Hilfe einer Radiumquelle chronisch mit 2000 r/Generation bestrahlt, eine weitere mit 300 r/Generation. Alle Populationen überlebten Jahre lang, ohne an Vitalität einzubüßen.

---

[1] Im angelsächsischen Schrifttum hat sich die Alternative "mutational load" (Belastung durch Mutation) und "segregational load" (Belastung durch Herausspalten) eingebürgert. (Vgl. CROW 1958).

Diese Populationen wurden nun 140 Generationen lang in bestimmten Abständen daraufhin untersucht, ob sich im 2. Chromosom recessive Letalfaktoren oder homozygot stark schädliche Gene fänden. In der Kontrollserie stieg der Prozentsatz der 2. Chromosomen mit Letalfaktoren in etwa 40 Generationen von 0 auf 20% und schwankte später um 30% herum. Die Bevölkerung, die eine einmalige akute Strahlung erhalten hatte, begann mit 18% Letalfaktoren, ging dann für kurze Zeit auf 10% herunter und stieg auf 20% an, wo sie etwa stationär blieb. Die Bevölkerung mit chronischer Bestrahlung von 300 r/Generation verhielt sich wie die Kontrollen: Innerhalb von etwa 40 Generationen stieg sie auf 20% an, schwankte dann später um 30%. Die beiden Populationen mit 9000 r/Generation dagegen stiegen in 30 Generationen auf etwa 60% und dann allmählich auf 80—90% an.

Daß die Zahl der Letalfaktoren bei Bestrahlten wie bei den Kontrollen überhaupt anstieg, war zu erwarten — bei den Kontrollen infolge spontaner, bei den Bestrahlten dagegen infolge spontaner und induzierter Mutationen. Gewiß hätte man bei den einmalig Bestrahlten mit einem vorübergehend höheren Plateau gerechnet als bei den Kontrollen; aber der Unterschied wäre, auf die lange Zeit verteilt, nicht so bedeutend, daß das Ergebnis so sehr überraschen würde.

Überraschend war vor allem *der sehr steile Anstieg und das hohe Plateau bei den chronisch schwer Bestrahlten*. Es muß einen Gleichgewichtszustand zwischen erhöhter Mutationsrate und Verlust durch Selektion dargestellt haben. Das wurde insbesondere gezeigt, indem man nach 125—126 Generationen drei Subpopulationen von den Ausgangspopulationen isolierte. Sie gingen im Laufe vieler Generationen auf 44%, 28%, eine sogar nur auf 62% zurück.

Dieses Ergebnis zeigt, daß die Vitalität einer Population sehr gut sein kann, wenn praktisch alle Individuen heterozygot für homozygot schädliche Mutationen sind.

Nun muß man natürlich außerordentlich vorsichtig sein, bevor man etwa den Schluß zieht, chronische Bestrahlung mit hohen Dosen bringe also auch für menschliche Populationen keinen wirklichen Schaden mit sich; sie sei vielleicht sogar nützlich. Zu verschieden sind die „Züchtungsbedingungen".

So ist bei den Untersuchungen von Wallace mit Sicherheit vorauszusetzen, daß die in den Massenzuchten gehaltenen Fliegen befruchtete Zygoten im Übermaß gezeugt haben, von denen — schon wegen der Begrenzung des Lebensraumes — nur ein kleiner Bruchteil das fortpflanzungsfähige Alter erreichte. Der natürlichen Auslese blieb also genügend Raum, nicht nur die herausspaltenden letalen oder semiletalen Homozygoten zu beseitigen, sondern auch von den einfach oder mehrfach heterozygoten Individuen diejenigen auszuschalten, die in ihrer Vitalität beeinträchtigt waren. Dagegen blieben offenbar diejenigen Heterozygoten übrig, die eine vorteilhafte Genkombination besaßen.

Beim Menschen dagegen werden (zum Glück) keineswegs mehr befruchtete Zygoten im Übermaß erzeugt, aus denen dann die wenigen Bevorteilten herausgewählt werden können. Sondern gerade durch die Bekämpfung der Säuglingssterblichkeit haben wir erreicht, daß fast alle Kinder, die geboren werden, auch aufwachsen. Wesentlich größer ist der Verlust an Zygoten vor der Geburt. Aber auch dort sind wir nicht geneigt, eine Vermehrung in Kauf zu nehmen. Man bedenke, welche seelische Belastung auch eine Fehlgeburt im Leben einer Frau bedeuten kann:

Wir wären selbst dann nicht bereit, eine erhöhte Zahl von Aborten oder Totgeburten oder gar eine größere Menge von Neugeborenen mit schwereren Mißbildungen und Erbleiden in Kauf zu nehmen, wenn damit eine erhöhte Vitalität, höhere Lebensdauer, durchschnittlich größere Intelligenz usw. der übrigen Menschheit als Heterosis-Effekt verbunden wäre[1].

---

[1] Diesem Einwand unterliegen vor allem die Betrachtungen von Dobzhansky u. Wallace (1954).

Als einziger diskutabler Mechanismus bliebe eine etwaige Abnahme der Empfindlichkeit des Föten etwa gegenüber exogene Mißbildungen verursachenden Noxen und damit eine Verminderung der Mißbildungen infolge erhöhter Heterozygotie; aber welche Rolle er spielen mag — darüber können uns die Tierversuche nichts lehren.

Es fragt sich: Haben wir *beim Menschen selbst* Hinweise dafür, welcher der beiden Mechanismen — Dominanz oder Superdominanz — praktisch überwiegen dürfte?

Um es vorwegzunehmen: Wir können bisher nicht mehr als Vermutungen äußern.

Zunächst erinnern wir uns dessen, was wir in Kap. III, 1e über das zahlenmäßige Verhältnis dominanter zu recessiven Mutationen beim Menschen im Vergleich zu anderen Lebewesen erfuhren: Beim Menschen sind die dominanten Mutationen wesentlich häufiger. Anders ausgedrückt: Unter den besonders günstigen Beobachtungsbedingungen, wie sie beim Menschen vorhanden sind, kann man bei der Mehrzahl der Heterozygoten schädlicher Gene irgendwelche sichtbaren Symptome erkennen. Wo das zunächst bei oberflächlicher Betrachtung nicht der Fall zu sein scheint, stellt es sich häufig beim Eindringen in die phänogenetischen Zusammenhänge doch noch heraus (Kap. VII, 8a). Bei den allermeisten der vielen Hunderte erblicher Anomalien dieser Art ist jedenfalls ein Selektionsvorteil der Heterozygoten nicht ersichtlich; der prima facie-Anschein spricht eher für einen mehr oder weniger großen Selektionsnachteil.

Nun könnte aber der Selektionsvorteil irgendwie verborgen im physiologischen Bereich liegen (Beispiel: Sichelzellgen; Glucose-6-Phosphat-Dehydrogenase-Mangel, Kap. VIII, 2). Dagegen spricht aber, daß die allermeisten der vielen Hunderte bekannter Mutationen beim Menschen jede für sich ganz außerordentlich selten sind. Vergleicht man die Zahl der bekannten seltenen mit der Zahl der bekannten häufigen Mutationen, so überwiegen die seltenen ganz erheblich. Superdominanz müßte aber zur Folge haben, daß die Mutation eine gewisse Häufigkeit erreicht. Das ist indessen beim Menschen nur ausnahmsweise der Fall.

Man könnte gegen diese Erwägung einwenden: Wir betrachten hier ja nur einen Teil aller Mutationen, nämlich die schädlichen mit sichtbarem Effekt. Zwei Gruppen lassen wir aus: Einerseits embryonale Letalfaktoren und solche postembryonale Letalfaktoren, die etwa zum frühen Tod des Kindes ohne sichtbare Mißbildungen führen; — andererseits solche Mutationen, die nur kleinere Verschiebungen im Bereich der multifaktoriellen Systeme zur Folge haben, die den „normalen" Organismus in Gestalt und Funktion bedingen.

Nun wissen wir allerdings: Von den Letalfaktoren des Menschen geht — eben wegen der besseren Möglichkeit der Beobachtung — ein größerer Teil mit sichtbaren Veränderungen einher als bei jedem anderen Objekt. Trotzdem — wenn in diesen beiden Gruppen, so etwa bei den embryonalen Letalfaktoren, mehr Gene mit Superdominanz vorkommen, dann könnte das die Wirkung der Mutationen mit einfacher Dominanzwirkung ausgleichen. Wir müssen uns also um ein direktes Argument bemühen. Ein solches brachte Crow (1958) bei[1].

Wie wir sahen (Kap. VI, 2), ist die Häufigkeit eines seltenen dominanten Gens bestimmt durch die Gleichung:

$$(1) \qquad x = 2pq \frac{2\mu}{1-f} ,$$

wobei μ die Mutationsrate ist. Hier setzen wir $(1-f) = hs$, womit wir einen Ausdruck für den Selektionsnachteil der Heterozygoten gewinnen, und nennen den Nachteil der Homozygoten s.

---

[1] Bezeichnungsweise zur Anpassung an die in diesem Buch durchgehend verwendeten Bezeichnungen etwas verändert.

Die Homozygoten des krankhaften Gens q^2 sind in der Formel (1) vernachlässigt, was bei seltenen dominanten Genen ohnehin möglich ist, aber auch bei selten recessiven Genen erlaubt ist, wenn der Selektionsnachteil der Heterozygoten in der Größenordnung von einigen Prozent liegt, wie bei Drosophila.

Die Belastung durch derartige Mutationen in einer Bevölkerung L_m kann nun so errechnet werden: Gäbe es keine Mutationen, so bestände sie nur aus normalen Homozygoten. Bei einer Mutationsrate μ dagegen ist ein Anteil von $2pq$ Heterozygoter vorhanden, deren relative Fertilität um hs vermindert ist. Es folgt für die Abnahme der relativen Fertilität in der Gesamtbevölkerung.

$$(2) \qquad L_m = (2\,pq)\,hs = \frac{2\mu}{hs}\,hs = 2\mu\,.$$

Die Abnahme der Fertilität der Gesamtbevölkerung entspricht also der doppelten Mutationsrate[1].

Dieser Wert ist unabhängig von hs. Er wird nur halb so groß (μ), wenn $hs = 1$ wird und wenn nur die Homozygoten benachteiligt sind, also bei vollständiger Recessivität.

Nun definieren wir die Belastung durch Superdominanz:

Wie wir sahen (Kap. VIII, 2f), lautet die Gleichung für $\hat{p}$ und $\hat{q}$ bei Heterosis und einem Selektionsnachteil s_1 von p^2, s_2 von q^2 gegenüber den Heterozygoten:

$$\hat{p} = \frac{s_2}{s_1 + s_2}\,, \qquad \hat{q} = \frac{s_1}{s_1 + s_2}\,.$$

Ganz allgemein gilt für den Verlust an relativer Fertilität einer Bevölkerung durch Heterosis in dem betreffenden Gen:

$$(3) \qquad L_s = s_1 p^2 + s_2 q^2\,.$$

Durch Einsetzen der Gleichgewichtswerte $\hat{p}$ und $\hat{q}$ ergibt sich daraus:

$$(4) \qquad L_s = \frac{s_1 s_2}{(s_1 + s_2)}\,.$$

Uns liegt nun daran, festzustellen: Spielt in menschlichen Populationen der Gesamtwert der Belastungen durch Mutationen bei einfacher Dominanz $\Sigma\,L_m$ oder die Gesamtzahl der Belastungen durch Superdominanz $\Sigma\,L_s$ eine größere Rolle? Dazu kann uns eine Analyse des Effektes der Inzucht auf die Vermehrung schädlicher Phänotypen verhelfen:

Nehmen wir an, ein locus leiste einen Beitrag zur Belastung durch Mutationen, und die Population werde bei gleichbleibender Genhäufigkeit völlig homozygot gemacht. Dann wird sie aus einem Anteil p von AA-Homozygoten und einem Anteil q von A'A'-Homozygoten bestehen. Wenn q fast 1 ist, beträgt $2pq$ fast $2q$. Demnach ist q ziemlich genau μ/s. Der Wert L_m in einer solchen Population beträgt nach Definition:

$$(5) \qquad qs = \frac{\mu}{h}\,.$$

Da L_m für eine panmiktische Bevölkerung, wie wir sahen, bei Dominanz 2μ beträgt, ergibt sich als Verhältnis von L_m in der oben dargestellten Inzuchtspopulation zu L_m bei Panmixie:

$$(6) \qquad \frac{\mu}{h \cdot 2\mu} = \frac{1}{2h}\,.$$

Dieser Wert hängt nur von h ab. Für den Durchschnittswert von h bei menschlichen Genen d. h. für den durchschnittlichen Faktor, mit dem der Selektionsnachteil der Homozygoten multipliziert werden muß, um den Nachteil der Heterozygoten zu erhalten, haben wir keine genauen Hinweise.

Setzen wir einmal einen auf Grund der Daten bei Drosophila geschätzten Wert 0,02 ein! Dann ergibt sich: $1/2.0{,}02 = 1/0{,}04$. Mit anderen Worten: bei einer völlig homozygoten Bevölkerung sollten etwa 25 mal so viele geschädigte Zygoten entstehen als bei einer panmiktischen Bevölkerung.

Eine entsprechende Betrachtung stellen wir nun für den Fall der Superdominanz an: Hier wird die Gesamtbelastung L_s bei völliger Homozygotie:

$$(7) \qquad L_s = s_1 p + s_2 q\,.$$

Einsetzen der Gleichgewichtswerte führt zu dem Wert:

$$(8) \qquad L_s = \frac{2\,s_1 s_2}{(s_1 + s_2)}\,.$$

---

[1] Wir rechnen hier — im Gegensatz zu CROW — mit der Mutationsrate/Gen, während er die Mutationsrate beider Gene eines Individuums zugrunde legte.

Dieser Wert ist also genau doppelt so groß wie bei einer panmiktischen Bevölkerung (Gl. 4).

Auch in diesem Falle führt also Homozygotie zu einer Vermehrung der herausspaltenden, benachteiligten Phänotypen. Sie fällt aber längst nicht so stark ins Gewicht wie bei einer Belastung durch Mutationen[1].

Wie können wir dieses bemerkenswerte theoretische Ergebnis nutzbar machen, um zu erkennen, welchem der beiden Modelle beim Menschen die größere Bedeutung zukommt?

Es gibt beim Menschen keine vollständig homozygoten Populationen. Dafür liegen aber Untersuchungen über teilweise homozygote Populationen vor, nämlich über die Nachkommen aus Verwandtenehen im Vergleich zu der Nachkommenschaft aus Ehen nicht verwandter Personen. (Vgl. die ausführliche Diskussion in Kap. VIII, 4). Wie wir sahen, ist 1/16 der Gene eines Kindes, das aus einer Vetternehe 1. Grades stammt, durch eben diese Vetternehe homozygot geworden. Danach müßte vollständiges Homozygotwerden einen 16 mal so starken Effekt haben. Nach den Berechnungen von MORTON, CROW u. MULLER (1956; Disk. Kap. VIII, 4) hatte z. B. in Frankreich ein Kind nicht verwandter Eltern die Chance 0,12, zwischen der Geburt und der Erreichung des fortpflanzungsfähigen Alters zu sterben. Auf Grund der Vermehrung der Todesfälle unter den Kindern aus Verwandtenehen dagegen errechnete sich die Zahl von durchschnittlich 2 Letalgenen bei einem vollständig Homozygoten. Der Wert liegt also um nicht weniger als das 17fache höher als der Panmixie-Wert.

Auch diese Betrachtung spricht also dafür, daß die große Überzahl derjenigen schädlichen Gene beim Menschen, die frühe Todesfälle zur Folge haben, durch einfache Dominanz-Recessivitäts-Beziehung wirken, während Superdominanz eine geringere Rolle spielt. Natürlich muß dieses Argument für sich allein mit Vorsicht betrachtet werden: So geistreich der theoretische Gedankengang ist, *so beruht der praktische Schluß auf einer sehr engen Materialgrundlage.*

Immerhin: Es stimmt mit dem überein, was wir auf Grund allgemeiner Betrachtungen schon vorher erschlossen. Er bestärkt die Schlußfolgerung. Es ist sehr wahrscheinlich, daß eine allgemeine erhöhte Mutationsrate etwa durch ionisierende Strahlen oder andere mutagene Noxen sich auf die Zukunft menschlicher Bevölkerungen ungünstig auswirken wird. Zwar ist für einzelne loci ein günstiger Heterosis-(Superdominanz)-Effekt anzunehmen; er dürfte aber durch den negativen Effekt auf die meisten anderen loci mehr als ausgeglichen werden.

c) Die gemeinsame Bedeutung der Änderungen des Selektionsdrucks und der Erhöhung der Mutationsrate für die genetische Zukunft der Menschheit

Wir fassen zusammen: Bei kritischer Würdigung der heute einwirkenden veränderten Selektionsbedingungen stellten wir negative und positive Tendenzen fest. Die negativen Tendenzen betrafen vor allem die wirksame Therapie der Erbkrankheiten, die eine vermehrte Fortpflanzung Erbkranker zur Folge haben wird. Dadurch würden sich die Erbkranken vermehren. Daneben müssen wir befürchten, daß eine Fortpflanzungsdifferenzierung zugunsten der weniger Intelligenten zu einer Abnahme des allgemeinen Intelligenzniveaus und besonders zu einer Vermehrung des Schwachsinns führen wird.

Als positive Tendenz werteten wir, daß bestimmte Anpassungen etwa an Infektionskrankheiten, Mängel der Ernährung usw. überflüssig werden, die bisher durch anderweitige Nachteile erkauft werden mußten.

Wir versuchten, die negativen und positiven Tendenzen gegeneinander abzuwägen, und mußten der Befürchtung Raum geben, daß die negativen etwas überwiegen.

---

[1] Etwas abweichende Verhältnisse liegen bei multipler Allelie vor. Bei vielen Allelen ist eine gewisse Annäherung an die Verhältnisse bei Belastung durch Mutation möglich. Vgl. dazu CROW (1958).

Nun betrachteten wir die vermutlichen populationsgenetischen Folgen einer Erhöhung der Mutationsrate. Auch hier gelangten wir zu dem Ergebnis, daß die negativen Auswirkungen überwiegen werden. Dieses Urteil ist nicht ganz sicher, aber doch mit größerer Sicherheit anzunehmen als im Falle der Selektion.

Unsere Betrachtungen konfrontieren uns mit der Möglichkeit, um nicht zu sagen mit der Wahrscheinlichkeit, *daß das Leben unter den Bedingungen der modernen Zivilisation seine eigene biologische Grundlage in Gestalt unseres Bestandes an Erbanlagen auf lange Sicht hin verschlechtern wird.*

Es besteht kein Grund zu der Befürchtung, diese Verschlechterung werde plötzlich im Laufe weniger Generationen sichtbar werden. Sondern der Prozeß wird sehr langsam im Laufe vieler Jahrhunderte und Jahrtausende vonstatten gehen. (Wenn der Menschheit überhaupt noch so viel Zeit bleibt.)

Trotzdem dürfen wir die Hände nicht in den Schoß legen. Wir müssen die Menschheit über die drohenden Gefahren aufklären und auch Mittel suchen, wie wir ihnen vorbeugen können. Den Teil der Humangenetik, der sich mit der Vorbeugung erblicher Schädigungen und mit Maßnahmen zur Verbesserung des Erbgutes der Menschheit befaßt, nennen wir Eugenik.

d) Eugenische Maßnahmen

Wie man praktisch eine eugenische Familienberatung durchführt, das soll hier nicht besprochen werden. Hinweise finden sich im Kap. XI. Hier soll uns nur prinzipiell die Frage beschäftigen: *Welche Möglichkeiten für eugenische Maßnahmen gibt es?*

Ziel aller Eugenik ist es, zu bewirken, daß vorteilhaftere Erbanlagen in größerer Anzahl an die folgenden Generationen weitergegeben werden als schädliche. Zwei prinzipiell verschiedene Wege stehen uns hier offen: Einerseits kann man zu verhindern suchen, daß schädliche Gene weitervererbt werden *(negative Eugenik)*. Zweitens kann man als Ziel ansehen, daß wertvolle Erbanlagen besonders reichlich weitervererbt werden *(positive Eugenik)*.

Zunächst zur negativen Eugenik: Wie wir sahen, kommt die Gefahr einer Verschlechterung unseres Erbanlagenbestandes im wesentlichen durch das Nachlassen der Selektion gegenüber Erbkrankheiten einerseits, durch eine Erhöhung der Mutationsrate auf der anderen Seite zustande.

Ein Weg der negativen Eugenik ist daher die Mutationsprophylaxe. Hier kommt dem Arzt und insbesondere dem Kinderarzt und Röntgenologen eine verantwortungsvolle Aufgabe zu. Im Kapitel über induzierte Mutabilität wurde ausführlich darüber gesprochen.

Wenn aber bereits ein Erbleiden vorhanden ist, dann sollte den Kranken klargemacht werden, daß sie sich nicht fortpflanzen dürfen. Zum Glück liegt es ja auch im eigenen Interesse der betreffenden Familien, daß keine weiteren Kranken auftreten. Welche Methode man anwendet, um die Fortpflanzung zu verhindern, ist dabei im Prinzip nicht wichtig. Auch heute noch denkt man in diesem Zusammenhang meist an die Sterilisierung, d. h. die Unterbrechung der vasa deferentia beim Manne und der Tuben bei der Frau. Im Unterschied zur Kastration läßt sie die innersekretorische Funktion der Keimdrüsen intakt. Dadurch bleibt dem Sterilisierten die Libido und die Potentia coeundi erhalten; nur die Potentia generandi ist beseitigt. Der Eingriff ist ungefährlich, und in vielen Ländern ist die freiwillige Sterilisierung aus eugenischer Indikation erlaubt und gesetzlich geregelt[1].

---

[1] Literatur vor allem bei NACHTSHEIM (1952).

Wie wir jedoch sahen, haben sich in der modernen Bevölkerungsweise die Methoden zur künstlichen Geburtenbeschränkung durch Empfängnisverhütung allgemein eingeführt und werden in der Regel auch erfolgreich praktiziert. Das legt auch für die Verhinderung der Fortpflanzung aus eugenischen Gründen zuerst einmal diesen Weg nahe. Es ist sachlich und vor allem auch psychologisch besser, dort, wo es irgend geht, mit empfängnisverhütenden Mitteln auszukommen und von einer Sterilisierung abzusehen. Nicht immer aber wird das möglich sein, und deshalb ist eine gesetzliche Regelung freiwilliger Sterilisierung aus eugenischer Indikation unerläßlich. Dazu kommt die Entwicklung von empfängnisverhütenden Mitteln, die billig sind und auch von den Dümmsten angewandt werden können; denn nur so wird man vielleicht die negative Korrelation zwischen Fortpflanzungsrate und Intelligenz vollständig abbauen können.

Es erhebt sich die Frage: In welchen Fällen soll man dazu raten, die Fortpflanzung zu verhüten? Hier lassen sich schwer allgemeine Regeln aufstellen. Man möchte zunächst anraten: In allen Fällen, in denen krankhafte Gene irgendwelcher Art vorhanden sind. Doch schon eine oberflächliche Erwägung zeigt, daß dieser Gedanke utopisch ist: Wie die in Kap. VIII, 4 dargestellte Analyse zeigt, müssen wir annehmen, daß praktisch jeder Mensch für schädliche Gene heterozygot ist. Die Antwort könnte auch lauten: Jeder manifest Erbkranke sollte von der Fortpflanzung ausgeschlossen werden. Diese Antwort sagt aber einerseits zu viel, andererseits zu wenig: Einerseits gibt es erbliche Anomalien, die so harmlos sind, daß der Rat, keine Kinder zu haben, für den einzelnen eine unnötige und auch unzumutbare Härte bedeuten würde. Man denke an eine Polydaktylie! — Auf der anderen Seite aber gibt es Menschen, die phänotypisch gesund sind und sich trotzdem nicht fortpflanzen sollten. Ist z. B. aus einer Ehe ein Kind mit einem recessiven Erbleiden hervorgegangen, dann hat jedes weitere Kind die Chance 1/4, ebenfalls zu erkranken. Weitere Kinder aus dieser Ehe sind also eugenisch unerwünscht — und das, obwohl beide Eltern phänotypisch gesund sind.

Man darf vielleicht den Grundsatz aufstellen: *Die Zeugung eines Kindes sollte dann aus eugenischer Indikation vermieden werden, wenn eine unzumutbar hohe Chance dafür besteht, daß es eine sein Wohlbefinden und seine Gesundheit ernsthaft beeinträchtigende erbliche Anomalie aufweisen würde.*

Diese Formulierung läßt dem Urteil des einzelnen genügend Raum, ohne doch das prinzipiell Wichtige zu vernachlässigen.

In Grenzfällen läßt sich zwischen den Wünschen des Einzelnen und den allgemeinen Erfordernissen ein Kompromiß finden, indem man zur Beschränkung auf ein Kind rät.

Die weitere Frage lautet: Wie stark wird die freiwillige Beschränkung der Fortpflanzung aus eugenischer Indikation für die biologische Zukunft der Menschheit ins Gewicht fallen? Leider sind hier die Aussichten vorläufig schlecht; denn man erfaßt nur einen winzigen Bruchteil aller schädlichen Gene.

Um so größere Bedeutung kommt den Maßnahmen der positiven Eugenik zu. Sie müssen einen Anreiz gerade für die Begabteren und sozial Erfolgreicheren bieten, die Geburtenbeschränkung nicht so weit zu treiben, wie das bisher der Fall ist. Es ist ein Unding, daß ein Junggeselle oder ein kinderloses Ehepaar einen wesentlich höheren Lebensstandard besitzt als ein Ehepaar aus der gleichen Berufs- und Sozialschicht mit Kindern. Zum Glück beginnt es sich herumzusprechen, daß der hier aus eugenischen Gründen geforderte „Ausgleich der Familienlasten" auch ein Gebot einfachster sozialer Gerechtigkeit ist: Wer selbst keine Kinder hat, dessen Altersversorgung muß ja später aus der Arbeitsproduktivität der Kinder anderer Leute aufgebracht werden.

Die Möglichkeiten des Ausgleiches hier zu diskutieren und vor allem Wege mit voraussichtlich günstiger eugenischer Wirkung von den bequemeren Wegen mit voraussichtlich ungünstiger Wirkung abzugrenzen — das geht über die Aufgaben dieses Buches hinaus.

Es sei auf F. LENZ (1932) verwiesen, dessen Darlegungen zu diesem Thema wenigstens im Prinzip auch heute noch nicht veraltet sind.

Eugenische Heißsporne gingen so weit, regelrechte züchterische Maßnahmen beim Menschen zu fordern. Es sei an die im Eingangskapitel besprochene Arbeit von GALTON (1865) erinnert. Heute wird vor allem künstliche Befruchtung vieler Frauen mit dem Sperma als besonders wertvoll angesehener Männer oder gar Einpflanzen befruchteter Zygoten in den Uterus anderer Frauen usw. diskutiert. Derartige Utopien stehen jedoch in unlösbarem Widerspruch zu unseren Begriffen von der Würde des Menschen und stoßen deshalb auf berechtigten Widerstand.

Welche Wege man aber auch jetzt oder in der Zukunft finden wird: *Wie die Menschheit gelernt hat, ihre Fortpflanzung quantitativ zu regulieren, so wird sie in Zukunft auch um eine qualitative Regulierung irgendeiner Art nicht herumkommen.*

X. Vererbung und das geistig-seelische Sein des Menschen

Wenn wir eine humangenetische Untersuchung anstellen, dann setzen wir dabei voraus, daß der Mensch als Glied des Säugetierreiches in die Natur hineingehört und daß für ihn als Naturwesen prinzipiell die gleichen Gesetzmäßigkeiten gelten wie für andere Lebewesen. Wie die Evolutionsforschung uns zeigte, trifft diese Voraussetzung auch zu. Der Mensch hat sich aus anderen Formen, die wir — mit Vorbehalt — einmal primitiver nennen wollen, entwickelt. Seine gesamte Morphologie und Physiologie spiegelt diese seine Herkunft wider, und nicht zuletzt die Ergebnisse der humangenetischen Analyse lassen die prinzipielle Gleichheit der grundlegenden biologischen Gesetzmäßigkeiten durch das gesamte Reich des Belebten hindurch unter Einschluß des Menschen klar hervortreten.

Darüber hinaus beobachten wir wenigstens bei höheren Tieren wie Affen, Hunden, Pferden usw. Erscheinungen und Verhaltensweisen, die nur die Schlußfolgerung zulassen, daß diese Tiere etwas kennen, das wir als „Innenleben" bezeichnen würden, d. h. daß sie ein Temperament besitzen und Affekte äußern, ein Bewußtsein haben, Erfahrungen machen, Zu- und Abneigungen kennen, ja daß sie „Charaktereigenschaften" zu zeigen scheinen, für die sich uns Begriffe wie „Anhänglichkeit" oder gar „Treue" aufdrängen.

Trotzdem ist nicht zu bezweifeln: *Geist und Seele des Menschen reichen in eine Dimension hinein, die dem Tier prinzipiell unzugänglich ist.* Man hat immer wieder mit wechselndem Erfolg versucht, dieses Besondere, grundsätzlich Andere in Worte zu fassen. Wir wollen den Versuchen hier keinen weiteren anfügen. Was gemeint ist, wird vielleicht am ehesten fühlbar beim Lesen der Unterhaltung zwischen dem Professor KUCKUCK und FELIX KRULL in THOMAS MANNs Roman. Daß das geistigseelische Sein des Menschen in diese ganz andere, neue Dimension hineinreicht, ist die Crux aller psychologischen Forschung: Zwar hat sie große Erfolge im Gewinnen immer neuer Teilaspekte unseres Seelenlebens; doch der Gegenstand ihrer Forschung bleibt für sie grundsätzlich unausschöpfbar. Entweder sie beschränkt sich auf das Beschreiben des endlos Individuellen. Dann ist sie keine Wissenschaft mehr, deren Ziel es sein muß, zu ordnen, überschaubar zu machen und Gesetzmäßigkeiten zu erforschen. Oder sie abstrahiert und gewinnt allgemeine Prinzipien. Dann schlüpft häufig gerade das durch die Maschen, welches wir als das eigentlich Wesentliche empfinden: die einzigartige Besonderheit jedes einzelnen Menschen.

Zum Glück ist diese Besonderheit doch nicht ganz regellos. Das Besondere ruht im Allgemeinen. Es läßt sich durch Eindringen in dieses Allgemeine zwar nicht ausschöpfen — ein Rest bleibt hier immer —, es läßt sich aber einkreisen und in seinen Bedingungen besser verstehen. Wäre das nicht der Fall, dann gäbe es keine psychologische Wissenschaft, kein erfolgreiches Anwenden ihrer Erkenntnisse in der Psychotherapie, — ja überhaupt keine unmittelbare Verständigung von Mensch zu Mensch und kein Zusammenleben in sozialen Ordnungen.

Auf diesen allgemeinen Grund richtet sich die wissenschaftliche Forschung. Speziell für die Humangenetik liegt es nahe und ist es legitim zu fragen: *Inwieweit ist dieser Grund durch die Erbanlagen gelegt?* Wie wirken die Erbanlagen mit Umwelteinflüssen, etwa Erziehung, Ausbildung und allgemeinem kulturellen Hintergrund zusammen, den Menschen als geistig-seelisches Wesen zu formen? Und vom einzelnen Menschen aus ist es nur ein Schritt zu der weiteren Frage: Inwieweit sind geistige Gemeinsamkeiten und Unterschiede zwischen Gruppen von Menschen — etwa zwischen verschiedenen Rassenbereichen — durch Erbanlagen mitbedingt? Und noch einen Schritt weiter: Welches sind die biologischen Grundlagen von Kulturen? Dabei sind wir uns von vornherein klar: Eine schöpferische geistige Leistung oder eine Gruppe solcher Leistungen, wie wir sie unter dem Begriff einer Kultur zusammenfassen, läßt sich aus der biologisch-genetischen Grundlage niemals „erklären" — ebensowenig wie sie sich aus bestimmten Umweltbedingungen wie Klima, Ernährungsverhältnissen usw. „erklären" läßt. Eine schöpferische Leistung ist immer unvorhersehbar; sie ist in diesem Sinne ein „Wunder". Nur fällt das Wunder nicht vom Himmel. Es hat seine biologischen, ökonomischen usw. Bedingungen. Diese Bedingungen lassen sich erfassen.

Speziell die erbliche Grundlage geistiger Leistung beim Menschen war schon der Forschungsgegenstand von Francis Galton in seiner allerersten Arbeit von 1865 (vgl. Kap. I). *Die humangenetische Forschung beginnt also bei ihrem vom Standpunkt unseres Selbstverständnisses als Menschen aus brennendsten Problem.*

Mit fortschreitender Analyse und insbesondere nach Wiederentdeckung der Mendelschen Gesetze trat dieses Zentralproblem jedenfalls für den größten Teil der Forscher immer mehr an den Rand des Gesichtsfeldes; denn es setzte der eindringenden Analyse einen besonders schwer überwindbaren Widerstand entgegen. Im Schlepptau ihrer Methoden entfernte sich die Humangenetik von ihrem existentiellen Ausgangspunkt.

1. Untersuchung über Vererbung psychischer Eigenschaften bei Tieren

Wollen wir die grundsätzlichen Gesetzmäßigkeiten der Vererbung geistig-seelischer Eigenschaften beim Menschen kennenlernen, so empfiehlt es sich, zunächst zu fragen: Welche Ergebnisse wurden bei der Analyse der Vererbung von Verhaltensweisen im Tierversuch erzielt? Das Tier ist ja in seinem Verhalten viel mehr festgelegt als der Mensch; es besitzt weniger Möglichkeiten auszuwählen, wie es auf eine bestimmte Situation reagieren soll, und sein Verhalten an Umweltänderungen anzupassen. So dürfen wir erwarten, daß bei ihm genetische Beziehungen wesentlich reiner und durch komplizierende Einflüsse weniger verändert hervortreten werden.

Derartige Tierversuche liegen tatsächlich vor[1]. Man bediente sich vor allem zweier Methoden: 1. Vergleich zwischen zwei verschiedenen Stämmen einer Art. Dabei geht man von der Voraussetzung aus, Tiere eines Stammes seien untereinander genetisch durchschnittlich ähnlicher als Tiere verschiedener Stämme. Das

---

[1] Eine Übersicht, die auch humangenetische Befunde enthält, bei Fuller u. Thompson (1960).

trifft vor allem dann zu, wenn man mit „reinen Linien" arbeitet, die durch fortgesetzte Paarung zwischen Geschwistern über viele Generationen hin gezüchtet
wurden. Tiere eines solchen „Inzuchtstammes" werden innerhalb von relativ
kurzer Zeit weitgehend homozygot und vor allem erbgleich. Diese Erbgleichheit ist
zwar niemals so vollständig wie bei eineiigen Zwillingen; für die meisten praktischen Zwecke reicht sie jedoch aus, um Schlußfolgerungen analog denen auf Grund
der Zwillingsmethode zu ziehen. Große phänotypische Variabilität innerhalb
eines Inzuchtstammes besonders in Abhängigkeit von Umweltbedingungen spricht
demnach für Umweltvariabilität; geringe Variabilität innerhalb eines Stammes
neben großer Variabilität zwischen den Stämmen deutet dagegen auf starken
genetischen Einfluß und Umweltstabilität hin. — Viele Untersuchungen über die
Vererbung von Verhaltensweisen beruhen auf einem Vergleich zwischen verschiedenen Inzuchtstämmen. Manchmal ist der Versuch dadurch erweitert, daß man
Tiere verschiedener Stämme kreuzte und nun das Verhalten der F_1-Tiere und der
folgenden Generationen ebenfalls prüfte.

Die zweite Methode ist der *Selektionsversuch*: Man liest aus einem heterogenen
Tiermaterial Extremvarianten des Verhaltens aus, kreuzt sie unter sich und unter-
sucht die Nachkommen. Auch bei ihnen wählt man zur Weiterzucht nur die
Extremvarianten usw. Hat die Variabilität wenigstens teilweise eine genetische
Ursache, so kann man auf diesem Wege immer extremere Typen erzielen und auch
die Variationsbreite immer mehr nach der bevorzugten Seite verschieben (vgl.
Kap. VIII, 2n).

In ihrem Verhalten besonders starr genetisch fixiert sind die Insekten. Dabei
entwickeln insbesondere die staatenbildenden Arten teilweise sehr komplizierte
Bewegungsfolgen: Haben Ar-
beitsbienen eine Nahrungsquelle,
etwa ein Feld mit geeigneten
Blüten, gefunden, dann teilen
sie den anderen Arbeiterinnen
ihres Stockes den Fund durch
einen „Rundtanz" mit, wenn er
in der Nähe liegt (Abb. 312a).
Ist die Nahrungsquelle jedoch
50—100 m weit entfernt, so führen sie eine andere Form des
Tanzes aus, die die Richtung angibt, in der sie zu finden ist (Abb.
312b). Den hier gezeigten „Dia-
lekt" der „Bienensprache" beobachtete man bei dunklen Schweizer und österreichischen Rassen[1].
Bei heller gefärbten italienischen
Bienen dagegen fand sich eine abweichende Form, und überhaupt
haben die Bienen verschiedener
Rassen unterschiedliche „Dia-
lekte"[2].

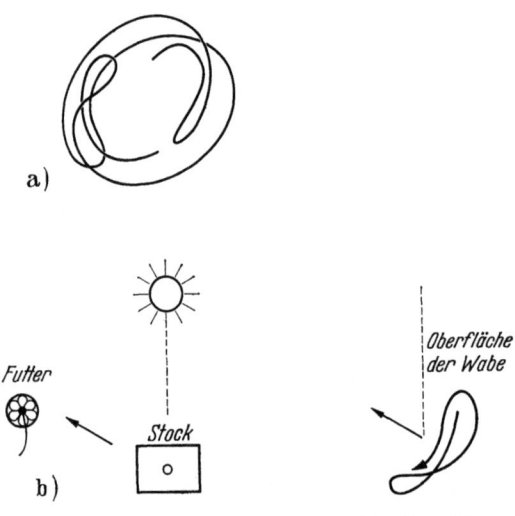

Abb. 312a u. b. a Der „Rundtanz", den Schweizer Bienen
bei der Rückkehr zum Stock ausführen, wenn die gefundene
Futterquelle in der Nähe liegt. b Der orientierte „Sicheltanz"
von „ligustica"-Bienen gibt mit Hilfe der Sonne die Richtung
einer entfernten Futterquelle an (n. BALTZER 1952, aus FULLER
u. THOMPSON 1960)

Unterschiede zwischen Bienenstämmen finden sich auch in dem Eifer bei der
Pflege der in den Waben lebenden Larven und bei der Beseitigung kranker und

---

[1] Nach v. FRISCH (1950, 1951).
[2] BALTZER (1952).

abgestorbener Larven[1]. Diese Unterschiede ergaben sich bei der Züchtung auf ein zunächst davon ganz unabhängiges Merkmal, die Resistenz gegen eine Bienenkrankheit (American foulbrood). Die Arbeiterinnen des resistenten Stammes deckten die Zellen der kranken Larven ab und entfernten sie aus dem Stock. Arbeiterinnen anfälliger Stämme dagegen ließen die kranken Larven im Stock, so daß sich die Infektion ausbreiten konnte. Besonders aufschlußreich waren Kreuzungsexperimente zwischen den Stämmen: Die F_1-Tiere verhielten sich alle wie die anfälligen, d. h. sie reinigten ihren Stock nicht. Bei einer Rückkreuzung mit dem resistenten Stamm dagegen traten 4 Typen von Nachkommen im Verhältnis 1:1:1:1 auf. Ein Viertel verhielt sich völlig wie die restistenten Bienen. Diese Tiere deckten die Zellen ab und entfernten die kranken Larven. Das zweite Viertel deckte zwar die Zellen ab, entfernte aber die Larven nicht. Ein drittes Viertel deckte die Zellen von allein nicht ab; besorgte das aber der Experimentator, so wurden die kranken Larven entfernt. Das vierte Viertel verhielt sich wie der anfällige Stamm: Weder wurden die Zellen abgedeckt, noch die Larven ausgeräumt. Dieses Ergebnis läßt sich am einfachsten durch die Hypothese eines dihybridrecessiven Erbganges erklären. Dabei bewirkt das eine Gen das Abdecken der Zellen, das zweite das Ausräumen der Larven.

Dieses Beispiel führt uns vor Augen, wie man sich beim Menschen die Beziehung zwischen Genen und Verhaltensweisen ganz sicher nicht vorstellen darf. Eine derartig eindeutige Determination bestimmter Verhaltensweisen durch einzelne, definierbare Gene zeigt eben die Besonderheit der Insekten in Gegensatz zum Menschen, der durch Erziehung und Übung und nicht zuletzt aus seinen Fehlern lernt.

Im übrigen kennt man bei Insekten zahlreiche erbliche Unterschiede in weniger komplizierten Verhaltensweisen, wie Vorlieben zu bestimmten Futtersorten und Umwelten usw.

Schwieriger wird die Analyse beim *Säugetier.* Wir fangen hier zweckmäßig bei einfacheren Beispielen an. So kann man Mäuse in einen länglichen Käfig setzen, in dem man einen Temperaturgradienten (etwa auf der einen Seite 27°, auf der anderen Seite 42°) aufrecht erhält. Die Tiere suchen dann die Stelle auf, an der ihnen die Temperatur am angenehmsten ist. Dieses Optimum war bei drei von HERTER (1936) untersuchten Stämmen verschieden: Bei einem grauen Stamm (G) betrug es $37{,}36 \pm 0{,}12°C$, bei einem weißen Stamm (W) $34{,}63 \pm 0{,}2°C$ und bei einem Stamm von Tanzmäusen $33{,}85 \pm 0{,}19°C$. Die F_1 aus der Kreuzung zwischen W und G ergab ein von W ununterscheidbares Verhalten, bei der Rückkreuzung mit G ergab sich sogar etwas wie eine bimodale Verteilung, was auf einen einfachen Erbgang hindeuten könnte; allerdings sind die Zahlen sehr klein.

Der genetisch nachgewiesene Unterschied im Verhalten hat hier offenbar eine sehr einfache, anatomische Ursache[2]: Es bestehen Unterschiede in der Dicke der Haut und in der Haardichte.

Prinzipiell ähnliche, wenn auch nicht ganz so einfache Beziehungen bestehen bei einer erblichen Fettsuchtsform der Maus[3]. Die phänotypische Manifestation der Fettsucht geht hier über eine Enthemmung des Appetites; die Gewichtszunahme und nachfolgende Unfruchtbarkeit kann durch Nahrungsbeschränkung verhindert werden[4]. In speziellen Versuchen zeigen die *obese*-Mäuse eine viel geringere Fähigkeit, sich in der aufgenommenen Nahrungsmenge an den Calorienbedarf anzupassen, wenn man z. B. Änderungen etwa des calorischen Gehaltes vornimmt. Auch zeigen sie nicht die normale Tagesrhythmik in der Nahrungsaufnahme. Eingehende

---

[1] ROTHENBUHLER (1958).
[2] HERTER 1938; HERTER u. SGOMINA 1938.
[3] Typ "obese", recessiv erblich; die Homozygoten weisen den Typ ob/ob auf.
[4] RUNNER u. GATES 1954; LANE u. DICKIE 1954.

Analysen führen zu dem Schluß, ihnen fehle das normale Gefühl der Sättigung. — Wer würde durch diesen Typ nicht an manche Fettsuchtsformen des Menschen erinnert, die ja auch familiär vorkommen!

Eine andere Gruppe von Funktionen, in denen sich Vegetatives und Psychisches berühren, sind die Entleerung von Mastdarm und Blase. Über die Häufigkeit der Defäkation und des Urinierens hat man bei der Ratte umfangreiche Untersuchungen angestellt, und man ist sogar so weit gegangen, diese beiden Funktionen als objektives Maß für die „Emotionalität" oder Furchtsamkeit der Tiere zu verwenden[1]. Man beobachtete die Tiere 12mal am Tage für je 2 min und registrierte, ob sie während dieser Zeit urinierten oder defäzierten. So ergab sich eine Skala 0—12, je nachdem, in wie vielen der 12 Perioden uriniert oder defäziert wurde. Anschließend führte man das Selektionsexperiment über 12 Generationen hin mit Erfolg durch, woraus sich ein starker erblicher Einschlag bei der Emotio-

Tabelle 157. *Kreuzung zwischen „emotionellem" und „nicht-emotionellem" Stamm*

Generation Nr.	Durchschnittliche Häufigkeit von Defäkation und Urinieren im emotionellen Stamm	In der F₁-Kreuzung	Anzahl	Im nicht emotionellen Stamm
10	10,41	4,53	32	1,45
11	10,11	2,81	22	1,05
12	10,40	3,00	27	1,65

nalität folgern läßt. Kreuzung zwischen den beiden durch Selektion gewonnenen Stämmen ergab Werte, die zwischen denen der Elternstämme, aber mehr nach der „nicht emotionellen" Seite (weniger häufige Defäkation und Urinierung) lagen.

Der Unterschied der beiden Stämme zeigte sich auch noch in verschiedenen anderen Eigenschaften, so in der Agressivität: Sperrte man die Tiere zusammen, so gingen „nicht emotionelle" Ratten 326mal, die „emotionellen" dagegen nur 68mal zum Angriff über[2]. Besonders wichtig sind Unterschiede im endokrinen System zwischen den beiden Stämmen[3]. So hatten „emotionelle" Männchen größere Nebennieren und Schilddrüsen als „nicht-emotionelle" Männchen; „emotionelle" Weibchen besaßen größere Hypophysen und Schilddrüsen als „nicht-emotionelle" Weibchen.

Ist die Emotionalität eng mit dem vegetativen Nervensystem und dem endokrinen System verknüpft, so hängt etwa die Orientierung und Bewegung im Raum eng mit der Funktion der Sinnesorgane zu-

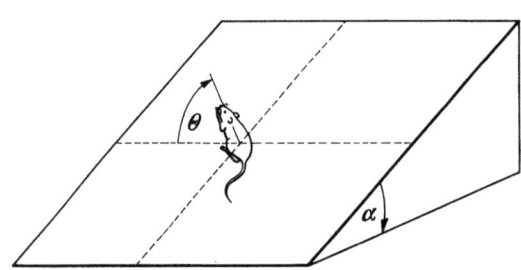

Abb. 313. Verhalten von jungen Ratten auf einer schiefen Ebene. Erklärung vgl. Text (n. FULLER u. THOMPSON)

sammen. Setzt man junge Ratten auf eine schiefe Ebene mit der Körperachse quer zur Anstiegsrichtung, dann zeigen sie eine „negative geotaktische Reaktion", d. h. sie richten sich mit dem Kopf in einem Winkel (Θ) zur Querlinie ein und steigen in diesem Winkel bergan (Abb. 313).

Mit dem Wechsel des Neigungswinkels der Ebene α ändert sich auch (Θ), und zwar nach der Gleichung:

$$\cos (\Theta) = a + b \sin \alpha \,.$$

[1] HALL 1938. Eine Begründung dieser Methode u. a. bei BINDRA u. THOMPSON 1953.
[2] HALL u. KLEIN (1942).
[3] YEAKEL u. RHOADES (1941).

Wenn α ansteigt, versucht die Ratte, mehr direkt nach oben zu steigen[1]. Es wurde also die Anpassung des Verhaltens an eine sich in bestimmter Richtung ändernde Umweltbedingung untersucht. Aus der sehr verwickelten Analyse seien hier nur die genetisch relevanten Befunde genannt (Abb. 314).

Die Stämme A und B, die untereinander verwandt waren, reagierten im Prinzip gleich auf ein Steigen der Ebene. Nur der Ausgangspunkt (Konstante a in der Gleichung) war verschieden. Die Kurve für Stamm K dagegen hat eine völlig andere Steigung. Kreuzte man Tiere vom Stamm A und K, so zeigte sich die F_1 im Durchschnitt ähnlich A mit ihrem durchschnittlichen Orientierungswinkel (Θ); dagegen ähnelte sie K in der erhöhten Empfindlichkeit gegenüber von Änderungen dieses Winkels.

Komplexer ist das *psychosexuelle* Verhalten und das *Brutpflege-Verhalten* der Tiere aufgebaut. Auch hier gibt es offenbar genetisch bedingte Unterschiede zwischen Stämmen der gleichen Art. So verglich man[2] die sexuelle Aktivität bei zwei Inzuchtstämmen von Meerschweinchen mit einem genetisch heterogenen Stamm. (Zählungen sexuell bestimmter Handlungen bis zur Begattung und Ejaculation).

Beide Inzuchtstämme zeigten einen geringeren Geschlechtstrieb als der heterogene Stamm, und die Variabilität innerhalb der Stämme war geringer. In den einzelnen Verhaltensweisen zeigten die beiden Inzuchtstämme untereinander erhebliche Unterschiede; so überwogen bei dem einen vorbereitende Annäherungen, die man als „Werbung" bezeichnen könnte, während der andere mehr direkt auf das Ziel losging.

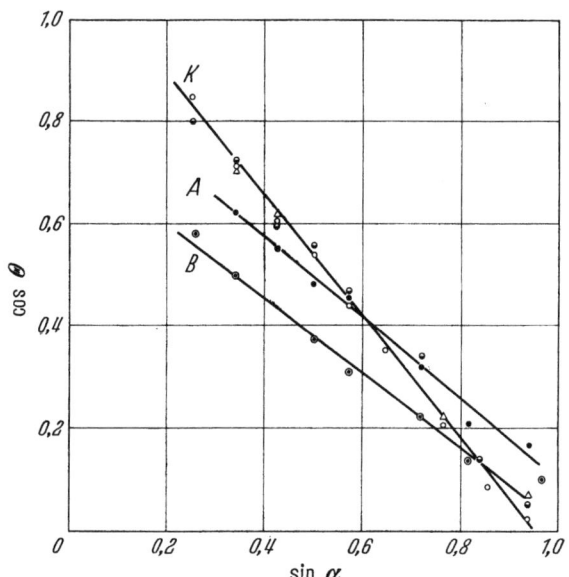

Abb. 314. Reaktion verschiedener Rattenstämme im Versuch auf der schiefen Ebene (Abb. 313). Erklärung vgl. Text (n. FULLER u. THOMPSON)

Derartige Verschiedenheiten im psychosexuellen Verhalten führen häufig dazu, daß sich eine Art in zwei Arten aufspaltet; denn obwohl Tiere zweier derartiger Stämme physisch durchaus kopulieren könnten und es unter Versuchsbedingungen — isoliert, unter Ausschaltung anderer Gelegenheiten — wohl auch tun, so vermeiden sie es doch unter normalen Lebensbedingungen. Dadurch kommt es zur fortpflanzungsmäßigen Isolierung, und eine Voraussetzung der Artdifferenzierung ist erfüllt. Deshalb sind die erblichen Varianten des psychosexuellen Verhaltens gerade für die Evolution besonders wesentlich.

Bisher betrachteten wir nur solche Verhaltensmerkmale, die eng mit dem somatischen Bereich, insbesondere mit dem vegetativen Nervensystem, verknüpft waren oder doch — wie die Orientierung auf der schiefen Ebene — relativ periphere Funktionsbereiche betrafen. Man hat aber auch Versuchsanordnungen erdacht, die den Tieren die Wahl zwischen verschiedenen Möglichkeiten lassen und die ihnen ein „*Urteil*", eine „*Entscheidung*" abnötigen. Eine der bekanntesten ist der Apparat von KRECHEWSKI (Abb. 315). Die Ratten müssen einen Kasten mit

---

[1] Ergebnisse nach CROZIER u. PINCUS (1929—1936).
[2] VALENSTEIN, RISS u. YOUNG (1954).

4 hintereinander liegenden Kammern durchlaufen. Jede dieser Kammern hat zwei Zugänge, die wechselweise geschlossen und außerdem verschieden hell beleuchtet werden können. Nun hatte man früher schon eine ähnliche Versuchsanordnung untersucht, indem man entweder alle durchgängigen oder alle „nicht-durchgängigen" Pforten heller erleuchtete. Je nach der Schnelligkeit, mit der die Ratten sich in einem solchen System zurechtfanden, hatte man „helle" (bright) und „stumpfe" (dull) Tiere unterschieden, und die Züchtung nach Helligkeit oder Stumpfheit ergab eindeutig positive Ergebnisse; diese Eigenschaften traten also bei den Nachkommen aus Selektionsversuchen verstärkt auf. Ebenso erwies sich der Prozentsatz heller und stumpfer Tiere in einzelnen Stämmen als verschieden. Schon diese Untersuchungen hatten gezeigt: In der Fähigkeit, aus Erfahrungen zu lernen, gibt es Unterschiede, und diese Unterschiede sind weitgehend erblich[1].

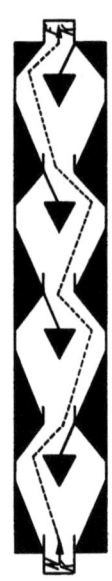

Abb. 315. Versuchsanordnung von KRECHEWSKI: *NK* Nestkasten, *FK* Futterkasten. Punktiert: Der Weg des Tieres (n. FISCHEL 1940)

KRECHEWSKI änderte nun diese Versuchsanordnung ab, indem er die Tiere vor ein „unlösbares" Problem stellte: Er variierte die Helligkeit der Zugänge, unabhängig davon, ob sie durchgängig waren oder nicht. Die Möglichkeit, aus der Erfahrung zu lernen, war den Tieren also genommen.

Je nach ihrem Verhalten unterschied KRECHEWSKI nun „visuelle" und „räumliche" Hypothesen. Eine Ratte mit visueller Hypothese stellte sich in sinnvoller Weise auf eine bestimmte Beleuchtung ein. So suchte sie z. B. jeden Durchgang auf der helleren Seite. Ein Tier mit „räumlicher Hypothese" dagegen schlug unabhängig von der Wahrnehmung einen bestimmten Weg ein; es versuchte z. B. immer erst die rechten Ausgänge usw.

Besonders wichtig ist nun ein Versuch KRECHEWSKIs mit Tieren eines „hellen" und eines „stumpfen" Stammes, die vorher in der oben geschilderten Weise über mehrere Generationen gezüchtet worden waren. Dabei zeigte sich: Die „hellen" Tiere neigen wesentlich mehr zu „räumlichen" (Verhältnis 8 : 5), die „stumpfen" dagegen viel mehr zu „visuellen" Hypothesen (Verhältnis 10 : 3). Wiederholt man den Versuch öfter, so wechseln die Tiere die Hypothesen; denn sie bemerken, daß sie mit der ursprünglich gewählten nicht durchkommen. Dabei bevorzugen die „hellen" Ratten im weiteren Verlauf immer wieder die „räumlichen Hypothesen". Die „stumpfen" Ratten dagegen neigen durchaus ebenfalls dazu, es mit „räumlichen Hypothesen" zu versuchen, wenn auch nicht ganz so oft wie ihre „helleren" Artgenossen. Sie behalten aber diese „räumlichen Hypothesen" nur kurze Zeit bei, kehren also sehr rasch zu den ihnen gemäßeren „visuellen Hypothesen" zurück.

Dieses Ergebnis läßt schon gewisse Schlußfolgerungen zu, die auch für gewisse psychische Grundleistungen des Menschen gelten könnten. FISCHEL (1940) meint: „Es gibt stetige Persönlichkeiten, die lange an einer schwierigen Aufgabe festhalten, während andere ihre Bemühungen bald aufgeben. Der Tierversuch widerlegt nun ohne weiteres die Meinung, das sei ausschließlich Sache des Antriebes oder gar des Willens. Das eben besprochene Ergebnis führt vielmehr zu der sehr leistungsfähigen Hypothese, daß der vorwiegend handelnde Mensch im Gegensatz zum vorwiegend betrachtenden eine psychische Grundfunktion besitzt, die der

---

[1] Schilderung der Versuchsanordnung im wesentlichen nach FISCHEL (1940).

einer „hellen" Ratte wesensverwandt ist. Nur selten wird er dann vom Handeln zum reinen Betrachten übergehen. Dagegen geht der vorwiegend betrachtende Mensch auch oft zum Handeln über, das indessen nicht lange dauert und zugunsten erneuter Betrachtung bald wieder eingestellt wird."

In neuerer Zeit hat man eine ganze Reihe von physiologischen Variablen bei „hellen" und „stumpfen" Ratten vergleichend untersucht. So fanden sich Unterschiede in der Biochemie des Gehirns[1]:

Man entnahm bei 19 Tieren 10—20 mg Gewebe aus den Zentren des Gehirns, die für die Gesichtswahrnehmungen, für Lageempfindungen des Körpers und die Motorik verantwortlich sind, und bestimmte den Cholinesterase-Spiegel. Es zeigte sich eine deutliche Beziehung zu dem Typ der Ratten. Bei den „hellen" Tieren lag der Cholinesterase-Gehalt in allen drei Bereichen über dem der „stumpfen" Tiere; diese Differenz ließ sich für das Sehzentrum und das Zentrum für die Eigenempfindungen des Körpers statistisch sichern. Ein hoher Cholinesterase-Gehalt scheint den Ablauf bestimmter geistiger Leistungen zu erleichtern[2].

In ihrer Gesamtheit zeigen die Versuche an Säugetieren, von denen hier nur eine kleine Auswahl genannt werden konnte: *Das Verhalten ist durch die Erbanlagen weitgehend bestimmt,* und innerhalb von Tierpopulationen gibt es Verhaltensunterschiede, für die man eine Mitwirkung von Erbanlagen verantwortlich machen kann.

Trotzdem besteht ein *wesentlicher Unterschied* zu den Insekten. Viele der Verhaltensweisen werden nicht fertig mit auf die Welt gebracht, sondern was vorhanden ist, das ist im Bereich der „Intelligenz" die Lernfähigkeit. Aber auch viele der früher sog. „Instinkthandlungen" sind nicht von vornherein vorhanden; sie entstehen, wie der Verhaltensforscher sagt, durch „*Prägung*" — innerhalb einer oft nur kurzen Lebensperiode in der Jugend des Tieres. So erwähnten wir oben Unterschiede im psychosexuellen Verhalten zwischen zwei verschiedenen Meerschweinchen-Inzuchtstämmen. Wir müssen jetzt ein weiteres Ergebnis aus denselben Versuchen nachtragen: Man[3] verglich innerhalb der genannten Stämme Männchen, die vom Alter von 25 Tagen an isoliert gehalten waren, mit solchen, die mit einer Gruppe von Weibchen zusammen aufwachsen durften. Wenn sie 77 Tage alt waren, setzte man sie mit läufigen Weibchen zusammen. In einem der Stämme gelangten von den isoliert gehaltenen nur 6%, von den Kontrollen dagegen 84% zur Ejaculation. In dem anderen Stamm lagen diese Zahlen bei 0 bzw. 57%. Man ersieht daraus, welche Bedeutung den Umweltfaktoren im Laufe der Entwicklung für die Ausbildung des normalen sexuellen Verhaltens zukommt. Schon in diesen Versuchen erscheint — in vereinfachter Form — das Erbe-Umwelt-Problem, das in der Humangenetik eine so große Bedeutung gewinnt und die Interpretation der Ergebnisse so sehr kompliziert.

Befunde beim Menschen. Der Tierversuch enthält Möglichkeiten der Methodik, die den Untersuchungen beim Menschen verschlossen sind. Darüber hinaus ist er uns dadurch wertvoll, daß er uns vereinfachte Modelle bietet, die uns dann beim Menschen Arbeitshypothesen für gezielte Untersuchungen in die Hand geben.

Auf der anderen Seite gilt gerade hier weit mehr noch als bei jedem anderen Problem: *Eine Antwort auf die Frage nach der Vererbung im geistig-seelischen Bereich des Menschen kann nur auf Grund von Untersuchungen beim Menschen selbst gefunden werden.*

Dieses Arbeitsgebiet ist überaus umfangreich und heterogen. Im Rahmen eines Lehrbuches der allgemeinen Humangenetik ist es nicht möglich, alle seine Aspekte auch nur zu erwähnen; dazu gehörte, daß man nicht nur die genetische, sondern auch die psychologische Problematik genau behandeln müßte.

---

[1] KRECH, ROSENZWEIG u. Mitarb. (1954).
[2] Für andere Unterschiede zwischen „hellen" und „stumpfen" Tieren vgl. SEARLE (1949).
[3] VALENSTEIN, RISS u. YOUNG (1955).

2. Einiges über das Problem des Schwachsinns

Man kann von verschiedenen Seiten an das Problem herangehen. Für den Arzt liegt es nahe, bei denjenigen Varianten zu beginnen, die so stark aus dem Rahmen des Üblichen fallen und deren Anpassung an die soziale Umwelt so starke Mängel aufweist, daß man sie als krankhaft empfindet und ihnen ärztliche Fürsorge angedeihen läßt. Relativ am einfachsten liegen die Verhältnisse beim *Schwachsinn*. Darunter versteht man ein Zurückbleiben der geistigen — und auch seelischen — Entwicklung, die dazu führt, daß endlich ein Niveau der Leistungsfähigkeit erreicht wird, welches unterhalb der Variationsbreite des als normal Bezeichneten liegt. In der Abgrenzung des Schwachsinnes vom normalen Bereich liegt zugegebenermaßen eine gewisse Willkür; in Wirklichkeit ist der Übergang nicht scharf, sondern fließend. Die Schwierigkeiten der Abgrenzung drückt der paradoxe Slogan „normal ist leichter Schwachsinn" aus. Die Paradoxie liegt hier darin, daß das Wort „normal" einmal in der Bedeutung „durchschnittlich", zum anderen in der Bedeutung „der wünschenswerten Norm entsprechend" gebraucht wird. So gesehen, drückt der Slogan die Meinung aus, der empirisch gefundene Durchschnitt liege unterhalb der wünschenswerten Norm. Die Berechtigung dieser Aussage wollen wir hier nicht untersuchen.

Man hat Methoden eingeführt, die Intelligenzleistung eines Menschen auf Grund bestimmter, standardisierter Leistungen, die ihm abgefordert werden, zu messen und quantitativ zu klassifizieren. Dabei verwendet man als Maß den „Intelligenzquotienten" (I. Q.), der durch Vergleich der Leistung des Untersuchten mit der Durchschnittsleistung seiner Altersgruppe $\times$ 100 zustandekommt[1]. Ein Mensch, der genau dem Durchschnitt seiner Altersgruppe entspricht, hat den Wert 100, ein überdurchschnittlich Begabter besitzt einen Wert über 100, ein unterdurchschnittlich Begabter einen Wert unter 100. Da die Leistungsfähigkeit im Test infolge der Entwicklung des Gehirns, vor allem aber durch Lernen und Übung zunimmt, interpretiert man den I. Q. auch als Quotienten aus „Intelligenzalter" und Lebensalter. Diese Definition hat allerdings ihre Nachteile: Ein erwachsener Schwachsinniger kann eben nicht ohne weiteres etwa mit einem 5jährigen Kind verglichen werden; er ist auch qualitativ anders.

Überhaupt ist es natürlich nicht möglich, die geistige Leistungsfähigkeit eines Menschen durch ein eindimensionales Klassifikationsschema befriedigend auszudrücken; der I. Q. ist, so gesehen, nur ein *methodischer Behelf*.

Als solcher hat er sich allerdings gut bewährt, — besonders bei der Beurteilung der Extremvarianten, die wir unter der Bezeichnung „Schwachsinn" zusammenfassen. Dabei untergliedert man sie in der Regel noch in drei Untergruppen: Debilität (I. Q. 50—69); 2. Imbezillität (I. Q. 20—49) und Idiotie (I. Q. < 20).

Der Schwachsinn nach dieser Definition ist relativ häufig. Die Angaben schwanken sehr stark (vgl. PENROSE 1949), aber man muß doch mit etwa 2—4% rechnen (vgl. auch v. VERSCHUER 1959).

Schwachsinn kann sehr viele verschiedene *Ursachen* haben, so etwa exogene Gehirnkrankheiten aller Art, z. B. Infektionen, aber auch Traumen u. a. während der Geburt. Neben diesen exogenen stehen endogene, genetische Ursachen, wobei die relative Bedeutung dieser beiden Gruppen umstritten ist. Unter den genetischen Ursachen finden sich die durch Chromosomenaberration (etwa Trisomie, vgl. Kap. VI, 1) bedingten am häufigsten. An erster Stelle steht die mongoloide Idiotie, gefolgt vom Klinefelter-Syndrom. Bei diesen Syndromen ist die Entwicklungsstörung des Gehirns offenbar mehr oder weniger unspezifisch verursacht. Die

---

[1] Eines der bei uns üblichen Verfahren ist das von WECHSLER.

Trisomie hat zur Folge, daß die Genwirkungen weniger gut ausbalanciert sind. Der phänogenetische Mechanismus ist hier im einzelnen noch unbekannt.

Wesentlich seltener sind diejenigen erblichen Schwachsinnsformen, als deren Ursache ein spezifischer genetischer Block durch erblichen Enzymdefekt nachgewiesen oder wahrscheinlich gemacht werden konnte[1]. Umgekehrt ist es erstaunlich, wie häufig zu einem erblichen Syndrom, das auf einen spezifischen genetisch-biochemischen Block zurückgeführt werden konnte, der Schwachsinn dazugehört. Offenbar ist die Gehirnentwicklung gegenüber allen möglichen Anomalien des Stoffwechsels besonders empfindlich.

Bei den genannten Schwachsinnsformen ist uns die Art der Störung im Prinzip leicht verständlich. Entweder ist das Gehirn primär nicht fähig, sich in normaler Weise auszudifferenzieren, oder es wird sekundär durch irgendeinen von außen (Infektion!) oder aus dem Organismus (Phenylalanin bei der Phenylketonurie!) kommenden Reiz geschädigt.

Bei dem größten Teil aller Schwachsinnigen dagegen läßt sich eine derartig klare Ursache nicht auffinden. Sie weisen weder einen erblichen Stoffwechseldefekt auf, noch zeigen sie eines der für Chromosomenaberrationen typischen Syndrome, noch auch findet sich ein Hinweis auf eine exogene Schädigung. Sie stellen die Extremvarianten einer kontinuierlichen Verteilung der Intelligenz dar (Abb. 316).

Bei der genetischen Analyse sind wir hier auf zwei der „klassischen" humangenetischen Methoden, die *Zwillingsmethode* und die Methode der *empirischen Familienstatistik* angewiesen.

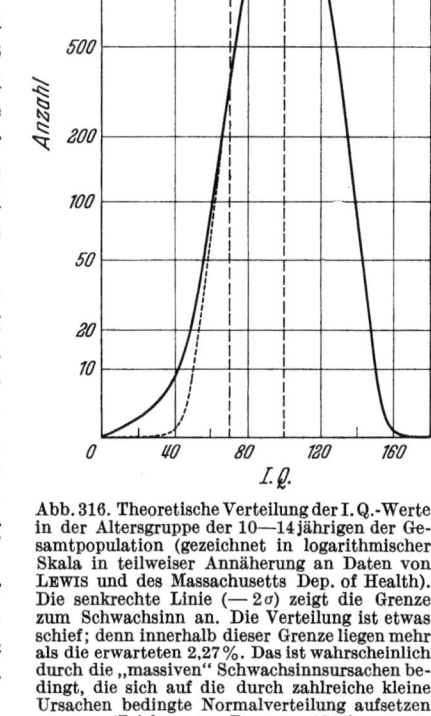

Abb. 316. Theoretische Verteilung der I. Q.-Werte in der Altersgruppe der 10—14jährigen der Gesamtpopulation (gezeichnet in logarithmischer Skala in teilweiser Annäherung an Daten von LEWIS und des Massachusetts Dep. of Health). Die senkrechte Linie (— 2σ) zeigt die Grenze zum Schwachsinn an. Die Verteilung ist etwas schief; denn innerhalb dieser Grenze liegen mehr als die erwarteten 2,27%. Das ist wahrscheinlich durch die „massiven" Schwachsinnsursachen bedingt, die sich auf die durch zahlreiche kleine Ursachen bedingte Normalverteilung aufsetzen (Zeichnung n. PENROSE 1949)

Die Ergebnisse der Familienstatistik sind nicht ganz einheitlich; Unterschiede gehen vor allem auf verschiedene Definitionen und Klassifikationskriterien zurück. BRUGGER (1940) berechnete die folgenden Belastungsziffern: Für die Geschwister der Schwachsinnigen 13 bis 18%, wenn beide Eltern noch im Bereich der Norm liegen, 33—42%, wenn ein Elternteil schwachsinnig ist, und 82—94%, wenn beide Eltern schwachsinnig sind. Dabei findet sich allgemein eine familiäre Häufung besonders bei leicht Schwachsinnigen, während schwer Schwachsinnige häufiger die einzig Abnormen in sonst gesunden und intelligenten Familien sind. Öfter wird daraus geschlossen, die schweren Formen seien seltener genetisch bedingt und häufig exogen. Dieser Schluß ist jedoch nicht ohne weiteres berechtigt. Träger von recessiven Erbleiden oder Chromosomenaberrationen sind ja häufig die einzigen Abnormen in ihren Familien, und trotzdem handelt es sich um genetische Störungen.

Gegen die genetische Deutung der genannten Familienbefunde ist ein Einwand möglich, der uns in diesem Kapitel noch häufiger begegnen wird: *Die Einflüsse von Erbe und Umwelt sind voneinander nicht unabhängig.* Ist einer der Eltern schwachsinnig, so bietet die häusliche Umgebung den Kindern weniger Anreiz, sich geistig

---

[1] Übersicht bei BICKEL (1960); VOGEL (1961).

zu entwickeln, als wenn beide Eltern normal oder gar überdurchschnittlich begabt sind. Ein Schwachsinn des Kindes könnte also durch Mängel in seiner Erziehung und Leitung wenigstens mitbedingt sein. Dieses Argument wird noch dadurch verstärkt, daß die meisten „Intelligenz"-Teste die geistigen Fähigkeiten wenigstens teilweise auf dem Wege über den Wissensbestand prüfen. Wie man sich aus dieser Schwierigkeit mit Hilfe von sog. "cultur-free tests" zu befreien sucht, wird weiter unten besprochen.

Dieser Einwand gegen die empirische Familienstatistik legt das größere Gewicht auf die *Zwillingsmethode*. Tatsächlich liegt eine Anzahl von Untersuchungen an auslesefreien Zwillingsserien vor. Die umfangreichste Serie ist die von JUDA (1939). Sie fand unter einer großen Zahl süddeutscher Hilfsschüler 392 Zwillingspaare und gliederte sie nach den erhobenen klinischen Befunden in „endogen" und „exogen" Schwachsinnige und Nichtschwachsinnige ein. Die 60 EZ-Paare der „endogenen" Gruppe waren sämtlich konkordant. Aber auch von den 11 Paaren der „exogenen" Gruppe waren immer noch 8 konkordant. Unter 244 „endogenen" ZZ-Paaren fand sich — entsprechend den hohen Belastungsziffern der empirischen Familienstatistik — immer noch in 45% Konkordanz. Die absolute Konkordanz bei EZ und der große Unterschied zwischen EZ und ZZ spricht sehr für die überragende Bedeutung genetischer Faktoren[1].

Daß dieses Ergebnis nichts gegen die nachgewiesene heilsame Wirkung sorgfältiger Erziehung und Betreuung bei diesen Menschen sagt, sei hier nur am Rande vermerkt. Diese Betreuung ist nicht nur unsere ärztliche und menschliche Pflicht; sie ist auch in Grenzen durchaus erfolgreich. Man kann in vielen Fällen erreichen, daß leicht Schwachsinnige in einfachen Berufen ihr Brot verdienen, ein geordnetes Leben führen, selbst glücklich sind und der Allgemeinheit nicht zur Last fallen.

Man stellte also fest: *Es gibt eine große Gruppe von Schwachsinnigen, für deren Schwachsinn keine klar umrissene Ursache vorhanden ist und — wie hier hinzugesetzt sei — auch kein monomerer Erbgang nachgewiesen werden kann.* Dagegen spielt Erblichkeit bei ihnen eine große Rolle. Nun liegt es nahe zu fragen: *Unterscheidet sich diese Gruppe auch in anderen, rein körperlichen Merkmalen von dem Bevölkerungsdurchschnitt?*

Derartige Unterschiede scheint es tatsächlich zu geben. Hier seien nur zwei Gruppen von Befunden genannt. Wie wir sahen (Kap. VI, 1), zeigen Mongoloide ganz bestimmte, charakteristische Muster in den Papillarlinien der Handfläche. Gibt es derartige Befunde auch bei anderen Schwachsinnigen ?

Mit dieser Fragestellung untersuchten HIRSCH und GEIPEL (1960) 289 jugendliche Patienten eines Berliner Heimes für retardierte und verhaltensgestörte Kinder, bei denen die Ursache der Störung nicht bekannt war, im Vergleich zu 187 Berliner Zwillingen und 600 anderen Normalpersonen aus Deutschland. Die Patienten zeigten durchschnittlich wesentlich mehr und kompliziertere Muster am Hypothenar und am Thenar. Außerdem gibt es mehr Patienten als Normale mit 2,3 oder mehr achsialen Triradien (vgl. Abb. 317). Auffällig ist dabei eine Parallele zur Evolution: Die Hand des Menschenaffen ist wesentlich musterreicher als die menschliche Hand. Auch die linke Hand des Menschen ist im Durchschnitt musterreicher als die rechte. Ob diese Parallelen zufällig sind, oder ob sich in ihnen ein tieferer biologischer Zusammenhang andeutet, sei dahingestellt.

Noch wesentlicher ist ein anderer Befund[1]: Wie wir sahen, führt eine ganze Anzahl derjenigen genetischen Blocks, die *Störungen im Stoffwechsel und der Ausscheidung von Aminosäuren zur Folge haben, zum Schwachsinn.* So scheidet der Patient mit Phenylketonurie Phenylalanin und seine Abbauprodukte wie Phenylbenz-

---

[1] Weitere Zwillingsserien auch bei SMITH (1930); KISHIMOTO (1954); ALLEN u. KALLMANN (1955).

traubensäure u. a. m. aus (Kap. VII,5 c). Deshalb lag es nahe zu sagen: *Finden sich vielleicht auch kleine Unterschiede im Aminosäuren-Stoffwechsel zwischen Schwachsinnigen und Normalbegabten?*

Derartige Unterschiede entdeckte man kürzlich tatsächlich. Der praktisch wichtigste von ihnen ist eine *Umkehrung des Verhältnisses zwischen Phenylalanin und Tyrosin.* Bestimmt man im Urin gesunder Menschen die Menge von freiem Phenylalanin und Tyrosin papierchromatographisch, so findet man in der Regel mehr Tyrosin als Phenylalanin, der Quotient P/T liegt um 0,5—0,7 und überschreitet 1 nur bei einigen wenigen Prozent. Bei schwachsinnigen und verhaltensgestörten Kindern eines Berliner Heimes dagegen fand sich ein Quotient $P/T \geqq 1$ in nicht weniger als etwa 30% der Untersuchten; die Differenz ist statistisch gesichert (Abb. 118). Ein noch stärkerer Unterschied des P/T-Quotienten als im Urin fand sich im Serum. Ähnlich wie bei der

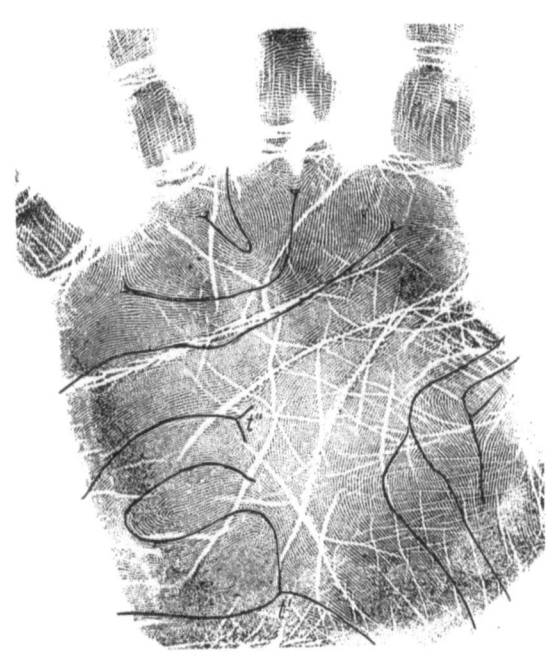

Abb. 317. Musterreichtum am Thenar und Hypothenar (Muster nachgezogen), zwei achsiale Triradien (t', t''). Außer diesen Besonderheiten der Papillarleisten zeigt die Hand auch besonders zahlreiche Furchen (n. HIRSCH u. GEIPEL 1960)

Phenylketonurie scheint also auch bei diesen Patienten eine gewisse Schwäche im Umbau Phenylalanin → Tyrosin vorhanden zu sein. Sie erreicht allerdings nicht die Ausmaße eines genetischen Blocks; man wird in erster Linie an eine gewisse

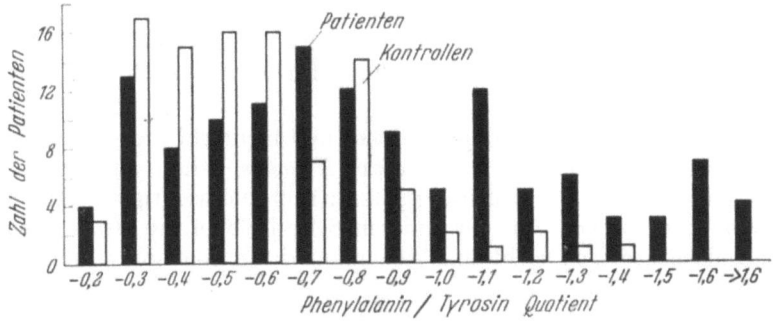

Abb. 318. Verhältnis zwischen Phenylalanin und Tyrosin bei 100 gesunden (□) und 127 schwachsinnigen, verhaltensgestörten Kindern(■)

Enzymschwäche denken. Die genauere Beziehung zur Phenylketonurie ist noch nicht geklärt; Belastungsuntersuchungen mit Phenylalanin lassen es als unwahrscheinlich erscheinen, daß die Patienten für das Phenylketonurie-Gen heterozygot sind.

[1] HIRSCH, MEX und VOGEL (1961).

Die Patienten mit erhöhtem P/T-Verhältnis weichen auch klinisch von ihren Schicksalsgenossen ab: Sie zeigen lebhaftere Reflexe und eine größere Anhäufung mikroneurologischer Befunde.

Dieser Befund scheint eine biologische Teilerklärung für einen nicht so kleinen Teil aller Schwachsinnigen an die Hand zu geben. Einschränkend muß gesagt werden: Er wurde an einer Gruppe von jugendlichen Patienten erhoben, die außer der geistigen Entwicklungshemmung auch noch Störungen des sozialen Verhaltens aufwiesen und deshalb in einem geschlossenen Heim mit Internats-Hilfsschule untergebracht werden mußten. Ob er sich auch bei nicht verhaltensgestörten Schwachsinnigen bestätigen wird, das ist eine ganz andere Frage.

Damit schließen wir die Betrachtungen zur Frage des Schwachsinns ab. Wir möchten noch einmal betonen: Es lag uns hier nicht an Vollständigkeit. Dafür ist das Gebiet zu komplex. Sondern es sollten nur einige für das allgemeine Problem der genetischen Steuerung geistig-seelischer Funktionen wichtige Gesichtspunkte angedeutet werden:

1. Durch grobe Eingriffe ist es möglich, die Leistungsfähigkeit des Gehirns drastisch herabzusetzen und damit die geistig-seelische Kapazität des Menschen zu vermindern oder gar fast völlig aufzuheben.

2. Diese Eingriffe können exogen sein (Trauma, Infektion usw.). Sie sind aber häufig endogen und genetisch bedingt. Zwei wichtige Gruppen lernten wir hier kennen:

a) Allgemeine Gleichgewichtsstörung in der Entwicklung durch Veränderung in den Chromosomen.

b) Spezifische genetische Blocks.

3. Bei der großen Mehrzahl der Schwachsinnigen lassen sich derartig grobe Noxen nicht nachweisen. Familien- und Zwillingsbefunde zeigen aber die genetische Grundlage. Bei dieser Gruppe finden sich vermehrt morphologische (mehr Papillarmuster der Hände) und auch biochemische Abweichungen, z. B. eine leichte Störung des Umbaues von Phenylalanin zu Tyrosin.

In ähnlicher Weise, wie wir hier vom Schwachsinn ausgingen, so hätten wir unseren Ausgangspunkt auch bei den Störungen der Persönlichkeit nehmen können, die man als *Geisteskrankheiten* (Psychosen) bezeichnet. Nur liegen in diesem Bereich — trotz aller Fortschritte besonders der biochemischen Forschung in den letzten Jahren[1] — noch nicht so viele lehrreiche Einzelbefunde vor. Ergebnisse von Familienstatistik und Zwillingsforschung für die Schizophrenie wurden auf S. 221 ff. besprochen.

Für das biologische Verständnis erblicher und nichterblicher Unterschiede im „*normalen*" Bereich haben die Befunde am *Kranken* gerade auf diesem Gebiet etwa die Funktion eines Vergrößerungsglases: Einzelne wichtige Faktoren treten besonders deutlich hervor. Auf der anderen Seite ist aber mit der Vergrößerung einzelner Teilaspekte auch leicht eine Verzerrung der Proportionen im Gesamtbild verbunden.

So müssen wir — analog den Befunden bei einem Teil der Schwachsinnigen — auch mit erblichen biochemischen Unterschieden in der „Normal-Bevölkerung" rechnen, die sich auf das geistig-seelische Leben auswirken werden. Wir dürfen aber nicht vermuten, daß sie etwa in der Form genetischer Blocks auftreten. Viel eher ist mit geringen und vielleicht mit unseren heutigen Mitteln noch gar nicht nachweisbaren Unterschieden zu rechnen.

---

[1] Übersicht bei KETY (1959).

3. Genetisch bedingte geistig-seelische Unterschiede im Bereich des Normalen

Doch wir wenden uns den Befunden bei Normalen zu. Dabei läge es vielleicht nahe, unmittelbar an das anzuknüpfen, was über den Schwachsinn gesagt wurde, und sich nun Untersuchungen über die Erblichkeit der Intelligenz beim Menschen zuzuwenden. Wir wollen diesen Faden hier jedoch verlassen und uns — analog dem Vorgehen bei der Schilderung der Tierversuche — psychischen Grundbefindlichkeiten zuwenden, die als sehr körpernahe erlebt werden und insbesondere eng mit dem *vegetativen Nervensystem* und dem *Endokrinium* zusammenhängen. Drei derartiger Grundbefindlichkeiten kann man etwa mit den Bezeichnungen *Antrieb*, *Empfindlichkeit* und *Grundstimmung* benennen. Diese Qualitäten durchtränken unser Erleben gleichsam „von unten her" und geben ihm seine ganz spezifische Färbung. Es gibt Menschen, die z. B. sehr stark von wechselnden Stimmungen abhängig sind, während andere wieder die Dinge gleichmütig ertragen. Uralte Erfahrung läßt uns schon gefühlsmäßig bestimmte Vorstellungen über die Körperlichkeit eines Menschen mit dem Wissen um derartige psychische Grundqualitäten verbinden. Die Konstitutionstypen von KRETSCHMER, SHELDON u. v. a. sind der wissenschaftliche Ausdruck dieser Erfahrung (vgl. die vielen Auflagen von KRETSCHMERs „Körperbau und Charakter" und seine „medizinische Psychologie").

H. GEYER untersuchte die drei Qualitäten bei Zwillingen, und zwar wurde die Entscheidung, ob ein Zwillingspaar konkordant oder diskordant ist, auf Grund von Urteilen der Schullehrer getroffen, die die Kinder durchschnittlich $1^{1}/_{2}$ Jahre unterrichtet hatten. In allen drei Qualitäten fanden sich nur in 8—9% der EZ Diskordanzen; dagegen betrug die Zahl der diskordanten ZZ 45—50% (Abb. 319).

Man kann gegen eine solche Untersuchung mit Recht einwenden, das Urteil der Lehrer sei zu subjektiv und vielleicht durch die äußerliche Ähnlichkeit bei EZ beeinflußt. Aber wie die Befunde objektivieren?

Eine Möglichkeit ist z. B., Eigenschaften zu untersuchen, die sich einerseits in einer einfachen ja-nein-Alternative objektivieren lassen, von denen man aber andererseits annehmen kann, daß sie in der psycho-physischen Tiefenschicht gegründet sind. Ein solches Merkmal ist die Abneigung gegenüber bestimmten Speisen. BECKER (1938) untersuchte die Abneigung gegen Milchhaut, Fisch, Fett, Hülsenfrüchte und Zwiebeln bei einer großen Zahl von Zwillingen. Hier seien nur die Ergebnisse über Milchhautabneigung genauer diskutiert (Tab. 158).

Tabelle 158. *Zwillingsbefunde über Milchhaut-Abneigung* (nach BECKER 1938)

	konkordant + +	diskordant + —	konkordant — —	Summe
EZ	108	13	208	329
ZZ	66	49	150	265
PZ	26	26	93	145

Man sieht, die Konkordanz bei EZ ist wesentlich höher als bei ZZ und PZ. Der Befund spricht sehr für Erblichkeit dieser sicher tief im Vegetativen verankerten Eigenschaft. BECKER ging aber in der Analyse noch einen wesentlichen Schritt weiter. Er fragte sich: *Welche besonderen Bedingungen liegen bei den 13 diskordanten EZ vor, die diese Diskordanzen erklären könnten?* Bei keinem der 13 Paare kam Krankheit des einen Paarlings oder Trennung der Zwillinge voneinander als Ursache in Betracht. Die Milchhautabneigung äußerte sich stets schon in früher Kindheit, und keiner der Zwillinge war in der Lage, eine Ursache dafür anzugeben. Eine ausführliche Untersuchung von 12 der 13 Zwillingspaare selbst und ein Interview mit den Eltern förderte einige interessante Zusammenhänge zutage. Zunächst erwiesen sich 6 Paare nur als unvollständig diskordant. Bei den übrigen fanden sich auch in der sonstigen psychischen Beschaffenheit ungewöhnlich große Unterschiede zwischen den Paarlingen, und zwar gerade in der Stimmung, dem Antrieb und der

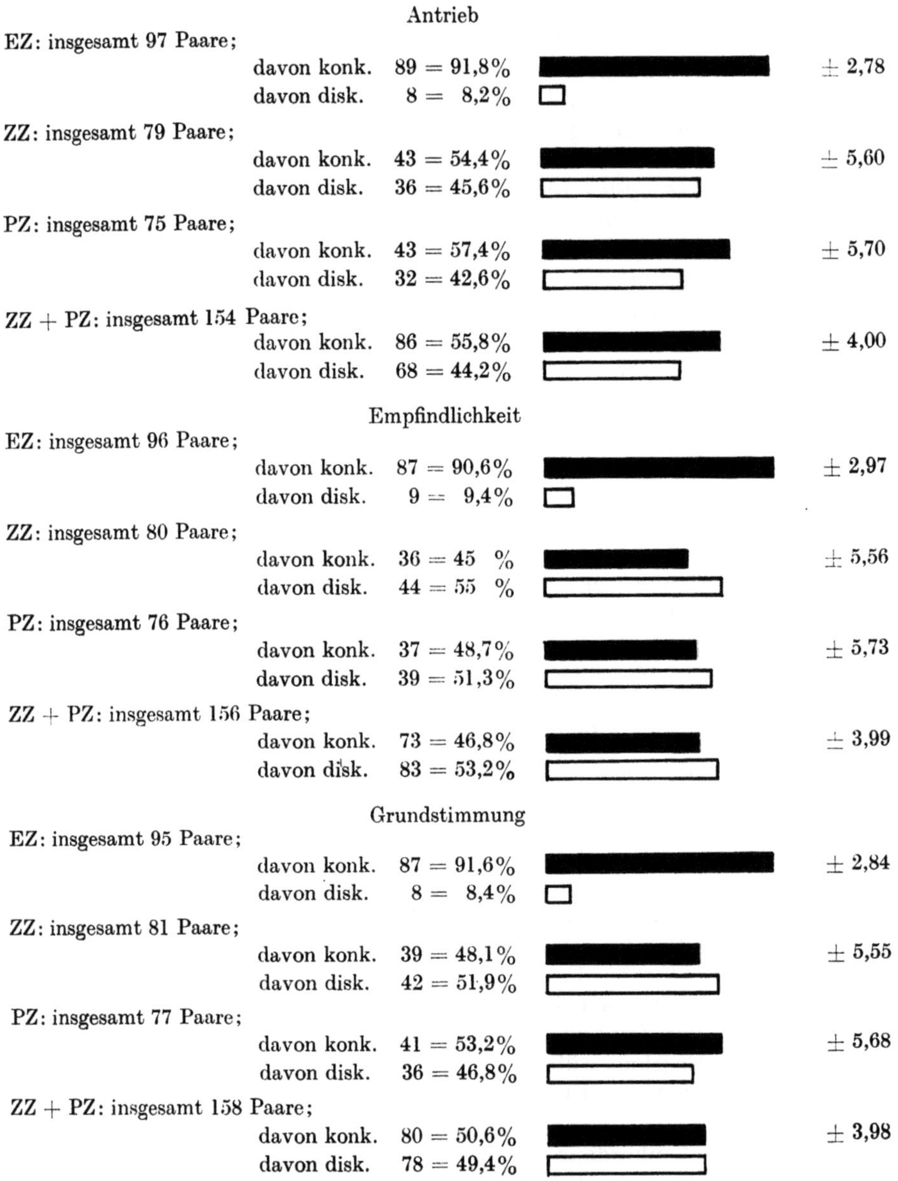

Antrieb

EZ: insgesamt 97 Paare;

    davon konk. 89 = 91,8%   ± 2,78

    davon disk.   8 = 8,2%

ZZ: insgesamt 79 Paare;

    davon konk. 43 = 54,4%   ± 5,60

    davon disk. 36 = 45,6%

PZ: insgesamt 75 Paare;

    davon konk. 43 = 57,4%   ± 5,70

    davon disk. 32 = 42,6%

ZZ + PZ: insgesamt 154 Paare;

    davon konk. 86 = 55,8%   ± 4,00

    davon disk. 68 = 44,2%

Empfindlichkeit

EZ: insgesamt 96 Paare;

    davon konk. 87 = 90,6%   ± 2,97

    davon disk.   9 = 9,4%

ZZ: insgesamt 80 Paare;

    davon konk. 36 = 45 %   ± 5,56

    davon disk. 44 = 55 %

PZ: insgesamt 76 Paare;

    davon konk. 37 = 48,7%   ± 5,73

    davon disk. 39 = 51,3%

ZZ + PZ: insgesamt 156 Paare;

    davon konk. 73 = 46,8%   ± 3,99

    davon disk. 83 = 53,2%

Grundstimmung

EZ: insgesamt 95 Paare;

    davon konk. 87 = 91,6%   ± 2,84

    davon disk.   8 = 8,4%

ZZ: insgesamt 81 Paare;

    davon konk. 39 = 48,1%   ± 5,55

    davon disk. 42 = 51,9%

PZ: insgesamt 77 Paare;

    davon konk. 41 = 53,2%   ± 5,68

    davon disk. 36 = 46,8%

ZZ + PZ: insgesamt 158 Paare;

    davon konk. 80 = 50,6%   ± 3,98

    davon disk. 78 = 49,4%

Abb. 319. Zwillingsbefunde für Grundstimmung, Empfindlichkeit und Antrieb (n. GEYER, aus BECKER 1958)

Empfindlichkeit. Meist ist der eine Paarling wesentlich sensibler, der andere robuster.

Eine andere, tief im vitalen Grund der Persönlichkeit liegende Eigenschaft ist das „persönliche Tempo". I. FRISCHEISEN-KÖHLER (1933) gelang es, dafür ein objektives Maß zu finden: Sie wählte die Frequenz der Klopfschläge in 10 sec, die eine Person 1. spontan selbst ausführt, wenn sie zum Klopfen aufgefordert wird, die sie 2. als besonders angenehm empfindet oder die sie 3. am Metronom selbst einstellt. Die allgemeine Variationsbreite lag bei etwa 7—55/10 sec; eineiige Zwillinge waren in diesem Maß wesentlich ähnlicher als zweieiige (Tab. 159).

Ein entsprechendes Ergebnis gewinnt man, wenn man das *Denktempo* etwa bei der Lösung von Testaufgaben untersucht (WILDE 1937).

Zu „höheren" Leistungen leitet eine Betrachtung der *Motorik* über. Jedem, der mit eineiigen Zwillingen in größerem Maße zu tun gehabt hat, muß die manchmal fast groteske Ähnlichkeit bei allen Bewegungen auffallen. Sie äußert sich, ob man etwa spezielle „psychomotorische Ver-

Tabelle 159. *Psychomotorisches Tempo* (nach FRISCH-EISEN-KÖHLER)

		Anzahl der Paare	Durch-schnittlicher Unterschied
Klopfhandlungen	EZ	35	11,1
	ZZ	49	17,1
	PZ	16	17,1
Klopfwahrnehmungen (Metronom)	EZ	35	7,8
	ZZ	49	15,5
	PZ	16	15,5
Klopfhandeln (Metronom)	EZ	35	7,8
	ZZ	49	15,0
	PZ	16	15,0

suche"[1] durchführt, ob man Ausdrucksbewegungen[2], etwa in bestimmten Situationen, z. B. beim Vorführen von Filmen[3] untersucht, oder ob man die Schlafhaltung der Zwillinge[4] vergleichend betrachtet.

Nachdem wir einen kurzen Einblick in die Bedeutung genetischer Faktoren für vegetativen Grundtons, Antrieb, Tempo und Motorik gewonnen haben und sahen, daß die Unterschiede in all diesen Merkmalen offenbar weitgehend genetisch bedingt sind, wenden wir uns nun wieder dem Bereich der *formalen Intelligenz* zu und betrachten zunächst Untersuchungen, die mit Hilfe des Intelligenzquotienten (I. Q.) und mit anderen Hilfsmitteln durchgeführt wurden.

Wieder stehen als Untersuchungsmethoden die empirische Familienstatistik und die Zwillingsmethode zur Verfügung. Dazu kommt im Falle von besonderen Höchstbegabungen und auch Spezialbegabungen das Studium einzelner ausgedehnterer Stammbäume.

Als Maß der Intelligenz verwendet man meist den I. Q., man kann aber auch Variable der Lebensleistung wählen, von denen anzunehmen ist, daß sie mit der Intelligenz korreliert sind. Bevorzugt wurde die Schulleistung untersucht; denn

Tabelle 160. *Noten der Eltern und Noten der Kinder* (nach W. PETERS)

Noten der Eltern	Mittelnote der Eltern	Durchschnittsnote der Kinder
1—1	1,0	1,46
1—2	1,5	1,98
1—3	2,0	2,16
2—2	2,0	2,12
1—4	2,5	1,92
2—3	2,5	2,35
1—5	3	2,28
2—4	3	2,24
3—3	3	2,51
2—5	3,5	2,46
3—4	3,5	2,34
3—5	4	2,61
4—4		
4—5	4,6	2,71
5—5		

die Zensuren ergaben ein gut faßbares Maß[5]. Die Schulleistungen sind das Ergebnis „eines sich im ganzen über den Zeitraum mehrerer oder vieler Jahre erstreckenden Dauerexperiments . . ., das unter ständiger Kontrolle verläuft" (JUST). Das Ergebnis einer derartigen Erhebung zeigt die Tab. 160 (nach W. PETERS, aus JUST

---

[1] BECKER (1938), BECKER u. LENZ (1938).
[2] SPINDLER (1955).
[3] GEDDA u. NERONI (1955).
[4] H. GEYER (1937).
[5] Vgl. u. a. REINÖHL (1937); zur Problematik JUST (1940). Die ersten Untersuchungen dieser Art schon bei PEARSON (1904).

1940). Es handelt sich um Schüler ländlicher Volksschulen, und zwar die Angaben von 377 Elternpaaren mit 1162 Kindern. Man sieht: Die durchschnittlichen

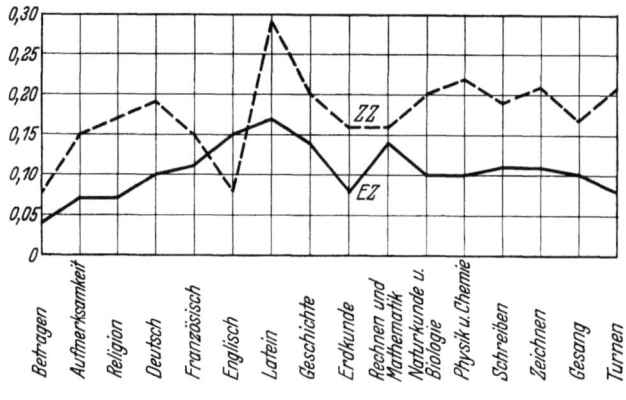

Abb. 320a

Abb. 320a—c. Zwillingsbefunde bei Schulleistungen: Durchschnittliche absolute Zeugnisabweichungen zwischen EZ und ZZ. a Deutschland: 60 EZ, davon 32♂♂, 28♀♀, 41 ZZ (20♂♂, 21♀♀) (n. FRISCHEISEN-KÖHLER), b u. c Finnland: 58 EZ, 72 ZZ (n. LEHTOVAARA, aus JUST 1940) 320b:♂♂: 320c:♀♀

Werte der Kinder sind desto besser, je günstiger die Durchschnittswerte der Eltern ausgefallen waren.

Ist die Durchschnittsnote der Eltern gleich, so liegen die Werte bei den Kindern durchschnittlich mehr nach dem Bevölkerungs-Mittelwert hin (,,Rückschlag zur Mitte", vgl. S. 140). Ist die Durchschnittsnote der Eltern verschieden, so liegen die Kinder teils zwischen den Werten der Eltern, teils weichen sie in Richtung auf den Bevölkerungs-Mittelwert hin ab. Auffälligerweise haben die Kinder bei gleichen Eltern-Mittelwerten bessere Noten, wenn die Differenzen der Eltern groß sind, als wenn sie geringer sind.

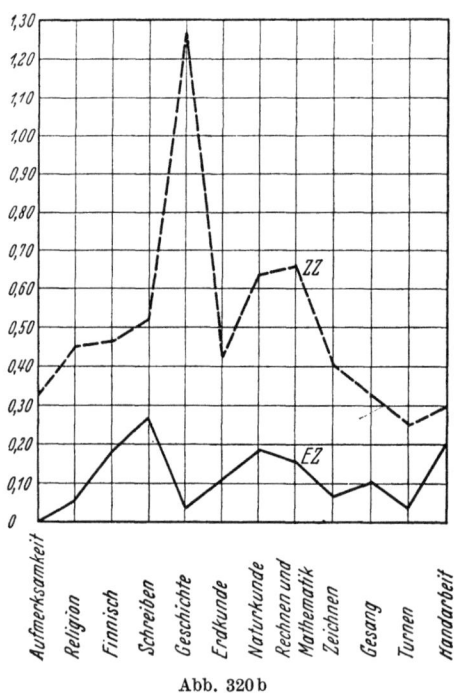

Abb. 320b

Dieses Ergebnis, das hier für viele andere steht, entspricht genau dem, was wir für ein multifaktoriell erbliches, jedoch in seiner Ausprägung auch durch Umweltfaktoren beeinflußtes Merkmal erwarten sollten (vgl. S. 140). Es ließe sich aber auch anders deuten: Man könnte dagegen einwenden, Eltern, die selbst gute Schulleistungen erzielt hätten, würden die Kinder besser zu Schularbeiten anhalten als Eltern mit schlechten Schulleistungen. *Einflüsse von Erbe und Umwelt sind also auch hier korreliert.* Dieses Argument ist mit Zwillingsuntersuchungen zu widerlegen, die von verschiedenen Autoren durchgeführt wurden[1]. Die Ergebnisse einer deutschen und einer finnischen Untersuchung sind in Abb. 320a, b u. c

[1] Unter anderem FRISCHEISEN-KÖHLER (1930); LEHTOVAARA (1938); FUKUOKA (1937).

nebeneinandergestellt. Man sieht im ganzen eine größere Übereinstimmung bei EZ als bei ZZ; auffälligerweise ist in dem finnischen Material, das nach Geschlechtern aufgegliedert ist, der Unterschied bei den Jungen wesentlich ausgeprägter als bei den Mädchen. Die Ursache dafür ist unbekannt.

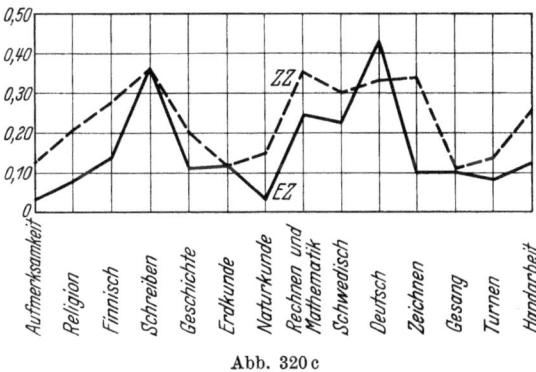

Abb. 320 c

Durch diesen Vergleich kommt noch ein neuer Gesichtspunkt in unsere Betrachtungen hinein: Es sind hier die Daten in verschiedenen einzelnen Schulfächern miteinander verglichen. Damit wird die geistige Begabung nicht als eindimensional abgestuft aufgefaßt, sondern es wird gewürdigt, daß sie in Wirklichkeit vieldimensional und komplex ist. Wir kommen weiter unten auf diesen Gesichtspunkt zurück.

Gegen die Verwendung der Schulleistung als Maßstab für die Intelligenz kann man mit Recht Einwände geltend machen. Zwar trifft die häufig gehörte Meinung, Männer mit hoher Lebensleistung seien meist schlechte Schüler gewesen, in der Regel nicht zu. Im Gegenteil: Im Durchschnitt — Ausnahmen bestätigen auch hier die Regel — ist gute Leistung in der Schule auch von guter Lebensleistung gefolgt und umgekehrt. Trotzdem sind aber die Schulzensuren doch von subjektiven Einflüssen nicht frei. Wenn auch die Schulzeit nach JUST ein langhingezogenes Massenexperiment mit gleichen Bedingungen ist, so läßt doch die Protokollführung oft zu wünschen übrig. Deshalb ist man bestrebt, objektivere Methoden einzuführen. Vorwiegend bedient man sich dabei des I. Q. (vgl. Kap. X, 2).

Von den zahlreichen Familienuntersuchungen dieser Art seien hier nur die in Tab. 161 zusammengefaßten Daten gebracht. Hier werden empirisch gefundene Korrelationen zwischen Geschwistern und Vettern 1. Grades mit denen unter Voraussetzung additiver Genwirkung theoretisch erwarteten Korrelationen (vgl. S. 138) verglichen.

Tabelle 161. *Vergleich zwischen empirisch gefundenen und den theoretisch erwarteten Korrelationen der Ergebnisse im Otis-Test bei nahen Verwandten* (nach GRAY u. MOSHINSKY 1933, aus FULLER und THOMPSON)

	Gefundene Korrelationen	Erwartete Korrelationen bei autosomalem Erbgang
Geschwister:		
Alle Paare	0,35 ± 0,05	0,50
Weibliche Paare. .	0,47 ± 0,08	0,50
Männliche Paare .	0,33 ± 0,09	0,50
Gemischte Paare .	0,26 ± 0,10	0,50
Vettern 1. Grades:		
Alle Paare	0,16 ± 0,06	0,125
Weibliche Paare. .	0,17 ± 0,10	0,125
Männliche Paare .	0,16 ± 0,09	0,125
Gemischte Paare .	0,10 ± 0,03	0,125

Wie wir schon kurz erwähnten, enthalten die meisten Intelligenzteste auch Aufgaben, die sich auf den Wissensstand der Versuchspersonen richten. Deshalb ist gegen die genetische Interpretation der Familienuntersuchungen wieder der Einwand möglich, Kinder begabterer Eltern hätten bessere Gelegenheit zu lernen. Bevor wir, um diesen Einwand zu entkräften, nach Zwillingsuntersuchungen fragen, sei ein anderer Ansatz erwähnt: Der Gebrauch sog. "culture-free-tests". Man beschränkt sich bei ihnen auf solche Aufgaben, die nicht mit Hilfe angelernten

Wissens zu lösen sind. Ein Beispiel zeigt die Abb. 321. Natürlich ist auch die Fähigkeit, Aufgaben zu lösen, wie sie diese Tests stellen, nicht nur von der „angeborenen Intelligenz", sondern auch von der Denkschulung abhängig. Trotzdem sind aber grobe Fehlerquellen hier wohl eher ausgeschaltet als bei den übrigen Testen. — Das Ergebnis mit einem ähnlichen Test war erstaunlich: CATELL u. WILSON (1938) erhielten r = 0,91 für die Korrelation zwischen Eltern und Kinder, r = 0,77 zwischen Geschwistern. Das spricht sehr für die überragende Bedeutung genetischer Faktoren.

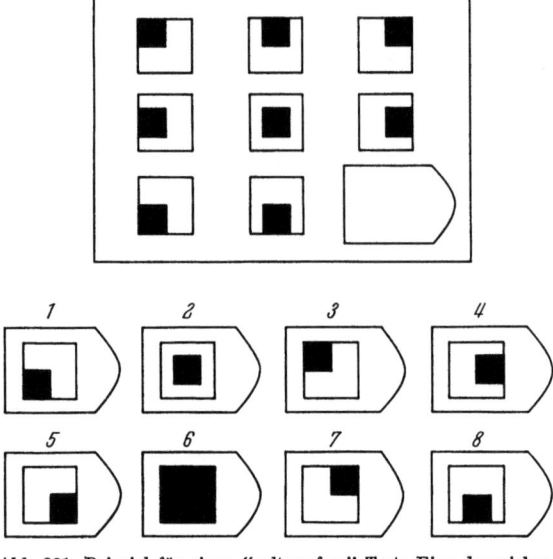

Abb. 321. Beispiel für einen "culture-free" Test: Eine der vielen Aufgaben aus dem Test von RAVEN. Eines der unten gezeigten 8 Felder muß oben eingesetzt werden. Nr. 5 ist richtig

Doch zu den Ergebnissen der Zwillingsforschung. Sie liegen in relativ großer Zahl vor. Wir betrachten eine Zusammenstellung von STOCKS u. KARN (1933) Abb. 322.

Man sieht deutlich die größere Ähnlichkeit von EZ gegenüber ZZ. Auf der anderen Seite sind aber auch deutliche Unterschiede zwischen EZ sichtbar. Sie weisen uns darauf hin, daß die Erbanlagen keineswegs ausschließlich für die Leistung im Test verantwortlich sind. Es wurde zwar gesagt, die Unterschiede zwischen EZ gingen nicht über die Meßungenauigkeit der Testmethode hinaus (SCHWESIGER 1933); diese Aussage scheint jedoch noch nicht exakt nachgeprüft worden zu sein, und eine Nachprüfung ist auch schwierig; denn wenn dem gleichen Menschen ein Test zum zweiten Male vorgelegt wird, dann reagiert er natürlich etwas anders als bei der ersten Untersuchung. Näher liegt es, die Umwelt zu variieren und nachzusehen, wie EZ darauf reagieren. Nun sind wir leider nicht in der Lage, diese Änderung experimentell herbeizuführen. Es kommt aber von Zeit zu Zeit vor, daß auf Grund irgendwelcher besonderer Umstände eineiige Zwillinge nicht, wie

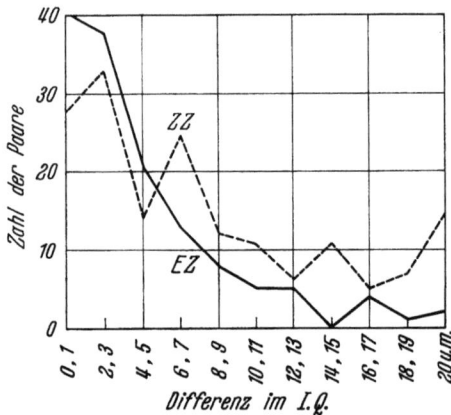

Abb. 322. Verteilung der Differenzen in Punkten des I.Q. bei 135 EZ und 167 ZZ (gezeichnet nach den von STOCKS 1933 gesammelten Daten von WINGFIELD, v. VERSCHUER u. STOCKS)

gewöhnlich, gemeinsam erzogen werden, sondern *getrennt voneinander in verschiedenen Umwelten aufwachsen.* Bei ihnen bietet sich eine besonders günstige Gelegenheit, den Einfluß verschiedener Umwelten auf den gleichen Erbanlagenbestand zu studieren.

---

[1] Für weitere Aspekte dieser Art von Erhebungen vgl. die ausführliche Diskussion bei FULLER u. THOMPSON (1960).

Am bekanntesten wurden die Zwillinge Jessie und Bessie, über die MULLER und KOCH (1925) berichteten. Beide waren trotz verschiedener Umwelt in ihrer Intelligenz sehr ähnlich und lagen weit über dem Durchschnitt. Größere Unterschiede zeigten sich dagegen im Gefühlsleben und Temperament. Diese Unterschiede ließen sich leicht zu dem verschiedenen Lebensschicksal in Beziehung setzen.

NEWMAN publizierte 1930 seine Beobachtungen an 3 Paaren. Für 50 ZZ betrug der durchschnittliche Punktunterschied im I. Q. 9,9, für 50 EZ, die gemeinsam aufgewachsen waren, 5,9, für die drei getrennt aufgewachsenen Paare dagegen 9. In den Jahren darauf wurde das Material vermehrt, und 1937 waren 19 getrennt aufgewachsene EZ zusammengekommen[1]. Ihr Alter lag bei der Untersuchung zwischen 11 und 53 Jahren. Neun Paare waren vor Vollendung des 1., 6 im Laufe des 2., 2 im dritten Lebensjahr getrennt worden. Eines lebte bis zum Alter von $6^1/_2$, das letzte bis zu 8 Jahren zusammen. Die Tab. 162 (nach FULLER und THOMPSON 1960) zeigt die Ergebnisse einiger Intelligenzteste.

Tabelle 162. *Korrelationskoeffizienten für Intelligenzteste bei getrennt aufgewachsenen EZ im Vergleich zu gemeinsam aufgewachsenen EZ und gemeinsam aufgewachsenen ZZ*

Test:	r : EZ		r : ZZ
	gemeinsam	getrennt	gemeinsam
Binet	0,910	0,670	0,640
Otis	0,922	0,727	0,621
Stanford Achievement	0,955	0,507	0,883

Man sieht also *einen recht erheblichen Unterschied* zwischen getrennt aufgewachsenen EZ, der dem Unterschied zwischen gemeinsam aufgewachsenen ZZ ähnlich ist. Die Variationsbreite des Unterschiedes ist ebenfalls groß; sie reicht von 1—24 Punkten. Bei den Paaren mit dem größten Unterschied bestand auch eine große Differenz der Umwelten, und diese Beobachtung trifft auch für die übrigen Paare zu: Es zeigt sich eine hohe Korrelation (0,79 für den Binet, 0,55 für den Otis) zwischen Unterschied in der Umwelt und Erziehung und Unterschied im Test[2].

Als Beispiel für Diskordanz im I. Q. seien die Schwestern Alice und Olive (Schilderung nach LOTZE, 1938) genannt. Sie kamen in London zur Welt und wurden schon mit 18 Monaten getrennt. Alice wurde bei Freunden in England aufgezogen, Olive zog zu Verwandten in eine kanadische Kleinstadt. Die Trennung dauerte bis zum 18. Lebensjahr.

Die Zwillinge wuchsen in sehr verschiedener Umgebung auf. Die Pflegeeltern von Alice waren ziemlich arm; sie hatten außerdem noch 4 eigene, wesentlich ältere Töchter. Sie besuchte bis zum Alter von 14 Jahren die Volksschule, machte dann einen Handelsschul-Lehrgang von 18 Monaten durch und arbeitete in einem Büro. Ihre Schulzeit wurde durch den Krieg sehr gestört; im ganzen konnten sich die Eltern nicht viel um sie kümmern.

Olive dagegen wuchs in einer recht wohlhabenden Familie als umhegtes, einziges Kind auf. Sie besuchte eine höhere Schule und später eine zweijährige Handelsschule. Seit dem Abschluß dieser Schule arbeitete sie wie ihre Schwester in einem Büro.

Der I. Q. ergab einen überraschend großen Unterschied; der Wert von Alice betrug 84,9, der von Olive 96,9. Olive war damit in die Gruppe der normal Intelligenten, Alice in die Gruppe der etwas Zurückgebliebenen einzureihen. Andere Intelligenztests brachten ein ähnliches Ergebnis. Die Schwester mit den ungünstigen Umweltverhältnissen war der anderen gegenüber deutlich im Nachteil.

---

[1] NEWMAN, FREEMAN u. HOLZINGER (1937).
[2] Eine genauere Aufstellung auch bei v. VERSCHUER (1959). Weitere getrennt erzogene EZ-Paare bei GARDENER u. NEWMAN (1940); GATES u. BRASH (1941); SOUDEK (1934); BURKS (1942); WOODSWORTH (1940).

Im Gegensatz zu dem obengenannten Paar Jessie und Bessie war das Gefühlsleben der Zwillinge überaus ähnlich; Olive war allerdings die Lebendigere und
Führendere.

Wir dürfen folgern: Die Familien- und Zwillingsuntersuchungen über Erblichkeit der Intelligenz führen zu dem Ergebnis, *daß es hier deutliche und praktisch
sehr wichtige erbliche Unterschiede gibt.* Sie zeigen aber außerdem: *Diese Unterschiede sind keineswegs ausschließlich für die beobachtete Variabilität verantwortlich.*
Gerade Untersuchungen an eineiigen Zwillingen, die getrennt aufgewachsen sind,
beweisen die *große Bedeutung von Erziehung und Übung* für die Fähigkeit, in Intelligenztests ein gutes Ergebnis zu erzielen.

Erbe und Umwelt wirken also zusammen. Die Umwelt scheint für die Ausbildung
so komplexer Leistungen, wie sie für das Bestehen im Test gefordert werden, wichtiger zu sein als für Grundbefindlichkeiten wie Grundstimmung, Antrieb und Empfindsamkeit.

Dieses Ergebnis legt uns den Wunsch nahe, weiter in das komplizierte Gefüge
dessen einzudringen, was man als Intelligenz bezeichnet. Wir fragen uns: *Lassen
sich einfachere Grundfunktionen herausarbeiten, die in ihrer Gesamtheit die Begabung
ausmachen?* In welcher Weise läßt sich die Erblichkeit dieser Grundfunktionen
aufweisen? Diese Frage richtet sich in erster Linie an den Psychologen, nicht so
sehr an den Genetiker. Sie wurde von psychologischer Seite auch viel diskutiert,
und die Meinungen sind sehr geteilt[1].

Wir wollen nur einen Versuch erwähnen, hier weiterzukommen. Das ist die
Einrichtung von Zwillingslagern: GOTTSCHALDT (1940) vereinigte 49 EZ und 39 ZZ
im Alter von 7—18 Jahren (Durchschnitt 11,3 Jahre) für mehrere Wochen in
einem Lager. Dort fanden er sowie seine Mitarbeiter Gelegenheit, die Zwillinge im
Tagesablauf genau zu beobachten und zwanglos Testversuche der verschiedensten
Art auszuführen. Mit jeder Versuchsperson wurden 39 Versuche aus allen Bereichen
intellektueller Betätigung durchgeführt. Dabei wurde nicht nur auf das Lösen
theoretischer Aufgaben, sondern auch auf die praktische Intelligenz geachtet.
Während die theoretische Untersuchung ein etwas ausgedehnteres Testprogramm
der üblichen Art enthielt, legte man bei der praktischen Prüfung etwa Wert auf
mechanische Geschicklichkeit, Ordnung von Sachen (Packen eines Koffers), ausgedehnte Suchversuche in einem größeren Gelände, Konstruktionsaufgaben, das
Anfertigen von Zeichnungen usw. Ziel der Prüfung war, „das gesamte Begabungs-
niveau in seinen vielfachen Ausdehnungen und in seinen unterschiedlichen Pro-
filen ... zu erfassen".

Aus den 39 Einzelversuchen jedes Kindes wurde die Begabungshöhe ermittelt.
Sie lag bei EZ-Paarlingen durchschnittlich $28,8 \pm 0,62$, bei ZZ-Paarlingen
$27,2 \pm 0,89$. Der mittlere Unterschied der einzelnen EZ-Paarlinge beträgt 0,18,
der Unterschied von ZZ 5,57. Die Verteilung der Unterschiede bei beiden Gruppen
zeigt Abb. 323.

Auch bei einer derart gründlichen Aufgliederung zeigt sich also die wesentlich
größere Ähnlichkeit bei EZ gegenüber ZZ[2].

Zu Anfang dieses Kapitels (X, 2) betrachteten wir die unteren Extremvarianten der Intelligenz, die Schwachsinnsformen. Zuletzt lernten wir Untersuchungen kennen, die sich mit der Intelligenzvererbung im normalen, mehr oder
weniger durchschnittlichen Bereich beschäftigen. Nichts liegt näher, als nun zu
fragen: *Läßt sich Erblichkeit auch für die Plusvarianten, also für besonders hohe
Begabung nachweisen?* Einzelne Beispiele für eine Häufung von Höchstbegabten in

---

[1] Vgl. GOTTSCHALDT (1940); STRANSKOV (1954); FULLER u. THOMPSON (1960).

[2] Die ins einzelne gehende Publikation der Ergebnisse aus diesem Großversuch steht leider
bis heute noch aus.

bestimmten Familien sind schon für längere Zeit bekannt. Abb. 324 zeigt den
berühmten Stammbaum der Familie DARWIN-GALTON. Auf der anderen Seite gibt

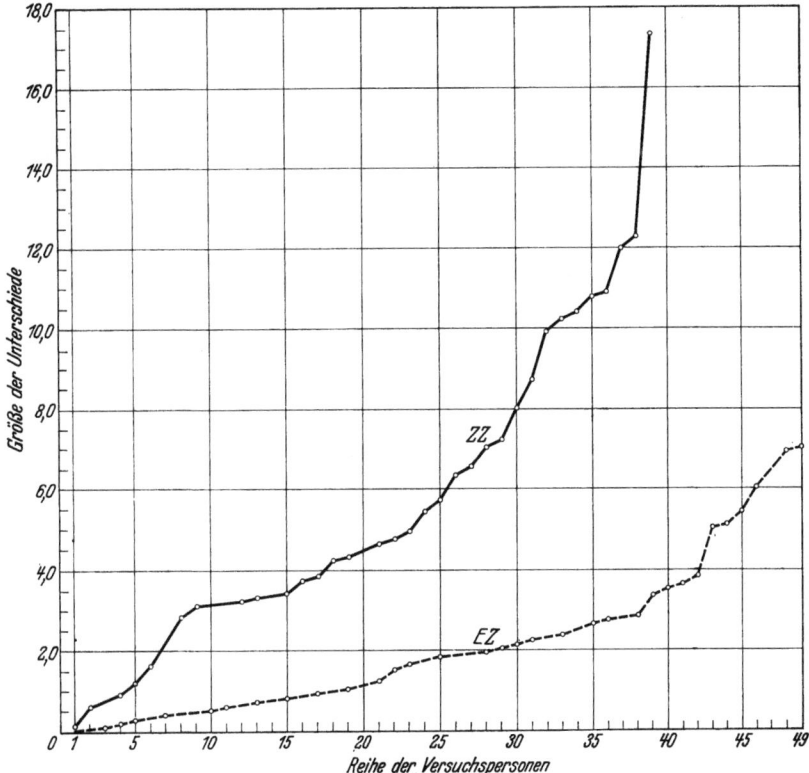

Abb. 323. Unterschiede der Durchschnittsleistungen von 49 EZ und 39 ZZ, errechnet aus 39 Versuchen mit Aufgaben zur Prüfung der praktischen und theoretischen Intelligenz. Jeder Punkt (○) stellt ein Paar dar (n. GOTT-SCHALDT 1940)

es aber auch Höchstbegabte, in deren Aszendenz von auffallenden Begabten nicht
die Rede ist. Beispiele sind der Philosoph KANT und der Mathematiker GAUSS[1].

Diese negativen Beobachtungen weisen auf die auch genetisch sehr komplexen
Bedingungen von Höchstleistungen hin. Ein aufschlußreiches Ergebnis verspre-

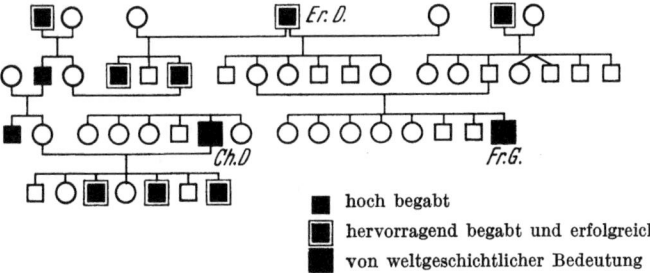

Abb. 324. Die Familie Darwin-Galton. Namen: *Er. D.* Erasmus Darwin; *Ch. D.* Charles Darwin; *Fr. G.* Francis Galton (n. LENZ, aus HOFFMANN 1940)

chen hier nur sorgfältige familienstatistische Erhebungen. F. GALTON (1865) war
der erste, der dieses Problem angriff. Methoden und Ergebnisse seiner Erhebung

---

[1] Einzelheiten über die Familie bei H. E. HOFFMANN (1940).

lernten wir schon auf S. 4f. kennen. Gegen seine Methoden sind erhebliche Einwände möglich.

Eine mit moderner erbstatistischer Methodik durchgeführte Erhebung zu diesem Problem verdanken wir A. JUDA (1953). Sie bat bedeutende Vertreter verschiedener wissenschaftlicher und künstlerischer Fachgebiete, diejenigen Vertreter ihres Gebietes im deutschen Sprachgebiet zu nennen, die sie unter den seit 1650 geborenen als die bedeutendsten ansähen. Unter den Bezeichneten wurden nun die ausgewählt, die von über 50% ihrer heutigen Fachkollegen genannt waren, insgesamt 117 Künstler und 197 Wissenschaftler. Unter ihnen befanden sich 20 Juden, 4 Künstler und 16 Wissenschaftler, die weiter unten getrennt besprochen werden sollen[1].

Nun versuchte man, mit allen zur Verfügung stehenden Mitteln Aufschluß über die Familien dieser Probanden zu gewinnen. Insgesamt erhielt man genaue Auskünfte über 3963 nahe Verwandte von Künstlern, 8025 nahe Verwandte von Wissenschaftlern. Unvollständig waren die Berichte über 2220 Künstler-Verwandte und 3781 Wissenschaftler-Verwandte.

Unter den zahlreichen Ergebnissen dieser Erhebung sollen uns vor allem die Angaben über besondere Begabung unter den näheren Verwandten interessieren (Tab. 163).

Tabelle 163. *Besondere künstlerische (k) und sonstige (s) Begabungen bei den nächsten erwachsenen Verwandten der 113 Künstler und 181 Wissenschaftler (Prozentzahlen)*

Verwandtschaftsgrade	Auszählung I				Auszählung II			
	Künstler		Wissensch.		Künstler		Wissensch.	
	k	s	k	s	k	s	k	s
Väter	36,3	9,0	10,5	14,4	37,2	9,0	10,5	14,4
Mütter . . .	18,6	4,5	5,5	2,8	19,5	4,5	5,5	2,8
Brüder . . .	34,6	3,2	9,2	8.2	35,2	3,8	9,2	12,8
Schwestern .	21,9	1,3	6,7	2,5	20,6	1,3	6,7	2,1
Söhne. . . .	52,0	5,0	13,2	7,8	52,0	6,0	13,2	19,0
Töchter . . .	40,3	3,4	15,9	4,8	39,5	3,4	15,9	4,8
Enkel. . . .	31,9	1,4	11,5	1,4	31,9	2,1	11,5	8,8
Enkelinnen .	30,3	—	12,1	6,1	30,3	0,9	12,1	6,1
Großväter v..	20,3	4,4	3,3	8,8	20,3	6,2	3,3	11,6
Großmütter v.	4,4	0,9	—	2,2	4,4	0,9	—	2,2
Großväter m.	12,4	4,4	2,8	5,5	12,4	4,4	2,8	6,1
Großmütter m.	1,8	—	3,3	2,8	1,8	—	3,3	2,8

Gezählt wurden alle Personen, bei denen ein auch im Gesamtrahmen der Familie auffallendes Talent vorhanden war, und zwar unabhängig davon, ob es sich in größerem Bereich geäußert hatte oder nicht (1. Auszählung). In einer zweiten Auszählung wurden auch noch die Personen hinzugenommen, bei denen nur Angaben über berufliche Erfolge in gehobener Stellung, etwa als Hochschulprofessoren, als hohe Beamte, vorlagen. Man sieht 1. Der Prozentsatz der Hochbegabten ist insbesondere im engeren Verwandtschaftskreis der Probanden sehr hoch; er wird im allgemeinen etwas niedriger bei entfernteren Verwandten. 2. Differenziert man die Begabungsrichtung nach mehr künstlerischer (k) oder mehr geistig-allgemeiner Begabung, so ist erstere in der Regel bei den Künstler-Verwandten, letztere bei den Wissenschaftler-Verwandten vermehrt vertreten. Muß man auch bedauern, daß (wohl infolge der Kriegsverhältnisse) keine entsprechende Vergleichsgruppe etwa über die Begabung der nahen Verwandten von Personen

---

[1] Zu dieser Gruppe vgl. B. SCHULZ. (1955)

in hoher sozialer Stellung, aber ohne herausragende Lebensleistung vorliegt, und ist auch die Schwierigkeit der Klassifikation jedes einzelnen Verwandten groß, so machen doch die Ergebnisse eine deutliche Häufung hervorragender Begabungen unter den engen Verwandten Höchstbegabter zumindest sehr wahrscheinlich.

Unterstrichen wird dieser Schluß dadurch, daß sich unter den engen Verwandten andere Personen befinden, die der Verfasserin ganz unabhängig ebenfalls als Probanden genannt worden waren. (Einmal Vater und Sohn, einmal Vater, Sohn und Bruder des Vaters, einmal zwei Brüder, einmal Großvater und Enkel, einmal Sohn des Vaters, einmal Söhne zweier Halbbrüder.) Diese Beobachtung liegt zweifellos weit jenseits aller Zufallsmöglichkeiten. Auf der anderen Seite zählten diejenigen Probanden zu den Ausnahmen, in deren engerer Verwandtschaft überhaupt keine herausragenden Talente irgendwelcher Art entdeckt werden konnten.

Wie wir sahen (S. 215f.), bietet die Methode der empirischen Familienstatistik, wie sie hier angewandt wurde, nicht nur die Möglichkeit, das Vorkommen eines bestimmten Einzelmerkmales zu untersuchen, sondern sie erlaubt auch eine Aufklärung der genetischen Beziehungen zu anderen Merkmalen. So war JUDA besonders an der Frage interessiert: Zeigen die Höchstbegabten oder ihre engeren Verwandten eine besondere Belastung mit Psychosen oder mit psychischen Auffälligkeiten, wie man sie unter dem Begriff der Psychopathie zusammenfaßt? Seitdem LOMBROSO das Begriffspaar „Genie und Irrsinn" in die Welt gesetzt hat, tauchen ja solche Zusammenhänge immer wieder auf, und manche gingen sogar so weit, eine Art geistiger Störung als unabdingbare Voraussetzung für die künstlerische Höchstleistung anzusehen. JUDA konnte diese Meinung in ihrer Allgemeinheit nicht bestätigen. Zwar traten unter den Probanden und wahrscheinlich auch unter ihren engeren Angehörigen Psychopathien und in geringerem Ausmaße auch Psychosen gegenüber dem Bevölkerungsdurchschnitt vermehrt auf. Diese Vermehrung war jedoch nicht erheblich; die Mehrzahl aller Höchstbegabten bewegte sich in ihrer übrigen psychischen Beschaffenheit und der sozialen Einordnung (Stabilität der Ehe, Kinderzahl usw.) durchaus im Rahmen der Norm.

Wie wir sahen, unterteilte JUDA die in der Verwandtschaft der Probanden vorkommenden Begabungen in allgemeine und speziell künstlerische Begabung. Das führt uns zu der Frage der *Spezialbegabungen*. Es besteht kein Zweifel, daß besonders für künstlerische Leistungen hohen Grades nicht nur eine „allgemeine" Intelligenz vorhanden sein muß, sondern daß die hier gefundenen Begabungen in hohem Grade *spezifisch* sind. Dabei soll uns hier nicht beschäftigen, was diese Spezifität im Grunde ausmacht. Wir haben Gründe zu der Vermutung, daß das im einzelnen — auch bei Begabung für die gleiche Kunstrichtung, z. B. Musik — verschieden sein kann.

Das berühmteste Beispiel einer Sippe mit hoher musikalischer Begabung ist die Familie BACH (Abb. 325)[1]. Als Beispiel für eine andere Begabung sei die Familie BERNOULLI genannt; sie enthielt eine große Zahl berühmter Mathematiker (Abb. 326).

Die Erblichkeit der Variationen in der Musikalität läßt sich auch innerhalb des durchschnittlichen Bereiches durch familienstatistische Erhebungen nachweisen. (Unter anderem MJÖEN, MJÖEN u. MJÖEN n. KROH, 1940); sie ergibt sich auch aus Zwillingsbefunden (nach v. VERSCHUER 1959). Von der anderen Seite an das Problem herangehend, untersuchte KALMUS (1949) die Erblichkeit der Klangblindheit: Er ließ den Versuchspersonen 50 charakteristische Partien aus allbekannten Liedern auf Schallplatten vorspielen, in die er zuvor Fehler eingefügt hatte. Die Unfähigkeit, falsch gespielte Melodien als falsch zu erkennen, erwies sich als erblich; KALMUS hielt sogar einen einfachen Erbgang für möglich.

---

[1] Für weitere Beobachtungen vgl. KROH (1940); HOFFMANN (1940).

Alle oben angeführten Befunde zeigen uns: An den Unterschieden, die inner-halb unserer Bevölkerung in den Merkmalen bestehen, die wir als Intelligenz und — allgemeiner — als Begabung bezeichnen, sind die Erbanlagen entscheidend betei-ligt. Dabei gibt es offenbar neben Erbanlagen, die ganz allgemein den Menschen

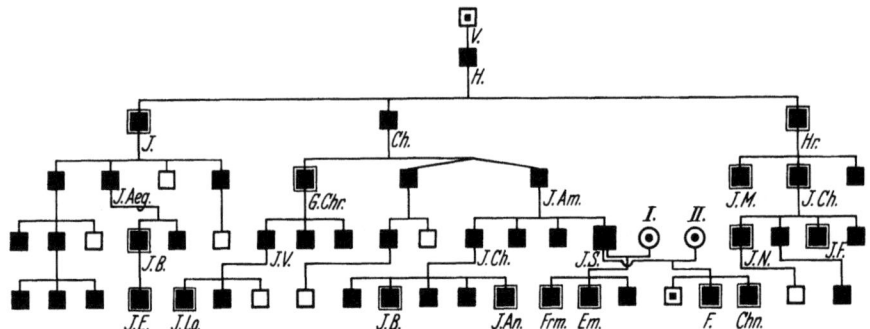

Abb. 325. Die Familie Bach. (Stammbaum und Erklärung nach F. Lenz.) □ Über musikalische Begabung ist nichts bekannt; ⊙ musikalische Begabung, die nicht beruflich getätigt wurde; ■ Berufsmusiker; ■ Komponisten; ■ Johann Sebastian Bach. Namen: I. Generation: V. = Veit Bach. III. Generation: J. = Johann, 1604—1673 (unsicher ob Komponist), Erfurt; Hr. = Heinrich, 1615—1692, Arnstadt; IV. Generation: G. Chr. = Georg Christof, 1642—1697, Schweinfurt; J. M. = Johann Michael, 1648—1694, Gekren; J. Ch. = Johann Christof, 1642—1703, Eisenach; V. Generation: J. B. = Johann Bernhard, 1676—1749, Eisenach; J. S. = Johann Sebastian, 1685—1750, Leipzig; J. N. = Johann Nikolaus, 1669—1753, Jena; J. F. = Johann Friedrich, 1730, Mühl-hausen in Th.; VI. Generation: J. E. = Johann Ernst, 1722—1777, Eisenach; J. Lo. = Johann Lorenz, 1695—1773, Laben in Frk.; J. B. = Johann Bernhard, 1700—1743, Ohrdruf; J. An. = Johann Andreas, 1713—1779, Ohrdruf; Frm. = Wilhelm Friedemann, 1710—1784, Halle a. S.; Em. = Karl Philipp Emanuel, 1714—1788, Berlin, Ham-burg; F. = Johann Christoph Friedrich, 1732—1795, Bückeburg; Chn. = Johann Christian, 1735—1782, Mailand, London (n. Hoffmann 1940)

mehr oder weniger rasch, vielseitig und originell denken lassen, auch solche, die speziellere Fähigkeiten bedingen. Auf der anderen Seite zeigen aber gerade die Ergebnisse der Zwillingsforschung und insbesondere der Untersuchungen an EZ, die getrennt aufgewachsen waren: Auch der Einfluß der Umwelt ist groß. *Erst im Zusammenwirken der verschiedenen Erbanlagen mit Erziehung und Umwelt entsteht das, was wir intelligentes Verhalten und geistige Leistungsfähigkeit nennen.*

Dabei taten wir bisher so, als ob Leistungsfähigkeit und Lebensbewährung nur von dem Grade der Intelligenz abhingen. Wie jeder weiß, ist das nicht der Fall. Genauso wichtig sind diejenigen Verhaltensweisen und Eigenschaften der Persönlichkeit, die wir unter der Be-zeichnung „*Charakter*" zusammenfassen. In diesem etwas schwimmenden Begriff verbinden sich uns Elemente der vitalen Grundstruktur mit solchen der Intelligenz und der wissensmäßigen Selbstbeherrschung und Selbst-lenkung. Das entscheidende Endergebnis ist nicht eigent-lich ein psychologisches, sondern ein soziales: Die Ein-fügung in die soziale Ordnung, der geordnete und ge-lenkte Lebensaufbau, die Lebensleistung innerhalb der Gemeinschaft. Dabei darf aber auch der Begriff der Einfügung nicht zu eng gesehen werden. Häufig empfinden wir gerade den Menschen als charaktervoll, der gegen das Neigungsgefälle seiner sozialen Umwelt, dem Gesetz in der eigenen Brust treubleibend, seinen eigenen Weg geht. Die Beurteilung wird hier im Einzelfall stark schwanken und vom Standpunkt des Beobachters abhängen.

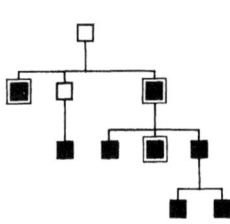

Abb. 326. Häufung von Hoch-begabten in der Mathema-tiker-Familie Bernoulli

Es gibt jedoch einen nicht unbeträchtlichen Teil von Persönlichkeiten, die im Leben oder irgend einem Teilgebiet des Lebens eindeutig versagen; sie leiden an ihrer Umwelt oder die Umwelt leidet an ihnen. Hier — im Bereich der „Neurosen" und der „Psychopathie" — ist es besonders schwer, zu eindeutigen Ergebnissen über die Beteiligung genetischer Faktoren zu kommen[1]. Am ehesten gelingt das noch bei *Extremvarianten* des Verhaltens. Ähnlich wie beim Schwachsinn, so zeigen auch hier die Extremvarianten das Bild gleichsam wie durch die Lupe.

4. Genetische Einflüsse bei Extremvarianten des Verhaltens

Zunächst ein Beispiel aus dem Bereich psychosexuellen Verhaltens: Die *Homosexualität.* KALLMANN untersuchte die Häufigkeit dieser bei uns als anormal empfundenen Verhaltensweise bei 95 Zwillingspaaren, 44 EZ und 51 ZZ. Dabei ist der Grad der Homosexualität in 6 Stufen eingeteilt (nach KINSEY), wobei die Stufen 1—4 nur einen geringen Grad, die Stufen 5—6 einen hohen Grad anzeigen. Die Probanden waren aus Gerichtsakten entnommen worden; sie bildeten deshalb eine Auslese nach hochgradigen Homosexuellen und dazu noch nach solchen, die wegen ihres Verhaltens straffällig geworden waren.

Man sieht: Auffällig ist die hohe Konkordanz bei EZ. Unter 44 Paaren ist kein einziges, bei dem der andere Paarling nicht wenigstens eine leichte Homosexualität aufweist. 31 von 44 Zwillingsbrüdern sind sogar ebenso hochgradig homosexuell wie die Probanden. Dagegen erwiesen sich von 51 ZZ immerhin 38 als völlig diskordant, obwohl homosexuelles Verhalten geringen Ausmaßes (Stufe 1—4) in der Durchschnittsbevölkerung nach den Ergebnissen KINSEYs relativ häufig ist. Gegen die genetische Deutung der hohen Konkordanz bei EZ ist ein naheliegender Einwand möglich: Vielleicht hat der eine Paarling den anderen oft zu homosexuellen Handlungen verführt, und vielleicht ist diese Verführung bei EZ besonders leicht möglich, weil sie so eng zusammenleben? Hier

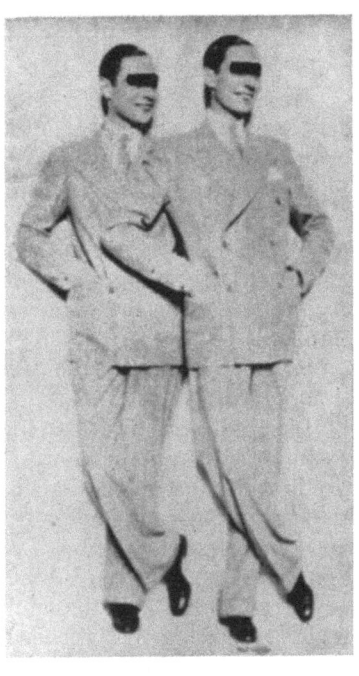

Abb. 327. Homosexuelle eineiige Zwillinge (n. KALLMANN)

betont KALLMANN ausdrücklich: Alle Zwillingspaare bestritten kategorisch, jemals untereinander in sexuellen Beziehungen gestanden zu haben. Es kam zwar vor, daß einer den anderen bei Partnern einführte; in der Regel jedoch entwickelten sie ihr Verhalten völlig unabhängig voneinander (Abb. 327). Trotzdem ging ihre Konkordanz wesentlich weiter, als die Tab. 164 verrät: Die meisten Paare

Tabelle 164 *Homosexualität bei ein- und zweieiigen Zwillingen* (nach KALLMANN 1953)

	Konkordanz (2. Paarling 5—6)	Konkordanz (2. Paarling 1—4)	Diskordanz	Insgesamt
EZ	31	13	—	44
ZZ	2	11	38	51

übernehmen auch in den von ihnen gepflegten homosexuellen Beziehungen die gleiche Rolle, in ihrem Aussehen zeigt sich der gleiche Grad von Feminisierung usw.

Dieser Befund erinnert sehr an Ergebnisse der Verhaltensforschung bei Tieren: „Das Auslöseschema, auf das das sexuelle Triebverhalten des Mannes sonst

---

[1] Diskussion bei BECKER (1958); vgl. auch SLATER (1953); KALLMANN (1953).

anspricht, ist hier abgewandelt, pervertiert, und diese Variante ist erblich" (BECKER 1958).

Man muß allerdings die Materialauslese berücksichtigen: Da KALLMANN von Gerichtsakten ausging, finden sich unter seinen Probanden nur schwer Homosexuelle. Der Rückschluß auf die hohe Bedeutung genetischer Faktoren gilt also nur für diese Gruppe. Zwillingsuntersuchungen über nur gelegentliche homosexuelle Entgleisungen liegen unseres Wissens nicht vor; die allgemeine Erfahrung aus Internaten usw. gestattet jedoch die Vermutung: Leichtere Formen dürften viel häufiger durch Umweltwirkungen wie Isolierung in rein männlicher Gesellschaft und Verführung zustandekommen. Hier sind zweifellos die allgemeinen Sitten und Gepflogenheiten sehr wichtig. Bekanntlich war ja im klassischen Griechenland die Homosexualität und insbesondere die Päderastie weit verbreitet und sozial anerkannt, ja teilweise hoch geachtet (vgl. PLATOs Gastmahl).

Wenn wir für die „Kernform" der ausgesprochenen Homosexualität die erbliche Veranlagung als entscheidend wichtig anerkennen, so erhebt sich sofort die Frage nach der Natur dieser genetischen Grundlage. Auf Grund statistischer Ergebnisse hatte LANG (1945) die Hypothese aufgestellt, die Homosexuellen seien genetisch nicht männlich, sondern weiblich. Als es möglich wurde, das genotypische Geschlecht zu bestimmen, lag es nahe, diese Methode auf Homosexuelle anzuwenden[1]. Das Ergebnis war durchaus negativ: Homosexuelle unterscheiden sich in ihrem Geschlechtschromatin nicht von normal heterosexuell veranlagten Männern.

So einfach ist also die Beziehung zwischen Genotyp und Phänotyp bei der Homosexualität nicht.

Die Homosexualität ist eine zwar in den Einzelheiten komplexe, aber doch insgesamt relativ gut definierte Variante des Verhaltens, die dann sekundär zum Konflikt mit der gesellschaftlichen Ordnung und speziell zur Straffälligkeit führt. Man kann nun auch anders fragen: *Wie verhält es sich generell mit der Erblichkeit von Verhaltensweisen, die mit der sozialen Ordnung nicht vereinbar sind und deshalb strafrechtlich verfolgt werden müssen?* Was wissen wir über genetische Faktoren bei der Kriminalität? Rein gefühlsmäßig wäre man geneigt anzunehmen: Gewiß gehören auch zum Verbrecher besondere angeborene Eigenschaften. Das Entscheidende ist aber die Verführung durch schlechte Umwelteinflüsse, eben der „böse Wille" des Verbrechers. Dieser „böse Wille" ist es auch, der ethisch die Strafe erheischt. Demgegenüber wirkte das Ergebnis der Zwillingsuntersuchungen von J. LANGE (1930) wie eine Bombe. Er veröffentlichte es unter dem provozierenden Titel „Verbrechen als Schicksal". Wir lernten es auf S. 182 im Rahmen eines Rechenbeispiels bereits kurz kennen. Inzwischen führte man bei einer größeren Zahl ähnliche Untersuchungen durch; sie sind in Tab. 165 zusammengefaßt.

Das auffälligste Ergebnis aller dieser Untersuchungen ist *die überaus hohe Konkordanz bei EZ.* Sie schwankt etwas von Serie zu Serie; in Deutschland liegt sie z. B. in der Serie von KRANZ etwas unter dem Wert von LANGE. Bei der Analyse im einzelnen stellt sich heraus, daß die Konkordanz besonders hoch liegt, wenn die Zwillinge Schwer- und Rückfallverbrecher sind, und wenn die Neigung zum Verbrechen sich früh im Leben äußerte. In solchen Fällen geht die Konkordanz häufig über die reine Tatsache der Straffälligkeit hinaus und betrifft auch Art und Schwere des Verbrechens.

Man kann sagen: Gelegenheit macht Diebe — aber keine Schwer- und Rückfallverbrecher. Sie werden geboren[2].

---

[1] TH. LÜES u. I. H. SCHULZ (1937); BLEULER u. WIEDEMANN (1956).

[2] Zu diesem Fragenkomplex vgl. die ausführliche Diskussion bei STUMPFL (1940). Dort auch mehr Material über Verbrecherfamilien, die Heiratssitten der Verbrecher usw.

Tabelle 165. *Zwillingsstudien über Verbrechen und Vergehen* (nach SHIELDS 1954; aus FULLER u. THOMPSON 1960, gekürzt[1])

Untersuchtes Merkmal	Autor	Land, Jahr	EZ		ZZ		PZ	
			konk.	disk.	konk.	disk.	konk.	disk.
Erwachsene Verbrecher	LANGE	Deutschland 1929	10	3	3	15	—	—
Erwachsene Verbrecher	STUMPEL	Deutschland 1936	11	7	7	12	2	26
Erwachsene Verbrecher	KRANZ	Deutschland 1936	20	11	23	20	7	43
Erwachsene Verbrecher	BORGSTRÖM	Finnland 1939	3	1	2	3	2	8
Erwachsene Verbrecher	ROSANOFF u. Mitarb	USA 1934	25	12	5	23	1	31
Jugendliche Verbrecher	ROSANOFF u. Mitarb.	USA 1934	39	3	20	5	8	32

5. Erblichkeit von Persönlichkeits- und Charaktermerkmalen im Bereich des Normalen

Schwieriger wird das Problem, naht man sich den Verhaltensweisen im Bereich des „Normalen". Hier ist es überaus schwer, zuverlässige Auskünfte zu erhalten: Erb- und Umweltwirkungen sind überaus eng und schlecht entwirrbar miteinander verknüpft.

Daß die Methode der Familienstatistik hier versagen muß, liegt nach dem oben Gesagten auf der Hand. Unglücklicherweise versagt aber auch die Zwillingsmethode, oder die Beurteilung von Zwillingsbefunden wird doch sehr erschwert: Hier kommt nämlich die besondere Situation ins Spiel, in der eineiige Zwillinge von früher Kindheit an leben: Es muß ja die Eigenart eines Menschen beeinflussen, wenn er sozusagen von Anfang an einen „Doppelgänger" neben sich findet. So ist wohl bekannt, daß die Persönlichkeitsentwicklung von EZ durch das Verhältnis zum Partner sehr stark mitbestimmt wird. Im einzelnen kann sich das ganz verschieden auswirken. Sehr häufig ist eine Art Führer-Gefolgschaftsverhältnis: Der eine Paarling tritt als Sprecher auf; er bestimmt, was getan wird; er ist selbständiger, während der andere in dienender Abhängigkeit verharrt. Oft kommt es so zu einer regelrechten Arbeitsteilung (v. BRACKEN); die Zwillinge bilden eine „Gruppe", in der die Gesetze der „Gruppendynamik" (vgl. HOFSTÄTTER 1957) sich auswirken. Dadurch kann es u. U. zu ganz erheblichen psychischen Schwierigkeiten kommen, ja es wurde Erkrankung des abhängigen Paarlings an einer Neurose mit hysterischen Lähmungen usw. beschrieben (PETERSON 1949), die sich aus der Besonderheit der Zwillingssituation heraus (drohender Verlust des anderen Paarlings) zwanglos deuten ließ. Nicht selten erleben die Zwillinge ihre Situation als ausgesprochene Gefahr für die eigene Persönlichkeit und geben sich Mühe, auch äußerlich so unähnlich wie möglich zu erscheinen. Manchmal führt das „Doppelgängerleben" auch zu ausgesprochenen „*Zwillingsfeindschaften*"[2].

Besonderen Aufschluß bietet die Längsschnittbetrachtung des Lebensschicksals von eineiigen Zwillingen im ganzen (v. VERSCHUER 1954 und Arbeiten seiner Schule). v. VERSCHUER fand im ganzen eine höhere Diskordanz, als er erwartet hatte. Er unterscheidet drei Gruppen: 1. Eine relativ hochdifferenzierte Gruppe überdurchschnittlich begabter Zwillinge. Bei ihnen finden sich relativ *große*

---

[1] Eine weitere Erhebung führte YOSHIMASU (1941) in Japan aus. Die Werte waren uns nicht zugänglich.

[2] Eindrucksvolle Beispiele bei v. VERSCHUER (1954, 1959).

Unterschiede im Lebensschicksal: Diese Menschen sind offenbar so reich veranlagt, daß sie durchaus verschiedene Möglichkeiten zu realisieren in der Lage sind, — je nach der Chance, die sich ihnen bietet.

2. Eine Mittelgruppe durchschnittlich begabter und differenzierter Menschen. EZ dieser Gruppe zeigen in ihrem Lebensablauf eine *relativ hohe Konkordanz*. Die Variationsbreite der Möglichkeiten ist offenbar nicht sehr groß.

3. Eine Gruppe unterdurchschnittlich begabter, relativ primitiver Menschen. Hier sind EZ wieder mehr *diskordant*. Offenbar hängt es stark von Zufälligkeiten ab, wie das Leben dieser Menschen verläuft. Die eigene zielgerichtete Kraft ist gering.

Auf welchen Wegen ist für die psychologische Erbforschung beim Menschen in Zukunft neuer Aufschluß zu erwarten?

Zunächst wird man sich die Möglichkeiten der Zwillingsmethode weiterhin zunutze machen. Nach der Hochflut von Zwillingsarbeiten in den dreißiger Jahren ist eine gewisse Zwillingsmüdigkeit eingetreten. Führt diese Pause dazu, die Möglichkeit und die Grenzen der Methode in Ruhe neu zu durchdenken, dann kann sie sogar von Nutzen sein. Gründliche Zwillingserhebungen fehlen besonders in der Neurosenlehre, obwohl gerade hier auch für das Seelenleben im Bereich des normalen Aufschlüsse zu erwarten sind.

Der zweite Weg, den wir für aussichtsreich halten, geht von einer mathematischen Analyse der psychologischen Phänomene selbst aus: Man kann die Versuchspersonen einer umfangreichen ,,Batterie" von Tests unterwerfen, die ihre Fähigkeiten und ihr Verhalten möglichst umfassend prüfen. Dann berechnet man Korrelationen zwischen allen möglichen Kombinationen von zwei Ergebnissen und stellt fest, ob sich dabei Korrelationsschwerpunkte bilden. Man ging dabei ursprünglich von der Annahme aus, solche Schwerpunkte wären auf psychische Grundqualitäten der ,,Faktoren" zurückzuführen. Deshalb spricht man auch von ,,Faktorenanalyse". Besonders naive Untersucher haben gemeint, sie könnten die so herausgearbeiteten Faktoren unmittelbar genetisch interpretieren oder gar zu einzelnen Genen in Beziehung setzen. Das geht natürlich nicht[1]. Die Hoffnung ist trotzdem nicht unbegründet, man könne auf diesem Wege der erblichen Grundlage psychischer Eigenschaften wenigstens näher rücken.

Der umgekehrte Weg würde nicht vom (psychischen) Phän zum Gen, sondern vom Gen zum Phän führen. Man könnte sich z. B. vorstellen, daß zunächst irgendwie somatisch charakterisierte erbliche Merkmale gefunden würden, deren Träger dann auch — gleichsam als pleiotrope Nebenwirkungen der betreffenden Gene — psychische Besonderheiten irgendwelcher Art aufwiesen. Modelle dieser Art gibt es, wie wir sahen, beim Schwachsinn: Sehr viele Formen sind durch spezifische genetische Blocks hervorgerufen, die sich biochemisch darstellen lassen. Die Diagnose ist zunächst nur somatisch; der psychologische Effekt ist als Folge der biochemischen Störung erklärbar.

Hier ist der Weg vom Soma zur Psyche sehr einfach — so einfach, daß man für die normale Variabilität wenig Aufschluß gewinnt. Grob gesagt: Werfe ich jemandem einen Stein auf den Kopf, und das Gehirn arbeitet nun nicht mehr ordentlich, dann läßt dieser Befund wenig Rückschlüsse auf seine normale Funktion zu.

Erstrebenswert sind also somatisch charakterisierte Genwirkungen, zu denen sich Varianten des seelischen Befindens und Verhaltens auf normalem Intelligenzniveau in Beziehung setzen lassen.

Vielleicht bilden Befunde an einer seltenen erblichen Variante des Elektroencephalogramms (EEG) einen Ansatz in dieser Richtung[2].

---

[1] Diskussion u. a. bei THOMPSON u. FULLER (1960).

[2] Das folgende nach VOGEL u. GÖTZE (1959), durch weitere, noch unveröffentlichte Befunde ergänzt.

Wie wir sahen (S. 133), wird das „normale" EEG durch sogenannte α-Wellen im Frequenzband 8—13/sec (durchschnittlich 10/sec) beherrscht. Sie sind in occipitalen Ableitungen besonders deutlich und mehr oder weniger durchgehend sichtbar. Öffnet der Patient die Augen, so verschwinden sie; schließt er die Augen, so kehren sie sofort zurück.

Neben den α-Wellen finden sich in wechselnder Ausprägung rasche (β-Wellen) und einzelne 4—7/sec Wellen (ϑ-Wellen).

Nun gibt es aber einzelne Menschen, bei denen man occipital keine α-Wellen, sondern trägere Potentiale (etwa 4—5/sec) findet. Das kommt zunächst bei Kindern vor; man findet es aber auch bei Erwachsenen, z. B. bei einigen Krampfkranken. In einzelnen Fällen zeigen diese Wellen besondere Eigenschaften.

a) Sie sind von α-Wellen normaler Frequenz untermischt. Man hat den Eindruck, als ob mehrere α-Wellen zu einer derartigen Welle verschmelzen würden, wobei diese Verschmelzung mehr oder weniger vollständig sein kann.

b) Im Gegensatz zu manchen ϑ-Wellen, die gelegentlich bei Jugendlichen ganz ähnlich geformt sein können, verschwinden diese Wellen beim Öffnen der Augen vollständig; sie verhalten sich also auf Lichtreiz wie α-Wellen.

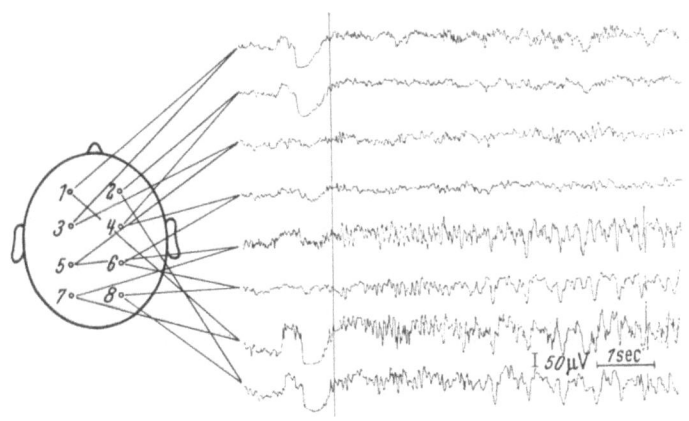

Reaktion auf Augenschluss

Abb. 328. Auftreten von α-Wellen nach Augenschluß bei einem Patienten mit 4—5/sec. α-Äquivalenten (n. VOGEL u. GÖTZE 1959)

c) Dieses letztgenannte Symptom ist nicht ganz spezifisch, es gibt gelegentlich auch andere, occipitale trägere Wellen, die beim Augenöffnen verschwinden. Wichtig ist aber das folgende Merkmal: Nach Augenschluß treten nicht sofort wieder 4—5/sec Wellen auf, sondern man beobachtet für kurze Zeit α-Wellen, die dann erst durch die typischen 4—5/sec Wellen abgelöst werden (Abb. 328). Dadurch unterscheiden sie sich von ähnlichen Wellen vor allem im kindlichen EEG.

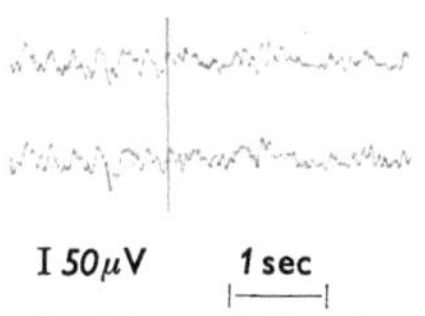

d) Eine besonders charakteristische Eigenschaft dieser 4—5/sec Wellen ist ihre Störbarkeit. Sitzt der Patient während der Ableitung nicht völlig ruhig und entspannt, so können auch bei geschlossenen Augen die α-Äquivalente über längere Strecken der Ableitung hin verschwinden und einem regelmäßigen α-Rhythmus Platz machen (Abb. 329).

Abb. 329. Störung der 4—5 pro sec Wellen und Auftreten von α-Wellen bei Händeklatschen (n. VOGEL u. GÖTZE)

Es wurde nun über 4 Familien mit 8 Personen berichtet, die dieses Merkmal als regelmäßigen, über längere Zeit konstanten Befund zeigten. Darunter befand sich ein konkordantes eineiiges Zwillingspaar. Die 6 untersuchten

Eltern erwiesen sich als merkmalsfrei. In den Geschwisterschaften errechnete sich für die Aufspaltungsziffer[1]:

$$\hat{p} = 0{,}30 \qquad V = 0{,}021 \qquad s_{\hat{p}} = 0{,}145 \ .$$

Wenn auch wegen der kleinen Zahlen bezüglich der genetischen Interpretation große Vorsicht am Platze ist, so ist doch das Ergebnis mit autosomal-recessivem Erbgang vereinbar. Eine typische Familie zeigt Abb. 330.

Das Merkmal ist relativ selten; seine Häufigkeit läßt sich grob auf 1 : 1000 oder etwa mehr schätzen.

In den 4 Familien findet sich eine Anhäufung der verschiedensten Besonderheiten: Der Proband 1 war bis zum 15. Lebensjahr Bettnässer. Seit dem 13. Jahr besteht eine periodisch auftretende Poriomanie (Wandertrieb). Auf seinen Wanderungen schreckt er auch vor kriminellen Delikten nicht zurück; er war verschiedentlich in Heimen untergebracht und machte sogar mit dem Jugendgefängnis Bekanntschaft. Er leidet unter starken Kopfschmerzen. In der Schule leistete er zunächst Normales, blieb aber später zurück. Eine Berufsausbildung erwies sich als unmöglich.

Der Bruder (Merkmalsträger) ist unauffällig, der Vater, jetzt Arbeiter, war im Kriege Nahkampfspezialist und erwarb als solcher eine extrem hohe Tapferkeitsauszeichnung. Er ist leicht erregbar und leidet unter schweren Kopfschmerzen. Seine Intelligenz ist gut. Die Mutter ist wegen Schwindelanfällen und Kopfschmerzen in neurologischer Behandlung.

Der Proband der 2. Familie (Abb. 330, 2. Kind) ist seit Jahren psychisch schwer verändert. Sein Verhalten ist asozial bis zur Kriminalität; er befindet sich nach einem schweren Delikt auf Grund des § 51,1 in einer Heil- und Pflegeanstalt. Er neigt u. a. zum Transvestitismus; insgesamt bietet er das Bild einer sehr ausgesprochenen Psychopathie. Dabei ist die Intelligenz gut, eher überdurchschnittlich.

Die beiden das Merkmal tragenden Brüder haben keine über das normale Maß hinausgehenden Schwierigkeiten; der älteste durchlief die Schule als Klassenbester.

Der Vater ist ein in seinem Fach überdurchschnittlich erfolgreicher Akademiker, die Mutter ist überdurchschnittlich intelligent und leidet zeitweise an Kopfschmerzen.

Die beiden Probandinnen in der 3. Familie sind überdurchschnittlich intelligent und unauffällig. Der Vater war Hochschulprofessor, die Mutter studierte Geschichte. Beide Eltern entstammen der gleichen Begabtenfamilie, die viele bekannte Namen enthält.

Der Proband der Familie 4, von Beruf Zuschneider, leidet seit einiger Zeit unter schweren Kopfschmerzen mit Schwindelgefühl usw., ohne organische Ursache; die Diagnose eines Neurologen lautete: „Psychogene Anfälle, Angstsymptomatik". Die übrigen Familienangehörigen sind unauffällig.

Inzwischen wurde noch eine Reihe weiterer Probanden mit dieser EEG-Variante beobachtet. Einige waren psychisch unauffällig. Die Mehrzahl dagegen zeigte leichtere oder schwerere Abweichungen von der Norm (Zwangsneurose; psychogene Angstzustände), ohne daß man von der psychologischen Seite her vorläufig einen gemeinsamen Nenner finden könnte. Auch die Eltern, die ja, wenn die Hypothese des autosomal-recessiven Erbganges zutrifft, heterozygot sein müssen, weichen teilweise vom Bevölkerungsdurchschnitt ab, wenn auch nicht so auffällig wie die Patienten selbst.

Einen gemeinsamen Zug haben die Patienten und ihre Familien: Die Intelligenz ist nicht herabgesetzt. Sie ist in einigen Fällen eher überdurchschnittlich. Das scheint auch für einen Teil der engeren Familienangehörigen zu gelten.

Vergleichen wir diesen Befund mit dem in Kap. X, 1 diskutierten Ergebnis über genetisch und wahrscheinlich monomer bedingte Verhaltensmerkmale bei Bienen: Dort konnten Unterschiede in zwei einfach mendelnden Genen wahrscheinlich gemacht werden. Das eine von ihnen bewirkte Abnehmen der Deckel von den Waben-Zellen, in denen sich kranke Larven befanden, das zweite kontrollierte, ob die kranken Puppen herausgenommen werden oder nicht. Es besteht also eine 1 : 1-Beziehung zwischen Gen und spezifischer Verhaltensweise.

Ganz anders bei dem obenerwähnten Merkmal des Menschen: Hier ist der Einfluß eines Gens auf das Verhalten durchaus unspezifisch. Die erbliche Variante

---

[1] Methode der Maximum likelihood-scores S. 198.

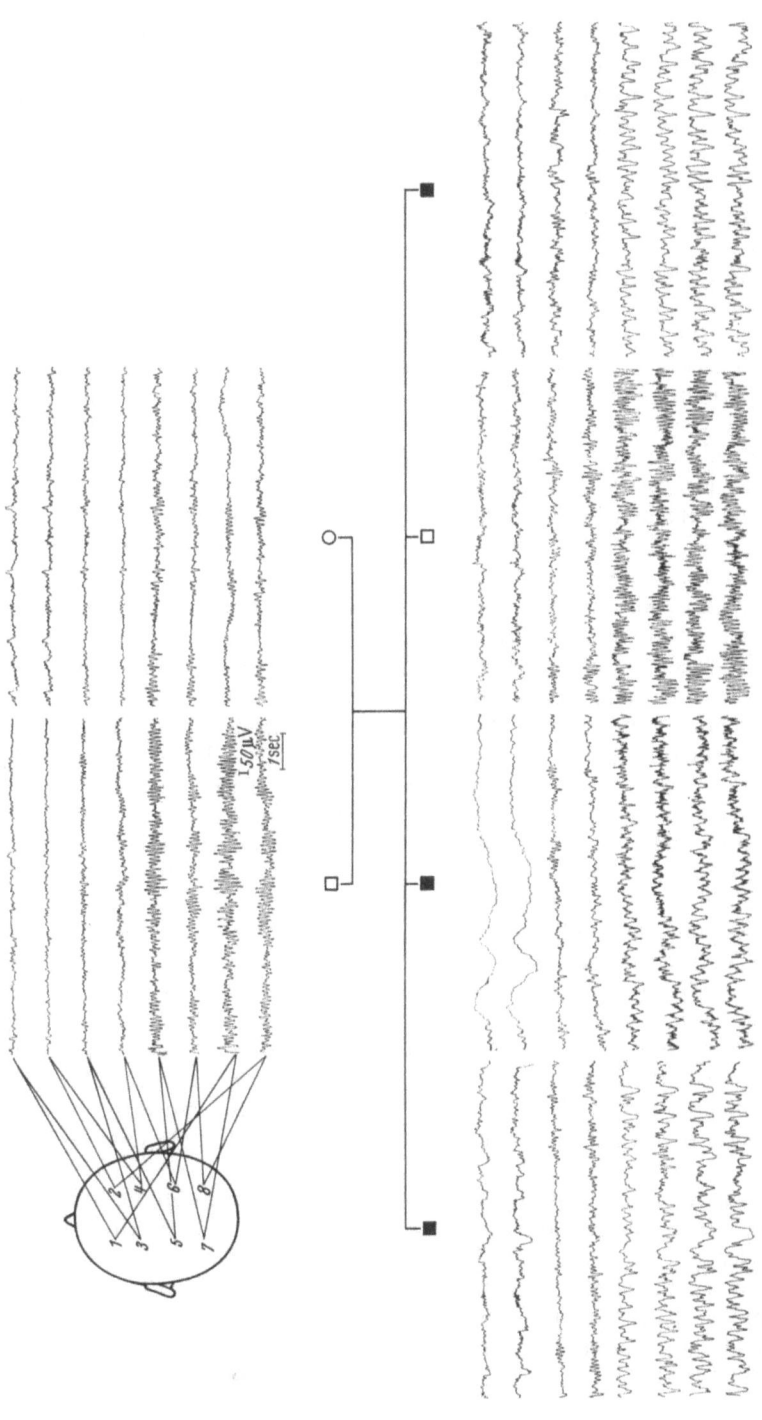

Abb. 330. Eine Familienbeobachtung. α-EEG bei beiden Eltern, 4—5/sec α-Äquivalente bei 3 von 4 Kindern (beim Probanden, 2. Kind, infolge mangelnder Kooperation durch Wechselstrom gestört) (VOGEL u. GÖTZE 1959)

führt zu irgendeiner Verschiebung im psychischen Bereich. Diese Verschiebung kann — je nach den sonstigen inneren und äußeren Bedingungen — die verschiedensten Verhaltensweisen zur Folge haben. Sie bleiben teilweise völlig im Bereich dessen, was wir als „normal" empfinden; häufig aber werden diese Menschen auffällig oder weichen gar in sozial untragbarem Grade von der Norm ab. Diese Abweichungen sind so unspezifisch, daß es völlig unmöglich gewesen wäre, in ähnlicher Weise wie in dem Bienenbeispiel auf Grund der Analyse des Phänotyps, im Verhalten die genetische Grundlage zu erkennen. Wir benötigten dazu ein somatisches, in diesem Fall elektrophysiologisch charakterisiertes Merkmal, — eben die EEG-Variante mit 4—5/sec occipitalen α-Äquivalenten, die besondere Eigenschaften aufweisen.

Dieser Unterschied zwischen zwei Genwirkungen bei Insekt und Mensch zeigt uns modellmäßig, *wie prinzipiell anders wir uns die genetische Steuerung von Verhaltensmerkmalen beim Menschen vorzustellen haben.* Vielleicht läßt sich dieser Unterschied an einem technischen Modell erläutern[1]: Die genetische Determination von Verhaltensweisen beim Insekt ist etwa mit einer gewöhnlichen Werkzeugmaschine vergleichbar. Sie ist für ganz bestimmte, eng umgrenzte Tätigkeiten gebaut und führt sie immer in gleicher Weise aus, bis sie abgenutzt ist. Dagegen läßt sich die genetische Determination beim Menschen eher mit dem Bau einer elektronischen Rechenmaschine vergleichen. Je nach ihrer Größe und ihrem Bauprinzip gibt es Maschinen mit verschiedener allgemeiner Leistungsfähigkeit („Intelligenz") z. B. mit verschiedenem Speichervermögen („Gedächtnis"). Was aber die Maschine konkret tun soll, dazu muß sie programmiert werden („Erziehung"). Wenn man sie ungeschickt programmiert, bleibt sie stehen oder rechnet Unsinn („Neurose"). Dabei besitzt der Mensch eine größere (individuell — genetisch bedingt — verschieden große) Toleranz gegenüber „Programmierfehlern" als die Maschine. Eine weitere Parallele ist die Fähigkeit, durch Erfahrungen zu lernen. Natürlich ist die Parallele nicht absolut. So gibt es sicher auch beim menschlichen Verhalten Teile, die nach Art der Werkzeugmaschine konstruiert sind; so machen z. B. die Zwillingsuntersuchungen über Homosexualität wahrscheinlich, daß die Ausleseschemata des normalen heterosexuellen Verhaltens im Grunde genetisch in mehr oder weniger spezifischer Weise festgelegt sind, wenn sie auch der Ausgestaltung im einzelnen durch „Programmieren" bedürfen. Es gibt aber auch andere Auslöseschemata dieser Art. So ruft z. B. eine bestimmte Merkmalskombination das „Brutpflege"-Verhalten hervor (nach LORENZ 1954): „Die wesentlichsten Schlüsselreize sind: 1. ein dicker Kopf mit stark vorgewölbter Stirnpartie und zurücktretendem Kieferteil des Schädels, 2. großes, verhältnismäßig tief unter dem Scheitel liegendes Auge, 3. dicke Wangenpartie, 4. allgemein rundliche Körperformen, 5. kurze, dicke Extremitäten, 6. weich elastische Konsistenz und schließlich 7. ungeschickte, unsicher tolpatschige Bewegungsweise." So gibt es beim Menschen sicher noch mehr ererbte „Instinktformeln".

Auf der anderen Seite ist es sehr zweifelhaft, inwieweit sich die höheren geistigen und seelischen Funktionen durch den Vergleich mit dem Prinzip elektronischer Rechenmaschinen noch adäquat beschreiben lassen[2]. Sicher ist das da, wo wir Entscheidungen zu treffen haben, die von unseren Werthaltungen abhängen, nicht mehr der Fall. Hier betreten wir den Bereich, in dem die geistig-seelische Besonderheit des Menschen die naturwissenschaftliche Analyse an eine Grenze gelangen läßt. Hier erfahren wir das, was man in notwendig unzulänglicher Weise

---

[1] Dabei sind wir uns der Gefahren eines solchen Vergleiches durchaus bewußt.
[2] Vgl. die Diskussion auf der 101. Tagung deutscher Naturforscher und Ärzte 1960, Naturwissenschaften (1961).

mit den Begriffen „Freiheit", „Entscheidung", „Verantwortung" usw. zu umschreiben versucht.

6. Das Problem der „Rassenseele"

Wie wir in Kap. IX, 2 sahen, gliedert sich die Menschheit in *Rassen*. Rassen sind
Gruppen, die einen bestimmten Teil ihres Erbanlagenbestandes gemeinsam
haben, während sie sich in diesen Merkmalen von anderen Rassen unterscheiden.
Als Unterscheidungsmerkmale verwendet man vorwiegend Gestalt- und Pigment-
merkmale wie Hautfarbe, Haarfarbe, Haarform, Gesichts- und Körperbau usw.
Wie wir sahen, sind die Rassen in Abhängigkeit von verschiedenen *Auslesebedingungen* entstanden. Neben den auslesebedingten Rassenunterschieden dürften die
durch genetic drift (Zufallsverlust bzw. Zufallsfixierung, Kap. VIII, 5) hervorgerufenen nur eine untergeordnete Rolle spielen; Wanderungsbewegungen dürften heut-
zutage eher dazu beitragen, vorhandene Unterschiede zu verwischen. Erkennen
wir an, daß die Rassen in ihrem Erbanlagenbestand durch die verschiedenen Auslesebedingungen geprägt sind, so besteht kein vernünftiger Grund, dieses Prinzip
auf morphologische Merkmale zu beschränken. Es ist im Gegenteil nur vernünftig
anzunehmen, daß eine andere Umwelt auch andere Ansprüche an das Verhalten
der Menschen und damit an ihre geistig-seelische Struktur stellt. Demzufolge müssen geistig-seelische Unterschiede durch natürliche Auslese „züchtbar" sein —
ganz ähnlich, wie wir dies bei den verschiedensten Verhaltensmerkmalen im Tierversuch kennen lernten (Kap. X, 1). In der täglichen Erfahrung werden geistig-
seelische Rassenunterschiede auch — häufig zu leichtfertig — als selbstverständlich hingenommen.

Die besonderen Verhältnisse beim Menschen stellen andererseits der unvorein-
genommenen Analyse dieser Unterschiede die größten Schwierigkeiten entgegen:
Einmal könnte man genetische Unterschiede nur herausfinden, wenn man größere
Gruppen von Personen verschiedener Rassenzugehörigkeit, aber gleicher Herkunft
innerhalb des sozialen Schichtungssystems der einzelnen Rasse von früher Kindheit an unter gleichen Umweltbedingungen aufzöge. Offenbar ist das unmöglich.
Gegen alle sonstigen Vergleiche, etwa zwischen Schulkindern und Erwachsenen
verschiedener Rassen, auch wenn sie im gleichen Land (etwa in den USA) zusammenleben, — läßt sich jedoch immer einwenden: Die Umweltbedingungen waren
im einzelnen zu verschieden für einen zuverlässigen Vergleich.

Auf der anderen Seite ist das Problem durch emotionelle Voreingenommenheiten und Empfindlichkeiten derart stark vorbelastet, daß schon dadurch eine sachliche Diskussion sehr erschwert wird. Insbesondere die durch GOBINEAU und H.
St. CHAMBERLAIN inaugurierte Auffassung von dem höheren Wert der germani-
schen Rasse hat hier unendliches Unheil angerichtet, zumal als sie in weniger sorgfältig manikürte Hände geriet, deren Besitzer nun aus ihr das Recht zum grausam-
sten organisierten Völkermord aller „Feinde der nordischen Herrenrasse" ableiteten.

Alle emotionell bedingten Urteile und Gegenurteile dieser Art abzubauen, dazu
kann uns nur positives, konkretes Wissen helfen. Aus den genannten methodischen
Gründen fehlt es zumeist[1].

Man hat zunächst versucht, erbliche Rassenunterschiede im geistig-seelischen
Bereich aus einfacher Beobachtung von mehr oder weniger „reinrassigen" Bevölkerungen abzuleiten. So gelangte man zu vulgär-psychologischen Urteilen sehr
angreifbarer Art etwa über Eigenschaften der europäischen Unterrassen, wie sie
sich in Deutschland etwa mit dem Namen H. F. K. Günther verbinden. Die

---

[1] Literatur und eingehende methodologische Diskussion dieses Gebietes in der zu Unrecht
vergessenen Monographie von PETERMANN (1943). Die Ausführungen über Denkweise der
Genetik sind allerdings überholt.

nordische Rasse zeige etwa eine sachlich-abwägende Haltung mit Schweigsamkeit, Stetigkeit, Hingabe an die Pflicht, Ehrgefühl, Zurückhaltung im Gefühlsausdruck bei großer Tiefe; daneben finde man Kühnheit bis zur Sorglosigkeit usw.

Dagegen zeichne sich die westische Rasse durch Leidenschaftlichkeit, Beweglichkeit, Witzigkeit, Freude am Wort usw. aus, sie sei sorgloser, auf das "dolce far niente" eingestellt. Ähnliche Charakterisierungen werden auch für die übrigen Unterrassen gegeben. *Natürlich sind solche Urteile wissenschaftlich wertlos* — es sei denn als erster Hinweis für das Aufstellen von Arbeitshypothesen. Vom psychologischen Standpunkt aus sind die verwendeten Begriffe oberflächlich und vieldeutig — eben Vulgärpsychologie. Für die Frage der Erblichkeit leisten sie nichts; denn selbst wenn den beschriebenen Unterschieden ein Kern an echter Beobachtung innewohnt, woran wir nicht zweifeln, so können sie auch durch kulturelle Überlieferungen, das Leben in verschiedener Landschaft, also durch Umwelteinflüsse im weitesten Sinne bedingt sein. Der gleiche Einwand gilt gegen alle Versuche, geistig-seelische Rassenunterschiede aus Unterschieden in der Hervorbringung von Kulturleistungen im weitesten Sinne — etwa von bestimmten Faustkeilen angefangen bis zu modernen wissenschaftlichen Entdeckungen — ableiten zu wollen.

Auf der anderen Seite wäre es gezwungen anzunehmen, erbliche Rassenunterschiede seien an der Hervorbringung dieser Leistungen nicht beteiligt. Nur läßt sich diese Komponente bisher nicht methodisch sauber herausarbeiten.

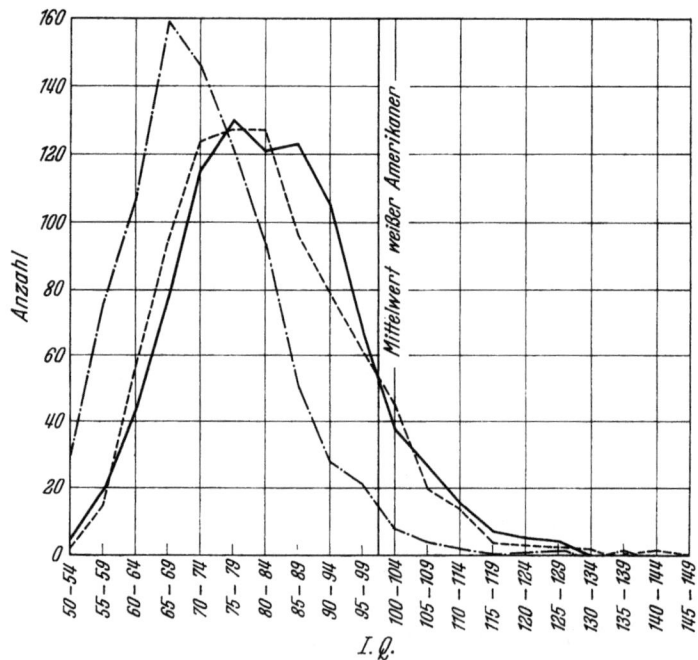

Abb. 331. Verteilung des I.Q. bei Negern (———) in Vergleich zu Mexikanern wohl vorwiegend indianischer Abstammung (— — —) und nordamerikanischer Indianer (—·—·—). Die senkrechte Linie bei 100 gibt den Mittelwert für Nordamerikaner europäischer Abstammung an (Daten von GARTH, aus PETERMANN 1943)

Versuche in dieser Richtung liegen aus den USA vor und betreffen die Funktionen, die sich mit Hilfe von *Testen* einigermaßen messen lassen, neben periphersinnesphysiologischen Daten vor allem die *formale "Intelligenz"*[1]. Als Beispiel zeigen wir das Ergebnis einer Untersuchung von GARTH an Negern, Mexikanern und Indianern der USA (Abb. 331). Bei weißen US-Amerikanern läge der

---

[1] Bei Mischblut beträgt der Korrelationskoeffizient I. Q. mit weißem Blutanteil $r = 0,41 - 0,42$.

Mittelwert definitionsgemäß bei 100. Umfangreiches Material ist in der Tab. 166 zusammengestellt (aus PETERMANN, gekürzt).

Tabelle 166. *Prüfungen bei verschiedenen Rassengruppen mit Hilfe von Intelligenztesten* (nach PETERMANN, gekürzt)

Neger:	Prüflinge	Test-Art	Durchschnittlicher Intelligenz-Quotient	Bemerkungen
Einzelprüfung	1. ⎫	⎫	78	
	2. ⎪ zus. etwa	⎪ Binet-Test-	83	
	3. ⎬ 400	⎬ System	89	
	4. ⎭	⎭	103	College-Studenten
Gruppenprüfung	1. 1272	⎫ Nat. Intell.-	75	Texas
	2. 247	⎬ test	75	Arkansas
	3. 734	⎭	75	Tennessee
	4. 222	Prassney-Test	78	Texas
Stumm-Tests	613	Stumm-Test	76,5	Elementar- u. Sekundär-Schüler
Bestimmung des Intelligenz-alters	18 891 (verglichen mit 93 976 Weißen)	α-Army-Test	Intelligenzalter 10,4 (gegenüber 13,1 bei Weiß.)	Der α-Army-Test ist speziell auf Ausgleich von Sprachschwierigkeiten eingericht.
Indianer:				
Gruppen-Tests	1. 1050	Nat. Intell.-Test, Otistest	68,6	Alle Hauptstämme
Vollblut[1]	2. ⎫ 1000		70,4	⎫ rein indianische u.
	3. ⎭		72,5	⎭ gemischte Schulen in Oklahoma, New Mexiko, S-Darkota
Stummtest	667	Stummtest	71,6	Indianerschulen im SW der USA
Chinesen:				
Einzelprüfung	1. 109	Binet	97	S. Francisco
	2. 202		87	Hawaii
Stummtest	1. 513	Pintner-Stummtest	99,3	Hawaii
	2. 224		107,2	Vancouver
Japaner:				
Einzelprüfung	1. 537 Kinder	Binet (und)	99	Tokio
	2. 43 Kinder	Stanford	97	Denver
	3. 658 Kinder	Binet	77	In USA geborene
	4. Davon die in der Stadt lebenden	Binet	99,3	Kinder — Sprachschwierigkeiten!
	5. 229 Kinder	Binet	84,6	
Stummtest	276	Sandiford-Korr	114,2	Vancouver

---

[1] Übersicht bei GARTH (1931); Diskussion bei PETERMANN (1943).

Zusammen ergeben sie scheinbar ein eindeutiges Bild: Während die Japaner und Chinesen in ihrem Durchschnittswert in Höhe der weißen Amerikaner liegen, weichen Neger und Indianer erheblich nach der ungünstigen Seite hin ab. Dieses Ergebnis legt den Verdacht nahe, die Neger und Indianer seien wenigstens nach unseren Maßstäben im Durchschnitt weniger intelligent. Der Befund ist durch sprachliche Schwierigkeiten nicht erklärbar; denn bei den Stumm-Tests (culture-free-tests; für das Prinzip vgl. oben) zeigt sich die gleiche Abweichung.

Trotzdem muß die Deutung keineswegs richtig sein! Einmal wirkt sich auch die Umwelt und Erziehung auf das Testergebnis aus. Darüber dürfte jedoch kein Zweifel bestehen, daß die untersuchten Neger und Indianer weniger Gelegenheit gehabt haben werden, sich geistig zu schulen. Dazu kommt: Der Test versetzt den Untersuchten in eine bestimmte Wettbewerbs-Situation. Für den Menschen europäischer Abstammung ist diese Situation aus seiner ganzen Erziehung (und durch Veranlagung?) vertraut; er hat keine Mühe, sich darauf einzustellen. Ganz anders z. B. der Indianer: Ihm ist ganz unverständlich, warum er sich etwa bei einem Gruppentest bemühen soll, den Nachbar zu übertreffen. Dem Ostasiaten gelingt es dagegen offenbar eher, sich auf die Situation einzustellen.

Insgesamt messen wir also mit den Testen nicht nur die Intelligenz als solche, sondern *komplizierte Leistungen*, bei denen Ausführung auf das Gefühlsleben der Menschen wesentlich beteiligt ist. Natürlich weist der verschiedene Ausfall der Teste auf Unterschiede zwischen den untersuchten Gruppen hin. Er legt auch den Gedanken nahe, genetische Verschiedenheiten könnten wahrscheinlich dabei eine Rolle spielen. Eine eindeutige Schlußfolgerung ergibt sich jedoch nicht.

Dagegen zeigt sich die Grenze des Testverfahrens: Kein Mensch wird die tiefgreifenden Unterschiede in der geistig-seelischen Struktur zwischen Ostasiaten und Europäern leugnen wollen. Im Testergebnis kommen diese Unterschiede jedoch nicht zum Ausdruck.

Um sie darzustellen, dazu müßte man versuchen, die Rassen in den seelischen Merkmalen zu vergleichen, die der vitalen Tiefenschicht der Persönlichkeit entsprechen. Bereits oben nannten wir die Begriffe Grundstimmung, Antrieb, Empfindsamkeit. Als objektive Kriterien bieten sich hier somatische Merkmale (vegetatives Nervensystem; Endokrinium) an.

Objektive Unterlagen über die Herausarbeitung genetischer Grundlagen fehlen hier noch fast ganz, obwohl Rassenunterschiede in der Emotionalität den unbefangenen Beobachter am ehesten auf der Hand zu liegen scheinen und in Form globaler (Vor)-Urteile auch im allgemeinen Bewußtsein verankert sind. Man denke etwa an die „kindliche Gemütsart" der Neger und an ihr Talent für Musik und Tanz!

Innerhalb der weißen Rasse sind ebenfalls erbliche Unterschiede in der geistig-seelischen Beschaffenheit zwischen den einzelnen Unterrassen behauptet worden und bis zu einem gewissen Grade auch wahrscheinlich. Irgendwelche konkreten Daten von wirklicher Beweiskraft sind uns jedoch nicht bekannt; auch hier ist die methodische Bedingung der völlig gleichen Ausgangslage wegen der verschiedenen Umwelten praktisch unerfüllbar. Es gibt nur einen Rassenunterschied, der wegen besonders günstiger Begleitumstände sehr wahrscheinlich gemacht werden konnte: Die mittel- und westeuropäischen Juden sind offenbar ihren Wirtsvölkern im Durchschnitt sowohl in ihren allgemeinen intellektuellen Fähigkeiten als auch in der relativen Häufigkeit wissenschaftlicher und künstlerischer Höchstleistungen überlegen.

Dieses Urteil ist deshalb möglich, weil sie seit der Judenemanzipation um die Wende vom 18. zum 19. Jahrhundert in der Mitte ihrer Wirtsvölker unter ähnlichen Umweltsbedingungen gelebt haben. Auch hier gab es natürlich Unterschiede: Einerseits lebten die Juden meist in der Stadt, die Wirtsvölker dagegen im 19. Jahrhundert noch größtenteils auf dem Lande. Dadurch mag für die Juden ein gewisses Mehr an Anregungen und Ausbildungsmöglichkeiten vorhanden gewesen sein. Diesem Vorteil stand jedoch eine meist deutliche, wenn auch verschieden stark ausgeprägte gesellschaftliche Ächtung als Nachteil gegenüber.

Trotzdem fanden sie sich in gehobenen Berufen, deren Ausübung ein überdurchschnittliches Maß an Intelligenz erfordert, im Vergleich zu ihrer Gesamtzahl um ein Mehrfaches häufiger[1].

Während z. B. ihr Anteil an der deutschen Bevölkerung 1907 1% ausmachte, stellten sie 6% der Ärzte, 15% der Rechtsanwälte. Unter den deutschen Hochschullehrern, also in dem Berufsstand, der allgemein als geistige Elite angesehen wird, befanden sich 1909/10 (einschließlich der getauften) 14,2% in den juristischen, 12% in den philosophischen, 16,8% in den medizinischen Fakultäten. Im Wintersemester 1924/25 waren sie unter den Studenten der Universitäten etwa 6 mal häufiger als in der Bevölkerung. Entsprechende Daten gibt es auch für andere europäische Länder.

Ist schon auf Grund dieser Tatsachen an einer durchschnittlich besseren Begabung der Juden nicht zu zweifeln, und legen schon sie den Gedanken an eine genetische Grundlage nahe, so sprechen die schon oben (Kap. X,3) erwähnten Ergebnisse von A. JUDA über Höchstbegabte eine noch deutlichere Sprache[2]. Wie wir sahen, war dieses Material durch Umfrage bei führenden Künstlern und Wissenschaftlern nach den hervorragendsten Kräften ihres Faches zusammengekommen. Eine Auslese nach Rassenzugehörigkeit ist demnach ausgeschlossen. Trotzdem befanden sich unter 314 Höchstbegabten 20 Juden (oder jüdische Mischlinge). Das sind 6,4%, also wesentlich mehr, als man bei zufälliger Verteilung hätte erwarten sollen. Man muß dabei berücksichtigen, daß sich unter den Probanden auch solche befinden, die zu einem christlichen Bekenntnis übergetreten waren, während die Zahl der Juden nur die Mitglieder der Religionsgemeinschaft betrifft. Auch bei vorsichtiger Rechnung[3] bleibt die Tatsache bestehen, *daß die Höchstbegabten unter den Juden ganz wesentlich häufiger waren als im Bevölkerungsdurchschnitt.* Verstärkt wird dieses Argument dadurch, daß die deutschen Juden erst um die Wende vom 18. zum 19. Jahrhundert emanzipiert wurden; der älteste jüdische Proband kam deshalb erst 1799 zur Welt, während nichtjüdische Probanden schon von 1650 an gezählt wurden (94 von 236 in Deutschland geborenen nichtjüdischen Höchstbegabten kamen vor 1799 zur Welt).

Worauf ist dieser auffällige Unterschied zurückzuführen[4]? Dabei ist zunächst zu bemerken, daß die deutschen und westeuropäischen Juden, die von der Wende des 18. zum 19. Jahrhundert an eine Rolle zu spielen begannen, größtenteils aus den Ghettos Osteuropas, insbesondere Polens und des österreichischen Galiziens eingewandert waren. Es liegt aber nahe anzunehmen, vorwiegend die überdurchschnittlich Intelligenten und besonders Aktiven hätten die Wanderung nach dem Westen angetreten. Damit läge ein typischer Fall von *Wanderungssiebung* vor.

Dazu kommt aber wahrscheinlich zusätzlich eine gewisse Selektion in den Ghettos selbst. Dort wurden nämlich die „Gelehrten", d. h. diejenigen, die sich in den Gedankengängen der Heiligen Schriften und insbesondere des Talmuds besonders leicht zurechtfanden, gefördert; sie wurden von den übrigen ernährt und hatten vor allem Gelegenheit, zu heiraten und große Familien zu gründen.

Eng mit der Frage der genetischen Rassenunterschiede ist eine praktisch überaus wichtige und ebenfalls mit fast noch mehr Vorurteilen belastete Frage verbunden. Das ist die Frage: *Soll man Mischehen zwischen verschiedenen Rassen, etwa Heiraten zwischen Negern und Weißen zulassen, oder sind von ihnen schädliche Folgen*

---

[1] Die folgenden Angaben nach LENZ (1931).
[2] Diese Ergebnisse wurden durch B. SCHULZ (1955) veröffentlicht.
[3] Für Einzelheiten vgl. B. SCHULZ (1955).
[4] Das Folgende auf Grund persönlicher Mitteilungen von Dr. W. HIRSCH.

zu erwarten ? Ist insbesondere anzunehmen, daß eine „schöpferische Rasse" durch derartige Mischung blutsmäßig aufgesogen wird ?

Trotz der Lückenhaftigkeit unseres Wissens kann doch die Biologie auf diese Frage eine recht eindeutige Antwort geben.

Zunächst: *Es gibt keine „schöpferischen Rassen", sondern nur schöpferische Menschen.* Debattieren kann man nur darüber, ob sie sich auf verschiedene Rassen gleichmäßig verteilen, und wenn sie sich ungleichmäßig verteilen, — was der Fall zu sein scheint, — ob das genetische Gründe hat. Man heiratet aber auch nicht eine Rasse, sondern einen bestimmten Menschen (und bis zu einem gewissen Grade — das soll nicht geleugnet werden — seine engere Familie). Nun zeigen die Testergebnisse zwar eine Verschiebung der Mittelwerte; die Variationsbreiten für die einzelnen Rassenkreise überschneiden sich jedoch sehr weitgehend. Hält also ein überdurchschnittlich begabter Weißer nach einer ihm an Begabung gleichen Frau Ausschau, so hat er durchaus Aussicht, auch eine Schwarze mit entsprechendem Niveau zu finden. Entsprechendes gilt natürlich für die übrigen seelischen und charakterlichen Eigenschaften. Findet er eine Schwarze, die all diesen Anforderungen genügt, so ist nicht einzusehen, wieso es nun in der Ehe oder bei den Kindern zu Disharmonien kommen soll. Solche sind eher zu befürchten, wenn die Heirat nur auf Grund eines „Reizes des Fremdartigen" erfolgt. Aber ausschließliches Erwägen derartiger äußerlicher Gesichtspunkte führt auch unter Weißen in der Regel nicht zu glücklichen Ehen und wohlgeratenen Kindern. Unter den gegenwärtigen soziologischen Bedingungen wird meist gegen die Heirat eines Negers noch ein gewisser emotioneller Widerstand im Unterbewußtsein vorhanden sein. Wird er überwunden, so kann das durchaus daran liegen, daß der Partner ganz besondere Qualitäten besitzt, die das „handicap" der Hautfarbe wettmachen; die Aussichten für die Nachkommen wären dann besonders gut.

Ist zu befürchten, daß die Menschheit im „Rassenmischmasch" versinkt und so ihre schöpferischen Fähigkeiten verloren gehen?

Diese Gefahr besteht nicht. Durch die Paarungssiebung wird die menschliche Gesellschaft immer eine gegliederte bleiben. Die Anhäufung von Erbanlagen für die geistig-seelischen Hochleistungen in bestimmten Familien wird deshalb immer wieder dazu führen, daß schöpferische Persönlichkeiten entstehen. Ob ihre Hautfarbe schwarz, weiß, gelb oder rot ist, oder ob sie — was in der Mehrzahl der Fälle zutreffen wird — aus diesen Farben undefinierbar gemischt sein wird — *danach wird dann hoffentlich niemand mehr fragen.*

XI. Die praktische Anwendung der Erbbiologie des Menschen

1. Die eugenische Beratung

Eine Kenntnis der Vererbungsvorgänge beim Menschen wäre selbst dann für uns wichtig, wenn wir nicht die geringsten praktischen Schlußfolgerungen daraus ziehen könnten; *denn sie ist unerläßlich für unser Wissen über das Wesen und die Biologie des Menschen überhaupt.* Tatsächlich hat sie aber in mehreren Richtungen eine sehr unmittelbare praktische Bedeutung. So gibt uns die Kenntnis des spezifischen erblichen Defektes u. U. Hinweise für eine *gezielte Therapie* (Kap. VII, 8 c). Diese und andere praktische Schlußfolgerungen werden an verschiedenen Stellen in diesem Buch besprochen.

Zwei Richtungen sind es aber vor allem, in denen unser Wissen unmittelbar zur Anwendung drängt: Einmal die *erbbiologische Eheberatung* mit der Frage, welche Ehen wegen der Gefahr erbkranken Nachwuchses vermieden werden sollten und unter welchen Bedingungen von der Fortpflanzung abzuraten ist, und zweitens der *erbbiologische Abstammungsnachweis*, insbesondere der *Ausschluß bzw. Nachweis der Vaterschaft*. Über das letztgenannte Problem ist vor allem in Deutschland im Laufe des vergangenen Jahrzehntes eine kaum noch übersehbare Literatur entstanden, und die Meinungen gehen teilweise sehr stark auseinander. Wir werden uns hier darauf beschränken, den Vaterschaftsausschluß mit Hilfe der Blutgruppen zu schildern, über den kaum Meinungsverschiedenheiten bestehen, und werden im übrigen nur die allerallgemeinsten Grundlagen behandeln.

Doch zunächst wenden wir uns der eugenischen Beratung in der Familie zu. Früher hätte man auf die Frage „Warum eugenische Beratung?" — sicher die Antwort bekommen: „Damit die Ausbreitung krankhafter Erbanlagen in zukünftigen Generationen eingedämmt wird." Natürlich steht uns dieses Fernziel auch heute noch vor Augen. Wir wissen aber, daß die kleine Zahl von Familien, die wir mit unserer Beratung erreichen, für die genetische Zusammensetzung der Bevölkerung so gut wie gar nicht ins Gewicht fällt. Trotzdem ist es nicht sinnlos, eugenische Beratungen durchzuführen, wenn man dabei ein anderes Nahziel im Auge hat: *Die Gesundheit und das Glück des einzelnen Menschen und der einzelnen Familie.* Denn welches Unglück bedeutet ein schweres Erbleiden für seinen Träger, und wieviel innere und äußere Not und Entbehrung kann durch ein oder gar mehrere mißbildete oder idiotische Kinder in eine Familie hineingetragen werden! Hier auf Grund genetischer Kenntnis vorzubeugen gehört zu den vornehmsten Pflichten des humangenetisch ausgebildeten Arztes. Denn so wichtig auch die Fortschritte sind, die in der Therapie erblicher Störungen eingetreten sind —, sie haben nichts daran geändert, *daß der Satz „Vorbeugen ist besser als heilen" bei Erbkrankheiten mehr noch als sonst in der Medizin gilt.*

Wenn wir sagten, die eugenische Beratung verfolge das Ziel, dem Auftreten Erbkranker vorzubeugen, so muß doch gesagt werden, daß sie immer nur eine Beratung darstellt. Der Arzt kann also den Fragenden nicht zwingen, sich nach dem Rat zu richten; er kann ihm nicht einmal die Entscheidung darüber abnehmen, ob nun Kinder verantwortet werden können oder nicht. Was er tun kann, ist nur das eine: Er kann auf Grund seiner Fachkenntnis sagen, wie groß die Wahrscheinlichkeit ist, daß ein erbkrankes Kind geboren werden wird. Manche glauben, man müsse es bei dieser Feststellung bewenden lassen und dürfe überhaupt nicht sagen: „Die Gefahr ist so groß, daß Sie meines Erachtens ein Kind nicht verantworten können." Wir möchten eine so starke Zurückhaltung aber doch als übertrieben ansehen, zumal es unvorgebildeten Menschen oft schwer fällt, mit Wahrscheinlichkeits-Aussagen einen Begriff zu verbinden. Sehr häufig läßt sich ein bestimmterer Rat in die Form kleiden: „Wenn es meine Familie wäre, dann würde ich das Risiko nicht eingehen."

Wie die Beratung bei den einfacheren genetischen Situationen aussieht, das braucht nicht näher abgehandelt zu werden. Wenn einfacher autosomal-dominanter Erbgang mit voller Penetranz vorliegt, dann haben selbstverständlich alle Kinder eines Merkmalsträgers die Chance 1/2, ebenfalls zu erkranken. Umgekehrt: Ist der Sohn oder die Tochter eines Kranken selbst merkmalsfrei, so werden auch seine oder ihre Kinder merkmalsfrei sein. Der letzte Schluß gilt schon nicht mehr, wenn die Penetranz unvollständig ist. Beträgt sie z. B. 80%, so hat jedes merkmalsfreie Kind eines Kranken oder nachgewiesenen Genträgers die Chance $0,5 \cdot 0,2 = 0,1 = 10\%$, das Gen zu tragen. Jedes seiner Kinder hat demzufolge die Chance $0,5 \cdot 0,1 = 0,05 = 5\%$, das Gen ebenfalls zu besitzen und die Chance $0,8 \cdot 0,05 = 0,04$, das Merkmal zu manifestieren. Entsprechend muß man rechnen, wenn das Merkmal sich erst im Laufe des Lebens manifestiert. Dann hat der Sohn eines Merkmalsträgers, solange er die gefährdete Lebensperiode noch nicht erreicht hat, die volle Chance von 50%, zu erkranken. Bleibt er gesund, so nimmt diese Chance desto mehr ab, je älter er wird und je größer der Teil der Gefährdungsperiode ist, den er schon hinter sich hat. Oder mit anderen Worten: Die Wahrscheinlichkeit nimmt zu, daß er zu den 50% gehört, die das krankhafte Gen nicht ererbt haben.

Die zuletztgenannten Beispiele zeigen bereits: *Man darf bei der Beratung nicht schematisch vorgehen, sondern muß die besonderen Gegebenheiten des Einzelfalles berücksichtigen.*

Relativ einfach wird die Situation wieder bei angeborenen, autosomal-recessiven Leiden. Hier werden die Eltern meist dann eine Beratung erbitten, wenn bereits ein Kind mit dem Erbleiden geboren ist. Jedes weitere Kind hat dann die Chance von 25%, ebenfalls befallen zu sein.

Relativ häufig kommt der Fall vor: Es wurde noch kein krankes Kind geboren, vielleicht steht auch erst die Frage der Heirat zur Debatte. Aber Bruder oder Schwester eines der Verlobten hat ein recessives Erbleiden. Dieser Verlobte hat, wenn er selbst gesund ist, die Chance 2/3, für das Gen heterozygot zu sein. Ist seine Braut nicht mit ihm verwandt und handelt es sich um ein sehr seltenes Merkmal, dann ist die Chance vernachlässigenswert gering, daß sie gerade für das gleiche Gen heterozygot ist. Es besteht dann kein Grund, vor einer Eheschließung zu warnen. Man könnte hier einwenden: Selbst in heterozygotem Zustand wird das krankhafte Gen doch auf zukünftige Generationen übertragen und wird dann früher oder später einmal mit dem gleichen Gen bei einer Person zusammentreffen und einen Erbkranken verursachen. Das trifft zwar zu, und deshalb wäre es theoretisch schon wünschenswert, dem Weitertragen krankhafter Gene auch in heterozygotem Zustande vorzubeugen. Andererseits aber haben wir Grund zu der Annahme, jeder Mensch sei für eines oder gar mehrere Gene heterozygot, die homozygot schädlich sind (Kap. VIII, 4d), und wo sollte man dann mit dem Vorbeugen aufhören, ohne die Fortpflanzung ganz zu verbieten? Denn es ist offenbar sinnlos, die Erbkrankheiten auszurotten, wenn man die Menschen bei der Gelegenheit gleich mit ausrottet.

Anders liegen die Verhältnisse im obengenannten Beratungsfall, wenn die beiden Verlobten eng miteinander verwandt sind. Sind sie z. B. Vetter und Cousine 1. Grades, so hat die Braut die Chance 1/4, genau das gleiche Gen heterozygot zu tragen, für das der Bruder oder die Schwester des Verlobten homozygot ist: Ihr Onkel oder ihre Tante ist bestimmt heterozygot, sein (oder ihr) Geschwister hat die Chance 1/2, heterozygot zu sein, und wenn es der Fall ist, dann hat die Tochter abermals die Chance 1/2, das krankhafte Gen zu erben. Aber $1/2 \cdot 1/2 = 1/4$.

Die Wahrscheinlichkeit dafür, daß beide Eheleute heterozygot sind, beträgt also $2/3 \cdot 1/4 = 1/6$, und die Chance für jedes Kind, das Erbleiden zu tragen: $1/6 \cdot 1/4 = 1/24$. Man wird also mindestens zur Beschränkung der Kinderzahl etwa auf ein Kind raten.

Der Rat, die Kinderzahl auf ein Kind zu beschränken, ist übrigens in vielen Fällen ein brauchbarer Kompromiß, wenn einerseits die genetische Gefahr nicht allzu groß ist, auf der anderen Seite aber dringender Kinderwunsch besteht.

Das obengenannte Beispiel läßt die Frage aufkommen: Soll man generell von Vetternehen 1. Grades abraten bzw. soll man, wo solche Ehen bereits bestehen, einer Beschränkung der Kinderzahl das Wort reden? Diese Frage ist in der Regel mit „nein" zu beantworten. Allerdings empfiehlt es sich, die Brautleute darauf hinzuweisen, daß für sie eine etwas erhöhte Chance besteht, mißbildete Kinder zu bekommen. Die in Kap. VII, 9e wiedergegebenen Zahlen aus den japanischen Erhebungen von Schull (1958) können hier als Richtschnur dienen.

Gerade bei recessiven Erbleiden und in einem Falle wie dem oben beschriebenen wird man häufig unser Wissen über Mikrobefunde bei Heterozygoten mit Vorteil heranziehen können. Handelt es sich z. B. um die Phenylketonurie, so ist eine Phenylalanin-Belastung anzuraten usw.

Wir betrachten jetzt die X-chromosomal recessiven Erbleiden.

Wie wir sahen (S. 43f.), gibt der männliche Träger eines solchen Erbleidens das krankhafte Gen an alle seine Töchter, aber an keinen seiner Söhne weiter. Fragt also die Tochter eines Bluters, von deren Mutter nicht bekannt ist, daß sie für das Blutergen heterozygot wäre, wie hoch die Chance ist, daß ihr Kind ein Bluter wird, so lautet die Antwort: „Diese Chance beträgt etwa 1/4: Daß das Kind ein Sohn wird, dafür ist die Chance 1/2, und wenn es ein Sohn ist, so hat dieser wieder die Chance 1/2, für das Gen heterozygot zu sein. Umgekehrt darf der Sohn eines Bluters sicher sein, daß er das krankhafte Gen nicht trägt und es auch an keinen seiner Nachkommen weitervererben kann, — es sei denn, seine Mutter wäre zufällig auch heterozygot. Das ist jedoch bei seltenen Merkmalen sehr unwahrscheinlich, und dieser Fall kann deshalb bei der Berechnung vernachlässigt werden. Ganz anders ist die Lage allerdings, wenn Vater und Mutter etwa Blutsverwandte, z. B. Vetter und Cousine 1. Grades sind.

Nun nehmen wir an, die Schwester eines Bluters wolle sich verheiraten und frage um Rat wegen der Gefahr für ihre Kinder. Die Antwort ist zunächst einfach: Der erkrankte Bruder

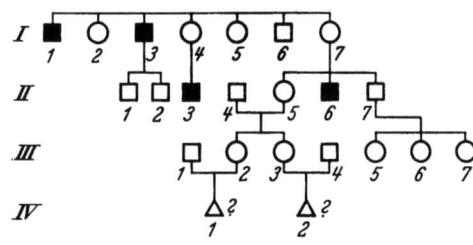

Abb. 332. Eine Bluterfamilie. Erklärung vgl. Text (n. PENROSE 1956)

muß das Blutergen von seiner Mutter ererbt haben; sie ist also offenbar heterozygot und gibt das Gen deshalb durchschnittlich an die Hälfte ihrer Töchter. Die Chance der Tochter, heterozygot zu sein, beträgt also 1/2. Wenn sie es ist, wird 1/4 ihrer Kinder (1/2 der Söhne) erkranken. Infolgedessen besteht also für jedes Kind die Chance 1/8, für jeden Sohn die Chance 1/4, ein Bluter zu sein.

Vielfach gibt man sich mit dieser Aussage zufrieden. Es ist jedoch manchmal möglich, eine noch genauere Auskunft zu geben. Das soll uns ein Beispiel verdeutlichen (Abb. 332)[1].

Zwei gesunde und intelligente Schwestern, 23 und 21 Jahre alt (III, 2 und III, 3) erbaten Auskunft, wie die Chancen ihrer Kinder seien; denn in der Familie ihrer Mutter (II, 5) waren mehrere Fälle von schwerer Hämophilie vorgekommen. Ein mütterlicher Onkel war dem Leiden mit 18 Jahren erlegen, die beiden Großonkel starben mit 21 bzw. 34 Jahren daran. Der Vetter der Mutter (II, 3) war 21 Jahre alt und schwer erkrankt. — In der Familie des Vaters (II, 4) dagegen war von einer Hämophilie nichts bekannt.

Rechnet man nach den oben gegebenen Richtlinien, so hat jede der beiden Schwestern die Chance 1/2 · 1/2 = 1/4, für das Gen heterozygot zu sein. Demnach besteht die Chance für jeden ihrer Söhne, ein Bluter zu sein, 1/8, und die gleiche Chance gilt für jede Tochter, heterozygot und demnach Konduktorin zu sein.

Da dieses Risiko relativ hoch ist, bemühte man sich, nun genauere Auskunft darüber zu gewinnen, ob die Schwestern tatsächlich Konduktorinnen waren oder nicht. Dabei bediente man sich der damals (1951) zur Verfügung stehenden gerinnungsphysiologischen Untersuchungsmethoden. Sie gestatteten keine sichere Trennung zwischen Heterozygoten und normalen Homozygoten; die Werte zeigten jedoch bei diesen beiden Gruppen etwas abweichende Verteilungen. Die beste Trennung ergab der Prothrombin-Konsumptions-Index (Tab. 167) bei

Tabelle 167. *Verteilung des Prothrombin-Konsumptions-Index* (nach PENROSE 1956; Daten von MERSKEY u. MACFARLANE 1951)

Index-%	Zahl der Fälle:	
	Kontroll-Frauen	Sichere Heterozygote
0— 9	8	4
10—19	9	6
20—29	2	6
30—39	2	2
40—49	0	2
50—59	0	1
Insgesamt:	21	21

---

[1] Das Beispiel nach PENROSE (1956).

dem das Prothrombin im Citratplasma mit dem Prothrombin im Serum nach der Gerinnung verglichen wird. Wie aus Tab. 167 hervorgeht, haben die Heterozygoten in der Regel höhere Werte; die Verteilungen überlappen sich jedoch. — Der Index betrug 9% bei III,2, 16% bei III,3. Tabelle 168 zeigt, wie man die Wirkung dieser zusätzlichen Information auf die Wahrscheinlichkeit der beiden Mädchen, Konduktorinnen zu sein, berechnen kann. In ihr wurden die Indices zwischen 0—19 und 20—59 zusammengezählt, und da die Ausgangswahrscheinlichkeit, daß die Schwestern Konduktorinnen sind, hier für jede 1/4 beträgt, wurde die Zahl der Kontrollen zum Vergleich mit 3 multipliziert.

Tabelle 168. *Auswirkung der Kenntnisse des Prothrombin-Konsumptions-Index auf die Erbprognose*

Index %	Kontrollen	Konduktorinnen	Insgesamt
0—19	51	10	61
20—59	12	11	23
Insgesamt:	63	21	84

Würde man überhaupt nichts über das Testresultat der beiden Mädchen wissen, so würde man zu einer Wahrscheinlichkeit für jede Person, ein Konduktor zu sein, von 21/84 = 1/4 kommen, wie wir sie oben für die Mädchen errechnet hatten. Läge das Resultat des Testes über 19%, dann ergäbe sich jedoch die Chance 11/23. Da aber beide Werte unter 19% aufwiesen, beträgt ihre Chance nur je 10/61 oder etwa 1/6.

Der Gedankengang ließe sich noch weiter ausspinnen, wenn es möglich wäre, den gleichen Test bei der Mutter (II, 5) auszuführen. Ein positives Resultat würde das negative Ergebnis bei den Töchtern gerade ausgeglichen haben, ein negatives dagegen hätte ihre Chance, von dem Hämophilie-Gen frei zu sein, weiterhin erhöht.

Im vorliegenden Falle war es allerdings nicht möglich, die Mutter zu untersuchen. Trotzdem führte das günstige Ergebnis der Untersuchung bei den Schwestern dazu, daß sie sich beide zu einem Kinde entschlossen. III, 3 bekam eine gesunde Tochter, III, 2 einen gesunden Sohn, bei dem die sorgfältige gerinnungsphysiologische Untersuchung im Alter von einem Monat keine Zeichen von Hämophilie aufdeckte. Durch diesen Sohn ist nun die Wahrscheinlichkeit, daß seine Mutter das krankhafte Gen nicht trägt, abermals erhöht. Die Gefahr für einen weiteren Sohn, erkrankt zu sein, beträgt nunmehr anstatt 1/12 fast nur noch 1/24. Indirekt wird auch die Prognose für die Söhne der anderen Schwester günstig beeinflußt; denn der gesunde Enkel macht es auch für seine Großmutter (II, 5) weniger wahrscheinlich, daß sie Konduktorin ist. — Eine mehr formale Betrachtung dieses Problems findet sich weiter unten beim Beispiel des Retinoblastoms.

Dieses Beispiel lehrt uns: *Bei einem Erbleiden wie der Hämophilie ist es nicht notwendig, sich auf die Angabe pauschaler Wahrscheinlichkeitsziffern für die Erbprognose zu beschränken.* Man kann (und muß) die individuellen Besonderheiten des einzelnen Falles sorgfältig abwägen und zur Beurteilung heranziehen. Dabei sind klinische Befunde wie Familienbefunde zu berücksichtigen.

Im Falle der Hämophilie würde man heute im einzelnen etwas anders vorgehen, als oben geschildert wurde. Zunächst würde man den Typ der Hämophilie bestimmen, und wenn Typ A vorliegt, würde man bei den Schwestern die in Kap. VII, 8a erwähnte Methode anwenden; denn sie ergibt eine bessere Trennung zwischen Konduktorinnen und anderen Frauen.

Etwas verwickelte Probleme können bei der eugenischen Beratung auftreten, wenn phänotypisch gleiche erbliche und nichterbliche Formen bei einer Anomalie nebeneinander vorkommen. Ein Beispiel ist das *Retinoblastom*[1] (zur Genetik dieses Merkmales vgl. S. 307). Es kommt in einer erblichen und einer nichterblichen Form vor. Für die erbliche Form ist ein autosomal-dominantes Gen mit unvollständiger Penetranz verantwortlich. 60% der erblichen Fälle sind doppelseitig, 40% sind einseitig. Die Penetranz liegt durchschnittlich bei etwa 80%. In größeren Bevölkerungsstichproben findet man neben etwa 5% erblichen Fällen, bei denen sich der obengeschilderte dominante Erbgang zeigen läßt, etwa 95% sporadische

Fälle, d. h. solche, die die einzigen Kranken in ihrer Familie sind. — Das Retino-blastom-Gen ist einer ziemlich erheblichen Selektion unterworfen. In der Bevölke-rung hat sich ein Gleichgewicht zwischen Selektion und Mutation eingestellt. Es hat zur Folge, daß relativ viele der „sporadischen" Fälle in Wirklichkeit erblich, d. h. durch dominante Neumutation bedingt sind. Unter den einseitigen spora-dischen Fällen beträgt ihr Anteil 10—20%, unter den doppelseitigen sporadischen Fällen 50—100%.

Daraus lassen sich nun die eugenischen Konsequenzen für die einzelnen mög-lichen Situationen ableiten:

1. Wir betrachten zunächst die Beratung in der Familie, in der das Retinoblastom mehr-fach vorgekommen ist.

a) Der Fragende war selbst an Retinoblastom (einseitig oder doppelseitig) erkrankt, einer seiner Eltern war ebenfalls befallen.

Damit ist erwiesen, daß der Fragende an der dominant erblichen Form litt. Jedes seiner Kinder hätte somit die Chance von 40% (1 : 1-Verhältnis bei dominantem Erbgang und 80% Penetranz), an Retinoblastom zu erkranken.

b) Der Fragende war selbst an Retinoblastom erkrankt, ebenso wie eines oder mehrere seiner Geschwister. Die Eltern waren beide gesund.

Durch die Erkrankung der Geschwister ist erwiesen, daß die erbliche Form vorliegt. Einer der Eltern trug offenbar das Gen in nicht manifestierter Form. Jedes Kind hat deshalb die Chance von 40%, zu erkranken.

c) Der Fragende war selbst erkrankt, seine Eltern und Geschwister waren gesund; es sind aber andere Verwandte erkrankt, etwa Großeltern, Geschwister der Eltern usw.

Auch hier liegt die erbliche Form vor, wenn sich das Gen auch bei einem oder einigen seiner Träger nicht manifestiert hat. Die Penetranz beträgt ja nur 80%. Demnach hätte auch hier jedes Kind die Chance von etwa 40%, zu erkranken.

d) Der Fragende ist selbst gesund. Es sind aber mehrere unmittelbare Familienangehörige erkrankt, etwa ein Elternteil und ein oder mehrere Geschwister.

Zwei Möglichkeiten gibt es: Entweder der Fragende hat von seinem das Retinoblastom-Gen tragenden Elternteil das gesunde Allel bekommen, oder er trägt das Retinoblastom-Gen, das sich aber nicht manifestierte. Das erste ist bei 50%, das zweite bei 10% der gesunden Kindern von Retinoblastom-Eltern der Fall. Der Fragende hat also eine Chance von 50/50 + 10 = 83,3%, vom Retinoblastom-Gen frei zu sein. Dann sind alle seine Kinder mit Sicherheit gesund. Ist er Genträger, wofür die Chance 16,7% beträgt, dann hat jedes seiner Kinder die Chance von 40%, Merkmalsträger zu werden. Insgesamt hat also jedes Kind die Chance $0{,}167 \cdot 0{,}40 = 0{,}0652\%$, an Retinoblastom zu erkranken. Dazu kommt: Die Wahrschein-lichkeit für das nächste Kind, gesund zu sein, wächst mit jedem Kind, das die Gefährdungsperiode gesund übersteht; denn jedes gesunde Kind erhöht die Wahrscheinlichkeit, daß der Fragende vom Retinoblastom-Gen frei ist. Das möge die folgende statistische Betrachtung verdeutlichen:

Die Frage lautet: Wie groß ist die Wahrscheinlichkeit, daß eine gesunde Person (Geschwi-ster eines R.-Patienten) frei vom Retinoblastom-Gen bzw. Träger des Retinoblastom-Gens, jedoch ohne Manifestation ist?

Wir sahen, daß von allen gesunden Geschwistern 50/50 + 10 = 83,3% vom Retinoblastom-Gen frei sind. Das Verhältnis der Genträger zu den Genfreien, die relative Wahrscheinlichkeit, das Gen zu tragen, nennen wir $p_0 G$. Sie beträgt 1/5. Dieser Wert ändert sich nun, wenn gesunde Kinder vorhanden sind. (Erkrankt dagegen ein Kind, so ist damit sicher, daß der Fragende selbst Genträger war. Jedes weitere Kind hat die Chance von 40%, zu erkranken.) Wir berück-sichtigen das, indem wir $p_0 G$ mit der Wahrscheinlichkeit kombinieren, daß ein Genträger ein bzw. mehrere gesunde Kinder hat. Sie lautet für ein gesundes Kind:

$$p_1 G = 0{,}6 \ .$$

Für jedes weitere gesunde Kind gilt die gleiche Beziehung. Daraus ergibt sich für n gesunde Kinder:

(1) $$p_n G = (p_1 G)^n \ .$$

Für die gesamte relative Wahrscheinlichkeit folgt:

(2) $$pG = p_0 G \times (p_1 G)^n \ ,$$

und die Wahrscheinlichkeit, Genträger zu sein:

(3) $$P = \frac{pG}{1 + pG} \ .$$

Diese Betrachtung kann man noch verfeinern, wenn man die Wahrscheinlichkeiten $p_1 G \ldots$ $\ldots p_n G$ unter Berücksichtigung des Erkrankungsalters korrigiert.

2. Nun gehen wir zur Beratung bei den sporadischen Retinoblastomfällen über, bei denen also bisher noch kein weiterer Fall in der Familie vorgekommen ist.

a) Der Fragende war selbst an einem einseitigen Retinoblastom erkrankt. Kein weiterer Fall in der Familie. Soll er Kinder haben?

Zwischen 10 und 20% der sporadischen, einseitigen Fälle sind dominante Neumutanten. Jedes ihrer Kinder hat eine Chance von 40%, an R. zu erkranken. 80—90% sind Phänokopien; ihre Kinder bleiben gesund. Da wir diese beiden Gruppen aber nicht unterscheiden können, also nicht wissen, zu welcher von ihnen der Fragende gehört, ergibt sich eine Chance von 5—10%, daß ein Kind ein Retinoblastom bekommt. Diese Chance wird mit jedem Kind, das gesund bleibt, für das nächste Kind geringer (vgl. oben).

b) Der Fragende war selbst an doppelseitigem Retinoblastom erkrankt. Keine weiteren Erkrankungen in der Familie.

Hier ist die Lage viel ernster. Zwischen 50 und 100% aller sporadischen, doppelseitigen Retinoblastom-Fälle sind dominante Neumutanten. 20—40% ihrer Kinder werden demnach ebenfalls erkranken.

c) Der Fragende ist selbst ein sporadischer Fall. Er hat aber schon ein an R. erkranktes Kind. Welches sind die Aussichten für weitere Kinder?

Durch die Erkrankung eines Kindes ist erwiesen, daß der Fragende selbst das Retinoblastom auf Grund einer dominanten Neumutation hat. Alle seine Kinder haben demnach die Chance von 40%, zu erkranken.

d) Der Fragende ist wie alle seine Angehörigen gesund. Ein Kind ist an Retinoblastom erkrankt; darf er weitere Kinder haben?

Es handelt sich bei dem Kind mit überwiegender Wahrscheinlichkeit um eine Neumutation oder um eine nichterbliche Form. In beiden Fällen ist sehr unwahrscheinlich, daß weitere Kinder ebenfalls erkranken. Allerdings muß auch mit der Möglichkeit gerechnet werden, daß ein Elternteil das Gen trägt, daß aber die Manifestation ausblieb. Dann hätte jedes Kind eine Erkrankungschance von 40%. Wie wir nach der Theorie erwarten würden, so zeigt auch die praktische Erfahrung, daß dieser Fall sehr selten ist: Nach KAELIN (1955) waren von 959 Geschwistern sporadischer Fälle nur 13 (1,36%) erkrankt.

e) Der Fragende ist selbst gesund, keiner seiner Angehörigen trägt das Merkmal, aber mindestens zwei seiner Kinder haben ein Retinoblastom (eineiige Zwillinge müßten als 1 Kind gerechnet werden).

Damit ist praktisch sicher, daß einer der Eltern das Gen in nicht manifestierter Form trägt; jedes weitere Kind hätte die Chance von 40%, zu erkranken.

Wir brachten dieses etwas kompliziertere Beispiel deshalb so ausführlich, weil es zwingt, auf Grund der Ergebnisse der genetischen Analyse jede einzelne Situation neu zu durchdenken. Gleichzeitig zeigt es, welche katastrophalen Folgen in der einen wie in der anderen Richtung eine schlecht durchdachte und deshalb falsche Beratung haben kann; Folgen, die um so schwerer wiegen, als das Retinoblastom auch heute noch meist zum Verlust des Sehvermögens auf einem oder gar beiden Augen und nicht selten zum Tode führt.

In Zukunft wird sich die genetische Prognose häufiger auf Grund der Ergebnisse von Genkoppelungs-Untersuchungen verfeinern lassen, wenn in der Familie außerdem Aufspaltung für ein Markierungsgen beobachtet wird. Am Beispiel der Hämophilie und der Rotgrünblindheit ist das auf S. 115 dargestellt.

Bei allen obengenannten Fällen und Beispielen haben wir es mit *monomerem Erbgang* zu tun. In der Praxis werden jedoch sehr viele Fälle an uns herangetragen, für die ein einfacher Erbgang nicht bekannt ist oder bei denen wir wissen, daß die genetische Grundlage komplizierter ist. In diesen Fällen stellen wir eine „empirische Erbprognose" auf Grund von Belastungsziffern in den großen veröffentlichten Sammelstatistiken. So betrachteten wir auf S. 221 ff. die Untersuchungen von KALLMANN über die Erbprognose der Schizophrenie. Die korrigierten Ziffern in Tab. 62 stellen die empirisch geschätzte Erkrankungswahrscheinlichkeit für Kinder von Kranken dar. Das Verfahren ist weniger befriedigend; denn es zeigt den unvollständigen Stand unseres Wissens: Die Gesamtgruppe der Kranken ist oft weitgehend heterogen und enthält Untergruppen mit durchaus verschiedener Erbprognose. Aber auch hier können wir nur nach dem gegenwärtigen Wissensstand urteilen und müssen im übrigen versuchen, ihn zu heben.

Wenn wir in bestimmten Situationen von der Fortpflanzung abraten, dann erhebt sich sogleich die weitere Frage: *Sind wir auch befugt, die Fragenden zu beraten, wie sie die Zeugung von Kindern vermeiden können?* Auf diese Frage gibt es keine allgemeingültige Antwort; je nach seiner weltanschaulichen und religiösen Einstellung wird der einzelne Berater sich hier selbst entscheiden müssen. Ganz allgemein ist zu sagen, daß die verschiedenen Methoden der Konzeptionsverhütung von der Beachtung der unfruchtbaren Tage der Frau, die auch durch die katholische Kirche toleriert wird, bis zu den üblichen mechanischen und chemischen Verfahren[1] einer Sterilisierung aus eugenischer Indikation weit vorzuziehen sind.

2. Der anthropologisch-erbbiologische Abstammungsnachweis

Der anthropologisch-erbbiologische Abstammungsnachweis, insbesondere im Rahmen von Prozessen um die Anerkennung der Vaterschaft, ist neben der eugenischen Familienberatung das wichtigste Anwendungsgebiet der Humangenetik.

In Deutschland und Österreich werden die meisten erbbiologischen Gutachten durch die Gerichte in Prozessen angefordert, in denen ein uneheliches Kind gegen einen Mann auf Unterhalt klagt. In Deutschland regeln sich die Unterhaltsansprüche eines unehelichen Kindes nach dem § 1717 BGB: „Als Vater des unehelichen Kindes ... gilt, wer der Mutter innerhalb der Empfängniszeit beigewohnt hat, es sei denn, daß auch ein anderer ihr innerhalb dieser Zeit beigewohnt hat. Eine Beiwohnung bleibt jedoch außer Betracht, wenn es den Umständen nach offenbar unmöglich ist, daß die Mutter das Kind aus dieser Beiwohnung empfangen hat.

Als Empfängniszeit gilt die Zeit von dem einhunderteinundachtzigsten bis zu dem dreihundertundzweiten Tage vor dem Tage der Geburt des Kindes, mit Einschluß sowohl des einhunderteinundachtzigsten als des dreihundertundzweiten Tages."

Der für die erbbiologische Begutachtung entscheidende Passus ist: Die Beiwohnung bleibt außer Betracht, wenn die Empfängnis „den Umständen nach offenbar unmöglich ist". Dieses „offenbar unmöglich" soll mit Hilfe der erbbiologischen Untersuchung erreicht werden. Das liegt auf der Hand, wenn ein „Vaterschaftsausschluß" (vgl. unten) gelingt. Wie wir sehen werden, kann aber der Gutachter selbst bei einem Ausschluß in einem selteneren Blutgruppenmerkmal das Urteil „offenbar unmöglich" oft nicht verantworten. Aber auch wenn er sich nur dazu entschließt, die Vaterschaft als „sehr unwahrscheinlich" zu erklären, ist es dem Richter auf Grund der allgemeinen Umstände häufig möglich, zu dem Urteil „offenbar unmöglich" zu kommen[2].

Das gilt auch für die weiter unten behandelten Fälle, in denen ein Ausschluß auf Grund der Blutgruppen oder anderer einfach mendelnder Merkmale nicht möglich ist und man sich auf den erbbiologisch-anthropologischen Ähnlichkeitsvergleich angewiesen sieht[3]. Dort wird nämlich der Gutachter nur in Ausnahmefällen

---

[1] Übersicht bei GESENIUS (1959).

[2] In letzter Zeit verschiebt sich die Fragestellung der Gerichte immer mehr darauf, ob der Mann tatsächlich der Vater ist, d. h. auch bei Anwendung des § 1717 wird nicht mehr so sehr formaljuristisch geurteilt, als daß das Gericht bestrebt ist, möglichst den tatsächlichen Vater zu verurteilen. Das heißt: es wird (theoretisch) ein positiver Vaterschaftsnachweis angestrebt. Praktisch muß man sich allerdings in vielen Fällen auf den Ausschluß beschränken (H. BAITSCH, pers. Mitt.).

[3] Weitere Einzelheiten über die juristischen Aspekte des Abstammungsnachweises, auch für seine Anwendung bei Vaterschafts-Anfechtungsklagen, Kindesvertauschungen usw. u. a. bei SCHADE (1954).

zu dem Urteil gelangen können, die Vaterschaft eines Mannes sei „offenbar unmöglich". Der Richter ist da oft in einer besseren Lage; denn er hat alle Umstände — soziale und persönliche Besonderheiten des Falles, Tragzeitgutachten usw. zusammenfassend in ihrem Beweiswert zu würdigen.

Besonders einfach in seinem Prinzip ist der *Vaterschaftsausschluß* zu verstehen.

Aus bestimmten Elternkreuzungen können nur Kinder mit einer begrenzten Zahl von Genotypen hervorgehen; andere sind unmöglich. Daraus folgt: Aus den gefundenen Mutter-Kind-Kombinationen kann man Schlüsse ziehen, welchen Genotyp der Vater aufweisen kann und welchen nicht. Männer, die nicht einen der möglichen Genotypen aufweisen, sind als Väter auszuschließen; ihre Vaterschaft ist „offenbar unmöglich".

Diese Entscheidung „offenbar unmöglich" ist sehr verantwortungsvoll; sie setzt voraus, daß man das zugrunde liegende Merkmal genetisch sehr genau kennt und daß eine sehr eindeutige und einfache Beziehung zwischen Genotyp und Phänotyp besteht. Wie wir oben sahen (Kap. III, 6), kennt man die genetische Grundlage der allermeisten „normalen" Merkmale nicht; denn sie sind genetisch meist sehr kompliziert. Deshalb sind nur sehr wenige Merkmale für einen Vaterschaftsausschluß zugelassen: In Deutschland die Blutgruppen des AB0-, MN- und Rh-Systems. Bei den übrigen Systemen wird man sich im Ausschlußfall meist mit der Aussage „Vaterschaft sehr unwahrscheinlich" begnügen. Allerdings ist dem Gutachter in Deutschland ein gewisser Spielraum gelassen[1].

Wir betrachten ein beliebiges Beispiel: Die MN-Blutgruppen werden durch ein Allelenpaar $M-N$ bestimmt. Hat die Mutter den Phänotyp M (Genotyp MM) und hat das Kind den Phänotyp MN (Genotyp MN), dann muß das Kind das Gen N von seinem Vater ererbt haben. Demnach muß der Vater entweder den Phänotyp N oder MN aufweisen; ein Mann mit Gruppe M ist als Vater auszuschließen.

Nun liegen die Verhältnisse im MN-System besonders einfach. Jeder Genotyp ist von den übrigen phänotypisch verschieden. Aber auch im AB0-System ist der Vaterschaftsausschluß leicht zu verstehen: Nehmen wir an, Mutter und Kind hätten die Gruppe 0. Das Gen 0 ist recessiv gegenüber A und B; Mutter und Kind sind also homozygot 00. Das Kind hat das eine 0-Gen von der Mutter ererbt; das andere muß vom Vater kommen. Er kann zunächst selbst der Gruppe 0 angehören. Daneben ist es aber auch möglich, daß er Gruppe A oder B besitzt; allerdings muß sein Genotyp in diesem Falle $A0$ oder $B0$ sein. Unmöglich ist dagegen ein Vater

Tabelle 169. *Vaterschaftsausschlüsse im MN-System*

Mutter	Kind	mögliche Väter	unmögliche Väter
M	M	M, MN	N
M	MN	MN, N	M
MN	M	M, MN	N
MN	MN	M, MN, N	—
MN	N	MN, N	M
N	MN	M, MN	N
N	N	MN, N	M

vom Typ AB. Dieser Typ ist also auszuschließen. Ein anderes Beispiel: Die Mutter hat die Gruppe B, das Kind AB. Es muß das Gen A von seinem Vater ererbt haben. Das ist nur möglich, wenn er selbst A oder AB ist; Männer mit B oder 0 sind auszuschließen.

In Tab. 169 sind die Vaterschaftsausschlüsse im MN-System zusammengestellt.

Für den Serologen wie den Richter ist wichtig zu wissen, daß es (selten) schwache Typen gibt (N_2, M_2) und daß extrem seltene Sondertypen einmal Fehler verursachen können[2].

---

[1] Näheres in den „Richtlinien für die Ausübung gerichtlicher Blutgruppenuntersuchungen", Bundesgesundheitsblatt 3, 184 (1960).

[2] Für Einzelheiten vgl. VOGEL und HELMBOLD (1961).

Tab. 170 zeigt die Vaterschaftsausschlüsse im ABO-System. Dabei ist berücksichtigt, daß es neben dem starken Allel A_1 ein schwächeres A_2 gibt, das gegenüber A_1 recessiv ist. Die Verwendung dieses A_1–A_2-Unterschiedes wird von manchen Autoren mit einer gewissen Reserve betrachtet. Sie erfordert auf jeden Fall die Anwendung spezieller serologischer Methoden und sollte deshalb wenigen großen Speziallaboratorien vorbehalten werden. Wegen der technischen Schwierigkeiten und Fehlerquellen der serologischen Untersuchung ist allgemein die Forderung zu erheben: *Der forensische Vaterschaftsausschluß gehört nur in die Hände weniger, speziell vorgebildeter Sachverständiger*, denen alle Möglichkeiten der modernen serologischen Methodik zur Verfügung stehen sollten!

Im Prinzip die gleichen Verhältnisse treten im Rh-System auf; es gibt jedoch viel mehr mögliche Konstellationen. Der Ausschluß wird in der Regel auf die vier Seren Anti-D, Anti-C, Anti-c und Anti-E, neuerdings auch meist auf Anti-e gestützt. Tab. 171 enthält diejenigen Kinder verschiedener Typen von Müttern, die den Ausschluß bestimmter Typen von Vätern erlauben. Auch im Rh-System gibt es mögliche serologische Fehlerquellen[1], die es geraten erscheinen lassen, nur sehr gute Spezialisten mit der forensischen Untersuchung zu betrauen.

Des weiteren können Kell, Lutheran, Duffy, Kidd und unter besonderen Voraussetzungen auch P in die Untersuchung einbezogen werden[2].

Kennt man die Häufigkeit der betreffenden Blutgruppengene in der Bevölkerung, so kann man nach dem Hardy-Weinberg-Gesetz berechnen, wie oft Männer, die mit dem Kind nicht verwandt sind, zufällig eine Blutgruppe aufweisen, die einen Ausschluß erlaubt bzw. nicht erlaubt. So sind z. B. im MN-System allein (ohne Berücksichtigung der eng gekoppelten serologischen Faktoren S, s) Männer als Väter von M-Kindern dann auszuschließen, wenn sie selbst die Gruppe N haben. N hat aber bei uns eine Häufigkeit von etwa 20%. Hat das Kind die Gruppe M, so können also etwa 20% aller mit ihm nicht verwandten Männer als Väter ausgeschlossen werden. Etwa 30% aller Menschen haben aber bei uns die Blutgruppe M. In dieser Weise lassen sich die Ausschlußchancen für die verschiedenen Kombinationen von Kindern und nicht mit ihnen verwandten Männern errechnen, und aus ihnen läßt sich die durchschnittliche Ausschlußchance zunächst für ein

Tabelle 170. *Blutgruppen-Ausschlüsse im A_1A_2BO-System*

Mutter	Kind	mögliche Väter	unmögliche Väter
0	0	$0, A_1, A_2, B$	A_1B, A_2B
0	A_1	A_1, A_1B	$0, A_2, B, A_2B$
0	A_2	A_1, A_2, A_2B	$0, B, A_1B$
0	B	B, A_1B, A_2B	$0, A_1, A_2$
A_1	0	$0, A_1, A_2, B$	A_1B, A_2B
A_1	A_1	$0, A_1, A_2, B, A, B$	A_2B
A_1	A_2	$0, A_1, A_2, B, A_2B$	A_1B
A_1	B	B, A_1B, A_2B	$0, A_1, A_2$
A_1	A_1B	B, A_1B, A_2B	$0, A_1, A_2$
A_1	A_2B	B, A_1B, A_2B	$0, A_1, A_2$
A_2	0	$0, A_1, A_2, B$	A_1B, A_2B
A_2	A_1	A_1, A_1B	$0, A_2, B, A_2B$
A_2	A_2	$0, A_1, A_2, B, A_2B$	A_1B
A_2	B	B, A_1B, A_2B	$0, A_1, A_2$
A_2	A_2B	B, A_1B, A_2B	$0, A_1, A_2$
B	0	$0, A_1, A_2, B$	A_1B, A_2B
B	A_1	A_1, A_1B	$0, A_2, B, A_2B$
B	A_2	A_1, A_2, A_2B	$0, B, A_1B$
B	B	$0, A_1, A_2, B, A_1B, A_2B$	—
B	A_1B	A_1, A_1B	$0, A_2, B, A_2B$
B	A_2B	A_1, A_2, A_2B	$0, B, A_1B$
A_1B	A_1	$0, A_1, A_2, B, A_1B$	A_2B
A_1B	B	$0, A_1, A_2, B, A_1B, A_2B$	—
A_1B	A_1B	A_1, B, A_1B, A_2B	$0, A_2$
A_2B	A_2	$0, A_1, A_2, B, A_2B$	A_1B
A_2B	B	$0, A_1, A_2, B, A_1B, A_2B$	—
A_2B	A_2B	A_2, B, A_1B, A_2B	$0, A_1$

---

[1] Näheres bei Vogel u. Helmbold (1961).

[2] Einzelheiten über diese Systeme, ihre Häufigkeit, Bedeutung usw. bei Race u. Sanger (1958); Vogel u. Helmbold (1961).

Tabelle 171. *Phänotypen von Kindern, welche die Nichtvaterschaft in verschiedenen Kombinationen von Müttern und Praesumptivvätern beweisen* (nach BOYD, 1955), aus RACE u. SANGER

Phänotyp der Mutter	Phänotyp des behaupteten Vaters									
	1 rh cde	2 Rh'' cdE	3 Rh_0 cDe	4 Rh_2 cDE	5 Rh'rh Cde/c	6 Rh'Rh'' CdE/c	7 Rh_1rh CDe/c	9 Rh'Rh' Cde/C	11 Rh_1Rh_1 CDe/C	12 Rh_1Rh_z CDE/C
1. rh cde	2, 3, 4, 5, 7, 8	3, 4, 5, 7, 8	2, 4, 5, 7, 8	5, 7, 8	2, 3, 4, 7, 8	3, 4, 7, 8	2, 4, 8	1, 2, 3, 4, 7, 8	1, 2, 3, 4, 8	1, 2, 3, 4
2. Rh'' cdE	3, 4, 5, 6, 7, 8	3, 4, 5, 6, 7, 8	5, 6, 7, 8	5, 6, 7, 8	3, 4, 7, 8	3, 4, 7, 8	—	1, 2, 3, 4, 7, 8	1, 2, 3, 4	1, 2, 3, 4
3. Rh_0 cDe	2, 4, 5, 7, 8	5, 7, 8	2, 4, 5, 7, 8	5, 7, 8	2, 4, 8	—	2, 4, 8	1, 2, 3, 4, 8	1, 2, 3, 4, 8	1, 2, 3, 4
4. Rh_2 cDE	5, 6, 7, 8	5, 6, 7, 8	5, 6, 7, 8	5, 6, 7, 8	—	—	—	1, 2, 3, 4	1, 2, 3, 4	1, 2, 3, 4
5. Rh'rh Cde/c	2, 3, 4, 6, 7, 8, 9, 11, 12	3, 4, 7, 8, 9, 11, 12	2, 4, 6, 8, 9, 11, 12	9, 11, 12	2, 3, 4, 6, 7, 8, 11, 12	3, 4, 7, 8, 11, 12	2, 4, 6, 8, 12	1, 2, 3, 4, 6, 7, 8, 11, 12	1, 2, 3, 4, 6, 8, 12	1, 2, 3, 4
6. Rh'Rh'' CdE/c	4, 7, 8, 9, 11, 12	4, 7, 8, 9, 11, 12	9, 11, 12	9, 11, 12	4, 7, 8, 11, 12	4, 7, 8, 11, 12	—	2, 4, 7, 8, 11, 12	2, 4	2, 4
7. Rh_1rh CDe/c	2, 4, 6, 8, 9, 11, 12	9, 11, 12	2, 4, 6, 8, 9, 11, 12	9, 11, 12	2, 4, 6, 8, 12	—	2, 4, 6, 8, 12	1, 2, 3, 4, 6, 8, 12	1, 2, 3, 4, 6, 8, 12	1, 2, 3, 4
8. Rh_1Rh_2 CDE/c	9, 11, 12	9, 11, 12	9, 11, 12	9, 11, 12	—	—	—	1, 2, 3, 4	1, 2, 3, 4	1, 2, 3, 4
9. Rh'Rh' Cde/C	6, 7, 8, 9, 11, 12	7, 8, 9, 11, 12	6, 8, 9, 11, 12	9, 11, 12	6, 7, 8, 11, 12	7, 8, 11, 12	6, 8, 12	5, 6, 7, 8, 11, 12	5, 6, 7, 8, 12	5, 6, 7, 8
11. Rh_1Rh_1 CDe/C	6, 8, 9, 11, 12	9, 11, 12	6, 8, 9, 11, 12	9, 11, 12	6, 11, 12	—	6, 8, 12	5, 6, 7, 8, 12	5, 6, 7, 8, 12	5, 6, 7, 8
12. Rh_2Rh_2 CDE/C	9, 11, 12	9, 11, 12	9, 11, 12	9, 11, 12	—	—	—	5, 6, 7, 8	5, 6, 7, 8	5, 6, 7, 8

System, dann für kombinierte Untersuchung mit mehreren Systemen errechnen. Liegt keine Dominanz vor, so läßt sich die Ausschlußchance errechnen, wenn man die Genhäufigkeit kennt. Die Ausschlußchance beträgt dann: $p \cdot q \, (1 - p \cdot q)$.

Sie ist am größten, wenn $p = q = 0,5$.

Umgekehrt: Je seltener ein Allel ist, desto geringer ist die Ausschlußchance.

RACE und SANGER stellten (1958) diese Ausschlußchancen für 7 Systeme zusammen. Sie verwendeten dabei für AB0 die deutschen, für die übrigen Merkmale die englischen Blutgruppen-Häufigkeiten, die mit den deutschen fast übereinstimmen (Tab. 172).

Tabelle 172

	Ausschluß durch jedes System	Kombinierter Ausschluß
1. AB0 . . .	0,1760	0,1760
2. MNSs . . .	0,2390	0,3729
3. Rh	0,2520	0,5309
4. Kell . . .	0,0379	0,5487
5. Lutheran .	0,0333	0,5637
6. Duffy . . .	0,0487	0,5849
7. Kidd . . .	0,0286	0,5968

Eine weitere Erhöhung der Ausschlußchancen ergibt sich bei Einbeziehung der Serum-Protein-Gruppen. Wenn weitere, einfach mendelnde erbliche Varianten beim Menschen entdeckt werden, dann ist zu hoffen, daß es in absehbarer Zeit möglich sein wird, den größeren Teil aller unberechtigt als Väter namhaft gemachten Männer auf diesem Wege auszuschließen.

Die oben geschilderten Erwägungen und auch die Ausschlußchancen der Tab. 172 beziehen sich nur auf den „*direkten*" Vaterschaftsausschluß, das heißt auf Fälle, in denen nur Mutter, Kind und Zeuge untersucht wurden.

Nun ist es aber durch Untersuchungen von weiteren Familienangehörigen in manchen Fällen noch möglich, einen Ausschluß *indirekt* herbeizuführen, der auf direktem Wege nicht gelungen ist. Wenn der Phänotyp des Zeugen an sich mehreren Genotypen entsprechen kann, dann gelingt es u. U. durch Untersuchung seiner Eltern, die Zahl der bei ihm selbst möglichen Genotypen einzuschränken.

Einige nicht so seltene Situationen seien als Beispiele geschildert[1]:

Zunächst ein Beispiel aus dem A_1A_2B0-System:

Mutter 0 oder B   1. Zeuge A_1
                    2. Zeuge A_1
Kind A_2

Hier wäre ein Mann auszuschließen, der zum Genotyp $A_1 0$ gehörte. Findet man nun bei einem Elternteil eines der beiden Männer den Phänotyp 0 oder B, dann muß dieser Zeuge den Genotyp $A_1 0$ haben und ist somit als Erzeuger des Kindes ausgeschlossen. Diese Ausschlußchance ist auf Grund der Genhäufigkeiten für einen zu Unrecht beschuldigten Mann tatsächlich relativ hoch; denn nur 9,1% aller A_1-Phänotypen haben den Genotyp A_1A_2.

Auch im Rh-System ergeben sich Möglichkeiten für den indirekten Ausschluß. Wir betrachten den Fall (4 Seren verwendet):

Mutter ccde   Zeuge CcDe
Kind ccDe

Wenn der Zeuge der Vater ist, muß er das Gen cDe besitzen, das relativ selten ist (vgl. S. 87). Der Zeuge ist als Vater auszuschließen, wenn einer seiner Eltern zu dem häufigen Phänotyp ccde oder ccdE gehört. Dann muß er selbst nämlich das Gen CDe besitzen, kann also an das Kind nicht die Kombination von cDe weitervererbt haben.

Ein weiterer, nicht so seltener Fall ist der folgende:

Mutter CcDe   Zeuge CcDEe
Kind ccde

Der Zeuge kann nur dann der Vater sein, wenn er den sehr seltenen Genotyp CDE/cde oder die noch selteneren CDE/cdE bzw. CdE/cDe aufweist. Gehört einer seiner Eltern zum Phänotyp CcDe und der andere zu ccDE oder hat ein Elternteil den Typ CCDe, dann kann der Zeuge nicht den Typ CDE/cde haben und ist ausgeschlossen.

---

[1] Nach LAUER (1957).

So gibt es im Rh-System noch weitere indirekte Ausschlußmöglichkeiten, u. a. auch solche, in denen der Genotyp der Mutter genauer festgelegt werden kann, indem man ihre Eltern untersucht. Dem Scharfsinn des genetisch vorgebildeten Gutachters ist hier keine Grenze gesetzt.

Sehr viel schwieriger wird das Problem, *wenn ein Zeuge nicht auf einem der obengenannten Wege ausgeschlossen werden kann*. In diesem Falle pflegt in Deutschland und einigen anderen Ländern (Österreich, Dänemark, Schweden, Tschechoslowakei) ein anthropologisch-erbbiologisches Vaterschaftsgutachten eingeholt zu werden. Bei der Erhebung und Auswertung der Befunde geht der Gutachter im Prinzip auch nicht anders vor als das Volk, wenn es sagt: „Das Kind ist dem Vater wie aus dem Gesicht geschnitten!" Tatsächlich ist die physiognomische Ähnlichkeit zwischen Eltern und Kindern aus breitester allgemeiner Erfahrung bekannt. v. VERSCHUER[1] belegt das mit einem Zitat aus der Odyssee: Menelaos erkennt den Sohn des Odysseus, Telemach, an der Ähnlichkeit mit seinem Vater:

„Denn so waren die Händ' und so die Füße des Helden, so die Blicke der Augen, das Haupt und die lockichten Haare."

Historische Belege über die Verwendung von Ähnlichkeiten bzw. Unähnlichkeiten zwischen Vater und Kind zur Feststellung der Vaterschaft vor Gericht finden sich ebenfalls schon sehr früh[2]. So mußte schon Hippokrates eine Frau verteidigen, die des Ehebruches angeklagt war; denn ihr Sohn sah dem Ehemann nicht ähnlich. In einem Rechtsstreit, der 1769 vor dem House of Lords verhandelt wurde, sollte festgestellt werden, ob Archibald Douglas der rechtmäßige Sohn seines Vaters oder ein untergeschobenes Kind sei. Auf Grund seiner Ähnlichkeit mit dem verstorbenen Vater erkannte ihn das Gericht als rechtmäßigen Sohn an.

Auch zu Anfang dieses Jahrhunderts wurden vereinzelt erbbiologische Vaterschaftsgutachten abgegeben. Sie führten sich jedoch erst nach einem Gutachten und einer entsprechenden Veröffentlichung von RECHE (1926) in Wien und (unabhängig davon) nach einer Begutachtung durch v. VERSCHUER (1928) in Berlin allgemein ein. Seitdem sammelte man viele Erfahrungen, und es ergab sich in der Befunderhebung und erbbiologischen Bewertung der Befunde im wesentlichen Übereinstimmung zwischen den verschiedenen Fachleuten. Dagegen bestehen Meinungsverschiedenheiten vor allem in den Fragen der statistischen Auswertung der Befunde.

Auf Einzelheiten dieses Verfahrens kann an dieser Stelle nicht eingegangen werden[3]. Das Prinzip besteht darin, „daß der Sachverständige eine große Zahl von morphologischen und physiologischen Merkmalen bei einem Kind, seiner Mutter und einem oder mehreren als Erzeuger in Anspruch genommenen Männern daraufhin überprüft, ob ein Kind in einem Teil seiner Anlagen . . ., den es auf Grund erscheinungsbildlicher Unterschiede zwischen Kind und Mutter nicht von letzterer, sondern von der Vaterseite erhalten hat, tatsächlich mit dem betreffenden Mann übereinstimmt"[4].

Für die gutachterliche Praxis sind solche Merkmale unbrauchbar, die in der Bevölkerung keinen Polymorphismus zeigen. So hätte z. B. bei Indianern die Haarfarbe nur einen geringen Beweiswert; sie ist eigentlich immer sehr dunkel. Bei uns dagegen ist ihr Beweiswert höher; denn die Variabilität in der Bevölkerung ist groß. — Natürlich sind auch solche Merkmale nicht zu gebrauchen, deren Feststellung einen umständlichen oder gefährlichen Eingriff erfordern würde.

---

[1] 1944; zit. nach SCHADE (1954).
[2] Vgl. KRAMP (1948).
[3] Vgl. vor allem die Monographie von SCHADE (1954). Dort (S. 182ff.) der Vorschlag eines Untersuchungsbogens mit Aufzählung der zu untersuchenden Merkmale.
[4] BAITSCH (1961), teilweise nach HARRASSER.

Die meisten Gutachter verwenden die folgenden Merkmalskomplexe[1]: Kopf- und Gesichtsbau, morphologische Besonderheiten der einzelnen Gesichtsregionen [Augenpartie, Nasenregion, Mund-Kinn-Region, Mundhöhle, äußeres Ohr, Extremitätenbildung, Tastleistensystem (Kap. VII, 6a), Augen-, Haar- und Hautfarbe, Behaarung, Irisstruktur]. Dazu kommen von Fall zu Fall Merkmale des Blutes, die etwa beim Versuch des Vaterschafts-Ausschlusses noch nicht verwendet wurden.

In dieser Befundaufnahme werden die einzelnen Merkmalsausprägungen dokumentarisch festgehalten. Die Methoden sind: Photographische Aufnahme, Messungen, Beschreibung, Zeichnung usw.

Der Befundaufnahme folgt die ungleich schwierigere vergleichende Bewertung der Befunde. Auf Grund dieser Bewertung soll sich der Gutachter darüber äußern, wie groß die Wahrscheinlichkeit ist, daß ein bestimmter Zeuge der Vater des Kindes ist (Einmannfälle), oder er soll diese Wahrscheinlichkeit zwischen zwei (oder noch mehr) Zeugen abwägen (Zweimannfälle). Wenn wir hier den Begriff der Wahrscheinlichkeit gebrauchen, so meinen wir ihn nicht im streng mathematischen Sinne. Man spricht vielleicht besser von „Plausibilität". Deshalb verzichtet man auch auf eine zahlenmäßige Wiedergabe, die doch nur eine nicht vorhandene Exaktheit vortäuschen würde, und führt sein Urteil etwa in folgender Weise aus (HARRASSER, nach SCHADE 1954; etwas gekürzt):

1. Es ist möglich (nicht auszuschließen), daß der Kläger vom Zeugen abstammt.

2. Es spricht mehr für als gegen (bzw. mehr gegen als für) die Annahme, daß der Kläger vom Zeugen abstammt.

3. Der Befund spricht stark überwiegend für (gegen) die Annahme, daß der Kläger vom Zeugen abstammt.

4. Es ist mit einem für das praktische Leben brauchbaren Grad von Gewißheit anzunehmen (auszuschließen), daß der Kläger vom Zeugen abstammt.

5. Es ist nach den Denkmöglichkeiten der Humangenetik als gewiß anzusehen, daß der Kläger vom Zeugen (nicht) abstammt.

Der Vergleich ist deshalb so schwierig, weil der Grad der Ähnlichkeit oder Unähnlichkeit gerade bei den so wichtigen morphologisch-physiognomischen Merkmalen nicht oder fast nicht durch Zahl und Maß objektiv festlegbar ist oder weil ihr genetischer Informationsgehalt mindestens durch Messungen nicht zureichend ausgeschöpft wird. Dazu zeigen viele von ihnen eine erhebliche Alters- und Geschlechtsvariabilität, die selbst dann sehr störend wirkt, wenn man sich auf Kinder beschränkt, die das dritte Lebensjahr überschritten haben. Außerdem folgen diese Merkmale keinem monomeren Erbgang, sondern sind in kompliziertester Weise multifaktoriell erblich. Ihre Variabilität ist nicht durch starre Klassengrenzen gekennzeichnet, sondern die Übergänge zwischen den Merkmalsklassen sind fließend, „die Variabilität ist in der Regel nicht eindimensional-linear, sondern komplexhaft mehrdimensional" (BAITSCH).

Dazu kommen Korrelationen zwischen Einzelmerkmalen, die wahrscheinlich durch eine teilweise gemeinsame genetische Grundlage bedingt sind, die aber natürlich den Beweiswert von Einzelmerkmalen beeinträchtigen.

Alle diese Umstände erschweren die Bewertung der Befunde beträchtlich: Der Gutachter muß sich praktisch immer auf Schätzungen verlassen. Diese Schätzungen sind mit Unsicherheitsfaktoren belastet; sie erfolgen weitgehend gefühlsmäßig und auf Grund der Erfahrung. So kommt es nicht zu selten vor, daß im gleichen Fall einander widersprechende Gutachten abgegeben werden. Trotzdem hat sich das Verfahren in der forensischen Praxis weitgehend bewährt, und es ist u. E. nicht anzunehmen, daß ausgesprochene Fehlbegutachtungen allzu häufig sind. Der

---

[1] Nach BAITSCH (1961).

Mensch besitzt offenbar die Fähigkeit, das Individuelle der Gestalt in seiner Zusammengehörigkeit mit anderem Individuellen intuitiv richtig zu beurteilen, und diese Fähigkeit ist zwar sicher verschieden stark ausgebildet, aber übbar. Wie Untersuchungen mit der gleichen Methode an sicheren Vater-Kind-Kombinationen (SCHWIDETZKY, 1956) zeigen, lassen sich bei ihnen in hohem Prozentsatz mit der

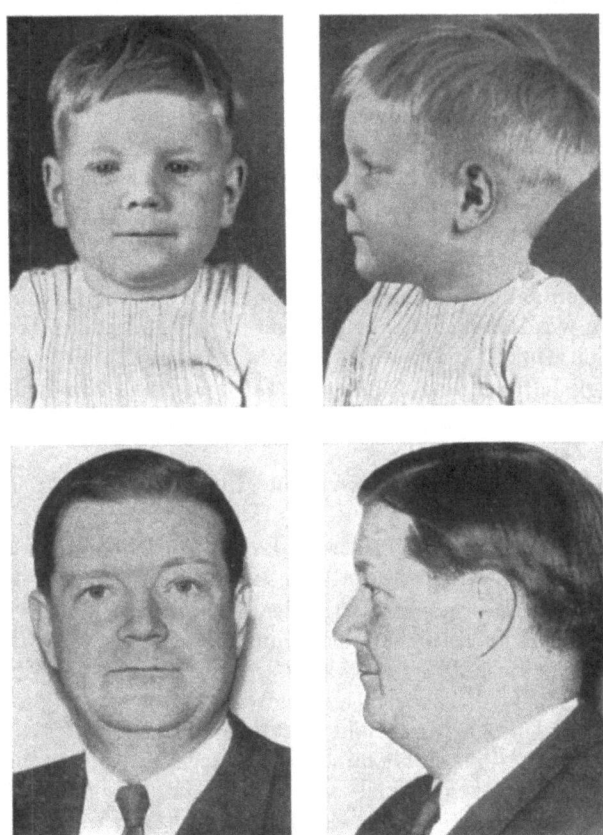

Abb. 333. Große Ähnlichkeit zwischen Vater und Kind in physiognomischen Merkmalen (n. SCHWIDETZKY 1956)

genannten Methode mehr oder weniger große Ähnlichkeiten, d. h. mit mehr oder weniger großer Wahrscheinlichkeit „positive Vaterschaftsnachweise" herausarbeiten (Abb. 333).

Wir vermissen in der Fachliteratur als an sich sehr nahe liegenden Ansatz zur Unterbauung des Verfahrens den Blindklassifikations-Versuch, also eine Versuchsanordnung der Art, daß durch eine Hilfskraft sichere Vater-Mutter-Kind-Gruppen einerseits, Kombinationen von Männern, Müttern und Kindern, die nicht mit ihnen verwandt sind, andererseits einem oder mehreren Gutachtern vorgestellt werden, denen nun die Aufgabe zufällt, die richtigen und die falschen Kombinationen herauszufinden[1].

---

[1] Im Münchner Anthropologischen Institut wurde einmal auf dieser Basis ein Vergleich zwischen 3 Gutachtern durchgeführt. Dabei ergab sich ein statistisch signifikanter Unterschied in der Wirksamkeit der Erfassung von Merkmalsbereichen: Die „persönliche Gleichung" der drei, wohlgemerkt, sehr erfahrenen Forscher wich erheblich voneinander ab. (Unveröffentlicht; nach einer persönlichen Mitteilung von H. BAITSCH).

Für den Wissenschaftler bleibt natürlich der intuitive Einschlag der Methode unbefriedigend. Das "general impressions are never to be trusted . . ." sitzt ihm zu tief im Blut. Deshalb ist es erklärlich, daß man schon sehr früh versucht hat, mit Hilfe von statistischen Methoden zu einer exakteren Beweiswürdigung zu gelangen. Ihre Anwendung ist nicht sehr schwierig, wenn es sich um den positiven Beweiswert von Merkmalen handelt, die einwandfrei zu bestimmen und zu klassifizieren sind. Wir nennen etwa die Blutgruppen oder auch die Papillarleisten. Bisher unüberwindbare Schwierigkeiten treten aber auf, sobald die morphologisch-physiognomischen Merkmalskomplexe zur Diskussion stehen. Deshalb hat sich auch noch keines der bisher vorgeschlagenen Verfahren die Anerkennung der Mehrzahl der Fachleute erwerben können; manche gehen sogar so weit, die Anwendbarkeit statistischer Methoden prinzipiell zu bestreiten.

Wir glauben mit BAITSCH (1961), daß Versuche insbesondere mit der Diskriminanzanalyse (FISHER) fortgesetzt werden sollten. Vielleicht findet sich doch noch ein vernünftiger Kompromiß, der die Wirksamkeit der Begutachtung über den bisherigen empirischen Stand hinaus zu steigern erlaubt.

Einzelheiten der angewandten Methoden sollen hier nicht behandelt werden; wir verweisen auf BAITSCH (1961); R. K. BAUER (1960).

Literaturverzeichnis

Auswahl von Lehr- und Handbüchern der allgemeinen Genetik und der Humangenetik

ALTENBURG, E.: Genetics. Rev. ed. New York: Henry Holt 1957.

BAUR, E., E. FISCHER u. F. LENZ: Menschliche Erblehre und Rassenhygiene. 4. Aufl. Vol. I, München: J. F. Lehmann-Verlag 1936.

BOYD, W. C.: Genetics and the Races of Man. Boston: Little, Brown and Co. 1950.

COLIN, E. C.: Elements of genetics. 3rd ed. New York: McGraw-Hill 1956.

GATES, R.: Human Genetics. 2 vols., New York: Macmillan 1946.

GEDDA, L.: Studio dei Gemelli. Rom: Orrizonte Medico 1951.

JUST, G.: Handbuch der Erbbiologie des Menschen. 5 Bände. Berlin: Springer 1940.

KAUDEWITZ, F.: Grundlagen der Vererbungslehre. Dalp-Taschenbücher. München: Lehnen-Verlag 1957.

KEMP, T.: Genetics and disease. Edinburgh: Oliver & Boyd 1951.

KÜHN, A.: Grundriß der Vererbungslehre. 3. verb. u. erw. Aufl. Heidelberg: Quelle & Meyer 1961.

LAMY, M.: Précis de génétique médicale. Paris: Doin & Cie. 1952.

LENZ, W.: Medizinische Genetik. Stuttgart: Thieme-Verlag 1961.

NEEL, J. V.,and W. J. SCHULL: Human heredity. University of Chicago Press 1954.

PENROSE, L. S.: Outline of human genetics. New York: Wiley & Sons 1959.

ROBERTS, J. A. FRASER: An introduction to medical genetics. 2nd ed. London: Oxford University Press 1959.

SALLER, K.: Lehrbuch der Anthropologie in systematischer Darstellung (R. MARTIN). 3. Aufl. 1. Bd. Stuttgart: Fischer-Verlag 1956ff.

SINNOTT, E. W., L. C. DUNN and T. DOBZHANSKY: Principles of genetics. 5th. ed. New York: McGraw Hill 1958.

SNYDER, L. H., and P. R. DAVID: The principles of heredity. — 5th ed. Boston: D. C. Heath 1957.

SORSBY, A.: Clinical Crenetics. London: Butterworth & Co. 1953.

SRB, A. M., and R. D. OWEN: General genetics. San Francisco and London: W. H. Freeman & Co. 1952.

STERN, C.: Principles of human genetics. 2nd ed. San Francisco and London: W. H. Freeman & Comp. 1960.

TOURAINE, A.: L'hérédité en Médecine. Paris: Masson & Cie 1955.

VERSCHUER, O. v.: Genetik des Menschen. München-Berlin: Urban & Schwarzenberg 1959.

WEITZ, W.: Die Vererbung innerer Krankheiten. 2. Aufl. Hamburg: Nölke 1949.

I. Geschichte der Humangenetik

BARTHELMESS, A.: Vererbungswissenschaft. Freiburg-München: Verlag K. Alber 1952.

CAPELLE, W.: Die Vorsokratiker. Stuttgart: Alfred Kröner Verlag 1953.

GALTON, F.: Hereditary talent and character. Macmillan's Magazine 12, 157 (1865).

GARROD, A. E.: The incidence of alkaptonuria: A study in chemical individuality. Lancet 1902 II, 1616—1620.

KNOX, W. E.: Sir Archibald GARROD's „Inborn errors of metabolism". 1. Cystinuria, 2. Alkaptonuria, 3. Albinism, 4. Pentosuria. Amer. J. hum. Genet. 10, 3—32, 95—124, 249—267, 385—397 (1958).

MENDEL, G. J.: Versuche über Pflanzen-Hybriden. Verh. Naturforschender Verein Brünn (1865).

MOTULSKY, A. G.: JOSEPH ADAMS (1756—1818). The forgotten founder of medical genetics. X. Intern. Congr. Genet. Montreal 1958.

— JOSEPH ADAMS (1756—1818). A. M. A. Arch. int. Med. 104, 490—496 (1959).

NASSE, C. F.: Von einer erblichen Neigung zu tödlichen Blutungen. Horns Archiv 1820, 385.

II. Die stofflichen Grundlagen der Vererbung

AVERY, O. T., C. M. MACLEOD and M. MCCARTY: Studies on the chemical nature of the substance inducing transformation of pneumococcal types. J. exp. Med. 79, 137 (1944)·

BEADLE, G. W.: The role of the nucleus in heredity. MCELROY and GLASS eds. The chemical basis of heredity. 3—22. Baltimore: Johns Hopkins Press 1957.

BENOIT, J., P. LEROY, R. VENDRELY et C. VENDRELY: Modifications induites chez des canards Pékin par le DNA de canard Khaki Campbell injecté après la naissance. Presse méd. 65, 1623—1624 (1957).

— — — Des mutations somatiques dirigées sont-elles possibles chez l'oiseau ? C. R. Acad. Sci. (Paris) 244, 2320—2321 (1957).

BENZER, S.: The elementary units of heredity. MC ELROY and GLASS eds. The chemical basis of heredity. Baltimore: Johns Hopkins Press 1957.

BRACHET, J.: Biochemical cytology. New York 1957.

CASPERSSON, T. O.: Cell growth and cell function. A cytochemical study. New York: W. W. Norton & Comp. 1950.

CHU, E. H. Y., and N. H. GILES: Human chromosome complements in normal somatic cells in culture. Amer. J. hum. Genet. 11, 63—79 (1959).

DELBRÜCK, M., and G. S. STENT: On the mechanism of DNA replication. The chemical basis of heredity. p. 699—736. Baltimore: Ed. McElroy & Glass 1957.

FORD, C. E., and J. L. HAMERTON: The chromosomes of man. Nature (Lond.) 178, 1020—1023 (1956).

— — The chromosomes of man. Acta genet. (Basel) 6, 264—266 (1957).

— P. A. JACOBS and L. G. LAJTHA: Human somatic chromosomes. Nature (Lond.) 181, 1565 (1958).

GRIFFITH, F.: The significance of pneumococcal types. J. Hyg. (Lond.) 27, 113 (1928).

HALDANE, J. B. S.: A search for incomplete sex-linkage in man. Ann. Eugen. (Lond.) 7, 28—57 (1936/37).

HEITZ, E.: Chromosomenstruktur und Gene. Z. indukt. Abstamm. u. Vererb.-Lehre 70, 402—447 (1935).

HSU, T. C., and C. M. POMERAT: Mammalian chromosomes in vitro. J. Hered. 44, 23—29 (1953).

International Study Group: A proposed standard system of nomenclature of human mitotic chromosomes. Acta genet. (Basel) 4, 322—328 (1960).

KODANI, M.: The caryotype of man with the diploid chromosome number of 48. Proc. Int. Genet. Symp. (Abstr.) Tokyo and Kyoto, p. 54 (1956).

— The caryotype of man with the diploid chromosome number of 48. Proc. Int. Genet. Symp. p. 103 (1956, Tokyo and Kyoto 1957).

— Three diploid chromosome numbers of man. Proc. nat. Acad. Sci. (Wash.) 43, 286—292 (1957).

KOLLER, P. C., and C. D. DARLINGTON: The genetic and mechanical properties of the sex-chromosomes. J. Genet. 29, 159 (1934).

KORNBERG, A.: Biologic synthesis of deoxyribonucleic acid. Science 131, 1503—1508 (1960).

LEHMAN, I. R., S. B. ZIMMERMANN, J. ADLER, M. J. VESSMAN, E. S. SIMMS and A. KORNBERG: Enzymatic synthesis of deoxyribonucleic acid. V. Chemical composition of enzymatically synthesized deoxyribonucleic acid. Proc. nat. Acad. Sci. (Wash.) 44, 1191—1196 (1958).

MATTHEY, R.: Les bases cytologiques de l'hérédité „relativement" liée au sexe chez les mamifères. Experientia (Basel) 13, 341—380 (1957).

MESELSON, M., and F. W. STAHL: The replication of DNA in Escherichia coli. Proc. nat. Acad. Sci. (Wash.) 44, 671—682 (1958).

NACHTSHEIM, H.: Chromosomenaberrationen beim Säuger und ihre Bedeutung für die Entstehung von Mißbildungen. Naturwissenschaften **46**, 637—645 (1959).
— Chromosomenaberrationen beim Menschen und ihre Bedeutung für die Entstehung von Mißbildungen. (2. Bericht) Naturwissenschaften **47**, 361—371 (1960).
OVEREND, W. G., u. A. R. PEACOCKE: Die molekulare Grundlage der Vererbung. Endeavour **16**, 90 (1957).
RIS, H.: Chromosome structure. MCELROY and GLASS eds. "The chemical basis of heredity." Baltimore: Johns Hopkins Press 1957.
— Die Feinstruktur des Kerns während der Spermiogenese. Chemie und Genetik. Berlin-Göttingen-Heidelberg: Springer 1959.
ROOSEN-RUNGE, C.: Kinetics of spermatogenesis in mammalas. Ann. N. Y. Acad. Sci. **55**, 574—584 (1952).
SACHS, L.: Sex-linkage and the sex chromosome in man. Ann. hum. Genet. **18**, 255—261 (1953—1954).
SPIEGELMAN, S.: Nucleic acids and the synthesis of proteins. Mc ELROY and GLASS eds. "The chemical Icsis of heredity". Baltimore: Johns Hopkins Press 1957.
STERN, C.: The chromosomes of man. J. med. Educ. **34**, 301—304 (1959).
STROUN, J. H., L. R. STROUN-GUTTIERES, J. ROSSI et M. STROUN: Modifications de la poule Leghorn traitée par le sang de pintade. Proc. X. Int. Congr. Genet. II, 280 (1958).
SZYBALSKI, W., and B. DJARDJEVIC: Mode of DNA replication in human cell lines in the presence or absence of protein synthesis. Microbiol. Genet. Bull. Nr. 17, 22 (1960).
TAYLOR, J. H., P. S. WOODS and W. L. HUGHES: The organization and duplication of chromosomes as revealed by autoradiographic studies using tritiumlabeled thymidine. Proc. nat. Acad. Sci. (Wash.) **43**, 122—128 (1958).
TJIO, H. J., and A. LEVAN: The chromosome numbers of man. Hereditas (Lund) **42**, 1—6 (1956).
—, and T. T. PUCK: The somatic chromosomes of man. Proc. nat. Acad. Sci. (Wash.) **44**, 1229—1237 (1958).
VOGEL, F.: Moderne Probleme der Humangenetik. Ergebn. inn. Med. Kinderheilk. **12**, 51—125 (1959).
WACKER, A.: Bakterien-Transformation. „Chemie der Genetik." Berlin-Göttingen-Heidelberg: Springer 1959.
WAGNER, R. P., and H. K. MITCHELL: Genetics and metabolism. New York, London 1955.
WATSON, J. D., and F. H. C. CRICK: The structure of DNA. Cold Spr. Harb. Symp. quant. Biol. **18**, 123—132 (1953).
WENDT, G. G., u. B. E. WOLF: Die Chromosomenzahl beim Menschen. Dtsch. med. Wschr. **1957**, 1832—1836.

III. Formale Genetik des Menschen

AIDA, T.: On the inheritance of colour in a fresh-water fish Aplocheilus latipes Temminck and Schlegel, with special reference to the sex-linked inheritance. Genetics **6**, 554—573 (1921).
— Further genitical studies of Aplocheilus latipes. Genetics **15**, 1 (1930).
ALLEN, F. H., and P. A. TIPPETT: A new Rh blood type which reveals the Rh antigen G. Vox Sang. (Basel) **3**, 321—330 (1958).
ALLISON, A. C., and B. S. BLUMBERG: Dominance and recessivity in medical genetics. Amer. J. Med. **25**, 933—941 (1958).
BATESON, PUNNET, SAUNDERS u. a.: Confirmations and extensions of MENDEL's principles in other animals and plants. Reports to the Evolution Committee of the Royal Society, London (1908).
BATESON, W., and R. C. PUNNETT: Comb characters. Report to Evolution Committee of the Royal Society II, 11—16 (1906).
BECKER, P. E.: Die Myopathien. Handbuch der inneren Medizin. 4. Aufl. Berlin-Göttingen-Heidelberg: Springer 1952.
— Dystrophia musculorum progressiva. Stuttgart: Thieme-Verlag 1953.
BELL, J.: Huntington's chorea. Treasury of Human Inheritance 4, Teil 1 (1934).
— Dystrophia myotonica and allied diseases. Treas. hum. Inherit. 4, Teil V (1947).
—, and J. B. S. HALDANE: The linkage between the genes for colour-blindness and haemophilia in man. Proc. roy. Soc. B **123**, 119 (1937).
BENZER, S.: The elementary units of heredity. Ed. Mc. ELROY and GLASS "The chemical basis of heredity." 70—93. Baltimore 1957.
BERNSTEIN, F.: Ergebnisse einer biostatistischen zusammenfassenden Betrachtung über die erblichen Blutstrukturen des Menschen. Klin. Wschr. **3**, 1495—1497 (1924).
— Zusammenfassende Betrachtungen über die erblichen Blutstrukturen des Menschen. Z. indukt. Abstamm.- u. Vererb.-Lehre. **37**, 237 (1925).

BERNSTEIN, F.: Über die Erblichkeit der Blutgruppen. Z. indukt. Abstamm.- u. Vererb.-Lehre **54**, 400 (1930).
— Fortgesetzte Untersuchungen aus der Theorie der Blutgruppen. Z. indukt. Abstamm.-u. Vererb.-Lehre **56**, 233—237 (1930).
— Zur Grundlegung der Chromosomentheorie der Vererbung beim Menschen. Z. indukt. Abstamm.- u. Vererb.-Lehre **57**, 113—138 (1931).
— Berichtigung zur Arbeit: Zur Grundlegung der Chromosomentheorie der Vererbung beim Menschen mit besonderer Berücksichtigung der Blutgruppen. Z. indukt. Abstamm.- u. Vererb.-Lehre **63**, 181—184 (1933).
BHENDE, Y. M., C. K. DESHPANDE, H. M. BHATIA, R. SANGER, R. R. RACE, W. T. J. MORGAN and W. M. WATKINS: A "new" blood-group character related to the ABO system. Lancet **1952 I**, 903—904.
BIRCH, C. L.: Hemophilia — clinical and genetic aspects. Illinois med. dent. Monogr. 1, No 4 (1937).
BRAUER, A.: Über eine besondere Form des hereditären Keratoms (Keratoma dissipatum hereditarium palmare et plantare). Arch. Derm. Syph. (Berlin) **114**, 211—236 (1913).
BUCHANAN, D. I.: Blood genotypes -D-/-D- and CDe/-D-. Transfusion therapy and some effects of multiple pregnancy. Amer. J. clin. Path. **26**, 21—28 (1956).
—, and J. McINTYRE,: Consanguinity and two rare matings: -D-/-D-x CDe/-D- and CDe/-D-xcDe/-D-. Brit. J. Haemat. 1, 304—307 (1955).
CALLENDER, S. T., and R. R. RACE: A serological and genetical study of multiple antibodies formed in response to blood transfusion by a patient with lupus erythematosus diffusus. Ann. Eugen. (Lond.) **13**, 102—117 (1946).
— — and Z. V. PAYKOC: Hypersensitivity to transfused blood. Brit. med. J. **1945 II**, 83—84.
CEPPELLINI, R., L. C. DUNN and M. TURRI: An interaction between alleles at the Rh locus in man which weakens the reactivity of the Rh₀ factor (Dᵘ). Proc. nat. Acad. Sci. (Wash.) **41**, 283—288 (1955).
—, e M. SINISCALCO: Una nuova impotesi genetica per il sistema Lewis-secretore e suoi riflessi nei reguardi di alcune evidenze di linkage con altri loci. Riv. Ist. sieroter. ital. **30**, 431—445 (1955).
CHALMERS, J. N. M., and S. D. LAWLER: Data on linkage in man: Elliptocytosis and blood groups. 1. Families 1 and 2. Ann. Eugen. (Lond.) **17**, 267—271 (1953).
COCCHI, U.: Lehrbuch der Röntgendiagnostik, ed. BAENSCH, W. E., E FRIEDEL und E. KEHLINGER. Bd. I, 1. Teil. Stuttgart: Thieme-Verlag 1959.
CUTBUSH, M., and I. CANARIN: The expected blood-group antibody, anti-Lu b. Nature (Lond.) **178**, 855—856 (1956).
DIAMOND, L. K.: Erythroblastosis foetalis or haemolytic disease of the newborn. Proc. roy. Med. Soc. **40**, 546—550 (1947).
— Twenty-five years of experience with erythroblastosis fetalis. Proc. 7th Congr. Intern. Soc. Blood Transf. 190—192 (1958).
DORN, H.: Xeroderma pigmentosum. Acta Genet. med. (Roma) 8, 395—408 (1959).
DUNGERN, E. v., u. L. HIRSZFELD: Über Vererbung gruppenspezifischer Strukturen des Blutes. II. Z. Immun.-Forsch. **6**, 284—292 (1910).
— — Über gruppenspezifische Strukturen des Blutes III. Z. Immun.-Forsch. **8**, 526—562 (1911).
EDWARDS, J. H.: The simulation of mendelism. Acta genet. (Basel) **10**, 63—70 (1960).
EHLING, U.: Untersuchungen zur kausalen Genese erblicher Katarakte beim Kaninchen. Z. menschl. Vererb.- u. Konstit.-Lehre **34**, 77—104 (1957).
FALCONER, D. S.: Quantitative Genetics. Edinburgh and London: Oliver & Boyd Ltd. 1960.
FALLS, H. F., and C. W. COTTERMANN: Intermediate sex-linked inheritance. Arch. Ophthal. (Chicago) **40**, 685 (1948).
FARABEE: Inheritance of digital malformations in man. Pap. Peabody Mus. Amer. Arch. Ethnol. Harvard-Univ. **3**, 69 (1905).
FINNEY, D. J.: The detection of linkage. Ann. Eugen. (Lond.) **10**, 171—214 (1940).
— The detection of linkage. 2. Further mating types; scoring for Boyd's data. Ann. Eugen. (Lond.) **11**, 10—30 (1941/42).
— The detection of linkage. 3. Incomplete parental testing. Ann. Eugen. (Lond.) **11**, 115 bis 135 (1941/42).
— The detection of linkage. 4. Lack of parental records and the use of empirical estimates of information. J. Hered. **33**, 157—160 (1941).
— The detection of linkage. 5. Supplementary tables. Ann. Eugen (Lond.) **11**, 224—232 (1941/42).
— The detection of linkage. 6. The loss of information from incompleteness of parental records. Ann. Eugen. (Lond.) **11**, 233—244 (1941/42).

FISHER, R. A.: The correlation between relatives on the supposition of Mendelian inheritance. Trans. roy. Soc. Edinb. **52**, 399—433 (1918).
— Methods in human genetics. Proc. 1. Int. Congr. Human Genetics 1956.
— The genetical theory of natural selection. Oxford University Press 1930; Neudruck New York 1958.
—, and R. R. RACE: Rh-gene frequencies in Britain. Nature (Lond.) **157**, 48 (1946).
FOX, A. L.: The relationship between chemical constitution and taste. Proc. nat. Acad. Sci. (Wash.) **18**, 115—120 (1952).
FRANCESCHETTI, A., and D. KLEIN: Two families with parents of different types of red-green blindness. Acta genet. (Basel) **7**, 255 (1957).
GALATIUS-JENSEN, F.: On the genetics of the haptoglobins. Acta genet. (Basel) **8**, 232—247 (1958).
— Rare phenotypes in the Hp-system. Acta genet. (Basel) **8**, 248—255 (1958).
GATES, R. R.: Genetic linkage in man. Den Haag 1954.
GAUL, L. E.: Heredity of multiple benign cystic epithelioma. Arch. Derm. Syph. (Chicago) **68**, 517 (1953).
GOODALL, H. B., D. W. HENDRY, S. D. LAWLER and S. A. STEPHENS: Data on linkage in man: Elliptocytosis and blood groups. 2. Family 3. Ann. Eugen. (Lond.) **17**, 272—278 (1953).
— — — — Data on linkage in man: Elliptocytosis and blood groups. 3. Family 4. Ann. Eugen. (Lond.) **18**, 325—327 (1954).
GREBE, H.: Erblicher Zwergwuchs. Ergebn. inn. Med. Kinderheilk. **12**, 343—427 (1959).
GREEN, M. C., and M. M. DICKIE: Linkage map of the mouse. J. Hered. **50**, 3—5 (1959).
GRUBB, R.: Correlation between Lewis blood group and secretor character in man. Nature (Lond.) **162**, 933 (1948).
GRÜNEBERG, H.: A new inversion of the X-chromosome in drosophila melanogaster. J. Genet. **31**, 163—184 (1935).
— The position effect proved by spontaneous reinversion of the X-chromosome in drosophila melanogaster. J. Genet. **34**, 169—189 (1937).
— The genetics of the mouse. Den Haag: Martinus Nijhoff 1952.
— Quasi-continuous variations in the mouse. Symp. Genetica **3**, 215—227 (1952).
— Genetical studies in the skeleton of the mouse. IV Quasi-continuous variations. J. Genet. **51**, 95—114 (1952).
HALDANE, J. B. S.: A note on FISHER's theory of the origin of dominance and on a correlation between dominance and linkage. Amer. Naturalist **64**, 87 (1930).
— Genetical evidence for a cytological abnormality in man. J. Genet. **26**, 341—344 (1932).
— The rate of spontaneous mutation of a human gene. J. Genet. **31**, 317—326 (1935).
— A search for incomplete sex linkage in man. Ann. Eugen. (Lond.) **7**, 28—57 (1936).
— A probable new sex-linked dominant in man. J. Hered. **28**, 58—60 (1937).
— The spread of harmful autosomal recessive genes in human populations. Ann. Eugen. (Lond.) **9**, 232—237 (1939).
— The relative importance of principal and modifying genes in determining some human diseases. J. Genet. **41**, 149—157 (1941).
—, and C. A. B. SMITH: A new estimate of the linkage between the genes for colour blindness and haemophilia in man. Ann. Eugen. (Lond.) **14**, 10—31 (1947).
HANHART, E., and M. FRACCARO: A pedigree with 96 cases of incomplete dominant X-chromosomal nystagmus. Proc. 9th int. Cong. Genetics Caryologia, Suppl. VI, p. 248 (1954).
HARDY, G. H.: Mendelian proportions in a mixed population. Science **28**, 49—50 (1908).
HARRIS, H.: A sex-limiting modifying gene in diaphysial aclasis (multiple exostoses). Ann. Eugen. (Lond.) **14**, 165—170 (1947/49).
—, and K. KALMUS: Chemical specificity in genetical differences of taste sensitivity. Ann. Eugen. (Lond.) **15**, 32—45 (1950).
—, and C. A. B. SMITH: The sib-sib age of onset correlation among individuals suffering from a hereditary syndrome produced by more than one gene. Ann. Eugen. (Lond.) **14**, 309—318 (1948).
HAVERKAMP BEGEMANN, N., and VAN LOOKEREN CAMPAGNE: Homozygous form of Pelger-Huet's nuclear anomaly in man. Acta haemat. (Basel) **7**, 295—303 (1952).
HEDGEKATTI, R. M.: Congenital malformations of hands and feet in man. J. Hered. **30**, 191—196 (1939).
HEITZ, E., u. H. BAUER: Beweis für die Chromosomennatur der Kernschleifen in den Knäuelkernen von Biblio hortulans L. Z. Zellforsch. **17**, 67—82 (1933).
HELMBOLD, W.: Über den möglichen Aufbau des Rh-Genkomplexes. Blut **5**, 141—148 (1959).
—, u. O. PROKOP: Die Bestimmung der ABO-Genfrequenzen mittels der Maximum-likelihood-Methode und anderer Verfahren anhand forensischer Blutgruppenbestimmungen in Berlin. Blut **4**, 190—201 (1958).

HERSHEY, A. D., and E. BURGI: Genetic significance of the transfer of nucleic acid from parental to offspring phage. Cold. Spr. Harb. Symp. quant. Biol. 21, 91—101 (1956).

—, and M. CHASE: Independent functions of viral protein and nucleic acid in growth of bacteriophage. J. gen. Physiol. 36, 39—56 (1952).

HOEDE, K.: Umwelt und Erblichkeit bei der Entstehung der Schuppenflechte. Würzb. Abh. Med. 27, 211—254 (1931).

HÖSLI, P., A. HÄSSIG and A. FRANCESCHETTI: Detection of linkage between the genes for the blood group system MNSs and the gene for ptosis congenitalis hereditaria simplex. Acta genet. (Basel) 7, 70 (1957).

HOOGVLIET, B.: Genetische en klinische beschouwingen naar aan leiding van bloedersziekte en kleurenblindheid in dezelfde familie. Genetica 23, 94 (1942).

HOWEL-EVANS, W., R. B. McCONNELL, C. A. CLARKE and P. M. SHEPPARD: Carcinoma of the oesophagus with keratosis palmaris et plantaris (tylosis). Quart. J. Med. N. S. 27, 413—429 (1958).

HOWELLS, W. W., and A. B. SLOWEY: "Linkage studies" in morphological traits. Amer. J. human Genet. 8, 154—161 (1956).

HSIA, D. Y. Y.: Inborn errors of metabolism. Chicago: The Year Book Publishers, Inc. 1959.

HUNT, J. A., and V. M. INGRAM: Allelomorphism and the chemical differences of the human haemoglobins A, S and C. Nature (Lond.) 181, 1062 (1958).

INGRAM, V. M.: Gene mutations in human haemoglobin; the chemical difference between normal and sickle cell haemoglobin. Nature (Lond.) 180, 325—328 (1957).

JAEGER, W.: Über ungewöhnliche Manifestationsformen angeborener Störungen des Farbensinnes. Ber. dtsch. ophthal. Ges. 56, 61—64 (1950).

— Gibt es Kombinationsformen der verschiedenen Typen angeborener Farbensinnstörung? Albrecht v. Graefes Arch. Ophthal. 151, 229—248 (1951).

JOHANNSEN, W.: Does hybridisation increase fluctuating variability? Rep. Conf. on Genet. (London) 98 (1906).

— Elemente der exakten Erblichkeitslehre. Jena: G. Fischer 1909 (3. Aufl. — 1926).

JOHNSON, ST., u. H. F. FALLS: Ehlers-Danlos-Syndrome. Arch. Derm. Syph. (Berl.) 60, 82 (1949).

JUNG, R.: Die Tätigkeit des Nervensystems. Und: Neurophysiologische Untersuchungsmethoden. Handb. inn. Med., 4. Aufl. Bd. V, 1. Teil. Berlin 1953.

JUST, G.: Die mendelistischen Grundlagen der Erbbiologie des Menschen. Handb. Erbbiol. d. Menschen Bd. I (1940).

KALMUS, H.: The familial distribution of congenital tritanopia. With some remarks on some similar conditions. Ann. hum. Genet. 20, 39—56 (1955).

KALMUS, K.: Improvements in the classification of the taster genotypes. Ann. hum. Genet. 22, 222—230 (1957/58).

KAUDEWITZ, F.: Transduktion. „Chemie der Genetik." Berlin-Göttingen-Heidelberg: Springer 1959.

— Inaktivierende und mutagene Wirkung salpetriger Säure auf Zellen von Escherichia coli. Z. Naturforsch. 14b, 528—537 (1959).

KLEIN, D.: La dystrophie myotonique (STEINERT) et la mytonie congénitale (THOMSEN) en Suisse. Suppl. du J. Génét. hum. 7, 1—328 (1958).

KLOEPFER, H. W.: An investigation of 171 possible linkage relationship in man. Ann. Eugen. (Lond.) 13, 35—71 (1946).

KOLLER, P. C., and C. D. DARLINGTON: The genetical and mechanical properties of the sex-chromosomes. J. Genet. 29, 159 (1934).

LANDSTEINER, K.: Zur Kenntnis der antifermentativen, lytischen und agglutinierenden Wirkungen des Blutserums und der Lymphe. Zbl. Bakt. 27, 357—362 (1900).

—, and P. LEVINE: A new agglutinable factor differentiating individual human bloods. Proc. Soc. exp. Biol. (N. Y.) 24, 600—602 (1927).

— — Further observations on individual differences of human blood. Proc. Soc. exp. Biol. (N. Y.) 24, 941—942 (1927).

— — On the inheritance of agglutinogens of human blood demonstrable by immune agglutinins. J. exp. Med. 48, 731—749 (1928).

—, and A. S. WIENER: An agglutinable factor in human blood recognized by immune sera for rhesus blood. Proc. Soc. exp. Biol. (N. Y.) 43, 223 (1940).

LAWLER, S. D., J. H. RENWICK, M. HAUGE, J. MOSBECH and L. S. WILDERVANCK: Linkage tests involving the P blood group locus and further data on the ABO; Nail-Patella linkage. Ann. hum. Genet. 22, 342—355 (1958).

LAWLER, S. D., J. H. RENWICK, M. HAUGE, J. MOSBECH and L. S. WILDERVANCK: Further families showing linkage between the AB0 and nail-patella loci, with no evidence of heterogeneity. Ann. hum. Genet. 21, 410—419 (1956/57).

—, and M. SANDLER: Data on linkage in man: Elliptocytosis and blood groups. 4. Families 5, 6 and 7. Ann. Eugen. (Lond.) 18, 328—334 (1954).

LEDERBERG, J.: Genes and Antibodies. Science 129, 1649—1653 (1959).

LEES, D. H., S. D. LAWLER, J. H. RENWICK and J. M. THODAY: Anonychia with Ectrodactyly: Clinical and linkage data. Ann. hum. Genet. 22, 69 (1957).

LEVINE, P.: Serological factors as possible causes in spontaneous abortions. J. Hered. 34, 71—80 (1943).

—, L. BURNHAM, E. M. KATZIN and P. VOGEL: The role of isoimmunization in the pathogenesis of erythroblastosis fetalis. Amer. J. Obst. Gynec. 42, 925—937 (1941).

—, E. M. KATZIN and L. BURNHAM: Isoimmunization in pregnancy. Its possible bearing on the etiology of erythroblastosis fetalis. J. Amer. med. Ass. 116, 825—827 (1941).

—, E. ROBINSON, M. CELANO, O. BRIGGS and L. FALKINBURG: Gene interaction resulting in the suppression of blood group substance B. Blood 10, 1100—1108 (1955).

—, and R. E. STETSON: An unsual case of intragroup agglutination. J. Amer. med. Ass. 113, 126—127 (1939).

— P. VOGEL, E. M. KATZIN and L. BURNHAM: Pathogenesis of erythroblastosis fetalis; statistical evidence. Science 94, 371—372 (1941).

LEVIT, S. G.: The problem of dominance in man. J. Genet. 33, 411—434 (1936).

LEWIS, E. B.: Pseudoallelism and gene evolution. Cold Spr. Harb. Symp. quant. Biol. 16, 159—174 (1951).

LYNAS, M. A.: Dystrophia myotonica with special reference to Northern Ireland. Ann. hum. Genet. 21, 318—351 (1956/57).

MADLENER, M.: Eine Bluterfamilie. Arch. Rassenbiol. 20, 390—394 (1928).

MAGNI, G. E.: Sex-ratio in Drosophila bifasciata. Rend. Ist. Lomb. Sci. Lett. (Sci. Classe) 85, 391—411 (1952).

MARTIUS, G.: Die Pathogenese des Morbus haemolyticus neonatorum. Stuttgart: Thieme-Verlag 1956.

MATHER, K.: Biometrical Genetics. London: Methuen & Co, Ltd. 1948.

— The measurement of linkage in heredity. Methuens monographs on biological subjects. London 1951.

MC KUSICK, V. A: Vererbbare Störungen des Bindegewebes. Stuttgart: Thieme-Verlag 1959.

MILCH, R A.: A preliminary note of 47 cases of alcaptonuria occurring in 7 interrelated Dominican families, with an additional comment on two previously reported pedigrees. Acta genet. (Basel) 9, 123—126 (1959).

—, and H. MILCH: Dominant inheritance of alcaptonuria. Ist. Int. Congr. Human Genet. Copenhagen (1956). Acta genet. (Basel) 7, 178 (1957).

MOHR, J.: A search for linkage between the Lutheran and the Lewis blood groups. Acta path. microbiol. scand. 28, 207—210 (1951).

— A study of linkage in man. Op. ex domo biol. Hered. Human Univ. Hafn. 33. Kopenhagen: Muuksgaard 1954.

MOHR, O. L., and C. WRIEDT: A new type of hereditary brachyphalangy in man. Carnegie Inst. of Wash. (1919). Publ. Nr. 295, 1—64.

MOLLISON, P. L., A. E. MOURANT and R. R. RACE: The Rh blood groups and their clinical effects. Medical Res. Council-Memorandum Nr. 27. London (1952).

MORGAN, T. H.: Die stofflichen Grundlagen der Vererbung. (Übersetz. von H. NACHTSHEIM) Berlin: Gebr. Borntraeger-Verlag 1921.

MORGAN, T. H.: Sex-limited inheritance in drosophila. Science 32 (1910).

MORIWAKI, D., and O. KITAGAWA: On „female-producing females" in drosophila bifasciata. (Abstr.) Jap. J. Genet. 29, 165 (1954).

MORTON, N. E.: Sequential tests for the detection of linkage. Amer. J. hum. Genet. 7, 277—318 (1955).

— The detection and estimation of linkage between the genes for elliptocytosis and the Rh blood type. Amer. J. hum. Genet. 8, 80—96 (1956).

— Further scoring types in sequential tests, with a critical review of autosomal and partial sex linkage in man. Amer. J. hum. Genet. 9, 55—75 (1957).

MOURANT, A. E.: A new rhesus antibody. Nature (Lond.) 155, 542 (1945).

— A "new" human blood group antigen of frequent occurence. Nature (Lond.) 158, 237—238 (1946).

— The distribution of the human blood groups. Oxford: Blackwell 1954.

MÜHLMANN, W. E.: Ein ungewöhnlicher Stammbaum über Taubstummheit. Arch. Rassenbiol. 22, 181—183 (1930).

NACHTSHEIM, H.: The Pelger anomaly in man and rabbit. A mendelian character of the nuclei of the leukocytes. J. Hered. **41**, 131—137 (1950).
— Vergleichende Erbpathologie der Blutkrankheiten — am Beispiel der Pelger-Anomalie betrachtet. Arch. Klaus-Stift. Vererb.-Forsch. **25**, 566—585 (1950).
— Die Mutationsrate menschlicher Gene. Naturwissenschaften **41**, 385—392 (1954).
— Problems of comparative genetics in mammals. Proc. X. Int. Cong. Genet. Montreal 1958.
— R. SCHICK u. O. v. VERSCHUER: Die Bezeichnung der Gene. Vorschläge für eine internationale genetische Nomenklatur. Z. indukt. Abstamm.- u. Vererb.-Lehre **73**, 55—62 (1937).
NEEL, J. V., E. KAPLAN and W. W. ZUELZER: Further studies on hemoglobin C. 1. A description of three additional families segregating for hemoglobin C and sickle cell hemoglobin. Blood **8**, 724 (1953).
PAINTER, T. S.: Salivary chromosomes and the attack on the gene. J. Hered. **25**, 465—476 (1934).
PAULING, L., H. A. ITANO, S. J. SINGER and I. C. WELLS: Sickle cell anemia, a molecular disease. Science **110**, 543 (1949).
PENROSE, L. S.: Autosomal mutation and modification in man with special reference to mental defect. Ann. Eugen. (Lond.) **7**, 1—16 (1936).
— The problem of anticipation in pedigrees of dystrophia myotonica. Ann. Eugen. (Lond.) **14**, 125—132 (1947/49).
— Measurement of pleiotropic effects in phenylketonuria. Ann. Eugen. (Lond.) **16**, 134—141 (1951/52).
— The genetical background of common diseases. Acta genet. (Basel) **4**, 257—265 (1953).
— The general purpose sib-pair linkage test. Ann. Eugen. (Basel) **18**, 120—124 (1953/54).
—, and C. STERN: Reconsideration of the Lambert pedigree (ichthyosis hystrix gravior). Ann. hum. Genet. **22**, 258—283 (1958).
PETTENKOFER, H. J., W. MAASSEN u. R. BICKERICH: Antigengemeinschaften zwischen menschlichen Blutgruppen und Enterobacteriaceen. Z. Immun.-Forsch. **119**, 415 (1960).
PFÄNDLER, U., et P. COTTET: Une souche Sugnens (Vaud) atteinte d'une dysplasie osseuse et unguéale héréditaire. Schweiz. med. Wschr. **81**, 196—201 (1951).
PHILIP, U., J. N. WALTON and C. A. B. SMITH: Colour blindness and the Duchenne-type muscular dystrophy. Ann. hum. Genet. **21**, 155—158 (1956/57).
PICKLES, MARGARET M.: Haemolytic disease of the newborn. Oxford: Blackwell Scientific Publications 1949.
POLA, V., u. J. SVOJITKA: Klassische Hämophilie bei Frauen. Folia haemat. (Leipzig) **75**, 43—51 (1957).
PONTECORVO, G.: Trends in genetic analysis. New York: Columbia University Press 1959.
RACE, R. R., u. R. SANGER: Die Blutgruppen des Menschen. Stuttgart: Thieme-Verlag 1958.
— — and J. G. SELWYN: A possible deletion in a human Rh chromosome: A serological and genetical study. Brit. J. exp. Path. **32**, 124—135 (1951).
— — P. LEVINE, R. T. McGEE, J. J. van LOGHEM, M. v. D. HART and C. CAMERON: A position effect of the Rh blood-group genes. Nature (Lond.) **174**, 460—461 (1954).
—, and G. L. TAYLOR: A serum that discloses the genotype of some Rh-positive people. Nature (Lond.) **152**, 300 (1943).
— — K. E. BOORMAN and B. E. DODD: Recognition of Rh genotypes in man. Nature (Lond.) **152**, 563—564 (1943).
RATH, B.: Rotgrünblindheit in der Calmbacher Blutersippe. Nachweis des Faktorenaustausches beim Menschen. Arch. Rassenbiol. **32**, 397—407 (1938).
REIN, H.: Physiologie des Menschen. 7. Aufl. Berlin: Springer 1943.
RENWICK, J. H.: Nail-patella syndrome: Evidence for modification by alleles at the main locus. Ann. hum. Genet. **21**, 159—169 (1956/57).
—, and S. D. LAWLER: Genetical linkage between the ABO and nail-patella loci. Ann. hum. Genet. **19**, 312—331 (1955).
RIDDELL, W. J. B.: Crossing over in a pedigree containing haemophilic and colour-blind individuals. Ann. Eugen. (Lond.) **13**, 30—34 (1946).
RIFE, D. C.: Populations of hybrid origin as source material for the detection of linkage. Amer. J. hum. Genet. **6**, 26—33 (1954).
RITTER, H.: Zur Morphologie und Genetik normaler mesodermaler Irisstrukturen. Z. Morph. Anthrop. **49**, 148—195 (1958).
ROBERTS, F.: Haemolytic disease of the newborn. Brit. med. Bull. **15**, 119—122 (1959).
RÖCKERATH, W.: Hereditäre Osteo-onychodysplasie. Fortschr. Röntgenstr. **75**, 700 (1951).
ROMANUS, T.: Psoriasis from a prognostic and hereditary point of view. Acta derm.-venereol. (Stockh.) **26**, Suppl. (1945).
ROSENFIELD, R. E., and G. V. HABER: An Rh blood factor Rh$_i$ (Ce), and its relationship to hr (ce). Amer. J. hum. Genet. **10**, 474—480 (1958).

ROSENFIELD, R. E., P. VOGEL, N. GIBBEL, R. SANGER and R. R. RACE: A "new" Rh antibody, anti-f. Brit. med. J. **1953** I, 975.

SACHS, L.: Sex-linkage and the sex chromosome in man. Ann. hum. Genet. 18, 255—261 (1953—1954).

SCHMIDT, I.: Klin. Mbl. Augenheilk. **92**, 456 (1934).

— Klin. Mbl. Augenheilk. **109**, 635 (1943).

SCHULTZ, J., and ST. LAWRENCE, P. A.: A cytological basis for a map of the nucleolar chromosome in man. J. Hered. **40**, 30—38 (1949).

SCHULTZE, H. E.: The synthesis of antibodies and proteins. Clin. chim. Acta 4, 609—626 (1959).

SCHULZE, CH.: Erbbedingte Strukturanomalien menschlicher Zähne. München-Berlin: Urban & Schwarzenberg 1956.

—, u. F. LENZ: Zahnschmelzhypoplasie von unvollständig dominantem geschlechtsgebundenem Erbgang. Z. menschl. Vererb.- u. Konstit.-Lehre **31**, 104—114 (1952).

SCHWARTZ, H. C., T. H. SPAET, W. W. ZUELZER, J. V. NEEL, A. R. ROBINSON and S. F. KAUFMAN: Combinations of hemoglobin G, hemoglobin S and thalassemia occurring in one family. Blood 12, 238 (1957).

SCHWENZER, A. W.: Die Erythroblastose im Lichte der neuen Rh-Forschung. Darmstadt: Steinkopff 1953.

SIEMENS, H. W.: Über einen, in der menschlichen Pathologie noch nicht beobachteten Vererbungsmodus: Dominant geschlechtsgebundene Vererbung. Arch. Rassenbiol. **17**, 47 bis 61 (1925).

SMITH, C. A. B.: Counting methods in genetical statistics. Ann. hum. Genet. 21, 254—276 (1956/57).

— Some comments on the statistical methods used in linkage investigations. Amer. J. hum. Genet. **11**, 289 (1959).

SMITHIES, O.: Grouped variations in the occurrence of new protein components in normal human serum. Nature (Lond.) **175**, 307—308 (1955a).

— Zone electrophoresis in starch gels: Group variations in the serum proteins of normal human adults. Biochem. J. **61**, 629—641 (1955b).

—, and N. F. WALKER: Genetic control of some serum proteins in normal humans. Nature (Lond.) **176**, 1265—1266 (1955).

SNYDER, L. F., and C. A. DOAN: Is the homozygous form of multiple teleangiectasia lethal? J. Lab. clin. Med. **29**, 1211—1216 (1944).

SNYDER, L. H.: Principles of genetics. Boston: C. D. Heaty 1947.

SORSBY, A.: Genetics in ophthalmology. London: Butterworth & Co. 1951.

SPEISER, P.: Über den immunbiologischen Schutzmechanismus gegen Rh-bedingten Morbus haemolyticus neonatorum mit bes. Berücksichtigung der sog. Ausnahmefälle des ABO-Rh-Antagonismus. Klin. Med. **14**, Beiheft (1959).

STARCK, D.: Embryologie. Stuttgart: Thieme-Verlag 1955.

STEINBERG, A. G., S. U. BECKER, T. B. FITZPATRICK and R. R. KIERLAND: A genetic and statistical study of psoriasis. Amer. J. hum. Genet. **3**, 267 (1951).

—, and N. E. MORTON: Sequential test for linkage between cystic fibrosis of the pancreas and the MNS locus. Amer. J. hum. Genet. 8, 177—189 (1956).

STERN, C.: Multiple Allelie. Handbuch Vererbungswissenschaft Bd. 1 (1930).

— Model estimates of the frequency of white and near white segregants in the American negro. Acta genet. (Basel) **4**, 281—298 (1953).

— Grundlagen der menschlichen Erblehre. Göttingen: Musterschmidt 1955.

— The problem of complete Y-linkage in man. Amer. J. hum. Genet. 9, 147—165 (1957).

— Le daltonisme lié au chromosome X a-t-il une localisation unique ou double? J. Génét. hum. **7**, 302—307 (1958).

—, and G. L. WALLS: The Cunier Pedigree of "Color Blindness." Amer. J. hum. Genet. 9, 249—273 (1957).

STEVENS, W. L.: Statistical analysis of the ABO blood groups. Hum. Biol. 22, 191—217 (1950).

STOCKS, P., and A. BARRINGTON: Hereditary disorders of bone development. Treas. hum. Inherit. **3** pt. 1 (1925).

SUTTON, H. E., J. V. NEEL, F. B. LIVINGSTONE, G. BINSON, P. KUNSTADTER and L. E. TROMBLEY: The frequencies of haptoglobin types in five populations. Ann. Eugen. (Lond.) **23**, 175—183 (1959).

SWANSON, C. P.: Cytology and Cytogenetics. Englewood Cliffs: Prentics Hall Inc. 1957

TAILLARD, W.: Le linkage autosomique chez l'homme. Acta genet. (Basel) **2**, 193—219 (1951).

TREVOR-ROPER, P. D.: Marriage of two complete albinos with normally pigmented offspring. Brit. J. Ophthal. **36**, 107 (1952).

TÜNTE, W.: Die Frage der holandrischen Gene beim Menschen. Z. menschl. Vererb.- u. Konstit.-Lehre **35**, 170—204 (1959).

UDENFRIEND, S., and J. R. COOPER: The enzymatic conversion of phenylalanine to tyrosine. J. biol. Chem. **194**, 503 (1952).

VERSCHUER, O.: Genetik des Menschen. München-Berlin: Urban & Schwarzenberg 1959.

VOGEL, F.: Über die Fähigkeit, die Zunge um die Längsachse zu rollen. Acta Genet. (Roma) **6**, 225—230 (1957).

—, u. H. DORN: Erbliche Hautkrankheiten. Kurzes Handbuch der Humangenetik. Ed. P. E. BECKER. Stuttgart: Thieme-Verlag (im Druck).

—, u. W. GÖTZE: Familienuntersuchungen zur Genetik des normalen Elektroencephalogramms. Dtsch. Z. Nervenheilk. **178**, 668—700 (1959).

—, u. W. HELMBOLD: Blutgruppen und normale Blutmerkmale. Kurzes Handbuch der Humangenetik. Ed. P. E. BECKER. Stuttgart: Thieme-Verlag (im Druck).

WAALER, G.: Über die Erblichkeitsverhältnisse der verschiedenen Arten von Rot-Grünblindheit. Z. indukt. Abstamm.- u. Vererb.-Lehre **45**, 279—333 (1927).

WAARDENBURG, P. J.: Das menschliche Auge und seine Erbanlagen. Haag: Martinus Nijhoff 1932.

— Zum Kapitel des außerokularen erblichen Nystagmus. Acta genet. (Basel) **4**, 298—312 (1953).

WALKER, W.: The management of haemolytic disease of the newborn as a community problem. Brit. med. Bull. **15**, 123—128 (1959).

WALLER, R. K., R. SANGER and O. B. BOBBITT: Two examples of the -D-/-D--genotype in an American family. Brit. med. J. **1953** I, 198—199.

WEDLER, H. W., u. A. WELSCH: Über ein erbliches Mißbildungssyndrom mit Beckenhörnern. Z. menschl. Vererb.- u. Konstit.-Lehre. **31**, 243 (1952).

WEINBERG, W.: Über den Nachweis der Vererbung beim Menschen. Jahresh. Verein vaterl. Naturk. Württ. **64**, 368—382 (1908).

WEINER, W., H. B. M LEWIS, P MOORES, R. SANGER and R. R. RACE: A gene, y, modifying the blood group antigen A. Vox Sang. (Basel) **2**, 25—37 (1957).

WELANDER, L.: Homozygous appearance of distal myopathy. Acta genet. (Basel) **7**, 321—325 (1957).

WENINGER, J.: Die anthropologischen Methoden der menschlichen Erbforschung. JUST: Handb. Erbbiol. d. Menschen II. (1940)

WHITE, T.: Linkage and crossing over in the human sex-chromosomes. J. Genet. **40**, 403—437 (1940).

WIENER, A. S.: Blood groups and transfusion. Ist Edit. SPRINGFIELD: 1939.

— Hemolytic reactions following transfusion of blood of the homologous group. II. Arch. Path. (Chicago) **32**, 227-250 (1941).

— N. DI DIEGO and S. SOKOL: Studies on the heredity of the human blood groups. 1. The MN-types. Acta Genet. med. (Roma) **2**, 391—398 (1953).

—, and H. R. PETERS: Hemolytic reactions following transfusions of blood of the homologous group, with three cases in which the same agglutinogen was responsible. Ann. intern. Med. **13**, 2306—2322 (1940).

—, and EVE B. SONN: Heredity of the Rh factor. Genetics **28**, 157—161 (1943).

— — Additional variants of the Rh type demonstrable with a special human anti-Rh-serum. J. Immunol. **47**, 461—465 (1943).

—, and I. B. WEXLER: Erythroblastosis foetalis und Blutaustausch. Stuttgart: Thieme-Verlag 1950.

— — Die Vererbung der Blutgruppen. Stuttgart: Thieme-Verlag 1960.

— — and J. G. HURST: The use of exchange transfusion for the treatment of severe erythroblastosis due to A-B sensitization, with observations on the pathogenesis of the disease. Blood **4**, 1014—1032 (1949).

WILDERVANCK, L. S.: Hereditary congenital anomalies of bones and nails in five generations. Genetica **25**, 1 (1950).

WINTERS, R. W., J. B. GRAHAM, T. F. WILLIAMS, V. W. McFALLS and C. H. BURNETT: A genetic study of familial hypophosphatemia and vitamin D-resistant rickets. Trans. Ass. Amer. Physns. **70**, 234—242 (1957).

WOLF, H. G.: Morbus haemolyticus neonatorum. Wien. Z. inn. Med. **36**, 288—310 (1955).

IV. Statistik

BAILEY, N. T. J.: The estimation of the frequencies of recessives with incomplete multiple selection. Ann. Eugen. (Lond.) **16**, 214—222 (1951/52a).

— A classification of methods of ascertainment and analysis in estimating the frequencies of recessives in man. Ann. Eugen. (Lond.) **16**, 223—225 (1951/52b).

BECKER, P. E.: Die Myopathien. Handbuch der inneren Medizin. 4. Aufl. Berlin-Göttingen-Heidelberg: Springer 1952.
— Dystrophia musculorum progressiva. Stuttgart: Thieme-Verlag 1953.
— Neue Ergebnisse der Genetik der Muskeldystrophien. Acta genet. (Basel) 7, 303—310 (1957).
BÖHRINGER, H. R.: Statistik. Klinik und Genetik der Schweizerischen Retinoblastomfälle. Arch. Klaus-Stift. Vererb.-Forsch. 31, 1—16 (1956).
CEPPELLINI, R. L., e M. SINISCALCO: Una nuova impotesi genetica per il sistema Lewis-secretore e suoi riflessi nei reguardi di alcune evidenze di linkage con altri loci. Riv. Ist. sieroter. ital. 30, 431—445 (1955).
CHUNG, C. S., and N. E. MORTON: Discrimination of genetic entities in muscular dystrophy. Amer. J. hum. Genet 11, 339—359 (1959)
CHUNG, C. S., O. W. ROBINSON and N. E. MORTON: A note on deaf mutism. Ann. hum. Genet. 23, 357—366 (1958/59).
DE GROOT: Efficiency of gene frequency estimates for the ABO system. Amer. J. hum. Genet 8, 39—43 (1956).
DITTEL, R.: Belastungsstatistik einer schlesischen Durchschnittsbevölkerung. Z. menschl. Vererb.- u. Konstit.-Lehre 20, 208—223 (1937).
EBBING, H. C.: Beiträge zur Genetik der Pelger-Anomalie. Schweiz. med. Wschr. 41, 1082 (1959).
ENGEL, F.: Vergleichend statistische Untersuchungen über die Verwertbarkeit der Familien-anamnese. Z. menschl. Vererb.- u. Konstit.-Lehre 25, 319—350 (1942).
FALLS, H. F., and J. V. NEEL: Genetics of retinoblastoma. Arch. Ophthal. (Chicago) 46, 367—389 (1951).
FELLER, W.: An introduction to probability theory and its applications. New York: John Wiley & Sons Inc. 1950.
FINNEY, D. J.: The truncated binomial distribution. Ann. Eugen. (Lond.) 14, 319—328 (1947/49).
FISHER, R. A.: Statistical methods for research workers. Edinburgh: Oliver & Boyd 1954.
GUTZEIT, K., u. W. LEHMANN: Erbpathologie des Verdauungsapparates. Handbuch der Erb-biologie des Menschen Bd. 4, 1 581—667 (1940).
HALDANE, J. B. S.: A method for investigating recessive characters in man. J. Genet. 25, 251—255 (1932).
— A test for homogeneity of records of familial abnormalities. Ann. Eugen. (Lond.) 14, 339—341 (1947/49).
—, and C. A. B. SMITH: A simple exact test for birth order effect. Ann. Eugen. (Lond.) 14, 116—122 (1947/49).
HELMBOLD, W., u. O. PROKOP: Die Bestimmung der ABO-Genfrequenzen mittels der Maxi-mum-likelihood-Methode und anderer Verfahren an Hand forensischer Blutgruppenbe-stimmungen in Berlin. Blut 4, 190—201 (1958).
HOFFMANN, H.: Die Nachkommenschaft bei endogenen Psychosen. Monogr. Neurol. 26 (1921).
JOHNSON, P. O.: The quantifications of qualitative data in discriminant analysis. J. Amer. Stat. Ass. 45, 65 (1950).
KAELIN, A.: Statistische Prüf- und Schätzverfahren für die relative Häufigkeit von Merkmals-trägern in Geschwisterreihen bei einem der Auslese unterworfenen Merkmal mit Anwen-dung auf das Retinagliom. Arch. Klaus-Stift. Vererb.-Forsch. 30, 263—485 (1955).
KALLMANN, F. J.: The genetics of schizophrenia. New York: J. J. Augustin 1938.
KALMUS, K.: Improvements in the classification of the taster genotypes. Ann. hum. Genet. 22, 222—230 (1957/58).
KOLLER, S.: Allgemeine statistische Methoden in speziellem Blick auf die menschliche Erb-lehre. Handbuch der Erbbiologie des Menschen, Bd. 2, 112—212. Berlin: Springer 1940.
— Methodik der menschlichen Erbforschung II. Die Erbstatistik in der Familie. In: Hand-buch der Erbbiologie des Menschen II, 261—284. Berlin: Springer 1940.
LENZ, F.: Methoden der menschlichen Erblichkeitsforschung. In: Handbuch der hygienischen Untersuchungsmethoden. E. GOTTSCHLICH Ed. Bd. 3, 689—739 (1929).
— Die Methoden der menschlichen Erbforschung. In: BAUR-FISCHER-LENZ: Menschliche Erblehre, 4. Aufl. München 1936.
LEROY, H. L.: Statistische Methoden in der Populationsgenetik. Basel-Stuttgart: Birkhäuser 1960.
LUDWIG, W., u. CH. BOOST: Vergleichende Wertung der Methoden zur Analyse rezessiver Erbgänge beim Menschen. Z. menschl. Vererb.- u. Konstit.-Lehre 24, 577—619 (1940).
LUXENBURGER, H.: Zur Methodik der eugenischen Erbprognose in der Psychiatrie. Z. ges. Neurol. Psychiat. 117, 543—552 (1928).
— Untersuchungen an schizophrenen Zwillingen und ihren Geschwistern zur Prüfung der Realität von Manifestationsschwankungen. Z. ges. Neurol. Psychiat. 154, 351—394 (1935).
— Die Schizophrenie und ihr Erbkreis. Handbuch der Erbbiologie des Menschen, Bd. V, 2 (1939).

MACKLIN, M. T.: Methods of selection of probands and controls. Amer. J. hum. Genet. **6**, 86—95 (1954).
— A study of retinoblastoma in Ohio. Amer. J. hum. Genet. **12**, 1—43 (1960).
MATHER, K.: The measurement of linkage in heredity. London: Methuen & Co. Ltd. 1951
MATSUNAGA, E., and H. OGYU: Genetic study of retinoblastoma in a Japanese population. Jap. J. hum. Genet. **4**, 156 (1959).
MITSUDA, H.: Klinisch-erbbiologische Untersuchung der endogenen Psychosen. Acta genet. (Basel) **7**, 371—377 (1957).
MORTON, N. E.: Segregation analysis in human genetics. Science **127**, 79—80 (1958).
— Genetic tests under incomplete ascentainment. Amer. J. hum. Genet. **11**, 1—16 (1959).
— Methods of study in human genetics. Genet. Cancer (Texas), p. 391—407 (1959).
—, and C. S. CHUNG: Formal genetics in muscular dystrophy. Amer. J. hum. Genet. **11**, 360—379 (1959).
MOURANT, A. E.: The distribution of the human blood groups. Oxford: Blackwell 1954.
NACHTSHEIM, H.: Vergleichende Erbbiologie der Blutkrankheiten — am Beispiel der Pelger-Anomalie betrachtet. Arch. Klaus-Stift. Vererb.-Forsch. **25**, 566—585 (1950).
NEEL, J. V., and W. J. SCHULL: Human Heredity. Univ. Chicago Press 1954.
NYHOLM, N., and H. F. HELWEG-LARSEN: On the computation of morbid risk. Acta genet. (Basel) **5**, 35—38 (1945).
PÄTAU, K.: Eine neue χ^2-Tafel. Z. indukt. Abstamm.- u. Vererb.-Lehre **80**, 558—564 (1942).
— Zur statistischen Beurteilung von Messungsreihen (Eine t-Tafel). Biol. Zbl. **63**, 152—168 (1943).
— Eine statistische Sicherung eines Häufigkeitsunterschiedes seltener Ereignisse. Z. Naturforsch. **2b**, 214—215 (1947).
PANSE, F.: Geschwister und Eltern von 100 Paralytiker-Ehefrauen. Z. ges. Neurol. Psychiat. **154**, 194—222 (1935).
PEARSON, E. S., and H. O. HARTLEY (Ed.): Biometrika tables for statisticians. Vol. 1. London: Cambridge Univ. Press 1954.
PENROSE, L. S.: Parental age in achondroplasia and mongolism. Amer. J. hum. Genet. **9**, 167—169 (1957).
— H. L. MACKENZIE and M. N. KARN: A genetical study of human mammary cancer. Ann. Eugen. (Lond.) **14**, 234—266 (1947/49).
RAO, C. R.: Advanced statistical methods in biometric research. New York: John Wiley & Sons Inc. 1952.
SCHULZ, B.: Zum Problem der Erbprognosenbestimmung. — Die Erkrankungsaussichten der Neffen und Nichten von Schizophrenen. Z. ges. Neurol. Psychiat. **102**, 1—37 (1926).
— Versuch einer genealogisch-statistischen Überprüfung eines Schizophreniematerials auf biologische Einheitlichkeit. Z. ges. Neurol. Psychiat. p. 151 (1934).
SIEGEL, S.: Nonparametric statistics for the behavioural sciences. McGRAW-Hill Series in Psychol. (1956).
SLATIS, H. M.: Comments on the inheritance of deaf mutism in Northern Ireland. Ann. Eugen. (Lond.) **22**, 153—157 (1958).
SMITH, C. A. B.: A test for segregation ratios in family data. Ann. hum. Genet. **20**, 257 (1956).
— Counting methods in genetical statistics. Ann. hum. Genet. **21**, 254—276 (1956/57).
STERN, C.: Model estimates of the frequency of white and near white segregants in the American negro. Acta genet. (Basel) **4**, 281—298 (1953).
STEVENS, W. L.: Estimation of blood group gene frequencies. Ann. Eugen. (Lond.) **8**, 362—375 (1938).
— Statistical analysis of the ABO blood groups. Hum. Biol. **22**, 191—217 (1950).
— ABO system in mixed populations. Hum. Biol. **24**, 12—24 (1952).
STEVENSON, A. C., and E. A. CHEESEMAN: Hereditary deaf mutism with particular reference to Northern Ireland. Ann. hum. Genet. **20**, 177—231 (1955/56).
TÜNTE, W.: Die Frage der holandrischen Gene beim Menschen. Z. menschl. Vererb.- u. Konstit.-Lehre **35**, 170—204 (1959).
VERSCHUER, O. v.: Genetik des Menschen. München-Berlin: Urban & Schwarzenberg 1959.
VOGEL, F.: Über Genetik und Mutationsrate des Retinoblastoms. Z. menschl. Vererb.- u. Konstit.-Lehre **32**, 308—336 (1954).
— Methoden zur Prüfung der Reihenfolge von Merkmalsträgern und Gesunden in Geschwisterschaften. Z. menschl. Vererb.- u. Konstit.-Lehre **34**, 194—204 (1957).
— Eine Tafel für den Vergleich zweier kleiner Häufigkeitsziffern bei seltenen Ereignissen. Acta genet. (Basel) **9**, 314—319 (1959).
—, u. W. HELMBOLD: Blutgruppen und normale Blutmerkmale. Kurzes Handbuch der Humangenetik. Ed. P. E. BECKER. Stuttgart: Thieme-Verlag (im Druck).
—, u. G. G. WENDT: Hirnstrombild und Konstitution bei gesunden Jugendlichen. Arch. Psychiat. Nervenkr. **195**, 299—311 (1956).

WAGNER, R. P., and H. K. MITCHELL: Genetics and metabolism. New York-London (1955).
WEBER, ERNA: Grundriß der biologischen Statistik. Jena: VEB Gustav Fischer-Verlag 1957.
WEICKER, H.: Die genetischen Grundlagen der Fanconi-Anämie. Schweiz. med. Wschr. **89**, 1081 (1959).
WEINBERG, W.: Methoden und Fehlerquellen der Untersuchung auf Mendelsche Zahlen beim Menschen. Arch. Rassen- u. Gesellsch. biol. **9**, 165—174 (1912).
WENDT, G. G., H. J. LANDZETTEL u. I. UNTERREINER: Das Erkrankungsalter bei der Huntingtonschen Chorea. Acta genet. (Basel) **9**, 18—32 (1959).
WIENER, A. S., N. DI DIEGO and S. SOKOL: Studies on the heredity of the human blood groups. I. The MN-types. Acta genet. (Basel) **2**, 391—398 (1953).

V. Zwillingsmethode

ALLEN, G.: Disk. zu: FRANZ J. KALLMAN "Twin data in the analysis of mechanism of inheritance" Amer. J. hum. Genet. **6**, 157—174 (1954).
BECKER, P. E.: Genetische und klinische Fragen bei Pickscher Krankheit. (Mitteilung eines diskordanten eineiigen Zwillingspaares.) Nervenarzt **19**, 355—364 (1948).
BREITINGER, E.: Zur Methodik der Zwillingsdiagnose. Homo **3**, 4, 5—21 (1952/53).
CONRAD, K.: Der Erbkreis der Epilepsie. Handbuch der Erbbiologie des Menschen V, 932 (1940).
CUMMINS, H.: Finger prints in "Siamese" twins. Eugen. News **21**, 89—95 (1936).
DAHLBERG, G.: Twin births and twins from a hereditary point of view. Diss. Uppsala (1926).
— Methodik zur Unterscheidung von Erblichkeits- und Milieuvariationen mit Hilfe von Zwillingen. Hereditas (Lund) **28**, 409—428 (1942).
DE RUDDER: Zur Frage der Accelerationsursache. Dtsch. med. Wschr. 85, Nr. 28, 1193—1195 (1960).
DIEHL, K., u. O. V. VERSCHUER: Zwillingstuberkulose. Jena: Verlag Gustav-Fischer 1933.
— — Erbeinfluß bei der Tuberkulose. Jena: Verlag Gustav Fischer 1936.
DRIESCH, H.: Entwicklungsmechanische Studien. I—II, Der Wert der beiden ersten Furchungszellen in der Echinodermententwicklung. Experimentelle Erzeugung von Teil- und Doppelbildungen. Z. wiss. Zool. **53** (1891).
ESSEN-MÖLLER, E.: Zur Theorie der Ähnlichkeitsdiagnose von Zwillingen. Arch. Rass.- u. Ges. Biol. **32**, 1—10 (1938).
GALTON, F.: The history of twins as a criterium of the relative powers of nature and nurture. J. Anthrop. Inst. (1876).
GEDDA, L.: Studio dei gemelli. Rom: Edizione Orizzonte medico 1951.
GESELL, A., and H. THOMPSON: Learning and growth in identical infant twins: An experimental study by the method of co-twin control. Genet. Psychol. Monogr. **6**, 5—124 (1929).
GEYER, E.: Ein Zwillingspärchen mit zwei Vätern. Arch. Rassenbiol. **34**, 226—236 (1940).
GEYER, H.: Gegensätzliche Äußerung seelischer Anlagen bei erbgleichen Zwillingen. Z. menschl. Vererb.- u. Konstit.-Lehre **24**, 536—546 (1940).
GIGAS, H.: Untersuchungen über Muskelvarietäten an Zwillingen. Z. morph. Anthrop. **39**, 480—537 (1941).
GOTTSCHICK, J.: Die Zwillingsmethode und ihre Anwendbarkeit in der menschlichen Erb- und Rassenforschung. Arch. Rass.- u. Ges. Biol. **31**, 185—210 (1937a).
— Die beiden Hauptfragen der Zwillingsbiologie. Arch. Rassen- u. Ges. Biol. **31**, 377—394 (1937b).
GREBE, H.: Familienbefunde bei letalen Anomalien der Körperform (I). Acta Genet. med. (Roma) **2**, 447—471 (1953).
GUTTMACHER, A. F.: Inheritance of multiple birth in man and some other unipara. Obstetr. and Gynec. **2**, 22 (1953).
HARNACK, G. A. V., W. HORST, W. LENZ, u. L. ZUKSCHWERDT: Homotransplantation von Schilddrüsengewebe bei einem eineiigen Zwillingspaar. Dtsch. med. Wschr. **83**, 549 (1958).
HOLT, S. B.: Genetics of dermal ridges: Inheritance of total finger ridge-count. Ann. Eugen. (Lond.) **17**, 40 (1952).
— Genetics of dermal ridges: Sib pair correlations for total finger ridge-count. Ann. Hum. Genet. **21**, 352—362 (1956/57).
HUG, E.: Methodologische Bedenken zur Zwillingsforschung. Acta genet. (Basel) **3**, 6—29 (1952).
JENKINS, R. L., and J. GWIN: Twin and triplet birth ratios. Rigorous analysis of the interrelations of the frequencies of plural birth. J. Hered. **31**, 243—248 (1940).
JUEL-NIELSEN, N., and B. HARVALD: The electroencephalogram in monovular twins brought up apart. Acta genet. (Basel) **9**, 57—64 (1958).
— A. NIELSEN and M. HAUGE: On the diagnosis of zygosity in twins and the value of blood groups. Acta genet. (Basel) **8**, 256—273 (1958).

KALLMANN, F. J.: The genetic theory of schizophrenia. An analysis of 691 schizophrenic twin index families. Amer. J. Psychiat. **103**, 3 (1946).
— Twin data in the analysis of mechanisms of inheritance. Amer. J. hum. Genet. **6**, 157 to 174 (1954).
KLOIMWIEDER, R.: Die Intelligenz in ihren Beziehungen zur Vererbung, Umwelt und Übung. Z. menschl. Vererb.- u. Konstit.-Lehre **25**, 582—617 (1942).
KOMAI, T., and G. FUKUOKA: Studies on Japanese twins. I. and II. Contributions to the genetics of the Japanese race. August. pp. 47 (1937).
LENZ, F.: Zur Problematik der psychologischen Erbforschung. Arch. Rass.- u. Ges. Biol. **35**, 345—367 (1941).
— Zur Problematik der psychologischen Erbforschung und der Lehre vom Schichtenbau der Seele. Arch. Rass. u. Ges. Biol. **37**, 6—20 (1943).
— Zur Geschichte der Zwillingsmethode. Z. menschl. Vererb.- u. Konstit.-Lehre **29**, 820—824 (1950).
—, u. O. v. VERSCHUER: Zur Bestimmung des Anteiles von Erbanlage und Umwelt an der Variabilität. Arch. Rassenbiol. **20**, 425 (1928).
LENZ, W.: Ursachen des gesteigerten Wachstums der heutigen Jugend. „Akzeleration und Ernährung. Fettlösliche Wirkstoffe." Bd. 4 (1959).
LEROY, H. L.: Methodisches zur Bestimmung der Erblichkeit von Merkmalen bei Zwillingsuntersuchungen. Z. menschl. Vererb.- u. Konstit.-Lehre **34**, 145—170 (1957).
LOTZE, R.: Zwillinge. Einführung in die Zwillingsforschung. Verlag Hohenlohesche Buchhandlung. Oehringen: Ferdinand Rau 1937.
LUXENBURGER, H.: Vorläufiger Bericht über psychiatrische Serienuntersuchungen an Zwillingen. Z. ges. Neurol. Psychiat. **116**, 297 (1928).
— Untersuchungen an schizophrenen Zwillingen und ihren Geschwistern zur Prüfung der Realität von Manifestationsschwankungen. Z. ges. Neurol. Psychiat. **154**, 351—394 (1935).
— Die Schizophrenie und ihr Erbkreis. Handbuch der Erbbiologie des Menschen II, 5. Bd. S. 769 (1939).
— Zwillingsforschung als Methode der Erbforschung beim Menschen. Handbuch der Erbbiologie des Menschen **II**, 213—248 (1940).
MCARTHUR, J. W., and N. FORD: A biological study of the Dionne quintuplets: an identical set. Study I. Collected studies on the Dionne quintuplets. University of Toronto Press 1937.
MCARTHUR, N.: Statistics in twin birth in Italy. 1949 and 1950. Ann. Eugen. (Lond.) **17**, 249 (1953).
— The frequency of monovular and binovular twin birth in Italy (1949/50). Acta Genet. med. (Roma) **2**, 11—18 (1953).
MILLIS, J.: The frequency of twinning in poor Chinese in the Maternity Hospital Singapore. Amer. J. hum. Genet. **23**, 171—174 (1959).
MITSCHRICH, H.: Zwillingstuberkulose III. Stuttgart: Fischer-Verlag 1956.
NEEL, J. V., and W. J. SCHULL: Human heredity. Univers. of Chicago Press 1954.
NEWMAN, H.: Differences between conjoined twins. J. Hered. **22**, 201—215 (1931).
NEWMAN, H. H., F. N. FREEMAN and K. J. HOLZINGER: Twins: A study of heredity and environment. Chicago 1937.
PASSOUANT, P., J. CADILHAC, J. MINVIELLE et G. AMPAUX: Etude de l'épilepsie idiopathique des jumeaux à l'état de veille et de sommeil par engregistrements EEG simultanés. Rev. neurol. **90**, 329—331 (1954).
POLL, H.: Über Zwillingsforschung als Hilfsmittel menschlicher Erbkunde. Z. Ethnol. **46**, 87—108 (1914).
PRICE, B.: Primary biases in twin studies. A review of prenatal and natal differences-producing factors in monozygotic pairs. Amer. J. hum. Genet. **2**, 293—352 (1950).
QUELPRUD, T.: Untersuchungen der Ohrmuschel von Zwillingen. Z. indukt Abstamm.- u. Vererb.-Lehre **62**, 160—165 (1932).
ROUX, J.: nach: STARCK „Embryologie". Stuttgart: Thieme-Verlag 1955.
SCHIFF, F., u. O. v. VERSCHUER: Serologische Untersuchungen an Zwillingen. II. Mitt. Z. Morph. Anthrop. **32**, 244—249 (1933).
SCHÖNE, G.: Das Problem der homoioplastischen Transplantation. Ärztl. Wschr. **11**, 726 bis 732 (1956).
SEIDEL, F.: Die Entwicklungsfähigkeiten isolierter Furchungszellen aus dem Ei des Kaninchens. Wilhelm Roux' Arch. Entwickl.-Mech. Org. **152**, 43—130 (1960).
SIEMENS, H. W.: Die Zwillingspathologie. Ihre Bedeutung, ihre Methodik, ihre bisherigen Ergebnisse. Berlin: Springer 1924.
— Die Leistungsfähigkeit der zwillingspathologischen Arbeitsmethode. Z. indukt. Abstamm.- u. Vererb.-Lehre **33**, 348 (1924).
— Zur Geschichte der Zwillingsmethode. Z. menschl. Vererb.- u. Konstit.-Lehre **31**, 171—173 (1952).

SINNOTT, E. W., L. C. DUNN and TH. DOBZHANSKY: Principles of Genetics. London-New York: McGraw-Hill Book Company, Inc. 4. Ed. 1950.

SMITH, S. M., and L. S. PENROSE: Monozygotic and dizygotic twin diagnosis. Ann. hum. Genet. 19 273—289 (1955).

SPEMANN, H.: Experimentelle Beiträge zu einer Theorie der Entwicklung. (1936).

STARCK, D.: Embryologie. Stuttgart: Thieme-Verlag 1955.

STOCKS, P.: A biometric investigation of twins and their brothers and sisters. Ann. Eugen. (Lond.) 4, 49—108 (1930/31).

— Recent statistics of multiple birth in England and Wales. Acta Genet. med. (Roma) 1 8—13 (1952).

STRANDSKOV, H. H.: Plural birth frequencies in the total, the "white" and the "colored" U.S.populations. Amer. J. Phys. Anthrop. N. S. 3, 49—55 (1945).

VERSCHUER, O. v.: Der gegenwärtige Stand der Zwillingsforschung. Arch. Soz. Hyg. 1, 2 (1925).

— Grundlegende Fragen der vererbungsbiologischen Zwillingsforschung. Münch. med. Wschr. 73, 1562—1565 (1926).

— Der Anteil von Erbanlagen und Umwelt an den Ursachen der Verschiedenheiten zwischen eineiigen Zwillingen. (Methoden der zwillingsanthropologischen Forschung.) S.-B. Anthrop. Ges. Wien 57, 36—38 (1926/27).

— Die vererbungsbiologische Zwillingsforschung. Ergeb. inn. Med. Kinderheilk. 31, 35—120 (1927).

— Die vererbungsbiologische Zwillingsforschung. Grundlegende Fragen und ihre praktische Auswirkung. Med. Welt 1, 42, 1554—1555 (1927).

— Ein altes und ein neues Problem der Zwillingsforschung. Acta Genet. med. (Roma) 1, 180—190 (1952).

— Erbforschung am Menschen. Neuere Ergebnisse und Erkenntnisse. Dtsch. med. Wschr. 77, 1245—1248 (1952).

— Wirksame Faktoren im Leben des Menschen. Wiesbaden: F. Steiner 1954.

— Die Zwillingsforschung im Dienste der inneren Medizin. Verh. dtsch. Ges. inn. Med. 64, 262—273 (1958).

— Genetik des Menschen. München-Berlin: Urban & Schwarzenberg 1959.

VOGEL, F.: Bemerkungen zu der Arbeit von H. L. LE ROY: „Methodisches zur Bestimmung der Erblichkeit von Merkmalen bei Zwillingsuntersuchungen." Z. menschl. Vererb.- u. Konstit.-Lehre 34, 323—335 (1957).

— Über die Erblichkeit des normalen Elektroencephalogramms. Stuttgart: Thieme-Verlag 1958.

—, u. H. E. REISER: Zwillingsuntersuchungen über die Erblichkeit einiger Zahnmaße. Anthrop. Anz. 24, 231—241 (1960).

—, u. G. G. WENDT: Zwillingsuntersuchung über die Erblichkeit einiger anthropologischer Maße und Konstitutionsindices. Z. menschl. Vererb.- u. Konstit.-Lehre. 33, 425—446 (1956).

WAARDENBURG, P. J.: The twin study method in wider perspective. Acta genet. (Basel) 7, 10—20 (1957).

WATERHOUSE, J. A. H.: Twinning in twin pedigrees. Brit. J. soc. Med. 4, 197 (1950).

WEINBERG, W.: Beiträge zur Physiologie und Pathologie der Mehrlingsgeburten beim Menschen. Pflügers Arch. ges. Physiol. 88, 346—430 (1901).

— Beiträge zur Physiologie und Pathologie der Mehrlingsgeburten beim Menschen und Probleme der Mehrlingsgeburtenstatistik. Z. Geburtsh. Gynäk. 47, 12 (1902).

— Der Einfluß von Alter und Geburtenzahl der Mutter auf die Häufigkeit der ein- und zweieiigen Zwillingsgeburten. Z. Geburtsh. Gynäk. 65, 318—324 (1909).

— Differenzmethode und Geburtenfolge bei Zwillingen (nebst einem Anhang über den mittleren Fehler d. Geburtenfolgenummer). Genetica 16, 382—388 (1934).

WEITZ, W.: Zur Methodik der Erbforschung bei inneren Krankheiten, unter besonderer Berücksichtigung der Zwillingsforschung. Z. menschl. Vererb.- u. Konstit.-Lehre 26, 289—308 (1942/43).

WILDE, K.: Meß- und Auswertungsmethoden in erbpsychologischen Zwillingsuntersuchungen. Arch. Psychol. 109, 1—81 (1941).

ZARAPKIN, S. R.: Autonome Variation der Merkmale des Individuums und Analyse der Divergenzerscheinungen bei Zwillingen. Z. menschl. Vererb.- u. Konstit.-Lehre 23, 639—657 (1939).

VI. Mutationen

Internationale Genetikertagung in Barsinghausen: Die spontane und induzierte Mutationsrate beim Versuchstier und beim Menschen. Schriftenreihe „Strahlenschutz" Bd. 17. München: Gersbach u. Sohn 1960.

(Leading Article): More chromosome anomalies. Lancet 1960 II, 191—192.

(Leading Article): The mongol chromosome and some others. Lancet 1960 II, 1068—1069.

Proceedings II. Intern. Conf. on Peaceful Uses of Atomic Energy: Geneva, Sept. 1958, Vol. VI, VII.

Report of the United Nations Scientific Commitee on the Effects of Atomic Radiation. Gen. Ass. Suppl. Nr. 17 (A/3838) New York (1958)

Schriftenreihe „Strahlenschutz" Hrg.: Bundesminister f. Atomkernenergie u. Wasserwirtschaft. München: Gersbach u. Sohn Verlag.

Die Strahlengefährdung des Menschen. Bericht des medizinischen Forschungsrates in Großbritannien. Dtsch. Übersetzung: Deutsch. Rotes Kreuz. Interparlamentar. Arbeitsgemeinschaft (1956).

World Health Organization: Effect of Radiation on Human Heredity. Wld. Hlth. Org. techn. Dep. Ser. 166 (1959).

ALEXANDER, M. L.: Mutation rates at specific loci in the mature and inmature germ cells of drosophila melanogaster. Genetics **39**, 409—428 (1954).

ANDERS, G., A. PRADER, E. HAUSCHTECK, K. SCHÄRER, R. E. SIEBMANN and R. HELLER: Multiples Sex-Chromatin und komplexes chromosomales Mosaik bei einem Knaben mit Idiotie und multiplen Mißbildungen. Helv. paediat. Acta **15**, 515—532 (1960).

ANDREASSEN, M.: Haemofili i Danmark. Op. ex. domo biol. hered. Hum. Univ. Hafn. VI. Kopenhagen: Munksgaard 1943.

ARONSON, M., and R. W. I. KESSEL: New method for manipulation, maintenance, and cloning of single mammalian cells in vitro. Science **131**, 1376—1377 (1960).

ASSIES, L. M. DE, D. REICHHARDT EPPS, C. BOTTURA and I. FERRARI: Chromosomal constitution and nuclear sex of a true hermaphrodite. Lancet **1960 II**, 129—130.

ATWOOD, K. C., and S. L. SCHEINBERG: Somatic variation in human erythrocyte antigens. Symposium on genetic approaches to somatic cell variation. J. cell. comp. Physiol **52** (Suppl.) (1958).

AUERBACH, C. Problems in chemical mutagenesis. Cold Spr. Harb. Symp. quant. Biol. **16**, 199—213 (1951).

—, and J. M. ROBSON: Chemical production of mutations. Nature (Lond.) **157**, 302 (1946).

BAHNER, F., G. SCHWARZ, D. G. HARNDEN, P. A. JACOBS, H. A. HIENZ and K. WALTER A fertile female with XO sex chromosome constitution. Lancet **1960 II**, 100—101.

— — H. A. HIENZ u. K. WALTER: Turner-Syndrom mit voll ausgebildeten sekundären Geschlechtsmerkmalen und Fertilität. Acta endocr. (Kbh.) **35**, 397—404 (1960).

BAIKIE, A. G., W. M. COURT BROWN, K. E. BUCKTON, D. G. HARNDEN, P. A. JACOBS and I. M. TOUGH: A possible specific chromosome abnormality in human chronic myeloid leukaemia. Nature (Lond.) **188**, 1165 (1960).

— — — Chromosome constitution of mongols with leukaemia. Lancet **1960 I**, 1251.

— — — and J. S. MILNE: Chromosome studies in human leukaemia. Lancet **1959 II**, 425—428.

BARR, M. L.: Das Geschlechtschromatin. In: C. OVERZIER „Die Intersexualität". Stuttgart: Thieme-Verlag 1961.

BARTHELMESS, A.: Mutagene Arzneimittel. Arzneimittel-Forsch. **6**, 157 (1956).

— Gefährliche Dosis. Herder-Bücherei Bd. 61 (1959).

BAUER, K. H.: Das Krebsproblem. — Einführung in die allgemeine Geschwulstlehre. Berlin-Göttingen-Heidelberg: Springer 1949.

BEATTY, R. A.: Parthenogenesis and polyploidy in mammalian development. London: Cambridge Univ.-Press 1957.

BECKER, P. E.: Häufigkeit und Bedeutung von Mutationen beim Menschen. Verh. dtsch. Ges. inn. Med. **64**, 255—261 (1958).

—, u. F. LENZ: Zur Schätzung der Mutationsrate der Muskeldystrophien. Z. menschl. Vererb.- u. Konstit.-Lehre **33**, 42—56 (1955).

— — Nachtrag zu der Arbeit: „Zur Schätzung der Mutationsrate der Muskeldystrophien". Z. menschl. Vererb.- u. Konstit.-Lehre **33**, 463—464 (1956).

BENDER, M. A.: X-ray induced chromosome aberrations in normal diploid human tissue cultures. Science **126**, 974—975 (1957).

BENZER, S.: The elementary units of heredity. Mc ELROY and GLASS eds. "The chemical basis of heredity." Baltimore: Johns Hopkins Press 1957.

—, and E. FREESE: Induction of specific mutations with 5-bromouracil. Proc. nat. Acad. Sci. (Wash.) **44**, 112—119 (1958).

BERGMAN, S., J. REITALU, H. NOWAKOWSKI and W. LENZ: The chromosomes in two patients with Klinefelter syndrome. Ann. hum. Genet. **24**, 81—88 (1960).

BISHOP, P. M. F., and P. E. POLANI: True hermaphroditism and Klinefelter's syndrome. Lancet **1960 II**, 928—929.

BLANK, C.: Apert's syndrome (a type of acrocephalosyndactyly). Observations on a British series of 39 cases. Ann. hum. Genet. **24**, 151—164 (1960).

BLOISE, W., L. M. DE ASSIS, C. BOTTURA and I. FERRARI: Gonadal dysgenesis (Turner's syndrome) with male phenotype and XO chromosomal constitution. Lancet **1960 II**, 1059—1060.

BOEHNCKE, H., u. W. LENZ: Ullrich-Turner-Syndrom bei zwei Schwestern. Z. Kinderheilk. **85**, 197—209 (1961).

BORBERG, A.: Clinical and genetic investigations into tuberous sclerosis and Recklinghausen's neurofibromatosis. Kopenhagen: Munksgaard 1951.

BOTTURA, A., and I. FERRARI: A simplified method for study of chromosomes in man. Nature (Lond.) **186**, 904—905 (1960).

BOTTURA, C.: Chromosome analysis. Lancet **1960 II**, 1092—1093.

BÖÖK, J. A.: Schizophrenia as a gene mutation. Acta genet. (Basel) **4**, 43 (1953).

— M. FRACCARO and J. LINDSTEN: Cytogenetical observations in mongolism. Acta paediat. (Uppsala) **48**, 453—468 (1959).

—, and S. C. REED: Empiric risk figures in mongolism. J. Amer. med. Ass. **143**, 730—732 (1950).

—, and B. SANTESSON: Malformation syndrome in man associated with triploidy (69 chromosomes). Lancet **1960 I**, 858—859.

BRIDGES, C. B.: Non-disjunction as proof on the chromosome theory of heredity. Genetics **1**, 1—52, 107—163 (1916).

— The developmental stages at which mutations occur in the germ tract. Proc. Soc. exp. Biol. (N. Y.) **17**, 1—2 (1919).

— Genetical and cytological proof of non-disjunction of the fourth chromosome of drosophila melanogaster. Proc. nat. Acad. Sci. (Wash.) **7**, 186—192 (1921).

DE CARLI, L., F. NUZZO e B. CHIARELLI: Trisomia per un chromosoma lungo nell'uomo. Atti Accad. med. lombarda **15**, 29—31 (1960).

— — — e B. AULISA: Anomalie chromosomiche multiple in cellule euploidi di una cisti sierosa des funicolo spermatico. Folia hered. path. (Pavia) **9**, 285—292 (1960).

— — — and E. POLI: Trisomic condition of a large chromosome in a woman with mongoloid traits. Lancet **1960 II**, 130—131.

CARTER, C. O., J. L. HAMERTON, P. E. POLANI, A. GUNALP and S. D. V. WELLER: Chromosome translocation as a cause of familial mongolism. Lancet **1960 II**, 678—680.

CARTER, T. C.: Radiation-induced gene mutation in adult female and foetal male mice. Brit. J. Radiol. **31**, 407—411 (1958).

— M. F. LYON and R. J. S. PHILLIPS: Induction of mutations in mice by chronic gamma irradiation; interim report. Brit. J. Radiol. **29**, 106—108 (1956).

— — — Genetic hazard of ionizing radiations. Nature (Lond.) **182**, 409 (1958).

CASPARI, E., and C. STERN: The influence of chronic irradiation with gamma rays at low dosages on the mutation rate in dorsophila melanogaster. Genetics **33**, 75—94 (1948).

CHEESEMAN, E. A. S., J. KILKPATRICK, A. C. STEVENSON and C. A. B. SMITH: The sex ratio of mutation rates of the sex-linked recessive genes in man with particular reference to Duchenne type muscular dystrophy. Ann. hum. Genet. **22**, 235—263 (1958).

CHANG, CH.-P.: Studies on the chromosomes of human oogonia. Jap. J. hum. Genet. **4**, 196—208 (1959).

CHU, E. H. Y.: The chromosome complements of human somatic cells. Amer. J. hum. Genet. **12**, 97—103 (1960).

—, and N. H. GILES: Human chromosome complements in normal somatic cells in culture. Amer. J. hum. Genet. **11**, 63—79 (1959).

— J. WARKANY and R. B. ROSENSTEIN: Chromosome complement in a case of the "male Turner Syndrome." Lancet **1961 I**, 786.

CLARKE, C. M., J. H. EDWARDS and V. SMALLPIECE: 21-trisomy/normal mosaicism in an intelligent child with some mongoloid characters. Lancet **1961 I**, 1028.

COURT BROWN, W. M., P. A. JACOBS and R. DOLL: Interpretation of chromosome counts made on bone-marrow cells. Lancet **1960 I**, 160—163.

CRABTREE, H. G., and W. CRAMER: The action of radium on cancer cells II. The factors determining the susceptibility of cancer cells to radium. Proc. roy. Soc. B **113**, 268—169 (1933).

— — The action of radium in cancer cells. Cancer Res. Fund **11** (1934).

CROWE, F. W., W. J. SCHULL and J. V. NEEL: A clinical, pathological, and genetic study of multiple neurofibromatosis. Springfield, Ill., USA, 1956.

DALGAARD, O. Z.: Bilateral polycystic disease of the kidneys. Opera ex domo **38**, 255 pp. Kopenhagen: Munksgaard 1957.

DANFORTH, G. H.: The frequency of mutation and the incidence of hereditary traits in man. Eugenics, genetics and family. Sc. Papers 2nd Intern. Congr. Eugen. New York (1921) **1**, 120—128.

DANON, M., and L. SACHS: The sex chromosomes in human intersexes (Abstract). Acta genet. (Basel) **6**, 255—256 (1956).

DANON, M., and L. SACHS: Sex chromosomes and human sexual development. Lancet 1957 II, 20—25.

DAVIDSON, W. M.: Das Kerngeschlecht der Leukozyten. In: C. OVERZIER „Die Intersexualität". Stuttgart: Thieme-Verlag 1961.

DELHANTY, J. A., J. R. ELLIS and P. T. ROWLEY: Triploid cells in a human embryo. Lancet 1961 I, 1286.

DOLLFUS, M. A., et B. AUVERT: Le gliome de la rétine et les pseudogliomes. Paris: Masson et Cie. 1953.

DUNN, L. C., and S. GLUECKSOHN-WAELSCH: Genetic analysis of seven newly discovered mutant alleles at locus t in the house mouse. Genetics 38, 261—271 (1953).

EBBING, H. C.: Medizinische Dokumentation in der Humangenetik. Med. Dokument. 5, 17—20 (1961).

EDWARDS, J. H., D. G. HARNDEN, A. H. CAMERON, V. M. CROSSE and O. H. WOLLF: A new trisomic syndrome. Lancet 1960 I, 787—790.

EHRENBERG, L., G. v. EHRENSTEIN and A. HEDGRAN: Gonad temperature and spontaneous mutation rate in man. Nature (Lond.) 180, 1433—1434 (1957).

EVANS, T. C.: Protection measures in a university. Radiology 65, 875—883 (1955).

FALLS, H. F., and J. V. NEEL: Genetics of retinoblastoma. Arch. Ophthal. (Chicago) 46, 367—389 (1951).

FECHHEIMER, N. S.: Mammalian cell chromosome counts: a simple method for making preparations. Nature (Lond.) 188, 247—248 (1960).

FERGUSON-SMITH, M. A., A. W. JOHNSTON and S. D. HANDMAKER: Primary amentia and micro-orchidism associated with an XXXY sex-chromosome constitution. Lancet 1960 II, 184—187.

— — and A. N. WEINBERG: The chromosome complement in true hermaphroditism. Lancet 1960 II, 126—128.

FISHER, R. A.: The genetical theory of natural selection. Oxford University Press 1930.

FLEISCHHACKER, H.: Mutationen im ABO-System? Anthrop. Anz. 20, 271—282 (1957).

FONIO, A.: Die erblichen und die sporadischen Bluterstämme in der Schweiz. Basel 1954.

FORD, C. E.: Human cytogenetics: Its present place and future possibilities. Amer. J. hum. Genet. 12, 104—117 (1960).

— Die Zytogenese der Intersexualität des Menschen. In: OVERZIER, C. „Die Intersexualität". Stuttgart: Thieme-Verlag 1961.

— P. A. JACOBS and L. G. LAJTHA: Human somatic chromosomes. Nature (Lond.) 181, 1565—1568 (1958).

— O. J. MILLER, U. MITTWOCH, L. S. PENROSE, M. RIDLER and A. SHAPIRO: The chromosomes in a patient showing both mongolism and the Klinefelter syndrome. Lancet 1959 I, 709—710.

— — P. E. POLANI, J. C. DE ALMEIDA and J. H. BRIGGS: A sex-chromosome anomaly in a case of gonadal dysgenesis (Turner's syndrome). Lancet 1959 I, 711—713.

— P. E. POLANI, J. H. BRIGGS and P. M. F. BISHOP: A presumptive human XXY/XX mosaic. Nature (Lond.) 183, 1030—1032 (1959).

FORSSMAN, H., and O. LEHMANN: Translocation-carrying phenotypically normal males and the Down syndrome. Lancet 1961 I, 7189.

—, and T. THYSELL: A woman with mongolism and her child. Amer. J. ment. Defic. 62, 500—503 (1957).

FRACCARO, M.: Cell cultures for human genetic studies and concluding remarks. Amer. J. hum. Genet. 12, 134—138 (1960).

— D. IKKOS, J. LINDSTEN, R. LUFT and K. KAIJSER: A new type of chromosomal abnormality in gonadal dysgenesis. Lancet 1960 II, 1144.

— — — — and K. G. TILLINGER: Testicular germinal dysgenesis (male Turner's syndrome). Report of a case with chromosomal studies and review of the literature. Acta endocr. (Kbh.) 36, 98—114 (1961).

— K. KAIJSER and J. LINDSTEN: Chromosome complement in gonadal dysgenesis (Turner's syndrome). Lancet 1959 I, 886.

— — — Chromosome complement in parents of patient with gonadal dysgenesis (Turner's syndrome). Lancet 1959 II, 1090.

— — — Somatic chromosome complement in continuously cultured cells of two individuals with gonadal dysgenesis. Ann. hum. Genet. 24, 45—61 (1960).

— — — Further cytogenetical observations in gonadal dysgenesis. Ann. hum. Genet. 24, 205—211 (1960).

— — — Chromosomal abnormalities in father and mongol child. Lancet 1960 I, 724—727.

— — — A child with 49 chromosomes. Lancet 1960 II, 899—902.

—, and J. LINDSTEN: The human chromosome complement determined in somatic cells cultivated in vitro. Folia hered. path. (Pavia) 9, 185—190 (1960).

FRACCARO, M., and J. LINDSTEN: A child with 49 chromosomes. Lancet **1960 II**, 1303.

FRANZ, W., u. R. WIDMAIER: Ein intersexuelles, kernmorphologisch weibliches Pferd. Berl. Münch. tierärztl. Wschr. **73**, 341—345 (1960).

FRASER, J. H., J. CAMPBELL, R. C. MACGILLIVRAY, E. BOYD and B. LENNOX: The XXX syndrome frequency among mental defectives and fertility. Lancet **1960 II**, 626—627.

FREESE, E.: The difference between spontaneous and base analogue induced mutations of phage T 4. Proc. nat. Acad. Sci. (Wash.) **45**, 622—633 (1959).

— The specific mutagenic effect of base analogues on phage T 4. J. mol. Biol. **1**, 87—105 (1959).

FRITZ-NIGGLI, H.: Strahlenbiologie. Stuttgart: Thieme-Verlag 1959.

— Strahlengenetik der Drosophila. In: Strahlenbiologie, Strahlentherapie, Nuklearmedizin u. Krebsforschg. Stuttgart: Thieme-Verlag 1959.

FUHRMANN, W., u. F. VOGEL: Zur Genetik der Kombination von Lippen-Kiefer-Gaumen-Spalten und Syndaktylie. Mschr. Kinderheilk. **108**, 20—25 (1960).

GALTON, M., and K. BENIRSCHKE: Forty-six chromosomes in an ovarian teratoma. Lancet **1959 II**, 761—762.

GOPAL-AYENGAR, A. R.: Über die Möglichkeiten, Unterschiede natürlicher Mutationsraten in Indikator-Genen mit Hilfe von Beobachtungen in Gegenden mit hoher und mit niedriger Grundstrahlung zu erkennen. Strahlenschutz **3**, 117—127 (1957).

GORDON, R. R., F. J. P. O'GORMAN, C. J. DEWHURST and C. E. BLANK: Chromosome count in a hermaphrodite with some features of Klinefelter's syndrome. Lancet **1960 II**, 736 to 739.

— — — — True hermaphroditism and Klinefelter's syndrome. Lancet **1960 II**, 982.

GRAY, J.: Gonadal dysgenesis (Turner's syndrome) with male phenotype and XO chromosomal constitution. Lancet **1961 I**, 53.

GREBE, H.: Chondrodysplasie. Analecta genet. Rom (1955).

— Erblicher Zwergwuchs. Ergebn. inn. Med. Kinderheilk. **12**, 343—427 (1959).

GREEN, M. C., and M. M. DICKIE: Linkage map of the mouse. J. Hered. **50**, 2—5 (1959).

GRÜNEBERG, H.: The genetics of the mouse. Bibliogr. genet. Gravenh. XV (1952).

GUNTHER, M., and L. S. PENROSE: The genetics of epiloia. J. Genet. **31**, 413—430 (1935).

HADORN, E., and H. NIGGLI: Mutations in drosophila after chemical treatment of gonads in vitro. Nature (Lond.) **157**, 162—163 (1946).

HALDANE, J. B. S.: The rate of spontaneous mutations of a human gene. J. Genet. **31**, 317 to 326 (1935).

— The spread of harmful autosomal recessive genes in human populations. Ann. Eugen. (Lond.) **9**, 232—237 (1939).

— The mutation rate of the gene for haemophilia, and its segregation ratios in males and females. Ann. Eugen. (Lond.) **13**, 262—271 (1947).

— The rate of mutation of human genes. Proc. VIII. Intern. Congr. Genet. Stockholm (1948) 267—273.

— Mutation in sex-linked recessive type of muscular dystrophy. A possible sex difference. Ann. hum. Genet. **20**, 344—347 (1956).

—, and U. PHILIP: The daughters and sisters of haemophilics. J. Genet. **38**, 193—200 (1939).

—, and C. A. B. SMITH: A simple exact test for birth order effect. Ann. Eugen (Lond.) **14**, 116—122 (1947/49).

HANHART, E.: Mongoloide Idiotie bei Mutter und zwei Kindern aus Inzesten. Acta Genet. med. (Roma) **9**, 112—130 (1960).

HARNDEN, D. G., J. H. BRIGGS and J. S. S. STEWART: Nuclear chromatin of anencephalic foetuses. Lancet **1959 II**, 126—127.

— O. J. MILLER and L. S. PENROSE: The Klinefelter-mongolism type of a double aneuploidy. Ann. hum. Genet. **24**, 165—169 (1960).

HAYWARD, M. D., and B. D. BOWER: Chromosomal trisomy associated with the Sturge-Weber syndrome. Lancet **1960 II**, 844—846.

— — The chromosomal constitution of the Sturge-Weber syndrome. Lancet **1961 I**, 558—559.

HELLER, C. G., and W. O. NELSON: Hyalinization of the seminiferous tubulus associated with normal or failing Leydig-cell function. Discussion of relationship to eunuchoidism, gynecomastia, elevated gonadotropins, depressed 17-ketosteroids, and estrogens. J. clin. Endocr. **5**, I (1945).

HENNINGSEN, K., and T. JACOBSEN: A probable mutation within the MN blood group system. Acta path. microbiol. scand. **35**, 240—248 (1954).

HILL, J. M., and R. L. SPEER: Combined hemophilia and PTC deficiency. Blood **10**, 357 (1955).

HIRSCHHORN, K., W. H. DECKER and H. L. COOPER: True hermaphroditism with XY/XO mosaicism. Lancet **1960 II**, 319—320.

HOLLAENDER, A., and R. F. KIMBALL: Modification of radiation-induced genetic damage. Nature (Lond.) **177**, 726—730 (1956).

HSU, T. C.: Mammalian chromosomes in vitro. I. The karyotype of man. J. Hered. **43**, 167 bis 172 (1952).

—, and C. M. POMERAT: Mammalian chromosomes in vitro. II. A method for spreading the chromosomes of cells in tissue culture. J. Hered. **44**, 23—29 (1953).

— — and P. S. MOORHEAD: J. nat. Cancer Inst. **19**, 868 (1957).

HUNGERFORD, D. A., A. J. DONELLY, P. C. NOWELL and S. BECK: The chromosome constitution of a human phenotypic intersex. Amer. J. hum. Genet. **11**, 215—236 (1959).

HUNTER, F. T., and L. L. ROBBINS: The protection of personal engaged in roentgenology and radiology. New. Engl. J. Med. **244**, 9—13 (1951).

HUSER, H. J., J. K. MOOR-JANKOWSKI, G. TRUOG u. M. GEIER: Klinische, genetische und gerinnungsphysiologische Aspekte der Hämophilie B bei den Blutern von Tenna, mit einem Beitrag zur Genetik der Gerinnungsfaktoren. Acta genet. (Basel) **8**, 25—50 (1958).

JACOBS, P. A., A. G. BAIKIE, W. M. COURT BROWN, H. FORREST, J. R. ROY, J. S. S. STEWART and B. LENNOX: Chromosomal sex in the syndrome of testicular feminization. Lancet **1959 II**, 591—592.

— — — T. N. MACGREGOR and D. G. HARNDEN: Evidence for the existence of the human "superfemale." Lancet **1959 II**, 423—425.

— — — and J. A. STRONG: The somatic chromosomes in mongolism. Lancet **1959 I**, 710

— D. G. HARNDEN, K. E. BUCKTON, W. M. COURT BROWN, M. J. KING, J. A. MCBRIDE, T. N. MACGREGOR and N. MACLEAN: Cytogenetic studies in primary amenorrhoea. Lancet **1961 I**, 1183—1188.

— — W. M. COURT BROWN and A. G. BAIKIE: Trisomic condition of a large chromosome. Lancet **1960 I**, 368.

— — — J. GOLDSTEIN, H. G. CLOSE, T. N. MACGREGOR, N. MACLEAN and J. A. STRONG: Abnormalities involving the X-chromosome in women. Lancet **1960 I**, 1213—1216.

—, and A. J. KLAY: Somatic chromosomes in a child with Bonnevie-Ullrich syndrome. Lancet **1959 II**, 732.

—, and J. A. STRONG: A case of human intersexuality having a possible XXY sex-determining mechanism. Nature (Lond.) **183**, 302—303 (1959).

JOST, D.: Untersuchung über die Indikation und den Erfolg der Schwachbestrahlung und temporären Kastration mit Röntgenstrahlen bei der Frau und ihre Bedeutung für die Nachkommenschaft, an Hand des Materials der Freiburger Univ.-Frauenklinik. Strahlentherapie **46**, 601—616 (1933).

KAPLAN, J. J.: The question of genetic injury following X-ray irrediation of the ovaries in the treatment of sterility. Obstet. Gynec. Brit. Emp. **57**, 767—779 (1950).

KAPLAN, R.: Die Gefährdung der Erbanlagen des Menschen durch Strahlung. Schriftenreihe „Strahlenschutz" **5**, 76—87 (1958).

KAUDEWITZ, F.: Inaktivierende und mutagene Wirkung salpetriger Säure auf Zellen von Escherichia coli. Z. Naturforsch. **14**b, 528—537 (1959).

KINLOUGH, M. A., H. N. ROBSON and D. L. HAYMAN: A simplified method for the study of chromosomes in man. Nature (Lond.) **189**, 420 (1961).

KINSEY, A. C., W. B. POMEROY and C. E. MARTIN: Sexual behaviour in the human male. Philadelphia u. London 1948.

KLEIN, D.: La dystrophie myotonique (STEINERT) et la myotonie congénitale (THOMSEN) en Suisse. J. Génét. hum. **7**, Suppl. (1958).

— Le prognostic génétique dans le mongolisme. J. Génét. hum. **8**, 218—220 (1959).

KOCH, G.: Zur Erbpathologie der Sturge-Weberschen Krankheit. Z. menschl. Vererb.- u. Konstit.-Lehre **25**, 695 (1942).

KODANI, M.: The karyotype of man with the diploid chromosome number of 48. Proc. Int. Genet. Symp. (1956). Tokyo and Kyoto.

— Studies of the human chromosomes: The karyotype and chromosomal heteromorphism in the Japanese. Int. Genet. Symp. (1956) Tokyo and Kyoto.

— Tree diploid chromosome numbers of man. Proc. nat. Acad. Sci. (Wash.) **43**, 285—292 (1957).

— The supernumerary chromosome of man. Amer. J. hum. Genet. **10**, 125—140 (1958).

KROOTH, R. S.: Comments on the estimation of the mutation rate for achondroplasia. Amer. J. hum. Genet. **5**, 373—376 (1953).

LABHART, A.: Klinik der inneren Sekretion. Berlin-Göttingen-Heidelberg: Springer 1957.

LEJEUNE, J.: Durch ionisierende Strahlen hervorgerufene Mutationen beim Menschen. In: Internat. Genetikertagung (1959) Schriftenreihe „Strahlenschutz". München: Gersbach u. Sohn 1960.

— M. GAUTIER et R. TURPIN: Les chromosomes humains en culture de tissus. C. R. Acad. Sci. (Paris) **248**, 602—603 (1959).

LEJEUNE, J, M. GAUTIER et R. TURPIN: Étude des chromosomes somatiques de neuf enfants mongoliens. C. R. Acad. Sci. (Paris) 248, 1721—1722 (1959).

—, et R. TURPIN: Détection chromosomique d'une mosaique artificielle humaine. C. R. Acad. Sci. (Paris) 252, 3148—3150 (1961).

— — et M. GAUTIER: Le mongolisme premier exemple d'aberration autosomique humaine. Ann. Génét. 1, G. 41-G. 49 (1959).

LEHMANN, O., and H. FORSSMAN: Chromosome complement in a mongoloid mother, her child, and the child's father. Lancet 1960, 498.

— — Chromosomes in the Sturge-Weber syndrome. Lancet 1960, 1450.

LELONG, M., BORNICHE, KREISLER et BAUDY: Mongolien issu de mère mongolienne. Arch. franç. Pédiat. 6, 231—238 (1949).

LENNOX, B.: Use of the term "superfemale." Lancet 1960 I, 55.

LENZ, W.: Rotgrünblindheit bei einem heterogametischen Schein-Mädchen. Acta genet. med. (Roma) 6, 231 (1957).

— Der Einfluß des Alters der Eltern und der Geburtennummer auf angeborene pathologische Zustände beim Kind. (1. Teil: Allgemeine methodische Gesichtspunkte.) Acta genet. (Basel) 9, 169—201 (1959).

— Der Einfluß des Alters der Eltern und der Geburtennummer auf angeborene pathologische Zustände beim Kind. II. Spezieller Teil. Acta genet. (Basel) 9, 249—283 (1959).

— Klinik und Therapie genetisch bedingter Störungen. Dtsch. med. Wschr. 84, 1810—1814 (1959).

— Störungen der primären Geschlechtsentwicklung. Mschr. Kinderheilk. 109, 131—139 (1960).

— H. NOWAKOWSKI, A. PRADER u. C. SCHIRREN: Die Ätiologie des Klinefelter-Syndroms. — Ein Beitrag zur Chromosomenpathologie beim Menschen. Schweiz. med. Wschr. 89, 727—731 (1959).

LEON, N., I. FERRARI and C. BOTTURA: Chromosomal constitution in a case of Klinefelter's syndrome. Lancet 1960 II, 319.

LEVAN, A., and T. C. HSU: The human idiogram. Hereditas (Lund) 45, 665—674 (1959).

LITMAN, R. M., and A. B. PARDEE: Production of bacteriophage mutants by a disturbance of deoxyribonucleicacid metabolism. Nature (Lond.) 178, 529—531 (1956).

LURIA, S. E., and M. DELBRÜCK: Mutations of bacteria from virus sensitivity to virus resistance. Genetics 28, 491—511 (1943).

LYNAS, M. A.: Dystrophia myotonica with special reference to Northern Ireland. Ann. hum. Genet. 21, 318—351 (1956/57).

— Marfan's syndrome in Northern Ireland: an account of 13 families. Ann. hum. Genet. 22, 289 (1958).

MACHT, ST., and PH. LAWRENCE: National survey of congenital malformations resulting from exposure to roentgen radiation. Amer. J. Roentgenol. 73, 442—466 (1955).

MACKENZIE, H. J., and L. S. PENROSE: Two pedigrees of ectrodactyly. Ann. Eugen. (Lond.) 16, 88 (1951).

MACLEOD, J., and R. Z. GOLD: The male factor in fertility and infertility. VII. Semen quality in relation to age and sexual activity. Fertil. and Steril. 4, 194—209 (1953).

MAKINO, S., and M. SASAKI: On the chromosome number of man. Proc. Japan. Acad. 35, 99—104 (1959).

MARTIN, L.: Gonadal dysgenesis (Turner's syndrome) with male phenotype and XO chromosomal constitution. Lancet 1960 II, 1199.

MATTHEY, R.: Formules chromosomiques de Muridae et de Spalacidae. La question du polymorphisme chromosomique chez les Mammifères. Rev. suisse Zool. 66, 175—209 (1959).

MCLAREN, A.: New evidence of unbalanced sex chromosome constitutions in the mouse. Genet. Res. 1, 253—261 (1960).

MILLER, O. J., W. R. BERG, R. D. SCHMICKEL and W. TRETTER: A family with an XXXXY male, a leukaemic male, and two 21-trisomic mongoloid females. Lancet 1961 I, 78—79.

— H. L. COOPER and K. HIRSCHHORN: Recent developments in human cytogenetics. Eugen. Quart. 8, 23—33 (1961).

MITTWOCH, U.: The chromosome complement in a mongolian imbecile. Ann. Eugen. (Lond.) 17, 37 (1952/53).

— More chromosome abnormalities. Lancet 1960 II, 597.

MØLLENBACH, C. J.: Medfødte defekter i ojets indre hinder, Klinik og arvelighedsforhold. Op. ex. domo. biol. Hered. Human. Univ. Hafn. Kopenhagen: Munksgaard 1947.

MØRCH, E. T.: Chondrodystrophic dwarfs in Denmark. Opera ex Domo Biol. Hered. Human. Univ. Hafn. 3. Kopenhagen: Munksgaard 1941.

MOHR, O. L.: A somatic mutation in the singed locus of the X-chromosome in drosophila melanogaster. Hereditas (Lund) 4, 142—160 (1923).

MOOR-JANKOWSKI, J. K., H. J. HUSER, S. ROSIN, G. TRUOG, M. SCHNEEBERGER and M. GEIGER: Hemophilia B, genetics, clinical aspects and coagulation physiology. Examinations of a widespread hemophilia pedigree. Acta genet. (Basel) 7, 4 (1957).
— G. TRUOG u. H. J. HUSER: Der Bluterstamm von Tenna und seine Nachkommen 1650—1955. Acta genet. (Basel) 7, 597—780 (1957).
MORGAN, T. H., G. B. BRIDGES and A. H. STURTEVANT: The genetics of drosophila. Bibliogr. genet. Gravenh. II, 1—262 (1925).
MORTON, N. E., and C. S. CHUNG: Formal genetics of muscular dystrophy. Amer. J. Genet. 11, 360—379 (1959).
MULDAL, S., and C. H. OCKEY: The "double male": A new chromosome constitution in Klinefelter's syndrome. Lancet 1960 II, 492—493.
MULLER, H.: Artificial transmutation of genes. GABRIEL and VOGEL: Great experiments in biology (1955). Englewoods Cliffs N. Y. (Nachdruck der Arbeit von 1927).
MULLER, H. J.: Further changes in the white-eye series of drosophila and their bearing on the manner of occurence of mutation. J. exp. Zool. 31, 443—472 (1920).
—, and J. I. VALENCIA: The localization of the mutagenic action of neutron-induced ionization in Drosophila. Genetics 36, 567—568 (1951).
— R. M. VALENCIA and J. I. VALENCIA: The production of mutations at individual loci in Drosophila by irradiation of oöcytes and oögonia. Genetics 35, 126 (1950).
NACHTSHEIM, H.: Die Mutabilität menschlicher Gene. Proc. 9th Congr. of Genet. Bellagio (1953). — Caryologia, Suppl. zu Vol. VI, 139—154 (1954).
— Die Mutationsrate menschlicher Gene. Naturwissenschaften 41, 385—392 (1954).
— Atomenergie und Erbgut. Münchn. med. Wschr. 99, 1283—1290 (1957).
— Betrachtungen zur Ätiologie und Prophylaxe angeborener Anomalien. Dtsch. med. Wschr. 41, 1445—1451 (1959).
— Strahlengenetik der Säuger. Strahlenbiol. Strahlenther. Nuklearmedizin und Krebsforschung. S. 211—246. Stuttgart: Thieme-Verlag 1959.
— Chromosomenaberrationen beim Säuger und ihre Bedeutung für die Entstehung von Mißbildungen. Naturwissenschaften 46, 637—645 (1959).
— Chromosomenaberrationen beim Menschen und ihre Bedeutung für die Entstehung von Mißbildungen. Naturwissenschaften 47, 361—371 (1960).
NAKAO, Y., Y. TAZIMA and T. SUGIMURA: Failure of mercaptoethylenamine and cysteine to protect the silkworm against the mutagenic and lethal effects of radiation. Radiat. Res. 3, 400—406 (1955).
NEEL, J. V.: The inheritance of the sickling phenomenon with particular reference to sickle cell disease. Blood 6, 389 (1951).
— Some problems in the estimation of spontaneous mutation rates in animals and man. Effects of radiation on human heredity. 139—150. Wld. Hlth. Organization, Geneva (1957).
— Some problems inherent in the study of human genetics with particular reference to the evaluation of radiation risks. Proc. nat. Acad. Sci. (Wash.) 43, 736—744 (1957).
— A study of major congenital defects in Japanese infants. Amer. J. hum. Genet. 10, 398 bis 445 (1958).
— W. J. SCHULL, D. J. MCDONALD, N. E. MORTON, M. KODANI et al. The effect of exposure to the atomic bombs on pregnancy termination in Hiroshima and Nagasaki: Preliminary Report. Science 118, 537—541 (1953).
— — et al.: The effect of exposure to the atomic bombs on pregnancy termination in Hiroshima and Nagasaki. Washington D. C. Nat. Acad. Sci. Nat. Res. Council Publ. Nr. 461 (1956).
NETTER, A., A. NETTER-LAMBERT, P. LUMBROSO, G. DELZANT, R. TREVOUX, J. DE GROUCHY et M. LAMY: Dysgénésie gonadique avec chromatine XY. Ann. Endocr. (Paris) 21, 257—265 (1960).
NILSSON, INGA MARIE, S. BERGMAN, J. REITALU and J. WALDENSTRÖM: Haemophilia A in a "girl" with male sex-chromatin pattern. Lancet 1959 II, 264—266.
NOVITSKI, E., and A. W. KIMBALL: Birth order, parental ages and sex of offspring. Amer. J. human Genet. 10, 268—275 (1958).
NOWAKOWSKI, H.: Der Hypogonadismus im Knaben- und Mannesalter. Ergebn. inn. Med. Kinderheilk. 12, 219—301 (1959).
— W. LENZ u. J. PARADA: Diskrepanz zwischen Chromatinbefund und chromosomalem Geschlecht beim Klinefelter-Syndrom. Klin. Wschr. 36, 683—684 (1958).
— — — Diskrepanz zwischen Chromatinbefund und genetischem Geschlecht beim Klinefelter-Syndrom. Acta endocr. (Kbh.) 30, 296—320 (1959).
NOWELL, P. C., and D. A. HUNGERFORD: Chromosome studies on normal and leukemic human leukocytes. J. nat. Cancer Inst. 25, 85—109 (1960).
— — A minute chromosome in human chronic granulocytic leukemia. Science 132, 1497 (1960).

OEHLKERS, F.: Die Auslösung von Chromosomenmutationen in der Meiosis durch Einwirkung von Chemikalien. Z. indukt. Abstamm.- u. Vererb.-Lehre 81, 313—341 (1943).

ØSTER, J.: Mongolism. A clinico-genealogical investigation comprising 526 mongols living on Seeland and neighbouring islands in Denmark. Opera ex domo biol. hered. hum. univ. Hafniensis 32, 206 pp. Kopenhagen (1953).

OHNO, S., and S. MAKINO: The single-X nature of sex chromatin in man. Lancet 1961 I, 78—79.

OSBORN, S. B., and E. E. SMITH: The genetically significant radiation dose from the diagnostic use of X-rays in England and Wales. A preliminary report. Lancet 1956 I, 949—953.

OVERZIER, C. (Éd.): Die Intersexualität. Stuttgart: Thieme-Verlag 1961.

PATAU, K.: The identification of individual chromosomes, especially in man. Amer. J. hum. Genet. 12, 250—276 (1960).

— D. W. SMITH, E. THERMAN, ST. L. INHORN and H. P. WAGNER: Multiple congenital anomaly caused by an extra autosome. Lancet 1960 I, 790—793.

PENROSE, L. S.: The biology of mental defect. London: Sidgwick and Jackson Ltd. 1949.

— The distal triradius t on the hands of parents and sibs of mongol imbeciles. Ann. Eugen. (Lond.) 19, 10—38 (1954).

— Parental age and mutation. Lancet 1955 II, 312.

— Mutations in man. Acta genet. (Basel) 6, 169—182 (1956).

— Parental age in achondroplasia and mongolism. Amer. J. hum. Genet. 9, 167—169 (1957).

— Recent advances in human genetics. London: J. & A. Churchill Ltd. 1961.

—, and J. D. A. DELHANTY: Triploid cell cultures from a macerated foetus. Lancet 1961 I, 1261.

— J. R. ELLIS and D. A. DELHANTY: Chromosomal translocations in mongolism and in normal relatives. Lancet 1960 II, 409—410.

POLANI, P. E., P. M. F. BISHOP, B. LENNOX, M. A. FERGUSON-SMITH, J. S. S. STEWART and A. PRADER: Colour vision studies and the X-chromosome constitution of patients with Klinefelter's syndrome. Nature (Lond.) 182, 1092—1093.

— J. H. BRIGGS and C. E. FORD: A mongol girl with 46 chromosomes. Lancet 1960 I, 721—724.

— M. H. LESSOF and P. M. F. BISHOP: Colour-blindness in "ovarian agenesis" (Gonadal dysplasia). Lancet 1956 II, 118—120.

POPHAM, R. M.: The calculation of reproductive fitness and the mutation rate of the gene for chondrodystrophy. Amer. J. hum. Genet. 5, 73—75 (1953).

POWSNER, E. R., and L. BERMAN: Number of chromosomes in the human cell. Nature (Lond.) 188, 1045—1046 (1960).

PRADER, A.: Gonadendysgenesie und testiculäre Feminisierung. Schweiz. med. Wschr. 87, 278—285 (1957).

— Intersexualität und Gonadendysgenesie. A. LABHART: „Klinik der inneren Sekretion." Berlin-Göttingen-Heidelberg: Springer 1957.

— Die Häufigkeit des kongenitalen, adrenogenitalen Syndroms. Helv. paediat. Acta 12, 569—595 (1958).

PUCK, T. T., S. J. CIECIURA and A. ROBINSON: Genetics of somatic mammalian cells. III. Long-term cultivation of euploid cells from human and animal subjects. J. exp. Med. 108, 945 (1958).

RACE, R. R., and R. SANGER: Blood groups in man. Oxford: Blackwell Scientific Publications 1950.

RAJEWSKY, B.: Strahlendosis und Strahlenwirkung. Stuttgart: Thieme-Verlag 1954.

RAPOPORT, J. A.: Carbonyl compounds and the chemical mechanism of mutation. Acad. Sci. U. S. S. R. 54, 65—57 (1946).

REED, S. C., and J. D. PALM: Social fitness versus reproductive fitness. Science 113, 294—296 (1951).

REED, T. E.: The definition of relative fitness of individuals with specific genetic traits. Amer. J. hum. Genet. 11, 137 (1959).

—, and H. F. FALLS: A pedigree of aniridia with a discussion of germinal mosaicism in man. Amer. J. hum. Genet. 7, 28—38 (1955).

—, and J. V. NEEL: A genetic study of multiple polyposis of the colon (with an appendix deriving a method of estimating relative fitness). Amer. J. hum. Genet. 7, 236—263 (1955).

— — Huntington's chorea in Michigan. 2. Selection and mutation. Amer. J. hum. Genet. 11, 107 (1959).

REHN, A. T., and E. THOMAS: Family history of a mongoloid girl who bore a mongoloid child. Amer. J. ment. Defic. 62, 469—499 (1957).

RITTERHOF, R. K., and B. GLASS: Spontaneous mutation rates at specific loci in drosophila males and females. Science 124, 314 (1956).

ROSIN, S., J. K. MOOR-JANKOWSKI u. M. SCHNEEBERGER: Die Fertilität im Bluterstamm von Tenna. (Hämophilie B). Acta genet. (Basel) 8, 1—24 (1958).

RUBIN, J. G.: Third generation follow-up in woman receiving pelvic radiation. J. Amer. med. Ass. **150**, 207—209 (1952).

RUSSELL, L. B., and E. H. Y. CHU: An XXY male in the mouse. Genetics 47, 571—575 (1961).

—, and C. L. SAYLORS: Factors causing a high frequency of mice having the XO sex-chromosoma constitution. Science **131**, 1321—1322 (1960).

RUSSELL, W. L.: X-ray induced mutations in mice. Cold Spr. Harb. Symp. quant. Biol. **16**, 327—336 (1951).

— Genetic effects of radiation in mammals. Radiation Biology, Bd. I, 2 S. 825. Ed. HOLLAENDER. New York 1954.

—, and L. B. RUSSELL: Radiation-induced genetic damage in mice. Proc.2nd U. N. Intern. Conf. on peaceful uses of atomic energy 22, 360—365 (1958).

— — and M. B. CUPP: Dependence of mutation frequency on radiation dose rate in female mice. Proc. nat,. Acad. Sci. (Wash.) **45**, 18—23 (1959).

— — and J. S. GOWER: Exceptional inheritance of a sex-linked gene in the mouse explained on the basis that the X/O sex-chromosome constitution is female. Proc. nat. Acad. Sci. (Wash.) **45**, 554—560 (1959).

— — — and S. C. MADDUX: Radiation-induced mutation rates in female mice. Proc. nat. Acad. Sci. (Wash.) **44**, 901—905 (1958).

— — and E. M. KELLY: Radiation dose and mutation frequency. Science **128**, 1546—1550 (1958).

— — and E. F. OAKBERG: Radiation genetics of mammals. Radiation Biology and Medicine, 189—205. Ed. W. D. CLAUS. Reading, Mass. Addison-Wesley Publ. Co. 1958.

RYAN, J. F.: Spontaneous mutation in non-dividing bacteria. Genetics 40, 726—738 (1955).

SACHS, L., and M. DANON: The diagnosis of the sex chromosomes in human tissues. Genetica **28**, 201—216 (1956).

SAWYER, G. M.: Case report: Reproduction in a mongoloid. Amer. J. ment. Defic. **54**, 204—206 (1949).

—, and A. J. SHAFTER: Reproduction in a mongoloid: A follow-up. Amer. J. ment. Defic. **61**, 793—795 (1957).

SCHINZ, H. R., H. HOLTHUSEN, H. LANGENDORFF, B. RAJEWSKY u. G. SCHUBERT: Strahlenbiologie, Strahlentherapie, Nuklearmedizin und Krebsforschung. Stuttgart: Thieme-Verlag 1959.

SCHLAUG, R.: A mongolian mother and her child. Acta genet. (Basel) **7**, 533—540 (1957).

SCHÖNE, G.: Parallelen und Gegensätze in der Cytogenetik von Mensch, Tier und Pflanze. Kritischer Beitrag zur Hypothese von der Tetraploidie des Goldhamsters. Ärztl. Wschr. **14**, 977—983 (1959).

SCHULL, W. J.: Empirical risks in consanguineous marriages; sex ratio, malformation and viability. Amer. J. hum. Genet. **10**, 294 (1958).

—, and J. V. NEEL: Radiation and the sex ratio in man. Science **128**, 343—348 (1958).

SINNOTT-DUNN-DOBZHANSKY: Principles of genetics. New York- Toronto-London: McGraw-Hill Book Company Inc. 1958. (S. ed.)

SJÖGREN, T., and T. LARSSON: Microphthalmos and anophthalmos with or without coincident oligophrenia. A clinical and genetic-statistical study. Acta psychiatr. Suppl. **56** (1949).

SJØLIN, K. E.: Classical haemophilia (AHF deficiency) and Christmas factor (PTC deficiency) as simultaneous defects. Acta med. scand. **159**, 7 (1957).

SLATIS, H. M.: Comments on the rate of mutation to chondrodystrophy in man. Amer. J. hum. Genet. **7**, 76 (1955).

SMITH, C. A. B., and S. J. KILKPATRICK: Estimates of the sex ratio of mutation rates in sex-linked conditions by the method of maximum likelihood. Ann. hum. Genet. **22**, 244—249 (1958).

SMITH, D. R., and W. M. DAVIDSON (ed.): Symposium on nuclear sex. London: William Heinemann, Medical Books Ltd. 1960.

SMITH, D. W., K. PATAU, E. THERMAN and S. L. INHORN: A new autosomal trisomy syndrome: Multiple congenital anomalies caused by an extra chromosome. J. Pediat. **57**, 338 (1960).

SØRENSEN, H. R.: Hypospadias with special reference to aetiology. Kopenhagen: Munksgaard 1953.

SOMMERMEYER, K.: Quantenphysik der Strahlenwirkung in Biologie und Medizin. Akadem. Verlagsgesellsch. Leipzig: 1952. Geest und Portig K. G.

SØNNEBORN, T. M.: Paternal age and stillbirth in man. Rec. Gen. Soc. Amer. **25**, 661 (1956).

— Early human death rate in relation to paternal age. Rec. Gen. Soc. Amer. **26**, 397 (1957).

SPENCER, W., and C. STERN: Experiments to test the validity of the linear r-dose/mutation frequency relation in drosophila at low dosage. Genetics **33**, 43—74 (1948).

STADLER, L. J.: Genetics **31**, 377—394 (1940).

STEPHENS, F. E., and F. H.: TYLER: Studies in disorders of muscle. V. The inheritance of childhood progressive muscular dystrophy in 33 kindreds. Amer. J. hum. Genet. **3**, 111 bis 125 (1951).

STERN, C.: Kleinere Beiträge zur Genetik von Drosophila melanogaster. Z. indukt. Abstamm.-u. Vererb.-Lehre **53**, 279—286 (1930).

— Colour-blindness in Klinefelter's syndrome. Nature (Lond.) **183**, 1452—1453 (1959).

— The chromosomes of man. Amer. J. hum. Genet. **11**, 301—314 (1959).

— Use of the term "superfemale." Lancet **1959** II, 1088.

— Mechanisms of meiotic non-disjunction in man. Nature (Lond.) **187**, 805 (1960).

— Principles of human Genetics. Zud. ed. San Francisco and London: W. H. Freeman and Company 1960.

STEVENSON, A. C.: Paper to W. H. O. study group on the effects of radiation on human genetics. Kopenhagen 1956.

— Muscular dystrophy in Northern Ireland. IV. Some additional data. Ann. hum. Genet. **22**, 231 (1958).

STEWART, J. S. S.: The chromosomes in man. Lancet **1959** I, 833.

— Testicular feminisation and colour blindness. Lancet **1959** II, 592—594.

— Mechanisms of meiotic non-disjunction in man. Nature (Lond.) **187**, 804—805 (1960).

— Chromosome analysis. Lancet **1960** II, 651.

—, and A. R. SANDERSON: Fertility and oligophrenia in an apparent triplo-X female. Lancet **1960** II, 21—23.

— — Sex-chromatin body in normal human testis. Lancet **1961** I, 79—80.

STILES, K. A.: Reproduction in a mongoloid imbecile. Proc. X. Int. Congr. Genetics 2, 276 bis 277. Montreal 1958.

STOLTE, L. A. M., H. I. A. M. v. KESSEL, J. C. SEELEN and G. A. J. TIJDINK: Chromosomes in hydatidiform moles. Lancet **1960** II, 1144—1145.

STROBEL, D., u. F. VOGEL: Ein statistischer Gesichtspunkt für das Planen von Untersuchungen über Änderungen der Mutationsrate beim Menschen. Acta genet. (Basel) 8, 274—286 (1958).

TANAKA, K., and K. OHKURA: Evidence for genetic effects of radiation in offspring of radiological technicians. Abstr. Proc. X. Int. Congr. Genet. 287, II (1958).

TANNER, J. M., A. PRADER, H. HABICH and M. A. FERGUSON-SMITH: Genes on the Y chromosome influencing rate of maturation in man. Sceletal age studies in children with Klinefelter's (XXY) and Turner's (XO) syndromes. Lancet **1959** II, 141—144.

TIMOFÉEFF-RESSOVSKY, N. W., u. K. G. ZIMMER: Das Trefferprinzip in der Biologie. Leipzig 1947.

TJIO, J. H., and A. LEVAN: The chromosome number of man. Hereditas (Lund) **42**, 1—6 (1956).

—, and T. T. PUCK: The somatic chromosomes of man. Proc. nat. Acad. Sci. (Wash.) **44**, 1229—1237 (1958).

— — and A. ROBINSON: The somatic chromosomal constitution of some human subjects with genetic defects. Proc. nat. Acad. Sci. (Wash.) **45**, 1008—1016 (1959).

— — — Proc. nat. Acad. Sci. (Wash.) **46**, 532 (1960).

TOUGH, I. M., K. E. BUCKTON, A. G. BAIKIE and W. M. BROWN: X-ray-induced chromosome damage in man. Lancet **1960** II, 849—851.

— W. M. COURT BROWN, A. G. BAIKIE, K. E. BUCKTON, D. G. HARNDEN, P. A. JACOBS, M. J. KING and J. A. McBRIDE: Cytogenetic studies in chronic myeloid leukaemia and acute leukaemia associated with mongolism. Lancet **1961** I, 411.

TURPIN, R., and J. LEJEUNE: Chromosome translocations in man. Lancet **1961** 1, 616—617.

— — J. LAFOURCADE, P. L. CHIGOT et C. SALMON: Présomption de monozygotisme en dépit d'un dimorphisme sexuel: sujet masculin XY et sujet neutre Haplo X. C. R. Acad. Sci. (Paris) **252**, 2945—2946 (1961).

— — — and M. GAUTIER: Aberrations chromosomiques et maladies humaines. La polydysspondylie à 45 chromosomes. C. R. Acad. Sci. (Paris) **248**, 3636—3638 (1959).

— — and M. O. RETHORE: Studies of the offspring of parents treated by pelvic radiotherapy. Proc. Int. Genet. Symp. Tokyo and Kyoto (1956).

UPHOFF, D. E., and C. STERN: The genetic effects of low intensity irradiation. Science **109**. 609—610 (1949).

v. VERSCHUER, O.: Die Mutationsrate des Menschen. Forschungen zu ihrer Bestimmung. In: Intern. Genetikertagung (1959). Schriftenreihe „Strahlenschutz". München: Gersbach u. Sohn 1960.

VERSTRAETE, M., and J. VANDENBROUCKE: Combined antihaemophilic globulin and christmas factor deficiency in haemophilia. Brit. med. J. **1955** I, 1533.

VOGEL, F.: The mutation rate of the Rh-loci, — a critical review. Amer. J. hum. Genet. **6**, 279—283 (1954).

— Über Genetik und Mutationsrate des Retinoblastoms (Glioma retinae). Z. menschl. Vererb.-u. Konstit.-Lehre **32**, 308—336 (1954).

VOGEL, F.: Über eine Modifikation der Dahlbergschen Methode zur Schätzung menschlicher Mutationsraten. Acta genet. (Basel) **5**, 63—71 (1954).
— Neue Ergebnisse der Hämophilie-Forschung. Blut **1**, 214—222 (1955).
— Vergleichende Betrachtungen über die Mutationsrate der geschlechtsgebunden-rezessiven Hämophilieformen in der Schweiz und in Dänemark. Blut **1**, 91—109 (1955).
— Über die Prüfung von Modellvorstellungen zur spontanen Mutabilität an menschlichem Material. Z. menschl. Vererb.- u. Konstit.-Lehre **33**, 470—491 (1956).
— Neue Untersuchungen zur Genetik des Retinoblastoms (Glioma retinae). Z. menschl. Vererb.- u. Konstit.-Lehre **34**, 205—236 (1957).
— Die eugenische Beratung beim Retinoblastom. Acta genet. (Basel) **7**, 565—572 (1957).
— Modellvorstellungen zur spontanen Mutabilität beim Menschen. Berl. Med. **8**, 96—99 (1957).
— Zur Problematik induzierter Mutationen beim Menschen. Röntgenblätter **9**, 193—205 (1958).
— Gedanken über den Mechanismus einiger spontaner Mutationen beim Menschen. Z. menschl. Vererb.- u. Konstit.-Lehre **34**, 389—399 (1958).
— Buchbesprechung: MOOR-JANKOWSKI, J. K. u. Mitarb. (1957). Acta genet. statist. med. Eugen. Quart. **6**, 197—198 (1959).
— Eine Tafel für den Vergleich zweier kleiner Häufigkeitsziffern bei seltenen Ereignissen. Acta genet. (Basel) **9**, 314—319 (1959).
— Grundsätzliche Erwägungen zu Untersuchungen über den Anstieg der Mutationsrate beim Menschen. In: Intern. Genetikertagung (1959). Schriftenreihe „Strahlenschutz". München: Gersbach u. Sohn 1960.
— Mutations in man. London Conference on Scientific Aspects of Mental Deficiencies (1960).
— Genetische Hämophilieprobleme. Langenbecks Arch. klin. Chir. **294**, 533—551 (1960).
WAARDENBURG, P. J.: Das menschliche Auge und seine Erbanlagen. Bibliogr. Genet. **7**, 631 pp. Den Haag 1932.
WACKER, A.: Bakterien-Transformation. Chemie der Genetik. Berlin-Göttingen-Heidelberg: Springer 1959.
WALTON, J. N.: On the inheritance of muscular dystrophy. Ann. hum. Genet. **20**, 1—38 (1955).
— The inheritance of muscular dystrophy: further observations. Ann. hum. Genet. **21**, 40 (1956).
WATSON, J. D.: and F. H. C. CRICK: The structure of DNA. Cold Spr. Harb. Symp. quant. Biol. **18**, 123—132 (1953).
WELSHONS, W. J., and L. B. RUSSELL: The Y-chromosome as the bearer of male determining factors in the mouse. Proc. nat. Acad. Sci. (Wash.) **45**, 560—566 (1959).
WENDT, G. G.: Die Verantwortung der Ärzteschaft bei der Anwendung von Röntgenstrahlen und anderen ionisierenden Strahlen. Dtsch. med. Wschr. **82**, 392—393 (1957).
— Der Fortschritt der ärztlichen Kunst als Gefahr für die biologische Zukunft der Menschheit. Dtsch. med. Wschr. **82**, 1676—1681 (1957).
— Praktische Erfahrung bei der Sammlung aller Fälle von Huntingtonscher Chorea aus dem Bundesgebiet. In: Intern. Genetikertagung (1959). Schriftenreihe „Strahlenschutz". München: Gersbach u. Sohn 1960.
—, u. B. E. WOLF: Die Chromosomenzahl beim Menschen. Dtsch. med. Wschr. **82**, 1832—1836 (1957)
WHITE, M. I. D.: Are there no mammal species with XO males — and if not, why not? Amer. Natural. **94**, 301—304 (1960).
VAN WIJCK, J. A. M. STOLTE, H. I. A. M. VAN KESSEL and G. A. J. TIJDINK: A trisomic child of a hypothyroid mother. Lancet **1961 I**, 887.
WITSCHI, E.: Genetic and postgenetic sex determination. Experientia (Basel) **16**, 274—278 (1960).
WRIGHT, S., and O. N. EATON: Mutational mosaic coat patterns of the guinea pig. Genetics **11**, 333—351 (1926).
ZELLWEGER, H., K. MIKAMO, M. A. CRAWFORD and J. R. ELLIS: The chromosomal constitution of the Sturge-Weber syndrome. Lancet **1961 1**, 826.
ZUPPINGER, A.: Biologische Strahlengefährdung. Ergebn. inn. Med. Kinderheilk. N. F. **10**, 362—382 (1958).

VII. Phänogenetik

ABEL, S., and T. VAN DELLEN: Amer. J. Med. **4**, 776 (1948).
ABEL, W.: Die Erbanlagen der Papillarmuster. Handbuch der Erbbiologie des Menschen Bd. 3. Berlin: Springer-Verlag 1940.
ACHARD, C.: Arachnodaktylie. Bull. Soc. méd. Hôp. (Paris) **19**, 834 (1902).
ACHENBACH, W.: Angiohemophilia (Vascular hemophilia), Hemophilia and other hemorrhagic states. Ed. BRINKHOUS, S. 100 (1959).

ACHENBACH, W., u. R. KLESPER: Abgiohämophilie A und B (nicht-hämophile hämorrhagische Diathese mit kongenitalem AHG-(PTC-) Mangel. Folia haemat. N. F. 1, 251 (1957).

AGGELER, P. M., T. H. SPAET and B. E. EMERY: Purification of plasma thromboplastin factor B and its identification as β-globulin. Science 119, 806 (1954).

— S. G. WHITE and T. H. SPAET: Deuterohemophilia: Plasma thromboplastin factor B deficiency, plasma thromboplastin component (PTC) deficiency, Christmas disease, hemophilia B. Blood 9, 246 (1954).

— et. al.: PTC factor deficiency: A previously undescribed hemophilia — like disease due to deficiency of a heretofore unknown thromboplastin component. Amer. J. Med. 13, 90 (1952).

ALEXANDER, B., R. GOLDSTEIN, G. LANDWEHR and C. D. COOK: Congenital SPCA deficiency; a hitherto unrecognized coagulation defect with hemorrhage rectified by serum and fractions. J. clin. Invest. 30, 596 (1951).

— et. al.: Congenital afibrinogenemia: A study of some basic aspects of coagulation. Blood 9, 843 (1954).

ALLEN, C.: The meaning of concordance and discordance in estimation of penetrance and gene frequency. Amer. J. hum. Genet. 4, 155—172 (1952).

ALLFREY, V., A. E. MIRSKY and S. OSAWA: The nucleus and protein synthesis. The chemical basis of heredity. 200—231. Ed. MCELROY and GLASS. Baltimore: 1957.

ALLISON, A. C.: The genetical and clinical significance of the haptoglobins. Proc. roy. Soc. Med. 51, 641—645 (1958).

— Recent developments in the study of inherited anemias. Eugen. Quart. 6, 155—166 (1959).

— Haptoglobins. Blut 5, 201—204 (1959).

— B. S. BLUMBERG and Mrs. REES: Haptoglobin types in British, Spanish, Basque and Nigerian African populations. Nature (Lond.) 181, 824—825 (1958).

ANDERSEN, D. H.: Studies on glycogen disease with a report of a case in which the glycogen was abnormal. NAJJAR, V. A. (ed.) "Symposium on the clinical and biochemical aspects of carbohydrate utilization in health and disease." Baltimore: Johns Hopkins Press 1952.

ANDERSON, E. P., H. M. KALCKAR and K. J. ISSELBACHER: Defect in uptake of galactose-l-phosphat into liver nucleotides in congenital galactosemia. Science 125, 113—114 (1957).

ARMSTRONG, M. D., and K. S. ROBINSON: On the excretion of indole derivatives in phenylketonuria. Arch. Biochem. 52, 287 (1954).

— K. N. F. SHAW and P. E. WALL: The phenolic acids of human urine: Paper chromatography of phenolic acids. J. biol. Chem. 218, 293—303 (1956).

—, and F. H. TYLER: Studies on phenylketonuria I. Restricted phenylalanine intake in phenylketonuria. J. clin. Invest. 34, 563—580 (1955).

ASCHNER, B. M., and R. H. POST: Modern therapy and hereditary disease. Acta genet. (Basel) 6, 362—369 (1957).

ASHTON, G. C.: Lack of "slow-alpha" proteins in some Guernsey cattle. Nature (Lond.) 182, 193—194 (1958).

— Polymorphism in the β-globulins of sheep. Nature (Lond.) 181, 849—850 (1958).

— Genetics of β-globulin polymorphism in British cattle. Nature (Lond.) 182, 370—372 (1958).

— Serum protein variations in horses. Nature (Lond.) 182, 1029—1030 (1958).

BABER, M. D.: A case of congenital cirrhosis of the liver with renal tubular defects akin to those in the Fanconi syndrome. Arch. Dis. Child. 31, 335 (1956).

BAÉR, R. W., H. B. TAUSSIG and E. H. OPPENHEIMER: Congenital Aneurysmal dilatation of the aorta associated with arachnodactly. Bull. Johns Hopk. Hosp. 72, 309 (1942).

BARNICOT, N. A.: Albinisme in south western Nigeria. Ann. Eugen. (Lond.) 17, 38—73 (1952).

BARON, J. B., C. E. DENT, H. HARRIS, E. W. HART and J. B. JEPSON: Hereditary pellagralike skin rash with temporary cerebellar ataxia, constant renal aminoaciduria and other bizarre biochemical features. Lancet 1956 I, 421—428.

BARTHEL, H.: Mißbildungen des menschlichen Herzens. Stuttgart: Thieme-Verlag 1960.

BARTTER, F. C., F. ALBRIGHT, A. P. LEAF, E. DEMPSEY and E. CAROLL: The effects of adrenocorticotropic hormone and cortisone in the adrenogenital syndrome associated with congenital adrenal hyperplasia. J. clin. Invest. 30, 237 (1951).

BATSCHELET, E.: Auslesefreie Verteilung des Manifestationsalters mit einer Anwendung auf die Respirationsatopien. Biometr. Z. 2, 244—256 (1960).

BEADLE, G. W.: Biochemical genetics. Chem. Rev. 37, 15—96 (1945).

— The role fo the nucleus in heredity. MCELROY and GLASS eds. "The chemical basis of heredity". Baltimore: Johns Hopkins Press 1957.

—, and B. EPHRUSSI: The differentation of eye pigments in drosophila as studied by transplantations. Genetics 21, 225—247 (1936).

—, and E. L. TATUM: Genetic control of biochemical reactions in Neurospora. Proc. nat. Acad. Sc. (Wash.) 27, 499—506 (1941)."Classic papers in genetics". J. A. PETERS ed. Englewood Cliffs: Prentice Hall Inc. 1959.

BEARN, A. G.: Genetic and biochemical aspects of Wilson's disease. Amer. J. Med. 15, 442 bis 449 (1953).
— Wilson's disease: Is the primary inherited defect one of copper or aminoacid metabolism ? Acta genet. (Basel) 7, 177—178 (1957)
— Hereditary variations in synthesis of serum proteins in health and disease. Symp. hered. metabol. dis. 208—218 (1959).
—, and E. C. FRANKLIN: Some genetical implications of physical studies of human haptoglobins. Science 128, 596—597 (1958).
—, and H. G. KUNKEL: Wilson's disease. Ergebn. inn. Med. Kinderheilk. 7, 147—169 (1956).
BECKER, P. E.: Dystrophia musculorum progressiva. Stuttgart 1953.
BEDICHEK, S., and J. B. S. HALDANE: A search for autosomal recessive lethals in man. Ann. Eugen. (Lond.) 8, 245—254 (1937/38).
BEET, E. A.: The genetics of the sickle-cell trait in a Bantu tribe. Ann. Eugen. (Lond.) 14, 279 (1949).
BENNHOLD, H.: Kongenitale Defektdysproteinämien. Verh. dtsch. Ges. inn. Med. 62, 657 bis 667 (1956).
— H. PETERS u. E. ROTH: Über einen Fall von kompletter Analbuminämie ohne wesentliche klinische Krankheitszeichen. Verh. dtsch. Ges. inn. Med. 60, 630—634 (1954).
BENZER, S.: The elementary units of heredity. ed: McELROY and GLASS Baltimore 1957.
— V. N. INGRAM and H. LEHMANN: Three varieties of human haemoglobin D. Nature (Lond.) 182, 852—854 (1958).
BERRY, H., B. SUTHERLAND and G. GUEST: Phenylalanine tolerance tests on relatives of phenylketonuric children. Amer. J. hum. Genet. 9, 310 (1957).
BEUTLER, E.: Acta haemat. (Basel) 38, 1605 (1959).
— R. J. DERN and A. S. ALVING: J. Lab. clin. Med. 45, 40 (1955).
— — C. L. FLANAGAN and A. S. ALVING: The hemolytic effects of primaquine. VII. Biochemical studies in drug sensitive erythrocytes. J. Lab. clin. Med. 45, 286 (1955).
— M. ROBSON and E. BUTTENWIESER: The mechanism of glutathione destruction and protection in drug sensitive and non sensitive erythrocytes. In vitro studies. J. clin. Invest. 36, 617 (1957).
BICKEL, H.: Influence of phenylalanine intake on phenylketonuria. Lancet 1953 II, 812.
— Metabolisch-genetischer Schwachsinn. Klinische Physiologie Bd. 1, 87—118 (1960).
—, u. W. GRÜTER: Prophylaxe und Behandlung der Phenylketonurie. Dtsch. med. Wschr. 86, 39—42 (1961).
BIGGS, R., A. S. DOUGLAS and A. G. MACFARLANE: The formation of thromboplastin in human blood. J. Physiol. (Lond.) 119, 89 (1953).
— — — The initial stages of blood coagulation. J. Physiol. (Lond.) 122, 583 (1953).
— — — J. V. DACIE, W. R. PITNEY, C. MERSKEY and J. R. O'BRIAN: Christmas disease; a condition previously mistaken for hemophilia. Brit. med. J. 2, 1378 (1952).
—, R. G. MACFARLANE: Human blood coagulation and its disorders. Oxford: Blackwell 1953.
BOGGS, J. D., D. Y. HSIA, R. F. MAIS and J. A. BIGLER: The genetic mechanism of idiopathic hyperlipemia. New Engl. J. Med. 257, 1101 (1957).
BOHN, H., E. KOCH, F. KOCH, W. RICK u. R. RAU: Die Erwachsenen-Mucoviscidosis als überaus häufige dominant erbliche Krankheit. Medizinische 24, 1139—1149 (1959).
— — W. RICK, B. v. KÜGELEN, A. GRÜTZNER, W. GUMBEL u. W. JESCH: Über die Erwachsenen-Mucoviscidosis. Dtsch. med. Wschr. 86, 1384—1394 (1961).
BONGIOVANNI, A. M. and W. R. EBERLEIN: Clinical and metabolic variations in the adrenogenital syndrome. Pediatrics 16, 628 (1955).
— A. M. DI GEORGE and M. M. GRUMBACH: Masculinization of the female infant associated with estrogenic therapy alone during gestation: for cases. J. clin. Endocr. 19, 1004 (1959).
BONNEVIE, K.: Studies on papillary patterns of human fingers. J. Genet. 15, 1 (1924).
— Zur Mechanik der Papillarmusterbildung. I. Epidermis als formativer Faktor in der Entwicklung der Fingerbeere und der Papillarmuster. Arch. Entwickl. Mech. Org. p., 117 (1929).
— Was lehrt die Embryologie der Papillarmuster über ihre Bedeutung als Rassen- und Familiencharakter ? III. Zur Genetik des quantitativen Wertes der Papillarmuster. Z. indukt. Abstamm.- u. Vererb.-Lehre 59, 1—60 (1931a).
— Vererbbarer Cerebrospinaldefekt (?) bei Mäusen mit sekundären Augen- und Fußanomalien, nebst Trumschädelanlage. Abh. N. Vidsk.-Akad. Oslo, Kl. I (1931b).
— Tatsachen der genetischen Entwicklungsphysiologie. Handbuch der Erbbiologie des Menschen Bd. 1., 73—172. Berlin: Springer 1940.
BÖÖK, J. A., and R. KOSTMANN: Prospects of biochemical genetics in medicine. Ann. hum. Genet. 20, 251—253 (1956).
BRACHET, J.: Biochemical cytology. New York 1957.
— The biochemistry of development. London: Pergamon Press 1960.

BRAGE, D.: Hepatolenticular syndrome and familial hyperaminoaciduria: The expression of homozygotes and heterozygotes. Proc. X. int. Congr. Genet. 31—32 (1958 II).

BREMER, J. L.: Congenital anomalies of the viscera. Cambridge: Harvard University Press 1957.

BRENNER, S.: On the impossibility of all overlapping triplet codes in information transfer from nucleic acids to proteins. Proc. nat. Acad. Sci. (Wash.) 43, 687—694 (1957).

BRIGGS, R., and T. J. KING: J. exp. Zool. 122, 485 (1953).

BRINKHOUS, K. M., and J. B. GRAHAM: Hemophilia and the hemophiloid states. Blood 9, 254 (1954).

— R. D. LANGDELL, G. D. PENICK, J. B. GRAHAM, and R. H. WAGNER: Newer approaches to the study of hemophilia and hemophiloid states. J. Amer. med. Ass. 154, 481—486 (1954).

BROWN, N. H., F. SANGER and R. KITAI: The structure of pig and sheep insulins. Biochem. J. 60, 556—565 (1955).

BROWNE, E. A.: The inheritance of an intrinsic abnormality of the red blood cell predisposing to drug induced hemolytic anemia. Bull. Johns Hopk. Hosp. 101, 115 (1957).

BRUGSCH, J.: Hämoglobin, der rote Blutfarbstoff. 2. Aufl. Leipzig: VEB Thieme 1955.

BRUTON, O. C.: Agammaglobulinemia. Pediatrics 9, 722—728 (1952).

—, and A. J. KANTER: Idiopathic familial hyperlipemia. A. M. A. Amer. J. Dis. Child. 82, 153 (1954).

BÜCHNER, F.: Bedeutung peristatischer Faktoren für Mißbildungen. Verh. dtsch. Ges. inn. Med. 64, (1958).

BUTENANDT, A.: Biochemie der Gene und Genwirkungen. Naturwissenschaften 40, 91—100 (1953).

CAIRNS, J. M.: The "early lethal" action of the homozygous CREEPER factor in the chick. J. exp. Zool. 88, 481—503 (1941).

CARTER, C., and E. SIMPKISS: The "carrier" state-nephrogenic diabetes insipidus. Lancet 1956 II, 1069—1073.

CHERNOFF, A. I., V. MINNICH and S. CHONGCHAREONSUK: Hemoglobin E, a hereditary abnormality of human hemoglobin. Science 120, 605 (1954).

CHILDS, B., M. M. GRUMBACH and J. J. VAN WYK: Virilizing adrenal hyperplasia: A genetic and hormonal study. J. clin. Invest. 35, 213—222 (1956).

— J. B. SIDBURY and C. J. MIGEON: Glucuronic acid conjugation by patients with familial nonhemolytic jaundice and their relatives. Pediatrics 23, 903 (1959).

— W. ZINKHAM, E. A. BROWNE, E. L. KIMBRO and J. V. TURBERT: A genetic study of a defect in glutathione metabolism of the erythrocyte. Bull. Johns Hopk. Hosp. 102, 21—37 (1958).

Ciba Foundation Symposium: Biochemistry of human genetics. London: J. & A. Churchill Ltd. 1959.

CLARA, M.: Entwicklungsgeschichte des Menschen. (1940).

CLAY, H. D., E. M. DARMADY and M. HAWKINS: The nature of the renal lesion in the Fanconi syndrome. J. Path. Bact. 65, 551 (1953).

COHEN, F. W., W. ZUELZER, J. V. NEEL and A. R. ROBINSON: Multiple inherited erythrocyte abnormalities in an American negro family; Hereditary spherocytosis, sickling and thalassemia. Blood 7, 816—823 (1959).

CONNELL, G. E., and O. SMITHIES: Human haptoglobins: Estimation and purification. Biochem. J. 72, 115—121 (1959).

COOLEY, T. B., and P. LEE: A series of cases of splenomegaly in children, with anemia and peculiar bone changes. Trans. Amer. pediat. Soc. 37, 29 (1925).

CORI, G. T.: Glycogen structure and enzyme deficiencies in glycogen storage disease. Harvey Lect. 48, 145 (1953).

—, and C. F. CORI: Glucose-6-phosphatase of the liver in glycogen storage disease. J. biol. Chem. 199, 661 (1952).

CRICK, F. H. C.: On protein synthesis. Symp. Soc. exp. Biol. 12, 138 (1958).

— J. S. GRIFFITH and L. E. ORGEL: Codes without commas. Proc. nat. Acad. Sci. (Wash.) 43, 416 (1957).

CRIGLER, J. F., and V. NAIJAR: Congenital familial nonhemolytic jauncice with kernicterus. Pediatrics 10, 169—180 (1952).

CULLEN, A. M., and W. E. KNOX: O-Hydroxyphenylacetic acid excretion in the phenylalanine tolerance test for carriers of phenylketonuria. Proc. Soc. exp. Biol. (N. Y.) 99, 219 (1958).

DAVENPORT, C. B.: Heredity of albinisme. J. Hered. 7, 221 (1916).

DAVENPORT, G. C., and C. B. DAVENPORT: Inheritance of albinism. Amer. Naturalist 44, 705—731 (1910).

DEBRÉ, R., G. SCHAPIRA, J. DREYFUS and F. SCHAPIRA: Metabolisme du fer chez les descendants de malades atteints de cirrhose bronzée. Bull. Soc. méd. Hôp. Paris 68, 665—669 (1952).

DEGENHARDT, K. H.: Mißbildungskorrelationen durch Sauerstoffmangel im Tierexperiment. Naturwissenschaften **22**, 525—526 (1956).
— Vitamin E-Schutz bei Sauerstoffmangel in der frühen Gravidität. Z. menschl. Vererb.- u. Konstit.-Lehre **35**, 136—162 (1959).
—, u. H. J. GRÜTER: Durch Röntgenstrahlen induzierte Entwicklungsstörungen bei Kaninchenembryonen. Z. Naturforsch. **14**b, 753—756 (1959).
DEMEREC, M.: A comparative study of certain gene loci in salmonella. Cold Spr. Harb. Symp. quant. Biol. **21**, 113—121 (1956).
— Z. HARTMAN, P. E. HARTMAN, T. YURA, J. S. GOTS, H. OZEKI and S. W. GLOVER: Genetic studies with bacteria. Publ. Cornegie Inst. 612 (1956).
DENT, C. E., and H. HARRIS: Hereditary forms of rickets and osteomalacia. J. Bone Jt. Surg. p., 204 (1953).
DI SANT'AGNESE, P. A.: Fibrocystic disease of the pancreas with normal or partial pancreatic function. Pediatrics **15**, 683 (1955).
— Die zystische Fibrose des Pankreas, Mucoviscidosis; fibrozystische Erkrankung des Pankreas. Dtsch. med. Wschr. **86**, 1376—1384 (1961).
—, and D. H. ANDERSEN: Cystic fibrosis of the pancreas in young adults. Ann. int. Med. **50**, 1321 (1959).
— — H. H. MASON and W. A. BAUMAN: Glycogen storage disease of the heart I. Report of 2 cases in siblings with chemical and pathologic studies. Pediatrics **6**, 402 (1950).
— R. C. DARLING, G. A. PERERA and E. SHEA: Sweat electrolyte disturbances associated with childhood pancreatic disease. Amer. J. Med. **15**, 777 (1953).
— — — — Abnormal electrolyte composition of sweat in cystic fibrosis of pancreas. Pediatrics **12**, 549 (1953).
— Z. DISCHE and A. DANILCZENKO: Physiochemical difference of mucoproteins in duodenal fluid of patients with cystic fibrosis of the pancreas and controls. Pediatrics **19**, 252 (1957).
DOBZHANSKY, T., and B. WALLACE: The problem of adaptive differences in human populations. Amer. J. hum. Genet. **6**, 199 (1954).
DOERR, W.: Die formale Entstehung der wichtigsten Mißbildungen des arteriellen Herzendes. Beitr. path. Anat. **115**, 1 (1955).
DOWBEN, R. M.: Increased oxidation of p-phenylenediamine by serum of patients with Tay-Sachs disease. Quart. Bull. Northw. Univ. med. Sch. **33**, 15 (1959).
DUBININ, N. P., M. A. HEPTNER, Z. A. DEMIDOVA and L. I. DJACHKOVA: Genetic constitution and gene dynamics of wild populations of Drosophila melanogaster. Biol. Z. Mosk. **5**, 939—976 (1936).
DUSPIVA, F.: Die Bedeutung der Atmung für den frühembryonalen Stoffwechsel der Amphibien zugleich ein Beitrag des Mißbildungsproblems. Verh. dtsch. Ges. Path. (1958) 250.
EBERLEIN, W. R., and A. M. BONGIOVANNI: Steroid metabolism in the "saltlosing" form of congenital adrenal hyperplasia. J. clin. Invest. **37**, 889 (1958).
EHLING, U. Untersuchungen zur kausalen Genese erblicher Katarakte beim Kaninchen. Z. menschl. Vererb.- u. Konstit.-Lehre **34**, 77—104 (1957).
— E. KROKOWSKI and H. G. MEHL: The uptake of radioactive elements in bones by skeleton mutants of rabbits. X. Intern. Congr Genetics, Montreal (1958) Volume II: Abstracts.
EISENBERG, F. jr., K. J. ISSELBACHER and H. M. KALCKAR: Studies on metabolism of carbon-14-labled galactose in a galactosemic individual. Science **125**, 116—117 (1957).
ELPHINSTONE, R. H., I. G. WICKES and A. B. ANDERSON: Familial agammaglobulinaemia. Brit. med. J. **1956 II**, 336—338.
EPHRUSSI, B., and H. HOTTINGUER: Cytoplasmic constituents of heredity. Cold Spr. Harb. Symp. quant. Biol. **16**, 75—85 (1951).
EVANS, D. A. P., K. A. MANLEY and V. A. McKUSICK: Genetic control of isoniazid metabolism in man. Brit. med. J. **1960 II**, 485.
— P. B. STOREY and V. A. McKUSICK: Further observations on the determination of the isoniazid inactivator phenotype. Bull. Johns Hopk. Hosp. **108**, 60 (1961).
FINCH: Idiopathic hemochromatosis, an iron storage disease. Medicine **34**, 381—430 (1955).
FISCHER, J., G. LANDBECK u. W. LENZ: Vergleichende Bestimmungen des antihämophilen Globulins bei beiden Geschlechtern. Klin. Wschr. **36**, 20 (1958).
FLEISCHER, E., and J. LUNDEVALL: Inheritance of serum groups. IV. Europ. Congr. Haemat. Copenhagen (1957).
FLIEGELMAN, M. T., C. F. WILKINSON and E. A. HAND: Genetics of Xanthoma tuberosum multiplex. Arch. Derm. Syph. (Chicago) **58**, 409 (1948).
FÖLLING, A.: Hoppe-Seyler's Z. physiol. Chem. **227**, 169 (1934).
FORBES, G. B.: Glycogen storage disease. J. Pediat. **42**, 645 (1953).
FOX, M., and M. BORTIN: J. Amer. med. Ass. **130**, 568 (1946).
FRANCESCHETTI, A., et D. KLEIN: Le dépistage des hétérozygotes. Genetica med. p. 50—78. Rom: Ed. L. GEDDA 1954.

FRASER, F. C., and T. D. FEINSTAT: Production of congenital defects in offspring of pregnant mice treated with cortisone. Pediatrics 8, 527 (1951).
— B. E. WALKER and D. G. TRASLER: Experimental production of congenital cleft palate: genetic and environmental factors. Pediatrics 19, 782 (1957) Suppl.
FRICK, P. G., and I. McQUARRIE: Congenital afibrinogenemia. Pediatrics 13, 44 (1954).
FRÖSCH, E. R., A. PRADER, A. LABHART, H. W. STUBER u. H. P. WOLF: Hereditäre Fructose-intoleranz, eine bisher nicht bekannte kongenitale Stoffwechselstörung. Schweiz. med. Wschr. 1957, 1168.
FUHRMANN, W.: Diskordantes Auftreten angeborener Angiokardiopathien bei eineiigen Zwillingen. Z. menschl. Vererb.- u. Konstit.-Lehre 34, 563—586 (1958).
— Genetische und exogene Faktoren in der Ätiologie der angeborenen Angiocardiopathien. Habilitationsschrift Berlin-West (1961). Erg. inner. Med. Kinderheilk., im Druck.
GALATIUS-JENSEN, F.: Further investigations of the genetic mechanism of the haptoglobins. Acta genet. (Basel) 7, 549—564 (1957).
— On the genetics of the haptoglobins. Acta genet. (Basel) 8, 232—247 (1958a).
— Rare phenotypes in the Hp-system. Acta genet. (Basel) 8, 248—255 (1958b).
GALE, E. F., and J. P. FOLKES: Promotion of incorporation of amino acids by specific di- and trinucleotides. Nature (Lond.) 175, 592 (1955).
GALLERA, J.: Acta anat. (Basel) 11, 549 (1951).
GAMOW, G., S. RICH and M. YCAS: Advanc. biol. med. Phys. 4, 23 (1956).
GARROD, A. E.: The incidence of alkaptonuria: A study in chemical individuality. Lancet 1902, 1616—1620.
— Inborn errors of metabolism. London 1923.
GATES, R. R.: Human genetics. Vol. 2. New York: Macmillan & Co. Ltd. 1946.
GIBLETT, E. R., C. G. HICKMAN and O. SMITHIES: Serum transferrins. Nature (Lond.) 183, 1589—1590 (1959).
GIBSON, Q. H., and D. C. HARRISON: Familial idiopathic methemoglobinemia. Lancet 1947 II 941—943.
GIERKE, E. v.: nach: HSIA, D. Y.-Y. "Inborn errors of metabolism". The Year Book Publishers Inc. 1959.
GITLIN, D.: Low resistance to infections: Relationship to abnormalities in γ-globulin. Bull. N. Y. Acad. Med. 31, 359 (1955).
—, and W. H. BORGES: Studies on the metabolism of fibrinogen in two patients with congenital afibrinogenemia. Blood 8, 679 (1953).
— W. H. HITZIG and C. A. JANEWAY: Multiple serum protein deficiencies in congenital and acquired agammaglobulinemia. J. clin. Invest. 35, 1199 (1956).
GLOOR, H.: Zur Entwicklungsphysiologie und Genetik des Letalfaktors crc bei Drosophila melanogaster. Arch. Vererb.-Forsch. Klaus-Stift. 20, 209—256 (1945).
GOERTTLER, K.: Normale und pathologische Entwicklung des menschlichen Herzens. Zwanglose Abhandlungen aus dem Gebiet der normalen und pathologischen Anatomie. Ed. W. BARGMANN u. W. DOERR, Heft 3. Stuttgart: Thieme Verlag 1958.
GOLDSCHMIDT, R.: Gen und Außeneigenschaft (Untersuchungen an Drosophila) I und II. Z. Vererb.-Lehre 10, 74—98 (1935).
GOODMAN, H. O., and S. C. REED: Heredity of fibrosis of the pancreas. Possible mutation rate. Amer. J. hum. Genet. 4, 59 (1952).
GRAHAM, J. B.: Biochemical genetics of blood coagulation. Amer. J. hum. Genet. 8, 63 (1956).
— The inheritance of "vascular hemophilia", a new and interesting problem in human genetics. J. med. Educ. 34, 385 (1959).
— E. M. BARROW and C. HOUGIE: Stuart clotting defect. II. Genetic aspects of a new hemorrhagic state. J. clin. Invest. 36. 497 (1957).
—, and K. M. BRINKHOUS: Christmas disease. Brit. med. J. 2, 97 (1953).
— W. W. McLENDON and K. M. BRINKHOUS: Mild hemophilia: an allelic form of the disease. Amer. J. med. Sci. 25, 46 (1953).
GREENBERG, M., O. PELLITTERI and J. BARTON: Frequency of defects in infants whose mothers had rubella during pregnancy. J. Amer. med. Ass. 165, 675 (1957).
GREGG, M.: Congenital cataracts following German measles in the mother. Trans. ophthal. Soc. Aust. 3, 35 (1941).
GROEN, J.: The hereditary mechanism of Gaucher's disease. Blood 3, 1238—1249 (1948).
—, and A. H. GARRER: Adult Gaucher's disease with special reference to variations in its clinical course and value of sternal puncture as an aid to its diagnosis. Blood 3, 1221 (1948).
GRÖNVALL, H., and P. SELANDER: Svenska Läk.-Tidn. 44, 1108 (1947).
— — Några virus ejukdoma under graviditet och deras verkan på fostret. Nord. med. 37, 409 (1948).
GROSS, R.: Angiohemophilia and thrombopathia v. WILLEBRAND-JÜRGENS. Hemophilia and other hemorrhagic states. Ed. BRINKHOUS, S. 104 (1959).

GROSS, R., u. E. MAMMEN: Über Pseudohämophilie, Angiohämophilie, v. Willebrand-Jürgenssche Krankheit und verwandte hämorrhagische Diathesen. Klin. Wschr. **36**, 112 (1958).

GROSSER, O.: Frühentwicklung, Eihautbildung und Placentation des Menschen und der Säugetiere. München: Verlag J. F. Bergmann 1927.

GRÜNEBERG, H.: An analysis of the "pleiotropic" effects of a new lethal mutation in the rat. Proc. roy. Soc. Lond. B **125**, 123—144 (1938).

— The genetics of the mouse. Den Haag: Martinus Nijhoff 1952.

GRÜTTNER, R.: Die Oligophrenia phenylpyruvica. Dtsch. med. Wschr. **1957 I**, 155—156.

HAASE, F. H.: Die Übersterblichkeit der Knaben als Folge recessiver geschlechtsgebundener Anlagen. Z. menschl. Vererb.- u. Konstit.-Lehre **22**, 105—126 (1938/39).

HADORN, E.: Letalfaktoren. Stuttgart: Thieme-Verlag 1955.

HAECKER, V.: Entwicklungsgeschichtliche Eigenschaftsanalyse. Jena 1918.

HALDANE, J. B. S.: The biochemistry of genetics. London 1954.

HANHART, E.: Über 18 lebende und 13 verstorbene Albinos in einem Dorf des Piemont. Arch. Klaus-Stift. Vererb.-Forsch. **27**, 178 (1952).

— Eineiige Zwillingsmädchen mit konkordantem Albinismus. Acta Genet. med. (Roma) **2**, 380 (1953).

HARRIS, H.: Human biochemical genetics. Cambridge University Press 1959.

— U. MITTWOCH, E. B. ROBSON and F. L. WARREN: Phenotypes and genotypes in cystinuria. Ann. Eugen. (Lond.) **20**, 57 (1955).

—, and E. B. ROBSON: A genetic study of ethanolamine phosphate excretion in hypophosphatasia. Ann. hum. Genet. **23**, 421 (1959).

HARRIS, J. I., F. SANGER and M. A. NAUGHTON: Species differences in insulin. Arch. Biochem. **65**, 427—438 (1956)

HARSLOF, E.: Idiopathic familial hyperlipemia attended with hepatosplenomegaly. Acta med. scand. **130**, 140 (1948).

HARVEY, E. B.: Biol. Bull. **71**, 101 (1936).

HAWTHORNE, D. C.: The genetics of galactose fermentation in saccharomyces hybrids. C. R. Lab. Carlsberg., Sér. physiol. **26**, 149—160 (1956).

HEILMEYER, L., u. H. BEGEMANN: Handbuch der inneren Medizin, 4. Aufl., II. Berlin-Göttingen-Heidelberg: Springer 1951.

HERNDON, N.: Genetics of the lipidoses. Res. Publ. Ass. nerv. ment. Dis. **33**, 239—258 (1954).

HILL, R. L., and H. C. SCHWARTZ: A chemical abnormality in haemoglobin G. Nature (Lond.) **184**, 641—642 (1959).

HOCKWALD, R. S., J. ARNOLD, C. B. CLAYMAN and A. S. ALVING: J. Amer. med. Ass. **149**, 1568 (1952).

HOLT, L. E., F. X. AYLWARD and H. G. TIMBRES: Idiopathic familial lipemia. Bull. Johns Hopk. Hosp. **64**, 279 (1939).

HOLT, S. B.: A quantitative survey of the fingerprints of a small sample of the British population. Ann. Eugen. (Lond.) **14**, 329 (1949).

— A comparative quantitative study of the finger-prints of mongolian imbeciles and normal individuals. Ann. Eugen. (Lond.) **15**, 355 (1951a).

— The correlations between ridge-counts on different fingers. Ann. Eugen. (Lond.) **16**, 287 (1951b).

— Genetics of dermal ridges: bilateral asymmetry in finger ridge-counts. Ann. Eugen. (Lond.) **18**, 211 (1954).

— Genetics of dermal ridges: sib-pair correlations for total finger ridge-count. Ann. Eugen. (Lond.) **21**, 352 (1957a).

— Quantitative genetics of dermal ridge patterns on fingers. Acta genet. (Basel) **6**, 473 (1957b).

— Genetics of dermal ridges: the relation between total ridge-count and the variability of counts from finger to finger. Ann. hum. Genet. **22**, 323 (1958).

HOLZEL, A., and G. KOMROWER: A study of the genetics of galactosaemia. Arch. Dis. Childh. **30**, 155—159 (1955).

HOROWITZ, N. H.: Biochemical genetics of neurospora. Advanc. Genet. **3**, 33—71 (1950).

—, an S.-C. SHENG: Neurospora Tyrosinase. J. biol. Chem. **197**, 513—520 (1952).

HOUGIE, C., E. M. BARROW and J. B. GRAHAM: Stuart clotting defect. I. Segregation of an hereditary hemorrhagic state from the heterogeneous group heretofore called "stable factor" (SPCA, proconvertin, factor VII) deficiency. J. clin. Invest. **36**, 485 (1957).

HSIA, D. Y. Y.: The laboratory detection of heterozygotes. Amer. J. hum. Genet. **9**, 97—116 (1957).

— Phenylketonuria. The phenylalanine-tyrosine ratio in the detection of the heterozygous carrier. J. ment. Def. Res. **2**, 8 (1958).

— Inborn errors of metabolism. Chicago: The Year Book Publishers Inc. 1959.

HSIA, D. Y. Y.: Recent advances in biochemical detection of heterozygous carriers in hereditary diseases. Metabolism 9, 301—315 (1960).
—, K. W. DRISCOLL: Detection of the heterozygous carriers of phenylketonuria. Lancet 1956 II, 1337.
— — W. TROLL and W. E. KNOX: Heterozygous carriers of phenylketonuria detected by phenylalanine tolerance tests. Acta genet. (Basel) 7, 189—190 (1957).
— W. E. KNOX, K. V. QUINN and R. S. PAINE: A one-year, controlled study of the effect of low-phenylalanine diet on phenylkatonuria. Pediatrics 21, 178—202 (1958).
—, E. G. KOT: Detection of heterozygous carriers in glycogen storage disease of the liver (von Gierke's disease). Nature (Lond.) 183 1331 (1959).
HUISMAN, T. H. J., and H. K. PRINS: Chromatographic estimation of four different human hemoglobins. J. Lab. clin. Med. 46, 255 (1955).
HUNT, J. A., and V. M. INGRAM: Allelomorphism and the chemical differences of the human haemoglobins A, S. and C. Nature (Lond.) 181, 1062 (1958).
— — A terminal peptide sequence of human haemoglobin? Nature (Lond.) 184, 640—641 (1959).
— — Human hemoglobin E, the chemical effect of gene mutation. Nature (Lond.) 184, 870 bis 872 (1959).
HUTCHISON, J. H., and E. M. McGIRR: Sporadic non-endemic goitrous cretinism: Hereditary transmission. Lancet 1956 II, 906.
ILLINGWORTH, B., and G. T. CORI: Structures of glycogen and amylopectins: III. Normal and abnormal human glycogen. J. biol. Chem. 199, 653 (1952).
INGRAM, V. M.: A specific chemical difference between the globins of normal human and sickle-cell anaemia haemoglobin. Nature (Lond.) 178, 792 (1956).
— Gene mutations in human haemoglobin: the chemical difference between normal and sickle cell haemoglobin. Nature (Lond.) 180, 325—328 (1957).
— Abnormal human haemoglobins: The comparison of normal human and sickle-cell haemoglobins by "fingerprinting". Biochem. biophys. Acta 28, 539 (1958).
— Constituents of human haemoglobin. Nature (Lond.) 183, 1795—1798 (1959).
— Gene evolution and the haemoglobins. Nature (Lond.) 189, 704—708 (1961).
—, and A. O. W. STRETTON: Genetic basis of the thalassemia diseases. Nature (Lond.) 184 II, 1903—1909 (1959).
ITANO, H. A.: A third abnormal hemoglobin associated with hereditary hemolytic anemia. Proc. nat. Acad. Sci. (Wash.) 37, 775 (1951).
— W. R. BERGREN and P. STURGEON: Identification of a 4th abnormal human hemoglobin. J. Amer. chem. Soc. 76, 2278 (1954).
—, and J. V. NEEL: A new inherited abnormality of human hemoglobin. Proc. nat. Acad. Sci. (Wash.) 36, 613 (1950).
JANEWAY, C. A., and D. GITLIN: The gamma globulins. Advanc. Pediat. 9, 65 (1957).
JAYLE, M. F., and J. BADIN: Signification et intérêt clinique de la formule protéique du plasma sanguin. Presse méd. 61, 343 (1953).
—, and J. VALIN: Variations de la formule protéique du plasma au cours des affections hépatiques. Sem. Hôp. (Paris) 28, 3133 (1952).
JERVIS, G. A.: Proc. Soc. exp. Biol. (N. Y.) 75, 83 (1950).
— Proc. Soc. exp. Biol. (N. Y.) 82, 514 (1953).
JOHNSTON, C. L., and J. H. FERGUSON: Hageman factor activation and related processes. Hemophilia and other hemorrhagic states. Ed. BRINKHOUS, S. 192 (1959).
KALCKAR, H. M.: Biochemical mutations in man and microorganism. Science 125, 105—108 (1957).
KALOW, W.: Familial incidence of low pseudocholinesterase level. Lancet 1956 II, 576—577.
— The distribution, destruction and elimination of muscle relaxants. Anesthesiology 20, 505 (1959).
— Cholinesterase types. Ciba Found. Symp. Biochemistry of Human Genetics. pp. 39. London 1959.
— Unusual responses to drugs in some hereditary conditions. Canad. Anaesth. Soc. J. 8, 43—52 (1961).
—, and K. GENEST: A method for the detection of atypical forms of human serum cholinesterase. Determination of dibucaine numbers. Canad. J. Biochem. 35, 339—346 (1957).
—, and D. R. GUNN: Some statistical data on atypical cholinesterase of human serum. Ann. hum. Genet. 23, 239—250 (1959).
—, and D. R. STARON: On distribution and inheritance of atypical forms of human serum cholinesterase als indicated by dibucaine numbers. Canad. J. Biochem. 35, 1305—1320 (1957).
KESSLER, W. R., and D. H. ANDERSEN: Heat prostration in fibrocystic disease of pancreas and other conditions. Pediatrics 8, 648 (1951).

KIMBRO, E. J. jr.: The mechanism of hemolytic anemia induced by nitrofurantoin (furadantin). Bull. Johns Hopk. Hosp. **101**, 118 (1957); **101**, 245 (1957).

KINGSLEY, C. S.: Familial factor V deficiency: The pattern of heredity. Quart. J. Med. **23**, 323—329 (1954).

KLANTE, H.: Unveröffentlichte Staatsexamensarbeit. Freie Universität Berlin (1954).

KNEDEL, M.: Die Doppel-Albuminämie, eine neue erbliche Proteinanomalie. Blut **3**, 129 bis 134 (1957).

KNOX, W. E.: Sir ARCHIBALD GARROD's "inborn errors of metabolism." 1. Cystinuria, 2. Alkaptonuria, 3. Albinism, 4. Pentosuria. Amer. J. hum. Genet. **10**, 3—32; 95—124; 249 bis 267; 385—397 (1958).

—, and E. C. MESSINGER: The detection in the heterozygote of the metabolic effect of the recessive gene for phenylketonuria. Amer. J. hum. Genet. **10**, 53 (1958).

— K. V. QUINN, and R. S. PAINE: A one-year, controlled study of the effect of low-phenylalanine diet on phenylketonuria. Pediatrics **21**, 178—202 (1958).

KOCH, E.: Die erbliche Erwachsenen-Mucoviscidosis und ihre Beziehungen zur Ulkuskrankheit. Dtsch. med. Wschr. **39**, 1773—1784 (1959).

— H. BOHN, W. RICK u. W. HARTUNG: Erbliche Mucoviscidosis des Erwachsenen. Internist **1**, 35—44 (1960).

— W. LEHMANN, W. RICK u. W. GUMBEL: Mucoviscidosis-Symptome beim Diabetes mellitus. Dtsch. med. Wschr. **86**, 1433—1438 (1961).

KONYUKHOV, B. V.: Bjull. eksper. Biol. Med. **44**, 96 (1957).

KOSTMANN, R.: Infantile genetic agranulocytosis. Acta paediat. (Uppsala) Suppl. **105** (1956).

KUBAHASHI, K.: Enzyme formation in galactose-negative mutants of Escherichia coli. Science **125**, 114—116 (1957).

KÜHN, A.: Vorlesungen über Entwicklungsphysiologie. Berlin-Göttingen-Heidelberg: Springer 1955.

KÜHNE, P.: Vitamin C im Orangensaft. Informationsbericht der Firma Eckes Übersee Fruchtsaft AG; Nieder-Olm. Mainz 1959.

LABHART, A.: Klinik der inneren Sekretion, Berlin-Göttingen-Heidelberg: Springer 1957.

LAMY, M., J. DE GROUCHY and O. SCHWEISSGUTH: Genetic and non-genetic factors in the etiology of congenital heart disease. A study of 1188 cases. Amer. J. hum. Genet. **9**, 17 (1957).

LANDAUER, W.: Hereditary abnormalities and their chemically-induced phenocopies. Growth, Symp. **12**, 171—200 (1948).

— The hatchability of chicken eggs as influenced by environment and heredity. Storrs Agr. exp. Stat. Bull. **262**, 1—223 (1951).

— On teratogenic effects of pilocarpine in chick development. J. exp. Zool. **122**, 469—508 (1953).

— Phenocopies and genotype with special reference to sporadically occurring developmental variants. Amer. Naturalist **91**, 79—90 (1957).

—, u. A. LANDAUER: Chick mortality and sex ratio in the domestic fowl. Amer. Naturalist **65**, 492—501 (1931).

LASKER, M.: Essential fructosuria. Human Biol. **13**, 51 (1941).

LAST, U.: Klinische und genetische Untersuchungen des Marfan-Syndroms an Hand eigener Fälle. Diss. Freie Universität Berlin (1956).

—, u. F. VOGEL: Bemerkungen zum Marfan-Syndrom. Dtsch. med. Wschr. **82**, 746—747 (1957).

LEHMANN, H.: Distribution of abnormal haemoglobins. J. clin. Pathol. **9**, 180 (1956a).

— Human haemoglobins. St. Bartholomew's Hosp. J. **60**, 237 (1956b).

— Variations of haemoglobin synthesis in man. Acta genet. (Basel) **6**, 413—429 (1957).

—, and M. CUTBUSH: Sickle cell trait in Southern India. Brit. med. J. **1952 I**, 404.

—, and E. RYAN: Familial incidence of low pseudocholinesterase level. Lancet **1956 II**, 124.

LEHMANN, W.: Ein Beitrag zur Frage der Heterogenie der rezessiven Taubstummheit. Z. menschl. Vererb.- u. Konstit.-Lehre **29**, 825 (1950).

— Erbliche — plasmatische und thrombocytogene — Gerinnungsfaktoren. Verh. dtsch. Ges. inn. Med. **64**, 213 (1958).

— Neue Untersuchungen zur Thrombopathie (v. WILLEBRAND-JÜRGENS) auf den Ålands-Inseln (Finnland). Acta Genet. med. (Roma) Sompl. II, 38 (1959).

LEHNARTZ, E.: Einführung in die chemische Physiologie. 10. Aufl. (1952); 11. Aufl. (1959). Berlin-Göttingen-Heidelberg: Springer.

LENZ, F.: Die Übersterblichkeit der Knaben im Lichte der Erblichkeitslehre. Arch. Hyg. **93**, 126—150 (1923).

— Menschliche Auslese und Rassenhygiene (Eugenik). München: J. F. Lehmanns Verlag 1932.

LENZ, W.: Medizinische Genetik. Stuttgart: Thieme-Verlag 1961.

LINNET-JEPSEN, P., F. GALATIUS-JENSEN and M. HAUGE: On the inheritance of the Gm serum group. Acta genet. (Basel) 8, 164—196 (1958).

LIPPMAN, R. W., T. L. PERRY and S. W. WRIGHT: The biochemical basis of mental dysfunction. Metabolism 7, 274 (1958).

LÖHR, G. W., u. H. D. WALLER: Hämolytische Erythrocytopathie durch Fehlen von Glucose-6-Phosphat-Dehydrogenase in roten Blutzellen als dominant vererbliche Krankheit. Klin. Wschr. 1958, 865.

LOW, N. L.: Electroencephalography on children. Amer. J. Dis. Childr. 65, 899—904 (1943).

— J. F. BOSMA and M. D. ARMSTRONG: Studies on phenylketonuria. VI. EEG studies in phenylketonuria. Arch. Neurol. Psychiatr. (Chicago) 77, 359 (1957).

LUNDSTRÖM, R.: Changes in foetuses damaged by rubellas. Proc. IX Int. Congr. Paediatr. Montreal (1959).

LUTMAN, F. C., and J. V. NEEL: Inheritance of arachnodactyly, ectopia lentis and other congenital anomalies (Marfan's syndrome) in the E.family. Arch. Ophthal. (Chicago) 41, 276 (1949).

LUXENBURGER, H.: Zwillingsforschung als Methode der Erbforschung des Menschen. Handbuch der Erbbiologie des Menschen 2, 213—248 (1940).

MÄKELÄ, O., A. W. ERIKSSON and R. LEHTOVAARA: On the inheritance of the haptoglobin serum groups. Acta genet. (Basel) 9, 149—166 (1959).

McCAIN, K. F., A. T. CHERNOFF and J. B. GRAHAM: Establishment of the inheritance of Hageman defect as an autosomal recessive trait. Hemophilia and other hemorrhagic states. Ed. BRINKHOUS S. 179 (1959).

MacFARLANE, R. G.: Hemophilia, Christmas disease, and matters of terminology. Blood 9, 258 (1954).

—, and M. SIMPKISS: The investigation of a large family with von Willebrand's disease. Arch. Dis. Childh. 29, 483 (1954).

MARGOLIS, J.: The role of Hageman factor in plasma surface reactions. Hemophilia and other hemorrhagic states. Ed. BRINKHOUS S. 208 (1959).

McKUSICK, V. A.: Vererbbare Störungen des Bindegewebes. Stuttgart: Thieme-Verlag 1959.

MEDES, G.: A new error of tyrosine metabolism: Tyrosinosis. Biochem. J. 26, 917 (1932).

MITOMA, C., R. M. AULD and S. UDENFRIEND: On the nature of enzymatic defect in phenyl-pyruvic oligophrenia. Proc. Soc. exp. Biol. (N. Y.) 94, 634 (1957).

MOOR-JANKOWSKI, J. K., G. TRUOG u. H. J. HUSER: Der Bluterstamm von Tenna und seine Nachkommen. Acta genet. (Basel) 7, 185 (1957).

MORTON, N. E.: The detection and estimation of linkage between the genes for elliptocytosis and the Rh blood type. Amer. J. hum. Genet. 8, 80—96 (1956).

MOTULSKY, A. G.: Drug reactions, enzymes, and biochemical genetics. J. amer. med. Ass. 165, 835—838 (1957).

— E. GIBLETT, D. COLMAN, B. W. GABRIO and C. A. FINCH: Life span, glucose metabolism, and osmotic fragility of erythrocytes in hereditary spherocytosis. J. clin. Invest. 34, 911 (1955).

MÜHLMANN, W. E.: Ein ungewöhnlicher Stammbaum über Taubstummheit. Arch. Rass. u. ges. Biol. 22, 181—183 (1930).

MURAKAMI, U.: Clinico-genetic study of hereditary disorders of the nervous system, especially on problems of phenogenesis. Folia psychiatr. neurol. jap. Suppl. I (1957).

MURAYAMA, M., and V. M. INGRAM: Comparison of normal adult human hemoglobin with hemoglobin I by "fingerprinting". Nature (Lond.) 183, 1798—1799 (1959).

NACHTSHEIM, H.: Krampfbereitschaft und Genotypus. I. Die Epilepsie der weißen Wiener Kaninchen. Z. menschl. Vererb.- u. Konstit.-Lehre 22, 791—810 (1939).

— Krampfbereitschaft und Genotypus. II. Weitere Untersuchungen zur Epilepsie der Weißen Wiener Kaninchen. Z. menschl. Vererb.- u. Konstit.-Lehre 25, 229—244 (1941).

— Krampfbereitschaft und Genotypus. III. Das Verhalten epileptischer und nicht epileptischer Kaninchen im Cardiazolkrampf. Z. menschl. Vererb.- u. Konstit.-Lehre 26, 22—74 (1942).

— Ergebnisse und Probleme der vergleichenden und experimentellen Erbpathologie. Jena. Z. Med. Naturw. 76, 81—108 (1943).

— Mutation und Phänokopie bei Säugetier und Mensch. Ihre theoretische und praktische Bedeutung für Genetik und Eugenik. Experientia (Basel) 13, 57—68 (1957).

— Problems of comparative genetics in mammals. Volume I: Papers. X Intern. Congr. Genet. Montreal (1958).

— Die Bedeutung genetischer Faktoren für die Entstehung von Mißbildungen und Mißbildungskrankheiten. Verh. dtsch. Ges. inn. Med. 64, 33—50 (1958).

NAKAMURA, H. M., K. KAZIRO and G. KIKUCHI: On "anenzymia catalasea," a new type of constitutional abnormality. Proc. Jap. Acad. 28, 59—64 (1952).

NA-NAKORN, S., and V. MINNICH: Studies on hemoglobin E. III. Homozygous hemoglobin E and variants of thalassemia and hemoglobin E: a family study. Blood 12, 529—538 (1957).

NEALE, F. C., and M. FISCHER-WILLIAMS: Copper metabolism in normal adults and in clinically normal relatives of patients with Wilson's disease. J. clin. Path. 11, 441 (1958).

NEEL, J. V.: The inheritance of sickle-cell anemia. Science 110, 64 (1949).

— The inheritance of the sickling phenomenon, with particular reference to sickle cell disease. Blood 6, 389—412 (1951).

— The detection of the genetic carriers of inherited disease. In: SORSBY, A.: Clinical Genetics, p. 27. St. Louis: C. V. Mosby 1953.

— Aspects of the genetic control of the structure of the hemoglobin molecule. Proc. X. Int. Cong. Genetics I, 108—119 (1958).

— A study of major congenital defects in Japanese infants. Amer. J. hum. Genet. 10, 398 bis 445 (1958).

— H. A. ITANO and J. S. LAWRENCE: Two cases of sickle disease presumably due to the combination of the genes responsible for thalassemia and sickle cell hemoglobin. Blood 8, 434—443 (1953).

NENNSTIEL, H. J., u. TH. BECHT: Über das erbliche Auftreten einer Albuminspaltung im Elektrophoresediagramm. Klin. Wschr. 35, 689 (1957).

NILSSON, I. M., M. BLOMBÄCK and I. v. FRANCKEN: On an inherited autosomal hemorrhagic diathesis with antihemophilic globulin (AHG) deficiency and prolonged bleeding time. Acta med. scand. 159, 35 (1957).

— — A. THILÉN and I. v. FRANCKEN: Carriers of hemophilia A. A laboratory study. Acta med. scand. 165, 357 (1959).

NISHIMURA, E. T. et al.: Carrier state in human acatalasemia. Science 130, 333 (1959).

NYMAN, M.: Haptoglobin in pernicious anemia. Scand. J. clin. Lab. Invest. 9, 168 (1957).

— Über Haptoglobinbestimmung im Serum. Normalkonzentration und Verhältnis zu SMITHIES' Serumgruppen. Clin. chim. Acta 3, 111 (1958).

OBER, R., R. HORTON and R. FREEMSTER: Amer. J. Publ. Health 37, 1328 (1947).

OLLIER, L. X. E. L.: Traité expérimental et clinique de la régénération des os et production artificielle du tissu osseux. Paris: Masson & Cie 1867.

OTT, H.: Das Blutserum bei Analbuminämie. Weitere Untersuchungen über die Serumfraktionen, das Farbstoffbindungsvermögen und den kolloidosmotischen Druck. Z. ges. exp. Med. 128, 340—360 (1957).

OWREN, P. A.: Parahemophilia: Hemorrhagic diathesis due to absence of a previously unknown clotting factor. Lancet 1947 I, 446.

PAULING, L., H. A. ITANO, S. J. SINGER and I. C. WELLS: Sickle cell anemia, a molecular disease. Science 110, 543 (1949).

PEARSON, K., E. NETTLESHIP and C. H. USHER: A monograph on albinism in man. Drapers Comp. res. mem. Biometrics series IX, Teil I, II u. IV. London 1911—1913.

PENROSE, L. S.: The problem of anticipation in pedigrees of dystrophia myotonica. Ann. Eugen. (Lond.) 14, 125—132 (1947—49).

— The biology of mental defect. London: Sidgwick and Jackson Ltd. 1949.

— Measurement of pleiotropic effects in phenylketonuria. Ann. Eugen. (Lond.) 16, 134—141 (1951/52).

PERUTZ, M. F., A. M. LIQUORI and F. EIRICH: X-ray and solubility studies of the haemoglobin of sickle-cell anaemia patients. Nature (Lond.) 167, 929 (1951).

PFÄNDLER, U.: La manifestation hétérozygote et homozygote de certains troubles du métabolisme (porphyrie chronique, cystinose, maladie de Niemann-Pick). Acta genet. (Basel) 7, 184—187 (1957).

— L'importance des facteurs génétiques dans les troubles métaboliques de l'enfant. Mod. Probl. Pädiat. 3, 542—592 (1957).

— La contribution de la biochimie au développement de la phénogénétique humaine. Rev. int. Vitaminol. 28, 110—118 (1957).

PIETER, H.: Une famille d'alcaptonuriques. Presse méd. 33, 1310 (1925).

PIPKIN, A. C., and S. B. PIPKIN: Albinism in negroes. J. Hered. 33, 419—427 (1942).

PLATE, L.: Vererbungs- und Deszendenztheorie. Festschrift für R. HERTWIG II, 537 (1910).

POLANI, P. E., and M. CAMPBELL: An aetiological study of congenital heart disease. Ann. hum. Genet. 19, 209—230 (1954/55).

POLONOVSKI, M.: Haptoglobine et globuline du plasma sanguin. Rev. soc. biol. 289, 138 (1944).

PONTECORVO, G.: The genetics of aspergillus nidulans. Advanc. Genet. 5, 141—238 (1953).

PRANKERD, T. A. J., K. I. ALTMAN and L. E. YOUNG: Abnormalities of carbohydrate metabolism of red cells in hereditary spherocytosis. J. clin. Invest. 34, 911 (1955).

QUERIDO, A., J. B. STANBURY, A. A. H. KASSENAAR and J. W. A. MEIJER: The metabolism of iodotyrosines: III. Di-iodotyrosine dehalogenating activity of human thyroid tissue. J. clin. Endocrinol. 16, 1096 (1956).

QUICK, A. J., A. V. PISCIOTTA and C. V. HUSSEY: Congenital hypoprothrombinemic states. Arch. int. Med. **95**, 2—14 (1955).

RABE, F. u. E. SALOMON: Dtsch. Arch. klin. Med. **132**, 240 (1920).

RACE, R. R.: On the inheritance and linkage relations of acholuric jaundice. Ann. Eugen. (Lond.) **11**, 365—384 (1942).

—, and RUTH SANGER: Blood groups in man. Oxford: Blackwell Scientific Publication 1958.

RAMOT, B., B. ANGELOPOULOS and K. SINGER: Variable manifestations of plasma thromboplastin component deficiency. J. Lab. clin. Med. **46**, 80—88 (1955).

RATNOFF, O. D., and J. E. COLOPY: A familial hemorrhagic trait associated with a deficiency of a clot promoting fraction of plasma. J. clin. Invest. **34**, 602 (1955).

RAYNER, S.: Juvenile amaurotic idioty. Diagnosis of the heterozygotes. Acta genet. (Basel) **3**, 1—5 (1952).

REIN, H.: Physiologie des Menschen. Berlin: Springer 1943.

RENWICK, J. H., S. LAWLER and V. A. COWIE: Phenylketonuria: A genetical linkage study using phenylalanine tolerance tests. Amer. J. hum. Genet. **12**, 287—322 (1960).

RHINESMITH, H., W. SCHROEDER and N. MARTIN: The N-terminal sequence of the β-chains of normal adult human hemoglobin. J. Amer. chem. Soc. **80**, 3358 (1958).

ROBSON, E. B., and G. A. ROSE: The effect of intravenous lysine on the renal clearances of cystine, arginine, and ornithine in normal subjects, in patients with cystinuria, in Fanconi syndrome, and in their relatives. Clin. Sci. **16**, 75 (1957).

ROCHE, J., O. MICHEL, R. MICHEL, A. GORBMAN et S. LISSITZKY: Sur la déshalogénation enzymatique des iodotyrosines par le corps thyroide et sur son rôle physiologique. II. Biochim. biophys. Acta **12**, 570 (1953).

ROSENTHAL, R. L.: Hemophilia and hemophilia-like diseases caused by deficiencies in plasma thromboplastin factors. Amer. J. Med. **17**, 57—69 (1954).

— O. H. DRESKIN and N. ROSENTHAL: New hemophilia-like-disease caused by deficiency of a third thromboplastin factor. Proc. Soc. exp. Biol. (N. Y.) **82**, 171 (1953).

— — — Plasma thromboplastin antecedent (PTA) deficiency: Clinical, coagulation, therapeutic and hereditary aspects of a new hemophilia-like disease. Blood **10**, 120—131 (1955).

SANDERS, J.: Die Heredität des Albinismus. Genetica **20**, 97—120 (1938).

SCHADE, H.: Vaterschaftsbegutachtung. Stuttgart: E. Schweizerbartsche Verlagsbuchhandlung (Erwin Nägele) 1954.

SCHIRMER, W.: Über den Einfluß geschlechtsgebundener Erbanlagen auf die Säuglingssterblichkeit. Arch. Rassenbiol. **21**, 353—393 (1929).

SCHMID, R., J. AXELROD, L. HAMMAKER and I. M. ROSENTHAL: Congenital defects in bilirubin metabolism. J. clin. Invest. **36**, 927 (1957).

SCHULL, W. J.: Empirical risks in consanguineous marriages: Sex ratio, malformations and viability. Amer. J. hum. Genet. **10**, 294—343 (1958).

SCHULMAN, I., C. E. SMITH, M. ERLANDSON, E. FORT and R. E. LEE: Vascular hemophilia. A familial hemorrhagic disease in males and females characterized by combined antihemophilic globulin deficiency and vascular abnormality. Pediatrics **18**, 347 (1956).

SCHULTZE, K. W.: Zur Bedeutung der Abortiveier und über ihre zellkernmorphologische Geschlechtsbestimmung. Dtsch. med. Wschr. **83**, 1818—1823 (1958).

SCHWARTZ, H. C., T. H. SPAET, W. W. ZUELZER, J. V. NEEL, A. R. ROBINSON and S. F. KAUFMAN: Combinations of hemoglobin G, hemoglobin S and thalassemia occurring in one family. Blood **12**, 238 (1957).

SCHWARTZKOPF, J.: Beitrag zum Problem der „Blutgerinnung bei Schnecken". Z. Naturforsch. **9b**, 155—158 (1954).

SCHWARZ u. Mitarb.: zit.: KALCKAR, H. M.: "Biochemical mutations in man and microorganism." Science **125**, 105—108 (1957).

SCOTT, E. M., and D. D. HOSKINS: Hereditary methemoglobinemia in Alaskan Eskimos and Indians. Blood **13**, 795—802 (1958).

SELANDER, P.: Mißbildungen infolge von Virusinfektionen während der Schwangerschaft. Berl. med. Z. **11/12**, 249—252 (1950).

SHWACHMAN, H., H. LEUBNER and P. CATZEL: Mucoviscidosis. Advanc. Ped. **7**, 249 (1955).

SILVESTRONI, E., and I. BIANCO: Microcytemia, constitutional microcytic anemia and Cooley's anemia. Amer. J. hum. Genet. **1**, 83 (1949).

— — Genetic aspects of sickle cell anemia and micro-drepanocytic disease. Blood **7**, 429 (1952).

SIMPSON, G. G.: Zeitmaße und Ablaufformen der Evolution. Berlin: Musterschmidt-Wiss. Verlag 1951.

SINGER, K., A. P. KRAUS, L. SINGER, H. M. RUBINSTEIN and S. R. GOLDBERG: Studies on abnormal hemoglobins. X. A new syndrome: hemoglobin C-thalassemia disease. Blood **9**, 1032—1046 (1954).

SINNOTT-DUNN-DOBZHANSKY: Principles of Genetics. 4. Aufl. New. York 1950.

SJØLIN, K. E., and A. VIDEBAEK: Christmas factor deficiency and decreased capillary resistance in a female with haemorrhagic diathesis. Dan. med. Bull., p. 85 (1956).

SMITH, C. H., T. R. C. SISSON, W. H. FLOYD and S. SIEGAL: Serum iron and iron-binding capacity of the serum in children with severe Mediterranean (Cooley's) anemia. Pediatrics 5, 799 (1950).

SMITHIES, O.: Grouped variations in the occurrence of new protein components in normal human serum. Nature (Lond.) 175, 307—308 (1955a).

— Zone electrophoresis in starch gels: Group variations in the serum proteins of normal human adults. Biochem. J. 61, 629—641 (1955b).

— Variations in human serum β-globulins. Nature (Lond.) 180, 1482—1483 (1957).

— Third allele at the serum β-globulin locus in humans. Nature (Lond.) 181, 1203—1204 (1958).

—, and O. HILLER: The genetic control of transferrins in humans. Biochem. J. 72, 121—126 (1959).

—, and N. F. WALKER: Genetic control of some serum proteins in normal humans. Nature (Lond.) 176, 1265—1266 (1955).

— — Notation for serum protein groups and the genes controlling their inheritance. Nature (Lond.) 178, 694 (1956).

SMYTH, C. J., C. W. COTTERMAN and R. H. FREYBERG: The genetics of gout and hyperuricemia — an analysis of 19 families. J. clin. Invest. 27, 749—759 (1948).

SNYDER, L. H.: The principles of heredity. 4. Bull. Boston (1951).

SOBEL, E. H., L. C. CLARK, R. FOX and M. ROBINOW: Rickets, deficiency of "alkaline" phosphatase activity, and premature loss of teeth in childhood. Pediatrics 11, 309 (1953).

SONNET, J.: Les glycoprotéines sériques à l'état normal et pathologique. Bruxelles: Ed. Arscia 1956.

SOULIER, J. P., et M. J. LARRIEU: Déficit en facteur antihémophilique B avec allongement du temps de saignement. Sang 28, 138 (1957).

SPAET, T. H.: Identification of abnormal hemoglobins by means of paper electrophoresis. J. Lab. clin. Med. 41, 161 (1953).

SPIEGELMAN, S.: Nucleic acids and the synthesis of proteins. The Chemical Basis of Heredity. 232—267. McELROY and GLASS Ed. Baltimore 1957.

—, and R. DUNN: Interactions between enzyme-forming systems during adaption. J. gen. Physiol. 31, 153—173 (1947).

STANBURY, J. B.: Cretinism with goiter: A case report. J. clin. Endocr. 11, 740 (1951).

—, and A. N. HEDIE: A study of a family of goitrous cretins. J. clin. Endocr. 10, 1471 (1950).

— J. W. A. MEIJER and A. A. H. KASSENAAR: The metabolism of iodo-tyrosines: II. The metabolism of mono- and di-iodotyrosines in certain patients with familial goiter. J. clin. Endocr. 16, 848 (1956).

— K. OHELA and R. PITT-RIVERS: The metabolism of iodine in 2 goitrous cretins compared with that in 2 patients receiving methimazole. J. clin. Endocr. 15,54 (1955).

STARCK, D.: Embryologie. Stuttgart: Thieme-Verlag 1955.

STAUFFER, E.: Rev. suisse Zool. 52, 231 (1945).

STECHER, R. M., A. H. HERSH and W. M. SOLOMON: The heredity of gout and its relationship to familial hyperuricemia. Ann. int. Med. 31, 595—614 (1949).

STERN, C.: Radiation and population genetics. "Radiation Biology and Medicine." Ed.: W. C. CLAUS. Cambridge/Mass.: Addison-Wesley Publ. 1958.

—, and E. NOVITSKI: The viability of individuals heterozygous for recessive lethals. Science 108, 538 (1948).

STRAUSS, B. S.: An outline of chemical genetics. Philadelphia and London: W. B. Saunders Company 1960.

SUSKIND, S. R.: Gene function and enzyme formation. In: "The chemical basis of heredity." 123—133. Eds. McELROY and GLASS. Baltimore: Johns Hopkins Press 1957.

—, and L. I. KUREK: On an mechanism of suppressor gene regulation of tryptophane synthetase activity in Neurospora crassa. Proc. nat. Acad. Sci. (Wash.) 45, 193—196 (1959).

SUTTON, H. E., J. V. NEEL, F. B. LIVINGSTONE, G. BINSON, P. KUNSTADTER and L. E. TROMBLEY: The frequencies of haptoglobin types in five populations. Ann. Eugen. (Lond.) 23, 175—183 (1959).

SWAN, C., A. TOSTEIN and G. BARHAM BLACK: Med. J. Aust. 33, 899 (1946).

SWANSON, C. P.: Cytology and Cytogenetics. Englewood Cliffs: Prentics Hall Inc. 1957.

SZEINBERG, A., and A. CHARI-BITRON: Blood glutathione concentration in cases with past history of hemolytic anemia due to Vicia faba or sulphonamides. Acta haemat. (Basel) 18, 229 (1957).

— — and A. ADAM: Selective occurrence of glutathione instability in red blood corpuscules of the various Jewish tribes. Blood 13, 1043—1053 (1958).

— — NINA HIRSHORN and EVA BODONYI: Studies on erythrocytes in cases with past history of favism and drug induced hemolytic anemia. Blood 12, 603 (1957).

TAKAHARA, S.: Progressive oral gangrene probably due to lack of catalase in the blood (akatalasemia) report of nine cases. Lancet **1952 II**, 1101—1104.

TALIAFERRO, W. H., and J. G. HUCK: The inheritance of sickle cell anemia in man. Genetics **8**, 594 (1923).

TAUSSIG, H. B.: Congenital malformations of the heart. The Commonwealth Fund., New York (1947).

TELFER, T. P., K. W. DENSON and D. R. WRIGHT: A "new" coagulation defect. Brit. J. Haemat. **2**, 308 (1956).

TENCER, R.: J. Embryol. exp. Morph. **6**, 117 (1958).

TIMOFÉEFF-RESSOVSKY, N. W.: Allgemeine Erscheinungen der Genmanifestierung. Handbuch der Erbbiologie des Menschen Bd. 1. Berlin: Springer 1940.

TÖNDURY, G.: Entwicklungsstörungen durch chemische Faktoren und Viren. Naturwissenschaften **42**, 312 (1955).

— Entwicklungsmechanik des Herzens. Verh. dtsch. Ges. Kreisl.-Forsch. **23**, 177 (1957).

TREVOR-ROPER, P. D.: Marriage of two complet albinos with normally pigmented offspring. Brit. J. Ophthal. **36**, 107 (1952).

UDENFRIEND, S., and S. P. BESSMAN: The hydroxylation of phenylalanine and antipyrine in phenylpyruvic oligophrenia. J. biol. Chem. **203**, 961 (1953).

—, and J. R. COOPER: The enzymatic conversion of phenylalanine to tyrosine. J. biol. Chem. **194**, 503 (1952).

VALENTINE, W. N., and J. V. NEEL: Hematologic and genetic study of the transmission of thalassemia. Arch. inn. Med. **74**, 185 (1944).

— — A statistical study of the hematologic variables in subjects with thalassemia minor. Amer. J. med. Sci. **215**, 456—460 (1948).

VERSCHUER, O. v.: Erbpathologie. 2. Aufl. Dresden u. Leipzig: Steinkopf 1937.

— Genetik des Menschen. München-Berlin: Urban & Schwarzenberg 1959.

VOGEL, F.: Über Genetik und Mutationsrate des Retinoblastoms (Glioma retinae). Z. menschl. Vererb.- u. Konstit.-Lehre **32**, 308—336 (1954).

— Moderne Anschauungen über Aufbau und Wirkung der Gene. Dtsch. med. Wschr. **84**, 1825 (1959).

— Moderne Probleme der Humangenetik. Ergebn. inn. Med. Kinderheilk. **12**, 52—125 (1959).

—, u. H. DORN: Erbliche Hautkrankheiten. In: Kurzes Handbuch der Humangenetik. Ed. P. E. BECKER. Stuttgart: Thieme-Verlag (im Druck).

WAARDENBURG, P. J.: Das menschliche Auge und seine Erbanlagen. Bibliogr. genet. **7**, (1932).

— Herkenbaarheid von latente overdragers van Albinismus universalis en Albinismus oculi. Ned. T. Geneesk. **91**, 1863 (1947).

WADDINGTON, C. H.: Principles of Embryology. New York: Macmillan & Company 1956.

WAGNER, R. P., and H. K. MITCHELL: Genetics and metabolism. New York-London 1955.

WALDENSTRÖM, J.: Genetische Kontrolle der Eiweißsynthese. „Chemie der Genetik". Berlin-Göttingen-Heidelberg: Springer 1959.

WALKER, N. F., and C. P. KRAMER: Inheritance of nephrogenic diabetes insipidus. Amer. J. hum. Genet. **6**, 354—358 (1954).

WALLER, H. D.: Pentosephosphat-Cyclus und hämolytische Erythrozytopathie (Favismus). Blut **5**, 1—6 (1959).

WENDT, G. G.: Der individuelle Musterwert der Fingerleisten und seine Vererbung. Acta med. Genet. (Roma) **4**, 330 (1955).

— Der Fingerabdruck als Gegenstand wissenschaftlicher Untersuchungen. Ther. d. Monats **9**, 182—198 (1959).

— H. J. LANDZETTEL u. I. UNTERREINER: Das Erkrankungsalter bei der Huntingtonschen Chorea. Acta genet. (Basel) **9**, 18—32 (1959).

WEST, J. R., and J. G. KRAMER: Nephrogenic diabetes insipidus. Pediatrics **15**, 424—432 (1955).

WEVE, H.: Über Arachnodaktylie (Dystrophia mesodermalis congenita, typus Marfanis). Arch. Augenheilk. **104**, 1 (1931).

WHITE, S. G., P. M. AGGELER and M. B. GLENDENING: Plasma thromboplastin component, (PTC). A hitherto unrecognized blood coagulation factor. Case report of PTC-deficiency. Blood **8**, 101 (1953).

WILKINS, L.: The diagnosis of the adrenogenital syndrome and its treatment with cortisone. J. Pediat. **41**, 860 (1952).

— J. F. CRIGLER, S. H. SILVERMAN, L. I. GARDNER and C. J. MIGEON: Further studies on the treatment of congenital adrenal hyperplasia with cortisone: III. The control of hypertension with cortisone, with a discussion of variations in the type of congenital adrenal hyperplasia and report of a case with probable defect of carbohydrate-regulating hormones. J. clin. Endocrin. **12**, 1015 (1952).

WILLIAMS, R. J.: Biochemical individuality. New York: John Wiley & Sons 1956.

WINZLER, R. J.: In methods of biochemical analysis. Ed.: D. GLICK, pp. 279—311, vol. 2. New York: Interscience Publishers 1955.

WOOD, J. A., A. P. FISHMAN, K. REEMTSMA, H. G. BARKER and P. A. DI SANT'AGNESE: A comparison of sweat chlorides and intestinal fat absorption in chronic obstructive pulmonary emphysema and fibrocystic disease of the pancreas. New Engl. J. Med. **260**, 951 (1959).

WOOLF, B., R. GRIFFITH and A. MONCRIEFF: Treatment of phenylketonuria with a diet low in phenylalanin. Brit. med. J. **1955 I**, 57—64.

WUHRMANN, F.: Albumindoppelzacken als vererbbare Bluteiweißanomalie. Schweiz. med. Wschr. **6**, 150—152 (1959).

—, u. CH. WUNDERLY: Die Bluteiweißkörper des Menschen. 3. Aufl. Basel: Schwabe 1957.

YOUNG, L. E., M. J. IZZO and R. F. PLATZER: Hereditary spherocytosis. I. Clinical, hematologic, and genetic features in 28 cases with particular reference to osmotic and mechanical fragility of incubated erythrocytes. Blood **6**, 1073—1098 (1951).

ZINKHAM, W. H. and B. CHILDS: Effect of vitamin K and naphtalene metabolites on glutathione metabolism of erythrocytes from normal newborn and patients with naphtalene hemolytic anemia. J. clin. Invest. **36**, 938 (1957).

ZUELZER, W. E., J. V. NEEL and A. R. ROBINSON: Abnormal hemoglobins. Progr. in Hematology. 91—137. Grune & Stratton 1956.

VIII. Populationsgenetik

AIRD, I.: The AB0 blood groups and disease. Discuss. AB0 blood groups and dis. Proc. roy. Soc. Med. **48**, 139—140 (1955).

— H. H. BENTALL and J. A. F. ROBERTS: A relationship between cancer of stomach and the AB0 groups. Brit. med. J. **1953 I**, 799—801.

AKSOY, M.: Sickle-cell trait in South Turkey. Lancet **1955 I**, 589.

— Sickle-cell anemia in South Turkey. A study of fifteen cases in twelfe white families. Blood **11**, 460 (1956).

ALLISON, A. C.: The distribution of sickle cell trait in East Africa and elsewhere and its apparent relationship to the incidence of subtertian malaria. Trans. roy. Soc. trop. Med. hyg. **48**, 312—318 (1954a).

— Protection afforded by sickle-cell trait against subtertian malaria infection. Brit. med. J. **1954 b I**, 290.

— Notes in sickle-cell polymorphism. Ann. hum. Genet. **19**, 39—57 (1954 c).

— The sickle and hemoglobin C-genes in some African populations. Ann. hum. Genet. **21**, 67 (1956).

ALSTRÖM, C. H.: First-cousin marriages in Sweden 1750—1844 and a study of the population movement in some Swedish subpopulations from the genetic-statistical viewpoint. Acta genet. (Basel) **8**, 295—369 (1958).

AMZEL, R., u. W. HALBER: Über das Ergebnis der Wassermannschen Reaktion innerhalb verschiedener Blutgruppen. Z. Immun.-Forsch. **42**, 89 (1925).

AUF DER NOLLENBURG, W.: Statistische Untersuchungen über die Erblichkeit der Lebenslänge. Z. menschl. Vererb.- u. Konstit.-Lehre **16**, 707—755 (1932).

BEET, E. A.: Sickle-cell disease in the Balovale district of Northern Rhodesia. E. Afr. med. J. **23**, 75 (1946).

BELL, J.: A determination of the consanguinity rate in the general hospital population of England and Wales. Ann. Eugen. (Lond.) **10**, 370—391 (1940).

BERNSTEIN, F.: Zusammenfassende Betrachtungen über die Blutstrukturen des Menschen. Z. indukt. Abstamm.- u. Vererb.-Lehre **37**, 237—270 (1925).

BEUTLER, E., R. J. DERN and C. L. FLANAGAN: Effect of sickle-cell trait on resistence to malaria. Brit. med. J. **1955 I**, 1189.

BILLINGTON, B. P.: Gastric cancer. Relationship between AB0 blood groups, site and epidemiology. Lancet **1956 II**, 859—862.

BIRDSELL, J. B.: Some implications of the genetical concept of race in terms of spatial analysis. Cold Spr. Harb. Symp. quant. Biol. **15**, 259 (1950).

BLOCH, J.: Der Ursprung der Syphilis. Jena: Fischer-Verlag 1901.

BÖÖK, J. A.: Genetical investigations in a North-Swedish population. The offspring of first cousin marriages. Ann. hum. Genet. **21**, 191 (1956).

—, and C. E. MÅWE: The incidence of cousin marriages in a West-Swedish rural community. Amer. J. hum. Genet. **7**, 426—429 (1955).

BOYD, W. C.: Genetics and the races of man. Boston 1950.

BRAIN, P.: Sickle cell anemia in Africa. Brit. med. J. **1952 II**, 880.

BROWN, D. A. P., M. G. MELROSE and J. WALLACE: The blood groups in peptic ulceration. Brit. med. J. **1956 II**, 135—138.

BRUES, A. M.: Selection and polymorphism in the AB0 blood groups. Amer. J. phys. Anthrop. **12**, 559—598 (1954).

CARCASSI, U., R. CEPPELLINI e F. PITZUS: Frequenza della talassemia in quattro popolazione sarde e suio rapporti cor la distribuzione dei gruppi sanguini e della malaria. Boll. Ist. sieroter. milan. **36**, 206 (1956).

CHATTERJEA, J. B., K. SAHA and R. N. RAY; CHANDURI: Response of tropical splenomegaly and thalassaemia to induced malaria. Bull. Calcutta Sch. trop. Med. 4, 105 (1956).

CHOREMIS, C., L. ZANNOS, E. W. IKIN, A. E. MOURANT and H. LEHMANN: Blood groups of a Greece community with a high sickling frequency. Lancet **1957**, 1333.

— N. ZERVOS, V. CONSTANTINIDES and L. ZANNOS: Sickle cell anemia in Greece. Lancet **1951 I**, 1147.

CLARKE, C. A., J. W. EDWARDS, D. R. W. HADDOCK, A. W. HOWEL-EVANS, R. B. MC CONNELL and P. M. SHEPPARD: AB0 blood groups and secretor character in duodenal ulcer. Population and sibship studies. Brit. med. J. **1956 II**, 725—731.

— D. A. P. EVANS, R. B. MC CONNELL and P. M. SHEPPARD: Secretion of blood group antigens and peptic ulcer. Brit. med. J. **1959 I**, 603—607.

COHEN, B. A.: AB0-Rh-interaction in an Rh-incompatibly mated population. Amer. J. hum. Genet. **12**, 180—209 (1960).

CONRAD, K.: Der Erbkreis der Epilepsie. Handbuch der Erbbiologie des Menschen, Bd. 5. Berlin: Springer 1939.

CRABB, A. R.: The hybrid-corn makers. New Brunswick 1947.

CRAWFORD, H., M. CUTBUSH and P. L. MOLLISON: Hemolytic disease of the newborn due to anti-A. Blood 8, 620—639 (1953).

DAHLBERG, G.: Inbreeding in man. Genetics 14, 421—454 (1929).

— Genetics of human populations. Advanc. Genet. 2, 69—98 (1948).

DAMON, A.: Blood groups in pituitary adenoma — "suspected correlation" reexamined. Science **126**, 452—453 (1957).

DARWIN, C.: The variation of animals and plants under domestication. 2nd ed. London: John Murray 1875.

— Die Entstehung der Arten durch natürliche Zuchtwahl. Stuttgart: Alfred Kröner-Verlag 1909.

DELIJANNIS, G. A., and N. TAVLARAKIS: Sickling phenomen in Northern Greece. Brit. med. J. **1955 II**, 301.

— — Compatibility of sickling with malaria. Blut 2, 241 (1956).

DERAEMAEKER, R.: Inbreeding in a north Belgian province. Acta genet. (Basel) 8, 128—136 (1958).

DE RUDDER: Über die „Freiwilligen" im medizinischen Versuch. Dtsch. med. Wschr. 85, 957—959 (1960).

DIAMANTOPOULIS, J.: Die Blutgruppen bei verschiedenen Krankheiten. Dtsch. med. Wschr. **1928**, 1839.

DIENST, A.: Das Eklampsiegift, vorläufige Mitteilung. Zbl. Gynäk. **29**, 353—364 (1905).

EAST, E. M.: Heterosis. Genetics 21, 375—397 (1936).

—, and D. F. JONES: Inbreeding and Outbreeding. London and Philadelphia: J. B. Lippincott Co. 1919.

—, and A. J. MANGELSDORF: A new interpretation of the hereditary behaviour of self-sterile plants. Proc. nat. Acad. Sci. (Wash.) **2**, 166—171 (1925).

FALCONER, D. S.: Introduction to quantitative genetics. Edinburgh and London: Oliver & Boyd 1960.

FELLER, W.: Probability theory and its applications. New York, London 1950.

FISCHER, E.: Über das Fehlen von Rachitis bei Twiden (Bambuti) im Kongourwald. Z. Morph. Anthrop. **51**, 119—136 (1961).

FISHER, R. A.: The genetical theory of natural selection. Oxford University Press 1930; unveränderter Neudruck 1958.

FREIRE-MAIA, N.: Frequencies of consanguineous marriages in Brazilian populations. Amer. J. hum. Genet. **4**, 194—203 (1952).

— Coefficiente de inbreeding. Ciencia (Mex.) **1**, 26—31 (1953).

— Inbreeding levels in different countries. Eugen. News 4, 127—138 (1957).

—, and A. FREIRE-MAIA: Estimate of the human load of mutations from heterogeneous consanguineous samples. Science **132**, 1317 (1960).

FULLER, J. L., and W. R. THOMPSON: Behavior Genetics. New York: John Wiley & Sons, Inc. Publ. 1960.

GLASS, B.: The action of selection on the principal Rh alleles. Amer. J. hum. Genet. **2**, 269 bis 278 (1950).

GLASS, B., M. S. SACKS, E. JAHN and C. HESS: Genetic drift in a religious isolate: An analysis of the causes of variation in blood group and other gene frequencies in a small population. Amer. Nat. **86**, 145—159 (1952).

GREBE, H.: Erblicher Zwergwuchs. Ergebn. inn. Med. Kinderheilk. **12**, 343—427 (1959).

GROETSCHEL: Die Blutgruppenverteilung in der oberschlesischen Bevölkerung. Klin. Wschr. **6**, 895—896 (1927).

GUNDEL, M.: Bestehen Zusammenhänge zwischen Blutgruppe und Luesdisposition sowie zwischen Blutgruppe und Erfolg der Luestherapie? Klin. Wschr. **1927**, 1703.

HABERLANDT, W. F.: Zur Frage der Erblichkeit der amyotrophischen Lateralsklerose. Z. menschl. Vererb.- u. Konstit.-Lehre **34**, 523—530 (1958).

— Genetic aspects of amyotrophic lateral sclerosis and progressive bulbar paralysis. Acta Genet. med. (Roma) **8**, 369—374 (1959).

HALDANE, J. B. S.: The rate of spontaneous mutation of a human gene. J. Genet. **31**, 317—326 (1935).

— The spread of harmful autosomal recessive genes in human populations. Ann. Eugen. (Lond.) **9**, 232—237 (1939a).

— The equilibrium between mutation and random extinction. Ann. Eugen. (Lond.) **9**, 400 bis 405 (1939b).

— Selection against heterozygotes in man. Ann. Eugen. (Lond.) **11**, 333 (1942).

— The rate of mutations of human genes. Proc. VIII. Int. Congr. Genet. Hereditas (Lund) Suppl. **35**, 267 (1949).

—, and P. MOSHINSKY: Inbreeding in Mendelian populations with special reference to human cousin marriages. Ann. Eugen. (Lond.) **9**, 321—339 (1939).

HANHART, E.: Zur mendelistischen Auswertung einer 33 Jahre langen Erforschung von Isolaten. Novant'anni delle Leggi Mendeliane 397—415 (1955).

HARDY, G. H.: Mendelian proportions in a mixed population. Science **28**, 49—50 (1908).

HELMBOLD, W.: Über den Zusammenhang zwischen AB0-Blutgruppen und Krankheiten. Betrachtungen zur Ursache der AB0-Frequenzverschiebung bei Patienten mit Carcinoma ventriculi, Carcinoma genitalis und Ulcus pepticum. Blut **5**, 7—22 (1959).

— Die Krebsanfälligkeit von Menschen verschiedener AB0-Blutgruppen. 7th Europ. Congr. Haemat. London (Abstr.) Nr. 332 (1959).

— Über den Zusammenhang zwischen AB0-Blutgruppen und bestimmten Erkrankungen. Bundesgesundheitsbl. **5**, 65—70 (1960).

—, E. KRAH u. H. BITZ: Über den Zusammenhang zwischen AB0-Blutgruppen und weiblichem Genitalcarcinom. Auswertung der in Heidelberg erhobenen Befunde. Acta genet. (Basel) **8**, 207—218 (1958).

— u. Mitarb.: Sammelstatistik zur Prüfung auf Korrelation zwischen dem weiblichen Genitalcarcinom und dem AB0- und Rhesus-System. Acta genet. (Basel) **11**, 29—51 (1961).

HIERNAUX, J.: La génétique de la sicklémie et l'intérêt antrhopologique de sa fréquence en Afrique noire. Ann. Mus. Congo belge, science de l'homme, Anthropologie 2, Tervuren 42 pp. (1952).

HIRSZFELD, L.: Konstitutionsserologie und Blutgruppenforschung. Berlin: Springer 1928.

—, u. H. ZBOROWSKI: Gruppenspezifische Beziehungen zwischen Mutter und Frucht und elektive Durchlässigkeit der Placenta. Klin. Wschr. **4**, 1152—1157 (1925).

— — Über die Grundlagen des serologischen Zusammenlebens zwischen Mutter und Frucht. Klin. Wschr. **1926**, 741—744.

HOGE, G.: Die Stellung der katholischen Kirche zu den Blutsverwandtenehen unter besonderer Berücksichtigung der erbbiologischen und medizinischen Gesichtspunkte. Diss. Münster (1952).

IMAI, Y., and D. MORIWAKI: A probable case of cytoplasmic inheritance in man. A critique of Leber's disease. J. Genet. **33**, 163—167 (1936).

KARNAUCHOWA, E., u. M. FIRJUKOWA: Zur Frage der Isoagglutination und ihrer Beziehungen zu der Wassermann-Reaktion. Ž. èksper. Biol. Med. **87** (1926); ref.: Zbl. Hyg. **14**, 627 (1926/27).

KEMPTHORNE, O.: An introduction to genetic statistics. New York: John Wiley & Sons Inc. 1957.

KIDA, F., K. KANOKOGI and T. KOGIMA: An investigation on consanguineous and affinal marriages. Heredity **3**, 135—139 (1949).

KIRK, R. L., J. W. SHIELD, N. S. STENHOUSE, L. M. BRYCE and R. JACOBOWICZ: A further study of AB0 blood groups and differential fertility among women in two Australian maternity hospitals. Brit. J. prev. soc. Med. **9**, 104—111 (1955).

KISS, P., u. F. SKROPP: Die Abhängigkeit der in der Behandlung der Lues congenita erreichten Erfolge von konstitutionellen Faktoren. Jb. Kinderheilk. **70**, 96—107 (1928).

KLÖVEKORN, G. H., u. A. SIMON: Die Bedeutung der Blutgruppenuntersuchung bei Haut- und Geschlechtskrankheiten. Derm. Z. **5**, 294 (1927).

KURLAND, L. T.: Epidemiologic investigations of amyotrophic lateral sclerosis (III). Proc. Mayo Clin. **32**, 449—462 (1957).
— D. W. MULDER and K. B. WESTLUND: Multiple sclerosis and amyotrophic lateral sclerosis. New Engl. J. Med. **252**, 649—653, 697—702 (1955).
LAMBOTTE-LEGRAND, J. et C.: L'anémie à hématies falciformes chez l'enfant indigène du Bas-Congo. Mém. Inst. roy. Colon. Belge **19**, 93 (1951).
— — Anémie drépanocytaire et homozygotisme (à propos de 300 cas). Ann. Soc. belge. Méd. trop. **35**, 47 (1955).
LARSON, C. A.: The frequency of first-cousin marriages in a South Swedish rural community. Amer. J. hum. Genet. **8**, 151—153 (1956).
— Some aspects of kin matings with mentally defective offspring. Acta genet. (Basel) **7**, 382—385 (1957).
LEHMANN, H.: Distribution of the sickle cell gene. A new light on the origin of the East African. Eugen. Rev. **46**, 101 (1954).
— Variations of haemoglobin synthesis in man. Acta genet. (Basel) **6**, 413—429 (1957).
—, and M. CUTBUSH: Sickle cell trait in Southern India. Brit. med. J. **1952 I**, 404.
LENZ, F.: Die Bedeutung der statistisch ermittelten Belastung mit Blutsverwandtschaft der Eltern. Münch. med. Wschr. **66**, 1340—1342 (1919).
— Menschliche Auslese und Rassenhygiene. BAUR, FISCHER, LENZ: ,,Menschliche Erblichkeitslehre u. Rassenhygiene'' 3. Aufl. München 1932.
LEROY, H. L.: Statistische Methoden in der Populationsgenetik. Basel-Stuttgart: Birkhäuser 1960.
LEVERINGHAUS, H.: Die Bedeutung der menschlichen Isohämagglutination für Rassenbiologie und Klinik. Arch. Rass. Ges. Biol. **19**, H. 1 (1927).
LI, C. C.: Population genetics. The University of Chicago Press 1955.
LIVINGSTONE, F. B.: Anthropological implications of sickle cell gene distribution in West Africa. Amer. J. Anthrop. **60**, 533 (1958).
— Natural selection, disease, and ongoing human evolution, as illustrated by the ABO blood groups. Hum. Biol. **32**, 17—27 (1960).
LUDWIG, W.: Über Inzucht und Verwandschaft. Z. menschl. Vererb.- u. Konstit.-Lehre **28**, 278—312 (1944).
LUNDSGAARD, R.: Leber's disease. A genealogic, genetic and clinical study of 101 cases of retrobulbar optic neuritis in 20 Danish families. Acta ophthal. (Kbh.) Suppl. **30**, (1944).
MÄHR, G.: Die Verteilung der ABO-Blutgruppen beim Diabetes mellitus. Wien. klin. Wschr. **30**, 536—538 (1959).
MALÉCOT, G.: Les mathématiques de l'hérédité. Paris: Masson & Cie. 1948.
MATSUNAGA, E.: Intra-uterine selection by the ABO incompatibility of mother and foetus. Amer. J. hum. Genet. **7**, 66—71 (1955).
— Selektion durch Unverträglichkeit im ABO-Blutgruppensystem zwischen Mutter und Fetus. Blut **2**, 188—198 (1956).
— Selection in ABO polymorphism in Japanese populations. J. med. Educ. **34**, 405—413 (1959).
—, and S. ITOH: Blood groups and fertility in a Japanese population, with special reference to intrauterine selection due to maternal-foetal incompatibility. Ann. hum. Genet. **22**, 111—131 (1958).
MAYR, E., L. K. DIAMOND, R. P. LEVINE and M. MAYR: Suspected correlation between blood-group frequency and pituitary adenomas. Science **124**, 932—934 (1956).
McKUSICK, V. A.: Vererbbare Störungen des Bindegewebes. Stuttgart: Thieme-Verlag 1959.
MITSCHERLICH, A., u. F. MIELKE: Medizin ohne Menschlichkeit. Dokumente des Nürnberger Ärzteprozesses. Fischer-Bücherei Nr. 332 (1960).
MOLLISON, P. L.: Blood transfusion in clinical medicine. Oxford: Blackwell 1951.
MORTON, N. E.: Non-randomness in consanguineous marriage. Ann. hum. Genet. **20**, 116 bis 124 (1955).
— The mutational load due to detrimental genes in man. Amer. J. hum. Genet. **12**, 348—364 (1960).
— J. F. CROW and H. J. MULLER: An estimate of the mutational damage in man from data on consanguineous marriages. Proc. nat. Acad. Sci. (Wash.) **42**, 855—863 (1956).
MOURANT, A. E.: The distribution of the human blood groups. Oxford: Blackwell 1954.
— Anthropology and natural selection of blood groups. Acta genet. (Basel) **6**, 509—515 (1956/57).
— A. C. KOPEĆ and K. DOMANIEWSKA-SOBCZA K.: The ABO blood groups. Oxford: Blackwell 1958.
MÜLLER, M.: Die Häufigkeit der Blutsverwandtenehen der katholischen Bevölkerung der Gesamtdiözese Münster von 1944—1951 und des oldenburgischen Teiles der Diözese von 1899—1951. Diss. Münster (1953).

MULLER, H. J.: Our load of mutations. Amer. J. hum. Genet. **2**, 111—176 (1950).

MUNK-ANDERSEN, G.: Excess of group 0-mothers in ABO-haemolytic disease. Acta path. microbiol. scand. **42**, 43—50 (1957).

NEEL, J. V.: The inheritance of the sickling phenomenon with particular reference to sickle cell disease. Blood **6**, 389 (1951).

— The population genetics of two inherited blood dyscrasias in man. Cold Spr. Harb. Symp. quant. Biol. **15**, 141 (1951).

— The genetics of human haemoglobin differences: Problem and perspectives. Ann. hum. Genet. **21**, 1—30 (1956).

— A study of major congenital defects in Japanese infants. Amer. J. hum. Genet. **10**, 398 bis 445 (1958).

OREL, H.: Die Verwandtenehen in der Erzdiözese Wien. Arch. Rassenbiol. **26**, 249—278 (1932).

OTTENBERG, R.: The etiology of eclampsia. J. Amer. med. Ass. **81**, 295—297 (1923).

PÄTAU, K.: Die mathematische Analyse der Evolutionsvorgänge. Z. Abstamm.- u. Vererb.-Lehre **76**, 220—228 (1938).

— Das Wrightsche Modell der Evolution. Naturwissenschaften **27**, 196—202 (1944).

PANSE, F., u. J. KRINGS: Die Häufigkeit der Blutsverwandten-Ehen der katholischen Bevölkerung in der Erzdiözese Köln von 1898—1943. Rhein. Vj.blätter **14**, 138 (1949).

PENROSE, L. S.: The meaning of "fitness" in human populations. Ann. Eugen. (Lond.) **14**, 301 (1949).

— S. M. SMITH and D. A. SPROTT: On the stability of allelic systems, with special reference to haemoglobins A, S, and C. Ann. hum. Genet. **21**, 90—93 (1956).

PETTENKOFER, H. J., u. R. BICKERICH: Über Antigen-Gemeinschaften zwischen den menschlichen Blutgruppen AB0 und den Erregern gemeingefährlicher Krankheiten. Zbl. Bakt. I. Abt. **179**, 433 (1960).

— W. MAASSEN u. R. BICKERICH: Antigengemeinschaften zwischen menschlichen Blutgruppen und Enterobacteriaceen. Z. Immun.-Forsch. **119**, 415 (1960).

RAO, C. R.: Advanced statistical methods in biometric research. New York: John Wiley & Sons, Inc. 1952.

RAPER, A. B.: Malaria and the sickling trait. Brit. med. J. **1955 II**, 1186.

— Sickling in relation to morbidity from malaria and other diseases. Brit. med. J. **1956 II**, 965.

RECHE, O.: Rasse und Heimat der Indogermanen. München 1936.

— Herkunft und Entstehung der Negerrassen. Beiträge zur Kolonialforschung. Tagungsband 1. Berlin 1943.

—, u. W. LEHMANN: Die Genetik der Rassenbildung beim Menschen. Evolut. Organismen. 2. Aufl. 1959. Stuttgart: Gustav Fischer-Verlag.

REED, S. C.: A test for heterozygous deleterious recessives. J. Hered. **45**, 17—18 (1954).

REED, T. E.: Tests of models representing selection on mother-child data on AB0 blood groups. Amer. J. hum. Genet. **8**, 257—268 (1956).

—, and J. H. AHRONHEIM: An association between AB0 blood groups and fertility in a normal American population. Nature (Lond.) **184**, 611—612 (1959).

—, and E. L. KELLY: The completed reproductive performances of 161 couples selected before marriage and classified by AB0 blood group. Ann. hum. Genet. **22**, 165—181 (1958).

REUTLINGER, W.: Über die Häufigkeit der Verwandtenehen bei den Juden in Hohenzollern und über Untersuchungen bei Deszendenten aus jüdischen Verwandtenehen. Arch. Rassenbiol. **14**, 301—305 (1922).

ROBERTS, J. A. F.: Associations between blood groups and disease. Acta genet. (Basel) **6**, 549—560 (1956/57).

— AB0 blood groups and duodenal ulcer. Brit. med. J. **1957 I**, 758—759.

— Blood-groups and susceptibility to disease. Brit. J. prev. soc. Med. **11**, 107—125 (1957a).

— Some further observations on associations between blood groups and disease. Proc. X. Int. Cong. Genetics I, 120—125 (1958).

— Some associations between blood groups and disease. Brit. med. Bull. **II**, 129—133 (1959a).

— Associations between blood groups and disease. 7th Europ. Congr. Haemat. London (Abstr.) Nr. 331 (1959b).

— The strength of the evidence and data for non-gastroenterological diseases. Gastroenterologia **92**, 92—95 (1959c).

ROBERTS, D. F., and G. A. HARRISON: Natural selection in human populations. London-Oxford-New York-Paris: Pergamon Press 1959.

ROSENFIELD, R. E.: AB hemolytic disease of the newborn. Proc. Amer. Ass. Blood Banks (1953).

— AB hemolytic disease of the newborn. Analysis of 1480 cord blood specimens, with special reference to the direct antiglobulin test and to the group 0 mother. Blood **10**, 17—28 (1955).

SANGHVI, L. D.: Genetic diversity in the people of Western India. Eugen. Quart. 1, 235—239 (1954).

SCHLOSSBERGER, H., u. I. ECKART: Allgemeine Epidemiologie. Handbuch der inneren Medizin, Bd. I. Berlin-Göttingen-Heidelberg: Springer 1952.

SCHÜTZ, F., u. E. WÖHLISCH: Untersuchungen und Beobachtungen über Blutgruppen beim Menschen. II. Studien zur physikalischen Chemie der Isohämagglutination. Z. Biol. 82, 265 (1924).

SHULL, G. H.: Composition of a field of maize. Rep. Amer. Breeders Ass. 4, 296—301 (1908).

SCHULL, W. J.: Empirical risks in consanguineous marriages. Sex ratio, malformations, and viability. Amer. J. hum. Genet. 10, 294—343 (1958).

SCHWIDETZKY, I.: Das Menschenbild der Biologie. Stuttgart: Fischer-Verlag 1959.

SEEDORF, K. S.: Osteogenesis imperfecta. Opera ex domo Biol. Hered. Humanae Univ. Hafniensis 20. Kopenhagen: Munksgaard 1949.

SILVESTRONI, E., I. BIANCO, G. MONTALENTI and M. SINISCALCO: Genic equilibrium of microcythemia in some Italian districts. Nature (Lond.) 165, 682 (1954).

SINISCALCO, M.: Fitness of microcythaemics: A correction. Nature (Lond.) 176, 84 (1955a).

— Il problema dell'equilibrio genico nelle popolazioni microcitemiche. Rend. Acad. Naz. dei Lincei Ser. VIII, 18, 556 (1955b).

SLATIS, H. M.: A method of estimating the frequency of abnormal autosomal recessive genes in man. Amer. J. hum. Genet. 6, 412—418 (1954).

— R. H. REIS and R. E. HÖENE: Consanguineous marriages in the Chicago region. Amer. J. hum. Genet. 10, 446—464 (1958).

SMITH, S. M.: Notes on sickle-cell polymorphism. Ann. hum. Genet. 19, 51 (1954).

SPINDLER, E. A.: Über die Häufigkeit von Verwandtenehen in drei württembergischen Dörfern. Arch. Rassenbiol. 14, 9—12 (1922).

STEINBERG, A. G.: Blood group studies on an isolated human population. Proc. X. Int. Congr. Genetics 273—274 (1958 II).

STEFFAN, P.: Handbuch der Blutgruppenkunde. München: Lehman-Verlag 1932.

STERN, C.: Grundlagen der menschlichen Erblehre. Göttingen-Berlin-Frankfurt: Musterschmidt-Verlag 1955.

STRASZYNSKI, A.: Über das Ergebnis der Wassermannschen Reaktion innerhalb verschiedener Blutgruppen bei behandelter Lues. Klin. Wschr. 4 II, 1962 (1925).

SUTTER, J., et L. TABAH: Fréquence et repartition des mariages consanguins en France. Population 4, 607—630 (1948).

— — Effects de la consanguinité et de l'endogamie. Une enquête en Morbihan et Loir-et-Cher. Population 7, 249 (1952).

VALENTINE, G. H.: ABO incompatibility and haemolytic disease of the newborn. Arch. Dis. Childh. 33, 185—190 (1958).

VANDEPITTE, J. M., W. W. ZUELZER, J. V. NEEL and J. COLAERT: Evidence concerning the inadequacy of mutation as an explanation of the frequency of the sickle-gene in the Belgian Congo. Blood 10, 341 (1955).

VERSCHUER, O. V.: Neue Befunde über die Häufigkeit von Blutsverwandtenehen in Deutschland. Z. Morph. Anthrop. 46, 293—296 (1954).

VOGEL, F.: The mutation rate of the Rh-Loci — a critical review. Amer. J. hum. Genet. 6, 279—283 (1954).

— Die erblichen Blutkrankheiten und ihre anthropologische Bedeutung. Ber. 6. Tag. dtsch. Ges. Anthrop. 214—234 (1958).

—, u. W. HELMBOLD: Blutgruppen und normale Blutmerkmale. In: Kurzes Handb. der Humangenetik. Ed. P. E. BECKER. Stuttgart: Thieme-Verlag (im Druck).

— H. J. PETTENKOFER u. W. HELMBOLD: Über die Populationsgenetik der ABO-Blutgruppen. 2. Mitteilung: Genhäufigkeit und epidemische Erkrankungen. Acta genet. (Basel) 10, 267—294 (1960).

—, u. D. STROBEL: Über die Populationsgenetik der ABO-Blutgruppen 1. Mitt. Acta genet. (Basel) 10, 247—267 (1960).

WAARDENBURG, P. J.: Leber's optic atrophy and the opinions of RUTH LUNDSGAARD. Ophthalmologica 115, 369—371 (1948).

WEINBERG, W.: Über den Nachweis der Vererbung beim Menschen. Jahresh. Verein vaterl. Naturk. in Württemberg 64, 368—382 (1908).

WOOLF, B.: On estimating the relation between blood group and disease. Ann. hum. Genet. 19, 251—253 (1955).

WOOLF, C. M., F. E. STEPHENS, D. D. MULAIK and R. E. GILBERT: An investigation of the frequency of consanguineous marriages among the Mormones and their relatives in the United Staates. Amer. J. hum. Genet. 8, 236—252 (1956).

WRIGHT, S.: Coefficients of inbreeding and relationship. Amer. Naturalist 56, 330—338 (1922a).

WRIGHT, S.: The effects of inbreeding and crossbreeding on guinea pigs. III. Crosses between highly inbred lines. U. S. Dept. Agric. Bull. 1121 (1922b).
— The theory of path coefficients. Genetics 8, 239—255 (1923a).
— Mendelian analysis of the pure breeds of livestock. I. The measurement of inbreeding and relationship. J. Hered. 14, 339—348 (1923b).
— Evolution in Mendelian populations. Genetics 16, 97—159 (1931).
— The theoretical variance within and among subdivisions of a population that is in a steady state. Genetics 37, 312—311 (1952).
WULZ, G.: Ein Beitrag zur Statistik der Verwandtenehen. Arch. Rassenbiol. 17, 82 (1925).
ZERBIN-RÜDIN, E.: Vorläufiger Bericht über den Gesundheitszustand von Kindern aus nahen Blutsverwandtenehen. Acta genet. (Basel) 7, 55—58 (1957).
— Über den Gesundheitszustand von Kindern aus nahen Blutsverwandtenehen. Z. menschl. Vererb.- u. Konstit.-Lehre 35, 233—302 (1960).
— Fertilität und Nachkommenzahl von einmal consanguin und einmal nichtconsanguin verheirateten Probanden. Acta genet. (Basel) 11, 17—28 (1961).

IX. Herkunft der Menschheit

BERTILLON, J.: La dépopulation de la France. Paris 1911.
— Nach: PLOETZ, A. „Anthropologie". S. 621. Leipzig: Ed.: Fischer, E. 1923.
BOYD, W. C.: Genetics and the races of man. Boston: Little Brown Comp. 1950.
COMAS: In: Current Anthropology. 1961.
CROW, J. F.: Some possibilities for measuring selection intensities in man. Hum. Biol. 30, 1—13 (1958).
DOBZHANSKY, T.: Genetics and the origin of species. New York: Columbia University Press 1951.
DUNN, L. C.: Cross currents in the history of human genetics. Amer. Soc. hum. Genet. (in the print) (1961).
EDIN, K. A., and E. P. HUTCHINSON: Studies in differential fertility in Sweden. Stockholm Economic Series Nr. 4. London 1935.
EICKSTEDT, E. v.: Rassenkunde und Rassengeschichte der Menschheit. Stuttgart: Enke-Verlag 1934.
FISCHER, E.: Über das Fehlen von Rachitis bei Twiden (Bambuti) im Kongourwald. Z. Morph. Anthrop. 51, 119—136 (1961).
FREUDENBERG, K.: Die Gesetzmäßigkeiten der menschlichen Lebensdauer. Ergebn. Hyg. Bakt. 15, 335 (1934).
— Säuglingssterblichkeit und Weltbevölkerung. Bundesgesundheitsblatt 13, 201—207 (1959).
FRIEDRICH-FREKSA, H.: Die stammesgeschichtliche Stellung der Virusarten und das Problem der Urzeugung. „Die Evolution der Organismen". II. Stuttgart: Fischer-Verlag 1959.
FULLER, J. L., and W. R. THOMPSON: Behavior Genetics. New York: John Wiley & Sons, Inc. Publ. 1960.
GABRIEL, K. R., and I. RONEN: Estimates of mortality from infant mortality rates. Population studies, XII, Nr. 2 (1958).
GIBLETT, E. R., and J. CHASE: Js^a, a "new" red-cell antigen found in negroes; evidence for an eleventh blood group system. Brit. J. Haemat. 5, 319—326 (1959).
GIESELER, W.: Die Fossilgeschichte des Menschen. „Evolution der Organismen" II. Stuttgart: Fischer-Verlag 1959.
HEBERER, G.: Neue Ergebnisse der menschlichen Abstammungslehre. Göttingen: Musterschmidt, — Verlag 1951.
— Woher kommen wir? Neue Forschungen zur Abstammungslehre des Menschen. Göttingen 1952.
— Die Abstammungsgeschichte des Menschen. Stahl und Eisen 73, 325—335 (1953).
— Theorie der additiven Typogenese. „Evolution der Organismen" II. Stuttgart: Fischer-Verlag 1959.
— Die subhumane Abstammungsgeschichte des Menschen. „Evolution der Organismen" II. Stuttgart: Fischer-Verlag 1959.
— Grundlinien im modernen Bild der Abstammungsgeschichte des Menschen. Biologisches Jahresheft des Verbandes der deutschen Biologen e. V. Iserlohn (1960).
— Älteste Menschheit in Afrika. Natur u. Volk 90, 309—321 (1960).
— „Zinjanthropus boisei" und der Status der Prähominiden (Australopithecinae). Zool. Jb. Syst. Bd. 88, 91—106 (1960).
KAELIN, A.: Statistische Prüf- und Schätzverfahren für die relative Häufigkeit von Merkmalsträgern in Geschwisterreihen bei einem der Auslese unterworfenen Material mit Anwendung auf das Retinagliom. Arch. Klaus-Stift. Vererb.-Forsch. 30, 263—485 (1955).
KRETSCHMER, E.: Geniale Menschen. Berlin-Göttingen-Heidelberg: Springer 1948.

KURTH, G.: Zinjanthropus boisei aus dem Unterpleistozän von Oldoway/Ostafrika. (Ein Prähominide der Paranthropusgruppe mit Steingeräten.) Naturwissenschaften **47**, 265 bis 274 (1960).

LAYRISSE, M.: Anthropological considerations of the Diego (Di^a) antigen. Amer. J. phys. Anthrop. **16**, 173—186 (1958).

—, and T. ARENDS: The Diego blood factor in negroid populations. Nature (Lond.) **179**, 478—479 (1957).

— — The Diego system — steps in the investigation of a new blood group system. Further studies. Blood **12**, 115—122 (1957).

— — DOMINGUEZ SISCO, R.: Nuevo gropo sanguineo encontrado en descendientes de Indios. Acta med. venez. **3**, 132—138 (1955).

— R. SANGER and R. R. RACE: The inheritance of the antigen Di^a: Evidence of its independence of other blood group systems. Amer. J. hum. genet. **11**, 17—25 (1959).

LENZ, F.: Menschliche Auslese und Rassenhygiene. München: J. F. Lehmann's Verlag 1932.

LERNER, I. M.: Genetic homeostasis. Edinburgh: Olivera. Boyd 1954.

MACKENROTH, G.: Bevölkerungslehre. Berlin-Göttingen-Heidelberg: Springer 1953.

MILLER, ST. L.: A production of amino acids under possible primitive earth conditions. Science **117**, 528 (1953).

MORTON, N. E.: The mutational load due to detrimental genes in man. Amer. J. hum. Genet. **12**, 348—364 (1960).

— J. F. CROW and H. J. MULLER: An estimate of the mutational damage in man from data on consanguineous marriages. Proc. nat. Acad. Sci. (Wash.) **42**, 855—863 (1956).

MÜLLER, K. V.: Empirische Beiträge zur Frage der differentiellen Fruchtbarkeit im Nachkriegsdeutschland. Homo **7**, 87—110 (1956).

MULLER, H. J.: Our load of mutations. Amer. J. hum. Genet. **2**, 111—176 (1950).

— Radiation damage to the genetic material. Amer. Sci. **38**, 33—60 (1950).

— Strahlenwirkung und Mutation beim Menschen. Naturwiss. Rdsch. **9**, 127—135 (1956).

— Further studies bearing on the load of mutations in man. Acta genet. (Basel) **6**, 157—168 (1957).

NACHTSHEIM, H.: Rassenreinheit und Rassenmischung. Zur Kritik der nationalsozialistischen Rassentheorie. Dtsch. Gesundh. Wes. **2** (1947).

— Für und wider die Sterilisation aus eugenischer Indikation. Stuttgart: Thieme-Verlag 1952.

PENROSE, L. S.: The supposed threat of declining intelligence. Amer. J. ment. Defic. **53**, 114—118 (1948).

— Some recent trends in human genetics. Atti del IX. Int. Congr. Genet. Bellagio (1953). Caryologia Suppl. 521—530 (1954).

— Outline of human genetics. London-Melbourne-Toronto: Heinemann 1959.

RAO, C. R.: Advanced statistical methods in biometric research. New. York: John Wiley & Sons, Inc. 1952.

RECHE, O., u. W. LEHMANN: Die Genetik der Rassenbildung beim Menschen. Evolut. Organismen. 2. Aufl. Stuttgart: Fischer-Verlag 1959.

REED, S. C.: Counceling in medical genetics. Philadelphia and London: W. B. Saunders Comp. 1955.

ROSENFIELD, R. E.: The complexity of Rh antigens. Proc. 7th Congr. Intern. Soc. Blood Transfusion 557—563 (1958).

SALLER, K.: Lehrbuch der Anthropologie in systematischer Darstellung. R. MARTIN, 3. Aufl. Stuttgart: Fischer-Verlag 1956 u. später.

SCHWIDETZKY, I.: Grundzüge der Völkerbiologie. Stuttgart 1950.

— Das Problem des Völkertodes. Eine Studie zur historischen Bevölkerungsbiologie. Stuttgart 1954.

— Das Menschenbild der Biologie. Stuttgart: Fischer-Verlag 1959.

SIMPSON, G. G.: Zeitmaße und Ablaufformen der Evolution. Göttingen: Musterschmidt-Verlag 1951.

STENGEL, H.: Gibt es eine „getrennte Vererbung von Zahn und Kiefer" bei der Kreuzung extrem großer Kaninchenrassen? Ein experimenteller Beitrag zum sogenannten „Disharmonienproblem". Z. Tierzücht. u. Züchtungsbiol. **72**, 255—285 (1958).

STERN, C.: Man's genetic future. Sci. Amer. p. 68—74 (1952).

— G. CARSON, M. KINST, E. NOVITSKI and D. UPHOFF: The viability of heterozygotes for lethals. Genetics **37**, 413 (1952).

STEVENSON, T. H. C.: The fertility of various classes in England and Wales. J. roy. stat. Soc. **83**, 401—432 (1920).

SÜSSMILCH, J. P.: Die göttliche Ordnung in den Veränderungen des menschlichen Geschlechts, aus der Geburt, dem Tode und der Fortpflanzung desselben erwiesen. 4. Aufl. (1776).

TERMAN, L. M.: Genetic studies of genius. Vol. I. Standford University Press 1925.

TERMAN, L. M.: Genetic studies of genius. Vol. V. "The gifted child grows up." Standford University Press 1947.

THOMSON, G, et al.: The trend of Scottish intelligence. A comparison of the 1947 and 1932 surveys of the intelligence of 11 year old people. Univ. of London Press Ltd. (1949); vgl. PENROSE, L. S.: Ann. Eugen. (Lond.) **15**, 186—187 (1950).

VOGEL, F.: Die eugenische Beratung beim Retinoblastom. Acta genet. (Basel). **7**, 565—572 (1958).

WALLACE, B.: Studies on irradiated populations of drosophila melanogaster. J. Genet. **54**, 280 (1956).

— The effect of heterozygosity for new mutations on variability in drosophila: A preliminary report. Proc. nat. Acad. Sci. (Wash.) **43**, 404 (1957).

—, and TH. DOBZHANSKY: Radiation, genes and man. New York: Henry Holt and Comp. 1959.

WEBER, E., u. STENGEL V. RUTKOWSKI: „Schriftenreihe politische Biologie", Nr. 8, 9 und 10. München u. Berlin 1939 u. 1940.

WOLF, J.: Die neue Sexualmoral und das Geburtenproblem unserer Tage. Jena 1928.

World Health Organization: Effect of radiation on human heredity. Ist report of the expert committee on radiation. Geneva 1959.

WÜSTENBERG, W.: Über zwei Fälle von spontan geheiltem Netzhautgliom. Klin. Mbl. Augenheilk. **117**, 423—426 (1950).

X. Vererbung des geistig-seelischen Seins des Menschen

ALLEN, G., and F. J. KALLMANN: Frequency and types of mental retardation in twins. Amer. J. hum. Genet. **7**, 15 (1955).

BALTZER, F.: Einige Beobachtungen über Sicheltänze bei Bienenvölkern verschiedener Herkunft. Arch. Klaus Stift. Vererb.-Forsch. **27**, 197—206 (1952).

BECKER, P. E.: Zur Erbbiologie der Speiseabneigungen. (Ein Beitrag zur Zwillingsforschung.) Arch. Rassenbiol. **32**, 233—237 (1938).

— Die Neurosen im Lichte der Genetik. Dtsch. med. Wschr. **83**, 612 (1958).

—, u. F. LENZ: Die Arbeitskurve Kraepelins und ein psychomotorischer Versuch in der Zwillingsforschung. (Zugleich ein methodologischer Beitrag zur Zwillingsforschung.) Z. ges. Neurol. Psychiat. **164**, 50—68 (1938).

BICKEL, H.: Metabolisch-genetischer Schwachsinn. Klinische Physiologie, Bd. 1, 87—118 (1960).

BINDRA, D., and W. R. THOMPSON: An evaluation of defecation and urination as measures of fearfulness. J. comp. physiol. Psychol. **46**, 43—45 (1953).

BLEWETT, D. B.: An experimental study of the inheritance of intelligence. J. ment. Sci. **100**, 922—933 (1954).

BORGSTRÖM, C. A.: Eine Serie von kriminellen Zwillingen. Arch. Rassenbiol. **33**, 334—343 (1939).

BRACKEN, H. v. Über die Sonderart der subjektiven Welt von Zwillingen. Arch. Psychol. **97**, 97—105 (1936).

— Verbundenheit und Ordnung im Binnenleben von Zwillingspaaren. Z. pädag. Psychol. **37**, 65—81 (1936).

— Das Schreibtempo von Zwillingen und die sozialpsychologischen Fehlerquellen der Zwillingsforschung. Z. menschl. Vererb.- u. Konstit.-Lehre **23**, 278—298 (1939).

BRUGGER, C.: Die Vererbung des Schwachsinns. Handbuch der Erbbiologie des Menschen, 5. Bd., 2. Teil (1940).

BURKS, B. S.: A study of identical twins reared apart under differing types of family relationship. In: Studies in personality, Ch. 3. Q. McNEMAR and M. A. MERRILL, eds. New York: McGraw-Hill 1942.

CATTELL, R. B., and J. L. WILSON: Contributions concerning mental inheritance. I. Of intelligence. Brit. J. educ. Psychol. **8**, 129—149 (1938).

CROZIER, W. J., and G. PINCUS: Analysis of the geotropic orientation of young rats. J. gen. Physiol. **13**, I, II, 57—119 (1929).

DUNN, L. C.: Rasse und Biologie. Die moderne Wissenschaft zur Rassenfrage. — Berlin: Colloquium-Verlag 1952.

FISCHEL, W.: Erbpsychologie der Säugetiere. Handbuch der Erbbiologie des Menschen, 5. Bd., I. Teil (1940).

FRISCH, K. v.: Bees, their vision, chemical senses, and language. Ithaca: Cornell Univ. Press 1950.

— Orientierungsvermögen und Sprache der Bienen. Naturwissenschaften **38**, 105—112 (1951).

FRISCHEISEN-KÖHLER, I.: Untersuchungen an Schulzeugnissen von Zwillingen. Z. angew. Psychol. **37** (1930).

— Das persönliche Tempo. Eine erbbiologische Untersuchung. Leipzig: Thieme-Verlag 1933.

FUKUOKA, G.: Anthropometric and psychometric studies on Japanese twins. In Contributions to the genetics ot the Japanese race. Vol. II. Kyoto, Japan: Ed. T. Komai 1937.

FULLER, J. L., and W. R. THOMPSON: Behavior genetics. New York: John Wiley & Sons, Inc. Publ. 1960.

GARDNER, I. C., and H. H. NEWMAN: Studies of quadruplets. VI. The only living one-egg quadruplets. J. Hered. 31, 119—126 (1940).

GARTH, A.: A review of race psychology. Psychol. Bull. 27 (1930).

GATES, N., and H. BRASH: An investigation of the physical and mental characteristics of a pair of like twins reared apart from infancy. Ann. Eugen. (Lond.) 11, 89—101 (1941).

GEDDA, L., e NERONI: Reazioni postulari e mimiche di 56 coppie di gemelli alla proiezione di film umoristici ed ansiogeni. Acta Genet. med. (Roma) 4, 15—31 (1955).

GEYER, H.: Über den Schlaf von Zwillingen. Z. indukt. Abstamm. u. Vererb.-Lehre 73, 524—527 (1937).

GOTTSCHALDT, K.: Erbpsychologie der Elementarfunktionen der Begabung. Handbuch der Erbbiologie des Menschen, Bd. V, 1 (1940).

GRAY, J. L., and P. MOSHINSKY: Studies in genetic psychology. The intellectual resemblance of collateral relatives. Proc. roy. Soc. Edinb. 53, 188—202 (1933).

HALL, C. S.: The inheritance of emotionality. Sigma XI Quart. 26, 17—27 (1938).

—, and S. J. KLEIN: Individual differences in aggressiveness in rats. J. comp. Psychol. 33, 371—383 (1942).

HERTER, K.: Die Beziehungen zwischen Vorzugstemperatur und der Hautbeschaffenheit der Mäuse. Zool. Anz. Suppl. 11, 48—55 (1938).

—, u. K. SGONINA: Vorzugstemperatur und Hautbeschaffenheit bei Mäusen. Z. vergl. Physiol. 26, 366—415 (1938).

HIRSCH, W.: Klinische und biochemische Untersuchungen an schwachsinnigen Kindern mit geistigem Defekt und geistiger Retardierung. Wien. klin. Wschr. 110, 1012—1020 (1960).

— u. G. GEIPEL: Das Papillarleistensystem der Hand und seine Beziehung zu cerebralen Störungen. Acta genet. (Basel) 10, 103—182 (1960).

— A. MEX u. F. VOGEL: Eigentümlichkeiten im Aminosäure-Stoffwechsel bei schwachsinnigen Kindern. Mschr. Kinderheilk. (im Druck).

HOFFMANN, H. F.: Erbpsychologie der Höchstbegabungen. Handbuch der Erbbiologie des Menschen, Bd. V, 1 (1940).

HOFSTÄTTER, P. R.: Gruppendynamik RDE 38 Hamburg: Rowohlt 1957.

JUDA, A.: Höchstbegabung, ihre Erbverhältnisse sowie ihre Beziehungen zu psychischen Anomalien. München-Berlin: Urban & Schwarzenberg 1953.

JUST, G.: Erbpsychologie der Schulbegabung. Handbuch der Erbbiologie des Menschen, Bd. 5, 1 (1940).

KALLMAN, F. J.: Heredity in health and mental disorder. New York: Norton 1953.

KALMUS, H.: Tune deafness and its inheritance. Proc. Int. Cong. Genetics, Stockholm 605 (1949).

KETY, S. S.: Biochemical theories of schizophrenia. Science 129, 1528—1532, 1590—1596 (1959).

KINSEY, A. C., W. B. POMEROY and C. E. MARTIN: Sexual behaviour in the human male. Philadelphia u. London 1948.

KISHIMOTO, K. I.: Study of mental deficiency by twin method. Nagoya J. med. Sci. 17, 115 (1954).

KRANZ, H.: Lebensschicksale krimineller Zwillinge. Berlin: Springer 1936.

KRECH, D., M. R. ROSENZWEIG, E. L. BENNETT and B. A. KRUECKEL: Enzyme concentrations in the brain and adjustive behaviour patterns. Science 120, 994—996 (1954).

KRECHEVSKI, I.: Hereditary nature of "hypothesis." J. comp. Psychol. 16, 99—117 (1933).

KRETSCHMER, E.: Körperbau und Charakter. 21.—22. Aufl. Berlin-Göttingen-Heidelberg: Springer 1955.

— Medizinische Psychologie. 11. Aufl. Stuttgart: Thieme-Verlag 1956.

KROH, O.: Erbpsychologie der Berufsneigung und Berufseignung. Handbuch der Erbbiologie des Menschen, Bd. V, 1 (1940).

LANE, P., and M. M. DICKIE: Fertile, obese male mice. J. Hered. 45, 56—58 (1954).

LANG, T.: Studies on the genetic determination of homosexuality. J. nerv. ment. Dis. 92, 55—64 (1940).

LANGE, J.: Verbrechen als Schicksal. Leipzig 1929.

LEHTOVAARA, A.: Psychologische Zwillingsuntersuchungen. Ann. Acad. Sci. fenn. 39 (1938).

LORENZ, K.: Über angeborene Instinktformeln beim Menschen. Z. menschl. Vererb.- u. Konstit.-Lehre 32, 385—389 (1954).

— Psychologie und Stammesgeschichte. In: HEBERER, G.: „Die Evolution der Organismen". Stuttgart: Fischer-Verlag 1959.

Lotze, R.: Zwillinge. Einführung in die Zwillingsforschung. Verlag Hohenlohesche Buchhandl. Oehringen: Ferdinand Rau 1937.

Lüers, Th., u. J. H. Schultz: Chromosomales Geschlecht und Sexualpsyche. Ärztl. Wschr. 12, 249—254 (1957).

Mjöen, F.: Die Bedeutung der Tonhöheunterschiedsempfindlichkeit für die Musikalität und ihr Verhalten bei der Vererbung. Hereditas (Lund) 7, 161—188 (1925).

Mjöen, I. A.: Zur Erbanalyse der musikalischen Begabung. Hereditas (Lund) 7, 109—128 (1925).

— Die Vererbung der musikalischen Begabung. Berlin 1934.

Muller, H. J.: Mental traits of heredity. J. Hered. 16, 433—448 (1925).

Newmann, H. H., F. N. Freemann and K. J. Holzinger: Twins: A study of heredity and environment. Chicago: Univ. of Chicago Press 1937.

Penrose, L. S.: The meaning of "fitness" in human populations. Ann. Eugen. (Lond.) 14, 301 (1949).

— The biology of mental defect. London: Sidgwick & Jackson Ltd. 1949.

Petermann, B.: Das Problem der Rassenseele. Leipzig: Johann Ambrosius Barth 1943.

Peterson, J. H.: Hysteria in one of a pair of identical twins. J. Neurol. 12, 160—164 (1949).

Raven, J. C.: Standard progressive matrices. Sets A, B, C, D and E. London: H. K. Lewis and Co. Publ.

Reinöhl, F.: Die Vererbung der Intelligenz. Arch. Rassenbiol. 29, 26—42 (1935).

— Die Vererbung der geistigen Begabung. München-Berlin: J. F. Lehmann's Verlag 1937.

Rosanoff, A. J., L. M. Handy and I. A. Rosanoff: Criminality and delinquency in twins. J. crim. Law Criminol. 24, 923—934 (1934).

Rothenbuhler, W. C.: Genetics of a behavior difference in honey bees. Proc. 10th Int. Cong. Genet. Montreal 2, 242 (1958).

Runner, M. N., and A. Gates: Sterile, obese mothers. J. Hered. 45, 51—56 (1954).

—, u. E. Seaman: Die Handschrift eineiiger, getrennt erzogener Zwillinge. Charakter 2 (1933).

Schulz, B.: Deutschsprachige Höchstbegabte jüdischer Abstammung und ihre Verwandtschaft. Z. menschl. Vererb.- u. Konstit.-Lehre 32, 418—448 (1955).

Schwesinger, G. C.: Heredity and Environment. New York: Macmillan Company 1933.

Searle, L. V.: The organization of hereditary mazebrightness and maze-dullness. Genet. Psychol. Monogr. 39, 279—325 (1949).

Slater, E.: Psychotic and neurotic illnesses in twins. Med. Res. Counc. Lond. Her. Majesty's stationary office (1953).

Smith, J. C.: Das Ursachenverhältnis des Schwachsinns beleuchtet durch Untersuchungen von Zwillingen. Z. Neurol. 125, 678—692 (1930).

Spindler, P.: Ausdruck und Verhalten erwachsener Zwillinge. Acta Genet. med. (Roma) 4, 32—61 (1955).

Stocks, P., and M. N. Karn: A biometric investigation of twins and their brothers and sisters. Ann. Eugen. (Lond.) 5, 1—55 (1933).

Strandskov, H. H.: A twin study pertaining to the genetics of intelligence. Caryologia Suppl. Att. 9th Intern. Congr. Genet. 811—813 (1954).

Stumpfl, F.: Die Ursprünge des Verbrechens. Leipzig 1936.

— Erbpsychologie des Charakters. Handbuch der Erbbiologie des Menschen, Bd. V, 1. Teil (1940).

Valenstein, E. S., W. Riss and W. C. Young: Sex drive in genetically heterogenous and highly inbred strains of male guinea pigs. J. comp. physiol. Psychol. 47, 162—165 (1954).

— — — Experiential and genetic factors in the organization of sexual behavior in male guinea pigs. J. comp. physiol. Psychol. 48, 397—403 (1955).

Verschuer, O. v.: Wirksame Faktoren im Leben des Menschen. Wiesbaden: F. Steiner 1954.

— Genetik des Menschen. München-Berlin: Urban & Schwarzenberg 1959.

Vogel, F.: Über die Erblichkeit des normalen Elektroencephalogramms. Stuttgart: Thieme-Verlag 1958.

— Der moderne Genbegriff in der Humangenetik. Naturwissenschaften 8, 289—298 (1961).

—, u. W. Götze: Familienuntersuchungen zur Genetik des normalen Elektroencephalogramms. Dtsch. Z. Nervenheilk. 178, 668—700 (1959).

Woodworth, R. S.: Recent results on heredity and environment. Trans. N. Y. Acad. Sci. Ser. 2, 3, 30—35 (1940).

Yeakel, E. H., and R. P. A. Rhoades: A comparison of the body and endocrine gland (adrenal, thyroid and pituitary) weights of emotional and non-emotional rats. Endocrinology 28, 337—340 (1941).

XI. Die praktische Anwendnng der Erbbiologie des Menschen

BAITSCH, H.: Untersuchungen zum Problem der Objektivierung des erbbiologischen Vaterschaftsnachweises. Habilitationsschrift; Naturwiss. Fakultät München (1957) unveröff.; dort viel Lit.

— Mathematisch-statistische Verfahren im anthropologisch-erbbiologischen Gutachten. In: „Biostatistische Auswertung beim serologischen, gynäkologischen und anthropologischen Gutachten." Fischer-Verlag, Stuttgart (1961); dort viel Lit.

BAUER, R. K.: Allgemeine Theorie einer anthropo-biometrischen Abstammungsdiagnose. Anthrop. Anz. 23, 298—312 (1960).

—, u. H. BAITSCH: Die Grundlagen für die Anwendung der Entscheidungsanalysen im erbbiologischen Vaterschaftsnachweis. Mitt.blatt math. Statistik 6, 61—92 (1954).

DICE, L. R.: The structure of heredity counseling services. Eugen. Quart. 5, 38—40 (1958).

FLEISCHHACKER, H.: Zur „multifaktoriellen" Vererbung normaler metrischer und morphologischer Merkmale beim Menschen. Anthrop. Anz. 24, 310—318 (1961).

FRASER, F. C.: Types of problems presented to genetic counselors. Eugen. Quart. 5, 46—48 (1958).

GESENIUS, H.: Empfängnisverhütung. München-Berlin: Urban & Schwarzenberg 1959.

KAELIN, A.: Statistische Prüf- und Schätzverfahren für die relative Häufigkeit von Merkmalsträgern in Geschwisterreihen bei einem der Auslese unterworfenen Merkmal mit Anwendung auf das Retinagliom. Arch. Klaus-Stift. Vererb.-Forsch. 30, 263—485 (1955).

KALLMANN, F. J.: Types of advice given by heredity counselors. Eugen. Quart. 5, 48—50 (1958).

KRAMP, P.: Anthropologische Vaterschaftsdiagnose. Grenzgeb. Med. 1, 221—232 (1948).

LAUER, A.: Blutgruppensysteme. Lehrbuch gerichtlicher Medizin. 555—581. Stuttgart: Thieme-Verlag 1957.

MERSKEY, C., and R. G. MACFARLANE: Lancet 1951 I, 487.

PENROSE, L. S.: Some notes on heredity counselling. Acta genet. (Basel) 6, 35—40 (1956).

PONSOLD, A.: Lehrbuch der gerichtlichen Medizin. Stuttgart: Thieme-Verlag 1957.

RACE, R. R., u. R. SANGER: Die Blutgruppen des Menschen. Stuttgart: Thieme-Verlag 1958.

RECHE, O.: Anthropologische Beweisführung in Vaterschaftsprozessen. Österr. Richterztg. 19, 157—159 (1926).

REED, S. C.: Types of advice given by heredity counselors. Eugen. Quart. 5, 51—62 (1958).

SCHADE, H.: Vaterschaftsbegutachtung. Stuttgart: E. Schweizerbartsche Verlagsbuchhdl. (E. Nägele) 1954.

SCHWIDETZKY, I.: Vaterschaftsdiagnosen bei unfraglichen Vätern. I. Das Schauverfahren. II. Essen-Möller-Methode und Vaterschaftslogarithmus. Homo 7, 13—27 (1956).

VERSCHUER, O. v.: Sozialpolitik und Rassenhygiene. Friedrich Mann's Pädagog. Magazin, Heft 1220 (1928).

— Vaterschaftsbestimmung. In: Leitfaden der Rassenhygiene. 2. Aufl. 243—249 (1944).

VOGEL, F.: Über Genetik und Mutationsrate des Retinoblastoms (Glioma retinae). Z. menschl. Vererb.- u. Konstit.-Lehre 32, 308—336 (1954).

— Neue Untersuchungen zur Genetik des Retinoblastoms (Glioma retinae). Z. menschl. Vererb.- u. Konstit.-Lehre 34, 205—236 (1957).

— Über die eugenische Beratung beim Retinoblastom. Acta genet. (Basel) 7, 565—572 (1958).

—, u. W. HELMBOLD: Blutgruppen und normale Blutmerkmale. In: Kurzes Handbuch der Humangenetik. Ed. P. E. BECKER. Stuttgart: Thieme-Verlag (im Druck).

Sachverzeichnis

MIX
Papier aus verantwortungsvollen Quellen
Paper from responsible sources
FSC® C105338

If you have any concerns about our products,
you can contact us on
ProductSafety@springernature.com

In case Publisher is established outside the EU,
the EU authorized representative is:
Springer Nature Customer Service Center GmbH
Europaplatz 3, 69115 Heidelberg, Germany

Printed by Libri Plureos GmbH
in Hamburg, Germany